T0224535

LEHRBUCH DER SÄUGLINGSKRANKHEITEN

VON

PROFESSOR Dr. H. FINKELSTEIN

BERLIN

ZWEITE
VOLLSTÄNDIG UMGEARBEITETE AUFLAGE

MIT 174 ZUM TEIL FARBIGEN TEXTABBILDUNGEN

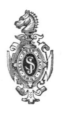

Springer-Verlag Berlin Heidelberg GmbH

1921

ISBN 978-3-662-23376-4   ISBN 978-3-662-25423-3 (eBook)

DOI 10.1007/978-3-662-25423-3

COPYRIGHT 1921 Springer-Verlag Berlin Heidelberg
Ursprünglich erschienen bei Julius Springer in Berlin 1921.
Softcover reprint of the hardcover 2nd edition 1921

SEINEM VEREHRTEN LEHRER

HERRN GEHEIMEM MEDIZINALRAT PROFESSOR

Dr. O. L. HEUBNER

EHEMALIGEM DIREKTOR DER UNIVERSITÄTSKINDERKLINIK
IN BERLIN

IN DANKBARKEIT GEWIDMET

Vorwort.

Seit dem Erscheinen der Anfangslieferung der ersten Auflage dieses Lehr-
buches sind sechzehn, seit dem der Schlußlieferung zehn Jahre verflossen.
In dieser Zeitspanne ist die Kinderheilkunde mächtig aufgeblüht und in besonderem Maße ist die Lehre von der Physiologie und Pathologie des Säuglings nach allen Richtungen erweitert und vertieft worden.

Es entspricht dem veränderten Stande unseres Wissens, daß die nunmehr vorliegende zweite Auflage sehr erhebliche Abweichungen von der ersten
zeigt. Einige Abschnitte sind neu hinzugekommen, andere, so namentlich diejenigen, die die Ernährung des gesunden Säuglings, die Spasmophilie, das
Ekzem, die Einteilung und Pathogenese der Ernährungsstörungen betreffen,
sind so wesentlich umgestaltet worden, daß sie nahezu als neu bearbeitet
gelten können, noch andere, wie z. B. die Tuberkulose, die kongenitale Syphilis, die Pachymeningitis haemorrhagica haben wesentliche Erweiterungen erfahren. Auch im übrigen bin ich nach bestem Können bemüht gewesen, bei
der Darstellung alle neueren Ergebnisse zu berücksichtigen und sie organisch
in die frühere Fassung hineinzuarbeiten.

Die Literatur ist bis zum ersten Halbjahr 1920 berücksichtigt, später
erschienene Abhandlungen konnten nur ausnahmsweise noch herangezogen
werden. Im allgemeinen sind nur die Namen von Originalautoren angeführt
und im übrigen solche Arbeiten genannt, welche reichliche Quellenangaben
enthalten und damit dem Wunsche nach eingehenderer Belehrung entgegenkommen.

Dieses Buch ist ein Buch für den Kliniker und Praktiker. Deswegen
ist in ihm auf pathologisch-anatomische Dinge, auf Stoffwechsellehre und Bak-
teriologie nur soweit eingegangen, als es für das Verständnis des klinischen
Bildes unbedingt notwendig schien. Es setzt zudem die Kenntnis der Erkrankungen des späteren Kindesalters voraus und bringt nur das, was dem
Säugling eigentümlich ist. Schon durch die damit notwendig gewordene Aus-
lese mußte die Darstellung eine gewisse subjektive Färbung erhalten, auch
sonst mag sie vielfach persönlich erscheinen. Ob dies einen Vorteil oder einen
Nachteil bedeutet, möge die Kritik entscheiden.

Die in großer Zahl beigegebenen Kurven sind größtenteils neu, nur
wenige sind aus der ersten Auflage übernommen. Auf Anregung des Ver-
lags habe ich nach einigem Zögern mich auch entschlossen, eine Anzahl Bilder
beizugeben. Bei ihrer Auswahl war ich darauf bedacht, nur diagnostisch besonders wichtige oder infolge ihrer Seltenheit weniger bekannte Zustände zu
berücksichtigen.

Berlin, März 1921.

Finkelstein.

Inhaltsverzeichnis.

Zeichenerklärung.

In den Kurven bedeutet ■ festen Stuhl, □ Fettseifenstuhl, ▨ durchfälligen Stuhl.

Abkürzungen bei den Literaturangaben.

A. D. S.	Archiv f. Dermatol. u. Syphilis.
A. e. P. P.	Archiv f. experim. Patholog. u. Pharmakologie.
A. G.	Archiv f. Gynäkologie u. Geburtshilfe.
A. H.	Archiv f. Hygiene.
A. J.	Americ. Journ. of med. sciences.
A. J. d. ch.	Americ. Journ. of the diseases of children.
A. K.	Archiv f. Kinderheilkunde.
A. kl. Ch.	Archiv f. klin. Chirurgie.
A. m. ch. inf.	Annales de méd. et chirurg. infantiles.
A. m. C. Z.	Allgem. mediz. Central-Zeitung.
A. m. e.	Archiv d. méd. de l'enfance.
A. m. exp.	Archiv d. méd expérimentale.
A. P.	Archives of Pediatrics.
A. P. N.	Archiv f. Psychiatrie u. Neurologie.
A. R. G.	Archiv f. Rassen- u. Gesellschaftsbiologie.
A. V.	Archiv f. Verdauungskrankheiten.
Ärzt. S. Z.	Ärztliche Sachverständigen-Zeitung.
B. G. G.	Hegars Beiträge z. Geburtshilfe u. Gynäkologie.
B. kl. W.	Berliner klin. Wochenschrift.
Bost. m. J.	Boston medical Journal.
Br. B.	Bruns Beitr. z. Chirurgie.
Br. m. J.	British medical Journal.
B. Tub.	Beiträge z. Klinik d. Tuberkulose, herausgeg. v. Brauer.
B. Z.	Biochemische Zeitschrift.
Ch. A.	Charité-Annalen.
D. A. kl. M.	Deutsches Archiv f. Klin. Medizin.
D. Ch.	Deutsche Chirurgie, herausgegeb. v. v. Bergmann usw.
D. m. W.	Deutsche medizinische Wochenschrift.
D. W.	Dermatolog. Wochenschrift.
D. Z.	Dermatologische Zeitschrift.
D. Z. Ch.	Deutsche Zeitschrift f. Chirurgie.
D. Z. N.	Deutsche Zeitschrift f. Nervenheilkunde.
E. i. M. K.	Ergebnisse d. inner. Medizin u. Kinderheilkunde.
E. Phys.	Ergebnisse d. Physiologie.
Eulenb. R.	Eulenburgs Realenzyklopädie.
F. M.	Fortschritte der Medizin.
G. h.	Gazette des hopitaux.
G. hebd.	Gazette hebdomadaire d. méd. et chirurg.
G. H. B.	Gerhardt's Handbuch der Kinderheilkunde.
Gl. m. J.	Glasgow med. Journal.
Hb.	Handbuch.
HS.	Habilitationsschrift.
In. Diss.	Inaugural-Dissertation.
J. am. m. a.	Journal of the americ. medical association.
J. K.	Jahrbuch f. Kinderheilk.

K. Schw.	Korrespondenzblatt f. Schweizer Ärzte.
Kl. th. W.	Klinisch-theapeutische Wochenschrift.
L. O.	Lubarsch-Ostertag, Ergebnisse d. allgem. Pathologie u. patholog. Anatomie.
L.	Lancet.
M. G. G.	Monatsschrift f. Geburtshilfe u. Gynäkologie.
M. Gr.	Mitteilungen a. d. Grenzgebieten der Med. u. Chir.
M. K.	Monatsschrift f. Kinderheilkunde.
M. Kl.	Mediz. Klinik.
M. m. W.	Münchener mediz. Wochenschrift.
M. Ps. N.	Monatsschrift f. Psychiatrie u. Neurologie.
N. H. B.	Nothnagels Handbuch der inneren Medizin.
N. Y. m. N.	New York medical News.
N. Y. m. J.	New York medical Journal.
P. m. W.	Prager mediz. Wochenschrift.
Pet. m. W.	Petersburger med. Wochenschrift.
Pfl. A.	Pflügers Archiv für Physiologie.
Prog. m.	Progrès medical.
R. med.	Révue d. médecine.
R. m.	Révue mensuelle d. maladies de l'enfance.
S. m.	Sémaine médicale.
T. m. e.	Traité des maladies de l'enfance, Grancher, Comby etc. édit.
Th.	Thèse.
Th. G.	Therapie der Gegenwart.
Th. M.	Therapeutische Monatshefte.
V. G. K.	Verhandl. d. Gesellsch. f. Kinderheilk.
V. G. M.	Vierteljahrschrift f. gerichtl. Medizin.
V. ö. G.	Vierteljahrschrift f. öffentliche Gesundheitspflege.
V. V.	Volkmanns Vorträge.
V. V. N. F.	Volkmanns Vorträge, Neue Folge.
W. kl. R.	Wiener klin. Rundschau.
W. kl. W.	Wiener klin. Wochenschrift.
W. m. Pr.	Wiener mediz. Presse.
W. m. R.	Wiener mediz. Rundschau.
W. m. W.	Wiener medizinische Wochenschrift.
Z. ä. F.	Zeitschrift f. ärztliche Fortbildung.
Z. a. G.	Zentralblatt f. allgem. Gesundheitspflege.
Z. B.	Zieglers Beiträge zur path. Anatomie.
Z. Bakt.	Zentralblatt f. Bakteriologie u. Parasitenkunde.
Z. Biol.	Zeitschrift f. Biologie.
Z. d. ph. Th.	Zeitschrift f. diätet. u. physik. Therapie.
Z. e. P. P.	Zeitschrift f. experim. Pathologie u. Pharmakologie.
Z. G. G.	Zeitschrift f. Geburtshilfe u. Gynäkologie.
Z. Gr.	Zentralblatt f. d. Grenzgebiete der Medizin u. Chirurgie.
Z. H.	Zeitschrift f. Heilkunde (Prag).
Z. H. B.	Ziemssens Handbuch d. inn. Mediz.
Z. H. I.	Zeitschrift für Hygiene u. Infektionskrankh.
Z. i. M.	Zentralblatt f. innere Medizin.
Z. K.	Zeitschrift f. Kinderheilk.
Z. K. Ref.	Zeitschrift f. Kinderheilk. Referatenteil.
Z. kl. M.	Zeitschrift f. klinische Mediz.
Z. N.	Zentralblatt f. Neurologie.
Z. N. Ps.	Zeitschrift f. Neurologie u. Psychiatrie.
Z. orth. Ch.	Zeitschrift f. orthopäd. Chirurgie.
Z. P.	Zentralblatt f. Pathologie u. pathol. Anatomie.
Z. ph. Ch.	Zeitschrift f. physiologische Chemie.
Z. S.	Zeitschrift f. Säuglingsschutz.
Z. T. H.	Zeitschrift f. Tuberkulose u. Heilstättenwesen.

Entwicklung und Ernährung des Säuglings.

A. Entwicklung.

a) Das Neugeborene[1]).

Als neugeboren bezeichnen wir das Kind bis zu dem Augenblicke, in dem die mit der Loslösung des kindlichen Organismus von der Mutter verknüpften Vorgänge endgültig abgeschlossen sind. Diese Phase umfaßt etwa die ersten 14 Lebenstage.

Bereits in den ersten Sekunden nach der Geburt findet eine Reihe tiefgreifender Umwälzungen statt. Der erste Atemzug führt zur **Entfaltung der Lunge,** und die jetzt einsetzende Veränderung der Druckverhältnisse erzeugt die **Umwandlung der fötalen Zirkulation in die bleibende.**

Bis dahin floß nur in der Nabelvene rein arterielles Blut, im gesamten übrigen Körper gemischtes. Denn schon in der Leberpforte ergießt der Leberast der Nabelvene seinen Inhalt in die Pfortader, und der zweite Ast leitet als Ductus venosus Arantii den arteriellen Strom in die untere Hohlvene. Nunmehr versiegt der Zufluß, der Ductus wird leer, und die Lösung des portalen vom großen Kreislauf ist beendet. Gleichzeitig vollzieht sich auch im Herzen die endgültige Trennung von Venen- und Arteriensystem und die Scheidung des großen und kleinen Kreislaufs, die bisher durch den Ductus Botalli und das Foramen ovale ineinandergriffen. Der wachsende Druck im linken Herzen verschließt die Klappe des Foramens, und die Entfaltung der Lunge durch den ersten Atemzug bedingt eine Verlagerung des Herzens, die durch Drehung und Knickung des Ductus dessen Unwegsamkeit bewirkt[2]).

In den folgenden Tagen und Wochen wird der anfänglich nur funktionelle **Verschluß der außer Dienst gesetzten fötalen Wege** durch Thrombenorganisation und endovaskuläre Wucherung mehr oder weniger vollständig zu einem anatomischen[3]). Aus dem Ductus Arantii wird das Ligamentum venosum hepatis, aus der Nabelvene das Ligamentum teres, aus den Arterien die seitlichen Ligamenta vesicoumbilicalia. Der Ductus Botalli verwandelt sich in das oft ein feines Lumen bewahrende Ligamentum arteriosum, während das Foramen ovale nicht immer, und wenn überhaupt erst im 8. bis 10. Monat organisch geschlossen wird.

Unter den hierher gehörigen Vorgängen sind diejenigen von besonderer Bedeutung, die — im Gegensatz zu den übrigen äußerlich sichtbar — sich an **Nabelstrang und Nabelwunde** abspielen[4]). Der Strangrest mumifiziert in

---

[1]) Lit. bei A. v. Reuß, Krankh. d. Neugebor. Berlin, Julius Springer, 1914. v. Pfaundler, Physiol. d. Neugeb. in Döderleins Hb. d. Geburtshilfe, Bd. 1, 1915. v. Jaschke, Physiol., Pflege u. Ernähr. d. Neugeb. Wiesbaden, J. F. Bergmann, 1917. A. Reiche, Das neugeb. Kind. E. i. M. K. 15, 1917.

[2]) Linzenmeyer, Z. G. G. 76, 1914. Früher wurde der schrägen Durchsetzung der Aortenwand Bedeutung für den Schließungsvorgang beigemessen; durch sie bestehe an der Ductusmündung ein ventilartiger Sporn, der bei wachsendem Aortendruck das Lumen verlegt (P. Straßmann, A. G. 45; Röder, A. K. 30). Neuerdings wird dem nur eine unterstützende Rolle zugebilligt.

[3]) Lit. Lange, l. c. Haberda, D. fötal. Kreislaufwege d. Neugeb. usw. Wien 1896. Herzog, D. Rückbild. d. Nabels u. d. Nabelgefäße. München 1892. Bucura, Z. G. 1903, Nr. 12. Pfeifer, V. A. 167. Frankl, W. m. W. 1903, Nr. 35—36.

[4]) Lit. b. Runge, Krankheiten d. ersten Lebenstage. Stuttgart 1906. v. Jaschke, l. c.

wenigen Tagen und wird durch eine demarkierende Entzündung gegen Ende der
ersten Lebenswoche abgestoßen. Die nunmehr offenliegende, granulierende
Nabelwunde wird durch Schrumpfung der Nabelgefäße trichterförmig ein-
gezogen, von oben und unten schieben sich halbkreisartige Hautfalten herüber,
und es beginnt in der Tiefe der fibröse Verschluß, der im Laufe der zweiten bis
dritten Woche durch Überhäutung der Wundfläche wenigstens äußerlich beendet erscheint.

In den ersten Tagen des Lebens zeigen **Haut und Schleimhäute** des Kindes
eine starke **Rötung,** an die sich energische **Abstoßung der oberen Schichten** unb
der in ihnen wurzelnden Gebilde anschließt. Es kommt zu Seborrhoe
des Kopfes (Grind oder Gneis), zum Verschwinden des Lanugo. Der reichliche
Haarschopf, den viele Kinder mitbringen, wird häufig in Kürze stark gelichtet.
An den Genitalien der Mädchen kommt es häufig zur Bildung reichlicher weiß-
gelber, kleistriger Massen, die als physiologische Vulvo-vaginitis desquamativa sich durch den Befund von Epithelzellen statt von Leukozyten
vom infektiösen Katarrh unterscheiden.

Innerhalb zwei- bis viermal 24 Stunden treibt der Darm sein **Mekonium**[1]
aus, dessen schwarzgrüne, später bräunliche, etwa 70 bis 90 g (Camerer)
betragende Massen aus Epidermis- und Epithelzellen, Haaren, Detritus, Kri-
stallen, Fett und Fettabkömmlingen bestehen und große, vielgestaltige, stark
lichtbrechende Mekoniumkörper enthalten, die wahrscheinlich Reste von Epidermis und Epithelzellen darstellen (Schmidt). Zuweilen wird mit der ersten
Portion eine gallertige, graue oder gelbliche Schleimmasse ausgestoßen, der
Mekoniumpfropf (Cramer). Gleichzeitig besiedeln sich die bisher sterile
Haut und die inneren und äußeren Schleimhäute[2] mit Bakterien. Im
Darm[3] setzt sich eine Flora fest, die ausgezeichnet ist durch den Reichtum
an sporentragenden Formen, namentlich auch an Köpfchenbakterien.

Man hielt sie früher für eine besondere, bis der Nachweis gelang, daß die „Mekonium-
bakterien" in der Hauptsache nur eigenartige Vegetationsformen der auch späterhin das
Feld beherrschenden Arten sind, und die Mekoniumflora hauptsächlich nur durch das Vorherrschen des Bacillus perfringens, vielleicht auch des Bacillus putrificus Bienstock und
gewisser Enterokokken von der Bifidus- und Acidophilusgruppe von der Milchstuhlflora
unterschieden ist.

Erschöpft vom Trauma der Geburt zeigt am ersten Tage und noch darüber hinaus das Neugeborene eine verringerte Lebensenergie. Es schläft mit
kurzen Unterbrechungen und nimmt nur kleinste Mengen von Nahrung zu
sich. Währenddessen vollzieht sich ein eigenartiger Vorgang in seinem
Körper, der in einem **Gewichtsverlust nach der Geburt** (Fig. 1) seinen Ausdruck findet. Dieser beträgt normalerweise etwa 6 bis 9 Prozent des Körpergewichtes, also zumeist 200 bis 300 g, selten darunter, des öfteren darüber, und
ist bei schweren Kindern absolut größer als bei leichten. Der tiefste Stand wird
am dritten, spätestens fünften Tage erreicht, und nunmehr wendet sich die
Kurve wieder aufwärts.

Diese den Übergang ins extrauterine Leben kennzeichnende Abnahme
erklärt sich nur zum kleineren Teile aus der Entleerung des Mekoniums und
der ersten Harnportionen. Genauere Wägungen zeigen, daß der Abfall geradlinig und nahezu unabhängig von den Zeiten der Abgabe des Darm- und Blasen-

---

[1] Lit. bei Czerny-Keller, Des Kindes Ernährung usw., Kap. 6.
[2] Vaginalflora vgl. Neujeau, B. G. G. 10, 1906. Schmidgall, ibid. 19, 1914.
[3] Escherich, Darmbakter. d. Säugl. 1886. Schild, Z. H. J. 19. Moro, Morphohog.
u. biolog. Untersuch. üb. d. Darmbakter. d. Säugl. Berlin 1905 (Lit.). Sittler, D. wichtigsten Bakterientypen d. Darmflora d. Säugl. Würzburg 1909 (Lit.).

inhaltes erfolgt, und erst zum Stehen kommt, wenn etwas größere Flüssigkeitsmengen aufgenommen werden. Der Gewichtsverlust ist demnach im wesentlichen ein Wasserverlust, eine Abgabe von disponiblem Blut- und Gewebswasser mit der Perspiration. Die Steigerung der Perspiration ist im Voit-Pettenkoferschen Apparat unmittelbar nachgewiesen worden[1]). Es besteht ein erhöhtes spezifisches Gewicht des Serums (1056 bis 1058 gegen 1050 der späteren Zeit)[2]) und die Refraktometrie ergibt, daß ganz parallel mit der Abnahme eine Eindickung des Blutes statthat, die nach Erreichung des tiefsten Punktes wieder rückgängig wird[3]). Da es möglich ist, durch zwangsweise Zufuhr größerer Nahrungsmengen, namentlich des salz- und eiweißreichen Kolostrums, die Gewichtseinbuße erheblich zu verringern[4]), und da ferner die Kurve vollkommen derjenigen entspricht, die man jederzeit bei Säuglingen erhält, wenn man ihnen vorübergehend die Nahrung beschränkt und weiterhin schrittweise wieder vermehrt, so ist kaum zu zweifeln, daß die vielbesprochene Erscheinung nur der Ausdruck eines Hungerzustandes ist, wobei infolge des Mangels der wasserretinierenden Nahrungsbestandteile (Salze, Kohlenhydrat) reichliche Abgabe von Körperwasser stattfindet, während gleichzeitig auch geringe Mengen Fettes[5]) eingeschmolzen werden[6]). Ein Abbau stickstoffhaltiger Gewebe ist nur in sehr geringem Umfange beteiligt.

In zeitlichem Zusammenhang mit diesem Vorgang steht noch eine andere eigentümliche Erscheinung der ersten Lebenszeit, das „transitorische Fieber" der Neugeborenen[7]) ein Temperaturanstieg auf 38⁰, 39⁰ und auch wohl darüber, der meist am dritten oder vierten, frühestens am Ende des zweiten, spätestens am fünften Tage einsetzt, und bald nur wenige Stunden, bald 2 bis 3 Tage dauert (Fig. 2). Es findet sich bei 16 bis 18 Prozent der Kinder. Sein höchster Punkt fällt mit dem tiefsten Stand der Körpergewichtskurve zusammen, niemals überdauert es den Eintritt der Aufwärtsbewegung. Die Erklärungsversuche sind mannigfaltig — Darminfektion, Aufnahme pyrogener Stoffe aus dem Kolostrum und anderes sind ins Auge

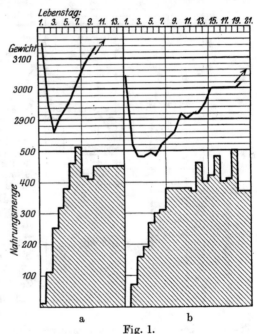

Fig. 1.
Ausgleich des Gewichtsverlustes nach der Geburt.

[1]) Birk u. Edelstein, M. K. 9, Orig. Nr. 9.
[2]) Schiff, J. K. 34. 1892 u. 54. 1901.
[3]) Rott, Z. K. 1. 1911.
[4]) Schick, Z. K. 13. 1915. Bergmann, Z. K. 14. 1916.
[5]) Birk u. Edelstein, l. c.
[6]) Darüber hinaus noch auf eine anfängliche Schwäche der Assimilation Bezug zu nehmen (Haake, Ingerslev, Benestad, J. K. 80. 1914) erscheint überflüssig.
[7]) Heller, Z. K. 4. 1912. v. Reuß, ibid. v. Jaschke, Langstein, Z. G. G. 78. 1915. Pétéri, J. K. 80. 1914. M. S. S. 49. 1919.

gefaßt worden. Nachdem andere, später ausführlich zu würdigende Erfahrungen
gelehrt haben, daß Wassermangel auch beim älteren Kinde oft Fieber erzeugt[1]), das bei reichlicher Flüssigkeitszufuhr sofort schwindet, liegt unter den
gegebenen Verhältnissen die Deutung des Neugeborenenfiebers als Durstfieber
näher als jede andere. In der Praxis erfordert natürlich jedesmal die Unterscheidung von einem infektiösen Fieber Berücksichtigung; auch Überhitzungs-
fieber durch Wärmflaschen und übermäßige Einhüllung kommen vor.

Der **Urin** des Neugeborenen[2]) zeigt eine **eigenartige Verteilung der N-haltigen
Stoffe**, namentlich einen ungewöhnlich hohen Prozentsatz des „Reststickstoffes" infolge
relativ erhöhter Ausscheidung von Amino- und Oxyproteinsäuren und besonders von un-
gespaltenen Polypeptiden[3]). Den unvollkommenen Eiweißabbau, der sich hierin kundtut, hat
man durch die Annahme einer Armut an eiweißabbauenden Fermenten zu erklären versucht;

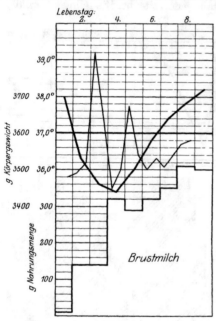

Fig. 2.
Transitorisches Fieber der Neugeborenen.

auch an ein anfängliches Versagen der Leber
ihren neuen Aufgaben gegenüber wird gedacht.
Sollte nicht auch hier wieder ein Zusammenhang mit der bestehenden Exsikkation viel
mehr Wahrscheinlichkeit haben, da infolge
Mangels des für die Umsetzungen benötigten
Wassers Störungen im Stoffwechsel ebenso entstehen müssen, wie bei den Wasserverlusten,
die die alimentäre Intoxikation[4]) begleiten?

Die **Harnsäureausscheidung** ist gesteigert, und zwar, da dieses unabhängig
von der Nahrung statthat, auf Rechnung
der Mehrausfuhr des endogenen Anteiles[5]). Man
pflegt diese Erscheinung mit der in den ersten
Tagen auftretenden polynukleären Leukozytose
in Beziehung zu setzen; der gesteigerte Zerfall dieser Zellen, insonderheit ihrer Kerne, soll
das Material zur Purinvermehrung liefern[6]).

Der **Ausgleich des anfänglichen Gewichtsverlustes** und die Wiedererreichung
des Geburtsgewichtes erfolgt bei idealem
Verlauf in steiler Kurve bis zum 10.
bis 14. Lebenstag (Typus Budin vgl.
Fig. 1a). Bei einer ein wenig kleineren
Zahl von Neugeborenen wieder vollzieht
sich die Zunahme in flacherem Winkel
(Fig. 1 b), so daß die ursprüngliche Höhe
erst in der dritten, manchmal erst in der
vierten Woche und später wiedergewon-
nen wird. Die Verzögerung kann durch geringe Nahrungsmengen bedingt sein,
findet sich sehr oft aber auch bei normalen und selbst bei reichlichen[7]), so daß sie
in der Veranlagung des Kindes begründet sein muß. Manchmal mag sich darin eine
zunächst noch geringe Wachstumsenergie aussprechen, andere Male dürfte, ähnlich
wie bei vielen Frühgeborenen eine Assimilationsschwäche[8]) im Spiele sein, die vorzugsweise, aber kaum ausschließlich, die Verwertung des Fettes zu betreffen scheint.

---

[1]) Vgl. bei Pathogenese des alimentären Fiebers. Der Einwand, daß bei gleich geringer
Flüssigkeitszufuhr nur ein so geringer Prozentsatz positiver Fälle zu verzeichnen ist, ist
hinfällig, da sich die fieberhafte Reaktion auf Durst ebenfalls nur bei etwa $1/5$ aller Säuglinge
zeigt.

[2]) Lit. bei Mayerhofer, E. i. M. K. 12. 1913.
[3]) Simon, Z. K. 2. 1911.
[4]) Vgl. bei dieser.
[5]) Birk, V. V. 664/65. 1912.
[6]) Vgl. auch S. 177 unter Harnsäureinfarkt.
[7]) Vgl. besonders Bergmann, Z. K. 14. 1916.
[8]) Rubner, Langstein, Edelstein, Arch. f. Anat. u. Phys. 1915.

b) Der Säugling.

Mit dem Ende der zweiten Woche beginnt die Säuglingszeit. Sie stellt dem Arzt die Aufgabe, zu überwachen, ob die Entwicklung seiner Schützlinge eine normale bleibt. Denn nur durch die Fürsorge in gesunden Tagen wird er imstande sein, manche Störungen zu verhüten oder im Entstehen zu bekämpfen, die sonst zu langwierigen Leiden ausarten können.

Es ist nicht überflüssig, die Gesichtspunkte zusammen zu stellen, die bei der Beurteilung der körperlichen Beschaffenheit berücksichtigt werden müssen. Denn der **Begriff des „gesunden Kindes"**[1]) wird mit Recht von der heutigen Kinderheilkunde, die die konstitutionellen Abweichungen von der Norm und deren weitgehende Bedeutung für die Entwicklung und die ganze Zukunft des Kindes mehr und mehr zu werten gelernt hat, scharf begrenzt, und es bedarf der Erfüllung einer ganzen Reihe von Forderungen, bevor das Zeugnis „gesund" erteilt werden darf.

Eine gewisse Gewähr für frühere und gegenwärtige Gesundheit ist gegeben, wenn das **Gewicht** dem Durchschnitt entspricht, wie er auf Grund zahlreicher Wägungen für das betreffende Alter festgestellt wurde.

Das Geburtsgewicht[2]) normaler deutscher Knaben und Mädchen beträgt im Mittel 3400 bzw.

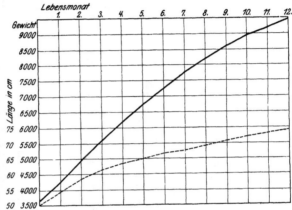

Fig. 3. Gewicht- und Längenwachstum im ersten Jahre.

3200 g (Camerer), die Grenzen nach oben und unten können etwa bei 4500 und 2800 gezogen werden. Was darunter steht, wird im allgemeinen den Frühgeborenen und den Debilen, was darüber ist, den „Riesenkindern" zugezählt werden dürfen.

Rasse, Alter und Individualität der Erzeuger, Lebensverhältnisse in den letzten Monaten der Schwangerschaft sind von **Einfluß auf die Größe des Geburtsgewichtes**[3]) Die Ernährung der Mutter ist für Massen- und Längenentwicklung, wenn überhaupt, nur in ganz geringfügigem Maße bestimmend[4]). Bei Unterernährung „lebt die Frucht, wie ein Parasit, auf Kosten der Mutter im Mutterleib" (Momm). In Bestätigung dessen haben alle Untersuchungen über Kriegsneugeborene der Großstädte ein nur sehr unbedeutendes Zurückbleiben hinter den Friedensneugeborenen ergeben[5]). Meine eigenen Feststellungen zeigen, gleich denen Pellers[6]) bei unverändertem Durchschnitt ein deutliches Ansteigen der Zahl der unteren Grenze sich nähernden Neugeborenen.

Riesenkinder können ein Gewicht von 6 bis 9 kg und darüber erreichen; die höchsten beobachteten Gewichte waren 10,7, 11,5 und 12,0 kg. Bei übermäßiger Entwicklung sterben diese Früchte meist vor der Geburt ab oder kommen bei ihr zu Schaden.

---

[1]) Vgl. Czerny-Keller, l. c. Kap. 23.
[2]) Sarwey, Winckels Hb. d. Geburtshilfe I, 2. 1904. Gundobin, Besonderh. d. Kindesalters. Berlin 1912.
[3]) Goldfeld, Z. G. G. 72. 1913. Gutfeld, Z. G. G. 73. 1913.
[4]) Bondi, W. kl. W. 1919. Nr. 1 u. 19. Zuntz, A. G. 110.
[5]) Lit. bei Maron, Einfl. d. Ernährungsverhältn. im Kriege auf d. körp. Entwicklungszust. d. Neugeb. Veröff. aus d. Gebiete d. Medizinverwalt. 8, Heft 7. Berlin 1918.
[6]) D. m. W. 1917. Nr. 27.

Während der weiteren Entwicklung[1]) (Fig. 3) verdoppelt sich das Gewicht innerhalb 6 Monaten und verdreifacht sich bis zum Schlusse des ersten Jahres. Annähernd zutreffende Zahlen für das „Sollgewicht" werden erhalten, wenn man den Lebensmonat, in dem das zu beurteilende Kind steht, im ersten Halbjahr mit 600, später mit 500 multipliziert und die Summe dem Geburtsgewicht zufügt. Der Unterschied zwischen Knaben und Mädchen vergrößert sich allmählich zugunsten der ersten und beträgt am Jahresschluß rund 500 g. Künstlich Genährte bleiben in den ersten Monaten hinter Brustkindern zurück, gleichen aber danach den Unterschied wieder aus; durch geeignete Diätetik dürfte übrigens auch der anfängliche Unterschied verringert werden können.

Camerer sen.[2]) gibt folgende Tabelle:

Geburt	Geburtsgewicht über 2750 Gr.		Geburtsgewicht zw. 2000—2750 Gr.	Geburtsgewicht unter 2000 Gr.
	Nat.Ernähr.	Künstl.Ernähr.	Natürl. u. künstl. Ernährg.	Natürl. u. künstl. Ernährg.
Ende der 1.Woche	3433	3467	2440	1700
	3408	3314	2500	1720
2.	3567	3384	2570	1850
4.	3995	3693	2890	2180
8.	4818	4307	3660	2910
12.	5546	4905	4320	3560
16.	6225	5534	5000	4160
20.	6788	6222	5550	4750
24.	7320	6900	5940	5300
28.	7767	7283	6270	5700
32.	8147	7729	6650	5940
36.	8585	8123	6910	6040
40.	8859	8328	7130	6360
44.	9209	8695	7370	6430
48.	9526	8914	7760	6230
52.	9862	9228	8220	6570
Ende des 15.Monats	10790			
18.	11590		9590	
21.	12070		10620	
24.	12740			

Aber man hüte sich vor einseitiger Überschätzung des Wägeergebnisses, denn mancherlei Umstände — familiäre Veranlagung, knappe Nahrungsaufnahme, lebhaftes Temperament mit starkem Stoffverbrauch, vorübergehende Hemmung durch längst verwundene Krankheit können das Gewicht herabdrücken, ohne daß das Kind aus der Reihe der Gesunden tritt. Ein geringes Geburtsgewicht bedingt bis ins zweite Jahr hinein und auch noch länger ein Zurückbleiben hinter den schwerer zur Welt gekommenen Altersgenossen[3]). Umgekehrt ist normales oder übernormales Gewicht für sich allein niemals ein Beweis für tadellose Entwicklung; es kann sich auch in Verein mit Rachitis, Anämie, krankhafter Adipositas, pastösem Habitus, Muskelschwäche und anderen beachtenswerten Störungen finden.

So bedarf es zur Beurteilung der Körperbeschaffenheit noch der Heranziehung anderer Kriterien. Eines der wichtigsten davon ist die Berücksichtigung der **Länge und des Längenwachstums**[4]), sowie ganz besonders der **Beziehungen zwischen Körpergewicht und Körpergröße.**

---

[1]) W. Camerer jun., Med. Korrespondenzbl. d. württemb. ärztl. Landesvereins 1905. Nr. 23. Gundobin, l. c. Friedenthal, E. i. M. K. 9. 1912.
[2]) J. K. 53. 1901.
[3]) Vgl. auch unter Frühgeburten S. 141.
[4]) Camerer, Gundobin, Friedenthal, l. c. Lange, J. K. 57.

Nach Ausschaltung der durch die Konfiguration des Schädels während der Geburt und durch die Geburtsgeschwulst bedingten Fehlerquellen ist die **Länge** neugeborener Knaben 49 cm, neugeborener Mädchen 48 cm. In den ersten zwei Vierteljahren beträgt das **Längenwachstum** etwa je 8 cm, im dritten und vierten je 3 bis 4 cm, im ganzen ersten Jahre also 22 bis 24 cm. Im zweiten Lebensjahre wachsen Knaben und Mädchen etwa 10 cm. Ein Zurückbleiben hinter diesen Zahlen erlaubt den Rückschluß auf Wachstumsstörungen, die sowohl aus innerer Anlage heraus erfolgen, als auch das Ergebnis äußerer Schädigungen (Ernährungsstörungen, Inanition, langdauernde Infekte) darstellen können („Atrophie staturale").

Jeder Längeneinheit entspricht bei physiologischer Entwicklung ein bestimmtes Gewicht; wenn die Körpermaße durch abnorm geringe oder abnorm starke Entwicklung oder krankhafte Beschaffenheit verändert ist, muß auch das **Verhältnis des Gewichtes zur Länge** von der Norm unterschieden sein. Somit ergibt die Berechnung dieser Größe und ihr Vergleich mit den normalen Durchschnittszahlen im Einzelfalle einen plastischen Ausdruck für vorhandene Abweichungen.

Man verwendet gewöhnlich das „Zentimetergewicht" (Quételet) $= \dfrac{\text{Gewicht in Gramm}}{\text{Länge in Zentimeter}}$,

und bedient sich dabei zweckmäßig der von Pirquet[1]) auf Grund der Camererschen Zahlen zusammengestellten Tabelle, aus der sich unter Berücksichtigung des Alters, der Länge und des Gewichtes sofort ein Bild über die Beschaffenheit des Normalkindes ergibt, das neben dasjenige des zu beurteilenden Kindes gestellt werden kann.

Knaben			Mädchen		
Gewicht kg	Alter	Länge cm		Alter	Gewicht kg
		48—49		Geburt	3,24
3,48	Geburt	50			3,5
3,7		51			3,7
3,9		52			3,9
4,1		53		1 Monat	4,1
4,4	1 Monat	54			4,3
4,7		55			4,5
5,0		56		2 „	4,8
5,3	2 Monate	57			5,1
5,6		58			5,4
5,9		59		3 „	5,7
6,2	3 „	60			6,0
6,5		61		4 „	6,3
6,8	4 „	62			6 6
7,0		63		5 „	6,9
7,3	5 „	64			7,1
7,6		65		6 „	7,4
7,9	6 „	66			7,6
8,2		67		7 „	7,8
8,5	7 „	67		7 „	7,8
8,7		69		8 „	8,2
8,9	8 „	70		9 „	8,5
9,2	9 „	71		10 „	8,8
9,5	10 „	72			9,1
9,7		73		11 „	9,4
9,9	11 Monate	74		1 Jahr	9,7
10,2	1 Jahr	75		1 Jahr 1 Monat	9,95
10,45	1 Jahr 1 Monat	76		1 „ 2 „	10,20
10,70	1 „ 2 „	77		1 „ 4 „	10,45
10,95	1 „ 4 „	78		1 „ 5 „	10,70
11,2	1 „ 5 „	79		1 „ 6 „	10,95

[1]) Z. K. 6. 1913 — auch als Sonderabdruck bei J. Springer, Berlin.

| Knaben | | | | Mädchen | |
Gewicht kg	Alter	Länge cm	Alter		Gewicht kg
11,45	1 Jahr 6 Monat	80	1 Jahr 7 Monat		11,20
11,70	1 „ 7 „	81	1 „ 8 „		11,45
11,95	1 „ 8 „	82	1 „ 10 „		11,70
12,20	1 „ 10 „	83	1 „ 11 „		11,95
12,45	1 „ 11 „	84	2 Jahre		12,20
12,70	2 Jahre	85			

Ein Knabe von 14 Monaten z. B. wiege $11^1/_2$ kg bei einer Länge von 75 cm: Er ist für sein Alter etwas klein und für seine Länge entschieden zu schwer, vielleicht durch abnormen Fettansatz. Ein anderer Knabe gleichen Alters wiegt nur 8,7 kg bei einer Länge von 73 cm. Er ist für seine Länge abnorm mager, also „atrophisch" und für sein Alter erheblich zu klein, also außerdem noch durch irgendwelche Störungen im Wachstum zurückgehalten.

Das Zentimetergewicht ermöglicht indessen nur den Vergleich von Körpern gleicher Länge; ein im Wachstum zurückgebliebenes Kind könnte also nur mit einem normal langen Kinde einer niederen Altersstufe verglichen werden. Das ist ein Nachteil und eine Fehlerquelle, da ja physiologischerweise mit dem Alter Veränderungen im Körperbestand eintreten (z. B. die Verringerung des Wassergehaltes)[1], so daß qualitativ nicht gleichwertige Massen einander gegenüber stehen. Sachlich sowohl als auch mathematisch — da es sich ja um das Verhältnis einer kubischen zu einer arithmetischen Größe handelt — richtiger ist der Livische Index $\dfrac{\text{Gewicht in Gramm}}{\text{Länge in cm}^3}$ oder

$$\dfrac{\sqrt[3]{\text{Gewicht in Gramm}}}{\text{Länge in cm}}[2].\ \text{v. Pirquet}[3]$$

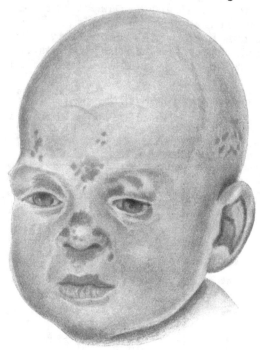

Fig. 4a. Blasse Feuermale bei Neugeborenen.

empfiehlt statt der Gesamtkörperlänge die Sitzhöhe, deren Kubus dem 10fachen Normalgewicht entsprechen soll, also $\dfrac{\sqrt[3]{10.\ \text{Gewicht in Gramm}}}{\text{Sitzhöhe}}$. Der Normalwert für „Gelidusi" (= Gewicht linear durch Sitzhöhe) ist beim Neugeborenen im Durchschnitt 93,16, er steigt beim Säugling mit zunehmendem Fettansatz auf 100. Gesunde Kinder mit Gelidusi über 100 haben ein übernormales, solche mit Gelidusi unter 100 ein unternormales Fettpolster.

Ein normaler Körperindex hat neben der gehörigen Länge besonders auch eine proportionale Fettentwicklung zur Voraussetzung. Das mäßige **Fettpolster** des Neugeborenen soll sich allmählich mehren und wenigstens vom Beginne des zweiten Halbjahres an bis gegen das dritte Lebensjahr sich bis zu der Fülle entwickeln, die die bezeichnende Rundung der frühkindlichen Gestalt mit ihren namentlich an den Gliedern in typischer Weise angeordneten Falten und Wülsten

[1] Vgl. S. 116.
[2] Vgl. v. Pfaundler, M. m. W. 1912. Nr. 5.
[3] Z. K. 14. 1916.

bedingt. Diese Falten sind teils „Flexionsfalten", erzeugt durch Zusammenschieben der Hautdecke in der gewohnheitsgemäßen Beugehaltung, teils Ein-
schnürungen an Stellen, wo die Haut der Unterlage straffer und enger angeheftet
ist. Die beständigsten Vertreter der ersten Gattung sind die „Oberschenkel-
falten", die zweite Gattung umfaßt hauptsächlich die „Gelenkfalten"[1]).

Eine weit größere Bedeutung als das absolute Gewicht hat der Nachweis eines andauernd **regelmäßigen Gewichtsanstieges.** Wenn sich bei wöchentlich zweimaliger Wägung die Kurve stetig unter nahezu gleichem Winkel aufwärts bewegt, so gibt das einen hohen Grad von Bürgschaft für die vollkommene
Gesundheit des Säuglings. Bei täglicher Wägung bleibt bei einem Teil der Kinder
diese Regelmäßigkeit beste-
hen; bei anderen schieben
sich kurzdauernde Stillstände
oder selbst geringfügige Abnahmen ein. Größere Un-
ruhe der Linie, die sich
schon bei zweimaliger Wä-
gung in der Woche kenntlich
macht, länger dauerndes
Gleichgewicht, Abnahmen
von größerer Sprunghöhe mit
plötzlichem Ausgleich sind
bereits als Ausdruck einer
Störung zu betrachten und
mahnen zur Vorsicht.

Die endgültige Ent-
scheidung, ob die Entwicklung als normal bezeichnet
werden darf, gibt die Be=
trachtung der **Körperbe-
schaffenheit** im einzelnen
und vor allem auch die
**Kontrolle des Ablaufes
der wichtigsten Lebens-
funktionen.**

Wir prüfen in aufgeho-
bener Falte die **Haut,** die

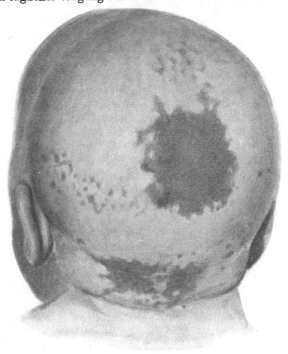

Fig. 4 b.   Blasse Feuermale bei Neugeborenen.

glatt, prall und gut durchfeuchtet sein muß, während Trockenheit, Schlaffheit oder Schweiß, Neigung zu Wundsein oder auch nur zur Rötung auf
Störungen weisen. Eine gewisse Blässe ist vielen Kindern eigen, ohne krankhaft zu sein, insbesondere ist auch die Mundschleimhaut weniger gefärbt, als
bei Erwachsenen und an den dem Knochen straff angehefteten Bezirken
(Alveolarrand, harter Gaumen) oft fast weiß. Einen guten Anhalt, ob scheinbare oder wahre Blutarmut vorliegt, gibt, wie beim Erwachsenen, ein Blick
auf die Ohren, die bei normaler Blutbeschaffenheit trotz sonstiger allgemeiner
Blässe einen rosigen Schimmer aufweisen.

Erwähnung verdienen die **blassen Feuermale** der Säuglinge[2]), die in bald schwächerer,
bald stärkerer Ausbildung von fast 60 Prozent aller Kinder mit auf die Welt gebracht werden
(Fig. 4 a u. b). Es sind Telangiektasien, die streng symmetrisch entsprechend der Lage der
Gesichtsspalten und Schädelnähte im Gesicht (Stirn, Augenlider, Nase, Oberlippe) und am
Hinterkopf und Nacken sitzen und im Laufe der ersten zwei Lebensjahre allmählich wieder

---

[1]) Vgl. M. Cohn, J. K. 64.
[2]) Bossard, J. K. 88. 1918.

verschwinden. Nur im Nacken können sie dauernd bestehen bleiben. Aller Wahrscheinlichkeit nach sind sie die Reste embryonaler Gefäßnetze, die im Fötalleben in starker Entwicklung die Gebiete der Gesichtsspalten nud des Schädeldeckels versorgen.

Der **Bauch** des gesunden Kindes ist gewölbt, an den Seiten überhängend. aber nicht meteoristisch. Die Bauchdecken sind straff, aber nicht gespannt, Weichheit oder abnorme Spannung, mangelnde Kontur, Auftreibung oder Einsinken sind Anzeichen von Krankheit.

Von besonderer Wichtigkeit ist die Beschaffenheit des **Gewebsturgors** der Haut und des Unterhautzellgewebes, die sich in der Prallheit der aufgehobenen Falte — dem „festen Fleisch" — ausspricht und der in der Hauptsache wohl auf einem richtigen Gehalt an Wasser und dessen normaler Bindung durch die Zellsubstanz beruht. Das schnell eintretende „Weichwerden" ist oft das erste Zeichen akuter und eines der wichtigsten Merkmale chronischer Störungen, das gerade bei fetten Kindern eine wichtige diagnostische Handhabe bildet. Bei normaler Beschaffenheit ist das Fettgewebe derb, schwer faltbar und nicht leicht von der Muskulatur abzugrenzen. Von da ab gibt es alle Übergänge einerseits bis zum nahezu völligen Fettmangel, andererseits bis zu den überreichen, aber lappigen und schlaffen Ablagerungen des pastösen Habitus, die zu der dürftigen unterlagernden Muskulatur in auffallendem Gegensatz stehen.

Die Muskulatur selbst ist in der Norm gut entwickelt, der **Muskeltonus** in der Ruhe ein mittlerer. Eine mäßige Hypertonie der Flexoren und Adduktoren wird mit auf die Welt gebracht und erhält sich bis gegen Ende des ersten Vierteljahres. Stärkere Ausbildung oder längeres Verharren dieser Erscheinung ebenso wie umgekehrt abnorme Muskelschlaffheit sind als wohl zu beachtende krankhafte Symptome zu buchen.

Es folgt die Untersuchung des **Knochensystems,** im besonderen des Schädels. Die Schädelbeine des gesunden Kindes sind auch in den ersten Wochen überall hart, die Nähte nahe aneinanderliegend. Die Stirnfontanelle[1]) muß straff, weder eingesunken noch vorgewölbt sein; ihre Fläche, durch die Seitenlänge gemessen, darf, um noch in die Norm zu fallen, 4×4 cm nicht überschreiten und gegen Ende des dritten Quartals muß eine deutliche Verkleinerung eingetreten sein, die im fünften oder sechsten Quartal zum knöchernen Verschlusse führt. An den Rippen sollen sich die Epiphysen nicht durch Auftreibung bemerklich machen, an den Gelenkenden dürfen keine Verdickungen sitzen. Bei starkem Fettpolster ist zur Beurteilung der Knochenform ein Anspannen der Haut erforderlich.

Die bekannten Erscheinungen der Rachitis, insbesondere das Frühsymptom der Craniotabes, sollen hier nicht weiter besprochen werden. Dagegen bedarf ein anderer Befund der Erwähnung, der sehr ähnliche Veränderungen deckt, ohne daß bisher die Beziehungen zur Rachitis in endgültiger Weise geklärt werden konnten. Es handelt sich um eine Weichheit der Schädelknochen, die im Gegensatz zur Craniotabes der späteren Monate sich bei Neugeborenen und jungen Säuglingen findet. Sie betrifft nicht, wie jene, hauptsächlich die Gegend der Lambdanaht, sondern mehr die hinteren, der Sagittalnaht anliegenden Teile der Scheitelbeine, und äußert sich bald nur in Weichheit der Knochenränder allein, bald in dieser und in weichen Stellen der Knochenfläche. Zuweilen finden sich größere Ossifikationsdefekte vorzugsweise in der Umgebung der kleinen Fontanelle, die in extremen Fällen wahrscheinlich zu multipler Lückenbildung auch in anderen Knochen anwachsen können („Lückenschädel"). Daneben besteht Weite der Nähte und Fontanellen. Dieser treffend als **Weichschädel** [2]) (Wieland) bezeichnete Befund wurde früher und wird wohl von manchen noch jetzt auf „angeborene Rachitis" bezogen. Nach neueren Untersuchungen, namentlich nach den sorgfältigen klinischen und histologischen Erhebungen Wielands,

---

[1]) M. Cohn, J. K. 37. Hochsinger, Stud. üb. d. klin. Verh. d. Stirnfontanelle. Wien. Klinik. 1893. Stöltzner, Path. u. Therap. d. Rachitis. Berlin 1904.

[2]) Lit. hierüber und über die Frage der angeborenen Rachitis überhaupt vgl. Wieland, E. i. M. K. 6 und J. K. 84. 1916. E. Schloß, B. kl. W. 1916. S. 106.

ist das nicht gestattet, sondern es handelt sich vielmehr um eine Entwicklungsstörung des Schädeldaches, wahrscheinlich um eine Inkongruenz zwischen Knochenwachstum und Wachstum der Parietalregion des Großhirns gegen Ende der Reifezeit; Wachstum und Verknöcherung der Hülle halten nicht gleichen Schritt, und durch den Wachstumsdruck des Gehirns entstehen Verdünnungen des zarten Knochens. Ein Übergang des Zustandes in echte Craniotabes kann erfolgen, aber ebensowohl ist spontane Verhärtung möglich, an die sich späterhin erst Craniotabes anschließen kann. Phosphor beschleunigt die Verknöcherung.

Der Durchbruch der ersten **Zähne** — der unteren mittleren Incisivi — pflegt zwischen dem vierten und sechsten Monat zu erfolgen. Nach ein bis zwei weiteren Monaten erwartet man die entsprechenden oberen und bald darauf die äußeren oberen Schneidezähne. Erst gegen Ende des ersten Jahres kommen dann die äußeren unteren Schneidezähne, später die vier ersten Praemolaren und mit etwa 18 Monaten die Augenzähne. Abweichungen von dieser Folge werden für krankhaft, insbesondere für Zeichen von englischer Krankheit gehalten. Sie sind indessen bei völlig normal gedeihenden Kindern so häufig, daß wohl nur ein auffallend verzögertes Durchschneiden der ersten Zähne und lange bestehende Unpaarigkeit verdächtig ist.

Unter gleichmäßigen äußeren Bedingungen ist der Gang der **Körpertemperatur**[1]) beim Säugling ein so gleichmäßiger, daß man wohl von einer „Monothermie" sprechen kann. Das Mittel der Temperatur liegt wenig über 37°, und die Tagesschwankungen betragen in der ersten Zeit nur etwa einen halben Grad, später werden sie größer. In gesetzmäßiger Abhängigkeit vom Schlafen und Wachen des Kindes stehend, lassen sie ein „Tagesplateau" und eine „Nachtsenkung" erkennen. Unregelmäßigkeiten der Kurve, größere Schwankungen und vor allem eine Verschiebung des Mittels nach oben oder unten deuten auf krankhafte Vorgänge. Daß durch stärkere Bewegung, äußere Wärmezufuhr, ungleichmäßige Einhüllung, zeitweise Entblößung und anderes mehr auch bei gesunden Kindern stärker bewegte Kurven entstehen[2]), versteht sich natürlich von selbst.

Von der **Trophostabilität** des gesunden Kindes, seiner hohen **Immunität und Widerstandskraft gegen Infektionen**, wird späterhin die Rede sein. Hier sei nur hingewiesen auf gewisse allgemeine Funktionen, wie Stimmung, Anteilnahme an der Umgebung, Bewegungen und Schlaf. Schon die leisesten Abweichungen von der Norm, die bei ihnen bemerklich werden, sind als ein Hinweis auf krankhafte Vorgänge zu betrachten, und ihre diagnostische Bedeutung ist nicht allein deshalb so hoch einzuschätzen, weil sie trotz ihrer Feinheit einer nur irgend aufmerksamen Umgebung sich unabweislich aufdrängen müssen, sondern auch aus dem zweiten Grunde, weil sie von einer Störung Kunde geben, lange bevor andere sicht- und greifbare Zeichen zur Ausbildung gelangen.

Der Grundton der **Stimmung** des gesunden Kindes ist die Ruhe und Befriedigung, zu der sich mit wachsendem Bewußtsein die Bereitschaft zu Äußerungen des Lustgefühls gesellt. Schreien und Unlust kommt nur durch Hunger und andere leicht erkennbare Ursachen, die unbedingt ein Unbehagen auslösen müssen (langes Naßliegen, zu warme Kleidung usw.). Auch der durch „Warten" verwöhnte Tyrann wird sofort zum liebenswürdigen Gesellschafter, wenn er durch beharrliches Gebrüll die Erfüllung seiner Wünsche erzwungen hat. Es gibt in der Breite der Gesundheit keine dauernd ernsten, mürrischen, launischen Säuglinge, und jede bleibende Nuance im Sinne einer Depression darf auch dann nicht als „Nervosität" oder „Unart" angesehen werden, wenn trotz sorgfältiger Untersuchung die Grundlage nicht erfindlich ist. Namentlich mißtraue man den unentwegten Schreiern, deren Unruhe oft genug als

---

[1]) Lit. bei Jundell. J. K. 59. Gofferjé, J. K. 68. Apert, Le Nourrisson 1, Paris 1913.
[2]) Schelble, Z. K. 2. 1911.

Begleiter oder Vorläufer spasmophiler Zustände, zerebraler oder funktionell nervöser Störungen aufzufassen ist und sich auch bei vielen eines plötzlichen Todes Sterbenden findet. Umgekehrt ist in den Tagen der Krankheit die Wiederkehr der guten Laune, das erste Lachen der sicherste Beweis für den Eintritt der Rekonvaleszenz.

Ein weiteres Kennzeichen des gesunden Kindes ist die rege **Anteilnahme** an den Geschehnissen der Umwelt, die sich in Gestalt der Reaktion auf Lichteindrücke schon in den ersten Wochen nicht verleugnet. Krankhaft aber ist es, wenn die Anspruchsfähigkeit auf äußere Reize den Eindruck der Schreckhaftigkeit zu machen beginnt, Und ebenso ist das Erlahmen des Interesses für die äußeren Dinge eines der frühesten Symptome mannigfacher Gesundheitsstörungen.

Gleichsinniges lehrt das Verhalten der mit dem Perzeptionsvermögen aufs engste verknüpften **Bewegungen** und des **Bewegungstriebes.** Schon ganz jungen Säuglingen ist jene große und stetige Neigung zu ausgiebiger Muskeltätigkeit eigen, die später, durch bewußte Empfindung geleitet, die Freude der Eltern bildet. Die Bewegungen sind energisch, kraftvoll, in den ersten Wochen noch eigenartig eckig, fast athetotisch, täppisch, mit einem unnötigen Aufwand von Muskelspannung verbunden, später flink, zappelig und, wenn zunächst auch noch ungeschickt, doch deutlich den Charakter des Zweckmäßigen tragend. Eine Minderung des Bewegungsdranges, ein stilles Daliegen, ein träger Ablauf der einzelnen Geste, das Erscheinen automatischer oder zweckloser Bewegungsformen ist ein untrügliches Zeichen von Erkrankung.

Der **Schlaf** ist in gesunden Tagen ungewöhnlich tief[1]), in den ersten Wochen nur durch kurze Pausen unterbrochen, späterhin mit Wachsein wechselnd, aber selbst am Ende des ersten Jahres nicht unter 14 Stunden herabgehend. Der junge Säugling nimmt während dessen die bekannte Lage mit gebeugten Gliedern ein, welche an die uterine Gewohnheit anknüpft. Unruhiger, leichter, unterbrochener Schlaf, Aufgeben der typischen Haltung sind, auch wenn sonstige abnorme Symptome nicht gefunden werden können, eine pathologische Erscheinung.

Auf die bisher aufgezählten Punkte läßt sich ein Urteil über das augenblickliche Befinden gründen. Für die weitere Entscheidung, ob das Kind nicht allein gesund, sondern auch die seinem Alter zukommende Höhe der Entwicklung erreicht hat, gibt die Prüfung der **statischen Funktionen** wertvolle Anhaltspunkte, von denen hier nur die markantesten erwähnt werden sollen.

Das aktive Heben des Kopfes wird zuerst in der Mitte oder am Ende des zweiten Monates geübt und ist am besten bei Bauchlage zu beobachten. Die Fähigkeit, den Kopf in aufrechter Stellung zu balancieren, wird im zweiten Vierteljahre erworben und gegen dessen Ausgang wird das Sitzen möglich. Aufstemmen der Beine auf die Unterlage beim Hochhalten ist oft schon früher vorhanden; das aktive Stehen mit Anhalten wird gegen den neunten Monat hin erlernt; bereits etwas vorher beginnen die Versuche, die Körperlage selbsttätig zu ändern und sich von der Stelle fortzuschieben oder zu kriechen. Frühestens am Ende des ersten Jahres wird die Kunst des freien Stehens und des Gehens erworben.

Die erwachende **Intelligenz**[2]) zeigt sich zuerst darin, daß an die Stelle des ziellosen Starrens und der häufig inkoordinierten Augenbewegungen der ersten Tage und Wochen Ende des zweiten oder im dritten Monat das Fixieren tritt. Der Zeitpunkt hierfür ist ebenso wie derjenige aller weiteren psychischen Fortschritte in nicht unerheblichem Grade von der mehr oder weniger lebhaften

---

[1]) A. Czerny, J. K. 41.

[2]) Einzelheiten bei Preyer, Seele des Kindes. Leipzig, Grieben, Compayré, Entwickl. d. Kinderseele, übersetzt von Ufer, 1900. Heubner, E. i. M. K. 16. 1918.

Anregung des Kindes durch die pflegenden Personen abhängig. Das Lächeln stellt sich gleichfalls im zweiten Monat ein, etwas später werden behagliche Laute hervorgebracht. Zu gespannter und anhaltender Aufmerksamkeit befähigt erst das ausgehende erste Quartal. Das Ende des zweiten bringt die Fähigkeit des Greifens mit der Absicht des Behaltens, nachdem der Trieb zur Berührung schon längere Zeit vorher erwacht ist.

Schwerere Störungen akuter und chronischer Art vermögen nicht nur die Entwicklung der statischen und intellektuellen Funktionen empfindlich zu verzögern, sondern auch das bereits Erworbene für lange Zeit wieder verloren gehen zu lassen. Unter Umständen können rein somatische Ursachen einen so hochgradigen Einfluß nehmen, daß der Unkundige geneigt ist, an wirkliche Imbezillität und Idiotie zu denken. In dieser Lage scheint mir die Fähigkeit des Fixierens am längsten und sichersten die richtige Beurteilung zu gestatten. Jedenfalls sei man mit der Annahme eines bleibenden geistigen Defektes vorsichtig, wenn es sich um ein körperlich stark zurückgebliebenes Kind handelt. Andererseits legt eine auffallende Trägheit, ein überraschendes Zurückbleiben der statischen Funktionen bei sonstiger guter körperlicher Entwicklung den Verdacht auf Idiotie nahe. Man vergesse aber nicht, daß, abgesehen von der Hypotonie beim Milchnährschaden und bei Rachitis, zuweilen auch bei geistig und körperlich sonst gut gediehenen Kindern eigenartige Zustände von verlangsamter Entwicklung der Muskelkraft vorkommen[1]).

B. Natürliche Ernährung.

a) Stillfähigkeit[2]).

Seit Boeckhs bekannter Berliner Statistik ist zahlenmäßig festgelegt und immer wieder bestätigt worden[3]), daß die Sterblichkeit der Brustkinder nur etwa ein Siebentel derjenigen der Flaschenkinder beträgt, und nicht mit Unrecht wird angeführt, daß 70 bis 80 Prozent aller Todesfälle im Säuglingsalter mittelbar oder unmittelbar dem Verzicht auf die Mutterbrust zur Last fallen[4]). Wir Ärzte bedürfen zur Erkenntnis dieser Tatsache kaum erst der Sprache der Zahlen. Tagtäglich erweist es sich uns aufs neue, daß der Säugling an der Mutterbrust nicht nur in weitgehendstem Maße vor Ernährungskrankheiten geschützt ist, sondern auch eine erhöhte Widerstandskraft zeigt gegen infektiöse Störungen, die entweder überhaupt nicht haften oder wenigstens eine deutlich größere Aussicht auf Heilung eröffnen, als bei jeder Art der künstlichen Aufziehung. Diese spezifische Eignung gibt dem Neugeborenen an der Brust nicht nur eine sichere Gewähr für die Erhaltung des Lebens, sondern sie ist auch die Ursache, daß das Endergebnis der Ernährung in qualitativer Hinsicht bei den meisten Kindern ein vortreffliches ist[5]), und daß chronische Anomalien, wie Rachitis, Anämie und andere nicht oder nur in geringem Grade zur Entwicklung gelangen.

Dieselbe Statistik, die uns in so schlagender Form die Überlegenheit der natürlichen Ernährung vor Augen führt, belehrt uns aber auch darüber, daß leider in den Kulturländern ein großer Teil der Säuglinge nicht zu seinem Rechte kommt, daß in manchen Gegenden und Städten die Hälfte, ja nahezu zwei Drittel der Flaschenernährung und damit einer ernsten Gefährdung ihres Lebens zugeführt werden[6]). Hier zu ändern, ist die oberste Pflicht des Arztes, der mit

---

[1]) Vgl. Kap. Lähmungen.
[2]) Lit. Budin, Le nourisson. Paris, Doin, 1900. Marfan, Hb. d. Säuglingsernährg., übersetzt von Fischl, Deutike 1906. Czerny-Keller, l. c. Schloßmann, M. G. G. 17. Finkelstein, Th. G. 1903 Dez.
[3]) Lit. bei Tugendreich, Mutter- u. Säuglingsfürsorge. Ferd. Enke, 1910, Kap. 2.
[4]) A. Keller, Z. a. G. 22. 1903.
[5]) Über die Bedeutung von Konstitutionsanomalien für das Gedeihen an der Brust vgl. Ernährungsstörungen der Brustkinder.
[6]) Lit. vgl. Tugendreich, l. c. Kap. 11.

Erfolg Kinder aufziehen will. Nur unbedingt zwingende Gründe können
es entschuldigen, daß einem Neugeborenen die Mutterbrust vorenthalten
wird.

Es ist eine beklagenswerte Begleiterscheinung der fortschreitenden In-
dustrialisierung der Kulturstaaten, daß ein ansehnlicher Prozentsatz der Mütter
namentlich der unteren Volksschichten durch soziale Gründe ihrem Nähr-
beruf entzogen wird[1]. Arbeit außer dem Hause, Tätigkeit in selbständigem
Berufe und ähnliches verwehren der arbeitenden Frau, sich dem Kinde zu
widmen; dazu kommt die von vornherein noch besonders ungünstige Klasse
der Unehelichen. Die Versuche und Bestrebungen, auch unter diesen Umständen
das Stillen in weiterem Umfange zu ermöglichen, bilden bekanntlich einen wesentlichen Teil der neueren Fürsorgebewegung, und der praktische Arzt hat gewiß
Veranlassung, ihnen seine volle Sympathie zuzuwenden. Auf diese Dinge soll
hier nicht weiter eingegangen werden. Aber auch unter günstigeren Lebensbedingungen ist die Zahl der nichtstillenden Mütter eine recht erhebliche. Ursachen sind hier entweder Mangel an gutem Willen und wirkliche oder ver-
meintliche Unfähigkeit. Verschwindend klein ist dem gegenüber die Gruppe
derjenigen Frauen, denen der Arzt in Rücksicht auf ihr körperliches Befinden
das Stillen widerraten muß.

Kontraindikationen. Aus der einstmals recht umfangreichen Liste der Kontraindikationen des Stillens hat die Erfahrung der Neuzeit nur eine unbedingte
Gegenanzeige übrig gelassen — die **nachgewiesene Tuberkulose und eine stark ausgesprochene tuberkulöse Belastung**[2]. Wohl haben sich Stimmen vernehmen
lassen, die auch diesen Grund nicht so allgemein gelten lassen und auch bereits
leicht lungenkranken Müttern, die vorher in schlechten Ernährungsverhältnissen waren, bei nunmehr reichlicher Kost und guter Pflege das Nähren gestatten wollen, weil die Neigung zur Gewichtszunahme während des Stillgeschäftes gerade bei Tuberkulösen genutzt werden müsse[3]. Aber auf eine solche
Gewichtszunahme ist keineswegs mit Gewißheit zu rechnen; und die Erfahrung,
daß die Krankheit gerade bei stillenden Frauen zum Ausbruch kommt oder
sich schnell verschlimmert, bestätigt sich so häufig, daß ihnen in der Praxis
kein Gehör geschenkt werden sollte.

Für alle **anderen Krankheitszustände** gibt es — von seltenen Sonderfällen
abgesehen — kein unbedingtes Ja oder Nein. Denn es ist gezeigt worden, daß
bei den mannigfachsten Leiden eine für das Kind erfolgreiche und für die Mutter
unschädliche Durchführung des Stillgeschäftes möglich ist. So entscheiden
immer nur die individuellen Verhältnisse, insbesondere die Beantwortung der
Frage, ob nach Lage des Falles, namentlich in Ansehen des Kräftezustandes
und des Appetites, der Mutter die Leistung zugemutet werden kann, die in der
dauernden Abgabe einiger hundert Kalorien mit der Milch gegeben ist.

Mütter mit gut kompensierten Herzfehlern können ohne weiteres stillen; haben
doch wider ärztlichen Rat auch solche mit Kompensationsstörungen ohne Nachteil genährt
(Budin und Macé). Neurasthenische, Hysterische, Idioten, Epileptische und andere
Nervenkranke können bei entsprechender Nahrungsaufnahme unbedenklich zugelassen
werden, wenn keine anderen Gründe (z. B. plötzliche Krampfanfälle) eine Gefährdung
des Kindes befürchten lassen. Die leichten und mittelschweren Neuropathien der Frauen
in den „besseren" Ständen bedürfen keiner Berücksichtigung; vielfach bringt das Stillgeschäft sogar eine Besserung. Allgemeine Schwächlichkeit, Chlorose gestatten
einen vorsichtigen Versuch, verschlechtert sich das Allgemeinbefinden, der Appetit oder

---

[1]) Lit. vgl. Tugendreich, l. c. Kap. 11. Derselbe in Mosse u. Tugendreich,
Krankheit u. soziale Lage, S. 266f. München, Lehmann, 1912.
[2]) Lit. bei Noeggerath, Stillverbot bei Tub. u. Tuberkuloseverdacht. Ergebn. d.
Geburtshilfe IV, Heft 1. 1912.
[3]) Schloßmann, l. c. Füster, W. kl. W. 1906. Nr. 20.

das Gewicht, so ist er aufzugeben. Besondere Erwägungen gelten für alle Zustände, bei denen man Grund hat, das Kreisen giftiger Stoffwechselprodukte im Blute und deren Ausscheidung mit der Milch anzunehmen. Schwere Blut- und Stoffwechselkrankheiten (Diabetes) bilden selbstverständlich eine Gegenanzeige, ebenso ernstere Lebererkrankungen, nicht aber einfache Cholelithiasis ohne oder mit vorübergehendem Ikterus. Ausgesprochene Basedowkranke sollen wohl ausgeschlossen werden. Bei Struma sahen Bézy, Byron-Bramwell, Spolverini Störungen der Kinder teils myxödemartiger, teils basedowartiger Natur. Eine Mutter meiner Beobachtung dagegen mit aus leichtem Basedow hervorgegangenem Myxödem stillte erfolgreich. Viel diskutiert ist die Bedeutung von Nierenkrankheiten. Einfache Albuminurien der Schwangeren und Wöchnerinnen sind nach allen Beobachtern kein Stillhindernis und für das Kind nicht bedenklich. Bei eigentlicher Nephritis mit oder ohne Eklampsie dagegen hat man neben ungestörten Erfolgen (Concetti) auch Krampfszutände[1]), Ikterus, plötzlichen Tod in den ersten Lebenstagen (Goodall[2]) gesehen. Diese Vorkommnisse dürften mit der Ernährung kaum zu tun haben, sondern der Schädigung des Kindes im kranken Mutterleib zur Last fallen; daß die Milch durch einen Gehalt toxischer Stoffe nachteilig werden könne, ist recht unwahrscheinlich. Die umfangreichen Beobachtungen von v. Reuß[4]) berechtigen jedenfalls dazu, auch bei Eklamptischen, sobald es ihr Zustand gestattet, das Nähren zu empfehlen. Myome des Uterus können durch das Stillen günstig beeinflußt werden, während bei Hypoplasie die Möglichkeit einer zu weitgehenden Laktationsatrophie gegeben sein soll[5]).

Auch **akute fieberhafte Erkrankungen,** die am Ende der Schwangerschaft entstehend, in das Wochenbett hinübergreifen, sind keine grundsätzlichen Hindernisse des Stillens, wie namentlich Roger an verschieden geartetem und reichem Material gezeigt hat. Wenn nicht die Schwäche des gewöhnlich frühgeborenen Kindes im Verein mit dem schweren Darniederliegen der Mutter von selbst die Entscheidung geben, muß der Mittelweg zwischen der gebotenen Schonung der Kranken, der Infektionsgefahr für das Kind[6]) und dem Wunsche nach Erhaltung der Brust für jeden Fall besonders gefunden werden[7]).

Hypogalaktie. Gesunde Mütter sollen auf jede Art zum Versuche des Stillens angehalten werden. Die Zahl der Frauen, die nicht stillen wollen, ist durch das Beispiel und die lebhafte Propaganda der letzten Jahre sicher verringert worden, aber sie ist immer noch groß genug. Oft ist es übrigens auch der Ehegemahl, dem es aus irgendwelchen Gründen nicht paßt, daß seine Frau nährt. Wie Takt und Klugheit des Arztes hier das Recht des Kindes zur Geltung bringen können, wann er in Rücksicht auf die Mutter den Versuch abbrechen, an welcher Grenze er schließlich mit einem Achselzucken den Kampf gegen den Unverstand aufgeben soll, bleibe unerörtert. Nur eines sei bemerkt: Im Gegensatz zu der Vielgeschäftigkeit der alten Zeiten stellt die heutige Regelung des Stillgeschäftes so verhältnismäßig geringe Anforderungen, daß sie bei einigem guten Willen erfüllt werden können, ohne daß die sonstigen Pflichten der Hausfrau darunter leiden müssen.

Nicht selten ereignet es sich, daß auch gutwillige Mütter von Anfang an oder nach einem kurzen Versuch das Stillen unterlassen, weil sie selbst und ihre Berater der Meinung sind, daß sie wegen Milchmangel nicht stillen können. Hier bietet sich dem sachkundigen Arzt eine wichtige und dankbare Aufgabe. Er hat den Zweifelnden klar zu machen, daß es eine Stillunfähigkeit auf Grund wirklicher Agalaktie kaum gibt, daß manche Drüsen nur schwerer in Tätigkeit zu bringen sind, wie in der Norm, und daß große Aussicht besteht, mit Beharrlichkeit und Geduld die Brust so weit zu fördern, daß sie schließlich die gänzliche oder wenigstens teilweise Ernährung des Kindes übernehmen kann.

---

[1]) Lit. bei Mori, M. K. IV. Nr. 2. M.s Fall selbst ist unklar, da der plötzliche Tod unter Krämpfen erst am 26. Lebenstage erfolgte und eine Spinalblutung bestand.
[2]) Ref. M. K. IX, 12. S. 490.
[3]) Mori, l. c. Frost, A. P. 1912.
[4]) Z. K. 13. 1916.
[5]) J. Neumann, Kl. th. W. 1913. Nr. 38.
[6]) Vgl. auch S. 38.
[7]) Vgl. Kap. Sepsis.

Irrtümlicherweise haben einige Autoren eine physisch begründete Unfähigkeit zum Stillen als erwiesene Tatsache angenommen und die Meinung ausgesprochen, daß das Weib der Kulturvölker für seine Aufgabe als Nährmutter in fortschreitendem Umfange ungeeignet wird. Der Physiologe Bunge[1]) vermeint, dieses Versagen als Eigenart ganzer Familien gleichzeitig mit verschiedenartiger und gehäufter erblicher Belastung (Nervenkrankheiten, Tuberkulose, vor allem Alkoholismus) nachweisen zu können und erblickt in ihm ein Zeichen einer noch in anderen Erscheinungen zutage tretenden allgemeinen Degeneration des Stammes. Der Gynäkologe Hegar[2]), der Anatom Bollinger[3]) sehen nichts von allgemeiner Entartung; dieser denkt an eine selbständige vererbte Hypoplasie und funktionelle Schwäche der Drüse, die entsteht, wenn Generationen hindurch das Organ nicht in Anspruch genommen wurde, jener nimmt eine durch körperliche Minderwertigkeit, unhygienische Lebensweise und ähnliche äußere Einflüsse erworbene Entwicklungsstörung an. Die Methodik, mit der Bunge seine Zahlen gewann, ist indessen nicht unangefochten geblieben[4]). Nachprüfungen mit gleicher oder ähnlicher Methodik[5]) haben zudem die verhängnisvolle Bedeutung des Alkohols nicht in gleichem Umfange bestätigen können. Auch die anatomischen Anschauungen, auf die sich Bollinger stützte, sind erschüttert worden[6]). Vor allem aber hat die praktische Erfahrung der Kinder- und Frauenärzte die Voraussetzung dieser Theorien als durchaus hinfällig erwiesen. Dluski, Marfan, Blacker haben für Paris und London gezeigt[7]), daß in den ärmeren Volksschichten, wo doch gewiß die Bedeutung der erblichen Belastung und der Trunksucht ihren Höhepunkt erreicht, bei 99 Prozent aller Frauen, in den besseren Kreisen bei 90 Prozent, die Drüse zum mindesten in mäßigem, zumeist in reichlichem Grade funktioniert. Mesnil[8]) verzeichnet unter 3069 Wöchnerinnen nur 133mal (4,2 Prozent) Agalaktie, und ähnlich lauten die Zahlen von Nigris für Graz, von Strauß für das brustkinderarme München. In den geburtshilflichen Abteilungen und Wöchnerinnenheimen fand man, daß die Zahl der Mütter, die ihr Kird nähren konnten, immer größer wurde, je mehr der Anstaltsleiter für diesen Teil seiner Aufgabe Interesse hatte[9]). Am schlagendsten ist hier die Erfahrung Walchers in Stuttgart, der aus derselben Anstalt, in der früher angeblich nur 23 Prozent der Wöchnerinnen zum Stillen zu bringen waren, von 100 Prozent Erfolgen berichtet. Als Ergebnis zahlreicher Mitteilungen geht hervor, daß in den ersten Wochen zwischen 80 und 92 Prozent der Mütter ihr Kind vollkommen nähren können, daß weitere 8 bis 15 Prozent wenigstens einen größeren Teil zur Ernährung beizusteuern vermögen, und daß nur 1 bis 5 Prozent zum Stillgeschäft gänzlich untauglich sind.

Damit erscheint gerade für die besonders gefährdeten Neugeborenen die natürliche Ernährung in weitem Umfange gesichert. Aber diese Angaben über die ersten Wochen sagen noch nichts darüber aus, wie sich denn weiterhin die Stillfähigkeit der Mütter verhält. Der Begriff der „vollen" Stillfähigkeit wird von den verschiedenen Beobachtern sehr verschieden gefaßt. Bunge und andere verlangen eine Stilldauer von 9 Monaten, eine Begrenzung, die

---

[1]) Die zunehmende Unfähigkeit der Frauen, ihre Kinder zu stillen. München 1907.
[2]) D. m. W. 1896. Nr. 34 und A. R. G. 2. 1905.
[3]) Korrespondenzblatt d. deutschen anthropol. Ges. 1899. Nr. 10.
[4]) Schenk, Ärzt. Sachverst. Z. 1909. Nr. 23.
[5]) Greeff, D. m. W. 1910. Nr. 15. Agnes Blum, A. R. G. 5. 1908.
[6]) Engel, M. G. G. 23. 1906. Hb. d. Kinderheilk. v. Pfaundler-Schloßmann, Bd. I.
[7]) Vgl. Marfan, R. M. janv. 1902.
[8]) Les mères qui ne peuvent pas allaiter etc. Th. d. Paris 1903.
[9]) Lit. bei Jaschke, M. G. G. 1908. 28. Stieda, B. G. G. 1911. 16. v. Reuß, Krankh. d. Neugebor. Berlin, Springer, 1914.

praktisch wenig Wert hat, da ja die meisten Säuglinge wenigstens in Deutschland schon vom 6. Monat an B.ikost erhalten. In praxi würde man schon zufrieden sein können, wenn die Brust bis zum Abschluß des ersten Vierteljahres voll ausreichte, weil damit wohl die weitere Lebenserhaltung in genügendem Maße verbürgt ist. Auch hierüber liegen reichliche Erfahrungen vor. In den zahlreichen Säuglingsheimen ist es ein recht seltenes Ereignis, daß eine der dort aufgenommenen Mütter vor der Zeit ihre Milch verliert. Im Mütterheim Westend stillten von 575 norddeutschen Müttern 83,3 Prozent ohne Schwierigkeit, 53, also 9,2 Prozent konnten wenigstens einen erheblichen Teil beitragen, und nur bei 7,5 Prozent versiegte die Brust vor der Zeit[1]. Alle diese Tatsachen berechtigen zu der Anschauung, daß gegenteiligen Äußerungen zum Trotz die **Still-fähigkeit auch heute noch den Frauen in sehr hohem Maße eigen und nicht im Rückgang begriffen ist.**

Diese Überzeugung der Kinderärzte von der geringen Verbreitung der Stillunfähigkeit wird von manchen Praktikern nicht geteilt, ja sie ist gelegentlich sogar mit Schärfe bekämpft worden, und es werden ihr die nicht seltenen Mißerfolge in der Privatklientel entgegengehalten, die trotz besten Willens und Bemühens aller Beteiligten sich einstellten. Ich habe aus eigener und meiner Freunde Erfahrung nicht den Eindruck gewonnen, als ob die Zahl der Mütter mit Hypogalaktie in den betreffenden Kreisen größer wäre, als den angeführten Heubnerschen Zahlen entspricht. Wohl aber ist es selbstverständlich, daß bei anfänglichen Schwierigkeiten die Erreichung des Zieles in den häuslichen Verhältnissen oft auf wesentlich größere Hindernisse stößt, als in denen der Anstalt und daß deshalb manche Brust ungenügend bleibt, oder vorzeitig eingeht, die in der Anstalt Besseres geleistet hätte[2].

Inwieweit eine Frischentbundene zum Stillen geeignet sein wird, kann nur der Versuch entscheiden; aus der Beschaffenheit der Brust läßt es sich kaum erschließen. Bei stark entwickelter Brust ist es nicht einmal sicher möglich, die Drüse genau gegen das umgebende Fett- und Bindegewebe abzugrenzen, bei magerer oder kleiner Brust, wo dies leichter gelingt, ist schwer zu sagen, ob ein parenchymreiches, bindegewebsarmes, also ergiebiges, oder ein parenchymarmes, bindegewebsreiches, also wenig leistendes Organ vorliegt[3]. Jedenfalls ist eine starke Brust keine Gewähr für gute Stillfähigkeit, während umgekehrt eine kümmerliche Brust eine ausgezeichnet funktionierende Drüse beherbergen kann.

b) Physiologie und Pathologie der Milchabsonderung[4].

Physiologie. Daß der wunderbare Vorgang der Hypertrophie der Milchdrüse während der Schwangerschaft und die gewaltige Sekretiontätigkeit des vorher und nachher ruhenden Organs nach der Geburt von den Veränderungen an den eigentlichen Geschlechtsorganen abhängig sind, ist ohne weiteres klar. Der Gedanke, daß es sich dabei um einen vom Unterleib ausgelösten mächtigen Nervenreiz handelt, hat seine Grundlage verloren, nachdem alle Versuche, die Drüse vom Nervensystem durch Nerven- und Rückenmarksdurchschneidung, Umschneidung, Überpflanzung weitmöglichst abzulösen (Goltz, Basch u. a.) keine ersichtliche Beeinträchtigung der Leistungsfähigkeit ergeben haben. Danach greift die heutige **Theorie der Laktation** auf die hämatogene Zufuhr von Hormonen zurück, die der Plazenta (Halban) oder dem Embryo

---

[1] O. Heubner, B. kl. W. 1911. Nr. 28.
[2] Betr. allfälliger psychischer Hemmungen und der größeren Zahl von Mastitiden in der Privatpraxis vgl. S. 40.
[3] Über diese Unterschiede wie über den Bau der Mamma überhaupt vgl. Engel, l. c., und V. G. K. Meran 1905.
[4] Lit. vgl. v. Pfaundler, Physiol. d. Laktation in Hb. d. Milchkunde, herausgeg. v. Sommerfeld. Wiesbaden, Bergmann, 1909.

(Starling) entstammen und zunächst einen Wachstumsimpuls ausüben, während nach Wegfall ihrer Quelle mit der Geburt das nunmehr energisch hypertrophierte Organ mit starker Sekretion als Ausdruck einer „autonomen Dissimilation" einsetzt[1]). Eine andere Auffassung (Hildebrandt, Schein) lautet, daß während der Gravidität Stoffe im Körper entstehen, die zur Ernährung der Frucht dienen. Nach der Geburt nehmen diese Nährstoffe ihren Weg nach der Drüse, um auch weiterhin dem Kinde zugute zu kommen. Vielleicht wird eine Vereinigung der Hormon- und Nährstofftheorie — Drüsenwachstum als Folge von Hormonzufuhr während der Schwangerschaft, Sekretion als Folge flutartiger Nährstoffzufuhr nach der Entbindung — den natürlichen Verhältnissen am meisten gerecht.

Während nervöse Einflüsse als wesentliche primäre Erreger der Veränderungen der Brustdrüse in Schwangerschaft und Wochenbett ausgeschlossen werden durften, spielen sie vielleicht eine um so bedeutsamere Rolle unter den **Einflüssen, die die regelmäßige und anhaltende Tätigkeit des Organs gewährleisten.** Vieles spricht dafür, daß in der während der Tragzeit vorbereiteten Drüse nach Entleerung des Fruchthalters die Sekretion durch reflektorische Vorgänge ausgelöst und erhalten wird. Zwei Reize, deren gehörige Würdigung auch für die Praxis von größter Bedeutung ist, sind hier wirksam, der Saugakt und die möglichst vollkommene Entleerung der in der Drüse vorhandenen oder während des Saugens sich bildenden Milch. Dem Landwirt ist es eine selbstverständliche Tatsache, daß regelmäßiges und restloses Ausmelken die Ergiebigkeit des Milchviehes bis zur jeweilig höchstmöglichen Grenze steigert, während sie durch Sekretstauung schnell vermindert wird. Nicht anders ist es beim Menschen. Je regelmäßiger und energischer das Kind saugt, desto reichlicher erfolgt die Sekretion; die eine Brust spricht schneller an, die andere zögernder, auf die Dauer widersteht keine; und unter gewissenhafter Fortsetzung dieser Bemühungen erreicht die Brust allmählich den höchsten Stand ihrer Leistungsfähigkeit, dessen von Fall zu Fall verschiedene absolute Größe durch individuelle, nicht näher bekannte Eigenschaften bestimmt ist. Voraussetzung für Erhaltung dieses höchsten Standes ist die täglich mehrmalige, vollständige Entleerung der Drüse; der unfehlbare Weg, um eine reichlich fließende Brust in einigen Tagen, eine spärliche vielleicht schon in 24 Stunden versiegen zu machen, ist die durch unvollkommene, unregelmäßige oder fehlende Entleerung erzeugte Milchstauung. Offenbar wirkt die durch den gestauten Inhalt gesetzte Veränderung der Spannungs- und Zirkulationsverhältnisse schwer schädigend auf das sezernierende Epithel; die Neubildung von Milch hört auf, der Drüseninhalt nimmt kolostrale Beschaffenheit[2]) an, und es machen sich resorptive Vorgänge bemerkbar, von denen namentlich die den Milchzucker betreffenden an der schnell eintretenden Laktosurie leicht kenntlich und deshalb von diagnostischer Bedeutung sind.

Inwieweit neben der gründlichen Entleerung auch dem durch das Kind ausgeübten Saugreiz eine Bedeutung für die Tätigkeit der Drüse zukommt, steht dahin. Jedenfalls kann die früher geltende Meinung nicht mehr aufrecht erhalten bleiben, daß zur Erzielung und Erhaltung einer guten Milchabsonderung das natürliche Saugen unentbehrlich sei. Kann doch nicht nur, wie reichliche Anstaltserfahrungen lehren, die Brust auch nach Absetzen des Kindes durch Abmelken monatelang auf der Höhe ihrer Leistung erhalten werden, sondern mit Geduld und Geschick gelingt es auch, von vornherein auf diese Weise die

---

[1]) Lit. bei Basch, M. K. 8. Nr. 9.
[2]) Vgl. S. 23.

Milchbildung anzuregen und zu steigern[1]). So hat es eine II para meiner Beobachtung, die wegen Hohlwarzen das erste Kind nicht gestillt hatte, beim zweiten durch gleichzeitiges Absaugen und Drücken innerhalb sechs Wochen bis auf 1000 bis 1200 g Tageserzeugung gebracht, ohne daß das Kind auch nur einmal angelegt wurde.

Bereits in der Gravidität kann durch regelmäßiges Ansaugen eine reichlichere Absonderung der Brustdrüse angeregt werden, die aber gewöhnlich nur eine wässrige Flüssigkeit darstellt, nur ausnahmsweise wirkliche Milch. Auch extrapuerperale Laktation zuzeiten besonderer Vorgänge an den Genitalien (Pubertät, Menstruation, Klimax, Genitalerkrankungen, insbesondere nach Ovariektomie[2]) ist nicht selten. Merkwürdigerweise ist bei Tier und Mensch auch ohne jede nachweisbaren Veränderungen in seltenen Fällen eine gelegentlich sehr ansehnliche Milchabsonderung in Anschluß an fortgesetzte Saugreize beobachtet worden — **virginelle Laktation[3])**. Offenbar handelt es sich hier um durch irgendwelche innere Verhältnisse besonders disponierte Drüsen.

Wenn auch der vom Kinde gesetzte negative Saugdruck von Wichtigkeit für die Entleerung der Drüse ist, so wäre es doch irrig, den ganzen **Entleerungsvorgang** als einen rein mechanischen, allein vom Kinde geleisteten Aspirationsakt aufzufassen. Offenbar beteiligt sich die Drüse selbst in aktiver Weise, wie schon aus der bekannten Tatsache hervorgeht, daß beim Anlegen an eine Brust häufig auch die andere zu fließen beginnt. Wahrscheinlich löst der Beginn des Saugens verwickelte Reflexe aus, in deren Gefolge durch Steigerung der Blutfülle und Kontraktion der elastischen Fasern in den Drüsenwandungen, vielleicht auch von Muskelfasern, ein Auspressen der vorhandenen Milch beginnt.

Es gibt „schwergehende" und „leichtgehende" Brüste, d. h. solche, die schon bei geringem, und solche, die erst bei höherem Saugdruck zu fließen beginnen[4]). Leichtgehende Brüste sprechen bei etwa 3 bis 4½ mm Hg-Druck an, mittlere bei 5 bis 6½, schwergehende bei 7 bis 8 (Barth)[5]). Ursache dieser Unterschiede ist wohl außer dem verschiedenen Tonus der Schließmuskulatur in der Warze und dem Füllungsgrad hauptsächlich die unterschiedliche Reizempfindlichkeit der eben erwähnten, die Milchentleerung vermittelnden Reflexvorgänge.

Während die anfängliche spärliche Absonderung von Kolostrum in den ersten Tagen noch anhält, folgt im weiteren **Verlauf der Laktation,** zumeist am vierten Tage, unter subjektiven Empfindungen und objektiv zunehmender Spannung der Brust das „Einschießen" der Milch, deren Menge von nun ab ständig wächst. Die Schnelligkeit, mit der dies geschieht, wird bestimmt von der Größe der Inanspruchnahme und von der individuellen Anlage, und dementsprechend erfolgt die Vermehrung bald in steilen Sprüngen, bald in staffelförmigem Anstieg. Das Maximum der Leistung wird zwischen der 10. und 20. Woche erreicht. (Fig. 5). Von da ab hält sich die Kurve annähernd auf gleicher Höhe, um gegen das Ende der Stillung ganz langsam staffelförmig abzusinken.

Die einmal in Gang gebrachte Brust ist befähigt, ihre Tätigkeit zu erstaunlicher Ergiebigkeit[6]) zu steigern. Eine gute Amme liefert pro Tag durchschnittlich 1100 bis 1300 g. Mehr als ein Drittel der Frauen aber gibt bis 2000, bis 2500 und darüber. In Ausnahmefällen vermag das tägliche Quantum für Monate 3 bis 3½ Liter zu erreichen und selbst auf 4, ja 5 Liter[7]) anzuschwellen. Der Faktor, der diese Wirkung auslöst, ist kein anderer, als die systematisch ausgeübte Entleerung durch gut saugende Kinder. Für die

---

[1]) Helbich, M. K. 10. 1911.
[2]) Lit. bei Grünbaum, D. m. W. 1907. Nr. 26.
[3]) v. Pfaundler, Z. K. 3. 1912. Lindig, Z. G. G. 86. 1915.
[4]) Herz, Basch, Cramer, Pfaundler, Barth. Lit. bei Barth, Z. K. 10. 1914.
[5]) L. c.
[6]) Schloßmann, l. c. und A. K. 33. Finkelstein u. Ballin, Die Waisensäuglinge Berlins usw. Berlin, Urban u. Schwarzenberg, 1904.
[7]) Brodski (A. K. 63) beobachtete maximal 5400 cm³ für den Tag.

Tatsache, daß innerhalb der individuellen Befähigung die Milchproduktion in engster Abhängigkeit von der Beanspruchung steht[1]), kann kaum ein schlagenderer Beweis geführt werden. Je höher diese durch Anlegen weiterer Kinder gespannt wird, desto ergiebiger wird jene.

Auch über die Dauer der Laktation sind interessante Angaben gesammelt worden. Von 245 durch Planchon[2]) überwachten Müttern stillten 158 (64,4 Prozent) wenigstens bis zum siebenten Monat, und 87 von 132 hatten noch im vierzehnten Monat genügend Nahrung um das Allaitement mixte durchführen zu können. Man könnte vielleicht sogar annehmen, daß auch bei dem „entarteten" Weibe unserer Kulturstaaten die Laktationsdauer eine ebenso unbegrenzte ist, wie das von exotischen Völkern berichtet wird, und daß der Abschluß zumeist mehr oder weniger willkürlich erfolgt. In meiner Anstalt ist bisher bei voll stillfähigen Müttern nur ausnahmsweise ein spontaner Rückgang erfolgt; auch bei denjenigen Müttern, die über sechs Monate bis ein Jahr im Hause verblieben, erfolgte das Abstillen stets freiwillig. In den wenigen Fällen, wo mit der Zeit ein Nachlaß der Mengen erfolgte, war den Umständen nach der Verdacht gerechtfertigt, daß die Mütter die Lust zum Weiternähren verloren hatten; wenigstens hatte die Zusicherung von Extralöhnen meistens einen erneuten Anstieg zur Folge. Von unseren Müttern haben eine ganze Reihe nach 3 bis 6 monatiger Tätigkeit im Hause außerhalb als Ammen noch 3 bis 9 Monate angelegt. Eine Hausamme lieferte im 19. Monat noch eine durchschnittliche Tagesmenge von 1500 g, eine andere im allmählichen Anstieg im ersten Halbjahr 1500 bis

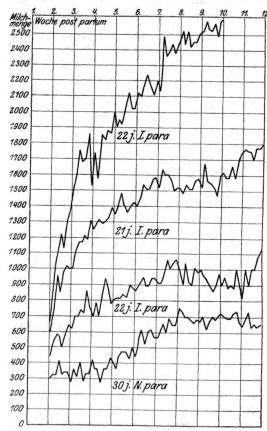

Fig. 5. Verschiedene Formen der Laktationskurve.

2700 g, ein weiteres Vierteljahr 3000 bis 3500 g, die nächsten 6 Monate 2000 bis 2500 g, und im 25. Monat noch 1700 g täglich. Beidemal erfolgte willkürlicher Schluß der Laktation[3]).

Pathologie. Eine der Abweichungen von der Norm ist die **Galaktorrhoe,** der „Milchfluß". Wie erwähnt, findet während des Saugens häufig ein spontaner Milchfluß aus der zweiten Brust statt; auch nach Beendigung der Mahlzeit können beide Brüste noch eine kurze Zeit fließen. Das ist natürlich nichts Krankhaftes. Von pathologischer Galaktorrhoe kann erst dann die Rede sein,

---

[1]) Budin, l. c. Laisney, De l'augmentat. progress. d. l. sécr. lact. etc. Th. d. P., 1903.
[2]) L'obstétrique 1902 S. 193.
[3]) Ähnlich Schloßmann (l. c.).

wenn ein vom Saugen völlig unabhängiger Spontanfluß besteht, den man wohl auf einen Übererregungszustand des nervösen Entleerungsmechanismus zurückführen muß. Dieser Zustand findet sich auch bei nichts weniger als milchreichen Müttern. Er kann bisweilen — wahrscheinlich in Zusammenhang mit bestehenden Erkrankungen der Genitalien — so hochgradig werden, daß der Kräftezustand der Mutter leidet. Faradisation der Warzen hat sich zur Behebung brauchbar erwiesen.

Praktisch wichtiger ist die **Agalaktie** und besonders die **Hypogalaktie** in ihrer zweifachen Form als ungenügende Sekretion im Beginne der Laktation und als vorzeitiger Rückgang der Milch im weiteren Verlauf. Wie selten die erste ist, wurde bereits berührt. Aber auch die zweite wird oft vorschnell diagnostiziert und so der Versuch des Stillens aufgegeben, wo ein Beharren den Erfolg, zum mindesten einen Teilerfolg, gezeitigt hätte. Es ist wenig bekannt, daß der Beginn des Einschießens der Milch sich bis zum sechsten Tage und vielleicht noch länger hinauszögern kann, zu wenig ist geläufig, daß der durch schwache oder „trinkfaule" Kinder ausgeübte Reiz schon unter normalen Verhältnissen, geschweige denn bei anfänglich träger Absonderung oft nicht hinreicht, um die Brust gehörig in Gang zu bringen. Es kann auch ein anfänglich kräftiges Kind ermatten und für die weitere Entwicklung der Sekretion untauglich werden, wenn einer der Fälle vorliegt, wo die Nahrung sich nur ganz allmählich einfindet, und solcher Fälle, in denen sich der Zufluß bei beharrlichen Bemühungen erst nach zwei, drei und fünf Wochen langsam mehrt, um zu guter Letzt doch noch eine beachtenswerte, Größe zu erreichen, gibt es nicht wenige (Schloßmann, Comby, Budin u. a.).

Ein Beispiel, wie auf diese Weise ein Erfolg erzwungen werden kann, stellt Fig. 5 (letzte Kurve) dar. Es stammt von einer 30 jährigen IV para mit schlechtentwickeltem Drüsenparenchym, die vorher „wegen Milchmangel" nie genährt hatte, jetzt aber in der Anstalt durch Anlegen eines saugkräftigen Kindes so weit gebracht wurde, daß sie wenigstens für die Zweimilchernährung ausreiche.

Bei Brüsten, die von vornherein nur ungenügend arbeiten, hat ein **vorzeitiger Rückgang der Nahrung**[1]) nichts Absonderliches und ist aus den ganzen Verhältnissen zu verstehen. Aber auch bei bereits hinreichend entwickelter Sekretion kommt ein Nachlassen vor, am häufigsten gegen das Ende des zweiten Monats. Wahrscheinlich sind hierfür Vorgänge an den Zeugungsorganen verantwortlich zu machen, etwa die Vorläufer der wieder erscheinenden Menstruation. Wechselbeziehungen zwischen dieser und der Laktation sind sicher vorhanden[2]); nur darf man sie und ihre Bedeutung für den Fortgang des Stillgeschäftes nicht überschätzen. Wenn man gelegentlich hört, daß das Fortbestehen der Milchabsonderung nur so lange gesichert ist, wie die Regel ausbleibt, und daß eine vorzeitig wiederkehrende Menstruation entweder die Stillfähigkeit überhaupt aufhebt oder nur eine sehr mittelmäßige Leistung ermöglicht, so widerspricht das aller tatsächlichen Erfahrung[3]). Die Hälfte aller Stillenden und noch mehr[4]) menstruieren, mehr als ein Drittel schon innerhalb des ersten Vierteljahres, ohne daß ihre Milchproduktion sich irgend anders verhält, wie bei Nichtmenstruierenden. Auf eine voll entwickelte Sekretion dürften jedenfalls der Eintritt oder die Vorläufer der Regel ohne Einfluß sein; bei Neigung zu Hypogalaktie mag eine Hemmung ausgeübt werden, die sich bei einer kleinen Zahl von Fällen bis zum Verlust der

---

[1]) Lit. Thiemich M. K. Orig. 14. 1918.
[2]) Über qualitative Veränderungen vgl. unter Ernährungsstörungen der Brustkinder.
[3]) Thiemich, M. G. G. 8. Budin, l. c. Schlichter, W. kl. W. 1888, S. 978. Bendix. M. m. W. 1900, Nr. 30.
[4]) Heil, M. G. G. 24. 1906. Sundin, Z. G. 1909. Nr. 7. Jacobius, A. K. 48.

Milch steigert, bei der Mehrheit aber durch geeignetes Verhalten überwunden werden kann[1]).

Während bei milchreichen Ammen eine entsprechende Wahrnehmung nicht gemacht werden konnte, habe ich mehrmals bei milcharmen Müttern, die bereits Durchschnittsmengen von 500 bis 600 g lieferten, gegen Ende des zweiten Monats einen Rückgang auf 350 bis 400 g gesehen. In meinen Fällen war jedoch nach 3 bis 4 Wochen wieder der frühere Stand erreicht und der Fortgang der Laktation gesichert.

Eine wichtigere Rolle darf dagegen eine neu eintretende Schwangerschaft[2]) beanspruchen. Mit ihr erfährt bei einem Teil der Frauen die Milch eine schnelle Verringerung; andere nähren ungestört weiter, ohne Schaden für sich, für den Säugling und den Fötus. Es besteht auch keine Gefahr des Aborts, und deshalb wird man zum Absetzen erst raten müssen, wenn die Mutter durch die doppelte Beanspruchung zu sehr geschwächt wird.

Nicht alle Geburtshelfer teilen diesen Standpunkt. Einer sehr milchreichen Mutter meiner Klientel wurde von ihrem Akkoucheur rundweg erklärt, daß sie sich des Verbrechens gegen das keimende Leben schuldig mache, wenn sie weiter stille. Sie ließ sich nicht beirren, der „Neue" kam zur Zeit lebendig zur Welt und wurde das kräftigste ihrer Kinder.

Hiermit dürfte erschöpft sein, was sich über innere, d. h. nicht in fehlerhafter Technik des Stillens bedingte Ursachen eines vorzeitigen Rückganges aussagen läßt. Alle anderen, wohl sonst noch verdächtigten Einflüsse sind teils hinfällig, teils schwer in überzeugender Weise zu belegen. Sehr überschätzt wird sicherlich die Bedeutung seelischer Erregungen. Wenn es im Volke heißt, daß Schreck oder Aufregung beliebiger Art ein plötzliches und dauerndes Wegbleiben der Nahrung nach sich ziehen können, so fehlt es hierfür an wirklich schlagenden Beobachtungen. Dagegen ist nicht abzulehnen, daß durch starke und andauernde, direkt auf das Stillgeschäft gerichtete Erregung eine psychogene Hemmung der Drüsenentleerung bewirkt wird, die ihrerseits zu Milchverhaltung und damit zu einem Rückgang der Milchmenge Veranlassung gibt. Eine derartige Beeinflussung des nervösen Anteiles des Entleerungsmechanismus würde zahlreiche Analogien haben. Vielleicht erklärt sich auf diese Weise das nicht seltene Vorkommnis, daß in Anstalten als gut erprobte Ammen aus den Familien umgehend als untauglich wieder entlassen werden, während sie nach der Rückkehr ins Haus sich aufs neue als reichliche Nahrungsspenderinnen erweisen. Bei neuropathischen und suggestiblen Müttern in ungünstiger Umgebung dürfte mit solchen Hemmungen besonders stark zu rechnen sein. Wer da weiß, mit welch ängstlicher Unruhe und Spannung oft genug von allen Beteiligten jeder Schluck des Kindes überwacht wird, wird zugeben dürfen, daß unter diesen Verhältnissen Störungen angebahnt werden können, die in der ruhigen Luft der Anstalt unbekannt bleiben. Auf diese Weise und nicht durch wirkliche Hypogalaktie könnte sich vielleicht zum Teil die im Vergleich mit den Anstaltserfahrungen auffallend große Zahl der „Stillunfähigen" in der besseren Privatklientel erklären, vielleicht auch der hier ebenfalls auffallend häufige vorzeitige Rückgang anfänglich leidlich arbeitender Brüste, sobald sich irgendwelche Schwierigkeiten in der Durchführung des Stillgeschäftes ergeben.

Auch die Tatsache eines vorübergehenden plötzlichen Streikes der Brust nach Aufregung scheint mir gesichert. In einem Falle meiner Kenntnis war bei bisher gutem Fortgang der Sekretion in der vierten Woche eines Morgens kein Tropfen mehr vorhanden, während die letzte Mahlzeit am vorhergehenden Abend noch reichlich und ohne Schwierig-

---

[1]) Auch bei Kühen läßt der Milchertrag während des Rinderns häufig nach, um später über das gewöhnliche Maß zu steigen. Gleichzeitig können qualitative Änderungen im Sinne einer Erhöhung oder Verminderung des Gehaltes an festen Stoffen, besonders Fett, bemerkbar werden. Bei anderen Tieren wieder geht der Zustand ohne jeden Einfluß auf die Milch vorüber (nach Kirchner, Hb. d. Milchwirtschaft. Erst. Abschnitt. IV).

[2]) Bendix, l. c. Poirier, Capart, Dluski. Zit. nach Czerny-Keller, Kap. 21.

keit geflossen war. Unter ruhigem Abwarten und regelmäßigem, nicht vermehrten Anlegen kam am Nachmittag eine ganz geringe Menge wieder, und nach einigen Tagen war
der Zwischenfall überwunden. Ähnliche Beobachtungen finden sich bei Budin. Cramer[1])
beobachtete vorübergehende Verminderung der Tagesmenge nach heftigem Schreck durch
Einschlagen eines Blitzes.

Für die Berechtigung, psychische Störungen zu würdigen, sprechen auch Beobachtungen bei Milchtieren. Hempel[2]) berichtet, daß Kühe, die selbst und deren Vorfahren ihr
Leben nur im Stalle geführt haben, zittern und nach und nach die Milch verlieren, wenn
sie, statt wie gewohnt im Stalle, im besonderen Melkraum gemolken werden. Bei Eselinnen
beobachtet man nach Wegnahme des Jungen vorübergehende Unmöglichkeit, das Tier
abzumelken, die sich durch Wiedergabe des Säuglings sofort beheben läßt.

In praxi muß man sich allerdings hüten, diesen Einflüssen eine größere Bedeutung zuzubilligen. Denn gar zu leicht wird dann die greifbare äußere Ursache der meisten Vorkommnisse übersehen: die Milchstauung durch
mangelhafte Entleerung. In der Tat wird es gewöhnlich unschwer gelingen,
den Nachweis eines Verstoßes in dieser Richtung zu führen. Die Brust versagt,
weil sie wegen Schwäche oder wegen chronischer oder akuter Appetitlosigkeit
des Kindes nicht hinreichend ausgenutzt wurde, weil aus irgendwelchen Gründen,
sei es im Interesse der Mutter, sei es des Säuglings, das Stillen zeitweise unterlassen wurde, weil unter gewissen Momenten (anderweite Inanspruchnahme,
aufregende Ereignisse u. a.) Regelmäßigkeit und Häufigkeit des Anlegens litt,
ohne daß bei allen diesen Gelegenheiten auf die unerläßliche ergänzende Entleerung durch Abspritzen oder Abpumpen genügend Rücksicht genommen
wurde.

c) Die Frauenmilch.

Kolostrum[3]). In den ersten Tagen nach der Entbindung sondert die Brust
in meist spärlicher Menge das gelbliche, visköse, beim Kochen gerinnende Kolostrum ab, dessen morphologisches Kennzeichen die Anwesenheit neutro-
philer, mit Fetttropfen und Stäubchen beladener Leukozyten, der „Kolostrumkörperchen" bildet. Chemisch ist das Kolostrum ausgezeichnet durch
seinen beträchtlichen, auf 9 Prozent und darüber ansteigenden Eiweißgehalt,
zu dem koagulable Proteine (Albumin, Globulin) erheblich mehr beitragen als
Kasein, durch einen gegen später etwas höheren Fett- und Aschengehalt und durch
eine geringere Milchzuckermenge. Die Ergebnisse der Analysen wechseln stark, da
das Sekret während des in Kürze sich vollziehenden Übergangs in die fertige
Milch naturgemäß seine Zusammensetzung ständig ändern muß. Der Nährwert,
kalorisch berechnet, übersteigt in den ersten Tagen den der Frauenmilch erheblich, bisweilen um das Doppelte, um dann entsprechend der Veränderung der
Zusammensetzung allmählich zu sinken[4]).

Die erwähnten Zellen finden sich nicht nur im Beginne der Laktation, sondern auch
späterhin, und zwar jedesmal dann, wenn die Verhältnisse eine unvollkommene Tätigkeit
des Organs erschließen lassen; so besonders bei Milchstauung, aber auch ohne jede Stauung
bei von selbst versiegender Brust. Bei gewissen Tieren sind sie sogar während der ganzen
Laktation nachgewiesen worden. Mit diesen Befunden hat unsere Anschauung über die
Bedeutung der Kolostralkörperchen zu rechnen. Die zurzeit überwiegende Meinung,
daß es sich um Phagozyten handle, die stagnierenden Inhalt wegschaffen (Buchholz,
Czerny) wird ihnen unbeschadet der nachgewiesenen phagozytären Energie der Zellen[5])
nicht vollauf gerecht. Möglicherweise sind vielmehr, wie man sich auch früher vorstellte,

---

[1]) M. G. G. 26.
[2]) A. K. 44.
[3]) Lit. Bab, Die Kolostrumbildung. Berlin, Hirschwald, 1904. Pfaundler, Physiol.
d. Laktation in Sommerfelds Hb. d. Milchkunde. St. Engel u. J. Bauer, E. Ph. 11. 1912.
Birk, M. K. IX. Orig. I. E. Schloß, M. K. Orig. II. 1912.
[4]) Langstein, Rott u. Edelstein, Z. K. 7.
[5]) Thomas, Z. K. 8.

die Kolostrumkörperchen gesetzmäßigerweise als Zuträger von Material in einer frühen Phase der Milchbildung beteiligt. Bei gutem Fortgang der Sekretion wird ihr Inhalt umgehend abgegeben und die Körperchen verschwinden durch Zerfall; bei versiegender Sekretion hingegen macht der Vorgang auf einer sonst schnell durchlaufenen Stufe halt, und die Körperchen bleiben erhalten (Pfaundler). Man könnte sie somit als Kennzeichen der unreifen Sekretion einer insuffizienten Drüse auffassen[1]).

Dauermilch. Während der nächsten Tage und Wochen verändert sich bei reger Tätigkeit der Drüse die morphologische und chemische Beschaffenheit des Sekretes und gewinnt in der dritten Woche die Eigenschaften, die der „Dauermilch" der ferneren Laktationszeit zukommen[2]). Diese Dauermilch ist eine Nährflüssigkeit, die bei derselben Frau während der ganzen Stillzeit eine sehr gleichmäßige Zusammensetzung bewahrt, und auch die Milchen verschiedener Frauen zeigen weitgehende Ähnlichkeit, wenn auch gewisse, dem Individuum eigene Abweichungen festzustellen sind. Diese betreffen den Eiweiß- und Salzgehalt, vor allem aber den Fettgehalt, während der Zucker ziemlich beständig ist. Es gibt Frauen, die ständig eine sehr fettreiche Milch liefern, während andere mit eben solcher Beständigkeit eine Milch von mittlerem oder niedrigem Fettgehalt spenden. Fettreichtum und Milchmenge verhalten sich innerhalb gewisser Grenzen umgekehrt proportional, derart, daß bei reichlicher Absonderung eine fettärmere, bei geringer eine fettreichere Milch geliefert zu werden pflegt (Engel); indessen kann dieses Verhalten keineswegs als Gesetz gelten (Helbich)[3]).

Diese Gleichförmigkeit der Milch im allgemeinen und der der einzelnen Frau im besonderen ergibt sich indessen nur als Durchschnitt der Ergebnisse zahlreicher Analysen. Einzelanalysen dagegen können sich vom Mittelwert sehr erheblich entfernen, namentlich in den Werten für das Fett. So hat gesetzmäßigerweise die Milch zum Beginne einer Entleerung einen sehr niedrigen Fettgehalt; die späteren Portionen werden in gleichmäßigem Anstieg immer fettreicher, bis zuletzt eine Milch geliefert wird, die zwei- bis viermal so fettreich ist, wie die ersten Tropfen. Auch die Milch aus der einen und der anderen Brust, ferner die Milch zu verschiedenen Tageszeiten können Unterschiede zeigen. In die späteren Monate des Stillens fällt ein gesetzmäßiger Abfall des Eiweißgehaltes.

Es erhellt, welche Bedeutung eine richtige **Methodik der Milchentnahme** für die Ergebnisse der Analyse und damit für die Anschauung von der Zusammensetzung der Frauenmilch besitzt. Die Untersuchung einer einzelnen, beliebig gewonnenen Probe, wie sie früher üblich war, ist gänzlich ungeeignet, und alle Folgerungen, die sich auf sie stützen, sind ohne weiteres hinfällig. Schon zur richtigen Bestimmung der Zusammensetzung einer einmaligen Entleerung müssen mehrere Portionen analysiert werden. Erfahrungsgemäß gibt bei dem gleichmäßigen Anstieg des Fettgehaltes im allgemeinen eine Mischung gleicher Mengen des zuerst und des zuletzt entleerten Sekretes einen genügend zuverlässigen Wert (Reyher, W. Freund, Engel). Zweckmäßig bedient man sich zur Entnahme der von Reyher angegebenen graduierten Milchpumpe[4]). Zur Kenntnis der durchschnittlichen Zusammensetzung der Milch einer einzelnen Stillenden aber genügt auch das nicht, sondern es müssen, um beste mehrere Tage hindurch, Proben von allen Mahlzeiten herangezogen werden. Am zuverlässigsten, in praxi allerdings nicht anwendbar, dürfte das Vorgehen von E. Schloß[5]) sein, der die Probe der gesamten abgezogenen und gut durchgemischten Tagesmenge entnimmt. Es scheint, daß die auf diesem Wege gewonnenen Zahlen geeignet sein werden, die Auffassung von der durchschnittlichen Zusammensetzung der Frauenmilch in etwas zu verschieben.

---

[1]) Benestadt, M. Kl. 1915. Nr. 1.

[2]) Lit. vgl. besonders Camerer u. Soeldner, Z. Biol. 36. Heubner, J. K. 40. 1895. Schloßmann, A. K. 30 u. 33. Johannesen, J. K. 39. Thiemich, Sammelref. M. G. G. 9. S. Engel in Sommerfelds Hb. d. Milchkunde. Bergmann, 1909. Nothmann, Sammelref. J. K. 75. Raudnitz, Sammelref. in M. K. 8 u. 9. Schloß, M. K. Orig. 1 u. 2.

[3]) M. K. 10. Orig. 2. Nr. 12.

[4]) J. K. 61. 1905.

[5]) M. K. Orig. 1. 1911.

Das besondere Kennzeichen der Frauenmilch ist der geringe Eiweiß- und Aschengehalt und der hohe Fett- und Milchzuckergehalt. Die durchschnittliche chemische Zusammensetzung ist nach Heubner-Hofmann die folgende:

Eiweiß	Fett	Zucker	Asche
1,03	4,07	7,03	0,21

Die Grenzwerte der Analysen betragen

Eiweiß	Fett	Zucker	Asche
0,56—2,6	1,27—9,05	4,2—10,9	0,09—0,44

Der kalorische Wert ist mit 614—676 pro Liter angegeben worden. Als Durchschnitt kann man 650 (Heubner) bis 700 annehmen.

Das Eiweiß ist zum großen Teil Kasein, etwa gleich ist der Gehalt an Albumin und Globulin. Außerdem enthält die Frauenmilch noch kleine Mengen eines dritten, noch nicht sicher gekennzeichneten Eiweißkörpers (Opalisin?). Etwa 17 Prozent des Gesamt-N kommen nicht auf Eiweiß, sondern als „Reststickstoff" zum größten Teil auf Harnstoff, danach auf Spuren von Aminosäuren, Peptiden und Ammoniak. Dieser Teil des N ist in seiner Größe alimentär beeinflußbar[1]).

Das Fett enthält mehr Ölsäure, als das Kuhmilchfett, ist zehnmal ärmer als dieses an flüchtigen Fettsäuren und in seiner Zusammensetzung zwar von dem Nahrungsfett abhängig, aber doch von ihm verschieden.

Der Phosphor ist zu etwa 42 Prozent organisch gebunden im phosphorreichen Kasein. Über den Gehalt an anderen organischen P-Stoffen (Lezithin) steht noch nichts Sicheres fest.

Der Aschengehalt zeigt eine auffallende Übereinstimmung mit dem jeweiligen N-Gehalt (Schloß). Von den einzelnen Bestandteilen verdient besonders der Kalk und das Eisen Erwähnung, da ihre verhältnismäßig geringe Menge (0,3—0,8, im Mittel 0,42 CaO, 0,001—0,004, im Mittel 0,0017 Fe_2O_3[2]) im Liter bei der Erörterung der Entstehung von Rachitis und Säuglingsanämie eine Rolle spielen.

Die Reaktion der Frauenmilch ist amphoter bis sauer gegen Phenolphthalein wegen der sauren Monophosphate, alkalisch gegen Lakmoid und Lakmus wegen der alkalischen Diphosphate.

Neben den chemischen und physikalischen kommt auch den biologischen Eigenschaften der Frauenmilch ein großes Interesse zu. Die Milch stellt nicht eine tote Nährlösung dar, sondern eine „lebende", zu mannigfachen fermentativen Leistungen befähigte Flüssigkeit, ein „weißes Blut"[3]). So hat man in ihr zahlreiche Enzyme (Oxydase, Lipase, Amylase usw.) nachgewiesen und gezeigt, daß auch Alexine und spezifische Schutzstoffe (Tetanus, Diphtherie) sowie Agglutinine (Typhus) in sie übergehen und ihr damit bis zu einem gewissen Grade den Rang nicht nur eines Nährmittels, sondern auch eines Schutz- und Heilmittels verleihen. In der Erörterung der Ursachen der Überlegenheit der natürlichen Nahrung über jeden Ersatz ist auf diese biologischen Verhältnisse Bezug genommen worden.

d) Verdauung und Verwertung der Frauenmilch.[4])

Die getrunkene Frauenmilch unterliegt bei der Magenverdauung zunächst einer langsam ansteigenden geringen Säuerung, deren Grad auf der Höhe der Verdauung etwa 20 bis 60 cm³ $^1/_{10}$ Normalsäure auf 100 cm³ beträgt. Nach

---

[1]) Engel u. Murschhauser, Z. ph. Ch. 73 (Vermehrung durch Harnstoffdarreichung).
[2]) Bahrdt u. Edelstein, Z. K. 1. 1911. Soxhlet, M. m. W. 1912. Nr. 28.
[3]) Lit. Marfan, l. c. O. Seiffert, Versorgung großer Städte mit Kindermilch I. Leipzig 1904. Czerny-Keller, l. c. Kap. 2. Seligmann, H. Römer, St. Engel in Sommerfelds Hb. der Milchkunde. J. Bauer, Biol. d. Milch. E. i. M. K. Bd. 5. 1910.
[4]) Lit. Uffenheimer, E. i. M. K. 2. 1908. Tobler, ibid. 1. 1908 (Magen). Hamburger u. Sperk, J. K. 62 (Magen). Davidsohn, Z. K. 9 (Magen). Salge ibid. Tobler u. Bessau, Allgem. Pathol. u. Physiol. d. Ernährung usw. in Brüning-Schwalbe, Hb. d. allg. Pathol. u. pathol. Anatomie des Kindesalters. Freund, E. i. M. K. 3. 1909 (Fett).

der neueren exakten Methode der Messung der Wasserstoffionenkonzentration würde die Azidität (H) etwa 1×10^{-5} entsprechen. Bedingt ist sie durch saure Phosphate, Phosphorsäure und andere durch die Magensalzsäure frei gewordene Säuren, saure Produkte der Eiweißverdauung und freie, durch die Magenlipase abgespaltene Fettsäuren. Flüchtige, aus Fett entstandene Fettsäuren (Butter-, Kapron- und Kaprylsäure) finden sich nur in sehr geringen Mengen. Freie Salzsäure ist mit den üblichen Reagentien in vielen Fällen nach 1 bis 1½ Stunden nachweisbar, während entgegen früheren Ansichten Milchsäure beim gesunden Brustkinde nicht auftritt. Mit fortschreitender Säuerung kommt es nach etwa einer Stunde zur feinflockigen Gerinnung, an die sich eine mäßige Kaseinverdauung und eine nicht unbeträchtliche Lipolyse anschließt. Nach neueren Anschauungen soll der Abbau des Kaseins wahrscheinlich durch Labferment bewirkt werden, während die Azidität nicht hinreiche, um die Pepsinverdauung in nennenswertem Umfang zu ermöglichen, doch ist die Frage noch in der Schwebe[1]).

Die Dauer der Magenverdauung bis zur völligen Entleerung des Organs wurde auf Grund der Befunde bei Sondierung auf 1½ bis 2½ Stunden angegeben. Nach den Ergebnissen der Durchleuchtung[2]) beträgt sie 2 bis 3 Stunden.

Im Darm angekommen, unterliegt die Nahrung der Einwirkung der verschiedenen Verdauungsfermente[3]), die, schon beim Fötus nachweisbar, beim Neugeborenen, auch wenn es vor der Zeit erschienen ist, vollzählig vorhanden sind. Ihre Leistung zeigt sich in einer ausgezeichneten **Resorption.** Sie beträgt. etwa 95 Prozent der Trockensubstanz, 95 bis 98 Prozent des Fettes. Der Zucker verschwindet vollkommen. Der N-Gehalt der Entleerungen bewegt sich zwischen 5 und 17 Prozent der Zufuhr; ein erheblicher Teil des Kot-N entstammt dabei nicht der Nahrung, sondern den beigemengten Darmsäften, Zellen und Bakterien.

Der Kot[4]) wird täglich ein- bis dreimal ausgestoßen; seine Menge beträgt 1 bis 3 g auf 100 cm³ Nahrung, also 15 bis 30 g mit 15 Prozent Trockensubstanz. Er ist von angenehm saurem Geruch und saurer Reaktion. Als typisch gelten die salbenartigen, goldgelben Entleerungen; häufiger vielleicht sind auch bei voller Gesundheit Abweichungen in Farbe, Konsistenz, oft auch in der Zahl. Dünnere, schleimige, grünliche Stühle sollen durch einen geringeren Gehalt an dem zur Kotbildung so wichtigen Fett bedingt sein, indessen bedarf diese Meinung noch der Stützen durch weitere Untersuchungen. Das Fett beträgt 10 bis 20 Prozent der Trockensubstanz, 2 bis 3 Prozent der Trockensubstanz fallen auf Fettseifen. Von Fettsäuren sind 81 bis 85 Prozent gebunden, 13 bis 19 Prozent frei und flüchtig (Buttersäure, Essigsäure)[5]). Im übrigen setzt sich der Kot zusammen aus Verdauungssäften, Zelltrümmern und Bakterien. In der gleichmäßigen Grundsubstanz finden sich oft weiße Klümpchen, die aus Fettseifen, z. T. auch aus Paranuklein bestehen (Knöpfelmacher).

Die saure Reaktion des Frauenmilchstuhles ist hervorgerufen durch die Tätigkeit einer bestimmten **„physiologischen Stuhlflora"** (Moro), die sich aus

---

[1]) Neueste Arbeiten Schackwitz, M. K. Orig. 13. 1914. Davidsohn, ibid. Kronenberg, J. K. 82. 1915. R. Heß, Zbl. f. i. M. 39. 1916. Nr. 29.
[2]) Lit. Theile, Z. K. 15. 1917.
[3]) Lit. Czerny-Keller, Des Kindes Ernährung usw., Kap. 3. Tobler u. Bessau, l. c. Lust, Lust u. Hahn, M. K. 11. Orig. Ibrahim, V. g. K. Köln 1908. A. Heß, E. i. M. K. 13. Freund, l. c.
[4]) Lit. Czerny u. Keller, l. c. Kap. 11. Hecht, Die Fäces des Säuglings usw. 1910. Urban & Schwarzenberg. Freund, l. c. Saito, J. K. 73.
[5]) Bahrdt u. McLean, Z. K. 11.

verhältnismäßig wenigen Arten zusammensetzt[1]). Den Hauptbestandteil bilden neben Milchsäurebildnern wie Bact. lactis aerogenes, Streptococcus acidi lactici, Bact. Coli, schlanke, oft als Diplobazillen angeordnete, zuweilen an den Enden verzweigte Stäbchen — Bacillus acidophilus (= Streptobacillus faecalis Blühdorn)[2]) und B. bifidus —, die durch stärkere Säurefestigkeit ausgezeichnet sind und deshalb aus ½ bis 2 Prozent essigsaurer Traubenzuckerbouillon elektiv gezüchtet werden können. Dem nach Gram oder nach Escherichs[3]) Vorschrift gefärbten Ausstrichpräparat geben sie das für den Brustmilchstuhl charakteristische Aussehen: Vorwiegen schlanker, zuweilen verästelter, blauer Stäbchen, spärliche kurze rote Bazillen der Coli-, bzw. Aerogenesgruppe.

e) Der Nahrungsbedarf des Brustkindes.

Wie auf dem gesamten großen Gebiete der Ernährungslehre überhaupt, so ist auch in der Physiologie und Pathologie der Säuglingsernährung das Arbeiten mit exakten Maßen und Zahlen unerläßlich. Es bedarf seiner nicht nur zum wissenschaftlichen Verständnis aller Fragen des Ansatzes und Wachstums; auch in der täglichen Praxis wird nur derjenige in allen Lagen sofort den richtigen Standpunkt finden, der sich gewöhnt hat, stets von der festen, zahlenmäßigen Grundlage auszugehen.

Welcher Nahrungsmenge benötigt der Säugling zum dauernden regelrechten Gedeihen, wie groß ist sein Nahrungsbedarf?

Zur Beantwortung dieser wichtigen Frage hat man, anschließend an die ersten und vorbildlichen Aufzeichnungen W. Camerers, den gleichen Weg beschritten, der auch bei der Ermittlung des Nahrungsbedarfes des Erwachsenen eingeschlagen worden ist. Hier wie dort von der Erwägung ausgehend, daß der Instinkt die Zufuhr im großen ganzen dem Bedürfnis entsprechend regelt, hat man durch lang fortgesetzte genaue Feststellung der täglichen Trinkmengen gesunder, normal gedeihender Säuglinge das Material gesammelt, aus dem die **Mittelwerte für den Nahrungsbedarf des Brustkindes**[4]) berechnet werden können. Danach trinkt der Säugling täglich in den ersten Lebenswochen ⅕ seines Körpergewichtes, von der Mitte des ersten bis zum Ende des zweiten Lebensvierteljahres ⅙ bis ⅐, im zweiten Halbjahr ⅛. In runden Zahlen verzehrt er im ersten Monat 500 bis 600, im zweiten 700 bis 900, im dritten 900, vom vierten an 1000 cm³. Auf das Kilo Körpergewicht kommen im ersten Vierteljahr reichlich 150 cm³, im zweiten etwas weniger, im dritten etwa 120 bis 130 cm³. Der Erhaltungsbedarf, d. h. die Zufuhrgröße, bei der die Zunahme gerade aufhört, liegt je nach dem Alter bei 120 bis 110 cm³ für das Kilo.

Man könnte einwerfen, daß mit dieser „statistischen" Methode ein Aufschluß gewonnen wird nicht über den „Bedarf", sondern nur über den „Konsum" und daß beide Größen nicht notwendig sich decken müssen. Aber es ist doch mehr als wahrscheinlich, daß der kindliche

---

[1]) Lit. bei Sittler, Die wichtigsten Bakterientypen der Darmflora beim Säugling usw. Würzburg 1909. Tobler u. Bessau, l. c. Basten, Z. H. J. 77. 1914.

[2]) J. K. 72. 1910.

[3]) Technik: a) Anilinölgentianaviolett (2,5 pCt wässerige Gentianaviolettlösung 8,5, frisch unter Schütteln hergestelltes Alkohol-Anilinöl (11:3) 1,5) 10 Sekunden, abträufeln, mit Filtrierpapier trocknen. b) Aufträufeln von Lugolscher Lösung (1 Jod, 2 Jodkali, 60 Wasser), trocknen. c) Entfärben mit Anilinöl-Xylol aa unter Aufträufeln, bis keine Farbstoffwolken mehr entstehen. d) Abgießen mit Xylol, trocknen. e) Kontrastfärbung mit 2 pCt wäßriger Fuchsinlösung.

[4]) Camerer, Feer, Ahlfeld, Haehner, Heubner u. a. Lit. bei Czerny-Keller. Des Kindes Ernährung usw. I, Kap. 18 u. 19. Langstein, E. Phys. IV. 1905. Samelson, Üb. d. Energiebedarf des Säugl. usw. Habilitationsschrift. Berlin, J. Springer, 1913, u. Z. K. 8. 1913. v. Pfaundler in Doederleins Hb d. Geburtshilfe I. Mayerhofer u. Roth, Z. K. 11. 1914. Hoffmann, A. G. 106. 1916. v. Jaschke, Z. K. 16. 1917.

Instinkt den Konsum dem wirklichen Bedürfnis anschmiegt. Zudem lassen sich leicht Beobachtungen sammeln, die belehren, daß ein Sinken der Zufuhr unter die genannten Ziffern mit einem normalen Fortschritt nicht vereinbar ist. So dürfen sie wohl unbestritten als Ausdruck des Bedarfes gelten. Wenn gelegentlich als Nahrungsbedarf diejenige kleinste Nahrungsmenge bezeichnet wird, bei der gerade eine geringe Gewichtszunahme beginnt, so ist das gänzlich willkürlich und mancherlei sachlichen und grundsätzlichen Einwürfen ausgesetzt.

Es liegt in der Natur eines „Mittelwertes", daß der Einzelfall Abweichungen zeigen kann und zeigen darf, ohne daß dadurch die Geltung des Mittelwertes erschüttert wird. Solche **Abweichungen** kommen denn auch oft genug vor, häufiger nach oben, seltener nach unten, und manchmal sind sie ziemlich erheblicher Art. Ursachen für sie können verschiedene Verhältnisse sein. Einmal eine besondere Beschaffenheit der Nahrung oder der Nahrungsquelle. So kommt es an einer besonders ergiebigen und leichtgehenden Brust leicht zum Luxusverbrauch; von einer ungewöhnlich fettreichen Milch wird weniger getrunken[1]), als dem Durchschnitt entspricht, von einer fettarmen mehr. Bedeutsamer ist daneben die jeweilige Eigenheit des Kindes. Physiologischerweise steht die Größe des Verbrauches und damit der Bedarf in Abhängigkeit von der Größe der Arbeit und der Wärmeabgabe. Deshalb trinken — abgesehen von den Einflüssen der Außentemperatur, der Kleidung und Bedeckung — lebhafte, unruhige Kinder erheblich mehr als ruhige; schlanke, fettarme mit im Verhältnis zur Körpermasse größerer Oberfläche und dadurch gesteigerter Wärmeabgabe mehr als untersetzte mit reichlichem Fettpolster. Auch die Entscheidung, welchen Anteil das „tote" Fettdepot, welchen die arbeitende und daher nahrungsbedürftige Zellmasse am Gesamtgewicht hat, wird in Frage kommen. Die Feststellung der die Abweichung vom Mittel begründenden Ursache wird jedesmal ein fesselndes physiologisches Problem bilden. Es wird dabei allerdings zunächst die sehr wichtige Vorfrage zu erledigen sein, ob denn das Kind, dessen Konsum sich so auffällig vom Gewohnten unterscheidet, auch wirklich im vollen Sinne des Wortes gesund ist[2]). Überraschend häufig finden sich bei näherem Zusehen auch unter den Brustkindern solche mit den Zeichen abnormer Konstitution — etwa Muskelschlaffheit, gesteigerte Reflexerregbarkeit, vasomotorische Störungen, Hauteruptionen, vor allem auch mit leicht dyspeptischen Darmzuständen. Für alle diese sind abnorme Verdauungs- oder Stoffwechselverhältnisse teils sicher nachgewiesen, teils wahrscheinlich[3]), deswegen treffen für sie die Normen nicht zu, die für den gesunden Säugling aufgestellt wurden, und die Beobachtungen an ihnen wiederum können weder zur Kritik der Mittelwerte für den normalen Nahrungsbedarf, noch als Material für deren Berechnung herangezogen werden. Dasselbe gilt von den großen Trinkmengen frühgeborener[4]) und älterer, im Gewichte zurückgebliebener Kinder[5]).

Bei den Ammenkindern meiner Anstalt finde ich zu etwa der Hälfte die angeführten normalen Trinkmengen, sehr selten geringere, um so häufiger größere bis zu auffallend großen. Daß hier kein Luxuskonsum vorliegt, geht aus dem Eintritt von andauerndem Gewichtsstillstand bei Herabsetzung auf die Normalration hervor. Trotzdem mein Durchschnitt somit einen höheren Mittelwert ergeben würde, möchte ich es ablehnen, einen Schluß in diesem Sinne zu ziehen. Einmal gehört eine große Zahl dieser Vieltrinker nicht zu den wirklich gesunden. Dazu kommt, daß die Anstaltsammen mit ihrer gesteigerten Ergiebigkeit wahrscheinlicherweise eine Milch von geringerem Fettgehalt liefern. Der

---

[1]) Reyher, J. K 61 (5 bis 5¹/₂ Prozent Fett). Eigene Beobachtung (5,2 bis 5,8 Prozent Fett).

[2]) Vgl. S. 5ff.

[3]) Vgl Ernährungsstörungen der Brustkinder.

[4]) Vgl. S. 145.

[5]) Vgl. S. 109.

Fehlbetrag an Nährstoff in der Maßeinheit wird dann vom Kinde durch Vermehrung des Volumens ausgeglichen. Diese und noch andere Unterschiede von den Verhältnissen des allein an der Mutterbrust gestillten Kindes begründen m. E. auch die Folgerung, daß Beobachtungen an Anstaltskindern nur mit Vorsicht bei der Erörterung der Frage des Nahrungsbedarfes gesunder Brustkinder herangezogen werden können.

In Übertragung der energetischen Betrachtungsweise des Ernährungsvorganges auf den Säugling hat zuerst O. Heubner[1]) als Maß des Nahrungsbedarfes an Stelle der Volumina den Brennwert der Nahrung eingesetzt und die Größe der Zufuhr in Kalorien ausgedrückt. Die auf das Kilo Körpergewicht fallende Kalorienmenge wird als „Energiequotient" bezeichnet. Indem Heubner als mittleren Brennwert der Frauenmilch 650 Kalorien einsetzte, bezifferte er den Energiequotienten im ersten Vierteljahr auf 100 Kalorien, im zweiten auf 90 bis 100. In der Folge sinkt der Bedarf auf 80 Kalorien und darunter. Der Erhaltungsbedarf ist im ersten Halbjahr bei etwa 70 Kalorien gelegen.

Die Rechnung mit dem Energiequotienten stellt die Ernährungsfragen des Säuglings auf die allgemeine ernährungsphysiologische Basis, und verspricht auf dem besonderen Gebiete den gleichen Gewinn, den sie auf dem Gesamtgebiet gewährleistet. Es ist allerdings gegenwärtig noch mit der Möglichkeit zu rechnen, daß die Heubnerschen Durchschnittswerte sich noch etwas nach oben verschieben werden. Aus den zahlreichen neueren Milchanalysen ergibt sich ein höherer Mittelwert für die Frauenmilch (etwa 700 Kalorien), als der anfänglich von Heubner eingestellte; damit erfährt der Energiequotient eine Erhöhung um nahezu 10 Prozent[2]). Ferner ist die Zahl der Fälle, bei denen neben der Trinkmenge auch fortlaufend die chemische Zusammensetzung der Milch bestimmt wurde, noch eine sehr kleine[3]), das Material zur Bildung eines zuverlässigen Mittels also noch dürftig. Weitere gute Beobachtungen sind hier dringend wünschenswert. Es bedarf namentlich auch der Einbeziehung solcher Kinder, deren Trinkmengen sich auffallend weit vom Durchschnitt entfernen. Erst die Feststellung des Brennwertes der betreffenden Milch wird hier entscheiden können, wie oft diese Abweichungen durch die energetische Betrachtungsweise dahin ihre Aufklärung finden, daß das eine Mal eine fettarme, also kalorienarme Milch, das andere Mal eine Milch von gegenteiliger Beschaffenheit getrunken wurde, wie oft sie andererseits auch jetzt noch bestehen bleiben und damit auf besondere Eigenheiten im Nahrungsbedarf des betreffenden Kindes schließen lassen.

Die zukünftige Vermehrung der Einzeluntersuchungen wird vermutlich ähnliche Schwankungen in den Energiequotienten nachweisen, wie sie die Feststellung der Volumina ergibt. Die Brauchbarkeit eines gut gestützten Mittelwertes für die allgemeine physiologische Betrachtung der Säuglingsernährung wird dadurch nicht erschüttert. Eine andere Frage ist, ob die **Einführung der kalorischen Berechnung mit Einsetzung des Durchschnittswertes in die Praxis** angängig und nützlich ist. Ich möchte sie bejahen und das Vorgehen als ein kurzes und zur annähernden Bestimmung und Kontrolle der Nahrungszufuhr zweckmäßiges empfehlen. Natürlich soll die Ernährungsvorschrift einen gewissen Spielraum lassen und die Kontrolle mäßige Abweichungen vernachlässigen und nur auffällige Besonderheiten zum Anlaß besonderer Überlegungen nehmen. Zum mindesten wird der Praktiker zwei Leitsätze aufstellen dürfen. Der eine: daß zur Erzielung eines befriedigenden Fortschrittes nur ausnahmsweise ein Energiequotient von weniger als 100 Kalorien genügt. Der zweite: daß bei erheblicher Über- oder Unterschreitung dieser Zahl die Differentialdiagnose sich aufdrängt: abnorm fettarme, bzw. abnorm fettreiche Milch? Überfütterung? abnormer Nahrungsbedarf auf Grund von Eigenheiten noch physiologischer oder schon pathologischer Natur?

---

[1]) Z. d. ph. Th. V. Derselbe u. Rubner, Z. Biol. 36. 1998.
[2]) O. u. W. Heubner, J. K. 72 u. a.
[3]) Vgl. Samelson, l. c.

Eine besondere Bewandtnis hat es mit dem **Nahrungsbedarf des Neugeborenen.** Besteht doch die Aufgabe der Ernährung in den ersten Tagen in der Begrenzung und dem baldmöglichsten Ausgleich des anfänglichen Gewichtsverlustes, also in der Behebung eines krankhaften Zustandes, der im wesentlichen auf Abgabe von Wasser und Salzen beruht. Wie die Erfahrungen bei der Reparation akuter Ernährungsstörungen lehren, werden derartige Einbußen beieits bei stofflich und kalorisch sehr unbedeutender Zufuhr wiederersetzt, wenn nur so viel Wasser und Mineralstoffe dargeboten werden, daß eine Wasserretention erfolgen kann. Man kann diese erste Lebensperiode demnach nicht wohl vom energetischen Standpunkte aus betrachten, sondern es handelt sich nur um die Feststellung, wie groß die Zufuhr sein muß, damit Sicherheit besteht, daß das Kind tatsächlich diejenigen Nahrungskomponenten erhält, deren es zum Ausgleiche in der erwähnten Richtung bedarf. Erst in der zweiten Woche wird dann die Deckung des Bedarfes auch in kalorischer Hinsicht unerläßlich.

Die **Nahrungsmengen normaler Neugeborener**[1]) steigen vom zweiten Tage ab rasch an, um gegen das Ende der zweiten Woche eine für einige Zeit gleichmäßige Höhe zu erreichen. Die Schnelligkeit dieses Anstieges sowie die Trinkmengen an sich zeigen bei den einzelnen Kindern recht erhebliche Verschiedenheiten, die vom Milchreichtum der Stillenden, der Zahl der Mahlzeiten und der Geschicklichkeit im Saugen abhängen. Am ersten Tage wird meist nichts genossen, für den zweiten finden sich bereits Grenzwerte von 8 und 160 g, für den dritten 80 bis 285 g usw., ohne daß aber die größere Zufuhr einen entsprechenden Vorteil erkennen läßt. Als Anhalt für die Praxis glaube ich für normalgewichtige Kinder folgende, auf fremde und eigene Beobachtungen gegründete Mittelwerte empfehlen zu können: Auf jeden Lebenstag abzüglich des Geburtstages kommt — je nach der Schwere — ein Mehr von 70 bis 80 g, so daß beispielsweise am vierten Tag $(4 - 1) \times 70$ bzw. $80 = 210$ bis 240 g, am Schluß der ersten Woche $(7 - 1) \times 70$ bzw. $80 = 420$ bis 480 g verzehrt werden. Diese letzte Ziffer wird in der zweiten Woche nur langsam weiter vermehrt. Die mittlere Zufuhr während der ersten Woche darf nicht viel unter 60 g = 40 Kalorien, die tägliche vom siebenten Tage an nicht unter 100 g = 70 Kalorien auf das Kilo Körpergewicht sinken, wenn das Anfangsgewicht gegen Ende der zweiten Woche erreicht werden soll. Späterhin tritt dann der höhere Bedarf der eigentlichen Säuglingszeit in seine Rechte.

Die Möglichkeit einer Erreichung des Anfangsgewichtes am 10. bis 12. Tage auch bei Nahrungsmengen, die im Durchschnitt der ersten Woche nur 30 Kalorien und darunter auf das Kilo Körpergewicht zuführen, scheint nach Beobachtungen von Cramer[2]) und Gaus[3]) gegeben. Gleich Heubner[4]) und Aronstamm[5]) habe ich derartiges nicht selbst gesehen und halte es deshalb für etwas Ungewöhnliches. Ein Einwand gegen die Gesetzmäßigkeit eines höheren Durchschnittes wird m. E. dadurch nicht begründet.

Bei der **Kolostralernährung,** wie sie die Brust der eigenen Mutter liefert, erhält das Neugeborene eine Nahrung, die durch ihren hohen Eiweiß- und Salzgehalt von der Natur besonders dazu bestimmt erscheint, den anfänglichen Verlusten an Körpermaterial wirksam entgegenzuarbeiten. Tatsächlich zeigt sich im Stoffwechselversuch[6]), daß unter diesen Verhältnissen die Stickstoff-

---

[1]) Lit. vgl. oben über Nahrungsmengen des Brustkindes, ferner die Zusammenstellung bei v. Reuß, Erkrank. d. Neugeborenen, S. 90/91. v. Jaschke, Phys., Pflege u. Ernähr. d. Neugeb. 1917.
[2]) V. V. Neue Folge Nr. 263. M. m. W. 1903. 27. A. K. 32.
[3]) J. K. 55.
[4]) Z. d. ph. Th. V.
[5]) A. K. 37.
[6]) Birk, M. K. 11. Orig. Nr. 11.

und Mineralbilanzen positiv bleiben, während bei der eiweiß- und salzarmen Dauermilch einer Amme das Gegenteil statt hat[1]).

Ein Blick auf die **Gestaltung des Nahrungsbedarfes während des ganzen ersten Lebensjahres** (Fig. 6) belehrt, daß die Zufuhr keineswegs mit der Massenentwicklung gleichmäßig wächst. Vielmehr findet nur bis zur siebenten oder zehnten Woche ein schneller, dem Verlaufe der Gewichtskurve ähnlicher Anstieg der Volumina statt; in der Folge vergrößern sie sich nur wenig, um schließlich längere Zeit gleich zu bleiben. Erst die Zeit der Beikost und Entwöhnung pflegt einen erneuten, künstlich hervorgerufenen Aufschwung zu

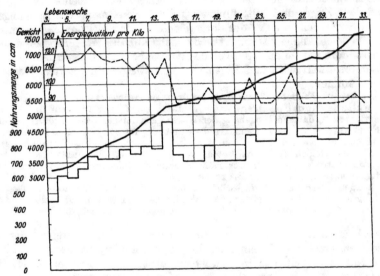

Fig. 6. Nahrungs- und Energiebedarf an der Brust.

bewirken. Anders verhalten sich die Energiequotienten. Sie erreichen den höchsten Betrag im Beginne des zweiten Monats und sinken dann langsam wieder herab. Die Verringerung der Wachstumsintensität im Verein mit der veränderten Gestaltung des Verhältnisses von Oberfläche und Körpergewicht geben hierfür die Erklärung.

f) Das Stillgeschäft in der Praxis.

Es ist gewiß die Regel, daß sich das Stillgeschäft glatt und mit bestem Erfolge abwickelt, und niemals der Wunsch nach ärztlichem Rate laut wird. Aber es können auch bei normalem Verlaufe allerhand zwar kleine, aber deswegen keineswegs unwichtige Fragen auftauchen, für deren Beantwortung der Arzt gewappnet sein muß; und es können darüber hinaus eine ganze Anzahl von Schwierigkeiten eintreten, bei denen das Gelingen der natürlichen Ernährung und die Gesundheit des Kindes durchaus von der Zweckmäßigkeit unserer Ratschläge abhängen.

---

[1]) Langstein u. Niemann, J. K. 71.

1. Überwachung der Mutter.

Normale Verhältnisse. Die unerfahrene Mutter will oft genug über die einfachsten Dinge belehrt werden, wie etwa über das **Verhalten beim Anlegen.** Solange sie noch das Bett hütet, nimmt sie das Kleine längs neben sich an die Seite, deren Brust gereicht werden soll und führt unter leichter Drehung des Körpers die Warze ein. Später kann sie sich mit dem Ellbogen aufstützen und schließlich aufsitzend das Kind im Schoß halten. Nach dem Aufstehen erfolgt das Nähren im Sitzen mit leicht vorgebeugtem Oberkörper und auf niederen Schemel gestützten Füßen[1]). Immer soll die Stellung bequem und zwanglos sein, damit Muskelschmerzen vermieden werden.

Durch Zurückdrängen der Brust mit gestrecktem, gabelförmig die Warze umfassendem Zeige- und Mittelfinger ist die Nasenatmung des Säuglings freizuhalten, im Liegen mit der der dargereichten Brust gleichnamigen, im Sitzen mit der ungleichnamigen Hand. Es soll nicht nur die Warzenspitze eingeführt werden, sondern mit ihr auch ein Teil des Warzenhofes, weil sonst das Ausdrücken der Milch erschwert wird und Blutblasen und Risse an der zarten Warzenhaut entstehen können.

Schon bei gut gebildeter Warze kann das Anfassen erschwert sein durch allzu starke pralle Füllung und Spannung der Brust. Dann muß vor dem Anlegen so viel abgespritzt werden, daß die Umgebung der Warze nachgiebiger wird. Größere Hindernisse geben **Flachwarzen** und noch mehr **Hohlwarzen** ab, um so größeres, je schwerer gehend und je milchärmer die Brust ist. Man versuche, durch wiederholtes Vorziehen vermittels Milchpumpe namentlich auch unmittelbar vor der Mahlzeit die Faßlichkeit zu bessern. Manche Kinder trinken auch an der Hohlwarzenbrust, indem sie den Warzenhof fassen und sich „mundgerecht" machen. Bis zu einem gewissen Grade können auch Saughütchen[2]) Vorteil bringen. Rißmann[3]) rät, schon in der Schwangerschaft durch Umfassung des harten Ringes, der die Grube begrenzt, unter der Grube mit Daumen und zweiten und dritten Finger durch Zug nach oben eine Dehnung vorzunehmen, wonach die Warze allmählich freier wird.

Durch eindringliche Belehrung soll die richtige, den Gesetzen der Milchsekretion entsprechende **Behandlung der Brust** gefördert werden. Mit Hinblick auf die Notwendigkeit der regelmäßigen vollständigen Entleerung ist für gewöhnlich nur eine Brust zu geben, die zweite nur dann, wenn eine allein nicht ausreicht oder das Kind nicht die Fähigkeit besitzt, aus einer allein genügend herauszuziehen. Bei besonders ergiebiger Brust, deren Inhalt den Bedarf des Kindes beträchtlich übersteigt — wie das bei Ammenernährung der Fall sein kann — ist das Kind durch entsprechende Beschränkung vor Überernährung und die Stillende durch Abziehen oder anderweitiges Abtrinken des Überschusses vor Rückgang der Nahrung zu bewahren.

Das **Abspritzen** geschieht durch die Stillende selbst, indem sie die vier Finger einer oder beider Hände unter die Brust, den oder die Daumen entgegengesetzt aufsetzt und mit mammillarwärts fortschreitendem, leichtem Drücken und Streichen die Milch nach außen bringt. Bei manchen Brüsten ist auch ein bloßer kurzer Druck des Warzenhofes zwischen den Fingern hinreichend. Bei Ausführung durch eine andere Person sitzt diese der Frau gegenüber und legt die Finger oben, den Daumen unten an. Große Reinlichkeit und zartes Vorgehen zur Vermeidung von Abschürfungen und Pyodermien ist nötig.

Die älteste Form der **Milchpumpen** ist die Téterelle biaspiratrice (Auvard), eine Glaskugel mit doppeltem Ansatz für Gummischläuche, an denen einerseits das Kind, andererseits die Mutter saugt. Handlicher und reinlicher sind die Modelle, bei denen die Saugkraft durch einen dickwandigen Gummiball[4]) ausgeübt wird. Solche sind von Ibrahim[5]),

---

[1]) In Anstalten sind bequeme, niedrige, mit tiefem Sitze und schräg nach vorn gehender Lehne gebräuchlich (Fabrikant: E. Lentz, Berlin NW., Havelbergerstr. 29).

[2]) Besonders das Modell „Infantibus" (S. 39).

[3]) D. m. W. 1918. Nr. 25.

[4]) An Stelle des Gummiballes wurde von uns während des Krieges die Dieulafoysche Aspirationsspritze verwendet.

[5]) M. m. W. 1904. Nr. 24. Fabrikant: Desaga, Heidelberg.

Forest[1]), Jaschke[2]) u. a. angegeben worden. Das Absaugen will gelernt sein und gelingt je nach der Beschaffenheit der Brust verschieden leicht. Man sauge nicht zu stark, damit die Ausführungsgänge nicht zusammenfallen, und wechsle in Nachahmung des natürlichen Herganges oft mit dem Druck. Zentrifugales Streichen befördert reflektorisch die Entleerung[3]).

Manche Brüste lassen sich besser abspritzen, andere wieder besser abpumpen. Die Ammen meiner Anstalt zogen zumeist das erste vor und erzielten damit oft ein besseres Ergebnis, als mit dem zweiten; zu Beginn der Laktation, wo zudem die Brust oft empfindlich ist, bewährt sich der Saugapparat besser.

Man warne vor schmutzigen und gefährlichen Gewohnheiten, wie dem Einspeicheln der Warze, übertreibe aber andererseits die Reinlichkeit nicht. Ich betrachte seit langem jedes besondere Waschen vor oder nach dem Anlegen als zwecklos[4]) und sorge nur dafür, daß der Körper und die Hände immer sauber gehalten werden. Die ersten Tropfen können abgespritzt werden; dadurch entfernt man die in den Ausführungsgängen nistenden Bakterien[5]), meist Staphylokokken, von denen allerdings kaum eine Gefahr droht. Die Möglichkeit bedenklicher Folgen des Mundauswischens[6]) erfordern ein ausdrückliches Verbot dieser schlechten Gewohnheit.

Die **Ernährung** der Stillenden soll von allen Beschränkungen befreit werden, mit denen alt überkommene Vorurteile sie belastet haben. Der umfangreiche Index der verbotenen Dinge, wie ihn eine frühere Zeit aufgestellt hat, ist auf Grund vorurteilsloser Beobachtung aufgehoben, und die Meinung, daß diese oder jene Speise die Beschaffenheit und Bekömmlichkeit der Milch schädigen könne, findet unter den Sachkennern keinen Vertreter mehr[7]). Alles ist erlaubt, was Markt und Küche bieten, und statt umständliche Vorschriften zu machen, rate man der Frau, bei der gewohnten Kost zu bleiben und dazu etwas reichlicher Flüssigkeit aufzunehmen, als sie früher tat. Die Summe der Getränke soll etwa 2 Liter betragen. Die üblichen Suppen sind durchaus nicht nötig; werden sie ungern genommen, so kann dafür unbedenklich Wasser, Bier oder Tee eintreten, wenn nur der Ausfall an Nährstoff durch entsprechend größere Zufuhr fester Speisen gedeckt wird.

Die meisten Frauen glauben, daß die Menge der Milch durch reichliche Ernährung gefördert werde und nehmen deshalb, oftmals mit Überwindung, recht große Nahrungsmengen zu sich. Die Ammen meiner Anstalt forderten früher, als wir auf möglichste Ergiebigkeit hinarbeiteten, in Summa von Milch, Suppe, Bier, Kaffee 5, 6, 7, selbst 9 Liter Flüssigkeit neben der guten, festen Anstaltskost und revoltierten gegen jeden Versuch der Einschränkung. Später bei verringerter Anforderung, wurden immerhin noch etwa 4 Liter verlangt. Dabei stand die Leistung der Brust in keinem Verhältnis zur Nährstoff- und Flüssigkeitszufuhr; die besten Ammen hatten einen mittleren Verzehr. Überhaupt wirkt, ebenso wie beim Milchvieh, eine reichlichere Ernährung nur dann sekretionsvermehrend, wenn die Zufuhr vorher ungenügend war; eine Brust, die ihrer Veranlagung gemäß spärlich fließt, wird in keiner Weise gefördert; ebensowenig kann der Rückgang der Milch aufgehalten werden. Nötig ist somit nicht mehr als außerhalb der Stillzeit, zuzüglich des zur Bildung der Milch

---

[1]) M. m. W. 1905. Nr. 24, bei P. Altmann, Berlin, Luisenstr.
[2]) Z. G. G. 33. 1909. Fabrikant: Bachheimer & Schreiner, Wien IX, Lakierergasse 8.
[3]) Koeppe, M. m. W. 1904. Nr. 30.
[4]) Den Nachteil der Polypragmasie im Vergleich zum schonenden Entfernen etwa vorhandener Borken und einfacher Reinlichkeit beleuchtet C. Kellers Erfahrung: mit ständiger Desinfektion 3,5 Prozent Mastitis, im anderen Falle 0,65 Prozent (Th. M. Okt. 1917).
[5]) M. Cohn u. H. Neumann, Honigmann u. a. Lit. Czerny-Keller, l. c., Kap. 20.
[6]) Vgl. Kap. Munderkrankungen.
[7]) Lit. Thiemich, M. G. G. 9. Vgl. auch S. 325.

erforderten Betrages. Dieser beläuft sich für das Liter auf rund 1000 Kalorien. Rechnet man als durchschnittlichen Grundbedarf einer Frau bei stehender Beschäftigung ohne erhebliche Arbeit 2000 Kalorien, so genügt es, der Mutter zu sagen, sie solle sich ernähren, wie früher, von jeder Speise aber um die Hälfte mehr zu sich nehmen. Für größere Milchmengen steigt der Zuschlag nach dem Verhältnis 1 g Milch = 1 Kalorie[1]).

Gleich liberale Grundsätze sollen die übrige **Lebensweise** leiten. Statt durch die Forderung zweistündiger Mahlzeiten die Mutter an das Haus zu ketten und sie durch den Gedanken zu beunruhigen, daß dieses oder jenes Unternehmen der Milch schaden könne, gebe man ihr durch Anordnung größerer Pausen möglichste Freiheit und erlaube jeden Lebensgenuß, soweit er sich in vernünftigen Grenzen hält. Schwere Arbeit, mit der sich ja zumeist auch gesundheitliche Nachteile und oftmals schlechte Ernährung verbinden, wirkt ungünstig[2]), ebensowohl übertriebener Sport, reichliche Bewegung dagegen ist zu empfehlen. Ein mäßiger Geschlechtsverkehr ist gestattet, eine neue Konzeption soll vermieden werden. Der Volksglaube kennt eine empfängnisverhütende Kraft des Nährens; in der Tat besteht diese in beträchtlichem Grade, solange die Stillende amenorrhoisch ist und sich auf der Höhe einer guten Laktation befindet; im Gegenfalle, oft schon kurz nach Beginn der Beikost, versagt sie[3]).

Oft wird die Frage brennend, ob ein für die Mutter erforderliches **Medikament** in die Milch übergehen und so dem Kinde schaden könne. In der Literatur sind zahlreiche so gedeutete Fälle zusammengetragen. Einer strengen Kritik, die zufälliges Zusammentreffen und direkte Einverleibung des angeschuldigten Stoffes ausschaltet, halten nur die wenigsten von ihnen stand[4]). Vor allem gilt das für den viel gefürchteten Alkohol, der selbst bei toxischer Dosis nur spurenweise in die Milch übertritt. Erwiesen ist der Übergang beim Menschen nur für Jod, Salizylsäure, Urotropin, Aspirin, Arsen, Brom, Quecksilber, für das letzte merkwürdigerweise nur bei oraler Darreichung, nicht bei Einreibung und Injektion, im Tierreich noch für Opium, Morphium, Atropin. Damit ist aber noch nicht gesagt, daß solche kleine Mengen Schaden bringen. Ich selbst habe ohne Nachteil Antipyrin, Aspirin, Phenazetin, Pyramidon, Opium, Morphium, Salol, Urotropin verabreicht, einmal auch eine Bandwurmkur mit Filixextrakt vorgenommen; bei dieser wurde allerdings die Milch während der dem Einnehmen folgenden acht Stunden abgezogen und beseitigt. Frauen mit langdauernder Äther- und Chloroformnarkose und großen, durch das ursächliche Leiden tagelang erforderten Opium- und Morphiumdosen sah ich ihre Kinder ohne jedwede Störung weiternähren. Fortgesetzter Bromgenuß der Mutter kann Bromakne und andere Bromodermien der Kinder erzeugen[5]). Abführmittel werden nicht mit der Milch ausgeschieden[6]). Danach dürften vornehmlich nur bei Daueraufnahme von Medikamenten Bedenken bestehen; bei Einzelgaben und Wiederholungen über kurze Zeit braucht im dringenden Falle die Scheu nicht zuweit getrieben zu werden. Zur besonderen Vorsicht kann man nach einer größeren Mahlzeit einnehmen lassen, wodurch die Ausscheidung verzögert ·wird, und gelegentlich die Milch der nächsten Stunden abziehen lassen.

Vorgehen bei Hypogalaktie. Mannigfaltigere Aufgaben erstehen bei Störungen im Stillgeschäft, zunächst bei Hypogalaktie — sei es scheinbarer oder

---

[1]) Schick, Z. K. 21. 1919.
[2]) Vgl. Thiemich, M. K. Orig. 14. 1918.
[3]) Thiemich, M. Kl. 1913. Nr. 50.
[4]) Thiemich, M. G. G. 10. Bucura, Z. e. P. P. 14. 1907.
[5]) E. Hoffmann, D. m. W. 1919. Nr. 37.
[6]) Bucura, l. c.

wirklicher. Man gebe nicht voreilig die Bemühungen auf, rechne mit dem möglichen Fall eines späten Einschießens der Milch, eines ungewöhnlich zögernden Ansteigens der Mengen, die vielleicht doch noch zu genügender Größe anwachsen werden. Also ruhig **regelmäßig weiter anlegen,** aber nicht stundenlang und in kurzen Intervallen, wie es oft geschieht, wobei sich Mutter, Kind und Umgebung erschöpfen, sondern fünf bis höchstens sechsmal in 24 Stunden, jedesmal etwa für 20 Minuten mit langen Pausen. Bei kräftigen Kindern und geringem Nahrungsdefizit kann man ruhig zuwarten, wenn auch die erste Zeit einen nur langsamen Fortschritt bringt. Bei schlecht saugenden Neugeborenen — seien es nun frühgeborene oder „trinkfaule" — wäre das durchgreifende Mittel die Heranziehung einer zweiten stillenden Frau (Amme) mit einem bereits als saugkräftig bewährten Kinde und wechselseitiges Anlegen, wobei beide Säuglinge vor Unterernährung bewahrt und zugleich die Ausbildung der Sekretion bei der jungen Mutter nach Möglichkeit gesichert ist. Freilich läßt sich das aus äußeren Gründen selten einrichten, und wenn es doch einmal gelingt, so pflegt eine immer mehr wachsende Abneigung der Mutter gegen das Anlegen des fremden Kindes dem Versuch ein baldiges Ende zu bereiten. Der Verzicht auf dieses Vorgehen verringert die Aussichten auf Erfolg in erheblichem Grade; denn das Neugeborene ermüdet zu leicht oder verweigert die Brust wohl auch ganz. Dann greife man zur Milchpumpe[1]), die in geschickter Hand den natürlichen Saugreiz erfolgreich ersetzen kann[2]).

Andere Mittel zur Beförderung der ungenügenden Sekretion als der regelmäßig wiederholte Saug- und Entleerungsreiz stehen nicht zu Gebote. Namentlich erscheint es aussichtslos, durch irgendwelche **Änderungen in der Ernährungsweise** etwas erreichen zu wollen. Wenn eine Frau ungenügend ernährt ist, wird natürlich die wünschenswerte Aufbesserung der Kost anzuraten sein. Aber ob damit auch eine stärkere Milchbildung einsetzt, ist fraglich. Denn wieviel eine Brust liefert, das hängt im wesentlichen nicht von der Ernährung, sondern von der individuellen Veranlagung ab, und eine stilltüchtige Frau wird auch bei unzulänglicher Verpflegung weiter reichlich Milch liefern, gegebenenfalls auf Kosten ihres Körperbestandes, eine stilluntüchtige wird durch noch so „nahrhafte" Zulagen nicht zu größerer Leistung gelangen[3]).

Bei Entfettungskuren während der Stillungszeit erfolgt kein Rückgang der Nahrung[4]) Erfahrungen bei unzureichender Ernährung[5]) ergeben im allgemeinen dasselbe. Im großen sind sie durch die Beobachtungen während der Belagerung von Paris 1870[6]) und der Hungerblockade Deutschlands und Österreichs während des Weltkrieges bestätigt worden. Übereinstimmend wird über eine den Verhältnissen der Friedenszeit gleiche Stillfähigkeit und Stilldauer berichtet[7]); von einer schwereren Schädigung der Mütter ist dabei nichts festzustellen gewesen.

Auch von einer Beeinflußbarkeit der Milchbeschaffenheit durch die Ernährungsweise kann nur in sehr geringem Umfange die Rede sein; die betreffenden Angaben lauten widerspruchsvoll und tragen nur selten den strengen Charakter wissenschaftlicher Stoffwechseluntersuchungen[8]). Feststehen dürfte, daß beim Tiere eine Anreicherung des Fettes und Kohlehydrates der Nahrung nutzlos ist, während die Erhöhung einer bisher ungenügenden Eiweißzufuhr Gesamtmenge und Fettgehalt vermehren kann. Daran wird man sich gelegentlich auch bei armen Frauen erinnern.

---

[1]) Vgl. S. 32.
[2]) Helbich, M. K. Orig. 2. Nr. 8.
[3]) Gleiche Erfahrungen bei Milchkühen. Finkler, Z. a. G. 26. 1907. Kellner, Ernähr. landwirtsch. Nutztiere. Berlin, Parey, 1915.
[4]) A. Keller, M. K. Orig. 9. 2.
[5]) Johannesen, J. K. 39. Tugendreich, A. K. 50. Schick, l. c. Schkarin M. K. Orig. 9. 2 (Tierversuche).
[6]) Descaine, zit. nach Finkler, l. c.
[7]) Vgl. z. B. Steinhardt, M. m. W. 1917. Nr. 29.
[8]) K. Basch, E. Phys. 2. 1. 1903. Finkler, Kellner, l. c.

3*

Während der Kriegszeit hat man übrigens trotz der entbehrungsreichen Lebenshaltung normalen Fettgehalt der Frauenmilch gefunden[1]). Die meisten Kinder nahmen normal zu[2]). In einzelnen Fällen allerdings wurde als Grund für unbefriedigendes Gedeihen bei reichlichen Trinkmengen Fettmangel vermutet[3]) und nachgewiesen[4]) ($2^1/_2$—3,4 pCt.). Auch ein auffallend niedriger Eiweißgehalt (0,56—0,7 pCt.) wurde festgestellt[4]).

Gewisse, als spezifisch milchtreibend bezeichnete Genußmittel, wie z. B. der Alkohol[5]) sind ebenso wirkungslos, wie aller Erfahrung nach die große Zahl der durch die Reklame angepriesenen **Laktagoga.** Fast jedem neu aufkommenden Eiweißpräparat (Somatose, Roborat, Sanatogen, Tropon, Malztropon, Nährstoff Heyden, Laktagol) wußten die Hersteller milchtreibende Wirkung nachzurühmen, und immer fanden sich Ärzte, die empfehlende Beobachtungen als Geleit mitgaben. In gutem Glauben setzten sie den physiologischen Anstieg der Milchmengen, wie er in den ersten Wochen durch beharrliche Darreichung der Brust zustande kommt, auf Rechnung des gleichzeitig verabfolgten Mittels[6]). Der Prüfstein aber wären Fälle, wo in längerer Vorperiode trotz aller Bemühungen die Leistung nicht steigt, und in diesen bringen nach vielseitiger Erfahrung auch diese Laktagoga keinen Nutzen. Nichtsdestoweniger mag man sie in der Praxis empfehlen. Die suggestive Kraft des unbekannten und teuren Präparates kann über kritische Zeiten hinweghelfen, wenn angesichts wenig ergebnisreicher Mühen der Eifer zur Sache zu erlahmen droht.

Es ist auch nicht zu erwarten, daß irgendein gewöhnliches Eiweißpräparat die Wirkung auf die Brustdrüse ausüben könnte, die eine spezifische Leistung bestimmter von den Genitalien gelieferter Reizstoffe ist. Weit eher könnte die Darreichung von Extrakten aus der Plazenta und ähnlichen Organen Erfolg haben. Versuche in dieser Richtung[7]) mit Injektion von „Plazentasekretin" und Embryobrei haben in der Tat eine gewisse Beeinflussung der Drüse erkennen lassen, von einer Brauchbarkeit für die Praxis aber kann noch nicht die Rede sein. Dasselbe gilt von dem neuerdings empfohlenen Pituitrin[8]).

Rommel[9]) empfiehlt zur Anregung der Milchsekretion Massage der Mamma in Form von radiären Streichungen und Knetungen, die aber gelegentlich das Entstehen von Mastitis befördern können. Moll[10]) und Jaschke[11]) wenden dreimal täglich 15 bis 30 Minuten lang Stauungshyperämie vermittels großer Bierscher Saugglocke und Luftpumpe oder Wasserstrahlgebläse an.

Indikationen zum vorzeitigen Abstillen. Auch bei ungestörtem Fortgang der Sekretion wird es zuweilen notwendig, das Stillgeschäft zu unterbrechen. Die Zustände beim Kinde, die diese Maßnahme erfordern oder wenigstens erwägen lassen, werden später besprochen werden. Augenblicklich handelt es

---

[1]) Momm u. Krämer, M. m. W. 1917. Nr. 44.
[2]) Hotzen, M. K. 15. 26 1920.
[3]) Bergmann, Z. K. 20. 1919.
[4]) Klotz, Z. K. 26. 1920.
[5]) Rosemann, Pfl. A. 78.
[6]) So sehen z. B. Liepmann (B. kl. W. 1912, Nr. 30) und Grumme (Z. e. P. P. 14. 1913) bei vorher sehr eiweißarm gefütterten Ziegen durch Zufügung großer Mengen Malztropon die Menge der Milch um ca. 18 Prozent und den Fettgehalt um ca. 33 Prozent steigen. Finkler (l. c.) und Pletzer (M. m. W. 1899. Nr. 46) wollen entsprechende Wirkung auch bei Frauen gefunden haben. Abgesehen davon, daß so extreme Unterschiede, wie sie die Versuche enthalten, in den gewöhnlichen Ernährungsverhältnissen der Mütter gar nicht vorkommen, sind die Beobachtungen der Autoren weder methodologisch einwandfrei, noch berücksichtigen sie bei ihren Schlüssen die Fehlerquelle des spontanen Anstieges bei fortgesetzter Inanspruchnahme.
[7]) Starling, K. Basch, M. K. 8. Nr. 9. Niklas, M. G. G. 38. 1913. Erg. H. Aschner u. Grigorin, A. G. 94. 1911.
[8]) v. Jaschke, l. c. S. 331. Auch subkutane Injektion von 1—5 ccm sterilisierter Frauenmilch ist wirkungslos (Slawik, J. K. 90. 1919).
[9]) M. m. W. 1905. Nr. 10.
[10]) W. kl. W. 1906. Nr. 17.
[11]) Med. Klin. 1908. S. 254.

sich nur um die Indikationen zum vorzeitigen Abstillen in Rücksicht auf die Mutter.

Von Menstruation und erneuter Schwangerschaft war schon die Rede. Auch im übrigen soll man mit dem Rate zum Absetzen nicht zu schnell zur Hand sein, namentlich nicht bei einer stärkeren Schwächung durch das Wochenbett, soweit diese nicht durch ungewöhnlich große Blutverluste bedingt ist. Ein ansehnlicher Teil der in den Säuglingsheimen aufgenommenen Mütter befindet sich in den ersten Wochen in einem so elenden Zustand, daß unter ähnlichen Verhältnissen in der Privatpraxis wahrscheinlich das Nähren untersagt würde; und doch erfreuen sie sich wenig später einer vortrefflichen Gesundheit. Ebenso verhält es sich mit der angeblich durch das Stillen erzeugten „Nervosität". Oft besteht diese in nichts anderem als in leichten Brustschmerzen, Schwindel- und Schwächegefühl in den ersten Minuten des Anlegens — Empfindungen, die allmählich verschwinden und bei der engen Verbindung zwischen Brust und Sexualsystem verständlich sind. Kreuzschmerzen sind gewöhnlich von Vorgängen am Uterus abhängig und verharren auch nach dem Absetzen; sie können auch durch unbequeme Haltung beim Stillen entstehen. Wenn freilich die Mutter bei jedem Anlegen mit Aufregung darüber wacht, ob die Brust auch genug liefert, wenn jede kleinste Unruhe des Kindes ihr Zweifel an der „Güte" ihrer Milch erweckt, kurzum, wenn das Stillgeschäft eine Art Phobie oder Zwangsvorstellung auslöst, dann wird man ihm besser wohl ein baldiges Ende bereiten.

Der bekannten Neigung der Stillenden zu übermäßigem Fettansatz, ein Erzeugnis körperlicher Ruhe und überreichlicher Nahrungszufuhr, unterstützt durch eine Gleichgewichtsstörung in der Tätigkeit der endokrinen Drüsen, arbeitet man durch reichliche Bewegung und knappe Kost entgegen. Bei der Mehrzahl der Mütter namentlich der weniger wohlhabenden Kreise fehlt übrigens diese Zunahme, ja es sind geringe Abnahmen häufiger[1]). Das gleiche Verhalten nichtstillender Frauen belehrt, daß diese Veränderungen des Körpergewichtes nicht allein mit der Stillung zu tun haben und somit auch keine Indikation zum Absetzen bilden. Stärkere Gewichtsverluste habe ich nur in früheren Jahren bei solchen Müttern beobachtet, bei denen wir in der Anstalt die Abgabe größtmöglichster Mengen zu erzwingen strebten; offenbar reicht unter diesen extremen Verhältnissen die Ernährung nicht zur Erhaltung des Gleichgewichtes aus[2]). Daß bei fortschreitender Abmagerung gleichviel welcher Ursache das Nähren eingestellt oder wenigstens eingeschränkt werden soll, versteht sich von selbst.

Das Verhalten bei dem seltenen Diabetes während der Laktation[3]), wohl zu unterscheiden von der nicht ganz selten auftretenden Laktosurie, wird sich nach den Umständen richten. Bei diätetisch leicht zu entzuckernden Fällen wird man ruhig weiter stillen lassen, im Gegenfalle und überhaupt bei nicht ganz unberührtem Wohlbefinden der Mütter das Absetzen erwägen. Die meisten Fälle sind gutartig.

Ob eine akute infektiöse Erkrankung der Stillenden[4]) Anlaß zum Absetzen sein soll, darüber ist jeweilig unter Berücksichtigung des Kräftezustandes der Mutter und der Infektionsgefahr für das Kind zu entscheiden. Es ist dabei zu bedenken, daß die Entziehung der Brust den Säugling unter Umständen mehr gefährdet, als eine leichte Erkrankung. Übertriebene Ängstlichkeit ist nach

---

1) Vgl. Tugendreich, A. K. 50.
2) Vgl. auch Birk, M. m. W. 1911. Nr. 31.
3) Lit. v. Noorden, Zuckerkrankheit. Berlin, Hirschwald.
4) Lit. bei H. Schmoller, Hindern akute Infektionskrankheiten das Stillen. In-Diss. Leipzig 1907.

zahlreichen Erfahrungen nicht am Platze. Die Durchsicht der Kasuistik belehrt, daß die Stillung zumeist durchgehalten werden kann, ohne daß das Kind angesteckt wird. Ich selbst habe das bei leichtem Typhus, Rheumatismus, Grippe und Influenza, Angina, fieberhaftem Ikterus, Tonsillarabszeß, Scharlach, Erysipel, Parametritis und leichten Puerperalinfektionen bestätigen können. Immerhin ist alle Vorsicht zur Vermeidung einer Kontaktinfektion geboten und lieber einmal zu viel als einmal zu wenig das Kind von der Mutter zu trennen und mit abgezogener Milch zu ernähren. Manchmal wird es ratsam sein, die Nahrung kurz aufzukochen, weil sie während des Abziehens mit Krankheitserregern verunreinigt werden kann, während die primäre Infektion der Milch vom Blut aus innerhalb der Drüse praktisch bedeutungslos ist[1]). Vielmals ist ein Sinken der Milchmenge zu beobachten, das zur Beifütterung zwingt, bis diese mit fortschreitender Genesung wieder überflüssig wird. Auch ein gänzliches Wegbleiben der Nahrung kommt vor. Aber auch dieses ist zumeist kein endgültiges, und noch nach Wochen kann durch ruhiges und geduldiges Wiederanlegen die Sekretion wieder auf die alte Höhe gebracht werden — eine in der Praxis wohl zu beachtende Erfahrung.

    Für die häufigsten Erkrankungen gilt folgendes:

    Bei **Masern** soll immer weiter gestillt werden. Junge Säuglinge erkranken nicht oder leicht[2]), und jedenfalls kommt das Absetzen zu spät. Auch bei **Scharlach**[3]) scheint der Säugling einigermaßen immun zu sein, und man ist deshalb berechtigt, ihn bei der kranken Mutter zu belassen. Wer doch mit Ausnahmen rechnet, verfahre wie beim Typhus. Übrigens kann ein solches gesund gebliebenes Kind die Ansteckung auf andere übertragen[4])! Bei **Diphtherie** und **Erysipel** ist die Möglichkeit einer bedenklichen Erkrankung so groß, daß Trennung und Darreichung abgezogener und abgekochter Milch angeraten werden muß. Dieselbe Vorsicht empfiehlt sich beim **Typhus**, unbeschadet der Erfahrung, daß dem Kinde nur ausnahmsweise etwas geschieht. Die Milch pflegt hier wegzubleiben, um in der Genesung wiederzukehren. **Influenza** und **Grippe** werden ja gewöhnlich so leicht genommen, daß man an besondere Vorsichtsmaßregeln nicht denkt; der möglichen schweren Folgen wegen muß um so mehr die Notwendigkeit des sorgsamsten Schutzes des Kindes betont werden.

    Eine besonders wichtige und häufige Ursache des vorzeitigen Absetzens sind **Erkrankungen der Brust.**

    Die **Rhagaden** sind entweder radiär oder zirkulär und sitzen an der Basis oder auf der Spitze der Warze. Neben den seichteren oder tieferen eigentlichen Schrunden gibt es auch oberflächliche Defekte der Epitheldecke. Sie machen beim Stillen heftige Schmerzen, erschweren dadurch die Entleerung der Brust und begünstigen so das Entstehen von Milchstauung; außerdem stellen sie Eingangspforten von Entzündungserregern dar und rücken damit die Gefahr einer Mastitis nahe. Gelegentlich veranlaßt das aus ihnen gesaugte Blut beim Kinde Blutbrechen und schwarze Stühle (= Melaena spuria). Bei speckig belegten und infiltrierten Schrunden erinnere man sich, daß es sich möglicherweise um einen syphilitischen Primäraffekt handeln kann.

    Bei beginnendem Wundwerden erweist sich zuweilen die zweistündige Pinselung mit Glyzerin oder 5 bis 10 Prozent Tanninglyzerin (Fehling) nützlich. Genügt sie nicht, so ist Salbenbehandlung (Acid. boric. 2,5, Zinc. oxyd. 5,0, Naphthalan, Adip. lanae aa 12,5 [Schiller] oder Arg. nitric. 0,4, Balsam. Peruvian. 2,0, Adip. lanae ad 20,0 oder 1 Prozent Pellidolvaseline) am Platze. Die Schrunden sind beim Einstreichen gut zu entfalten, vor dem Anlegen die Salbenreste mit

---

    [1]) Vgl. Kap. Sepsis.
    [2]) Vgl. S. 589.
    [3]) Salge, B. kl. W. 1905. Nr. 36. Buffet-Delmas, A. m. e. Févr. 1911. Kerley, Ref. D. m. W. 1908. Nr. 49. Vgl. auch S. 655.
    [4]) Buffet-Delmas, l. c.

Öl oder Vaseline zu entfernen. Auch feuchte Umschläge (Aqu. rosarum 40,0, Glyzerin 20,0, Natr. borac. 8,0, Tinctur. benzoes 12,0 [Marfan], 3 prozent. Borlösung mit schmerzstillender 5 prozent. Karbolglyzerinpinselung [Eicher] werden empfohlen, doch ist die durch sie bewirkte Mazeration nicht willkommen. Immer ist für regelmäßige Entleerung der Brust Sorge zu tragen, schon weil die Spannung den Schmerz steigert. Übergroße Empfindlichkeit beim Anlegen kann durch vorausgehendes Aufstreuen von Anästhesinpulver oder Einpinseln einer 10 prozent. Anästhesinglyzerinlösung gemildert werden. Auch Betupfen mit 3- bis 5 prozent. Höllensteinlösung kann nach Abklingen des Ätzschmerzes Empfindungslosigkeit bringen. Reicht das nicht hin, so folgt der Versuch, durch Saughütchen trinken zu lassen. Als letztes Mittel kommt ein drei- bis viertägiges Absetzen mit schonendem Abziehen der Milch in Betracht; zuweilen kann währenddessen die Heilung unter Erhaltung der Sekretion so weit gefördert werden, daß das Anlegen wieder möglich wird. Oft aber ist alle Mühe fruchtlos, und das kleine, aber qualvolle Leiden zwingt zum endgültigen Aufgeben der Stillversuche.

Es gibt auch eine **Hyperästhesie der Warze ohne Rhagaden,** die recht erhebliche Schmerzen macht. In meinen Fällen ist es mit antineuralgischen Mitteln und Anästhesinpinselungen vor dem Anlegen gelungen, über die Schwierigkeiten hinwegzukommen. Auch eine Gerbung der Warzenhaut durch wiederholte Pinselungen mit Jodtinktur kommt in Frage. Gelegentlich wird vorübergehend die Anwendung eines Saughütchens nötig werden.

Die gewöhnlichen **Saughütchen** bestehen aus einer kleinen, nur wenig über den Warzenhof hinübergreifenden Glasglocke mit übergezogenem Puppensauger. Ein anderes Modell. (Berckhan) umfaßt mit seinem unteren, gläsernen Kugelsegment einen größeren Teil der Brust, während ein darauf gespannter Kautschukteil mit konisch vorgetriebener mehrfach durchbohrter Mitte die Form der Warze mit dem Warzenhof nachahmt. Ähnlich in der Form, aber ganz aus Kautschuk bestehend ist das sehr empfehlenswerte Modell „Infantibus" (Stern)[1]. Es hat den Vorteil, daß es selbsttätig festhaftet, während die anderen Apparate gehalten werden müssen. Das Trinken aus dem Saughütchen läßt sich übrigens bei vielen Kindern nicht durchsetzen — sie bekommen entweder keine oder zu wenig Nahrung oder lehnen den Ersatz gänzlich ab.

Bei den ersten Zeichen einer **Mastitis** wird die kranke Brust hochgebunden und eine Eisblase oder ein hydropathischer Umschlag aufgelegt. An der gesunden Seite wird weiter gestillt. Ob die kranke Seite in Ruhe gelassen oder entleert werden soll, darüber herrschen verschiedene Ansichten. Einige (Czerny, Schloßmann) lassen, wenn kein Eiter in die Milch gelangt, weiter anlegen, im anderen Falle, oder wenn das Anlegen zu starke Schmerzen macht, wenigstens abziehen. Auf diese Art wird vielleicht einem Rückgang der Milch entgegengearbeitet, der Anteil der Entzündung, der auf Milchstauung beruht, beseitigt, und auch durch Wegfall der Spannung der Zustand erträglicher. Andere meinen, daß bei vollkommener Ruhe der Brust — allenfalls unter Verringerung der Füllung durch vorsichtiges Abziehen kleiner Mengen — die Aussichten für eine Kupierung der Entzündung oder wenigstens für eine Lokalisierung des Abszesses besser sind[2]. Auch ich habe mit dieser Methode gute Erfahrungen gemacht. In sehr vielen Fällen schwindet das Fieber nach 1- bis 3 mal 24 Stunden, und es kommt zur Verteilung des Infiltrates. Oder aber es bildet sich ein umschriebener Abszeß, der nur einer kleinen Inzision bedarf und bei genügender Sorge für Abfluß bald ausheilt. Mit dem Anlegen kann — auch wenn es zur Bildung eines nun nicht mehr fortschreitenden Eiterherdes gekommen ist — nach der Entfieberung wieder begonnen werden. Dauert das Fieber länger, so ist die Benutzung und Erhaltung der kranken Seite fürs Erste

---

[1] M. m. W. 1911. Nr. 25 (zur Zeit nicht erhältlich).
[2] Vgl. z. B. Eicher B. G. G. 17.

überhaupt nicht möglich. In diesen Fällen ist die Entstehung umfangreicherer oder multipler Abszesse zu erwarten.

Auch Brüste, die wegen Mastitis längere Zeit außer Dienst gesetzt waren, und bei denen die Milch scheinbar ganz verschwunden ist, können durch geduldiges Anlegen allmählich wieder in Gang gebracht werden. So berichtet Quillier von einem Erfolg nach 30 tägiger Ruhe, ich selbst sah einmal vollkommene Wiederkehr der Sekretion noch nach 6 wöchiger Pause.

In meiner Anstalt, die ständig 20 Mütter beherbergt, ist während einer 19 jährigen Beobachtungszeit die Zahl der Mastitiskranken verschwindend klein gewesen, zwischen den einzelnen Fällen sind zuweilen Jahre vergangen. Alle Erkrankungen, mit Ausnahme von zwei noch zu erwähnenden, verliefen überaus gutartig mit Ausgang in Verteilung oder umschriebene, schnell mit kleiner Stichinzision heilender Einschmelzung. In auffallendem Gegensatz hierzu steht die große Häufigkeit von oft schweren Fällen in der Privatpraxis. Die Ursache dieses Unterschiedes ist nicht sicher bekannt, aber es ist wohl kaum anders denkbar, als daß Verschiedenheiten in der Behandlung der Brust schuldig sein müssen. Vielleicht sind es die oft stundenlang fortgesetzten Bemühungen bei schlecht trinkenden Kindern oder schwergehenden oder wenig ergiebigen Brüsten, die zu Mazeration der Warzenhaut und Infektion führen. Vielleicht kommt auch folgendes in Frage: Bekanntlich entstehen viele Mastitiden nicht durch Lymphangitis von wunden Stellen der Warze aus, sondern als „Stauungsmastitis“ durch Infektion des zurückgehaltenen Sekretes durch die Milchgänge bei mangelhafter Entleerung der Drüse[1]). Solche Stauungen, zuweilen an der Bildung leicht druckempfindlicher „Milchknoten“ erkennbar, dürften namentlich unter Verhältnissen zustande kommen, die das Entstehen jener psychischen Hemmungen des nervösen Anteiles des Entleerungsmechanismus begünstigen, von denen oben die Rede war[2]). Damit würde verständlich werden daß die Mastitis gerade in denjenigen Kreisen am häufigsten ist, die auch das Hauptkontingent der Stillunfähigen und Stillschwachen stellen.

Von verschiedenen Seiten[3]) ist auch die Behandlung der Mastitis mit Bierscher **Saugglocke**[4]) empfohlen und als besonders glänzend hingestellt worden. Sie soll namentlich auch ermöglichen, die Abszesse durch kleinste Stichinzision auszupumpen und so auch ein kosmetisch vorzügliches Ergebnis gewährleisten. Ich kann mich dazu nur etwas zurückhaltend äußern. Einmal erfordert das Verfahren sehr viel Zeit und Aufsicht, auf der anderen Seite habe ich in meinen eigenen Fällen weder schnellere noch bessere Erfolge gesehen, als ich vorher gewohnt gewesen war[5]). Dazu kommt, daß doch einmal trotz vorschriftsmäßigen Vorgehens der Abfluß aus der kleinsten Stichinzision ungenügend sein und ein Fortschreiten der Eiterung stattfinden kann. Die beiden einzigen Fälle, bei denen ich schließlich zur breitesten Eröffnung der mit Abszessen durchsetzten Drüse gezwungen war, sind mir unter Versuchen mit diesem Verfahren entstanden.

2. Ammenwahl[6]).

Eine recht erfreuliche Nebenwirkung der Wiederzunahme des Selbststillens auch in den wohlhabenden Kreisen ist der Rückgang des Ammenwesens. Wir Ärzte begrüßen ihn nicht nur aus ethischen und sozialen Gründen, sondern auch aus dem Gefühl der Erleichterung heraus, daß uns weniger oft mit der Ammenwahl eine Verantwortung auferlegt wird, die wir in vollem Umfange niemals zu übernehmen in der Lage waren. Selbst der sorgsamste Untersucher wird nicht uneingeschränkt verbürgen können, daß in der von ihm als gesund begutachteten Person nicht doch ein Leiden verborgen ist, das auf das Kind

---

[1]) Schiller, M. K. Orig. IX. 11. v. Jaschke l. c.

[2]) Vgl. S. 22.

[3]) Lit. bei Runge, M. m. W. 1908. Nr. 1.

[4]) Die Mamma wird mittels Luftpumpe in eine Glasglocke angesaugt, die 2 bis 4 cm kleiner ist, bis die Kranke Schmerz äußert; die Brust wird dabei blaurot und entleert etwas Milch, aus den Abszeßöffnungen wird der Eiter abgesaugt. Es wird täglich 1- bis 2 mal 1/2 bis 1 Stunde lang gesaugt, alle 10 Minuten wird 5 Minuten Pause gemacht.

[5]) Ähnlich Winter, Z. f. Säuglingsfürsorge. Juni 1912.

[6]) Lit. Czerny-Keller, Marfan, l. c. Schlichter, Anleit. z. Untersuch. usw. der Amme. Wien 1894. Schmalfuß, Stellung u. Aufgaben des Ammenuntersuchungsarztes in Fürst-Windscheid, Hb. d. sozial. Medizin VII. 1905. K. Basch, Prakt. Ergebn. d. Geburtsh. u. Gyn. 4.

übertragen werden kann. Nicht immer wird man auch die Familienverhältnisse so genau kennen, daß man umgekehrt die Gefährdung einer gesunden Amme durch das Kind sicher ausschalten kann. Rechnet man hinzu die Möglichkeit der Einschleppung einer von der Amme später erworbenen, ansteckenden Erkrankung in die Familie, so ist das Mißliche der Lage genügend gekennzeichnet. Nur Unerfahrene werden diese Bedenken für übertrieben halten. Ich wenigstens habe — abgesehen von Ansteckung der Amme mit Syphilis — im Laufe der Jahre in der konsultativen Praxis doch eine immerhin so beachtenswerte Zahl von Übertragungen, namentlich von Tuberkulose, weniger von Syphilis und Gonorrhöe auf das Kind gesehen, daß ich nur mit großem Widerstreben an die Annahme einer Amme herangehe.

Die Anforderungen an Körperbeschaffenheit und Milchreichtum einer Amme sind selbstverständlich weit höher zu stellen, als bei der Frau, die zum Nähren des eigenen Kindes ermutigt wird. Von den zahlreichen Bedingungen körperlicher und seelischer Art, deren Erfüllung die Autoren früherer Zeiten verlangten, und die im Publikum heute noch eine Rolle·spielen, dürfen allerdings ausgiebige Abstriche gemacht werden. Wir bestehen nicht mehr darauf, eine Zweitgebärende zu suchen, wir verzichten auf die Gleichaltrigkeit des Ammenkindes und nehmen außer kariösen Zähnen noch manchen anderen Schönheitsfehler in den Kauf. Nur drei Eigenschaften sind unerläßlich: die Amme muß gesund sein, sie muß zweckentsprechend gebildete Brüste und Brustwarzen besitzen und einen genügenden Milchreichtum aufweisen.

Die **Untersuchung** erstrecke sich vor allem auf Syphilis und Tuberkulose. Die Wassermannsche Reaktion wird ein gewissenhafter Arzt für unerläßlich halten. Sie ist auch bei klinisch völlig symptomfreien Personen häufig genug positiv[1]). Wochenbettschäden und Sexualleiden sind zu berücksichtigen; ein mäßiger Fluor darf hingenommen werden, wenn Ausstriche aus Vagina und besonders auch Urethra gonokokkenfrei sind. Man untersuche den Urin und vergesse nicht, auf Skabies, Pediculi und Phthirii zu fahnden.

Unerläßlich ist die **Besichtigung des Ammenkindes**. Sein Zustand gibt den besten Maßstab für die Leistungsfähigkeit der mütterlichen Brust, und seine Gesundheit ist eine Stütze mehr für die Ausschließung der Syphilis, freilich nur eine bedingt zuverlässige. Denn zur Genüge ist bekannt, daß zahlreiche Kinder bis zum Ausbruch der ersten Symptome vollkommen unverdächtig erscheinen. Kaum jemals wird ein Ammenkind mit typischen Erscheinungen vorgewiesen werden. Um so wichtiger ist die Beachtung der unscheinbaren prodromalen und intervallären Zeichen. Im übrigen kommt es wohl vor, daß statt des eigenen, schwachen oder kranken Kindes ein fremdes, kräftiges vorgezeigt wird.

Die **Eignung der Brust** erkennt man am gut ausgebildeten Drüsenkörper und an der leicht faßbaren Form der Warze. Milchreiche Brüste fühlen sich warm an, zeigen stark entwickelte Venen und sind meist konisch, aber auch konische Brüste können spärlich arbeiten und kugelige ergiebig fließen.

Den Grad des Milchreichtums fühlt eine geübte Hand annähernd an der Beschaffenheit der Brust: Die leistungsfähige Brust gibt gefüllt eine eigenartige festweiche, an Fluktuation erinnernde Resistenz, in der noch die Drüsenlappen abzutasten sind; die spärliche ist fester, härter, knotiger. Pralle Spannung kann täuschen; auch bei geringer Ergiebigkeit kann sie durch längere Stauung

---

[1]) In der Klinik verfüttern wir die Milch syphilitischer Ammen — mit Ausnahme solcher mit floriden Symptomen — unbedenklich, nachdem sie vorher kurz aufgekocht wurde.

erzeugt werden. Bezeichnend für die Größe der Milchmenge ist der Unterschied vor und nach der Entleerung. Als gutes Kriterium für genügende Nahrung darf es gelten, wenn auch nach dem Trinken die Milch noch in feinen Strahlen vorgespritzt werden kann. Einen genauen Maßstab für die augenblickliche Füllung gibt die Wägung des Kindes vor und nach dem Anlegen; immerhin ist zu bedenken, daß auch in der milcharmen Brust während stundenlanger Ruhe erhebliche Mengen angesammelt werden. Auch ohne Wage läßt ein häufiges, im besten Falle der Zahl der Saugbewegungen entsprechendes Schlucken die gute Ammenbrust erkennen.

Alle chemischen und mikroskopischen **Untersuchungen der Milch** sind überflüssig, da allfällige Fehler, soweit solche überhaupt denkbar sind, sich dem Nachweise mit den vorhandenen Methoden entziehen[1]). Ob Kind und Amme zusammen passen, lehrt einzig der Ausfall des Versuches. Nur in einer Lage gewährt die mikroskopische Betrachtung einen Nutzen, dann nämlich, wenn sich reichlich Kolostrumkörperchen finden. Eine solche Brust ist im Rückgang; sie kann wahrscheinlich nur mit Mühe wieder auf größere Ergiebigkeit gebracht werden und eignet sich deshalb nicht für den vorliegenden Zweck.

Von sonstigen Anforderungen sei nur noch derjenigen der Gleichaltrigkeit des Ammenkindes gedacht, die eine der häufigsten Ursachen ist, warum im übrigen gute Ammen von Ärzten und Eltern zurückgewiesen werden. Wir Anstaltsärzte haben uns längst davon überzeugt, daß auch hier wieder, wie in so vielen Fragen der Säuglingsernährung, ein völlig grundloses Vorurteil besteht. Bei uns stillen mit gleichem Erfolg vielmonatige Ammen die jüngsten und Wöchnerinnen die ältesten Kinder. Und ebenso wird im Privathause niemals ein Nachteil entstehen, wenn man nur dafür sorgt, daß ein junges, schwaches oder krankes Kind durch einen etwaigen Überfluß der älteren Amme nicht überfüttert werde. Wer das tut, wird eine obere Altersgrenze nicht zu ziehen brauchen. Nach unten soll man nur notgedrungen unter 6 Wochen gehen, einesteils weil erst in dieser Zeit die Funktion genügend im Gange ist, andererseits, weil bis dahin wenigstens bei der Mehrzahl der Kinder die ererbte Syphilis sich erklärt hat.

Man kann nach einmaliger Untersuchung der Amme natürlich nur aussagen, daß die Person zurzeit frei von Krankheitserscheinungen ist, nicht aber, daß sie sicher gesund sei. Und ebenso läßt sich nur feststellen, daß augenblicklich genügend Milch vorhanden ist; ob diese dauern, ob die Amme für das Kind geeignet sein wird, entzieht sich der sicheren Voraussage. Es kommt nicht selten vor, daß eine Person, die der Arzt nach bestem Wissen als vortreffliche Amme bezeichnen darf, die vielleicht in einem Säuglingsheim schon Beweise ihrer Leistungsfähigkeit gegeben hat, nach kurzer Frist wieder entlassen wird, weil sie „die Nahrung verliert". Woher dieses häufige **Versagen der Ammen** in der Privatpraxis kommt, das in Anstalten unbekannt ist, wurde bereits oben erwähnt. Hierzu treten jene Fälle, wo die Entlassung erfolgt, weil „die Milch dem Kinde nicht bekommt" und Durchfall oder Erbrechen bewirkt. Auch dieses Urteil ist zumeist irrig. Oft handelt es sich nur um Überfütterung bei allzu reichlicher Nahrung und schwachem Kinde. Oder der Säugling gehört zu jener Gruppe von konstitutionell abnormen Kindern, die gesetzmäßigerweise bei Ernährung mit Frauenmilch dyspeptische Erscheinungen zeigen[1]). Schließlich wird wohl auch Amme auf Amme als untauglich weggeschickt, weil bei einem schwer kranken Kinde die erhoffte und versprochene Zunahme auf sich warten läßt, während in Wirklichkeit nur jenes gerade bei Frauenmilch-

---

[1]) Vgl. S. 326.

darreichung so ausgesprochene und lange Vorstadium der völligen Heilung schwerer Ernährungsstörungen vorliegt, in dem wochen- und monatelang trotz langsamer Besserung des Allgemeinbefindens die Gewichtszunahme zunächst noch ausbleibt, um erst später, meist sogar erst bei geeigneter Zufütterung einzusetzen[1]).

Ein Arzt, der die Verhältnisse der Brusternährung beherrscht, wird sonach einen wiederholten Ammenwechsel nur in wenigen Fällen nötig haben. Er wird bis zu einem gewissen Grade schon bei der Ammenwahl ein Gleichgewicht zwischen Kind und Ernährerin anstreben. Nicht immer ist diejenige empfehlenswert, deren Brust die reichste ist. Für ein schwaches Kind z. B. ist die mittlere Amme besser, wenn ihre Brust nur leicht geht, d. h. schon bei wenig kräftigem Saugen zu fließen beginnt. Im übrigen vermeide man Überernährung des Kindes ebenso, wie Milchstauung der Amme, und sorge rechtzeitig für ergänzende anderweitige Entleerung der Brust, wenn sie mehr enthält, als zur Deckung des Bedarfes nötig ist. Unter Umständen wäre daran zu denken, bis die gegenseitige Anpassung gesichert ist, die Amme mit ihrem Kinde aufzunehmen. Dann würde auch jenes so oft gedankenlos begangene Unrecht vermieden werden, daß die Person ohne Anspruch auf Entschädigung einfach abgelohnt wird, nachdem sie ohne eigene Schuld mit der Nahrung das verloren hat, was unter anderen Umständen ihr und ihrem Kinde monatelang den Unterhalt gewährt hätte.

Ein nachdrücklicheres Eintreten für den **Schutz der Ammenkinder**[2]) ist überhaupt eine Forderung, deren Erfüllung die ethischen Bedenken gegen das Ammenwesen wesentlich mildern könnte. Und auch in anderer Hinsicht bedarf es hier dringender Reformen. Das jetzige Unwesen der Vermieterinnen sollte aufhören und ersetzt werden durch zuverlässige Vermittlungsinstitute, für deren Betrieb derjenige des Schloßmannschen Säuglingsheimes vorbildlich geworden ist. Dort werden die Frischentbundenen mit dem Kinde aufgenommen, erholen sich, werden zur Leistungsfähigkeit herangezogen, und ihre Anwesenheit kommt nicht nur dem eigenen, sondern auch anderen kranken Kindern der Anstalt zugute. Nach längerem Aufenthalt, in dem Gesundheit und Milchreichtum genügend zuverlässig festgestellt werden konnte, werden sie in die Familie entlassen zu einer Zeit, wo ihr eigenes Kind über die Hauptgefahren hinaus ist. Auch weiterhin bleibt das nunmehr in Pflege gebrachte Kind in der Aufsicht der Anstalt. So wird zugleich die Qualität der Amme gefördert, die Ansteckungsgefahr beseitigt und durch Versorgung des Kindes das Odium des Inhumanen auf ein Minimum vermindert. Freilich sind die Vermittlungsgebühren dieser Anstalten zurzeit noch so hohe, daß nur die wohlhabenden Kreise von ihnen Nutzen ziehen können.

Mancherorts wird auch von der Einrichtung der **Stillfrauen**[3]) Gebrauch gemacht — das sind Stillende, die 2- bis 3mal täglich ins Haus gehen, um ein fremdes Kind anzulegen. Die sorgsamste ärztliche Kontrolle aller Beteiligten ist hier ganz besonders nötig, wenn böse Erfahrungen vermieden werden sollen.

Es bleibt abzuwarten, welche Gestaltung die Ammenfrage unter der neuen Ordnung in Deutschland gewinnen wird. Vermutlich dürfte es zu einem erheblichen Rückgang von Nachfrage und Angebot kommen.

3. Überwachung des Kindes.

Unter normalen Verhältnissen. Das wesentliche Ziel der Überwachung des Kindes ist eine vernünftige Gewöhnung. Sie soll sich soweit tunlich den Wünschen des Kleinen anpassen und ihm in bezug auf Zeiten, Zahl und Dauer der Mahlzeiten ein gewisses Selbstbestimmungsrecht zubilligen, ohne dabei zu weit zu gehen und etwa jedes Schreien mit der Darreichung der Brust zu besänftigen. Die Regelmäßigkeit der Tageseinteilung zwischen Schlaf, Wachen

---

[1]) Vgl. Kap. Reparation der Ernährungsstörungen.
[2]) Schloßmann, A. K. 33. Pfaundler, W. kl. W. 1903. Nr. 32. Weiß, W.m. Pr. 1903. Nr. 6. H. Neumann, Öffentlicher Kinderschutz im Hb. d. Hygiene von Th. Weyl, Bd. 7. Tugendreich, Mutter u. Säuglingsfürsorge. Stuttgart, Enke, 1918 (Lit.).
[3]) Lit. bei Tugendreich, l. c.

und Nahrungsverlangen, die sich binnen kurzem einzustellen pflegt, ist oft staunenswert. Diese gewünschte Ordnung ist nicht Selbstzweck, sondern sie verbürgt, daß die Nahrungsmengen sich innerhalb der physiologischen Grenzen halten und ein Nachteil ausgeschlossen bleibt.

Das Neugeborene erhält am ersten Tage nur etwas saccharingesüßten Tee; weiterhin bekommt es die Brust, so oft es „sich meldet". Daraus ergeben sich 5 bis 6 Mahlzeiten in 24 Stunden mit mindestens dreistündigen Zwischenpausen. Auch das ältere Kind stellt sich auf diese Ordnung ein. Es entspricht also nur den natürlichen Verhältnissen, wenn von den deutschen Kinderärzten diese **Zahl der Mahlzeiten** als die zweckmäßigste empfohlen wird[1]). Als die zweckmäßigste, keineswegs aber als die in allen Fällen unbedingt festzuhaltende! Gelegentlich genügen schon 4 Mahlzeiten (Würtz), viel öfter wird, wenigstens zu Beginn, ein häufigeres Anlegen notwendig[2]). Von den im Volke vielbeliebten und auch von außerdeutschen Ärzten vielfach noch anempfohlenen zweistündigen Mahlzeiten ist bei normalen Säuglingen abzuraten. Kein einziger Grund kann zu ihren Gunsten angeführt werden, nachdem auch der, daß der Magen nach zwei Stunden leer ist, hinfällig geworden.

Die **Dauer der Einzelmahlzeit** soll vom Kinde selbst bestimmt werden. Im Einzelfalle ist sie abhängig vom Milchreichtum der Brust und von der Saugkraft des Kindes. Nicht selten wird das Nahrungsbedürfnis in wenigen Minuten befriedigt; im Durchschnitt dürfen 20 Minuten gerechnet werden. Ein Überschreiten dieser Zeit ist zwecklos; denn es ist falsch, zu glauben, daß langes Saugen die Nahrungsmenge entsprechend steigert. Im Gegenteil ist nachgewiesen[3]), daß die Hauptmenge der jeweiligen Mahlzeit in den ersten fünf Minuten verzehrt wird, die nächsten fünf bringen nur die Hälfte oder ein Drittel der früheren, und was noch nachkommt, ist nicht der Rede wert. Andererseits kann langes Anlegen auch schaden; Frühgeburten kühlen sich dabei oft zu stark ab. Ein Kind, das so schlecht trinkt, daß es innerhalb der genannten Frist die nötige Menge nicht entnimmt, wird besser einmal mehr am Tage angelegt, als daß man die Trinkzeit ins Ungemessene verlängert.

Die **Größe der Einzelmahlzeit**[4]) schwankt bei demselben Kinde und am gleichen Tage innerhalb recht weiter Grenzen. Die größte Dosis kann das Doppelte und selbst Dreifache der kleinsten betragen. Zahlreiche Kinder überschreiten gewohnheitsgemäß diejenigen Mengen, die als zulässige Maxima erklärt wurden, weil sie der an der Leiche festgestellten Magenkapazität des betreffenden Alters (Fleischmann, Pfaundler)[5]) entsprechen — ein Beispiel dafür, wie wenig andere Methoden als allein die Beobachtung des gesunden Kindes die Einsicht in die Vorgänge zu fördern vermögen. Es liegt somit auch kein Grund vor, die Einzelmahlzeit vorzeitig zu unterbrechen, aus Angst, daß es zu einer „Magendehnung" kommen könne. Damit ist aber keineswegs gesagt, daß eine übergroße Nahrungsaufnahme wünschenswert ist, und unbedingt verwerflich sind alle Versuche, dem Kinde, das befriedigt von der

---

[1]) A. Czerny, P. m. W. 1893. 41/42. A. Keller, Z. i. M. 1900. Nr. 16.
[2]) Vgl. S. 46.
[3]) Feer, J. K. 42. Süßwein, A. K. 40.
[4]) Vgl. außer den erwähnten Autoren besonders Peters, A. K. 30.
[5]) Pfaundler (Üb. Magenkap. u. Gastrektasie im Kindesalter, Biblioth. med. Abt. D. 5. 1899) verlangt am Ende des

1.	2.	3.	4.	5.	6. usw. Monats
90 cm³	100	110	125	140	160 u. s. f.

Daneben stelle ich die Zahlen von Biermers (A. K. 47) vortrefflich gedeihendem Kinde

180—190	210—225	230	260—300	250—360 u. s. f.

Noch mehr trank das Kind Würtzs

110—160	160—300	300—600	370—410	380—420.

Brust „abfällt", durch immer wieder erneutes Anlegen, durch Einspritzen und andere Kunstgriffe noch ein Mehr zukommen zu lassen.

Das **Trinken**[1]) stellt einen Saug- und Kauakt dar, der ohne Beanspruchung der Inspiration („primitives Saugverfahren", Auerbach) erfolgt durch feste Umschließung der Warze mit den Lippen und Niederdrücken und Vorstrecken der Zunge bei geöffnetem Kiefer, wodurch die Warze angesaugt und die Milchgänge gefüllt werden. Beim Schlusse des Unterkiefers wird dann die volle Warze ausgepreßt. Bei seiner Tätigkeit entfaltet das Kind wenigstens zu Beginn eine meßbare Saugarbeit, die einem Manometerdruck von 10 bis 30 (schwache Kinder), 70 und selbst 140 cm Wasser entspricht. Die zur Entleerung erforderliche Druckhöhe beträgt bei leichtgehenden Brüsten 40 bis 58, bei mittelschwergehenden 65 bis 84, bei schwergehenden 91 bis 104 cm Wasser. Fast immer stellt das Kind eine bestimmte Druckhöhe her, die während des größten Teiles des Saugaktes festgehalten wird, sei es ohne oder unter sehr geringen, sei es mit stärkeren Druckschwankungen. Diese Druckhöhe fällt mit dem Druckmittel keineswegs zusammen. Sie wird als „Prädilektions- oder Vorzugsdruck" bezeichnet (H. Barth). Bei sehr leichtgehenden Brüsten ist die Arbeit allerdings nahezu 0. Die Mahlzeit wird entweder in einem Zug genommen oder in mehreren Absätzen.

Verhalten bei Stillschwierigkeiten. Was hat zu geschehen, wenn bei der Wöchnerin sich die Milch so zögernd und so spärlich einfindet, daß dem Neugeborenen über die ersten Tage hinaus die Gefahr der **Unterernährung infolge Milchmangels** droht?

Die Lehrbücher raten, bis zum Ende der ersten, ja bis weit in die zweite Woche hinein ruhig abzuwarten und nur das Flüssigkeitsbedürfnis mit saccharingesüßtem Tee zu stillen. Erst wenn auch noch weiter zu wenig Nahrung da ist, soll zugefüttert werden. Man hofft auf diese Weise durch das regelmäßige Anlegen auch bei diesen Müttern noch einen Erfolg zu erzielen, und fürchtet, daß das Kind nach der Bekanntschaft mit der leichtfließenden Flasche seine Bemühungen an der Brust einstellt. Die Nachteile für das Kind werden nicht hoch eingeschätzt, ja das Neugeborene soll sogar die Unterernährung besonders gut vertragen.

Ich möchte diese Empfehlung nur für Fälle mit einem geringen Fehlbetrag unterschreiben. Darüber hinaus halte ich sie nicht nur für schwer durchführbar in der Hauspraxis, sondern auch für nicht so ganz unbedenklich. Das ruhige Abwarten ist nicht so leicht, wenn die Umgebung unruhig wird. Und seitdem ich einige Male bei lehrbuchmäßig behandelten Kindern Hungerkollapse gesehen habe, vertraue ich auch der Widerstandskraft nicht so unbedingt. Es ist auch nicht jedermanns Sache, sich Honorarverweigerung und Anklage wegen „Kunstfehler" auszusetzen, die schon zuweilen die Folge eines überzeugungstreuen Eintretens für das Durchhalten um jeden Preis gewesen sind. Ich rate also zu verhältnismäßig früher Beigabe abgezogener Frauenmilch oder, wo diese nicht erhältlich, eines für Neugeborene geeigneten Ersatzes[2]), die man, damit keine Gewöhnung an den Sauger und Entwöhnung von der Brust eintritt, zweckmäßig mit dem Löffel verabreicht. Steigt die Milchmenge, so kann dem nunmehr kräftigeren Kind der Zusatz allmählich wieder entzogen werden.

Auch bei reichlich vorhandener Nahrung können Schwierigkeiten entstehen, wenn das Kind nicht genügend trinkt. Abgesehen von zufälligen Erkrankungen, insbesondere Schnupfen, Mundentzündungen, Wolfsrachen und Infektionen mit Verringerung des Appetits kommen folgende Zustände in Betracht[3]).

---

[1]) Biedert, D. A. Kl. M. 17. Auerbach, Arch. f. Anat. u. Phys. 1888. Pfaundler, V. G. K. München 1899. Basch, J. K. 37. Cramer, D. M. W. 1900. Nr. 2. u. V. V. 263. H. Barth, Z. K. 10.

[2]) Vgl. S. 198.

[3]) Vgl. Rietschel, J. K. 75. Rosenstern, D. m. W. 1912. Nr. 39. v. Jaschke, v. Reuß, v. Pfaundler, l. c.

Neben den infolge von Frühgeburt oder Geburtstraumen **Trinkschwachen,** die erst mit zunehmender Kräftigung besser zu trinken beginnen, gibt es eine Gruppe von Kindern, die trotz anscheinend ganz kräftigen Saugens in den üblichen 5 bis 6 Mahlzeiten nicht so viel zu sich nehmen, daß eine Zunahme erfolgen kann. Ohne besondere Maßnahmen würde ihr Gewicht durch Wochen hindurch stehen und sich erst spät zu heben beginnen. Mit Unrecht werden auch diese Kinder zu den Trinkschwachen oder Trinkfaulen gestellt; denn wenn auch viele schwächliche Frühgeburten diese Trinkweise haben, so findet sie sich auch bei ausgetragenen, und im übrigen allem Anschein nach durchaus muskelkräftigen Kindern. Die wahre Ursache ist vielmehr eine **Trinkungeschicklichkeit.**

Nach den Untersuchungen H. Barths[1]) handelt es sich hier um einen vom normalen abweichenden Trinktypus. Während normale Kinder die Hauptmenge der Einzelmahlzeit in den ersten 5 Minuten zu sich nehmen und dann ein andauernder Abfall erfolgt, herrscht hier völlige Regellosigkeit — bald annähernd gleiche, aber ungenügende Mengen in allen Zeitabschnitten, bald fruchtloses Saugen zu Beginn mit willkürlichen Schwankungen in der Folge. Auch noch andere Typen werden beobachtet. Genaue manometrische Aufzeichnungen zeigen nun, daß dieser geringe Erfolg keineswegs einer zu geringen Kräfteentfaltung zuzuschreiben ist. Die durchschnittliche Arbeitsleistung ist dieselbe, wie bei

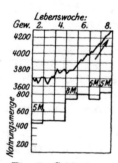

Fig. 7. Schlechter Trinker, Vermehrung der Mahlzeiten nur kurze Zeit erforderlich.

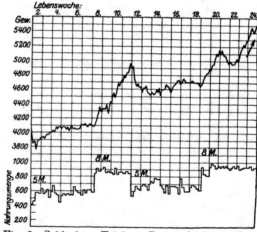

Fig. 8. Schlechter Trinker. Dauernde Notwendigkeit zahlreicher Mahlzeiten.

normalen Kindern, aber der „Prädilektionsdruck" (s. o.) wird nicht auf die Höhe eingestellt, deren es zur ausgiebigen Entleerung der Brust bedarf. Also eine Störung des Trinkmechanismus in der Richtung einer mangelhaften Anpassung an die Anforderung, keine Trinkschwäche. Es liegt näher, dieses Verhalten auf eine noch unvollkommene Funktion des Muskelsinnes zu beziehen, der noch nicht versteht, die Innervation dem Widerstand entsprechend zu regeln.

Um solche Kinder auf größere Nahrungsmengen und damit zur Zunahme zu bringen, kann man zunächst jedesmal beiderseits anlegen. Wird damit nichts erreicht, so kann abgezogene Milch aus der Flasche nachgefüttert werden, oder es wird die Zahl der Mahlzeiten auf 6, 7 oder 8 erhöht. Die Dauer des Trinkens bleibt dabei die gewöhnliche; die übermäßig verlängerte Trinkzeit, die man in der Praxis sieht, ist ebenso zweckwidrig wie lästig. Bei vielen Kindern bessert sich die Trinkfertigkeit so schnell, daß schon nach kurzer Zeit die Rückkehr zu seltenen Mahlzeiten möglich wird (Fig. 7); bei anderen ist ein früher Versuch in dieser Richtung nutzlos und erst ein späterer führt zum Ziel (Fig. 8).

---

¹) l. c.

Wahrscheinlich ebenfalls auf anfänglicher Unterentwicklung irgendeiner Komponente des komplizierten Trinkreflexes beruht es, wenn Kinder zuerst gierig anfassen, nach wenigen Zügen aber wieder loslassen und einschlafen. Aufgerüttelt, beginnen sie das Spiel von neuem. Ältere Säuglinge „spielen" mit der Warze, ziehen kaum und haben für die Ereignisse in der Umgebung erheblich größere Teilnahme, als für das Trinken. Bei dieser **Trinkfaulheit** wird jede Mahlzeit für die Mutter zu einer lang hingezogenen Mühseligkeit; Hungern lassen hilft nicht viel, nur mit unermüdlichem, häufigem Anlegen, Einspritzen von Milch, gegebenenfalls Nachfütterung aus der Flasche oder Sondenfütterung geht es vorwärts. Immerhin ist auch hier nach einigen Wochen ein Erfolg zu erhoffen.

Anders wieder sind die „**brustscheuen Kinder**", die überhaupt die Brust nicht nehmen wollen, sich abwenden und sträuben und die mit Gewalt eingeführte Warze unter Schreien wieder fahren lassen. Hier spielt wohl eine konstitutionell „neuropathische" Grundlage mit, ebenso wie bei älteren Säuglingen, die von einem gewissen Augenblick an aufhören, ordentlich zu trinken, nicht mehr ordentlich zunehmen und allen Beeinflussungsversuchen sehr schwer zugängig sind.

Auch die **Luftschlucker** muß man kennen. Sie verraten sich dadurch, daß sie mitten im Trinken plötzlich loslassen, unter Pressen und Erröten sich ängstlich gegen das Wiederanlegen wehren und, trotzdem angelegt, speien oder erbrechen. Setzt man sie auf und läßt man sie aufstoßen, so beruhigen sie sich und trinken weiter (Fig. 9). Ein alter Brauch erfahrener Kinderpflegerinnen findet so seine gute Begründung. Die äußerlich sichtbare Auftreibung der Magengegend läßt vermuten, und das Röntgenbild bestätigt, daß eine Dehnung des Magens durch übermäßig geschluckte Luft die Ursache der Beschwerden ist[1]).

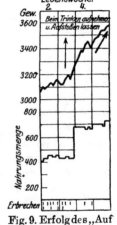

Fig. 9. Erfolg des „Aufstoßenlassens" bei einem Luftschlucker.

Seltener, als die eben geschilderten leichten und gutartigen Formen von Trinkschwierigkeiten, bietet sich Gelegenheit, Fälle anderer Art zu beobachten, denen tiefgreifendere Störungen zugrunde liegen und deren Aussichten deshalb von Anfang an vorsichtiger beurteilt werden müssen. Ob man mit einem von ihnen zu tun hat, sollte besonders dann erwogen werden, wenn der Ernährungsversuch auf ungewöhnlich große Schwierigkeiten stößt.

So kennt man Fälle mit **Störungen des Saugreflexes.** Er wird entweder von einer ungewöhnlich weit nach hinten gelegenen Stelle ausgelöst und die Ernährung gelingt nur mittels eines entsprechend tief eingeführten Saugers[2]), oder er wird ganz vermißt, und es bleibt keine andere Wahl, als eine Zeitlang mit der Sonde zu füttern. Allmählich lernt ein Teil dieser Kinder doch noch richtig trinken[3]), aber der Zustand kann auch dauern[4]). Man hat es hier offenbar mit einer verlangsamten Entwicklung, gegebenenfalls mit einer Aplasie der betreffenden Bahnen oder Zentren zu tun. In einem meiner Fälle war **Kernaplasie** als Grundlage der vollständigen Trinkunfähigkeit dadurch ohne weiteres sicher gestellt, daß gleichzeitig doppelseitige, angeborene Ptosis, Oculomotorius- und Fazialislähmung bestand. Häufiger beruht die

---

[1]) Vgl. S. 669.
[2]) Fälle von Deri, Ref. J. K. 59. S. 141. Budin, Le nourisson.
[3]) Budin, l. c. Jovane, Ref. A. m. M. inf. 15. Mai 1904.
[4]) Monakow, B. kl. W. 1898. S. 674.

Störung auf Idiotie[1]). Bei kongenitaler Athyreosis und mongoloider Idiotie ist das schon beim Neugeborenen festzustellen; hier bilden monatelang dauernde Trinkschwierigkeiten derart die Regel, daß sie geradezu als diagnostisch verwertbares Symptom gelten dürfen[2]). Bei anderen Formen des Schwachsinnes wird der Zusammenhang erst später klar. Immerhin ist die idiotische Grundlage keine unbedingte und deshalb die Prognose des trinkunfähigen Kindes nicht gleich von Anfang an düster anzusehen. Ich verfüge über einen Fall nahezu völligen Fehlens des Saugreflexes bis zum 6. Monat, dessen Intelligenz sich später normal entwickelte. Häufig ist neben dem Saugreflex auch der Schluckreflex gestört infolge von Spasmen oder Lähmungen bei zerebralen und bulbären Erkrankungen[3]). Erhebliche Schwierigkeiten in Gestalt von Schluckbeschwerden, Würgen, Brechen und Husten machen schließlich noch die angeborenen organischen oder spastischen Stenosen der Speiseröhre[4]).

g) Zweimilchernährung[5]) und Beikost.

Zu jeder Zeit des Stillens kann eine ergänzende Zufütterung nötig werden, sobald die Menge der Brustmilch den Bedarf des Kindes nicht völlig deckt oder wenn äußere Gründe ein regelmäßiges Anlegen verhindern. So ganz zu Anfang, wenn die Brust noch spärlich absondert, so später, wenn ein vorzeitiger Rückgang der Nahrung bemerklich wird oder wenn infolge Gesundheitsstörungen der Mutter eine vorübergehende Verminderung der Menge eintritt. Bei dauernd unzulänglicher Brust kann die Beigabe während der ganzen Dauer des Stillgeschäftes unentbehrlich werden. Vor allem sind auf ergänzende Versorgung auch diejenigen Kinder angewiesen, deren Mütter des Erwerbes wegen tagsüber dem Säugling fernbleiben müssen.

Die Zweimilchernährung (Allaitement mixte) wird, wenn auch mehr als früher, noch immer nicht oft genug eingeleitet. Wenn das Stillen nicht in vollem Umfange durchführbar ist, neigen viele Mütter dazu, ganz abzusetzen. Das soll möglichst verhindert werden. Bedeutet doch selbst eine Wenigkeit Frauenmilch neben der Flasche eine so große Vermehrung aller Bürgschaften für ein gutes Gedeihen, daß nur besondere Umstände den gänzlichen Verzicht rechtfertigen können.

Man darf selbstverständlich zur Zugabe von Tiermilch erst dann schreiten, wenn es zweifelsfrei feststeht, daß wirklich Unterernährung und nicht etwa Krankheit die Schuld am Zurückbleiben trägt. Die Zweimilchernährung allein auf den Nachweis des geringen Gewichtsanstieges und der ungenügenden Trinkmengen hin anzuordnen und die Möglichkeit einer bestehenden Erkrankung nicht zu bedenken, wäre ebenso fehlerhaft, wie das Vorgehen mancher Mütter, die ohne Grund eines Tages plötzlich erklären, daß die Brust nicht mehr ausreicht und daß die Flasche beigegeben werden muß.

Je nach Lage der Dinge kann unter Beibehaltung der üblichen Zahl der Mahlzeiten jede einzelne unzulängliche Stillung durch unmittelbares Nachtrinken ergänzt werden, oder es wird abwechselnd die Brust und die Flasche gereicht. Im zweiten Falle soll, wenn irgendmöglich, die Zahl der Brustmahlzeiten nicht

---

[1]) Vgl. Finizio, Ref. J. K. 65. 110.
[2]) Thyreoidinbehandlung — jeden zweiten Tag, später täglich $\frac{1}{2}$ Tablette à 0,1 wirkt günstig.
[3]) Ibrahim, J. K. 60.
[4]) Vgl. S. 693.
[5]) Der Ausdruck stammt von Th. Escherich.

unter drei herabsinken. Eine Frau, die innerhalb 24 Stunden nur zweimal an-
legt, läuft Gefahr, ihre Milch allmählich ganz zu verlieren. Größe und Zusammensetzung der Flaschenmahlzeiten richten sich nach den Regeln, die für die
künstliche Ernährung eines Kindes der betreffenden Altersstufe gelten. Viel
Freunde hat mit Recht namentlich für frühe Monate die Zufütterung von
Buttermilch.

Bei der von Schick[1]) empfohlenen, durch Zusatz einer 17proz. Rohrzuckerlösung
auf $8^1/_2$ Prozent Zucker und den Kaloriengehalt der Frauenmilch gebrachten Halbmilch
ist zwar die große Kohlenhydratmenge für das Gedeihen zweckmäßig, der Rohrzucker
selbst aber in dieser Menge wegen leichter Vergärbarkeit für manche Kinder unzweckmäßig. Er wird wenigstens zum Teil besser durch ein anderes Kohlenhydrat (Nährzucker u. dgl.) ersetzt.

In den ersten Lebensmonaten bietet die Frauenmilch dem Säugling alle
zum Wachstum erforderlichen Stoffe in geeigneter Form und Menge dar. Im
dritten Quartal etwa beginnt hierin eine Änderung einzutreten. Die allgemeine
Erfahrung drängt zu der Anschauung, daß alleinige Frauenmilchernährung
dem älteren Säugling nicht mehr vollauf genügt. Wenn auch die Gewichtskurve ungestört weitersteigt, so tritt doch häufig bei Kindern, die bis zum Ende
des ersten Lebensjahres und darüber hinaus nur die Mutterbrust bekommen
haben, eine gewisse Schlaffheit und Blässe auf, die darauf hinweist, daß dem
Körper zum wenigsten jetzt, besser schon vorher, noch andere Stoffe zugeführt
werden müssen. Als frühester Zeitpunkt für die Verordnung von **Beikost** pflegt
der 5. oder 6. Monat angesetzt zu werden. Über das Jahresende hinaus zu zögern,
wie es in Frankreich üblich ist, empfiehlt sich nicht; umgekehrt läßt sich aber
auch für eine sehr frühe Gemüsezulage in Form der fein zermahlenen und
deshalb auch für noch schwache Därme verträglichen Friedentalschen Gemüsepulver[2]), die zur Beförderung des Mineralstoffansatzes neuerdings in Betracht gezogen wurde[3]), kein rechtes Bedürfnis ersehen. Dagegen ist es ein
praktischer Rat, den Kindern schon vom 3. Monat ab täglich ein Teelöffelchen
Suppe und ein Krümelchen Gemüse oder Mehlbrei in den Mund zu bringen,
damit sie sich an den neuen Geschmack und das neue Gefühl zu einer Zeit gewöhnen, wo die Gewöhnung noch leichter ist. Damit wird man sich vielfach
den Kampf gegen die Widerstände und Abwehrreaktionen erleichtern oder er-
sparen, der sich bei Säuglingen mit ausgesprochenem Negativismus oft entspinnt,
wenn die Neuerungen erst im zweiten Halbjahr und gleich in größeren Gaben
eingeführt werden sollen.

Welche Stoffe in der Beikost vornehmlich wichtig sind, darüber läßt sich zurzeit noch
keine begründete Auskunft geben. Gewöhnlich wird die Notwendigkeit vermehrter Eisenzufuhr betont mit Rücksicht auf die Bungesche Lehre[4]) von der allmählichen Verarmung
des kindlichen Körpers an Eisen bei ausschließlicher Milchernährung infolge der Eisen-
armut der Nahrung. Von zahlreichen Ärzten wird fernerhin eine erhöhte Menge von organischen Phosphorverbindungen für wünschenswert erachtet unter Berufung auf die im
Tierversuch ersichtliche Förderung des Wachstums und der Blutbereitung (Danilewski,
Umikoff u. a.) und deshalb das lezithinreiche Eigelb empfohlen. Inwieweit das berechtigt
ist, bleibe dahingestellt; sicher jedenfalls ist es, daß einerseits das gesunde Kind auch ohne
bewußte Betonung des Eisen- und Phosphorgehaltes in der Beikost normal zu gedeihen
pflegt, und daß andererseits die von der Industrie angepriesenen Phosphorpräparate ihren
Zweck meist nicht erfüllen[5]). Auch an die Bedeutung von „Kernstoffen" aus pflanzlichen
Zellkernen ist gedacht worden[6]), und ganz neuerdings wird in Anlehnung an die Lehre von

---

[1]) Z. K. 17. 1917.
[2]) Vgl. Anmerk. 3 S. 50.
[3]) Langstein u. Kassowitz, Th. M. Dez. 1912.
[4]) Z. ph. Chem. 13. 16. 17. Vgl. auch Kap. Anämie. Dort auch die Einwände gegen
die Bungesche Lehre.
[5]) A. Keller, Sammelref. Z. d. ph. Th. VI.
[6]) H. Friedenthal, B. kl. W. 1914. Nr. 16.

den Vitaminen die Bedeutung gewisser „Extraktstoffe" aus dem Pflanzenreich[1]) in Erwägung gezogen.

　　In der Praxis wird für die Wahl der Beikost einfach die Überlegung maßgebend sein, daß es sich um eine Einleitung der späteren Art der Kost handelt, und daß deshalb die vorsichtige Darreichung vegetabilischer Stoffe und die Gewöhnung an einen salzigen Geschmack die ersten Aufgaben bilden. Demgemäß pflege ich seit langem — gleichwie Czerny-Keller — vom fünften oder sechsten Monat ab als Mittagsmahlzeit eine dicke Grießbouillon zu empfehlen, während dafür einmal weniger angelegt wird und es dem Kinde überlassen ist, die bleibenden Milchmahlzeiten nach Wohlgefallen zu vergrößern. Einige Wochen später wird der Abendmahlzeit ein kleiner Brei von aufgeweichtem Zwieback oder Grieß[2]) oder Mehl beigegeben. Sehr bald erhält dann auch die Mittagsmahlzeit größere Mannigfaltigkeit, indem zunächst mit den Suppen abgewechselt wird (Kartoffel-, Leguminosen-, Blumenkohl-, Tapioka- und andere Suppen), und später statt der Suppe drei bis vier Eßlöffel Gemüsepuree (Kartoffel, Mohrrüben, Spinat, Kohlrabi, Blumenkohl usw.) und etwas Apfelmus oder Fruchtsaft verabfolgt werden.

　　Die Erweiterung der Diät muß unter sorgsamer Beobachtung der Verdauungsverhältnisse geschehen. Dabei sei nicht vergessen, daß Magen- und Darm sich neuen Aufgaben immer erst anpassen müssen, und daß deshalb bei vorsichtiger und langsam steigender Dosierung auch Speisen gut vertragen werden können, die beim ersten, etwas zu grobem Versuch nicht bekömmlich erschienen. Individuelle Empfindlichkeiten sind zu beachten. Der „sensible" Darm des „sensiblen" Kindes wird oft erst jetzt in störender Weise erkennbar. Gemüse machen da oft lockere, saure, etwas schleimige Stühle, die eine Aufforderung sind, die Verteilung noch zu verfeinern oder wohl auch zum Gemüsepulver[3]) zu greifen. Gemüsereste ohne Störung der Stuhlbeschaffenheit dagegen sind ein gewöhnlicher Befund und deshalb keine Veranlassung zum Eingreifen. Fleisch findet im Magen erst etwa vom 15. Monat ab die erforderlichen Verhältnisse für eine genügende Verdauung[4]) und soll deshalb im allgemeinen nicht vor diesem Zeitpunkte gegeben werden, niemals auch gleichzeitig mit Milch, da diese durch Säurebindung die Fleischverdauung beeinträchtigt; wo besondere Verhältnisse es erfordern, kann es jedoch unbedenklich verwendet werden, da die Ausnutzung doch eine gute ist.[5])

　　Von Eiern[6]) sieht man doch so verhältnismäßig oft Störungen — Erbrechen, Durchfälle, gelegentlich sogar blutig-eitriger Natur, Nesseln und andere angioneurotische Ausschläge —, daß ihre Darreichung auf spätere Zeiten vertagt werden sollte, wenn der Toleranz des Kindes mehr zuzutrauen ist. Auch dann soll das Ei nur zwei- oder dreimal wöchentlich auf den Tisch kommen, und zwar nicht als Zugabe zur sonstigen Kost, sondern als Ersatz einer oder wenigstens einer halben Milchmahlzeit. Die Bouillon aus Kalb- und Rindfleisch verdient den Vorzug vor der von vielen Müttern einzig für zulässig erachteten Geflügelbouillon, da hier die Leimbeimengung aus den Knochen fehlt, die möglicher-

---

[1]) H. Aron, M. K. Orig. Bd. 13. Nr. 8 u. B. Kl. 4. 1918 Nr. 23.

[2]) Beliebt und empfehlenswert ist Seefeldners Kindernährkraftgrieß.

[3]) Feinst gemahlene getrocknete Gemüse (nach H. Friedental), hergestellt von M. Töpfer, Trockenmilchwerke in Böhlen (Amtshauptm. Leipzig). Für Säuglinge Spinat, Schoten, Karotten (mit Milchzuckerzusatz) in Dosen à 150 g mit Gebrauchsanweisung versehen. Der Geschmack ist stark verändert. Die außerordentlich feine Vermahlung der Pflanzenfaser macht die eingeschlossene Stärke der Verdauung so zugängig, daß nicht leicht Gärungen im Dickdarm auftreten. Vgl. Friedental, Langstein und Kassowitz, l. c.

[4]) Huenekens, Z. K. 11 1914.

[5]) Karger u. Peiper J. K. 91. 1920.

[6]) Lit. bei F. Lust, M. m. W. 1913. Nr. 49.

weise darmreizend wirken kann[1]). Eine Bouillon aus Maggiwürfeln ist kein Verbrechen gegen das Kind, wie manche Mütter denken. Eine besonders kräftige Zubereitung ist eher zu widerraten, wie zu verlangen; $1/_8$ Pfund Fleisch auf 150 g reicht aus. Die Zutaten (Suppengrün) sind, abgesehen von scharfen Gewürzen und leimgebenden Substanzen, dieselben, wie für die Erwachsenen, wie denn überhaupt der Zweck besteht, das Kind an die Familienkost zu gewöhnen, nicht aber, wie leider vielfach üblich, ihm stets etwas Besonderes zukommen zu lassen.

Gegen die Kinderzwiebäcke und Kindermehle als Ersatz der einfachen Zwiebäcke und Mehle läßt sich vom gesundheitlichen Standpunkt nichts einwenden, nur soll man sich klar sein, daß wenigstens beim gesunden Kind den größeren Ausgaben keineswegs ein größerer Nutzen entspricht.

h) Entwöhnung.

Das endgültige Abstillen und der Beginn alleiniger künstlicher Ernährung wird in Deutschland gemeinhin auf das Ende des dritten Lebensquartales verlegt. In anderen Ländern besteht der Brauch, bis zum 15. Monat und darüber fortzustillen. Maßgebend für diese Unterschiede sind zum Teil äußere Faktoren — so der im Durchschnitt größere Milchreichtum der Frauen der betreffenden Gegenden. Von Bedeutung ist auch der Glaube, daß das Stillen vor erneuter Empfängnis schützt[2]). Ein greifbarer Vorteil erwächst dem Kinde aus der Verlängerung der Stillperiode jedenfalls nicht.

Gewiß nimmt die Toleranz der Verdauungsorgane bei der Mehrzahl der Kinder so schnell zu, daß das Absetzen zumeist auch vor dem neunten Monat ohne Bedenken erfolgen kann, falls äußere Verhältnisse oder vorzeitiger Rückgang der Milch es erfordern. Wie aber die Aussichten auf das Gelingen der künstlichen Ernährung überhaupt gleichsinnig mit dem Alter steigen, so sind auch die auf einen ungestörten Verlauf der Entwöhnung um so sicherer, je älter das Kind ist. Im allgemeinen dürfte das Ende des dritten Monats als frühester Zeitpunkt anzusehen sein, an dem der Arzt sich mit dem Umsetzen einverstanden erklären kann. Vorher kann nur die unbedingt zwingende Notwendigkeit den Verzicht auf die natürliche Nahrung rechtfertigen. Es sprechen auch die äußeren Verhältnisse mit. Je weniger die Umgebung und die Lebensbedingungen des Kindes Bürgschaft dafür geben, daß die Beschaffenheit der Ersatznahrung und die Ernährungstechnik einwandfrei sein werden, um so mehr erscheint ein möglichstes Hinauszögern des Wechsels ratsam.

Die Gefahren der Entwöhnung fallen im wesentlichen zusammen mit denen, die der künstlichen Ernährung überhaupt anhaften, also Gefahr der Schädigung durch bakteriell verunreinigte Nahrung, durch fehlerhafte Mischungen und Mengen und endlich Gefährdung durch die dem kindlichen Organismus nicht angemessene Beschaffenheit der Tiermilch, die Störungen hervorrufen kann, auch bei peinlichster Beachtung aller Vorsichtsmaßregeln. Nichts Spezifisches also; wohl aber ist der Entwöhnungszeit spezifisch eine gesteigerte Empfindlichkeit gegen die genannten Faktoren. Gelangt doch die neue Nahrung in ein Verdauungsorgan, das bisher auf einen völlig anderen Stoff eingestellt war und dessen sekretorische, fermentative und resorptive Funktionen, dessen Bakterienflora sich nun plötzlich wesentlich veränderten Anforderungen anpassen sollen. Daß das zuweilen nicht ganz glatt abgeht, selbst bei der reinsten Milch und der besten Technik, leuchtet ein; und es

---

[1]) Gregor. Z. i. M. 1901 Nr. 3.
[2]) Vgl. S. 34.

leuchtet auch ein, daß darüber hinaus unter den labilen Verhältnissen dieser Übergangszeit qualitative und quantitative Fehler der Nahrung weit leichter Störungen auslösen können, als wenn sie einen bereits seit längerer Zeit an Tiermilch gewöhnten Darm treffen. Daher die große Morbidität der Kinder während und kurz nach der Entwöhnung, die übel berufene Diarrhoea ablactatorum.

Wie empfindlich manche Kinder auf die andersartige Nahrung reagieren können, geht aus den Beobachtungen über die sogenannte „Kuhmilchidiosynkrasie" hervor[1]), wo überraschend kleine Beigaben bereits nach wenigen Stunden schwere und schwerste Symptome in Gestalt von Erbrechen, Fieber, Durchfällen und Kollaps hervorrufen. Freilich handelt es sich hier wohl durchgängig um Säuglinge, die schon einmal vor Einleitung der Brusternährung Kuhmilch erhalten hatten und bei dieser erkrankt waren, die also eine Art „Sensibilisierungsprozeß" durchgemacht haben. Aber auch bei von Geburt an gestillten Kindern lassen sich gelegentlich ähnliche Erfahrungen machen, allerdings wohl niemals von gleich ernster Art. Ein achtmonatiges Ammenkind in der Anstalt erkrankte z. B. bereits am ersten Abend nach dem brüsken Umsetzen an heftigen Diarrhöen, die den üblichen Heilversuchen hartnäckig trotzten und erst durch Wiederanlegen beseitigt wurden. Die Nahrung war dieselbe, die alle anderen Stubengenossen schadlos genossen; sie war aus bester Kindermilch bereitet, gut sterilisiert und knapp bemessen. Ein anderes zehnmonatiges Kind aus der Privatpraxis zeigte ähnliche Erscheinungen unmittelbar im Anschluß an die Darreichung zweier Flaschenmahlzeiten an Stelle von zwei der bisherigen fünf Brustmahlzeiten. Hier gelang die Entwöhnung wenig später glatt bei ganz allmählichem Einschleichen mit der Kuhmilch. Mit einer gesteigerten Empfindlichkeit muß man namentlich bei Frühgeborenen in der ersten Woche rechnen[2]). Eine nicht kleine Zahl von eigenen Beobachtungen bestätigen mir ferner, daß bei latent spasmophilen Kindern in der ersten Zeit, ja sogar bereits am ersten Tage der beginnenden Entwöhnung heftige Krämpfe auftreten können. Auffällig ist auch, wie viele bis dahin ganz gesunde Säuglinge ganz kurz nach Übergang zur Flasche an parenteralen Infektionen erkranken.

Man hat also allen Grund, bei den Vorschriften für die Entwöhnung die Vorsicht nicht außer Acht zu lassen.

Auf Reinheit der Milch ist großer Wert zu legen, aus diesem Grunde ist auch die Entwöhnung, wenn angängig, nicht in den heißen Monaten vorzunehmen. Um die Anpassung nicht zu stören, muß schrittweise vorgegangen werden. Zunächst wird nur eine, und zwar eine knappe Mahlzeit gegeben; erst wenn in mehrtägiger Beobachtung das Befinden des Kindes keine Störung erkennen läßt, wird eine zweite hinzugesellt. Unter allen Umständen soll die Gesamtmenge sparsam bemessen werden; besser der Anwuchs wird für einige Zeit verlangsamt, als daß durch reichliche Ernährung ein Schaden gestiftet wird. Das bedächtige Vorgehen ermöglicht zudem, die Brust noch einige Zeit funktionsfähig zu erhalten, ein unschätzbarer Vorteil für den Fall eines Mißerfolges. Auch nach endgültigem Abstillen und scheinbar völligem Eintrocknen der Nahrung kann übrigens durch regelmäßiges Anlegen die Brust wieder zu neuer Tätigkeit erweckt werden, wenn die Not es verlangt[3]). Kinder mit ausgesprochener, z. T. selbst mit nahezu idiosynkratischer Empfindlichkeit gegen Kuhmilch lassen sich übrigens oft mit Eiweißmilch oder eiweißmilchähnlichen Zubereitungen glatt entwöhnen — ob immer, bleibe dahingestellt.

Wenn sonach ein plötzliches Absetzen grundsätzlich zu verwerfen ist, so können doch Umstände eintreten, wo es nicht vermieden werden kann. Von zufälligen äußeren Verhältnissen abgesehen, trifft das besonders zu für jene Kinder, die nicht zu bewegen sind, die Flasche neben der Brust zu nehmen. Manchmal gelingt dann der Übergang noch durch einfaches Zuwarten, geduldige und mühsame Löffelfütterung, manchmal durch Ersatz der gekochten Milch durch rohe, manchmal durch leichte Veränderungen des

---

[1]) Vgl. S. 338.
[2]) Vgl. S. 147.
[3]) Vgl. S. 40.

Geschmacks. Man kann auch versuchen, durch Bepinselung der Warze mit
1 Prozent Chininlösung dem Widerspenstigen die Brust zu verleiden (Klotz).
Aber es kommen auch Kinder vor, die mit erstaunenswerter Energie jede Beinahrung verschmähen, und die erst nach brüsker Entziehung der Brust durch Aus-
hungern an die Flasche zu zwingen sind. Ratsam ist dabei, die Stillende aus
dem Gesichtskreis des Kindes zu entfernen. In Ausnahmefällen wird auch
dann noch zwei, drei und mehr Tage hindurch jede Nahrungsaufnahme verweigert,
und Mattigkeit und Gewichtsverlust erreichen einen bedenklichen Grad. Derartige Hartköpfe sind zumeist auch nicht an den Pfropfen zu gewöhnen, sondern
bequemen sich höchstens zur mühsamen Schnabeltassen- und Löffelfütterung.

C. Künstliche Ernährung.

Die ruhige Zuversicht, mit der wir dem Gedeihen des Säuglings an der
Mutterbrust entgegensehen dürfen, ist geschwunden, wenn die Verhältnisse
zur künstlichen Ernährung zwingen. Wohl wird jeder Praktiker eine Anzahl
von Kindern kennen, die sich bei ihr vortrefflich entwickelt haben, zum Teil
gewiß nicht schlechter als Brustkinder, und darunter werden sich auch solche
befinden, die vom ersten Lebenstage an die Flasche erhielten. Aber diese günstigen Erfahrungen werden überwogen von den so viel häufigeren, die unzwei-
deutig besagen, daß der Verzicht auf die natürliche Nahrung jene erheblich
höhere Gesundheits- und Lebensbedrohung heraufbeschwört, die die vergleichende Statistik so eindringlich vor Augen führt[1].
Wenn diese Zahlen unter allen Umständen Geltung besitzen würden, so
wäre der Entschluß, ein Kind künstlich aufzuziehen, kaum zu rechtfertigen.
Aber glücklicherweise ist das nicht der Fall. Die weitaus größere Zahl der Mißerfolge fällt nicht zu Lasten der künstlichen Ernährung an sich, sondern zu Lasten
gewisser Fehler bei ihrer praktischen Durchführung, die eben, weil sie Fehler
und als solche nur Beiwerk sind, vermieden werden können. Es sind vor allem:
Ernährung mit ungeeigneter Milch, Ernährung mit ungeeigneten Nährmischungen
und Ernährung mit ungeeigneten Nahrungsmengen. Werden diese Klippen
umgangen, so wird das Bild ein anderes und helleres. Ich wage auf Grund einer
langen Erfahrung die Behauptung, daß die Statistik eines geübten Diätetikers
— soweit sie sich auf die künstliche Ernährung wirklich gesunder Kinder bezieht — mit einer Sterblichkeitsziffer abschließt, die diejenige der Brustkinder
nicht um allzuviel überhöht. Was auch dann noch zu ungunsten der Ersatz-
ernährung bleibt, ist eine größere Morbidität und eine durchschnittlich
geringere Güte des Endergebnisses. Der Anteil der vollkommenen glatten Erfolge ist deutlich kleiner, die Häufigkeit von alimentären Störungen, von
Rachitis und Spasmophilie erheblich größer, wenn auch die Ausbildung
schwerer Formen zumeist hintangehalten werden kann. Unverkennbar und bisher
nicht günstig beeinflußbar ist auch eine vergleichsweise herabgesetzte Immunität. Nach Beobachtungen in meiner Anstalt ist die Infektionswahrscheinlich-
keit eines gut gedeihenden Flaschenkindes bei gleicher Bedrohung $1\frac{1}{2}$ mal
so groß als die eines Brustkindes[2].
So bleibt auch bestenfalls noch eine stattliche Summe von Nachteilen,
mit denen zu rechnen ist und angesichts deren auch heute noch die künstliche
Ernährung in jedem Falle nur als Notbehelf erlaubt erscheint. Nicht zu vergessen, daß die Erreichung auch nur dieses zwar verbesserten, aber immer noch

---

[1] Vgl. S. 13.
[2] L. F. Meyer, Über d. Hospitalismus der Säugl. H.-S. Berlin 1913. Karger.

bescheidenen Gesamtergebnisses zur Voraussetzung hat, daß ein reichliches
Maß von Sachkenntnis, Erfahrung und sorgfältiger Beobachtung auf der Seite
des Arztes zusammenwirkt mit einer günstigen Gestaltung einer ganzen Anzahl
von Lebens- und Pflegebedingungen auf der Seite des Kindes. Was kommen
muß, wenn diesen Bedingungen nicht genügt wird, lehrt ein Blick auf das Elend
der Proletarierkinder.

a) Kindermilch[1]).

Schon der erste Schritt, die Versorgung mit einer brauchbaren Milch, stößt
auf mancherlei Schwierigkeiten. In Hinblick auf die geringe Widerstandsfähigkeit des Säuglings halten wir uns für berechtigt, für ihn eine im gewöhnlichen,
chemischen und bakteriologischen Sinne reinere Nahrung zu verlangen, als sie
für das ältere Kind und den Erwachsenen für nötig erachtet wird. Die Erfüllung
dieser Forderung ist nicht einfach. Denn zwischen das Euter der Kuh und
die milchspendende Flasche schiebt sich ein langer und vielgestaltiger Weg,
und die Besonderheiten der Gewinnung und Behandlung des Nahrungsmittels
bringen es mit sich, daß ihm auf diesem Wege Gefahren drohen, die nur allzu
leicht zu seiner Verderbnis führen.

Verfälschungen und Verunreinigungen. Ich spreche nur kurz von den
Verfälschungen, die durch Wässern, Vermischung mit minderwertigen Resten,
durch Zusatz von Magermilch und ähnlichen Maßnahmen von gewissenlosen
Produzenten und Händlern begangen werden. Auch der mehr weniger bedenklichen **Zusätze chemischer Konservierungsmittel** (Borsäure, Borax, Salizylsäure,
Formalin, Wasserstoffsuperoxyd) sei nur andeutungsweise gedacht. Weit beachtenswerter sind jene Schädigungen, die unbeabsichtigt durch unsaubere
und sorglose Handhabung des Molkereibetriebes und Milch-
handels verschuldet, die Eignung zur Säuglingsernährung aufs ernsteste
in Frage stellen.

Seit den ersten bahnbrechenden Untersuchungen Soxhlets[2]) ist in immer
eindringlicherer Weise klargelegt worden, daß kein Nahrungsmittel mehr von
Verunreinigung bedroht ist, als die Milch. Vom Euter, vom gesamten Körper
des Tieres, von den Händen und Kleidern des Melkers, aus Staub und Streu
des Stalles, aus unsauberen Geräten, aus schmutzigen Spülwässern und Seih-
tüchern gelangen Haare, Hautschuppen, Kotpartikel, Futterteilchen usw. in
das Gemelk und sammeln sich zum **Milch- oder Marktschmutz.** Mit und neben
diesen dem bloßen Auge erkennbaren Elementen hält ein Heer von **Bakterien**
seinen Einzug, das durch jede neue Maßnahme, die die Behandlung des Nähr-
stoffs erfordert — Melken, Seihen, Ein- und Umfüllen — erneute Verstärkungen
erhält. So kann es geschehen, daß die nahezu steril dem Euter entquellende
Flüssigkeit unmittelbar nach beendetem Melken bereits 2—300000 Keime
und darüber im Kubikzentimeter aufzeigt.

Die **Flora,** die sich derart zusammenfindet, besteht in der Hauptsache
aus den verschiedenartigsten **Saprophyten** und ist demnach nicht ohne weiteres als bedrohlich anzusehen. Aber neben ihnen können gelegentlich auch
Krankheitserreger auftreten. Bei Erkrankungen des Tieres gehen die schul-

---

[1]) Lit. Lehrb. d. Milchwirtschaft von Fleischmann, Stohmann, Kirchner.
Ferner Biedert, Kinderernährung im Säuglingsalter. Encke. 1905. Die Milch und ihre
Bedeutung für Volkswirtschaft usw. Hamburg, Boysen, 1903. Marfan, Traité. Klimmer,
J. K. 54. Pfaffenholz, C. a. G. 21 u. 22. Schloßmann, A. K. 40 und V. G. K. Breslau
1904. Seiffert, ibid. Rievel, Hb. d. Milchkunde. Hannover, Schaper, 1907. Sommer-
feld, Hb. d. Milchkunde. Wiesbaden, Bergmann, 1909. Raudnitz, Sammelreferate in
M. K. Bd. 3 ff.
[2]) M. m. W. 1886. Nr. 15/16.

digen Keime in das Sekret über, sei es, daß sie sich schon im Euter der Milch beimengen, wie bei Mastitis und Eutertuberkulose, sei es, daß sie erst außerhalb durch Kontaktinfektion verschleppt werden (Maul- und Klauenseuche, Milzbrand, Gastroenteritis usw.). Auch menschliche Krankheitsgifte (Typhus, Cholera, Diphtherie u. a.) werden durch krankes Personal, durch verunreinigte Geräte oder infiziertes Wasser dem Nahrungsmittel mitgeteilt.

Die **Hauptverschmutzung und Hauptinfektion** erleidet die Milch am Gewinnungsort, und somit ist es in erster Linie die Gewissenhaftigkeit und Reinlichkeit des Produzenten, die über ihre Brauchbarkeit und weiteren Schicksale entscheidet. Mit dieser ersten Phase verglichen, fällt die Bedeutung späterer Verunreinigungen beim Transport, Feilhalten und in der Hand des Einzelkäufers verhältnismäßig wenig ins Gewicht. Viel höher als diese nachträglichen Schädigungen ist die **Weiterwucherung** der primären Einsaat einzuschätzen. Für deren Schnelligkeit und Umfang geben zwei Momente den Ausschlag. Zunächst die **Zeitdauer zwischen Gewinnung und Verbrauch.** Mit jeder neuen Stunde wächst in geometrischen Progressionen die Zahl der Keime. 9300 Bakterien der frischen Milch vermehrten sich nach Freudenreichs und Miquels Untersuchungen in drei Stunden auf das Doppelte, in sechs Stunden auf das 20fache. Nach neun Stunden belief sich ihre Menge auf 1 000 000 und nach 24 Stunden auf 557 000 000.

Auf der anderen Seite wohnt der **Wärme** eine verhängnisvoll begünstigende Kraft inne. Die gleiche Milch gibt nach 15 Stunden bei 15° 100 000 Keime, bei 25° 72 000 000 und bei 35° 165 000 000 (Miquel), und ein Bakteriengehalt, der sich bei Kellertemperatur innerhalb vier Stunden nur verachtfacht, erreicht in der Brütwärme nach derselben Zeit die 215fache Größe (Cnopf, Escherich). Der **Zusammenhang zwischen gesteigerter Milchverderbnis und Sommerhitze** ist dadurch genügend gekennzeichnet.

Zur körperlichen Verunreinigung der Milch kann sich auch diejenige durch **nachteilige chemische Substanzen** gesellen. Eine Reihe von Futtermitteln (Schlempe, saure Treber, ferner verdorbene, im gewöhnlichen Zustande zulässige Stoffe) stehen im Verdacht, das Nahrungsmittel nicht nur gehaltärmer, sondern auch gesundheitsschädlich zu machen, ganz abgesehen von der Steigerung der bakteriellen Einsaat, die wegen der stärkeren Beschmutzung die notwendige Folge der durch ungeeignete Fütterung erzeugten Diarrhoen des Viehes ist. Dazu kommt die gelegentliche Anwesenheit von Pflanzengiften und von Arzeneien, die von kranken Tieren durch die Milchdrüse ausgeschieden werden.

Milchhygiene. Es ist klar, daß in gleichem Schritte mit dem Maße der Verunreinigungen und der von ihnen eingeleiteten Zersetzungen die Milch als Nahrungsmittel immer bedenklicher wird, und daß mit allen Mitteln eine Verhütung dieser Übelstände angestrebt werden muß. Die Wege, wie dies zu geschehen hat, sind klar vorgezeichnet. Wenn Unsauberkeit und Wärme die ärgsten Feinde des Nahrungsmittels sind, so werden Reinlichkeit und Kälte sein wirksamster Schutz. Jene wird es ermöglichen, die Infektion auf ein Minimum zu beschränken; dieser wird die Aufgabe zufallen, den so gewonnenen Vorteil bis zum Augenblicke des Verbrauches sorgfältig zu bewahren.

Die Erstellung einer einwandsfreien Milch setzt zunächst die Gesundheit der Kühe voraus. Durch gewissenhafte tierärztliche Beaufsichtigung muß die Heranziehung kranker Tiere verhindert und durch systematische Tuberkulinisierung die Einstellung perlsüchtigen Viehes ausgeschaltet werden. Trockenfütterung ist nicht unbedingt nötig, ja vielleicht unter Umständen nicht ganz ohne Nachteil. Bei der Gewinnung hat strengste Reinlichkeit zu walten. Dazu bedarf es einer guten Stallhygiene, die die Beschmutzung der Tiere wesentlich vermindert, es bedarf sorgfältiger Reinhaltung des Viehes, des Stallpersonals, der Geräte. Durch „aseptische" Milchgewinnung kann die Zahl der Keime auf 10000 und darunter herabgedrückt werden. Dem schließt sich an die Forderung sofortiger Kühlung und Kühlhaltung bis zum Momente der Übergabe an den Einzelkunden zwecks Hintanhaltung von Vervielfältigung der trotz aller Vorsicht unvermeidlichen Einsaat. Diesen Teil der Aufgabe löst, zugleich jede spätere Kontaktinfektion ausschaltend, in vorzüglicher Weise das von Helm in Weiterentwicklung eines Systems von Casse ausgearbeitete Verfahren der Tiefkühlung der Milch im Großbetrieb. In geeigneten Kühlanlagen wird am Gewinnungsort die Milch bis zum Aufhören alles Bakterienwachstums gekühlt und durch eigenartige Verpackung wird erreicht, daß diese niedere Temperatur während des Transportes und des Feilhaltens bewahrt bleibt. Zugleich machen sinnreiche Zapfvorrichtungen ein Öffnen der Behälter, ein Umgießen usw. vom Augenblick der ersten Füllung an bis zum Verkaufe unnötig. Eine zweckentsprechende, den Geboten der Hygiene genügende Einrichtung der Verkaufsstellen hat dafür zu sorgen, daß die mühsam errungenen Erfolge nicht noch in letzter Stunde wieder verloren gehen.

Das **Problem der hygienischen Milchversorgung** ist also grundsätzlich gelöst, und eine Anzahl von kleineren Musterbetrieben lassen sich auch die Durchführung der Grundsätze in der Praxis angelegen sein. Für die Milchversorgung im großen dagegen sind bisher diese Errungenschaften leider mehr oder weniger Theorie geblieben. Die Gründe für diesen Übelstand liegen weniger in mangelhaftem Verständnis der beteiligten Stellen, als in organisatorischen Schwierigkeiten und in der Unmöglichkeit, einen einheitlichen Ausweg zu finden, der den auseinandergehenden Wünschen der verschiedenen Milchinteressentengruppen gerecht wird. Lassen sich doch die notwendigen Einrichtungen ohne unverhältnismäßige Steigerung des Milchpreises nur von Großmolkereien treffen und betreiben, die wiederum nicht die ganze Milchversorgung an sich reißen können, ohne den Kreis der kleinen Kuhstallbesitzer schwer zu schädigen. So kommt es, daß trotz mancher Fortschritte der Stand der allgemeinen Milchversorgung gegenwärtig noch vieles zu wünschen läßt. Das jedenfalls, was als Marktmilch angeboten wird, entspricht in vielen Fällen und besonders in der heißen Jahreszeit nur in sehr beschränktem Grade den strengen Forderungen der Milchhygiene. Ohne besondere Vorsicht wird es gewonnen, ohne genügenden Schutz gegen Wärme weiterbehandelt und zum Teil in zweifelhaft beschaffenen Verkaufsstellen feilgehalten. Zwischen Erzeugung und Verbrauch vergehen lange Stunden. Denn wenigstens die großen Städte decken den überwiegenden Teil ihres Bedarfes aus weit entfernten Quellen.[1] Die polizeiliche Kontrolle beschränkt sich auf die Prüfung der Verpackung, auf den Fettgehalt und das spezifische Gewicht; auf Feststellung des Verhaltens des Schmutz- und Bakteriengehaltes läßt sie sich nicht ein. Kein Wunder, daß unter solchen Verhältnissen die genauere Untersuchung bedenkenerregende Ergebnisse zeitigt, daß sie belehrt, daß der Marktschmutzgehalt im Liter 3, 11, 50, ja selbst 72 Milligramm beträgt und die Bakterienzahl, die sich zumeist zwischen 1—200000 hält, auf 10—30000000 und darüber anwachsen kann.

Besondere Anforderungen an die Säuglingsmilch. Trotzdem ist die gewöhnliche Markt- und Ladenmilch zur Säuglingsernährung nicht unbedingt untauglich. Bildet sie doch die übliche Nahrung der Kinder aus wenig begüterten Volksschichten, die dabei oft genug prächtig gedeihen, haben doch überdies eine Anzahl eigens angestellter ärztlicher Beobachtungen[2] gezeigt, daß bei im übrigen tadellos geleiteter Flaschenernährung auch eine in hohem Grade von Bakterien durchsetzte Nahrung durchaus keinen sichtlichen Nachteil auf die Gesundheit auszuüben braucht. Mehr und mehr greift die Überzeugung Platz, daß die Bedeutung der Bakterien für die Entstehung von Verdauungsstörungen bisher erheblich überschätzt worden ist; sogar ihr Anteil an der Her-

---

[1] Berlin z. B. bezieht 72 Prozent seines Bedarfs per Bahn aus einer Entfernung von 100 bis 150, ja selbst 311 Kilometern, 10 Prozent per Wagen aus Entfernungen bis zu 39 Kilometern, und nur 18 Prozent werden in der Stadt selbst erzeugt. (Berlin. Statistik 1903).

[2] Vgl. S. 199.

vorrufung der Sommerdurchfälle wird gegenwärtig stark eingeschränkt. Von den gewöhnlichen Milchsaprophyten, auch wenn sie in unzählbaren Mengen eingeführt werden, droht dem Kinde offenbar keine Gefahr. Aber es wäre ein böser Fehlschluß, wenn man deshalb die Verbesserung der Milchversorgung für nicht dringlich ansehen würde. Ist auch die stärkere Verunreinigung, der übermäßige Bakteriengehalt an sich noch keine Gefahr, so ist er doch ein wohl zu würdigendes Warnungszeichen für die Möglichkeit einer solchen. Je schlechter im allgemeinen hygienischen Sinne die Milch, desto zwingender ist der Rückschluß auf einen Mangel an Sorgfalt und Reinlichkeit bei ihrer Gewinnung und Behandlung; und je größer wiederum dieser Mangel, desto größer ist auch die Möglichkeit, daß neben den gleichgültigen Verunreinigungen auch schädliche, darunter auch pathogene Bakterien in das Nahrungsmittel gelangt sind und sich dort in bedrohlichem Grade vermehrt haben. Und da in diesem Falle das junge Kind wegen der noch schwachen Entwicklung seiner Schutzeinrichtungen leichter erkrankt, als das ältere, so bleibt trotz verringerter Bakterienfurcht die Forderung in aller Dringlichkeit bestehen, für den Säugling in Gestalt der „Säuglingsmilch" oder „Kindermilch" eine Nahrung von erhöhter Zuverlässigkeit zur Verfügung zu halten.

Ein wirklich Sachverständiger wird dabei nicht in das andere Extrem verfallen und nicht die **Anforderungen an die Beschaffenheit der Kindermilch**[1]) überspannen. Nur Theoretiker konnten das Ziel in der Versorgung mit einer „aseptischen Rohmilch"[2]) erblicken, die nur mit einer der chirurgischen Asepsis entnommenen Methodik gewinnbar ist, und mit der letzten Endes bei hohem Preise nichts anderes geschafft wird, als mit jeder gewöhnlichen Kindermilch. Es genügt, daß die Milch von gesunden Kühen stammt, daß durch saubere Gewinnung und Behandlung gefährliche Verunreinigungen fern gehalten und durch sorgfältige Kühlung die nachträglichen Zersetzungen verhütet werden. Vor allem soll die Milch auch frisch sein, d. h. zwischen Gewinnung und Verkauf soll so kurze Zeit liegen, daß ein Verderben ausgeschlossen ist.

Die **Erzeugung von Kindermilch** (Sanitäts-Kur-Vorzugsmilch) des Handels ist in den Städten durch **Polizeivorschriften** geregelt, die zum Teil ziemlich weitgehenden Ansprüchen genügen. Andere Male sind sie lückenhaft, gehen aber doch weit über das hinaus, was für die Marktmilch verlangt wird. Die Polizeiverordnung für Berlin vom 15. März 1902 schreibt eine gute Stallhygiene, Reinlichkeit, sofortige Kühlung und Kühlhaltung und vollen Stoffgehalt vor. Die unzulässigen Futtermittel werden alljährlich gesondert bekannt gemacht. Verboten ist die Verwendung der Milch kranker Tiere; der Bestand wird vierteljährlich vom Tierarzt kontrolliert. Völlige Tuberkulosefreiheit wird nicht verlangt, nur Eutertuberkulose oder vorgeschrittene, mit Abmagerung oder Durchfällen verbundene Krankheit führt zum Ausschluß.

Durch strenge Innehaltung aller Vorsichtsmaßregeln, durch tadellose Kältetechnik gelangen einzelne vortreffliche Kindermilchanstalten dazu, ein Erzeugnis von hervorragender Güte zu liefern. Die Mehrzahl der anderen bleibt hinter dem Bestmöglichen mehr oder weniger zurück; immerhin gewährt bei reellem Betriebe ihre Milch noch so viel Sicherheit, daß sie als Kindermilch hingenommen werden darf. Die erhöhte Sorgfalt steigert naturgemäß Betriebskosten und Verkaufspreis. Damit werden die breiten Schichten der ärmeren Bevölkerung als Verbraucher ausgeschlossen. Um auch ihnen den Vorteil der Kindermilch zugänglich zu machen, müssen kommunale oder gemeinnützige Einrichtungen eingreifen[3]).

---

[1]) Vgl. besonders Schloßmann, O. Seiffert, V. G. K. Breslau 1904. Schloßmann bei Sommerfeld, Hb. d. Milchkunde. Lit. C. Tugendreich, Mutter- u. Säuglingsfürsorge. Stuttgart, Encke, 1910.

[2]) Zur Kritik dieser Bestrebungen vgl. Rietschel, E. i. M. K., Bd. 6. 1910. S. 488.

[3]) Lit. bei Tugendreich, Mutter u. Säuglingsfürsorge. 1910.

Dies geschieht, indem die unbemittelte Mutter in die Lage gesetzt wird, zu oder noch unter dem Marktmilchpreis an bestimmten Stellen eine einwandfreie Kindermilch zu beziehen. Es sind auch, z. T. als städtische Unternehmungen, **Kindermilchküchen**[1]) eingerichtet worden, die meistens nicht allein Kindervollmilch, sondern auch verschiedene fertiggestellte und sterilisierte Mischungen ausgeben. Die Vertreter der Kinderheilkunde wollen mit Recht diese Art von Versorgung nur für den Fall als empfehlenswert ansehen, daß die Abgabe der Nahrung nur durch Vermittlung und nach Vorschrift einer ärztlichen Beratungsstelle erfolgt; andernfalls verfehlt sie ihren Zweck und arbeitet insbesondere auch unbeabsichtigt der Stillpropaganda entgegen. Der Betrieb solcher Milchküchen, namentlich derjenigen, die trinkfertige Mischungen ausgeben, ist übrigens sehr kostspielig. Zweckmäßigerweise wird im allgemeinen nur gute Vollmilch zur weiteren Verarbeitung im Hause abgegeben, während die Verabfolgung gemischter Nahrung auf ausgesuchte, vom Arzt zu bezeichnende Einzelfälle beschränkt bleibt.

Wenn einwandfreie Kindermilch nicht zu beschaffen ist, sollte als Ersatz in erster Linie nicht die Marktmilch herangezogen werden. Besser wird die Nahrung dem nächsten Kuhstall entnommen, vorausgesetzt, daß er den Durchschnittsanforderungen der Hygiene genügt und eine hinreichende gesundheitspolizeiliche Überwachung für die Gesundheit des Tierbestandes bürgt. Erfolgt der Bezug kurz nach dem Melken, so ist wenigstens einer für den Erfolg der weiteren Behandlung im Hause sehr wichtigen Forderung genügt: das Kind erhält eine frische Milch.

Milchkontrolle[2]). Die marktpolizeiliche Kontrolle des **Fettgehaltes** erfolgt durch Bestimmung des spezifischen Gewichtes mittels des Laktodensimeters von Quevenne-Müller in der Modifikation von Soxhlet. Die zulässigen Werte, auf 15° C. reduziert, schwanken zwischen 1029 bis 1034. Wegen anfänglicher Erhöhung des Wertes infolge innerer Vorgänge in der Milch (Entweichen von Gasen?) ist die Bestimmung erst etwa 12 Stunden nach dem Melken vorzunehmen. Da das spezifische Gewicht nicht verändert wird, wenn die Milch in geschickter Weise gleichzeitig gewässert und entrahmt wird, so schützt diese Methode nicht vor Fälschungen. Ein sicheres Urteil gibt dagegen die einfach durchzuführende Fettbestimmung mit dem Azidbutyrometer von Gerber. Über den **Schmutzgehalt** erhält man Auskunft, wenn man eine Menge Milch von etwa 200 ccm nach zweistündigem Stehen auf einen Bodensatz hin betrachtet. Apparate, die auf diesem Absetzen des Schmutzes beruhen, sind von Stutzer und Gerber angegeben. Bei Fliegels Schmutzprüfer wird die Milch aus einem Zylinder mit durchlöchertem Boden durch eine Wattescheibe filtriert, die den Schmutz festhält. Gleiches geschieht beim Gebrauch des Fliegelschen Haushaltungsmilchfilters[3]). Gute Milch darf keinen Satz geben, bei gewöhnlicher Milch gelten 5 bis 10 mg im Liter für zulässig. Über den **Bakteriengehalt** unterrichten Plattenaussaat und Zählung. Selbst bei gewöhnlicher Reinlichkeit und mäßiger Kühlung kann eine Keimzahl von weniger als 100000 gewährleistet werden. Schnelleren Einblick ermöglicht die sogenannte Milchreduktaseprobe nach Schardinger-Jensen[4]): Die von den Bakterien gebildete Reduktase reduziert Methylenblau um so schneller, je größer die Keimzahl ist; die Schnelligkeit der Entfärbung der gebläuten Milch gestattet somit einen Rückschluß auf die Größe des Bakteriengehaltes. Auch die bloße Prüfung des Zeitpunktes der Säuerung gibt einigen Anhalt. Frühzeitiges Sauerwerden beweist eine unerlaubt große Einsaat und macht damit wahrscheinlich, daß außer den harmlosen Milchsäurebildnern noch andere, weniger gleichgültige Arten vorhanden sind. Ähnlich verwendbar ist die Alkoholprobe: Gerinnung eines Gemisches von gleichen Teilen Milch und 68prozent. Alkohol zeigt an, daß die Milch nicht mehr einwandfrei ist. Quantitativen Aufschluß gibt die Bestimmung des Säuregrades nach Soxhlet-Henkel. Ein Säuregrad ist diejenige Säuremenge, die in 50 cm³ Milch durch 1 cm³ $1/4$ Normalnatronlauge gebunden wird. Als Indikator dient Phenolphthalein. Frische Milch hat 2 bis 4 Säuregrade und verbleibt in diesem Zustande (= Inkubation) bei „Kuhwärme" 3 bis 8 Stunden, bei 10° 52 bis 75 Stunden, je nach der Reinlichkeit beim Melken. Gerinnung beim Kochen

---

[1]) Lit. bei H. Neumann in Sommerfelds Handbuch der Milchkunde.

[2]) Vgl. Reiß u. Sommerfeld in Sommerfelds Hb.

[3]) Vgl. S. 59 Anm. 8.

[4]) 10 ccm der zu prüfenden Milch werden in sterilem Reagenzglas mit $1/4$ ccm Methylenblaulösung (5 ccm gesättigte alkoholische Methylenblaulösung auf 195 ccm destilliertes und frisch abgekochtes Wasser) verschüttelt und im Wasserbad bei 38° C. beobachtet. Gute Milch mit höchstens 100000 Keimen behält die Farbe 7 Stunden und länger; mittelgute mit 100000 bis 3000000 entfärbt sich in 2 bis 7 Stunden, schlechte mit 3 bis 20 Millionen in $1/4$ bis 2 Stunden, sehr schlechte noch schneller.

tritt ein bei 5,5 bis 6,5 Säuregraden, spontane Gerinnung bei 15 bis 16[1]). Somit gestattet die Titrierung einen annähernden Schluß auf Alter und Beschaffenheit[2]).

b) Sterilisierte, pasteurisierte und rohe Milch.

Weil prophylaktisch die Bakterienfreiheit der Milch nur unter besonders günstigen Ausnahmeverhältnissen erreichbar ist, ergibt sich die Notwendigkeit, die Nahrung nachträglich einem Entkeimungsverfahren zu unterwerfen. **Sterilisation**[3]). Am gebräuchlichsten ist die Sterilisation. Die sachgemäße Handhabung dieser Methode hat mit der Tatsache zu rechnen, daß die Eigenart der Milchverunreinigungen ihrer Leistungsfähigkeit gewisse Grenzen setzt. Die wachsende Erfahrung hat gelehrt, daß eine wirklich vollständige Entkeimung auf so erhebliche Schwierigkeiten stößt, daß sie praktisch gesprochen als unmöglich bezeichnet werden muß. Es gibt nur eine partielle Sterilisation. Mit wenigen Ausnahmen geht auch der der Hitze unterworfene Stoff trotz sorgfältigen Ausschlusses von Neuinfektion früher oder später in Zersetzung über. Genau so wie bei der rohen Milch, ist dieses Ereignis von Zeit und Wärme abhängig, nur daß ein langsamerer Schritt eingeschlagen wird und sich die Art der Verderbnis ändert. Dort zumeist Säuerung, hier alkalische Gärung mit Bildung labähnlicher und peptonisierender Fermente. Diese **Nichtsterilisierbarkeit**[4]) **der meisten Milchsorten** beruht auf der Anwesenheit der sporentragenden „Flüggeschen" Bakterien, die dank der Hitzebeständigkeit ihrer Sporen im Unterschiede von den übrigen Keimen den Kochprozeß überdauern und allmählich wieder zu wuchern beginnen.

Wenn man die Dauer der Sterilisation verlängert oder im Autoklaven die Wärme über 100⁰ hinauftreibt, werden die Ergebnisse vielleicht etwas besser, als wenn man kürzere Zeit in gewöhnlichen Apparaten erhitzt. Aber eine wirkliche Sicherheit gewährleisten auch diese eingreifenden Methoden nicht. Die scharf sterilisierte „Dauermilch" des Handels fällt schließlich dem Verderben ebenso anheim, wie die Soxhletflasche der Hausfrau. Gegenwärtig besteht kein Zweifel mehr darüber, daß der Weg zum Fortschritte nicht nach der Richtung eines verschärften und verbesserten Sterilisationsverfahrens führt, sondern nach derjenigen einer möglichsten Keimfreiheit des Ausgangsmaterials. Nur so kann man hoffen, die Zahl der hitzebeständigen Keime derart zu vermindern, daß die Mehrzahl der Flaschen von ihnen frei bleibt.

Eine gewisse Verbesserung der Milch im allgemeinen und speziell auch mit Rücksicht auf ihre Sterilisierbarkeit wird erzielt durch Filtration. Denn gerade an den durch sie entfernbaren größeren Schmutzpartikeln sitzt die Mehrzahl der hitzebeständigen Keime. Im Großbetriebe sind hierfür Kies- und Zellulosefilter gebräuchlich; für häusliche Zwecke dürfte dann, wenn eine bessere Sorte nicht erreichbar ist, der Plautsche Apparat[5]) oder die Filtration durch eine im Trichter befindliche Watteschicht[6]) oder das Timpesche Familienfilter[7]) oder das einfache und billige Fiegelsche Haushaltungsmilchfilter[8]) vorteilhaft sein.

---

[1]) Nach neueren Vereinbarungen werden die Säuregrade auf 100 cm³ Milch bezogen, die Zahlen sind also zu verdoppeln.

[2]) Plaut, Z. H. J. 15, A. H. 13.

[3]) Lit. bei Tjaden in Sommerfelds Hb. Biedert, l. c.

[4]) Flügge, l. c. Lübbert, Z. H. J. 21.

[5]) Z. H. J. 30. Zylinder mit oberem Ausfluß für den aufsteigenden Rahm und unteren für die Milch. Nach Öffnung erst des oberen, dann des unteren Abflusses werden fettarme und fettreiche Milch wieder vereinigt, nachdem sich vorher der Schmutz zu tiefst in der zurückbleibenden Schicht abgesetzt hat.

[6]) Seibert, Ref. A. K. 22. S. 159.

[7]) Baron, A. K. 27.

[8]) Durchlöcherter kleiner Blechzylinder, der auf gleichfalls durchlöchertem, dem Milchgefäß aufgesetzten Blechteller ruht. Zwischen beiden wird die dünne filtrierende Wattescheibe eingelegt.

Genau so wie für die Brauchbarkeit der Milch überhaupt ist also auch für ihre Sterilisierbarkeit die reinliche Gewinnung die erste Forderung. Und ebenso gilt hier wie dort als zweite unerläßliche Bedingung die schnelle Kühlung und dauernde Kühlhaltung des erwärmten Stoffes. Die hitzebeständigen Mikroben sind zugleich thermophil. Sie wuchern üppig zwischen 24^0 und 54^0, um von 15^0 ab sich so langsam zu vermehren, daß ihre Wirkung praktisch bei baldigem Konsum nicht mehr ins Gewicht fällt. Demgemäß darf nur die erste Periode des Erkaltens von der Siedehitze bis etwa 60^0 sich selbst überlassen werden; dann aber heißt es, durch energische Kühlung die kritische Phase abzukürzen, in der die Temperatur dem Auskeimen der überlebenden Sporen günstig ist. Ebenso ergibt sich die Notwendigkeit, die Wärme während der späteren Aufbewahrung nicht über 15^0 ansteigen zu lassen.

Eine dritte Forderung betrifft den Schutz vor erneuter Einsaat nach der Sterilisation. Zu fürchten ist hier vornehmlich die Kontaktinfektion durch Gerätschaften, Hände, ungenügend gereinigte Gefäße u. a. m. Aus der Luftinfektion hingegen erwächst kein wesentlicher Nachteil. Die harmlose Art und geringe Zahl der ihr entstammenden Mikroorganismen gestattet, sie für praktische Zwecke zu vernachlässigen, freilich nur unter der Voraussetzung, daß der vierten Bedingung des schnellen Verbrauchs der sterilisierten Nahrung genügt wird. Der Zwischenraum zwischen Zubereitung und Genuß darf 24 Stunden nicht überschreiten. Innerhalb dieser Frist ist bei einigermaßen niederer Temperatur eine bedenkliche Vermehrung der vorhandenen Keime nicht zu befürchten.

Die **Grenzen für die Leistungen der Sterilisation** sind somit eng genug gezogen. Sie vernichtet mit Ausnahme der Sporenbakterien die saprophytischen und pathogenen Keime und hemmt den Fortgang eingeleiteter Zersetzungen. Nicht aber vermag sie die chemischen Umwandlungen aufzuheben, die bereits stattgefunden haben; es verbleiben auch die Bakterienleiber. Durch beide kann, wie gleichsinnig das Experiment[1]) lehrt und die praktische Erfahrung wahrscheinlich macht, auch nach der Sterilisation die Milch dem Säugling nachteilig werden. Dazu kommt die Gefahr der Verderbnis durch Wucherung der überlebenden Sporenträger. So vermag die Sterilisation auch bei bester Handhabung nur teilweise wieder gut zu machen, was vorher gesündigt wurde. Wie wenig mit ihr getan ist, wenn schlechtes Ausgangsmaterial und schlechte Behandlung nach dem Kochen zusammentreffen, liegt auf der Hand.

Für den Verbrauch innerhalb 24 Stunden genügt die einfache Sterilisation. Soll eine sichere Vernichtung auch der Sporen erfolgen, wie es die Herstellung von dauernd haltbarer Milch für den Handel verlangt, so wird entweder die fraktionierte Erhitzung oder Erhitzung auf mehr als 100^0 unter Druck angewendet. Die **Handelssterilisation** erfolgt in großen Dampfsterilisatoren verschiedener Konstruktion in Liter- oder Portionsflaschen, die mit Bügelverschlüssen (am zweckmäßigsten erscheint der abnehmbare von Raupert) oder mit dem paraffinierten Pappscheibenverschluß von C. Stöltzles Söhne (Berlin S. 14) geschlossen werden. Die Kühlung wird durch Einstellung in Bassins mit fließendem und durch Düsen versprühtem Wasser besorgt. Neuerdings werden auch Sterilisatoren verfertigt, die im Apparat selbst Kühlung bis zur Temperatur des Leitungswassers ermöglichen (R. A. Hartmann Berlin, Nybose & Nissen Kopenhagen, u. a.).

So eigentümlich es auch anmuten mag, so ist es doch Tatsache, daß trotz jetzt mehr als 30jähriger Ausübung der **Nutzen der Sterilisation** noch nicht mit größerem statistischen Material belegt werden kann. Auf Grund persönlicher Eindrücke wird er allerdings von der Mehrzahl der Ärzte anerkannt, beweisende Zahlen aber fehlen. Deswegen kann es auch geschehen, daß der Vorteil bezweifelt wird, weil trotz ihrer Einführung eine Abnahme der Säuglingssterblichkeit aus-

---

[1]) Lübbert, l. c. Jemma u. Figari, Clinic. moderna VII H. 17. Figari, R. m. Nov. 1900.

geblieben ist (Flügge). Es ist in der Tat nicht leicht, diesem Einwand zu begegnen. Den fehlenden Ausschlag auf die Gesamtmortalität kann man allerdings durch die geringe Zahl der „Soxhletkinder" erklären, die im Verhältnis zur Gesamtzahl der Säuglinge zu klein ist, um sich statistisch deutlich zur Geltung zu bringen. Wenn anderseits über gute Erfolge berichtet wird — das geschieht neuerdings namentlich durch die Leiter der französischen Consultations und Gouttes de lait — so darf man nicht vergessen, daß hier mit einem hervorragend guten Ausgangsstoffe unter ständiger ärztlicher Beratung gearbeitet wird, also unter Umständen, die an sich schon eine erhöhte Bürgschaft für das Gedeihen des Säuglings geben. Der Umfang des durch die Sterilisation geschaffenen Schutzes kann nur durch Statistiken bewiesen werden, die unter sonst gleichen Bedingungen die Ernährungserfolge einer und derselben mittelmäßigen oder schlechten Milch im sterilisierten und rohen Zustand vergleichen. Eine solche finde ich nur bei Park und Holt[1]. Dieselbe Milch, die roh 1200000 bis 20000000 Keime enthielt, hatte folgende, den Vorteil der Sterilisation beweisende Ergebnisse:

	Kinderzahl	Gesund	Diarrhöen	Durchschnittl. wöchentl. Zunahme	Gestorben
Pasteurisiert	41	31	10	120	1
Roh	51	17	33	105	2

Rohe Milch. Zugleich mit den Bakterien zerstört die Hitzesterilisation eine Reihe chemisch-physikalischer und biologischer Eigenschaften der Milch und bewirkt, daß die dem Sterilisator wieder entnommene Substanz in vielen Beziehungen von der ursprünglichen Beschaffenheit abweicht.

Auf chemisch-physikalischem Gebiete sind von Umsetzungen bekannt geworden[2]: Karamelisierung des Zuckers, Gerinnung des Albumins, Veränderungen des Kaseins, Umwandlung eines Teiles der Kalksalze in unlösliche Verbindungen und davon abhängig eine Änderung der Labgerinnung, Austritt des Fettes aus der Emulsionsform, Spaltung des Lezithins, Überführung organischer Phosphorverbindungen in anorganische[3], Bildung von H_2S, Veränderungen der elektrischen Leitfähigkeit[4]) u. a. m.

Die biologische Konstitution wird geschädigt durch Vernichtung nahezu aller vorhandenen Fermente und antitoxischen und immunisierenden Substanzen[5]. Neben den hierher zu rechnenden Stoffen bereits bekannter Art hat man auch noch unbekannte ins Auge gefaßt und die Gegenwart von thermolabilen, die Verdauung und den Stoffwechsel „stimulierenden" Fermenten, neuerdings auch von „Vitaminen" angenommen[6].

Die Frage liegt nahe, ob durch diese Veränderungen des Milchgefüges nicht etwa auch die Bekömmlichkeit für den Säugling leidet, mit anderen Worten, ob nicht ein wesentlicher Teil der Schäden bei künstlicher Ernährung durch Verabreichung gekochter Milch bedingt und durch Verabreichung roher Milch verhütet werden könne.

Zeitweilig hat die Antwort einer großen Zahl von Ärzten bejahend gelautet und auch jetzt noch findet die Anschauung von einem besonderen Vorteil der rohen Milch nicht nur bei Laien Vertreter. Die thermolabilen Substanzen spielen — so lautet die der biologischen Ära angemessene These — bei der Ernährung eine bedeutsame aktive Rolle. Der reifere Organismus zwar kann ihrer entraten, nicht aber der Säugling. Ihm sind sie, je jünger er ist, um

---

[1]) A. P., Dez. 1903.
[2]) Lit. vgl. Johannesen, J. K. 53. Czerny-Keller, Hb. S. 445. Neumann, D. m. W. 1902. 35/36. Raudnitz in Sommerfelds Milchkunde und Referate in M. K. 3ff.
[3]) Von Schloßmann, A. K. 40, angezweifelt.
[4]) Hutz, J. K. 58.
[5]) Lit. bei Seligmann, Römer in Sommerfelds Hb. d. Milchkunde. Lane-Claypon Reports to the Local Government Board on Public Health etc., London, Darling and Son, 1913. New Series No. 76.
[6]) Escherich, A.m.ch.inf. 1900. No. 21. Concetti, ibid. 1903. Nr. 14. Marfan, Traité.

so mehr, eine schätzbare Hilfe bei der Verdauung, deren Ausfall den noch
schwachen Organismus eine Mehrleistung aus Eigenem aufbürdet, der gegenüber
er nicht selten erlahmt. Deswegen könne allein die rohe, unveränderte Milch
einen geeigneten Ersatz für die natürliche Nahrung bieten; die Sterilisation dagegen „töte“ und „denaturiere“ die Milch und mache sie zu einem minderwertigem Surrogat. Die Reihe der Säuglingskrankheiten, die demgemäß mit
dem Genuß gekochter Milch in Verbindung gebracht wurden, ist recht stattlich;
sie umfaßt: Anämie, Rachitis, Morbus Barlow, schlechte Entwicklung, Magendarmerkrankungen, Atrophie[1]); besonders großzügige Forscher gingen sogar
soweit, die große Säuglingssterblichkeit überhaupt in engstem Zusammenhang
mit der allgemeinen Verwendung gekochter Milch zu bringen[2]). Die praktische
Folgerung war klar: Verwerfung der Sterilisation, Proklamation einer guten
„nativen“ Milch als wichtigstes Ziel der Besserungsbestrebungen auf dem Gebiete der künstlichen Ernährung.

Wäre diese Lehre mit ihren Folgen zutreffend, so ergäbe sich praktisch
eine keineswegs erfreuliche Lage. Ist doch der Genuß der gewöhnlichen Milch in
rohem Zustand untunlich, schon wegen des so häufigen Gehaltes an Tuberkelbazillen, ganz abgesehen von der gelegentlichen Beimengung anderer pathogener Keime; andererseits bedingen die für die Gewinnung einer einwandfreien
Rohmilch nötigen Maßnahmen eine solche Preissteigerung, daß eine Verwirk-
lichung des ersehnten Fortschrittes für die breiten Volksschichten kaum erreichbar scheint. Aber, man darf unter diesen Verhältnissen wohl sagen glücklicherweise, ist die Lehre falsch. Sie gehört zu den leider in der Pädiatrie besonders
häufigen Theorien, die von eifrigen Forschern in Anlehnung an gerade herrschende Tagesströmungen aufgestellt und dann zu weitgehenden praktischen
Folgerungen benutzt werden, ohne daß es für erforderlich gilt, dem schnell
fertigen Gedankenbau erst einmal eine solide Grundlage nüchterner Tatsachen
zu geben. Auch in diesem Falle hat, wie so oft, das nachträglich mühsam be-
schaffte Beweismaterial den hübschen Gedanken als Irrtum erwiesen. Es gibt
nach allen praktischen und experimentellen Erfahrungen keinen unbedingten Vorteil der rohen Milch vor der gekochten, vielleicht sogar —
ganz abgesehen von der gesteigerten Gefährdung durch Verunreinigung — einen kleinen Nachteil. Damit wird auch der Grund der Bestrebungen
für die Gewinnung „aseptischer Rohmilch“ hinfällig, und alle Mühen und Kosten,
die diesem Zweck gewidmet werden, sind verloren.

Einige Angaben aus dem gegenwärtig zu Gebote stehenden Material[3])
mögen das belegen.

Beständige Unterschiede in der **Verdaulichkeit** und **Resorption** von roher und gekochter Milch sind nicht bekannt geworden. Ob der im Einzelversuch notierte Befund
einer etwas ungünstigeren Kalkbilanz bei gekochter[4]), einer etwas ungünstigeren Eisen-
resorption bei roher[5]) Nahrung verallgemeinert werden darf, erscheint fraglich. Die Labgerinnung der rohen Milch im Magen erfolgt in gröberen und derberen Klumpen, im Stuhl
finden sich oft die zähen, großen „Kaseingerinnsel“[6]). Das sieht mehr nach schlechterer Bekömmlichkeit aus.

Ziemlich zahlreich sind die **Fütterungsversuche an Tieren** (Ziegen, Kälber, Schweine,
Hunde, Katzen, Meerschweinchen). Sie ergaben bei Kälbern und Ziegen eine unverkennbare Überlegenheit der arteigenen rohen Milch, wobei das Ernährungsergebnis der art-

---

[1]) Lit. bei M. Seiffert, Versorgung großer Städte mit Kindermilch. Leipzig, Weigel,
1904.

[2]) v. Behring, Th. G. 1904. Januar.

[3]) Lit. Finkelstein, Th. G. 1904. Febr. Sammelref. Lane-Claypon, E. i. M. K.
Bd. 10. 1913.

[4]) Müller u. Cronheim, J. K. 57.

[5]) Krasnogorsky, J. K. 64.

[6]) Vgl. S. 69.

eigenen gekochten Milch immer noch als vollkommen zufriedenstellend bezeichnet werden konnte. Bei Verfütterung artfremder Milch zeigte sich umgekehrt eine gewisse Überlegenheit der gekochten Nahrung.

Soweit **Ernährungsversuche beim Säugling mit Frauenmilch** vorliegen, scheinen ihre Ergebnisse denen des Tierexperimentes zu entsprechen. In meinen Fällen zeigte sich ebenso wie in denen Moros eine gewisse Minderwertigkeit der gekochten Nahrung in Gestalt eines etwas weniger steilen Fortschrittes der Gewichtskurve gesunder Kinder. Auch im allerdings sehr vorsichtig zu deutenden Verlauf des Reparationsstadiums kranker Kinder glaubte ich eine verminderte Heilkraft erkennen zu können. Thiemich dagegen sah keine Unterschiede. Keineswegs also ist der Nachteil des Kochens stark sinnfällig.

Praktisch von erheblich größerem Interesse ist das **Verhalten des menschlichen Säuglings bei roher bzw. gekochter Kuhmilch.** Man findet neben entschieden gegenteiligen Äußerungen in der Literatur eine kleine Zahl von Mitteilungen, die nachdrücklich für eine Überlegenheit der rohen Milch namentlich auch bei der Behandlung von Ernährungsstörungen eintreten. Aber sie leiden allesamt an methodologischen Fehlern. Es ist nicht genügend sichergestellt, inwieweit der Erfolg wirklich der neuen Nahrung und nicht vielmehr der gleichzeitig erfolgten vernünftigen Regelung der ganzen Diätetik verdankt wurde und dementsprechend auch bei Verwendung gekochter Milch eingetreten wäre. Oder man setzte eine vorzügliche Rohmilch an die Stelle der bisher verabfolgten, gewöhnlichen Haushaltungsmilch und berücksichtigte nicht, daß die Besserung ebensowohl der besseren Beschaffenheit der neuen Nahrung wie ihrem nativen Zustand zugeschrieben werden konnte. Auch hier hat sich wieder recht viel Kritiklosigkeit breit gemacht. Eine geeignete Unterlage zur Entscheidung können selbstverständlich nur vergleichende Versuche geben, in denen Kinder unter völlig gleichen Verhältnissen auf die gleiche Art mit der gleichen Milch einmal in gekochtem, das andere Mal in rohem Zustand ernährt werden. Von solchen gibt es meines Wissens nur die Beobachtungen — über 100 an der Zahl —, die ich selbst angestellt habe[1]). Sie führten zu dem Ergebnis, daß ein sicherer Unterschied beider Methoden nicht zu finden war. Weder der Fortschritt der Gesunden, noch die Heilung der Kranken wurde durch rohe Milch mehr gefördert, als durch gekochte, vielleicht war, ebenso wie im Tierexperiment, eher von einer geringeren Bekömmlichkeit der Rohmilch zu sprechen. In Einklang damit steht eine Erfahrung des großen Stockholmer Waisenhauses, deren Kenntnis ich einer mündlichen Mitteilung verdanke. Es wurde die eine Hälfte der zahlreichen Pfleglinge mit roher, die andere mit der gleichen, aber gekochten Milch ernährt. Innerhalb dreier Jahre ist ein Unterschied beider Gruppen nicht aufgefallen.

Auch die Behauptung, daß die sterilisierte Milch das **Entstehen von Rachitis und Anämie** begünstige, steht völlig in der Luft und hat bei kritischen klinischen Beobachtern niemals Eingang gefunden. Was hier schuldig ist, ist die künstliche Ernährung und für sich, besonders die fehlerhaft geleitete, nicht aber die Sterilisation. Zum Überfluß ist an einem umfangreichen Material besonders gezeigt worden, daß bei sachgemäßer Auffütterung mit sterilisierter Milch die Rachitis geradezu „ausgelöscht" werden kann (Variot). Auch für die pseudoleukämische Anämie (Jaksch) gilt ähnliches. Einen Heilerfolg wird man von der Rohmilch bei ihr meiner Erfahrung nach vergeblich erwarten.

Als einzig erwiesener Nachteil der Ernährung mit gekochter Milch darf allein das häufige Vorkommen der **Barlowschen Krankheit** gelten; dazu treten gewisse Fälle von Anämie und Dystrophie, die nichts anderes als Vorläufer oder Formes frustes des Barlow sind. Die Vertiefung in die verwickelten Entstehungsbedingungen dieser alimentären Erkrankung[2]) läßt im übrigen erkennen, daß auch hier die durch Erhitzung gesetzte Veränderung der Milch nur einen ätiologischen Teilfaktor darstellt, nicht aber die alleinige Ursache.

Mögen sonach auch bei arteigener Milch die „lebenden" Eigenschaften einen gewissen geringen Vorsprung bringen, der durch Erhitzen verloren geht — ein Nachteil, der für die ärztliche Praxis nur ausnahmsweise in Frage kommt, wenn wegen Erkrankung der Stillenden, die eine Infektion der Milch vom Blut oder von der Haut aus oder durch Kontakt besorgen läßt, die Milch abgezogen und abgekocht verfüttert wird (Infektionskrankheiten, syphilisverdächtige Ammen in Anstalten) —, bei der künstlichen Ernährung ist etwas Entsprechendes nicht zu berücksichtigen.

Wir finden auch in den Forschungen über Säugungsimmunität[3]) bestimmte Angaben, die diesen klinisch hervortretenden Unterschied zwischen natürlicher und künstlicher Ernährung bestätigen und zu seinem Verständnis beitragen können. Thermolabile Antitoxine und andere Immunkörper werden aus Muttermilch, nicht aber oder in sehr

---

[1]) Th. M. Oktober 1907.
[2]) Vgl. Kap. Infantiler Skorbut.
[3]) Lit. bei v. Pfaundler, A. K. 47. P. K. Römer, Sommerfelds Hb. der Milchkunde.

verringertem Maße aus artfremder Milch in den kindlichen Kreislauf aufgenommen[1]). Demnach hat es auch von diesem Gesichtspunkt aus keinen Sinn, die Ernährung mit roher Milch anzustreben.

Wenn somit alles, was zugunsten der rohen Milch vorgebracht worden ist, hinfällig, zum mindesten unbewiesen und zweifelhaft ist, so wiegt dem gegenüber um so schwerer die größere Gefährdung durch zufällig in die Milch gelangte Krankheitserreger, die das Unterlassen des Abkochens mit sich bringt. Man muß sich hüten, diese Steigerung des Risikos zu unterschätzen. Amerikanische Ärzte beispielsweise führen es auf die im Osten der Vereinigten Staaten beliebte Rohmilchdarreichung zurück, wenn dort ungemein zahlreiche Dysenteriefälle bei Säuglingen vorkommen, während solche im Westen, wo man abkocht, wesentlich seltener beobachtet werden[2]).

Nach wie vor darf und soll sonach das Abkochen der Milch als Schutz gegen gesundheitsschädliche Milchkeime beibehalten werden; ja vielleicht stellt es nicht nur ein Schutz-, sondern auch ein wenig eine Nutzmaßregel dar, indem es die Verdaulichkeit um ein Geringes verbessert. Die Entkeimung wird für gewöhnlich in einem kurzen Abkochen bestehen; der Gebrauch der eingreifend sterilisierten Dauermilch bleibt auf die bestimmten Fälle beschränkt, wo äußere Umstände den täglichen Bezug frischer Milch ausschließen. Rohe Milch brauchen wir auch dann nicht, wenn wir sie in tadelloser Güte haben können.

Pasteurisation. Da länger wirkende Temperaturen von 60 bis 90° dieselbe keimtötende Wirkung besitzen, wie kurzes Kochen, so wird die Milch durch die Pasteurisation gleich geeignet zur Säuglingsernährung wie durch die Sterilisation. Zugleich ist es wahrscheinlich, daß die mildere Behandlung auch die chemisch-biologischen Umsetzungen weniger eingreifend gestaltet. Dementsprechend ist auch ein Erhaltenbleiben zahlreicher lebender Eigenschaften bei vorsichtiger Pasteurisation nachgewiesen worden[3]).

Die bisher bekannt gewordenen Ernährungserfolge mit pasteurisierter Milch[4]) gleichen denen, die auch mit sterilisierter berichtet werden und sind zu spärlich und zu kurz, um darzutun, daß die bei Sterilisation drohenden Nachteile wirklich ausgeschlossen sind. Barlowsche Krankheit wird jedenfalls durch Pasteurisation nicht sicher vermieden[5]). Es spricht auch gegen die Methode, daß namentlich in der Hand des Laien die Entkeimung wesentlich unsicherer wird, wie bei der Sterilisation, während auf der andern Seite bei der Schwierigkeit der Technik das Erhaltenbleiben der wichtigen thermolabilen Eigenschaften keineswegs gesichert ist[6]). Zudem stellt das Verfahren trotz aller Handlichkeit an Zeit und Intelligenz weit größere Anforderungen, als die Koch- oder Sterilisiertechnik.

Für die **Hauspasteurisation** sind handliche Apparate von Oppenheimer[7]) mit 30 minutiger Erhitzung auf 70° bis 75° und von Kobrak[8]) mit $1\frac{1}{3}$-stündiger Erhitzung auf 60° bis 65° angegeben worden. Der von Dunbar und Dreyer[9]) und Sommerfeld[10]) gelobte Milchthermophoreimer, in dem eine Flasche 10 Stunden lang auf 58° erhalten und dabei entkeimt wird, funktioniert nach Kobrak[11]) nicht sicher und ist schwierig zu behandeln und teuer.

---

[1]) Salge, J. K. 60 u. 61 (Diphtherieantitoxin). Ders., E. i. M. K. I. 1908.
[2]) Vgl. z. B. Day and Gerstley, A. J. dis. of childr. März 1915.
[3]) Hippius, J. K. 61.
[4]) Siegert, M. m. W. 1899. Nr. 46.
[5]) Vgl. Jakobi, A. K. 31.
[6]) So werden z. B. die Leistungen des Kobrakschen Apparates von Natanson (B. kl. W. 1903 Nr. 2) scharf kritisiert.
[7]) V. G. K. München 1899.
[8]) B. kl. W. 1902. Nr. 9.
[9]) D. m. W. 1900. Nr. 26.
[10]) B. kl. W. 1900. Nr. 41.
[11]) Z. H. J. 34.

Die **Pasteurisation im Großbetrieb,** die aus molkereitechnischen Gründen zwecks Konservierung vielfach geübt wird, ist vom Standpunkte der Kinderernährung aus betrachtet, eine zweischneidige Maßnahme. Der Wegfall der harmlosen Gärungserreger gibt den hitzebeständigen Arten das Feld frei und begünstigt damit, falls nicht sorgfältige Kühlung statt hat, das Entstehen abnormer Zersetzungen[1]). Die Unvollkommenheit der Entkeimung und die Möglichkeit neuer Einsaat bewirkt zudem, daß diese Milch trotz Pasteurisation nicht direkt verwendet werden kann[2]), sondern einer zweiten Erhitzung unterworfen werden muß. Wiederholte Hitzeeinwirkung aber ist der Konstitution der Milch besonders nachteilig und rückt die Gefahr der Barlowschen Krankheit in größere Nähe.

Entkeimung durch chemische Mittel. An Stelle der Hitzesterilisation ist auch der Zusatz keimtötender, bzw. Keimentwicklung hindernder Chemikalien ins Auge gefaßt worden. Die meisten antiseptischen Substanzen sind als gesundheitsschädlich schon durch die polizeilichen Vorschriften ausgeschaltet, in Frage stehen wohl nur F o r m a l i n und W a s s e r s t o f f s u p e r o x y d. Im Molkereibetrieb war von der Formalinmilch und der „Buddisierten" Milch[3]) schon länger die Rede, für die Zwecke der Säuglingsernährung wurden beide in Form der v. B e h r i n g s c h e n F o r m a l i n- und P e r h y d r a s e n m i l c h[4]) wieder hervorgezogen, um eine längere Haltbarkeit der Rohmilch zu erreichen. Wenn wir, wie dies hier geschah, die Rohmilchernährung ablehnen, schwindet auch das Interesse für diese Fragen. Da außerdem die keimabtötende Wirkung unsicher und die Unschädlichkeit namentlich des Formalinzusatzes noch keineswegs endgültig feststeht[5]), darf diese Richtung als erledigt angesehen werden.

Milchkonserven[6]). Neben der „frischen" Milch spielen in der Praxis der Säuglingsernährung auch die „Milchkonserven" eine Rolle. Die Industrie stellt verschiedene Formen zur Verfügung, die unbegrenzt haltbar sind oder es wenigstens sein sollen. **Dauermilch** ist sterilisierte Milch in Flaschen, die zur sicheren Abtötung auch der hitzebeständigen Bakterien besonders scharf, vielfach auch wiederholt erhitzt wurde. Eine wirkliche Zuverlässigkeit kommt diesem Verfahren nicht zu; von den gleichzeitig bearbeiteten Flaschen verdirbt fast immer später noch ein Bruchteil, so daß der Händler eigentlich nur dann die Dauer seiner Ware verbürgen kann, wenn er sie vor dem Verkauf in mittlerer Temperatur längere Zeit beobachtet und die zersetzten Flaschen ausgeschaltet hat. Erheblich größere Haltbarkeit besitzt die in verlöteten Blechdosen[7]) abgegebene **kondensierte Milch,** hergestellt entweder durch Eindampfung im Vakuum bei 70⁰ mit Zusatz von 12 bis 13 Prozent Rohzucker oder ohne Zuckerzusatz mit stärkerer Erhitzung. Die Eindickung geht bis zu $\frac{1}{3}$ oder $\frac{1}{4}$ des ursprünglichen Volumens. Der geringe Wassergehalt für sich allein , noch mehr im Verein mit hohem Zuckergehalt hält die Bakterienvermehrung so energisch nieder, daß verdorbene Büchsen selten vorkommen und die bakteriologische Prüfung keine oder nur sehr wenige Keime nachweist.

Auch die **Trockenmilch** in Pulverform findet gelegentlich Verwendung[8]), französische Autoren loben sie sogar über die Maßen[9]). Die Herstellungsart

---

1) Vgl. F l ü g g e, Z. H. J. 17.
2) O p p e n h e i m e r sah durch sie schwere Darmkatarrhe entstehen.
3) Bei dem Verfahren B u d d e s wird frische Milch unter Zusatz von 0,035 Prozent H_2O_2 mehrere Stunden bei 50⁰ bis 52⁰ gehalten.
4) Ernährungsversuche von B ö h m e, D. m. W. 1906. Nr. 43.
5) Vgl. Gutachten der Wissenschaftl. Deputat. usw. V. g. M. 1907. 3. Folge. H. 1.
6) Vgl. F l ü g g e, l. c. W e b e r, Arbeit. a. d. Kaiserl. Gesundheitsamt. P e t r u s c h k y, V. g. K. Königsberg 1910.
7) Mit etwa 350 ccm Inhalt entsprechend nicht ganz 1 ½ Liter Milch. Die gangbarsten Marken sind gezuckert: Kondens. Milch von Nestlé. Schweizer Milch Marke „Milchmädchen". Kondens. Milch von Pfund (Dresden). Ungezuckert: Alpenmilch. Bärenmarke. Drenkhansche Milch.
8) H ü s s y, A. K. 46.
9) A v i r a g n e t u. a. Ref. M. K. II. 1912. S. 161.

— Eintrocknen auf heißen, rotierenden Metallwalzen nach Ekenberg oder Just-Hatmaker — bedingt eine verhältnismäßig weitgehende Keimarmut, namentlich auch die ziemlich sichere Vernichtung von Tuberkelbazillen und anderen Krankheitserregern[1]). Löslichkeit und Geschmack lassen zu wünschen übrig. Ein neues Verfahren — Trocknen durch feinste Verstäubung der Milch im warmen Luftstrom — dürfte diese Nachteile beseitigen können,

Die Kinderärzte haben gegen die Verwendung aller dieser Konserven scharf Stellung genommen[2]), und gewiß ist ihr fortgesetzter Gebrauch und die Beliebtheit namentlich der „Schweizer Milch" in gewissen Bevölkerungskreisen[3]) nicht gutzuheißen. Zweifellos stehen sie hinter einer guten frischen Milch zurück, und, wie zu erwarten, begünstigen sie das Entstehen der Barlowschen Krankheit in unverkennbarer Weise. Aber wenn frische Milch nicht zu haben ist, wie auf Seereisen, oder im Sommer unter den Verhältnissen der weniger begüterten Mütter, die eine zuverlässige Kindermilch nicht beziehen können, ist eine vorübergehende Verabreichung sehr wohl zuzulassen.

c) Zusammensetzung und Verdauung der Kuhmilch.

Bei der künstlichen Ernährung findet hauptsächlich die Kuhmilch Verwendung. Ebenso geeignet ist die Ziegenmilch, zu deren Gunsten angeführt zu werden pflegt, daß bei der geringen Verbreitung der Tuberkulose unter den Ziegen der Genuß auch in rohem Zustand weniger Bedenken hat. Von Eselsmilch[4]) wird man in Deutschland selten Gebrauch machen können. Sie ist schwer erhältlich und so teuer, daß schließlich eine Amme nicht viel kostspieliger ist. Zudem bildet der sehr niedrige Fettgehalt wenigstens für das gesunde Kind einen Nachteil.

In der ersten Zeit nach der Erkenntnis des Umfanges und der allgemeinen Verbreitung der bakteriellen Milchverunreinigung hat so mancher geglaubt, nun sei die Hauptursache der Schwierigkeiten der künstlichen Aufziehung gefunden und mit ihrer Ausschaltung würden sich die Erfolge denen der natürlichen nähern. Seitdem sind wir nur allzu eindeutig darüber belehrt worden, daß mit dem Wegfall der Bakterien nur eine akzidentelle Gefahr beseitigt, der Kern der Sache aber nicht berührt ist. Auch im denkbar reinsten Zustand stellt die Ersatznahrung vermöge ihrer spezifischen Sonderbeschaffenheit, ihrer „Artfremdheit", ein für den menschlichen Säugling nur bedingt geeignetes Material dar, dessen Verdauung und Verwertung eine Anpassungsfähigkeit voraussetzt, die nicht immer in dem erforderlichen Maße vorhanden ist. Und damit wird für viele Kinder ein labiler Zustand geschaffen, der gar zu leicht sich nach der Seite der Krankheit wendet.

Zusammensetzung. Ein Überblick über die Zusammensetzung der verschiedenen Milchsorten[5]) zeigt, daß — abgesehen von der Eselsmilch — die der Analyse zugänglichen Unterschiede von der Frauenmilch[6]) gegeben sind in dem höheren Gehalt an Kasein und Asche, dem niedrigeren an Milchzucker und Fett, und daß von den einzelnen Mineralbestandteilen ein Mehrangebot namentlich an Kalk,

---

[1]) Hueppe, Z. f. Bakteriol. Bd. 44. 1912. Hoffmann, A. H. 59. 1906. Petruschky, l. c. u. a.

[2]) V. g. K. Breslau 1904.

[3]) Gregor, A. m. C. Z. 1902. Nr. 67.

[4]) Lit. bei Klemm, J. K. 43.

[5]) Lit. b. Czerny u. Keller, l. c. Raudnitz, Sammelref. l. c. Koeppe, Raudnitz, Burr in Sommerfelds Hb. der Milchkunde.

[6]) Vgl. die Tabelle, z. T. nach Raudnitz in Pfaundler-Schloßmanns Hb. der Kinderheilk. 2. Aufl. Bd. 1. S. 133.

Kali und Phosphorsäure statt hat. Auch die physikalischen Verhältnisse (Gefrierpunkt, Leitfähigkeit usw.) und die „lebenden Eigenschaften" (Gehalt an Fermenten, Antitoxinen u. a.) sind dieselben, wie bei der Frauenmilch. So scheinen im wesentlichen nur quantitative Abweichungen zu bestehen. Unterschiede qualitativer Art finden sich einmal, allerdings in geringem Grade, beim Fett, das in der Kuhmilch einen kleineren Anteil der Ölsäure und einen etwa zehnmal größeren Gehalt an flüchtigen Fettsäuren aufweist, vor allem aber beim Eiweiß.

	Frau	Kuh	Ziege	Esel
Kalorienwert pro Liter	736—790	673	803	427—490
Kasein . . . . . . %	0,6—1,0	3,0	3,8	0,6—1,8
Laktalbumin und Laktoglobulin . . %	0,5	0,3	1,2	0,3—0,7
Milchzucker . . . . %	6,4	4,4	2—5	5—6
Fett . . . . %	5,0	4,0 (2,7—4,8)	3,4	1,0
Gesamtasche . . . %oo	2,0	7,0	7,7—10,0	4—5
K₂O[1])	0,5—0,9	1,8	1,3	0,84
Na₂O	0,13—0,3	0,5 (1,169 Pelka)	0,6	0,3
CaO	0,3—0,4	1,7—2,0	1,9	1,0
MgO	0,05—0,08	0,2	0,15	0,13
Fe₂O₃	0,001—0,004	0,0004—0,0007	0,03	0,01
P₂O₅	0,24—0,4	2,0—2,4	2,8	1,51
Cl	0,27—0,9	0,8	1,0	0,31
Reaktion auf Lakmuspapier	alkalisch	amphoter	amphoter	alkalisch
Säurebindungsvermögen per Liter gegen blaues Lakmoid in ccm ¹/₁₀ Säure	85	320—550		350

Kuhmilchkasein und Frauenmilchkasein sind verschiedene Körper. Dieser Schluß ist schon lange gezogen worden, nachdem Biedert die erheblich schwerer zu erreichende Fällbarkeit des Frauenmilchkaseins durch Säuren und Salze, seine unsichere und feinflockige Labung gegenüber der prompten und groben des Kuhmilchkaseins kennen gelehrt hatte. Dann hat die Elementaranalyse einen beträchtlich höheren Phosphorgehalt des Kuhmilchkaseins aufgedeckt (Tangl, Bergell, Langstein, Edelstein), und schließlich wurde auch durch die biologische Methode der Präzipitinreaktion die artspezifische Sonderart nicht nur der einzelnen Kaseine, sondern der verschiedenen Milcheiweißkörper überhaupt dargetan (Wassermann, Schütze, Moro, Fish).

Verdauung. Worauf letzten Endes die mangelhafte Eignung der Kuhmilch für die Ernährung des menschlichen Kindes beruht, ist nicht sicher bekannt. Die Vorstellungen, die man sich darüber gemacht hat, sollen später besprochen werden[2]). Augenblicklich soll nur gezeigt werden, welche Besonderheiten bei der Verdauung des artfremden Nährstoffes im Magendarmkanal[3]) in die Augen fallen.

---

[1]) Nach Söldner, Pelka, Schloß, Bahrdt-Edelstein. Vgl. auch Aron, J. K. 79. 1914.
[2]) Vgl. S. 25.
[3]) Lit. vgl. bei Brustmilch S. 26.

Die **Gerinnung im Magen** ist erheblich gröber und klumpiger, entsprechend der weitaus schnelleren und leichteren Labbarkeit. Wegen des wesentlich größeren Säurebindungsvermögens wird freie **Salzsäure** auch in Verdünnungen spät und unregelmäßig nachweisbar. Die Mengen des aus Kuhmilchverdünnungen vom Eiweißgehalt der Frauenmilch durch Magensaft gefällten Eiweißes und damit die Ansprüche an die Magenverdauung sind größer, als bei Frauenmilch[1]). Dem entspricht ein höherer Pepsingehalt des Magensaftes beim Flaschenkind[2]). Der Gehalt an **flüchtigen Fettsäuren** ist 3- bis 6mal höher[3]), die Bakterien nach Art und Zahl reicher[4]), als bei Brusternährung. Die **Verweildauer** im Magen wurde nach den Ergebnissen von Ausheberungen mit etwa drei bis vier Stunden angesetzt, übertrifft also die der Frauenmilch. Neuere röntgenologische Erfahrungen[5]) führten zu denselben Zahlen.

Die Beschaffenheit der Gerinnsel wechselt je nach den Verhältnissen[6]). Die zähesten und größten Klumpen finden sich bei roher Milch; gekochte Milch gibt weichere und feinere Flocken. In gleiche m Sinne wie das Kochen wirken Verdünnung, Schleimzusatz sowie Zusatz von $^1/_2$ bis 4 Prozent Soda und besonders von Natriumcitrat.

Die nicht zu übersehende grobe Art des Mageninhaltes ist gewiß geeignet, den Gedanken an eine schwerere Verdaulichkeit der Kuhmilch einzugeben, und die massige Beschaffenheit der Stühle, das gelegentliche Vorkommen von Klumpen und Bröckeln, die als unverdaute Gerinnsel gedeutet werden können, scheinen ihm eine weitere Stütze zu verleihen. So kam denn als erster Erklärungsversuch der Minderwertigkeit der künstlichen Ernährung vor Jahren und herrschte lange Zeit die Lehre Biederts von der Schwerverdaulichkeit der Kuhmilch, insonderheit des Kuhmilchkaseins und die Theorie desselben Forschers von einem durch eben diese Schwerverdaulichkeit bedingten „schädlichen Nahrungsrest" als Substrat für pathologische Zersetzungen und davon abhängigen Magendarmerkrankungen[7]). Gegenwärtig aber ist erwiesen, daß letzten Endes die Kuhmilch genau so glatt und restlos verarbeitet wird, wie die Frauenmilch. Die Abweichungen, namentlich die andere Beschaffenheit der Stühle, sind nur die selbstverständliche Folge einer anderen Zusammensetzung der Nahrung, die einen anderen Chemismus schafft und andere Schlacken hinterläßt, keineswegs aber Anzeichen eines unvollkommenen Verdauungsergebnisses. Ist doch nach Stoffwechselversuchen die **Resorption** ausgezeichnet. Der Fettgehalt des Kotes beträgt nur 3 bis 4 Prozent des Fettgehaltes der Nahrung, sein N-Gehalt nur etwa 5 Prozent, wovon noch dazu der überwiegende Teil nicht von Nahrungsresten, sondern als „enterogenes N" von Darmsekreten und Darmbakterien herrührt[8]).

Unverdautes Kasein[9]) oder unverdaute Kaseinabkömmlinge[10]) sind mit chemischen Methoden im Stuhl nicht nachweisbar, dagegen geben die neueren empfindlichen biologischen Prüfungen[11]) regelmäßig einen positiven Befund,

[1]) Engel, M. m. W. 1911. Nr. 12.
[2]) Rosenstern, B. kl. W. 1908. Nr. 11. Aurnhammer, l. c.
[3]) Huldschinsky, Z. K. 3.
[4]) Langermann, J. K. 35.
[5]) Lit. Theile, Z. K. 15. 1917, Alvens und Husler, Fortschritte a. d. Geb. der Röntgenstr. Bd. 19.
[6]) Vgl. besonders Silberschmidt, D. m. W. 1903. Nr. 27/28. Sidler, A. H. 47. Brennemann, Journ. of americ. med. associat. 60. 1913. S. 575ff.
[7]) Vgl. S. 202.
[8]) Orgler, E. i. M. K. 2. 1908. Czerny u. Keller, Hb. II. Kap. 19.
[9]) Adler, J. K. 64.
[10]) Knöpfelmacher, J. K. 52.
[11]) J. Bauer, M. K. Orig. 10. Nr. 5. Lifschitz, Biol. Unters. z. Kaseinfrage. München 1913. Uffenheimer M. m. W. 1914 Nr. 40/41.

dessen Bedeutung bei der Geringfügigkeit der daraus zu berechnenden Gesamtmenge mit größter Zurückhaltung zu beurteilen ist.

Nur unter einer besonderen Voraussetzung, nämlich bei Ernährung mit roher Milch, namentlich mit roher Magermilch (Ibrahim, Brennemann u. a.) tritt **unverdautes Kasein** in Gestalt zäher, erbsen- bis haselnußgroßer Klumpen („Kaseinklumpen", „hard curds") im Stuhle auf[1]). Schon ihr hoher N-Gehalt und ihre spezifische Reaktion auf biologische Methoden (Uffenheimer) machen ihre Beziehung zum Nahrungskasein sehr wahrscheinlich; den endgültigen Beweis führte A. Heß, indem er zeigte, daß die Gerinnsel verschwinden, wenn die Milch mit der Duodenalsonde direkt ins Duodenum eingeführt, also die Magengerinnung ausgeschaltet wird. Danach kann es sich nur um Labgerinnsel handeln, die durch ihre ausnehmend zähe Beschaffenheit der Verdauung entgehen. Prozentisch genommen ist die Gesamtmenge des unverdauten Eiweißes auch in diesen Fällen überaus gering. Eine Bedeutung für die Entstehungslehre der Magendarmkrankheiten können diese an die Rohmilchernährung gebundenen Gebilde nicht beanspruchen.

Sowohl bei Ernährung mit gekochter, als auch mit roher Milch findet sich noch eine andere Art von Brocken im Stuhl[1]), nämlich kleinere, mürbere und bröcklichere Flocken und Körner (small curds), die ebenfalls als „Milchklümpchen" bezeichnet zu werden pflegen. Sie bestehen im wesentlichen aus Fettseifen, die durch einen eiweißhaltigen Kitt zusammengehalten sind und werden deshalb in Zukunft besser als **„Seifenklümpchen"** zu führen sein.

Der **Kot** des Flaschenkindes wird ein- bis dreimal täglich in der Menge von etwa 40 bis 70 g entleert, und ist massiger, trockener und weniger gesättigt gelb, als beim Brustkind. Er reagiert neutral oder alkalisch und hat einen deutlichen Fäulnisgeruch. Diese Beschaffenheit verdankt er verschiedenen Faktoren. Zunächst dem von dem höheren Salzgehalt der Nahrung herrührenden absolut und prozentisch größeren Anteil an Mineralstoffen[2]). Sodann einer größeren Beimengung von alkalischen Darmsekreten, die ihrerseits wieder bedingt ist durch den größeren Eiweißgehalt der Kuhmilch, der eine erhöhte Absonderung von Verdauungssäften auslöst. Die durch diese Verhältnisse begünstigte alkalische Reaktion bewirkt wiederum, daß ein erheblich größerer Teil des Kotfettes als beim Brustkind statt als Neutralfett oder als Fettsäure in Form von Erdalkaliseifen ausgeschieden wird. Steht doch die Seifenbildung unter der Herrschaft der alkalischen Reaktion[3]). Freie flüchtige Fettsäuren sind im Stuhl gesunder Kuhmilchkinder überhaupt kaum vorhanden[4]). Der so geschaffene alkalische, fett- und zuckerarme Nährboden befördert im Gegensatz zur sauren Gärung des Brustmilchstuhles die Fäulnis, von der auch die Spuren von Phenol, Indikan, Urobilinogen und Urobilin im Urin herrühren, die beim Brustkinde fehlen[5]).

Die **Bakterienflora** des Dickdarmes und des Stuhles ist grundsätzlich nicht verschieden von der bei natürlicher Ernährung, aber es überwiegt nicht so wie dort eine bestimmte Gruppe von Bakterien, und Kultur wie Ausstrich zeigen darum ein bunteres Bild[6]).

d) Methoden der künstlichen Ernährung.

Zur künstlichen Ernährung des Säuglings sind zahlreiche Zubereitungen empfohlen worden, und jede davon hat ihre Lobredner gefunden. Die Mannigfaltigkeit der Vorschläge beweist, daß Kinder auf sehr verschiedene Weise aufgezogen werden können, sie stellt uns aber zugleich die schwierige Aufgabe, aus der Fülle der Angepriesenen diejenige Methode herauszusuchen, die die besten und sichersten Ergebnisse gewährleistet.

Da muß denn mit Bedauern festgestellt werden, daß die Literatur über diese so ungemein

---

[1]) Lit. bei Poulson, J. K. 79.
[2]) Blauberg, Experim. Studien üb. Säuglingsfäzes. Berlin 1897. Heubner, V. G. K. Hamburg 1901.
[3]) W. Freund, E. i. M. K. 3. 1909. Blühdorn, M. K. Orig. 11. 2.
[4]) H. Bahrdt, V. G. K. Karlsruhe 1911.
[5]) L. F. Meyer, M. K. 4. 1905. Soldin, J. K. 65. Momidlowski, J. K. 36 u. a.
[6]) Lit. vgl. S. 27.

wichtige und verantwortungsreiche Sache ein wenig erfreuliches Kapitel der Pädiatrie bildet, das in hohem Grade der Tummelplatz eines leichtfertigen und kritiklosen Dilettantismus von Ärzten, Chemikern und Industriellen geworden ist. Nicht lange, reife Erfahrung, sondern luftige Spekulation begründet einen großen Teil der Empfehlungen; nicht auf ein durch Menge und Dauer der Beobachtungen achtungforderndes Material stützen sich vielfach die Urteile, sondern auf vereinzelte, kurzfristige und auch sonst unzureichende Versuche, ja oftmals wendet sich eine laute Reklame der Entdecker und Erfinder des „besten Muttermilchersatzes" mit Umgehung jeder ärztlichen Zwischeninstanz unmittelbar an das große Publikum. Dazu kommt die Häufung der Widersprüche in den Urteilen der Kinderärzte, kommt eine gewisse Klasse in schneller Folge sich ablösender Veröffentlichungen, die so anspruchsvoll auftreten, als ob sie hervorragende Neuerungen enthielten, während sie in Wirklichkeit nichts anderes bringen, wie unwesentliche Modifikationen längst bekannter Verfahren. Ist es da zu verwundern, wenn so mancher allgemeine Praktiker für die diätetischen Bestrebungen der Kinderärzte nur ein spöttisches Achselzucken hat, weil es da keine Methoden gebe, sondern nur Moden, die kennen zu lernen nicht lohne, da sie von Jahr zu Jahr wechseln?

Demgegenüber ergibt sich die Notwendigkeit, die **Prüfungsanforderungen an eine Säuglingsernährung** streng zu formulieren, die erfüllt sein müssen, bevor sie für die Praxis reif erklärt werden darf. Es muß nicht nur an 30 bis 40, sondern an Hunderten von Fällen der Nachweis geführt sein, inwieweit sie sich bewährt beim Aufziehen von Neugeborenen und jungen Säuglingen; denn diese Phase gesteigerter Anfälligkeit bietet die größten Schwierigkeiten und wird damit zur eigentlichen Probe jeder Diätetik. Es muß ferner gezeigt sein, daß sie sich zur Dauernahrung eignet, d. h. daß ihre günstige Wirkung nicht kurzlebig, sondern dauernd ist und sich nicht erschöpft mit der bloßen Hervorrufung einer Gewichtszunahme, sondern für die ganze Säuglingszeit das Wachstum, die gehörige Beschaffenheit aller Organe, den Fortschritt aller Funktionen und die Immunität in einer billigen Ansprüchen genügenden Weise gewährleistet.

Es wäre zu wünschen, daß sich alle zukünftigen Säuglingsdiätetiker die Erfüllung dieser Prüfung zur Pflicht machen würden, bevor sie ihre „neue Ernährungsweise" empfehlen. Daß dabei die Zahl der literarischen Mitteilungen erheblich zusammenschrumpfen würde, wäre gewiß kein Nachteil.

1. Vollmilch.

In ihrem Energiewerte und ihrer Zusammensetzung ist die Kuhmilch der Frauenmilch so ähnlich, daß es naheliegt, die künstliche Ernährung einfach mit unverdünnter Kuhmilch vorzunehmen, und zwar mit den gleichen Mengen, die ein Kind der entsprechenden Entwicklungsstufe der Brust entnehmen würde. In der Tat ist dieses Verfahren in manchen Gegenden volkstümlich, und eine Reihe von Ärzten haben sich für seine allgemeine Anwendung eingesetzt, vornehmlich in Frankreich (Budin, Variot, Bonnifas, Chavanne, Rothschild u. a.), viel weniger in Deutschland (Schlesinger[1]), Oppenheimer[2]). Die Mehrzahl der deutschen Kinderärzte dagegen lehnt es ab, zum Teil in schroffer, vielleicht unverdient schroffer Form. Es wird ihm nachgesagt, daß es häufiger als andere Kostformen mangelhaftes Gedeihen und dyspeptische Störungen verschulde und in höherem Grade als andere der Entstehung von Rachitis, Spasmophilie und „exsudativen" Symptomen, Vorschub leiste. Vor allem lassen die Ergebnisse in den ersten Lebenswochen viel zu wünschen übrig[3]); selbst die Verteidiger der Vollmilchernährung schreiten hier in der Regel zu Verdünnungen, wennschon sie einen vorsichtigen Versuch für erlaubt halten. Ich muß nach meinen Erfahrungen trotz mancher guter Kurven, die ich erzielte, diesem Urteil im allgemeinen beipflichten. Die Zahl meiner Erfolge entsprach etwa denen bei Milch-Milchzuckerwassermischungen, die ja ebenfalls durchaus nicht glänzend sind. Vor allem schienen mir auch bei anfänglich befriedigendem Ergebnis die im Anstaltsbetrieb kaum vermeidbaren parenteralen Infektionen

---

[1]) Th. M. 1898. Nr. 12. 1899. Nr. 3. B. kl. W. 1900. Nr. 7.
[2]) A. K. 31. 1901. Pfitschen, A. K. 37. 1903. Oppenheimer u. Funkenstein, J. K. 73. Erg.-Heft 1911.
[3]) Rißmann u. Pritzsche, A. K. 34. 1902.

bei den Vollmilchkindern besonders häufig zu besonders schweren und schwer ausgleichbaren sekundären Ernährungsstörungen zu führen. Da wir über sicherere Verfahren verfügen, empfehle ich die Verwendung von Vollmilch frühestens von dem Zeitpunkt an, wo die gleichzeitig beginnende Beikost der Entwicklung von Nachteilen wirksam entgegenarbeitet. Wer einen Versuch bei jüngeren Säuglingen machen will, berechne, wie beim Brustkind, etwa 150 cm³ auf das Kilo Körpergewicht und beherzige den Rat, daß eine allmähliche Gewöhnung an die unverdünnte Milch eine wichtige Vorbedingung des Erfolges ist (Oppenheimer).

Eine bessere Bekömmlichkeit der Vollmilch schien durch Hintanhaltung der grobklumpigen Magengerinnung erreichbar. Diesem Zwecke dient das **Pegnin** (v. Dungern[1]), ein labhaltiges Pulver, das eine feine Ausflockung des Kaseins bewirkt. Tatsächlich scheint diese Vorbehandlung zuweilen nicht nutzlos zu sein; eine durchgreifende Besserung der Ergebnisse der Vollmilchernährung hat sie indessen nicht zur Folge[2]). Auch von der **Homogenisierung** der Vollmilch, der französische Beobachter einen Nutzen zuschreiben, habe ich mit Birk[3]) und anderen keinen Einfluß bemerken können.

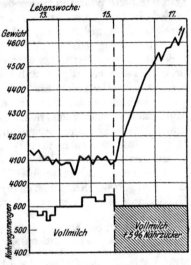

Fig. 10. Gewichtsstillstand bei Vollmilch. Gutes Gedeihen bei Vollmilch mit Kohlehydrat.

Dieses wenig günstige Urteil gilt nur für den Fall, daß wirklich nur Vollmilch ohne jeden Zusatz verwendet wird. Es wird später gezeigt werden, daß durch Beigaben genügender Mengen Kohlenhydrat Veränderungen in der Wirkung erzielt werden können[4]), die diese Ernährungsweise in einem wesentlich anderen und besseren Lichte erscheinen lassen (Fig 10). Daraus geht hervor, daß die Nachteile der Vollmilch nicht in einer besonderen schädlichen Eigenschaft begründet sind, sondern im wesentlichen nur der für die Mehrzahl der Kinder zu geringe Kohlenhydratgehalt die Mißerfolge verschuldet.

2. Künstliche Muttermilch.

Es ist begreiflich, daß die Notwendigkeit, an Stelle der nur so bedingt geeigneten Vollmilch Besseres zu setzen, schon früh den Gedanken zeitigte, der Fortschritt sei vor allem auf dem Wege der möglichsten Annäherung an die Zusammensetzung der Frauenmilch zu erhoffen. Der erste und bedeutendste Vertreter dieser Richtung war Biedert, von dessen Rahmgemenge alle Arten von „maternisierter" und „humanisierter" Milch abstammen. Die gebotene Herabminderung des hohen Kaseingehaltes der Kuhmilch gab den Anstoß zur Verdünnung, die Anreicherung des Fettes wurde durch Sahnezusatz bewirkt, durch Beigabe von Milch- oder Rohrzucker dem Zuckerreichtum des Vorbildes entsprochen. Über die so erhaltenen, einfachen Mischungen hinaus führte die Lehre von der „Schwerverdaulichkeit" des Kuhmilchkaseins und die Berücksichtigung des höheren Anteils gelöster Eiweißkörper in der natürlichen Nahrung zur Herstellung immer komplizierterer Erzeugnisse, die durch Vorverdauung, Zufügung von Albuminaten usw. der

---

[1]) M. m. W. 1900. Nr. 48.
[2]) Siegert, M. m. W. 1906. Nr. 29. Langstein, J. K. 55. Oppler, M. K. 2. Nr. 10.
[3]) M. K. 7. 1909.
[4]) Vgl. S. 78.

Natur immer näher zu kommen vermeinten, in Wahrheit aber sich zu immer größeren Künsteleien auswuchsen. Die Probe am Kinde hat keine dieser Zubereitungen der Erwartung entsprechend bestanden[1]. Wen das nicht die eigene Erfahrung gelehrt hat, der mag dies allein schon daraus schließen, daß keine dieser Muttermilchen sich dauernd halten konnte und daß schließlich alle einschlägigen Bemühungen eingestellt schienen. Man mochte sich wohl allgemein in die Einsicht gefunden haben, daß die Ursachen der idealen Bekömmlichkeit der Muttermilch in so spezifischen, feinen, und der Erkenntnis noch so unzugänglichen Eigenschaften liegen, daß die Kunst der Nachahmung unweigerlich versagen müsse.

So schien diese Frage für absehbare Zeit erledigt, als neuerdings von verschiedenen Gesichtspunkten ausgehend, aber nahezu gleichzeitig zwei Forscher, der Physiologe Friedenthal und der Pädiater E. Schloß[2]), sie von neuem in Angriff nahmen. Während früher das Augenmerk nur auf die Beseitigung der Unterschiede in Menge und Art der organischen Nährstoffe Bedacht genommen wurde, streben diese neuen Unternehmungen an der Hand genauer Ascheanalysen auch den Ausgleich der Verschiedenheiten der mineralischen Molkenbestandteile an. Beiden Methoden wird nicht nur von ihren Urhebern Gutes nachgesagt, und ich kann bestätigen, daß man von ihnen manchen hübschen Ernährungserfolg sieht. Nicht mehr aber, als bei richtig geleiteter Rahmgemengedarreichung! Und wer sich wieder und wieder davon überzeugen mußte, daß auch diesem Muttermilchersatz auch nicht im entferntesten jene Immunität verleihende und heilende Wirkung innewohnt, die die echte Muttermilch so wunderbar betätigt, wird wohl auch diese Bestrebungen mehr wie ein letztes Wort zu einem geschlossenen Kapitel, als wie eine Einleitung zu einem neuen einschätzen. Praktisch haben die künstlichen Muttermilchen zurzeit auch schon deshalb wenig Bedeutung, weil ihre Herstellung nicht ganz einfach ist und die fabrikmäßige Herstellung im Kriege aufgehört hat und wohl kaum wieder aufgenommen werden dürfte.

Die **künstliche Muttermilch** Friedenthals[3]) wird hergestellt aus 330 ccm Magermilch, 600 Wasser, 58 g Milchzucker, 1,8 g „Molkereizusatzsalz"[4]), bestehend aus 2 Teilen Chlorkalium, 1 Teil Dikaliumphosphat und 1 Teil Monokaliumphosphat. Dazu kommt soviel Rahm, daß die Fettgehalt 4,5 Prozent beträgt. Das Hauptgewicht wird auf die Anpassung des Verhältnisses der K-, Na- und Ca-Ionen gelegt. Über die Erfolge hat sich namentlich H. Bahrdt anerkennend geäußert; ich bin nach eigenen Beobachtungen mit Müller und Schloß[5]) der Meinung, daß sie über die selbstverständlichen einer kalorienreichen Nahrung nicht hinausgehen und daß von einer auffälligen Herabsetzung der Fehlschläge ebensowenig die Rede sein kann, wie von einer auch nur entfernten Annäherung an die Schutz- und Heilkraft des Vorbildes.

Die **molkenadaptierte Milch** von Schloß besteht aus $1/_7$ Liter Vollmilch, $1/_7$ Liter 20prozent. Sahne, 5 g Nutrose oder Plasmon, 0,2 ClK und $5/_7$ Liter Wasser. Dazu kommen bei jüngeren Säuglingen 35 g Nährzucker und 15 g Mehl, bei älteren 50 bis 70 g Soxhlets Nährzucker. Für die Praxis darf man auch einfach $1/_6$ Liter Milch, $1/_6$ Liter 15prozent. Sahne, $4/_6$ Liter Wasser mit Nährzucker oder Mehl ohne Eiweiß und KCl-Zusatz nehmen („molkenreduzierte Milch"). Nährzuckerzusatz statt Milchzucker ist erforderlich, weil „der Milchzuckerzusatz meist zu Mißerfolgen führt". Das gibt zu denken. Wenn nicht einmal die Toleranz für das von der Natur gegebene Kohlenhydrat gesteigert wird, war da wirklich von dieser Art der Molkenadaption viel zu erwarten? Und war — einfältig gefragt — von vornherein viel Wahrscheinlichkeit, daß eine so einfache Sache wie die Zugabe einiger Dezigramme Kalisalz die praktische Lösung des schwierigen Problems merklich fördern könne?

---

[1]) Vgl. S. 85.
[2]) Über Säuglingsernährung. Berlin 1912. S. Karger.
[3]) Lit. bei H. Bahrdt, Z. K. 10. 1914.
[4]) Von Dr. Laboschin, Berlin NW., Levetzowstr. 23.
[5]) J. K. 80. 1914.

3. Milchverdünnungen und Zusätze.

Wenn somit — wenigstens vorläufig — die künstliche Muttermilch noch nicht den Retorten entquellen will, so bleibt nur der Versuch, rein empirisch durch geeignete Mischungen und Zusätze die Nahrung so umzugestalten, daß wenn auch nicht ihre Zusammensetzung, so doch ihre Erfolge denen des Vorbildes sich nähern.

Aus Gründen, deren Berechtigung an späterer Stelle erörtert werden wird, wird zu diesem Zwecke die Milch mit Wasser, dünnem Schleim- oder Mehlabkochungen in verschiedenem Grade verdünnt und die hierdurch entstandene Verringerung des Nährwertes in der Maßeinheit durch Beigabe von Nährstoffen wieder ausgeglichen. Als Zusätze kommen in Betracht Fett — meist in Gestalt von Milchfett —, die verschiedenen Kohlenhydrate, unter Umständen auch Eiweiß. Mit der Wertung und Verwendung als Bausteine und Kalorienträger ist die Rolle der Zusätze aber keinesweges erschöpft. Vermöge ihrer verschiedenen spezifischen Bedeutung für die Wachstumsvorgänge und vermöge ihrer verschiedenartigen Beeinflussung der fermentativen und bakteriellen Umsetzungen im Darminhalte stellen sie gleichzeitig Kräfte dar, die im Vereine mit der die Grundlage des Gemisches bildenden Milch je nach Art und Menge verschieden, aber immer entscheidend auf das Ernährungsergebnis einwirken. Die guten und bösen Eigenschaften dieser Kräfte kennen zu lernen, sie zu meistern, gegeneinander abzustimmen, aus allen möglichen „Korrelationen"[1]) die beste auszuforschen und zur Methode zu erheben, bildet das Problem der künstlichen Ernährung in praktischem Sinne.

Verdünnungen. Alle Diätetiker stimmen darin überein, daß man die Ernährung beim jungen Säugling mit stärkeren Verdünnungen beginnen und mit dem Alter allmählich zu gehaltreicheren Mischungen fortschreiten soll. Weiter aber als bis zu diesem allgemeinen Grundsatz reicht die Einmütigkeit nicht; und darüber, welche Stufe sich als erste empfiehlt, in welchem Tempo der Fortschritt erfolgen soll, von wann ab Vollmilch zweckmäßig ist, finden sich die allerverschiedensten Ratschläge. Im allgemeinen wird gegenwärtig wohl zumeist mit Drittelmilch begonnen und sehr bald, spätestens mit Beginn des zweiten Monats zur Halbmilch übergegangen. Ältere deutsche Praktiker dagegen griffen für die ersten Tage und Wochen zur Viertel- und selbst Fünftelmilch, während in Frankreich[2]) vielfach gleich von Anfang an Zweidrittelmilch verabreicht und schon in der sechsten Woche zur Dreiviertel- und im dritten Monat zur Vollmilch aufgestiegen wird.

Das später empfohlene Verfahren der Bemessung der erforderlichen Milchmengen nach dem Körpergewicht und Auffüllung auf ein Gesamtvolumen von $3/4$ bis 1 Liter[3]) enthebt uns der Notwendigkeit, zwischen diesen Methoden zu wählen und löst in praxi die Verdünnungsfrage in einfachster, dem Einzelfalle angepaßter Weise. Aber über diese rein praktische Seite der Frage hinaus ist es von Interesse, einmal die wissenschaftlichen Grundlagen der Maßnahmen nachzuprüfen und sich darüber Rechenschaft zu geben, inwieweit denn aus den Beobachtungen am Kinde selbst eine tatsächliche **Bedeutung der größeren oder geringeren Verdünnung für den Erfolg** hervorgeht.

Die Empfehlung der Verdünnungen stützt sich bisher im wesentlichen auf theoretische Erwägungen. Die Biedertsche Anschauung von der Schwerverdaulichkeit des

---

[1]) Dieser Ausdruck ist für die hier behandelten Fragen zuerst von Langstein gebraucht worden. Festschr. z. Eröffn. d. Kaiserin-Auguste-Viktoria-Hauses. Berlin, Stilke, 1909.

[2]) Vgl. z. B. Lesage, Maladies du nourrisson. Paris, Masson et Cie. S. 206.

[3]) Siehe S. 101.

Kuhmilchkaseins mußte folgerichtig dazu führen, in der Verringerung der Menge des gefürchteten Stoffes, wie sie durch Verdünnung erreicht wird, ein Gegenmittel gegen seine Schädlichkeit zu erblicken. Für die Zweckmäßigkeit dieser Maßnahme konnte auch die richtige Beobachtung angeführt werden, daß die Verdünnung, besonders die mit Schleim- oder Mehlsuppen, eine feinere Gerinnung im Magen ermöglicht, die für den Angriff der Verdauungssäfte offenbar günstigere Verhältnisse schafft. Schließlich könnte auch der Wegfall eines Luxusverbrauches von Eiweiß, der im Gegensatz zur Frauenmilch bei Genuß unverdünnter Kuhmilch stattfindet, aus allgemein ernährungsphysiologischen Gründen vorteilhaft sein. Gegenwärtig, wo die Biedertsche Lehre nicht mehr anerkannt wird, kann die ursprüngliche Begründung der Verdünnung nicht als stichhaltig gelten; und auch gewisse Beobachtungen, die sehr nachdrücklich für die Möglichkeit einer andersartigen Schädigung durch Kuhmilcheiweiß sprechen[1]), fallen insofern für die hier zur Erörterung stehende Frage nicht ins Gewicht, als das quantitative Moment hier keine Rolle zu spielen scheint: treten doch die dem Eiweiß zuzuschreibenden Nachteile bei den eiweißempfindlichen Kindern bereits bei Mengen auf, wie sie bereits die stärkeren der gebräuchlichen Verdünnungen enthalten.

Gleich unentschieden ist die Lage, wenn, wie das in den letzten Jahren geschehen ist, nicht das Eiweiß, sondern die Molke, genauer gesagt die nach Abzug des Milchzuckers verbleibende Flüssigkeit als Träger der nachteiligen Wirkung der Kuhmilch angesehen wird. Experimentelle und klinische Erfahrungen, über die später noch zu berichten sein wird[2]), sprechen dafür, daß die Molke eine erhebliche Bedeutung für den Ablauf der Verdauungsvorgänge besitzt, und zwar scheint die Energie der Gärungsförderung mit der Konzentration der Molke zu wachsen. Bei stärkerer Konzentration wird deshalb leichter und häufiger ein krankhafter Grad erreicht, als bei geringerer. Man könnte in Hinblick darauf meinen, daß verdünnte Milch deshalb grundsätzlich vorzuziehen sei, weil sie weniger Molke enthält. Aber es darf nicht vergessen werden, daß das Kasein ein Antagonist der Molkenwirkung ist und somit der Grad der Gärung nicht von der Molkenkonzentration allein, sondern auch von dem Mengenverhältnis der Molke zum Kasein abhängt. Dieses aber bleibt dasselbe, gleichgültig ob stark oder schwach verdünnt wird; und wir besitzen zwar Anhaltspunkte dafür, daß die Gärung durch Verschiebung dieses Verhältnisses zugunsten der Molke gefördert[3]), zugunsten des Kaseins gehemmt[4]) wird, nicht aber solche, die entscheiden, ob bei gleichbleibendem Verhältnis von Molke zu Kasein durch bloße Konzentrationsänderungen Unterschiede in der Bekömmlichkeit bedingt werden können. Wer nicht mit Schloß[5]) der höheren Konzentration in jedem Falle einen ungünstigen Einfluß zubilligen will, wofür keinerlei überzeugender Grund vorliegt, findet auch von dieser Seite keine Antwort.

Das Problem kann noch von einer anderen Seite angegangen werden, nämlich von dem der Stoffwechsellehre. Mit irgend stärkeren Kuhmilchmischungen, namentlich bei Zusatz von Mehl und anderen Polysacchariden führen wir dem Kinde wesentlich größere Mengen von Aschenbestandteilen zu, als mit Frauenmilch, was trotz vergleichsweise stark herabgesetzter Resorption und prozentualer Retention zu einer erheblich größeren absoluten Retention führt. Wahrscheinlich wird diese, worauf schon die vielen größeren Schwankungen der Gewichtskurve hindeuten, bald durch eine zeitweilige Mehrausscheidung wieder ausgeglichen, da es sonst zu einer Salzstauung kommen würde. Immerhin ist die Möglichkeit eines Nachteiles ins Auge zu fassen. Für die Dauer aber ist das kaum von Bedeutung, da die vermehrte Retention sich schon bei den niederen Graden der gebräuchlichen Verdünnungen geltend macht, also wohl für den Vergleich zwischen künstlicher und natürlicher Ernährung von Belang ist, nicht aber oder nur in sehr geringem Maße für den der verschiedenen Konzentrationen.

Ähnliche Überlegungen ergeben sich vom Gesichtspunkte des Wasserbedarfes aus. Wird als Norm für den Wasserbedarf die Flüssigkeitsmenge gesetzt, die mit der Frauenmilch von gesunden Brustkindern verbraucht wird, so berechnen sich für das erste Vierteljahr durchschnittlich 150 cm³ auf das Kilogramm. In den ersten Wochen ist die Zufuhr etwas größer — bis 170 cm³ auf das Kilogramm, nach dem ersten Vierteljahr sinkt sie und beträgt Ende des zweiten Vierteljahres rund 120, später noch weniger. Demgegenüber würde der junge Säugling bei künstlicher Ernährung etwa 25 Prozent mehr erhalten, mit Drittelmilch 200 bis 250, mit Halbmilch 170 bis 200. Neuere Autoren sind nun geneigt, der übermäßigen Wasserzufuhr eine erhebliche Bedeutung insbesondere in der

---

[1]) Vgl. S. 253.
[2]) Vgl. S. 247.
[3]) Helbich, J. K. 71. 1910.
[4]) Vgl. unter Eiweißmilch S. 315.
[5]) E. Schloß, Üb. Säuglingsernährung. Berlin 1912.

Pathogenese der Rachitis und exsudativen Diathese zuzusprechen. Diese Anschauungen sind indessen noch durchaus hypothetisch und es wird zum wenigsten schwer sein, die Rolle der Überwässerung scharf von derjenigen anderer, gleichzeitig begangener Ernährungsfehler — Überernährung, einseitige Ernährung u. a. — abzugrenzen. Zudem darf man wohl zweifeln, ob auch schon ein so geringes Mehrangebot, wie es 25 Prozent darstellen, wirklich die „Gefahr einer Flüssigkeitsüberschwemmung"[1]) in sich birgt; eine Mehrleistung so geringen Betrages kann man dem Regulationsvermögen des jungen Kindes doch wohl zutrauen. Immerhin führt diese Art der Betrachtung zu Bedenken gegen die Zweckmäßigkeit irgend stärkerer Verdünnungen auch in den ersten Lebenswochen.

Ob die Verdünnung wirklich nützlich und nötig ist, das kann bei dieser Unsicherheit und Unstimmigkeit der theoretischen Unterlagen zunächst nur empirisch an der Hand einer vergleichenden klinischen Betrachtung größerer Reihen mit verschieden starken Mischungen ernährter Kinder entschieden werden. Befremdlicherweise liegen einschlägige Mitteilungen meines Wissens nicht vor; vielleicht hat man sie für überflüssig gehalten in der Meinung, daß die unbestrittene Minderwertigkeit der Vollmilch die Nachteile höherer Konzentrationen ohnehin beweise. Diese Meinung ist aber irrig. Vergleichbar sind nur Mischungen, die in nichts als eben nur der Konzentration voneinander abweichen. Im Gegensatz zur Vollmilch enthalten aber die Verdünnungen immer eine Kohlenhydratbeigabe, die die Wirkung bekanntermaßen so stark beeinflußt, daß eine allfällige Bedeutung von Konzentrationsunterschieden verdeckt werden muß. Wird doch auch die Bekömmlichkeit der Vollmilch, wie bereits erwähnt, durch Zufügung von Kohlenhydrat ganz erheblich verbessert.

Als völlig unbrauchbar können von vornherein die stärksten Verdünnungen — Viertel- und Fünftelmilch — verworfen werden. Auch mit Fett und Kohlenhydrat reichlich versetzt, decken sie nicht den notwendigsten Bedarf an Eiweiß und Salzen; denn niemals kann ein Kind soviel trinken, daß die Menge hinreicht, um das Unterangebot an diesen Bausteinen in der Maßeinheit auszugleichen. Daß diese Hungermischungen überhaupt empfohlen werden konnten, läßt sich nur so verstehen, daß man im Banne theoretischer Erwägungen die Sprache der Mißerfolge nicht verstand. Ein Drittel Milch, allenfalls zwei Siebentel Milch (Schloß) ist die unterste zulässige Stufe. Sind nun wirklich diese schwächeren Mischungen für die ersten Lebenswochen, der Probezeit aller Ernährungsmethoden, die besten und wie steht es mit den Erfolgen stärkerer Konzentrationen im gleichen Alter?

Eigene Untersuchungen an Pfleglingen des Waisenhauses[2]), in denen, da ⅓ Milch ihrer unbefriedigenden Erfolge wegen von vornherein ausschied, nur ½ Milch, ⅔ Milch, ¾ Milch und Vollmilch mit 5, bei ½ und ⅔ Milch teilweise auch 6 Prozent Kohlenhydratzusatz verglichen, und zu denen nur Neugeborene und junge Säuglinge unter 8 Wochen herangezogen wurden, lieferten bei einer Beobachtungszeit von 8 Wochen folgendes Ergebnis. (Vgl. Tabelle S. 76.)

Um eine Frage, wie die hier behandelte, endgültig zu entscheiden, dafür ist in Hinblick auf allerlei Zufälligkeiten das Material zu klein und selbst Unterschiede von 10 und wohl auch 20 Prozent berechtigen nicht zu weitgehenden Schlüssen. Aber das geht wohl — abgesehen von der erneuten Bekräftigung der Gefahren der künstlichen Ernährung für den jungen Säugling, die den in der Anstalt aufgezogenen in noch erhöhtem Grade bedroht — aus den Zahlen hervor, daß gerade die stärkeren Verdünnungen in jeder Hinsicht am ungünstigsten abschneiden. Auf der anderen Seite zeigt sich die Vollmilch, wenn auch den starken Verdünnungen überlegen, doch zurückstehend

---

[1]) So Widmer, J. K. 83. 1916.
[2]) J. Levy. D. m. W. 1920. Nr. 48.

Alter	Gewicht	Anzahl				Mißerfolge % [2]				† %				Ernährungsstörungen % [2]				Befriedigender Zustand am Ende der 8. Woche %				Durchschnittl. Zunahme der erfolgreichen Fälle in Gramm pro Woche				Durchschnittliche Trinkmenge pro Tag und Kilo			
		½	⅔	¾	V	½	⅔	¾	V	½	⅔	¾	V	½	⅔	¾	V	½	⅔	¾	V	½	⅔	¾	V	½	⅔	¾	V
1.–2. Woche	< 3250	5	11	12	5	60,0	18,2	16,7	20,0	20,0	—	—	—	100,0	45,5	66,7	100,0	20,0	9,1	25,0	—	105	93	80	55	194	157	154	130
1.–2. Woche	> 3250	13	11	19	5	38,5	9,1	31,6	—	—	—	5,3	—	92,3	36,4	73,8	100,0	23,1	27,3	26,2	40,0	88	90	105	86	170	145	152	127
3.–8. Woche	< 3250	11	11	19	9	27,3	9,1	10,5	—	—	—	—	—	72,8	63,7	42,2	44,4	18,2	18,2	31,6	33,3	106	74	110	99	205	168	160	130
3.–8. Woche	> 3250	61	44	41	17	36,1	4,6	14,7	—	3,4	2,3	4,9	—	70,6	34,1	42,0	17,7	9,8	22,8	41,6	64,7	80	94	120	140	191	160	153	145
Summa / Durchschnitt		90	77	91	36	36,5	10,3	18,4	8,0	5,9	0,6	2,6	—	83,9	45,0	56,7	65,6	17,8	19,3	31,5	34,5	95	88	104	95	190	158	155	131

hinter den Mischungen mittleren Gehaltes, insbesondere dadurch, daß bei schwächlichen Kindern Ernährungsstörungen häufiger auftreten.

Eine Erklärung dieses gewiß unerwarteten Ergebnisses soll um so weniger versucht werden, als nur Vermutungen vorgebracht werden können. Nur als Folgerung für die Praxis sei gesagt, daß diese mittleren Verdünnungen auch beim jungen Kinde durchaus nicht so ängstlich vermieden werden müssen, wie das gemeinhin der Brauch ist. Wenn ich sie vorläufig noch nicht als Mischungen der Wahl empfehle, sondern ein anderes Vorgehen anrate[1]), so liegt der Grund hierfür lediglich darin, daß über eine allfällige Begünstigung von Rachitis und Spasmophilie durch sie noch nichts Sicheres gesagt werden kann.

Kohlenhydratzusätze. Zur Vermehrung der durch die Verdünnung geschaffenen Verringerung des Nährwertes ist schon der größeren Billigkeit und einfachen Technik wegen die Anreicherung mit Kohlenhydraten das weitaus Gebräuchlichste; ein weiterer Grund für ihre Beliebtheit dürfte in der **spezifischen Wirkung auf die Gewichtszunahme** gelegen sein. Im richtigen Augenblick genügt schon die Zugabe von wenigen Grammen, um eine bis dahin flach verlaufende Kurve entschieden aufwärts zu biegen und gleichzeitig innerhalb kürzester Zeit Turgor und Munterkeit des Kindes sichtlich zu heben (Fig. 11).

Neben der Vermehrung des Brennwertes erfüllt die Kohlenhydratbeigabe zu Milchverdünnungen noch eine zweite wichtige Aufgabe; sie entspricht der **Notwendigkeit, einem drohenden Kohlenhydratmangel vorzubeugen.** Während auch beim Säugling das Fett in weitem Umfang durch Kohlenhydrat ersetzbar ist und deshalb fettarme, kohlenhydratreiche Gemische unter geeigneten Voraussetzungen sehr wohl auch längere Zeit hindurch verfüttert werden können, ist ein Herabsinken der Kohlenhydratzufuhr unter eine gewisse, keineswegs sehr tiefliegende Grenze nicht zulässig. Sind doch die Leistungen des Kohlenhydrates für gewisse Seiten des Fett-, Eiweiß- und Salzstoffwechsels sowie für den Wärme- und Wasser-

---

[1]) Vgl. S. 101.

[2]) Als „Mißerfolge" wurden die Fälle gebucht, wo im Verlaufe der Beobachtung Erkrankungen eintraten, die das Umsetzen auf Frauenmilch oder Eiweißmilch ratsam erscheinen ließen, während demgegenüber die Erfolge ohne oder nur mit solchen Erkrankungen verliefen, die ohne Nahrungsänderung, allenfalls unter vorübergehender Nahrungsbeschränkung zur Heilung kamen. Unter „Ernährungsstörungen" wurden die mit Magendarmsymptomen einhergehenden Zwischenfälle zusammengefaßt, wobei auf eine Unterscheidung der Störungen ex infectione und ex alimentatione verzichtet wurde.

haushalt[1]) in hohem Grade spezifisch und durch keinen anderen Nährstoff vertretbar. Man braucht nur einmal die ungünstige Veränderung im Befinden des Kindes — Gewichtsstillstand oder Abnahme, Erblassen, Nachlaß des Turgors und der Bewegungslust — beobachtet zu haben, wie sie einer unvermittelten und unzulässig weitgehenden Beschränkung der Kohlehydratzufuhr folgt, um hiervon ohne weiteres überzeugt zu sein.

Für den zur optimalen Entwicklung erforderlichen **Bedarf an Kohlenhydrat**[2]) ist begreiflicherweise die sonstige Zusammensetzung der Nahrung von Bedeutung; die Art und die Menge ihrer einzelnen Bestandteile sprechen da mit, und ein und derselbe Nährstoff kann sowohl im Sinne einer Herabsetzung als auch im Sinne einer Erhöhung des Kohlenhydratbedarfes wirksam werden. Ein Mehr von Fett beispielsweise erspart eine entsprechende Menge von Kohlenhydrat, die bei geringerem Fettgehalt zur Wärmebildung erforderlich gewesen wäre; hinwiederum verlangt die größere Fettzufuhr ein Mehr von Kohlenhydrat zur Verhütung der intermediären Fettazidose. Bei größerem Gehalt der Nahrung an Eiweiß kann der Kohlenhydratbedarf durch Bildung von Zucker aus Eiweiß vermindert sein; andererseits wird bei eiweißreicher Kost ein normaler Ablauf des Darmchemismus häufig erst durch sehr reichliche Kohlenhydratzufuhr ermöglicht. Ein höherer Salz-(Molken-)gehalt erlaubt eine sparsame, ein geringerer erfordert eine reichlichere Bemessung der Kohlenhydrate. Zum guten Gedeihen braucht es beispielsweise bei Drittelmilch einer größeren Kohlenhydratbeigabe, als bei Buttermilch. Dazu kommt, daß die einzelnen Kohlenhydrate verschieden auf den Anwuchs wirken. Schon diese Verhältnisse machen die Frage sehr verwickelt, und noch verwickelter wird sie dadurch, daß ganz offensichtliche Unterschiede im Kohlenhydratbedarf der einzelnen Kinder bestehen[3]), denen zufolge bei sonst gleicher Nahrung die einen bereits bei einer Kohlenhydratration gedeihen, die sich bei den anderen als ungenügend erweist. So läßt sich denn eine für alle Fälle zutreffende Zahl nicht geben. Immerhin möchte ich meinen praktischen Erfahrungen entnehmen, daß selbst bei einer Zufuhr, die der des Brustkindes gleichkommt, d. h. 10 bis 11 g Kohlenhydrat (Milchzucker plus Beigabe), entsprechend 150 g Frauenmilch, auf das Kilo eine immerhin beachtenswerte Anzahl Kinder nicht zunehmen, sondern erst, wenn sie 12, 14 und noch mehr Gramm auf das Kilo bekommen[4]) (vgl. Fig. 12).

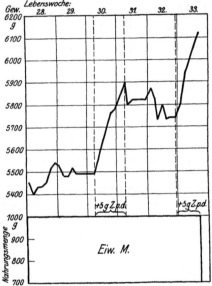

Fig. 11. Wirkung kleiner Kohlenhydratmengen auf den Ansatz.

Auch bei demselben Kinde stellt der Kohlenhydratbedarf nicht zu allen Zeiten eine gleichbleibende Größe dar. In den ersten Lebenswochen scheint ziemlich allgemein mehr gebraucht zu werden, als späterhin, und insbesondere der Prozentsatz der Neugeborenen[5]), der erst bei mehr als 11 g für das Kilo gedeiht, ist entschieden größer, als der älterer Kinder. Einen zeitweiligen Mehrbedarf haben auch manche ältere, untergewichtige Kinder in den ersten Wochen, wo sie bei veränderter Kost beginnen, das Versäumte oder Verlorene nachzuholen, ebenso viele Rekonvaleszenten auch nach nur leichter Krankheit. Die Tatsache, daß diese und manche andere Kinder, die zunächst nur durch hohe Kohlenhydratzugaben zum Gedeihen zu bringen waren, späterhin in dem gleichen Maße weiterwachsen, trotzdem die Kohlenhydratmenge auf eine früher unzulängliche Höhe zurückgesetzt wird, ist von hohem theoretischen Interesse.

Die gebräuchlichen Milchverdünnungen enthalten demnach allesamt zu wenig Kohlenhydrat (1,5 Prozent, 2,2 Prozent, 3 Prozent in

---

[1]) Vgl. S. 230.
[2]) Vgl. Rosenstern, Z. K. 2. 1911.
[3]) Vgl. auch N.emann, J. K. 82. 1915.
[4]) Die Berechnung auf das Kilo ist zweckmäßiger, als die nach Prozenten der Nahrung, da ja von den verschiedenen Mischungen verschieden große Mengen erforderlich sind.
[5]) Vgl. S. 108.

Drittel-, Halb- und Zweidrittelmilch) und bedürfen unter allen Umständen der Ergänzung. Auch die 4½ Prozent der Vollmilch (ca. 7 g auf
das Kilo) reichen für viele Kinder nicht aus[1]); daher die schlechten Erfolge, die
durch Kohlehydratszuätze vielfach ins Gegenteil verwandelt werden. Ähnliches gilt für die aus Verdünnungen hergestellten Fettmilchen, ohne Rücksicht
auf die durch die Fettbeigabe bereits erfolgte Nährwertssteigerung. Wenn
Mütter und Plfegerinnen von jeher mit Schleim verdünnen oder in jede Flasche
ein Löffelchen Zucker geben, so genügen sie damit unbewußt einer wichtigen
ernährungsphysiologischen Forderung. Der Arzt aber soll bewußt darüber
wachen, daß diese Zutat auch in jedem Falle die erforderliche Größe erreicht.

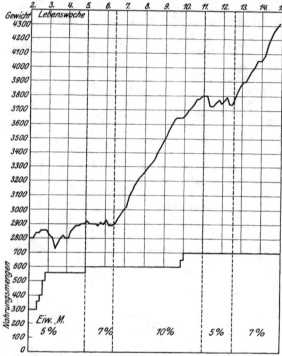

Fig. 12. Hoher Kohlehydratbedarf, im zweiten Quartal
etwas verringert.

Schon eine kurze Erfah-
rung lehrt, daß die ver-
schiedenen Kohlenhy-
drate für das Kind
keineswegs gleichwertig
sind. Es bestehen vielmehr
Unterschiede in der Wirkung
auf Ansatz und Darmvor-
gänge, deren Bedeutung für
die Frage der bestmöglichsten
Zusammensetzung der Nah-
rung des gesunden Säuglings
freilich durch den Umstand
abgeschwächt werden, daß
sie hier nicht so deutlich zutage treten, wie in Krankheitszuständen. Welches Kohlenhydrat oder welche Koh-
lenhydratzusammenstellung
ist nun für den angestrebten
Zweck am geeignetsten?

Auf den ersten Blick
scheint vor anderen der **Milchzucker**[2]) Beachtung zu verlangen. Sollte man doch
denken, daß gerade er von
der Natur für den Säugling
bestimmt sei und sich dem-
nach besonders bewähren müsse. So erfreuen sich denn auch die Milch-
Milchzuckerwassermischungen großer Beliebtheit, und es sind mit ihnen, seitdem Heubner und Hofmann[3]) sie zuerst empfahlen, ungezählte Kinder erfolgreich aufgezogen worden. Indessen zeigt sich auch hier wieder, wie mißlich es ist,

---

[1]) Vgl. S. 71.
[2]) Lit. über Milchzucker i. d. Säugl. ernähr. bei Calvary E. i. M. K. 10. 1913
Bendix Z. K. 6. 1913.
[3]) Die Heubner-Hofmannschen Mischungen enthalten so viel Milchzucker,
daß der Gesamtzuckergehalt der fertigen Nahrung (Kuhmilchzucker zu 4,5 Prozent gerechnet) dem der Frauenmilch (7 Prozent) entspricht. So erhält man die drei Stufen

	„Eindrittelmilch"	„Halbmilch"	„Zweidrittelmilch"
Milch	335 cm³	500 cm³	665 cm³
Wasser	665 cm³	500 cm³	335 cm³
Milchzucker	53 g (= 665 cm³	50 g (= 500 cm³	40 g (= 335 cm³
	einer 7 proz. Lösung)	einer 10 proz. Lösung)	einer 12 proz. Lösung)

bei der Ableitung von Grundsätzen für die künstliche Säuglingsernährung andere als rein empirische Gesichtspunkte mitsprechen zu lassen. Denn ein Überblick über ein größeres Material ist wenig geeignet, das günstige Vorurteil für den Milchzucker zu befestigen. Bei keiner anderen Methode vielleicht ist die Reihe der Fehlschläge größer als bei dieser, und nirgends ist es so leicht, die Überlegenheit anderer Zusätze zu erweisen wie gerade hier (Fig. 13). Es wäre gewiß falsch, deswegen dem Milchzucker die Eigenschaften eines für den Säugling brauchbaren Kohlenhydrates überhaupt abzuerkennen, wie das gelegentlich geschehen ist[1]); aber offenbar muß angenommen werden, daß die erfolgreiche Verwertung gerade dieses Nährstoffes an Vorbedingungen geknüpft ist, denen der kindliche Organismus weniger leicht entsprechen kann, als den für andere Kohlenhydrate geltenden. Äußerlich gesehen drohen Mißerfolge namentlich bei Kindern mit lockeren, feuchten, zur Säuerung neigenden Stühlen, während bei festen, alkalischen Entleerungen die Aussichten günstig sind. Auch da sind indessen Enttäuschungen nicht ausgeschlossen, sei es daß die Milchzuckerbeigabe ohne den erhofften Einfluß auf die Gewichtsvermehrung bleibt, sei es, daß sie eine dyspeptische Störung hervorruft.

Keineswegs also ist der Milchzucker das „ideale" Kohlenhydrat für den Säugling, ja es ist die Frage, ob er nicht sogar minderwertig ist im Vergleich zu dem zweiten, namentlich in den wenig begüterten Volkskreisen viel gebrauchten Zucker, dem billigen und überall in bester Qualität erhältlichen **Rübenzucker**, dem viele Ärzte eine größere Bekömmlichkeit zusprechen. Sicher steht jedenfalls, daß manche Kinder, die bei Milchzucker dyspeptisch waren und nicht vorwärts kamen, bei Rübenzucker feste Stühle bekommen und gedeihen. Freilich ist wiederum die große Süßkraft ein Übelstand, die die Zunge verwöhnt und den Geschmack bei höherer Dosierung ins Widerwärtige verkehrt. Solche äußere Umstände fallen um so mehr ins Gewicht, als auch die Erfolge der Milch-Rübenzuckerernährung letzten Endes zu wünschen übrig lassen.

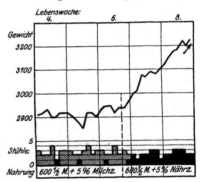

Fig. 13. Überlegenheit des Nährzuckerzusatzes über Milchzucker.

Nach den Versuchen der Kliniker ist auch von den anderen eigentlichen „Zuckern" nichts Wesentliches zu erwarten, ganz abgesehen von der Erschwerung einer ausgedehnten Verwendung durch den hohen Preis. Weder Dextrose und Lävulose noch Maltose haben sich überlegen erwiesen. Dagegen vermag eine andere Maßnahme eine eingreifende und geradezu verblüffende Besserung der Ergebnisse zu bewirken, nämlich die **Zufügung eines zweiten Kohlenhydrates** zum Zucker, und zwar eines Polysaccharides in Gestalt von **Mehl** oder **Dextrin**.

Als dem Zucker wegen ihrer Wasserlöslichkeit näherstehend und von der Praxis auch vielfach noch als „Zucker" bezeichnet seien hier zunächst die **Dextrin-Maltose**pulver genannt, die von der Industrie in ausgezeichneter Beschaffenheit zur Verfügung gestellt werden. Hier sind bei vorzüglicher Wirkung auf Gewicht und Körperbeschaffenheit Darmstörungen vergleichsweise viel seltener, und so ist es möglich auch bei empfindlichen Konstitutionen mit größerem Kohlenhydratbedarf die Dosierung mit geringer Gefahr bis zu der erforder-

---

[1]) R. Weigert, M. K. 8. 1910. Vgl. hierzu Helbich, M. K. 9. 1911. Orig.

lichen Höhe zu treiben[1]). Ähnliches gilt für die **Malzextrakte,** die indessen hauptsächlich nur bei Krankheitszuständen herangezogen werden.

Von **Dextrinmaltosepulvern** kommen in den Handel hauptsächlich der Soxhlet-Nährzucker und die verbesserte Liebigsuppe desselben Autors (Nährmittelfabrik Pasing bei München). Beide sind grauweiße, wenig süßende Pulver, die sich in heißem Wasser leicht lösen. Der Nährzucker enthält 41,26 Prozent Dextrin und 52,44 Prozent Maltose nebst einem Zusatz von 2 Prozent Kochsalz, die Liebigsuppe 22,5 Prozent Dextrin und 61,8 Prozent Maltose. Auf besonderes Verlangen ist auch ein kochsalzfreier Nährzucker erhältlich. Die Wirkung beider ist die gleiche, vielleicht daß die Suppe etwas weniger stopft. Den Stühlen verleihen sie eine grünlichgraue Farbe.

Ein vorzügliches Präparat ist ferner **Löflunds Nährmaltose,** ein überaus feines und deshalb voluminöses, nahezu chemisch reines Kohlenhydratpulver von sehr geringer Süßkraft mit 60 Prozent Dextrin und 40 Prozent Maltose.

Die Stühle bei den Soxhletpräparaten sind trocken, grüngrau bis grünbraun, bei Nährmaltose häufig hellgrau bis weiß.

Im Herrscherbereich der englischen Nurse pflegen die deutschen Präparate weniger zu leisten, als trotz gleicher Zusammensetzung das erheblich teurere **Mellins Food** mit 37,9 Prozent Dextrin und 47,9 Prozent Maltose. Hierher gehört auch die **Allenbury-sche Kindernahrung** (von Allen & Hanbury, London). Nr. I und II sind Milchpulver mit 8,86 Prozent Eiweiß, 16,79 Fett und 56,39 Prozent Zucker (Rohrzucker, Maltose, Dextrin), die ohne weiteren Zusatz in Wasser gelöst werden. Nr. III (Allenburys Malted Food) ist ein sehr feines Malzmehl, das mit Milch zubereitet werden muß.

Malzextrakt enthält verhältnismäßig wenig Dextrin (14,5 Prozent), etwa 57 Prozent Maltose, 5,5 Prozent N-haltige Stoffe und 3,5 Prozent Aschebestandteile neben etwa 20 Prozent Wasser, ist also maltosereicher und enthält mehr andersartige Beimengungen aus dem Malzmehl, als die Dextrinmaltosepulver. Meist kommt es als dicker Syrup in den Handel; für die Säuglingsernährung erprobt ist in erster Reihe der Löflundsche Malzsuppenextrakt nach A. Keller, der mit 1,1 Prozent Kal. carbon. neutralisiert ist. Ein trockenes, krystallinisches Präparat ist das teure Maltocrystol. Auch Braunschweiger Schiffsmumme kann als hochkonzentrierter Malzextrakt bei Säuglingen Anwendung finden[2]), ebenso das Maltyl Gehe.

Gebräuchlicher und billiger als die Dextrin-Maltosen sind die verschiedenen **Mehle**[3]). Tatsächlich müssen sie, richtig angewendet, als außerordentlich wertvolle Nährstoffe für den Säugling bezeichnet werden, nicht nur für den älteren, sondern auch für das Kind von wenigen Wochen. Das Vorurteil, daß Jahrzehnte hindurch ihrer Verwendung in so früher Zeit entgegenstand, dürfte gegenwärtig wenigstens in Deutschland endgültig und allgemein geschwunden sein.

In der ablehnenden Haltung der älteren Praktiker spiegelte sich die früher mit wenigen Ausnahmen in den Büchern über Kinderheilkunde vorgetragene, den Mehlen ungünstige Lehrmeinung wieder. Die Mehle — so hieß es — sind im ersten Lebensquartal unter allen Umständen zu verbieten; denn sie werden nicht verdaut und bilden deshalb die Veranlassung zu schädlichen Zersetzungen. Auch späterhin bleiben sie bedenklich und sollen erst gegen Ende des ersten Lebensjahres anfangen, einen ins Gewicht fallenden Bestandteil der Nahrung zu bilden. Denn selbst. wenn anfänglich ein gutes Gedeihen statt hat, liegt nur ein kurzdauernder Scheinerfolg vor, der zumeist bald ins Gegenteil umschlägt. Bei irgend reichlichem Amylaceengehalt der Kost droht die Gefahr chronischer Darmkatarrhe und Enteritiden, oder die Atrophie; es zeigt sich eine hohe Anfälligkeit und bei interkurrenten Krankheiten wird eine überraschend geringe Widerstandskraft offenbar. Und schließlich legt diese Ernährungsweise den Grund zu schweren Formen der Rachitis und Anämie und bereitet den Boden für Skrofulose und Tuberkulose. Somit ist die Ausschaltung der Amylaceen eine wesentliche Forderung sowohl der Prophylaxe dieser Konstitutionsstörungen als auch namentlich ihrer Heilung, die durch „kräftige" Kost (Milch, Ei, Fleisch, Bouillon) anzustreben ist.

Man sollte meinen, daß eine so tiefgreifende Maßnahme, wie sie die Ausschaltung

---

[1]) Auch bei experimenteller Prüfung der Wirkung einmaliger großer Gaben ließ sich feststellen, daß beim gleichen Kinde die Dextrinmaltosepulver viel weniger leicht Diarrhöen hervorrufen, als der Milchzucker. Der Rübenzucker steht zwischen beiden. (J. S. Leopold, Z. K. 1. 1910.)

[2]) Reichelt, Th. M. 1902. Nr. 2.

[3]) Lit. Gregor, A. K. 29. Hedenius, Arch. f. Verdauungskrankh. 8. 1902. Klotz, E. i. M. K. 8. 1912.

einer in allen anderen Verhältnissen für unentbehrlich gehaltenen Gruppe von Nährstoffträgern darstellt; eine so anfechtbare Vorschrift, wie sie in der für das spätere Alter mit Recht bekämpften Empfehlung einer rein animalischen Kost gegeben ist, nur durch unbedingt gesicherte und zwingende Gründe veranlaßt sein könnte. Aber gerade das Gegenteil ist der Fall.

Den Anstoß zur Verurteilung der Mehle gaben die Schicksale derjenigen Säuglinge, die nach dem Brauche mancher Gegenden (besonders Süddeutschlands) von früh auf allein oder vorzugsweise mit Brei „gepäppelt" wurden. Hierzu gesellten sich die Erfahrungen, die nach dem Auftauchen jener Kindermehle gesammelt wurden, die den Anspruch erhoben, vollwertige Ersatzmittel der Muttermilch zu sein. Die große Morbidität und Mortalität der so genährten Kinder, ihre ungewöhnlich große Beteiligung an allen soeben erwähnten Störungen rückte das Unverantwortliche einer derartigen Kost und den ernsten, durch sie gesetzten Schaden[1]) aufs eindringlichste vor Augen.

Aber diese Verhältnisse bieten nichts dem Säugling Eigentümliches. Es wiederholen sich bei ihm nur in markanterer Form jene Zustände, die bei einförmig und vorwiegend vegetabilisch genährten Erwachsenen längst geläufig und durch die Erfahrung an gewissen Proletariergruppen („Kartoffelkost") und an Gefängnisinsassen klargelegt sind. Auch bei diesen findet sich die Blutarmut, die Hydrämie, die Neigung zu Darmstörungen, die verminderte Immunität gegen Infektionskrankheiten, der große Ausschlag verhältnismäßig unbedeutender akzidenteller Schädigungen.

Es war gut und notwendig, daß die Mehlpäppelei für den Säugling in schroffster und endgültigster Form abgelehnt wurde. Aber man ging dabei zu weit. Während für den Erwachsenen die angedeuteten Beobachtungen die hohe Wichtigkeit der Amylaceen als Ergänzung einer gemischten Kost nicht erschütterten, sondern vernünftigerweise nur die Erkenntnis befestigten, daß, wie jede einseitige Kost, so auch die einseitige Betonung der Zerealien bzw. Vegetabilien nachteilig ist, waren für den Säugling solche Überlegungen nicht maßgebend. Anstatt vernünftigerweise zu schließen, daß es die Einseitigkeit sei, die ihn, und zwar besonders schnell und schwer schädige, und daß das Mehl als Bestandteil einer vernünftig gemischten Ernährungsweise auch bei ihm seinen Nutzen bewähren werde, wurde ihm der so wertvolle Stoff überhaupt entzogen. Und warum diese Sonderstellung des Kindes? Zweifel war es, der im Magen eines mit Mehl überfütterten Säuglings massenhaft unveränderte Stärke fand und deshalb, vor allem aber, weil ihm ebenso wie Korowin der Nachweis der Diastase zwar im Speichel, nicht aber im Pankreas gelang, dem jungen Kinde die Fähigkeit der Mehlverdauung absprach. Damit war das Urteil gefällt. Das Mehl verschwand aus der Diätvorschrift des schulmäßig gebildeten Arztes. Dafür verfiel man in das andere Extrem, wiederum einseitig nur die Milch gelten zu lassen, und zwar nicht nur für die ersten 10 bis 12 Wochen, sondern bis zum 10. Monat und darüber hinaus[2]). Dieser Brauch erhält einen fast komischen Anstrich, wenn man sich erinnert, daß eine ganze Reihe derselben Befürchtungen, die zur Verdammung des Mehles führten — die Gefahr der Atrophie, der Anämie, der Rachitis —, auch der Ernährung mit Milch allein, und namentlich mit sterilisierter Milch[3]) gegenüber geäußert wird.

Wieder einmal — wie so oft in der Ernährungslehre des Kindes — hat hier Oberflächlichkeit der Untersuchung und Mangel an physiologischem Denken zu unzulässigen Folgerungen und schädlichen Ratschlägen geführt. Tatsächlich sind, und nicht erst heute, alle Grundlagen des Mehlverbotes als irrig erkannt worden. Es steht fest, daß schon im Pankreas des Neugeborenen das diastatische Ferment vorhanden ist (Moro, Jakubowitsch, Gillet, Ibrahim), das zu Anfang zwar nur schwach wirksam erscheint, bald aber eine größere Leistungsfähigkeit erlangt. Die diastasierende Kraft des Speichels wurde als recht beträchtlich erkannt[4]), in den Fäzes schon bei jungen Kindern in ansehnliches Verzuckerungsvermögen nachgewiesen[5]). Im Hinblick auf Pawlows bekannte Untersuchungen ist es wahrscheinlich, daß stärkere Inanspruchnahme der Stärkeverdauung die Energie der Ferment-

---

[1]) Vgl. Kap. Mehlnährschaden.

[2]) In meiner waisenärztlichen Tätigkeit wurde mir früher von den Kostfrauen zumeist angegeben, daß der Pflegling bis 1¼ und selbst 1½ Jahr nur Milch (1 bis 1½ Liter), Eier und Bouillon erhalten habe. Vegetabilien wurden entweder wirklich nicht gegeben oder verheimlicht, da die Frauen gewöhnt waren, daß die Ärzte sie für unstatthaft erklärten. Zweimal ist von beaufsichtigenden „Säuglingsärzten" der Antrag auf Konzessionsentziehung gestellt worden, weil die Pflegemutter betroffen wurde, als sie den nahezu einjährigen Kindern etwas Kartoffelmus zur Mittagsmahlzeit gab. Wiederholt liefen Beschwerden ein über Frauen, die auf meine Anordnung Zusätze von Zwiebackmehl bei der Ernährung rachitischer Kinder verwendeten. Jetzt kommen solche Dinge nicht mehr vor.

[3]) Vgl. S. 63.

[4]) Heubner, Montagne u. a. Lit. bei Schilling, J. K. 58.

[5]) Kerley, Mason, Craig, A. P. Juli 1906.

wirkung steigert, wie sich denn oft genug zeigt, daß unverdaute Mehlreste, die zu Beginn der Mehlbeigabe zur Milch im Stuhl erscheinen, nach kurzem an Menge abnehmen und schließlich ganz verschwinden. Heubner[1]) und Carstens[2]) haben dargelegt, daß auch der junge Säugling nennenswerte Amylummengen bewältigt, und Hedenius[3]) hat die gute Ausnützung von Mehlmilchmischungen noch weiter bewiesen. Schließlich fand auch die Haltlosigkeit der überlieferten Anschauung von der Rachitis hervorrufenden Wirkung frühzeitiger Amylazeenverabreichung, von der Bedeutung dieser Maßnahme für die Entstehung von Anämie und Skrofulose in Gregors[4]) sorgfältigen Beobachtungen eine überzeugende Bestätigung auch auf klinischem Boden. Auch von einem gewissen prophylaktischen Nutzen hinsichtlich der Spasmophilie kann gesprochen werden. Alles zusammen entscheidet nachdrücklich in dem Sinne, daß eine vernünftige Anteilnahme der Mehle an der Kost schon in sehr frühen Monaten nicht nur nicht nachteilig, sondern in vieler Beziehung vorteilhaft, zum Teil sogar unentbehrlich ist, daß diejenigen Ärzte Recht hatten, die auch in den Zeiten der Mehlverketzerung auf Grund ihrer praktischen Erfahrung aller Theorie entgegen die Mehlzusätze dringend empfahlen (Jacobi, Epstein, Schmid-Monnard u. a.), und daß der Volksinstinkt auf dem richtigen Wege war, als er zäh und unbeeinflußt an dem Gebrauche der Schleim- und Mehlsuppenmischungen festhielt.

Die sinnfällige Wirkung des Kohlenhydrates auf die Hebung des Allgemeinbefindens und die Größe des Anwuchses, wie sie bereits als Folge des Zuckerzusatzes festzustellen ist, geht auch vom Mehle aus, womöglich in noch gesteigertem Maße (Fig. 14). Bemerkenswert erscheint dazu die vorteilhafte Beeinflussung der Muskelkraft, die den Mehlzusatz geradezu zur gegebenen Behandlung der rachitischen Myopathien und mancher anderen muskulären Hypotonien stempelt. Bei entsprechender Bemessung und Auswahl der Mehlbeigabe kann unter Umständen auch eine lästige Verstopfung schwinden; viel häufiger ist umgekehrt die Umwandlung

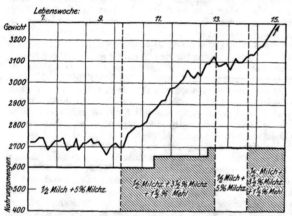

Fig. 14. Wirkung des teilweisen Ersatzes von Zucker durch ein zweites Kohlehydrat (Mehl).

der vorher bei Milchzuckerwassermischungen bestehenden dyspeptischen Stühle in normale. Am schärfsten und regelmäßigsten tritt diese Wirkung hervor, wenn nicht Mehl allein, sondern Mehl zusammen mit Zucker verabfolgt wird. Wiederum, wie schon bei den Dextrinmaltosen, tritt so die merkwürdige Überlegenheit der gleichzeitigen Darreichung zweier Kohlehydrate hervor, die Wirkungen auslöst, die für sich allein keines der beiden ausübt. Maltose für sich ist nicht zuverlässiger als Milchzucker, Dextrin nach meinen Erfahrungen geradezu nachteilig, beide vereint führen zu den guten und sicheren Ernährungsergebnissen, wie sie von den Dextrinmaltosemischungen bekannt sind. Ebenso verhält sich die Vereinigung von Milch- oder Rübenzucker mit Mehl. Die Besserung der Ergebnisse ist im Vergleich mit denen der einfachen Zuckerwassermischungen so gesetzmäßig, im Einzelfalle ebenso wie bei der Betrachtung eines größeren Materials[5]) so unverkennbar, daß man heute im Gegensatz zu früheren Zeiten

---

1) B. kl. W. 1895. Nr. 10.
2) V. G. K. 1895. Lübeck.
3) L. c.
4) L. c.
5) Vgl. z. B. A. Keller, Die Malzsuppe, Jena 1898. Klautsch, J. K. 43.

und Lehren mit vollstem Rechte die Ernährung mit Milch-Mehl-Zucker-mischungen grundsätzlich als der mehlfreien weit überlegen erklären darf.

Zum Belege eine kleine Zusammenstellung, deren Ergebnis um so beachtenswerter ist, als sie aus den schwierigen Verhältnissen der Anstaltspflege stammt und sich auf untergewichtige Kinder des ersten Lebensvierteljahres, also ein besonders empfindliches Material, bezieht.

Nahrung	$^1|_3$ Milch mit 50 g Milchzucker	$^1|_3$ Milch mit 40 bzw. 30 g Milchzucker und 10 bzw. 20 g (Kinder-) Mehl	Fettmilch (Rahmgemenge, Gärtner Backhaus)
Anzahl der Kinder	34	43	38
Durchschnittsgewicht . . .	2680	2743	2710
Dauer der Beobachtung in Tagen	28	30	28
Prozent der Erfolge (Zunahme ohne Störungen)	47	79,6	50,2
Durchschnittlicher täglicher Anwuchs in Gramm . . .	16,4	18	17

Bei einer kleinen Zahl von Kindern bleibt auch mit zwei Kohlenhydraten das Gedeihen unbefriedigend. Oft zeitigt dann noch die **Beifügung eines dritten Kohlenhydrates** einen ganzen Erfolg. So läßt sich beispielsweise manche unter Dextrinmaltosemischungen trotz reichlicher Dosierung flach verlaufende Kurven nach Zugabe oder Austausch von 1 bis 2 Prozent Mehl energisch aufwärts lenken. In größerem Maßstabe kommt die Ernährung mit drei Kohlenhydraten — Dextrin, Maltose, Mehl — bei der Behandlung kranker Kinder mit „Malzsuppe" zur Anwendung[1]).

Zur Erzielung des gewünschten Ergebnisses bedarf es keineswegs großer Gaben des Mehles; ein, allenfalls zwei Prozent der Nahrungsmenge genügen, um die im Vergleich zu der geringfügigen Verordnung erstaunliche Änderung im Fortgang des Wachstums auszulösen. Die **Dosierung des Mehles** darf deshalb eine knappe sein; sie soll es aber auch sein aus Gründen der Vorsicht. Wenn auch schon der junge Säugling das Mehl auszunützen vermag, so hat doch diese Fähigkeit ihre nicht allzuweit gesteckten Grenzen, die leicht überschritten werden können. Dann gelangt unverdaute Stärke in größerer Menge in den Dickdarm, gerät dort in Gärung, und es kommt zu schleimigen, kleistrigen, sauer reagierenden und -riechenden Stühlen, zu Gewichtsstillstand oder Abnahme. Deswegen soll die Mischung im ersten Monat $^1/_2$ bis höchstens 1 Prozent, im zweiten höchstens 2, im dritten höchstens 3 Prozent Mehl enthalten. Im zweiten Vierteljahre wird man auf 3 bis 4 Prozent steigen dürfen und später dieses Maß durch den Mehlgehalt der Suppen und Breie allmählich noch etwas erhöhen. Der Rest des Kohlenhydratbedarfs wird durch Zucker gedeckt. Die Stühle dürfen keine kleistrige Beschaffenheit annehmen, nicht unangenehm sauer riechen und bei Aufträufeln eines Tropfens Jodlösung höchstens eine leicht violette oder blaßblaue, keinesfalls eine schwarzblaue Färbung geben.

Schleimabkochungen aus Graupen, Hafergrütze, Reiskörnern, enthalten die Rindenbestandteile des Kornes und sind deswegen reicher an Pflanzeneiweiß und Zellulose und ärmer an Stärke als das Mehl. 1 bis 3 Eßlöffel vorher gewaschener Substanz werden mit 1 Liter Wasser eine Stunde und mehr gekocht, ohne Pressen durch ein Haarsieb oder Seihtuch passiert und mit etwas Salz versetzt. Das verdampfte Wasser wird wieder aufgefüllt.

Mehlsuppen aus kalt angerührtem Reis-, Hafer-, Weizen-Mehl, Mondamin und Weizengries bedürfen nur einer Kochzeit von 20 bis 30 Minuten. Salzzusatz und Durchpassieren wie beim Schleim. Die feinen Präparate von Knorr, Weibezahn, Hohenlohe sind besonders beliebt. Sehr empfehlenswert ist auch der feine Kindernährkraftgrieß von Seefeldner.

---

[1]) Vgl. S. 300.

Viel verwendet werden auch die **Kindermehle,** die mit Ausnahme des Kufekemehles mit etwas Milch versetzt und deshalb etwas eiweiß-, fett- und salzreicher sind, als die unpräparierten Mehle. Ihre Haupteigenart ist der durch Rösten erzielte höhere Gehalt an wasserlöslicher Stärke (etwa ein Viertel bei Kufeke, Rademann, Muffler, etwa die Hälfte bei Nestlé und Theinhardts Infantina[1]). In manchen Kindermehlen, wie in der französischen Phosphatine Fallières, ist ein Teil des löslichen Kohlenhydrates einfach auf Zuckerzusatz zu beziehen.

Ähnlich zusammengesetzt sind die **Zwiebäcke.** Den Kinderzwiebäcken (Opel, Potsdamer, Friedrichsdorfer) sind „Nährsalze" (Phosphate, Kalk) zugefügt.

Neuerdings wird auch das wohlschmeckende und leicht lösliche **Bananenmehl** („Melban") empfohlen[2], eine helle Sorte aus Früchten geringerer Reife und eine gelbe wegen des höheren Gerbstoffgehaltes etwas mehr stopfende aus Früchten stärkerer Reife.

Wohl in Hinblick auf die zunächst noch begrenzte Diastasierungsfähigkeit wird für die ersten drei Lebensmonate gewöhnlich der stärkeärmere Schleim angeraten; vielleicht wird auch durch das längere Kochen die Verdaulichkeit des Kohlenhydrates gefördert[3]). Gerstenschleim soll eine leicht abführende, Haferschleim eine leicht stopfende Wirkung haben (Jacobi). Die Mehle bleiben meist der späteren Zeit vorbehalten, indessen sind sie bei entsprechender Dosierung und Kontrolle auch im ersten Vierteljahr, vielfach schon in den ersten Tagen und Wochen nützlich, oft sogar dem Schleim überlegen. Im allgemeinen neigt man nicht dazu, praktisch zu beachtende Unterschiede in der Wirkung der einzelnen Sorten anzunehmen[4]). Daß solche aber dennoch in Betracht kommen, lehren Erfahrungen, wie die von Glanzmann[5]), der bei Eiweißmilchernährung von Hafermehl und besonders von dextrinisierten Kindermehlen einen besseren Einfluß auf den Körperanwuchs beobachtete, als von Schleim, Reis- und Weizenmehl. Auch ich glaube gelegentlich eine Überlegenheit der Kindermehle gesehen zu haben. Und da sie zudem feine und von vielen Kindern des Wohlgeschmackes wegen gerne genommene Präparate sind, möchte ich sie wenigstens in wohlhabenden Kreisen passieren lassen, nicht ohne Einspruch natürlich gegen die unberechtigte und bedenkenlose Reklame der Hersteller, die mitsamt der Ausstattung vom Publikum mit teurem Gelde bezahlt wird.

Die Frage nach den **Ursachen der unterschiedlichen Wirkung der Kohlenhydrate** ist in erster Linie als Gärungsproblem aufzufassen. Der optimale Ablauf der Verdauungsvorgänge, an der Spitze der fermentativen Spaltungen, ist offensichtlich an eine optimale Reaktion gebunden, die ihrerseits wiederum von der Zusammensetzung der Darmflora und den durch diese bewirkten Zersetzungen abhängt. Dabei wird nicht nur die Art und Stärke, sondern auch die Örtlichkeit der Gärung von Bedeutung sein. Abweichungen vom Optimum in den oberen Darmabschnitten, den Hauptorten der Verdauung, werden, selbst wenn sie geringfügig sind, erheblich folgenschwerer sein, als solche gleicher oder auch stärkerer Art im Dickdarme, wo sie kaum mehr als eine Störung der Eindickung und eine Reizung der Schleimhaut bewirken. Die Kohlenhydrate der Nahrung als ausgesprochene Substrate der sauren Gärung beeinflussen nun die Darmflora und die Gärungsvorgänge[6]) in hervorragender und je nach Art und Dosierung verschiedener Weise, und hiervon abhängig, wird sich nicht nur die Nutzung des Kohlenhydrates, sondern auch die

---

[1]) v. Merings Odda geht von der Meinung aus, daß die Nachteile der Kuhmilch und also auch der milchhaltigen Kindermehle zum Teil durch das Milchfett und dessen Zersetzungen bedingt sind und ersetzt dieses deshalb durch Eidotter und Kakaobutter. Das Präparat dürfte obsolet sein. (Lit. v. Mering, E. Müller, Th. M. Juli 1903. Müller und Cronheim, Z. d. ph. Th. 1902. Brüning, Th. G. Juli 1902.

[2]) Nothmann, Th. M. April 1915.

[3]) Bratke, M. K. Orig. 14. 1916. Bratke u. Klose, M. Kl. 1916. Nr. 39.

[4]) Vgl. Klotz, l. c.

[5]) J. K. 82. 1915.

[6]) Lit. Tobler-Bessau, Allg. path. Physiol. d. Ernähr. usw. im Kindesalter. Bergmann, 1914. Klotz, l. c. Blühdorn, M. K. Orig. 13. Nr. 7. 1915. Die Ergebnisse der Laboratoriumsversuche zeigen so recht die Schwierigkeit und Mannigfaltigkeit des Problems; z. T. widersprechen sie direkt den aus der klinischen Beobachtung abzuleitenden Schlüssen.

der übrigen Nahrungsbestandteile bald günstiger, bald ungünstiger gestalten. Der Vorteil der Mehle dürfte auf ihrem langsamen Abbau beruhen, der die empfindlichen oberen Darmabschnitte vor Übersäuerung bewahrt, im Gegensatz zum schnell und leicht bakteriell angreifbaren Zucker. Zu ungunsten des krystallinischen Zuckers gegenüber Mehl und Dextrinmaltose kommt noch in Betracht der auf osmotischem Wege angeregte Flüssigkeitsstrom in das Darminnere, der die Resorptionsbedingungen in unwillkommener Weise verändert und damit einer Steigerung der Gärungen Vorschub leistet. Im Einklang mit der klinischen Erfahrung schneidet hier der Milchzucker am schlechtesten ab; er gilt als besonders langsam resorbierbar und soll auch das Wachstum starker Säurebildner energischer als andere Zuckerarten fördern[1]).

Vielleicht ist neben der Gärungsfrage noch anderes zu erwägen. Es wäre denkbar, daß gewisse Bestandteile des Mehles — seien es stickstoffhaltige oder hoch polymerisierte Kohlenhydrate — als „Ergänzungsstoffe" katalysatorenartig einen spezifisch günstigen Einfluß auf das Wachstum ausüben[2]). der dem Zucker naturgemäß abgehen muß. Und ferner könnte sein, daß Unterschiede in den biochemischen Eigenschaften, der Vergärbarkeit und der Form, in der die Resorption erfolgt — wie sie z. B. zwischen Weizen- und Hafermehl bestehen, auch Unterschiede in der Wirkung auf den kindlichen Körper bedingen[3]). Andeutungen hierfür liegen vor.

In ähnlicher Weise wird sich die Forschung mit der merkwürdigen Tatsache der überlegenen Erfolge bei gleichzeitiger Darreichung zweier oder dreier Kohlenhydrate abzufinden haben. Nach Klotz wäre das Entscheidende die „Dämpfung" der starken und schnellen Zuckervergärung durch den polymeren Zusatz, etwa in der Weise, daß sich die Bakterien zunächst der langsamer abbaubaren Stärke bemächtigen und so von der Spaltung des Zuckers abgelenkt werden.

Zusatz von Fett. Ein Zusatz von Fett zu Milchverdünnungen, der wohl von jeher im Volke in Form von etwas Butter vielfach gebräuchlich war, wurde zur Methode zuerst von Biedert erhoben, in der Absicht, die Zusammensetzung der künstlichen Nahrung derjenigen der Frauenmilch anzunähern. Heute begründen wir die Maßnahme allgemein ernährungsphysiologisch, und zwar nicht nur mit dem Hinweis auf den hohen Nährwert dieses Stoffes, sondern auch auf die spezifische Wirkung, die er auf die Körperbeschaffenheit hat. Alle Sachkenner stimmen darin überein, daß bei gelungener fettreicher Ernährung das Kind ein pralleres, dem des Brustkindes gleichendes Fettpolster, einen geringeren Wassergehalt, eine rosigere Färbung und einen bemerkenswert höheren Grad von Immunität aufweist, als bei irgendeiner anderen Kostform.

Wenn die fettreiche Ernährung trotzdem nicht zur meistempfohlenen geworden ist, so liegt das daran, daß die gleiche Mischung, die einen Teil der Kinder so gut tut, von einer recht erheblichen Zahl anderer nicht „vertragen" wird und Ernährungsstörungen verursacht, die nicht selten durch ihre Hartnäckigkeit und Schwerbehebbarkeit auffallen. Bezeichnend ist auch die Häufigkeit von habituellem Erbrechen. Je nachdem der Zufall dem einzelnen Beobachter mehr günstige oder ungünstige Erfahrungen in die Hand spielt, wird die Wertschätzung der Methode verschieden ausfallen, und so finden sich denn in der Literatur[4]) über die **Erfolge und die Brauchbarkeit der fettreichen Mischungen** sehr abweichende Urteile. Während die einen mit Biedert ihr das Beste nachsagen und sie sogar zur „Methode der Wahl" erheben[5]), beziehen andere die Nachteile der Kuhmilchernährung mit Czerny im wesentlichen auf das Fett, und in manchen kinderärztlichen Kreisen wird die fettreiche Kost direkt gefürchtet. Neuerdings aber haben auch Vertreter[6]) derselben Schule, die die Lehre vom „Fettnährschaden" aufstellte, ihre Ansicht dahin geändert, daß nur ein absolutes Über-

---

[1]) Hartje, J. K. 73. 1911. Klotz, ibid.
[2]) Vgl. Aron, M. K. 13. 1915.
[3]) Vgl. Klotz, E. i. M. K. l. c.
[4]) Lit. bis 1904 Finkelstein, Th. G. April 1904.
[5]) Schloßmann, A. K. 53. 1910.
[6]) Stolte, M. m. W. 1912. Nr. 51. Niemann, J. K. 79. 1914.

maß von Fett schade, während bei knapper Kostbemessung sogar Mischungen vom Fettgehalt der Frauenmilch auch bei solchen Kindern verwendbar sein können, bei denen ehedem die Beschränkung des Fettes als Vorbedingung des Gedeihens angesehen wurde. Schließlich haben Czerny und Kleinschmidt in der Buttermehlnahrung[1]) eine Zubereitung wärmstens empfohlen, deren Fettgehalt alles übertrifft, was bisher bei Flaschenkindern für zulässig erachtet wurde.

So ist auch das Kapitel von der fettreichen Ernährung des Säuglings eines von denen, die durch gegensätzliche und wechselnde Anschauungen dem Ansehen der Pädiatrie nicht wenig Abbruch getan haben. Und doch sind die Widersprüche gegenwärtig leicht zu lösen. Sie beruhen auf der Tatsache, daß keines Nährstoffes Bekömmlichkeit so „relativ" ist, so wandelbar durch die sonstige Zusammensetzung der Nahrung — den „Nährstoffverband" — auf der einen, und so abhängig von dem augenblicklichen Zustand des Darmchemismus und von der Individualität des Kindes auf der anderen Seite, wie die des Fettes. Eben deswegen müssen geradezu die Erfahrungen der einzelnen Ärzte auseinandergehen, je nach der besonderen Mischung, bei der sie gesammelt wurden und je nach der besonderen Art der Kinder, die in die Beobachtung einbezogen wurden; eben deswegen aber muß es auch möglich sein, durch entsprechende Korrekturen der Ernährungsbedingungen und entsprechende Berücksichtigung der Eigenheiten des Materials gleiche, und zwar gleich gute Ergebnisse zu erzielen.

Zum Verständnis der **Bedeutung des Nährstoffverbandes** für die Bekömmlichkeit fettreicher Mischungen ist zunächst daran zu erinnern, daß unsere fettreichen Nahrungen niemals mit Fett allein angereichert sind, sondern gleichzeitig einen nicht zu vernachlässigenden Zusatz von Kohlenhydraten enthalten und enthalten müssen. Sind doch die Fettmilchen mit Milchverdünnungen hergestellt, deren ursprünglicher Zuckergehalt, wie oben[2]) gezeigt, den Kohlenhydratbedarf des Säuglings bei weitem nicht deckt. Ohne Kohlenhydratbeigabe würde trotz allen Fett- und Kalorienreichtums eine regelrechte Entwicklung unmöglich sein; die Kinder würden ungenügende Zunahme, Blässe, Schlaffheit, Muskelträgheit, kurzum alle jene Erscheinungen aufweisen, die für den Kohlenhydratmangel[3]) kennzeichnend sind. Da liegt es nahe, zu fragen, ob nicht schon die Wahl des Kohlenhydrates für die Bekömmlichkeit der fettreichen Kost ebenso von Bedeutung ist, wie das für die der einfachen Verdünnungen zutrifft. Das ist nun in der Tat der Fall.

Unter den Milchverdünnungen mit Kohlenhydratzusatz erweisen sich nach früheren Ausführungen die Milchzuckerwassermischungen am minderwertigsten. Die Fettmilchen des Handels sind nun mit Milch- oder Rübenzucker versetzt, sind also nichts anderes als solche Milch-Milchzuckerwasserverdünnungen mit erhöhtem Fettgehalt. Nach allen Erfahrungen läßt ihre Brauchbarkeit im allgemeinen ebenso viel zu wünschen, wie die dieser Verdünnungen. In einer kleinen Zusammenstellung[4]) ergab sich mir eine annähernd gleiche Leistungsfähigkeit; ein kleiner Vorsprung der Fettkinder kommt auf Rechnung schwacher, schlecht trinkender Individuen, die begreiflicherweise bei der nährstoffarmen Verdünnung leichter in Unterernährung geraten und deshalb als Mißerfolge gebucht werden, als bei der gehaltreichen Fettmilch. Mögen nun auch die absoluten

---

[1]) Siehe S. 89.
[2]) Vgl. S. 78..
[3]) Rosenstern, Z. K. 2. 1911
[4]) S. 83.

Zahlen bei anderem Material etwas anders lauten, so dürfte doch im allgemeinen gelten, daß diese Art von Fettmilchen nur bei solchen Kindern aussichtsreich ist, die auch bei Milchzuckerwasserverdünnungen gedeihen würden[1]). Beide stehen auf der untersten Stufe der Bekömmlichkeit. Mit der Einführung der Mehle, der Dextrin-Maltosen, der mehlmalzhaltigen Zusätze wachsen ebenso wie die der Verdünnungen, auch die Erfolge der zugehörigen Fettmilchen. Das läßt sich besonders schön am Einzelfalle zeigen. Dasselbe Kind, das bei Fettmilch mit Milchzucker nicht fortschreitet, kann sich ausgezeichnet entwickeln, wenn ohne andere Veränderung der Kost für den Milchzucker ein anderes Kohlenhydrat eingesetzt wird (Fig. 15)[2]). **Ganz allgemein ist die Erfolgwahrscheinlichkeit fettreicher Mischungen um so größer, je mehr sich das zugesetzte Kohlenhydrat für das Wachstum des Säuglings eignet; oder anders ausgedrückt: innerhalb weiter Grenzen entscheidet über die Bekömmlichkeit der Mischung nicht der größere oder geringere Fettgehalt, sondern die größere oder geringere Eignung des Kohlenhydrates.**

Nicht einer besonderen Eigenschaft, sondern nur der Vereinigung von größerem Fettgehalt mit einem für das junge Kind gut verdaulichen Kohlenhydrat — dem mit Butter gerösteten Mehle — verdankt m. E. auch die Czerny-Kleinschmidtsche Buttermehlnahrung ihre Erfolge. Das erhellt auch aus der Beobachtung, daß bei Anwendung nicht eingebrannten Mehles die Zunahme sofort auf hören kann[3]).

Die Abhängigkeit der Fetttoleranz vom Nährstoffverband läßt sich noch durch andere Erfahrungen belegen. In den letzten Jahren hat sich die Säuglingsdiätetik viel mit der Frage nach dem Einfluß des Kaseins auf die Darmvorgänge befaßt[4]), und in der Anreicherung des Eiweißgehaltes der Nahrung ein mächtiges Mittel zur Niederhaltung krankhaft gesteigerter Kohlenhydratgärung kennen gelehrt, dessen methodische Verwendung

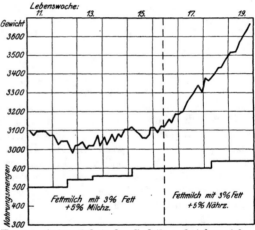

Fig. 15. Abhängigkeit des Gedeihens bei fettreicher Kost von der Art der Kohlehydrate.

erhebliche therapeutische Vorteile bietet. Hand in Hand mit dieser Wirkung auf die Kohlenhydratverdauung geht aber auch eine Steigerung der Fetttoleranz. In Mischungen mit verhältnismäßig gesteigertem Eiweißgehalt — Eiweißmilch und ihren Geschwistern, in geringerem Grade schon in Mager- und Buttermilch — und bei Gegenwart eines geeigneten Kohlenhydrates wird demnach ein hoher Fettgehalt besonders gut vertragen, mit wenigen

[1]) Keilmann (J. K. 41. 1896) findet bei Neugeborenen viel bessere Gewichtskurven bei Fettmilch, als bei Verdünnungen. Er hat aber die Vergleichsfälle mit 1 Milch:3 Wasser mit 2 Eßlöffel Milchzucker oder mit 1 Milch:1 Wasser ohne jeden Zusatz genährt. Bei solchen Mischungen ist teils wegen Unterernährung, teils wegen Kohlenhydratmangel das Gedeihen eines Neugeborenen überhaupt so gut wie ausgeschlossen. Keilmanns Kurven beweisen also nicht eine Überlegenheit fettreicher Mischungen über verdünnte Milch, sondern nur die Überlegenheit hinreichender Nahrungszufuhr über Hungerkost.
[2]) Vgl. auch Helbich, M. K. 9. Orig. 1910.
[3]) Stolte, J. K. 87. 1918.
[4]) Vgl. S. 237.

Ausnahmen auch von solchen Kindern, denen in anderem Verbande Fett kaum zugeführt werden kann. Auch eine Verringerung des Molkengehaltes dürfte für die Verträglichkeit des Fettes von Bedeutung sein[1]).

Eine Fettzulage zu einer bestimmten fettarmen Mischung pflegt, wie erwähnt, nicht auf alle in die Beobachtung einbezogenen Kinder die gleiche gute Wirkung auszuüben. Es wird sich wenigstens bei größerem Material ein gewisser Prozentsatz finden, der auf diese Nahrungsänderung mit Verschlechterung des Befindens antwortet. Das sind Erfahrungen, die lehren, daß bei der Bekömmlichkeit des Fettes neben dem Nährstoffverband noch die **Bedeutung individueller Eigenschaften** berücksichtigt werden muß. Wir haben zwei Arten von Herabsetzung der Fetttoleranz zu unterscheiden: eine vorübergehende sekundäre, infolge erworbener Magendarmerkrankung, und eine dauernde primäre infolge konstitutioneller Schwäche der Fettverdauung. Die erste kann offenkundig werden, wenn höhere Fettgaben unter Beibehaltung der bisherigen Kost, also ohne erneute und wirksamere Gegensicherung, einem Säugling verabreicht werden, der bereits dyspeptisch ist oder sich an der Grenze zur Dyspepsie befindet. Dann kommt es nicht selten zur Verschlimmerung des Zustandes bald leichter, bald akuter und schwerer Art. In einem Darm mit bereits gestörtem Chemismus fehlen offenbar die Voraussetzungen für eine normale Verarbeitung des Fettes, und wenn trotzdem Fett in größerer Menge eingeführt wird, ergeben sich daraus weitere Verwicklungen. Diese Verhältnisse lassen die fettreichen Verdünnungen als ,,Heilnahrungen" häufig in sehr ungünstigem Lichte erscheinen.

Im allgemeinen weniger aufdringlich, aber um so hartnäckiger macht sich die konstitutionelle Fettverdauungsschwäche geltend. Ob ein Kind mit ihr behaftet ist, läßt sich ihm von vornherein nicht ansehen, da alle Versuche, die Fettempfindlichkeit mit irgendwelchen, durch gewisse Symptomenkomplexe einigermaßen gekennzeichneten ,,Diathesen" zu verknüpfen, vorläufig ohne Ergebnis geblieben sind. Nur der Ausfall des Ernährungsversuches schafft hier Klarheit, aber auch er will vorsichtig gewertet sein. Fettdiarrhöen, auch wenn sie schon seit Geburt bestehen, begründen nicht ohne weiteres die Diagnose einer spezifischen Fettintoleranz. Kann es sich doch sehr wohl um eine allgemeine Verdauungsschwäche handeln, wobei die Fettdiarrhöe nur eine sekundäre, wenn auch symptomatisch die anspruchvollste Rolle spielt, wie das z. B. für die Fettdiarrhöen der jungen Brustkinder und mancher Frühgeborenen gilt[2]). Zweifellos vorhanden scheint eine konstitutionelle Fettempfindlichkeit nur dann, wenn ein Kind, das bei fettarmer Nahrung gut gedeiht, jedesmal nach Erhöhung des Fettgehaltes, ohne andere Nahrungsänderung meist in Form von Appetitverlust, Aufstoßen, Blähungen, Unruhe, dünneren, fettreichen Stühlen und Wundwerden, krankhafte Symptome zeigt, die sofort nach Entziehung der Zulage wieder verschwinden. Solche Fälle sind nicht allzu häufig, noch seltener solche mit schwereren Erscheinungen, die an das Gebiet der Überempfindlichkeit angrenzen.

Von den zwei Faktoren, die die Wirkung des Fettes beherrschen — Nährstoffverband und individuelle Toleranz — ist der erste der stärkere. Mit Ausnahme besonderer Fälle läßt sich sowohl die vorübergehende, als auch die konstitutionelle Schwäche durch geeignete Änderung des Nährstoffverbandes überwinden, und wenn wir Fett geben wollen, gibt es zumeist einen Weg, auf dem das möglich ist. Eine willkommene Erkenntnis für das praktische Handeln! Denn, wie oben begründet worden ist, ist ein mittlerer Fettgehalt der Nahrung

---

[1]) Vgl. Schloß, Über Säuglingsernähr. Berlin 1912.
[2]) Vgl. S. 140.

grundsätzlich wünschenswert[1]). Daß uns dabei die fettangereicherten Milchzuckerwasserverdünnungen und mit ihnen die Handelsfettmilchen Behelfe von nicht genügender Sicherheit abgeben, ist zur Genüge betont. Am besten läßt man sie ganz beiseite zugunsten eigens hergestellter Mischungen von Butter, Sahne oder Ramogen mit einer Verdünnung, die ein mehr Erfolg versprechendes Kohlenhydrat enthält. Erscheint auch das ungenügend, so wird oftmals noch mit einer Eiweißanreicherung, etwa in Gestalt von 1 bis 2 Prozent Plasmon, Larosan, Nutrose u. a. das Ziel zu erreichen sein. Der Fettgehalt der Mischung soll im allgemeinen 3 Prozent nicht übersteigen. Größere Gaben sind unzweckmäßig, weil die Resorption leidet, und gewagt, weil sie entsprechend häufiger Störungen auslösen.

Über Möglichkeit und Vorteile der Verwendung **anderer Fette** an Stelle des Milchfettes, namentlich auch solcher pflanzlicher Herkunft (Öl, Palmin, Lahmanns vegetabile Milch) ist noch wenig bekannt. Manchmal scheinen sie besser vertragen zu werden[2]). Ähnliches gilt für Lebertran. Ihm und in gewissem Grade auch den Ölen wohnt die Fähigkeit bei, der Bildung von Seifenstühlen entgegenzuarbeiten.

Der Fettanreicherung der Milchmischungen kann man — wie im natürlichen Rahmgemenge Biederts und der molkenadaptierten Milch von Schloß[3]) — durch Zusatz von Sahne oder Butter nachhelfen. Beliebter ist bei den Praktikern die Empfehlung der fabrikmäßig hergestellten sterilisierten Fettmilchen und Rahmkonserven, die — man mag über die Industrie in der Säuglingsernährung und über die Zulässigkeit von Dauerpräparaten denken, wie man will — jedenfalls das für sich haben, daß sie dem Bedürfnis nach einem jederzeit, und zwar in guter, keimarmer Beschaffenheit und bekannter, gleichmäßiger Zusammensetzung erhältlichen Fettträger entgegenkommen.

Zur Gewinnung frischer **Sahne** läßt man 1 bis 2 Liter Milch in flacher Schüssel bei kühler Temperatur etwa zwei Stunden stehen und rahmt dann die obere Schicht von 100 oder 200 cm³ (etwa 7 bis 8, bzw. 14 bis 16 Eßlöffel) ab. Der Fettgehalt kann mit ungefähr 10 Prozent angesetzt werden. Der Milchhändler verkauft eine „Kaffeesahne' mit vorschriftsgemäß 10 bis 12 Prozent und eine (ungeschlagene) „Schlagsahne"mit vorschriftsgemäß 25 Prozent Fett.

Butter soll möglichst gut, frisch und ungesalzen sein. Sie wird entweder als Stück von verordnetem Gewicht oder im Löffel geschmolzen (1 Eßlöffel = 11,5 g), der heißen Milchmischung zugefügt und diese tüchtig durchgequirlt. Die Verteilung genügt, um in der Wärme eine Wiederansammlung an der Oberfläche zu verhindern[4]).

Einige Beobachtungen belegen, daß ein und dasselbe Kind unter sonst völlig gleichen Bedingungen bei Sahnezusatz besser zunehmen kann, als bei entsprechender Beigabe in Form von Butter. Vielleicht ist hier die feinere Verteilung von Belang. Gelegentlich wurde auch das umgekehrte beobachtet. Die Fälle sind übrigens nicht so häufig und die Unterschiede nicht so groß, daß aus ihnen praktische Folgerungen abgeleitet werden können.

Die **Buttermehlnahrung** von Czerny und Kleinschmidt[5]) wird folgendermaßen hergestellt. Auf 100 Verdünnungsflüssigkeit werden 7g Mehl, 7g Butter, 5g Kochzucker berechnet. Die Butter wird unter Umrühren erwärmt, bis sie aufschäumt und der Geruch nach Fettsäuren verschwindet. Dann wird das Mehl zugesetzt, auf gelindem Feuer unter Umrühren weitergekocht, bis die Masse dünnflüssig und bräunlich geworden ist und schließlich zu dieser „Einbrenne" das angewärmte Verdünnungswasser mit dem Zucker zugegeben, nochmals aufgekocht, passiert und mit ¹/₃ bis ²/₅ Milch vermischt. Der Fettgehalt des Ganzen ist mit etwa 5 Prozent ungewöhnlich hoch. Die ersten Mitteilungen[6]) über die Erfolge lauteten sehr günstig, z. T. sogar enthusiastisch; danach sind, wie zu erwarten war, manche Enttäuschungen gekommen[1]), und auch mir sind Fälle bekannt geworden, die

---

[1]) Vgl. S. 85 u. 95.

[2]) Peiser, B. kl. W. 1914. Nr. 25.

[3]) Vgl. S. 72.

[4]) Neuerdings wird der von Müttern und Pflegefrauen altgeübte Butterzusatz als besondere „Methode" von pädiatrischer Seite empfohlen (Niemann, J. K. 79. 1914), allerdings soll die Butter vorher bis zum Verschwinden der sauren Reaktion gewaschen werden, da die Fettsäuren der Butter die Ursache der Verdauungsstörungen seien. Nach meinen recht ausgiebigen Erfahrungen kann man bei Verwendung frischer Butter sich ohne Gewissensbisse die umständliche Maßnahme sparen.

[5]) J. K. 87. 1918.

[6]) Stolte, J. K. 89. 1919. Türk, D. m. W. 1919. Nr. 19. Kleinschmidt, B. kl. W. 1919. Nr. 29. Ochsenius, D. m. W. 1919. Nr. 34.

zur Vorsicht mahnen. Auch bei günstigem Verlauf berechtigt der verhältnismäßig hohe Fettverlust[2]) mit dem Stuhl zu der Frage, ob die Nahrung ökonomisch ist. Die gegenwärtige Butterknappheit wird ihrer Verwendung in weiteren Kreisen hinderlich sein; um so leichter wird der Praktiker mit ihrer Verordnung warten können, bis die Frage der Bekömmlichkeit und der Indikationen durch die Klinik auf Grund ausgedehnter Erfahrungen endgültig entschieden ist.

Unter den Handelspräparaten ist das älteste und bekannteste Biederts **Ramogen** (Deutsche Milchwerke, Zwingenberg in Hessen). Die Dose enthält 220 cm³ = 260 g eines auf die Hälfte eingedickten, mit Rohrzucker versetzten Rahmes mit 7,4 Prozent Eiweiß, 16,8 Prozent Fett und 36 Prozent Milch, bzw. Rübenzucker = etwa 340 Kalorien in 100 g. **Drenckhans Dosenmilch** (Stendorf, Holstein) enthält 6 Prozent Kasein, 16 Prozent Fett, keinen Zuckerzusatz. Dr. **Lahmanns Vegetabilische Milch** (Hewel & Veithen, Köln) wird aus Nüssen und Mandeln mit Zuckerzusatz hergestellt und enthält 10 Prozent Eiweiß, 25 Prozent Fett, 38,5 Prozent Zucker Man dosiert diese Konserven löffelweise; ein Eßlöffel Ramogen. mit 15 cm³ gerechnet, würde rund 2,5 g Fett enthalten. Biedert hat sowohl für sein „natürliches", aus Milch und Sahne hergestelltes, als auch für sein „künstliches" Rahmgemenge, das aus Milch und Ramogen bereitet wird, eine fein abgestufte Skala angegeben, die durch Zusatz steigender Mengen Milch zu 125 cm³ Rahm, 375 Wasser, bzw. 1 Teil Ramogen, 13 Teile Wasser langsam zu Mischungen von immer höherem Kaseingehalt ansteigt. Mit dem Schwinden der Furcht vor dem Kasein auch in der Ernährung des jungen Säuglings ist auch der Grund für Biederts vorsichtiges Vorgehen gefallen, und wir setzen zu der dem Alter entsprechenden Verdünnung einfach so viel Ramogen, daß der gerade gewünschte Fettgehalt erzielt wird. Soll beispielsweise ein Kind mit Halbmilch und etwa 3 Prozent Fett ernährt werden, so werden 400 cm³ Milch (mit 12 g Fett) mit 7 Eßlöffel = 100 cm³ Ramogen (mit 16,8 g Fett) vermischt und das Ganze auf 1 Liter aufgefüllt.

Von nicht eingedickten, in Portionsflaschen zu 125 bis 300 cm³ verkäuflichen Fettmilchen haben hauptsächlich die Gärtnersche Fettmilch und die Backhausmilch Verbreitung erlangt. Zur Herstellung der **Gärtnerschen Fettmilch** wird in der mit entsprechenden Mengen Wasser verdünnten Milch durch genau geregeltes Zentrifugieren der gesamte Fettgehalt in die äußere Schicht gebracht, diese abgelassen · und unter Zusatz von Milchzucker verwendet. Mischung Nr. I, durch Verdünnung von 1 Teil Milch mit 2 Teilen Wasser gewonnen, ist somit eine „Drittelmilch" mit dem Fettgehalt der Vollmilch, enthält also 1,2 Prozent Eiweiß, 3 Prozent Fett, (1,5 plus 5 Zusatz) 6,5 Prozent Milchzucker. Nr. II soll 2,4 Prozent Eiweiß, 3,5 Prozent Fett und 4 Prozent Milchzucker aufweisen. Die **Backhausmilch** unterscheidet sich von der einfachen Fettmilch durch den Gehalt an vorverdautem Kasein. Die Milch wird durch Zentrifugieren in Rahm und Magermilch zerlegt und die Magermilch alsdann mit Trypsin und Labferment behandelt. Die auf diese Weise mit gelöstem Eiweiß angereicherte Molke wird dem Rahm wieder beigemengt[3]). Nr. I enthält nach den Angaben des Herstellers 0,7 Prozent lösliches, 0,7 Prozent unlösliches Eiweiß, 3 Prozent Fett, 5,2 Prozent Zucker, Nr. II 0,6 lösliches, 1,3 Prozent unlösliches Eiweiß, 3 Prozent Fett, 4,9 Prozent Zucker. Die höheren Nummern sind ihrer Zusammensetzung nach in der Hauptsache als Vollmilch von mittlerem Fettgehalt zu bewerten. **Szekelymilch**[4]) wird bereitet durch Kaseinfällung mittels flüssiger Kohlensäure aus Magermilch und Vermischung von 2 Teilen der so gewonnenen Molke mit Rahm.

Mit ihrem erhöhten Gehalt an „löslichem Eiweiß" ist die Backhausmilch der bekannteste Vertreter jener bereits früher erwähnten Klasse von Säuglingsnahrungen, die vermittels Vorverdauung oder des teilweisen Ersatzes des Kaseins durch Albumin und Albumosen eine „Annäherung an die Frauenmilch" anstreben. Von anderen Präparaten gehört hierher noch die mit Pankreasferment vorbehandelte **Voltmers Muttermilch**, die als bräunliche Paste in 500 g Dosen mit 14,2 Prozent Eiweiß, 18,3 Prozent Fett und 49,8 Prozent Zucker in den Handel kommt. Sie ist ebenso wie die Riethsche **Albumosenmilch** (mit Albumose aus Hühnereiweiß), die **Somatosemilch** (trinkfertig oder als Somatose-Ramogen der Zwingenberger Milchwerke) und die **Hempel-Lahmannsche Milch** (Rahm mit Zusatz eines Pulvers aus Eiereiweiß und eisenhaltigem Milchzucker) wohl kaum mehr in Gebrauch.

Zusatz von Eiweiß. Die Notwendigkeit einer Beigabe von Eiweiß scheint beim gesunden Kinde nicht gegeben. Infolge des hohen Eiweißgehaltes der Kuh-

---

[1]) Rosa Lange, Z. K. 22 1919

[2]) 18 bis 30 Prozent (Stolte) gegen 8 bis 10 Prozent beim Gesunden und 18 bis 4½ Prozent beim „ziemlich Gesunden" mit Milchverdünnungen Genährten (Freund, E. i. M. K. 3. 1909).

[3]) Backhaus Th. G. Juli 1904. Vgl. auch die kritischen Analysen von Hartung, J. K. 55. 1902.

[4]) Szekely, A. K. 36. E. Deutsch, M. K. 5. 1906.

milch wird auch in den Verdünnungen genügend geboten, um einen Eiweißmangel auszuschließen, und selbst die stärkste zulässige Verdünnung, die Drittelmilch, kommt immer noch der Frauenmilch gleich. Nichtsdestoweniger gibt es Fälle von mangelhaftem Gedeihen, bei denen der Zusatz von 1 bis 2 Prozent Eiweiß (Plasmon, Nutrose u. a.) einen auffälligen Aufschwung herbeiführt. Ich habe das namentlich bei fettangereicherter Drittelmilch gesehen (Fig. 16). Auch hier ist zur Erklärung die Annahme eines größeren Eiweißbedarfes nicht zwingend notwendig; wahrscheinlich handelt es sich um eine günstige Beeinflussung des Darmchemismus in dem oben berührten und noch oft zu berührendem Sinne bei Kindern an der Grenze zur Dyspepsie, deren Symptome noch unter der Schwelle klinischer Wahrnehmbarkeit liegen. Daß die guten Erfolge mit den eiweißreichen Mischungen, die als Grundlage an Stelle von Verdünnungen Magermilch oder Butter

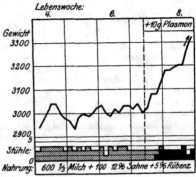

Fig. 16. Wirkung einer Eiweißzulage auf den Ansatz.

milch enthalten, wenigstens zum Teil auf derselben Ursache beruhen, fand bereits Erwähnung. Alle diese Verhältnisse streifen schon ins Pathologische und berühren somit die Ernährungsfragen des gesunden Kindes nur wenig. Ob auch beim Gesunden noch jenseits des Darmes eine günstige Wirkung im Sinne einer Hebung der Immunität statt hat, wofür gewisse klinische und experimentelle Erfahrungen[1]) sprechen, bleibe dahingestellt.

4. Sauermilchen.

Lange bevor durch das begeisterte Eintreten Metschnikoffs das Interesse auch der Laienwelt für die wundertätigen Kräfte der Sauermilch wachgerufen wurde, ist unter den Kinderärzten von der Brauchbarkeit gesäuerter Nahrungen für den Säugling die Rede gewesen und die Frage ihrer Überlegenheit über die süße Milch erörtert worden. Ich selbst habe schon in früheren Jahren einige alte Praktiker kennen gelernt, die von ihren Erfolgen mit Sauermilch nicht genug Rühmens machen konnten. Weitere Kreise zog indessen der Gegenstand erst, seitdem uns vor jetzt mehr als zwanzig Jahren durch holländische Ärzte[2]) die Kenntnis der **Buttermilch** und ihrer vorzüglichen Ernährungserfolge vermittelt wurde.

Ausgezeichnet durch Säuerung, feine Ausfällung des Kaseins, Fettarmut und infolge Vergärung um 1 bis 1½ Prozent verringerten Milchzuckergehalt, bildet die unverdünnt zu verwendende Buttermilch eine Nahrung, die sich den mit Süßmilchverdünnungen hergestellten Mischungen in zahlreichen Fällen entschieden überlegen erweist. In richtiger Anwendung und mit geeigneten Zusätzen versehen, eröffnet sie somit einem sonst nicht erreichten Prozentsatz von Kindern die Aussichten auf ein zufriedenstellendes Gedeihen und genügt auch den Anforderungen, die an eine Dauernahrung gestellt werden müssen.

---

[1]) Hornemann und Thomas B. Z. 57. 1913. Thomas Z. K. 7. 1913. u. D. m. W. 1913 Nr. 48.

[2]) Ballot (1865). Lit. Koeppe, J. K. 63. de Jager, Verdauung u. Assimilation d. ges. u. krank. Säugl. Berlin, Coblentz, 1898. Teixeira de Mattos, J. K. 55. 1902.

Wenn anfänglich — wohl wegen der Säuerung — Bedenken bestanden, sie werde das Entstehen schwererer Grade von Rachitis begünstigen, so hat mit der Zeit die ausgedehnte Erfahrung das als hinfällig erwiesen.

Die zur Säuglingsernährung bestimmte **frische Buttermilch** soll am besten aus saurem Rahm bereitet sein. Sie enthält 2,5 bis 2,7 Prozent Eiweiß, 0,5 bis 1 Prozent Fett und 3 bis 3,5 Prozent Zucker. In rohem Zustand soll sie noch nicht geronnen sein, einen Säuregrad von 28 bis 32 $1/4$ Normalnatronlauge auf 100[1]) aufweisen und angenehm schmecken und riechen. Ein Stoff von dieser Beschaffenheit ist nicht so leicht erhältlich. Bei den verschiedenen Phasen der Buttererzeugung ist die Buttermilch in hohem Maße der Verunreinigung ausgesetzt. Am harmlosesten ist noch die Beimischung von Wasser; sie gilt in einer Höhe von 15 bis 20 Prozent nicht einmal polizeilich für unzulässig. Bedenklicher ist der namentlich in kleinen Molkereien geübte Brauch, Magermilch, Zentrifugenmilch und andere Reste in den Buttermilchkübel hineinzugießen und mit zu verkaufen. Betrachtet man doch die Buttermilch zumeist als Abfallstoff, der hauptsächlich zur Schweinefütterung dient, nicht aber für den Menschen. Viele kleine Betriebe verarbeiten zudem, weil sie nicht täglich buttern, einen mehrere Tage alten Rahm. Ein solches Erzeugnis ist reich an bakteriellen und anderen Verunreinigungen, verändert in Geruch, Geschmack, Reaktion und Beschaffenheit des Gerinnsels, und zur Säuglingsernährung unbrauchbar. So ist denn eine zulässige Buttermilch am ehesten von Großmolkereien zu erzielen. Aber auch deren Interesse für die wichtige Ernährungsfrage[2]) ist vielfach so gering, daß an zahlreichen Orten trotz aller Bemühungen der Ärzte die Schwierigkeiten nicht überwunden werden können.

Manche Kliniken stellen sich die Buttermilch selbst her oder verwenden gesäuerte Magermilch[3]), wobei die Säuerung durch käufliche „Säurewecker" in fester oder flüssiger Form oder durch Impfung mit saurer Milch von der vorigen Butterung eingeleitet wird[4]). In der Familie hat diese ohnehin nicht ganz klippenlose Selbsthilfe ihre Schwierigkeiten. Hier können wenigstens für einige Wochen die **Handelskonserven** benutzt werden, in erster Linie die „Holländische Säuglingsnahrung" („HS") der Milchwerke Vilbel in Hessen nach Koeppe[5]) mit 5 Prozent Rübenzucker und $1/2$ Prozent Mehl, und die „Holländische Anfangsnahrung" („HA") derselben Firma ohne Zusatz nach Rietschel, beide in Flaschen zu 250 g. Die HS wird auch in leicht löslicher Pulverform hergestellt. Auch das „Bucco"-Pulver der Deutschen Milchwerke Zwingenberg und die Laktoserve von Boehringer & Co. in Mannheim mit 1 Prozent Fett kommen in Frage. Buttermilch und gesäuerte Magermilch haben die Neigung, in der Wärme grobklumpig zu gerinnen. Um das zu verhüten und die der rohen Nahrung eigene, vorteilhafte feine Verteilung des Kaseins zu erhalten, ist bei der Sterilisation eine **besondere Art der Erhitzung** notwendig. Man soll eine kleine Messerspitze Mehl zusetzen — auch Nährzucker ist verwendbar — ganz langsam auf gelindem Feuer unter ständigem Umrühren etwa 8 bis 10 Minuten lang anwärmen und dreimal aufwallen lassen. Wird die Zeit bis zum Aufwallen auf 25 bis 30 Minuten verlängert, so geht es auch ohne Mehl, was für dyspeptische junge Säuglinge gelegentlich wünschenswert ist[6]).

Nach der ursprünglichen Vorschrift sollen als **Zusatz** auf einen Liter Buttermilch ein gestrichener Eßlöffel Weizenmehl (15 g) und zwei bis drei gestrichene Eßlöffel (50 bis 80 g) Rübenzucker genommen werden. Diese hohe Bemessung namentlich des leicht zersetzlichen Zuckers im Verein mit dem Molkenreichtum begünstigen indessen das Entstehen von Gärungen und im Anschluß daran starke Gewichtsstürze. Auch das Mehl ist in der angegebenen Menge für Kinder der ersten zwei Monate nicht immer bekömmlich. Also Vorsicht! Am besten bindet man sich überhaupt nicht an ein bestimmtes Schema, sondern betrachtet die Buttermilch nur als Grundlage, zu der, ebenso wie zu den Verdünnungen,

---

[1]) Ein zu hoher Säuregrad kann durch Normalsodalösung (26,5:1000) abgestumpft werden, wobei einem Zehntel Normallauge, das bei der Titration mhr gebraucht wurde, 4 ccm Sodalösung pro Liter entsprechen.

[2]) In Berlin bringt die Meierei Bolle eine im allgemeinen brauchbare „Medizinalbuttermilch" in den Handel.

[3]) Rommel, Th. G. Juni 1905.

[4]) Saure Magermilch und Buttermilch sind weder der Beschaffenheit, noch der Wirkung nach gleichzustellen; die zweite ist in jeder Hinsicht geeigneter.

[5]) L. c.

[6]) Cantrowitz, J. K. 63. 1906.

die Beigabe nach Art und Größe dem einzelnen Fall entsprechend besonders bestimmt wird. Bei Neigung zu Durchfall wird der Zucker verringert und dafür mehr Gries oder Mondamin verwendet; auch Soxhlets-Nährzucker ist empfehlenswert. Zusatz von etwas Fett (Sahne, Butter) behebt die Einseitigkeit der Nahrung und verringert die Neigung zu lockerer Wassereinlagerung. Ich habe mit guten Ergebnissen lange Zeit eine Mischung von 900 cm³ Buttermilch, 100 cm³ Sahne und je 25 g Nährzucker und Kochzucker oder 5 bis 15 g Mehl und 30 bis 60 g Rübenzucker verabreicht.

So lange die **Stühle** die für Buttermilch kennzeichnende Beschaffenheit haben, d. h. dickbreiig, pastenartig sind und nicht öfter als drei- bis viermal erfolgen, ist wohl kaum eine Gefahr. Eine Änderung hierin ist ein Warnungszeichen. Man beachte auch die Temperaturen, die bei labilen Buttermilchkindern häufig ein erhöhtes Tagesmittel zeigen.

Die **Ausnützung der Buttermilch** ist sehr gut. 90 Prozent des N, 93 Prozent des Fettes und 60 bis 75 Prozent der Asche kommen zur Aufsaugung[1].

Noch nicht vollkommen aufgeklärt ist, was letzten Endes die **Ursache der guten Buttermilcherfolge** ausmacht. Die großen Zunahmen allerdings sind ohne weiteres verständlich als Folge der gleichzeitigen Zufuhr bedeutender Eiweiß- und Kohlenhydratmengen und unverdünnter Molke; die in Hinblick auf den Reichtum an gärungsfördernden Bestandteilen verhältnismäßig geringe Häufigkeit dyspeptischer Zustände darf ungezwungen der Gegenwirkung des hohen Eiweißgehaltes zugeschrieben werden. So gesehen ist ihre Wirkung gleichzusetzen der einer kohlenhydratreichen Magermilch; und weil mit kohlenhydratreicher Magermilch in der Tat vielfach ähnlich gute Ernährungsergebnisse erzielt wurden, werden beide wohl auch als ernährungsphysiologisch gleichwertig hingestellt[2]. Bei feinerer Beobachtung an empfindlichem Material zeigt sich aber doch eine Überlegenheit der Buttermilch, so bei Früh- und Neugeborenen, die dem Typus des Brustkindes mehr ähneln, als die Magermilchkinder, und auch bei Kranken, wo mir, obschon ich es statistisch nicht belegen kann, eine sicherere und kräftigere Heilwirkung zu bestehen scheint. Eine gewisse Rolle dürfte dabei, ähnlich wie bei den Eiweißmilchen, die feine Verteilung des Kaseins spielen, ebenso die Verringerung des leicht gärenden Milchzuckers. Der Einfluß der Säure ist strittig. Klotz schließt aus Stoffwechselversuchen, daß eine optimale Milchsäurezufuhr eine Verbesserung der Resorption und Retention namentlich der Mineralstoffe bedingt. Eine erhöhte Retention im Vergleich mit Magermilch findet auch Metschnikoff bei seinen jungen Säuglingen, hält sie aber nicht für groß genug, um als belangreich gelten zu können. In kritischen Fällen werden aber selbst kleine günstige Ausschläge bedeutsam sein, und es bleibt noch zu untersuchen, ob nicht gerade bei ihnen die Unterschiede merkbarer werden. Schwerwiegender ist die Erfahrung, daß alkalische Buttermilch nicht weniger Gutes leistet, als saure[3]. Der Vorteil könnte schließlich auch in den Veränderungen liegen, die außerhalb des Körpers während der Säuerung in der Milch stattfinden. Im Gegensatz zum Kaseinkalziumsalz der süßen Milch, das im Magen ausgelabt wird und während der Verdauung durch Lösung des Kalkes Säure bindet, ist das Buttermilchkasein schon durch die Milchsäure gefällt und des Kalkes ledig. Ferner ist — im Gegensatz zur süßen Milch, wo sie sich zum großen Teile organisch gebunden vorfinden — in der Buttermilch die Hauptmasse der Mineralbestandteile in anorganischer Form als Ionen enthalten[4]. Stolte[5] führt den Einfluß auf die Stuhlbildung auf das günstige Verhältnis von Kalk zu Fett zurück, wodurch die Seifenstuhlbildung begünstigt und die Kohlenhydrattoleranz gehoben werde. Eine gärungsdämpfende Wirkung der Milchsäure im Reagenzversuch beobachteten Blühdorn[6]) und Ohta[7]). Damit stimmt das häufigere Vorkommen von Dyspepsien bei Magermilch mit reichlichem Kohlenhydratzusatz im Gegensatz zur gleich gemischten Buttermilch[8]). Alle diese Verhältnisse bedürfen noch weiterer Klärung. Jedenfalls geht es schon deshalb nicht an, im Sinne Metschnikoffs die Buttermilchwirkung kurzerhand durch den Sieg der

---

[1] Teixeira de Mattos, Rommel, l. c. Klotz, J. K. 70. 1909. Metschnikoff, M. K. Orig. 1. 1910.
[2] Tada, M. K. 4. 1906.
[3] Moll, A. K. 42. 1905.
[4] Koeppe, D. m. W. 1909. Nr. 24. M. K. 4. 1906.
[5] J. K. 74. 1914. M. K. Orig. 11. 1912.
[6] M. K. Orig. 13. Nr. 7.
[7] J. K. 85. 1917.
[8] Benjamin, Z. K. 10. 1914.

Säuerung über die Fäulnis zu erklären, weil bei erfolgreicher Buttermilchernährung im Dickdarm starke Fäulnis herrscht.

Erfahrungen über andere Sauermilchen beim gesunden Kinde liegen nur in geringem Umfange vor. Der ausführliche Bericht von Klotz[1]) über **Yoghurt** bezieht sich hauptsächlich auf Kranke; für normale Zeiten erklärt der Autor selbst diese Nahrung für einen „Notbehelf", der der Schwierigkeit der Bereitung wegen vorläufig nur für Anstalten in Betracht kommt. Für alkalischen **Kefir**[2]) möchte ich dasselbe gelten lassen. Ich habe die Versuche damit schließlich eingestellt, nachdem mir bei einem nicht ganz kleinen Material der Vergleich mit den Erfolgen einer völlig gleichen Mischung in unvergorenem Zustand keinerlei durchgreifenden Unterschied ergeben hatte. Ein endgültiges Urteil soll damit aber keineswegs ausgesprochen sein.

e) Die Nahrung der Wahl.

Dem Praktiker ist wenig gedient mit der bloßen Vorführung der verschiedenen Arten, auf die man bisher versucht hat, Säuglinge künstlich aufzuziehen. Mit Fug verlangt er von den Fachleuten, daß sie ihm mit Bestimmtheit eine Methode oder einige wenige Methoden angeben, die er grundsätzlich anwenden soll und bei der er verbleiben darf, so lange nicht besondere Ereignisse die Notwendigkeit einer Änderung begründen. Als Nahrung der Wahl wird diejenige bezeichnet werden dürfen, die nach aller Erfahrung in der verhältnismäßig größten Zahl der Fälle anzuschlagen pflegt. Insofern es sich dabei auch um die Versorgung der ärmeren Volkskreise handelt, wird die Empfehlung noch zu berücksichtigen haben, daß das Ausgangsmaterial jederzeit leicht erhältlich, die Herstellung einfach und die Kosten niedrig seien.

Während bisher die Empfehlung einer Einheitsnahrung für normale Säuglinge nicht beanstandet wurde, läuft man neuerdings Gefahr, damit den Vorwurf der Unwissenschaftlichkeit auf sich zu laden. Die „wissenschaftliche" Pädiatrie, wenigstens soweit sie sich malt in den Köpfen derjenigen ihrer Vertreter, die nach neueren Lehren von der „Individualisierung" alles Heil erwarten, fordert nämlich den Verzicht auf jede allgemeine Vorschrift, weil die Reaktion des Kindes niemals als ein konstanter Faktor in Rechnung gestellt werden könne. Sie beläßt als einzigen Wegweiser nur die kritische Würdigung dessen, was mit einer bestimmten Nahrung bei einem bestimmten Säugling zu erzielen ist[3]), lehnt es also ab, aus einer größeren Zahl gleichlautender Erfahrung die Berechtigung zur Aufstellung einer Regel herzuleiten. Ob der Praktiker, der die Frage stellt: Wie soll ich meine Schutzbefohlenen ernähren? einer Wissenschaft, die ihm so antwortet, viel Dank wissen wird? Daß Erfolg oder Fehlschlag im Einzelfalle nicht von der Nahrung allein, sondern auch von der Eigenheit des Kindes, von seiner „Ernährbarkeit" abhängen, ist wohl eine Selbstverständlichkeit, und niemals wird man erwarten dürfen, eine Methode zu finden, die allen Individualitäten Rechnung trägt. Wohl aber bestehen Unterschiede im Wirkungsbereiche der einzelnen Ernährungsformen, kraft deren die Erfolgswahrscheinlichkeit der einen sich auf einen unter Umständen recht erheblich größeren Kreis von Individuen erstreckt, als die der anderen. Wissenschaftlich oder nicht — es besteht einmal der Zwang, für die Praktiker eine allgemeine Empfehlung zu geben; und ich denke, auch rein sachlich betrachtet ist doch bei richtiger Technik der Prozentsatz der Erfolge bei unseren besseren Methoden genügend groß, um zu bezeugen, daß unbeschadet der Achtung vor der Individualität ein einigermaßen schmiegsamer diätetischer Militarismus der Mehrzahl der Kinder recht gut bekommt. Die Kunst des Individualisierens möge sich erproben an jenen Kindern, die sich der Regel nicht fügen; das Feld, das ihr verbleibt, ist groß und dankbar genug.

Die Aufgabe, die zur engeren Wahl geeigneten Ernährungsformen abzusondern, ist leichter und schneller zu erledigen, als es in Hinblick auf die große Zahl der bekannt gegebenen Methoden erscheint. Denn die scheinbare Mannigfaltigkeit löst sich bei kritischer Ordnung auf in einige wenige ernährungsphysio-

[1]) J. K. 67. Erg.-H. 1908.
[2]) Dresler, M. Kl. 1908. Nr. 27. Peiser, M. K. 11. 1912. Orig.
[3]) Vgl. Niemann, D. m. W. 1915. Nr. 45.

logisch gut gekennzeichnete Gruppen, deren einzelne Mitglieder sich nur durch unwesentliche Merkmale unterscheiden und daher in der Wirkung annähernd gleichwertig zusammenfassend beurteilt werden können. Nach den Ausführungen des vorhergehenden Abschnittes sind es die folgenden: 1. Vollmilch. 2. Milchmischungen mit Milchzucker oder Rübenzuckerzusatz. 3. Dieselben mit Zugabe von Fett. 4. Milchmischungen mit zwei oder drei Kohlenhydraten — Milchzucker oder Rübenzucker mit Mehl, Dextrinmaltosen, Malzpräparate mit Mehl. 5. Dieselben mit Zugabe von Fett. 6. Sauermilchen.

Ihre statistisch sowohl wie in manchem Einzelfalle unschwer erweisliche Unterlegenheit nimmt zunächst der zusatzfreien Vollmilch den Anspruch auf nähere Berücksichtigung. Dasselbe gilt von den Angehörigen der Gruppe 2 und 3. Trotz leidlicher Durchschnittsergebnisse und mancher schönen Einzelleistung stehen diese Zuckermischungen und die zugehörigen Fettmilchen, einschließlich Gärtner- und Backhausmilch zu tief auf der Skala der Erfolgswahrscheinlichkeit, um ernstlich in Wettbewerb treten zu können. So kommen in der Hauptsache zunächst nur die Vertreter der Gruppe 4, 5 und 6 in Betracht.

Für die Verordnung der schleim- und der mehlhaltigen Mischungen fällt besonders die Wohlfeilheit ins Gewicht; allerdings ist nicht außer Acht zu lassen, daß das zur Herstellung der Suppen erforderliche lange Kochen die Kosten etwas erhöht. Andererseits gilt der Vorbehalt, daß diese Ernährungsarten unter den Methoden mit erhöhter Erfolgswahrscheinlichkeit zwar die billigsten, aber noch nicht die leistungsfähigsten darstellen. Fehlschläge zeitigen sie namentlich bei jungen Kindern mit hohem Kohlenhydratbedarf. Gibt man diesen die benötigten größeren Kohlenhydratmengen hauptsächlich in Form von Zucker neben kleinen Mehlmengen, so kann leicht eine unerwünschte Zuckergärung eintreten; gibt man viel Mehl und wenig Zucker, so kommt es wegen der noch beschränkten Fähigkeit zur Stärkeverdauung leicht zu einer Mehldyspepsie. Diesem Bedenken in wesentlich geringerem Grade ausgesetzt und deshalb noch allgemeiner mit Aussicht auf Erfolg verwendbar, dabei leicht und schnell herstellbar sind die Mischungen mit Dextrinmaltosezusatz, noch besser wohl mit diesem und einer geringen Menge Mehl (½ bis 1 Prozent). Selbst auf die Gefahr hin, der sträflichen Begünstigung der Nährmittelindustrie gezogen zu werden, würde ich diese zum mindesten für das erste Lebensvierteljahr vor anderen zum allgemeinen Gebrauch empfehlen, wenn nicht der höhere Preis ein Hindernis bildete. So mag man, zumal unter Verhältnissen, wo mit Pfennigen gerechnet werden muß, auch jungen Kindern zunächst die Schleim- oder Mehlmischungen mit Milch- oder Rübenzucker verordnen und die Dextrinmaltosen für die Fälle aufbewahren, wo die erwähnten Nachteile fühlbar zu werden beginnen. Der Ersparnis halber läßt sich auch zumeist ohne Beeinträchtigung des Erfolges ein Drittel oder die Hälfte der Dextrinmaltose durch Rübenzucker ersetzen.

So lange stärkere Verdünnungen — Drittel- und Halbmilch — gegeben werden, kann auch die Beigabe von 1 bis 2 Prozent Fett zur Normalmischung in Form von Ramogen, Sahne oder am einfachsten und billigsten von ungesalzener Butter empfohlen werden. In dem angeratenem Verbande wird dieses zumeist gut vertragen. Zeigt sich eine Andeutung schlechter Fettverdauung (dünne, mikroskopisch mit Fetttröpfchen durchsetzte Stühle), so hilft öfter die weitere Beigabe von 10 bis 15 g eines Eiweißpulvers — Plasmon, Nutrose, Larosan u. a. — über die Schwierigkeit hinweg. Diese Eiweißbeigabe kann bei Drittel- und Halbmilch auch von vornherein als zweckmäßig angesehen werden. Der Fettzusatz geschieht einmal, um die erwähnten spezifischen Vorteile einer größeren Fettzufuhr nicht ganz aus der Hand zu geben, ferner aber auch, um einer Einseitig-

keit der Kost im Sinne eines unerwünschten Überwiegens der Kohlenhydrate
vorzubeugen, über deren Nachteile namentlich hinsichtlich erhöhten Wassergehaltes des Körpers und Bildung labilen Scheinansatzes noch verschiedentlich
zu sprechen sein wird[1]).

Für die hier in Frage kommenden Milchmischungen haben diese Verhältnisse, soweit
sie mit einem absoluten Übermaß von Kohlenhydrat in Beziehung stehen, keine Bedeutung.
Ein Kohlenhydratgehalt, der trotz Beigabe von 5 bis 6 Prozent erst denjenigen der Frauenmilch erreicht, kann nicht als hoch bezeichnet werden, verglichen mit dem der eigentlichen
Typen der kohlenhydratreichen Säuglingsnahrungen (Buttermilch mit 30 g Milchzucker
und 70 g Zusatz, Malzsuppe mit 15 g Milchzucker, 50 g Mehl, 100 g Malzextrakt). Dagegen
kann vielleicht von einer gewissen Einseitigkeit im Sinne eines starken Überwiegens des
Kohlenhydrates über die anderen Bestandteile gesprochen werden, wenigstens so lange
Drittel- und wohl auch noch Halbmilch verabfolgt werden. Auch diese Einseitigkeit kann
in ähnlicher Weise, wie das absolute Übermaß nachteilig werden und macht deshalb den
empfohlenen Ausgleich durch mäßige Fettbeigaben wünschenswert, die die Bildung eines
Scheinansatzes in nahezu spezifischer Weise verhindert.

Auch die Gruppe der Sauermilchen liefert in Gestalt der Buttermilch
eine Nahrung, die in der erwähnten Zubereitung mit etwas Fett und richtig aus-
gewähltem, mäßigem Kohlenhydratzusatz besonders auch für junge Säuglinge
eine verhältnismäßig hohe Erfolgswahrscheinlichkeit besitzt. Dazu kommt die
große Billigkeit. Einen heiklen Punkt bildet die Möglichkeit akuter Gewichtsstürze, die allerdings durch sorgfältige Beachtung der Stuhlbeschaffenheit stark
beschränkt werden kann. So würde auch die Buttermilch mit gewissen Vorbehalten allgemein empfohlen werden können, bestände nicht die Schwierigkeit
der Beschaffung eines zuverlässigen Rohstoffes und die etwas umständliche
Zubereitung.

Es kann ruhig behauptet werden, daß mit den Mischungen, die hier als Nahrung der Wahl bezeichnet wurden, ein so großer Teil der gesunden Kinder vorwärts gebracht werden kann, daß das Gesamtergebnis durchaus zufriedenstellend ist. Das Ideal der künstlichen Ernährung darzustellen beanspruchen
sie nicht. Ihre Brauchbarkeit gilt in erster Linie nur für die Tage voller Gesundheit; sie wird in nur zu vielen Fällen in Frage gestellt, sobald das Kind irgendwie
erkrankt. Jene so unschätzbare Eigenschaft der Frauenmilch, die Zuverlässigkeit in allen Lagen, geht ihnen ab, wenn schon eine große Zahl der Kinder bei
umsichtiger Technik auch mit ihnen sehr wohl über manche Fährnisse hinweg
gebracht werden kann. Noch aber ist die Kinderheilkunde nicht imstande,
künstliche Ernährungsmethoden anzugeben, die in sich die Eigenschaften der
Dauernahrung und die der Heilnahrung vereinen. Bis sie zu diesem Ziele gelangt
ist, müssen wir uns bescheiden.

f) Der Nahrungsbedarf bei künstlicher Ernährung.[2])

Bestehen Unterschiede in der **Größe des physiologischen Bedarfes** zwischen Brustkind und Flaschenkind? Diese Frage ist anfänglich, als zu ihrer Entscheidung noch wenige Fälle zur Verfügung standen,
bejaht worden. Heubner[3]) ist dafür eingetreten, daß die Verarbeitung der
Kuhmilch dem Kinde mehr Arbeit aufbürde, als die der Muttermilch, und daß
infolgedessen zur Erzielung des gleichen Nutzens von ihr eine etwas größere
Menge notwendig sei. Er bestimmte den Energiequotienten mit 120 Kalorien.
Später hat die Vermehrung der Grundlagen diese Ansicht erschüttert, und damit

---

[1]) Vgl. S. 233.
[2]) Lit. vgl. S. 27, ferner Czerny u. Keller, l. c. Kap. 19. Oppenheimer, A. K. 50.
1909. Calvary, Z. K. 1. 1911, Howland A. J. ch. dis 5. 1913.
[3]) Z. d. ph. Th. 5.

dürfen wohl beide Nahrungen in energetischer Hinsicht gleich gestellt und für
den Bedarf des mit Kuhmilch genährten Kindes in den verschiedenen Lebensmonaten die für das Brustkind geltenden Energiequotienten angesetzt werden.

Auf absolute Geltung können diese Zahlen hier ebensowenig, ja noch weniger Anspruch
erheben, als bei Frauenmilchernährung. Stößt doch ein Einblick in die Verhältnisse nach
Lage der Dinge auf gesteigerte Schwierigkeiten. Statt mit einer einzigen, trotz aller individuellen und zeitlichen Schwankungen im großen und ganzen doch noch ziemlich gleichartigen Nahrung haben wir es mit einer Mehrzahl von Ernährungsformen zu tun, deren
oft weitgehende, stoffliche und kalorische Unterschiede nicht ohne Einfluß auf die Größe
der jeweilig zur befriedigenden Entwicklung erforderlichen Mengen bleiben. Und auch
bei Gebrauch einer einheitlichen Mischung wechseln je nach der Ernährungstechnik die
Trinkmengen in viel größerem Umfange, als an der Brust. Durch Änderungen der Zahl
der Mahlzeiten, noch mehr durch die gleiche Maßnahme im Verein mit Änderungen der
Nahrungskonzentration läßt sich jederzeit bei einem und demselben Kinde die Kalorienzufuhr erheblich verschieben. So kann es nicht wundernehmen, daß die Zusammenstellung der Fälle, in denen in gleicher Weise, wie es früher für das Brustkind angegeben wurde,
die Nahrungsmengen genau gemessen und einer — zumeist auf Durchschnittszahlen, zum
kleineren Teil auf besondere Analysen gegründeten — kalorischen Berechnung unterzogen
wurden, eine Spannung zwischen den Grenzwerten aufweist, die die bei Brustkindern beobachtete bei weitem übertrifft. Energiequotienten von 56 und 150 Kalorien sind die
äußersten Zahlen, die aufgeführt werden. Aber weitaus die Mehrzahl gruppiert sich doch
so, daß die Bildung eines **Mittelwertes** nicht unstatthaft erscheint. Bei einer größeren
Reihe eigener Beobachtungen aus dem ersten Halbjahr finde ich Energiequotienten zwischen
90 und 125, im Mittel 107, und diesen Spielraum überschreiten auch von den in der Literatur
mitgeteilten Fällen nur wenige. Die Unterschiede erklären sich in der Hauptsache durch
die bereits bei den Brustkindern erörterten individuellen und konstitutionellen Einflüsse.
Allerdings gelten diese Angaben im wesentlichen nur für Ernährung mit Milchverdünnungen;
andere Ernährungsformen bedingen zum Teil gewisse Besonderheiten. Bei Buttermilch
mit Mehl und Zucker liegt z. B. der Energiequotient durchschnittlich niedriger, bei Eiweißmilch mit Kohlenhydrat deutlich höher, etwa bei 120 Kalorien. Im allgemeinen scheint
bei Molkenarmut und Fettreichtum eine größere, bei Molkenreichtum, Fettarmut und
hohem Kohlenhydratgehalt eine kleinere Nahrungsmenge zur Erreichung desselben Nutz-
effektes erforderlich zu sein, wobei allerdings offen bleibt, ob in den verhältnismäßig großen
Zunahmen bei der zweiten Gattung auch wirklich ein qualitativ vollwertiger Ansatz zum
Ausdruck kommt.

Bleiben die gelegentlichen **Beobachtungen eines ungewöhnlich niedrigen oder
ungewöhnlich hohen Bedarfes.** Ich glaube nicht, daß sie geeignet sind, die Brauchbarkeit des genannten Mittelwertes stark zu erschüttern oder gar die Aufstellung einer Durchschnittszahl überhaupt als ein verfehltes Beginnen erscheinen zu lassen. Sehr niedrige Zahlen
finden sich, wie man leicht bestätigen können wird, begreiflicherweise bei übermäßig phleg-
matischen, bewegungsscheuen, also schon nicht mehr ganz normalen Kindern. Anderen
Berichten über auffallend geringen Bedarf läßt sich entgegenhalten, daß bei der knappen
Kost die Entwicklung zwar „befriedigend" war, die Gewichtskurve aber abnorm flach
anstieg; danach ist es wahrscheinlich, daß der zur optimalen Entwicklung erforderliche
Bedarf auch dieser Kinder ein höherer gewesen ist[1]).

Bei vielen Kindern mit **abnorm hohen Trinkmengen** ist die übergroße Zufuhr
die Folge einer verkehrten Ernährungstechnik und Gewöhnung. Sie können zur Beantwortung der Frage nach dem physiologischen Bedarf natürlich nicht herangezogen werden,
und es ist unzulässig, die aus ihrer Beobachtung hergeleiteten Werte als Material gegen
die Geltung eines knappen Bedarfes zu verwerten, wie das gelegentlich wohl geschehen
ist[2]). Gesetzmäßigerweise liegt der Energiequotient sehr hoch, viel höher als bei normal
entwickelten jüngeren Kindern gleichen Gewichtes bei älteren, in der Entwicklung zurückgebliebenen Kindern (Fig. 18). Bei der Frage nach dem Bedarf des normalen Kindes

---

[1]) Dies gilt beispielsweise für die von Calvary l. c. als Beispiele „befriedigender"
Entwicklung bei niedrigem Bedarf mitgeteilten 4 Fälle. Fall 1 mit einem Energiequotienten
zwischen 56 und 64 nahm in 8 Wochen nur 830 g zu, Fall 2 in 11 Wochen nur 800, Fall 3
bei einem Energiequotienten von 67 bis 86 in 7 Wochen nur 650, Fall 4 bei einem Energiequotienten 63 bis 82 in 11 Wochen nur 1000. Mit 10 bis 20 Kalorien pro Kilo mehr wäre der
Gewichtsansatz vermutlich dem normalen Durchschnitt mehr angenähert und der Energiequotient seiner abnormen Kleinheit entkleidet worden.

[2]) Praußnitz, Physiol. u. sozialhyg. Studien üb. Säuglingsernähr. München, Lehmann, 1902.

kann auch diese Tatsache, so bedeutsam sie auch an sich sein mag, nicht mitsprechen, da sie eben nur für abnorme Zustände gilt[1]).

g) Technik der künstlichen · Ernährung.

Behandlung der Milch im Haushalt. Angenommen, es sei die Frage der Versorgung des Kindes mit einer Milch von zulässiger Beschaffenheit in befriedigender Form gelöst — für die Kuhstallmilch sei für die heißen Monate der womöglich zweimalige Bezug gleich nach dem Melken und die Nützlichkeit des Haushaltfilters[2]) nochmals hervorgehoben — so heißt es jetzt, die Nahrung im Haushalt vor weiterer Verderbnis und neuer Verunreinigung zu schützen. Es wäre töricht und übertrieben, wenn man hierbei das Ideal der Asepsis anstreben wollte. Gewissenhaft inne gehaltene **Sauberkeit** aller der Zubereitung und Verfütterung keine der Nahrung dienenden Gegenstände genügt; die Bakterien, die von gut gereinigten Löffeln und Kochgeräten oder aus der Luft stammen, dürfen für das Kind ebenso vernachlässigt werden, wie für den Erwachsenen. Hierüber haben mich außer anderem auch die vieljährigen Erfahrungen in meiner Anstalt belehrt. Ich habe dort niemals „steril" arbeiten lassen, sondern nur die Milch in Kesseln abgekocht, im übrigen einfach sauber geputzte Gefäße und Geräte benutzen lassen und an diesem Verfahren nichts zu tadeln, dafür eine beträchtliche Ersparnis an Arbeit, Betriebsunkosten und Flaschenbruch zu loben gehabt. Natürlich muß namentlich in einfachen Haushaltungen aufs nachdrücklichste eingeschärft werden, daß kein Stück, das zur Bereitung der Säuglingsnahrung dient, daneben auch für andere Zwecke verwendet wird. Die Milchflaschen sind sofort nach der Mahlzeit mit Wasser zu füllen und so bis zur Reinigung aufzuheben. Damit vermeidet man die Bildung der feinen, schwer entfernbaren Milchbeschläge. Dann werden sie mit heißer Soda- oder Schmierseifenlösung ausgebürstet und mit Wasser nachgespült. Wichtig ist die Trocknung mit nach unten gerichteter Öffnung, um zu verhüten, daß ein Spülrückstand verbleibt, in dem Bakterienwucherung platzgreifen kann. Aus dem gleichen Grund werden auch die Sauger am besten trocken in reiner Tasse zwischen reinem Mull oder Leinwand oder Fließpapier aufbewahrt, nachdem sie vorher in fließendem Wasser außen und nach dem Umstülpen innen mit einer Prise Salz abgerieben wurden. Von Zeit zu Zeit werden sie außerdem mit ausgekocht. Alle Arten von Schlauch- oder Glasröhrensauger sind der erschwerten Säuberung wegen verwerflich[3]).

Für die Zwecke der **Sterilisation im Privathause** ist der bekannte Soxhletapparat mit seinen im Prinzip nicht verschiedenen Konkurrenten gebräuchlich, auf dessen Beschreibung füglich verzichtet werden kann. Sein Hauptvorteil ist die Sterilisation der Einzelmahlzeit, wodurch jede spätere Verunreinigung verhindert wird. Der luftdichte Kautschukverschluß kann ohne Bedenken auch durch lose aufgestülpte Glas- oder Metallhütchen ersetzt werden, da auch diese einen hinreichenden Schutz vor Luftinfektion gewährleisten (Flügge). Statt der anfangs vorgeschriebenen Kochzeit von $3/4$ Stunden sind höchstens 2 Minuten als genügend erkannt worden. Die **Kühlung** pflegt in fließendem Leitungswasser zu erfolgen. Es ist von Wichtigkeit, sie möglichst weit zu treiben; im heißen Sommer muß das Wasser eine halbe Stunde lang laufen. Kann dann die Aufbewahrung im Eisschrank erfolgen, so bleibt die Temperatur unter derjenigen,

---

[1]) Vgl. S. 109.
[2]) S. 59.
[3]) Interessante Angaben über die Vorläufer der jetzt gebräuchlichen Sauger und Flaschen bei Brüning, Geschichte der Methodik der künstl. Säuglingsernähr. Stuttgart. Enke, 1908.

bei der die Sporen zu keimen beginnen. In den Volkskreisen, wo die Sommersterblichkeit heimisch ist, fehlt indessen der Eisschrank und es wird überhaupt
die Kühlhaltung wenig sorgsam betrieben, die Vorkühlung im fließenden Wasser
flüchtig vorgenommen und weiterhin die Milch in selten gewechseltes Wasser
eingestellt. Die so erhaltene Temperaturerniedrigung bleibt ungenügend, auch
bei Gebrauch eines Topfes aus porösem Ton oder bei Umwicklung der Flaschen
mit feuchtem Fließpapier oder feuchter Leinwand[1]). Empfehlenswert ist die Aufbewahrung in einer Kühlkiste (= Kochkiste), die Jeder nötigenfalls sich auch
selbst mit Leichtigkeit durch Einlage einer wenigstens 10 cm starken Isolier-
schicht aus Heu, Seegras, Holzwolle, Papier zwischen dem, das Milchgefäß und
das Kühlwasser enthaltenden Topf und den Wänden, Boden und Deckel einer
beliebigen Kiste herstellen kann[2]). Auch hierbei ist die erforderliche Temperaturerniedrigung nur verbürgt, wenn die Vorkühlung gut durchgeführt und das
Kühlwasser alle 8 Stunden gewechselt wird. Wo die nötige Sorgfalt nicht erwartet werden kann, ist die Aufbewahrung in einer kleinen Menge Eis am rat-
samsten.

Dem Kinde beim Ausfahren die heiße, von einem Flaschenwärmer umhüllte
Mahlzeit mitzugeben, ist bedenklich, weil allzu leicht für längere Zeit eine Temperatur festgehalten wird, die das Wachstum termophiler Bakterien gestattet.

Gleichzeitig verwendbar für Sterilisation, Kühlung und Kühlhaltung ist der
dem alten „Soxhlet" ähnliche Demosterilisator[3]); seiner Verbreitung im
„Demos" steht der hohe Preis und die etwas verwickelte Handhabung entgegen.

In einfachen Haushaltungen genügt das einfache Kochen im Topf, wobei
die billigen **Milchkocher** (nach Biedert, Flügge, Soltmann u. A.) Verwendung finden. Man kocht darin besser nicht die fertige Mischung, sondern hält
der geringeren Zersetzungsgefahr halber[4]) Milch und Zusatz getrennt, um sie erst
kurz vor dem Trinken zur Einzelmahlzeit zusammenzugießen.

Eine **Milch, die beim Kochen gerinnt,** wie das im Sommer häufig vorkommt, kann
immer noch verwendet werden. Man kann sie, wie das bei der Herstellung von Eiweißmilch geschieht[5]), mehrfach durch ein Haarsieb treiben, bis die Gerinnsel ganz fein geworden
sind, und sie dann in der gewohnten Weise weiter verarbeiten. Oder man mischt die Milch
nachdem vorher in einer kleinen Probe die Gerinnung in der Hitze festgestellt worden ist,
vor dem Kochen mit einer erkalteten, nicht zu schwachen Schleim- oder Grießsuppe, setzt
den Zucker zu und erwärmt erst dann unter Umrühren[6]). Dabei entsteht feine Gerinnung.
Zur Not kann auch vor dem Kochen vorsichtig etwas fein pulverisiertes Calcium carbonicum bis eben zum Beginne amphoterer Reaktion zugesetzt werden.

Abmessung der Milch und der Zutaten. Für die Mischung ist — am besten
schriftlich — eine ins Einzelne gehende Verordnung zu geben. Dabei ist zu berücksichtigen, ob der ganze Tagesbedarf auf einmal zubereitet und in Einzel-
portionen verteilt werden soll, oder ob die im Volke übliche Herstellung der
Einzelmahlzeit in der Strichflasche in Frage kommt. Die Zahl der Mahlzeiten
und die Menge der flüssigen und festen Bestandteile sind genau vorzuschreiben.
Das ist nötig, weil die meisten Frauen mit Maß, Zahl und Gewicht in einem etwas
gespannten Verhältnis leben und ohne scharfe Bestimmungen ins Blaue hinein
schalten und walten würden. Allenfalls wird man von ihnen die Stärke der
Mischung und die Länge der Trinkpausen erfragen können; wieviel Milch aber
nun wirklich in 24 Stunden verbraucht wird, wieviel Zutaten hinzugekommen
sind und wieviel Mahlzeiten das Kind getrunken hat, darüber geben sie sich nur

---

1) Klink, Th. G. Sept. 1911.
2) Spek, D. m. W. 1905. Nr. 32. Peiser, Zeitschr. f. Säuglingsfürsorge 6. 1912
H. 4. Ziegler, Z. ä. F. 1911. 1. Mai.
3) Bickel u. Roeder, B. kl. W. 1910. Nr. 29 u. 1911. Nr. 30.
4) Siehe S. 100.
5) Siehe S. 315.
6) Hamburger, M. m. W. 1919. Nr. 21.

unklar Rechenschaft. Wir Ärzte aber müssen jederzeit die Möglichkeit haben, über Menge und Zusammensetzung der Kost zuverlässige Auskunft zu erhalten, nicht nur, um im großen und ganzen ihrer Zweckmäßigkeit sicher zu sein, sondern auch um im Falle einer Störung nachprüfen zu können, ob nicht irgend ein Fehler in der Ernährungsweise die Schuld trägt. Wie oft ist beispielsweise eine Dyspepsie dadurch hervorgerufen, daß zu viel Zucker oder eine zu starke Mehlabkochung zugesetzt wurde, wie oft ein mangelhaftes Gedeihen dadurch, daß die Verdünnung zu stark oder der Kohlehydratzusatz zu gering war. Und wie oft genügt eine ganz geringfügige Korrektur, um schnellstens erfolgreich Wandel zu schaffen.

Für die **Abmessung der Mengen** ist in der Praxis die Wägung von überflüssiger Genauigkeit. Es genügt die Angabe nach Löffeln. Ein Eßlöffel, Kinderlöffel, Teelöffel Milch oder Wasser ist mit 15, 10, 5 cm³ anzusetzen; voll Mehl fassen sie gestrichen etwa 15, 10 und 5 g, gehäuft etwa 30, 20, 10 g. Für Zucker ist 20, 15, 6, bzw. 35, 25, 13 g zu rechnen, für die besonders leichte Nährmaltose 10, 8, 3g, bzw. 17, 12, 6g. Ein Stück Würfelzucker wiegt 5 g. Ein gestrichener Teelöffel Ramogen wiegt 7 g, ein gestrichener Eßlöffel 25 g. Der gleiche Wert kann auch für andere Milchkonserven gerechnet werden. Ein Eßlöffel Malzextrakt wiegt an 40 g, ein Tee-, Kinder-, Eßlöffel geschmolzener Butter 3, 7, 11,5 g.

Zur Abmessung von Flüssigkeiten und zur Mischung der Einzelmahlzeit eignen sich die mit Einteilung versehenen **Trinkflaschen**; sie ermöglichen auch auf die einfachste Weise die Feststellung der wirklich getrunkenen Mengen. Die alte „Strichflasche" hat eine sehr ungenaue Teilung; statt 15 cm³ für einen Strich ergibt die Nachprüfung gewöhnlich nicht unbeträchtlich mehr oder weniger, im Durchschnitt etwa 18 cm³. Der gleiche Nachteil haftet auch der sonst vorzuziehenden mit Kubikzentimeterteilung versehenen Strichflasche an. Den vielgerügten Übelstand, daß die durch die grobe Teilung erzeugten Unebenheiten im Flascheninneren das Ansetzen schwer entfernbarer Milchbeschläge fördern, schätze ich praktisch nicht hoch ein; zu billigem Preis ist es anders nicht zu haben. Die glatte Soxhletflasche ist ungeteilt; die Normalsäuglingsmilchflasche „Gramma"des Kaiserin-Auguste-Viktoria-Hauses mit genauer und nicht erhabener Teilung ist entsprechend teurer.

Bei Gebrauch der Sterilisationsapparate wird die gesamte Tagesmenge auf einmal gemischt und in die Portionsflaschen verteilt. Wird jede Mahlzeit für sich zubereitet, so soll die abgekochte Milch und der Schleim getrennt aufbewahrt werden und die Mischung erst unmittelbar vor dem Trinken erfolgen. Der Zucker wird besser der Milch als dem Schleim beigegeben, oder jedesmal erst der fertigen Flasche zugesetzt, da so die Zersetzung langsamer vorwärtsschreitet[1]).

Bestimmung der Nahrungsmengen. Wieviel braucht das Kind von der verordneten Mischung? Die Veranschlagung der Nahrungsmengen kann auf zweierlei Weise erfolgen: Entweder wird vom Brennwert der Mischung ausgegangen und das Kostmaß so eingestellt, daß die Deckung des Energiebedarfes gesichert erscheint. Oder man hält sich an gewisse, aus der Beobachtung einer großen Zahl gut gedeihender Kinder abgeleitete Regeln, die angeben, wieviel Milch und wieviel Zutaten ein Kind der in Frage kommenden Beschaffenheit durchschnittlich gebraucht, um sich normal entwickeln zu können.

Die **Bestimmung der Nahrungsmengen nach dem Brennwert** ist ein sehr einfaches Verfahren, das vor anderen den Vorteil bietet, in jeder Lage und bei jeder Nahrung verwendbar zu sein. Nur darf man sich nicht scheuen, dem Gedächtnis einige Standardzahlen einzuprägen und jedesmal eine kleine Rechnung auszuführen. Die erforderlichen Gesamtkalorien ergeben sich aus der Multiplikation des Energiequotienten mit dem nach Kilo- und Zehntelkilo anzusetzenden Körpergewicht. Dividiert man diese Zahl mit dem Kaloriengehalt der gewählten Nahrung, so erhält man die Zahl für die von ihr nötigen Mengen in Dezilitern. Es wiege beispielsweise das Kind 4,5 Kilo, der Energiequotient sei 100, der Kaloriengehalt der Nahrung im Liter 600. Das Kind braucht $4,5 \times 100 = 450$ Kalorien, diese sind enthalten in $450 : 600 = 0,75$ Liter.

Als **Mittelwert für den Energiequotienten** dürfen nach früheren Ausführungen die gleichen angesetzt werden, wie bei der natürlichen Ernährung, also 100 bis

---

[1]) Bardach, Z. K. 18. 1918.

110 Kalorien im ersten Vierteljahr, im zweiten 90 bis 100, im dritten 80 bis 90. Als Erhaltungsmaß im ersten Halbjahr werden etwa 70 Kalorien auf das Kilo anzunehmen sein. Diese Zahlen haben, wie nicht genug hervorgehoben werden kann, Geltung nur für normale Kinder, nicht für untergewichtige, seien es Frühgeborene[1]) oder Zurückgebliebene[2]). Auch beim Neugeborenen[3]) sind Besonderheiten zu beachten.

Zur Berechnung des Energiegehaltes jeder beliebigen Mischung bedarf es bei bekannter chemischer Zusammensetzung keiner weiteren Kenntnis als der des Brennwertes der Vollmilch (etwa 600 Kalorien bei Zugrundelegung eines Fettgehaltes von 3 Prozent) und der Wärmeäquivalente für Eiweiß, Fett und Kohlehydrate (4,1, 9,3, 4,1). Ein Liter „Drittelmilch" mit 5 Prozent Kohlehydratzusatz beispielsweise ergibt $\frac{600}{3} = 200 + (50 \times 4,1) = 205 = 405$ Kalorien; ein Liter Buttermilch (mit 25 Eiweiß und 35 Milchzucker) $\times$ 4,1 und 5 Fett $\times$ 9,3) $= 292$ Kalorien, dasselbe mit 60 Gramm Zucker und 15 Mehl 292 $+$ 307 $=$ 600 Kalorien. Da der Rechnung kaum jemals die durch besondere Analyse ermittelte wirkliche sondern die Durchschnittszusammensetzung der betreffenden Kost zugrunde gelegt wird, braucht auch der Kaloriengehalt nur mit einem runden Wert eingesetzt zu werden.

Von den gebräuchlichsten Nahrungen liefert[4])

1 Liter Vollmilch	rund	600	Kalorien		
1 „ Drittelmilch mit 5 Prozent Zucker	„	400	„	}	Dieselben mit
1 „ Halbmilch mit 5 Prozent Zucker	„	500	„	}	10 g Butter mehr
1 „ Zweidrittelmilch mit 5 Prozent Zucker . . .	„	600	„	}	90 Kalorien
1 „ Buttermilch mit 15 g Mehl und 60 g Zucker	„	600	„		
1 „ Buttermilch 900 + 100 10prozent. Sahne + 50 g Zucker	„	600	„		
1 „ Kellersche Malzsuppe	„	700	„		
1 „ Eiweißmilch mit 5 Prozent Kohlenhydrat .	„	620	„		
1 Eßlöffel (15 cm³) 10prozent. Sahne	„	20	„		
1 „ (25 g) Ramogen	„	85	„		
1 Teelöffel (7 g) Ramogen	„	24	„		

Für die Bestimmung der Nahrungsmengen nach Erfahrungsregeln finden sich in den Lehrbüchern und Merkblättern Tabellen (nach Biedert, Escherich, Marfan u. a.), in denen für jeden Monat die Stärke der Mischung, die Zusätze und die Zahl und Größe der Mahlzeiten verzeichnet ist. Nicht immer lauten die Angaben so, daß sie sich allgemeiner Zustimmung erfreuen. Außerdem belasten die ins Einzelne gehenden Vorschriften das Gedächtnis und verführen dazu, schematisch von Monat zu Monat die Nahrung zu ändern, auch wenn der Zustand des Kindes hierfür keine Anzeige bietet. Viel einfacher merkt man sich, daß das normalgewichtige Kind rund den zehnten Teil des Körpergewichts an Milch gebraucht (100 cm³ auf das Kilo = Budin-Maurelsche Zahl). Dazu kommt die Verdünnungsflüssigkeit. Ich rate angelegentlichst den „zehnten Teil" etwas großzügig zu fassen, so daß er zwischen 100 und 120 cm³ liegt. Namentlich beim Gebrauch stärkerer Konzentrationen (3/4 Milch) beim jungen Kinde sind — vielleicht wegen des Mehrbedarfs an Wasser — 100 cm³ oft nicht hinreichend. Mehr als 6 bis höchstens 700 Gramm Milch soll niemals zugelassen werden.

---

[1]) Vgl. S. 145.
[2]) Vgl. S. 109.
[3]) Vgl. S. 107.
[4]) Vgl. auch Sommerfeld, Chem. u. kalor. Zusammensetzung d. Säuglingsnahr. Stuttgart, Enke, 1902. Ein unmittelbares Ablesen des Kaloriengehaltes der verschiedenen Nahrungen gestattet das handliche Kaloriskop v. Mettenheimers (bei Ludwig Dröll, Frankfurt a. M., Kaiserstr. 42,

Diese Methode erscheint im Vergleich mit der kalorischen als die einfachere, gilt aber nur für Milchverdünnungen. Für jede andere Nahrung muß die entsprechende Grundzahl immer wieder besonders ausgemittelt werden. Von Buttermilch sind etwa 150 cm³ pro Kilo = $^1/_7$, von Eiweißmilch 200 = $^1/_5$ des Körpergewichtes erforderlich. Beim Arbeiten mit dem Energiequotienten dagegen wird immer derselbe Wert zugrunde gelegt; damit ergibt sich die Möglichkeit einer vergleichenden Würdigung der Leistungen der verschiedenen Kostformen. Wenn wir bei gleicher Energiezufuhr mit der einen Nahrung ein qualitativ und quantitativ anderes Ergebnis beobachten, wie bei der andern, so werden wir auf Verhältnisse aufmerksam, deren weitere Aufklärung wertvolle Einblicke in die Wachstumsvorgänge verspricht. Dieser Vorzug hat wohl mit dazu beigetragen, daß die Festsetzung der Nahrungsmengen nach dem Brennwert unter den Kinderärzten viele Anhänger hat. Aber es sind ihr auch Gegner entstanden. Wie die Einführung der energetischen Betrachtungsweise in die „Klinik" der Säuglingsernährung überhaupt, so wurde auch sie für verfehlt erachtet, zunächst schon deshalb, weil die großen Schwankungen im Bedarfe, wie sie die Flaschenkinder zeigen, die Bildung eines Mittelwertes für den Energiequotienten schon theoretisch kaum zuließen, geschweige denn, daß man erwarten könne, im einzelnen Falle mit diesem Mittelwert die Bedarfsgröße auch nur annähernd zu treffen. Auch zur Ansetzung einer Durchschnittszahl für den Energiegehalt der Nahrung bestehe bei der wechselnden Zusammensetzung der Milch keine Berechtigung. So arbeite man mit lauter Unbekannten, was der Methode jeden Wert nehme. Diesen Einwänden läßt sich indessen vieles entgegenhalten. Einmal sind, wenn wirklich nur normale und normalgewichtige Säuglinge herangezogen werden, die Unterschiede im Bedarf gar nicht so erheblich[1]), und allfälligen Besonderheiten wird dadurch leicht Rechnung getragen, daß man den durchschnittlichen Energiequotient nicht als starre Größe, sondern nur als ein annäherndes Maß betrachtet, das sich einerseits durch Vermeidung jeden Zwanges, andererseits durch die angeratene liberale Handhabung dem Individuum anzupassen hat. Entscheidend dürfte wohl die praktische Erfahrung sein, die außer Zweifel stellt, daß man auf diesem Wege ganz gut fährt. Im übrigen können die gleichen Anwürfe gegen jede andere Art der Nahrungsbestimmung erhoben werden.

Man hat auch gesagt, daß das Gesetz der Isodynamie der Nährstoffe für den wachsenden Organismus nur eine überaus beschränkte Geltung besitze. Der Ernährungserfolg sei nicht Sache der Quantität, sondern der Qualität, und so sei es widersinnig, einen Vorgang, der von der Deckung des Stoffbedarfes beherrscht wird, durch die Zufuhr von Spannkräften regeln zu wollen. Die Einseitigkeit dieser Einwürfe liegt auf der Hand. Niemals hat ein ernsthafter Physiologe oder Arzt gedacht, daß die Säuglingsernährung vom energetischen Standpunkt allein betrachtet werden könne, stets ist mit Nachdruck darauf hingewiesen worden, daß daneben die chemisch-physiologische Seite des Problems die eingehendste Beachtung verlangt. Ebensowenig, wie trotz reichlicher Kalorienzufuhr ein Gedeihen möglich ist bei ungeeigneter Nahrung, ist trotz bester Nahrung ein Erfolg zu erzielen bei ungenügender Deckung des Energiebedarfs. Erst die gleichzeitige Berücksichtigung beider Faktoren gibt auch dem Kliniker wertvolle Fingerzeige an die Hand, die bei einseitiger Betrachtung verloren gehen. Wenn bei einem nichtgedeihenden Kinde zweifellos festgestellt wird, daß die Energiezufuhr genügend groß ist, so kann nur unzweckmäßige Nahrung oder Krankheit die Ursache des Mißerfolges sein. Umgekehrt kann fälschlicherweise Krankheit oder Unzweckmäßigkeit der Nahrung angenommen werden, wo die wirkliche Ursache in unzulänglicher Kalorienzufuhr besteht. Viele Irrtümer und anfechtbare Folgerungen in der Ernährungslehre des Säuglings wären bei ständiger Beachtung dieser Verhältnisse vermieden worden, und es ist wohl kein Zufall, daß sich Belege hierfür gerade in den Arbeiten derjenigen Forscher finden, die der energetischen Betrachtungsweise besonders ablehnend gegenüberstehen.

Einen guten Anhalt für die **Bemessung der Kohlehydratbeigabe** findet man an der Regel, den **hundertsten Teil des Körpergewichtes** zuzusetzen. Zusammen mit dem in 100 g Milch enthaltenen Milchzucker macht das 14 bis 15 g Kohlehydrat pro Kilo, ein reichliches Angebot, das den Bedürfnissen der meisten Kinder genügt. Daß manche dabei mehr erhalten, als sie unbedingt brauchen, ist praktisch kein Fehler; wohl aber würde es einer sein, wenn man vergessen wollte, daß für manche eine noch weitere Erhöhung erforderlich ist. Nimmt also bei sonst gutem Befinden ein Kind mit 10 g Kohlehydratbeigabe für das Kilo nicht zu, so versuche man, soweit nicht Anzeichen für eine andersartige Nahrungsänderung vorliegen, ob nicht 12, 14 g und mehr die beab-

---

[1]) Vgl. S. 97.

sichtigte Wirkung haben. Für Schleim und Mehl wird man im ersten Quartal das Richtige treffen, wenn man die Mengen der Zahl der Lebensmonate gleichsetzt, im ersten Monat also 1, im zweiten 1 bis 2, im dritten 2 bis 3 Prozent der Gesamtnahrungsmenge darreicht.

Die **Bemessung der Nahrungsvolumen** erfolgt in Anlehnung an die Verhältnisse des Brustkindes; im ersten Monat wird also auf 6 bis 700, im zweiten auf 7 bis 900, im dritten auf 1000 cm^3 aufgefüllt.

Bei jeder Art der Nahrungsbestimmung stellt selbstverständlich die erste Vorschrift nur einen tastenden Versuch dar; die nähere Anpassung an die Bedürfnisse des einzelnen Kindes hat durch weitere Beobachtung zu erfolgen. Dazu gehört nicht mehr, als daß dem Selbstbestimmungsrecht des Kindes ein billiger Spielraum gewährt wird. Man soll, wie oben empfohlen, das Angebot etwas reichlich gestalten, so reichlich, daß es sicher zur Sättigung hinreicht und es dem Kinde überlassen, ob es die ganze Menge nehmen will, man soll es aber auch — von gewissen Ausnahmen abgesehen — niemals zwingen, wenn es Reste läßt. Denn genau so wie das Brustkind stellt sich das Flaschenkind von selbst auf einen konstanten und mäßigen Verbrauch ein, dessen Höhe zumeist in bestem Einklang mit dem durch Rechnung ermittelten steht. Die vielverbreitete Angst, daß es dabei zur Überfütterung kommt, ist gegenstandslos, Man umschifft diese Klippe sicher, wenn im übrigen eine richtige Ernährungstechnik waltet. Man vermeidet auf diese Weise auch einen zweiten, vielleicht noch größeren, sicherlich aber viel häufiger begangenen Fehler, die ungenügende Ernährung. Es unterliegt gar keinem Zweifel, daß sehr viele unbefriedigende Erfolge und sehr viele Mißerfolge der künstlichen Ernährung dadurch zustande kommen, daß die Ärzte, oft genug verleitet durch gewisse Zeitströmungen in der „wissenschaftlichen" Kinderheilkunde, die Nahrung unzureichend bemessen. Gewiß bildet eine knappe Ernährung das Erstrebenswerte, und es war ein großes Verdienst Biederts, daß er dem Hang zum schrankenlosen Übermaße das Schlagwort der „Minimalernährung" entgegensetzte. Aber diese Minimalernährung wird nur dann zum Heile, wenn wir unter ihr verstehen die kleinste Menge, bei der nicht nur ein annehmbarer Gewichtsanstieg, sondern auch ein Wohlbehagen in jeder Hinsicht besteht; sie wird dagegen zum Widersinn, wenn die Sorge vor den Nachteilen eines Zuviels sie dahin auslegen läßt, daß das rücksichtslose Verharren auf einem Minimum von Nahrung die beste Methode sei, das Kind über die Fährnisse der künstlichen Ernährung hinwegzusteuern. Wenn ein Kind laut rechnerischem Überschlag und ungenügender Zunahme nicht das erforderliche Quantum zu sich nimmt, muß also Abhilfe geschaffen werden; das gelingt manchmal durch vermehrte Mahlzeiten, manchmal durch Darreichung gehaltreicherer Mischungen — auch bei jungen Säuglingen kann Vollmilch gegeben werden, wenn nur der nötige Kohlehydratzusatz gemacht wird — bald durch beides zusammen.

Zahl der Mahlzeiten. Wenn wir dem Kinde freistellen, aus der vollen Flasche nach Belieben zu trinken, so müssen wir nicht nur jeden Zwang vermeiden, sondern wir dürfen ihm auch nicht eher wieder die nächste Mahlzeit anbieten, als bis sich der Appetit von neuem regt. Häufiges und regelloses Füttern, Beruhigung jedes Schreiens und Unbehagens durch die Flasche erzieht künstlich nur zur Polyphagie mit ihren bösen Folgen. Es ist demnach die Tagesmenge im allgemeinen auf 5 oder höchstens 6 Mahlzeiten zu verteilen. Es hat nichts auf sich, daß dadurch das Volumen der Einzelmahlzeit eine Größe erreicht, die über die (in der Leiche gemessene) Magenkapazität[1]) hinausgeht. Befürchtungen in dieser Hinsicht

---

[1]) Vgl. S. 44.

sind durch die Erfahrungen längst gegenstandslos geworden und damit entfällt auch die Notwendigkeit, bei der Bemessung der Einzelmahlzeit auf die Magengröße Rücksicht zu nehmen[1]). Aber auch die 5 und 6 Mahlzeiten seien keine starre Regel! Ebenso wie an der Brust gibt es bei der Flasche schlechte oder ungeschickte Trinker, die erst bei einer größeren Anzahl von Mahlzeiten aus der Unterernährung herauskommen. Wer hier am Schema haften bleibt, schädigt oder verzögert zum mindesten in empfindlicher Weise den Erfolg.

Vermehrung der Zahl der Mahlzeiten in bestimmtue Fällen ist natürlich etwas anderes als die regellose Fütterung, wie sie bei Frauen aus einfachen Volkskreisen noch vielfach üblich ist Was für weitgehende Überschreitungen des normalen Kostmaßes durch diese erzielt werden können, zeigen z. B. die von Schmid-Monnard[2]) beobachteten Kinder, die zumeist 131 Kalorien auf das Kilo, nicht selten jedoch mehr als das Doppelte des Normalbedarfes verzehrten. Leider ist die Überernährung noch sehr verbreitet. Unter 220 von Ebert[3]) in der Heubnerschen Poliklinik untersuchten Säuglingen erhielten 10 Prozent ungenügend, 13,2 Prozent zulässige, 27,2 Prozent unstatthaft reichliche Kost und 46,9 Prozent wurden mit Mengen überernährt, die den Bedarf bis zu einem Liter überschritten. Mit der Ausbreitung der Säuglingsfürsorge scheinen mir auch diese Mißbräuche stark im Rückgang zu sein.

Weitere Überwachung der Ernährung. Ob die verordneten Mengen und die verordnete Nahrung im jeweiligen Falle angemessen sind, erkennt man an der sofort — oder zum wenigsten nach einigen Tagen, nachdem gewisse Nachwirkungen der früheren Nahrung abgeklungen sind — einsetzenden und regelmäßig weiterschreitenden Zunahme. Bleibt diese aus, so ist zu prüfen, ob nicht doch der Energiequotient, aus den tatsächlich getrunkenen Mengen berechnet, zu niedrig ist. Trifft das zu, so ist die Zufuhr zu steigern, sei es durch Vermehrung der Mahlzeiten, sei es durch Darreichung einer stärkeren Mischung. Erscheint dagegen der Bedarf reichlich gedeckt, so ist entweder das Kind krank oder die Nahrung ungeeignet. Ich möchte auch hier nochmals darauf hinweisen, daß in der Überzahl dieser Fälle die Verordnung eines besser bekömmlichen oder der Zusatz eines zweiten Kohlehydrates oder die Vermehrung des Kohlehydratgehaltes um ein weniges genügt, um Abhilfe zu schaffen.

Eine Vermehrung, sei es der Gesamtmenge, sei es der Kohlenhydrate, wird nicht auf Bedenken stoßen, wenn die Stuhlgänge in geringer Zahl und in fester oder dickbreiiger Form entleert werden. Sind es dagegen dünner und häufiger, so wird zumeist die Annahme, daß eine Dyspepsie besteht, die durch noch reichlichere Nahrung verschlimmert werden könnte, die Entschließung erschweren. Diese Furcht ist gewiß berechtigt. Aber erfahrungsgemäß kann sich ein Teil dieser Zustände gerade bei Kostvermehrung auch bessern. Es ist ganz zweifellos, daß bei manchen Kindern die Unterernährung an sich Durchfälle machen kann[4]). Hier kann man sich etwa durch folgende der Erfahrung entnommene Regeln leiten lassen. Ergibt die Untersuchung des Stuhles unverdaute Mehlreste, handelt es sich um einen Stuhl mit reichlichem Neutralfett oder bestand die Nahrung in einer Rüben- oder Milchzuckermischung, so ist die Erhöhung der Menge zu widerraten und entweder die spontane Besserung abzuwarten oder eine Koständerung vorzunehmen. In den meisten Fällen wird schon der Ersatz des bisherigen Kohlenhydrates durch ein bekömmlicheres (Dextrinmaltosepräparate u. a.) zum Ziele führen. Treffen diese Vorbedingungen nicht zu, so darf ein vorsichtiger Versuch der Steigerung gemacht und auch, falls er bisher ein mittlerer war, der Kohlenhydratgehalt vermehrt werden. Reagiert das Kind auf diese Maßnahme mit Zunahme, so kann es trotz der abnormen Stühle zunächst dabei bleiben. Wahrscheinlich wird in Bälde die Beschaffenheit der Entleerungen normal werden. War allerdings der Kohlenhydratgehalt der Nahrung schon vorher sehr hoch (Malzsuppe, Buttermilch), so ist nur von einem gründlichen Nahrungswechsel Erfolg zu erwarten.

Beispiel für das Vorgehen bei ungenügender Nahrungsbemessung. Ein 5 monatiger Knabe von 5900 g Gewicht erhält zunächst in 5 Mahlzeiten mit einem Liter Halbmilch mit Zucker rund 500 Kalorien, pro Kilo 85 Kalorien. Während 3 Tagen Ge-

---

[1]) Vgl. Knöpfelmacher, W. m. Pr. 1901. Nr. 17.
[2])J. K. 49. 1899.
[3])J. K. 61. 1905.
[4]) Vgl. S. 238.

wichtsstillstand, energisches Verlangen nach mehr, gute Stühle. Nunmehr wird auf 1 Liter ⅔ Milch mit Zucker (rund 600 Kalorien = 102 pro Kilo) übergegangen. Jetzt tägliche Zunahme von 20 g. Um den Kleinen völlig zu sättigen, sind jedoch 1100 bis 1150 cm³ (ca. 110 Kalorien pro Kilo) nötig. Dasselbe Kind trinkt, probeweise an die Brust gelegt, 1000 bis 1100 cm³ = 115 bis 125 Kalorien pro Kilo.

Beispiel für das Vorgehen bei ungeeigneter Nahrung. Ein 3 wöchiger Knabe von 3400 g Gewicht erhält 800 cm³ ⅓ Milch ✕ 50 g Milchzucker (pro Liter) = 94 Kalorien pro Kilo. In den nächsten zwei Wochen Gewichtsstillstand, täglich 4 bis 6 wasserreiche, gehackte Entleerungen. Also Indikation zur Nahrungsänderung. Nunmehr dasselbe Quantum ⅓ Milch mit 35 g Milchzucker und 15 g Mehl (pro Liter). Jetzt wöchentliche Zunahme 140 g und normaler Stuhl.

Gleich wie bei der Bemessung der Anfangskost ist auch im weiteren Fortgang der Ernährung das Verhalten des Gewichtes und der Stühle von ausschlaggebender Bedeutung für etwaige Änderungen. Solange bei gutem Stuhl eine befriedigende Zunahme statthat, liegt nicht nur kein Grund vor, solche vorzunehmen, sondern ein Eingreifen würde sogar fehlerhaft sein. Ein Blick auf den Nahrungsbedarf des Brustkindes lehrt, daß nur im ersten Vierteljahre ein schnelleres Ansteigen der Tagesmengen statthat, während später durch Monate hindurch keine weitere Steigerung erfolgt. Dem hat sich auch das Vorgehen beim Flaschenkinde anzupassen. In den ersten Wochen wird man genötigt sein, den Nährwert der Mischungen bzw. ihre Menge etwas rascher zu vermehren, später aber wird dies viel seltener notwendig. In jedem Falle soll eine Zulage niemals schematisch, sondern nur dann erfolgen, wenn die Gewichtskurve flacher wird und das Kind energisch mehr verlangt. Auch dann vermeide man eine große sprunghafte Vermehrung der Kost, die leicht zu Störungen führt; am besten werden jedesmal nur 50 g Milch zugegeben bzw. der Kohlehydratgehalt erhöht. Als Zeichen, daß dies genügt, zugleich als Beweis, daß das Kind gesund ist und die Nahrung in tadelloser Weise verarbeitet, folgt der kleinen Zulage ein deutlich steilerer Aufschwung der Gewichtskurve.

h) Besondere Berücksichtigungen der Neugeborenen.

Wie in so mancher anderer Hinsicht bilden auch in ihrer Ernährbarkeit mit „künstlichen" Mischungen die Neugeborenen eine Klasse für sich, deren physiologisch gesteigerte Empfindlichkeit eine entsprechende Minderung der Erfolgsaussichten begründet. Und in dieser Zeit erhöhter Gefährdung bedeuten wiederum die ersten Lebenstage einen Gipfel, derart, daß die Wahrscheinlichkeit eines Fehlschlages um so größer ist, je früher die künstliche Ernährung einsetzt. Moro[1]) sah bei neugeborenen Meerschweinchen 80 Prozent Sterblichkeit bei Beginn der künstlichen Ernährung sofort nach der Geburt, 30, 10 und 0 Prozent bei Beginn nach einmal, dreimal und fünf- bis siebenmal 24 Stunden. Ähnlich wenn auch glücklicherweise nicht ebenso hochempfindlich, verhält sich das menschliche Neugeborene. Man wird also an seine künstliche Ernährung mit besonderer Zurückhaltung herantreten und alles daran setzen, durch Beschaffung von Frauenmilch wenigstens für einige Tage Aufschub zu erlangen. Aber bei allen Bedenken ist eine allzu düstere Auffassung durch die Verhältnisse nicht begründet. Wenn einige kinderärztliche Autoren es so hinstellen, als ob überhaupt ein glatter Erfolg bei einem von Anfang an mit der Flasche aufgezogenen Säugling eine seltene Ausnahme sei, so widerspricht das, wie jeder Praktiker bestätigen wird, durchaus der alltäglichen Erfahrung.

Zweifellos gibt es Neugeborene, die nicht im Stande sind, sich der „artfremden" Nahrung anzupassen, und zugrunde gehen, wenn sie keine Frauenmilch erhalten. Je eingehender man sich mit dem Gegenstand beschäftigt, um so mehr wird man

---

[1]) M. m. W. 1907. Nr. 45.

indessen geneigt sein, den Bereich dieser absoluten Intoleranz zu beschränken. Ich wenigstens sehe, nachdem ich durch eine lange Schule gegangen bin, die Hauptursache für die weitaus größere Zahl der Fehlschläge darin, daß bei diesen Kindern aus den gleich zu erörternden Gründen noch mehr wie sonst Verstöße gegen die gebotene Ernährungstechnik begangen werden und daß gerade bei ihnen solche Verstöße sich schneller und schwerer rächen als bei älteren. Und wenn man so oft die Klage liest, daß es keine künstliche Nahrung gibt, die mit einiger Sicherheit den Erfolg verbürgt, so möchte ich ihr die Behauptung entgegenstellen, daß es bestimmte Fehler gibt, die mit Sicherheit den Erfolg auch da verhindern, wo er bei richtigem Vorgehen nicht ausgeblieben wäre.

Der häufigste und wichtigste Fehler ist nicht die Wahl einer ungeeigneten Nahrung, sondern die falsche Bemessung der Nahrungsmengen. Kaum jemals handelt es sich dabei um ein Zuviel; eine Überfütterung bei Kindern der ersten Lebenstage scheint mir ein überaus seltenes Vorkommnis zu sein. Um so bedeutsamer ist die Unterernährung. Nach Durchsicht meiner eigenen und der in der Literatur enthaltenen Kurven ist mir zweifellos, daß die unzulängliche Versorgung Ursache nicht nur der meisten Fälle von schlechtem Gedeihen, sondern auch des größten Teiles aller endgültigen, nicht mehr oder nur noch mit Frauenmilch behebbaren Mißerfolge der Flaschenernährung ist[1]).

Daß das Neugeborene viel häufiger unterernährt wird als der ältere Säugling, daran tragen mancherlei irrige Erwägungen die Schuld. Man denkt, daß die artfremde Milch um so weniger schaden könne, je weniger der Darm davon zu verarbeiten hat, und dosiert im Hinblick auf die vorausgesetzte besondere Empfindlichkeit des Neugeborenen von Anfang an zu niedrig. Man verschreibt aus dem gleichen Grunde starke Verdünnungen, von denen auch gute Trinker nicht die zum Gedeihen notwendigen Mengen zu sich nehmen, geschweige denn schwache. Oder man glaubt aus Furcht vor Überfütterung gerade hier auf wenigen Mahlzeiten bestehen zu müssen und überliefert damit alle jene Kinder dem Mangel, die auch von gehaltreichen Mischungen bei fünf Mahlzeiten ihren Bedarf nicht decken, sondern erst bei sechs bis acht. Und wenn dann die Folgen kommen, so heißt es nur zu oft: das Kind verträgt die künstliche Ernährung nicht. An die wahre Ursache, die Inanition, aber wird nur ausnahmsweise gedacht, um so weniger, als nach den Angaben vieler Lehrbücher das Neugeborene die Fähigkeit besitzen soll, sie lange Zeit ohne größeren Nachteil zu ertragen[2]).

Diese Angabe hat indessen — wenigstens für das Flaschenkind — nur in beschränktem Umfange Gültigkeit. Wohl trifft es zu, daß ganz vollwertige Neugeborene selbst bei länger fortgesetztem Unterangebot in ihrem Körperbestand und ihrer Erholungsfähigkeit nicht ernstlich beeinträchtigt werden; hier äußern sich die Folgen nur in dem unbefriedigenden Verlauf der Gewichtskurve. Aber neben ihnen gibt es viele konstitutionell minderwertige, deren Widerstandskraft wesentlich geringer ist; bei ihnen kommt es auf Grund der vorhandenen Hydrolabilität[3]) früher oder später zu schnelleren Abnahmen und zumeist zu gehäuften, dünnen Entleerungen, an die sich unversehens ein bedrohlicher Verfall anschließen kann. Auch diese Durchfälle sind Erzeugnis der Inanition[4]) und sind, solange es dazu noch nicht zu spät ist, durch schnelle Erhöhung der Ration behebbar. Aber nur wenige Ärzte kennen diesen gegenwärtig auch in der pädia-

---

[1]) Erfahr. aus meiner Anstalt s. bei L. F. Meyer, Hospitalismus d. Säugl. Berlin Karger, 1913.
[2]) Vgl. hierzu v. Reuß Z. K. 5. 1912.
[3]) Vgl. S. 234.
[4]) Vgl. S. 238.

trischen Literatur noch kaum gewürdigten Zusammenhang; sie deuten das Bild als Gärungsdyspepsie, die mit Leerstellung des Darmes und noch vorsichtigerer Dosierung behandelt werden müsse; und die Umsetzung dieser Auffassung in die Tat besiegelt nur zu oft den endgültigen Fehlschlag.

Gleichgültig, welche Nahrung dargeboten wird, die Grundbedingung des Erfolges ist nach alldem die volle Deckung des Bedarfes. Auch das Brustkind gedeiht nicht, wenn es nicht genug erhält und unterscheidet sich dann vom Flaschenkind nur darin, daß Unterernährung an der Brust bei weitem nicht so bedenklich ist, wie an der Flasche; normal entwickelt es sich erst, wenn die Trinkmengen in raschem, stufenförmigem Anstieg noch vor Ende der ersten Woche mit 100 g = 70 Kalorien pro Kilo Körpergewicht den Erhaltungsbedarf erreichen und spätestens im Beginn der zweiten auf 100 bis 120 Kalorien in 150 bis 180 g auf das Kilo ansteigen. Diesem Vorbild muß die künstliche Ernährung

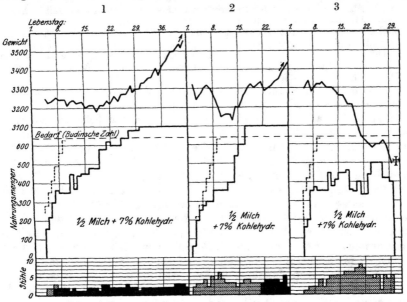

Fig. 17. Bedeutung genügender und ungenügender Nahrungsbemessung beim Neugeborenen (.... normale Mengen).

folgen. Geschieht das, so zeigen sich auch bei den einfachsten Mischungen recht befriedigende Ergebnisse, und die „Empfindlichkeit" der Neugeborenen gegen die artfremde Ernährung erweist sich kaum störender als die des Säuglingsalters überhaupt.

Schon hieraus folgern praktisch wichtige Winke für die Zusammensetzung der Nahrung. Es muß der Nährwert der Maßeinheit genügend groß sein, damit das Neugeborene mit seiner verhältnismäßig geringen Aufnahmefähigkeit die zur Bedarfsdeckung erforderlichen Mengen überhaupt bewältigen kann. Von diesem Gesichtspunkte aus erhellt ohne weiteres der Widersinn der namentlich früher gebräuchlichen, aber auch jetzt noch nicht ganz verlassenen starken Verdünnungen. 100 Kalorien sind enthalten bei einer Verdünnung von 1:3 mit 5 Prozent Kohlehydratzusatz (= rund 350 Kalorien im Liter) in 300 g, bei einer Verdünnung von 1:2 mit demselben Zusatz (= rund 400 Kalorien im Liter) in 250 g. Es müßte von der ersten das Doppelte getrunken werden wie aus der Brust, und das bringt kein Kind fertig; auch die zweite stellt an viele noch zu hohe Anforderungen; mir hat die Drittelmilch so häufig versagt, daß ich sie nicht mehr anwende, sondern von Anfang an 1:1 verordne. Noch mehr als bei Kindern mit Unter- oder Durchschnittsgewicht ist die Vermeidung starker Verdünnungen bei großen und schweren Neugeborenen geboten. Man erfährt und liest oft, daß gerade diese wider Erwarten schwieriger aufzuziehen sind als kleine und leichte. Dies durch die Annahme einer konstitutionellen Eigenheit, etwa im Sinne einer zunächst noch ungenügenden Energie der Verdauung und Resorption zu erklären, wie gelegentlich versucht wurde, ist nicht angängig. Die Kinder trinken einfach anfänglich viel zu wenig im Verhältnis zu dem infolge der größeren Körpermaße erhöhten Bedarf, und können durch gehaltreichere Zubereitungen gefördert werden.

Die Bedeutung der Dosierung möge durch folgende drei gleichzeitig mit der gleichen Mischung aufgezogenen Fälle belegt werden (Fig. 17). Fall 2 und 3 wurden genau nach dem Vorbilde eines Falles behandelt, der in der Literatur als Beispiel für einen nur mit Frauenmilch zu behebenden Mißerfolg der künstlichen Ernährung angeführt ist, Fall 1 erhielt von Anfang an reichlichere Kost. Bei Fall 3 führte die Unterernährung nach wenigen Tagen zu Durchfällen und schwerem Verfall; der Versuch, diesen durch reichlichere Ernährung noch aufzuhalten, scheiterte an der gleichzeitig eingetretenen hochgradigen Anorexie. Fall 2 erwies sich widerstandsfähiger, zeigte zwar auch Abnahme und mäßige Durchfälle, behielt aber den Appetit und wurde durch Nahrungssteigerung noch gerettet. Fall 3, von Anfang an reichlicher genährt, gedieh ohne Störung.

Als **Nahrung der Wahl** wird namentlich beim Kinde in der Familie, wo allerhand schwerwiegende Einflüsse wegfallen, die in der Anstalt den Erfolg gefährden, die oben allgemein empfohlene Verdünnung mit Schleim- und Zuckerzusatz, noch besser mit Rübenzucker-Dextrinmaltose āā in Frage kommen[1]. Eine Verdünnung von mehr als 1:1 halte ich, wie gesagt, für unzulässig. Daß man sich vor stärkeren Mischungen nicht zu scheuen braucht, ja daß solche wahrscheinlich mehr leisten, lehren die oben mitgeteilten Zahlen.[2] Alle Beachtung verlangt die Dosierung des Kohlehydratzusatzes. Es soll einschließlich des Milchzuckergehaltes der Milch nicht weniger gegeben werden, als in der Frauenmilch enthalten ist, insgesamt also etwa 70 g. Das entspricht bei Halbmilch einer Beigabe von 5 Prozent zur fertigen Nahrung oder 10 g auf ein Kilo Körpergewicht. Für eine durchaus nicht ganz kleine Zahl von Neugeborenen ist das noch zu wenig; bei ihnen kommt es erst bei 12, 14 und noch mehr Gramm auf das Körperkilo zur Zunahme[3]. Sehr wichtig ist es, zu wissen, daß gelegentlich selbst noch ein Kohlehydratgehalt von 5 Prozent individuell zu wenig ist, und daß auch damit trotz genügender Kalorienzufuhr bei hydrolabilen Neugeborenen Abnahme, fortschreitende Verschlechterung des Allgemeinbefindens und oft auch dünne Stühle eintreten können, während rechtzeitige Behebung des Mangels den Umschwung zum Besseren herbeiführt.

Ein Zusatz von Fett in Form von Sahne (15 g der 12prozent. Kaffeesahne, 35 Milch, 50 Wasser, 5 und mehr Kohlehydrat), Ramogen (1 Kinder- bis Eßlöffel zu 90g der Halbmilchmischung) oder Butter (1 Teelöffel auf 200 g Halbmilch) entsprechend einem Gesamtfettgehalt von 2½ bis 3 Prozent dürfte gefahrlos und nutzbringend sein. Keineswegs darf dabei der Kohlehydratzusatz verringert werden. Über die Verwendbarkeit der Buttermehlnahrung möge der Praktiker noch weitere Erfahrungen abwarten. Nicht angezeigt ist die fettreiche Ernährung bei gewissen abnormen Konstitutionen, die bei ihr genau so wie bei der fettreichen Frauenmilch, dyspeptische Symptome aufweisen

---

[1]) In der Massenpflege, wo die einfachen Mischungen häufiger versagen, kann man nach meinen Erfahrungen (vgl. Benfey, J. K. 75. 1912; L. F. Meyer, l. c.) mit Eiweißmilch unter entsprechend hoher Kohlenhydratbeigabe bessere Ergebnisse erhalten.
[2]) Siehe S. 76.
[3]) Siehe Benfey, e. c. 1912.

und nicht vorwärtskommen. Solche Kinder sind zumeist schon äußerlich kenntlich an ihrer Neigung zu ausgedehnten intertriginösen und ekzematösen Hauterscheinungen. Hier versagen gewöhnlich auch die einfachen Milchverdünnungen; dagegen erweist sich Buttermilch mit 1 Prozent Mehl und 5 Prozent Kochzucker (besser Nährzucker bzw. Nährmaltose und Kochzucker āā) vorteilhaft.

Die Zahl der Mahlzeiten soll auch beim Neugeborenen im allgemeinen fünf bis sechs betragen; kommt es dabei nicht zu genügender Nahrungsaufnahme, so scheint mir die Verteilung der für erforderlich erachteten Gesamtmenge auf sieben bis acht Mahlzeiten ratsamer als das von Anderen geübte Abwarten.

Zur Bestimmung der Tagesmenge kann man sich der Kalorienrechnung bedienen und vom achten Tage an eine Zufuhr von 100 bis 120 Kalorien auf das Körperkilo fordern. Oder man rechnet in Anlehnung an die „Budinsche Zahl" annähernd 100 g Milch auf das Kilo; meist werden 80 bis 90 g genügen. Für die einzelnen Tage der ersten Lebenswoche ergibt sich die Nahrungsmenge aus der Division der nach vorstehender Regel gefundenen Zahl durch 7, multipliziert mit der Nummer des Lebenstages minus 1.

i) Besondere Berücksichtigung der Untergewichtigen.

Wenn ein Kind, das sonst frei von Krankheitserscheinungen ist, trotz Einhaltung der Budinschen Zahl und trotz eines Energiequotienten um 100 herum nicht vorwärtskommt, so wird sich in der überwiegenden Zahl der Fälle ergeben, daß dieses Kind durch irgendwelche Wachstumsstörung oder durch Abnahme infolge früherer Krankheiten in seiner Körperentwicklung derart gehemmt wurde, daß das augenblickliche Gewicht hinter dem dem Alter zukommenden „Sollgewicht" um ein Beträchtliches zurücksteht. Auf solche ältere, untergewichtige Säuglinge sind die Beziehungen zwischen Gewicht und Nahrungsbedarf, die aus der Beobachtung ungestört gediehener Kinder abgeleitet

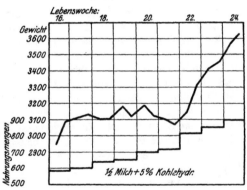

Fig. 18. Nahrungsbedarf beim untergewichtigen älteren Kinde.

wurden, nicht übertragbar. Ihr Nahrungsbedarf ist ein weitaus größerer[1]), als der eines gleich schweren, jüngeren, normalgewichtigen Kindes; er zeigt eine entschiedene Neigung, sich dem eines gleichaltrigen normalgewichtigen Individuums anzunähern. Bei der Verschiedenheit der Fälle ist es natürlich schwer, gesetzmäßige Beziehungen abzuleiten; im großen und ganzen aber trifft ungefähr zu, daß die Zunahme erst einsetzt, wenn die Zufuhr etwa $2/_3$ bis $3/_4$ derjenigen Menge erreicht, die für das Sollgewicht in Frage kommt, der Energiequotient, auf das Sollgewicht berechnet, würde damit etwa 70 Kalorien betragen, auf das Istgewicht bezogen, kann er bis zu 150 und darüber anwachsen. Die Nichtachtung dieser Verhältnisse hat in der Praxis oft zu Mißerfolgen, in der pädiatrischen Literatur oft zu irrtümlicher Unterschätzung der Leistungsfähigkeit einer Ernährungsmethode geführt.

---

[1]) Vgl. Lissauer, J. K. 58. 1903. J. Rosenstern, D. m. W. 1909. Nr. 7. Mayerhofer-Roth, Z. K. 11. 1914.

Ein Beispiel. A. L. Geb. 29. 12. 02. Gewicht am 11. 1. 03 2680. In der 16. Lebenswoche 2950. Normale Stühle. Bei einem Energiequotient von 100 Kalorien (Halbmilch
mit 5 Prozent Kohlenhydrat) keine Zunahme; diese tritt erst ein, als in der 22. Woche 415
Kalorien verabfolgt werden. Das Sollgewicht in diesem Alter würde rund 6600 g betragen,
der Energiequotient für das Sollgewicht ist hier also 68 Kalorien (Fig. 18).

Die Erklärung dieses bemerkenswerten Unterschiedes gleichschwerer alters-
verschiedener Kinder dürfte außer in der größeren Beweglichkeit der älteren
Kinder vor allem in der verschiedenen Körperzusammensetzung zu suchen sein. Das
jüngere, normalgewichtige Kind verdankt sein hohes Gewicht zu einem beträchtlichen Teile seinen Fettablagerungen, die als ruhendes „Depot" am Umsatze nur
wenig beteiligt sind. Beim älteren, untergewichtigen, also fettarmen Kinde dagegen besteht ein weitaus größerer Anteil der Körpermaße aus arbeitenden, am
Stoffwechsel rege beteiligten Geweben, das reichlicher Ernährung bedarf.

k) Ernährung im zweiten Halbjahr und am Ende der Säuglingszeit.

Vom sechsten Monat an erhält das Flaschenkind dieselbe Beikost, wie das
Brustkind.[1]) In dem Maße, wie der Anteil der in Brei oder Suppe dargereichten
Kohlehydrate wächst, scheidet nach und nach der Zucker und das Mehl aus der
Milchmischung, bis schließlich zusatzfreie Vollmilch verabfolgt wird. Die Ge-
samtmenge der Milch soll etwa 600 g betragen, jedenfalls niemals
¾ Liter übersteigen[2]).

Vom fünften Vierteljahre ab ermöglicht die Erstarkung der Funktionen
Schritt für Schritt den Übergang zur Kost des zweiten Jahres. Die neuen Nah-
rungsmittel dürfen aber keineswegs als Beigaben zu den bisherigen be-
trachtet werden, sondern sie sind bestimmt, diese teilweise zu ersetzen. Der
Bedarf der Ein- und Zweijährigen ist stofflich anders als der der Säuglinge, der
Größe nach aber nicht gewachsen, da das Verhältnis der Oberfläche zum Körper-
gewicht[3]), das ihn bestimmt, jetzt einen kleineren Wert darstellt, als vorher.
Der Energiequotient liegt zwischen 50 und 60 Kalorien.

Die Verringerung der Milchmenge ist auch deshalb erforderlich, weil sonst
die übrigen Speisen nicht in derjenigen Menge aufgenommen werden würden,
die offenbar für die Wachstumsanforderungen des zweiten Jahres gebraucht
werden. Die feste Kost erfüllt hier, von der Zufuhr der „Ergänzungsstoffe"[4]) abgesehen, auch noch eine andere Aufgabe. Wir wissen, daß das
Wachstum mit einer ständigen Abnahme des Wassergehaltes im Körper einhergeht[5]) und der Gedanke liegt nahe, daß diese Verschiebung durch allzu
langes Festhalten an vorwiegend flüssiger Kost verzögert werden könne. Auch
wenn man entgegen neuerdings vertretenen Anschauungen, ihm keine absolute
Berechtigung zuerkennt, sondern die Möglichkeit einer solchen Störung zunächst
nur bei krankhafter konstitutioneller Veranlagung oder bei weitgehender Überschreitung des physiologischen Maßes ins Auge faßt, wird man dahin streben,
die Flüssigkeitszufuhr in mäßigen Grenzen zu halten und den Rest des Bedarfes
durch breiige und feste Speisen zu decken, wobei darauf Bedacht genommen
werden muß, daß die Gesamteiweißzufuhr nicht unter 2 g auf das Kilo[6]) sinkt.

---

[1]) Über die Zweckmäßigkeit früherer Gewöhnungsversuche siehe S. 49.
[2]) Vg. Feer, M. K. 1916. Nr. 8. Daß diese mäßige Menge vorteilhaft, ein Mehr
niemals erforderlich ist, haben auch mich die Erfahrungen des letzten Jahrzehntes gelehrt.
[3]) Siehe S. 113.
[4]) Vgl. S. 48.
[5]) Vgl. S. 116.
[6]) Damit ist nach Siegert (V. G. K. 1906 u. 1907) sowie Schloßmann und Sommerfeld (Hb. d. Kinderheilk. v. Pfaundler-Schloßmann, Bd. I) der Eiweißbedarf des zweijährigen Kindes durchaus gedeckt; die höheren Werte anderer Forscher werden nicht als
Bedarfs-, sondern als Konsumwerte aufgefaßt. Die Notwendigkeit der Warnung vor Eiweiß-

Mit 1¼ bis 2 Jahren könnte der Speisezettel demnach lauten:

Früh: 200 Milch mit Semmel, Zwieback oder Haferflocken (aus der Tasse zu essen), bei etwas älteren auch Milch mit Malzkaffee und Gebäck.

Vormittag: 100 Milch mit eingeweichtem Gebäck, bei etwas älteren Brot, Butter, Weißkäse. Gelegentlich Apfel oder Banane oder anderes Obst oder Obstsaft.

Mittag: Gemüse und Kartoffelmus; erst 1 Teelöffel, später 1 Eßlöffel Fleisch[1]) mit Sauce. Kompott.
Suppe entbehrlich, jedenfalls nicht mehr als 100 g.

Nachmittag (kann vielfach wegfallen): 150 Milch oder Milch mit Malzkaffee, Zwieback.

Abend: Brei, leichte Puddings, Nudeln; später 1- bis 2mal wöchentlich ein Ei oder leichte Eierspeisen; statt des Breies auch Brotschnitte mit Butter. Milch nur im Brei und nicht mehr als 100 g.

Bei Verlangen nach Getränk kleine Mengen dünnen Tees oder Fruchtsaftwassers.

Czerny[2]) empfiehlt neuerdings 4 Mahlzeiten folgender Art:
Morgens: Milch bzw. Milchkaffee mit Zwieback oder Keks; 2. **Frühstück:** Zwieback mit Obst (Apfelsinen- oder Kirsch- oder Blaubeerensaft, geschabter Apfel oder Banane), wenn nötig leicht gezuckert und mit etwas Wasser verdünnt, gelegentlich auch Butterbrot mit Wurst. **Mittags:** Gemüsebrei mit Kartoffelbrei und fein verteiltem Fleisch (Kalbsleber, Kalbsmilch) oder Beigabe von etwas Sauce und der nötigen Butter. **Abends** wie Mittags[3]).

l) Die Säuglingsernährung im Kriege.

Die Entbehrungen des Krieges haben sich auch in der Säuglingsernährung geltend gemacht. Nicht nur die meisten der beliebten Präparate einschließlich der Kindermehle verschwanden vom Markte, auch die unentbehrlichen Nahrungsmittel des Kindes, namentlich die reinen Mehle, Zucker und Grieß wurden knapp oder waren zeitweilig nicht erhältlich Die Beschaffenheit ließ nach, auch die der Milch sank; eine Kindermilch, die ihren Namen wirklich verdiente, ist wohl nirgends mehr zu haben[4]). Da eine wirklich wesentliche Verbesserung der Lage nicht so bald eintreten dürfte, möge hier in Kürze ausgeführt werden, wie man sich mit dem Vorhandenen behelfen kann.

Milch steht dem Säugling im allgemeinen noch in genügender Menge zur Verfügung. Der wiederholten Anregung der Pädiater, statt 1 Liter nur ¾ Liter zu bewilligen — was ja den jetzt allgemein anerkannten geringen Bedarf durchaus decken würde — und das Verbleibende den älteren Kindern und den Kranken zur Verfügung zu stellen, wurde aus verwaltungstechnischen Gründen nicht statt gegeben.

Milchzucker ist nur noch ausnahmsweise zu erhalten. Die Rübenzuckerration des Säuglings genügt nur knapp. Bei höherem Bedarf müssen andere Familienmitglieder abgeben, oder es ist mehr Mehl als im Frieden zu verwenden. Die Dextrinmaltosepräparate und Löflunds Malzsuppenextrakt, von den Sachverständigen als unentbehrlich bezeichnet, werden hergestellt und sind zumeist in genügender Menge zu haben.

Kindermehle fehlen. Reines Weizenmehl vom Ausland dürfte jetzt zur Verfügung stehen. Bei gesunden Säuglingen kann man auch mit Vorsicht das Kriegsmehl[5]) ver-

---

armut der Kost entnehme ich meiner in den letzten Jahren sich mehrenden Erfahrungen aus der Privatpraxis, wonach ein- bis dreijährige Kinder außer ¼ bis ½ Liter Milch und vielleicht ein- bis zweimal wöchentlich einem Ei keinerlei animalisches Eiweiß erhalten. Das dürfte eine gewiß nicht gleichgültige Beschränkung der Eiweißzufuhr sein.

[1]) Ich lege weniger Wert auf die Art des Fleisches (weißes oder schwarzes) als auf die feine Verteilung.

[2]) Widmer, J. K.

[3]) Für die auffällig geringe Kohlenhydratzufuhr infolge Weglassen der üblichen Breimahlzeit finde ich keine Begründung. Vielleicht soll auch sie der Ablagerung überflüssigen Wassers entgegenarbeiten.

[4]) Über mangelnde Heilkraft der Kriegsmilch bei infantilem Skorbut siehe S. 364.

[5]) Rhonheimer, Z. K. 16. 1917. Mit dem Schweizer Vollmehl machte auch Feer gute Erfahrungen. K. Schw. 1917 Nr. 52.

wenden, so lange keine Neigung zu dünnen Stühlen besteht. Es ist vorher durch ein Haarsieb zu schicken, um es von den groben- und schwerverdaulichen Beimengungen zu befreien. Auch Kartoffelwalzmehl (nicht Kartoffelmehl) ist als brauchbar empfohlen worden[1]).

Haferpräparate sind erhältlich, über die Güte ist oft zu klagen. Dasselbe gilt vom Grieß.

Von Handelspräparaten aus Milch stehen nur Ramogen, Eiweißmilch, Bucco und holländische Anfangs- und Säuglingsnahrung zur Verfügung. Frische Buttermilch in einwandfreier Beschaffenheit wird man nur ausnahmsweise finden; immerhin habe ich mit der in Berlin erhältlichen unter Abstumpfung eines etwa zu hohen Säuregrades leidlich arbeiten können.

m) Nachwort.

Das Urteil über den bleibenden Wert dessen, was die Kinderheilkunde des letzten Vierteljahrhunderts über das vordem Bekannte hinaus in der Frage der künstlichen Ernährung erreicht hat, mag je nach Temperament und Erfahrung verschieden ausfallen. Mir persönlich scheint es, als ob noch kein Grund sei, zu jubeln, „wie herrlich weit wir es gebracht". Das gilt vielleicht weniger von der theoretischen Seite; hier ist uns doch manche neue Erkenntnis geworden, mancher Stützpunkt für neue, ertragverheißende Fragestellung und manche Ahnung von Möglichkeiten. Ich nenne nur die Tatsachen der energetischen Forschung, das vermehrte Wissen über die Rolle der einzelnen Nahrungsbestandteile und die Bedeutung ihrer Korrelation, dazu den Einblick in die Bedeutung der Ergänzungsstoffe und in die feineren Wirkungsunterschiede der einzelnen Kohlehydrate, schließlich den Beginn einer Wissenschaft vom bakteriellen Nahrungsabbau im Darm und seiner Beziehung für den Ernährungserfolg. Wesentlich bescheidener dagegen, scheint mir, muß von den Fortschritten in der Praxis der künstlichen Ernährung gesprochen werden. Gilt doch von den kaum mehr übersehbaren Vorschlägen nur allzu sehr das Wort: Multa, non multum. Es sind zumeist nur Modifikationen und Modifikatiönchen einiger weniger alter Ernährungstypen, die sich ihrerseits wiederum — wie etwa die einseitig fettreiche und die einseitig kohlehydratreiche Kost — nicht in ihrer extremen Form, sondern nur in vernünftiger Vereinigung brauchbar erweisen. Wenn wir heute im allgemeinen erfolgreicher sind als ehedem, so sind die Gründe dafür mehr negativer als positiver Art, d. h. wir haben weniger wirkliche Fortschritte gemacht, als irrige Anschauungen beseitigt und besser gelernt Fehler zu vermeiden. Wir dosieren richtiger, wir fürchten nicht mehr Eiweiß, Fett und Mehl, sondern wissen sie am richtigen Platze zum Heil des Kindes zu verwenden — grundsätzlich Neues von Wert aber ist wenig zutage gefördert. In dieser Hinsicht scheint mir kaum anderes der Hervorhebung wert, als die bewußt Verwendung zweier Kohlehydrate, die gesteigerte Wertschätzung der Maltosepräparate, in Wahrheit nur die Wiedererweckung der alten Empfehlung Liebigs, die gelegentliche Nutzung des Eiweißes als Antagonist krankhaften Fett- und Kohlehydratabbaus, die Bekämpfung der Nachteile des Fettes durch Zusatz eines bekömmlichen Kohlehydrates. Füge ich hinzu die Aufnahme der Buttermilch in das diätetische Inventar — nicht die Frucht wissenschaftlicher Forschung, sondern ein Geschenk der Volkserfahrung an die Heilkunst — so dürfte die Liste des wirklich Wertvollen so ziemlich beendet sein.

Was erreicht worden ist, ist, daß wir gesunde Säuglinge·mit einem hohen Grad von Wahrscheinlichkeit erhalten und zu befriedigender Gewichtszunahme bringen. Was nicht erreicht worden ist, ist, daß keine wie immer geartete Mischung imstande ist, das Entstehen eines hohen Prozentsatzes von Darmstörungen, von Rachitis und Spasmophilie zu verhüten. Mag man sich darüber streiten, ob eine Methode diese Gefahr weniger birgt als die andere — Unterschiede übrigens,

---

[1]) E. Müller, B. kl. W. 1916. Nr. 43.

die um so kleiner werden, ein je größeres Material herangezogen wird —, auch
bestenfalls ist dieser Satz im Vergleich zum Brustkind so groß, daß man nicht
umhin kann, nicht die besondere Art der Ernährung, sondern die künstliche Ernährung im Grundsatz dafür verantwortlich zu machen. Und weiter ist nicht
erreicht worden, auch nicht beim trefflich gediehenen Kind, auch nur annähernd
den hohen Grad von Immunität zu erzeugen, der beim Brustkind die Regel
bildet. In dieser Beziehung bleibt noch alles zu tun übrig. In welcher Richtung
die zukünftigen Bestrebungen sich bewegen sollen, ob überhaupt die Möglichkeit
eines Fortschrittes besteht, oder ob wir, was das Wahrscheinlichere ist, einem biologisch so tief begründetem Problem gegenüberstehen, daß wir uns bescheiden
müssen, dafür fehlt noch jeder Anhalt.

D. Stoffwechsel und Wachstum[1]).

Besonderheiten des Säuglingsstoffwechsels. Mit seinem Verzehr von rund
100 Wärmeeinheiten auf das Kilo Körpergewicht fordert der Säugling mehr als
das Dreifache dessen, womit der erwachsene Mensch bei gleich geringer Muskeltätigkeit auskommt. Im Hinblick auf die Tatsache, daß der Umfang des Stoff-
umsatzes allgemein annähernd der Körperoberfläche parallel geht und demnach
— gemäß des Oberflächengesetzes Rubners — kleine und große Körper auf die
Flächeneinheit stets annähernd die gleiche Wärmemenge abgeben, wird als Erklärung dieses **auffällig hohen Kalorienbedarfes** gegenwärtig gewöhnlich die Besonderheit der physikalischen Wärmeregulation des Kindes herangezogen. Es
soll der Wärmeverlust an der Oberfläche maßgebend für die Größe der Wärme-
erzeugung sein; und da das ungünstige Verhältnis von Oberfläche zu Masse beim
kleinen Körper des Säuglings den Wärmeabfluß entsprechend erhöht, werde der
gesteigerten Abkühlungsgefahr durch stärkere Heizung begegnet. Indessen ist
damit kaum die endgültige Lösung des Problems gegeben[2]). Abgesehen davon,
daß die auf die Oberflächeneinheit berechneten Wärmeverluste nur in bedingtem Maße die Bezeichnung als „annähernd gleich" zulassen, abgesehen davon,
daß die bedeutungsvolle Anteilnahme der Wärmeabgabe an inneren Oberflächen
— Lunge, Darm — nicht abzuschätzen ist, abgesehen davon schließlich, daß
auch bei Kaltblütern verschiedener Größe die gleichen Verbrauchsverschieden-
heiten bestehen, ist auch durch unmittelbare Prüfung festgestellt worden, daß
der Ruheumsatz Jugendlicher gesetzmäßigerweise den des Erwachsenen um
etwas übertrifft[3]) und zwar um so mehr, je näher das Alter des Untersuchten der
Säuglingszeit steht. Das ungünstige Oberflächenverhältnis dürfte demnach nur
eine von mehreren Ursachen des Mehrbedarfs darstellen, neben der noch andere
spezifische Eigenheiten des kleineren und vor allem auch des jüngeren Organismus wirksam sind. So kehrt die Forschung in gewissem Sinne zurück zu der

---

[1]) Aus diesem seit den grundlegenden Arbeiten Camerers, Heubners, Rubners
rege bestelltem Gebiete ist hier nur das für klinische Zwecke wichtigste in groben Umrissen
angegeben. Genauere Literaturangaben finden sich unter anderen bei Czerny-Keller,
Hb, Bd. 1 u. 2, Czerny u. Steinitz in v. Noorden, Pathol. d. Stoffwechsels, Bd. II.
1907. Howland, Am. J. dis. ch. 5. 1913, Langstein, E Phys. 1905, IV. (Energiebilanz), Niemann, E. i. M. K. 11, 1913 (Respirator. Stoffwechsel), Benedict und
Talbot the gaseous metabolism of infants, Washington 1914. Orgler, E. i. m. K. 2, 1908
(Eiweiß) u 8, 1912 (Kalk), Freund, ibid. 3, 1909 (Fett), Calvary, ibid. 10, 1913
(Zucker), L. F. Meyer, ibid. 1, 1907 (Salze), Großer, ibid. 11, 1913 (Phosphor), E.
Schloß, J. K. 78ff., Aron in Oppenheimers Hb. d. Biochemie, Erg.-Bd. 1913 (Wachstum), Lindberg, Z. K. 16. 1917 (Stoffw. d. Brustkindes).
[2]) Vgl. die kritische Betrachtung von Pfaundler, Z. K. 14. 1916.
[3]) Vgl. Magnus-Levy u. E. Falck, Engelmanns Arch. f. Phys. 1899. Suppl.-Bd. 314
Du Bois, Arch. of intern. med. Juni 1916.

alten Auffassung, die in dem hohen Verbrauch das Zeichen einer gesteigerten Lebensenergie des wachsenden, jugendlichen Körpers erblickte, in anderem Sinne lenkt sie die Aufmerksamkeit auf die Bedeutung noch anderer Unterschiede, als die der Oberfläche zwischen Groß und Klein; so wird betont[1]), daß wegen der Kürze der Reflexbahnen die alternierenden Bewegungen einschließlich derjenigen des Herzens und der Atmung sich in der Zeiteinheit schneller wiederholen und deshalb mehr Wärme erzeugen.

Von den zugeführten Spannkräften wird der größte Teil — reichlich zwei Drittel — für Wärmebildung und innere und äußere Arbeit in Anspruch genommen, eine sehr kleine Menge geht in Urin und Kot ungenützt zu Verlust, 30 Prozent etwa werden zum Anwuchs verwendet und zwar 17 Prozent für die zum Aufbau erforderte Arbeit, 13 Prozent in Substanz zum Aufbau selbst.

In dieser letzten Größe kommt die zweite Eigenart des wachsenden Körpers gegenüber dem fertigen zum Ausdruck: **Ansatz an Stelle von Gleichgewicht** und daher positive Gestaltung aller Seiten des Stoffwechsels. Die Zurückhaltung der Gewebsbausteine ist in der Säuglingszeit besonders groß. Beim Brustkind bleiben in den ersten Wochen 75 Prozent und darüber, in späteren Monaten, entsprechend der verringerten Wachstumsintensität etwas weniger — 50 und 25 Prozent — des Nahrungs-N im Körper zurück, von der Gesamtasche 57 bis 23 Prozent. Auf das rasche Wachstum vornehmlich des Knochens weist die Zurückhaltung von 20 Prozent des Kalkes und 50 bis 90 Prozent des Phosphors, auf das der Gewebe die Zurückhaltung von bis 90 Prozent des Natrons und bis 50 Prozent des Kali. Vielleicht steht mit der Beschlagnahme der fixen Alkalien für das Wachstum auch der dem Säugling eigene hohe NH^3-Gehalt im Harn — 14 Prozent des Gesamtharn-N (Camerer jun., Pfaundler) gegenüber 2 bis 5 Prozent der Erwachsenen — im Zusammenhang, der allerdings von anderen[2]) auf eine Azidose durch die fettreiche Nahrung bezogen wird.

Gleicherweise finden sich positive Bilanzen beim Flaschenkind. Die Werte der absoluten Retention bei ihm entsprechen denen des natürlich Genährten; dagegen bleiben trotz größeren Angebotes in der eiweiß- und salzreicheren Ersatznahrung diejenigen der prozentualen Ausnützung stark zurück — die N-Retention beträgt zwischen 20 und 40 Prozent, die der Asche 10 bis 15, ausnahmsweise bis 40 Prozent.

Hier zeigt sich der **gesetzmäßige Verlauf des Wachstumsansatzes,** der niemals durch eine Mehrzufuhr von Ansatzstoffen über diejenige Größe hinaus gesteigert werden kann, die der betreffenden Spezies auf der betreffenden Altersstufe eigentümlich ist. Es zeigt sich weiter, wie unzweckmäßig auch da, wo ihre andere Artung nicht zur Ernährungsstörung führt, die Kuhmilch für den menschlichen Säugling ist. Der Überfluß an Eiweiß und Salzen, den fast immer auch noch die Verdünnungen enthalten, bringt keinen Nutzen, sondern nur erhöhte Belastung, die durch Mehrausscheidnug oder Mehrzersetzung, also durch erhöhte Arbeit ausgeglichen werden muß. Entsprechend fanden auch Heubner und Rubner eine erhöhte Wärmebildung beim Flaschenkind, die sie auf Arbeitssteigerung infolge Zersetzung der größeren Eiweißzufuhr beziehen.

Die **Anpassung der Muttermilch an den durch die Art und Schnelligkeit des Wachstums bestimmten Bedarf**[3]) ist in der Tat ein besonders reizvolles Beispiel für das zweckbewußte Walten der natürlichen Kräfte. Beim Vergleiche der verschiedenen Tierarten enthüllt sich eine enge Beziehung zwischen der Wachs-

---

[1]) Kassowitz, Z. K. 6. 1913.
[2]) Vgl. S. 255.
[3]) Vgl. Bunge, Lehrb. d. phys. u. pathol. Chemie. 1894. Rubner, Problem d. Lebensdauer usf. 1908. Oldenburg. Aron, l. c.

tumsgröße und Wachstumsdauer und der Zusammensetzung der Nahrung. Je kürzer die Verdoppelungszeit nach der Geburt, desto mehr überwiegen die organischen und anorganischen Ansatzstoffe — insbesondere Eiweiß, Kalk und Phosphorsäure — die Umsatzstoffe — Fett, Zucker, Kali, Natron — und umgekehrt. Das am schnellsten wachsende Kaninchen erhält in 100 g Muttermilch 160 Kalorien, 15,5 Eiweiß, rund 2,0 CaO, MgO, P_2O_5, und rund 0,6 K_2O, Na_2O, Cl und verdoppelt damit sein Gewicht in 6 Tagen; das Kalb, das zu der gleichen Leistung 47 Tage braucht, erhält in der gleichen Menge Kuhmilch 65 Kalorien, 3,3 Eiweiß, rund 0,5 Erdalkalien und Phosphorsäure, rund 0,3 Alkali und Chlor. Für den menschlichen Säugling, dessen Körpergewicht sich erst nach 6 Monaten verdoppelt, lauten die Zahlen 70 Kalorien, 1,2 Eiweiß, rund 0,8 Erdalkalien und Phosphorsäure, rund 0,1 Alkali und Chlor. Der so geringe Eiweiß-, Kalk- und Phosphorgehalt entspricht also durchaus dem spezifisch langsamen Wachstum des Kindes; er ist gerade so reichlich bemessen, daß das physiologisch maximale Wachstum erzielt werden kann, und gerade so sparsam, daß jede Vergeudung und jede Verwendung für andere Zwecke wie die des Wachstums ausgeschlossen ist. Um dies zu ermöglichen, bedarf es einer entsprechend reichlichen Zufuhr von Kalorienspendern, namentlich der energisch eiweißsparenden Kohlehydrate. Auch dieser Forderung entspricht die Beschaffenheit der Frauenmilch. Als Ausdruck einer noch weitergehenden zeitlichen Anpassung der Nahrung an die Bedürfnisse des Wachstums kann vielleicht das der Wachstumsintensität parallel gehende Sinken des Gehaltes an Ansatzstoffen in der Milch von der kolostralen Beschaffenheit der ersten Tage bis zu den geringen Werten gegen Ende der Laktation angesprochen werden.

Die dritte Eigentümlichkeit des Säuglingsstoffwechsels ist die **Überflutung des Körpers mit Wasser**[1]). In den 150 cm³ Frauenmilch, die der junge Säugling auf das Kilo Körpergewicht verzehrt, nimmt er rund 135 cm³ Wasser auf, etwa das Vierfache dessen, was der Erwachsene genießt.

Diese Menge dürfte gleichzeitig den wirklichen Wasserbedarf darstellen, da nach einigen klinischen Erfahrungen und eigens angestellten „Austitrierungs"-versuchen die Möglichkeit einer ungünstigen Einwirkung auf den Anwuchs vorliegt, wenn das Angebot nennenswert geringer wird. Nach genaueren Ermittlungen fällt der Höhepunkt der Wasserzufuhr mit 172 ccm in die 5. Lebenswoche, weiterhin sinkt sie langsam auf 150 ccm in der 10. Woche, auf 115 im 6., 100 bis 110 im 9. Monat und erreicht im zweiten Jahre den Stand von etwa 85 ccm. Etwa 60 Prozent des eingeführten Wassers werden im Urin, etwa 6 Prozent im Stuhl ausgeschieden, der Rest — abzüglich des kleinen, im Anwuchs enthaltenen Teiles — wird durch Lunge und Haut abgegeben. Die Größe dieser „Perspiratio insensibilis" wird durch Änderungen der Umgebungstemperatur und der Luftfeuchtigkeit sowie durch Unruhe und Geschrei des Kindes stark beeinflußt[2]).

Zusammensetzung des Säuglingskörpers. Zu durchschnittlich 71,8 Prozent besteht der Säuglingskörper aus Wasser, den zweitgrößten Anteil liefert mit im Mittel 12,3 Prozent das Fett; der Eiweißgehalt wird mit 11,7 Prozent, die Asche mit 2,7 Prozent angegeben. Die vorhandenen Schwankungen nach oben und unten um das Mittel, namentlich auch solche des Aschengehaltes und des Gehaltes an einzelnen Mineralbestandteilen bilden einen Hinweis darauf, daß bereits bei der Geburt Unterschiede zwischen den Individuen bestehen, deren Bedeutung für Unterschiede in der weiteren Entwicklung zur Erörterung stehen.

Diese Zahlen sind am Neugeborenen ermittelt worden (Camerer und Söldner, Fehling), ihre Geltung dürfte sich indessen ohne wesentliche Ände-

---

[1]) Lit. vgl. L. F. Meyer, Z. K. 5. 1912. Lederer, Z. K. 10. 1914. Widmer, J. K. 83. 1916.
[2]) Lit vgl. Niemann, l. c. Benedict u. Talbot, l. c.

rung zum mindesten bis zum Ende des ersten Lebensjahres erstrecken. Nur in einer Hinsicht unterscheidet sich das ältere Kind vom Neugeborenen: es wird allmählich reicher an Trockensubstanz und ärmer an Wasser. Damit folgt es dem im Tierreich allgemein gültigen Gesetze von der physiologischen „Austrocknung" im Verlaufe des Wachstums, demzufolge von der Fötalzeit ab eine langsame Zunahme des festen Körperbestandes unter Zurückdrängung des flüssigen statthat, die mit dem Abschluß der Wachstumsperiode ihren höchsten und endgültigen Grad erreicht.

Die Belege hierfür sind vorwiegend den Analysen von Tierkörpern[1]) entnommen; für den Menschen sind aus naheliegenden Gründen entsprechende Untersuchungen nur spärlich vorhanden. Zum Unterschied vom Tiere, bei dem die Abnahme des Wassergehaltes noch nach der Geburt deutlich fortschreitet, vollzieht sich beim Menschen der Vorgang zum größten Teil im Fötalleben, und wirkt nach der Geburt nur noch langsam und in geringem·Grade weiter.

6wöchige menschliche Embryonen haben 97,5 Prozent Wassergehalt, 4monatige 91 (Fehling), Frühgeburten von 7 bis 8⅓ Monaten 75,2 bis 82,9 (Brubacher), Neugeborene, wie erwähnt, 71,2 bis 74,1 (Camerer u. Söldner, Fehling); bei einem 56 Tage alten Kind fand sich noch 70,1 (Sommerfeld), nach Abschluß des Wachstums 60 bis 66 Prozent. Diese Zahlen gelten für fetthaltige Körpersubstanz; auf fettfreie berechnet vergrößern sie sich beim Neugeborenen auf rund 80 Prozent. Bei dieser Bedeutung des Fettes für den relativen Wassergehalt liegt der Gedanke nahe, daß die „Wasserverarmung" während des Wachstums keine wirkliche sei, sondern möglicherweise nur vorgetäuscht werde, indem die Verschiebung des Verhältnisses ohne Änderung des Wasserstandes durch Vergrößerung des Fettanteiles bewirkt werde. Indessen bleiben. wenn auch in verringertem Maße, die Unterschiede auch bei Berechnung auf fettfreie Körpersubstanz bestehen. Deutlicher noch als aus der Gesamtanalyse erhellt die Eintrocknung aus der Analyse einzelner Organe. So beträgt das Wasser im Knochen beim 7monatigen Fötus allgemein 72,21 Prozent, im Femur 69,11 Prozent[2]), beim Neugeborenen allgemein 64 Prozent[3]), beim 4jährigen Kinde im Femur 45,29 Prozent[2]), beim Erwachsenen 22,04 Prozent[4]). Für den Muskel lauten die Zahlen 83,95 Prozent beim Fötus[2]), 73,4 bis 80,4 Prozent. beim Neugeborenen[3])[5]), 77,2 Prozent beim 4jährigen, 72 bis 75 Prozent beim Erwachsenen[4])[6]), für die übrigen inneren Organe zusammen 82,23 Prozent beim Neugeborenen[3]) gegen 74,7 Prozent beim Erwachsenen[6]).

Nach Lederer[7]) nimmt der Blutwassergehalt von der Geburt an, bis ungefähr zur Mitte des 3. Monats um 6 bis 10 Prozent zu. Danach dürfte die Kurve der physiologischen Austrocknung in dieser Periode eine Unterbrechung erleiden, die erst zu Beginn des 4. Monates abgelaufen ist.

Beeinflussung des Wachstums durch äußere Einwirkungen. Eine fördernde Einflußnahme auf die der Art und dem Individuum eigene Stärke des Wachstumstriebes durch äußere Faktoren ist unmöglich[8]). Das Einzige, was geschehen kann, ist, die äußeren Bedingungen so einzurichten, daß sich die Wachstumskräfte frei entfalten können. Dagegen gibt es eine Verzögerung oder Hemmung der Wachstumsvorgänge und eine Verschlechterung des Wachstumsergebnisses durch Ungunst der äußeren Verhältnisse, kenntlich an unternormaler Gestaltung der Längen- und Massenentwicklung und an abnormer Beschaffenheit der Gewebe, über die der klinische Befund und die chemische Analyse ganzer Körper oder Körperteile Aufschluß geben.

Über Beeinflussung des Wachstums durch **physikalische Einwirkungen** — Licht und Dunkelheit, Wärme, Freiluft, Jahreszeit und anderes — ist für den

---

[1]) Lit. vgl. Aron, l. c.
[2]) Brubacher, Z. Biol. 27.
[3]) Klose, J. K. 80. 1914.
[4]) Bischoff, zit. nach Aron, l. c.
[5]) Tobler, J. K. 73.
[6]) Magnus-Levy, zit. nach Aron, l. c.
[7]) L. c.
[8]) Von dem Sonderfall der Wachstumsförderung durch Organotherapie bei Unterfunktion der Wachstumshormone (Hypothyreoren u. a.) ist hier abgesehen.

Säugling noch weniger an genauen Tatsachen bekannt, als für das ältere Kind; die Pathogenese mancher Krankheitszustände, vor anderen der Rachitis und der Spasmophilie, weist darauf hin, daß die Bedeutung dieser Faktoren eine erhebliche sein muß.

Sinnfälligster Art und deshalb besser durchforscht sind die Beziehungen zwischen **Wachstum und Ernährung**[1]), wie sie sich ohne weiteres schon allein aus dem Zusammenhang von Ernährungsweise und Körpergewichtsbewegungen ergeben. Diese Verhältnisse werden bei Besprechung der Pathologie der Ernährung noch eingehend gewürdigt werden.

Wägbare Veränderungen des Gewichtes vollziehen sich im Säuglingskörper als Reaktion auf Ernährungsänderungen so schnell, daß sie in der Tat einen sehr empfindlichen Indikator darstellen. Der Verwertung des Beobachteten zur Beurteilung von Wachstumsvorgängen steht aber der Einwurf entgegen, daß Gewichtsvermehrung und Wachstum keineswegs gleichwertige Begriffe sind. Gewichtszunahmen können ebenso, wie beim Erwachsenen, lediglich durch vermehrte Einlagerung von Fett oder Wasser bewirkt werden, Wachstum kann auch erfolgen, während das Gewicht still steht oder durch Einschmelzung von Fett oder Abgabe von Wasser sinkt. Eindeutige Ergebnisse des Längenwachstums sind hinwiederum erst nach so langer Zeit nachweisbar, daß geringgradige und kurzwährende Störungen nicht zum Ausdruck kommen. So behält denn der vorsichtig und kritisch gedeutete Verlauf der Körpergewichtskurve im Verein mit der klinischen Bewertung der Körperbeschaffenheit zur Entscheidung vieler Wachstumsfragen seinen Wert, und deutliche und unter bestimmten Voraussetzungen regelmäßig auftretende Störungen in ihm werden schon deshalb nicht nur als Ansatz- sondern als wirkliche Anwuchsstörungen aufgefaßt werden dürfen, als ein gleichmäßiger Gewichtsanstieg als notwendiges Korrelat des physiologischen Wachstums gelten darf.

---

[1]) Zit. bei Tobler-Beßau, l. c. Aron, B. kl. W. 1914 Nr. 2.

Die Störungen des Überganges aus dem fötalen ins extrauterine Leben.

Auf dreierlei Art werden die Vorgänge bei der Geburt zum Ausgangspunkt krankhafter Zustände.

Die regelwidrige Geburt führt zu Asphyxie, zu Geburtstraumen, zu Frühgeburt. Die Involution der Nabelgebilde erleidet mancherlei Störungen: Persistenz fötaler Organe, Tumoren, Hernien, Wundinfektion durch septische Keime, durch Tetanus. Für sich allein ist schließlich die mit dem Beginne des extrauterinen Lebens verbundene Umwälzung so erheblich, daß es zu Funktionsstörungen im Beginn der regulären Tätigkeit einer Reihe von Organen kommt: Erythem und Desquamation der Haut und Schleimhäute, Anschwellung der Brustdrüsen, Ikterus, Albuminurie und Harnsäureinfarkt.

A. Asphyxie und Lungenatelektasen der Neugeborenen[1]).

Asphyxie. Die Ursache des ersten Atemzuges des Neugeborenen ist gemäß der jetzt wohl endgültig gesicherten, zuerst von Schwartz ausgesprochenen Lehre die Reizung des Atmungszentrums durch die Venosität des Blutes, wie sie der Aufhebung des plazentaren Kreislaufes folgt.

Wenn der plazentare Gaswechsel durch Vorgänge, deren Kenntnis den Speziallehrbüchern zu entnehmen ist, beeinträchtigt oder unterbrochen wird zu einer Zeit, wo die nun unentbehrliche Luft noch nicht den Zutritt zu den Atmungswegen findet, so bleibt die beginnende Tätigkeit der Lungen erfolglos. Es entsteht ein Zustand von Erstickungsgefahr, der als Asphyxie bezeichnet wird. Sie führt zu immer tiefer sinkender Erregbarkeit der Medulla, die beim geborenen Kinde in schwerer Beeinträchtigung der respiratorischen Tätigkeit zum Ausdruck kommt[2]).

Bei der Asphyxie ersten Grades, dem „blauen Scheintod", ist das Kind zyanotisch. Atembewegungen fehlen oder treten nur in großen Pausen unter Rasseln auf, während das Gesicht sich verzieht. Das Herz schlägt langsam, aber kräftig, Muskeltonus und Reflexerregbarkeit sind erhalten, bei der notwendigen digitalen Entfernung des aspirierten Schleimes macht sich als diagnostisch wichtiges Zeichen der Würgreflex bemerklich[3]).

---

[1]) B. Schultze, G. HB. II. Runge, Krankh. d. ersten Lebenstage. Stuttgart 1906. Lange, Phys., Path. usw. des Neugeb. Leipzig, C. G. Naumann. Knapp, Sam.-Ref. i. M. C. G. IV. Ders., Scheintod der Neugeb. Wien, Braumüller, 1898. v. Reuß, Krankh. d. Neugebor. Berlin 1914.

[2]) Bei Kindern, deren Geburt unter Verabfolgung von Skopolamin an die Mutter erfolgt, kann ebenfalls ein asphyxieähnlicher Zustand vorhanden sein. Das gleiche wird von Spaeth (Z. G. 37. 1913) für Pituitrin vermutet.

[3]) Nach Lange l. c. kann der Würgreflex bei Kombination mit Hirndruck fehlen. Man soll deshalb zur Unterscheidung vom zweiten Grade auch den Fußsohlenreflex beachten.

Bei der Asphyxie zweiten Grades, dem „weißen Scheintod", ist das Kind blaß, nur die Lippen bläulich. Wenn überhaupt einige Atemzüge ausgeführt werden, so geschieht dies krampfhaft, schnappend. Der Puls ist klein, beschleunigt. Die Glieder hängen schlaff herab, die Reflexerregbarkeit, auch des Schlundes, ist erloschen.

Wenn solche Kinder sterben, so findet man bei der **Sektion** die Merkmale der Erstickung: dünnflüssiges, dunkles Blut, eine Ansaugungshyperämie der atelektatischen, mit Schleim und Fruchtwasser erfüllten Lunge, Ekchymosen in den serösen Häuten und als Ausdruck der Erlahmung des Herzens starke venöse Blutfüllung in Gehirn- und Bauchorganen, die gelegentlich zu peritonealen, intestinalen und meningealen Extravasaten ansteigt. Hat etwas extrauterine Atmung stattgefunden, so sind kleine Lungenbezirke lufthaltig.

Die **Behandlung** des ersten Grades der Asphyxie darf sich im wesentlichen mit Hautreizen begnügen. Bei ganz geringen Graden genügt Anspritzen mit Wasser, einige Schläge auf die Nates, bei stärkeren wird, wenn nötig mit Wiederholung, das warme Bad mit folgender Frottierung angewendet und bei ungenügendem Erfolg Übergießung von Brust und Nacken mit kaltem Wasser angeschlossen. Schleim ist dabei mit dem umwickelten kleinen Finger zu entfernen; wird nichts gefördert, so werden einige Schultzesche Schwingungen eingeschaltet; dauert bei Besserung der Atmung das Schleimrasseln an, so ist nach Ahlfeld für eine Viertelminute an den Beinen zu suspendieren oder zur Katheteraspiration zu greifen. Ein ausgezeichnetes Mittel in schwierigen Fällen ist das warme (38° bis 40°) Bad[1]), in dem sowohl Hautreize wie Herzmassage zu Hilfe genommen werden können.

Bei der Asphyxie zweiten Grades wird nach Ausräumung des Schleimes mit Schultzeschen Schwingungen vorgegangen, beginnend mit der Exspirationsphase. Immer nach 6 bis 8 Schwingungen kommt das Kind in ein warmes Bad. In den Zwischenpausen wird Herzmassage angewendet (150 bis 200 Stöße in der Minute). Man achte bei Beginn spontaner Atemzüge darauf, daß die künstlichen In- und Exspirationen mit ihnen zusammenfallen. Wird bei freiem Kehlkopf nach 4 bis 5 Folgen von Schwingungen der Herzschlag nicht besser, so muß die Luftröhre katheterisiert (Nélaton Nr. 12) und der Schleim aspiriert werden. Als Gegenanzeige der Schultzeschen Methode gelten Frühgeburt, intrakranielle Blutungen und Knochenbrüche. Man hat von ihr auch innere Verletzungen befürchtet. Empfehlenswert sind deshalb daneben noch die rhythmische Kompression[2]) und die Schwingmethode[3]). Bei jener wird der Thorax durch die umgreifenden Hände in regelmäßiger Folge zusammengedrückt, während der Körper an den Füßen aufgehoben ist; bei dieser wird das horizontal gehaltene Kind mit der einen Hand an den Füßen, mit der anderen am Nacken erfaßt und der Oberkörper zwecks Exspiration langsam, zuletzt unter Druck zusammengebogen, bis das Gesicht die Fußrücken berührt; die Rückbewegung bringt die Inspiration[4]). Die Bemühungen sind fortzusetzen, bis entweder das Erlöschen des Herzschlages sie illusorisch macht, oder bis volle Lebensfrische erreicht ist. Weiterhin hat die Sorge für Entfernung des aspirierten Schleimes, für Erwärmung und Überwachung obzuwalten. Rückfälle sind frühzeitig in gleicher Weise zu behandeln, am besten wird auf alle Fälle das Bad und die Übergießung nach einigen Stunden wiederholt.

---

[1]) Ahlfeld, Z. G. G. 68. 1911.
[2]) Prochownik, Z. G. 1894.
[3]) Ogata, B. G. G. 12. 1908.
[4]) Es sind noch andere Methoden angegeben worden, auch solche, die mit Einblasung von Luft oder Sauerstoff arbeiten. Wegen der erforderlichen Apparatur kommen diese hauptsächlich nur für die Klinik in Betracht. (Vgl. die Zusammenstellung bei v. Reuß, l. c.)

Wenn trotz sachgemäßen Eingreifens das Neugeborene immer wieder in die Asphyxie zurückfällt, oder wenn ein normal zur Welt gekommenes Kind erst nach der Geburt asphyktisch wird, so handelt es sich um „erworbene Asphyxie"[1]), und es entsteht der Verdacht, daß eine ernste innere Erkrankung vorliegt. Dazu gehören Gehirnkrankheiten oder -verletzungen: so die enzephalitischen Erweichungen und Hirnkontusionen in Anschluß an das Geburtstrauma, die sich beide namentlich bei Frühgeborenen finden, und die Blutungen, ferner schwere, intrauterin erworbene Allgemeinerkrankungen wie Lues und Sepsis. Die akute Fettdegeneration der Neugeborenen (Buhlsche Krankheit) verläuft mit hervorstechenden Erscheinungen der Asphyxie und ist in den Fällen, wo es nicht zu größeren Blutungen kommt, während des Lebens ihrer Natur nach kaum zu erkennen. Auch ohne solche und ähnliche Komplikationen neigen vor allem Frühgeborene wegen der mangelhaften Energie ihrer gesamten Lebensfunktionen zu asphyktischen Anfällen.

Der „erworbenen Asphyxie" werden gewöhnlich auch die **Atmungsstörungen** angereiht, die **durch angeborene Lungenerkrankungen** (weiße Pneumonie, Pleuraergüsse) und **verschiedenartige Mißbildungen** (Herzfehler, Lungenaplasie, Trachealstenosen und -kompressionen u. a.) begründet sind. Versteht man unter Asphyxie einen Zustand von Sauerstoffmangel auf Grund zentral bedingten Versagens der Atmungsbewegungen, so ist diese Vereinigung unzulässig. Denn hier besteht in vollem Gegensatz eine gesteigerte, angestrengte Tätigkeit des Brustkorbes und der Atmungsmuskulatur, und die Zyanose und schließliche Erstickung beruht auf peripherischen Hindernissen. Allenfalls ähnelt die Atmung bei Zwerchfellbrüchen der der Asphyxie. In den zwei mir untergekommenen Fällen war sie oberflächlich, zeitweise bestanden Anfälle von Zyanose.

Atelektasen[2]). Bei ungenügender Belebung oder rückfälliger Störung der Atmung droht die Ausbildung von Lungenatelektasen. Ihr Hauptsitz sind die zentralen, demnächst die paravertebralen Bezirke, in höherem Maße die der linken als die der rechten. Völlig luftleeres Gewebe findet sich nur wenig, zumeist sind die Alveolen schon ein wenig entfaltet, aber infolge der Stauung im kleinen Kreislauf mit Ödemflüssigkeit durchsetzt; Kapillarstase und Blutungen sind verbreitet[3]). Aus naheliegenden Gründen werden hauptsächlich Frühgeborene und Debile betroffen. Zu den **Erscheinungen** des allgemeinen Verfalles, dem Ödem und der Herzschwäche, fügt die Atelektase die anhaltende Zyanose und die Dyspnoe, die im Gegensatz zur Pneumonie weniger durch Beschleunigung als durch Oberflächlichkeit und Unregelmäßigkeit der Brustkorbbewegungen gekennzeichnet ist. Man findet am Rücken tympanitischen Lungenschall und abgeschwächtes Atmen oder feines, vom Ödem herrührendes Knistern. Husten und Fieber fehlen; Verbreiterung der Dämpfung, Pulsation im Epigastrium zeigt die Erweiterung und Stauung im rechten Herzen an.

Atelektasen erfordern eine energische **Behandlung** durch Anregung der Atmung. Werden dabei warme Bäder mit kühleren Übergießungen nötig, so vermeide man sorgsam die Abkühlung mit ihren bösen Folgen. Mit diesen Maßnahmen müssen die zur Erwärmung, Belebung und Ernährung schwacher Kinder erforderlichen Hand in Hand gehen; nur wenn diese Erfolg haben, kann man hoffen, einen Rückfall fernzuhalten.

Die Gefahr nicht behobener oder nicht behebbarer Atelektasen liegt darin, daß unter zunehmender Schwäche das Leben früher oder später erlischt. In seltenen Fällen kann sich indessen der Zustand monatelang hinziehen, ja er schließt die Erreichung eines höheren Alters nicht aus. Dann kommt es zu schweren **Folgezuständen** in Gestalt schrumpfender und indurierender Vor-

---

[1]) Über erworbene Asphyxie in späteren Wochen vgl. S. 577.
[2]) Gerhardt, G. Hb. III. 2. A. Hoffmann, N. Hb. XIV.
[3]) Peiser, J. K. 67. 1908.

gänge und Bronchiektasien. Hartnäckig rezidivierende Katarrhalpneumonien, auch Lungengangrän[1]) wurden beobachtet. Die lufthaltigen Teile — vorwiegend sind es die Oberlappen — blähen sich kompensatorisch. Bei sehr ausgedehntem Ausfall von Lungenparenchym sah man erhebliche Thoraxdeformi-
täten[2]) entstehen.

Seit Jörg und Weber wird gelehrt, daß Atelektasen durch Erzeugung vermehrten
Widerstandes im kleinen Kreislauf den Verschluß des Foramen ovale und des
Ductus Botalli über die normale Frist der ersten drei Wochen hinaus verzögern und
vielleicht dauerndes Offenbleiben bedingen können. Damit ist aber keineswegs gesagt,
daß an dieses primäre Offenbleiben sich wirklich auch die bekannten Kreislaufsstörungen
anschließen müssen. Denn Übertritt von Pulmonalblut in die Aorta ist wenig belangreich.
Erst wenn rückläufig Aortenblut in die Pulmonalis gelangt, sind die Vorbedingungen für
jene Störungen gegeben; dazu aber bedarf es noch weiterer Anomalien.

B. Die durch Geburtstraumen hervorgerufenen Krankheiten.

Unter den mannigfaltigen, während der Geburt erworbenen traumatischen Schädigungen des Neugeborenen sollen uns hier nur diejenigen beschäftigen, die entweder durch
bestimmte und immer wiederkehrende Erscheinungsform sich als typische Verletzungen
erweisen, oder ihrer Natur und ihren Folgezuständen nach mehr das Interesse des inneren
Arztes fesseln. Die Extremitätenfrakturen, die atypischen Weichteilquetschungen und Rup-
turen innerer Organe, die mehr die Aufmerksamkeit des Chirurgen oder des Geburtshelfers
beanspruchen[3]), werden hier unerwähnt bleiben.

1. Die Verletzungen am Kopf und ihre Folgen[4]).

a) Verletzungen der Weichteile[5]).

An der Haut finden sich typische, gewöhnlich auf den Scheitelbeinen
sitzende **Druckmarken** in Form rötlicher oder sugillierter Stellen, die das Kind
nach langdauernder Geburt bei engem Becken, auch wenn sie spontan erfolgt,
als Resultat der Anpressung und des Vorbeistreifens an Knochenvorsprüngen
(Promontorium) erwirbt. Durch die Zange werden ähnliche, aber weniger gesetzmäßig gelagerte Wirkungen hervorgerufen. Die Stellen können der Nekrose anheimfallen und zur Geschwürsbildung Veranlassung geben. Auch die Haut über einer
Kopfgeschwulst kann einmal geschwürig und nekrotisch werden[6]).

Nicht zu verwechseln mit diesen Dingen sind teils runde, teils unregelmäßig gestaltete,
die ganze Dicke der Haut durchsetzende **angeborene Hautdefekte**[7]) von wechselnder,
oft nicht unbeträchtlicher Größe, die an den verschiedensten Stellen des Kopfes, seltener des
Rumpfes, der Extremitäten, der Fußsohlen sitzen (Fig. 19). Sie sind zu deuten als Erzeugnis der
während oder kurz vor der Geburt erfolgenden Zerreißung der Insertion amnio-

---

[1]) Heller, D. A. kl. M. 36. Neisser, Z. kl. M. 42.
[2]) Francke, D. A. kl. M. 52.
[3]) Vgl. über diese Küstner, Verletz. d. Kindes b. d. Geburt in P. Müllers Hb. d.
Geburtsh. III. Diettrich, V. g. M. 3. Folge, Bd. 7. Börner, ibid. Bd. 24 (Verl. b. Spontangeburt). v. Reuß, l. c. Br. Wolff, Festschrift f. J. Hirschberg, 1905 (Veit & Co., Leipzig)
(Augenverletzungen). Büttner in Brüning-Schwalbe, Hb. d. allg. Pathol. usw. des Kindesalters. Wiesbaden 1913.
[4]) Lit. vgl. Hennig, G. HB. I. Runge, Krankh. d. erst. Lebenstage. Lange, Phys.
u. Path. d. Neugeb. v. Bergmann, Die Kopfverletzungen. D. Chir. Lief. 30. v. Reuß,
Krankh. d. Neugebor.
[5]) Vogt, M. G. G. 37. 1913.
[6]) Ehrendorfer, A. G. 80. 1906.
[7]) Vgl. z. B. Hochstetter, Z. G. G. 28. v. Hoffmann, W. m. P. 1885. Nr. 18.
Diettrich, l. c. Sitzenfrey, B. G. G. 14. 1909. Kehrer, M. G. G. 31. 1910. Weintraub,
Derm. W. 1913. Nr. 56.

tischer Stränge. Bei intrauterin vor längerer Zeit erfolgter Trennung können bereits Narben oder Granulationen vorhanden sein. Die Unkenntnis dieser Vorkommnisse hat gelegentlich zu forensischen Verhandlungen geführt.

Quetschungen, vorwiegend bei instrumenteller Entbindung gesetzt, führen zu Suffusion der Galea. Von ihr zu scheiden ist eine dem Schädel eigentümliche Art der Blutansammlung, das

b) Kephalhämatom.

Kephalhaematoma externum. Das Kephalhaematoma externum ist ein subperiostaler Bluterguß, dessen Lokalisation und sonstige **Eigenschaften** durch

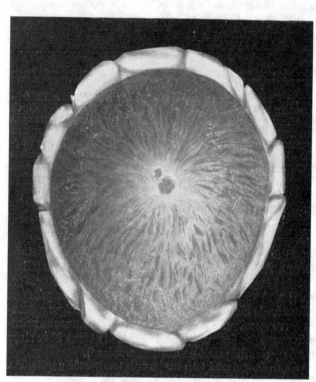

die anatomischen Verhältnisse in typischer Weise vorgeschrieben sind. Es findet seine Grenze dort, wo die Lockerheit des Bindegewebes einer strafferen Vereinigung Platz macht, an den Rändern des betroffenen Schädelknochens. Niemals überschreitet deshalb das Kephalhämatom Nähte oder Fontanellen, und diese gesetzmäßige Beschränkung ist von diagnostischer Bedeutung. So erscheint es als nuß- bis apfelgroße, ja mannsfaustgroße[1]), streng auf ein Schädelbein beschränkte, fluktuierende, schmerzlose Geschwulst, über welcher die unveränderten oder leicht suffundierten Hautdecken verschieblich sind. In der Peripherie, da, wo die Abhebung des Periosts

Fig. 19. Angeborener Hautdefekt
(aus v. Reuß, Krankheit der Neugeborenen).

beginnt, wird als Ausdruck eines periostalen, zur Knochenneubildung führenden Vorganges ein harter Wall gefühlt, der bei Betastung vom gesunden Knochen her durch den plötzlichen Wechsel gegen die weiche Blutzyste jenes für Ergüsse in den Schädelbeinen so charakteristische Gefühl des Hineingelangens in ein „Loch" erzeugt.

Das Kephalhämatom bevorzugt das rechte Scheitelbein, es folgt in der Häufigkeit das linke; Occiput, Stirnbein, Schläfenbein bleiben weit zurück. Nicht selten finden sich 2, ja 3 getrennte Ergüsse.

Bei der Geburt oft noch latent, pflegt das Kephalhämatom während 5 bis 6 Tagen zu wachsen, dann einige Zeit gleich zu bleiben, um innerhalb sehr verschieden langer Zeit zu verschwinden. Sehr große Ansammlungen, wie die noch

---

[1]) Scheider, P. m. W. 1889. Nr. 40.

dazu doppelten im Falle Scheiders, können in 4 Wochen aufgesaugt werden, andere Male sieht man mäßige Ergüsse eines Vierteljahres bis zur völligen Beseitigung benötigen. In diesen länger dauernden Verläufen pflegt das abgehobene Periost eine dünne Knochenlamelle zu bilden, die sich am Pergamentknittern erkennen läßt; für gewöhnlich vermittelt eine von der Peripherie konzentrisch heranrückende Knochenwucherung die Anlagerung, nach deren Vollendung längere Zeit eine entsprechend ausgedehnte Verdickung zurückbleibt.

Das Allgemeinbefinden der Hämatomträger bleibt meist ungestört. Bei beträchtlicher Ausdehnung kann es allerdings zu immerhin beachtenswerter posthämorrhagischer Anämie kommen. Albuminurie ist zuweilen vorhanden; auch ein langdauernder Ikterus ist mir einigemal aufgefallen, der wohl durch die Resorption des Blutergusses unterhalten wurde. Eine bedenkliche Wendung erleidet der sonst gutartige Hergang, wenn im Anschluß an operative Eingriffe oder auch spontan Vereiterung eintritt, der nicht ganz selten Phlegmone, Karies des Knochens, Meningitis, Sepsis folgen.

Die **Ursache** für die Ausbildung eines Kephalhämatoms ist nur in einer Minderzahl von Beobachtungen in Fissuren oder Impressionen der Knochen gegeben — bei den letzten pflegt die Vertiefung mit Blut ausgefüllt zu werden. Gewöhnlich fehlen solche Verletzungen, ja es ist sogar besonders zu betonen, daß die Affektion vorwiegend nach leichtem Geburtsverlauf bemerkt wird. Es sind für diese Fälle mancherlei **Erklärungen** versucht worden: plötzliches Aufhören der Kompression des Schädels, die zu Hyperämie und Gefäßzerreißung führt (Bednar), Bestehen spaltförmiger Ossifikationsdefekte, wie sie sehr oft in der Hinterhauptschuppe und den Scheitelbeinen zu finden sind (Féré), Stauungsblutungen bei Asphyxie (Spiegelberg) und anderes. Alle diese Annahmen lassen es unerklärt, warum gegenüber ihrer großen Häufigkeit das Kephalhämatom so selten ist — nach verschiedenen Statistiken 0,3 bis 0,6 Prozent. Vielmehr dürfte diese Blutung die Folge einer häufig wiederholten und ausgiebigen Verschiebung der Weichteile sein, die das beim Neugeborenen nur locker anhaftende Periost am Knochen abhebt und die zarten Gefäße zerreißt (Fritsch, G. Runge, Lange). Diese Verschiebung entsteht durch Adhäsion der Kopfschwarte an den Wänden des Geburtskanals zur Zeit des Nachlassens der Wehen, währenddessen der Schädel selbst in die frühere Lage zurückkehrt. Derartige Verhältnisse ergeben sich bei leichten Geburten; bei verzögerten (große Kinder, enges Becken) wird dieses Vor- und Zurückweichen in sehr geringem Maße beobachtet. Daher der Mangel der Ablösung. In dem seltenen Falle, wo sie doch erzeugt wird, führt bei der langen Dauer der Entwicklung die starke Kompression Thrombose der Gefäße herbei, bevor ein Erguß entstehen konnte. Der Asphyxie mit ihrer Hyperämie des Schädels ist nur eine begünstigende Rolle beizumessen.

Bei der **Diagnose** wird Blutung in die Galea und Caput succedaneum durch das Hinweggreifen über die Nähte leicht auszuschalten sein. Gefäßgeschwülste sind sehr selten, kompressibel, persistieren, schwellen beim Schreien an, oft mit Gefäßektasien der Haut vergesellschaftet. Man denke auch an den seltenen, mit dem Schädelinnern kommunizierenden Varix racemosus communicans und den Sinus pericranii Stromeyers, der in Form einer wechselnd gefüllten mit dem Sinus kommunizierenden Blutzyste unter dem Pericranium als außerordentliche Seltenheit angetroffen wird. Angeborene Hirnbrüche liegen zwischen den Schädelknochen, zeigen Pulsation, sind zum Teil reponibel unter Erscheinungen von Hirndruck. Die mit Vorliebe auf den Scheitelbeinen hervortretende Meningocele traumatica[1] kann sich auch

---

[1] Lit. vgl. Schindler, Z. K. Ref. 3. 1912.

in der Zeit des Kephalhämatoms entwickeln. Dann muß das Fühlen der Knochenlücke, das Anschwellen beim Schreien, die Pulsation die Diagnose geben.

Wer sich der völligen Beherrschung der Asepsis sicher fühlt, wird zu dem Versuch neigen, durch Aspiration die **Beseitigung** des Kephalhämatoms zu erstreben. Ob dieser Zweck immer erreicht wird, steht dahin, denn Nachblutungen sind häufig und somit der Nutzen nicht sicher. Um so schwerer muß dem gegenüber die Infektionsgefahr gewogen werden, und so steht man jetzt allgemein auf dem Standpunkt, den Erguß der selbsttätigen Aufsaugung zu überlassen. Befördernde **Kompression** ist am Schädel des Neugeborenen kaum möglich. Bei Vereiterung ist breite Eröffnung selbstverständlich. Sonst wäre die Punktionsbehandlung noch für diejenigen umfangreichen Hämatome zu erwägen, die keine Neigung zur Verkleinerung zeigen, ebenso dann, wenn Gehirnerscheinungen auftreten, die mit Wahrscheinlichkeit auf ein **Kephalhaematoma internum** bezogen werden können.

Kephalhaematoma internum sitzt als bedeutend selteneres Gegenstück der äußeren, subperiostalen Blutung **epidural**. Es entsteht entweder bei **Knochenverletzungen**, oder ohne solche, wenn das äußere Hämatom über den häufig vorhandenen, typischen, **spaltförmigen Ossifikationsdefekten**[1]) am Scheitelbein und Hinterhaupt gelegen ist, hier also durch einfaches Übergreifen des äußeren Ergusses. Es ist der Diagnose nur zugängig, wenn **zerebrale Symptome** kommen, und diese fehlen zumeist, schon deswegen, weil diese epiduralen Blutungen oft wenig umfangreich sind. Andererseits ist zu berücksichtigen, daß ein Zusammentreffen von äußerem Hämatom mit einer andersartigen Hirnblutung vorliegen kann. Gelegentlich dürfte hier die Spinalpunktion Aufschluß geben, da bei rein epiduralem Sitze kein Blut in den Liquor cerebrospinalis übergeht.

Von Interesse ist ein Fall Keilmanns[2]), wo bei Hinterhauptkephalhämatom dauernd Pulsverlangsamung bestand (direkte zentrale Vagusreizung durch Erguß in der Nachbarschaft?). Kirmißon[3]) erwähnt, daß es bei Vereinigung von innerer und äußerer Blutung zuweilen zu Pulsation der äußeren Geschwulst kommen kann.

Kephalhaematoma subaponeuroticum. Sehr selten sieht man — teils allein, teils gleichzeitig mit dem typischen Kephalhaematoma externum — Blutergüsse zwischen Periost und Galea, die ihrem Sitze entsprechend als Kephalhaematoma subaponeuroticum zu bezeichnen sind und natürlich der scharfen Begrenzung entbehren. Sie kommen bei hämorrhagischer Diathese vor (v. Reuß), aber auch ohne sie. Ich sah ein solches, mit einem kleinen externen vereinigt, das allmählich den ganzen Kopf überzog und sich zu den Ohren und Augen senkte. Das Kind starb in der zweiten Woche unter zerebralen Erscheinungen. Merkwürdigerweise wiederholte sich derselbe Zustand bei dem $1\frac{1}{2}$ Jahre später geborenen Schwesterchen. Dieses blieb am Leben und wies später die Symptome einer typischen spastischen Diplegie mit Idiotie auf.

c) Schädigungen des Zentralnervensystems.

Hirndruck. Abnorm gesteigerte Kompression des kindlichen Schädels während des Durchtritts durch den Geburtskanal kann zu Hirndruckerscheinungen führen, welche sich bei Neugeborenen in Pulsverlangsamung und

---

[1]) Die wichtigsten sind je einer zwischen oberem und unterem Teil der Hinterhauptschuppe, von der hinteren Seitenfontanelle ausgehend und ebenso am Scheitelbein nahe dem hinteren Drittel der Pfeilnaht. Die letzten können so breit sein, daß sie die sogen. Gerdysche Fontanelle bilden. Eine dritte besteht fast regelmäßig an der Spitze der Hinterhauptschuppe (Féré). Vgl. v. Hoffmann, l. c.

[2]) A. m. C. Z. 1898, S. 360.

[3]) Lehrb. d. chirurg. Krankh. angebor. Ursprungs, S. 54.

oberflächlicher Atmung äußern. Ein weiteres Zeichen ist nach Lange[1])
das Fehlen des Würgreflexes bei Eingehen in den Schlund. Gewöhnlich
besteht gleichzeitig Asphyxie. Der Erfolg der Wiederbelebungsversuche im Verein
mit dem baldigen Verschwinden der Drucksymptome belehren, daß keine ernstere
Verletzung vorlag.

Hirnblutungen[2]). An eine schwere Ursache muß jedoch gedacht werden,
wenn die Asphyxie der Behebung mit großer Hartnäckigkeit widersteht oder
sich verschlimmert, oder wenn erst einige Stunden nach der Geburt, sei es mit,
sei es ohne zentrale Reizerscheinungen, ein komatöser Zustand zur Ausbildung
kommt. Findet sich keine andere schwere Krankheit[3]) zur Erklärung, so ist
der Schluß auf einen zerebralen Vorgang berechtigt. Neben angeborener Encephalitis[4]) beansprucht die Hirnblutung hier die erste Rolle. Auch bei der
Asphyxie der Frühgeburten ist nicht selten neben der Unreife die Hämorrhagie
im Spiel. Operative Entbindung oder sichtbare Folgen der Schädelkompression
(Eindrücke der Knochen, Druck-
marken) erhöhen die Wahrscheinlichkeit der Diagnose, sind aber
durchaus nicht notwendige Voraussetzung.

Die Entstehung der Blutung[5])
ist in einem Teil der Fälle an
schwere Traumen geknüpft,
die zu Fissuren, Brüchen, Zerreißungen von Nähten führten. Auch
Abreißungen der Partes condy-
loideae von der Hinterhauptschuppe sind bekannt. Bei anderen
Kindern steht die Blutung in Beziehung zu Impressionen des
Schädels (Fig. 20); von diesen sind
die rinnenförmigen, beim Vorbei-
streifen am Promontorium erzeugten, viel weniger zu fürchten,
als die trichter- und löffelförmi-
gen deren Träger in einem hohen
Prozentsatz während oder kurz
nach der Geburt zugrunde gehen.
Aber auch ohne solche starken
Verletzungen kommt es häufig
zu Blutungen, und alle Beobachter stimmen darin überein, daß
nicht die schwere, mit oder ohne

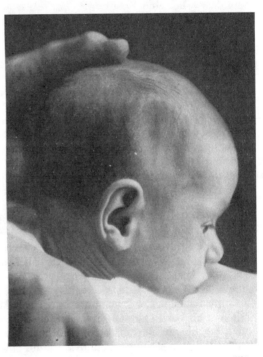

Fig. 20. Schädelimpression (nach 6 Monaten völlig
verschwunden).

Kunsthilfe beendete, sondern die spontane, ohne Verwicklung, ja sogar leicht
und schnell, oft beschleunigt erfolgte Geburt in der Vorgeschichte dieser Kinder

---

[1]) L. c.
[2]) Lit. vgl. v. Bergmann, l. c. Steffen, G. HB. 5. I. v. Reuß, l. c. Marfan, T. m.
e. IV. Bauereisen, Z. G. 35. 1911. Seitz, A. G. 82. 1907. Mayer, Z. G. 46. 1915.
Doazan, Arch. gén. d. chir. 7. 1913. Ylppö, Z. K. 20. 1919.
[3]) Vgl. S. 120.
[4]) Vgl. S. 484.
[5]) Siehe außer den oben genannten: Virchow, Ges. Abhandl. Weber, Beitr. z.
Anat. d. Neugebor. Kiel 1851. Olshausen, Deutsche Klinik 38. 1864. Kundrat, W.
kl. W. 1890. Nr. 46.

festzustellen ist. Besonders bevorzugt sind Frühgeburten (Ylppö). Wenn man erwägt, daß symptomlose Blutergüsse, die zum größten Teil mit dem Geburtsvorgang in Zusammenhang gebracht werden können, sich bei der Sektion junger Säuglinge überraschend häufig finden (12 Prozent Weyhe[1]), 13,7 Prozent Doehle[2])), so leuchtet ein, daß auch die größeren und gefährlicheren Blutungen allein durch die gesteigerte Auswirkung des unkomplizierten Geburtsvorganges zustande kommen können. Es handelt sich jedenfalls um Ein- und Abreißung von Gefäßen, ja des Sinus selbst, infolge ausgiebiger Verschiebung der Kopfknochen gegen- und übereinander. Sie droht am ehesten, wenn diese bis an die Ränder hart sind und nicht zu nahe aneinander liegen, während bei weichen Rändern oder bei dicht einander anlagernden Knochen die Gefahr einer Gefäßverletzung wesentlich geringer ist.

Nicht wenige Hämatome rühren auch von Einreissen des Tentorium cerebelli[3]) her, verursacht durch Zusammendrücken des Schädels .von Schläfe zu Schläfe, wobei eine Spannung der Falxstrahlung ausgelöst wird. Auch starke Stauung unter der Geburt allein dürfte unter Umständen genügen, um eine Gefäßruptur zu bewirken, und ebenso wird die Stauung bei Asphyxie im Verein mit der hierbei verlängerten Gerinnungszeit des Blutes dazu beitragen, daß der Erguß einen größeren Umfang erreicht. Abels[4]) beschuldigt auch den namentlich bei stürmischer Geburt erheblichen und schnellen Druckwechsel beim Übergang zum Atmosphärendruck, der ähnlich wie die gleiche Ursache bei der „Caissonkrankheit" Blutungen hervorrufen muß.

Der **Sitz der Hämatome** ist bei supratentorieller Quelle die Konvexität des Gehirnes, entweder die ganze oder die des Schläfen- oder Hinterhauptlappens. Einseitigkeit bildet die Regel. Die infratentoriellen Blutungen umhüllen Kleinhirn und Kleinhirnschenkel und können sich bis zur Medulla und in den Wirbelkanal hinein erstrecken. Es finden sich auch Mischformen und Blutungen in die Seitenventrikel. Am seltensten scheinen Blutungen in die Hirnsubstanz zu sein.

Die schweren, oft von Hirnquetschungen begleiteten Zustände dieser Art führen begreiflicherweise meist zum Tode kurz nach der Geburt, während kleine Blutungen ganz ohne **Symptome**[5]) und Folgen bleiben können. Die Erscheinungen der größeren beschränken sich bei rein infratentoriellem Sitze auf Sopor- und ungenügende Atmung mit gelegentlichen Anfällen von Apnoe und tiefer Zyanose. Zum Unterschied von Asphyxie aus anderen Gründen besteht hier zudem ein Unvermögen zu schlucken. Bezeichnend ist auch ein blitzartiges Zusammenzucken der Arme und Beine bei Beklopfen des Sternums (Ylppö), zuweilen auch bei Beklopfen anderer Stellen. Senkung des Blutes in den Wirbelkanal fügt hierzu Nackenstarre, Opisthotonus, Gliederspasmen und Erektion des Penis. Bei länger hingezogenem Verlaufe bewirkt der Druck des Hämatoms auf Sinus transversus und Foramen jugulare Rückstauung nach dem Großhirn und damit Fontanellenspannung und Zuckungen namentlich im Okulomotoriusgebiet, seltener im Fazialis. Die Lumbalpunktion ergibt blutigen Liquor. Kinder mit **supratentorieller** Blutung zeigen am ersten Tage häufig nichts Verdächtiges; am zweiten wird eine charakteristische, auf Kopfschmerz deutende Unruhe und beginnende Fontanellenspannung verdächtig. Mit wachsendem Drucke kommt dann der Sopor, die Störungen der Atmung, die Erhöhung des Blutdruckes. Puls-

---

[1]) Üb. d. Häufigk. d. Hämorrh. im Schädel usw. bei Säugl. Inaug.-Diss. Kiel 1889.
[2]) Üb. chron. Pachymeningitis usw. Berl. internat. med. Kongr. 1890. 17. S. 40.
[3]) Beneke, M. m. W. 1910. Nr. 41. Pott, Z. G. G. 69. 1911. Beuthin, M. G. G. 36. 1912.
[4]) A. G. 99. 1913.
[5]) Vgl. besonders Seitz, l. c. und M. m. W. 1908. Nr. 12.

verlangsamung ist nicht so regelmäßig, wie im späteren Alter. Dazu gesellen sich, zunächst nur auf der gekreuzten Seite, später auch auf die andere übergreifend, Reiz- und Lähmungserscheinungen an den Hirnnerven, Miosis, Extremitätenspasmen, Hyperreflexie und vor allem auch Krämpfe. Diese können an Trismus und Tetanus erinnern und sind gelegentlich auch, wie dieser, durch leichte äußere Reize auslösbar, öfter sind sie tonisch-klonisch und vom Typus der Rindenkrämpfe. Zuckungen der Augen, des Gesichtes und eines einzelnen Gliedes dürften am häufigsten vorkommen. Wegen der durch das Tentorium erschwerten Verbindung ist der Blutgehalt des Lumbalpunktates oft gering; bei Blutungen in die vordere Schädelhöhle kann er gänzlich fehlen.

Bei Vergesellschaftung von supra- und infratentorieller Blutung sind die Besonderheiten einer jeden natürlich verwischt. Auch die Blutung in die Seitenventrikel läßt sich symptomatisch nicht scharf abgrenzen.

Als Beispiel möge ein selbstbeobachteter Fall dienen: 3 täg. Knabe K.; schwere Zange, seit Geburt Krämpfe. Bei der Aufnahme Coma, leichte Parese und spastische Erscheinungen in den Extremitäten, rechts mehr als links, Deviation der Zungenspitze nach rechts, linksseitige Fazialisparalyse; schwere Spuren der Zangenlöffel, die im schrägen Durchmesser gelegen haben; der linke Bulbus ist zerquetscht. Vor dem linken Ohre ausgedehnte Suffusion, ebenso auf dem rechten Parietale. Nichts von Fissur oder Infraktion tastbar. Häufig eigenartige Krämpfe, beginnend mit rhythmischen, saugartigen Bewegungen der Zunge und des Oberkiefers, hierauf rhythmische Zuckungen der Extremitäten, erst rechts, später beiderseits und ruckartige Seitenbewegungen des rechten Bulbus, zum Schlusse des Anfalls etwa 1 Minute lang athetoseartige Bewegungen der Arme. Bauchreflexe fehlen. Starker Ikterus, im Urin Eiweiß, Blut, Gallenfarbstoff. Lumbalpunktion ergibt hämorrhagische, beim Absetzen nicht gerinnende Flüssigkeit, Blutkörperchen stechapfelförmig, Liquor gelblich. Im Verlauf Abklingen der Erscheinungen, mehrfach Fiebersteigerungen bis 40⁰, Erholung; vom 5. Lebenstag ab keine Konvulsionen. 3 Wochen alt scheinbar völlig hergestellt entlassen, alle Lähmungen und Reizerscheinungen geschwunden. Die Besserung war indessen trügerisch. Wie eine spätere Nachfrage ergab, stellten sich sehr bald maximale Beugekontrakturen aller vier Extremitäten, Opisthotonus und Zwangshaltung des Kopfes mit über der rechten Schulter stehendem Kinne ein; dabei wahrscheinlich Idiotie. Tod im Alter von 3 Monaten. Keine Sektion.

Der Fall war aufzufassen als peripherische linksseitige Fazialislähmung, vergesellschaftet mit Meningealblutung über der linken Hirnhälfte. Ikterus und Fieber wahrscheinlich durch Resorption des Blutextravasates bedingt. Die Folgeerscheinungen waren, wie in einer zur Sektion gelangten, ähnlichen Beobachtung Henochs[1]), jedenfalls der Ausdruck einer sekundären Hirnsklerose.

Wie bei diesem Kinde, so scheinen ganz allgemein die Ereignisse des 3. und 4. Lebenstages von Bedeutung zu sein für die **prognostische Beurteilung**. Bleiben die Erscheinungen in dieser Zeit gleich oder verschlimmern sie sich noch, so ist in Bälde, spätestens bis zum Beginne der zweiten Lebenswoche der Tod zu erwarten; bahnt sich eine Besserung an, so besteht große Wahrscheinlichkeit für Erhaltung des Lebens. Zunächst aber auch nicht für mehr. Denn ob diese Besserung zur vollkommenen Genesung führen, oder ob sich, wie in dem angezogenen Beispiele, eine bleibende Schädigung herausbilden wird, darüber kann erst die fortgesetzte Beobachtung entscheiden.

Über die näheren und weiteren **Folgen** lehrt die Erfahrung bisher etwa folgendes:

Die **Impressionen** scheinen die Gegensätze zu lieben. Entweder sind gleichzeitig mit ihnen so schwere Hirnschädigungen gesetzt worden, daß die Kinder tot oder sterbend zur Welt kommen, oder es bleibt — in etwa 50 Prozent der Fälle — das Gehirn völlig unbeeinflußt[2]). Ich selbst konnte bisher bei 10 älteren Säuglingen die Abwesenheit jedes Zeichens zentraler Störung bestätigen. Nur

---

1) Ch. A. 15.
2) Saniter, Straßmann, Z. G. G. 42. S. 615. Hofmeister, Naturf. Vers. Wien 1913. Abt. f. Geb. u. Gyn. Gfroerer, Z. G. G. 75. 1914.

für Ausnahmefälle kann deshalb eine Spätfolge in Frage kommen. Commandeur[1]) sah einmal erst in der dritten Woche Krämpfe einsetzen, an denen das Kind später zugrunde ging, und v. Bergmann erwägt, ob die einmal im 10. Jahr beginnende Epilepsie nicht auf die unter der Geburt erworbene Formveränderung zurückzuführen sei.

Bei Fissuren und Frakturen mit Zerreißung der Dura besteht die Möglichkeit der späteren Ausbildung einer Meningocele spuria.

Von den Blutungen verlaufen, wie bereits erwähnt, viele symptom- und folgenlos. Auch von den mit Gehirnsymptomen einhergehenden kann ein vielleicht gar nicht so unbedeutender Prozentsatz vollkommen ausheilen.

So spricht Kreyberg[2]) über 2 Kinder, die von Geburt an 2 bzw. 6 Monate lang schwere Konvulsionen hatten, dann aber von weiteren Anfällen bis zur Berichtszeit (4. Lebensjahr) freiblieben. Fälle von vollkommener Genesung, z. T. auch nach anfänglich alarmierenden Erscheinungen und wochenlang dauernder Hypertonie sah auch Seitz[3]).

Ich selbst verfüge außer mehreren symptomfrei gewordenen, aber nicht genügend lange beobachteten Fällen über folgende von Anfang an verfolgte Belege:

Jetzt dreijähriger gesunder Knabe. Schwere spontane, langdauernde Geburt; Asphyxie 1. Grades; in den ersten Tagen fast unausgesetzt Krämpfe, später keine Wiederholung. Im zweiten Lebenshalbjahre gewöhnlicher Stimmritzenkrampf.

Kräftiger neugeborener Knabe, schwere Zangenextraktion wegen Anzeige von seiten des Kindes. Oberflächliche Impression des r. Scheitelbeins durch das Zangenblatt, entsprechend der Gegend der Zentralfurche. 14 Stunden post part. beginnen klonische Krämpfe, die im linken Arm anfangen, dann das Bein, den Fazialis, schließlich die andere Seite ergreifen. Zunächst fast ununterbrochene Dauer, nur durch Narkotika (Chloral mehrfach 0,25) gemildert, später Pausen. Die Anfälle werden auch durch sensible Reize (Berührung, Töne) hervorgerufen. Allmählicher Nachlaß, schließlich nur noch stundenlang Flexionszuckung in den Fingern der linken Hand. Vom 5. Lebenstage an keine Zuckungen mehr; gesteigerte Patellarreflexe (links stärker als rechts) noch am 15. Tag nachweisbar. Bei einer späteren Untersuchung im 3. Monat alles normal; Ende des dritten Lebensjahres ein blühendes, von nervösen Erscheinungen dauernd frei gebliebenes Kind. Auch in der Folge ist der jetzt 18 Jahre alte Knabe gesund geblieben.

Die Grundlage dieser prognostisch günstigen Fälle dürften wenig umfangreiche Blutungen oder, was angesichts des oft erst einige Zeit nach dem Trauma erfolgenden Einsetzens wahrscheinlich wird, das an die Blutung anschließende kollaterale Ödem v. Bergmanns sein.

Leider darf man auf diesen erfreulichen Ausgang nicht mit Sicherheit rechnen. Das oben mitgeteilte Beispiel und ähnliche Berichte in der Literatur lehren, daß dauernde Nachteile auch dann nicht ausgeschlossen sind, wenn sich zu Anfang mit erfreulicher Schnelligkeit eine weitgehende Rückbildung der zerebralen Erscheinungen vollzieht. Damit ist durch direkte Beobachtung erwiesen, daß Geburtstraumen durch direkte Läsion der Hirnsubstanz oder mittelbar durch Blutung mit anschließender Pachymeningitis, Hydrocephalus externus und internus[4]) und chronische Meningoencephalitis die Ursache bleibender Gehirnschädigung werden können. Als klassische Beispiele hierfür sind die in der Literatur der infantilen Hirnlähmungen viel zitierten Beobachtungen von S. Mac Nutt, Railton, Sachs u. a. zu nennen. So ist die Bedeutung der Hirnhämorrhagie als eine der Ursachen der zerebralen Kinderlähmungen gesichert, und es muß folgerichtig die Möglichkeit zugegeben werden, daß auch bisweilen verwandte Störungen — Idiotie, Epilepsie — auf gleiche Weise begründet sein können.

Können, aber nicht müssen! Der Geburtshelfer, der vielleicht schwer an dem Bewußtsein trägt, daß sein Eingreifen verhängnisvolle Folgen hervorrief, darf sich sagen,

---

[1]) Soc. Obstet. Paris 1901.
[2]) Ref. A. K. 13.
[3]) L. c.
[4]) Fischer, Z. K. 2. 1911. Eastman, Bost. med. J. 1913. 168.

daß bald nach der Geburt einsetzende Krämpfe, ein sich entwickelnder Hydrocephalus oder spastische Paralysen auch durch angeborene Erkrankung oder durch andere Beeinflussung als gerade Blutung erzeugt sein können. Spielen doch gerade hier kongenitale Anomalien eine bedeutsame Rolle. Und bevor er das gesetzte Trauma als Ursache hinstellt, möge er folgendes berücksichtigen:

Allerdings besteht vielfach die Neigung, den aus wenigen überzeugenden Fällen gewonnenen Aufschlüssen eine weittragende Bedeutung beizumessen und die Mehrzahl der nach der Geburt deutlich werdenden, in diesen Formenkreis gehörigen Hirnstörungen durch Blutungen und ihre Folgen (Zysten, Porenzephalien, Meningoencephalitis, Sklerosen) zu erklären. Aber die Entscheidung über die Berechtigung dieser Anschauung stößt auf Schwierigkeiten. Da ist zunächst die Zusammenhangslosigkeit der Beobachtung. Der Geburtshelfer, der den Anfang sieht, verliert späterhin den Kranken aus den Augen, der Nervenarzt, der ihn später beurteilt, vermag nicht immer eindeutige anamnestische Daten zu gewinnen. Da ist weiter die erwähnte Unsicherheit der Diagnose: ob Blutung, ob kongenitale Hirnerkrankung. Endlich lassen die in späteren Jahren erhobenen autoptischen Befunde es oft genug unentschieden, welcher Art die erste Läsion war, ja sie schließen die Blutung häufig direkt aus. Fügen wir hinzu die Häufigkeit symptomloser Hämatome, die Gutartigkeit vieler traumatischer, auf Hämorrhagie verdächtiger Krämpfe, so wird es wahrscheinlich, daß die Blutung als Ursache zerebraler Kinderlähmung überschätzt zu werden pflegt und daß ihre Rolle nur in dem Falle außer Zweifel steht, wenn sehr ausgedehnte Extravasation oder Kontusion der Hirnsubstanz vorlag.

Ähnlich liegt die Beantwortung der Frage, in welchem Umfange das Geburtstrauma als solches durch die mit ihm obligaterweise verbundenen Gefahren (Zirkulations- und Respirationsstörung, Hirnkompression u. a.) auch dann zu Gehirnerkrankungen führen kann, wenn die vermittelnde Blutung fehlt. Seit Littles berühmter Abhandlung[1] spielt die schwere, die künstliche, die asphyktische Geburt als ätiologischer Faktor eine hervorragende Rolle; daneben aber auch ihr Gegenstück, die präzipitierte und die Frühgeburt. Es kann hier nicht ausführlich auf die Erörterung des Gegenstandes eingegangen werden, deren Kritik in den neurologischen Spezialschriften niedergelegt ist. Als Ergebnis kann man zusammenfassen, daß diese Verhältnisse zweifellos von Bedeutung sein müssen, daß aber die Entscheidung dadurch erschwert wird, daß unter denselben Bedingungen doch nur ein recht geringer Teil der kindlichen Gehirne für die Dauer geschädigt wird[2]).

Im Anschluß an Asphyxie und schwere Geburt wissen erfahrene Frauenärzte[3]) nur über einen Prozentsatz zentraler Störungen zu berichten, der den nach regelrechtem und spontanem Verlaufe nicht übertrifft[4]). Für die Asphyxie im besonderen ist zu bedenken, daß die Atemstörung nicht Ursache, sondern auch Folge einer traumatischen oder angeborenen (fötale Enzephalitis, Defekte) Anomalie sein kann. Ähnliches gilt für die spontane und künstliche Frühgeburt[5]). So muß man folgerichtig einräumen, daß entweder pränatale Erkrankungen häufiger sind, als man anzunehmen pflegt, oder daß es zum Zustandekommen der Hirnschädigung noch eines weiteren Faktors bedarf. Nur für gewisse Fälle ist derselbe gegeben in besonders unglücklichen Verhältnissen, die zu schweren Blutungen und Kontusionen führen. Für den großen Rest bleibt nichts anderes übrig, als mit berufenen Autoren [Freud[6]), König[7]), Tissier[8])] eine besondere Disposition der Individuen anzunehmen in Form einer gesteigerten Verletzlichkeit des Gehirns, der auch eine unbedeutende Geburtserschwerung, ja selbst das normale Geburtstrauma verhängnisvoll werden kann. Dem kommt zur Hilfe, daß sorgfältige Statistiken fast regelmäßig eine starke, zuweilen erschreckende erbliche Belastung — Neurosen, Alkoholismus, Tuberkulose, Lues — feststellen, die gestattet, in der abnormen Empfindlichkeit des abnormen Individuums ein Hauptmoment für die Entstehung der intra partum erworbenen Gehirnerkrankungen zu suchen[9]).

Auch aus praktischen Gründen ist die Berücksichtigung dieser Ergebnisse wünschenswert, da die Überschätzung der Folgen der Asphyxie, der Früh- und der protrahierten Geburt zu entsprechenden therapeutischen Ratschlägen geführt hat. Eine Verschärfung der

---

[1]) Transact. Lond. Obstetr. Vol. III. 1862.
[2]) Vgl. Klotz, Z. N. P. 8. 1913.
[3]) B. S. Schultze, Asphyxie i. G. Hb. v. Winckel, Lehrb. d. Geburtshilfe.
[4]) Burghardt, Z. G. G. 1891. Hannes, Z. G. G. 68. 1911.
[5]) Vgl. S. 152.
[6]) Üb. infantile Zerebrallähmung N. Hb. IX.
[7]) D. Z. N. 13.
[8]) De l'influence de l'accouchement sur le développ. d. troubl. cérébr. Paris. Steinheil. 1899.
[9]) Über die Verhältnisse der Frühgeburten siehe S. 149.

im Interesse der Kinder gegebenen Indikationen für schnelle Beendigung der Geburt fordert Sachs[1]); andere[2]) wollen die Wiederbelebungsversuche tief asphyktischer Neugeborener nicht zu eifrig betreiben, da man mit Wahrscheinlichkeit nur ein Wesen rette, das sich und seinen Nächsten zur Last sei. Auch die Gefährdung des Kindes bei künstlicher Frühgeburt wird betont. Die Anfechtbarkeit solcher Bedenken geht aus dem Obigen hervor.

An eine Beziehung des Geburtstraumas, speziell der Blutungen für die Entstehung atrophischer Zustände, haben Weyhe, Doehle[3]) und Salomon[4]) gedacht. Gröbere sowohl wie kleinste, weit verbreitete Läsionen des Gehirnes sollen die gesamte Entwicklung des Kindes behindern, es widerstandslos gegen äußere Einflüsse machen und so die allgemeine Ernährungsstörung begünstigen. Ein Arzt, der die Kinderernährung beherrscht, wird schwerlich Fälle finden, die ein Feld für solche Erklärungsversuche abgeben.

Es mehren sich die Berichte über erfolgreiche chirurgische. **Behandlung** der Hirnblutungen bei Neugeborenen, und so ist es unabweislich, in jedem Falle die Aussichten eines operativen Vorgehens zu erwägen. Daß es sich nicht für alle Kinder eignet, ist klar. Die einen — die mit infratentoriellen Blutungen — können nicht operiert werden wegen der Unzugänglichkeit des Herdes; die anderen brauchen es nicht, weil sie ohnedies genesen, und eine letzte Gruppe scheidet aus, weil sie so schweren Schaden genommen haben, daß sie mit oder ohne Operation sterben oder gelähmt bleiben. So verbleiben nur diejenigen, deren Symptome auf einen supratentoriellen Sitz des Hämatoms weisen, und auch diese wird man, um den doch nicht gleichgültigen Eingriff nicht ohne Not zu machen, erst dann angehen, wenn die Hoffnung auf spontane Heilung schwindet, also nicht vor dem 3. oder 4. Tage. Daß dabei auch mancher undankbare Fall der dritten Gruppe mit einbezogen wird, läßt sich nicht vermeiden. Ob es später einmal gelingen wird, mit den Methoden der modernen Kleinhirnchirurgie auch die infratentoriellen Hämatome zu erfassen, bleibe dahingestellt.

Die Technik des Eingriffes wird von den verschiedenen Operateuren verschieden gehandhabt. Simons[5]) durchschneidet einfach im Bereiche der Koronarnaht und entfernt von dort alles Blut. Cushing[6]), Seitz[7]) u. a. klappen das Scheitelbein zurück, Herschen[8]) macht zunächst mit weitem Troikart eine Probepunktion im tiefsten Winkel der Fontanelle, parallel dem Scheitelbein. Findet sich flüssiges Blut, so wird aspiriert und Koagulen (Kocher-Fonio) zur Verhütung von Nachblutungen eingespritzt; bei geronnenem Blut muß der Knochen aufgeklappt werden. Der Prozentsatz der Heilungen erreicht noch nicht die Hälfte.

Für einen Ausgleich der Impressionen ohne Hirnerscheinungen liegt keine dringende Notwendigkeit vor[9]), einmal wegen ihrer Harmlosigkeit und ferner, weil wenigstens die flacheren und seitlich gelegenen in einigen Monaten von selbst verschwinden. Bei den tieferen und den an der Stirne befindlichen rechtfertigen kosmetische Gründe einen Versuch der schnellen Beseitigung, zumal wenn dieser gefahrlos ausgeführt werden kann. Zu diesem Ende kann man nach Kerr[10]), den Scheitel mit beiden Händen umfassend, am Gegenpol der eingedrückten Stelle einen kräftigen Druck ausüben, der im Falle des Gelingens ein plötzliches Hervorschnellen der Vertiefung bewirkt. Oder es werden nach Hoffmann[11]) beide Daumen an der einen, beide Zeige- und Mittelfinger an der anderen Kante aufgesetzt, und es wird versucht, durch zentripetalen Druck die Einbuchtung herauszudrängen, was manchmal allerdings erst nach langem Bemühen gelingt. Zulässig ist allen

---

[1]) V. V. N. F. 46/47.
[2]) Zit. bei Burghardt, l. c.
[3]) L. c.
[4]) Über den Zusammenhang zwischen Pachymeningitis interna chronica u. Atrophie d. Säuglings. In.-Diss. Kiel 1897.
[5]) Bost. m. J. 1912. 43.
[6]) A. J. 130. 1905.
[7]) L. c.
[8]) Z. G. G. 1913. Vgl. auch Wilcox, Bost. m. J. 1913.
[9]) Vgl. Gfroerer, Z. G. G. 75. 1913.
[10]) Gl. m. J. Jan. 1901.
[11]) M. Kl. 1911, S. 1772.

falls noch die Hervorziehung mit einem korkzieherartigem Instrument[1]), oder mit einem kurzen, rechtwinklig gebogenen, durch ein entsprechendes Bohrloch geführten Haken[2]). Trepanation mit Elevation[3]) oder Vorhebeln mit einer von der Naht aus zwischen Knochen und Dura unter die Impression geführten Sonde (Boissard) erscheinen als zu eingreifend. Alle diese Versuche sind möglichst bald nach der Geburt zu betreiben; später erschwert die verringerte Elastizität des Knochens mehr und mehr den Erfolg.

Die innere Behandlung richtet sich gegen die zerebralen Reizerscheinungen, vornehmlich gegen die Krämpfe, in Anlehnung an die Methoden und Mittel, die sich bei Eklampsie und Tetanus bewährt haben[4]). Eine vorübergehende Erleichterung durch Herabsetzen des Druckes kann zuweilen die Lumbalpunktion bringen.

Spinalblutungen[5]) entstehen als asphyktische, häufiger als traumatische bei operativ beendeten Geburten, vornehmlich bei Fuß- und Steißlagen[6]), und erfolgen nicht nur in die Häute, sondern auch in die Substanz des Markes und den Zentralkanal (Hämatomyelie). Die klinische und prognostische Bedeutung der kleineren ist sehr gering, um so größer die der umfangreichen und der mit Wirbelsäuleverletzungen oder Markkontusionen einhergehenden. Ein Teil dieser Fälle bot das Bild einer allgemeinen spastischen Paralyse oder Sklerose mit Kontrakturen, Nackenstarre, Opisthotonus und Krämpfen[7]); häufiger und charakteristisch scheint die Entstehung eines der Querschnittsmyelitis entsprechenden Zustandes zu sein, dessen Symptome, Prognose und Verlauf vom jeweiligen Sitze des Herdes abhängen[8]). Gewöhnlich sind diese armen Geschöpfe einem baldigen Tod verfallen; vielfach erliegen sie der bei Blasenlähmung unvermeidlichen aufsteigenden Infektion der Harnwege; nur bei einfacher Paraplegie der Beine ohne Blasen- und Mastdarmstörungen, die wahrscheinlich auf extraspinaler Blutung beruht, ist das Leben nicht gefährdet. Nach Schulze[9]) kann aus der traumatischen Hämatomyelie späterhin eine Syringomyelie hervorgehen.

2. Das Hämatom der Halsmuskeln und der Masseteren.

Das typische und häufige **Hämatom der Halsmuskeln** sitzt als kleine, nur gelegentlich umfangreichere Geschwulst vorzugsweise im Sternokleidomastoideus, seltener im Cucullaris, den Scalenis, auch im intermuskulären Bindegewebe. Man findet es vorzugsweise nach künstlicher Entbindung, aber auch bei Spontangeburt kann es entstehen. Küstner führt aus, daß die ursächliche Zerrung und Anreißung bei einfachem Zug in der Längsachse oder Seitbeugung nur die Scaleni und den Cucullaris treffen kann; zur Entstehung der Kopfnickerverletzung ist eine extreme Drehbewegung notwendig, wie sie durch Zurückbleiben der Schultern bei Rotation des Kopfes auch spontan stattfinden kann. Nach seinen Versuchen bedarf es zur Erzeugung von Muskelrissen keiner stärkeren Gewalt, als sie bei spontaner Geburt zur Verfügung steht.

Eine dem Hämatom der Halsmuskeln gleichwertige Geburtsfolge ist das

---

[1]) Baumann, Z. G. G. 1903, Nr. 19. Scheffzek, D. m. W. 1908, Nr. 36. Soli, A. G. 97. 1912 u. a. Das Scheffzeksche Instrument ist bei H. Härtel in Breslau erhältlich.

[2]) Kosmak, A. J. of Obst. 1913. 67. S. 264.

[3]) Nicol, Gl. m. J. Febr. 1901 u. Br. m. J. 19. Dez. 1903.

[4]) Siehe S. 171 u. S. 549.

[5]) Ältere Lit. bei Monti, G. Hb. 5. I. Litzmann, A. G. G. 16. 1880. Köster, D. A. kl. M. 58.

[6]) Weber, l. c. Schulze, D. Z. Nr. 8. Schäffer, A. G. 53. 1897.

[7]) Schütz, Prag. Vierteljahrsschr. f. prakt. Heilk. 3. 1844.

[8]) Fälle von Litzmann, l. c. Davisson und McCarthy ref. J. K. 58. S. 313. Handwerk, V. A. 164. Gött, J. K. 69. 1909. Lavatschek, A. K. 56. 1911.

[9]) L. c.

beim Veit-Smellieschen Handgriff entstehende Hämatom der Masseteren, hervorgerufen durch Überdehnung des Muskels einer Seite beim Versuche, den Kopf zu drehen. Es bildet eine nußgroße Geschwulst vor dem Ohre, die sich in Bälde wieder aufsaugt. Eine andere Behandlung als leichte Massage und passive Bewegungen, die auf eine Dehnung hinauslaufen, ist nicht angezeigt. Damit heilt auch das Hämatom der Halsmuskeln zumeist völlig und ohne Funktionsstörung aus.

Es heißt, daß das Hämatom des Sternokleidomastoideus — wie übrigens auch die einfache Zerrung des Muskels allein — gelegentlich in dauernde fibröse Entartung des Muskels ausgehen und so eine der Ursachen des **muskulären Schiefhalses**[1]) werden könne. Jedenfalls ist dieser Verlauf recht selten, und an ihm ist außer dem Trauma noch irgendein weiterer Faktor beteiligt, der erst statt der gewöhnlichen Restitutio ad integrum die interstitielle Bindegewebswucherung und den Muskelfaserschwund erzeugt, vielleicht die Ansiedlung einer Infektion in dem durch die Verletzung hierfür empfänglich gewordenen Gewebe (Kader). Die Mehrzahl der Schiefhälse beim Säugling sind jedoch intrauterin erworben und teils ossären Ursprungs (Wirbelsklerose), teils Folgen eines abnormen Druckes auf den Muskel, der Veränderungen, entsprechend denen der ischämischen Kontraktur[2]) hervorruft. Der Entstehungsmechanismus dieses Druckes ist noch strittig.

3. Nervenlähmungen.

Lähmungen der Arme[3]). Die Erscheinungen der Armlähmungen sind zumeist derart, daß sie auf eine **Verletzung des Plexus cervicalis** bzw. seiner Wurzeln hinweisen. Man sieht solche Entbindungslähmungen zuweilen nach spontaner Geburt, häufiger nach Zangenapplikation, Wendungen und Extraktionen. Sie können ein- und doppelseitig sein.

Zur **Erklärung** der spontan entstehenden Fälle hat in Erweiterung von Experimenten Fieux's, Schoemaker[4]) auf die Wirkung der seitlichen Beugung des Kopfes im Sinne einer Dehnung der Cervicalwurzeln hingewiesen. Wenn diese mehr als 30° beträgt, so tritt eine Spannung insonderheit der V. und VI. Wurzel ein, die bei weiterer Vergrößerung des Winkels durchaus geeignet erscheint, eine zur Lähmung führende Zerrung, ja sogar eine Zerreißung zu bewirken. Eine entsprechende Stellung kommt zustande, wenn der geborene Kopf über dem Perineum hängt, die vorliegende Schulter an der Symphyse stecken bleibt und die Wehen einen Druck auf den Steiß ausüben. Peters[5]) denkt an eine Anpressung der Schulter gegen die Symphyse mit Einquetschung des Geflechtes. Stransky mißt der Asphyxie eine das Nervengewebe für schwere Wirkung leichter Traumen disponierende Bedeutung bei. Wegen der dabei eintretenden starken Deflexion des Kopfes sind Gesichtslagen besonders häufig mit meist doppelseitigen Geburtslähmungen verbunden[6]). Bei künstlicher Entbindung werden die genannten Vorbedingungen noch leichter erfüllt werden. Dazu treten in Wirksamkeit direkte Quetschungen, denen der Plexus bei seiner wenig geschützten Lage leicht ausgesetzt ist. (Druck der Zangenlöffel, Druck der Finger beim Prager und Veit-Smellieschen Handgriff, Annäherung der Clavicula bei gewisser Arm- und Schulterstellung.)

Die **Art der Nervenverletzung** ist verschiedenartig und verschieden schwer.

---

[1]) Lit. b. Kader, Br. B. 17. Zesas, Z. Gr. 8. 1905.
[2]) Schloeßmann, Br. B. 71.
[3]) Lit. vgl. Bernhardt, Erkr. d. periph. Nerven in N. HB. IX. Seeligmüller, Eulenb. R. Comby, T. m. e. IV. Köster, D. A. kl. M. 58. Astros, R. M. Okt. 1902. Stolper, M. G. G. 14. Stransky, Z. Gr. 1902, 5. Nr. 14ff. Kramer in Hb. d. Neurologie von Lewandowsky II.
[4]) Z. G. G. 1899. Ähnlich Charpy, Arch. méd. d. Toulouse 15. Aug. u. 1. Sept. 1897 und Stolper, l. c.
[5]) Ref. Z. i. M. 16, S. 249.
[6]) Vgl. Kaumheimer, M. K. Orig. 11. 1913.

Der gutartige, mit verhältnismäßig schneller Heilung endende Verlauf mancher Fälle läßt auf eine geringfügige Beschädigung, etwa eine Zerrung oder leichte Quetschung, schließen; die unheilbaren Formen deuten auf Schwereres. Bei Sektionen oder Operationen frischer Fälle wurden Hämatome und Zerreißungen, bei solchen älterer Schwielen, Narben und Verwachsungen[1]) gefunden. Bei einem meiner Kinder war der linke Plexus in derbes, fibröses Gewebe eingebettet und durch dieses unter Abknickung mit der Umgebung verlötet.

Die **Symptomatologie** der Entbindungslähmungen ist sehr vielgestaltig und wird durch den jeweiligen besonderen Sitz der Verletzung bestimmt.

Isolierte (faszikuläre) Lähmungen betreffen vor allem den **Deltoides**, da der Nerv. axillaris leicht am Humerus gequetscht wird. Bleibende **Radialislähmung** als Folge amniotischer Umschnürung sah Spieler[2]): Cassierer[3]) beobachtete Radialislähmung durch Druck des Kallus des intra partum gebrochenen Humerus.

Die eigentlichen **Plexuslähmungen** pflegt man in **obere und untere** einzuteilen. Die ersten leiten sich von der 5. bis 6. Cervicalwurzel ab und stellen den **Oberarmtypus** dar, die zweiten entsprechen Verletzungen der 7. bis 8. Wurzel und führen zum **Unterarmtypus**. In Übereinstimmung mit der im Experiment hervortretenden Ausgesetztheit des oberen Geflechtes sieht man ihm zugehörige Störungen am häufigsten, und die Symptome schmiegen sich dem **Duchenne-Erbschen Typus** an, ja das ausschließliche Betroffensein der 5. Wurzel ist oft in aller Reinheit zu erschließen, wie denn auch Oppenheim und Nonne[4]) vom Erbschen Punkt ausgehende Degenerationen direkt nachweisen konnten. Von Geburt an hat sich eine Hand und Finger freilassende Bewegungsstörung gezeigt: Der Arm liegt regungslos in Einwärtsrollung (Lähmung des Infraspinatus), Streckung im Ellbogen (Lähmung des Biceps und Brachialis), Pronation (Lähmung des Supinator), bei aufgehobener Schulterbewegung (Deltoides). Sensibilitätsstörungen fehlen. Die nicht seltene Beteiligung des Triceps, gelegentlich auch des Pectoralis, Latissimus u. a. kündigt die Beteiligung der 6. Wurzel an, Extensorenlähmung am Unterarm deutet auf die 7.

Bei dem durch **Beschädigung der unteren Wurzeln** bedingten **Unterarmtypus** sind vornehmlich die Muskeln des Unterarmes und die Extensoren und Flexoren der Finger gelähmt und Sensibilitätsstörungen vorhanden; ist der erste Dorsalnerv mit einbezogen, so folgt daraus Beteiligung der kleinen Handmuskeln und bei Sitz der Verletzung in der Wurzel Erscheinungen von seiten des Ramus communicans sympathici in Form der **oculopupillären Symptome** (Miosis, geringere Weite der Lidspalte, zurückgesunkenes Auge) der **Klumpkeschen Lähmung.** (Fälle von Weill[5]), Hahn[6]), Seeligmüller u. a.

Ein vom gewöhnlichen sehr abweichendes Bild beschreiben Jolly[7]) und Kaumheimer[8]): Hauptsächlich Lähmung des Latissimus, Triceps, Vorderarms. Keine oculopupillären Symptome. Im Wachen höchst sonderbare Stellung durch antagonistische Kontraktion des Deltoides. Sie verlegen die Hauptstörung in die 7. Wurzel.

---

[1]) Eversmann, A. G. 68. 1903. Kennedy, Br. m. J. 1903. I. 289 u. 1904. II. 1065. Prout u. Taylor, J. A. m. A. 1907. S. 96.
[2]) W. kl. W. 1903. Nr. 5.
[3]) D. m. W. 1905. 31
[4]) Zit. nach Oppenheims Lehrbuch.
[5]) R. m. Okt. 1896.
[6]) L. c.
[7]) Ch. A. XXI. Fall 3.
[8]) L. c.

Für gewöhnlich ist die Stellung des Armes bei der unteren Lähmung von der bei der oberen nicht verschieden und dies wird dadurch erklärt, daß der Unterarmtypus niemals ganz rein vorliegt, sondern immer mit leichter Einbeziehung der oberen Wurzeln einhergeht. Es kommen auch Fälle gleichmäßiger totaler Plexuslähmung vor mit vollkommener Monoplegie mit[1]) oder ohne[2]) oculopupilläre Störungen. Ob hier nicht zuweilen zentrale Ursachen vorliegen, bleibe dahingestellt.

Der **Ausgang** der Lähmungen[3]) läßt sich nicht mit Sicherheit voraussagen. Ob vollkommene Wiederherstellung möglich ist, wird von der Art der Verletzung abhängen. Die obere Plexuslähmung gibt im allgemeinen eine gute Prognose (Astros, Carter[4]), Lowett [5]). Zweifelhafter ist sie bei den anderen Formen, besonders schlecht bei der totalen, und die Literatur ist nicht arm an Berichten über unheilbare Fälle. Bei irgend längerem Bestand kommt es zur **Entartungsreaktion und Atrophie.** Heilung wird beobachtet bei günstigen Fällen nach 2 Wochen, bei schwereren nach 2 bis 3 Monaten; nach vereinzelten Mitteilungen schließt auch ein noch längerer Zeitraum die Wiederherstellung nicht unbedingt aus. Für immer geschädigt können nach Rückgang der Haupterscheinungen einzelne Muskeln bleiben, oder es findet überhaupt keine oder nur eine unbedeutende Besserung statt. Dann entstehen Muskelatrophie, Kontraktur der Antagonisten, paralytische Subluxation des Humeruskopfes, Sensibilitäts-, vasomotorische und Wachstumsstörungen.

Die endgültige **Diagnose** der Plexuslähmung darf erst nach sorgfältiger Erwägung verschiedener anderer Störungen gestellt werden. Auch syphilitische Armlähmungen[6]) kommen infolge intrauteriner Erkrankung zuweilen bereits angeboren vor, und gerade dann fehlen häufig die sonst auf die richtige Deutung leitenden Knochenauftreibungen, Exantheme und andere Stigmata. Verdächtig ist namentlich die Paralyse kleiner oder frühgeborener Kinder und die nach leichter Geburt, also unter Verhältnissen, die eine traumatische Einwirkung unwahrscheinlich machen. Zerebrale Monoplegien sind sehr selten; man erkennt sie an der Gegenwart von Kontrakturen, Spasmen oder Athetose, späterhin am Fehlen der Entartungsreaktion. Es kann auch einmal eine Vergesellschaftung von zerebraler Erkrankung und peripherischer Plexuslähmung[7]) vorkommen. Auch an frühe Poliomyelitis ist zu denken; sie wurde schon bei einem 12tägigen Kinde gesehen (Duchenne). Praktisch weit wichtiger als die Verwechselung mit diesen recht seltenen Ereignissen ist die Unterscheidung von Knochen- und Gelenkverletzungen[8]) an oder in nächster Nähe der Schulter, die sehr ähnliche Symptome machen. Die Wichtigkeit dieses Teiles der Differentialdiagnose läßt sich ermessen, wenn man bedenkt, daß nach den Feststellungen der Orthopäden weitaus der größte Teil der bei flüchtiger Betrachtung als Plexuslähmung erscheinenden Geburtsschädigungen in Wahrheit solche Knochenverletzungen sind.

Nach Lange überwiegen die Fälle von Distorsien des Schultergelenkes mit nachfolgender Kapselschrumpfung, nach Küstner und Peltesohn die Epiphysen-

---

[1]) Z. B. Fall Jolly Nr. 1.
[2]) Fall Astros l. c.
[3]) Siehe besonders die Studie von Astros l. c.
[4]) Obstetr. paralys. usw. Bost. m. J. 4. März 1893.
[5]) B. m. J. 1891 7. Juli.
[6]) Peters, J. K. 53.
[7]) Fälle von Philippe et Cestan und vielleicht Raymond, Prog. m. 1896. Nr. 7.
[8]) Küster, l. c. und V. V. N. F. 167. Verletz. d. Extremit. d. Kindes bei d. Geburt. Lange, M. m. W. 1912. 26. Gaugele, Z. f. orth. Chir. 34. 1914. Peltesohn, B. kl. W. 1914. 25. Verh. d. Orthop. Kongr. 1912.

lösungen. In beiden Fällen ist der Oberarm nach vorn gehoben, abduziert und innen-rotiert. Die ersten beiden Stellungsabweichungen werden durch eine kompensatorische Drehung des Schulterblattes verdeckt, die Einwärtsrotation dagegen ist sofort auffällig. Durch spätere Kapselschrumpfung und Pektoraliskontraktur wird die Außenrotation des Armes sowie die seitliche Hebung schwer beeinträchtigt. Wesentlich seltener sind zu berücksichtigen Luxationen, die sowohl traumatisch als auch mit abnormer Gelenkpfanne angeboren sein können, Brüche des Collum scapulae, des Akromion und des Humerus.

Wird einige Tage nach der Geburt bemerkt, daß der Neugeborene einen Arm nicht so bewegt, wie den andern, so ist zunächst zu prüfen, ob die Ursache der Hemmung in einer Muskellähmung beruht, oder ob es sich um die für Schulter-gelenkverletzung pathognomonische Stellung und reflektorische Ruhe handelt. Das geschieht beim Säugling am besten so, daß man durch entsprechend an-gebrachte Berührung mit einer Nadelspitze Fluchtbewegungen hervorzurufen sucht, die der Funktion der in Betracht kommenden Muskeln entsprechen. Späterhin kommt die elektrische Feststellung allfälliger Entartungsreaktion hinzu. Vorhandene Bewegungsfähigkeit und normale elektrische Reaktion sprechen für Gelenkverletzung und gegen Plexuslähmung, ebenso Schmerz-empfindlichkeit der Schulter und später auftretende Behinderung passiver Dre-hung und Abduktion. Bei Brüchen oder Epiphysenlösung ist zuweilen feine Kre-pitation zu fühlen; für Epiphysenlösung kennzeichnend ist namentlich späterhin eine dem mit Verschiebung angeheilten Kopf entsprechende Prominenz hinten unter der Spina scapulae. Sehr wichtig ist schließlich das Röntgenbild, das als Übersichtsaufnahme, möglichst als Momentaufnahme unter Einstellung auf das Jugulum und symmetrischer Armlage beide Schultern umfassen soll. Bei Epiphysenlösung findet man teils eine veränderte Achsenrichtung der Humerus-diaphyse, teils einen abnormen Abstand zwischen Diaphysenende und Clavicular-ende, teils eine Verlagerung des oft noch ganz kleinen Kopfkernes nach außen. Später bleiben die Epiphysenkerne im Wachstum zurück und zeigen unregel-mäßige Umrisse (Peltesohn). Natürlich gibt es auch Vergesellschaftung von Lähmung und Knochentrauma.

Ich bestätigte sie einmal durch die Sektion eines dreimonatigen Kindes mit typischer linksseitiger Lähmung und Schlottergelenk. Es fand sich ein altes Hämarthros; der Knorpel des Humeruskopfes war rauh, plattgedrückt, von einigen Fissuren durchsetzt und in ge-drehter Stellung wieder locker mit dem Schaft verwachsen.

Die erste Aufgabe der **Behandlung** besteht darin, der Muskelatrophie und Kontraktur entgegenzuarbeiten, bis die Wiederherstellung der Nerven erfolgt. Man soll zur Vermeidung von Zerrungen an der Gelenkkapsel und den verletzten Nerven den Arm bandagieren und schon sehr früh mit leichter Massage und passiven Bewegungen beginnen. Nach 2 bis 3 Wochen muß dann die wenn nötig über Monate fortzusetzende elektrische Behandlung[1] einsetzen: die faradische oder bei Erlöschensein der faradischen Erregarkeit die galvanische, mit Strom-stärken, die eben noch Kontraktion auslösen. Konindjy[2] sah noch in späterer Zeit durch Bewegungs- (nach Frenkel) und Apparatotherapie gute Erfolge. Unheilbaren Fällen wird durch geeignete Schienen[3] in späterer Zeit Nutzen ge-bracht. Neuerdings hat sich die Nervenchirurgie auch dieses Feldes angenommen[4]. Die Operation besteht je nach der Sachlage in der Lösung der Nerven aus dem

---

[1] Wöchentlich 2 bis 3 Sitzungen, stabile Elektrode auf den Erbschen Punkt, die labile am Arm.
[2] A. m. e. Dez. 1899.
[3] Heusner, Chir. Kongr. 1894.
[4] Stone, Bost. m. J. 113. Nr. 77. Kennedy, l. c. Gerber, ref. M. K. 4. 1906. S. 333. Clark, Taylor, Prout, A. J. med. sciences. Okt. 1905. Taylor, J. a. m. Assoc. 12. I. 1907. Atwood, N. Y. m. J. 10. Jan. 1907. Osterhaus, ibid. 1908. II. Spitzy, Kongr. d. Ges. f. orthop. Chir. 1906.

Narbengewebe, der Nervennaht oder der Herstellung von Anastomosen; als Zeitpunkt wird das zweite Vierteljahr am zweckmäßigsten sein, doch können auch später noch Erfolge erzielt werden, nur daß dann die Herstellung der Funktion erst nach viel längerer Zeit beginnt. Ist bereits vollkommene Muskelentartung eingetreten, so kann nur von Sehnentransplantationen ein größerer Nutzen erhofft werden.

Liegt eine Pseudolähmung infolge Knochen- oder Kapselschädigung vor, so muß nach Abklingen der Empfindlichkeit der Arm rechtwinklig abduziert, möglichst nach hinten geführt und möglichst nach außen gedreht und in dieser Stellung 4 Wochen lang 20 Stunden täglich durch Gipsbett, Schiene oder Lagerung mit Sandsäcken festgehalten werden. Von der zweiten Woche beginnt Massage und passive Bewegungen bei fixiertem Schultergelenk. Auch soll der gesunde Arm stundenweise täglich am Körper befestigt werden, damit der kranke möglichst benutzt wird. Veraltete Fälle mit bereits gefestigter Kontraktur können durch unblutiges Redressement, schlimmstenfalls durch Osteotomie des Humerus unter dem Pektoralisansatz gebessert oder doch in der Gebrauchsfähigkeit gesteigert werden.

Lähmung des Nervus facialis[1]). Auch die Lähmungen des Facialis kommen nicht nur bei künstlicher, sondern auch bei spontaner Entbindung vor. Ihre Entstehung ist wohl zumeist auf eine Schädigung des peripherischen Anteiles nach dem Austritt aus dem Foramen stylomastoideum zurückzuführen. Hier wirkt entweder direkter Zangendruck oder, besonders bei plattem Becken, die Kontusion durch Beckenvorsprünge oder heftiges Anpressen der Schulter an die Ohrgegend[2]). Geyl[3]) leitet die Entstehung eines mit Mißbildung der Ohrmuschel komplizierten Falles von Kompression durch amniotische Stränge her. Aber auch eine kortikale Ursache (Ödem, Blutung) ist zuweilen in Betracht zu ziehen, besonders wenn die Spuren äußerer Gewalteinwirkung in der Peripherie fehlen, dagegen im Gebiete der Zentralwindung zu finden sind. Eine Vergesellschaftung von Facialis- mit Hypoglossuslähmung[4]) macht dies noch wahrscheinlicher; es gibt aber auch peripherische Hypoglossuslähmung durch Zangenwirkung[5]). Endlich kann auch eine Verschiebung der die Schädelbasis zusammensetzenden Knochen eine Paralyse auf basaler Grundlage zeitigen.

Die Lähmung ist zumeist einseitig, selten doppelt. Sie pflegt in wenigen Tagen bis zu 2 Wochen zu verschwinden, seltener ist eine langsame Heilung; die längste bisher beobachtete war ein halbes Jahr[6]). Indessen sind auch einige Fälle mitgeteilt, wo die Wiederherstellung ausblieb. Doppelseitige Ausbildung ergibt eine ganz erheblich schlechtere Aussicht. Hier ist es schwer, zu entscheiden, ob eine unheilbare traumatische Veränderung zugrunde liegt oder ob es sich um infantile Kernaplasie[7]) handelt. Das zweite gewinnt an Wahrscheinlichkeit, wenn noch Zeichen von Augenmuskelbeteiligung vorhanden sind.

Die **Behandlung** des Zustandes beginnt zweckmäßig erst dann, wenn nach etwa 2 Wochen keine spontane Besserung sichtbar ist. Sie besteht in Faradisation. Sonst wäre nur bei Lagophthalmus das Auge zu schützen und den Anzeigen zu genügen, welche durch Erschwerung des Saugaktes gegeben sind.

Lähmungen an den Beinen sind, wenn umfangreicher Art und doppelseitig, wohl immer spinalen Ursprungs[8]). Von peripherischen wurden gutartige Fälle bei Steißgeburt oder Extraktion an den Beinen im Gebiete des Femoralis und des Ischiadicus beobachtet.

---

[1]) Außer der genannten Literatur vgl. Kasuistik b. Vogel, M. G. G. 1900. S. 609. Kehrer, C. G. G. 1901. S. 39. Libin, In.-Diss. Berlin 1901. Demelin et Guéniot, l'obstetrique. Nov. 1906.
[2]) Franke, Z. G. G. 1901. 20.
[3]) Z. G. G. 1896. Nr. 24.
[4]) Kehrer, l. c. Stein, Z. G. G. 1905. Nr. 11.
[5]) Lit. b. Büttner, l. c.
[6]) Beriel, R. m. 1906. S. 503.
[7]) Vgl. S. 513.
[8]) Siehe S. 131.

C. Frühgeburt und Lebensschwäche.[1])

Lebensfähigkeit. Das erste, was am Lager einer kleinen Frühgeburt uns entgegenklingt, ist die Frage: Ist das Kind lebensfähig? Besteht die Möglichkeit, daß die vorzeitig des natürlichen Schutzes beraubte Frucht den Anforderungen entsprechen kann, die die neue Form des Daseins an sie stellt?

Im Gegensatz zu der pessimistischen, unter den Praktikern noch jetzt weit verbreiteten Ansicht früherer Zeit lassen die neueren Erfahrungen der Geburtshelfer und Kinderärzte die Lebensfähigkeit der Frühgeborenen in einem verhältnismäßig recht günstigen Lichte erscheinen. Man darf wohl sagen, daß etwa die Hälfte aller Frühgeborenen stark genug ist, um über das erste Jahr hinwegzukommen, von wo ab sie im allgemeinen ebenso widerstandsfähig sind, wie normale Kinder. Besonders sorgfältige Pflege kann dieses Ergebnis noch verbessern.

Drei Dinge sind es hauptsächlich, aus denen sich mit ziemlicher Verläßlichkeit die Grundlage zur Prognosestellung des Einzelfalles ableiten läßt: der Zeitpunkt der Geburt, der Grad der Reife und die Feststellung, ob es sich um einen gesunden Keim oder um einen durch angeborene oder erworbene Schäden minderwertigen, einen debilen, handelt.

Es gibt natürlich eine untere Grenze des **Alters** und der **Körperentwicklung,** vor deren Erreichung eine absolute Lebensunfähigkeit besteht. Das deutsche bürgerliche Gesetzbuch zieht sie am 181. Tage = 26. Woche, nicht durchaus mit Recht, da vereinzelte lebensfähige Früchte auch aus früheren Wochen bis hinab zur 18.[2]) beobachtet worden sind. Als geringstes Gewicht Überlebender wurden 719, 750, 800 bis 1000 verzeichnet[3]). Erfolge bei 1000 bis 1100 sind schon häufiger. Von da ab wachsen die Aussichten mehr und mehr, um sich schließlich denen bei ausgetragenen Früchten zu nähern.

Die Bedeutung von **Alter und Gewicht** für die Lebensaussichten belegt v. Pfaundler durch folgende, aus einer Anzahl neuerer, zumeist französischer Statistiken berechneten Tabelle[4]).

Alter (Fötalmonat)	Körpergewicht von		Körperlänge	Mortalität in den ersten beiden Lebenswochen
	normalen Föten	Frühgeburten		
6	1300 g (1220)	1000 g	35 (37)	95 Prozent
6½	—	1200 g	37	82 „
7	1800 g (2100)	1500 g	39 (42)	63 „
7½	—	1800 g	42	42 „
8	2500 g (2800)	2200 g	45 (47)	20 „

Nach Ylppö[5]) starben im ersten Jahre von den Gruppen 600 bis 1000, 1001 bis 1500, 1501 bis 2000, 2001 bis 2500: 91,89, 64,04, 41,20 bzw. 28,86 Prozent.

Für sich allein sind indessen die so gewonnenen Anhaltspunkte für die Prognosestellung des einzelnen Falles nur von geringem Wert. Namentlich die allzu hohe Bewertung der Gewichts- und Längenverhältnisse kann trügen. Ebenso, wie

---

[1]) Lit. Budin, Le nourrisson. Paris 1900. Deutsch, A. K. 28. 1900. Czerny und Keller, Des Kindes Ernährung usw. 1. Oberwarth, E. i. M. K. 7. 1911. v. Pfaundler, Physiol. d. Neugebor. im Hb. d. Geburtshilfe v. Döderlein I. 1915. Ylppö, Z. K. 20. 1919 u. 24. 1919.

[2]) Miller, J. K. 25. 1886.

[3]) Ahlfeld, A. G. 8. 1875. Piering, M. G. G. 1899. Oberwarth, B. kl. W. 1903. Nr. 28.

[4]) Ähnlich Ostrčil, M. G. G. 22. 1905.

[5]) Z. K. 20. 1919.

das von Ausgetragenen bekannt ist, können bei Frühgeburten Raumbeengung durch Zwillingsschwangerschaft oder organische Anomalien des Mutterleibes, Familienanlage oder hypoplastische Konstitution dunkler Ursache eine Untermassigkeit begründen, die im Mißverhältnis steht zu der tatsächlich vorhandenen Lebensenergie. Weisen doch auch die Wägungen und Messungen gleichaltriger Föten eine recht erhebliche Spannung auf. Ein Gutteil mehr ist von der Heranziehung der **Körperproportionen** zu erwarten. Nach Froebelius[1]) ist die Lebensfähigkeit (V) == (Brustumfang (b) — $\frac{1}{2}$ Körperlänge (c) — (Kopfumfang (a) —Brustumfang (b)), also $V = (b - c) - (a - b)$; ein negativer Wert soll die Erhaltbarkeit ausschließen. Indessen sind die widersprechenden Fälle zahlreich. Neuerdings spricht Reiche[2]) dem **Brustumfange** als Indikator für den Entwicklungsgrad der Lunge eine größere Verläßlichkeit zu. Kinder mit einem Brustumfange von weniger als 22,5 bis 23 cm sollen nicht lebensfähig sein. Im allgemeinen sind danach bei einem Alter von 28 Wochen, einem Körpergewicht von mindestens 1000 g, einer Körperlänge von 34 cm, einem Brustumfang von 22,5 bis 23 cm und einem Kopfumfang von 26,5 bis 27 cm die Aussichten günstig, mit der Unterschreitung dieser Maße werden sie mehr und mehr ungünstig.

Neuerdings tritt Ylppö[3]) auf Grund ausgedehnter und sorgfältiger Leichenuntersuchungen dafür ein, daß die große Sterblichkeit der Frühgeborenen unter 2500 g nicht einfach auf einer „Unfähigkeit" zum Leben beruht, sondern auf augenfälligen pathologischen Veränderungen, die große Gesetzmäßigkeiten zeigen und deren Stärke in hohem Maße vom Geburtsgewicht abhängig ist. Es sind in erster Linie innere Blutungen als Folgen des Geburtstraumas, die namentlich das Gehirn und Rückenmark, sodann den Darm betreffen, aber auch in anderen Organen gefunden werden können und mit einer abnormen Durchlässigkeit und Zerreißbarkeit der Gefäße im Zusammenhang stehen. Sie begünstigen zugleich die Ansiedlung von Entzündungserregern; namentlich ist in dieser Hinsicht der Darm und die von ihm ausgehende enterale Sepsis bedeutsam.|

Aber eben nur im allgemeinen. Gleichwie es überraschende Erfolge gibt bei den weit Untermassigen, so gibt es auch unerwartete Mißerfolge bei denen, die das als Grenze betrachtete Niveau überschreiten. Kinder gleichen Geburtstermins und gleicher Körperentwicklung unterscheiden sich oftmals erheblich in der Kraft zum Leben, derart, daß der eine spielend gedeiht, während der andere nur mit äußerster Mühe oder gar nicht aufzuziehen ist. Die physiologische Herabsetzung der Eignung zum extrauterinen Dasein erleidet also häufig noch eine weitere Steigerung, die ihren besonderen Grund haben muß. Als solcher gilt die „**Lebensschwäche**" oder „**Debilität**" im eigentlichen Sinne. Frühgeburt und Lebensschwäche, Ausdrücke, die so oft leichthin als gleichbedeutend verwendet werden, sind demnach Begriffe verschiedenen Inhaltes, die sich berühren, aber nicht decken. Lebensschwäche zeigen nicht selten auch ausgetragene Kinder; daß sie bei Frühgeborenen verhältnismäßig häufiger gefunden wird, erklärt sich einfach daraus, daß dieselbe Schädigung, die den Keim lebensschwach macht, auch seine vorzeitige Ausstoßung begünstigt.

Daß im gegebenen Falle das frühgeborene Kind zugleich ein debiles ist, wird wahrscheinlich, wenn bei der Mutter einer der **Zustände** vorliegt, **die erfahrungsgemäß keimschädigend wirken**: Als solche sind bekannt vor allem **chronische Infektionen und Toxikosen** — Tuberkulose, Syphilis, Diabetes, chronischer Ikterus, Alkoholismus, Blei-, Arsen- und andere chemische Verftungen, wahrscheinlich auch schwere neuropathische Belastung[4]). Debil sind

---

1) J. K. 8. 1875.
2) Z. K. 12. 1915 und 13. 1916.
3) L. c.
4) Stolte, J. K. 73. 1911.

auch zumeist die Früchte, die unter dem Einfluß akuter Infekte —Scharlach, Typhus, Pneumonie u. a. — vorzeitig geboren werden.

Die Kinder von Müttern mit chronischer Nephritis, Albuminurie und Eklampsie sollen nach Pinard besonders mager und schwach entwickelt sein — für sie in erster Linie wurde der Ausdruck „Spinnen" (araignées) geprägt. Zum mindesten für einen Teil trifft das indessen nicht zu, sondern es folgt, nachdem die ersten bedenklichen Tage überstanden wurden, normales Gedeihen[1]).

Worauf die den Debilen eigene Minderung der Lebensenergie beruht, ist nicht bekannt. Wenn man absieht von den Früchten mit angeborenen Krankheiten— Syphilis, Herzfehlern, intrauterin erworbener Sepsis und ähnlichem —, die eben dieses klärenden Befundes wegen nicht unter die Debilen im strengen Sinne des Begriffes eingereiht werden können, so sind bisher alle Bemühungen nach greifbaren Veränderungen[2]) ergebnislos gewesen. Bei einem Teile der Lebensschwachen dürfte vermutlich eine toxische Allgemeinschädigung vorliegen; bei einem anderen darf vielleicht an eine Hemmung des feineren Körperausbaues im biochemischen Sinne, an eine ungenügende Versorgung mit lebenswichtigen Stoffen gedacht werden. Auf einen solchen Mangel weist beispielsweise der für die Debilen kennzeichnende schlechte Gewebsturgor hin, der auf Anomalien im Alkalibestand bezogen werden kann.

Die praktisch wichtige Frage nach den **Beziehungen zwischen Unterernährung und Inanitionszuständen der Mutter und Debilität des Kindes** harrt noch der abschließenden Antwort. Die Erfahrungen beim Menschen[3]) erstrecken sich nur auf mäßige Grade der Inanition und diese haben, ebenso wie im Tierversuche[4]), zwar Untergewicht und Magerkeit, aber keine eigentliche Debilität zur Folge. Ob dies auch für die in Zeiten wirklicher Hungersnot geborenen Kinder gilt, bleibt noch offen.

Wertvolle und unmittelbare Fingerzeige zur Stellung der Lebensprognose liefert schließlich noch das **Verhalten der debilen Frühgeborenen.** Sie liegen in einer Art Schlummer, aus dem sie nur unvollkommen erweckt werden können, sie schreien nicht und bewegen sich nicht. Das Saugen erfolgt kraftlos, der Schluckreflex spricht schwer an. Die Atmung ist oberflächlich, oft unregelmäßig und aussetzend; es besteht Zyanose, im äußersten Falle kommt es zur „vie sans respiration" (Parrot). Ödem und Sklerödem können auftreten. Die auch bei gesunden Frühgeburten anfänglich bemerkbare Neigung zu Hypothermie und Labilität der Körperwärme ist hier in verstärktem, oftmals unbekämpfbarem Grade vorhanden. Von großer Bedeutung ist die Beschaffenheit des Turgors. Schlaffe Frühgeborene sind fast sicher verloren[5]). Die Zahl der Todesfälle in den ersten Tagen ist groß; auch in der Folge endigt oft selbst die sachverständigste Pflege mit einem Mißerfolg. Denen, die zunächst erhalten werden, wird später vielfach die geringe Immunität und die Widerstandslosigkeit gegen jede Art von Infektion verderblich.

Eine Anzahl von Statistiken geben **zahlenmäßige Belege für die erhöhte Gefährdung der Debilen.** Nach einer Berechnung v. Pfaundlers überlebten von 100 Frühgeborenen gesunder Mütter die ersten Tage 75, das erste Jahr 63, für dieselbe Anzahl kranker Mütter lauten die Angaben 62 und 18. Lorey[6]) verlor von 51 künstlichen Frühgeburten bei Gesunden innerhalb des ersten Jahres 11 = 21,5 Prozent, von 34 wegen Krankheit eingeleiteten 28 = 82,4 Prozent. Planchu[7]) verzeichnet eine Sterblichkeit von 75 Prozent bei Syphilitischen,

---

[1]) v. Reuß, Z. K. 13. 1916.
[2]) Lit. bei Czerny und Keller, l. c. S. 666.
[3]) Reeb, B. G. G. 9. 1905.
[4]) Prochownik, Th. M. 1901.
[5]) Langstein, B. kl. W. 1915. Nr. 24.
[6]) A. G. 71. 1904.
[7]) L'Obstétrique 17. 1912.

14,4 Prozent bei Frühgeburten Tuberkulöser, 4,2 Prozent bei gesunden Zwillingen und 2,4 Prozent bei operativen Eingriffen an gesunden Müttern.

Stoffwechsel und Wachstum. So belastet die Debilität auch die weiteren Schicksale und macht, daß das Gedeihen schlechter oder schwieriger, die Absterbeordnung ungünstiger wird als bei den in Alter und Entwicklung Gleichen gesunden Stammes. Die wachsen, wenn einmal die Gefahren der ersten Tage hinter ihnen liegen, erfreulich heran und ihre Aussichten für die Zukunft sind nicht sehr viel ungünstiger, als diejenigen ausgetragener gesunder Kinder. Natürlich gibt es auch zwischen ihnen Unterschiede im Gange des Wachstums und allerlei Übergänge zum Typus des Lebensschwachen.

Das **Wachstum** derjenigen, die normal gedeihen, bedeutet eine ganz erhebliche Leistung, eine erheblich größere, als sie das rechtzeitig geborene Kind vollführt. Das Lebens- und Wachstumspotential (v. Pfaundler[1]), d. h. die Massenzunahme in der Zeiteinheit, betrachtet im Verhältnis zum Körpergewicht, ist so groß, daß die Verdoppelung, die wir beim Ausgetragenen nicht vor dem 5. oder 6. Monat erwarten, oftmals schon im 2. Monat beendet ist. Erst später nähert sich die Kurve der des Ausgetragenen. Legt man hingegen dem Vergleich das Konzeptionsalter zugrunde, dann verlaufen beide Linien gleich. Das weist darauf hin, daß diese erste Wachstumsperiode des Frühgeborenen, obschon sie sich extrauterin abspielt, noch fötalen Gesetzen folgt. Tatsächlich wurde gezeigt[2]), daß Massen- und Längenentwicklung dieser Kinder sich in gleicher Art vollziehen, wie beim Fötus[3]) im Mutterleib. Das Ereignis der vorzeitigen Geburt hindert also nicht, daß auch weiterhin die Normen gelten, die dem Zeitpunkt der Befruchtung entsprechen.

Der Schluß, daß diesem gesteigerten Wachstum auch eine besondere Gestaltung des **Stoffwechsels** entsprechen müsse, wird durch die — bisher allerdings nur in geringer Zahl vorliegenden — Untersuchungen[4]) bestätigt. Rubner und Langstein fanden, daß von der den Erhaltungsbedarf übersteigenden Nahrung etwa 80 bis 94 Prozent zum Anwuchs herangezogen werden, gegenüber 56 Prozent des normalen Brustkindes. Dabei ist — eben wegen der Verwendung des Überschusses zum Ansatz und nicht zur Verbrennung — die Wärmebildung eher ein wenig geringer, als beim Ausgetragenen. 54 bis 59 Prozent des zugeführten Eiweißes gegenüber 39 Prozent werden retiniert; der Fettansatz übersteigt den normalen um das $3\frac{1}{2}$ bis 4fache; das Frühgeborene reißt demnach das Fett ähnlich an sich, wie der Atrophiker. Und dieser starke Anwuchs wird erzielt, trotzdem die Resorption mit 88 bis 64 Prozent recht ungünstig verläuft. Der Verlust trifft in besonders hohem Maße das Fett. Die ungenügende Aufnahme gerade dieses Nahrungsbestandteiles läßt sich schon durch die Stuhluntersuchung als verbreitete Eigenheit der Frühgeborenen erkennen Man könnte geneigt sein, in ihr ein Zeichen der Unreife zu sehen, wenn nicht auch eine immerhin nicht unbeträchtliche Zahl von Ausgetragenen in den ersten Wochen dieselbe Unzulänglichkeit darböte[5]).

Wärmepflege. Es gibt wenige ärztliche Aufgaben, bei denen so viel von der Art der Pflege abhängt, wie bei der Versorgung dieser empfindlichen Geschöpfe, wo oftmals das Leben auf des Messers Schneide steht und Kleinigkeiten über Sein oder Nichtsein bestimmen können. Entscheidungen über Nahrungsart und

---

[1]) M. m. W. 1907. 29/31.
[2]) Reiche, l. c. Ylppö l. c.
[3]) Friedenthal, E. i. M. K. 9. 1912. Ylppö, Z. K. 24.
[4]) Rubner u. Langstein, Arch. f. Anat. u. Physiol. Phys. Abt. 1915. Langstein u. Niemann, J. K. 71. 1910.
[5]) Vgl. S. 334.

Nahrungsmengen sind bedeutsamer, als beim Ausgetragenen, die Wartung in jeder Richtung mühsamer und verantwortungsreicher. Zu diesen gesteigerten Anforderungen tritt noch eine weitere, die beim normalen Neugeborenen ganz entfällt, die Sorge für zweckmäßige Wärmepflege zur Bekämpfuug der Thermolabilität der Frühgeborenen und ihrer Neigung zu gefahrdrohender Hypothermie.

Die Notwendigkeit der Wärmezufuhr folgert aus den besonderen **Temperaturverhältnissen** der Frühgeburten. Der initiale Abfall ist bei ihnen stärker, dauert länger. Beim reifen Kind folgt dem Wiederanstieg ein vorübergehender zweiter, geringer Abfall. Dieser bleibt beim Frühgeborenen aus: die Kräftigen erreichen am dritten bis fünften Tage die Norm und halten sie dann fest, bei den Schwächeren erfolgt überhaupt keine Wiedererhebung, und die Messung ergibt dauernd unternormale oder weiter sinkende Werte, bis hinab zu Zahlen, deren oft mehrtägiges Ertragen überraschend erscheint (Eröss[1]), Feiß[2])). Eine Statistik Budins beleuchtet die verhängnisvollen Folgen, welche derartige gewaltsame Störungen des Wärmehaushaltes haben können. Danach starben von den Gewichtsgruppen unter 1500, 1500 bis 2000, über 2000 bzw. 97, 85,9 und 69,2 Prozent, wenn die Rektalmessung bei der Aufnahme in die Maternité 35 bis 32⁰ ergab, während von den in der Klinik Geborenen, die sofort erwärmt werden konnten, 77 Prozent erhalten blieben. Auch in den folgenden Tagen besteht eine große Labilität der Temperatur, und man muß sich gegenwärtig halten, daß überraschend geringe Anlässe zur Herbeiführung subnormaler Werte genügen.

Eröss sah von 251 schwachen Neugeborenen bei 219 die Körperwärme auf unter 37⁰ bis 32⁰ fallen, wenn sie nur 100 Schritte weit wohleingewickelt durchs Freie getragen wurden. Der Weg zur Taufe nur über den Korridor hatte einen Abfall von 2 bis 3⁰, die Verlegung aus einem warmen Zimmer in ein 2 bis 5⁰ kühleres eine stundenlange Erniedrigung von ½ bis 1⁰ zur Folge.

Die Wärmeabgabe von der Oberflächeneinheit ist beim Frühgeborenen nicht größer, als beim normalen Neugeborenen[3]); aber in Ansehung der geringen Masse des nicht durch eine Fetthülle geschützten Körpers bedeutet die Bereitstellung der benötigten Kalorien eine verhältnismäßig größere Leistung, die um so schwerer vollführt werden kann, als wenigstens anfänglich die Nahrungszufuhr stark darniederliegt und wärmeerzeugende Bewegungen kaum stattfinden. Da zudem die physikalische Regulation durch Verminderung der Abgabe von der Haut noch ungenügend arbeitet, bleibt die Verhütung von Verlusten in der Hauptsache der chemischen Regulation, der Steigerung der Oxydation überlassen[4]). Auch dieser stellt sich die geringe Nahrungsaufnahme erschwerend entgegen. Dazu kommt noch ein weiteres. Bei einem Teile der Frühgeborenen — er gehört den auf Debilität verdächtigen an — verharren oder entstehen die Untertemperaturen auch dann, wenn ein Wärmeverlust durch entsprechende Gestaltung der Außentemperatur ausgeschlossen wird. Dies läßt als eine der Ursachen der Temperatureigentümlichkeiten noch eine Insuffizienz des wärmeregulierenden Zentrums annehmen.

Außer der Neigung zur Untertemperatur und den unregelmäßigen und großen Schwankungen der Körperwärme beobachtet man gelegentlich auch plötzliche, steile Erhebungen ins Fieberhafte, ja selbst Hyperpyretische hinein. Sie können auf Infekten beruhen; ist doch der jähe Wechsel von Fieber und Untertemperaturen für die infektiösen Erkrankungen schwacher Frühgeborener

---

[1]) Z. H. 24.
[2]) A. G. 43.
[3]) Rubner u. Langstein, l. c. Benedict u. Talbot, The Gaseous Metabolism of Infants. Washington 1914.
[4]) Über Wärmeregulation beim Säugling siehe Raudnitz, Z. B. 1888. Babák, Pfl. A. 89. 1902. Mendelssohn, Z. K. 3. 1911 und 5. 1912.

geradezu kennzeichnend. Manchmal aber handelt es sich um ein **zentrales Fieber** an dessen Entstehung jedenfalls die beim Frühgeborenen so häufigen Hirnblutungen beteiligt sind (Ylppö).

Die erste und wichtigste Aufgabe ist die **Verhütung der initialen Abkühlung.** Es ist hierfür notwendig, das Kind sofort nach der Geburt in gleichmäßige und genügend hohe Wärme zu bringen, zum mindesten es durch Wärmeflaschen oder Verbringung in ein Bad von 38 ° so lange vor Verlusten zu schützen, bis das Weitere geordnet ist. Eine allfällige spätere Verlegung muß mit der gebotenen Vorsicht bewerkstelligt werden; es sind zu diesem Zwecke auch tragbare Kuvösen[1]) angegeben worden. Bei bereits unterkühlten Frühgeborenen hilft am schnellsten ein mit 35 ° C beginnendes, allmählich auf 40 ° gebrachtes Bad von 20 Minuten Dauer.

Im günstigen Falle vermag der einmal zur Norm gebrachte kleine Körper schon nach 2 bis 3 Tagen mäßige Schwankungen der äußeren Temperatur leidlich auszugleichen. Trotzdem bleibt auch in der Folge über eine gewisse Zeit hinweg eine **dauernde Wärmezufuhr** unerläßlich, um zu verhüten, daß die Hypothermie wiederkehrt oder Störungen des Gedeihens bemerklich werden.

Die Anforderungen gleichmäßiger Wärmespendung erfüllt am besten die **Kuvöse.**

Den ersten von Tarnier anfangs der 80er Jahre konstruierten Brutkästen sind weitere Modelle gefolgt (Odile Martin, Auvard, Hochsinger, Hutinel). Sie stellen wagerecht geteilte Glaskästen dar, in deren unterem Fache die Wärmequelle — heißes Wasser, Wärmeflaschen, Wärmeschlangen — untergebracht ist, während im oberen das Kind ruht. Die Luft tritt unten durch Öffnungen ein, gelangt erwärmt durch einen am Fußende des Lagers gelassenen Spalt nach oben und fließt zu Häupten des Kindes ab[2]). Behelfsmäßig läßt sich auch eine mit Luftlöchern versehene Kiste verwenden, die mit erwärmten Ziegeln geheizt wird; das Kind liegt in einer Hängematte (Fürst). Selbstregulierend sind die großen Konstruktionen von Lion und Rommel[3]).

Um Abkühlung beim Füttern, Umkleiden und Trockenlegen zu vermeiden, soll die Kuvöse in geheiztem Raume stehen. Sie wird zu Anfang auf 28 bis 30 ° C eingestellt; zuweilen bedarf es noch höherer Grade, um vorhandene Untertemperatur der Kinder zu beheben. Später geht man auf 25 bis 26 ° C zurück. In französischen und italienischen, hie und da auch in deutschen Kliniken findet man ganze **Brutzimmer** zur Aufnahme zahlreicher Kinder oder auch **Brutzellen,** die so groß sind, daß die Pflegerin sich in ihnen aufhalten kann (Escherich-Pfaundler).

Die Kuvösen haben sich im allgemeinen gut bewährt; es sind aber gegen sie — abgesehen von der Kostspieligkeit — auch Einwendungen erhoben worden. Eine davon — nämlich daß sie in besonderem Maße die Gefahr von Jnfektionen jeder Art begünstigen [4]) — gilt nicht mehr für den hygienischen Betrieb der Neuzeit. Schwerwiegender ist, daß bei der fehlerhaften Bauart mancher Apparate der Luftwechsel ungenügend ist und nicht die ihm vorgeschriebenen Wege nimmt[5]); von manchen wird auch betont, daß der Wegfall des Atmungsreizes der kühleren Inspirationsluft für die Lungentätigkeit nicht vorteilhaft sei[6]). Diese Übelstände vermeidet das **Wärmebett Reinachs**[7]), bestehend aus einem

---

[1]) Cordier, Welde, J. K. 75. 1912.

[2]) Ich selbst verwende in meiner Anstalt eine in Anlehnung an französische Modelle von E. Lentz, Berlin, Havelbergerstr. 29 aus Zinkblech und Glas hergestellte, mit blecheinen Wärmekörpern heizbare Kuvöse.

[3]) Von Stiefenhofer, München.

[4]) Bertin, Infect. d. nouv.-nés dans les couveuses. Paris, Steinheil, 1899.

[5]) Vgl. die Kritik v. Pfaundler, l. c.

[6]) Howland, A. J. childr. dis. Mai 1912.

[7]) Von O. Reinig, München, Schillerstr. 21 a.

Wärmeschrank, der die Heizkörper enthält, und dem ihm aufgesetzten, gläsernen, deckellosen Bettkasten.

In der Praxis pflegen — schon des Preises wegen — diese Apparate selten verfügbar zu sein. Einen Übergang zu einfacheren und billigeren Mitteln bilden doppelwandige **Wärmewannen** nach Credé oder die fahrbare Wärmewanne nach Moser [1]; die alle 4 Stunden mit Wasser von 50° C zu füllen sind.

Zumeist muß es ohne alle besonderen Vorrichtungen gehen und man kann ihrer bei aufmerksamer Wartung tatsächlich auch ohne große Bedenken entsagen. Es ist hier bezeichnend, daß z. B. das erwähnte Kind von 719 g Gewicht ohne alle Beihilfen und noch dazu bei künstlicher Ernährung erhalten wurde, indem abwechselnd die Mutter und zwei andere Frauen es im Bette mit ihren Leibern wärmten. Wenn es nicht anders geht, so genügt es, in einem warmen Eckchen in einer Kiste, einem Korbe, Kinderwagen oder Wiege ein „Nest" herzurichten, Wärmekörper einzulegen, das angekleidete Kind bis auf die Atemwege gut zuzudecken, und durch Überdecken eines Mullschleiers die Wärme noch mehr zusammenzuhalten.

Als **Wärmekörper** leisten gewöhnliche Wärmeflaschen, richtig angewendet, leidlich Befriedigendes. Man nimmt am besten 3 tönerne Kruken von mindestens 1 Liter Inhalt, legt sie U-förmig zusammen und wechselt alle 3 Stunden eine davon. U-förmige Wärmeflaschen aus einem Stücke (Rommel) sind auch käuflich zu haben [2]. Ein ebenso gestaltetes, großes tönernes Gefäß, dessen Maße denen eines kleinen Kinderbettes angepaßt sind und das innerhalb 24 Stunden nur 1- bis 2 mal gefüllt zu werden braucht, verwendet Pfaundler [3]. Brauchbar als Unterlage sind auch muldenförmige Wärmekörper nach A. Epstein, ferner die mit Kontakt versehenen elektrischen Wärmekissen und die größeren Thermophorkissen. Moll [4] verwendet eine mit einem Leinentuch überdeckte Reifenbahre, in der ein oder zwei Glühlampen von 10 bis 16 Kerzenstärke angebracht sind. Der Kopf des Kindes liegt außerhalb, die Bekleidung kann locker und leicht sein.

Bei allen diesen einfachen Methoden sind — und das bildet einen Nachteil gegenüber den Kuvösen — größere Wärmeschwankungen und davon abhängig unliebsame Wirkungen auf das Kind schwer vermeidbar. Eine dauernde **Kontrolle** durch Einlegen eines Thermometers zwischen Kind und Polster behufs Feststellung, ob wenigstens annähernd die erforderliche Temperatur von 26 bis 30° C innegehalten wird, ist darum unerläßlich; zum wenigsten so lange, bis man der Leistungen der gewählten Anordnung vollkommen sicher ist.

Einer dauernden **Überwachung** bedarf bei jeder Art von Wärmepflege auch das Verhalten des Kindes. Es ist überraschend, wie vorteilhaft sich dieses oft binnen kurzer Zeit verändert, wie Kälte, Zyanose und Ödeme schwinden, wie scheinbar Sterbende wieder aufleben. Der Grad der Schnelligkeit und Vollständigkeit dieser Beeinflussung gibt auch einen wertvollen Anhalt für die Prognose. Aber mit diesen Feststellungen ist es nicht völlig getan, sondern es heißt noch weiter zu beobachten mit Wage, Thermometer und Auge. Sowohl zu viel als auch zu wenig Wärme kann nachteilig sein, kann das Gedeihen beeinflussen und noch viel häufiger die Körpertemperatur. Auf Überhitzung stärkeren Grades weist schon Unruhe und Schweiß hin, leichtere Grade werden nur durch regelmäßige Messung wahrnehmbar. Ein dabei entdecktes Fieber kann Symptom einer Erkrankung sein, das außerhalb des Wärmegerätes durch den Kollaps verdeckt wurde. Es kann aber auch — der häufigere Fall — ein Wärmestauungsfieber sein und wird dann durch entsprechende Herabsetzung der Wärmezufuhr schnell beseitigt. Geschieht das nicht, überdauert das Fieber sogar noch die Entfernung aus dem Wärmegerät, so ist eine ernstere Ursache sicher. Mehrmals

---

[1] Von Roessle & Raiber, Wien IV, Margaretengasse 38.
[2] Von Stiefenhofer, München, Karlsplatz.
[3] Deutsche Ton- und Steinzeugwerke Charlottenburg, Berliner Str. 23.
[4] Z. K. 21. 1919.

war eine früh beginnende Tuberkulose die Grundlage solcher Fälle meiner Beobachtung.

Ich sah Überwärmungen namentlich früher, als ich, in Anlehnung an die älteren französischen Vorschriften eine höhere Dauertemperatur als die oben angegebene für erforderlich hielt. Die Kurven zweier solcher Fälle mögen als Beispiele dienen. Die erste zeigt,
wie das Kind all-
mählich die Fä-
higkeit erwarb,
trotz anhaltender
Überwärmung
die Körpertem-
peratur richtig
einzustellen (Fig.
21), die zweite,
wie das gleiche
Ergebnis erst
nach Minderung
der Wärmezufuhr
möglich wurde
(Fig. 22).

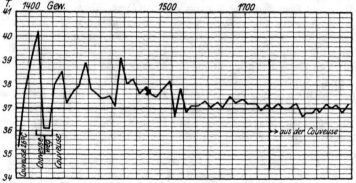

Fig. 21. Kuvösenfieber, von selbst abklingend.

In der Wär-
mewanne und
bei der Wärme-
flaschenbehandlung ist die Gefahr der Überhitzung wegen der schwierigen Dosierung der Zufuhr größer. Hier sieht man gelegentlich auch bedeutsamere Symptome.

Knabe L., 3 Wochen alt, Gewicht 2000 g. Aufnahmetemperatur 34,6⁰, steigt in der
Wärmewanne auf 36,5⁰. Am nächsten Morgen kurz nach Neufüllung des Gerätes findet
man das Kind in allgemeinen Krämpfen mit fliegender Atmung, schwitzend, etwas verfallen,
Hauterythem. Temperatur 41,9. Entfernung aus der Wanne;, laues Bad. Schnelles Verschwinden aller Erscheinungen und der Übertemperatur.

Auch der Anstieg der Gewichtskurve kann durch allzuviel Wärme eine
Hemmung erleiden, muß es aber nicht. Regelmäßiger ist eine Störung dieser Art
bei nicht vollständig ausgeglichener Hypothermie.

Über die erforderliche **Dauer der Wärmebehandlung** lassen sich bestimmte
Vorschriften nicht geben. Manche Frühgeborene sind schon nach 1 oder 2 Wochen
so weit, daß sie ihrer nicht mehr bedürfen, bei anderen braucht es ein Mehrfaches dieser Zeit. So muß von Fall zu Fall der Versuch entscheiden, ob die
Entwicklung bereits bei der gewöhnlichen Pflege ungestört fortschreitet. Im allgemeinen pflegt das bei einem Ge-
wicht von 2000 bis 2500 g der Fall
zu sein. Eintreten von Gewichtsstillstand zeigt an, daß man zu
schnell vorgegangen ist. Anderemale dagegen hört der Gewichtsanstieg schon während des Aufenthaltes im Wärmegerät auf und
stellt sich erst nach der Herausnahme wieder ein.

Die **Erfolge** der Methode werden überzeugend belegt durch Statistiken wie die Au**vards** und
Hutinel-Delestres. Ohne Kuvöse starben dem ersten 66 Prozent, mit ihr 38 Prozent seiner

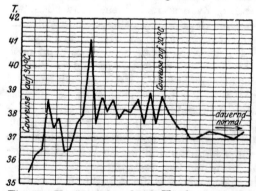

Fig. 22. Kuvösenfieber durch Herabsetzung der
Wärme beseitigt.

Pfleglinge. Durch Ausschaltung anderweitiger Schädlichkeiten haben die zweiten die Sterblichkeit weiter auf 14 Prozent herabgemindert.

Sonstige Pflege. Zur **Bekleidung** der Frühgeburten wird zweckmäßig die gewöhnliche des Säuglings gewählt und von der vielfach geübten Watteeinpackung abgesehen, deren Unzweckmäßigkeit Eröss bewiesen hat. Sie sollte nur bei Frühgeburten in Anwendung kommen, die so klein sind, daß die Verwendung der vorhandenen Kleidungsstücke Schwierigkeiten macht.

Vorsicht erfordern die **Bäder**. Sie müssen wärmer als gewöhnlich sein (ca. 37°), und auch dann erzeugen sie bei ganz Schwachen zuweilen unangenehme Abkühlung, ja sogar leichte Kollapse. Am besten werden sie in der ersten Zeit ganz vermieden.

Bei aller Beschäftigung mit dem Kind (Füttern, Umbetten, Waschen) vermeide man unnötige Entblößung, schütze vor Zug und vor zu kühler Zimmertemperatur. Aber dadurch darf die Zufuhr frischer Luft und hellen Tageslichtes nicht zu kurz kommen. Den ersten **Ausgang ins Freie** gestatte man erst bei nahezu erreichtem Normalgewicht, bei geeignetem Wetter und unter Beigabe von Wärmflaschen.

Wahl der Nahrung. Die Gefährdung der Frühgeborenen bei jeder Art der künstlichen Ernährung ist so groß, daß unbedingt die Versorgung mit **Frauenmilch** gefordert werden muß. Freilich gibt es hier manche Schwierigkeiten, die unter normalen Verhältnissen gar nicht oder nicht in gleichem Maße vorhanden sind. Soweit für die Anregung der Milcherzeugung bei der Mutter das Kind als aktiver Faktor in Frage kommt, liegen die Dinge mit wenigen Ausnahmen ungünstig, und so geht manche Brust verloren, die von einem kräftigen Sauger in Gang gebracht worden wäre; und bei der Heranziehung einer Amme erhebt sich drohender als bei Ausgetragenen das Bedenken, daß bei dem Pflegling eines Tages eine Syphilis zum Vorschein kommen könnte. Ist doch eben diese Krankheit eine der häufigsten Ursachen der Frühgeburt und demzufolge der Prozentsatz der Syphilitischen hier besonders groß — 5,5 Prozent und vielleicht noch mehr gegen höchstens 2 Prozent des Kindermaterials größerer Polikliniken überhaupt[1]). So wird man, falls die Familienverhältnisse nicht jeder Sorge überheben, am besten so lange abgezogene Milch aus der Flasche verabreichen, bis die kritischen Wochen verstrichen sind.

Über die Größe des **Nahrungsbedarfes**[2]) dieser kleinen Wesen hat man in gleicher Art wie beim normalen Kinde aus der Beobachtung der Trinkmengen Aufschluß zu erlangen versucht und dabei festgestellt, daß der Verzehr auffällig hoch zu sein pflegt. Er erreicht nach den ersten Tagen eine Höhe von 180 bis 200 cm³ auf das Kilo Körpergewicht, oftmals geht er noch darüber hinaus. Der Energiequotient wird von den verschiedenen Beobachtern mit 120, 115 bis 150, 140 angesetzt, und dementsprechend hat die Anschauung Boden gewonnen, daß der Bedarf gesetzmäßigerweise höher sei, als der des normalen Kindes, ein Verhalten, das in dem eine erhöhte Wärmeabgabe begünstigenden Verhältnisse der Oberfläche zur Körpermasse seine ungezwungene Erklärung zu finden schien. Neuerdings werden indessen hiergegen Einwände erhoben. Es gibt gesicherte Beobachtungen, die besagen, daß manche Frühgeborene schon bei Energiequotienten gedeihen, die diejenigen knapp gehaltener reifer Kinder nicht überhöhen (Birk, Oberwarth, Cramer u. a.). Ich selbst finde bei Durchsicht meiner Kurven eine nicht ganz kleine Zahl weiterer Belege. Damit würde die ursächliche Bedeutung des Oberflächenverhältnisses fraglich, wie denn auch, wie bereits erwähnt, die einzige vollständige Untersuchung, die über den Energie-

---

[1]) Reiche, Z. K. 12. 1915.
[2]) Heubner, Z. d. ph. Th. 5. Oppenheimer, Z. B. 42 und M. K. 6. 1908. Budin, l. c. Schloßmann, A. K. 31 und 33. A. Schmidt, J. K. 42. 1896. Czerny-Keller, Pfaundler, Oberwarth, l. c., Samelson, Z. K. 2. 1911. Cramer, M. K. 6. 1908. A. Heß, A. J. dis. ch. Nov. 1911. Birk, M. K. 9. 1910.

und Stoffwechsel von Frühgeborenen zurzeit vorliegt[1]), zu dem Schluß gelangt, daß, „gleiche Ruhe, Temperatur und Ernährungsverhältnisse vorausgesetzt, die Wärmebildung der Frühgeburten gegenüber den normalen Brustkindern nicht gesteigert ist. Sie ist eher ein wenig vermindert, weil infolge der hohen Ansatzfähigkeit fast die ganze, über den Minimalbedarf gehende Energiemenge zum Anwuchs verbraucht wird". Ist es erlaubt, diesem Ergebnis allgemeine Gültigkeit zuzusprechen, so würde folgern, daß das Frühgeborene bei seinem intensiven Wachstumstrieb auch mit knappen Nahrungsmengen auskommt und die drohenden Wärmeverluste durch energische Arbeit der physikalischen Regulation hintanzuhalten versteht. Auf diese Beziehung zwischen Wärmeregulationsvermögen und Wachstum weisen auch jene oben berührten Beobachtungen von Wachstumshemmung infolge vorzeitiger Einstellung der Wärmezufuhr hin.

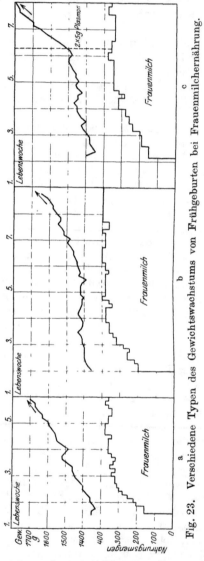

Fig. 23. Verschiedene Typen des Gewichtswachstums von Frühgeburten bei Frauenmilchernährung.

Man darf nun aber durchaus nicht den knappen Bedarf als für alle Fälle gültig ansprechen und bei all den vielen Frühgeburten, die reichlicher trinken, einfach von einer „Luxuskonsumption" sprechen, wie das von mancher Seite geschehen ist. Das verbietet schon die Erfahrung, daß bei so manchem dieser Vieltrinker der Gewichtsanstieg sich verflacht oder aufhört, wenn man sie zwangsweise auf die knappe Normalration setzt, ein Zeichen, daß hier der große Verzehr kein Luxus, sondern ein Bedürfnis ist, das, wenn nicht gerade im Oberflächengesetze, so doch in irgendeiner anderen Gesetzmäßigkeit begründet sein muß. Wahrscheinlich handelt es sich um dieselben Verhältnisse, wie bei gewissen abnorm konstituierten Ausgetragenen[2]) und bei Rekonvaleszenten[3]), wo die große Nahrungsaufnahme gleichfalls nicht vom Standpunkt eines abnorm hohen Energiebedarfes, sondern erst von dem eines abnorm hohen Stoffbedarfes ihre Erklärung findet.

Die Nahrungsmengen der ersten Woche wachsen langsam, je nach Alter und Gewicht, von etwa 50 bis 150 zu Beginn bis 190 bis 350 am Ende; bis zum zehnten Tag pflegt dann die für die nächste Zeit hinreichende Höhe erreicht zu werden. Rommel gibt die Formel: Nahrungsmenge pro 100 g Gewicht = Lebenstag + 10. Cramer rät zu sehr vorsichtiger Steigerung: 5 × 10 am ersten bis 5 × 50 am zehnten Tage.

---

[1]) Rubner u. Langstein, l. c.
[2]) Vgl. S. 28.
[3]) Vgl. S. 109.

Das **Verhalten des Körpergewichts** entspricht bei einer ersten Gruppe von Frühgeborenen dem normalen (Fig. 23 a); sobald die Nahrungsmengen die erforderliche Höhe erreicht haben, beginnt die regelmäßige Aufwärtsbewegung. Bei einer zweiten Gruppe (Fig. 23 b) dagegen bleibt sie trotz hinlänglicher und selbst reichlicher Zufuhr aus; die reichliche Ausscheidung von Neutralfett im Stuhl, die in diesen Fällen häufig feststellbar ist, darf als Anzeichen dafür gelten, daß eine ungenügende Aufnahme der zum Ansatz erforderlichen Stoffe hier mit im Spiele ist. Bei geduldigem Abwarten erstarkt ein Teil der Kinder schließlich von selbst und eines Tages beginnt die bislang nahezu auf gleicher Höhe verharrende Gewichtskurve sich aufwärts zu wenden. Nach Budin läßt sich auch durch Darreichung von Pepsin eine Beschleunigung dieses Verlaufes erreichen. Läßt diese spontane Besserung gar zu lange auf sich warten, so pflegt die Beigabe einer Flaschenmahlzeit von geeigneter Zusammensetzung oder die Verabreichung einiger Gramm eines Eiweißpulvers mit Nährsalzen[1]) den gewünschten Erfolg herbeizuführen (Fig. 23 c), offenbar deswegen, weil damit dem stofflichen Mehrbedarf dieser abnorm stark wachsenden Individuen genügt wird[2]).

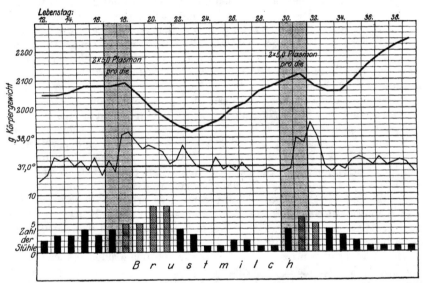

Fig. 24. Fieber, Durchfall und Gewichtsabnahme in Anschluß an Plasmonbeigabe zur Brust bei einer Frühgeburt.

Zum wenigsten für die nur zögernd gedeihenden Frühgeburten ist dementsprechend die **Zweimilchernährung** in dieser Art das Verfahren, das die Entwicklung am besten fördert. Von Milchmischungen eignet sich dabei am besten die Buttermilch[3]) mit mäßigem Zuckerzusatz. Welche Menge Frauenmilch durch sie ersetzt werden darf, ist erst durch den Versuch zu ermitteln. Am sichersten läßt man es zuerst bei einer Mahlzeit bewenden und fügt eine zweite erst hinzu, wenn nicht genug Frauenmilch zur Verfügung steht. Ich habe des öfteren erfahren, daß nach bislang gutem Erfolg Störungen eintraten, wenn der Anteil

---

[1]) 5 bis 10 g Plasmon, Albulaktin, Nutrose, Larosan in 1 bis 2 Eßlöffel Emser oder Obersalzbrunnen verteilt, vgl. S. 343.
[2]) Vgl. S. 337.
[3]) Moll (l. c.) empfiehlt 2 Teile alkalisierte Yoghurtmilch, 1 Teil Vollmilch mit 30 g Zucker und 20 g Mehl, die unter ständigem Quirlen zu kochen sind.

der Beinahrung den dritten Teil der Gesamtmenge erreichte. Vorsicht ist namentlich bei Beginn der Zufütterung geboten. Es kommt gar nicht so sehr selten vor, daß schon eine kleine Menge sowohl der Milchmischung als auch der Eiweißpulver, Fieber und Durchfälle auslöst[1]) und unter Umständen noch ernstere Folgen hat (Fig. 24). Einige Wochen später kann ein zweiter Versuch besser anschlagen.

Mißlich ist es, daß für diejenigen, die notgedrungen der **künstlichen Ernährung** zufallen, eine Methode von allgemein anerkannter Zuverlässigkeit nicht genannt werden kann. Versucht und empfohlen sind so gut wie alle Mischungen — also geht es auf sehr verschiedene Weise. Eines jedenfalls ist allen Nahrungen gemeinsam, die bei einer größeren Anzahl von Kindern Erfolg hatten: der hohe Nährwert der Maßeinheit, der allein es ermöglicht, daß in den kleinen hier in Betracht kommenden Gaben eine genügende Menge von Nährstoffen aufgenommen wird. Aber die Form, in der diese genossen wird, wechselt, und so fettreichen Gemischen, wie Rahmgemenge[2]), Backhausmilch[3]) und molkenreduzierte Milch[4]), Gärtnersche Fettmilch[5]), neuerdings der Buttermehlnahrung wird gleicherweise Gutes nachgesagt, wie so fettarmen, wie Buttermilch[6]).

Hinsichtlich der **Dosierung** können die beim Brustkind gewonnenen Zahlen als richtunggebend gelten. Meiner Erfahrung nach liegen — je nach der Nahrung — die zu guter Zunahme erforderlichen Mengen zwischen 90 und 120 Kalorien auf das Kilo Körpergewicht; ob die oftmals getrunkenen 140 Kalorien wirklich notwendig waren, ist fraglich. Über 140 sah ich niemals Vorteile, wohl aber durch den Überfluß heraufbeschworene Nachteile in Gestalt von Gewichtsstillstand und Dyspepsie. Auffallend gering — 90 bis 100 Kalorien — ist der Bedarf bei Buttermilch[7]), vielleicht deshalb, weil diese Nahrung besonders reich an Ansatzstoffen — Eiweiß, Mineralien — ist und deshalb dem intensiven Wachstum des Frühgeborenen schon in geringer Menge das Erforderliche darbietet.

Technik der Ernährung. Aus der Kenntnis des Nahrungsbedarfs ergeben sich für die praktische Durchführung der Ernährung wichtige Richtlinien. Vor allem ist sie bestimmend für die **Zahl der Mahlzeiten,** namentlich zu Anfang, wo die Schwäche, der Sopor und die unentwickelten Reflexe die Nahrungszufuhr erschweren und die Gefahr der Inanition mit sich bringen. Je geringere Gaben diesen Kindern auf einmal eingeflößt werden können, desto häufiger — 8-, 10-, 12mal in 24 Stunden muß gefüttert werden, um wenigstens diejenigen Mengen beizubringen, die die Erhaltung sichern. Es gibt nur einige wenige Kinderärzte (Czerny-Keller, Cramer, Kaupe[8]), die auch bei den Frühgeborenen die Regel der 5 bis 6 Mahlzeiten streng beibehalten wollen — ich halte das bei vielen Fällen während der ersten Lebenswochen durchaus für nachteilig. Erst mit der zunehmenden Kräftigung werden die Einzelmahlzeiten größer und damit ganz von selbst ihre Zahl kleiner und die Pausen länger. Bei der Flasche halte man auf etwas vorsichtige Bemessung, weil Überfütterungsdyspepsien hier besonders leicht eintreten. Wie eng begrenzt die Breite des Bekömmlichen nach oben ist, lehrt folgende Beobachtung:

L. S., 1510 g, in der Couveuse mit Backhausmilch in steigenden Mengen von 250 bis 320 ccm genährt. Bei zwei bis drei guten Entleerungen gleichmäßige tägliche Zunahme von 30 g, so daß nach 24 Tagen bei 143 ccm = 100 Kalorien pro Kilo ein Gewicht von 2230 g

---

[1]) Vgl. S. 253.
[2]) Neumann u. Oberwarth, Th. G. 1901. Nr. 12.
[3]) Biringer, J. K. 49. 1899.
[4]) E. Müller, J. K. 73. 1911. Erg.-Heft.
[5]) Heubner, l. c.
[6]) Birk, Oberwarth, l. c.
[7]) Vgl. Birk, l. c.
[8]) M. K. Orig. 15. 1919.

erreicht ist. Nunmehr Nahrung auf 400 ccm = 180 ccm bzw. 126 Kalorien pro Kilo; dabei Gewichtsstillstand und 4 bis 5 dünne, schleimige Stühle täglich. Nach einer Woche Rückkehr zu 320 bis 350 ccm; wiederum dauernd regelmäßiger Anstieg mit 30 g am Tag und gutem Stuhl.

So klein die benötigten Mengen sind, so macht doch ihre **Beibringung** bei den Kindern, die noch nicht saugen können, erhebliche Mühe. Zunächst wird versucht, die Milch aus der Brust unmittelbar in den Mund der Kinder abzudrücken; ist das zu umständlich und zeitraubend, so muß abgezapfte Frauenmilch mit der Flasche angeboten werden, wobei wohl auch Puppensauger nützlich sind. Selbstverständlich ist dieses Vorgehen bei Kindern syphilitischer Eltern, wenn sie nicht von der Mutter selbst gestillt werden; sie direkt einer Amme anzulegen, läßt sich nicht verantworten.

Wenn auch mit dem Pfropfen nicht getrunken wird, bleibt schließlich nur Eingießen übrig. Es geschieht mit Löffeln, kleinen schiffchenartigen Behältern, durch Trichter oder Undinen; man kann auch aus Spritzen eintropfen. Wählt man den Weg durch den Mund, so fließt viel durch die Zungenbewegung heraus. Viel besser und sicherer gießt man durch die Nase und löst damit prompte Schluckbewegungen aus. Es ist dabei langsam und vorsichtig zu verfahren; denn leicht kommt es zu Überfüllung des Rachenraumes mit der Gefahr der Erstickung oder Aspiration. Ebendeswegen ist auch am Gummisauger eine zu weite Öffnung bedenklich; eine zu enge erschwert wiederum den Saugakt. Die von französischen Autoren geübte Sondenfütterung (Gavage) vermittels Jaques-Patentkatheter 9 oder 10, Schlauch und Trichter, gegen die Bedenken geäußert wurden, ist neuerdings wieder als brauchbar befunden und empfohlen[1]) worden. Sie setzt geschultes Pflegepersonal voraus und wird deshalb im Privathaus nicht immer durchführbar sein.

Nach beendeter Mahlzeit habe man acht auf Speien und Brechen; es sind dabei schon Kinder in aller Stille erstickt.

Während der ersten schwierigen Zeiten vergesse man nicht die **Fürsorge für die Mehrung oder Erhaltung der Milchsekretion bei der Stillenden.** Ist es die Mutter, so muß versucht werden, die durch das schwache Kind zu wenig beanspruchte Brust durch anderweitige Entleerung besser in Gang zu bringen, durch Absaugen oder Abspritzen, am besten durch einen anderen Säugling, wenn das zugelassen wird. Bei der Amme ist auf dieselbe Weise der Rückgang der Nahrung zu bekämpfen; hier sind auch bestimmte Vorschriften nötig, die einer Schädigung des Kindes durch den Überfluß an Milch vorbeugen.

Besondere Erscheinungen bei Frühgeborenen. Zumeist schläft das Frühgeborene Tag und Nacht und spontanes Erwachen sowie Geschrei sind immer Zeichen wachsender Kraft. Man schone diesen Schlummer nicht und wecke unbedingt für die Nahrungsaufnahme. Es ist gut, die Kinder durch Aufrütteln, Kneifen der Haut oder Anspritzen vor der Mahlzeit zum Schreien und damit zu tiefen Atemzügen anzuregen. Das kommt nicht nur der Zirkulation und der Atmung zugute, sondern befördert die Energie des Trinkaktes.

Schwerere Somnolenz, die mit Zyanose verbunden ist, bedeutet immer mangelhafte Atmungstätigkeit und ist entweder durch die gerade hier so häufigen **Hirnblutungen**[2]) begründet, oder die Folge von **Atelektasen.** Die Unterscheidung ist anzustreben, da bei diesen fester zugegriffen werden kann, als bei jenen, wo in der Hauptsache nur Thoraxkompression und Sauerstoffeinatmung in Frage kommen. Etwas Eigenartiges sind **Anfälle von Zyanose und Apnoe.** In den ersten Tagen sind sie nicht sehr bedenklich, wohl aber, wenn sie sich später zeigen.

---

[1]) Rott, Z. K. 5. 1912.
[2]) Vgl. S. 125.

Ihre Ursache ist nicht geklärt. Der Deutung als Folge von Inanition (Budin) steht die Beobachtung entgegen, daß sie auch im Anschluß an die Mahlzeit gut trinkender Kinder auftreten können (Oberwarth, Birk); wahrscheinlich hängen sie demnach mit der Behinderung der Zwerchfellatmung durch den gefüllten Magen zusammen. Bei den in späteren Tagen ohne äußeren Anstoß einsetzenden Anfällen spielen jedenfalls die Hirnblutungen eine Rolle. Zur Beseitigung ist bei der Zartheit des Brustkorbes die gewöhnliche Art der künstlichen Atmung ein zu grobes Verfahren. Man leitet am besten durch einen in die Nase eingeführten Katheter Sauerstoff in den Pharynx (Ylppö).

Fremdkörperentzündung, angefacht durch Nahrungsreste, die bei Regurgitation in die Nase gelangen, soll nach Henri[1] schwere, bis zu Knochennekrose führende Rhinitis erzeugen können, die mit Syphilis nichts zu tun hat. Wir haben Ähnliches nie gesehen. Häufig dagegen ist **schnüffelnde Nasenatmung,** wahrscheinlich durch besondere Empfindlichkeit des Schwellgewebes bedingt, die gerade bei einem Frühgeborenen den irrigen Gedanken an Lues wachrufen könnte.

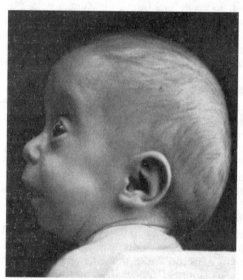

Fig. 25.   Megacephalus bei frühgeborenem Säugling.

Auch an die ungemeine **Empfindlichkeit der Haut und Schleimhäute** gegen Reizungen aller Art soll erinnert werden. Bekannt ist, daß die Reaktion nach der „Credéisierung" hier oft so stark ist, daß Manche statt ihrer einfache Kochsalzwaschung anwenden. Die verschiedensten Antiseptika erzeugen leicht Ekzem und Pusteln. Bei chirurgischen Eingriffen ist deshalb das aseptische dem antiseptischen Verfahren vorzuziehen, um so mehr, als diese oberflächlichen Erosionen sehr häufig die Eingangspforte tödlicher septischer Prozesse bilden. Überhaupt ist die **Neigung zu örtlichen und Allgemeininfektionen** und zu **entzündlichen Erkrankungen der Atmungsorgane** eine bedenkliche Eigenheit dieser Kinder.

Im Laufe des ersten Vierteljahres kommt es mit wenigen Ausnahmen zur Entwicklung einer **typischen Form der Anämie,** über deren Eigenheiten und Entstehungsweise später[2] noch zu sprechen sein wird. Ferner treten Erscheinungen der **Spasmophilie** in Form von Übererregbarkeit, Fazialisphänomen und Krämpfen, sowie eine den Schädel stark bevorzugende und oft außergewöhnlich schwere Craniotabes erzeugende **Rachitis** auch bei natürlich Genährten so früh und so regelmäßig[3] auf, daß die Ursache dieser Trias mit der vorzeitigen Geburt aufs engste verknüpft sein muß. Aller Wahrscheinlichkeit nach ist sie nicht etwa in einer ungenügenden Mitgift von Fe und Ca, sondern in einer stofflich begründeten Unfähigkeit zum normalen Ansatz dieser und wohl noch anderer Bausteine zu suchen.

Übererregbarkeit und Knochenweichheit der Frühgeborenen reagieren sehr gut auf

---

[1] R. m. März 1898.
[2] Vgl. S. 733.
[3] Vgl. Rosenstern, Z. K. 8. 1913. Ylppö l. c. Bd. 24.

Phosphorlebertran mit Kalk. Man gibt ihn zweckmäßigerweise schon in den allerersten Anfängen.

Man liest wohl hier und dort etwas
von Beziehungen von Frühgeburt zu Hydrocephalus. Soweit darunter ein richtiger Was-

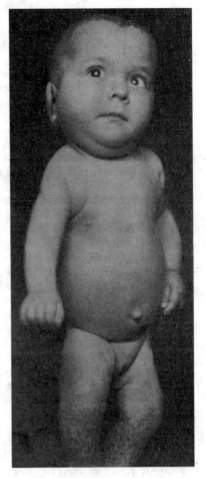

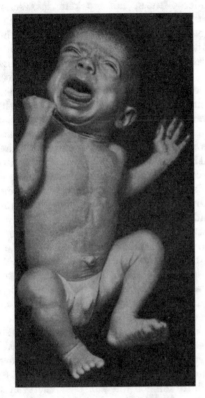

Fig. 27. Frühgeburt mit starkem Saug-
polster und großer Zunge.

Fig. 26. Fetter Typus der Frühgeborenen.

serkopf mit Ventrikelerweiterung verstanden ist, bestehen sie bestimmt nicht.
Wohl aber finden sich bei den stark craniotabischen Frühgeborenen sehr oft
hydrocephalusartige Symptome, d. h. klaffende Nähte, weite, gespannte oder
vorgewölbte Fontanellen, Exophthalmus, gefüllte Kopfvenen und erhöhte Patellarreflexe (Fig. 25); die Lumbalpunktion ergibt zwar leicht erhöhten Druck,
aber keine vermehrte Flüssigkeit, und die Sektionen bestätigen, daß hier nichts
von Wasserkopf vorhanden ist. Möglicherweise handelt es sich bei diesen **pseu-
dohydrozephalischen Zuständen** (Megacephaus Ylppö)[1]) um eine Dissoziation
des Wachstums von Schädel und Schädelinhalt, wenn man so will um eine relative Hirnhypertrophie durch schnellere Massenzunahme des Gehirns, für das
der Fassungsraum der Schädelkapsel nicht mehr ausreicht.

Es mag sein, daß auch für die Veranlagung zu den eben besprochenen Erscheinungen neben der Frühgeburt noch ein weiterer konstitutioneller Fehler bedeutsam ist. Denn sie finden sich, wenn auch bei recht vielen, so doch keines-

[1]) L. c.

wegs bei allen Frühgeborenen. In diesem Zusammenhange sei hervorgehoben, daß sich die Gesamtheit dieser Kinder klinisch in zwei ihrer äußeren Physiognomie nach wohl unterschiedene Gruppen teilt, deren kennzeichnende Symptome in den ersten Wochen langsam deutlicher werden und nach Zurücklegung des ersten Jahres sich wieder verwischen. Die eine Gruppe besteht aus agilen, schlanken, proportionierten Kindern, meist mit starkem Haarschopf; besondere Merkmale, Rachitis, Spasmophilie, Anämie, Pseudohydrocephalus fehlen oder sind nur in Andeutungen entwickelt. Die andere, erheblich größere dagegen zeigt bei ausgeprägtem Typus fette Individuen mit großem, oft pseudohydrozephalischem, kahlem Kopf, dicker Zunge, Stupsnase, kurzem Hals, kurzen Gliedern, dickem Bauch, Neigung zu Nabel- und Leistenbrüchen, Diastase der Recti und mehr oder weniger starken konstitutionellen Erscheinungen (Fig. 26). Auffallend sind auch bei sonst wenig entwickeltem Fettpolster örtliche Fettanhäufungen, namentlich am Unterkinn und an den Saugpolstern der Wangen (Fig. 27). Die Ähnlichkeit mit dem bekannten Bilde der angeborenen Syphilis ist groß und Verwechslungen sind um so eher möglich, als häufig auch eine Vergrößerung der Milz besteht. Indessen ist von Syphilis keine Rede. Gewisse Züge erinnern wiederum an Mikromelie, andere an Myxödem, ohne daß jedoch Schilddrüsendarreichung irgendwie wirksam ist. Der Gedanke an einen mangelnden Ausgleich der endokrinen Drüsenfunktionen oder eine pluriglanduläre Insuffizienz als Ursache dieser Absonderlichkeiten liegt nahe.

Spätere Schicksale. Die spätere Entwicklung[1] mancher Frühgeborener ist so vorzüglich, daß sie am Ende des ersten Jahres annähernd die Normalwerte erreichen. Andere bleiben zunächst noch zart und untermassig, aber bis zur Schulzeit holen sie das Versäumte nach. Nur eine Minderheit bleibt dauernd zurück. Alles das gilt auch für den geistigen Fortschritt. Damit ist gesagt, daß der vorzeitige Eintritt ins Leben an sich wohl eine Verzögerung der Entwicklung, aber keinen bleibenden Nachteil bedingt. Wenn diesen Kindern von vielen eine erhöhte Krankheitsdisposition und eine erhöhte Neigung zu konstitutionellen Fehlern, vornehmlich auch zu Hypoplasie, allgemeiner Asthenie und Neuropathie nachgesagt wird, so wäre noch zu entscheiden, ob wirklich diese Minderwertigkeit — soweit sie in Wirklichkeit häufiger auftritt, was noch durch zuverlässige Belege zu erhärten bleibt — der Frühgeburt schlechthin zur Last zu legen ist, oder dem größeren Prozentsatz von Kindern konstitutionell belasteter Familien unter den Frühgeburten.

Eine Frage von größter Wichtigkeit ist die nach dem **Zusammenhang von Frühgeburt mit der Entstehung von Littlescher Krankheit und anderen zerebralen spastischen Leiden sowie von Imbezillität und Idiotie,** der von den neurologischen Lehrbüchern stark betont wird. Die Geburtshelfer[2] wollen ihn nicht anerkennen, da ihre Nachforschungen keine erhöhte Häufigkeit der genannten Störungen bei den in ihren Anstalten Geborenen ergaben. Neuerdings aber vertritt Ylppö[3] von pädiatrischer Seite den gegenteiligen Standpunkt der Neurologen und erklärt die günstigen Statistiken der Entbindungsanstalten als eine aus unzulänglicher Nachforschung entsprungene Täuschung. Er selbst findet unter 598 genügend lange verfolgten Kindern 10 Fälle = 3,1 Prozent Little und 24 = 7,4 Prozent Idioten und Schwachsinnige. Weitere Feststellungen sind erwünscht.

---

[1] Wall, M. G. G. 37. 1913. Opitz, M. K. Orig. 13. 1914.   Ylppö l. c.
[2] Budin, Le nourrisson. Ahlfeld, Z. G. G. 1901. Nr. 21. Wall, l. c. Vgl. auch S. 129.
[3] L. c. Bd. 24.

D. Die Störungen des Nabelverschlusses.

1. Angeborene Anomalien.

Hautnabel. Eine geringfügige Abweichung vom gewohnten Bilde stellt der Hautnabel (Kutisnabel) dar, bei dem die Haut in zylindrischer Erhebung auf den Nabelstrang übergreift. Nach dessen Abfall liegt die Wunde auf der Höhe eines walzigen Stumpfes, der zumeist allmählich schrumpft, gelegentlich aber auch verbleiben kann. Zum Unterschiede vom Bruche ist hier, wie bei der folgenden Anomalie, der Verschluß der tieferen Schichten vollkommen.

Amnionnabel. Beim Amnionnabel greift umgekehrt die amniotische Scheide des Stranges in bis talergroßer Ausdehnung auf die Haut über, so daß diese nach der Abstoßung einen Substanzverlust zeigt, der durch Granulation gedeckt wird.

Nabelschnurbruch[1]**).** Viel bedeutsamer ist der Nabelschnurbruch. Er bildet eine Geschwulst von verschiedener Größe, die von durchsichtigem oder leicht getrübtem Amnion und Peritoneum eingehüllt ist, oben den Nabelstrang trägt, und vorzugsweise Darm, gelegentlich auch Magen, Leber, Milz enthält. Kinder mit höheren Graden des Leidens, bei denen sich häufig noch andere Mißbildungen finden, sind nicht lebensfähig.

Die Gründe für die **Entstehung** eines solchen Bruches sind verschiedenartig. Bei einer Reihe von Kindern sind mechanische Verhältnisse wirksam, ein Zug am Darm nach außen durch den persistierenden Ductus omphalomesentericus oder eine abnorm kurze Nabelschnur (Ahlfeld) oder eine Vordrängung der Baucheingeweide durch abnorm erhöhte intraabdominale Druckverhältnisse — Dorsalkonkavität der Wirbelsäule (Aschoff), Bauchtumoren (Usener) —, in einer anderen Entwicklungshemmungen, die den Schluß der Bauchspalte verhindern (Reichel, Kermauner). Welcher von diesen Vorgängen im Einzelfalle die Erklärung bildet, ist nicht immer leicht zu entscheiden.

Schwierigkeiten in der **Diagnose** können nur die ganz kleinen Eventrationen machen; diese verraten sich nur durch eine unbedeutende Verdickung des Stranges am Fötalende, die erst bei der Palpation den abnormen Inhalt deutlich werden läßt. Die Verkennung führt zu verhängnisvollen Mißgriffen beim Abbinden; denn wenn die Ligatur den Darm mitfaßt, ist Gangrän und Ileus die Folge.

Für die **Behandlung** kommt in erster Linie die frühe Laparotomie — Eröffnung des Bauchsackes und Lösung etwaiger Verwachsungen oder Resektion des etwa vorhandenen Ductus, Reposition, Naht — in Betracht. Die Erfolge sind durchaus befriedigend; sie finden ihre Grenze bei Hautdefekten von einer Größe, die die Vereinigung unmöglich macht, oder bei Brüchen, die so groß sind, daß die Zurückbringung mißlingt. In solchen Fällen kann man noch hoffen, daß eine Spontanheilung[2]) durch Granulation, Schrumpfung und Überhäutung erfolgt, die durch Asepsis, feuchte Umschläge und Salben zu fördern wäre. Jedes abwartende Verhalten verlangt sorgsame Überwachung, da spätere Gangrän und Hernie nicht ausgeschlossen sind.

Persistenz des Ductus omphalomesentericus. Wenn nach Abfall des Nabelstranges sich die Heilung verzögert, die Wunde näßt und Granulome entstehen, so ist der Gedanke an eine Infektion der nächstliegende. Aber bevor die Diagnose endgültig in diesem Sinne gestellt wird, sollte man nachsehen, ob das Sekret nicht aus einer manchmal verborgen mündenden

---

[1]) Lit. s. Usener, J. K. 77. 1913.
[2]) Lit. bei Durlacher, M. m. W. 1908. Nr. 11. Sittler, ibid. 1909. Nr. 7.

Fistelöffnung quillt und sich bei näherer Untersuchung nicht als Eiter, sondern als Schleim, Verdauungssekret mit oder ohne kotige Beimengung, andere Male als Urin herausstellt. Weitere Aufschlüsse wird dann die vorsichtige Sondierung der Fistel bringen. Es handelt sich dann um eines der seltenen Vorkommnisse von persistierendem Ductus omphalomesentericus bzw. um eine Urachusfistel, die in den unscheinbaren Fällen bei oberflächlichem Zusehen zu Verwechslung mit Pyorrhoe Veranlassung geben können, während in ausgesprochenen, wo Kot oder Urin aus dem Nabel austreten, schon der erste Blick die Sachlage klärt.

Die Persistenz des Ductus omphalomesentericus[1]) kann in voller Länge bestehen (offenes Meckelsches Divertikel) und unterhält dann eine fistulöse Verbindung mit dem unteren Ileum, durch welche dauernd oder gelegentlich — zuweilen erst durch Kathetersondierung nachweisbar — Kot austritt. In einem Falle von Karewski brach der schon geschlossene Nabel erst später auf. Andere Male[2]) ist der Hohlgang nach verschieden langer Erstreckung gegen den Darm zu verödet und hängt frei oder mit dem Darm durch einen soliden Strang verbunden vom Nabel in die Bauchhöhle. Er kann so kurz sein, daß er eine Art offener Zyste darstellt, welche entweder präperitoneal oder gleich unter der Haut gelegen ist, und reichlich Schleim und Darmsaft entleert. In seltenen Beobachtungen entspricht der histologische Bau und die Beschaffenheit der Absonderung dem Magen[3]) und durch den sauren, verdauenden Ausfluß können peptische Hautgeschwüre entstehen. Diese Gebilde können sich teilweise invertieren und sich als rote, nässende Tumoren nach außen vorwölben, oder durch Abschluß nach außen zur Zyste werden. Als häufigster und unscheinbarster Abkömmling des Dotterganges werden kleine, granulomähnliche Tumoren angesehen, die aus glatten Muskelfasern bestehen, in welche sich von der Oberfläche tubulöse Drüsen einsenken. Sie stellen abgeschnürte Prolapse der Schleimhaut dar. (Kolaczek.)

An und für sich nur durch die Entleerung von Darminhalt lästig, kann das offene Divertikel sich jederzeit in verhängnisvoller Weise dadurch komplizieren, daß es sich invertiert und schließlich mit oder ohne Ileuserscheinungen die mit ihm verbundene und allenfalls noch andere Darmschlingen vor den Nabel zerrt. Auch bei Inversion des geschlossenen Ductus kann eine Darmschlinge in die umgestülpte Höhle eintreten und gelegentlich abgeklemmt werden. Auch können neben dem Divertikel entstehende Nabelbrüche zu Inkarzeration führen.

Die **Behandlung** ist neuerdings eine rein operative geworden, und der in Laparotomie, Abtragung und Naht bestehende Eingriff ist heute, dank der Verbesserung der Technik, fast regelmäßig von Erfolg gekrönt, im Gegensatz zu den früheren wenig befriedigenden Resultaten. Die vordem gebräuchlichen Ätzungen, Brennungen und Druckverbände erzielen bestenfalls nur einen Verschluß des Nabelendes der Fistel, ohne vor Einstülpung des Darmes zu schützen. Sie dürften nur noch bei ganz kurzen geschlossenen Divertikeln in Betracht kommen. Wenn die Kinder noch zu jung und zart sind, kann bei unkomplizierten und nicht prolabierenden Divertikeln unter Anlegung von Druckverbänden noch einige Zeit bis zur Operation gewartet werden.

Urachusfisteln. Bei den sehr seltenen Urachusfisteln[4]) entleert sich, be-

---

[1]) Ledderhose, D. Ch. Lief. 45. Erkr. d. Bauchdecken. Pernice, Nabelgeschwülste. Halle 1892. Barth, D. Z. Ch. 26 (Kasuistik, Literatur). Morian, A. Kl. Ch. 58 (Kas., Lit.). Koerte, D. M. W. 1898. Nr. 7. Dreifuß, Z. Gr. 1905.

[2]) Schematische Zeichnungen bei Zumwinkel, A. kl. Ch. XI. Morian, l. c.

[3]) Tillmans, D. Z. Ch. 18. Lexer, A. kl. Ch. 59.

[4]) Lit. Ledderhose, l. c. Kirmisson, Lehrb. d. chir. Krankh. angeb. Ursprungs. Lexer, A. kl. Ch. 57.

ginnend nach Abstoßung des Nabelstranges, ein mehr oder weniger großer Teil des Urins durch den offen gebliebenen Urachus, der nicht selten auf der Höhe eines tumorartigen Gebildes im Nabel mündet. In einem Falle von Froriep und Gusserow fiel die Blase durch den Nabel vor. Zuweilen wird es nötig sein, genau zuzusehen; denn der Urin kann eitrig getrübt sein und dieses, sowie die ähnliche Richtung der Fistel könnte zu Verwechslungen mit der gewöhnlichen Pyorrhoea umbilici verleiten. Der reichliche Ausfluß, der unter Umständen durch Druck auf die Blase vermehrt wird, das weitere Vordringen der Sonde, im Zweifelfalle die Einspritzung gefärbter Flüssigkeit in die Blase oder die Ausscheidung von eingegebenem Methylenblau sichern die Unterscheidung.

Einen Fall von Urachuszyste sah ich bei einem 8 wöchigen Knaben. Von Zeit zu Zeit bildete sich in der Mittellinie eine taubeneigroße Geschwulst unter den Bauchdecken, die auf Druck Eiter entleerte und für einige Zeit verschwand. Die Sonde drang 3½ cm tief ein und war allseitig beweglich. Unter täglich mehrmaliger Entleerung des Inhaltes durch leichtes Streichen erfolgte allmählich Heilung ohne weiteres Zutun.

Die **Ursache** des Offenbleibens wird gelegentlich unauffindbar sein. Häufig aber lassen sich Hindernisse für die Entleerung durch die Urethra feststellen, die zu Drucksteigerung in der Blase und durch Ausweichen des Harnes in die fötalen Wege zu deren Offenhaltung führten. Man hat da auf Phimosen, epitheliale Verklebungen, Klappen, Diaphragmen zu fahnden.

Die **Behandlung** muß bei der Behebung solcher Hindernisse einsetzen, und wenn dies gelingt, wird der Verschluß durch Ätzung, Pflasterkompression, zuweilen erst durch Anfrischung und Naht zu erzielen sein. Erst bei Mißerfolgen, die öfters durch zystische Erweiterungen[1]) bedingt sind, müssen eingreifendere Operationen ins Auge gefaßt werden; sie sind jedoch nicht vor dem vierten Lebensjahre ratsam.

Geschwülste des Nabels[2]) sind in der überwiegenden Mehrzahl **Granulome,** meist als **Fungi** bezeichnet, und stellen sich dar als hochrote, eiternde, leicht blutende Gebilde, die bis Nußgröße wachsen können. Kleinere sind zuweilen in der Tiefe des Nabelringes versteckt und man wird nur durch die anhaltende Sekretion auf ihr Bestehen aufmerksam. Die Ursache der Wucherung ist gewöhnlich eine Infektion der Wunde, wesentlich seltener verhält es sich so, daß ausnahmsweise in ungewöhnlicher Länge erhaltene Arterienstümpfe mit Granulationen bekleidet werden. Ich habe solche von 5 cm Länge gesehen, die als walzenförmige, schlaffe Anhängsel aus dem Nabelgrund herauspendelten. Fungi scheinen nur ausnahmsweise spontan überhäutet zu werden, für gewöhnlich ist eine öfters wiederholte Ätzung (Höllenstein, besser 33proz. Trichloressigsäure, Paquelin) nötig. Tumoren, welche die Arterienstümpfe enthalten, werden am besten nach basaler Unterbindung mit der Schere abgetragen.

Die oben erwähnten, von abgeschnürten und invertierten Resten des Ductus omphalomesentericus abstammenden und nicht so seltenen **Enteroteratome** (Adenome) unterscheiden sich von dem sonst so ähnlichen Fungus makroskopisch durch größere Glätte, Härte und die Absonderung eines klebrigen alkalischen Schleimes. Sie erreichen Himbeergröße. Ihre Behandlung ist die gleiche.

Auch **teleangiektatische Myxosarkome** mit dem Gewebstypus der Whartonschen Sulze sind in einigen wenigen Fällen gesehen worden. Sie sind wegen des schnellen Wachstums der Malignität verdächtig, und es ist deshalb frühe Exstirpation weit im Gesunden erforderlich.

Es ist nicht überflüssig, daran zu erinnern, daß invertierte Dottergangsdivertikel tumorartig aus dem Nabel hervorragen und Gelegenheit zur Verwechslung mit Granulomen gegeben haben. Wem die verschiedenen Fälle gegenwärtig sind, wo der zur

---

[1]) Lit. vgl. Doesseker, Br. B. Ch. 10.
[2]) Lit. b. Pernice, Runge, Lange, l. c.

Abtragung des vermeintlichen Fungus geführte Scherenschlag das Peritoneum, ja den Darm eröffnete, wird jeden Nabeltumor sorgfältigst auf diese Möglichkeit hin prüfen.

2. Septische Nabelinfektionen [1].

a) Normale Heilung der Nabelwunde.

Von den physiologischen Vorgängen bei der Abstoßung des Nabelstranges und der Bildung des Nabelverschlusses ergeben sich häufig Abweichungen, die auf bakterielle Infektion zurückzuführen sind. Sie sind teils schwerer Art, teils von so geringfügiger Natur, daß sie in vorantiseptischen Zeiten noch im Bereich der Norm geduldet werden konnten. Die Kenntnis der ersteren knüpft vornehmlich an die Darstellungen Bednárs, Widerhofers, Hennigs, Fürths, v. Ritters, Epsteins und Runges, die der unscheinbaren, aber nicht minder beachtenswerten haben jüngere, ausgedehnte Untersuchungen an geburtshilflichen Kliniken (Eröss, Grosz, Keilmann, Roesing, Doctor u.a.) vertieft.

Wenn auch die Gegenwart pathogener und saprophytischer Mikroorganismen im normal mumifizierenden Strangrest sicher gestellt ist (Chomolgoroff, Basch), so spielt wahrscheinlich deren Verschleppung in bezug auf die Infektionsgefahr eine verschwindend kleine Rolle gegenüber der unreinen Berührung beim Abnabeln, Verbinden, Baden. Daher die günstige Beeinflussung der früheren hohen Ziffern von Nabelerkrankungen durch vervollkommnete Prophylaxe in den Entbindungsanstalten, wo jetzt die Häufigkeit auf 2 bis 3 Prozent herabgemindert sein dürfte.

Im Strangrest selbst kann die Wucherung von Saprophyten bedeutenden Umfang erlangen. Für die eigentlichen Wundkrankheiten aber kommen pathogene Arten (Staphylo- und Streptokokken, seltener Bakterien, wie B. Coli und verwandte Arten, Pyocyaneus u. a.) in Betracht.

Wahrscheinlich entstehen die meisten Infektionen bei noch haftender Nabelschnur. Dafür sprechen die bei genauer Beobachtung feststellbaren Fieberbewegungen, spricht die Tatsache, daß nach dem Abfall häufig die Störung bereits fertig zutage liegt, und schließlich die Überlegung, daß eine gute Granulationsfläche, wie sie doch der Nabel darstellen soll, bakteriendicht ist, solange nicht Verletzungen ihren Zusammenhang aufheben. Möglicherweise können die Keime durch direkte Lymphströmung vom infizierten Strang aus eingeschwemmt werden; größer ist die Wahrscheinlichkeit, daß bei der Versorgung des Strangrestes durch Zerrungen kleine Risse und Undichtigkeiten der Granulationsfläche und damit Eingangspforten für Krankheitserreger erzeugt werden, eine Gefahr, die sich nach der Abstoßung wesentlich verringert.

Es ist darum den Vorgängen am Nabel schon vom Beginn ab Aufmerksamkeit zu schenken und der **Begriff der normalen Abheilung** sehr scharf zu fassen. Zu ihm gehören: Vollkommen fieberfreier Verlauf; schnelle, am 2. und 3. Tag deutlich fortschreitende, durchschnittlich am 4. Tag bis auf die noch durchfeuchtete weißlichgelbe Anwachsstelle beendete, geruchlose Mumifikation; geringe Absonderung ohne auffallende Rötung und Schwellung des Hautringes als Ausdruck der demarkierenden Entzündung, sofortiger Rückgang der entzündlichen Erscheinungen nach Abfall des Stranges, der gegen das Ende der ersten Woche erfolgen soll, bei schwachen Kindern oder sehr sulzreichem Organ allerdings bis in die zweite hinausgezögert werden kann[2]), schließlich Zurückbleiben

---

[1]) Lit. vgl. Runge, Lange, l. c., Fischl, T. m. e. 1, Escherich, W. kl. R. 1900, Nr. 30, Hennig, G. H. B. II.

[2]) Einmal erfolgte der Abfall erst am 35. Tag! Die Ursache dieses Kuriosums war nicht klar. Infektion lag nicht vor, der Strang war weder besonders dick, noch das Kind besonders schwächlich.

einer reinen Granulationsfläche, die am Schluß der zweiten, spätestens der dritten Woche völlig überhäutet ist. Jede Abweichung hiervon ist geeignet, den **Ver- dacht auf eine Wundinfektion zu erwecken.**

b) Örtliche Erkrankungen.

Gangrän des Strangrestes. Ungewöhnliche Wucherung von Fäulniserregern im Strangrest, begünstigt durch unzweckmäßige feuchte oder Salbenverbände, erzeugt zuweilen an Stelle der Eintrocknung feuchte, oft stinkende Gangrän, häufig mit fetzigem Zerfall des Gewebes. Sie setzt am zweiten bis vierten Tage ein und kann Veranlassung zu hohem Resorptionsfieber geben. Vorausgesetzt, daß nicht gleichzeitig noch eine Erkrankung des Nabels selbst begann, ist die Prognose nicht ungünstig. Nach Abtragung des Stumpfes — am besten behufs Vermeidung einer frischen Wundfläche mit dem Thermokauter — fällt die Tem- peratur und das zurückbleibende Geschwür neigt zur Heilung.

Excoriatio umbilici und Pyorrhoe. Die leichteste Form der nach Abfall der Nabelschnur sichtbaren örtlichen Entzündungen ist die Exkoriation, der „näs- sende Nabel". Seine Kennzeichen sind die stärkere Absonderung, die schlaffere, zur Wucherung neigende Beschaffenheit der Granulationen, der eitrig-schmie- rige Belag, die Verlangsamung der Vernarbung.

Dieser Zustand, der einer Oberflächenansiedelung von Entzündungserre- gern entspricht, verknüpft sich häufig mit einer typischen tiefer greifenden Er- krankung, deren Eigenart sich aus der Gestaltung der Nabelwunde ableiten läßt.

Es handelt sich hier um eine nur am höchsten Punkt geöffnete Trichterwunde, bei der zudem die übergreifenden Hautfalten rund umlaufende Hohlkehlen und Buchten bilden. Alles das — gelegentlich noch vermehrt durch Fungusbildung — erschwert den Abfluß des Sekrets, begünstigt die Verhaltung. Häufige Verklebung tritt verstärkend hinzu und beide Ursachen leiten eine Ausbreitung der Entzündung in die Wege. Ihr bieten sich am gün- stigsten gelegen, die im tiefsten Wundwinkel mündenden Umbilikalarterien dar, die mit ihrem frisch thrombosierten Anfangsstück die eitrig durchsetzte Zone durchziehen. In diesem Bereich kommt es zur Periarteriitis, zur Infektion und Einschmelzung der Thromben im Bereich des Anfangsstückes der Gefäße. So wird die Arterie in einen unteren, gesunden, fest verschlossenen und einen oberen, eitergefüllten Abschnitt geschieden. Nun endet der Trichter mit einer Art Fistelgang, und damit ist der Abfluß und die Ausheilung unter besonders ungünstige Bedingungen gestellt.

Der anatomische Befund[1]) dieser Entzündung des Nabelgrundes mit Thromboarteriitis im Anfangsteil eines oder beider Gefäße ergibt sich hieraus von selbst. Symptomatologisch erscheint reichlicher Eiterausfluß aus der Tiefe, der gelegentlich durch Streichen von der Symphyse her noch ver- mehrt wird. Eine von der Wunde aus vorgeschobene Sonde dringt nach rechts oder links oder beiderseits in der Richtung der Arterien 1 bis 3 cm weit vor. All- gemeinerscheinungen fehlen, solange nicht durch Verhaltung Fieber erzeugt wird. Die auffallende Hartnäckigkeit ist durch die Gestaltung der Wunde hinreichend erklärt[2]).

Es empfiehlt sich, für diese Erkrankung nach dem Hauptsymptom den alten Namen der Blennorrhoea s. Pyorrhoea umbilici beizubehalten. Sie ist, wie schon die älteren Forscher lehrten, eine im allgemeinen gutartige Erkrankung die nur unter besonders ungünstigen Umständen durch Abwärtswandern des Thrombenzerfalles bis zur Arteria hypogastrica zur allgemeinen Sepsis führt[3]). Es ist darum keineswegs erlaubt, das Auftreten von akutem und chronischem Siechtum bei Kindern mit Nabelblennorrhoe als deren Folge und den ganzen

---

[1]) Basch, J. K. 50. 1899.
[2]) Bezüglich der Unterscheidung von Persistenz des Dottergangs und eiternder Urachus- fistel vgl. S. 53.
[3]) Vgl. Escherich, l. c. Finkelstein, J. K. 51. 1900.

Fall als „Nabelsepsis" aufzufassen. Fast stets handelt es sich um ein zufälliges Nebeneinander, und der Zusammenhang ist eher umgekehrt so, daß ein Darniederliegen des Allgemeinbefindens die Verstärkung und erschwerte Ausheilung des örtlichen Leidens begründet.

Ulcus umbilici. Neben der Blennorhoe kann es zu geschwürigem Zerfall des Nabelgrundes kommen oder das Ulcus umbilici besteht von Anfang an allein in Form eines schmierig oder speckig belegten Substanzverlustes bei stärkerer Reizung der Umgebung. Auch das Ulcus ist an und für sich keine sehr bedenkliche Erkrankung; außer gelegentlichem Fieber macht es keine Allgemeinstörungen. Immerhin besteht jederzeit die Möglichkeit der lokalen Ausbreitung oder der Verschleppung der Infektion in den Kreislauf.

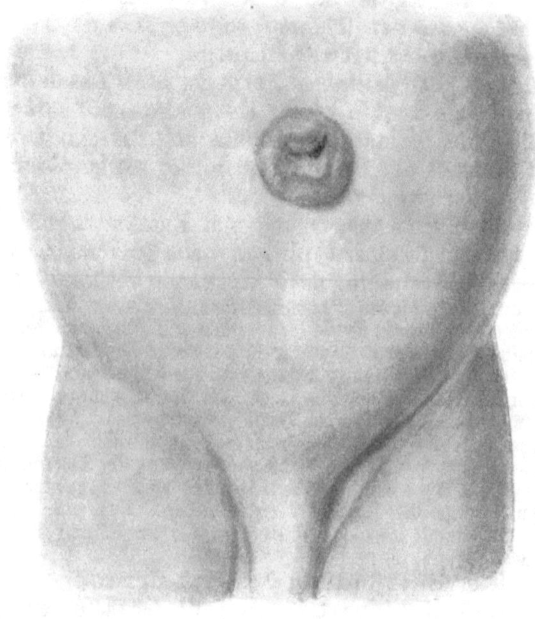

Die meisten Geschwüre verdanken **Eitererregern** ihre Entstehung. Ein **gonorrhoisches Nabelgeschwür** bei gleichzeitiger Urethralgonorrhoe sah Baginsky[1]. Es soll auch **syphilitische Ulcera**[2] geben, die ohne akute Entzündungserscheinungen nach Abfall der Nabelschnur in Form von tiefen, scharfrandigen, belegten Substanzverlusten erscheinen. Ich habe bisher nichts davon gesehen. Der einzige Fall meiner Kenntnis, auf den die Beschreibung paßt, war unter indifferenter Behandlung längst geheilt, als die Lues zum Ausdruck kam. Die Deutung als gewöhnliches Ulcera bei einem Luischen liegt wohl näher als die der spezifischen Grundlage.

Omphalitis. Erheblichere Entzündung der Haut und des Unterhautzellgewebes im Umkreis des Organes wird als Omphalitis bezeichnet. Sie kann ihren Ausgang von einer erkrankten Nabelwunde nehmen; aber auch primär bei ungestörter Heilung des Nabel-

Fig. 28.   Leichte Nabeldiphtherie.

grundes kommt sie vor und leitet sich dann von kleinen Zusammenhangstrennungen am Nabelring her. Ihr Beginn ist darum nicht an die ersten Tage gebunden, man sieht sie, wenn auch selten, noch bei älteren Säuglingen. Die gewöhnlichen Zeichen der Entzündung machen die Erkennung leicht. Dazu bestehen Fieber, Unruhe, Schmerzäußerungen und Bestrebungen, den Leib zu entspannen nnd ruhig zu stellen in Gestalt oberflächlicher, thorakaler Atmung und Beugehaltung der Beine. Schwerere Formen neigen zu Ausbreitung nach Fläche und Tiefe und gefährden so das Bauchfell; auch allgemeine Septikämie und Gangrän kann vorkommen. Hierdurch erklärt sich das Bedenkliche der umfangreichen Infiltrate, während kleinere durch Zerteilung oder Vereiterung zu heilen pflegen.

Nabeldiphtherie[3]. Nach neueren Erfahrungen muß auch der früher für sehr

---

[1] A. K. 36. 1903.
[2] Hutinel, Ref. A. K. 38. 1904. S. 298.
[3] Lit. Snell, J. K. 89. 1919. Prausnitz B. Kl. W. 1919 Nr. 34. Henkel D. m. W. 1919 Nr. 51.

selten erachteten Diphtherie des Nabels eine erhöhte Bedeutung beigemessen werden, und es ist sehr wahrscheinlich, daß viele der älteren, als Omphalitis und Gangrän beschriebenen Fälle in Wirklichkeit der Diphtherie zuzurechnen sind. Sie tritt teils allein, teils gleichzeitig mit Diphtherie an anderen Stellen (Nasendiphtherie, Wunddiphtherie) auf, und zwar in so verschiedenartiger Gestalt, daß

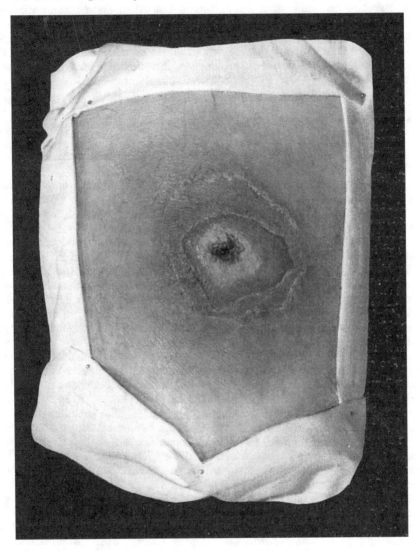

Fig. 29. Schwere Nabeldiphtherie.

oftmals nur der ständige Gedanke an die Möglichkeit ihrer Gegenwart auf die entscheidende bakteriologische Untersuchung hinführen wird. Durch sie werden gelegentlich auch **uncharakteristische Ulzerationen** ihrer wahren Natur nach erkannt, die durchaus keine von dem gewöhnlichen abweichende Erscheinungen darbieten. Daneben ist mir mehrfach auch eine **leichte, typische Diphtherie der Nabelwunde** untergekommen, gekennzeichnet durch weißen, kruppösen Belag mit geringer Rötung und Schwellung des Nabelringes und dessen nächster Nachbarschaft (Fig. 28). Sie pflegt auch ohne, zum mindesten mit spezifischer Behandlung in ziemlich kurzer Zeit zu heilen. Wesentlich anders sieht die schwere Form (Fig. 29) aus, die sich der **Omphalitis** oder **Gangrän** anreihen läßt. Sie zeigt sich als umfangreiches, bretthartes, entzündliches Infiltrat der Bauchdecken, das gegen den Nabelring hin durch Stase blaurot wird und über der die nekrotische Oberhaut sich da und dort blasig abhebt. Der Nabelgrund ist speckig belegt, oft durch die Schwellung dem Auge entzogen. In den schwersten Fällen kann sich brandiger Zerfall der Bauchdecken entwickeln. Der Verlauf dieser Störung ist etwas schleppend, ihre Prognose ohne Serumbehandlung ungünstig.

Ich verlor von meinen 4 schweren Fällen einen unbehandelten und einen mit Serum behandelten, zwei andere Serumfälle heilten. In beiden verlief die Rekonvaleszenz sehr langwierig, und es entwickelten sich Zirkulationsschwäche, Gaumensegellähmung, Nephritis und Areflexie der Patellarsehnen, gewiß ein seltenes Bild beim Neugeborenen. Keinmal, auch nicht bei den zwei aus einer Entbindungsanstalt zugewiesenen Kindern, war die Diagnose vorher gestellt worden, ein belehrender Hinweis auf die Unbekanntschaft der meisten Ärzte mit diesem wichtigen Zustand.

Nabelgangrän. Die schwerste der örtlichen Nabelerkrankungen, die Nabelgangrän, ist heutzutage so selten geworden, daß ihre Kenntnis wesentlich aus Schilderungen der älteren Ärzte geschöpft werden muß. Danach hat man eine primäre von einer sekundären Gangrän zu trennen.

Die **primäre Gangrän** setzt von Anfang an als schwere Krankheit ein oder bildet sich allmählich aus leichteren Formen heraus. Ursächlich kann man, soweit schwache und anderweit kranke Kinder in Frage kommen, an eine besondere Wirkung der gewöhnlichen septischen Bakterien denken; denn bei solchen Individuen führen bekanntermaßen alle Eiterungen leicht zu brandiger Zerstörung. Wenn aber vollkräftige Neugeborene befallen werden, so erscheint die Annahme eines ungewöhnlich verderblichen, vielleicht spezifischen Erregers naheliegend. Entsprechende Untersuchungen sind meines Wissens nicht vorhanden. Das Verschwinden der Krankheit aus den Spitälern, in denen sie früher zeitweise als verheerende Seuche auftrat, erinnert an das gleiche Verhalten der Nosokomialgangrän. Im Hinblick auf die überraschende Beziehung nomaartiger Erkrankungen an anderen Körperteilen zur Diphtherie (Freymuth, Petruschky, Passini, Leiner), wird man gegebenen Falles auch diesen Zusammenhang in Betracht ziehen und vermutlich des öfteren bestätigen können[1]).

Mißfarbener, stinkender, rasch fortschreitender Zerfall, der in der Fläche große Bezirke der Bauchhaut verwüstet, in die Tiefe greifend zunächst zu umschriebener, verlötender Peritonitis, schließlich zur Eröffnung der verwachsenen Darmschlingen oder des freien Bauchraumes führen kann, entzündliche, zuweilen kraftlose Reaktion an der Grenze zum Gesunden, schwere Erscheinungen von Herzschwäche und daher selten und nur zu Beginn Fieber, bilden die Symptome des Leidens, dessen Prognose sich zwar nach dem ursprünglichen Kräftezustand und dem Maße der örtlichen Abwehr abstuft, aber im ganzen außerordentlich ernst ist. Bei den 191 Fällen Fürths z. B. betrug die Sterblichkeit 85 Prozent. Der Tod erfolgt an Erschöpfung, vor oder auch noch nach Abstoßung des brandigen Gewebes, andere Male an septischen Nachkrankheiten. Die **sekundäre Gangrän** tritt nach Widerhofer bei schweren, mit pyämischen und septischen Symptomen einhergehenden Brechdurchfällen auf, nicht nur bei Neugeborenen, sondern auch bei älteren Säuglingen und ist hier eine Erscheinung von absolut tödlicher Bedeutung. Nach jetziger Auffassung handelt es sich um

---

[1]) Fälle von Snell, l. c.

eine metastatische oder örtlich hinzutretende Entzündung im Verlauf einer durch Vorwiegen der gastrointestinalen Symptome ausgezeichneten Septikämie[1]).

3. Fortschreitende Infektionen.

Von ernsterer Bedeutung als die Mehrzahl der eben geschilderten Formen, in denen der Nabel in jedem Sinne des Wortes den Mittelpunkt der Erkrankung bildet, sind diejenigen, wo er nur die Eingangspforte darstellt, durch die das septische Gift den Körper betritt, um, falls nicht ein günstiger Zufall ihm Halt gebietet, zur Allgemeininfektion zu führen.

In Einklang mit dem, was ihr Name besagt, besteht diese Gefahr bei den durch deutliche örtliche Entzündung gekennzeichneten Formen nur in geringem Maße und sie verhalten sich in dieser Beziehung kaum anders als jede andere umschriebene Eiterung an irgendeinem Teil des Körpers. Damit von ihnen aus eine Blutinfektion erfolge, bedarf es noch besonderer, nur ausnahmsweise zutreffender ungünstiger Umstände.

Thromboarteriitis totalis. Das wird ersichtlich

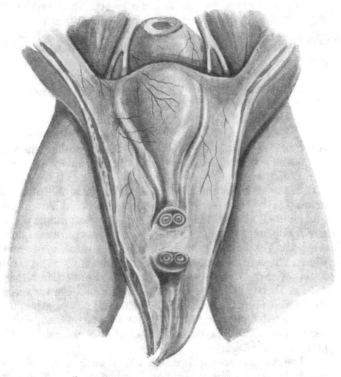

Fig. 30. Örtliche eitrige Thrombose der Nabelarterien.

namentlich bei der Betrachtung jener eitrigen Einschmelzung im Anfangsteil der Nabelarterien, die wir als Teilerscheinung der Pyorrhoea umbilici kennen und als zumeist gutartig und örtlich beschränkt bleibend aufzufassen lernten. Nur in verhältnismäßig seltenen Fällen — weit weniger zahlreichen jedenfalls, als vielfach angenommen wird, — nimmt die Entzündung fortschreitenden Charakter an und kriecht, ohne daß sich im perivaskulären Bindegewebe irgendwelche krankhaften Vorgänge hinzugesellen müssen, im Hohlraum eines oder beider Gefäße weiter. Auch so kann sie noch zum Stillstand kommen und als harmloser Vorgang im Verborgenen abklingen (Fig. 30). Die Gefahr springt erst auf, wenn sie als Thromboarteriitis totalis die offene Strombahn der Arteria hypogastrica erreicht und nun die Blutbahn mit infektiösem Thrombenmaterial überflutet.

---

[1]) Vgl. Epstein, Festschr. f. Henoch. Berlin 1890.

Mädchen K., 14 Tage alt, wegen Lues congenita eingeliefert. Klein, sonst scheinbar gesund, nur der leicht gerötete Nabel entleert beim Streichen von der Symphyse her etwas Eiter. In der Couveuse unregelmäßiges Fieber zwischen 38° und 39°, bald Unruhe, Benommenheit, Zittern, ächzende Atmung, Diarrhöe. Tod im Kollaps. Sektion: Im perivaskulären Bindegewebe nirgends Entzündung, die Arterien schimmern verbreitet bläulich durch. Sie haften am Nabelring nicht unmittelbar mit straffer Verbindung, sondern münden in eine glattwandige Höhle, die dadurch gebildet wird, daß der Nabelgrund bis zu Erbsengröße sackartig erweitert, mit Eiter gefüllt und nach innen ausgebaucht ist. Beide Gefäße erweisen sich beim Aufschneiden bis zur Mündung in die Art. hypogastrica mit schmierigen, vereiterten Thromben erfüllt, die Wände sind verdünnt, stellenweise sackig erweitert, die Intima angefressen und fetzig. Keine Metastasen. Nabelvene gesund. Im Eiter sowie im Blute Streptokokken und Bac. Pyocyaneus.

Die Ursachen, warum sich die gemeinhin harmlose Störung gelegentlich so verhängnisvoll verwandelt, liegt meines Erachtens in einer Verstärkung der oben erörterten Hemmnisse für den Abfluß der Wundsekrete. Vermutlich ist es eine zu enge Öffnung, sind es wiederholte Verklebungen, vielleicht auch unzweckmäßige, stauende, anstatt ableitende Verbände, welche den Eiter unter Druck setzen und ein Fortschreiten der Entzündung anbahnen. Auf solche Verhaltung deutet schon die sackige Erweiterung des Nabelgrundes hin, die man in diesen Fällen wohl nur selten vermißt.

Wenn nun trotz der geringen Neigung der örtlichen Erkrankungen zur Allgemeininfektion, trotz des spärlichen Vorkommens der Thromboarteriitis totalis die vom Nabel ausgehende Sepsis doch eine große Zahl von Kindern dahinrafft, so müssen noch andere Vorgänge für die Verschleppung der Bakterien in Betracht kommen.

Lymphangitis und Phlegmone, Thrombophlebitis. In der Tat gibt es eine zweite Gruppe von Erkrankungen, deren Wesen von vornherein die Neigung zum Fortschreiten in sich schließt. Sie umfaßt die verschiedenen Formen der Lymphangitis und der Phlegmone. Diese Formen können mit gleichzeitiger stärkerer Veränderung des Eingangsortes auftreten oder zu irgendeiner Zeit von diesen aus ihren Ursprung nehmen; unbedingt nötig ist das aber nicht. Ja es kann sogar die Wunde glatt verheilen und äußerlich nichts davon Kunde geben, daß im Verborgenen das Feuer weiterglimmt. Gerade diese lange Zeit völlig versteckt sich abspielenden Vorgänge sind die bösartigsten, und ich kann die Äußerung Poraks und Durantes[1]) nur unterschreiben, daß je harmloser bei septischer Nabelinfektion der Nabel selbst aussieht, desto verhängnisvoller der Verlauf zu sein pflegt.

Die Ausbreitung der Infektion kann sich in allen Schichten der Bauchwand abspielen. Wir haben das **Erysipel** und die **Phlegmone des Unterhautzellgewebes,** der — wie später noch gezeigt werden wird — im präperitonealen Spaltraum ein ganz entsprechender Vorgang gegenübersteht. Häufiger und darum wichtiger ist die Lymphangitis, die gemäß der Lage der Lymphwege im Bindegewebe der Gefäße sich entlang der Arterien und der Vene als **Periarteriitis** oder **Phlebitis** ihren Weg bahnt.

Es ist Runges Verdienst, im Gegensatz zu der verbreiteten Anschauung von der führenden Rolle der Thromboarteriitis betont zu haben, daß die Weiterwanderung der Entzündungserreger den Lymphwegen entlang, also außerhalb der Gefäße erfolgt und daß damit ein großer Teil der Nabelinfektionen nichts anderes als Lymphangitiden darstellt. Die periarteriitische Erkrankung wird weitaus häufiger gefunden als die periphlebitische. Grund dieser Bevorzugung ist nach Runge die doppelt so starke Adventitia der Arterien. Lange fügt hierzu den Hinweis auf das längere Haften des Nabelstranges an den Arterien und auf das stärkere Hervorragen ihrer Stümpfe nach der Lösung, während die Vene längst geschrumpft ist — Verhältnisse, die Beschädigungen und Infektion begünstigen. Man wird sich bei jeder Sektion von der viel engeren Verbindung des periarteriellen Gewebes mit dem

---

[1]) A. m. e. IV N. 6.

Nabelgrund überzeugen können und annehmen dürfen, daß der Hauptstrom der Lymphe diesen Weg nimmt.

Wenn die Lymphangitis den Weg entlang den Arterien wählt, so begleitet eine sulzige oder phlegmonöse Infiltration die Gefäßscheiden (Fig. 31), zuweilen sich zu abszeßartigen Herden verdichtend. Das Gefäßinnere ist manchmal beteiligt, häufig bleibt es völlig unberührt. An der Vene begünstigt die zartere Adventitia das Entstehen der Thrombophlebitis, bald in ganzer Länge, bald nur örtlich begrenzt, indem der Hauptstamm gesund bleibt und erst irgendwo in den feineren Leberverzweigungen, oft nur der sorgfältigsten Nachforschung sich darbietend, die kranke Stelle getroffen wird. Beide Prozesse führen früher oder später zum Einbruch in den allgemeinen Kreislauf, und die bis jetzt latente Infektion flammt urplötzlich unter den Erscheinungen eines jähen, vergiftungsartigen Verfalles auf, oder man beobachtet metastatische Eiterungen der mannigfachsten Art, deren Quelle bis zur Leichenöffnung unentdeckt bleibt oder die, wie z. B. Empyeme, als selbständige Leiden gedeutet werden. Gelegentlich ist eine eitrige Thrombose des Ductus Botalli[1]) an der Ausstreuung der Metastasen beteiligt. Bei der Phlebitis schiebt sich vordem ein Zwischenglied ein, die Hepatitis. Es erkrankt in flächenhafter Ausdehnung die Glissonsche Kapsel, oder es kommt durch Ver-

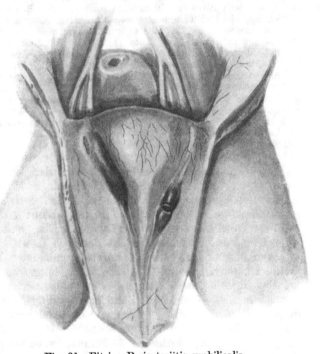

Fig. 31. Eitrige Periarteriitis umbilicalis.

mittelung der Pfortaderäste zu diffuser Entzündung des Parenchyms und manchmal zur Bildung zahlreicher Leberabszesse. Peritonitis tritt häufiger zur Venenerkrankung hinzu, wie zu derjenigen der außerperitoneal gelegenen Arterien.

Die **Dauer** der Allgemeinerkrankung kann wenige Tage betragen, wenn sie in Form von schwerer Allgemeinvergiftung verläuft; die pneumonischen und pyämischen Formen der Nabelsepsis dagegen können sich bis in die 7. und 8. Woche hinausziehen. Es gibt aber auch seltene **Spätfolgen,** die sich nach einer längeren Zeit ungestörten Gedeihens schleichend entwickeln und erst am Ende des ersten, ja im Beginne des zweiten Vierteljahres zum Abschluß gelangen.

Mädchen Z., wird, 7 Wochen alt, wegen Bronchitis aufgenommen. Nach 4 wöchigem Aufenthalt beginnt, nachdem vorher zuweilen unerklärte Temperatursteigerungen

---

[1]) v. Rauchfuß, V. A. 17.

beobachtet worden waren, zugleich mit Ausbruch eines syphilitischen Exanthems allmählich immer höher werdendes, unregelmäßiges Fieber; schließlich Meteorismus, Verfall; niemals Ikterus. Tod in der 13. Lebenswoche. Sektion: Nabel völlig normal. Arterien gesund, ebenso die Vene bis zur Pfortader. Erst hier findet sich eitrige Thrombose, die sich in zahlreiche Verzweigungen fortsetzt. Viele, bis haselnußgroße Leberabszesse. Fibrinöseitrige Peritonitis, metastatische Abszesse in Lunge, Herz, Niere.

Mädchen M., 15 Wochen alt, wegen „Milz- und Leberschwellung" eingeliefert. Elendes Kind von 3300 g Gewicht. Leib stark aufgetrieben, oberflächliche thorakale Atmung. Magen deutlich abgezeichnet, bis zum Nabel reichend, gebläht, ab und zu träge peristaltische Wellen sichtbar. Leber groß, hart, reicht bis 1 cm über Nabelhöhe; auf ihrer Oberfläche mehrere bis 10-Pfennigstück große runde, glatte, flache Knoten fühlbar. Das Organ läßt sich nach oben und in Kantenstellung drängen. In dieser Stellung fühlt man in der Gegend der Pforte bzw. des Pylorus eine derbe, unebene, unregelmäßig gestaltete, unverschiebliche, über wallnußgroße Geschwulst, die sich nach der Tiefe zu fortsetzt, Milz hart, überragt den Rippenbogen 2½ Querfinger, Nabel verheilt. Im Verlaufe abwechselnd Fieber und Untertemperatur, mehrfach Erbrechen hämorrhagischer Massen. Bei den diagnostischen Erwägungen konnte Syphilis und Tuberkulose wegen negativer Anamnese, negativem Wassermann und Pirquet ausgeschlossen werden; es kam nur ein maligner Tumor oder eine entzündliche Erkrankung in Frage. Tod in der 17. Woche. Die Sektion ergab als Unterlage der im Leben gefühlten Leberknoten eine größere Anzahl von Abszessen. Die Nabelvene und das Ligamentum teres bis zum Leberrand normal, dann allmählich in eine prall gespannte, fluktuierende, nußgroße Ektasie übergehend, die die ganze Leberpforte bedeckt und mit derben Adhäsionen mit dieser, dem Duodenum, der Pfortader und dem Pankreaskopf sowie mehreren bohnengroßen Drüsen verwachsen ist. Der Kopf des Pankreas hart, kleinapfelgroß, das Duodenum komprimierend. Die sackige Erweiterung der Nabelvene erweist sich beim Aufschneiden als eitergefüllt. Sie steht in weitem Zusammenhang mit einer den Pankreaskopf erfüllenden, großen Abszeßhöhle. Im Eiter Streptokokken. Milz groß, derb, Milzkapsel stark verdickt. Keine Peritonitis.

Die **Erkennung** der Lymphangitis stößt, zumal dann, wenn der Nabel selbst unverdächtig erscheint, auf große Schwierigkeit, und somit wird Runges Ausspruch gerechtfertigt: die Symptomatologie ist gleich Null. Wenn stürmische Erscheinungen kommen, so verkünden sie bereits den Endakt, die Allgemeininfektion; aber der örtliche Prozeß verläuft in der Stille. Eiterentleerung aus dem Nabel deutet nicht auf Lymphangitis, sondern, wie gezeigt, auf die meist harmlose Thrombose der Arterien; das Hennigsche Zeichen: Einziehung des vom Blasenscheitel und den Arterien gebildeten Dreiecks hat niemand bestätigen können. So läßt sich die Erkrankung meistens nur vermuten, wenn bei Neugeborenen durch sonstige Befunde unerklärte Fieberbewegungen festgestellt werden — ein nicht seltenes, allerdings vieldeutiges Ereignis. Unter diesen Umständen wird es auch zur Unmöglichkeit, die periarteriitische von der phlebitischen Form zu unterscheiden. Die für diese angeführten Erscheinungen — Ikterus, Peritonitis — können fehlen oder sich auch bei jener vorfinden.

Die Gefahr der vom Nabel ausgehenden Lymphangitis und damit ihre zweifelhafte **Prognose** ist offenbar. Dennoch darf man annehmen, daß ein vielleicht nicht ganz kleiner Bruchteil der Fälle vor Einsetzen der verhängnisvollen Allgemeinheitinfektion zum Stillstand und zur Heilung kommt. Die Abszesse kapseln sich ab, werden aufgesaugt, und es verbleiben narbige Verdickungen im Verlaufe des Bindegewebes der Arterien und im benachbarten Peritoneum, die als gelegentliche Befunde einer sorgfältigen Leichenöffnung auch noch bei älteren Säuglingen wahrnehmbar sind[1]). Wie oft diese günstige Wendung eintritt, entzieht sich der Beurteilung. Möglicherweise sind solche Ereignisse die Ursache wochenlanger, völlig unerklärter, das Gedeihen nur wenig schädigender Fieberzustände, wie sie in der ersten Lebenszeit bei regelmäßiger Messung zuweilen festgestellt werden.

Präperitoneale Nabelphlegmone. Bei der präperitonealen Phlegmone — dem

---

[1]) Escherich l. c.; eig. Beob.

inneren Gegenstück des Erysipels, mit dem sie wohl gewöhnlich zusammengeworfen wird, verläßt die Entzündung das adventitielle Gewebe und breitet sich flächenhaft im Spaltraum zwischen Bauchfell und Muskel aus. Während Haut und Muskel sich entzündlich durchtränken, wandert sie durch den Leistenkanal entlang des derben, verdickten Samenstrangs zu den umfangreich anschwellenden Hoden und in das zuweilen brandig zerfallende Skrotum, andererseits in die äußere Leistengegend und greift, nunmehr als subkutane Phlegmone, badehosenartig auf die Oberschenkel über. Auch das Peritoneum wird stark beteiligt. Ich sah diese Form noch bei 5 wöchigen Kindern sich entwickeln und stets tödlich enden.

4. Verhütung und Behandlung.

Bei der Bekämpfung aller der aufgezählten Erkrankungen fällt weitaus die größte Bedeutung einer sorgfältigen **Prophylaxe** zu. Was sie erzielen kann, lehrt der enorme Rückgang der Fälle von Nabelsepsis seit Beginn der antiseptischen Ära, die selbst in den früher schwer betroffenen Entbindungs- und Findelanstalten die Zahl nicht nur der schweren, sondern auch der leichten Infektionen vielenorts auf ein Minimum verkleinert hat. Dennoch ist ihre Rolle auch heute noch nicht gering. So fielen nach einer Wahrscheinlichkeitsstatistik C. Kellers[1]) in Berlin im Jahre 1904 und 1905 nicht weniger als 16,8 Prozent aller aus den ersten 14 Tagen gemeldeter Todesfälle ihr zur Last. Und daß auch jetzt noch gelegentlich epidemieartige Verbreitung vorkommt, lehren Berichte wie die von Wassermann[2]).

Die Aufgabe der Verhütung schließt in sich die Forderungen: Abhalten von Entzündungserregern, Hintanhaltung der Wucherung trotzdem angesiedelter durch Begünstigung schnellster Eintrocknung des Stranges, endlich Vermeidung des Entstehens von Eingangspforten in Gestalt von Verletzungen des Granulationswalles. Mit anderen Worten: Asepsis, Trockenbehandlung, zarteste Versorgung des Strangrestes. Wird dem genügt, so kann auf den verschiedensten Wegen Befriedigendes erreicht werden.

In bezug auf Einzelheiten[3]) ist zu bemerken, daß die **Absetzung des Stranges** so nahe am Körper gemacht werden soll, wie es ohne Gefahr des Abgleitens der Ligatur geschehen kann. Martin[4]) empfiehlt, nach dem ersten Bad an der Basis nochmals einen Seidenfaden anzulegen und 1 cm darüber mit der glühenden Brennschere zu durchtrennen, Ahlfeld[5]) durchschneidet 1 bis 1½ Stunde nach der ersten Abnabelung nochmals über einer 1 cm vor dem Bauch angelegten Ligatur, betupft mit Alkohol und legt einen 5 bis 6 Tage verbleibenden Dauerverband an. C. Keller[6]) vermeidet die Zweizeitigkeit dieser Methoden, indem er von vornherein kurz abträgt. Der Verband selbst wird in der bekannten Weise unter Hochschlagung, Linkslagerung und Umhüllung des Stumpfes mit gespaltener oder durchlochter Mullkompresse vorgenommen; Watte ist zu verwerfen, da sie leichter anklebt und daher die bedenklichen Zerrungen begünstigt. Allgemein üblich ist die Verwendung antiseptischer Stoffe beim Verband, und zwar, da vom gleichfalls empfohlenen Karbolöl oder von Salben mit Recht eine Verzögerung der Mumifikation befürchtet wird, solcher, die gleichzeitig eintrocknen. Die verschiedenen Streupulver (Acid. salicyl. 1: Talc. 5, sterilisierte Bolus alba[7]), Dermatol u. a.) sind zweckmäßig; auch wasserentziehende oder adstringierende Pinselungen (1 bis 2 Prozent Arg. nitric.[8]), Formalin[9]), Alkohol[10]) finden

[1]) Z. G. G. 28.
[2]) V. A. 165.
[3]) Vgl. Runge, l. c., Hartz, M. G. G. 22. 1905, Hüssy, J. K. 86. 1917.
[4]) B. kl. W. 1900. Nr. 8.
[5]) Z. G. 1900. Nr. 13.
[6]) Nabelpflege d. Neugeb. Samml. zwangl. Abhandl. a. d. Geb. d. Frauenheilk. u. Geburtshilfe. Bd. V. H. 1.
[7]) Korn, M. m. W. 1899. Nr. 10.
[8]) Schliep, Th. M. 1895.
[9]) Gessner, B. kl. W. 1900. Nr. 12.
[10]) Budberg, Z. G. 1898. Nr. 47.

Anhänger. Der Verband| wird ˜jedesmal bei Beschmutzung gewechselt; sie kann durch Vorlegung eines Bausches Holzwollwatte zur Aufnahme des Urins sehr eingeschränkt werden. Die eigentliche Umhüllung des Stumpfes selbst bleibt dabei möglichst in Ruhe. Ist auch ihr Wechsel nötig, so ist jede Zerrung zu meiden; es soll abgeweicht werden, noch besser wird mit 2 bis 3 Prozent Wasserstoffsuperoxyd übergossen. Eine Erleichterung des Verbandwechsels strebt die von Flick[1]) angegebene Methode an: eine schürzenartige mehrfache Lage von viereckigem Mull wird mit zwei an den Ecken befestigten Bändern um den Leib und einem dritten Band um den Hals gelegt; sie ist durch Lösung der unteren Schleife ohne Umstände zurückklappbar.

Ein lebhafter Meinungsaustausch hat sich über die Bedeutung des täglichen **Bades** für die Entstehung von Wundkrankheiten entsponnen. Es soll einerseits die Eintrocknung des Strangrestes verzögern und dadurch die Ansiedlung von Bakterien überhaupt begünstigen, anderseits kann die Wanne, das Wasser, die Gerätschaften eine Infektion vermitteln. Die Möglichkeit einer solchen Ansteckungsart ist zuzugeben, aber aus den widersprechenden statistischen Ergebnissen der verschiedenen Anstalten scheint mir weder nach der einen noch nach der anderen Seite etwas Endgültiges hervorzugehen. Trotzdem stelle ich mich, was das Vorgehen in Entbindungsinstituten und Findelhäusern betrifft, auf die Seite derer, die das Bad nicht empfehlen. Hier, wo mehrere Kinder von einer Pflegerin zu besorgen sind, liegt die Gefahr einer Übertragung von Kranken auf Gesunde nahe. Gewiß wird sie bei strenger Beobachtung aller Vorschriften (wiederholte Reinigung der Wanne, stets frisches Wasser, eigene Gerätschaften und Trockentücher) vermieden werden können; aber sicherer geht Der, der statt auf unbedingte Zuverlässigkeit des Unterpersonals zu bauen, durch Unterlassung des Bades die Möglichkeit einer Nachlässigkeit von vornherein abschneidet. In der Privatpraxis kann man dem alten Brauch ruhig weiter folgen, vorausgesetzt, daß die Wanne nicht gleichzeitig als Waschtrog und zu anderen Zwecken dienen muß.

In der **Behandlung** bereits ausgebrochener Erkrankungen sollen stärkere Antiseptika stets vermieden werden. Sie erzeugen Hautreizungen, ja Allgemeinvergiftungen (Karbolintoxikation, Jodoformfieber). Ich selbst bevorzuge 3 proz. Wasserstoffsuperoxyd zur Reinigung, essigsaure Tonerde oder Ormizet (ameisensaure Tonerde) zu Umschlägen und als Streupulver Airol und Dermatol, neuerdings das ausgezeichnete Noviform.

Der etwa noch haftende Nabelstrang ist abzutragen; es kommen Fälle vor, wo damit alle bedenklichen Erscheinungen verschwinden[2]).

Das Vorgehen gegen die verschiedenen örtlichen Erkrankungen ist das bei unreinen Wunden und bei von ihnen ausgehenden Allgemeinsymptomen überhaupt übliche[3]). Zur Reinigung belegter Geschwüre ist 5 proz. Noviformsalbe oder eine minimale Spur von Kalomelpulver oft von trefflichem Nutzen. Ergänzend erinnern wir an die Heilserumbehandlung der diphtherischen Geschwüre, die zweckmäßig noch vor Bekanntwerden des bakteriologischen Untersuchungsergebnisses auf alle verdächtigen Infiltrate ausgedehnt wird. Die Anwendung von Eis, wie überhaupt von Kälte im Beginn der Entzündungen ist wegen der Gefahr von Wärmeverlusten beim Neugeborenen durchaus zu widerraten. Bei allen örtlich und äußerlich fortschreitenden Entzündungen ist ein Versuch mit künstlicher Höhensonnenbestrahlung erlaubt[4]).

Einige Besonderheiten bietet die Pyorrhoe dar. Hier muß zur Vermeidung folgenschwerer Stauungen Sorge getragen werden, daß der Eiter genügend Abfluß hat. Die äußere Öffnung soll vor Verklebung bewahrt werden. Deshalb sind Pulver nur so sparsam einzustreuen, daß sie niemals den Abfluß hindern. Verstopfende Fungi sind abzubrennen, und die Entleerung ist mehrmals täglich durch sanftes Streichen von der Symphyse aus zu unterstützen. Häufig hat der Gesamtzustand einen sichtlichen Einfluß auf die Abheilung des Leidens:

---

[1]) Zeitschr. f. Krankenpfl. Aug. 1900.
[2]) Vgl. Fall S. 383.
[3]) Vgl. auch Abschnitt Sepsis.
[4]) Schenk-Popp, M. m. W. 1919 Nr. 21 Je 1 Min. auf Vorder- und Rückseite bei 50 cm Abstand, täglich je 1 Min. mehr bis je 10 Min.

gelingt es, die Ernährung durch geeignete Vorschriften zu bessern, so verschwindet zuweilen ein Eiterfluß, der vordem allen Bemühungen trotzte. Wenn sich die Heilung verzögert, die Öffnung eng und verborgen liegt und dadurch die Entstehung von Verhaltungen begünstigt, empfehle ich, den Fistelgang auf der eingeführten Hohlsonde breit zu öffnen. Man erreicht dann zumeist schnelle Genesung. Es ist dies — außer den selbstverständlichen Eingriffen bei starker Omphalitis — der einzige chirurgische Eingriff, den ich bei Nabelinfektionen für geboten erachte.

Die Ausschneidung des vereiterten Arterienstückes, in der Idee, durch Entfernung des Ausgangsherdes, ähnlich wie bei Thrombophlebitis der peripherischen Venen, eine Allgemeininfektion zu bekämpfen[1]), ist zu verwerfen. Vor Ausbruch der allgemeinen Sepsis ist sie angesichts des gewöhnlich guten Verlaufes der Pyorrhoe überflüssig, später nutzlos, an und für sich gefährlich.

Die Lymphangitis und Phlebitis werden meist nicht Gegenstand der Behandlung sein, weil die Diagnose erst zu spät gemacht wird. Allenfalls kann man, wenn unerklärliche Fieberbewegungen an eine verborgene Nabelinfektion denken lassen, durch Alkohol-Umschläge[2]) eine Beeinflussung versuchen. Bei der Unsicherheit der Diagnose ist selbstverständlich ein Urteil über den Erfolg nicht abzugeben.

Bei der Phlegmone praeperitonealis wäre nur von rücksichtslosesten breiten Eröffnungen ein Nutzen zu erhoffen; ob damit jemals die drohende Peritonitis verhütet werden kann, ist mehr als zweifelhaft.

3. Tetanus[3]).

Gleich anderen Bakterien kann auch der Bacillus tetani sich auf der Nabelwunde ansiedeln und zum Ausbruch des Tetanus neonatorum führen. Es gehört zu den bekannten Eigenarten dieser Infektion, daß sie mit einem ungestörten Heilungsverlauf der den Eingang bildenden Verletzung vereinbar ist. So findet man auch am Nabel gelegentlich nichts Regelwidriges; öfters allerdings hat eine Mischinfektion mit pyogenen Mikroorganismen zu mehr oder weniger erheblicher örtlicher Entzündung geführt. Die Gegenwart der spezifischen Bakterien ist durch Kultur und Überimpfung auch für den Starrkrampf der Neugeborenen sichergestellt worden[4]); der Nachweis gelingt jedoch nur selten.

Es ist eine Folge des hohen Standes der Hygiene, daß der Tetanus bei uns eine recht seltene Erkrankung ist und selbst Ärzte mit größerer Erfahrung nur vereinzelte Fälle sehen. Anderwärts, wo bei der Geburt noch primitive Gebräuche eine Rolle spielen, ist es anders. Auch aus Europa und aus der neuesten Zeit gibt es Zusammenstellungen, nach denen der Tetanus einen sehr erheblichen

---

[1]) Gluck, A. K. 22, S. 383.
[2]) Sie sind wegen der Gefahr der Vergiftung durch Einatmung mit Vorsicht zu verwenden.
[3]) Lit. Rose, D. Ch. Lief. 8, 1894. Soltmann, G. H. B. V. I. Runge, Lange, l. c. Papiewski, J. K. 37. Hartigan, A. J. 1884, Bd. 87 (Kasuistik, ält. Lit.). Renault, T. m. e. I.
[4]) Beumer, Z. f. Hyg. u. J. 3. 1888. Peiper, D. A. kl. M. 47. Baginsky, B. kl. W. 1895. Nr. 7. Escherich, W. kl. W. 1893. S. 586. Escherich empfiehlt die Oberfläche der Nabelwunde mit dem scharfen Löffel abzukratzen und das Gewonnene auf Mäuse zu verimpfen. Gewöhnlich erkranken die mit Gewebsstückchen geimpften Tiere nicht. Man darf dann annehmen, daß die Bazillen nur im abgefallenen Nabelstrang hafteten, oder daß eine andere Eingangspforte in Betracht kommt. Fälle der letzten Art dürften recht selten sein. Jedenfalls kann ich mich nicht entschließen, mit Czerny (nach Ceelen V A. 227. 1920) auf Grund der vielen negativen Ergebnisse den Tetanus neonatorum von dem der späteren Zeit zu trennen und in ihm nur ein besonderes Symptombild etwa einer Encephalitis zu erblicken.

Bruchteil der Todesfälle beim Neugeborenen verschuldet (Italien, Rumänien), und noch schlimmer lauten manche Mitteilungen aus den Tropen.

Die **Inkubation** währt beim Neugeborenen gemeinhin sehr kurz. Man kennt vereinzelte Fälle, wo schon am ersten Lebenstag das Bild voll entwickelt war; die Ziffern für die nächsten Tage steigen schnell und erreichen mit der zweiten Hälfte der ersten Lebenswoche ihren Höhepunkt. Ausnahmen fallen in die zweite und dritte Woche.

Als erstes **Krankheitszeichen** berichten die Angehörigen gewöhnlich, daß das Kind plötzlich unruhig wurde und Schmerzäußerungen von sich gab. Dann hat es — ein Zeichen des beginnenden Trismus — die Nahrung verweigert, oder, richtiger, die Einführung der Brustwarze oder des Saugers ist nicht mehr möglich gewesen.

Von da an breitet sich das Kennzeichen des Leidens, die tetanische **Starre,** auf den übrigen Körper aus. Man findet nunmehr ein leicht zyanotisches, meist noch ikterisches, mattes und stilles, nur zuweilen schmerzhaft aufstöhnendes Kind, dessen Gesicht einen eigenartig gespannten Ausdruck zeigt (Fig. 32). Die bestimmenden Züge sind gegeben durch die senkrechte Runzelung der Stirn, den Schluß der Lider, die Zusammenziehung des Orbicularis oculi und oris mit Herab-

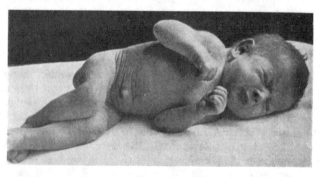

drückung der Mundwinkel. Dies und die tonische Anspannung der Masseteren führt zur Straffung der Wange, zur radiären Fältelung um die leicht gespitzten Lippen. Ich kann nicht sagen, daß gerade für den Neugeborenen die Bezeichnung des mimischen Ausdruckes als Risus sardonicus treffend erscheint.

Fig. 32.   Tetanus neonatorum.

Absteigend greift dann der tetanische Krampf vom Kopf auf den Rumpf, die Arme, schließlich die Beine über, und der Körper kann starr werden wie ein Stab.

Der Eintritt in einen weiteren, schwereren Grad des Leidens wird angezeigt durch das Auftreten der so ungemein charakteristischen tetanischen Stöße, die zunächst vereinzelt und ohne Erhöhung der Reflexerregbarkeit auftreten, späterhin sich häufen und durch kleinste äußere Reize ausgelöst werden. Wie unter einem elektrischen Schlag streckt sich plötzlich der Körper im Opisthotonus, in verstärkter Kontraktion der mimischen und Extremitätenmuskeln. In den schwersten Formen ergreift der tonische Krampf auch die Atmungsmuskulatur und den Schlund: es kommt zu Apnoe, Zyanose, mit schäumendem, fest zusammengepreßtem Mund. Trotz der wahrscheinlich enormen Schmerzen verharrt das Kind lautlos, höchstens ein dumpfes Röcheln wird vernommen. In die sich allmählich lösende Spannung fährt ein neuer Schlag, sodaß in verzweifelten Fällen lange Paroxysmen entstehen können, nur durch kurze Pausen getrennt, die dem tief erschöpften kleinen Dulder kaum Zeit zu einer geringen Erholung vergönnen.

Zu dieser Höhe entwickelt sich die Erkrankung nur in den schweren und schwersten Formen, und die Stadien vom eben beginnenden Trismus bis zu den stärksten Reflexkrämpfen werden oft in wenigen Stunden durcheilt. Glücklicherweise gibt es auch leichtere, die nicht oder wenigstens nur in unerheblicher Weise von tetanischen Stößen gemartert werden und frei von Apnoe und Schlundkrampf bleiben.

Auch die **Fieberverhältnisse** bieten gewisse zur Beurteilung der Lage verwendbare Anhaltspunkte. Manche Kinder bleiben frei, bei anderen sind mäßige, in einer letzten Reihe sehr hohe Temperatursteigerungen vorhanden, bis 42^0 ja 43^0, die direkt oder mit eingeschaltetem Kollaps zum Tode leiten können. Die Ursache der erhöhten Körperwärme ist entweder Mischinfektion, oder es dürfte eine zentrale Störung verantwortlich zu machen sein. Auch die erheblich vermehrte Muskelarbeit ist in Betracht gezogen worden. Jedenfalls ist ein nennenswerter Temperaturanstieg immer als Zeichen einer schweren Form anzusehen.

Der **Verlauf** leichterer Fälle ist subakut; schwere gehen oft nach überraschend kurzer Zeit zugrunde. Bei einem Kinde unserer Beobachtung lag zwischen Beginn und Tod nur eine Spanne von 17 Stunden. Öfter verlängert sich auch bei schwerer Krankheit die Dauer bis zu 2, 4, 6 Tagen. Die Kinder sterben entweder ganz plötzlich, mitten im Krampf, während der Fütterung, beim Umlegen, oder sie gehen an Erschöpfung zugrunde.

Bei der **Sektion** findet man am Zentralnervensystem neben noch nicht völlig geklärten mikroskopischen Veränderungen der Nervenzellen makroskopisch nichts als die Merkmale der Kongestion und der Stauung: Hyperämie, Ödem, Blutaustritte. Die Häufigkeit größerer Hämorrhagien im Rückenmarkskanal wird besonders von älteren Ärzten (Weber, Rilliet und Barthez) hervorgehoben. Etwaige Befunde an anderen Organen, so die häufigen Eiterungen an den Nabelgebilden, sind nicht spezifisch, sondern durch Mischinfektionen erzeugt.

Für die **Prognose** des einzelnen Falles ergeben sich aus den Abweichungen in der Schnelligkeit der Entwicklung, in der Hochgradigkeit der Starre und in der Häufigkeit der Reflexstöße verwertbare, aber nicht sehr zuverlässige Anhaltspunkte. Fieber wird wegen der Wahrscheinlichkeit septischer Komplikationen auch bei mäßigen tetanischen Erscheinungen die Aussichten trüben; aber man hat auch hoch febrile Fälle gesunden sehen. Nicht bedeutungslos ist, ob genügend Nahrung ohne schwerere Reaktion beigebracht werden kann oder nicht. Einen gewissen Anhalt bietet auch der Zeitpunkt des Beginns. Nach Papiewski ist Genesung ausgeschlossen, wenn der Ausbruch früher als 6 Tage nach Abfall der Nabelschnur erfolgte. Doch sind auch Heilungen bei kürzerer Inkubation bekannt[1]). Der Tod erfolgt gewöhnlich plötzlich auf der Höhe eines Starrkrampfes.

Über die **Gesamtletalität** des Tetanus neonatorum steht Endgültiges noch nicht fest. Der allgemeinen Auffassung, daß nur sehr wenige Kinder gerettet werden, widersprechen Angaben wie die von Fronz und von Flesch[2]), die auf 14 bzw. 8 Fälle 7 bzw. 3 Heilungen berichten. Dagegen berechne ich aus 70 Fällen verschiedener Autoren (Bednár, Papiewski, Baginsky, Fronz) eine Letalität von 93 Prozent. N. Miller[3]) hat 96,9 Prozent Sterblichkeit im Moskauer Findelhaus; mir selbst starben 5 von 10. Da, wo es zur Besserung kommt, tritt diese langsam, in 2, 3, 4 Wochen unter allmählichem Nachlaß der Muskelspannungen ein. Rückfälle sind nicht

---

1) Fronz, J. K. 40 u. a.
2) D. m. W. 1905. Nr. 5 u. 6.
3) Zit. nach Steuer, Sammelref. l. c. 1900. Nr. 5 ff.

ausgeschlossen, Muskelzerreißungen, isolierte Lähmungen können zurückbleiben (Soltmann).

Es gibt verschiedene andere Erkrankungen mit tetanusähnlichen Erscheinungen. So insbesondere die Encephalitis interstitialis der Neugeborenen[1]), der der Kinnbackenkrampf fehlt und deren Ausbreitung keine absteigende ist; starrkrampfähnliche Anfälle, auch mit Lippenkontraktur und Andeutung von Trismus, sieht man ferner bei Pyocephalus, bei enzephalitischen Erweichungen. Gelegentlich der Besprechung der Geburtstraumen wurde angeführt, daß dabei Trismus und tetanusähnliche Zustände vorkommen, und daß, ebenso wie beim echten Tetanus, bei Geräuschen und leichter Berührung tonische Starre ausgelöst werden kann. Diesen gegenüber wird die richtige **Diagnose** zumeist möglich sein, wenn man sich gewöhnt, die einzelnen Komponenten des Symptomenbildes und die Art ihrer Vergesellschaftung und zeitlichen Folge sehr genau abzuwägen. Streng zu achten ist auf den Beginn mit Trismus und sein Vorherrschen vor allen anderen Zeichen, auf die dauernde Starre, die Abwesenheit klonischer Krämpfe, das Verschontbleiben der Augenmuskeln (die meines Wissens beim Neugeborenen nicht, beim Erwachsenen nur ganz ausnahmsweise beteiligt sind), den absteigenden Charakter der Ausbreitung, die in irgend schweren Fällen sichtliche Abhängigkeit der Stöße von äußeren Reizen, das Fehlen von Lähmungen. Der bakterielle Beweis durch Isolierung des Erregers oder erfolgreiche Verimpfung von Gewebsstücken auf Tiere gelingt nur ausnahmsweise.

Ob bei der **Behandlung** das spezifische Serum imstande ist, die Prognose zu bessern, läßt sich wegen des geringen Materials zurzeit zwar noch nicht endgültig entscheiden, ist aber überaus fraglich. In den Statistiken von Engelmann[2]), Köhler[3]), Steuer[4]) sind enthalten 18 mit Serum verschiedener Herkunft behandelte Fälle. Dazu kommen bis 1904 noch 4 Fälle der Literatur[5]) und 3 der Heubnerschen Klinik[6]). Das macht zusammen 25 Fälle meiner Kenntnis mit 9 Heilungen, entsprechend einer Sterblichkeit von 62,3 Prozent. Seitdem sind noch eine Anzahl von Einzelfällen berichtet worden, die das Bild nicht wesentlich verschieben. Von einer bemerkbaren Wendung seit Einführung der Methode kann jedenfalls nicht die Rede sein.

Nach Behring[7]) hat die Anwendung des Serums wesentlich nur dann Aussicht, wenn sie nicht später als 30 Stunden nach Einsetzen der ersten Symptome beginnt. Als einfache, gegebenenfalls am gleichen und den zwei nächsten Tagen zu wiederholende Heildosis sind 100 A. E.[8]) einzuspritzen, und zwar zum Teil in die Nachbarschaft der Eingangspforte, also abdominal und womöglich intraperitoneal, zum Teil nach Ablassen einer entsprechenden Menge Liquors intralumbal oder intradural. Nach 1- bis 2mal 24 Stunden werden diese Gaben zweckmäßigerweise wiederholt.

Einen „Kunstfehler" begeht man danach nicht, wenn man auf das nicht immer rechtzeitig erhältliche Serum verzichtet und sich allein an die anderen Mittel hält, die zum mindesten symptomatisch nützliche Dienste leisten.

Die alte Empfehlung, die Nabelwunde durch Glühhitze zu verschorfen oder zu exzidieren — wobei die venöse Stauung ziemlich erhebliche Blutung zu machen pflegt —, möchte ich nicht unterschreiben. Es ist überaus fraglich, ob dieser Eingriff den Gang der Ereignisse irgendwie beeinflußt.

[1]) Siehe S 485.
[2]) M. m. W. 1897. Nr. 32 ff.
[3]) Ibid. 1898. Nr. 45/46.
[4]) L. c.
[5]) Wolynski, Z. G. 1900. S. 625 (Ref.). Perrin, A. m. ch. inf. 15. Juli 1902. Mac Can, Br. m. J. Nr. 2100. 1901.
[6]) Zwei davon s. D. m. W. Vereins-Beil. 1898. Nr. 47.
[7]) D. m. W. 1900. Nr. 2. Th. G. März 1900.
[8]) Das Präparat der Höchster Farbwerke enthält pro Fläschchen die einfache Heildosis von 100 A. E.

Zur Abschwächung der Anfälle stand unter den Narkoticis bisher Chloralhydrat obenan (im Notfalle bis 3,0 pro die, auch in Vereinigung mit 1,0 bis 3,0 Bromsalz). Vielleicht ist ein neueres Mittel berufen, mit ihm vereint die Erfolge wesentlich zu bessern: das Magnesium sulfuricum, über dessen Wirksamkeit beim Tetanus der Erwachsenen Gutes verlautet[1]) und das auch in den wenigen Fällen von Tetanus neonatorum[2]), bei denen es bisher versucht wurde, erfolgreich gewesen zu sein scheint.

Die krampfwidrige Wirkung des Magnesium sulfuricum beruht auf seiner Eigenschaft, motorische und sensible Nerven bis zur völligen Muskelerschlaffung zu lähmen, während gleichzeitig das Atmungszentrum nur wenig, Herz- und Vasomotorenzentrum gar nicht angegriffen werden (Melzer u. Auer). Bei Überdosierung kann allerdings auch eine bedrohliche Beteiligung der Atmung eintreten, am leichtesten bei intralumbaler Verabfolgung, die sich zum wenigsten beim Kinde deshalb verbietet. Hier bedient man sich der subkutanen Verabreichung. Die Dosierung steht noch nicht fest. Für Erwachsene werden 5 bis höchstens 12 g in 30 proz. Lösung von Magn. sulfur. cryst. puriss. innerhalb 24 Stunden in drei Injektionen angeraten; Falks Tagesdosen bei Neugeborenen bewegen sich zwischen 0,45 und 4 g. Peiper[3]) gibt 0,2 auf das Kilo (2,5 ccm einer 8 proz. Lösung). Auch bei diesen Mengen kann es zu Atemstörungen kommen, die einer intramuskulären, besser einer — nach Tobler in den Längsblutleiter des Schädels gegebenen — intravenösen Injektion des spezifisch antagonistischen Kalziumchlorids weichen. Dieses wird in der Dosis des halben Äquivalentes empfohlen, also auf 1 g Magnes. 0,8 Kalziumchlorid. Die Anzeige zur erneuten Injektion bildet das Wiederauftreten von Krampfanfällen, während einfache Starre bei ungehinderter Atmung keine Gefahr bietet.

In beachtenswertem Umfang vermag die Krankenpflege die Zahl der Paroxysmen zu vermindern. Die Kinder kommen in eine feuchte oder trockene, beruhigende Packung und werden nur aus zwingenden Gründen gestört. Bäder oder die auch empfohlenen Auswaschungen durch subkutane Kochsalzinfusion sind bei ernsten Fällen wegen der damit verbundenen Beunruhigung nicht ratsam. Es muß absolute Stille herrschen.

Bleibt noch die Aufgabe der Ernährung. Sie ist nicht nur erschwert durch den Trismus, die Schlundkrämpfe, den hochgradigen Opisthotonus, sondern sie ist auch gefahrvoll, weil jedesmal Krämpfe ausgelöst werden, in denen das Kind bleiben kann. Andererseits droht bei Inanition gesteigerter Kräfteverlust und schnelle Abmagerung. Es ist zweckmäßiger, 2- bis 3 mal in 24 Stunden größere Mengen mit der Sonde einzugießen, als durch oft wiederholte, kleine Gaben die Anlässe zum Krampfe zu vervielfachen. Wer künstlich nährt, möge gehaltlose Verdünnungen vermeiden. Vielleicht können kleine Verweilklistiere die Wasserzufuhr ergänzen.

4. Nabelblutungen[4]).

Blutungen aus dem Nabel stammen entweder aus den Nabelgefäßen, oder sie kommen als „parenchymatöse" aus den anscheinend unverletzten Granulationen oder kleinen Einrissen. Es ist notwendig, im gegebenen Falle beide Arten streng auseinanderzuhalten. Denn bei der ersten handelt es sich nur um einen mangelhaften Verschluß, der durch geeignete Maßnahmen leicht zu verbessern ist, bei der zweiten aber ist das Ereignis Folge einer örtlichen oder allgemeinen Herabsetzung der Gerinnungsfähigkeit. Diese zweite Klasse, die nach ihrer Haupteigenschaft auch als schwer- oder unstillbare bezeichnet werden, hat man auch als „idiopathische" den Gefäßblutungen gegenübergestellt.

---

[1]) Lit. Stadler, B. kl. W. 1916. Nr. 3. Bürgi, Jahreskurse f. ärztl. Fortbild. Aug. 1915.

[2]) Falk, D. m. W. 1914. Nr. 35. v. Pfaundler, Ref. Z. K. 7. S. 91. 1914.

[3]) D. m. W. 1916. Nr. 12.

[4]) Lit. Runge, Lange, l. c.

Die **Gefäßblutungen** bei noch haftendem Strang können selbstverständlich nur bei ungenügender Unterbindung erfolgen und müssen durch Störung in dem Vorgang bedingt sein, der den Verschluß der Dichtungen besorgt und der sich zusammensetzt aus der Verminderung des Blutdruckes durch Entfaltung der Lungen, Zusammenziehung der Wand und Schrumpfung infolge der Vertrocknung. Bei normalem Hergang erfolgt, wie bekannt, auch ohne künstliche Unterbindung keine Blutung. Es betrifft somit die Mehrzahl der Beobachtungen unreife, atelektatische und asphyktische Neugeborene. Nur selten werden kräftige Kinder, gewöhnlich schon einige Stunden nach der Geburt, befallen. Weswegen hier der Verschlußmechanismus ungenügend arbeitet, ist schwer zu sagen. Für einige Beobachtungen ist vielleicht die Bedeutung einer Kongestion infolge zu warmer Einwicklung zu erwägen. Verständlicher ist die Blutung bei feuchtem Brand des Strangrestes. Unter diesen Verhältnissen ist ein Elastizitätsverlust der Gefäßwände, vielleicht auch eine Verflüssigung von Thromben durch peptonisierende Bakterien sehr wohl annehmbar. Ob vielleicht auch angeborene Gefäßwanderkrankungen einer Starre des Rohres zugrunde liegen können (etwa bei angeborener Syphilis), darüber ist nichts Sicheres bekannt.

Bei fehlender oder mangelhafter Ligatur erfolgen die Blutungen gleich oder wenige Stunden nach der Abnabelung. Bei guter Versorgung drohen Nachblutungen, wenn bei beginnender Eintrocknung die Fäden sich lockern oder durchschneiden, schließlich bei Einrissen an der Anwachsstelle.

Blutungen **nach Abfall des Stranges** setzen ein Wegsambleiben der Umbilikalarterien voraus, das gleichfalls erst bei Unzulänglichkeit der gesetzmäßigen Verschlußbildung (durch Endarteriitis obliterans nach Herzog, oder durch Thrombenorganisation nach Kockel) möglich ist. Über die Ursachen dieser sehr seltenen Störung ist nichts bekannt. Wahrscheinlich ist auch hier an das Hineinspielen bakterieller Prozesse oder an Gefäßerkrankung zu denken.

Die Verhütung und Behandlung der Gefäßblutungen erfordert neben strenger Asepsis und Behebung gestörter Lungenatmung sorgfältige Unterbindung, deren Technik man den Lehrbüchern der Geburtshilfe entnehmen möge. Blutungen nach Abfall der Schnur können durch Brennung, Umstechung bzw. durch Umschnürung vermittelst Achter- und Kreistouren um zwei gekreuzt durch den Nabelgrund gelegte Stecknadeln behoben werden, oder es sind die für die idiopathischen Blutungen geschilderten Mittel in Anwendung zu ziehen.

Von den **idiopathischen** oder **parenchymatösen Blutungen** sei hier nur erwähnt, daß sie entweder eine Teilerscheinung einer angeborenen, häufiger einer kurz nach der Geburt erworbenen hämorrhagischen Diathese darstellen oder zurückzuführen sind auf eine örtliche Nabelinfektion, bei der von den angesiedelten Krankheitserregern Fermente gebildet werden, die die Thrombenbildung verhindern[1]).

e) Der Nabelbruch.

Schon bei glattem Verschluß ist der Nabel als eine Narbe der Dehnung und damit der Entstehung von Brüchen günstig, und diese Neigung wird noch erheblich gefördert durch alle Vorgänge, die die Wundheilung zu stören geeignet sind. Gedenkt man weiter der zahlreichen Momente, die zur Steigerung des Innendruckes im Leibe führen — Husten, Schreien, Gasfüllung der Därme usw. — so wird die große Häufigkeit der Nabelbrüche leicht verständlich.

---

[1]) Vgl. S. 383.

Sicher im Spiele ist schließlich auch eine angeborene Veranlagung; man denke beispielsweise an die Häufigkeit von Brüchen bei Frühgeborenen[1]).

Die Brüche treten mit Vorliebe im oberen Umfang des Nabelrings hervor, denn hier liegt die schwächste Stelle der abschließenden Gewebsplatte. Sie enthalten in den leichtesten Fällen nur den vom Bauchfell und von der Fascia transversa gebildeten Bruchsack; bei voller Ausbildung noch Darm oder Netz. Nicht selten ist nicht die Nabelnarbe, sondern paraumbilical die Haut oberhalb dieser vorgetrieben[2]). Zumeist überschreitet die Bruchgeschwulst die Größe eines Eies nicht. Nennenswerte Beschwerden fehlen und Einklemmungserscheinungen sind beim Säugling kaum zu befürchten.

Nicht wenige Nabelbrüche heilen von selbst, wenn nicht frühzeitig, so doch späterhin, wenn die Bauchmuskeln durch ausgiebige Benutzung erstarken. Für gewöhnlich aber bedarf es der **Behandlung** durch geeignete Kompressionsverbände. Am zuverlässigsten ist immer noch der Heftpflasterverband, der entweder mit dachziegelförmig sich deckenden schmäleren Streifen über zwei von der Seite herangezogenen Hautfalten oder mit zwei breiten, über einer flachen Pelotte oder einem Wattebausch sich kreuzenden Stücken angelegt wird. Wenn man die Bäder einschränkt, möglichst reizloses Pflaster nimmt und es bei der geringsten Lockerung erneuert, so tritt nur selten Ekzem auf[3]). Bei sachgemäßer Handhabung sind viele Brüche nach 4 bis 8 Wochen verschwunden. Indessen gibt es zahlreiche hartnäckige Fälle. Mit Beharrlichkeit kommt man aber auch da noch allmählich vorwärts. Operative Beseitigung kommt nur in Frage, wenn der Bruch bis ins zweite und dritte Jahr allen Heilversuchen widersteht und Neigung zu Vergrößerung zeigt. Escherich[4]) hat einen plastischen Verschluß durch Paraffininjektion versucht; soll überhaupt aktiv vorgegangen werden, so scheint mir der blutige Eingriff[5]) das Richtige.

E. Funktionsstörungen im Beginne des extrauterinen Lebens.

1. Haut- und Schleimhauterythem.

Ein Erythem der Haut und der sichtbaren Schleimhäute erscheint regelmäßig als Zeichen einer Kongestion nach der Peripherie, zu deren Hervorrufung sich der jähe Wechsel der Druckverhältnisse, der äußeren Umgebung und der Zirkulation mit den mancherlei ungewohnten Hautreizen vereinigen. Es führt nach einigen Tagen zu einer mehr oder weniger feinen Abschuppung der Epidermis und auch der Kopfhaare. Der gleiche Vorgang spielt sich ab auf allen der äußeren Luft zugänglichen Schleimhäuten. Auf ihn ist wahrscheinlich die beim Neugeborenen so häufige schniefende Nasenatmung zurückzuführen. An der Vagina kann förmlicher zäher Fluor bestehen, dessen Natur als Desquamativkatarrh erst der mikroskopische Nachweis von Plattenepithel bei Fehlen von Leukozyten erhärtet.

2. Icterus neonatorum.[6])

Ein Ikterus, der durch gewisse Eigentümlichkeiten gekennzeichnet ist und deshalb als Icterus neonatorum allen anderen Formen gegenübergestellt

---

[1]) Vgl. S. 152.

[2]) Auch kleine Hernien der Linea alba sind bekannt.

[3]) Ungeeignet wegen leichter Verschieblichkeit und Beförderung der Hautreizung sind die viel verbreiteten schwarzen Gummibinden; besser schon die aus übersponnenem elastischen Stoff. Die Pelotte muß flach, nicht knopfartig sein. Älteren Säuglingen, die schon sitzen oder gehen, gebe ich am liebsten eine Pelotte mit Stahlfeder.

[4]) M. K. II. Nr. 4.

[5]) Vgl. Spitzy in Pfaundler-Schloßmann, Hb. d. Kinderheilk. Bd. 5.

[6]) Lit. bei Ylppö, Z. K. 9. 1913.

wird, entwickelt sich bei einer außerordentlich großen Zahl von Neugeborenen (Cruse 85 Prozent, Ada Hirsch 84 Prozent, Porak 80 Prozent usw.). Frühgeborene werden ausnahmslos ikterisch. Die Befunde von Bilirubinkristallen (Orth, Neumann) in den Geweben auch nicht ikterischer Kinder deuten darauf hin, daß auch bei Ausgetragenen noch häufiger, als die angeführten Ziffern besagen, Gallenfarbstoff zirkuliert. In Einklang damit konnte mit einer besonderen Methodik — Anämisierung der Haut durch Kollodiumanstrich und Beobachtung der Färbung des später folgenden leichten örtlichen Ödems — eine Gelbfärbung auch bei scheinbar Nichtikterischen festgestellt werden, so daß die Zahl der positiven Fälle auf 97 Prozent steigt[1]).

Die wichtigsten **Kennzeichen** des Zustandes sind: Beginn am zweiten bis dritten Lebenstage, zumeist verhältnismäßig kurze Dauer, Mangel nennenswerter Störungen des Allgemeinbefindens, eigenartige Verteilung der Verfärbung und Fehlen gelösten, mit der Gmelinschen Probe nachweisbaren Gallenfarbstoffes im Urin. Namentlich der letzte Umstand ist von prognostischer und diagnostischer Wichtigkeit. Denn nicht jeder Ikterus in den ersten Lebenswochen ist ein wirklicher Icterus neonatorum mit seiner Gutartigkeit. Die Gelbfärbung kann eben angedeutet sein, oder sie ist durch alle Stufen hindurch bis zu hohen Graden ausgebildet.

Das Allgemeinbefinden ist häufig nicht sichtlich gestört, nur größere Schläfrigkeit und Neigung zu Kratzen fallen oft auf und sind wohl als Folgen der Cholämie zu deuten. Eine genauere Beobachtung hat allerdings einen der Stärke des Ikterus parallel gehenden größeren Ausschlag und einen langsameren Ausgleich des anfänglichen Gewichtsverlustes erkennen lassen (Cruse, Porak, Hofmeier), und vielfach werden dyspeptische Störungen beobachtet. Aber diese Abweichungen müssen nicht unbedingt eine Folge der Gelbsucht sein, wie manche annehmen; ebensogut kann man sagen, daß sie selbständig bestehen und durch ihre Rückwirkung auf den Kräftezustand verursachen, daß die Gelbsucht stärker hervortritt und länger erhalten bleibt. Erhöhte Temperaturen (Quisling) kann ich nach meinen Erfahrungen nur auf zufällige Komplikationen beziehen. Die eigenartige Verteilung der ikterischen Verfärbung kommt darin zum Ausdruck, daß nicht, wie beim Icterus catarrhalis, die Konjunktiven zuerst betroffen sind, sondern die Haut: zunächst und in leichten Fällen allein Gesicht und Brust; es folgen Bauch, Oberarme und Oberschenkel; erst zuletzt kommen Finger, Zehen und Augen an die Reihe. Gelegentliche Sektionen haben belehrt, daß zwar ein verbreiteter Gewebsikterus besteht, der sich bei geringer Ausbildung auf die Intima der Arterien beschränkt, daß aber auffallenderweise Niere und Milz nur ganz wenig, die Leber gar nicht beteiligt ist (Birch-Hirschfeld, Runge), gerade das Umgekehrte also, wie beim Stauungsikterus. Ferner erscheinen reichlich die erwähnten Bilirubinkristalle in den Geweben und im Blut.

Der Stuhl ist gallig gefärbt, der Urin ist hellgelb und enthält keinen direkt mit der Gmelinschen Probe nachweisbaren gelösten Gallenfarbstoff. Diese gelingt bei der Gelbsucht der Neugeborenen erst bei Eindampfen und Extraktion größerer Mengen und auch dann nur bei sehr hochgradigen Fällen (Cruse). Dagegen wird das Pigment in der Form von frei oder in Zylindern und Zellen liegenden Körnchen, den „masses jaunes" Parrots und Robins ausgeschieden und findet sich als Bilirubininfarkt neben dem Harnsäureinfarkt in den Markkegeln.

---

[1]) Ada Hirsch, Z. K. 9. 1913.

Dieses absonderliche Verhalten sucht Knöpfelmacher[1]) auf folgende Weise zu erklären. Gallenfarbstoff löst sich nur in alkalischen Flüssigkeiten, und somit könnte der geringe Gehalt des Neugeborenenharns an alkalisch reagierendem einfach saurem Phosphat hier im Spiele sein. Indessen muß schon der Autor selbst manchen Harnen die Fähigkeit der Bilirubinlösung zusprechen, wie denn bei anderen Formen des Ikterus auch in den ersten Lebenstagen der Farbstoff in gelöster Form erscheint. Nach Ylppö ist Voraussetzung für die Lösung des Pigmentes die Gegenwart genügender Mengen von Gallensäuren; da diese im Harne des Neugeborenen nur in Spuren auftreten, fällt es als Niederschlag aus. Unentschieden ist allerdings noch, warum beim Icterus neonatorum nicht auch die Gallensäuren in den Urin übertreten.

Eine befriedigende Aufklärung über die **Ursache** der Gelbsucht hat lange Zeit gefehlt. Erst neuerdings sind durch die Untersuchungen von Ada Hirsch und namentlich Ylppö anscheinend endgültige Aufschlüsse gegeben worden.

Die **früheren Theorien** lauteten sehr verschiedenartig. Diejenigen, die einen **rein hämatogenen** Ursprung verfochten, indem sie die Entstehung des Farbstoffes auf Erythrozytenzerfall mit anschließender Lösung und Umwandlung des Hämoglobins in Bilirubin zurückführen, sind hinfällig geworden, seitdem experimentell erwiesen wurde, daß selbst bei der stärksten Hämolyse ohne Mitwirkung der Leber kein Ikterus entstehen kann. Auch die **hämatohepatogenen** Theorien — Blutkörperchenzerfall, dadurch hervorgerufen Pleiochromie und Polycholie — wurden gegenstandslos, als die Nachuntersucher das Vorkommen der Zerfallsprodukte nicht bestätigen konnten und zum Überfluß darauf hinwiesen, daß ein Untergang von Blutzellen, selbst wenn er bestände, ebensowohl Folge wie Ursache der Cholämie sein könne. Auch von den Versuchen einer **rein hepatogenen** Erklärung scheidet eine ganze Anzahl aus, weil die Befunde, auf die sie sich stützen, nicht allgemein bestätigt werden konnten — so die Stauung durch Schleim oder abgestoßene Epithelien (Virchow, Cruse, Opitz, Quisling), Ödem der Glissonschen Kapsel (Birch-Hirschfeld). Ganz in der Luft steht, schon in Hinblick auf das fast obligate Auftreten des Ikterus, der Gedanke an die Wirksamkeit einer enteralen Infektion (Czerny-Keller). Mehr Gewicht haben andere Erklärungsversuche, die den Zustand auf Störungen in der normalen Leberzelltätigkeit zurückführen, die aus der veränderten Inanspruchnahme und den veränderten Zirkulationsverhältnissen des Organs nach der Geburt erwachsen. Frerichs glaubt, daß die plötzliche Druckverminderung in den Leberkapillaren nach Aufhören des Zuflusses aus der Nabelvene zu perversem Transport der Galle in den Blutstrom führt, Cohnstein und Zuntz ziehen in gleichem Sinne die Wirkung der beginnenden Lungenatmung heran, wobei aber außer acht gelassen wird, daß gerade atelektatische Neugeborene, bei denen die Druckunterschiede doch am geringsten sind, mit am stärksten ikterisch werden. Cohnheim denkt an Stauung infolge ungenügender Ausscheidungskraft gegenüber einer post partum einsetzenden Gallenflut. Ein solches Mißverhältnis zwischen lebhafter Sekretion und mangelhafter Exkretion ist auch das Wesentliche der Anschauungen Abramows und Knöpfelmachers. Viel Anklang fand die Theorie Quinckes. Sie erweitert die ältere Meinung P. Francks, der die Galle aus dem mekoniumgefüllten Darm resorbiert werden läßt, durch die Annahme, daß das mit Galle überladene Mesenterialblut durch den offenen Ductus Arantii unmittelbar in den großen Kreislauf gelangt.

Alle diese älteren Theorien setzen die Entstehung des Ikterus in der einen oder anderen Art in Beziehung zu den funktionellen Umwälzungen im Augenblick der Geburt und sehen die Gegenwart von Gallenfarbstoff im Blut als krankhaft an. Dem gegenüber lehren die neueren Arbeiten (Hirsch, Ylppö), daß bereits am Ende des Fötallebens eine physiologische Cholämie besteht, die auch im Nabelschnurblut und beim Neugeborenen nachweisbar ist, daß diese Cholämie bei jedem, auch dem nichtikterischen Kinde während der ersten 3 bis 10 Lebenstage stark ansteigt, um darauf allmählich abzufallen und schließlich ganz zu schwinden. Gallenfarbstoff im Blute des Neugeborenen ist also weder krankhaft, noch hat er mit den Geburtsveränderungen etwas zu tun; das ikterische Kind unterliegt keinen grundsätzlich anderen Vorgängen, sondern es unterscheidet sich vom Nichtikterischen nur dadurch, daß bei ihm der Farbstoffgehalt die Grenze zur sichtbaren Verfärbung überschreitet, beim anderen darunter bleibt. Das Problem des Icterus neonatorum besteht danach nur in der Erklärung, warum das eine Mal mehr, das andere Mal weniger Farbstoff

---

[1]) J. K. 47. 1898.

in den Kreislauf gelangt. Hierfür im Sinne der hämatohepatogenen Theorien eine Polycholie verantwortlich zu machen, geht nicht an, da vom Ikterischen während der ersten Wochen nicht mehr Galle gebildet und ausgeschieden wird, als von Nichtikterischen. Es handelt sich vielmehr nur um eine abnorme Verteilung, derart, daß mehr von dieser gleichen Menge beim Ikterischen den Umweg über das Blut macht, als beim Nichtikterischen. Da nun, wie gezeigt, die Abgabe von Gallenfarbstoff ins Blut für den Fötus physiologisch ist, heißt das mit anderen Worten: das Neugeborene wird ikterisch, wenn bei ihm in der Zeit der schnell wachsenden Farbstoffbildung die fötalen Sekretionsverhältnisse anhalten; die verschiedene Dauer und Stärke des Ikterus — einschließlich des „Blutikterus" nicht ikterischer Kinder — ist nichts weiter als der Ausdruck eines Unterschiedes in der Schnelligkeit und Vollkommenheit der Umwandlung der fötalen Leberfunktion in die bleibende. Aus diesen Ergebnissen heraus wird auch verständlich, warum gerade Frühgeborene ausnahmslos und meist in höherem Grade von Gelbsucht befallen werden.

Die **Dauer** der Gelbsucht schwankt zwischen einigen Tagen und 2 bis 3 Wochen; bei Frühgeborenen oder Debilen kann sie noch erheblich länger sein. Sehr selten sieht man einen solchen Icterus prolongatus auch bei ausgetragenen und kräftigen Kindern; in einem meiner Fälle war erst in der 7., in einem zweiten erst in der 12. Woche Entfärbung eingetreten; beide Mal bestand geringe Milzschwellung und beide waren kräftige, ausgetragene Kinder[1]). Unter dem Einfluß hinzutretender Erkrankungen kann auch ein im Abklingen befindlicher Ikterus rückfällig werden.

Nicht jeder Ikterus beim Neugeborenen ist übrigens ein Icterus neonatorum im strengen Sinne mit seiner unbedingten Gutartigkeit. Schon in so frühem Alter kommen gelegentlich noch andere Formen der Gelbsucht[2]) vor, denen gegenüber die richtige **Diagnose** um so wichtiger ist, als sie zumeist weniger harmloser Natur sind. Alle diese Zustände sind im Gegensatz zum eigentlichen Icterus neonatorum durch das Auftreten reichlichen gelösten Gallenfarbstoffes im Urin und dadurch bedingte positive Gmelinsche Reaktion ausgezeichnet.

c) Albuminurie[3]).

Ausnahmslos zeigt sich im Urin der Neugeborenen bei Zusatz verdünnter Essigsäure und nachträglicher Verdünnung ein geringer Niederschlag des seiner Natur nach noch strittigen, eiweißartigen „Essigsäurekörpers", daneben in mehr als 90 Prozent noch Spuren anderen Eiweißes. Diese sogenannte „Albuminurie der Neugeborenen" beginnt am ersten Tage, hält sich kurze Zeit und ist spätestens am 5. oder 6. Tage wieder verschwunden. Ihre Ursachen sind unbekannt, Hypothesen darüber um so zahlreicher, so beispielsweise Bezugnahme auf die bei der Umwandlung des Kreislaufes und während der Geburt gesetzten Zirkulationsstörungen (Martin, Ruge, Dohrn), unvollständige Entwicklung der Glomeruli (Ribbert), Nierenreizung bei der in die gleiche Zeit fallenden starken Harnsäureausscheidung (Reusing, Flensburg, Camerer, Sjöqvist) und ähnliches. Der Parallelismus mit dem Gewichtsverlauf ist augen-

---

[1]) Es bestand niemals Gmelinsche Reaktion; die Milz war eben fühlbar und ging mit der Entfärbung zurück. Die Mutter des zweiten Kindes stammte aus einer Familie, in der Gallensteinleiden sehr verbreitet waren, und hatte selbst mehrfach Gallensteinkolik mit Ikterus gehabt.

[2]) Vgl. S. 723.

[3]) Lit. Czerny u. Keller, l. c. I. Kap. 7. Gundobin, Besonderheiten des Kindesalters. Berlin 1912. Heller, Z. K. 7. 1913. Franz u. v. Reuß, Z. K. 11. 1914. Ewald, M G. G. 43. 1916.

scheinlich, und so liegt auch die Frage, ob nicht die diesen bestimmenden Faktoren auch für die Albuminurie in Betracht kommen, um so näher, als bekanntlich akute Gewichtsverluste auch späterhin gerne mit Eiweißausscheidung einhergehen.

Jedenfalls darf die Erscheinung noch ebenso im Rahmen der Norm geduldet werden, wie die Gewichtsabnahme, der Ikterus und die Epithelabschuppung. Erst eine Albuminurie, die die erste Woche überdauert, ist als krankhaft anzusehen.

4. Harnsäureinfarkt[1]).

Neben der Albuminurie ist für den Harn der Neugeborenen charakteristisch ein eigentümliches Sediment: aus kristallinischen, körnigen Massen bestehende braune Urat- oder uratbedeckte hyaline Zylinder, staubförmige Urat-Niederschläge, Epithelien. Dieses Sediment ist der klinische Ausdruck der Ausscheidung des Harnsäureinfarktes[1]).

Der Harnsäureinfarkt erscheint in der Form flammig von den Papillen in die Markkegel ausstrahlender, nach der Rinde zu verschwindender, orangefarbener Streifen, die bei schwachen Kindern sich noch mehrere Wochen nach der Geburt finden können. Mikroskopisch handelt es sich um in organische Grundsubstanz eingebettete Urate. — Die Entstehungsweise des Infarktes unterliegt noch der Erörterung. Voraussetzung ist eine vermehrte Anwesenheit von Harnsäure, die nach den vorliegenden Angaben tatsächlich vorhanden ist. Die Harnsäure nimmt beim Neugeborenen mit einem so hohen Prozentsatz am Gesamt-N des Harnes teil, daß die Verhältnisse des späteren Alters weit zurückbleiben. Die Ursache der reichlichen Harnsäurebildung wird gemäß den modernen Anschauungen gesucht in reichlichem Zugrundegehen nukleinhaltigen Zellmaterials (Flensburg, Schreiber[2]) besonders der beim Neugeborenen vermehrten Leukozyten (Hayem, Schiff, Gundobin[3]).

Es ist noch zu erklären, warum sich die Harnsäure in Gestalt von Infarkt niederschlägt und nicht in gelöster Form den Körper verläßt oder Konkremente im Nierenbecken bildet. Denn den Infarkt teilt der Neugeborene nur mit dem Gichtiker, und schon wenige Wochen später führt erheblicher Gewebezerfall zwar häufig zu Konkrementbildung, aber nur ausnahmsweise zum Infarkt. Hier wird auf eine organische Grundsubstanz zurückgegriffen, deren Anwesenheit in den Kanälen die Ursache für das Haften der Urate sein soll. Von einigen Forschern wird sie als Folge der Harnsäureabscheidung angesehen. Hofmeier leitet sie von der mechanischen Reizung des Epithels durch die Salzstäubchen ab. Ebstein und Schreiber sehen in ihr die Reste der unter der Giftwirkung der Harnsäure zerfallenden Epithelien. Umgekehrt hält Flensburg, wie vorher schon Ribbert, das Gerüst für das Primäre. Er wies in den Harnkanälchen eine eiweißartige Substanz nach, die beim Fötus und eben Geborenen normalerweise abgesondert werde und das Stroma für den Niederschlag bilde. Spiegelberg, Czerny und Keller machen darauf aufmerksam, daß trotzdem das Rätsel der Infarktbildung nicht gelöst sei. Denn alle Bedingungen, vermehrte Harnsäureausscheidung, saure Reaktion des Harnes und Sekretion eiweißartiger Substanz in der Niere, finden sich auch beim Erwachsenen, ohne daß es zu Infarktbildung kommt. Der letzte Grund des Unterschiedes zwischen neugeborenem und älterem Organismus ist also noch unbekannt.

Typischer Infarkt ist übrigens auch bei älteren Säuglingen nicht so ganz selten. Ich habe ihn wiederholt bei den Sektionen von Kindern gesehen, die im 2. und 3. Monat nach Brechdurchfall mit starker Abmagerung und Anurie zugrunde gegangen waren.

5. Schwangerschaftsreaktionen (Halban)[4]).

Brustdrüsenschwellung[5]). Bei vielen Kindern beiderlei Geschlechts findet sich vom dritten oder vierten Lebenstage ab eine leicht empfindliche Schwellung

---

[1]) Lit. vgl. Czerny-Keller, l. c. Kapitel 8.
[2]) Über d. Harnsäure. Stuttgart 1899. S. 94 und Z. kl. M. 38.
[3]) Lit. s. Japha, Die Leukozyten usw. J. K. 53.
[4]) Z. G. G. 53. 1904.
[5]) Lit. bei Runge, l. c. Raubitschek, Z. H. 15. 1903.

der Mamma, häufig beiderseits gleichmäßig, zuweilen einseitig stärker. Sie
wächst bis in die Mitte der zweiten Woche und geht dann langsam wieder zurück.
Währenddessen entleert die Drüse bei leichtem Druck die „Hexenmilch", die
nach Aussehen und chemischer sowohl, wie mikroskopischer Beschaffenheit
dem Kolostrum sehr nahe steht. Diese Milch ist in der Tat das Erzeugnis eines
der echten Laktation entsprechenden Sekretionsvorganges und hat mit diesem
auch gemeinsam die Steigerungsfähigkeit durch regelmäßige Entleerung. Wiederholtes Ausdrücken vermehrt ihre Menge, vergrößert den Umfang der Drüse
und verlängert die Dauer der Absonderung.

Die Entstehung der Schwellung wurde früher auf einen vermehrten Blut-
zufluß zurückgeführt (Vierordt), und somit wurde sie aufgefaßt als Teilerscheinung der oben erwähnten allgemeinen Kongestion nach der Oberfläche, die
sich nach der Geburt einstellt. Mit Recht wird diese Deutung jetzt als unzulänglich zurückgewiesen und angenommen, daß die Hormone, die die Laktation
der Mutter in Tätigkeit setzen[1]), durch plazentaren Übergang auch in der Frucht
wirken, und so das Wachstum und die Absonderung der kindlichen Milchdrüse
einleiten (Knöpfelmacher[2]), Halban[3]). Basch[4]) ist es gelungen, durch
Verabfolgung von Plazentarsekretin die erloschene Milchabsonderung junger
Kinder aufs neue hervorzurufen.

Die Brustdrüsenschwellung soll man nicht anrühren und irgend erhebliche Grade sogar durch Watteverbände vor äußeren Reizungen schützen. Verfährt man anders, so begünstigt man das Entstehen einer eitrigen **Mastitis,**
die sich in nicht mißhandelten Drüsen nur ausnahmsweise festsetzt. Sie kann
auftreten als zirkumskripter gutartiger Abszeß, der nach Eröffnung glatt
abheilt, als Phlegmone, von der wir nicht wissen, wo und wie sie enden wird.
Man kann da umfangreiche Ausdehnung nach Breite und Tiefe, Rippennekrose,
Pleuritis, Pyämie erleben. Glücklicherweise sind bei energischem Eingriff diese
Ausgänge nur selten. Ausgedehnte eitrige Infiltrierung bei Mädchen birgt
die Gefahr der späteren Drüsenatrophie; auch der Narbenzug kann die Warze
zum Sauggeschäft untauglich machen. Auch in diesem Alter soll die Richtung
der Schnittführung auf die Verletzung möglichst weniger Drüsengänge Bedacht nehmen.

Vaginalblutungen[5]). Einen oder mehrere Tage anhaltende, später nicht
wiederkehrende Abgänge von Blut aus der Vagina neugeborener Mädchen sind
nicht allzu selten und betreffen vorzugsweise kräftige Kinder. Shukowsky[6])
zählt 35 Fälle auf 10000; Zacharias[7]) 10 auf 400. Durch einen zum Spekulum
umgewandelten Ohrtrichter läßt sich erkennen, daß die Blutung aus dem Uterus
kommt, und einige Sektionsbefunde lehren, daß sie dem hyperämischen, aber
sonst normalen Endometrium entstammt. Als Ursache wurde früher Zirkulationsstörung infolge schwerer Geburt oder Asphyxie bezeichnet; weitaus
wahrscheinlicher ist die neuere Auffassung, die eine Wirkung plazentarer Reizstoffe annimmt, die ähnlich wie bei der Brustdrüsenschwellung eine Kongestion
der Uterusschleimhaut herbeiführen (Heinricius, Zappert, Halban).

---

[1]) Vgl. S. 17.
[2]) J. K. 56. 1902.
[3]) L. c.
[4]) M. m. W. 1911. Nr. 43.
[5]) Lit. Eröss, A. K. 13. Jardine, Br. m. J. 11. Sept. 1897. Zappert, W. m. W.
1903. Nr. 31.
[6]) Ref. J. K. 57.
[7]) M. Kl. 1914. Nr. 44.

In dem einzigen von mir sezierten Falle[1]) eines wohlentwickelten, schwer geborenen und am 4. Tage asphyktisch verstorbenen Mädchens, bei dem am 2. Tage geringe Blutungen aus den Nabelgefäßen und dem Uterus begonnen hatten, fanden sich in beiden Ovarien erbsengroße, mit blutigem Inhalt gefüllte Zysten, punktförmige Extravasate in den Ovarien und den blutgefüllten Tuben und eine linsengroße Suffusion des mikroskopisch normalen Endometriums, außerdem Lungenatelektase. Blut und Organe steril.

Gelegentlich stehen noch andere Vorgänge in Frage. Nach Eröss kommen auch **Endometritiden** vor, und Aichel[2]) erklärt die Blutung für pathognomonisch für eine Endometritis gonorrhoica neonatorum. Auch bei allgemeiner hämorrhagischer Diathese sind zuweilen Genitalblutungen vorhanden.

Ein weitaus größeres und Fragen allgemeiner Art streifendes Interesse beansprucht die Tatsache, daß schon von den frühesten Monaten an periodisch sich wiederholende Blutungen eintreten können, die alle Eigenschaften der Menstruation darbieten, und deren Natur durch Sektionen, die die gleichzeitige Ovulation festzustellen gestatten, als echte Menstruation — **Menstruatio praecox** — gesichert ist[3]). Sie beginnen schon in den ersten Tagen und Wochen, häufiger im zweiten und dritten Vierteljahr oder auch später und schließen zuweilen erst an eine Serie unregelmäßiger, nicht periodischer Blutungen an. Immer scheint damit eine voreilende Entwicklung der Geschlechtsteile verbunden, vielfach auch eine solche der sekundären Geschlechtscharaktere (Brüste, Becken). Kußmaul faßte diese Vorkommnisse unter dem Namen der isolierten geschlechtlichen Frühreife zusammen. Nach seiner Darstellung wird die Kongestion nach den Genitalien in manchen Fällen durch maligne Ovarialtumoren hervorgerufen, in anderen durch den Reiz, den Hirnerkrankungen (Hydrocephalus) oder „dyskrasische" Zustände auf die „Zentren der Geschlechtsentwicklung im Gehirn"[4]) ausüben. Nach neueren Erfahrungen[5]) können auch Hypernephrome Ähnliches machen. Für eine dritte Abteilung endlich fehlt jedwedes erklärende Moment. In der Praxis interessiert vor allem die Frage, was aus diesen Kindern wird. Einige unter ihnen zeigen keinerlei sonstige Wachstumsanomalien, und mit der Zeit gleicht sich das Mißverhältnis zwischen örtlicher und allgemeiner Entwicklung aus. Andere machen schon früh übermäßige körperliche Fortschritte, während die Intelligenz dem wahren Alter entspricht. Gerade deswegen können sie leicht zu sexuellen Zwecken mißbraucht werden, trotzdem ihr eigener Geschlechtstrieb nicht oder nicht ungewöhnlich ausgebildet ist. Auch hier tritt schließlich eine Verlangsamung des Fortschrittes ein, so daß im Pubertätsalter normale Verhältnisse erreicht sind. Eine so günstige Prognose darf natürlich erst dann gestellt werden, wenn durch genaue Untersuchung die Gegenwart eines malignen Tumors ausgeschlossen wurde.

Weit mehr als die periodischen sind unregelmäßige Genitalblutungen ohne vorzeitige Entwicklung der Schamteile der Herkunft aus **angeborenen Tumoren** des Uterus, der Ovarien und der Vagina[6]) dringend verdächtig. Am häufigsten ist das angeborene polypöse Sarkom der Scheide, das nur, wenn es in den ersten Anfängen ausgerottet wurde, mit einiger Aussicht auf Ausbleiben tödlicher Rezidive geheilt werden kann.

Genitalödem[7]). Zu den Schwangerschaftsreaktionen gehört vielleicht auch das **Ödem der Vulva** neugeborener Mädchen (Halban, Zappert), das sonst auf Stauung während der Geburt, Druck der Schenkel in der fötalen Lage oder Zirkulationsstörungen im Bauchgefäßgebiet nach der Abnabelung bezogen wird. Etwas Entsprechendes kommt, freilich wesentlich seltener, auch bei Knaben vor.

---

[1]) Ein ähnlicher von Schultz bei Kußmaul, Würzb. med. Wochenschr. III. 1862.

[2]) B. G. G. 2.

[3]) Lit. Neurath, E. i. M. K. 4. 1909.

[4]) Man denke an das Wachstum der Genitalien bei Hypophysis- und Zirbeldrüsengeschwülsten.

[5]) Bulloch u. Sequeira, Trans. of the path. Soc. London 1905. 56. Glynn, Quart. Journ. Med. 5. 1912.

[6]) Lit. Pick, A. G. 66. Waldheim, A. G. 58. Kolisko, W. kl. W. 1889. Nr. 6/7. Frick, V. A. 117. Holländer, Z. G. G. 34. Straßmann, Z. G. G. 41. Mergelsberg, Uteruskarzinom im Kindesalter. In.-Diss. Berlin 1913. Starke, Primäres Scheidensarkom b. kleinen Kindern. In.-Diss. Berlin 1910. Starfinger, Sarkom d. Vagina b. Kindern. In.-Diss. Berlin 1900. Steffen, Maligne Geschwülste. Enke. 1905. Amann, A. G. 82.

[7]) Vgl. auch S. 776.

Die allgemeinen Störungen des Körperaufbaues.

Wir haben in den ersten Kapiteln das Normalbild des menschlichen Säuglings gezeichnet, wie es sich unter äußeren Bedingungen gestaltet, die dem eingeborenen Entwicklungsdrange freie und ungehemmte Auswirkung ermöglichen. Daß sich im Einzelfalle innerhalb einer gewissen Breite Abweichungen von dieser Norm ergeben können, bedarf nicht näherer Ausführung. Gewisse Unterschiede im Gange der Körpergewichtskurve und im Endergebnis des Massen- und Längenwachstums, in der Ausbildung des Knochensystems, der Muskulatur und des Fettpolsters, im Fortschritte der statischen Leistungen, der körperlichen und geistigen Regsamkeit sind selbstverständlich; sie sind als Ausdruck von Rassen- und Familieneigenheiten in Verbindung mit individueller Veranlagung zu bewerten und bedingen, so sinnfällig sie auch bei der Nebeneinanderstellung von Extremen erscheinen mögen, noch keineswegs ein grundsätzliches Heraustreten aus dem Rahmen des Physiologischen.

Von einem solchen kann erst gesprochen werden, wenn sich der Entwicklungsgang in quantitativem oder qualitativem Sinne in ungewöhnlichem Maße vom Durchschnitt entfernt, und namentlich auch dann, wenn Zeichen einer krankhaften Abartung der Funktionen offenkundig werden, kurzum, wenn sich Erscheinungen darbieten, die mittelbar oder unmittelbar auf eine Störung des allgemeinen Körperaufbaues hinweisen. Derartiges kann in Anschluß an eine ungünstige Gestaltung der äußeren Lebensbedingungen geschehen, wobei die Schädigungen durch die Ernährungsweise oder durch bestimmte exogene Erkrankungen in erster Reihe stehen. Diese „Ernährungsstörungen", wie sie zusammenfassend genannt werden, sind erworben, nach Anlaß, Beginn und Ende abgrenzbar, und stellen somit — so schwer und so langdauernd sie auch gegebenenfalls sein mögen — grundsätzlich nur zufällige Unterbrechungen einer Entwicklung dar, deren vorher und nachher gelegene Abschnitte sich als normal erweisen. Den Ernährungsstörungen gegenüber steht eine andere Gruppe unter Umständen sehr ähnlicher Zustände, die angeboren sind oder auf angeborener Eigenheit beruhen, und von äußeren Faktoren entweder gar nicht oder nur insoweit abhängig erscheinen, als ihre Symptome unter deren Einwirkung bald schwächer, bald stärker hervortreten. Die schlagendsten Beispiele dieser Art finden sich unter Voraussetzungen, die alle Bürgschaften für die physiologische Entwicklung geben, nämlich bei gut gepflegten, von äußeren Schädigungen verschonten Brustkindern. Wenn hier kein normales Gedeihen stattfindet und wenn sich mancherlei Merkmale abnormer Funktion bemerklich machen, so kann nur der Schluß auf das Bestehen angeborener, endogener Besonderheiten, auf **Konstitutionsstörungen** das Verständnis anbahnen. Mit besonderem Nachdruck drängt sich die Bedeutung verschiedener Veranlagungen namentlich denjenigen Ärzten auf, die in geschlossenen Säuglingspflegeanstalten Gelegenheit haben, eine größere Anzahl von Kindern gleichzeitig unter gleichen Lebensbedingungen und leider auch gelegentlich unter dem Einfluß gleicher äußerer Schädlichkeiten zu beobachten. Die andere Gestaltung ihrer Entwicklung und ihres ganzen Verhaltens, die andere Art ihrer Reaktion auf irgendwelche Nahrungsänderungen oder Infektionen heben da die abnorm Veranlagten scharf aus der Gesamtheit hervor. Aber auch unter den Verhältnissen der gewöhnlichen Praxis wird der aufmerksame Beobachter auf sie viel leichter hingeführt, als unter den verwickelten Verhältnissen, mit denen er bei Erwachsenen zu rechnen hat. Sind doch die Lebensbedingungen viel einfacher, die Schädigungsmöglichkeiten viel beschränkter und faßbarer und zugleich in ihrer Wirkung viel prompter und tiefgreifender, als irgend später. So ist verständlich, daß gerade die Kinderärzte zu überzeugten Vertretern der Lehre von der Konstitution und ihrer Bedeutung für alles physiologische und pathologische Geschehen geworden sind; und es ist kein geringer Vorteil der Beschäftigung mit der Kinderheilkunde, daß diese Überzeugung auch dann reiche Früchte trägt, wenn sie auch auf anderen Gebieten der Betätigung das ärztliche Denken ständig beeinflußt.

Trotz grundsätzlicher Trennung stehen erworbene Ernährungsstörungen und angeborene Konstitutionsstörungen in engsten gegenseitigen Beziehungen. Die Ernährung beeinflußt die Konstitution und vermag daher auf deren Äußerungen nachhaltig einzuwirken; die Konstitution ihrerseits gewinnt Bedeutung für die Entstehung und den Verlauf der Ernährungsstörung. Von dem vielgestaltigen Ineinandergreifen beider wird bei späteren Gelegenheiten noch oftmals zu sprechen sein.

A. Konstitutionsstörungen.

Es entspricht der weitgehenden Bedeutung des endogenen Faktors für die gesamte Klinik des Säuglingsalters, wenn hier die Besprechung der pathologischen Zustände mit einem Hinweis auf ihn eingeleitet wird. Eine eingehende Darstellung der Lehre von der Konstitution und der Konstitutionspathologie zu geben, sei es auch nur in Beschränkung auf die Säuglingszeit, kann selbstverständlich nicht in der Absicht einer rein klinischen Darstellung liegen [1]). Es sollen nur als Grundlage späterer Bezugnahme in Kürze die hauptsächlichen Zeichen erörtert werden, aus denen wir die Gegenwart konstitutioneller Anomalien erschließen, und die verschiedenen Arten von Konstitutionsstörungen erwähnt werden, die man zurzeit zu unterscheiden geneigt ist.

Merkmale. Konstitution im eigentlichen Wortsinne bedeutet **stoffliche Zusammensetzung, Beschaffenheit.** Der Aufbau des konstitutionell abnormen Säuglings ist von dem des normalen verschieden, und diese andere Struktur äußert sich in **Abweichungen der Körperbeschaffenheit im ganzen und des Gewebs- und Organgefüges im einzelnen von der physiologischen,** deren Feststellung vielfach der klinischen Beobachtung ohne weiteres zugängig ist. Es können auffällige Unterschiede von dem der Alterstufe zukommenden Durchschnitt der Massen- und Längenentwicklung nach oben oder unten vorhanden sein. Am Knochen können sich Erweichungen und Gestaltsveränderungen zeigen (Rachitis) oder Zartheit und Brüchigkeit (Osteogenesis imperfecta), der Tonus der Muskeln kann verändert, bald erhöht, bald herabgesetzt erscheinen. Die Haut ist bald saftreicher und praller als in der Norm, bald trockner und faltbarer, die Hornschicht bald derber, bald zarter, zu gesteigerter und beschleunigter Abstoßung bereit. Das Unterhautgewebe umschließt bald zu wenig, bald zu viel Fett; auch bei gutem Fettpolster kann es eine auffällige Schlaffheit aufweisen, oder es besteht jene Gedunsen-

---

[1]) Ich verweise auf Pfaundler, Verh. Kongr. f. inn. Med. 1911 u. Pfaundler-Schloßmann, Hb. d. Kinderheilk. II. Martius, Konstitution und Vererbung. Berlin, J. Springer, 1914. J. Bauer, Die konstitut. Disposition zu inneren Krankheiten. Berlin, J. Springer, 1917.

heit, die als „pastös" bezeichnet wird. Das Blut ist oftmals von anämischer Beschaffenheit; in anderen Fällen besteht Eosinophilie. Das lymphatische System — Milz, Thymus, Drüsen und adenoides Gewebe — kann sich in hyperplastischem Zustand befinden.

Konstitution in übertragenem Sinne bedeutet aber auch Verfassung, Ordnung. Wie im geordneten Organismus alle Tätigkeiten so harmonisch ineinandergreifen, daß der ganze Betrieb glatt und reibungslos verläuft, so müssen bei gelockerter Ordnung Unregelmäßigkeiten entstehen, die ihren Ausdruck in **Erscheinungen gestörter Organ- und Allgemeinfunktion** finden. Als Erzeugnisse solcher Störungen sind bereits das veränderte Wachstum und die anderen Anzeichen veränderter Körperbeschaffenheit, deren eben gedacht wurde, zu verwerten, und mit ihnen Abweichungen in der zeitlichen Entwicklung der statischen und motorischen Leistungen. Auch das Nervensystem kann sich in abnormer Verfassung befinden und dafür durch gesteigerte Reflexerregbarkeit und ungewöhnliche Empfänglichkeit und Reaktion gegen äußere Einwirkungen aller Art, durch abnorme Lust- und Unlustgefühle, Schlafstörungen und anderes mehr Zeugnis ablegen. Vielgestaltig sind ferner die Erscheinungen, die auf Gleichgewichtsstörungen im autonomen System hinweisen: Unregelmäßigkeiten in der Schlagfolge des Herzens und in der Atmung, erhöhte Vasolabilität, angiospastische Blässe, Neigung zu Kälte und Zyanose der Glieder, zu Schweißen, hypersekretorische und hyperkinetische Zustände am Magen-Darmkanal, wie Brechen, peristaltische Unruhe, Spasmen. Auch eine auffällige Labilität der Temperatur ist häufig zu bemerken.

Zu diesen und anderen Merkmalen gesellt sich bei gewissen Formen konstitutioneller Anomalien als eines der eindrucksvollsten nnd zugleich praktisch wichtigsten die **erhöhte Krankheitsbereitschaft** (Krankheitsdisposition, Krankheitsdiathese), an deren Bestehen veränderte Körperbeschaffenheit und veränderte Funktion gleich schuldig sind. Sie macht das Kind „anfälliger", läßt es auf geringere äußere Anlässe hin, also häufiger erkranken als das normale, und schafft auch für die Ausdehnung der Krankheit günstigere, für ihre Abheilung ungünstigere Voraussetzungen. So entstehen beispielsweise auf einem Boden, der ebenso durch abnorme Struktur wie durch verringerte Leistung der immunisatorischen Vorgänge bereitet ist, ekzematöse, intertriginöse und infektiöse Prozesse auf der äußeren Haut unter Bedingungen, die dem normalen Kinde nichts anhaben, verbreiten sich und trotzen der sonst als wirksam erprobten Behandlung. Auf gleicher Grundlage, begünstigt vielfach noch durch konstitutionell begründete Brustkorbverbildung und Insuffizienz der Atmungsmuskeln häufen sich bei anderen Kindern die Respirationskatarrhe und neigen auffällig zum Absteigen in die tieferen Wege. In manchen Fällen ist eine Bereitschaft des lymphatischen Systems zu Hyperplasie zu vermerken. Oft muß man erfahren, daß Ernährungsmethoden, die sich sonst gut bewähren — die natürliche Ernährung nicht ausgeschlossen —, versagen und das Gedeihen nur mit ausgesuchten Zubereitungen ermöglicht werden kann, daß Ernährungsänderungen, die sonst förderlich, zum wenigsten gleichgültig sind, Darm- und Ernährungsstörungen auslösen. Damit enthüllt sich eine Tropholabilität, die mit dem Anpassungsvermögen und der Trophostabilität des normalen Säuglings in unliebsamem Gegensatze steht.

Entspricht die erhöhte Krankheitsbereitschaft in der Hauptsache nur der Herabsetzung des Schwellenwertes für Reaktionen, die an sich nichts Ungewöhnliches sind und in gleicher Art auch bei Normalen durch angemessen verstärkten Anlaß erzeugbar sind, so kann beim abnorm Veranlagten schließlich auch die **Stärke der Reaktion auf äußere Einflüsse unverhältnismäßig gesteigert,** zuweilen selbst bis zur Höhe der Idiosynkrasie erhoben sein. Diese „Hyperergie" gegenüber infektiösen, toxischen, alimentären, psychischen, thermischen und anderen Reizen, der letzte, kennzeichnende Zug im Bilde der anormalen Konstitutionen, tritt in der verschiedensten Gestalt zutage, in hyperpyretischen Temperaturen, in jähen und erheblichen Gewichtsstürzen mit schweren Allgemeinerscheinungen aus scheinbar unbedeutend geschädigtem Befinden heraus, in plötzlichen Kollapsen und selbst plötzlichem Tod, in allgemeinen Krämpfen und anderen zerebralen Symptomen, in Anfällen von Asthma und spastischer Bronchitis, in akuten Schwellungen des Unterhautzellgewebes, in übermäßiger Exsudation bei entzündlichen Vorgängen an der Haut und den Schleimhäuten.

Bedeutung äußerer Faktoren. Die Anzeichen der Konstitutionsstörungen sind bald stärker, bald schwächer entwickelt, und von Fällen mit geringen Andeutungen leitet eine Stufenfolge zu den höchsten Graden. Man wird zunächst geneigt sein, solche Unterschiede auf eine unterschiedliche Stärke der krankhaften inneren Veranlagung zu beziehen und mit dem Schlusse — leichte Symptome, leichte Belastung, schwere Symptome, schwere Belastung — vielfach sicherlich das Richtige treffen. Keineswegs aber gilt das allgemein. Eine einfache Überlegung ergibt, daß für das verschiedengradige Hervortreten der Erscheinungen innerhalb gewisser Grenzen auch äußere Faktoren bedeutsam sein müssen, allen voran die Ernährung. Wenn wir uns auf den Standpunkt stellen, daß die andere Artung des konstitutionell Abnormen einer anderen Artung seines Stoffwechsels und stofflichen Aufbaues entspringt, und bedenken, daß der zu bearbeitende Stoff von der Nahrung geliefert wird, so läßt sich von vornherein annehmen, daß enge **Beziehungen zwischen den Symptomen der Konstitutionsstörungen und der Ernährungsweise** vorhanden sein müssen. Das wird durch die Erfahrung bestätigt. Eine große Zahl konstitutionell begründeter Erscheinungen wird durch entsprechende Nahrungsänderungen verschlimmert oder gebessert, ja sogar völlig zum Verschwinden gebracht. In welchem Umfange das möglich ist, das hängt in jedem Falle davon ab, wie sich das Verhältnis zwischen inneren und äußeren Kräften gestaltet. Es gibt Belastungen von einer Schwere, die jedem Beeinflussungsversuch widersteht, und als ihr Gegenstück wiederum andere, die ungemein prompt reagieren. Ob ein gegebener Fall hierhin oder dorthin gehört, läßt sich nur aus dem Ausgange dieses Versuches, nicht aber aus der Gestaltung der Symptome erschließen. Dasselbe Bild, das der hochgradig abnorm Konstituierte bei Wegfall aller nachweisbaren äußeren Schädigungen bietet, kann beim leicht Abnormen durch starke diätetische Verfehlungen erzeugt werden; und im Einklange damit können dieselben äußeren Maßnahmen, die bei diesem umgehend bessernd eingreifen, bei jenem gänzlich wirkungslos bleiben.

Typen der Konstitutionsanomalien. Man hat unter den konstitutionell Abnormen eine Anzahl von Typen unterschieden, von denen die für das Säuglingsalter wichtigen hier andeutungsweise umrissen werden sollen; für die eine oder andere Ergänzung wird sich an späteren Orten mehrfach Gelegenheit geben. Diejenigen Veranlagungen, die hauptsächlich an morphologischen Merkmalen kenntlich werden, pflegt man als „Konstitutionen", diejenigen, deren Gegenwart hauptsächlich aus abnormen Reaktionen auf Reize und aus erhöhter Krankheitsbereitschaft erschlossen wird, als „Diathesen" zu bezeichnen. Bei den ersten wiederum kann man die hauptsächlich in Wachstumsstörungen zutage tretenden als „evolutive" Konstitutionsanomalien[1])

---

[1]) Falta, Erkrankungen der Blutdrüsen. Berlin 1913.

den hauptsächlich durch abnormen Körper- bzw. Gewebsaufbau bestimmten „strukturellen" Konstitutionsanomalien gegenüberstellen. Es versteht sich von selbst, daß letzten Endes auch die Diathesen zu den Zweitgenannten gehören; denn veränderte Tätigkeit ist ohne veränderte stoffliche Zusammensetzung nicht wohl denkbar. Nur sind die Abartungen der Beschaffenheit so fein und zum großen Teil noch so wenig faßbar, daß wir uns gegenwärtig noch im allgemeinen mit dem funktionellen Begriffe begnügen müssen.

Von den evolutiven Anomalien ist wohl die im Säuglingsalter häufigste die **hypoplastische Konstitution**[1]). Sie ist bestimmt durch ein von äußeren Faktoren unabhängiges, proportioniertes und assoziiertes Zurückbleiben des Wachstums, insbesondere auch des Gewichts- und Längenwachstums hinter der Norm (Fig. 33), das über alles hinausgeht, was auch bei Angehörigen körperlich kleiner und zierlicher Familien noch als physiologische Variation zugelassen werden kann.

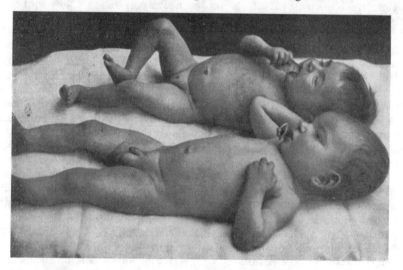

Fig. 33. Normales und hypoplastisches Kind (nach Aron)
6¹/₂ Mon. alt. Hypoplastiker Länge 56 cm, Gewicht 3930.
Normal „ 64 „ „ 5250.

Die hypoplastischen Kinder sind gewöhnlich — aber nicht immer — auch vaso- und tropholabil und von geringer Immunität, deshalb Ernährungs- und Infektionskrankheiten stark ausgesetzt und durch sie in erhöhtem Maße gefährdet. Daher sterben viele schon im Säuglingsalter oder in zartester Kindheit.

Die hypoplastische Konstitution läßt sich nicht sofort nach der Geburt, sondern erst im weiteren Verlauf erkennen[2]). Ein beträchtlicher Teil der Neugeborenen, die untergewichtig und unterlang zur Welt kommen, erreicht und überschreitet sogar noch im ersten Jahre die Durchschnittsmaße; das Wachstum eines anderen Teiles erfolgt in normaler Weise, so daß der Unterschied zur Norm sich nicht verkleinert, aber auch nicht vergrößert. Eigentliche Hypoplastiker sind nur die Angehörigen einer dritten Gruppe, bei denen das Zurückbleiben mit zunehmendem Alter immer deutlicher wird. Es entstehen dann „Miniaturausgaben" von Kindern, die auf den ersten Blick als etwas Besonderes

¹) Lit. b. Czerny u. Keller, Hb. Bd. 2. Tobler u. Bessau, Allgemeine pathol. Physiol. d. Ernähr. usw. im Säuglingsalter. Wiesbaden, Bergmann, 1914.
²) Vgl. Opitz, M. K. Orig. 13. Nr. 3. 1916.

auffallen; 3- und 4jährige, die die Maße normaler 1- oder 1½jähriger aufweisen, wird man nicht selten antreffen. Auch weiter kann ein entsprechendes Miß-verhältnis bestehen bleiben; manches noch im zweiten und dritten Lebens-jahre stark zurückgebliebene Kind kann das Versäumte aber auch später bis zu einem gewissen Grade nachholen, freilich wohl niemals bis zur wirklichen Vollwertigkeit. Als Hypoplastiker sind auch jene Kinder anzusprechen, die bei annähernd normaler Länge eine überaus dürftige und durch keine Ernäh-rungsweise zu bessernde Entwicklung der Weichteile, namentlich der Muskulatur aufweisen[1]).

Als Ursachen der hypoplastischen Konstitution spielen Syphilis, Tuber-kulose und Alkoholismus der Eltern eine gewisse, aber wohl überschätzte Rolle. Größer ist wohl die Bedeutung der all-gemeinen „Degeneration" der Erzeuger, auch im Sinne der „dégénérés superieurs". Auch Zwillinge — bald einer, bald beide — und Frühgeborene sind stark beteiligt.

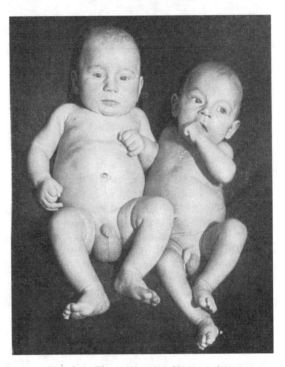

Eine der Hypoplasie überaus ähnliche Verkümmerung kann bei normal veranlagten Kindern durch langwierige infektiöse oder alimen-täre Schädigung hervorgerufen werden. Ihre exogene Natur, ihr zeitlich feststellbarer Beginn und ihre Neigung zu schnellem Aus-gleich nach Wegfall des hemmen-den Einflusses unterscheidet diese erworbenen Zustände von der rein endogenen konstitutionellen Stö-rung. Im Gegensatz zu dieser, die mit der Ernährung nichts zu tun hat, bezeichnet man jene als **Hy-potrophie**[2]). Die Abhängigkeit der Hypotrophie von äußeren Ur-sachen schließt im übrigen eine gelegentliche Verknüpfung mit konstitutionellen Momenten nicht aus. Denn alle Ernährungsschä-den machen sich in besonderem Maße geltend bei Kindern mit kon-stitutionell begründeter Tropho-

Fig. 34. Gigantismus (4 Monate alt)
Gewicht 6800, Länge 70 cm.
Gleichaltriges Vergleichskind Gew. 5200, Länge 58 cm.

labilität. Man denke an das schlechte Gedeihen vieler Neugeborener an der Mutterbrust, das endogen begründet, durch kleine Änderungen des exogenen Faktors, der Ernährung, zu-meist unschwer zu bessern ist[3]).

Über erfolgreiche Behandlung der Hypoplasie ist nichts Sicheres bekannt. Wenn man von Schilddrüsendarreichung einen Nutzen gesehen haben will, so ist das schwer zu glauben[4]). Die Arbeiten von Hart[5]) über den wachstums-fördernden Einfluß von Thymusfütterung bei Tieren können zu Versuchen anregen.

---

[1]) Aron, J. K. 87. 1918.
[2]) Vgl. S. 195.
[3]) Vgl. S. 334ff.
[4]) Peignaux, Ref. Z. K. 7. 257.
[5]) J. K. 86. 1917.

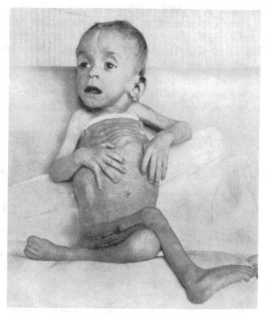

Fig. 35.   Arachnodaktylie (7 Monate alt).

Den Gegensatz zur hypo-plastischen Veranlagung bildet der erheblich seltenere **Gigantis-mus**[1]) (Fig. 34). Im Säuglings-alter handelt es sich dabei nur um solche Kinder, die unge-wöhnlich groß und schwer ge-boren werden. Soweit Gewichte von 9 bis 10 Pfund und wenig darüber in Frage kommen, läßt sich sagen, daß diese Kinder zwar noch eine Zeitlang den Vor-sprung vor den Altersgenossen beibehalten, ihn aber weiterhin mehr und mehr einbüßen und schließlich zwar zumeist kräf-tige, aber doch nicht irgend ungewöhnliche Menschen wer-den. Wenig Sicheres dagegen ist bekannt über das Schicksal der eigentlichen „Riesenkinder". Wie es scheint, liegt auch hier des öfteren nur eine Beschleu-nigung des Wachstums vor, die entsprechende Verlangsamung wieder

noch in der ersten Kindheit durch eine ausgeglichen wird; doch gibt es ver-einzelte Angaben über überstürzte Ent-wicklung auch noch in der anschließen-den Kindheit.

Neben der allgemeinen, proportio-nierten Hemmung oder Steigerung der Entwicklung des Wachstums gibt es auch evolutive Konstitutionsanomalien, bei denen die Störung eine partielle ist. Dem Gigantismus entspricht dabei ein Zustand, bei dem von Geburt an ein auf das Skelett beschränktes, un-gewöhnliches Längenwachstum be-steht; es betrifft in besonderem Maße die Glieder und namentlich deren distale Abschnitte. Arme und Beine erreichen eine abnorme Länge, die durch den Ge-gensatz zur Dürftigkeit von Muskulatur und Unterhautgewebe noch auffälliger wird; Füße und Hände, vor allem auch Finger und Zehen erscheinen schmal und lang wie „Spinnenglieder"; ihr eigenar-tiges Aussehen gab Veranlassung, die Be-zeichnung **Arachnodaktylie** (Achard)[2]) zu wählen. Die Arachnodaktylie geht

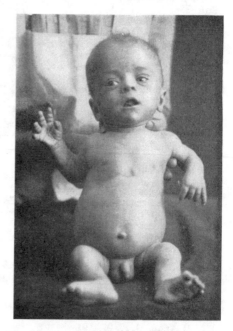

Fig. 36. Chondrodystrophie (5 Monate alt).

---

[1]) Lit. Czerny-Keller, l. c. Thomas, Z. K. 5. 1912.
[2]) Lit. Börger, Z. K. 12. 1914. Neresheimer, A. K. 65. 1916.

mit mangelhafter Anlage des Gesamtorganismus einher und beruht vielleicht auf frühzeitiger (intrauteriner) Erschöpfung, speziell der endokrinen Drüsen. Umgekehrt ist bei der **Chondrodystrophia foetalis** (Kaufmann)[1]) bei **kräftiger Weichteilausbildung das Längenwachstum des Skelettes verringert**, und zwar wiederum an den Gliedern[2]) weitaus mehr, als am Rumpf. So entstehen Zwerge mit unverhältnismäßig kurzen Armen und Beinen, über denen sich die zu reichlich bemessene Bedeckung zu Wülsten zusammenschiebt, die von tiefen, stellenweise ringförmigen Falten getrennt werden. Verkrümmungen der Glieder sind häufig, frühzeitige Verknöcherung einzelner Nähte erzeugt Asymmetrien und Plumpheit des Schädels. So entsteht eine äußere Ähnlichkeit mit Rachitis. Der Zustand beruht auf einer Hypoplasie der Knorpel-

anlage und damit im Zusammenhang einer Hemmung der endochondralen Ossifikation; die periostale Knochenbildung dagegen geht ungestört vor sich, und demgemäß ist das Dickenwachstum der Knochen normal, vielleicht sogar gesteigert. Die inneren Organe zeigen keine Besonderheiten; wohl aber finden sich nicht selten anderweitige Bildungsfehler, wie Polydaktylie, Situs inversus, Zystenniere, Herz- und Lungenfehler, und damit wächst die Wahrscheinlichkeit, daß auch hier eine endogene, in der gesamten Anlage begründete Ursache zur Wirkung kommt.

Beeinflußbar ist die Chondrodystrophie[2]) in keiner Weise, auch nicht durch Schilddrüsenpräparate.

Bei der letzten für das Säuglingsalter wichtigen Evolutionsanomalie, dem **Mongolismus**[3]), vergesellschaften sich eigenartige Störungen des Wachstums noch mit hypoplastischen Zuständen gröberer und feinerer Art am Gehirn, die klinisch in den Merkmalen der Idiotie zum Ausdruck kommen.

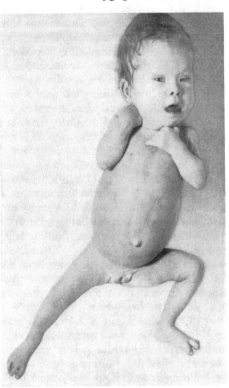

Fig. 37. Mongoloide Idiotie.

Das wichtigste äußere Kennzeichen des Mongoloiden (Fig. 37), von dem sich der Name herleitet, ist die schräggestellte, schlitzartig verschmälerte Lidspalte mit ausgesprochener, den inneren Augenwinkel verbergender Epicanthusbildung. Dazu kommt der kleine, ausgesprochen brachyzephale Schädel mit meist spät verknöchernder Fontanelle, das platte Gesicht mit breiter, eingesunkener Nasen-

---

[1]) Lit. Siegert, E. i. M. K. 8. 1912. Wieland in Schwalbes Hb. d. Allgem. Patholog. usw. d. Kindesalters. Bd. 2. 1913.

[2]) Die Bezeichnung als Mikromelie (Kassowitz) ist unzweckmäßig, da „kurze Glieder" auch als Mißbildungen und als Folgen von Rachitis und Osteogenesis imperfecta vorkommen.

[3]) Siegert, E. i. M. K. 6. 1910. Wieland, l. c.

wurzel und typischer Rötung, oft auch leichter, ekzemartiger Schuppung der
Wangen, des Kinnes und der Nasenspitze. Die Ohren sind groß und abstehend,
der Gaumen hoch und spitz, die Zunge oft verdickt und dauernd vor den Lippen
liegend, häufig besteht schnarchende Atmung infolge Hyperplasie des lymphatischen Rachenringes. Das Längenwachstum ist später gewöhnlich deutlich
gehemmt, im ersten Jahre ist davon noch wenig zu merken; dafür fallen hier
die kleinen, plumpen Hände und die kurzen Finger auf; kennzeichnend ist die
Kürze der zweiten Phalanx des kleinen Fingers, dessen Spitze das Endgelenk
des vierten Fingers nicht erreicht. Auch an den Füßen findet sich Entsprechendes:
so wird namentlich auch die größere Länge der zweiten Zehe vermißt. Die Muskulatur ist außerordentlich schlaff, die Gelenke infolgedessen hochgradig über-
streckbar; im Sitzen fällt der ganze Körper in sich zusammen. Neigung zu
Kälte und Zyanose der Unterarme und Unterschenkel, dicker Bauch, Nabel-
hernie, starker Fettansatz, spärliche Behaarung vervollständigen das Bild. Mißbildungen verschiedener Art, vor allem solche des Herzens, sind recht häufig.
Im Gegensatz zur später erwachenden krankhaften Agilität, ist der Mongoloide
im Säuglingsalter, insbesondere in den ersten Monaten, oft teilnahmslos und
träge; viele sind anfänglich kaum zur Nahrungsaufnahme zu bewegen und
stellen an die Geduld der Pflegerin die höchsten Anforderungen.

Die Ursache des Zustandes ist unbekannt; mit einer Schilddrüseninsuffizienz
steht er nicht in Beziehung, wie außer der Wirkungslosigkeit des Behandlungs-
versuches schon die ganz normal vor sich gehende Ausbildung der Knochen-
kerne beweist. Dagegen gibt es Fälle, die mit hypothyreoiden Symptomen
kompliziert sind, durch Schilddrüsendarreichung von diesen befreit werden
und nun in ihrer Eigenart um so schärfer hervortreten. Solche Symptome sind
hochgradigere Fettleibigkeit, Verzögerung von Fontanellenschluß, Zahnung und
Knochenkernbildung, auffälliges Zurückbleiben des Wachstums im ersten Jahre,
Verharren des torpiden Zustandes, fehlende Schweiße, chronische Verstopfung.

Zu den „strukturellen" Konstitutionsanomalien gehört in erster Reihe
die Rachitis, von deren eingehenderen Schilderung hier füglich abgesehen werden
darf. In manchen äußeren Beziehungen ihr ähnlich und deshalb häufig unter
falscher Diagnose verkannt ist eine zweite, wesentlich seltenere, hauptsächlich das Knochensystem betreffende Störung, die Osteogenesis imperfecta
(Vrolick)[1]), beruhend auf verringerter Knochenbildung des Periostes
und Endostes. Knorpelzellwucherung, Verkalkung und Knorpeleinschmelzung
in der Wachstumszone gehen im Gegensatz zur Chondrodystrophie normal
vor sich, aber der weitere Schritt der Knochenbildung, die Umwandlung der
Verkalkungszone in Knochengewebe bleibt aus oder vollzieht sich in ungenügendem Umfange. Das gleiche gilt für die Vorgänge an der Diaphyse. So entsteht
ein dünnes, stellenweise rein häutiges Schädeldach, das wohl sogar pergament-
artig eindrückbar ist; in hochgradigen Fällen gibt es keine eigentlichen, zusammenhängenden Schädelbeine, sondern zahlreiche, eckige Knochenscheiben
liegen in der bindegewebigen Grundsubstanz eingebettet („Lückenschädel").
Die Röhrenknochen sind schlank und zart, ihre Kortikalis ungemein dünn,
das Knochenmark überwiegt. Als bezeichnende Folge erscheinen spontan oder
im Anschluß an leichteste Traumen Knochenbrüche, die sich vervielfältigen
und bizarre Mißgestaltungen der Glieder erzeugen. Sonstige Befunde an den
Organen sind nicht zu erheben. Der Zustand ist angeboren und meistens schon
bei der Geburt auf den ersten Blick erkennbar; leichtere Formen verraten sich
erst nach einiger Zeit durch den Eintritt von Spontanfrakturen. Viele Früchte

---

[1]) Lit. Wieland, l. c.

mit Osteogenesis imperfecta kommen tot zur Welt oder sterben nach wenigen Tagen; auch die Lebensdauer der übrigen ist begrenzt, und es sind nur Ausnahmen, die ins zweite und dritte Jahr gelangen. Der Tod erfolgt gewöhnlich an irgendeiner infektiösen Erkrankung. Eine Behandlung ist 'auch hier unbekannt; Phosphorlebertran erweist sich eben so unwirksam, wie die Organotherapie mit Schilddrüsen-, Nebennieren- und Hypophysispräparaten. Von der Rachitis mit ihrer Störung der Kalkablagerung im mächtig entwickelten Osteoidgewebe ist die Osteogenesis imperfecta ihrem inneren Wesen nach streng zu trennen. Äußerlich besteht eine Ähnlichkeit zu gewissen, mit Infraktionen einhergehenden Formen, aber es fehlt die Craniotabes, der Zwiewuchs und die sonstigen Zeichen der englischen Krankheit. Im Zweifelsfalle entscheidet das Röntgenogramm, das den auffallenden Mangel an Knochenbälkchen, die ungemein dünne Kortikalis und das Fehlen der für Rachitis bezeichnenden unregelmäßigen Gestaltung der Epiphysenlinien vor Augen führt. Vergesellschaftung von Osteogenesis imperfecta und Rachitis ist natürlich möglich[1]).

Mit den Diathesen eröffnet sich das theoretisch und praktisch wichtigste, zugleich aber auch dunkelste Gebiet der konstitutionellen Anomalien, dessen Formen und Äußerungen durch ihre Mannigfaltigkeit, Wechselbeziehungen und Vergesellschaftungen den ordnenden Bestrebungen die größten Schwierigkeiten entgegenstellen. Bleibt doch eine angeborene Minderwertigkeit und Andersartigkeit nur ganz ausnahmsweise so vorwiegend auf ein Organsystem oder eine Art von Tätigkeit beschränkt, daß ein einigermaßen scharfes und einheitliches klinisches Bild entsteht; in der Regel ist der ganze Organismus in allen seinen Teilen betroffen, und die verschiedenen „Zeichenkreise", deren jeder der Störung eines spezifischen Systems entspricht, schneiden und decken sich in so mannigfacher Weise, daß scharfe Grenzlinien nicht gezogen werden können. So ist es verständlich, daß für Manche nur ein großer, allgemeiner Diathesenbegriff besteht, der, wie der „Neuroarthritismus" der französischen Forscher[2]) die ganze Vielgestaltigkeit umfaßt; so erklärt es sich auch, daß diejenigen Forscher, die den Versuch der Zerlegung in Sonderbereitschaften unternahmen, in der Fassung, dem Inhalt und der Namengebung ihrer Unterabteilungen voneinander abwichen und dergestalt oftmals Gleiches mit verschiedenen und Verschiedenes mit gleichen Namen belegten. Die Kennzeichnung als bis zu einem gewissen Grade willkürlich und nur auf zufällig stärker hervortretende Symptomenkomplexe aufgebaut, trifft auch 'die nachstehende Gruppierung, die, wenigstens zum Teil, der gegenwärtig bei den deutschen Kinderärzten zumeist üblichen entspricht.

Bei der so überaus großen Bedeutung der Ernährungsstörungen für die erste Kindheit dürfte es schon aus praktischen Gründen geboten sein, eine Teilbereitschaft, die bei der Schilderung der Diathesen gemeinhin nur an nachgeordneter Stelle Erwähnung findet, vor allem anderen als etwas Besonderes hervorzuheben und ihr einen festen Platz inmitten der Hauptbegriffe der Säuglingsklinik anzuweisen: Das ist die **Tropholabilität**, die veranlagungsgemäß weit über das physiologische Maß gesteigerte Neigung zahlreicher Säuglinge und nicht weniger Jährlinge zu schweren Erschütterungen des Ernährungszustandes auf verhältnismäßig geringe äußere Anlässe hin, von denen alimentäre und infektiöse Schädigungen die häufigsten sind. Die Tropholabilität macht sich gar nicht selten schon beim Brustkind geltend; in weitaus höherem Grade wird sie bemerklich beim künstlich Aufgezogenen. Sie trägt die Schuld, warum trotz gleicher Sorgfalt so viele Flaschenkinder bei denselben Ernährungsmethoden

---

[1]) Segawa, Z. K. 12. 1915.
[2]) Comby, A. m. e. Jan. 1902. Besnier, Artikel „Ekzem" in Pratique dermatologique von Besnier, Brocq, Jaquet, II. Paris 1907. Méry u. Terrien, E. i. M. K. 2. 1908.

schwer gefährdet erscheinen, bei denen ihre Altersgenossen sich erfolgreich behaupten; eine Erfahrung, deren unzweifelhaft konstitutionelle Grundlage bereits zur Aufstellung des Begriffs der „heterodystrophischen Diathese" (v. Pfaundler) geführt hat.

In ihrer leichteren Form äußert sich die Tropholabilität in einer einfachen „Empfindlichkeit" der Verdauungsorgane und der Ansatzvorgänge, derart, daß dyspeptische Zustände auffallend häufig auftreten, und die Gewichtskurve oftmals durch Stillstände und plötzliche Sprünge nach oben und unten gestört wird; in ihrer schweren bedingt sie eine Neigung zu katastrophalen, teils mit, teils ohne toxische Symptome einhergehenden Gewichtsstürzen, die nicht anders als durch eine abnorm lockere Bindung des Körperwassers, durch eine konstitutionelle **Hydrolabilität**[1]) erklärt werden können. Von diesen Verhältnissen und ihrer außerordentlichen Bedeutung für die gesamten Verhältnisse der Ernährungsstörungen wird noch vielfach die Rede sein müssen[2]).

Teils in Gesellschaft der Tropholabilität und dann in einer so engen Abhängigkeit von ihr, daß eine Gemeinsamkeit des Ursprungs offensichtlich wird, teils unabhängig von Schwankungen des Ernährungszustandes und dann mehr als Zustände eigenen Wuchses auftretend, erscheinen sodann die übrigen Teilbereitschaften.

Die **lymphatisch-hypoplastische Diathese** zeigt anatomisch Hyperplasie des lymphadenoiden Gewebes, insbesondere des Rachenringes, der Milz und der Darmschleimhaut, Persistenz oder Hypertrophie der Thymus, Hypoplasie des chromaffinen Systems und Hypoplasie des Herzens und des Arteriensystems. Im Leben bieten die „lymphatischen" Kinder meist ein gedunsenes, blasses Aussehen dar; sie sind gewöhnlich fett und zeichnen sich aus durch Widerstandslosigkeit gegen infektiöse Erkrankungen, die bei ihnen einen schweren, oft durch ungewöhnliche Akuität und durch Einsetzen von Hyperpyrexie überraschenden Verlauf nehmen. Dazu ist ihnen eine Labilität des Herzens und der Temperatur eigen, welch letztere sich auch in Neigung zu Wärmestauung ausspricht. Besonders bemerkenswert ist das häufige Vorkommen plötzlicher Todesfälle[3]).

Das Kennzeichen der **exsudativen Diathese**[4]) ist neben der herabgesetzten Immunität, die eine gesteigerte „Anfälligkeit" und Bereitschaft zu Haut- und Schleimhautkatarrhen bedingt, vor allem die Bereitschaft zu ungewöhnlich starker entzündlicher Reaktion und vermehrter Exsudation. Sie ist es, die der Klinik der Entzündungen bei diesen Kindern eine besondere Note verleiht und sowohl äußerlich wie innerlich (Asthma, Pseudokrupp) eigenartige Krankheitsbilder schafft. Temperatur- und Gefäßlabilität, angiospastische Zustände sind weit verbreitet, Hypotrophie und erethischer Habitus kommt ebenso vor, wie abnormer Fettansatz und pastöse Beschaffenheit, und diese Extreme können im Verlaufe verhältnismäßig kurzer Frist bei ein und demselben Kinde einander ablösen.

Das reichhaltigste Bild liefert die **neuropathische Diathese**[5]), deren Vielgestaltigkeit freilich wohl nur der Vereinigung zahlreicher Zeichenkreise ihre Entstehung verdankt, die später einmal getrennt werden dürften. Vorherrschend

---

[1]) Sie dürfte zusammenfallen mit der „hydropischen Konstitution" Czernys (Czerny u. Keller, Hb. Bd. 2). In Erwägung, daß der Hydrops nur eine und zudem eine durchaus nicht besonders häufige ihrer Erscheinungsformen ist, und daß nicht sowohl ein pathologischer Wasseransatz, sondern die Beweglichkeit des Flüssigkeitsspiegels das Kennzeichnende ist, erscheint der Ausdruck „Hydrolabilität" sachentsprechender.

[2]) Vgl. besonders S. 232.

[3]) Vgl. auch S. 638.

[4]) Vgl. auch unter Ekzem.

[5]) Czerny-Keller, Hb. Bd. 2. Stier, D. m. W. 1915. Nr. 27. Vgl. auch unter nervösen Magendarmerkrankungen, Ernährungsstörungen der Brustkinder und an anderen Orten.

und bezeichnend sind in ihm während des Säuglingsalters Störungen des Reflex-
mechanismus im weitesten Sinne, und zwar Störungen im Sinne einer reflektorischen Übererregbarkeit, die sich vielfach mit gesteigerter Ermüdbarkeit verbindet. Auffällig ist schon die Reaktionsweise auf die gewöhnlichen Sinnes-
reize. Es besteht eine erhöhte Schreckhaftigkeit, die sich nicht nur in
starkem Zusammenzucken, sondern oftmals auch in Erblassen und ungewöhnlich starker Rückwirkung auf die Schlagfolge des Herzens ausspricht.
Die Anteilnahme an der Umgebung erwacht frühzeitig und äußert sich in
übertriebener Regsamkeit; auch ohne äußeren Anlaß besteht ein vermehrter
Bewegungsdrang, erschwertes Einschlafen, unruhiger, leicht unterbrochener
Schlaf. Andauerndes Weinen und Schreien beruht wahrscheinlich auf Überempfindlichkeit gegen allerhand von der Körperoberfläche oder dem Körper-
inneren ausgehenden Empfindun-
gen, die dem normalen Kinde nicht
unangenehm zum Bewußtsein
kommen. Angiospastische Blässe
und Labilität des Herzens und
der Gefäße, Schweißausbrüche,
Juckempfindungen und urtikarielle
Ausschläge, starke Temperaturschwankungen, unerklärliche Temperatursteigerungen und ungewöhnlich starke Fieberreaktionen
auch bei unbedeutenden Ursachen
sind häufig zu verzeichnen. Ungemein reichhaltig sind dazu die
Erscheinungen, die mit der Ernährung und der Tätigkeit des
Magendarmkanals in Beziehung
stehen. Viele Neuropathen sind
ausgesprochen tropholabil, erkranken überaus leicht an Verdauungsstörungen und zeigen steile und
ausgiebige Gewichtsschwankungen, Hyperästhesien und Hyper-
kinesen des Magendarmkanals in
Form von Erbrechen und Diarrhöen, Koliken, meteoristischen
Auftreibungen.

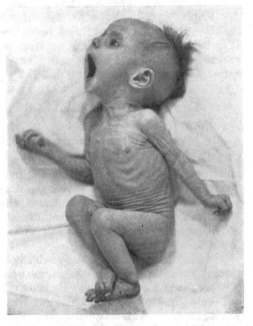

Fig. 38. Hypotrophisches und neuropathisches
Brustkind mit Freundschem Haarschopf.
(4 Monate alt. Gewicht 3100.)

  Auffallend frühzeitig und häufig machen sich ferner Störungen des Trieb-
und Instinktlebens bemerkbar, die auf Unlustempfindungen, abnorme Hemmungen und negativistische Veranlagung hinweisen. Hierher gehört der Widerwille gegen die Nahrungsaufnahme, der bei höheren Graden die Ernährung des
Kindes außerordentlich erschweren kann, gehört auch das hartnäckige Widerstreben gegen ungewohnte Empfindungs- und Geschmacksreize, wie es sich
beispielsweise beim Versuche der Gewöhnung an festere Kost wie überhaupt
an eine andere als die bereits bekannte Nahrung geltend macht. Umgekehrt
bilden sich urgewünschte Angewöhnungen, bedingte Reflexe, Zwangsbewegungen, Perseverationen bei Neuropathen leichter aus, und lassen sich
schwerer ausrotten, als in der Norm.
  Sind diese körperlichen und seelischen Eigenschaften schon unter gewöhnlichen Verhältnissen geeignet, das Gedeihen zu hemmen, so ist das in noch viel

höherem Grade der Fall, wenn der Neuropath von ernsterer Erkrankung befallen wird. Die Schwierigkeit der Ernährung, die unberechenbare Reaktion auf die Krankheit selbst und auf etwa erforderliche eingreifendere Behandlungsmethoden schaffen hier oftmals recht kritische Lagen und sind nicht selten die Ursache, daß unerwarteterweise auch solche Leiden eine ungünstige Wendung nehmen, deren guter Ausgang bei normalen Kindern nicht zweifelhaft gewesen wäre.

Die allgemeine körperliche Beschaffenheit des Neuropathen ist meistens die magere und zierliche des „erethischen" Typus; auch finden sich viele Hypotrophiker (Fig. 38). Hypertonische und atonische Zustände der Muskulatur kommen vor. Bemerkenswert sind gewisse Absonderlichkeiten des Haarwuchses[1]), die so häufig auftreten und so augenfällig sind, daß sie diagnostischen Wert besitzen; bald findet sich — wie beim Clown — ein verhältnismäßig üppiger, in der Mitte des Kopfes weit nach vorne ziehender Kamm oder Schopf von stirnwärts gerichteten Haaren, bei spärlich bewachsenen oder nahezu kahlen Seitenteilen (Fig. 38), bald tritt die Stirnhaargrenze weit, bis fast zur Mitte des Schädels zurück, und das dichter bewachsene Hinterhaupt hebt sich scharf von dem nur mit zarter Lanugo besetzten Vorderhaupt ab (Fig. 166).

B. Ernährungsstörungen.

1. Abgrenzung, Grundformen und Einteilung.

Von 100 Todesfällen an „Abzehrung", „Diarrhöe" und „Brechdurchfall" kommen nur etwa 13 auf das zweite, nur etwa 4 auf das dritte Lebensjahr, 70 bis 80 dagegen betreffen Säuglinge. Unter allen Toten aus dem ersten Lebensjahre allein sind etwa drei Viertel Krankheiten erlegen, die mittelbar oder unmittelbar von den Verdauungsorganen ihren Ausgang nahmen. Dieser gewaltigen Sterblichkeit entspricht eine noch weit größere, in Zahlen nicht festlegbare Morbidität.

Schon diese Häufigkeit der gewöhnlich schlechtweg als „Magendarmkrankheiten" zusammengefaßten Zustände weist darauf hin, daß auf diesem Gebiet für das junge Kind besondere Verhältnisse gelten. Sie erlaubt den Rückschluß auf eine **erhöhte Anfälligkeit,** die ihre Wurzeln in einer physiologischen Schwäche und Widerstandslosigkeit des zarten Körpers haben muß, und die vergleichende Betrachtung der klinischen Bilder bestätigt diese Folgerung. Schon bei solchen Erkrankungen, mit deren Wesen auch sonst eine stärkere Rückwirkung auf den ganzen Organismus verbunden ist — den parenteralen und enteralen Infektionen verschiedener Art — überrascht die unverhältnismäßig große Zahl der mit schwerer Schädigung des Ernährungszustandes einhergehenden Fälle, die Häufung der Komplikationen und davon abhängig das Anwachsen der Summe von tödlichen Ausgängen. Noch Ungewöhnlicheres bietet der Verlauf der reinen Verdauungsstörungen, die wir im späteren Alter als einigermaßen harmlose, zum mindesten nicht lebensbedrohende Leiden einzuschätzen gewohnt sind. Hier aber befremdet vielfach auch bei geringfügigen örtlichen Prozessen die frühe und erhebliche Schädigung des Allgemeinbefindens, die ausgiebige Einflußnahme auf Körperbestand und Körperfunktionen, die Neigung zu plötzlichen bedrohlichen Verschlimmerungen. Und schließlich stoßen wir

---

[1]) W. Freund, M. K. Orig. 9. Nr. 1. 1910 beschreibt sie als Vorboten der exsudativen Diathese. Ich sah sie so oft bei Neuropathen ohne jedes sichere Zeichen dieser, daß ich sie als Stigma der Neuropathie betrachten und ihr Vorkommen bei Exsudativen auf eine Vergesellschaftung mit Neuropathie beziehen möchte.

auf eine merkwürdige Gruppe von Zuständen, die denjenigen, der seine Erfahrungen bisher nur auf der inneren Klinik sammeln konnte, so fremdartig anmutet, weil er ihnen kaum etwas Ähnliches an die Seite stellen kann: auf jene akuten Zusammenbrüche und jene chronischen Zehrkrankheiten, die unter dem Bilde einer plötzlichen Allgemeinvergiftung oder einer schleichenden Kachexie verlaufen, während für eine entsprechend schwere Schädigung des Darmes und der inneren Organe keinerlei Anzeichen vorhanden sind.

Das Gemeinschaftliche aller dieser Abweichungen von den Verhältnissen des späteren Alters und damit zugleich die charakteristische Eigenart der hierher gehörigen Krankheiten im Säuglingsalter liegt in dem Mißverhältnis zwischen Art und Schwere der örtlichen Störung auf der einen und der Beeinflussung des Gesamtorganismus auf der anderen Seite. Es nähert sich mehr und mehr einer Grenze, wo die Allgemeinerkrankung die Szene beherrscht, während die Erscheinungen am Verdauungsapparat zurücktreten und schließlich zur scheinbaren Bedeutungslosigkeit verblassen. Ein solches Verhalten kann nicht anders erklärt werden, als durch die Bezugnahme auf eine ungewöhnliche, in den widerstandsfähigeren Altersstufen nur ausnahmsweise drohende Schädigung der jenseits des Darmes ablaufenden Ernährungsvorgänge. Somit läßt schon die einfache klinische Beobachtung als Grundlage der Besonderheiten des Säuglings die hervorragende und oft genug **überwertige Beteiligung von Stoffwechselstörungen** vermuten. Die wissenschaftliche Forschung hat das vollinhaltlich bestätigt. Und weil es sich so um Allgemeinerkrankungen handelt, in deren Rahmen die veränderten Vorgänge im Magendarmkanal auch da nur einen Teilabschnitt darstellen, wo sie als das Primäre anzusehen sind, ist an die Stelle des früheren Begriffes der „Magendarmerkrankungen" derjenige der „Ernährungsstörungen" getreten.

Es ist nicht der geringste Gewinn der Einführung des Begriffes der „Ernährungsstörung" an Stelle desjenigen der „Magendarmerkrankungen" in die Klinik, daß der Beobachter von allem Anfang an darauf hingewiesen wird, sich nicht auf die Betrachtung der Vorgänge am Verdauungsapparat zu beschränken, sondern stets den ganzen Zustand des Kindes und alle seine Lebensvorgänge unter dem Gesichtspunkte der Beziehungen zur Ernährung und Störung der Ernährung zu würdigen. Damit wird verhütet, was sonst so leicht geschieht, daß über der eingehenden Beschäftigung mit den Stuhlgängen die allgemeine Schädigung außer acht gelassen wird, und es kann nicht mehr, wie vordem so oft, vorkommen, daß Säuglinge für „gesund" erklärt und aus der Behandlung entlassen werden, sobald sie feste Stühle entleeren, ohne daß die schwere Schädigung des Gesamtorganismus Berücksichtigung findet, der die Kleinen vielleicht schon wenige Tage später erliegen.

Die veränderte Auffassung verlangt auch eine veränderte Betrachtungsweise, die überall an die Stelle einseitiger Bewertung irgendeines Symptomenkomplexes die allseitige der Krankheit und des kranken Körpers als Ganzes treten läßt. Das gilt in gleicher Weise für die Tätigkeit am Krankenbette wie für die wissenschaftliche Forschung, gilt für den Versuch einer Gruppierung der Gesamtheit alles Beobachteten zum System und gilt zu allem Anfang schon für die **Begriffsbestimmung**. Den „Ernährungsstörungen" sind demgemäß alle krankhaften Abartungen des Körperaufbaues und der den Aufbau vorbereitenden Vorgänge zuzurechnen, für deren Entstehung — im Gegensatz zu den auf innerer Grundlage ruhenden gleichartigen Erscheinungen der Konstitutionsanomalien — äußere Ursachen allein oder als wesentliche Teilfaktoren in Frage kommen. Unter den äußeren Ursachen ist eine der bedeutsamsten eine irgendwie ungeeignete Ernährungsweise, und damit bilden die solcherart entstandenen Ernährungsstörungen ein Kernstück des Ganzen. Aber auch eine Reihe anderer Einflüsse — Kälte- und Wärmeschädigungen, Vergiftungen,

bösartige Geschwülste, vor allem Infektionen — gefährden den Körperaufbau
und Körperbestand, auch zu ihren Symptomen, Teilerscheinungen und Folgezuständen gehören gesetzmäßigerweise Störungen der Ernährung von den
leichtesten bis zu den schwersten Graden. Auf diese Weise erfährt das Gebiet
eine kaum begrenzte Ausdehnung.

Bei dem Versuche, in die verwirrende Mannigfaltigkeit durch eine **Einteilung**
Ordnung zu bringen, scheiden gegenwärtig alle älteren Systeme aus, die nur
die ,,Magendarmerkrankung" ins Auge faßten und sich, wie beispielsweise das
lange Zeit maßgebende v. Widerhofers, auf die verschiedenartigen klinischen
und anatomischen Veränderungen der Verdauungswege gründeten. In welcher
Weise aber dem neueren Standpunkt am besten entsprochen werden kann,
darüber herrschen verschiedene Ansichten. Es liegt nahe, nach ätiologischen
Grundsätzen zu verfahren, und so hat denn die Einteilung von Czerny und
Keller viel Anklang gefunden, die als Hauptgruppen die Ernährungsstörungen
ex alimentatione (= ,,Nährschäden"), die Ernährungsstörungen ex infectione
und diejenigen auf Grund angeborener Fehler in Konstitution oder Bau des
Körpers hinstellt. Das ist nun gewiß ein brauchbarer Weg, wenn es sich
darum handelt, in der lehrhaften Darstellung den Anteil und die Wirkungsart
der verschiedenen Ursachen bei der Krankheitsentstehung klarzulegen; aber
wenn man versucht, ihn in der praktisch-klinischen Tätigkeit im Einzelfalle
zu beschreiten, so führt er oftmals in so unüberwindliche Schwierigkeiten hinein,
daß seine Gangbarkeit ernstlich in Frage gestellt wird[1]).

Zweifellos kommen reine Fälle auf einheitlicher und einseitiger ursächlicher Grundlage vor, z. B. solche von Nichtgedeihen durch Unterernährung oder einseitige Ernährung,
von ernster Allgemeinschädigung der Brustkinder im Verlaufe eines Infektes, von kümmer-
licher Entwicklung konstitutionell Minderwertiger bei Frauenmilch. Aber sie kommen
zahlenmäßig nur wenig in Betracht im Vergleich zu denen, wo neben- oder nacheinander
mehrere Ursachen in Wirkung getreten sind. Wenn beispielsweise bei jeder Art der künstlichen Ernährung unter gleichen Lebensbedingungen eine gewisse Zahl versagt, während
die Altersgenossen gut vorwärtskommen, so ist das durch die ,,Alimentation" allein nicht
zu erklären, sondern nur durch Alimentation und Konstitution. Ungemein häufig wird
weiter die Ernährungsstörung eines ex alimentatione Erkrankten durch eine hinzutretende
Infektion verschlimmert, oder umgekehrt die Störung ex infectione schädigt den Organismus
derart, daß sich sekundär eine alimentäre Störung hinzugesellt. Überhaupt erweist sich
die Verknüpfung alimentärer, bakterieller und konstitutioneller Einflüsse bei der Analyse
als so innig, daß im gegebenen Falle die Einreihung in eine einzige Kategorie den Verhältnissen Gewalt antun würde, ganz abgesehen davon, daß namentlich bei längeren Verläufen
die Vorgeschichte nur ausnahmsweise so durchsichtig sein dürfte, daß ihr die Entstehungsart
mit Sicherheit zu entnehmen wäre. Zudem ist auch im allgemeinen unser ätiologisches Wissen
in manchen Punkten noch nicht bis zur endgültigen Festigung vorgedrungen: die Toxikosen
beispielsweise, die Czerny und Keller unter den Störungen ex infectione abhandeln, sind
sicher zu einem Teil rein alimentär; zu einem anderen handelt es sich um eine Zusammen-
wirkung von infektiöser und alimentärer Schädigung, nur ein dritter Teil ist rein infektiöser
Grundlage. Und wenn auch die Gärungsdyspepsien der Infektion zugewiesen werden, weil
sie auf bakteriellen Zersetzungen beruhen, so kann man sie ebensogut als alimentär bezeichnen, weil zunächst erst einmal eine qualitativ oder quantitativ ungeeignete Nahrung
die Voraussetzung für die abnormen Zersetzungen bildet.

Ich glaube, und fühle mich je länger je mehr in diesem Glauben bestärkt,
daß es nur durch eine klinische Einteilung möglich sein wird, am Krankenbette diese Schwierigkeiten zu umgehen. Wir sollten uns bemühen, in erster
Linie bestimmt gekennzeichnete und darum leicht erkennbare ,,Zustände"
aufzustellen, und erst in zweiter zu deren weiterer Gliederung, soweit das an-

---

[1]) Vgl. Finkelstein, Z. K. 7. 1913. Langstein, Festschrift Kais. Aug. Viktoria-
haus, Springer 1919.

gängig ist, die Ätiologie heranziehen. Als einen Versuch in dieser Richtung möge das Folgende angesehen werden[1]).

Auf welcher Grundlage auch eine Ernährungsstörung zur Ausbildung kommt, die möglichen Wirkungen auf die „Ernährung" im Doppelsinne des Zustandes und des Vorganges sind immer die gleichen. Ob eine mangelhafte oder ungeeignete Nahrung, ob eine Infektion oder eine andere äußere Gewalt den Anstoß gibt, die verschiedenartigen Veränderungen stofflicher oder funktioneller Natur, die sie im Körper auslösen können, stimmen überein und mit ihnen die klinischen Bilder, die der Ernährungsstörung entsprechen, nur daß bei den nicht rein alimentären Fällen die Symptomatologie durch die spezifischen Zeichen des Infektes oder des anderen, beteiligten Faktors kompliziert ist. So kehren gewisse Grundformen der Ernährungsstörungen immer wieder, in voller Reinheit bei ausschließlich alimentärer Entstehung, gepaart mit anderen Symptomen bei andersartiger oder gemischter Grundlage; aber auch hier wird es unschwer gelingen, sie wiederzuerkennen und aus dem reicheren Gesamtbilde herauszuschälen, welche Merkmale und Vorgänge als Zeichen der auslösenden oder komplizierenden Krankheit, welche als Zeichen der ausgelösten Ernährungsstörung zu gelten haben. Ihre zwei Haupttypen sind einmal die einfachen Ernährungsschäden[2]), sodann die durch vergiftungsartige Erscheinungen gekennzeichneten Toxikosen oder Intoxikationen.

Dem physiologischen Ernährungszustand gegenüber ist die Gruppe der einfachen Ernährungsschäden[2]) gekennzeichnet durch minderwertige Beschaffenheit des Körpers und, davon abhängig, minderwertige Funktion. Die Gewebe werden anders, schlechter zusammengesetzt, zuweilen ohne daß dabei die Gewichtsvermehrung leidet. Zumeist aber verbindet sich die qualitative Änderung mit der quantitativen: es kommt zur Minderung des Anwuchses, zum Gewichtsstillstand, zuletzt zur schleichenden oder akuten Verzehrung des Körperbestands.

Solange die Schädigung des Ernährungszustandes nicht hinausgeht über die bloße Minderung des Neuanwuchses, einschließlich längerer Stillstände und ganz allmählicher Abnahme, verwende ich für sie in der Folge die Bezeichnung der Dystrophie[3]). Einfache Dystrophiker cder Dystrophiker schlechthin

---

[1]) Überaus wünschenswert wäre eine Einigung der Pädiater über die Systematik, und sie dürfte um so eher in Bälde möglich sein, als das ganze Gebiet dafür reif geworden und wirklich wesentliche Trennungsgründe für die verschiedenen Richtungen kaum mehr bestehen. Im Rahmen dieser Verständigung würde auch eine allgemein anzunehmende Terminologie aufzustellen sein, die neue Bezeichnungen zu schaffen oder die gebräuchlichen alten mit einem ganz bestimmten Inhalt zu erfüllen hätte.

[2]) Nachdem die als Oberbegriff für alle, auch die mit Konsumption einhergehenden Zustände gut geeignete Bezeichnung „Dystrophie" bereits für das engere Gebiet der leichteren Schäden mit Beschlag belegt ist, war ein passender Ersatz nicht leicht zu finden. Den Toxikosen als akuten Störungen einfach die „chronischen" gegenüberzustellen, geht deshalb nicht an, weil auch die nicht toxischen Zustände zuweilen recht stürmisch verlaufen. Der Ausdruck „Ernährungsschäden" lehnt sich an die „Nährschäden" von Czerny und Keller an, ist aber nicht ursächlich, sondern zuständlich zu verstehen, d. h. es handelt sich nicht um einen Schaden durch die Nahrung, sondern um eine Schädigung des Ernährungszustandes im Organismus, die auf vielerlei Weise begründet sein kann. Der Ernährungsschaden ist also der viel weitere Begriff. Ich verwende absichtlich diesen anspruchslosen Ausdruck, um einer später zu vereinbarenden Nomenklatur nicht vorzugreifen. Denken könnte man etwa an „Trophopathie" oder an „Trophopthorie", entsprechend der Blastopthorie — hier Keimschädigung, dort Schädigung der „Trophe"; das Gegenstück könnte dann die „Trophotoxikose" bilden.

[3]) Den früher von mir verwendeten Ausdruck „Bilanzstörung" möchte ich als wenig geeignet zurückziehen. „Hypotrophie" ist einerseits leider schon für die konstitutionelle Hypoplasie (vgl. S. 184) vergeben, andererseits deckt es nicht die Fälle, wo keine quantitative, sondern nur eine qualitative Minderwertigkeit besteht. Ebenso werden die langsamen Abnahmen bei stärkerer Schädigung nicht erfaßt.

sind diejenigen, bei denen Verdauungsstörungen klinisch und ätiologisch keine Rolle spielen; ihnen gegenüber stehen die **dyspeptischen Dystrophiker**[1]), bei denen neben und oft als Ursache der Allgemeinschädigung jene örtlichen Symptome festzustellen sind, die als Folge abnormer Gärungen angesprochen zu werden pflegen[1]). Wo dementgegen schnell fortschreitende Einbuße von Körpersubstanz mit beträchtlichen, oft genug dem Sturze sich nähernden Gewichtsverlusten, zu immer bedrohlicherem Verfall und zunehmender Erschwerung der Ernährbarkeit führt, da handelt es sich um den Zustand der **Dekomposition**[2]).

Zu den Ernährungsschäden gehören auch diejenigen **Ernährungsstörungen,** bei denen sich die gewöhnlichen Allgemeinsymptome noch **mit spezifischen Organveränderungen** vergesellschaften, wie beispielsweise die alimentäre Anämie und die Barlowsche Krankheit mit ihrer Knochenerweichung und ihrer hämorrhagischen Diathese. Ihre Darstellung ist an späterer Stelle gegeben, ebenso die der **alimentär beeinflußbaren Teilerscheinungen spezifischer Art im Rahmen konstitutioneller Anomalien** (Spasmophilie, Ekzem), während die alimentär zugängigen nicht spezifischen Ansatzstörungen gleicher Grundlage, wie etwa das Nichtgedeihen der konstitutionell minderwertigen Brustkinder, hier abgehandelt werden.

Während bei den Ernährungschäden toxische Symptome entweder gar nicht oder nur im agonalen Zustand vorkommen, kennzeichnet ihr frühes Auftreten und schnelles Anwachsen die Gegengruppe der **Toxikosen oder Intoxikationen.** Auch hier gibt es leichte bzw. rudimentäre Formen, die dem entsprechen, was man gemeinhin als „akute Dyspepsie" bezeichnet, wo neben Darmstörungen entweder nur Fieber oder Fieber mit akuter Gewichtsabnahme und mäßigen Austrocknungserscheinungen festzustellen sind, und schwere bzw. typische, mit jähen und beträchtlichen Gewichtsstürzen infolge stürmischer Wasserverluste, mit Koma und tiefergreifenden intermediären Stoffwechselstörungen.

Es bedarf kaum des besonderen Hinweises, daß alle diese mit verschiedenen Namen belegten Zustände nicht streng voneinander getrennte Krankheitseinheiten sind, sondern nur verschiedene Formen oder Phasen, die oft zwar dauernd oder lange Zeit in reiner Gestalt bestehen bleiben, jederzeit aber auch ineinander übergehen können, sobald die äußeren oder inneren Bedingungen, deren Ausdruck der jeweils vorhandene Zustand ist, eine Verschiebung in günstigem oder ungünstigem Sinne erleiden. Und zwar gilt das nicht nur für die Glieder der zwei Hauptgrundformen unter sich, sondern auch für die Hauptgrundformen selbst; namentlich die Vereinigung von Dekomposition und Intoxikation oder das Alternieren beider sind etwas Gewöhnliches.

Die Einreihung eines gegebenen Falles in eine dieser Grundformen wird in praxi nach kurzer Beobachtung zumeist unschwer gelingen, und damit wird die Hauptgrundlage nicht nur für das Verständnis des Zustandes, sondern auch für die angezeigte Behandlung gegeben sein. Aus welcher Ätiologie die Störung erwachsen ist, ist für die gesamte Auffassung der Lage zwar keineswegs bedeutungslos, aber die Verschiedenheiten, die durch verschiedene Ursachen bedingt werden, sind Verschiedenheiten zweiten Ranges, und betreffen eigentlich nur gewisse Punkte der Pathogenese und Prognose, nicht aber die wesent-

---

[1]) Die „Dyspepsie" als eigene Krankheit, die sich von jeher nicht in das System fügen wollte, fällt damit weg, und die „dyspeptischen" Erscheinungen werden nur zu Merkmalen einer gewissen Klasse von Dystrophikern. Das gilt hauptsächlich für die chronischen Dyspepsien, während die akuten unter den Toxikosen noch einen Platz bewahren können.

[2]) Dekomponere heißt etwas in seine Teile zerlegen, auflösen, zerfallen. Ein entsprechender Vorgang findet hier statt, wie später zu zeigen sein wird. Es spricht für die Brauchbarkeit des Namens, daß er trotz mancher Anfechtungen von vielen Pädiatern angenommen worden ist. Ob man ihn in Zukunft trotzdem fallen lassen und etwa nach Langsteins (l. c.) Anregung wieder auf die „Atrophie" zurückgreifen soll, möge der angeregten Vereinbarung überlassen bleiben.

lichen Vorgänge und die daraus abzuleitenden therapeutischen Folgerungen. Demgemäß wird das ätiologische Moment für die Einteilung erst in zweiter Linie heranzuziehen sein, und damit verlieren die bereits gebührend gewürdigten Schwierigkeiten wesentlich an Bedeutung.

In systematischer Übersicht ist die dem Folgenden zugrunde gelegte Einteilung somit diese:

I. Ernährungsstörungen ohne spezifische Organveränderungen.

A. Ernährungs-schäden.	1. Dystrophie (Aufbauhemmung, Gleichgewicht, allmählicher Abbau 2. Dekomposition (schnell fortschreitender Verfall.)	a) einfache Form (ohne Durchfall) b) dyspeptische Form (mit Durchfall)	rein alimentäre, alimentär - konstitutionelle, infektiöse, postinfektöse, gemischten Ursprungs.
B. Toxikosen	1. Leichte bzw. rudimentäre (= „akute Dyspepsie") 2. Ausgebildete		alimentäre Intoxikation Intoxikation als Teilerscheinung von Infekten Intox. gemischten Ursprungs.

II. Ernährungsstörungen mit spezifischen Organveränderungen (infantiler Skorbut, alimentäre Anämie, Keratomalazie).

III. Alimentär beeinflußbare Teilerscheinungen spezifischer Art im Rahmen von Konstitutionsstörungen (z. B. Laryngospasmus, Ekzem, lymphatische Hyperplasien).

Die genannten Grundformen finden sich bei natürlicher Ernährung ebenso wie bei künstlicher. Wenn trotzdem die Ernährungsstörungen der Brustkinder und die Ernährungsstörungen der künstlich Genährten gesondert behandelt werden, so geschieht das nicht nur aus äußeren Gründen und in Befolgung des allgemeinen Brauches, sondern es entspricht auch einer inneren Notwendigkeit. Da in der Ätiologie, Pathogenese und Klinik der hierhergehörigen Zustände der Ernährung eine entscheidende Rolle zufällt, so gibt bereits die bloße Tatsache der unnatürlichen Ernährung den ihr unterworfenen Kindern eine Sonderstellung, setzt sie von vornherein unter abnorme Bedingungen und schafft eine Krankheitsbereitschaft, die allzu leicht in wirkliche Krankheit überleitet. Dazu kommt noch so mancherlei, was beim Brustkind nicht in Frage steht: die vielen Verfehlungen in der Zusammensetzung und Bemessung der Kost, die Gefahren, die durch den Genuß zersetzter oder infizierter Nahrung drohen, die gesteigerte Empfänglichkeit für Infektionen und die dadurch begründete Neigung zu ernsteren Wendungen, das Zurücktreten des konstitutionellen Momentes im Vergleich zum alimentären, kurzum eine Summe von Besonderheiten, die miteinander und im Verein mit den von ihnen abhängigen Besonderheiten des klinischen Gesamtbildes der Pathologie des künstlich genährten Kindes eine Eigenprägung verleihen.

2. Ernährungsstörungen bei künstlicher Ernährung.

a) Ursachen.

Bakterien und bakterielle Zersetzungen in der Nahrung[1]. Als man zuerst den Umfang der bakteriellen Milchverunreinigung und ihre Wirkung auf die Milchbeschaffenheit kennen lernte, war man geneigt, der Krankheitsentstehung durch die Bakterien selbst und durch die von ihnen gebildeten Zersetzungsprodukte weitaus die erste Rolle in der Ätiologie beizumessen; und folgerichtig wiegte man sich in der Hoffnung, daß die Versorgung mit aseptischer oder sterilisierter Milch den Gefahren der künstlichen Ernährung die Spitze abbrechen würde. Die Enttäuschung kam nur zu schnell. Heute weiß jeder, daß die Darreichung einer keimfreien und unzersetzten Nahrung nur eine von vielen Bedingungen ist, von deren Erfüllung der Erfolg abhängt.

Daß mit der ektogenen Milchverderbnis gerechnet werden muß, steht außer Zweifel, fraglich ist nur, in welchem Umfange das zu geschehen hat. Unzweifelhaft können auf diese Weise Massenerkrankungen hervorgerufen werden[2], und mancher erfahrene Arzt verfügt wohl über die eine oder die andere Beobachtung, die gleich denen von Plaut[3] in entsprechendem Sinne gedeutet werden muß. Ich selbst sah im heißen August 1901 in der Anstalt innerhalb kurzer Frist eine erhebliche Zahl von Säuglingen mit akuten Durchfällen erkranken, als der Lieferant vertragswidrig die Milch nicht seinem nahen Berliner Stall entnahm, sondern sie mehrere Stunden weit in ungekühltem Waggon anfahren ließ. Solche Ereignisse können an die zufällige **Verunreinigung mit pathogenen Arten**[4] oder auch mit **Futtergiften**[5] geknüpft sein. Aber das sind nur Ausnahmefälle, die durchaus nicht zur allgemeinen Erklärung der alltäglichen Darmstörungen herangezogen werden dürfen, vor allem nicht da, wo die Milch vor dem Genusse abgekocht wird[5]. Erst wenn der Beweis vorläge, daß schon die **gewöhnlichen Milchsaprophyten** bei stärkerer Wucherung und stärkerer Anreicherung ihrer Gärungsprodukte auch die gekochte Nahrung gefährlich machen können, wäre der Milchinfektion und Milchintoxikation eine umfassende Bedeutung beizumessen. Aber die hauptsächlich in Betracht kommenden Säurebildner und die Milchsäure sind nicht nur unschädlich, sondern durch Hintanhaltung von Bakterienvermehrung und -zersetzung anderer Art sogar nützlich; erweist sich doch die saure Milch in Gestalt von Buttermilch, Joghurt, Eiweißmilch usw. für gesunde und kranke Säuglinge besonders zuträglich, freilich nur solange die Säuerung einen gewissen Grad nicht übersteigt[6]. Mit solchem Übermaß ist aber bei der üblichen Art der Ernährung mit süßer Kuhmilch nicht zu rechnen, um so weniger, als geronnene oder beim Kochen ge-

---

[1]) Vgl. S. 54.

[2]) Vgl. unter Magendarminfektionen.

[3]) Z. H. J. 15 u. 30.

[4]) Im Osten Amerikas, wo viel Rohmilch verfüttert wird, kommen erheblich mehr infektiöse Darmkatarrhe vor, als im Westen, wo man abkocht. (Vgl. z. B. Day u. Gerstley, A. J. d. ch. März 1915.)

[5]) So berichtet beispielsweise Combe (Maladies gastro-intestinaux aigues des nourrissons. Paris 1913. S. 501) aus Lausanne, daß jedes Jahr vom Tage nach Beginn der Weinlaubverfütterung an die Kühe bei den Säuglingen eine Epidemie von Durchfällen beginnt, und mit dem Ende dieses Futters aufhört. Blum (A. P. 1913. Nr. 7) sah Ähnliches bei Genuß der Milch von Kühen, die frischen Futterklee erhielten.

[6]) Die Säuerung der Buttermilch soll nicht über 28 bis 32⁰ ($\frac{1}{4}$ norm. NaOH auf 100 ccm) hinausgehen. Durchfälle und selbst ernsthaftere Allgemeinstörungen bei stärkerer Säuerung habe ich mehrfach beobachtet, Ähnliches berichtet Berend (M. K. Orig. 14. 1918).

rinnende Milch von den Müttern nicht verfüttert wird. Stärkere Bedenken erregen von vornherein **ungewöhnliche Zersetzungen**[1]), wie sie bei Aufbewahrung unvollkommen entkeimter Milch in der Wärme unter Bildung darmreizender Stoffe (Peptone, Buttersäure u. a.) vor sich gehen. Aber auch für irgend eine weitgehende Bedeutung dieser Möglichkeit fehlen die Belege. Ein höherer Grad der Verderbnis dieser Art dürfte jedenfalls Aussehen und Geschmack der Milch so verändern, daß von der Darreichung Abstand genommen werden würde.

Daß es auf die Menge der mit der Nahrung eingeführten Keime nicht ankommt und daß der Säugling „eine gute Hand voll Bakterien" vertragen kann, wenn es eben nur keine eigentlichen Krankheitserreger sind, bewiesen mir auch gelegentliche Zählungen in der Milch, die unsere Ziehfrauen zusammen mit ihren glänzend gediehenen Pfleglingen vorzeigten. Hier ergaben sich oft ganz ungeheure Ziffern. Ich verfüge auch über folgenden Versuch: Mehrere Sommermonate hindurch wurde eine kleine Anzahl unserer Anstaltskinder mit gewöhnlicher „Marktmilch", aus einem Kellerladen entnommen, und hinsichtlich Abkochung, Kühlung und sonstiger Maßnahmen so behandelt, wie es etwa bei kleinen Leuten zur gleichen Jahreszeit in einer heißen Dachwohnung geschehen wäre. Soweit gesunde Kinder in Betracht kamen, ließ sich eine höhere Zahl von Mißerfolgen, als bei den mit bester Kindermilch ernährten Vergleichskindern nicht feststellen; bei den kranken war vielleicht eine ganz geringe Überlegenheit der guten Milch zu verzeichnen. Das gleiche berichtet Rietschel[2]), und auch Bernheim-Karrer[3]) sah unter 80 mit bakterienreicher, des öfteren geronnener Milch gefütterten Säuglingen bei 45 Prozent keine Störungen, und von den dyspeptischen Erkrankungen der übrigen konnte nur für 10 Prozent die Säuerung der Milch verantwortlich gemacht werden.

Das alles spricht entschieden gegen die bis in die jüngste Zeit noch vielfach festgehaltene Meinung[4]), daß die Verdauungsstörungen der künstlich genährten Kinder vorwiegend die Folge des Genusses zersetzter Nahrung seien. Dazu kommt, daß, soweit darüber Erhebungen vorliegen, auch bei ganz frischen akuten Fällen die sofort untersuchte Nahrung keine irgend stärkere Säuerung und auch keine nennenswerten Mengen der flüchtigen Fettsäuren enthält[5]), die 'man vornehmlich der schädlichen Wirkung verdächtigt; im höchsten Falle sind sie nicht größer als die im Mageninhalt gesunder und kranker Säuglinge ständig nachweisbaren[6]), und demnach ursächlich kaum von Bedeutung. Bleibt als letzte und scheinbar stärkste Stütze der **Parallelismus zwischen Sommerhitze, Bakterienwucherung und Sommergipfel der Säuglingssterblichkeit**. Absichtlich sage ich „scheinbar" stärkste. Denn auch ihr haben neuere Feststellungen den Boden abgegraben und belehrt, daß an dieser alljährlich wiederkehrenden Erscheinung eine ganze Anzahl außerhalb der Nahrung gelegener Faktoren ursächlich beteiligt sind[7]).

Mag nun auch die Gefahr der Schädigung durch irgendwie veränderte Nahrung wesentlich geringer sein, als bisher angenommen wurde, in einem gewissen Umfange ist sie gegeben, und nichts enthebt uns deshalb der Pflicht, nach wie vor an die Beschaffenheit der für den Säugling bestimmten Milch strenge Anforderungen zu stellen. Nur soll man darin nicht übertreiben. Wo die für den Verkehr mit Kindermilch erlassenen gesundheitspolizeilichen Vorschriften gewissenhaft befolgt werden, ist allen berechtigten Wünschen Genüge getan. Bestrebungen dagegen, die darüber hinaus auf die Gewinnung einer „aseptischen" Milch hinzielen, schießen über das Ziel hinaus, ganz zu schweigen davon, daß der hohe Preis den Gebrauch auf diejenigen Kreise

---

1) Lit. bei Bahrdt. Edelstein, Langstein, Welde, Z. K. I. 1910.
2) E. i. M. K. 6. 1910. M. m. W. 1920 Nr. 2.
3) Z. K. 13. 1916.
4) So auch noch Czerny u. Keller, Des Kindes Ernähr. usw. 2. S. 134 ff. 1909.
5) Bahrdt und Edelstein, Z. K. 11. 1914.
6) Bahrdt, Edelstein, Haußen, Welde. Z. K. 11. 1914.
7) Vgl. S. 346 ff.

beschränkt, in denen zu allen Zeiten von einer größeren Sterblichkeit der künstlich genährten Säuglinge nicht die Rede war.

Extraalimentäre Infektion. Unvergleichlich größer als die Rolle der Nahrungsbakterien ist diejenige der extraalimentären Infektionen, an die sich sekundär Ernährungstörungen anschließen. Die parenteralen, in erster Linie die katarrhalischen Erkrankungen der Atmungswege, überwiegen dabei an Zahl die enteralen weitaus. Diese Art von Krankheitsentstehung ist natürlich für die künstliche Ernährung nicht spezifisch, spezifisch ist den Brustkindern gegenüber nur ihre sehr viel größere Häufigkeit. Begünstigt doch die geringere Immunität das Haften von Infekten, und im Anschluß daran droht bei der minderwertigen Nahrung dem Ernährungsvorgang viel eher Gefahr, als unter natürlichen Verhältnissen. Ich schätze die Bedeutung dieser Ursache derjenigen der gleich zu besprechenden rein alimentären Schädigungen zum mindesten ebenbürtig, bei älteren Säuglingen steht sie vielleicht sogar erheblich voran; und aus dem Vergleiche meiner Erfahrungen aus der Massen- und Einzelpflege möchte ich den Schluß ziehen, daß bei der Mehrzahl der Flaschenkinder mit ungestörtem Gedeihen gerechnet werden kann, solange ihnen Infekte fern bleiben.

Fehlerhafte Nahrungsmischung und -bemessung. Voraussetzung für solche Zuversicht ist freilich eine nach allen Richtungen kunstgerechte Ernährungstechnik. Daran aber fehlt es oft, und an den Klippen des Unverstandes und der Unzulänglichkeit kommt manches Lebensschifflein zu Schaden. Man kann von zweckmäßigen Nahrungen zu viel oder zu wenig geben, man kann die Nahrung unzweckmäßig gestalten, indem man notwendige Zusätze unterläßt oder zu gering oder zu reichlich bemißt; man kann der Mischung Stoffe beigeben, denen die Verdauungskraft nicht gewachsen ist, oder, wie beispielsweise bei einseitiger Mehlkost, eine Nahrung darbieten, die vielleicht den Bedarf an Kalorien, nicht aber den an einzelnen unentbehrlichen Bestandteilen deckt. Kurzum, der möglichen Fehler ist eine große Zahl; und wenn auch kräftige Naturen sich ihrer in weitem Umfange erwehren können, so gibt es auch für sie eine Grenze, und noch viel eher für ihre schwächer veranlagten Genossen.

Spezifische Nachteile der artfremden Milch. Aber auch bei einwandfreiem Vorgehen, bei Verwendung reiner Milch und beim Fernbleiben infektiöser Schädigungen ist der Erfolg noch keineswegs gesichert. Auch dann sind, wie die Erfahrung nur allzu eindringlich lehrt, Fehlschläge häufig. Wenn solcherart die Tiermilch für sich allein ganz ohne Mitwirkung anderer Faktoren verderblich werden kann, so kann hierfür nur eine ihr unter allen Umständen anhaftende Besonderheit die Ursache abgeben. Und damit stehen wir vor dem eigentlichen **Problem der künstlichen Ernährung** Woran liegt es, daß der der Muttermilch in vielen Beziehungen so ähnliche Ersatz für den menschlichen Säugling ein oftmals so bedenkliches Nahrungsmittel darstellt?

Die Geschichte dieser Frage ist lang und verwickelt, und noch ist ihr Ende nicht abzusehen. Manches ihrer Kapitel, dessen Inhalt zunächst als sichere Errungenschaft gebucht wurde, ist durch das folgende widerlegt worden, und manches, das endgültig widerlegt schien, gewinnt im Lichte neuer Tatsachen ein anderes Gesicht und macht erneute Überprüfung nötig.

Für eine gewisse Gruppe von Fällen ist freilich die Erklärung mit einem Hinweis auf die **grobchemischen Unterschiede quantitativer Art** unschwer zu geben. Sicher steht vor allem eines: Für viele Kinder reicht die geringere Menge des Kohlenhydrates in der Kuhmilch nicht aus, um den Bedarf zu decken und ein normales Gedeihen zu ermöglichen; und allein aus diesem Grunde kann es nicht nur zu chronischen[1]), sondern auch zu akuten[2]) Schädigungen der Ernährung kommen, wenn versäumt wird, den Mangel durch entsprechende Beigaben zu beheben. Aber dieser und allfällige gleichwertige Fehler sind ausgleichbar, und ihre Betrachtung rührt nicht an die Wurzel der Dinge. Die wird erst getroffen mit der Frage, warum die Minderwertigkeit der Kuhmilch auch dann noch weiterbesteht, wenn alle derartigen Verschiedenheiten soweit ausgeglichen werden, daß mit den Mitteln der chemischen Analyse in der „künstlichen" Muttermilch Abweichungen von der Zusammensetzung der echten nicht mehr auffindbar sind. Hier tritt der Unterschied in den Leistungen der „arteigenen" und der „artfremden" Milch am schärfsten zutage.

Beruht der Unterschied zwischen beiden auf einem besonderen Nutzen der arteigenen Nahrung, der bei der artfremden in Wegfall kommt, oder auf einer Schädigung durch die artfremde? Eine Anzahl von Forschern ist geneigt, die erste Möglichkeit zu bejahen[3]). Dem Neugeborenen, der noch in „extrauteriner Abhängigkeit" (Fr. Hamburger) von der Mutter steht, sollen aus der Mutterbrust, ähnlich wie bisher aus der Plazenta, artspezifische Nutzstoffe ferment- oder hormonartiger Natur zufließen, die, unverändert den Darm passierend, für die noch rückständigen Assimilationskräfte eine Unterstützung bei der Ernährungsarbeit darstellen, der nur solche Individuen entraten können, die stark genug veranlagt sind, um sich allein aus Eigenem behaupten zu können. Eine Stütze findet diese noch rein hypothetische Anschauung in den Erfahrungen über „Säugungsimmunität"[4]), die besagen, daß in der Nahrung enthaltene spezifische Schutzstoffe (Diphtherieantitoxin u. a.) nur aus arteigener, nicht aus artfremder Milch in die Zirkulation übertreten[5]).

An Umfang und Tatsachen reicher ist das Material, das man zugunsten der zweiten Möglichkeit verwerten zu können glaubt. Vielleicht freilich nicht ganz mit Recht: denn mit der Feststellung irgendwelcher pathogener Wirkungen der artfremden Nahrung ist im Grunde nicht widerlegt, daß die bessere Stellung der Brustkinder auf einer Stärkung durch den Zustrom äußerer Hilfskräfte beruht.

Als Träger des schädlichen Prinzipes in der Kuhmilch sind vor anderen das Eiweiß und die Molke verdächtigt worden.

Auch das Fett ist als Ursache des „Milchnährschadens" bezeichnet worden (Ad. Czerny). Seine bedeutsame Rolle in der Pathogenese der Ernährungsstörungen steht außer Zweifel; die eigentliche Ursache der Gefahren der Kuhmilch aber ist durch den Nachweis der Fettschädigung noch nicht entschleiert. Die Unterschiede zwischen Frauenmilchfett und Kuhmilchfett[6]) sind so unerheblich, daß sie allein unmöglich zur Erklärung ausreichen[7]). Zudem vertragen viele scheinbar stark kuhmilchfettempfindliche Kinder selbst große Fettmengen, wenn nur die übrige Zusammensetzung der Kost, namentlich auch die Wahl des Kohlenhydrates, den Verhältnissen des Falles angepaßt wird[8]). Die Wirkung des Fettes kann

---

[1]) Vgl. S. 265.

[2]) Vgl. S. 265.

[3]) Marfan, Concetti u. a. (Lit. bei Finkelstein, Th. G. Aug. 1904.) Pfaundler, M. m. W. 1907. Nr. 2.

[4]) Lit. v. Pfaundler, A. K. 47. 1908.

[5]) Erwähnt seien hier auch die neuen Feststellungen von Edelstein und Langstein (Z. K. 20. 1919), nach denen das Frauenmilcheiweiß infolge seiner Zusammensetzung das Wachstum günstiger beeinflußt, als das Kuhmilcheiweiß.

[6]) Vgl. S. 67.

[7]) Auch daß der höhere Gehalt des Kuhmilchfettes an flüchtigen Fettsäuren die Ursache der Verdauungsstörungen bilden könne (Niemann, J. K. 79. 1914) kann ich auf Grund meiner klinischen Erfahrungen und der S. 199 erwähnten Feststellungen von Bahrdt und Genossen nicht anerkennen.

[8]) Vgl. S. 87.

sonach nur eine sekundäre sein; sie beginnt erst, wenn vorher primäre Vorgänge den Weg für sie frei gemacht haben.

Das gleiche gilt für den **Zucker.** Der Milchzucker der Frauenmilch und der Milchzucker der Kuhmilch sind gewiß keine verschiedenen Stoffe. Wenn trotzdem eine künstliche Mischung mit dem Zuckergehalt, der in Frauenmilch ohne weiteres bekömmlich ist, bei vielen Kindern Dyspepsien hervorruft, so muß auch hier ein anderer Faktor vorgearbeitet haben.

Die Ansicht von der Schädlichkeit des **Eiweißes** hat ihre erste und lange Zeit hindurch gültige Vertretung in der **Lehre Biederts von der Schwerverdaulichkeit des Kuhmilchkaseins** gefunden[1]). Diese Schwerverdaulichkeit sei die Ursache für den Verbleib eines „schädlichen Nahrungsrestes", der das Material für krankmachende Zersetzungen abgebe. Seitdem die Stoffwechseluntersuchungen gelehrt haben, daß der Säugling auch größere Mengen des gefürchteten Stoffes vollständig bewältigt, seitdem die Klinik zeigen konnte, daß gerade die auf Zusammenhang mit Zersetzungen hinweisenden Störungen zumeist durch Erhöhung der Kaseinzufuhr beseitigt werden können, und daß an den meisten Fällen von chronischem Nichtgedeihen nicht die Gegenwart von Kuhmilcheiweiß, sondern der Mangel an Kohlenhydrat[2]) Schuld trägt, darf diese Lehre für erledigt gelten. Daran dürfte auch nichts ändern, daß im Stuhle der Flaschenkinder mit biologischen Methoden regelmäßig geringe Mengen von „nativem" Kuhmilcheiweiß auffindbar sind[3]). Die Gegenwart solcher Spuren beweist nichts für eine Pathogenität.

Wenn somit die „Schwerverdaulichkeit" des Kuhmilchkaseins als allgemeine Ursache der Schlechtbekömmlichkeit abgelehnt wird, so gibt es doch auch Beobachtungen, die dazu auffordern, etwas Derartiges beim Versuche der Erklärung gewisser Ausnahmefälle ins Auge zu fassen. Nach ernährungstherapeutischen Erfahrungen pflegt ein Zusatz von Kasein zur Milchmischung saure Gärungen zu beseitigen[4]). Diese erwünschte Wirkung kann ausbleiben, wenn das Kasein eine zu zähe Beschaffenheit besitzt oder nicht genügend fein verteilt wird. Dann kommt es zu denselben dyspeptischen Zuständen, wie sie bei Ernährung mit gezuckerter Molke allein auftreten. Es könnte sein, daß in ähnlicher Weise bei empfindlichen Säuglingen die grobklumpige Gerinnung im Magen bedeutsam wird, vielleicht weil infolgedessen das Kasein im Darm zu langsam in Lösung geht und nun nicht am richtigen Ort und zur richtigen Zeit in die zur Aufrechterhaltung normaler Verdauungsverhältnisse erforderliche Reaktion tritt. Dabei könnte es weiter abwärts im Darm doch noch so weit verschwinden, daß ein „Rest" nicht auffindbar ist. Die „Schwerverdaulichkeit" wäre dann nicht die alleinige Ursache der Erkrankung, aber der durch sie bedingte Wegfall einer schützenden Gegenwirkung würde freieres Feld schaffen für den Angriff anderer nachteiliger Eigenschaften der Kuhmilch.

In neuem, biologischem Gewande und nicht mehr beschränkt auf das Kasein, sondern auf das gesamte Eiweiß, in erster Linie das biologisch aktivere Molkenalbumin umfassend, fand der Gedanke der Eiweißschädigung seinen Ausdruck in der **Theorie Fr. Hamburgers von der Giftigkeit des artfremden Eiweißes**[5]), das auf die funktionell noch nicht genügend erstarkte Darmzelle des Neugeborenen einen „physiologischen Reiz" ausübe, der einer toxischen Wirkung gleich zu setzen sei. Zur „Entgiftung" bedarf es einer nach Qualität und Quantität verstärkten Bildung von Verdauungssäften. Ist diese Aufgabe für das junge Kind zu groß, so muß eine Ernährungsstörung die Folge sein. Auch diese Anschauung ist starkem Widerspruch begegnet[6]), vor allem deshalb, weil das Eiweiß bereits in den allerersten Verdauungsphasen seiner Artspezifität beraubt wird,

---

[1]) Lit. Biedert, A. G. 80. Czerny-Keller, Hb. Bd. 2. Benjamin, Z. K. 10. 1914. Orgler, E. i. M. K. 2. 1908. Edelstein u. Langstein, l. c. Vgl. auch S. 68.
[2]) Vgl. S. 265.
[3]) Vgl. S. 68.
[4]) Vgl. S. 237 u. 315.
[5]) Arteigenheit und Assimilation. Deuticke. 1903.
[6]) Lit. Finkelstein, Th. G. Aug. 1904. Uffenheimer, Th. G. Mai 1907 u. E. i. M. K. 2. 1904. Edelstein u. Langstein, l. c.

so daß man zweifeln kann, ob die Darmzelle überhaupt noch mit unverändertem artfremden Stoffe in Berührung kommt. Durch die bereits erwähnten positiven Ergebnisse der Stuhluntersuchungen mit den neueren biologischen Methoden verliert allerdings dieser Einwand an Kraft. So bedarf diese Lehre erneuter Durcharbeitung[1]), um so mehr, als auch klinische Erfahrungen über ernste Schädigungen verdauungsschwacher Brustkinder durch Zulagen weniger Gramme von Kaseinsalzen zur Frauenmilch beobachtet werden können[2]). Die Bezugnahme auf eine direkte Schädigung durch das fremde Eiweiß ist allerdings nur einer von mehreren hier möglichen Erklärungsversuchen.

Die unbefriedigenden Ergebnisse der Überprüfung der Kaseinfrage im Verein mit Beobachtungen am Kranken selbst waren Veranlassung, den Gedanken an eine allfällige Bedeutung der Kuhmilch-**Molke** auf seine Berechtigung zu prüfen. Auch dieser Weg hat manche bemerkenswerte Einzelheit erschlossen und manchen Ausblick eröffnet, zu einer vollen Klärung aber nicht geführt.

Eröffnet wurde die Erörterung durch die „Molkenaustauschversuche" L. F. Meyers[3]). Sie galten der Feststellung, ob sich die Unterschiede zwischen natürlicher und künstlicher Ernährung, die man bei schwachen und kranken Kindern zu sehen gewöhnt ist, auch dann noch erhalten, wenn man statt Frauenmilch eine Aufschwemmung von Kuhmilchkasein und Kuhmilchfett in Frauenmilchmolke, statt Kuhmilch die gleiche Aufschwemmung in Kuhmilchmolke darreicht. Die ersten Erfahrungen sprachen in bejahendem Sinne, spätere eigene und fremde[4]) lauteten unbestimmt oder ließen eine Überlegenheit des Frauenmilchmolkengemisches vermissen. Das Gesamtergebnis ist demnach nicht entscheidend im Sinne der Fragestellung, und es ist zuzugeben, daß mit dieser klinischen Methodik eine überzeugende Beweisführung nicht gelungen ist. Es bedarf noch weiterer Tatsachen, um eine allfällige Rolle des Molkenanteiles der Nahrung aufzuklären.

Solche erbrachten experimentelle Untersuchungen der Moroschen Klinik[5]). Danach ist die Atmung überlebender Darmzellen sowohl von tierischen, als auch von menschlichen Säuglingen in arteigener Molke lebhafter und hält länger an, als in artfremder. Es entspricht der klinischen Erfahrung, daß dieser Unterschied nur bei früh- und neugeborenen Kindern deutlich hervortrat, nicht aber bei älteren, künstlich genährten und nicht primär ernährungsgestörten, deren Darm sich den veränderten Ernährungsbedingungen bereits angepaßt hat. Damit in Übereinstimmung erschien die Milchzuckerresorption im überlebenden Kälberdarm bei Zusatz von artfremder Frauenmilchmolke unzweifelhaft verlangsamt gegenüber der aus wässeriger Lösung oder Lösung in arteigener Molke. Über Begünstigung der Tributyrinspaltung im Magensaft von Säuglingen durch Frauenmilchmolke hat Davidsohn[6]) berichtet.

Weitere Stützen klinischer Art ergibt die Betrachtung des Säuglings unter molkenreicher und molkenarmer künstlicher Ernährung. Ich erinnere in diesem Zusammenhang an die Bedeutung der Molke für die Entstehung des alimentären Fiebers[7]). Dazu tritt der in meiner Anstalt geführte Nachweis, daß die Menge der flüchtigen Fettsäuren in den Stühlen in direkter Abhängigkeit vom Molkengehalt der Nahrung steht[8]), ein Beleg dafür, daß die Molke das Aufkommen von Darmgärungen begünstigt, und zwar um so energischer, je höher ihre Konzentration bemessen wird; dasselbe erhellt aus der Erfahrung, daß bei molkenreichen Gemischen leichter und häufiger Durchfall und Fieber entsteht, als bei molkenarmen[9]).

---

[1]) Moro, der im Experiment eine Verlangsamung der Resorption des Milchzuckers bei Gegenwart von Kuhmolkenalbumin fand, will in dieser Verzögerung den Nachteil des artfremden Eiweißes erblicken (J. K. 83. 1916).

[2]) Vgl. S. 147.

[3]) M. K. 5. Nr. 7 u. J. K. 71. 1910.

[4]) Lit. bei Lindberg, J. K.

[5]) J. K. 79. 1914.

[6]) Z. K. 8. 1913.

[7]) Vgl. S. 250.

[8]) Noch nicht veröffentlicht.

[9]) Leopold, Z. K. 1. 1910. Neuerdings erhielt ich bei 6 Versuchen mit unverdünnter Molke und Zucker viermal, bei ebensovielen mit nur 50 Prozent Molke bei gleichem Zuckergehalt nur einmal alimentäres Fieber. Helbich (J. K. 71. 1910) sah bei Milchverdünnungen mit Molke häufiger Dyspepsien, als bei Wasserverdünnungen und konnte ohne Herabsetzung der Menge allein durch Auswechslung der Molke mit Wasser Heilung bringen. Die Tatsache

Welches sind **die schädlichen Molkenbestandteile?** Man hat erwogen, ob nicht die anderen Mengen- und Mischungsverhältnisse der Salze bedeutungsvoll sind[1]) und verwies dabei auf die Arbeiten J. Loebs über die Abhängigkeit der optimalen Tätigkeit der Zellen niederer Tiere von einer bestimmten mineralischen Zusammensetzung der umgebenden Flüssigkeit. Dagegen läßt sich einwenden, daß in der Frauenmilch sehr erhebliche Schwankungen des Salzgehaltes vorkommen und daß beträchtliche Zusätze von allerlei Salzen gemacht werden können, ohne die Bekömmlichkeit zu beeinträchtigen[2]). Hinwiederum sahen Klocman und Moro in ihren Oxydationsversuchen bei Verwendung heterologer Molke ein Ansteigen der Werte mit fallender Konzentration und fallendem Drucke der NaCl-Lösung, während in homologer Molke nichts Ähnliches wahrnehmbar war. Bei allen solchen Betrachtungen darf auch nicht vergessen werden, daß Salzlösungen schon im Magen so starke Veränderungen erleiden dürften, daß ihre Wirkung auf die Darmvorgänge kaum zu beurteilen ist. Besser gestützt ist demgegenüber die Beteiligung des Molkenalbumins. Die bei gewöhnlicher Molke vorhandene Resorptionshemmung, über die oben gesprochen wurde, bleibt aus, wenn der Versuch mit enteiweißter Flüssigkeit angestellt wird (Freudenberg und Schofman). Aber auch die enteiweißte und durch Dialyse erhitzte Molke zeigt noch Oxydationsbegünstigung; es kommen also auch in ihr verbliebene Stoffe in Frage, die vielleicht als Lipoide angesprochen werden können (Klocman und Moro). Beides stimmt zu der klinischen Feststellung, daß bei der Entstehung des alimentären Fiebers sowohl das Molkenalbumin, als auch die enteiweißte Molke beteiligt ist[3]).

Das Gesamtergebnis der bisherigen Mühen ist recht bescheiden. Zwar sind allerlei Andeutungen von schädlichen Wirkungen bekannt geworden, aber keine ist so klar und so über alle Zweifel sicher gestellt, daß sie den Glauben zu stützen vermöchte, es sei mit ihr die Wurzel des Problems berührt. Erwiesen scheint jedenfalls, daß die Artspezifität und mit ihr der Nachteil der artfremden Ernährung nicht an einen einzelnen Bestandteil geheftet ist, sondern an mehrere, ja an so viele, daß in Zukunft nicht mehr nach diesem und jenem Stoffe, sondern nach der biologischen Einheit gesucht werden dürfte, die, der Nahrung in allen ihren Teilen eigen, den Unterschied der Wirkung begründet.

Gleich unsicher und hypothetisch ist alles, was über den **Wirkungsmechanismus der artfremden Schädlichkeit** vorgebracht werden kann.

Ausgehend von den durch biologische Methoden nachweisbaren Unterschieden zwischen Frauenmilch- und Tiermilcheiweiß und unter Bezugnahme auf die Tatsache, daß parenteral eingeführtes, artfremdes Eiweiß im Gegensatz zu eigenem, dem Organismus die Bildung von Antikörpern aufzwingt, wurde die Entstehung von Ernährungsstörungen bei Flaschenkindern aus einer zur Assimilierung des artfremden Eiweißes vom Darme geforderten Mehrarbeit hergeleitet, die sich aus der notwendigen Vernichtung des Artcharakters und der Umsetzung des körperfremden in körpereigenes Eiweiß ergebe[4]). Zur gleichen Auffassung war, von ganz anderer Seite her, nämlich von der Betrachtung des Stoffwechsels kommend, schon Heubner[5]) gelangt. Der biologischen Form des Gedankens steht die Erwägung entgegen, daß alles Eiweiß, auch das arteigene, bereits in den ersten Phasen der Verdauung in unspezifische Bausteine zerschlagen werden muß, bevor es zum Neubau Verwendung findet; dazu kommt, daß auch arteigenes Milcheiweiß parenteral biologische Reaktionen auslöst[6]). Für den Heubnerschen Gedanken wiederum steht der vergleichende Energiewechselversuch, der ihn vielleicht beweisen könnte, vorläufig noch aus.

---

kann ich durchaus bestätigen, die Deutung H.s im Sinne einer reinen Molkenschädigung aber nicht billigen, da ja bei diesen Mischungen auch das zur Bildung fester Stühle so wichtige Verhältnis von Molke zu Eiweiß und Kalk verschoben ist. Die gesteigerte Gärung kann allein dieser Ursache zugeschrieben werden und hat nicht notwendigerweise mit der Molkenkonzentration zu tun.

[1]) L. F. Meyer, l. c. Schloß, Über Säuglingsernährung. 1912.
[2]) v. Pfaundler, Physiologie des Neugebor. in Döderlein, Hb. d. Geburtshilfe.
[3]) Vgl. S. 250.
[4]) Hamburger, l. c. Wassermann, D. m. W. 1903. Nr. 1.
[5]) Z. d. ph. Th. 5. 1901/2.
[6]) Slawik, J. K. 90. 1919.

Unter diesen Umständen darf wohl noch eine andere Vorstellung besprochen werden, die sich meines Erachtens den Tatsachen in ungezwungener Weise anpaßt. Sie sieht in der Milch nicht nur die Nahrung, sondern zugleich auch das Medium, von dem umspült Fermente und Zellen der Verdauungstätigkeit obliegen. Das adäquate Medium für den Darm des menschlichen Säuglings entstammt der Muttermilch. Auf welchen Gründen auch immer deren Vorteil ruhen möge, die Annahme darf gemacht werden, daß in ihr alle Phasen der Verdauung unter optimalen Bedingungen ablaufen. Im Gegensatz hierzu ist bei Kuhmilchernährung das Medium nicht angemessen, die Verdauung vollzieht sich unter ungünstigeren Bedingungen, sie wird daher im Vergleich zur Frauenmilch verlangsamt; und diese leichte zeitliche Verschiebung genügt, um ernste Folgezustände herbeizuführen. Vor allem öffnet die Verzögerung von Spaltung und Resorption der gärfähigen Bestandteile den Zutritt für abnorme bakterielle Zersetzungen, und damit sind die Vorbedingungen für die Entstehung der Ernährungsstörung gegeben.

Für das schließliche Ergebnis sind somit zeitliche Verhältnisse von ausschlaggebender Bedeutung. Es ist zu berücksichtigen auf der einen Seite die zur Verarbeitung der Nahrung benötigte Zeit, auf der anderen die während dieser Zeit stattfindende Vergärung. Diese wird um so sicherer ein schädliches Maß erreichen, je länger einerseits die Verarbeitung der Nahrung dauert, je größer andererseits die Gärungsenergie der Darmbewohner ist. Die Gefährdung durch die reaktionsverlangsamende Wirkung der Kuhmilch ist bei allen künstlich genährten Kindern vorhanden. Wenn trotzdem nur ein Bruchteil erkrankt, so muß es einer großen Zahl von Säuglingen möglich sein, kraft ihrer besseren Veranlagung die Verlangsamung der Funktion durch Einstellung von Reservekräften auszugleichen. Sind solche vorhanden, so kann auch unter den ungünst gen Verhältnissen die Arbeitszeit so verkürzt werden, daß auch jetzt noch normale Vorgänge bestehen bleiben. Ist der Kräftevorrat zu gering, so ist Krankheit unvermeidlich.

Der Hemmung der Resorption (durch das Molkeneiweiß) mißt auch Moro[1]) große Bedeutung bei. Eng verknüpft damit nimmt er auch einen energetischen Mehraufwand an, der für Das nötig wäre, was soeben als Einstellung von „Reserven" bezeichnet wurde.

b) Symptomatologie.

1) Vorbemerkungen.

Das Verständnis der Erscheinungen beim Kranken hat notwendigerweise die genaue Bekanntschaft mit den **Kennzeichen des gesunden Kindes** zur Voraussetzung. Nur durch den Vergleich mit diesen wird es möglich, nicht nur die leichten Grade und ersten Anfänge einer Störung zu erkennen, sondern auch ein zuverlässiges Urteil über die Art, die Schwere und die Aussichten des Einzelfalles zu gewinnen und das durch die Behandlung Erreichte richtig einzuschätzen.

Worauf sich die „Diagnose der Gesundheit" zu gründen hat, in welchen Merkmalen sich die physiologische Beschaffenheit des Körpers in allen seinen Teilen und der normale Ablauf aller Lebensfunktionen offenbart, ist an früherer Stelle geschildert worden[2]). Zu den für die folgenden Betrachtungen besonders wichtigen Symptomen des stetigen Gewichtsanstieges und des gleichmäßigen Ganges der Körperwärme sei hier noch hinzugefügt ein Hinweis auf die hohe Immunität gegen Infektionen; die ihr zugrunde liegende rege Erzeugung von Schutzstoffen bewirkt, daß das gesunde Kind nur verhältnismäßig selten betroffen wird; und wenn das doch geschieht, so zeigt es eine bemerkenswerte Widerstandskraft. Gleich bedeutsam ist der Besitz einer normalen Toleranz und einer normalen Toleranz-

---

[1]) J. K. 83, 1916.
[2]) Vgl. S. 5ff.

breite (Akkomodationsbreite Rubners) für Ernährungseinflüsse, d. h. eine weitgehende Fähigkeit, sich wechselnden Ernährungsformen und wechselnden Nahrungsmengen anzupassen und ungünstige Gestaltungen der Kost, insonderheit auch Über- und Unterernährung lange Zeit ohne ernstere Schädigung zu ertragen.

Im Gegensatz hierzu finden sich als **Kennzeichen der Ernährungsstörung** — ähnlich wie bei vielen Konstitutionsanomalien[1]) — ein verschlechterter Ernährungszustand und verringerte oder veränderte funktionelle Leistungen auf statischem, motorischem, nervösem und anderem Gebiete. Eine sinnfällige Verringerung der Immunität macht sich geltend: Infektionen häufen sich, verlaufen hartnäckiger und schwerer und bedrohen den Körperbestand in einer Weise, die durch die Art des Infektes selbst nicht erklärt werden kann. Der Gang der Körperwärme wird unregelmäßig, greift unter Umständen ins Fieberhafte oder umgekehrt ins Subnormale hinüber. An Stelle der gleichmäßig ansteigenden Kurve des Körpergewichtes erscheint eine gebrochene Linie, in der Senkungen und Erhebungen größeren Ausmaßes unvermittelt wechseln; oder es kommt zu Stillstand, Abnahme oder plötzlichen Stürzen. Hierin enthüllt sich die für das kranke Kind bezeichnende Tropholabilität, die ihrerseits wurzelt in der verringerten Toleranz und verringerten Anpassungsfähigkeit gegenüber alimentären und anderen äußeren Einflüssen. Mannigfaltig sind die krankhaften Erscheinungen am Magendarmkanal in Form von Erbrechen, Veränderung und Vermehrung der Entleerungen; mannigfaltig sind auch die Veränderungen im Ablaufe der übrigen Lebensäußerungen, wie sie sich am Herzschlag, an der Atmung, der Blut- und Urinbeschaffenheit, an den Vasomotoren und an der Tätigkeit des zentralen und peripherischen Nervensystems zeigen, und die verschiedenartige Vereinigung dieser Symptome im Verein mit der Verschiedenartigkeit im Verhalten der allgemeinen Körperbeschaffenheit erzeugt einen großen Reichtum klinischer Bilder. Aber der Formenkreis der Ernährungsstörungen ist mit ihnen noch nicht erschöpft. Ausdrücklich muß hervorgehoben werden, daß auch Fieber und allgemeine Vergiftungszustände auf rein alimentärer Grundlage entstehen können, mit anderen Worten, daß es somit gewisse selbständige Ernährungsstörungen gibt, deren Symptome mit den Allgemeinerscheinungen, die durch Infekte bedingt werden, derart übereinstimmen, daß eine Unterscheidung allein auf Grund der Aufnahme des augenblicklichen Status sich als undurchführbar erweist. In dieser Lage führt eine einfache Überlegung zu einer diagnostischen Methode, die nicht nur ermöglicht, die Unterscheidung zwischen Infekt und Ernährungsstörung zu treffen, sondern ganz allgemein die Feststellung gestattet, welche **Erscheinungen** im Rahmen eines krankhaften Zustandes **alimentären,** welche **nicht alimentären Ursprunges** sind.

In dem Verhältnis zwischen Nahrung und Körper wird die Nahrung zumeist nur als das tote Material gewürdigt, an dem der lebende Partner seine Hebel ansetzt. Das ist indessen eine Vorstellung, die nicht einmal die Vorgänge bei der normalen Ernährung und bei der Unterernährung deckt[2]), geschweige denn diejenigen, die sich bei einem Mißverhältnis zwischen den von der Nahrung gestellten Anforderungen und der Energie der Ernährungsfunktionen ergeben, wie das bei Überernährung und bei Ernährung kranker oder krankhaft veranlagter Kinder statt hat. Hier wird nur allzu leicht die Verarbeitung der Nähr-

---

[1]) Vgl. S. 181.
[2]) Vgl. die Ausführungen von S. Loewe, Th. M. Sept. 1918.

stoffe unvollkommen. Nährstoffe aber,
die nicht restlos ihrer physiologischen
Bestimmung zugeführt werden, treten in
abnorme Reaktion, werden aus Nutz-
stoffen zu Schädlingen und bedingen eine
krankhafte Ablenkung des Ernährungsvorganges, die sich auch klinisch in unverkennbarer Art äußert. So wird man
viel plastischer und schärfer sehen, wenn
man den Ernährungsvorgang auffaßt,
als das Erzeugnis zweier gegeneinander wirkender aktiver Kräfte,
wobei die Nahrung den spezifischen Reiz, den „Angriff auf die
biochemische Integrität des Organismus" (Fr. Hamburger) darstellt, die als verwickelte Reaktion den Ernährungsvor-
gang auslöst. Die Einführung
dieser Auffassung in das klinische Denken und Betrachten hat
dreierlei Vorteile. Sie führt in
jedem Falle zu der Erkenntnis,
daß es innerhalb der so ungemein mannigfaltigen Formen und
Verläufe der Ernährungsstörungen ebensowenig wie im Rahmen
des normalen Geschehens eine
Willkür gibt, sondern nur gesetzmäßige Beziehungen
zwischen der Ernährungs-
weise und Änderungen der
Ernährungsweise und den abnormen Erscheinungen und deren Änderungen und Wendungen; sie lehrt uns, daß unter bestimmten Voraussetzungen die bloße Aufnahme von Nahrung
zur Ursache krankhafter Symptome werden
kann; und sie liefert die gesuchte Methode das alimentär Entstandene von anderem zu scheiden. Da
jede Erscheinung, die auf krankhafter Verarbeitung der
Nahrung beruht, eben dieser Grundlage wegen durch
Änderungen in der Ernährungsweise beeinflußbar ist, so
muß alles das als Symptom einer alimentären
Ernährungsstörung angesehen werden, was un-
zweideutig auf Verschiebungen in der Menge
oder Art der Nahrung, namentlich auch auf
die gerade in den diagnostisch schwierigen
Fällen fast stets aus therapeutischen Gründen
gebotene Nahrungsentziehung reagiert, so
fremdartig auch auf den ersten Blick die Zugehörigkeit
erscheint und so sehr man auch bisher geneigt sein
mochte, es auf andere, insbesondere auch auf bakterielle

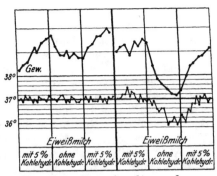

Fig. 39. a) Normale   b) paradoxe
Reaktion auf Kohlehydratentziehung.
a) Gewichtsstillstand, unveränderte
Temperatur,
b) anhaltender Gewichtssturz, Untertemperatur.

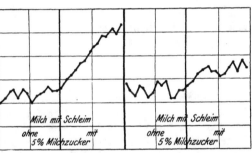

Fig. 40. a) Normale   b) paradoxe
Reaktion auf Zuckerzulage
a) Gewichtsanstieg, b) kein Gewichtsanstieg.

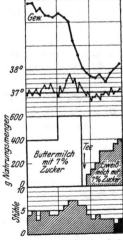

Fig. 41. Paradoxe Reaktion
auf Nahrungssteigerung:
Fieber, Gewichtssturz, heftige Durchfälle.

Einwirkung zu beziehen. Im Gegensatz zu den durch die gleichen Maßnahmen unbeeinflußbaren gleichen Zeichen der Infektion ist beispielsweise ein Fieber, das auf Nahrungsentziehung oder Änderung eiligst fällt, ein alimentäres Fieber, eine Albuminurie, die auf dieselben Anlässe hin schnell abklingt, eine alimentäre Albuminurie, ein Koma, aus dem der Säugling nach einem Hungertage wieder erwacht, ein alimentäres Koma. So begründet sich die Aufnahme des Begriffes der **Ernährungsreaktion** in die Terminologie und Betrachtungsweise der Ernährungsstörungen. Sie umfaßt die Antwort des Körpers auf den durch die aufgenommene Nahrung ausgeübten Reiz, deren besondere Art durch das Verhältnis zwischen der jeweiligen Menge und Zusammensetzung der Nahrung und der jeweilig vorhandenen Leistungsfähigkeit der Ernährungsfunktion bestimmt wird. Deckt sich, wie das für den gesunden Körper zutrifft, die Gestaltung des Ernährungsvorganges in jeder Hinsicht mit der Norm, so handelt es sich um **normale Reaktion**; weicht sie infolge vorhandener Funktionsschwäche vom Physiologischen ab, so liegt eine „**abnorme oder paradoxe Reaktion**" vor. Die paradoxe Reaktion kann von der normalen in verschiedener Weise abweichen: bald zeigt sich derselbe Einfluß auf den Körper, aber in viel schwererer und eingreifenderer Art (Fig. 39), bald bleiben Veränderungen des Ernährungsvorganges aus, die in der Norm zu erwarten sind (Fig. 40), bald zeigen sich Erscheinungen, die beim gesunden Kinde überhaupt nicht vorkommen (Fig. 41).

2. Symptomatologie der Ernährungsschäden.

Einfache Dystrophie. Als gemeinsamer Ausdruck aller dystrophischen Zustände treten — zuerst nur angedeutet, dann immer sinnfälliger — die **Merkmale des verschlechterten Ernährungszustandes** hervor. Der sinkende Turgor der Weichteile, das „Welkwerden" ist eines der regelmäßigsten und frühesten von ihnen. Dazu gesellt sich die Blässe, die Trockenheit der Haut, der veränderte, bald gesteigerte, bald verringerte Tonus und die herabgesetzte Leistungsfähigkeit der Muskeln, derzufolge die Kraftäußerungen einschließlich der statischen Funktionen hinter der Norm zurückstehen. Die Einbuße an Immunität verschuldet, daß Infektionen der Haut und der Schleimhäute einen häufigen Befund darstellen. Das Fettpolster und mit ihm das Gewicht können bei leichter oder beginnender Störung noch befriedigend sein, ja es besteht bei manchen Kindern eine abnorme Fülle, die sich indessen durch ihre Schlaffheit und Gedunsenheit dem Kundigen als krankhaft erweist. In der Regel aber macht sich eine deutliche, oft hochgradige Magerkeit geltend. Dann wird auch der Schlaf oberflächlich und unruhig, die Haltung, die Heiterkeit und Regsamkeit, die lebhafte Anteilnahme an der Umwelt, wie sie in gesunden Tagen erfreut, schwinden mehr und mehr.

So lehrt schon der erste Blick, daß der Organismus unter Bedingungen lebt, die die Erhaltung und Mehrung seines Bestandes gefährden. Und ebendasselbe ergibt sich auch aus der Betrachtung der einzelnen Abschnitte des Ernährungsvorganges. Die **Störungen der Vorgänge innerhalb des Magendarmkanals** allerdings entziehen sich vielmals der einfachen klinischen Untersuchung und sind erst der eingehenden Stoffwechselanalyse zugänglich. Die Stuhlgänge insbesondere zeigen häufig ein gutes Aussehen — allenfalls sind sie etwas weicher oder härter, etwas seltener oder häufiger oder etwas schlechter gebunden, als in der Norm, und in gewissen Fällen gibt ein heller, trockener Seifenstuhl zu denken. Erbrechen oder Speien sind gelegentlich zu verzeichnen.

Eine Beeinflussung der Tätigkeit des Herzens, der Lunge, der Niere usw. ist nicht wahrzunehmen. Dagegen erscheinen zwei allgemeine Funktionen in vielsagender Weise verändert. Schon in den allerersten Anfängen wird eine **Störung des Wärmehaushaltes** ersichtlich. Die Temperaturkurve verliert auch da, wo infektiöse Komplikationen fehlen, ihre Einförmigkeit; sie wird in leichtem Grade unregelmäßig, die Tagesschwankungen wachsen und ihr Mittel kann sich nach oben oder unten verschieben. Hand in Hand hiermit gehen **Veränderungen im Fortgang des Körperanwuchses** (Fig. 42). Bereits in den allerleichtesten Fällen und frühesten Stadien weist die tägliche Wägung größere Schwankungen und Sprünge des Gewichtes auf, die sich indessen so schnell wieder ausgleichen, daß die allgemeine Richtung der Kurve noch steil nach oben weisen und derart bei seltener Wägung ein ungestörtes Gedeihen vortäuschen kann. Die fortschreitende Störung fügt hierzu noch Wellenbewegungen von größerer Länge, die auch der weniger genauen Kontrolle nicht entgehen: Perioden der Zunahme wechseln mit solchen der Abnahme; mehr und mehr verflacht sich gleichzeitig in den aufsteigenden Phasen der Winkel des Anstieges und durch die vereinte Wirkung aller dieser Faktoren entsteht mit der Zeit jene Magerkeit, die ein so bezeichnendes Symptom aller länger hingezogenen Dystrophien bildet. Eine Magerkeit und nicht etwa eine Abmagerung! Denn so lange nicht stärkere Unterernährung besteht oder die Reinheit des Zustandes nicht durch zufällige Komplikationen oder durch vorübergehendes Hinüberspielen in eines der schweren Stadien der Ernährungsstörung getrübt wird, nimmt das Kind nicht ab, es nimmt nur nicht genügend zu; und nur der verlangsamte und unterbrochene Anstieg ist die Ursache, warum das tatsächliche Gewicht um einen von

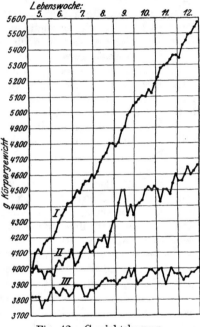

Fig. 42. Gewichtskurven
I. eines Gesunden, II. und III. zweier
Dystrophiker.

Monat zu Monat wachsenden Betrag hinter dem dem Alter zukommenden Sollgewicht zurückbleibt. Auch das Längenwachstum leidet[1]), wenn auch zunächst nur in mäßigem Grade; an einem stärkeren Zurückbleiben, wie es bei langer Dauer der Dystrophien vorkommt, dürften zumeist auch interkurrente Infektionen und vorübergehende Unterbrechungen des reinen Verlaufes durch dyspeptische und dekomponierende Verschlimmerungen beteiligt sein.

In seiner Dürftigkeit ähnelt das dystrophische Kind dem konstitutionell hypoplastischen; es unterscheidet sich von ihm, das bis auf die im Mißverhältnis zum Alter stehende Längen- und Massenentwicklung normal sein kann, durch die Zeichen des schlechten Ernährungszustandes und durch das gegensätzliche Verhalten gegenüber Veränderungen in der Ernährungsweise. Durch Wahl einer geeigneten Nahrung kann sein Gedeihen wirksam gefördert werden,

---

[1]) Lit. bei Stolte, J. K. 78. 1913.

während das Wachstum des Hypoplastikers auf keine Art alimentär beeinflußbar ist.

Dyspeptische Form der Dystrophie (= chronische Dyspepsie). Das Kennzeichen der dyspeptischen Form der Dystrophie ist das Bestehen eines Reizzustandes des Magendarmkanals, der sich vornehmlich durch vermehrte und veränderte Darmentleerungen und nicht selten auch durch Erbrechen und andere Magensymptome kenntlich macht. Die Rückwirkung auf den Gesamtzustand weicht dabei von der bei der einfachen Dystrophie bemerkbaren nicht ab; allenfalls sind bewegtere Temperaturen häufiger und die Zahl der Fälle mit Neigung zu langsamem Niedergang des Gewichtes größer, als bei dieser. Steilere, in kurzer Zeit zu ansehnlichen Beträgen anwachsende Verluste sind indessen dem Zustand fern, sie bezeichnen vielmehr den Übergang zu einem schweren Grad der Störung, der je nach den Begleiterscheinungen zur Dekomposition oder zur Toxikose gerichtet ist.

Unter den speziellen Symptomen spielt bei einem Teil der Kranken **Speien** oder **Erbrechen** eine Rolle, bei anderen fehlt es. Die Sondenuntersuchung läßt gewöhnlich, aber nicht durchaus gesetzmäßig eine **Verzögerung der Magenentleerung**[1]) erkennen, infolge deren das Organ noch nach 6 bis 8 Stunden, also nach mehr als der doppelten Normalzeit, Reste enthalten kann. Der ausgeheberte Inhalt ist oft mit glasigem Schleim durchsetzt und neigt zu erhöhter Azidität. Ein stechend saurer Geruch deutet auf vermehrte Bildung flüchtiger Fettsäuren[2]).

Am Darm zeigt sich eine sichtbare oder wenigstens durch Auskultation nachweisbare **Steigerung der Peristaltik**, sowie Neigung zu Flatulenz und zu Koliken[3]), die Unruhe und Schmerzäußerungen hervorrufen. Die **Stuhlgänge**[4]) sind in leichten Fällen nur wenig zahlreicher und infolge stärkeren Wassergehaltes dünnbreiiger, als normale; bei typischer Ausbildung der Störung weisen sie weitergehende Änderungen auf. Es ist üblich, hauptsächlich diejenigen von ihnen als „dyspeptisch" zu bezeichnen, die infolge mangelhafter Bindung „zerhackt", „zerfahren" oder „topfig" aussehen und deren einzelne Brocken durch klumpigen oder streifigen, zellarmen Schleim voneinander getrennt sind. Indessen kommen auch diarrhoische und wässerige Abgänge vor als rein graduelle Verschiedenheiten, die für sich allein ohne gleichzeitige Änderungen im Gesamtzustand nicht berechtigen, an der Auffassung und Bezeichnung des Zustandes etwas zu ändern. Der **Geruch** ist abnorm, bald auf Fäulnis, bald auf Säuerung deutend. Von diagnostischer Wichtigkeit ist auch die **Reaktion**, namentlich der Nachweis regelwidriger **Säuerung**. Bei einer Ernährungsweise, die beim gesunden Kinde erfahrungsgemäß alkalische Stühle erzeugt, ist schon eine leichte Andeutung davon bedeutsam. Mit stärkeren Graden pflegt eine erhebliche Steigerung der Reizerscheinungen einherzugehen. In jedem Falle wird durch sie der Beweis geliefert, daß der Dickdarm jetzt noch gärfähiges

---

[1]) Lit. bei Bauer u. Deutsch, J. K. 58. Adolf Meyer, A. K. 35.

[2]) Mit diesem sicheren klinischen Befunde stehen zunächst noch die Untersuchungsergebnisse Huldschinskys (Z. K. 5 1912/13) in Widerspruch, nach denen diese Säuren bei Dyspeptikern nur selten und in geringem Maße vermehrt sein sollen.

[3]) Kennzeichnend für Kolikschmerzen ist das stoßweiße, von Aufschreien begleitete Anziehen und Strecken der Beine. Ähnliches wird durch Schmerzen bei Zystopyelitis hervorgerufen.

[4]) Lit. Czerny-Keller, Hb. Bd. 1. Uffenheimer, E. i. M. K. 2. Schmidt u. Straßburger, Fäzes des Menschen. 1901/3. Biedert, Kinderernähr. im Säuglingsalter. Selter, Verwertung der Fäzesuntersuch. usw. Enke, 1906. A. Hecht, Fäzes d. Säugl. u. Kinder. Urban & Schwarzenberg, 1910.

Material enthält, das normalerweise bereits in den oberen Abschnitten aufgesaugt sein sollte.

Von den gebräuchlichen Nahrungsmitteln ergeben normalerweise Frauenmilch sauere, reine Kuhmilch, Eiweißmilch, Kuhmilch mit wenig Zucker, Buttermilch und Buttermilch mit mäßigem Mehl- und Zuckerzusatz feste alkalische, faulig riechende Stühle, Malzsuppe, Fettmilchen, Milchverdünnungen mit reichlich Mehl und Zucker dagegen amphotere oder leicht sauere, von mehr breiiger Beschaffenheit. Allgemein wirkt im Sinne der Alkalisierung hoher Kaseingehalt (alkalische Salze!) bei Zurücktreten oder Fehlen von Fett, Mehl und Zucker, ferner reichliche Anwesenheit von Darmsekreten; im Sinne der Säurung verhältnismäßiger Reichtum an Fett, Mehl oder Zucker. Einen unmittelbaren Einfluß des Kaseins auf die Reaktion kann ich nicht zugestehen. Die alkalische Reaktion bei kaseinreicher Ernährung beruht auf der Menge des gleichzeitig gegebenen Molkensalzes im Verein mit einem durch eiweißreiche Nahrung bedingten stärkeren Gehalt der Fäzes an Darmsäften[1].

Ungewöhnliche chemische Vorgänge bald reduzierender, bald oxydierender Art verursachen auch die verschiedenartige, graue, braune, gelbe oder grüne **Farbe** der Stuhlgänge. Besonders Interesse hat die Frage nach der **Entstehung der grünen Stühle** erweckt. Nach neueren Untersuchungen ist dabei eine an den im Schleim zerstreuten Kernresten haftende Oxydase beteiligt (Wernstedt[2]), die allerdings nur unter bestimmten, noch nicht durchsichtigen Voraussetzungen über die im Darm wirksamen, von den Bakterien ausgehenden Reduktionen die Oberhand gewinnt (Koeppe[3], Hecht[4]).

Eine weitere, wichtige Eigenschaft vieler dyspeptischer Stühle ist der **abnorm große Gehalt an unverdauten Nahrungsresten**, der auf eine Störung der Verdauung und Resorption hinweist. Das betrifft namentlich die Fette und Mehle, während die Zuckerarten nur ausnahmsweise und das Milcheiweiß nur in bestimmten Sonderfällen in Frage kommen. Die Beschaffenheit des Stuhles wird dadurch in mannigfaltiger Weise beeinflußt.

Fettseifen erscheinen in Gestalt weißer oder gelber Klümpchen („Milchbröckel"), aus denen durch Zusatz starker Säuren unter leichter Erwärmung Fettsäurenadeln auskristallisieren.

Neutralfett findet sich in Form feinster oder gröberer Tropfen, **Fettsäuren** in Nadel-, Schollen- und Tropfenform[5]). Für gewöhnlich nur spärlich vorhanden, können beide gelegentlich in ganz enormen Mengen auftreten[6]). Makroskopisch ist der Fettstuhl seifig oder fettig glänzend, dünnbreiig oder flüssig, gelb oder grün, von stark saurer Reaktion. Im gefärbten Ausstrich fällt der Reichtum an grampositiven Bazillen auf, so daß man an das Bild des normalen Frauenmilchstuhles erinnert wird.

Von besonderem Interesse ist die **Frage nach dem Vorkommen von unverdautem Kasein.** Bekanntlich hat Biedert einen Teil der „Milchbröckel" als Kaseinrest gedeutet und in dem Stuhlbefund eine wichtige Stütze für seine Lehre von der Schwerverdaulichkeit des Kuhmilchkaseins als Ursache der Ernährungsstörungen erblicken zu dürfen

---

[1] Vgl. auch Schloßmann, Zentralbl. f. Kinderheilkunde. 1906. H. 7. W. Freund, Ergebn. d. inn. Mediz. u. Kinderheilk. 3.

[2] M. K. IV. Nr. 5.

[3] M. K. V. Nr. 8.

[4] M. m. W. 1907. Nr. 24.

[5] Einen guten Einblick gewährt die Färbung des frischen Präparates mit verdünntem Karbolfuchsin (Jacobson, Presse médicale. 1906. Nr. 19). Neutralfett bleibt ungefärbt, Fettseifen erscheinen hellrosa, Fettsäuren sattrot. Es erscheinen indessen die Fetttropfen im Stuhl stets in wechselndem Grade gerötet, so daß gefolgert werden darf, daß das Neutralfett stets mit Fettsäuren durchsetzt ist.

[6] Die Aufstellung einer besonderen Krankheit, der **Fettdiarrhöe** (Demme, Biedert) ist nicht gerechtfertigt. Es gibt keinerlei Merkmale, die hierfür bezeichnend sind. Der Allgemeinzustand des Kranken und seine weiteren Schicksale gestalten sich ganz unabhängig davon, ob hohe Prozentsätze des Fettes im Kote wieder ausgeschieden werden oder nicht. Der gleiche Befund — sei er positiv oder negativ — kann bei Fällen der verschiedensten Schwere und des verschiedensten Ausganges erhoben werden. Sonach handelt es sich nur um eine nebensächliche Erscheinung, die in hohem Maße vom absoluten Fettgehalt der Nahrung, weiterhin auch von ihrem relativen Fettgehalt, d. h. vom Verhältnis des Fettes zur Kasein-, Kalk- und Alkalizufuhr, vor allem aber von der Schnelligkeit der Darmpassage beherrscht wird.

geglaubt. Jahrelang ist dann die Deutung der wohl auch als ,,Kaseinklümpchen'' bezeichneten Gebilde Gegenstand lebhafter Erörterung gewesen[1]). Man kann in der Tat verstehen, wie Biedert zu seiner Anschauung kam, wenn man im Experiment sieht, wie die dünnen, substanzarmen, nur wenig kleine Klümpchen enthaltenden Entleerungen eines gesunden, nur mit Molke genährten Kindes plötzlich massig, alkalisch und fest werden, wenn der Molke der mit Lab aus Magermilch gefällte Käse zugesetzt wird. Erst allmählich haben mühevolle Untersuchungen klargelegt, daß diese Umwandlung nicht auf Beimengung unverdauten Kaseins beruht, sondern das Ergebnis eines sehr verwickelten Vorganges ist. Die Stühle bestehen nämlich vorwiegend aus Erdalkaliseifen, die durch einen Eiweißkörper zu einer homogenen Masse verbunden sind; dieser Eiweißkörper ist chemisch kein Kasein[2]), seine Menge steht nicht im Verhältnis zum Eiweißgehalt der Nahrung[3]), und entstammt somit jedenfalls dem Darmsäften, die bei reichlicher Kaseinzufuhr in verstärktem Maße abgesondert werden. Das Kasein wirkt also nur indirekt, indem es günstige Bedingungen für die Seifenbildung schafft[4]) und gleichzeitig die Absonderung der Sekrete anregt, aus denen der Bindungsstoff sich herleitet.

Diese für den gesunden Darm geltenden Verhältnisse erfahren im Zustande der Dyspepsie nur insofern eine Veränderung, als die ,,Bindung'' der Fettseifen erschwert wird und sie deshalb statt in homogenen Massen als kleinere und größere, durch Schleimzüge getrennte Klumpen erscheinen. Eine Verschlechterung der Kaseinaufsaugung dagegen ist auch jetzt nicht festzustellen, und der N-Gehalt des Stuhles bleibt nach wie vor vollkommen unabhängig vom Kaseingehalt der Nahrung[5]). Ja, wie die Erfahrungen mit der Eiweißtherapie der Darmgärungen lehren, kann man durch Anreicherung fein verteilten Kaseins bis zur Erzwingung alkalischer Stuhlreaktion diese ,,Kaseinbröckel'' zum Verschwinden bringen.

Mehlreste machen den Stuhl schmierig, kleistrig, durch Gasentwicklung oft schwammig oder schaumig. Geruch und Reaktion sind sauer. Jod bewirkt blaue Färbung der unveränderten Stärke, rote des Erythrodextrin und braune der Zellulose, was zum Teil schon makroskopisch erkennbar ist. Bezeichnend für Mehlgärung ist auch das Auftreten jodophiler Bakterien (Biedert, Selter).

Zucker ist außer bei heftigen Diarrhöen nicht nachweisbar, wie denn überhaupt die Stühle, bei Zuckerdyspepsie, von der Säuerung abgesehen, keine besonderen Merkmale besitzen. Die Gärungsprobe (Ad. Schmidt) ist in ihrem Ausfall beim gleichen Kinde so wechselnd, daß sie diagnostisch brauchbare Ergebnisse nicht an die Hand gibt[6]).

Die **veränderte Zusammensetzung der Darmflora,** wie sie bei dem abnormen Darmchemismus vorauszusetzen ist, läßt sich bereits aus dem gefärbten Bakterienpräparat[7]) erkennen. Beim Flaschenkinde kann das gewöhnliche, aus grampositiven und -negativen Arten gemischte Bild mannigfaltige Abweichungen zeigen; bald ähnelt es, wie oben erwähnt, dem des durch Überwiegen von Bifidus- und Azidophilusformen gekennzeichneten Brustmilchstuhles, bald herrschen plumpe, grampositive Stäbchen vor, bald treten die gramnegativen Arten in den Vordergrund.

Dekomposition. Lange Zeit kann die Ernährungsschädigung auf der Stufe der Dystrophie verharren, und in vielen Fällen wird diese überhaupt nicht überschritten. Denn seiner Eigenschaft als bloßer Verkümmerung entsprechend, fehlt diesem Zustand die Neigung, aus sich heraus eine bedrohlichere Wendung zu nehmen. Das gilt in besonderem Maße für die einfache Dystrophie, bei der ernsthafte Verschlimmerungen im allgemeinen einen neuen Anstoß von außen in Gestalt einer hinzutretenden alimentären oder infektiösen Beschädigung zur Voraussetzung haben, während solche spontaner Art zwar nicht ganz ausgeschlossen, aber doch verhältnismäßig selten sind. Häufiger schon sind Vorkommnisse der zweiten Gattung bei der dyspeptischen Form. Besteht die Ver-

---

[1]) Lit. über die Frage des Kaseinrests vgl. Knöpfelmacher, Verdauungsrückstände. — Ders., W. kl. W. 1899. Nr. 41. Leiner, J. K. 50. Biedert, A. G. 80 und A. K. 50. Tobler u. Bessau, Allgem. pathol. Physiol. d. Ernähr. im Kindesalter. Bergmann, 1914. Vgl. auch S. 202.

[2]) Knöpfelmacher, J. K. 52. Adler, J. K. 65.

[3]) Orgler, Ergebn. d. inn. Med. u. Kinderheilk. 2. 1908.

[4]) W. Freund, Ergebn. d. inn. Med. u. Kinderheilk. 3. S. 177.

[5]) Ludwig F. Meyer u. J. G. Leopold, A. P. Okt. 1909.

[6]) Callomon, J. K. 50.

[7]) Technik s. S. 27.

schlechterung lediglich in der steileren und anhaltenden Senkung des Gewichtes, so hat der Übergang zur Dekomposition begonnen.

Die Dekomposition kann sich auch ohne dystrophisches Vorstadium als primärer Vorgang entwickeln. Das pflegt vornehmlich der Fall zu sein bei Neugeborenen und jungen Säuglingen.

An Stelle des bisherigen annähernden Gleichgewichtes tritt nunmehr der fortschreitende **Körperschwund.** Jetzt gibt es, von gelegentlichen krankhaften Wasserretentionen abgesehen[1]), keine Perioden der Aufwärtsbewegungen mehr, es sei denn, daß der Zustand irgendwie der Besserung zugewendet wird. Entschieden und dauernd sinkt das Gewicht, erst langsam, dann schneller, zuletzt in unheimlicher Eile. Tägliche Einbußen von 30 bis 50 g sind anfangs die Regel, solche von 100 g und bis zu einem Mehrfachen darüber in den späteren Phasen gewöhnlich (Fig. 43).

Währenddessen vollzieht sich im Aussehen und Verhalten des Kindes eine bemerkenswerte Umwandlung. Es wird erregter, der Schlaf wird mehr und mehr zum oberflächlichen, oft unterbrochenen Schlummer. Im Wachen schreien die Kleinen manchmal stundenlang oder liegen teilnahmslos mit weitgeöffneten oder halbgeschlossenen Augen. Anfänglich stürzen sie sich mit Gier auf die Flasche und saugen in den Zwischenzeiten mit förmlicher Wut an den Fingern, mit zunehmendem Verfall dagegen pflegt auch die Nahrungsaufnahme zu leiden.

Die **Abmagerung** braucht zunächst noch nicht sehr auffällig zu sein. Aber sie wächst schnell (Fig. 44) und kann zu jener äußersten skelettartigen **Abzehrung** führen, die die klassischen Fälle der „Atrophie" kennzeichnet (Fig. 45). In dem greisenhaften, großäugigen, faltigen Gesichte erscheint der Mund breit und unverhältnismäßig groß, und eine auffällige **Rötung der Schleimhaut** hebt sich scharf ab gegen die ausgesprochene, oft mit einem lividen Tone unterlegte, durchscheinende **Blässe**

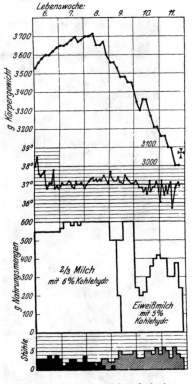

Fig. 43. Dekomposition bei einem jungen Säugling.

der äußeren Bedeckungen, die in den kritischsten Lagen sich in ein eigentümliches **Grau** wandelt. In manchen schweren Fällen kommt es zeitweise zu **Zyanose,** die unter Umständen der eines ausgesprochenen Morbus coeruleus an Stärke nichts nachgibt. Auch eine schmutzig braune oder -graue Verfärbung der Iris kann beobachtet werden[2]).

Die Rötung der Schleimhaut ist vasomotorischen Ursprungs, denn sie schwindet sofort mit einsetzender Besserung des Ernährungszustandes. Dasselbe gilt für die Sohlenrötung, die ebenfalls ein sehr beachtenswertes Symptom schwerer Ernährungsstörung darstellt, und deren Abblassen deshalb ein gutes Vorzeichen ist. Auch die allgemeine Blässe hat zum Teil wenigstens eine vasomotorische Grundlage. Denn sie steht entschieden im Mißverhältnis zum **Blutbefund,** der nur einer mäßigen Anämie entspricht. Nach E. Schlesinger[3])

---

[1]) Vgl. S. 216.
[2]) Schindler, Z. K. 19. 1919.
[3]) A. K. 37.

besteht im Beginn der „Atrophie" eine Verminderung der roten Blutkörperchen unter den physiologischen Wert bis hinab gegen 3 Millionen. Entsprechend ist der Hämoglobingehalt gesunken, der nach Karnitzky in der Norm zwischen 96 und 82 Prozent beträgt. Wir selbst haben zumeist Werte zwischen 60 und 80 Prozent gefunden. In schweren Fällen soll die Blutkörperchenzahl und der Hämoglobingehalt wieder steigen, und zwar infolge eines aus der Zunahme des spezifischen Gewichtes zu erschließenden Plasmaverlustes. Diese Verhältnisse bedürfen noch der weiteren Klärung. Bei schwereren anämischen Zuständen wird an einen Zusammenhang mit Blutungen aus Duodenalgeschwüren zu denken sein. Eine Siderosis in der Darmschleim- haut, der Milz und Leber weist auf starken Blutzerfall.[1]) Daß sie phy- siologisch sei und auf den ins Leben

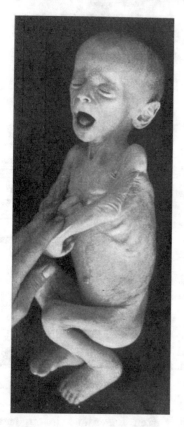 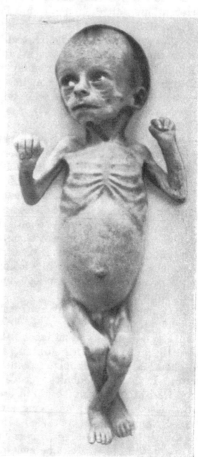

Fig. 44. Dekomposition mittleren Grades. Fig. 45. Dekomposition äußersten Grades.

mitgebrachten Eisendepots beruhe, wie neuerdings geäußert wurde[2]), ist kaum an- zunehmen.

Pathologische **Stuhlgänge** gehören nicht zu den gänzlich unerläßlichen Erscheinungen der Dekomposition, und es muß sogar ausdrücklich hervor- gehoben werden, daß sie in vereinzelten Fällen bei dauernd festen Entleerungen entsteht und besteht (Fig. 46). Die Regel allerdings sind Durchfälle, die in ihrer Stärke wechseln, im ganzen mäßig sind und niemals die bei der Toxikose

---

[1]) Falkenberg, Z. f. path. An. 1904. S. 663. Helmholtz, J. K. 70.
[2]) Schelble, Bakt. u. path. anat. Stud. b. Ernährungstör. d. Säugl. Leipzig. Thieme, 1910.

häufige Heftigkeit erreichen. Oftmals zeigen sie die Eigenschaften der Fettdiarrhöe[1]). Zuweilen kommt es zu teerfarbenen Entleerungen in Anschluß an
Darmblutungen aus peptischen **Duodenalgeschwüren**[2]), die dem Zustand gelegentlich als merkwürdige Komplikation beigesellt sind.

Während der **Urin** in komplikationsfreien Zeiten — mit Ausnahme vielleicht
der letzten Lebenstage — keinerlei ungewöhnlichen Befund liefert, stellen sich
in ausgebildeten Fällen bemerkenswerte Störungen der Herz- und Lungentätigkeit ein, auf die besonders ältere Autoren (Bouchaud, Woronoff) aufmerksam machen. Der **Puls** wird kleiner und vor allem langsamer, auf 110, 100,
ja 80 und 60 Schläge in der Minute herab (Fig. 47, 48). Mannigfaltigere
Veränderungen läßt die **Atmung** erkennen. Die früheste von ihnen dürfte
die Verlängerung des Exspiriums sein; weiterhin kann man Unregelmäßigkeiten in der At-
mungsfolge und der At-
mungsgröße finden. In schweren Fällen haben wir auch At-
mungspausen und Cheyne-Stokes-
artige Typen gesehen.

Das bezeichnende und dia-
gnostisch wohl zu beachtende
Verhalten der Körperwärme ist
gegeben in der **Neigung zur
Untertemperatur** (Fig. 47). Anfänglich verschiebt sich nur das
Tagesmittel nach unten — auf
36,8⁰ und wenig darunter —,
später erscheinen größere Ausschläge in der Richtung des Sub-
normalen. Auf diese Weise kommt
es häufig zu kollapsartigen Senkungen, die immer als Zeichen
schlechter Vorbedeutung angesehen werden müssen, wennschon
auch sie von manchen Kindern
überwunden werden. Sprünge
größeren Ausmaßes und bizarre
Übergänge von Untertemperatur
zum Fieber, wie sie in diesen
vorgeschrittenen Fällen oftmals
beobachtet werden, beruhen teils

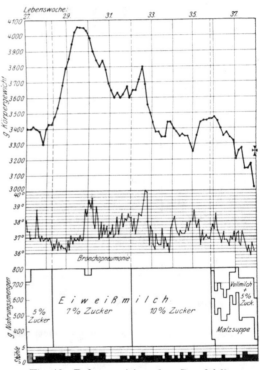

Fig. 46. Dekomposition ohne Durchfall.

auf gleichzeitig bestehenden Infekten, teils deuten sie auf das Hineinspielen
toxischer Stoffwechselstörungen[3]).

In der Regel schreitet die Dekomposition ungehemmt vorwärts, und als
Zeichen dessen strebt das Körpergewicht in parabolischer Kurve der Tiefe zu.
Aber es gibt nicht wenige Fälle, wo der Beginn des Verfalles dadurch verschleiert wird, daß trotz sichtlicher Verschlechterung des Allgemeinbefindens
die Abnahme zunächst ausbleibt („kaschierte Dekomposition"), nicht wenige
auch, wo der bereits eingeleitete Körperschwund dadurch unterbrochen wird,
daß sich Zeiten erheblicher Zunahme einschieben. Tage- und wochenlang weist

---

[1]) Vgl. S. 211.
[2]) Vgl. S. 689.
[3]) Vgl. S. 259.

die Wage einen Zuwachs nach, den der Unkundige nur allzuleicht als erfreuliches Zeichen der Besserung zu werten geneigt ist. Das blasse und schlaffe Aussehen der Kinder, die Fortdauer der schlechten Stuhlbeschaffenheit, vor allem
auch die ungewöhnliche Steilheit und Schnelligkeit der Aufwärtsbewegung mahnen indessen zur Vorsicht in der Beurteilung. In Wirklichkeit ist dieser Gewinn nicht vollwertiges Gewebe, sondern er ist ein Scheinansatz, der in
jedem Augenblick plötzlich wieder verloren gehen kann. Auf einen geringfügigen Anlaß — ein leichtes infektiöses Fieber, eine ganz unbedeutende
Koständerung, einen Pflegefehler, einige reichlichere Entleerungen — hin wird

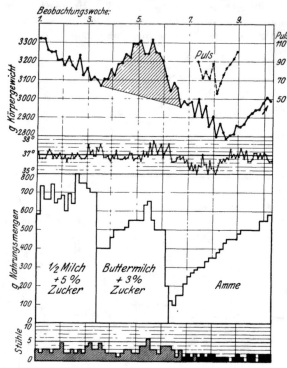

in wenigen Tagen alles wieder
ausgeschwemmt, was inner-
halb der ganzen Zeit zurückgehalten war, und der ka-
tastrophenartige Ge-
wichtssturz kommt erst
an einem Punkte zum Stehen,
der sichtlich tiefer liegt, als
der Fußpunkt des aufstei-
genden Schenkels (Fig. 47);
oft genug bildet der Tod
seinen Abschluß. Dieser Vorgang kann sich beim glei-
chen Kind mehrmals wiederholen. Man bezeichnet ihn
treffend als **Reversion,** den
flüchtigen Ansatz, der ihm
vorausgeht und der nach
allem nur auf lockerer Wassereinlagerung beruhen kann.
als **reversiblen Ansatz** (E.
Schloß[1]). Zumeist nur
durch die Wägung erkenn-
bar, kann sich der reversible
Ansatz gelegentlich bis zum
sichtbaren Ödem steigern.
Das rätselhafte Hin-
schwinden der Kinder, das

Fig. 47. Reversion bei dekomponiertem Säugling.

das Wahrzeichen der Dekomposition bildet, hat von jeher die Verwunderung
aller Beobachter erregt. Es ist in der Tat etwas Eigentümliches um diese fortschreitende Abzehrung ohne ersichtlichen Grund, das nur dem Verhungern vergleichbar ist, einem Verhungern bei reichlicher Ernährung. Trotz Zufuhr von Nahrung sinkt die Kurve, so daß es scheint, als ob es die Nahrung selbst sei, die den
Gewichtsverlust auslöst, und das um so mehr, als nach kurzer Hungerpause und
allmählicher Wiederaufnahme der Ernährung Stillstand und Aufwärtsbewegung eintreten kann. So verhält es sich allerdings nur in leichten Fällen; in
den typischen, schweren vermag selbst die Entlastung den Verfall nicht aufzuhalten, ja die mit ihr verbundene kurze Nahrungsentziehung beschleunigt
ihn und zeitigt dazu noch Folgen, die beim gesunden oder leicht ernährungsgestörten Kinde nicht beobachtet werden (Fig. 48): der Puls verlangsamt sich,
die Körpertemperatur sinkt, und oftmals datiert von diesem Augenblicke eine

---

[1] Pathologie des Wachstums im Säuglingsalter. Berlin, Karger, 1911.

bleibende Verschlimmerung, die unaufhaltsam in das tödliche Ende überleitet. Mit oder ohne Ernährung scheint der Kranke verloren — fürwahr eine **Form der paradoxen Reaktion,** wie sie eindrucksvoller nicht gedacht werden kann. Die **Toleranzschwäche gegen Ernährungseinflüsse,** die sich in diesem Verhalten ausspricht, begründet auch ein weiteres Kennzeichen des dekomponierten Kindes: seine erhöhte, zuweilen fast zur Idiosynkrasie gesteigerte **Empfindlichkeit,** die die drohende oder bereits vorhandene Dekomposition auch dann erkennen läßt, wenn noch keine erheblichen Gewichtsverluste stattgefunden haben oder wenn durch irgendwelche diätetische Maßnahmen die Abnahme gehemmt oder ein Scheinansatz bewirkt oder die Reparation angebahnt worden ist. Ihr ist es zuzuschreiben, daß nach Art oder Maß geringfügige Änderungen der Ernährungsweise das gerade noch mühsam aufrecht erhaltene Gleichgewicht empfindlich zu erschüttern vermögen. So hört man oft von Kindern, die schwer aufzubringen sind, weil jede Kleinigkeit bei ihnen Verdauungsstörungen und Abnahme hervorruft. Das sind die geborenen Kandidaten für die Dekomposition, und die an ihnen beobachteten Erscheinungen sind die Vorläufer der so viel krasseren Ereignisse im vorgeschrittenen Zustand, wo jede leichte Verschlimmerung der Durchfälle eine Katastrophe heraufbeschwört. Und gleich der Nahrung wirkt auch jeder andere von außen kommende Angriff, mag er auch an und für sich unerheblich sein. So besteht vor allem auch eine ausgesprochene **Toleranzschwäche gegen Infektionen.** Ein unbedeutender Katarrh, eine leichte Pyelitis, eine wenig umfangreiche Phlegmone genügt, um einen schweren, oft tödlichen Gewichtssturz auszulösen (Fig. 49), ja selbst kleine **Pflegefehler** — eine Abkühlung, eine zu warme Einhüllung an einem heißen Sommertage — können ähnliche Folgen nach sich ziehen. Von besonderer Wichtigkeit ist die **paradoxe Reaktion auf Hunger** (Fig. 48). Während beim dystrophischen Kinde der vor-

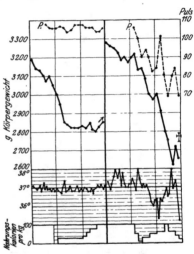

Fig. 48. Verschiedene Wirkung der Nahrungsbeschränkung
a) beim Dystrophiker, b) beim Dekomponierten.

übergehenden Nahrungsentziehung und dem Wiederbeginn der Ernährung mit allmählich wachsenden Mengen, wie sie zu Behandlungszwecken so oft verordnet werden, nur ein mäßiger Gewichtssturz folgt, der bald zum Stehen kommt, erreicht hier der Verlust erheblich höhere Grade, geht in vorgeschrittenen Fällen unaufhaltsam weiter und verbindet sich mit Temperatursenkungen und Pulsverlangsamung. So geschieht es oft genug, daß in Anschluß an die zum Zwecke der Heilung eingeleitete Maßnahme der Kranke kollabiert und rettungslos zugrunde geht. Es entspricht der Art des der Dekomposition zugrunde liegenden Vorganges und wird damit zu ihrem vielleicht wichtigsten Kennzeichen, daß die **Toleranzschwäche einen fortschreitenden Charakter** besitzt. Je länger sich selbst überlassen, der Zustand andauert, desto geringer wird die Reparationsmöglichkeit. Und sie vermindert sich mit gesteigerter Eile, wenn gleichzeitig noch komplizierende Infekte oder fehlerhafte Behandlungsversuche den Rest der Widerstandskraft in Anspruch nehmen. Mag vielleicht noch ein erstes fieberhaftes

Kranksein, ein erstes und einmaliges Hungern überstanden werden, das zweite, spätestens das dritte vernichtet jede Aussicht auf Rettung um so gewisser, in je jüngerem Alter es den Säugling trifft (Fig. 48).

Der **Verlauf** der nicht durch zielbewußte Ernährungstherapie zum Besseren gewendeten Dekomposition gestaltet sich verschieden, je nach der Zeit, in dem das Leiden einsetzt. Bei jüngeren Säuglingen führt er in 2 bis 3 Wochen ungebrochen zum Ende, oftmals in kürzerer, selten in längerer Frist (Fig. 17, 43). In diesem Alter pflegen auch rein alimentär erzeugte Fälle häufiger zu sein, als später, wo die in Anschluß an Infekte beginnenden Formen eine größere Rolle spielen. Bei den älteren Säuglingen und noch mehr im zweiten Lebensjahre ist die Dauer eine längere, über Monate hingezogen (Fig. 49). Hier schalten sich gewöhnlich auch Perioden der Erholung ein, und der Rückfall

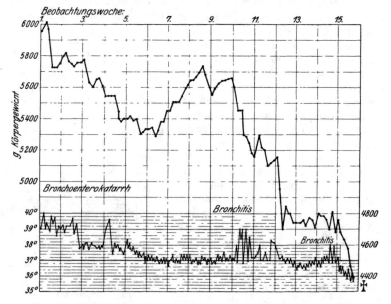

Fig. 49. Verlauf der Dekomposition bei einem älteren Säugling.

erfolgt nicht spontan, sondern wird hervorgerufen durch erneute Infektionen oder fehlerhafte Behandlungsversuche.

Unter allen Umständen ist die **Prognose** des Dekompositionszustandes sehr ernst zu nehmen. Wohl bieten die ersten Anfänge begründete Hoffnung auf Genesung, und noch bis fast in die letzten Tage hinein besteht die Möglichkeit der Wiederherstellung. Nach Quest[1]) können 34 Prozent des ursprünglichen Gewichtes verloren gehen, bevor sie schwindet — in einzelnen Fällen mag sie noch etwas weiter reichen. Aber wenn auch im Einzelfalle die Reparationsfähigkeit des dekomponierten Säuglings geradezu an das Wunderbare grenzt, so ist doch wiederum seine Empfindlichkeit eine derart gesteigerte, daß kleine diätetische oder pflegerische Versehen im Augenblick einen vielleicht nicht wieder gut zu machenden Schaden stiften können. Dazu kommt die unheilvolle Rolle der schwer vermeidbaren infektiösen Komplikationen. So geschieht es, daß trotz aller Sorgfalt immer noch zahlreiche Kinder zugrunde gehen, und

---

¹) M. K. 3. Nr. 10.

zwar unter verschiedenartigen und eigentümlichen **terminalen Erscheinungen**. Etwas ungemein Überraschendes hat schon die Plötzlichkeit, mit der oft der Tod oder die ihm oft vorausgehende Verschlimmerung hereinbricht. Das kann man erfahren manchmal sogar zu einer Zeit, wo eine Gefahr überhaupt noch nicht oder nicht mehr zu bestehen scheint — nach kurzer Dauer und mäßigem Betrage der Abnahme oder mitten in scheinbarer Rekonvaleszenz, nachdem schon ein Teil des früheren Verlustes wiedereingebracht worden ist. Wahrscheinlich ist ein Bruchteil der vielbesprochenen, unerklärten, plötzlichen Todesfälle[1]), auf Rechnung solcher unerkannter Dekompositionszustände zu setzen. Es gibt verschiedene Todesarten. Manchmal kommt es ganz unerwartet zur plötzlichen Synkope. Andere Kinder sterben unter den Erscheinungen einer ganz akut entwickelten Lähmung des Atmungszentrums — zuweilen ebenfalls verhältnismäßig früh und nicht selten, nachdem einige leichtere Anfälle von Apnoe vorausgegangen sind. Eines Tages werden die Kranken zyanotisch, die Atmung stockt, es kommen seltene, schnappende Atemzüge bei schlagendem Herzen, bis endlich auch die Herztätigkeit versagt.

Die dritte Art des Sterbens ist die folgende: Meist gleichzeitig mit einem beträchtlichen Gewichtssturz wird das Kind auf einmal still. Es liegt ganz unbeweglich und lautlos, mit völliger Resolution der Glieder, aber nicht eigentlich bewußtlos, sondern scheinbar wach mit müden, aber doch oft weitgeöffneten großen, langsam umherirrenden Augen in dem verfallenen, maskenartig starren, grau verfärbten Gesicht. Es besteht ausgesprochene allgemeine Hypästhesie und Areflexie, unregelmäßige, zuweilen etwas verlangsamte Atmung, Herzschwäche, bei wechselndem, bald langsamem, bald schnellem Puls; die Bauchdecken sind von beispielloser Schlaffheit, die Körperwärme sinkt auf Kollapstemperatur herab. Allmählich versagt die Atmung — in der gleichen Weise, wie es soeben geschildert wurde — und unter tiefer Zyanose kommt die letzte schnappende Thoraxbewegung; oder aber auch das Herz erlahmt zuerst. Der Todeskampf pflegt sich über Stunden hinzuziehen, zuweilen selbst über Tage; namentlich jüngere Säuglinge und Frühgeburten verharren oft unglaublich lange Zeit mit froschkaltem Körper in einer vita minima.

Es gibt noch eine weitere Form der terminalen Erscheinungen — es ist diejenige, die viele Züge der soporösen Form der alimentären Intoxikation zeigt — Glykosurie, vertiefte Atmung, Somnolenz, sei es mit, sei es ohne Fieber, sei es mit, sei es ohne Durchfälle und Abnahme.

Alle diese Arten des Sterbens sind im Wesen des Zustandes begründet; der Tod bildet nur den **Abschluß der Dekomposition** und kann unabhängig von zufälligen Komplikationen erfolgen. Indessen gibt es auch viele Todesfälle bei dekomponierten Kindern, die auf andere Weise zustande kommen. Bei vielen wird das Ende herbeigeführt durch eine in späten Stadien infolge fehlerhaften Nahrungswechsels aufgepflanzte **alimentäre Intoxikation**. Eine dritte Gruppe endlich erliegt einer **sekundären bakteriellen Infektion** — einer Sepsis, Pyelitis, Lungenentzündung usw.

Der **Leichenbefund** ist wenig ergiebig. Mit Ausnahme allfälliger Komplikationen entspricht er durchaus dem, der beim Hungertode zu erheben ist. Am bezeichnendsten ist neben der Siderosis der Fettschwund, der 80 bis 90 Prozent des ursprünglichen Bestandes betreffen kann[2]). Vom Eiweiß ist etwa ein Drittel verloren. Herz, Gehirn, Leber und Knochen haben am wenigsten Substanz abgegeben (Ohlmüller). Die einzelnen Organe zeigen nichts als atrophische Veränderungen (Thompson[3]), Helmholz[4]), Paternò[5]),

---

[1]) Vgl. S. 637.
[2]) Steinitz, J. K. 59 u. M. K. 4. Nr. 6. Steinitz u. Weigert, J. K. 60. Dieselb., Hofmeisters Betr. z. chem. Phys. u. Path. 6. Ohlmüller, Über die Abnahme der einzelnen Organe bei an Atrophie gestorb. Kindern. In.-Diss. München 1882.
[3]) A. J. Okt. 1907.   [4]) J. K. 70.   [5]) La Pediatria 1903. Nr. 2.

Lucien[1]). Besonders auffällig ist der Schwund des lymphatischen Apparates, namentlich der Rückgang der Thymus, dessen Grad gewissermaßen als Maßstab für den Ernährungszustand dienen kann (Mettenheimer).

3. Symptomatologie der Toxikosen.

Leichte Toxikose (= akute Dyspepsie). Wie bei der Infektion, so ist auch kei den toxischen Ernährungsstörungen die **fieberhafte Erhöhung der Körper-wärme** das erste Zeichen krankhafter Beeinflussung. Dies zu beobachten, ist natürlich nur in Fällen möglich, die ohne jede Beziehung zu Infekten von Anfang an sich rein und selbständig entwickeln, und zwar, wie noch zu zeigen

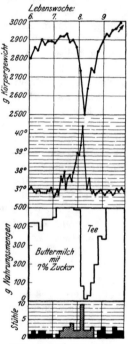

Fig. 50. Akute alimen-täre Toxikose.

sein wird, auf alimentärer Grundlage. In seinen ersten Andeutungen führt das „alimentäre Fieber" nur zu geringfügiger Erhöhung des Temperaturmittels über die Norm; weiterhin sind bereits subfebrile Erhe-bungen zu verzeichnen, und endlich kommt es zum eigentlichen, oft nicht unbeträchtlichen Fieber. Es fehlt nur, wo angeborene Schwäche oder erworbene Kachexie die Reaktionskraft des Organismus ge-schädigt haben; sonst ist es vorhanden und gemäß seines Ursprunges vom infektiösen Fieber dadurch zu unterscheiden, daß es durch Änderungen in der Ernährungsweise, vor allem auch durch Nahrungs-beschränkung zum Sinken gebracht werden kann. Wie die Entstehung der Toxikose überhaupt, so ist auch die seine an eine Funktionsschädigung des Darmes gebunden, und deshalb geht es — mit einigen wenigen Ausnahmen — mit **Durchfällen** einher.

Der abnorme Verlauf der Temperaturkurve kann neben den „schlechten" Stühlen eine gewisse Zeit-lang die einzige krankhafte Erscheinung sein und kann es in einer Reihe von Fällen, insbesondere bei älteren Säuglingen, auch bleiben. Nicht selten sieht man nach kürzerem oder längerem Bestand gleichzeitig mit der Besserung der Entleerungen spontan auch die Temperatur wieder zur Norm zurückkehren. Andere Male aber schreitet die Störung weiter fort, bald lang-samer, bald schneller. Die anfänglich vielleicht noch vorhandene Gewichtsvermehrung macht halt, es kommt zum Stillstand und meist schon in kürzester Frist zu erheblichen Gewichtsverlusten (Fig. 50).

Mit diesem Gewichtssturz ist der Fortschritt zur Intoxikation angebahnt, denn gleichzeitig mit ihm macht sich das eine oder das andere oder eine Mehrheit von deren übrigen Kennzeichen geltend — die Diarrhöen werden heftiger, eine gewisse Mattigkeit, eine Andeutung von Kollaps kann sich einstellen, Leuko-zytose, Nierenreizung, Laktosurie und anderes nachweisbar werden. So ent-stehen jene Krankheitsbilder, die in der Namensgebung der Praxis und der Literatur bald als akute Dyspepsie, bald als Enterokatarrh u. a. an-gesprochen werden, in der Tat aber nichts anderes sind als leichte Toxikosen oder Übergangsformen oder Rudimente der typischen Intoxikation, die unversehens sich zur Vollendung entwickeln kann, wenn die ursächliche Schädi-gung weiterwirkt.

---

[1]) Zit. nach Ref. M. K. 7. 10. 625.

Die Bezeichnung als „leicht" bezieht sich auf die unvollkommene Ausbildung der toxischen Erscheinungen, nicht aber auf die Prognose der ganzen Erkrankung. Die hängt vielmehr von der Widerstandsfähigkeit des Kranken ab. Bei konstitutionell Tropholabilen oder bei schweren Dystrophikern ist auch die leichte Toxikose ein Zwischenfall ernstester Art. **Schwere Toxikose** (⊨ Intoxication s. str.)[1]). Die ausgebildete Intoxikation ist gekennzeichnet durch Fieber, Kollaps, Durchfälle, Bewußtseinsstörung, große Atmung, Albuminurie und Zylindrurie, Zuckerausscheidung im Harn, Leukozytose, Gewichtssturz. Nicht immer freilich ist dieses Syndrom in aller Vollständigkeit vorhanden und mancherlei Verhältnisse können bewirken, daß vorübergehend oder dauernd eines oder auch eine Mehrzahl der Erscheinungen ausfällt, ohne daß deshalb die Zugehörigkeit in Zweifel gestellt werden darf.

Der Gang des **Fiebers** ist überaus mannigfaltig und wird durch die Reaktionsfähigkeit des Kranken ebenso bestimmt, wie durch das Hineinspielen infektiöser und alimentärer Einflüsse. Staffelförmige, seltener plötzliche Anstiege, geringe und starke Remissionen und Intermissionen, kurze, bald in Untertemperatur herabstürzende Erhebungen, hohe und niedere Grade können vorkommen. Am häufigsten ist wohl bei einigermaßen kräftigen Kindern das staffelartige Anwachsen, das terminal, nicht selten in jäher Erhebung, hochfebrile Grade erreicht oder plötzlich in tödlichen Kollaps umschlägt. Bei Frühgeborenen oder Dekomponierten dagegen kann Untertemperatur vorherrschen, wobei unvermittelte Sprünge nach oben und unten der Kurve ein besonderes Gepräge geben.

Auch die **Zirkulationsschwäche** wechselt von leichten bis zu schweren Graden. In typischen Fällen kann sich ein Stadium algidum entwickeln mit fahler graugelber Verfärbung und starker Zyanose, das an das Bild der Anilinvergiftung erinnert und an schwere Blutschädigung denken läßt, ohne daß die Untersuchung diese Vermutung bestätigt. Irrtümliche Deutung der Erscheinung ist schon Ursache gerichtlicher Verhandlungen geworden. Nach Berend und Tezner[2]) beruht die Blässe und spätere Zyanose der Hautdecken sowie die Rötung der Schleimhäute, insbesondere der Zunge auf einer Sympathikushypotonie; diese ist auch Ursache der schon früh vorhandenen Konjunktivalinjektion und Miosis. Als Folge einer zugleich vorhandenen reizbaren Schwäche des sympathischen Systems deuten sie die schon bei 1 Tropfen einer 1 prom. Lösung eintretende Adrenalinmydriasis (Löwische Reaktion).

Im **Urin** findet sich **Eiweiß** in wechselnder, aber kaum jemals besonders großer Menge. Das von uns beobachtete Maximum war etwa $1^0/_{00}$ (Eßbach). Azeton ist in vermehrter Menge stets vorhanden, manchmal auch Azetessigsäure[3]). Morphotische Elemente — hyaline, Körnchen- und Zellzylinder, Nierenepithelien, weiße Blutkörperchen und spärliche Erythrozyten — treten oft sehr zahlreich auf. Der Befund läßt auf eine toxische Epithelschädigung schließen.

Die **Zuckerausscheidung**[4]) ist alimentär, und zwar handelt es sich um die Ausscheidung von Milchzucker und zuweilen auch von Galaktose[5]). In seltenen Fällen können auch andere Zuckerarten[6]) (Maltose, Glukose, Saccharose[7]) im Harn auftreten.

---

[1]) Entspricht im wesentlichen der „Cholera infantum".

[2]) M. K. Orig. 10. Nr. 8. 1911 u. 12. Nr. 7. 1913. Lit. Berend, M. K. Orig. 14. Nr. 8/12. 1918.

[3]) L. Langstein u. L. F. Meyer, J. K. 63.

[4]) Zuerst beobachtet von Parrot, Hofsten, Groß, Lesage.

[5]) Langstein u. Steinitz, Hofmeisters Beitr. z. chem. Physiol., VII, H. 12, 1906.

[6]) L. F. Meyer, J. K. 65; v. Reuß, W. m. W. 1908, 15 und W. kl. W. 1910. Nr. 4. Theopold, M. K. Orig. 14. Nr. 4. 1917; Bette, Üb. Ausscheid. verschiedenartiger Hexosen usw. In.-Diss. Göttingen 1917.

[7]) Der Nachweis des Zuckers an sich wird zuweilen dadurch erschwert, daß ein hoher NH_3-Gehalt das Ausfallen des Kupferoxydules bei der Trommerschen Probe verhindert; es muß daher nicht nur erwärmt, sondern zur Verjagung des NH_3 gekocht werden. Bei geringem Zuckergehalt fällt der Niederschlag erst nach einigem Stehen aus. Saccharose

Die Stühle sind während der Vorstufen und während des Abklingens der Intoxikation, oftmals sogar während des ganzen Verlaufes in mäßigem Grade durchfällig; bei typischer Ausbildung des Falles wächst auf der Höhe des Anfalles ihre Zahl erheblich, und ihre Beschaffenheit nähert sich mehr und mehr der dem akuten Dünndarmkatarrh eigentümlichen; zuletzt können sie choleraartig werden. Sie bestehen dann in der Hauptsache aus einem wäßrigen, eiweißhaltigen Transsudat, in dem die festen Bestandteile — im wesentlichen Darmschleim — flottieren. Die anfangs stark saure Reaktion kann durch das Überwiegen des Darmsekretes alkalisch werden. Die Schleimflocken zeigen z. T.

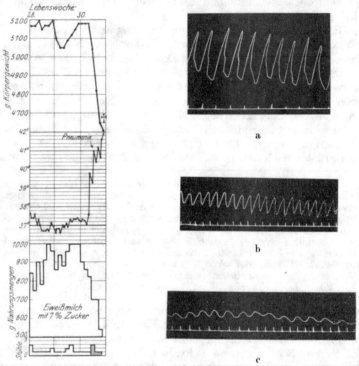

Fig. 51.   Fig. 52.

Fig. 51. Toxikose bei Pneumonie mit ganz geringen Durchfällen.
Fig. 52. a), b) Atmung bei Toxikose, c) Normale Atmung.

eine auffallend grasgrüne Farbe, die zumeist wohl auf Biliverdin zu beziehen ist, gelegentlich wohl aber auch durch Umwandlung des Hämoglobin entstehen mag (Epstein). Es ist in der Tat, wie das mikroskopische Bild zeigt, eine mäßige Beimengung von Erythrozyten vorhanden, daneben finden sich zahlreiche schlecht erhaltene Epithelzellen, spärliche Leukozyten, körniger Detritus und viele, meist gallig durchtränkte Kernreste. Ganz ausnahmsweise kann die Intoxikation auch ohne oder mit ganz geringen Durchfällen verlaufen (Fig. 51).

Erbrechen ist häufig, in manchen Fällen von großer Heftigkeit; in späteren

gibt mit Trommer keinen Niederschlag. Daher ist zu ihrem Nachweis vorherige Spaltung mit Oxalsäure nötig. Einige Körnchen werden zugesetzt, dann 2 bis 5 Minuten erwärmt, die Säure mit $CaCO_3$ ausgefällt, heiß filtriert und im Filtrat die Probe angestellt. Die Bestimmung der Art des Zuckers und der Ausschluß anderer reduzierender Körper geschieht durch Darstellung des Glykosazons.

Stadien besteht das Erbrochene oft aus zähem, glasigem, mit braunroten oder kaffeesatzartigen Streifen durchsetztem Schleim, der auf das Bestehen eines hämorrhagischen Magenkatarrhs hinweist.

Das **Abdomen** ist aufgetrieben, schlaff oder gespannt, die Umrisse und die lebhafte Peristaltik der Därme werden meist sichtbar. Öfter bildet sich ein starker Meteorismus aus, der in seltenen Fällen bis zur wirklichen Darmlähmung[1]) vorschreiten kann.

Die bezeichnende **Atmung** des intoxizierten Kindes ist die „große“, vertiefte, pausenlose, mäßig beschleunigte (Fig. 52). Die Erscheinung wechselt selbstverständlich in ihrer Stärke. Entsprechend der Schwere des Falles im ganzen ist sie das eine Mal nur angedeutet, das andere Mal fliegt der Thorax wie der eines gehetzten Wildes, und ein qualvolles Ächzen und Keuchen begleitet jeden Atemzug. Dabei besteht eine klinisch und anatomisch nachweisbare Lungenblähung[2]).

Die **Leukozytose**[3]) betrifft die polynukleären Zellen und bleibt in der Regel unter 30000. Nach Benjamin verschwinden gleichzeitig die großen Mononukleären bis auf geringe Reste und statt ihrer treten ihre azurgekörnelten Vorstufen auf.

Von besonderer Wichtigkeit, weil sie in erster Linie die Physiognomie des Krankheitsbildes bestimmen, sind die **Bewußtseinsstörung** und die mit ihr verknüpften **zerebralen und spinalen Reiz- und Lähmungserscheinungen.**

Auf die Gegenwart des Intoxikationszustandes wird der Beobachter zu allererst aufmerksam durch eine eigenartige Veränderung im Aussehen und Gebaren des Kindes (Fig. 53). Sie erst pflegt den Anstoß zu geben, nach den übrigen Merkmalen zu suchen, um durch deren Feststellung, namentlich durch den Nachweis der charakteristischen Atmungsform, den Verdacht endgültig zu bestätigen.

In ihrem ersten Stadium führt die Intoxikation zu Mattigkeit und Schläfrigkeit. Die Kleinen werden ungewöhnlich still und regungslos; aus ihrer Lethargie sind sie schwer erweckbar, und, endlich aufgerüttelt, sinken sie schnell in sie zurück. Sie liegen dann mit schweren, oft nur halb geschlossenen Lidern oder auch mit offenen Augen, deren Blick in bezeichnender Weise verändert ist: er ist matt, verloren in die Ferne gerichtet, vor allem auch starr, die eingenommene Richtung lange festhaltend, weit länger, als es dem Auge des gesunden Kindes, selbst dem des Neugeborenen eigen ist. Gleichzeitig erhält die Mimik ein typisches Gepräge: das lebhafte Spiel der Züge schwindet: an seine Stelle tritt Erschlaffung, die sich bald zu maskenartiger Ruhe zu steigern pflegt. Nur um Stirn und Augen können sich die Linien ängstlicher Spannung oder finsterer Drohung eingraben, und die Mundwinkel können wie im Ekel herabgezogen sein. Die eckigen, schnellen Bewegungen der Gesundheit weichen der seltenen, langsamen, gerundeten, pathetischen Geste. Oft besteht eine wahre Katalepsie und führt zu eigenartigen Posen, unter denen die „Fechterstellung“ besonders beliebt ist. In der Ruhe ist die normale, straffe, gebeugte symmetrische Haltung geschwunden; Arme und Beine liegen regungslos in ungewöhnlicher Stellung, bald ausgestreckt, bald gebeugt, bald in schlaffer Resolution und bald in spastischer Starre. Während dessen hat sich mit dem sinkenden Blutdruck die Färbung der Haut geändert. Die Blässe der nicht toxischen Ernährungsstörung hat einem fahlen, leicht lividen Ton Platz gemacht, und um die Augen lagern

---

[1]) Vgl. unter Peritonitis.
[2]) F. Bauer, M. K. Orig. 12. Nr. 8. 1913.
[3]) Finkelstein, V. G. K. Stuttgart 1906. Japha, J. K. 53. Schlesinger, A. K. 37 Benjamin, V. G. K. Köln 1908.

leichte Schatten. Gleichzeitig wird bei sorgfältiger Betrachtung die charakteristische Atmungsstörung in leiser Andeutung bemerklich (Fig. 52 b).

Um diese ersten Anfänge der Intoxikation zu erkennen, muß man das Kind in der Ruhe sehen. Denn aufgeweckt und aufgeschreckt, rafft es sich jetzt

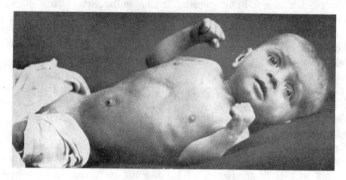

Fig. 53. Toxikose im Anfangsstadium.

noch zusammen, und die Erscheinungen verblassen. Deshalb hat die Diagnose dieser Rudimente bei flüchtiger Beobachtung und im Massenbetriebe großer Ambulatorien ihre Schwierigkeit.

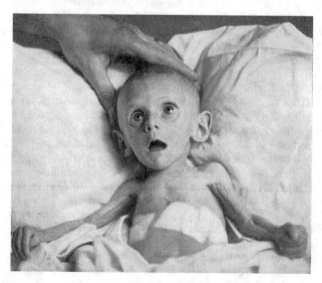

Fig. 54. Toxikose im Endstadium.

In zahlreichen Fällen, namentlich solchen subakuter Entwicklung, überschreitet die Störung den geschilderten leichten Grad nicht. In anderen aber tritt sie in ein schwereres Stadium. Entweder vertieft sie sich ununterbrochen zum Koma. — so oft bei Früh- und Neugeborenen — oder in die wachsende Benommenheit hinein fallen Momente und Stunden wilder Jaktation. Das Antlitz zeigt bald den Ausdruck vollkommener Leere, bald ist es schmerzlich verzogen bis hinauf zum Bilde der furchtbarsten körperlichen Qual. Katalepsie,

Resolution und Spasmen verstärken sich, mannigfaltige Kontrakturen, Faust-bildung, örtliche und allgemeine Krämpfe, meningeale Reiz- und Lähmungs-erscheinungen können auftreten, die Anomalie der Atmung tritt mehr und mehr hervor, der Kollaps wächst, und es kommt zu dem „zersetzten" Aussehen des Septikers (Fig. 54).

Jetzt ist auch das Auftreten des **Sklerems**[1]) zu erwarten. Die so benannte eigentümliche Verhärtung der Haut und des Unterhautzellgewebes beginnt an der Rückseite des Körpers — an Waden, Nates und Rücken — und kann sich in schweren Fällen über den ganzen Körper ausdehnen. Die Haut wird derb, und hart, ebenso das Unterhautfettgewebe. Die Verhärtung verbindet sich mit Massenzunahme, so daß die vorher weite Hülle zu eng wird, sich mehr und mehr spannt und schließlich den Körper so fest umhüllt, daß die Bewegungen gehemmt werden und das Abheben einer Falte mißlingt. Diese Spannung macht auch die Durchblutung der Haut nahezu unmöglich; daher die Kälte und die leichen-artige Blässe des Körpers, die nur an denjenigen Teilen einer zyanotischen Färbung Platz macht, wo infolge Geringfügigkeit oder Fehlen des Fettpolsters die Locker-heit der Bedeckung erhalten bleibt und das verdrängte Blut Aufnahme finden kann. Beim Durchschnitt erscheint das fetthaltige Unterhautzellgewebe blut-los, im Gegensatz zum Skleroedem vollkommen trocken, derb, das Fett selbst wie geronnen, von der Konsistenz weichen Paraffins.

Man erkennt, wie mannigfaltig bei aller Beständigkeit durch die jeweilig verschiedene Stärke eines einzelnen oder mehrerer der obligaten Symptome **das klinische Gesamtbild** sich gestalten kann, dessen klassische Schilderungen wir einem Parrot, Widerhofer und Epstein verdanken. Und diese Reich-haltigkeit wird noch dadurch vergrößert, daß mancherlei fakultative Merk-male sich hinzugesellen; außer den schon genannten nervösen Reiz- und Läh-mungserscheinungen noch vasomotorische Exantheme und anderes mehr. Aber trotz aller verwirrenden Fülle der Gesichter lassen sich doch gewisse cha-rakteristische Typen herausschälen, um die sich, durch Übergänge ver-bunden, die übrige Masse gruppiert.

Vielleicht nicht gerade der häufigste, aber dafür der geläufigste ist der **choleraartige Typus** mit seinen starken Wasserverlusten und seinem hoch-gradigen Kollaps bei geringerer Betonung der zerebrospinalen Symptome. An die zweite Stelle möchte ich das **Hydrocephaloid** Marshall Halls und Wert-heimbers setzen, bei dem die nervöse Färbung des Bildes im Vordergrunde steht. Die im Namen ausgedrückte Ähnlichkeit mit dem Hydrocephalus acutus, der tuberkulösen Meningitis, ist in der Tat sowohl im Hinblick auf die Symptome, wie auf die einzelnen Stadien des Verlaufes, oft geradezu verblüffend.

Weniger auffällig, oft nur mit leichter Andeutung der bezeichnenden Merk-male, vor allem auch ohne besonders stürmische Magendarmsymptome, stellt sich die dritte Form dar, meines Erachtens die häufigste und deshalb wichtigste, ihrer Unscheinbarkeit wegen aber am leichtesten verkennbare und verkannte. Ich möchte sie die **soporöse Form** nennen. Denn sie gleicht schon in den ersten Anfängen einer Berauschtheit oder Schlaftrunkenheit, die dazu neigt, sich all-mählich zu Sopor und Koma zu steigern, während alle übrigen Zeichen der In-toxikation so zurücktreten können, daß man sie suchen muß, um sie zu finden. Eigenartige Zustände entstehen, wenn die Intoxikation ein schwer

---

[1]) Lit. b. Runge, Krankh. d. erst. Lebenstage. Luithlen, Zellgewebsverhärt. d. Neugebor. Wien, Hölder, 1902. v. Reuß, Krankh. d. Neugebor. Wien 1913.

dekomponiertes Kind befällt. Hier kommt es gewissermaßen zu einer Interferenz der gegensätzlichen Erscheinungen beider Vorgänge. Der erregende Einfluß der Dekomposition und der einschläfernde der Intoxikation, die Untertemperatur und Pulsverlangsamung der einen, die fiebererregende und pulsbeschleunigende Wirkung der anderen heben sich häufig soweit auf, daß nicht viel mehr als ein schwerer Verfall mit großen Temperaturschwankungen übrig bleibt. Sehr auffällig ist zumeist das schnelle Schwanken im Verhalten des Kranken, der zeitweise den Eindruck reiner Dekomposition erwecken kann, um wenig später vorübergehend, insbesondere in Anschluß an eine größere Mahlzeit in die toxische Lethargie zu versinken.

Eine weitere Unterscheidung ist durch die wechselnde Schnelligkeit des Verlaufes gegeben. Neben den akuten Zusammenbrüchen gibt es schleichende, subchronische, über Wochen hingezogene Formen, in denen die typischen Züge nur in Andeutungen hervortreten.

Der **Leichenbefund**[1]) entspricht am Darme dem eines serösen oder seröshämorrhagischen Katarrhs, dessen Hauptsitz Magen und Dünndarm ist. Die Wände sind rosig injiziert und stark durchfeuchtet. Dem Mageninnern haftet zäher, mit frischem oder verändertem Blut durchsetzter Schleim an; im Jejunum sind die Faltenkämme injiziert, weiter abwärts finden sich fleckige Hyperämien und punkt- oder streifenförmige Blutaustritte. Das Jejunum ist gebläht und meist mit galliger, manchmal leicht blutiger Flüssigkeit gefüllt, die Ileumschlingen dagegen sind leer und zusammengezogen, erst nach dem Zoekum zu zeigt sich wieder stärkere Auftreibung und Füllung. Das Kolon erscheint meist mäßig gebläht und von der Reizung nur wenig betroffen. Der Lymphapparat ist entweder so gut wie unbeteiligt, oder es finden sich unbedeutende Hyperämien um einzelne Plaques und Gefäßkränze um einige Dickdarmfollikel.

Mikroskopische Präparate der sofort nach dem Tode fixierten Schleimhaut lassen in weniger akuten Fällen mit Ausnahme vielleicht von etwas stärkerer Rundzellenanhäufung und Verschleimung der Becherzellen nichts Krankhaftes erkennen. Nur in den stürmischen, choleraartigen Verläufen scheint Degeneration und vermehrte Abstoßung des Epithels stattzufinden.

Auch in den übrigen Organen finden sich im wesentlichen nur parenchymatöse Veränderungen. Die Nieren[2]) insbesondere sind im Zustand leichter, trüber Schwellung; im Nierenbecken finden sich oft kleine Harnsäurekonkremente[3]). Mikroskopisch kann eine geringe Epitheldegeneration in den Tubulis contortis auffallen, doch ist sie keinesweg obligat[4]). Eigentlich nephritische Veränderungen werden also durch die Intoxikation nicht gesetzt; sollten sie vorhanden sein, so sind sie als Komplikationen zu betrachten. In der Leber[5]) ist neben der oft starken Fettinfiltration kapilläre Hyperämie mit Endothel- und Leberzelldegeneration nachweisbar. Das Pankreas[6]) ist wenig verändert. Am Zentralnervensystem[7]) ind zwar Veränderungen der Ganglienzellen (E. Müller und Manikatide), Markscheidendegenerationen (Zappert, Thiemich) und unbedeutende interstitiell Prozesse aufgedeckt worden, eine Regelmäßigkeit und ein bindender Zusammenhang mit den klinischen Symptomen aber besteht nicht, so daß es sich auch hier nur um Erzeugnisse einer allgemein toxischen Beeinflussung des Zentralorgans handelt. Der Befund an den Lungen entspricht der im Leben beobachteten Blähung.

---

[1]) Lit. Kundrat bei Widerhofer, Gerhardts Hb.; Baginsky, A. K. 22 u. 32; Heubner, Z. kl. M. 29; Tugendreich, A. K. 39; Czerny u. Keller, Hb. II, Kap. 13; Fischl, P. Z. H., 1891, 12.

[2]) Lit. über Nephritis bei Darmerkrankungen, vgl. Pick, A. K. 40 und Jehle über Streptokokkenenteritis, Ergänzungsheft, J. K. 65.

[3]) Vgl. Morgenstern, Z. K. 19. 1919.

[4]) G. Neumann, J. K. 66.

[5]) Thiemich, Z. B. XX; Terrien, R. m. Jan. 1900; Lesné u. Merklen, R. M., 1901, Febr.

[6]) M. Salomon u. P. Halbron, Ref. M. K. 7, 10, S. 626.

[7]) Lit. bei Thiemich, J. K. 52.

c) Pathogenese.

1. Pathogenese der Ernährungsschäden.

a) Vorbemerkungen.

In jener Periode der Kinderheilkunde, in der man noch keine Ernährungsstörungen, sondern nur Verdauungsstörungen kannte, hat man begreiflicherweise die Ursache der Ernährungsschäden in einer Erkrankung des Darmes gesucht, und eine geraume Zeit hindurch hat die **Lehre von der Darmatrophie** im Sinne Nothnagels ihre Anhänger gefunden, nach der die „Pädatrophie" eine anatomische Grundlage in Gestalt eines Schwundes des Darmepithels besitzen sollte. Heute ist sie erledigt, nachdem unter Führung von Heubner[1] dargetan ist, daß ebenso wie beim Erwachsenen (Gerlach, Habel, Faber, Bloch) auch beim Kinde die für pathologisch gehaltenen Befunde durchaus normale Verhältnisse darstellen, wie sie bei Dehnung und Auftreibung der Darmwand entstehen. Gegenwärtig ist nicht einmal in feinen Einzelheiten eine Abweichung von der Norm bekannt; auch die Angaben über einen Schwund der Panethschen Zellen (Bloch) haben sich als hinfällig erwiesen (Tugendreich[2]), Helmholz[3]), Reyka[4]), Schelble[5]). So schwer und bedrohlich die Darmschwäche sich geltend machen kann, sie hat somit keine andere als eine **funktionelle Grundlage**. Es fragt sich nur, welche Tätigkeit des Organes betroffen ist.

Es hat nun nicht an Versuchen gefehlt, die atrophischen Zustände auf einen Mangel oder eine mangelhafte Wirkung der äußeren Verdauungsfermente zurückzuführen und sie mit einer Fermenttherapie zu heilen. Klinik und Stoffwechseluntersuchungen aber erweisen übereinstimmend, daß diese Ansicht irrig ist. Es gibt keinerlei Hinweis darauf, daß in den leichteren Stadien der Erkrankung unverdaute Nahrungsreste vorhanden sind, und ebenso sind alle der Untersuchung zugängigen spaltenden Fermente gefunden und wirksam befunden worden[6]). Während der Zeiten stärkerer Peristaltik allerdings kann die Fettspaltung und die Fettresorption, die Verzuckerung des Mehles und die Spaltung des Zuckers daniederliegen, nicht aber weil die Fermente fehlen, sondern jedenfalls nur deswegen, weil die Veränderung des Darmchemismus, insbesondere die saure Reaktion, ihre Wirkung hemmt. Ein einfacher klinischer Versuch beweist das: die Unzulänglichkeit der Dissimilation im Darm, vor allem auch die des Fettes, wird in dem Augenblick normal, wo man durch geeignete Maßnahmen die sauren Gärungen beseitigt.

Das Fehlen einer Anomalie der Dissimilation bestätigten auch Heubner und Rubner, indem sie das Ergebnis ihres bekannten, an einem dystrophischen Säugling angestellten Stoffwechselversuchs dahin zusammenfaßten: „Eine abnorme Art der Zersetzung, des Kraftwechsels, des Ansatzes ist bei dem atrophischen Kinde nicht nachweisbar. Ihm eigenartig erscheint nur die geringere Resorptionsfähigkeit des Darmes." Auf diese Feststellung gründete Heubner seine **Theorie der Genese der Atrophie vom Standpunkte der Energiebilanz aus**[7]). Von 90 resorbierten Kalorien, so sagt er, stehen nur 20 für den Anwuchs zur Verfügung. Wenn nun infolge Verschlechterung der Aufsaugung die wirkliche

---

[1]) J. K. 53.
[2]) A. K. 39 u. 41.
[3]) J. K. 70.
[4]) J. K. 70.
[5]) Bakt. u. path. anat. Stud. b. Ernährungsstör. d. Säugl. Leipzig 1910.
[6]) Rosenstern, B. kl. W. 1908. Nr. 11. Reeve-Ramsay, J. K. 68. A. Keller, Hecht, L. F. Meyer, Freund zit. bei Freund, E. i. M. K. 3. Langstein u. Steinitz, Hofm. Beitr. 7. Nr. 12. Lust, M. K. Orig. 11. 1912/13. Lust u. Hahn, ibid. A. Heß, E. i. M. K. 13. 1914. [7]) J. K. 53 u. Lehrb. Teil 2.

Energiezufuhr sich dem Erhaltungsbedarf von etwa 70 Kalorien nähert, während andererseits diese 70 Kalorien und vielleicht noch etwas mehr für Arbeit benötigt werden — auch für vermehrte Drüsenarbeit bei der Verdauung der aphysiologischen Nahrung[1]) —, so mussen schließlich Einnahme und Ausgabe gleich werden oder es muß sogar eine negative Endbilanz entstehen.

Aber schon der Urheber der Theorie verhehlte sich nicht, daß damit die Verhältnisse noch nicht völlig geklärt sind. Man versteht die „Atrophie", die man ebensogut als Inanition bezeichnen kann, nicht aber ihre Begleiterscheinungen, die verringerte Immunität, die Andeutung toxischer Züge im Bilde vorgeschrittener Fälle. Wir fügen hinzu: Auch nicht die leichte und gesetzmäßige Heilbarkeit durch die angezeigte diätetische Behandlung. Wenn beispielsweise bei gewissen Fällen von Dystrophie nach Verminderung der Fettzufuhr um ein Mehrfaches von dem, was bei der Resorption verloren ging, und nach Zufügung von Kohlenhydrat in einer Menge, die dem Verlust an Fettkalorien noch nicht äquivalent ist, eine normale Zunahme einsetzt, so ist das vom Standpunkt der Energiebilanz allein nicht zu deuten.

Auch sonst hat die wachsende Einsicht in die Vorgänge den Gedanken an die allgemeine Bedeutung einer primären Darmerkrankung in der Pathogenese der Ernährungsschäden in weitem Umfange den Boden abgegraben. Ihr Machtbereich erstreckt sich recht eigentlich nur auf diejenigen Fälle, die aus voller Gesundheit heraus von Anfang an mit dyspeptischen Symptomen erkranken; für alles, was außerhalb dieses Kreises steht, bilden andere Faktoren, wie namentlich eine nach Art oder Menge ungeeignete Ernährung oder eine außerhalb der Ernährung gelegene Schädigung des Gesamtorganismus, vor allem ein Infekt, die primäre Grundlage, neben der einer Beteiligung des Darmes, soweit sie überhaupt zu verzeichnen ist, nur sekundäre Bedeutung zukommt. Daß Durchfälle und Resorptionsverschlechterungen, wie groß auch ihre Teilnahme an der Erzeugung des Symptomenbildes sein mögen, sehr häufig nicht als Ursache, sondern nur als Folge angesprochen werden müssen, wird in den weiteren Ausführungen wiederholt dargelegt werden.

Der Versuch, einen Überblick zu geben über die verwickelten und mannigfaltigen Einflüsse, die bei der Entstehung der Ernährungsschäden mitspielen können, kann deshalb nicht den Darm zum Ausgang nehmen, sondern er muß ausgehen von der vergleichenden Betrachtung des Gesamtorganismus und seiner unterschiedlichen Reaktion auf veränderte Ernährungs- und Lebensbedingungen in gesunden und kranken Tagen.

b) Aufbau und Eigenschaften des normalen Ansatzes.

Damit im Organismus vollwertiges Gewebe neu entstehe, bedarf es zunächst der Zufuhr aller am Aufbau beteiligten Stoffe und jedes einzelnen davon in der erforderlichen Menge; es bedarf weiter der normalen Verdauung und Resorption des Dargebotenen und schließlich einer ungestörten Tätigkeit des inneren Stoffwechsels, nicht zuletzt auch jener geheimnisvollen hormonalen Kräfte, auf dem der Trieb des jugendlichen Körpers zur Massenvermehrung beruht.

Quellung. An dem Zellgebäude, das der Säugling aus den zugeführten Bausteinen zusammenfügt, ist der Menge nach in weitaus erster Linie das Wasser beteiligt. Ihm fallen in diesem Alter — abweichend von dem erheblich geringeren Flüssigkeitsgehalt der Gewebe in späteren Zeiten — einige 70 Prozent der Gesamtmasse zu, während noch nicht 30 Prozent auf feste Substanz kommen.

---

[1]) Camerer sen., J. K. 51. S. 50.

Wie alle jugendlichen Gewebe, so stellen derart auch die des menschlichen Säuglings ein nur verhältnismäßig spärliches organisches Gerüst dar, das sich infolge Aufnahme eines Mehrfachen seines Gewichtes von Wasser im Zustand mächtiger Quellung befindet. Die Quellung vermittelt den prallen Turgor, der ein so wichtiges Kennzeichen des gesunden Kindes ist; sie steht aber auch mit den weiteren Vorgängen des Gewebsaufbaues in inniger Beziehung: Wie bei der Pflanze die Dehnung der Zellmembran durch Wasserquellung Raum und Reiz für die Einlagerung neuer „Mizellen" und damit zum Zellwachstum und zur Zellteilung schafft, muß auch beim Säugling der hohe Turgordruck für die Vollendung und den Fortgang des Gewebsaufbaues eine entscheidende Rolle spielen. Aus dieser stofflichen und funktionellen Bedeutung des Wassers für das jugendliche Gewebe und sein Wachstum leitet sich die Berechtigung her, wägbare Veränderungen des Körpers im wesentlichen auf Veränderungen des Wasserbestandes zurückzuführen und daraus Schlüsse für die Vorgänge beim Aufbau und Abbau überhaupt zu knüpfen. Damit wird für den Beobachter das Studium der Körpergewichts-

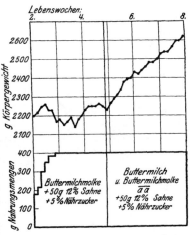

Fig. 55. Quellungshemmung bei Eiweißmangel.

kurven zu einer Methode, die geeignet ist, auf einfache Weise einen Einblick in viele Geschehnisse zu vermitteln, die sonst nur auf dem mühsamen Wege der Stoffwechseluntersuchung geklärt werden können.

Woraus besteht das quellbare Gerüst und wie kommt die Quellung zustande? Der klinische Versuch[1] lehrt, daß sie — die Gegenwart der übrigen Zellbausteine vorausgesetzt — geknüpft ist an die gleichzeitige Aufnahme von Wasser, Eiweiß, Molkensalzen und Kohlenhydrat. Wird auch nur von einem der Glieder dieses „Ringes" das Angebot unzulänglich, so hört die Zunahme auf, und es sinkt als Zeichen verringerten Quellungsdruckes der Turgor;

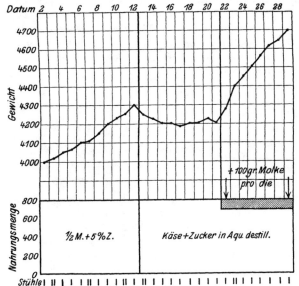

Fig. 56. Quellungshemmung durch Salz- (Molken-)mangel.

wird danach der jeweilige Mangel wieder ausgeglichen, so werden die Gewebe wieder prall, und die Zunahme beginnt aufs neue (Fig. 55, 56, 57, 39).

---

[1] Rosenstern, Z. K. 18. 1918.

Bei der gemeinschaftlichen Leistung ist jedem der festen Nährstoffe eine Sonderaufgabe zugewiesen. Das Eiweiß als Hauptbestandteil der Gewebe liefert kraft seiner Kolloidnatur offenbar die quellende Substanz; die Salze ziehen auf

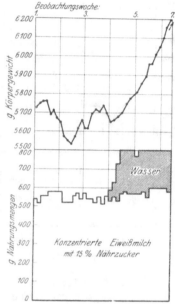

Fig. 57. Quellungshemmung durch Wassermangel.

osmotischem Wege Wasser an und beeinflussen möglicherweise darüber hinaus noch den Quellungszustand des Eiweißes; das Kohlenhydrat vermittelt die aus den Stoffwechseluntersuchungen bekannte mächtige Retention der kolloidal und osmotisch wirkenden Elemente und bewirkt wahrscheinlich, ohne selbst einen irgend erheblichen Anteil an der Zellzusammensetzung zu nehmen, eine Verbindung, und zwar, wie aus allen Beobachtungen hervorgeht, eine ungemein labile oder „reversible" Verbindung zwischen Eiweiß und Alkali. Wenn das Eiweiß den Hauptstoff darstellt, der quillt, so ist das Kohlenhydrat die Hauptkraft, die die wasseranziehenden Substanzen im Gewebe speichert.

Festigung des Quellungsansatzes. Quellung ist nur Vorstufe des Gewebsaufbaues, noch nicht vollendeter Gewebsaufbau selbst; Gewichtszunahme nach Zufuhr des quellungserzeugenden Ringes bedeutet zunächst nur Zurückhaltung flüssigen und festen Materiales zur Zellneubildung, noch nicht aber ohne weiteres Zellneubildung selbst. Alltäglich sind im frühen Kindesalter die Vorkommnisse, wo sich der Gewichtszuwachs als flüchtiger „Scheinansatz" erweist, der spontan oder auf geringfügige Anlässe hin, vor allem auch nach Entziehung von Kohlenhydrat oder Salz, wieder zerrinnt. Dieser Vergänglichkeit der bloßen Quellung, ihrer „Entquellungsbereitschaft" gegenüber ist der wirkliche Zuwachs ausgezeichnet durch Beständigkeit. Beharrlich widersteht sein Gefüge, solange sie nicht allzu übermächtig auftreten, allen Angriffen, wie sie von der Infektion, der Verdauungsstörung, der Unterernährung jeder Art ausgehen. Mag immerhin dabei auch Stillstand oder langsames Absinken des Gewichtes bemerklich werden, wie es der allmählichen Einschmelzung von Geweben entspricht: ein jäher Sturz, wie er die plötzliche „Entquellung" kennzeichnet, ist hier, so lange das Kind nicht auch noch dürstet, nicht zu beobachten.

Man kann sich von der Stabilität des Körperbestandes im ganzen und des Wasserbestandes im besonderen jederzeit durch eine einfache klinische Prüfung überzeugen, die kurz als **„Entquellungsversuch"** bezeichnet werden mag. Reicht

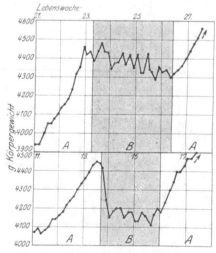

Fig. 58. Entquellungsversuch bei normalem Säugling.

A Salz- und kohlehydratreiche Kost.
B Salz- und kohlehydratarme Kost.

man dem Kinde eine Nahrung, die nur ein Minimum der wasserspeichernden Salze und Kohlenhydrate enthält — sei es also eine gewöhnliche Milchmischung in fünffacher Verdünnung, sei es eine Aufschwemmung des mit Lab gefällten, fetthaltigen Milchkäses in destilliertem Wasser, statt in salz- und zuckerhaltiger Molke —, so erfolgt zunächst ein kurzer Gewichtssturz, dessen Betrag bald größer, bald kleiner, nicht selten sehr gering ist. Alsbald aber biegt die Kurve wieder zur Horizontalen um und verharrt entweder lange Zeit auf ihr oder sinkt ganz langsam in flachem, der Unterernährung entsprechendem Winkel (Fig. 58).

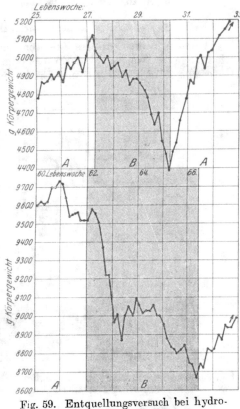

Wenn dergestalt aller Gefährdung zum Trotz, wenn insbesondere auch trotz der Zufuhrsperre eines oder mehrerer der Glieder des wasserspeichernden Ringes der Wasserstand des Körpers — von einem unbedeutenden „disponiblen" Anteil abgesehen — nicht sinkt, so kann das nur darauf beruhen, daß der Bestand der Stoffe, an die und durch die das Wasser gebunden ist (Eiweiß, Salz), unvermindert erhalten bleibt. Das ist angesichts der verringerten Einnahme nur durch Beschränkung der Ausgabe erreichbar. Und in der Tat bestätigen die bisher aufgestellten **Stoffwechselbilanzen** den aus dem Laufe der Gewichtskurve gezogenen Schluß.

Sowohl bei Beschränkung der Kohlenhydratzufuhr auf 1,5 Prozent[1]) als auch bei Beschränkung der Eiweiß- und Salzzufuhr auf ein den Erhaltungsbedarf stark unterschreitendes Maß[2]) erfolgt nur zur Zeit des anfänglichen Gewichtsabfalles eine starke, zur Unterbilanz führende Ausschwemmung von N und Salzen; danach aber tritt Gleichgewicht und selbst geringe Retention ein, während die absolute Ausscheidung auf ein Minimum herabsinkt.

Solch zähes Festhalten des Bestandes kann nur dadurch möglich geworden sein, daß ein Vorgang in Tätigkeit getreten ist, der eine **Festigung des Quellungsansatzes** bewirkt, der Wiederabgabe der neu eingelagerten festen Zellbestandteile einen Riegel vorschiebt und damit auch die Erhaltung des Wasserstandes sichert. Welcher Art dieser Vorgang ist, kann zurzeit mit Sicherheit nicht gesagt werden.

Fig. 59. Entquellungsversuch bei hydrolabiler Konstitution.
A Salz- und kohlehydratreiche Kost.
B Salz- und kohlehydratarme Kost.

Vergegenwärtigt man sich, daß die klinischen Beobachtungen, aus denen auf sein Eingreifen geschlossen werden muß, die Art der Salz- und Wasserretention betreffen, daß er sonach gleichbedeutend ist mit der Einrichtung, die das osmotische Gleichgewicht in den Geweben vermittelt, so wird es klar, daß das hier vorliegende **Problem** zusammenfällt mit dem **der Osmoregulation des Organismus.** Die Osmoregulation ist eine Funktion der Außenschicht der Zelle, die als „Zellhaut" oder „Zellmembran" aufgefaßt wird. Damit

---

[1]) Rosenstern, l. c.
[2]) L. F. Meyer, B. Z. 12. 1918.

wird das Problem zu einem Membranproblem, und die Frage nach dem Wesen der Festigung des Quellungsansatzes mündet ein in die allgemeine nach den Verhältnissen, die unter Erhaltung des gehörigen stofflichen Bestandes der Zelle den Austauch von Wasser, Alkali und Eiweiß mit der Umgebung ermöglichen. Welche Bedeutung dabei den Zelllipoiden zukommt, die von der Physiologie als Regulatoren der Ein- und Ausfuhr des Wassers angesprochen werden, inwieweit andererseits hormonale Kräfte in Betracht zu ziehen sind, deren Anteilnahme insbesondere auch in Hinblick auf die Beziehungen des endokrinen Systems zum Stoffwechsel des für die Membrandurchlässigkeit so außerordentlich wichtigen Kalkes zu erörtern wären, möge hier dahingestellt bleiben. Klinische Beobachtungen sprechen jedenfalls stark in dem Sinne, daß die Gewebsfestigung eine Funktion des Fettstoffwechsels und seiner Beziehungen zum Mineralstoffwechsel darstellt.

c) Die konstitutionelle Hydrolabilität.

Wenn man eine größere Zahl von Säuglingen, die keinerlei krankhafte Erscheinungen aufweisen, dem Entquellungsversuch unterwirft, so stößt man auf Unterschiede in der Dauer und Größe des durch Wasserabgabe bedingten Gewichtsverlustes. In der Regel nur 100 bis 200 g oder wenig darüber betragend und in kürzester Frist beendet, kann die Abnahme zuweilen so gut wie gänzlich fehlen, umgekehrt aber auch eine Woche und darüber anhalten und währenddessen zu ansehnlicher Größe anwachsen. Verläufe dieser letzten Art bilden den Übergang zu dem Verhalten einer zweiten kleinen Gruppe. Hier kommt der durch die Prüfung eingeleitete Abfall nicht zum Stehen, sondern setzt sich unaufhaltsam fort (Fig. 59) und erreicht unter sichtlicher Beeinträchtigung des Allgemeinbefindens

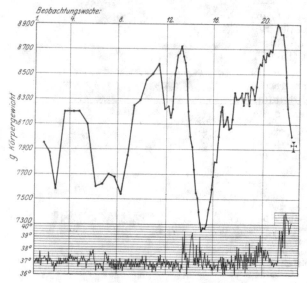

Fig. 60. Gewichtsschwankungen bei hydrolabiler Konstitution. 12 mon. Knabe.

des Kindes schließlich einen so hohen Grad, daß es unabweislich wird, ihn durch Zulage von Salz und Kohlenhydraten zu beenden. Es bestehen also individuelle Unterschiede in der Fähigkeit, das Wasser festzuhalten, die letzten Endes so groß werden, daß die physiologische Stabilität des Wasserspiegels verschwunden erscheint. An ihre Stelle ist eine Labilität getreten, die auch außerhalb des Versuches an dem besonderen Verhalten des Gewichtes erkennbar zu sein pflegt. Wie Flut und Ebbe folgen sich bei manchen Kindern kleinere und größere Schwankungen nach unten und oben (Fig. 60); manchmal zeigt sich eine krankhafte Ödembereitschaft, und manchmal zeitigen umgekehrt unbedeutende Anlässe — ein Tag der Unterernährung, ein Nahrungswechsel, ein Durchfall, eine leichte Infektion — einen jähen und beträchtlichen Sturz.

Woher nun diese verringerte Fähigkeit, das Gewebswasser vor dem Abfließen zu bewahren? Man könnte zunächst annehmen, daß solche Kinder in vermehrter Menge disponibles Wasser zurückgehalten haben, und die Ursache hierfür in der Art der vorangegangenen Ernährung suchen. Bei reichlicher

Zufuhr namentlich Kohlenhydrat- und molken- (salz-) reicher Mischungen wird — oder sollte wenigstens — der bewegliche Anteil größer sein, als im Gegenfalle, da ja hierbei die Bedingungen der Wasserretention besonders günstig liegen. Das trifft indessen nur mit Einschränkungen zu. Es gibt viele derart genährte Kinder, die ausgesprochen hydrostabil sind, und auf der anderen Seite gibt es molken- und kohlenhydratarm genährte, die sehr reichlich Wasser abgeben. Wenn auch unter der ersten Kost größere Initialverluste häufiger vorkommen mögen, als bei der zweiten, so erklärt der alimentäre Faktor die Verhältnisse dennoch nur zum Teil; neben ihm und mehr noch als er muß der ,,Zustand" des Kindes dafür maßgebend sein, ob viel oder wenig lockeres Wasser vorhanden ist. Von einem wirklich normalen Organismus wird auch bei quellungsbegünstigender Nahrung ein Übermaß nicht eingelagert; das kann erst geschehen — und zwar auch bei verhältnismäßig salz- und kohlenhydratarmer Nahrung —, wenn eine abnorme Bereitschaft zur Zurückhaltung von Wasser besteht. Das Höchstmaß von Wässerung wird sich ergeben, wenn bei Gegenwart dieser Bereitschaft Mischungen von hohem Salz- und Kohlenhydratgehalt in reichlicher Menge zugeführt werden.

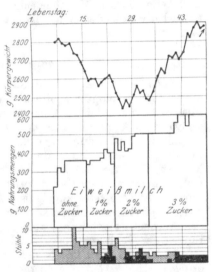

Daß es sich hierbei in der Tat zumeist um eine **konstitutionelle Hydrolabilität**[1]) handelt, ergibt sich mit Sicherheit aus dem Vorkommen bei Neugeborenen (Fig. 61); ja ich glaube, sagen zu dürfen, daß sie hier — unbeschadet der Hydrostabilität der Mehrzahl — bald voll ausgebildet, bald nur angedeutet, so häufig ist, daß man sie mit zu den vielen, das erste Trimenon kennzeichnenden Unfertigkeiten rechnen kann. Später wird sie seltener, ein Hinweis, daß die mit dem Alter fortschreitende Erstarkung sich auch auf die hier zugrunde liegenden Vorgänge erstreckt. Aber auch dann noch bis gegen das ausgehende zweite Lebensjahr sind hydrolabile In-

Fig. 61. Hydrolabiles Neugeborenes. Abnahme und Durchfälle bei Kohlehydratmangel.

dividuen in erheblicher Zahl anzutreffen. Offenbar handelt es sich bei ihnen um ein pathologisches Verharren jener geweblichen und funktionellen Unfertigkeit der ersten Wochen; und eine fast regelmäßige Vergesellschaftung mit rachitischen, ekzematösen, spasmophilen Erscheinungen (Fig. 141 u. 171) oder mit lymphatischen Hyperplasien ist nur geeignet, die Überzeugung von der konstitutionellen Natur der Hydrolabilität noch weiter zu befestigen[2]).

Soweit über solche Fälle **Stoffwechseluntersuchungen**[3]) vorliegen, deuten

---

[1]) Über erworbene Hydrolabilität vgl. S. 243.

[2]) Man rechnet häufig die Labilität des Wasserhaushaltes zu den Kennzeichen der exsudativen Diathese (Czerny, Lust, J. K. 73. 1911; Lederer, Z. K. 10. 1914). Aber es gibt Hydrolabile, die so gar nichts ,,Exsudatives" darbieten, daß sie nur unter Anwendung von Gewalt für diese Diathese annektiert werden können. Richtiger betrachtet man die Hydrolabilität als eine Teilbereitschaft eigener Art, die häufig mit anderen Teilbereitschaften vereint auftritt, denen sie gleich-, aber nicht untergeordnet ist.

[3]) L. F. Meyer, l. c. W. Freund, V. G. K. Königsberg 1910. Menschikoff, M. K. Orig. 9 1911.

sie auf eine mit den Gewichtsschwankungen gut vereinbare Labilität der Zurückhaltung und Ausscheidung der Salze, insonderheit des Cl und Na, denen die
Bewegungen des Körperwassers folgen müssen. Auch ohne exakte Belege darf
aus dem klinischen Verhalten erschlossen werden, daß beim hydrolabilen
Kinde jene Einrichtung versagt, vermöge deren beim normalen
die Zurückhaltung fixer Stoffe einsetzt, die allein das Sinken des
Wasserspiegels zu verhüten vermag. So stehen diese Individuen, wenn
man so sogen darf, als „Poikiloosmotiker" den normalen „Homoioosmotikern"
gegenüber, wie denn ihr Zustand auch als „dysosmotische Diathese" (Lesage)
bezeichnet worden ist.

Es war nötig, diese Ausführungen an die Spitze der pathogenetischen Betrachtungen zu stellen, weil nur bei Kenntnis der Begriffe der konstitutionellen
Hydrostabilität und Hydrolabilität die Entstehungsgeschichte der verschiedenen Formen der Ernährungsschädigungen verständlich wird und die großen
und befremdlichen Verschiedenheiten in der Wirkung derselben äußeren Faktoren bei verschiedenen Kindern, von denen die folgenden Seiten handeln, eine
Erklärung finden können.

d) Pathogenese der einfachen Dystrophie.

Bedeutung des Mangels an Nähr- und Baustoffen. Wenn die Aufnahme aller
am Aufbau beteiligter Stoffe und jedes einzelnen davon in der erforderlichen
Menge die unerläßliche Vorbedingung eines nach Größe und Beschaffenheit
vollwertigen Ansatzes ist, so muß sich eine Aufbauhemmung im Sinne der Dystrophie jedesmal dann ergeben, wenn die Versorgung der Gewebe irgendwie
unzulänglich wird. Es kann sich dabei um Inanition aus äußeren Gründen
handeln, d. h. die Zufuhr deckt den physiologischen Bedarf im ganzen oder
einzelnen nicht, oder sie entspricht nicht den besonderen Bedürfnissen eines
durch erworbene oder angeborene Anomalien auf eine besondere Ernährungsweise angewiesenen Körpers. Oder die Inanition besteht aus inneren Gründen:
das Angebot ist genügend, aber die Verwertung ist beeinträchtigt infolge Störungen der Verdauung oder des inneren Stoffwechsels.

In Theorie und Praxis der Säuglingsheilkunde beherrscht, meinem Eindruck nach, der Gedanke an die Inanition aus inneren Gründen zurzeit in so
überwertiger Stärke die Vorstellungen über die Pathogenese auch der einfachen
Dystrophien, daß der äußere Mangel als Ursache oftmals auch da verkannt
wird, wo seine Bedeutung dem unvoreingenommenen Auge offensichtlich ist.
Als eines der schlagendsten Beispiele sei auf die mancherlei Irrungen in der
Ernährungstechnik der Neugeborenen verwiesen[1]). Daß er auch sonst, bald in
der Form der allzu knappen Zufuhr von Nahrung überhaupt, der allgemeinen
Inanition, bald in derjenigen des Unterangebotes eines einzelnen zum Aufbau
unentbehrlichen Stoffes von erheblicher Bedeutung sein muß, darauf weist
schon die Tatsache, daß durch entsprechende Bemessung und Zusammensetzung der Nahrung experimentelle Dystrophien erzeugt werden können,
die den in der Praxis sich bietenden durchaus entsprechen. Neben den selbstverständlichen Folgen der einfachen Nahrungsbeschränkungen sind als besonders eindrucksvoll und vielsagend die Gewichtsstillstände und die Verschlechte-
rungen der Körperbeschaffenheit hervorzuheben, die bei im übrigen reichlicher Nahrung der Entziehung eines der Glieder des quellungserzeugenden

---

Orig. 10. 1911. Niemann, Stoffwechsel b. d. exsudativ. Diothese, Bonn, Marcus und
Weber, 1914.
[1]) Vgl. S. 106.

Ringes — Eiweiß, Salz, Kohlenhydrat — folgen (Fig. 55, 57, 39 u. a.). Für die dystrophierende Wirkung der Zufuhrsperre für Fett bzw. für die für den Aufbau so wichtigen Lipoide allerdings sind die Belege vorläufig nur den Tierbeobachtungen zu entnehmen[1]). Offenbar enthalten auch die fettärmeren Mischungen, mit denen die diätetische Praxis arbeitet, noch genügend davon, um den Bedarf zu decken. Soweit im kurzdauernden Versuch beim gesunden Säugling ein Nachteil fettarmer Kost bemerkbar wird, äußert er sich — hinlängliche Kalorienzufuhr vorausgesetzt — weniger in der Verminderung, als in der Verschlechterung des Ansatzes[2]). Gleiches gilt von den alkalischen Erden.

Analysiert man nun die Fälle, wie sie das Leben bietet, im Lichte dieser Tatsachen und geht man sie entsprechend diätetisch an, so zeigt sich die große Mehrzahl durch Vermehrung der Nahrungsmengen oder durch Zufügung oder Anreicherung eines einzelnen Bestandteiles günstig beeinflußbar und erweist so ihre rein alimentäre Entstehung auf Grund bald dieses, bald jenes äußeren Mangels. Je größer die Erfahrung und ernährungstechnische Gewandtheit des einzelnen Arztes, um so weiter wird er nach und nach das derart umschriebene Gebiet umgrenzen und ihm schließlich auch die meisten derjenigen Verkümmerungen zuteilen, die er ehedem als Erzeugnis besonderer Stoffwechselstörungen aufzufassen geneigt war. Dazu gehören außer den zahlreichen Fällen von nicht immer ganz leicht zu entlarvender allgemeiner Unterernährung vor allem der ,,Milchnährschaden'', der höchstwahrscheinlich allein durch Kohlenhydratmangel[3]), der ,,Mehlnährschaden'', der durch Eiweiß-, Salz- und Fettmangel, der infantile Skorbut, der durch Mangel von Ergänzungsnährstoffen zustande kommt. Vielleicht wird das Fehlen ähnlicher feinerer Bestandteile, deren Bedeutung durch das Tierexperiment immer mehr beleuchtet wird[4]), in Zukunft als Ursache noch mancher anderer dystrophischer Zustände aufgedeckt werden. Eingehender wird das noch später begründet werden. Nach allem ist der Satz nicht allzu übertrieben, daß der klinische Begriff der einfachen Dystrophie im großen und ganzen mit dem ätiologischen der Inanition aus äußeren Gründen zusammenfällt.

Bedeutung der Infektion. Auch bei den dystrophischen Zuständen im Verlaufe von Infekten[5]) handelt es sich oftmals lediglich um die Folgen verringerter Nahrungsaufnahme; und ebenso, wie manches Kind trotz fieberhafter Krankheit in seinem Fortschritt nicht wesentlich gehemmt erscheint, wenn es nur kräftig weiter trinkt, ebenso kann mancher Gewichtsstillstand und manche Gewichtsschwankung noch während des Infektes durch Zwangsernährung in Zunahme gewendet werden. Weniger durchsichtig freilich sind die Fälle, wo das Gedeihen leidet, trotzdem der Appetit nicht sichtlich verringert erscheint. Hier muß an die dem Fieber eigene Beeinflussung des Eiweiß- und Glykogenbestandes, vor allem auch an Störungen im Wasserhaushalt gedacht werden. Möglicherweise wird der die Quellung vermittelnde Vorgang unmittelbar geschädigt. Das könnte vielleicht daraus gefolgert werden, daß gelegentlich auch bei fiebernden Kindern durch Steigerung der Kohlenhydratzufuhr Gewichtszunahmen erzwungen werden können. Durch die Beteiligung innerer Ursachen bilden jedenfalls die Dystrophien infektiösen Ursprungs den Übergang zu denjenigen Arten

---

[1]) Vgl. Stepp, E. i. M. K. 15. 1917. Ich verfüge über Fälle von Dystrophie bei gegezuckerter Buttermilch, die durch Beigabe von etwas Butter geheilt wurden.
[2]) Vgl. S. 85.
[3]) Vgl. S. 267.
[4]) Vgl. Aron, M. K. Orig. 13. 1916 u. 15. 1919. Freise, J. R. 91, 1920. Mellauby, L. 1919. 1. S. 407. Hess u. Unger, J. am. med. ass. 1920. S. 217.
[5]) Vgl. S. 271.

der Ernährungsschäden, bei deren Pathogenese nicht Nährstoffmangel allein, sondern auch innere Hemmungen der aufbauenden Kräfte erwogen werden müssen.

Bedeutung von Pflegeschäden. Ähnlich steht es mit den Dystrophien infolge von Pflegeschäden. Die Förderung aller Lebensvorgänge durch günstige Gestaltung der äußeren Lebensbedingungen, durch Luft, Licht, Bewegung, seelische Anregung, pflegliche Beachtung aller Eigenheiten, wie sie ganz allgemein in der belebten Natur sich geltend macht, muß auch für das Gedeihen des Säuglings ihre Bedeutung bewahren. Kein Zweifel in der Tat, daß die geistige und körperliche Regsamkeit namentlich älterer Kinder, ihr Appetit und manche andere vegetative Funktion bei bestmöglicher Versoigung einen sichtlichen Aufschwung nehmen, und daß somit die Art der Pflege bis zu einem gewissen Grade bedeutsam für die Entwicklung ist.

Kann nun ein Mangel in der Pflege, dessen nachteilige Wirkung auf die Schnelligkeit des Fortschrittes, vornehmlich der statischen und intellektuellen Leistungen, unbestritten ist, tatsächlich die Folge haben, daß der eingeborene Wachstumstrieb leidet, daß das Kind trotz genügender Nahrungsaufnahme aus keinem anderen Grunde, als allein aus diesem zum Dystrophiker wird? Diese Frage hat sich von jeher namentlich denjenigen Ärzten aufgedrängt, die Erfahrungen über Massenpflege von Säuglingen in geschlossenen Anstalten sammeln konnten. Sie alle mußten erkennen, daß hier nur wenige Kinder so gut gediehen, wie es außerhalb der Anstalt unter der Obhut der Mutter oder einer Einzelpflegerin die Regel ist, während bei der Mehrzahl eine Hemmung und Verkümmerung der Entwicklung verzeichnet werden mußte, die nur allzusehr dazu neigte, in einen bedrohlichen Verfall überzugehen. Ist man berechtigt, dieses Welken wirklich als eine Art „Gefängniskachexie" allein auf die Einförmigkeit der Massenpflege zu beziehen und in ihm eine spezifische und unvermeidliche Folge des Anstaltslebens zu erblicken, für die seit langem die Bezeichnung als „Hospitalismus" geprägt ist? Von manchen Beobachtern wird das ohne erhebliche Einschränkung bejaht, von anderen dagegen, denen auch ich beitrete, mit einigen Vorbehalten verneint, und die Schuld an den Mißerfolgen in der Hauptsache nicht dem verminderten Maß und der geringeren Güte der Pflege, sondern den bei der Ansammlung zahlreicher Kinder unvermeidlichen Infektionen zugesprochen. Auf diese Fiage wird noch zurückzukommen sein[1]). Hier möchte ich als Niederschlag einer langen Erfahrung nur zum Ausdruck bringen, daß auch der Anstaltsarzt erfreuliche Ergebnisse erzielt, wenn er seine Schutzbefohlenen nicht nur vor Infektionen zu schützen, sondern sie auch richtig und reichlich zu ernähren versteht, und daß er im Gegenfalle gut tun wird, zur Erklärung in erster Linie nicht einen geheimnisvollen Hospitalismus, sondern die Unzweckmäßigkeit seiner eigenen Verordnungen heranzuziehen[2]).

e) Pathogenese der dyspeptischen Form der Dystrophie.

Pathogenese der Durchfälle. Inwieweit sind die über die einfache Dystrophie erhaltenen Aufschlüsse, insonderheit soweit sie die Bedeutung der Inanition betreffen, auf die Verhältnisse der dyspeptischen Form übertragbar, die sich von jener durch nichts als allein durch das Hinzutreten pathologischer Entleerungen unterscheidet? Zur Beantwortung dieser Frage bedarf es zunächst des Einblickes in die Entstehungsweise dieses neuen Symptoms.

Gärungsdiarrhöen. Die Mehrzahl der Durchfälle bei der dyspeptischen Form der Dystrophie entsteht nach heutiger Anschauung durch abnorme Säuerung des Darminhaltes und ist demgemäß den Gährungsdiarrhöen[3]) zuzurechnen. Die Gärung ist in der Regel endogen entstanden, während die ektogene Zersetzung nur für Ausnahmefälle verantwortlich gemacht werden kann[4]). Der krankhafte Reiz geht von den flüchtigen niederen Fettsäuren aus,

---

[1]) Vgl. S. 274.

[2]) Auch durch andauernde hohe Außentemperatur kann Verlangsamung oder Stillstand des Gewichtsanstieges ausgelöst werden (L. F. Meyer, D. m. W. 1911, Nr. 45 E. Schloß, Über Säuglingsernähr. 1912. Man braucht da wohl nicht an besondere Stoffwechselstörungen zu denken; die vermehrte Abgabe von Körperwasser durch Haut und Lunge genügt zur Erklärung.

[3]) Lit. bei Tobler-Bessau, Allg. pathol. Physiol. d. Ernährung usw. im Kindesalter. Wiesbaden, Bergmann, 1914. Blühdorn, M. K. Orig. 13. 1915.

[4]) Vgl. S. 198.

deren peristaltikerregende Eigenschaften auch aus den Tierversuchen wohl bekannt sind (v. Bókay, Bahrdt und Bamberg). Sie entstammen in erster Linie den Kohlenhydraten, während Säurebildung aus Fett zumeist erst sekundär bei vorbestehender abnormer Kohlenhydratzersetzung stattfinden dürfte. In diesem Sinne spricht jedenfalls die klinische Erfahrung, daß die meisten bei fettreicher Nahrung einsetzenden Diarrhöen ohne Beschränkung des Fettgehaltes durch geeignete Änderung der Art oder der Menge des Kohlenhydrates zum Schwinden gebracht werden können[1]). Zwischen den einzelnen Kohlenhydraten zeigen sich jene bemerkenswerten und praktisch wichtigen Unterschiede in der Vergärbarkeit, die bereits bei der Besprechung der Ernährung des gesunden Kindes hervorgehoben worden sind[2]). Am leichtesten gären die kristallinischen Zucker, voran der Milchzucker, erheblich schwerer die Dextrinmaltosegemische. Auch die Mehle geraten nicht so leicht und nur bei überreichlicher Bemessung in abnorme Zersetzung; die aufgeschlossenen „Kindermehle" und die mit Fett bereitete „Einbrenne" sind in dieser Hinsicht noch ungefährlicher, als die einfachen Mehle, von denen wiederum das „Kriegsmehl" am meisten Vorsicht verlangt. Gärungsfördernd wirkt die Molke[3]), gärungswidrig Kasein und Kalk[4]). Durch entsprechende Verschiebung der Nahrungszusammensetzung kann sonach ein weitgehender Einfluß sowohl nach der sauren als auch nach der alkalischen Seite ausgeübt werden, und deshalb spielt die „Korrelation" oder der „Nährstoffverband" bei der Gärungsentstehung und bei der Gärungsbekämpfung eine bedeutsame Rolle.

Im Vergleich zur Gärung kommt die **Fäulnis** als durchfallerzeugender Vorgang für das Säuglingsalter nur wenig in Betracht, und namentlich ist es noch durchaus fraglich, ob sie in irgendwelcher Beziehung zu dystrophischen und toxischen Allgemeinerscheinungen steht, wie die alten Pädiater lehrten und seit kurzem wiederum einige neuere argwöhnen. Wenn wirklich ein Kind bei faulenden Stühlen nicht gedeiht, so ist wahrscheinlich die Ursache davon nicht die Fäulnis, sondern Fäulnis und Nichtgedeihen sind beide nur Folgen eines Kohlenhydratmangels in der Nahrung und werden durch dessen Behebung umgehend beseitigt. Vorläufig darf man immer noch der Vorstellung anhängen, daß faulende Stühle — feste sowohl wie flüssige — nur als nebensächliche Komplikation, und zwar nur dann auftreten, wenn durch reichlich ergossene Sekrete in den unteren Darmabschnitten alkalische Reaktion erzeugt wurde. Diese Sekrete sind es auch, die faulen, nicht etwa, wie man früher glaubte, ein unverdauter Rest von Nahrungseiweiß.

In normalen Zeiten bietet der Darm des Säuglings nur verhältnismäßig wenigen **Bakterienarten** die Bedingungen zu reicher Entwicklung, und die Verteilung auch dieser wenigen vermag er bemerkenswerter Weise so zu regeln, daß im Dünndarm nahezu Keimfreiheit herrscht[5]). Dadurch werden auch Ort und Art der bakteriellen Zersetzungen des Chymus in entscheidender Weise beeinflußt. Diese Fähigkeit beruht nicht, wie ehedem angenommen wurde, auf einer bakteriziden Funktion des Epithels; sie ist vielmehr die selbstverständliche Folge des schnellen Ablaufs der normalen Dünndarmverdauung, die keine Stagnation aufkommen läßt, die der Ansiedlung von Bakterien Vorschub leisten könnte. Deshalb muß sie auch verloren gehen, wenn sich das Verhältnis zwischen Anforderung und Leistung in ungünstigem Sinne verschiebt. Das kann geschehen bald durch ein Überangebot von Nahrung, bald durch ein Überangebot leicht gärfähigen Zuckers, bald durch Schwächung des Organismus im ganzen

---

[1]) Vgl. S. 87.
[2]) Vgl. S. 79.
[3]) Vgl. S. 252.
[4]) Vgl. S. 266.
[5]) Moro, J. K. 61. A. K. 43. J. K. 84. 1916. Hahn, Klocman, Moro, J. K. 84. Tissier, Ann. de l'inst. Pasteur 20. II. 1905. Bessau-Bossert, J. K. 89. 1919.

und der Darmfunktionen im besonderen, wie sie durch einen Infekt, eine Überwärmung und andere äußere Schädlichkeiten hervorgerufen wird. Auch die artfremde Kuhmilch kann durch Verlangsamung der Darmverdauung[1]) für sich allein schon das Gleichgewicht stören. Jetzt kommt es zur verzögerten Erledigung des Inhaltes und in deren Gefolge zur Einwanderung und Wucherung der Bakterien in höher gelegenen Darmabschnitten. Entscheidend für die Entstehung von Durchfällen in Anschluß an diese „endogene Dünndarminfektion" ist dabei nicht sowohl eine vermehrte Bildung von Säuren, sondern das abnorme Auftreten von Säuerung überhaupt an Orten, die zur normalen Ableistung ihrer Verdauungsarbeit durchaus der normalen Reaktion bedürfen[2]).

Die **pathologische Darmflora**[3]) besteht nach Sittler in leichteren Fällen vorwiegend aus Enterococcus acidi lactici, Bact. coli und lactis aërogenes, in schweren aus Bact. coli in Gemeinschaft mit einem unbeweglichen, sporentragenden Buttersäurebazillus (= B. perfringens Tissier = Gasbrandbazillus). Nach anderen (Escherich, Salge) kann auch der Bac. acidophilus das Feld beherrschen. Gelegentlich kommen dazu bald in größerer, bald in kleinerer Menge noch allerlei „wilde Arten": Staphylo- und Streptokokken, Proteus, Pyocyaneus, peptonisierende Sporenträger und andere mehr.

Hungerdiarrhöen. Aus Tierversuchen ist bekannt, daß im Verlaufe der Inanition, und zwar als Zeichen des nahenden Endes Durchfälle eintreten, die oft sogar kolliquativen Charakter annehmen[4]). Das gleiche ist, und zwar oft schon früh, der Fall, wenn eine Nahrung verabfolgt wird, in der ein unentbehrlicher Bestandteil fehlt. Die Literatur über „qualitativ unzureichende Ernährung" liefert hierfür reichliche Beispiele. Es ist von großer praktischer Bedeutung, daß beide Arten von Hungerdiarrhöen — die infolge allgemeiner Inanition und die infolge partieller Inanition — auch beim Säugling vorkommen, nicht nur als Ausnahme, sondern als häufiges Ereignis. Es handelt sich dabei keineswegs immer um terminale Erscheinungen, sondern oftmals um sehr frühzeitige, die oft schon nach wenigen Tagen des Mangels einsetzen; und weiter haben sie keineswegs einen wirklichen Hunger zur Vorbedingung, sondern sie treten schon bei mäßiger Unterernährung auf (Fig. 17). Von den Durchfällen auf Grund partieller Inanition sind praktisch vor allem diejenigen infolge Kohlenhydratmangels wichtig (Fig. 61), und auch für diese gilt, daß unter Umständen bereits eine verhältnismäßig geringe Unterschreitung des individuellen Bedarfes zu ihrer Hervorrufung genügt. Daß auch ein Mangel an Ergänzungsnährstoffen gelegentlich in Betracht kommt, zeigen manche Fälle von infantilem Skorbut, deren Diarrhöen nach Beigabe frischer Nahrungsmittel ohne irgendwelche anderen diätetischen Maßnahmen verschwinden. Durchfälle infolge Alkalimangel sieht man manchmal bei Anwendung der molkenarmen Ekzemsuppe[5]). Auf diese Zusammenhänge eindringlich hinzuweisen ist um so notwendiger, als ihre Kenntnis gegenwärtig auch bei den Kinderärzten noch keineswegs allgemein ist.

Für gewöhnlich allerdings macht die Unterernährung Verstopfung; damit Durchfälle auftreten, bedarf es einer besonderen Veranlagung. In erster Reihe ist hier die konstitutionelle Hydrolabilität zu nennen[6]).

---

[1]) Vgl. S. 205.
[2]) Moro, l. c. 1916. Bessau-Bossert, l. c.
[3]) Lit. vgl. S. 27, ferner Marfan, R. m. 1899. Fischl, ibid. Leiner, W. kl. W. 1900. Nr. 51. Moro in Pfaundler-Schloßmann, Hb. d. Kinderheilk. Nobécourt, Infect. digestives des nourriss. Paris, Joanin, 1906. Sittler, D. wichtigsten Bakterientypen d. Darmflora b. Säugl. Würzburg 1906. Tobler-Bessau, l. c. Bessau-Bossert, l. c.
[4]) Vgl. Rosenstern, E. i. M. K. 7. 1911.
[5]) Vgl. unter Behandlung des Ekzems.
[6]) Vgl. S. 232.

Hydrolabile Kinder haben meist schon nach ganz kurzer Zeit ungenügender oder kohlenhydratarmer Ernährung dünne Stühle, die oft genug immer zahlreicher werden und das Gewicht und den Allgemeinzustand um so früher gefährden, je niedriger das Alter ist. Ich erinnere an die Erfahrungen beim Neugeborenen[1]). Empfindlich gegen Nahrungs-, Kohlenhydrat- und Alkalimangel sind ferner alle Kranken, deren Zustand sich der Dekomposition zuwendet[2]). War bis dahin der Stuhl fest, so wird er jetzt flüssig, war er bereits durchfällig, so wird er noch dünner und häufiger. Durch entsprechende Nahrungsänderungen kann die rückläufige Veränderung herbeigeführt werden, vorausgesetzt, daß es dazu nicht zu spät ist.

Bei der Erzeugung der Hungerdiarrhöen spielen Gärungen keine, oder wenigstens keine primäre Rolle, wennschon es möglich erscheint, daß sie auch im Hungerdarm sekundär Fuß fassen und verschlimmernd wirken. Möglicherweise handelt es sich um eine Abgabe von Gewebswasser in den Darm als Begleiterscheinung des Entquellungsvorganges, der, wie gleich zu zeigen sein wird, das Wesen der Dekomposition ausmacht.

Eine besondere Form des Durchfalls, bei der Inanition und Gärung zusammenarbeiten, ist diejenige, die bei länger fortgesetzter einseitiger Mehlkost entsteht. Weil hier die Salze und vor allem das Eiweiß fehlen, die zur Bildung reichlicher und wirksamer Verdauungssekrete notwendig sind[3]), wird das Mehl bald nicht mehr vollständig verzuckert und verdaut, und die zurückbleibenden Stärkemassen fallen der Zersetzung anheim.

Andere, ätiologisch und differentialdiagnostisch in Betracht kommende Arten sind die **Wärmestauungsdiarrhöen[4])**, ferner die **Diarrhöen der Kinder mit sensiblem Darm**, die unabhängig von der Art und Menge der Nahrung allein auf konstitutionell begründeter Hyperkinese und Hypersekretion beruhen. Die **Diarrhöen bei enteralen Infekten** seien nur der Vollständigkeit halber erwähnt. Die häufigen **Diarrhöen bei parenteralen Infekten** gehen z. T. auf toxische Reizung des Darmes zurück, gleich den Diarrhöen älterer Kinder bei Angina, Scharlach und ähnlichen akuten Allgemeinstörungen, z. T. beruhen sie auf Gärungen, die sich sekundär in dem geschädigten Organ festsetzen, z. T. wohl auch auf Inanition. Toxischen Ursprungs sind aller Wahrscheinlichkeit auch die stürmischen **Durchfälle bei den Trophotoxikosen[5])**.

Pathogenese der dystrophischen Allgemeinschädigung. Daß bei bestehenden Hungerdurchfällen auch die nachteilige Beeinflussung des Gesamtorganismus genau wie bei der einfachen Dystrophie eine Folge des Nährstoffmangels ist, versteht sich von selbst. Aber auch der Vorgang bei Gärungsdiarrhöen läuft letzten Endes auf das gleiche hinaus. Hier werden zwar genügend Nährstoffe zugeführt, aber sie kommen nicht zur regelrechten Verwertung. Schon durch den beschleunigten Durchgang wird ein Teil von ihnen sowie vom Wasser der Aufsaugung entzogen. Vor allem aber leidet durch die Vergärung der Wechsel gerade desjenigen Stoffes, der für die Quellung und den Ansatz überhaupt der wichtigste ist, des Kohlenhydrates. Der innere Stoffwechsel des Kindes mit Gärungsdiarrhöe gerät infolge Verzehrung des Kohlenhydrates durch pathologische Darmzersetzung ebenso in Kohlenhydrathunger, wie derjenige des gesunden Kindes, dessen Kost zu wenig Kohlenhydrat enthält, und hier wie dort ist wegen gleicher Störung der Alkali-, Eiweiß- und Wasserretention eine Hemmung des Quellungsansatzes die Folge. In diesem Sinne sind auch die bisher vorliegenden Stoffwechselbefunde[6]) zu deuten, deren

---

1) Vgl. S. 107 und Fig. 61.
2) Vgl. S. 217.
3) Vgl. P. F. Richter, Jahreskurse f. ärztl. Fortbild. März 1915.
4) Vgl. S. 346.
5) Vgl. S. 254.
6) Jundell, Z. K. 8. 1913. Talbot u. Hill, A. J. dis. ch. Sept. 94.

wichtigstes Ergebnis mir die Herabsetzung der Aufnahme der Alkalien, insonderheit auch die des wasserspeichernden Natrons zu sein scheint. Wenn oben der klinische Begriff der einfachen Dystrophie im großen und ganzen mit dem ätiologischen der Inanition aus äußeren Gründen gleich gesetzt wurde, so entspricht somit derjenige der dyspeptischen Form der Dystrophie, soweit er mit Gärungszuständen einhergeht, der Inanition aus inneren Gründen.

Einer etwas anderen Art der „Dyspepsie" sind die bei Frühgeborenen, ekzematösen, aber auch bei manchen ausgetragenen Neugeborenen nicht seltenen Gewichtsstillstände zugehörig, bei denen, als Hinweis auf eine vorhandene **Verdauungsschwäche**, reichlich Fett im Stuhle erscheint[1]). Mit zunehmendem Alter schwindet gewöhnlich diese Unvollkommenheit von selbst, und gleichzeitig setzt die normale Entwicklung ein. Durch entsprechende Koständerung kann dieser Umschwung beschleunigt werden.

f) Pathogenese der Dekomposition.

Entstehung des Körperschwundes. War bei der Dystrophie im wesentlichen nur die Bildung neuen Ansatzes behindert, das vorher Angesetzte aber in Masse und Struktur nicht mehr bedroht, als es gegebenenfalls einem höheren Grade von Unterernährung entspricht, so ist das Kennzeichen des schweren Ernährungsschadens der rasch fortschreitende Körperschwund, der sich bis zur äußersten Abmagerung fortsetzen kann. Ihn gilt es nunmehr zu erklären.

Man hat lange Zeit die „Auszehrung" der Säuglinge als ein Verhungern angesehen; und da dieses Verhungern erfolgte trotz genügender oder wenigstens scheinbar genügender Zufuhr von Nahrung, so schloß man auf eine Verschlechterung der Verdauung und Resorption, die verhindere, daß das Aufgenommene dem Körper zugute komme. Daher die früher erwähnte Lehre von der Darmatrophie; auch der dunkle Begriff der „Tabes mesaraica" wurzelte in ähnlichen Vorstellungen. Aber so groß nun auch, wie gleich zu zeigen sein wird, die Rolle des Nährstoffmangels bei der Entstehung des Dekompositionsverfalles ist, ihn leichthin einem Hungerzustand gewöhnlicher Art, etwa infolge übergroßer Verluste von Nährmaterial durch Vergärung und beschleunigten Durchgang, gleichzusetzen, geht nicht an. Das verbietet sich bereits auf Grund der vergleichenden Betrachtung des Kurvenverlaufs bei Unterernährung und bei Dekomposition. Bei der ersten fällt das Gewicht verhältnismäßig langsam, offenbar weil der Abbau auf das niedrigste Maß beschränkt und in die hungernden Gewebe Wasser eingelagert wird[2]); betrachtet man nur kurze Perioden, so kann eine Abnahme sogar vollständig vermißt werden. Man erinnere sich des Verlaufes bei lang hingezogenem Pylorospasmus. Ganz anders die Dekomposition. Hier herrscht von Anfang an die steile Linie, die immer entschiedener nach abwärts strebt und schließlich in parabolischem Falle das Ende erreicht. Unmöglich kann an diesem ganz andersartigen Verlaufe die Unterernährung allein die Schuld tragen, auch in denjenigen Fällen nicht, wo die Nahrungszufuhr wirklich ungenügend ist. Und ebensowenig kann in den Fällen, die mit dyspeptischen Stühlen einhergehen, die Inanition aus inneren Gründen infolge Ausfalles eines Teiles der eingeführten Nährstoffe durch den abnormen Darmchemismus den Sturz erklären. Denn bei der dyspeptischen Form der Dystrophie bestehen die gleichen Verdauungsverhältnisse ohne die gleichen schweren Folgen; zudem ist bei einer Beschränkung der äußeren Zufuhr, die weitaus größer ist, wie das mögliche Maximum eines Verlustes durch Vergärung und Resorptionsverschlechterung, ähnliches laut Ergebnis des klinischen Experimentes

---

[1]) Vgl. S. 147.
[2]) Aron, J. K. 86.

bei normal konstituierten Kindern unbekannt. Abgaben von dieser Steilheit und Größe, die in Tagen zu einer Höhe ansteigen, die bei Dystrophikern als Folge der Inanition aus äußeren oder inneren Gründen erst in Wochen erreicht werden, können vielmehr nur durch **krankhafte Verluste von Körperwasser** bewirkt sein. Will man beim normalen Organismus einen vergleichbaren Zustand finden, so muß man nach Kranken suchen, die nicht nur hungern, sondern zugleich auch dürsten.

Diese Unfähigkeit des Dekomponierten zum Festhalten seines flüssigen Bestandes, trotz andauernden Zustroms von Wasser, kann ihre Grundlage nur in einer **Schädigung des wasserbindenden Mechanismus** haben. Es fehlt an jener Festigung des Quellungszustandes, vermöge deren sonst auch ernsten Angriffen gegenüber der Wasserspiegel unverändert hochgehalten wird. Die osmoregulatorische Einrichtung ist schadhaft, und jeder Anstoß, der den nunmehr nur durch die labile Quellung vermittelten Zusammenhalt erschüttert, führt zur Entquellung und zur Abgabe der wasserspeichernden Stoffe mitsamt dem vordem gebundenen Wasser in die Zirkulation. Die Schnelligkeit des Verfalls der Dekomposition und zugleich seine große Gefahr beruht darauf, daß primär nach Lockerung des früher eingegangenen Verbandes so große Mengen von N und namentlich Alkali den Geweben entzogen und mit dem Quellungswasser ausgeschieden werden, daß schwere und schließlich lebensbedrohende Unterbilanzen zustande kommen[1].

Zu diesen Vorgängen, die die steilen und plötzlichen Abwärtsbewegungen des Körpergewichtes erklären, tritt als Ursache der Abmagerung und des Fettschwundes unterstützend noch die **Inanition**. Durch die Vergärung der Kohlenhydrate gehen große Energiemengen verloren, gleichzeitig wird durch Hemmung der Spaltungen und schnellen Transport auch die Fettresorption beeinträchtigt. Dazu kommt zumeist die aus therapeutischen Gründen eingeleitete Beschränkung der Zufuhr. Summiert man das alles zu den Folgen des Alkaliverlustes, so ist der schnelle Verfall wohl verständlich.

Verständlich werden unter dem Gesichtspunkte der Demineralisation bis zu einem gewissen Grade auch die **Begleiterscheinungen des Körperschwundes**. Daß Salzhunger und Kohlenhydrathunger Untertemperaturen machen, beweist das Verhalten mit salzarmen oder kohlenhydratarmen Mischungen ernährter, gesunder Kinder. Ausblicke eröffnen sich auf die Genese der Puls- und Atmungsanomalien: Störungen in den Mengenverhältnissen der Ionen, wie sie auf Grund der Störungen im Mineralstoffwechsel der dekomponierten Kinder als vorhanden angenommen werden dürften, sind nach den Lehren der neueren Physiologie sehr wohl imstande, einen krankhaften Ablauf dieser Funktionen zu bewirken.

Der Verlust so lebenswichtiger Stoffe, wie es Wasser und Salz sind, erklärt schließlich allein schon den **Tod** vieler Kinder. Sie sterben an Entwässerung und an „Salzhunger", an Demineralisation. Das bleibt, wie Czerny und Steinitz zutreffend ausführen, auch bestehen, trotzdem die Analysen ganzer Kinderleichen[2]) — insofern nicht ganz akute terminale Katastrophen den Salz- und Wassergehalt änderten — eine Abweichung der Aschenzusammensetzung von der Norm nicht erkennen lassen. Die genannten Forscher ziehen zur Erklärung dieser Tatsache die Theorie von der Konstanz der chemischen Zusammensetzung des Körpers heran, nach der die Entziehung eines einzelnen integrierenden Bestandteiles nicht einfach Verarmung an dem betreffenden Stoffe, sondern gleichmäßige Gewebseinschmelzung nach sich zieht. Es wäre aber auch möglich, daß in lebenswichtigen Organen Verschiebungen der Zusammensetzung stattfinden, aber durch gegenteilige Vorgänge an anderen Stellen ausgeglichen werden und deshalb in der Analyse der Gesamtasche nicht zum Ausdruck kommen.

Undurchsichtig sind gegenwärtig noch jene eigentümlichen **terminalen Erscheinungen von nervöser und toxischer Färbung**, die bei vielen, langsam sterbenden Kindern

---

[1]) Stoffwechselversuche von Steinitz, J. K. 57. L. F. Meyer, J. K. 71. 1910. Marfan, Dorlencourt, Saint-Girons, Bull. d. l. soc. d. pédiatr. d. Paris. 15. Nr. 9. 1913.

[2]) Sommerfeld, A. K. 30. 1900. Steinitz, J. K. 59. 1904. Steinitz u. Weigert, M. K. 4. 1905 u. Hofmeisters Beitr. 6. 1905. Klose, J. K. 80. 1914.

dem endlichen Erlöschen tagelang vorausgehen. Klinische Unterschiede erwecken die Vermutung, daß hier Vorgänge verschiedener Art im Spiele sind. Die neueren Feststellungen der Physiologen über lähmende oder reizende Wirkungen der verschiedenen Kationen lassen die Frage aufwerfen, ob für gewisse Zustände die Ursache nicht ebenso in einer Störung des Ionenverhältnisses und Überwiegen einer einzelnen Wirkung zu suchen ist, wie für die Veränderung des Pulsrhythmus und der Atmung. Andere Verläufe wiederum leiten darauf hin, daß sich gegen das Lebensende eine komatöse, nicht mit stürmischen Diarrhöen einhergehende Intoxikation entwickelt. Wahrscheinlich ist sie die Folge einer schweren, auf Fermenterschöpfung beruhenden Leberinsuffizienz[1]), die terminal eine zur Autointoxikation führende Oxydationsstörung verschuldet. Hier knüpfen sich Beziehungen der Dekomposition zur Intoxikation, auf die an anderer Stelle noch Bezug genommen werden wird[2]). Alles in allem dürften in diesen agonalen Zuständen so mannigfaltige innere Störungen zusammenwirken, daß eine zuverlässige Analyse selbst bei vermehrter Kenntnis des inneren Stoffwechsels nur schwer möglich werden wird.

Auslösung des Dekompositionssturzes. Die Anlässe, die die Entquellung und Demineralisation herbeiführen, sind dieselben, die beim normalen Kinde den Fortgang des Quellungsansatzes verhindern, und der Unterschied besteht nur darin, daß bei ihm die Abgabe vom festen und flüssigen Bestand bald ihr Ende erreicht, während die gewebliche Anomalie des Dekomponierten eine solche selbstätige Beschränkung nicht zuläßt. Zum Gewichtssturz führt sonach jede **Änderung der Ernährungsweise,** die den Fortgang der Wasserspeicherung unterbricht, also die allgemeine Unterernährung und die ungenügende Zufuhr eines oder mehrerer der Glieder des quellungserzeugenden Nährstoffringes. Daher die bösen Folgen zu knapper Kostbemessung, der Darreichung von Milchmischungen mit unzulänglichem Kohlenhydratzusatz (Fig. 96), und umgekehrt trotz Kohlenhydratreichtums die von eiweiß- und salzarmen Mehl- und Schleimsuppen. Dem äußeren Mangel gleich wirkt der durch innere Vorgänge entstandene; daher die Dekomposition bei **Verdauungsstörungen,** die den Kohlenhydratstoffwechsel und damit den N- und Alkaliansatz gefährden. Auf die Schädigung des Quellungsvorganges und Quellungszustandes läuft letzten Endes auch der vielleicht häufigste Anstoß zum Gewichtssturz hinaus, die **Infektion.**

Es gibt Fälle, wo nur einer dieser drei Hauptanlässe wirksam ist. Namentlich bei Neugeborenen und jungen Säuglingen ist mir die Dekomposition durch Unterernährung (Fig. 17) oder Kohlenhydratmangel (Fig. 61) allein recht häufig vorgekommen, eingeleitet durch zu ängstliche Nahrungsbemessung, beschleunigt durch später eingeleitete Nahrungsentziehung, die vorgenommen wurde in der irrigen Meinung, daß Abnahme und Durchfall auf dyspeptischen Vorgängen beruhen[3]). Viel seltener sieht man reine Fälle auf Grundlage von Verdauungsstörungen; denn hier pflegt die aus therapeutischen Gründen vorgenommene Nahrungsbeschränkung zumeist in Bälde der Inanition das Feld freizugeben. Bei irgend längerer Dauer sind neben- oder nacheinander gewöhnlich sämtliche Ursachen beteiligt.

Bedeutung der konstitutionellen Hydrolabilität. Wenn die gleichen Faktoren, die bei einer Gruppe von Kindern so leichte Nachteile bewirken, bei einer andern so schwer und tief in das Gefüge des Organismus eingreifen, so ist das nur verständlich unter der Voraussetzung primärer konstitutioneller Verschiedenheiten. Wie so vielfach in der Säuglingsheilkunde, so ist auch bei der Entstehung der Dekomposition der Schluß auf die Beteiligung einer besonderen Bereitschaft unabweisbar. Sie bietet sich von selbst in Gestalt der konstitutionellen Hydrolabilität, deren Beziehungen

---

[1]) Vgl. S. 256.
[2]) Vgl. S. 259.
[3]) Vgl. S. 295.

zum Alter und zu anderen Teilbereitschaften und deren Reaktion auf die hier
in Frage kommenden äußeren Einflüsse an früherer Stelle dargelegt worden sind.
Je stärker sie ausgebildet, auf desto geringfügigere Einflüsse hin und desto früher
gelangt die Dekomposition zur Ausbildung, desto schwerer ist sie vermeidbar und
behebbar; je weniger ausgesprochen sie ist, desto erheblicher muß der Anlaß sein,
der die gefährliche Wendung anbahnt. So gibt es geborene Kandidaten der
Dekomposition, deren Schicksal bei künstlicher Ernährung von vornherein
besiegelt ist, und andere, die zu schützen es nicht allzu großer Kunst bedarf.
Immerhin unterscheiden auch sie sich noch sehr zu ihren Ungunsten vom durchaus vollwertigen Säugling, dessen Widerstandsfähigkeit auch in den ersten
Lebenswochen zu bewundern man oftmals Veranlassung hat.

Dekomposition normal konstituierter Säuglinge. Kann durch besonders
ungünstige Verhältnisse auch die normale Konstitution gebrochen werden?
Kann, mit anderen Worten, der Zustand mangelhafter Festigung des Gewebs-
bestandes, der bei der Hydrolabilität angeboren ist, erworben werden, etwa
dadurch, daß durch entsprechende Einwirkungen ein Verbrauch oder eine Zerstörung der festigenden Elemente statt hat? So weit das überhaupt möglich,
bedarf es dazu Schädigungen von einer Schwere und Dauer, wie sie verhältnismäßig selten gegeben sein werden. Namentlich die Unterernährung wird lange
Zeit erstaunlich gut vertragen. Immerhin möchte ich nach Erfahrungen an
schweren Pylorospastikern, sowie nach lange zurückliegenden Beobachtungen
bei darmkranken Säuglingen, die ihrer hartnäckigen, wahrscheinlich infektiösen
Durchfälle wegen wiederholten, langen Hungerkuren unterworfen wurden, annehmen, daß die Hungeratrophie schließlich in wirkliche Dekomposition
übergehen kann. Als Zeichen dafür, daß das bislang widerstehende Zell-
gefüge gelockert wird, kann, zugleich mit dem stärkeren Gewichtssturz, das
Einsetzen dünner Entleerungen gelten, die durch Abgabe des freigewordenen
Gewebswassers in den Darm zustande kommen dürften[1].

Fraglich erscheint, ob Verdauungsstörungen allein ohne Beihilfe von
Hunger und Infekt die normale Konstitution untergraben können. Dagegen sind
Infekte wahrscheinlich sehr wohl dazu imstande. Dekomposition durch Infekt
ist zwar seltener, als die toxische Ernährungsstörung gleichen Ursprungs, aber es
kommt doch oft genug vor, daß die bislang durch Fieber und mangelhafte Nahrungszufuhr erklärte, langsam fortschreitende Konsumption schließlich in den
typischen Dekompositionssturz mit allen seinen Begleiterscheinungen übergeht.
Solches ereignet sich namentlich bei Lungenerkrankungen, ausgedehnten Pyodermien und im Endstadium der Tuberkulose. Auch hier steht natürlich immer
die Beteiligung der Inanition mit zur Erörterung.

Ein Wort ist noch erforderlich über die **Bedeutung der Verdauungsstörungen
und Darmgärungen innerhalb der Pathogenese der Dekomposition,** wie sie hier
aufgefaßt wird. Im Gegensatz zu den üblichen Anschauungen, die ihnen die
Hauptrolle zuweisen und anderes daneben kaum erörtern, gelten sie nur als
einer von mehreren Faktoren, dessen Mitwirkung keineswegs unerläßlich ist.
Gibt es doch auch Fälle von Dekomposition ohne jeden Durchfall und ohne
Zeichen abnormer Gärungen (Fig. 46). In anderen Fällen setzen die Diarrhöen
erst nach Beginn des Gewichtssturzes ein, sind also nicht dessen Ursache,

---

[1] Ich möchte hier der Vermutung Ausdruck geben, daß die „prämortale Steigerung
der N-Ausscheidung" im Hunger, die die Voitsche Schule mit dem schließlichen Schwund
des disponiblen Körperfettes in Verbindung bringt, nicht dieser Ursache, sondern der terminalen Entquellung infolge Verbrauches der Festigungssubstanzen zuzuschreiben ist. Damit
würde die abgelehnte Auffassung von N. Schulz (M. m. W. 1899. S. 509) eine Stütze erhalten, die auf eine primäre Hungerschädigung des Protoplasma Bezug nimmt.

sondern erst seine Folge. Da, wo den Gärungen ihre Teilnahme gelassen
werden muß, wurde diese nur im Sinne einer Inanitionswirkung aufgefaßt:
die enterale Störung des Kohlenhydratstoffwechsels hat für die Vorgänge
jenseits des Darmes dieselben Folgen, wie der primäre Kohlenhydratmangel: Behinderung der Alkali-, N- und Wasserretention, die bei konstitutioneller Hydrolabilität Entquellung und Abgabe von Wasser und Alkali
in den Darm zur Folge hat. Diese Anschauung dürfte den wirklichen Verhältnissen näher kommen, als die bisher vertretene, nach der die gesteigerte Mineral-
abgabe und der Gewebsabbau direkt durch die Gärung bewirkt sein sollten.
Danach sollen die Verluste durch Bindung an die in vermehrter Menge entstehenden niederen Fettsäuren zustande kommen. Zur Deckung dieser Verluste
werden zunächst allfällige disponible Vorräte herangezogen; nach deren Verbrauch muß das Alkali der Gewebe herhalten. Dies führe zum Zerfall von Körpersubstanz (Czerny, Steinitz), da infolge des gesetzmäßigen Bestrebens, die
relative Zusammensetzung unter allen Umständen zu wahren, die Entnahme
eines notwendigen Bausteines den Untergang der ganzen Zelle zur Folge hat.
Valenzberechnungen[1]) aber zeigen, daß durch solche chemische Bindung
nur ein Teil des Fehlbetrages gedeckt ist, so daß noch eine andere Ursache mitspielen muß. Außerdem besteht bei einfacher Dyspepsie trotz starker Säuerung
keine negative Alkalibilanz. Sonach führt auch dieser Weg zu dem Schlusse, daß
die Alkalientziehung nicht das Primäre sein kann, sondern der Alkaliverlust
wird erst sekundär möglich, wenn vorher durch übergeordnete Einwirkungen
die Alkalibindung in den Geweben gelockert war.

g) Zusammenfassung.

Ein Überblick über die berichteten Tatsachen und Folgerungen läßt etwa
folgende **Vorstellung über die Pathogenese der Ernährungsschäden** gewinnen.

Das Gewebswachstum vollzieht sich zunächst durch Quellung, in einer
zweiten Phase erfährt der Zusammenhalt der durch die Quellung eingelagerten
Gewebsbausteine eine Festigung, mit der erst der Aufbau beendet ist. An der
Quellung sind Wasser, Salze, Eiweiß und Kohlenhydrat beteiligt; die Festigung
darf vielleicht als eine Funktion des Lipoidstoffwechsels angesprochen werden.
Die durch sie geschaffene Struktur verleiht dem Körper die Fähigkeit, den Aus-
und Eintritt des Wassers und der Alkalisalze zu regeln und dadurch den von
wechselnden Ernährungsverhältnissen abhängigen Zu- und Abstrom der osmotisch
wirksamen Elemente ohne Schaden zu beherrschen.

Vorbedingung für das Entstehen eines vollwertigen Gewebsansatzes ist
einmal die hinreichende Versorgung des wachsenden Gewebes mit allen Stoffen,
die zum Aufbau nötig sind, sodann eine normale Funktion der inneren Kräfte,
die dem Gewebsaufbau dienen, schließlich das Fernbleiben aller äußeren
Schädigungen, die hemmend in den Wachstumsvorgang eingreifen können.

Ungenügende Versorgung der Gewebe mit Baumaterial, sei es infolge ungenügenden Angebotes, sei es infolge abnormer Darmzersetzungen und verschlechterter Resorption bewirkt eine Hemmung des Aufbaues, eine Dystrophie.
Ob von allen Nährstoffen zu wenig aufgenommen wird oder nur von einem
einzigen, bedeutet für das Endergebnis keinen wesentlichen Unterschied. Eine
Hemmung des Aufbaues trotz allseitig genügenden Angebotes von Baumaterial
kann auch durch Infekte hervorgerufen werden; soweit dabei nicht ebenfalls
verringerte Nahrungszufuhr im Spiele ist, ist der Mechanismus dieser Störung
noch nicht geklärt.

---

[1]) Cronheim u. Müller, Bioch. Z. 9. 1908. Bahrdt, J. K. 71. 1910. L. F. Meyer,
ibid. Jundell, l. c. Bahrdt u. McLean, Z. K. 11. 1914.

Normalerweise ist die die Osmoregulation gewährleistende Struktur bereits beim Neugeborenen gut entwickelt; unter Umständen dagegen ist sie noch mangelhaft und festigt sich erst im Laufe des ersten Trimenon; bei anderen Kindern bleibt die Rückständigkeit bis über das erste Jahr hinaus erhalten. Als Zeichen dieser konstitutionellen Schwäche erscheint eine Hydrolabilität, die sich klinisch in der Neigung zu großen Gewichtsschwankungen, im Stoffwechselversuch in der Labilität des Wasser- und Salzhaushaltes ausspricht. Ein dieser konstitutionellen Hydrolabilität gleicher Zustand kann wahrscheinlicherweise auch von normal Veranlagten im Verlaufe langdauernder Unterernährung, oder konsumierender Erkrankungen erworben werden. Vermutungsweise beruht das darauf, daß unter diesen Verhältnissen die Neubildung der zelldichtenden Substanzen gehindert und der vorhandene Bestand allmählich aufgebraucht wird.

Betrifft der eine oder der andere der oben erwähnten Schäden ein normal beschaffenes Kind, so entsteht eine Dystrophie; betrifft er ein hydrolabiles, so ist die Vorbedingung zur Dekomposition gegeben. Infolge des rückständigen Zellaufbaues seiner Hauptstütze beraubt, beruht hier der Zusammenhalt der vorher durch Quellung eingelagerten Stoffe und damit auch die Bindung des Quellungswassers im wesentlichen nur noch auf jener hinfälligen Vereinigung, die durch die Quellung selbst vermittelt wird. Ein jeder Anstoß, der geeignet ist, auch diesen Halt noch zu erschüttern, muß den Austritt der Teile aus dem lockeren Verbande herbeiführen. Solche Anstöße sind vor allem verringerte Zufuhr eines oder aller der den Quellungszustand unterhaltenden Nährstoffe, insonderheit der Alkalien und des Kohlenhydrates, wie das bei Verringerung der Nahrungsmenge, Verringerung des Kohlenhydratgehaltes der Nahrung oder Darreichung salz- (molken-) ärmerer Nahrung statthat, sodann ungenügende Versorgung des inneren Stoffwechsels mit Kohlenhydrat und Salz infolge Vergärung und Resorptionsverschlechterung bei dyspeptischen Zuständen, in dritter Linie Infekte. Jetzt lösen sich die bereits gelockerten Glieder des wasserspeichernden Ringes aus den Zellen und verlassen mitsamt dem frei gewordenen Wasser unter steiler, die Entquellung anzeigender Abnahme durch Darm und Niere den Körper.

2. Pathogenese der Toxikosen.

a) Allgemeines.

Der Symptomenkomplex der Intoxikation kann im Verlaufe von pathologischen Zuständen verschiedener Grundlage zur Entwicklung gelangen. Er findet sich bei allen akuten **Erkrankungen des Magendarmkanals** bei rein funktionellen ebenso wie bei entzündlichen, und kann so als primäre Störung aus einer sicher alimentären Dyspepsie ebenso herauswachsen, wie als sekundäre aus einer ruhr- oder typhusartigen Infektion[1]). Ein toxisches Endstadium ist ferner bekannt bei Kindern, die an **Inanition** oder **Dekomposition** zugrunde gehen. Auch viele von den **Wärmestauungskrankheiten** der heißen Sommertage zeigen das typische Bild der Intoxikation. Vor allem droht die toxische Katastrophe auch bei allen Arten der **akuten parenteralen Infekte,** und zwar nicht nur bei den schweren, wo gleiches auch vom älteren Kinde und vom Erwachsenen bekannt ist, sondern befremdlicherweise auch bei den leichten und leichtesten, die späterhin kaum jemals eine solche bedrohliche Wendung nehmen. Die Neigung namentlich jüngerer Säuglinge, auch bei geringfügigen Grundkrankheiten, wie beispielsweise einem Schnupfen, einer

---

[1]) Es ist wohl überflüssig, darauf hinzuweisen, daß die hier betrachtete Trophotoxikose nach jeder Richtung, vor allem auch schon symptomatisch, etwas ganz anderes ist als der durch das Gift der Ruhrbakterien erzeugte allgemeine Vergiftungszustand.

Varizellenerkrankung, ja selbst der Impfung, in den toxischen Zustand zu verfallen, ist eine der auffälligsten Eigenheiten der Pathologie des ersten Lebensjahres.

Wenn so die Intoxikation nicht einer Krankheit oder einer Gruppe nahe verwandter Krankheit eigen ist, wenn vielmehr ätiologisch sehr verschiedenartige Dinge sie herbeiführen können, so bleibt kein Raum für eine Auffassung, die das Verständnis für ihr Wesen in spezifischen Eigenschaften der krankheitsauslösenden Faktoren sucht. Man kann sie vielmehr nur deuten als **eine spezifische, in bestimmten Symptomen offenkundig werdende Veränderung des Organismus, die in immer gleicher Art unter ursächlich verschiedenen Einflüssen immer dann entsteht, wenn die Schädigung des Organismus einen bestimmten, zu ihrer Hervorbringung erforderlichen Grad erreicht.**

Wenn man nun Umschau hält, wo etwa in der übrigen Pathologie symptomatisch gleichwertige Zustände gefunden werden, so wird man zu jenen großen Stoffwechselkatastrophen hingeleitet, wie sie im Coma diabeticum und uraemicum gegeben sind. Noch jeder, dem man einen typischen Fall in dieser Beleuchtung vorführte, hat zugeben müssen, daß zwischen diesen Selbstvergiftungen und der Intoxikation des Säuglings die weitgehendsten Analogien bestehen. Auch die Intoxikation muß ein **Stoffwechselkoma** sein, und die spezifische Veränderung des Organismus, von der oben gesprochen wurde, muß in dem Sinne wirken, daß sie schwere **allgemeine Störungen im intermediären Stoffwechsel** zur Folge hat, die zur Bildung toxischer Stoffwechselprodukte führen. In Bestätigung dieses auf klinischen Beobachtungen gegründeten Schlusses hat die genauere Untersuchung[1]) tiefgreifende Anomalien in der Verarbeitung aller Klassen von Nährstoffen kennen gelehrt, und zu dem Endergebnis geführt, daß hier ein, in Begleitung einer echten Azidose einhergehendes Versagen der gesamten inneren Oxydationsvorgänge vorliegt.

Die Insuffizienz der Kohlenhydratverbrennung wird schon klinisch durch die alimentäre Glykosurie bewiesen. Im Verein mit dem Hunger und begünstigt durch die mit den Durchfällen verbundenen Alkaliverluste[2]) erzeugt sie eine Azidose, die sich durch gesteigerten Azetongehalt des Urins, gelegentliches Auftreten von Azetessigsäure und sehr hohe, von der Ernährung teilweise unabhängige NH_3-Ausscheidung (bis 49 Prozent des Harn-N) zu erkennen gibt. Sie beweist auch die Störung im Abbau des Fettes. Daneben besteht vermehrter Eiweißzerfall und behinderter Eiweißabbau, wie aus dem Vorkommen vermehrter Aminosäuren[3]) und vermehrten Neutralschwefels[4]) im Harn hervorgeht. Pfaundler[5]) und Brüning[6]) stellten eine Herabsetzung der oxydativen Kraft der Leber fest, L. F. Meyer und Rietschel[7]) zeigten, daß Glykokoll zum Teil unverbrannt den Körper wieder verläßt; die Umwandlung von Benzol in Phenol geht mangelhaft vonstatten[8]). Klinische Erfahrungen lassen mich ähnliches für Chloral annehmen. Die Säuerung der Gewebe, namentlich der Leber, wurde direkt von Ylppö[9]), vermittels Färbemethoden von Tugendreich[10]) und Rott[11]), die vermehrte Säuerung im Blute durch Feststellung erhöhter H-Ionenkonzentration von Salge[12]) und Ylppö[9]) nachgewiesen.

Welcher Art ist nun die Veränderung, die diesem Zusammenbruch des Stoffwechsels zugrunde liegt, und wie entsteht sie? Welcher Art und welcher Herkunft

---

[1]) Lit. Czerny-Keller, Hb. Bd. 2. L. F. Meyer, J. K. 65. Tobler-Bessau, l. c.
[2]) Vgl. S. 241.
[3]) Hadlich u. Großer, J. K. 72. 1911. Simon, Z. K. 2. 1911.
[4]) Tobler, V. G. K. Salzburg 1909.
[5]) J. K. 54.
[6]) M. K. 2. Nr. 3.
[7]) B. Z. 3.
[8]) V. G. K. Hamburg 1901.
[9]) Z. K. 14. 1916.
[10]) B. kl. W. 1908. Nr. 18.
[11]) M. K. 7. Nr. 5. Dagegen Koch, M. K. 8. Nr. 8.
[12]) Z. K. 4. 1912.

sind die Gifte, deren Wirkung wir in Gestalt der klinischen Symptome vor uns sehen? Soweit auf diese Fragen zurzeit eine Antwort möglich scheint, soll sie in folgendem gegeben werden. Es erscheint dabei zweckmäßig, die Verhältnisse für jede Ätiologie gesondert darzulegen[1]).

b) Pathogenese der primären alimentären Toxikosen.

Die Nahrung als Quelle der Gifte. Schon vor anderthalb Jahrhunderten lehrten John Brown und Broussais, daß durch reichliche Nahrungszufuhr Fieber erzeugt werden könne. Diese Lehren sind vergessen worden — und doch enthielten sie eine wichtige Wahrheit. Denn es gelingt ohne Schwierigkeit, den Nachweis zu führen, daß beim magendarmkranken Säugling vielfach Temperaturerhebungen und toxische Symptome vorkommen, deren Entstehen und Vergehen in bindender Abhängigkeit von der Ernährungsweise stehen und die deshalb mit Fug als **alimentäres Fieber** und **alimentäre Intoxikation** bezeichnet werden dürfen.

Jedem Arzte ist es geläufig, daß die **Nahrungsentziehung** bei vielen fieberhaften Ernährungsstörungen die therapeutisch wirksamste Maßnahme darstellt und daß insbesondere die in Anschluß an rein funktionelle „dyspeptische" Erkrankungen entstandenen Allgemeinsymptome auf sie reagieren. Es ist in der Tat überraschend, wie geradezu kritisch oftmals die **Entfieberung** oder die **Entgiftung** der Verordnung eines Hungertages folgt (Fig. 50).

Ebenso wie durch Nahrungsentziehung das Fieber und seine Begleiterscheinungen beseitigt werden können, ebenso kann man sie wiederkehren sehen, wenn nach vollendeter Entgiftung die Ernährung nicht mit der gebotenen Vorsicht, sondern in brüsker Weise wieder aufgenommen wird. Was für den Rückfall gilt, gilt auch für den ersten Anfall. In vielen reinen, nicht durch komplizierende Einflüsse (Hitze, Infektion) getrübten Fällen, wo man Gelegenheit hat, die Entstehung der Symptome mit eigenen Augen zu verfolgen, läßt sich feststellen, daß die Verschlimmerung an eine Erhöhung der Nahrungsmenge oder an eine unzweckmäßige Änderung der Nahrungsart anschließt. So hat man es innerhalb weiter Grenzen in der Hand, die Krankheitserscheinungen nach Willkür zu bessern oder zu verschlimmern.

Rolle der einzelnen Nahrungsbestandteile. Alimentäres Fieber und alimentäre Intoxikation wird in auffälliger Häufigkeit bei reichlich mit Zucker versetzten Mischungen beobachtet, und namentlich bei der nach Vorschrift stark gezuckerten Buttermilch kommen sie so oft vor, daß man von einem „Buttermilchfieber" gesprochen hat[2]). Der Verdacht, daß der **Zucker** pathogenetische Bedeutung besitzt, läßt sich leicht bestätigen. Genügt doch wenigstens in beginnenden und leichten Toxikosen vielfach seine Ausschaltung zur Beseitigung des Fiebers, erneute Beigabe zur Herbeiführung der Wiederkehr (Fig. 62). Ihrer pyretogenen Kraft nach stellen sich dabei die verschiedenen Zuckerarten in dieselbe Ordnung, wie es bezüglich der Erzeugung von Darmgärungen der Fall ist[3]): Milchzucker steht voran, etwas weniger wirksam ist der Kochzucker; im weiten Abstand erst folgen Malzextrakt und Dextrinmaltosepräparate.

Diese temperaturerhöhende und vergiftende Eigenschaft entfaltet der Zucker, von seltenen Ausnahmen abgesehen. auch bei großen Gaben nicht immer, sondern nur unter einer bestimmten Voraussetzung, nur dann nämlich, wenn gleichzeitig Milch oder **Molke** verabreicht wird oder sich bereits im Darm

---

[1]) Über Intoxikation bei Hitzschlag s. S. 347.
[2]) Tugendreich, A. K. 44.
[3]) Vgl. S. 79.

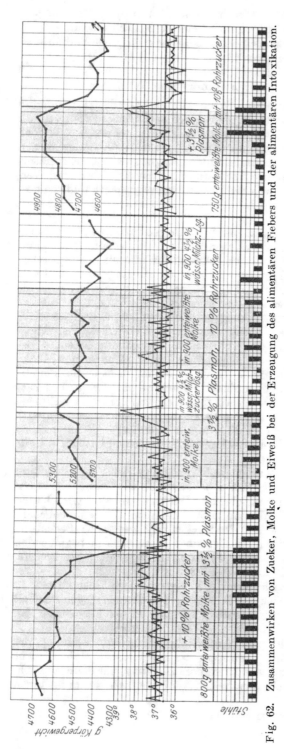

Fig. 62. Zusammenwirken von Zucker, Molke und Eiweiß bei der Erzeugung des alimentären Fiebers und der alimentären Intoxikation.

befindet. Von einer gewissen Bedeutung ist dabei auch die Konzentration der Molke. Bei gleichem Zuckergehalt fiebern z. B. Buttermilchkinder leichter, als Kinder, die verdünnte Milch erhalten[1]). Zuckerwasser allein macht wenigstens in der für die Praxis in Betracht kommenden Stärke kein Fieber[2]); aber auch für die Molke allein gilt das gleiche. Das ,,Molken-Zuckerfieber" schwindet, wenn die Molke weggelassen wird, es schwindet ebenso, wenn der Zucker fortbleibt; durch Wiedereinführung des jeweilig entzogenen Anteils kann es wieder hervorgerufen werden (Fig. 62). Es bestehen also wichtige Beziehungen zwischen beiden Nahrungskomponenten, und es zeigt sich, daß an der Entstehung des alimentären Fiebers und der alimentären Intoxikation auch die Molke beteiligt ist.

Beteiligt ist auch das Eiweiß, und zwar das Molkenalbumin ebenso wie das Kasein. Das war ehedem abgelehnt worden auf Grund der Tatsache, daß unter Kaseinaufschwemmungen in Wasser Entgiftung und Entfieberung ebenso sicher erfolgten, wie unter Wasser allein. Neuerdings aber wurde erkannt, daß die Gegenwart von Eiweiß für die Fieberentstehung gleich notwendig ist, wie die von Zucker und Molke, und daß, wenn unter

[1]) Leopold, Z. K. 1. 1911.
[2]) Fieber bei Zuckerwasser allein habe ich eigentlich nur dann gesehen, wenn bei fieberhafter Intoxikation die Entfieberung statt mit Wasser mit höherprozentiger Milchzuckerlösung versucht wurde. Dabei blieb das erwartete Sinken der Temperatur zuweilen aus und erfolgte erst nach Weglassen des Zuckers. Primäres Zuckerwasserfieber haben Hirsch und Moro (J. K. 88. 1918) in seltenen Fällen beobachtet.

Molke und Zucker allein Fieber kommt, das Molkeneiweiß mitwirkt[1]). Zucker und enteiweißte Molke machen kein Fieber, verhalten sich also wie Zucker und Wasser. Aber auch Milcheiweiß und Zuckerwasser machen kein Fieber; es muß somit auch dem nach Enteiweißung zurückbleibenden Molkenrest eine Rolle zufallen[2]), und erst die Gegenwart aller drei Glieder gewährleistet die febrile Reaktion (Fig. 62). Wie so vielfach auf dem Gebiete der Ernährung, so ist auch hier der biologische Vorgang der Zusammenarbeit mehrerer Faktoren zuzuschreiben

Erfahrungsgemäß können auch durch **Fett** toxische Katastrophen ausgelöst werden[3]), zuweilen genügen hierzu überraschend kleine Mengen. Das ist aber nicht primär möglich, wie beim Molken-Zucker-Eiweißfieber, sondern nur sekundär, wenn das Fett in der Zeit der Prodrome oder des Abklingens der auf andere Weise herbeigeführten Intoxikation gegeben wird. Es gilt hier also das gleiche, wie für die Beziehungen zwischen Fett und Darmgärungen. Ebenso wie dort, handelt es sich auch hier nur um eine Steigerung eines bereits durch andere Faktoren eingeleiteten krankhaften Vorganges, nicht um eine primäre Schädigung[4]).

Bakterielle Gifte oder Stoffwechselgifte? Wohl allgemein huldigte man bis vor kurzem der Anschauung, daß das als Ursache der Krankheit anzunehmende Gift aus **bakteriellen Zersetzungen der Nahrung oder des Darminhalts** stamme. In Wahrheit hat bis jetzt niemand selbst bei schwer toxischen Kindern irgendwelche Toxinbildner nachweisen können, niemand eines der als so selbstverständlich hingestellten Gifte. Filtrate hochgradig zersetzter Milch erwiesen sich im Tierversuch ebenso wirkungslos (Lesage, Templier), wie solche des Darminhaltes (Czerny, Haushalter, Spillmann, Salge, Lesage, Finkelstein[5]), Moro[6])) und ebensowenig war es trotz eifrigsten Bemühens möglich, irgendwelche Bakterien zu isolieren, die mit Hinblick auf allfällige Toxinerzeugung als ätiologisch verdächtig bezeichnet werden könnten. Dazu kommt, daß bekanntermaßen gerade die Milch, so leicht sie der sauren Gärung zugängig ist, für toxische Zersetzung das denkbar ungeeignetste Medium darstellt. Wenn gelegentlich durch Verimpfung von Darmbakterien auf andere, zuckerfreie Nährsubstrate Stoffe gewonnen wurden, die sich im Tierversuche giftig erwiesen[7]), so können solche Ergebnisse mit den natürlichen Verhältnissen nicht in Beziehung gesetzt werden. Vielsagend ist auch die Erfahrung der Anstaltsärzte, die mit derselben auf gleiche Weise behandelten Milch zahlreiche Kinder gleichzeitig ernähren. Man kann unmöglich eine Intoxikation mit den Stoffwechselprodukten von Milchbakterien annehmen, wenn unter derselben, nachweislich fast keimfrei gewonnenen und sicher sterilisierten Nahrung, die der Mehrzahl der Pfleglinge vortrefflich bekommt, nur bei einigen wenigen die Intoxikation zum Ausbruch gelangt.

Von reinen Toxinbildnern kennen wir nur einige anaerobe, sporentragende Proteolyten, die aber in den uns hier beschäftigenden Fällen nicht gefunden werden. Der Versuch Flügges[8]), die Sommercholera mit ihnen in Beziehung zu bringen, darf als mißlungen angesehen werden, vielleicht daß hie und da einmal bei bereits kranken Kindern durch ihre

---

[1]) A. Hirsch u. Moro, J. K. 86. 1917.
[2]) Dies schließe ich entgegen Hirsch und Moro, die eine Beteiligung des eiweißfreien Anteiles ablehnen, aus der durch eine genügende Zahl von Versuchen gestützten Feststellung, daß ein unter Kasein + enteiweißter Molke + Zucker entstandenes Fieber durch Austausch der enteiweißten Molke mit Wasser genau so beseitigt wird, wie durch Weglassen des Eiweißes oder des Zuckers.
[3]) Salge, D. akute Dünndarmkatarrh. Leipzig 1906. Ders., J. K. 58. Czerny-Keller, Hb. 2. Finkelstein, l. c.
[4]) Vgl. S. 237.
[5]) Lit. bei Finkelstein, J. K. 65. Czerny u. Keller, Hb. 2.
[6]) Congr. intern. d. Gouttes de lait. Brüssel 1907.
[7]) Baginsky, A. K. 12 Baginsky u. Stadthagen, B. kl. W. 1890. Nr. 13. Koeppen, J. K. 47.
[8]) Z. H. J. 17.

Vermittlung Durchfälle erzeugt werden können[1]). Andere, gelegentlich in der Milch vorkommende, pathogene Bakterien sind nicht eigentliche Giftbildner, sondern Entzündungserreger und haben als solche nicht für die reine Intoxikation, sondern nur für die infektionsartigen Gastroenteritiden ätiologische Bedeutung. Auch der Gedanke an einen Zusammenhang mit Futtergiften (Solanin, Colchicin, Saponin u. a.[2])) wird außer anderem[3]) schon dadurch hinfällig, daß zwischen der Symptomatologie der Intoxikation und derjenigen dieser Vergiftungen keine Übereinstimmung besteht. Auch der Bazillus der Gasphlegmone (B. perfringens und butyricus) ist mit der Intoxikation in Beziehung gebracht worden[4]), weil er die Fähigkeit besitze, nur auf zuckerhaltigem Nährboden Gifte zu bilden, was dem klinisch erwiesenen Zusammenhang zwischen toxischen Symptomen und Zuckerzufuhr entsprechen würde. Die Tatsache, daß diese Symptome auch ohne Zucker durch Kochsalz zu erzeugen sind, daß sie unter Zuckerlösungen ohne Molke schwinden, schließlich das gleich zu erwähnende „Eiweißfieber", entzieht meines Erachtens auch diesem Erklärungsversuch den Boden.

So bleibt, nachdem auch der Gedanke an den **Einbruch lebender Keime durch die Darmwand** angesichts des negativen Untersuchungsergebnisses[5]) aufgegeben werden muß, den Verfechtern der bakteriotoxischen Anschauung nur noch die Annahme, daß beim darmkranken Kind gar keine besonderen Toxine zu entstehen brauchen, und daß schon die **Aufnahme normalerweise im Darm vorhandener Endotoxine durch das bei der Intoxikation abnorm durchlässige Epithel** hindurch als Erklärung ins Auge zu fassen sei[6]); für solche Stoffe könne der Säugling viel empfindlicher sein, als das Versuchstier, und daher gäben die bisherigen Tierexperimente mit Darminhalt keine Entscheidung. Zwei Tatsachen sind es namentlich, die mich diesen Gedankengang zugunsten der rein alimentären Entstehung ablehnen lassen: einmal die Feststellung, daß auch bei Umgehung des Darmes durch Injektion kleiner Mengen leicht hyper- oder hypotonischer Salz- und Zuckerlösungen, ja auch von bloßem Wasser in das Pfortadersystem Temperatursteigerungen bewirkt werden[7]) und zweitens vor allem auch die noch zu würdigende Erfahrung, daß bei gesunden Kindern und bei festen Stühlen, also jedenfalls bei normaler Darmdurchlässigkeit Fieber erzeugt werden kann, wenn man dieselbe Milchmischung wie bisher aber in starker Eindickung verabfolgt oder wenn man der bisherigen Kost reichlicher Eiweiß zusetzt[8]), so daß beidemal ein Mißverhältnis zwischen der Menge des Eiweißes und des Wassers herrscht. Nach wie vor scheint mir die Gesamtheit aller Beobachtungen nur mit einer Auffassung vereinbar, die die **Gifte aus der pathologischen Verarbeitung der Nahrung selbst** herleitet. Kein bakteriologischer Erklärungsversuch wird den Tatsachen allseitig in gleicher Weise gerecht, wie der alimentäre, und einiges ist vom bakteriologischen Standpunkt überhaupt nicht zu erklären.

Entstehung des alimentären Fiebers. Wie so viele andere Fieber, so geht auch das alimentäre letzten Endes auf die Bildung pyretogener Zerfallsprodukte aus dem Eiweiß, in diesem Falle aus dem Kasein und Albumin, der Nahrung zurück. Das haben zuerst Hirsch und Moro[9]) aus ihren bereits angezogenen Beobachtungen gefolgert, nach denen nur die Vereinigung von Zucker mit genuiner, nicht aber mit enteiweißter Molke Fieber macht; und

---

[1]) Spiegelberg, J. K. 49.
[2]) Sonnenberger, M. m. W. 1897. Nr. 13/14.
[3]) Schottelius, D. m. W. 1902. S. 339. Backhaus, Th. G. Juli 1904.
[4]) Passini, W. kl. W. 1905. Nr. 36. J. K. 73. Moro, Congr. internat. goutt. d. lait. Brüssel 1907. v. Reuß u. Speck, 1910. Nr. 1.
[5]) Czerny-Keller, Hb. 2. S. 166. Rosenthal, J. K. 70. 1908, zahlreiche eigene Untersuchungen.
[6]) Tobler-Bessau, l. c. Plantenga, J. K. 86. 1917 (virulente Coli-Toxine).
[7]) Loevegren, Z. K. 12. 1915.
[8]) S. S. 251.
[9]) J. K. 86. 1917. Ibid. 88. 1918.

im Anschluß daran konnten sie zeigen, daß beim darmgeschädigten Kinde die Verfütterung verschiedener Peptone temperatursteigernd wirkt. Auf andere Weise konnte ich selbst das Vorkommen eines enteralen Eiweißfiebers dartun. Bei

Anreicherung des Nahrungseiweißes über ein gewisses Verhältnis zum Nahrungswasser hinaus tritt bei einem großen Prozentsatz von Säuglingen Fieber auf, das ebenso durch Wiederherabsetzung des Eiweißes, wie durch Zugabe von Wasser beseitigt werden kann (Fig. 63).

Normalerweise wird das Eiweiß im Darm und in der Darmschleimhaut soweit zerschlagen, daß keine pyretogenen Komplexe in den Kreislauf gelangen; die Aminosäuren sind ohne Einfluß auf die Temperatur. Das Auftreten des alimentären Fiebers läßt erkennen, daß dieser einer Schutzeinrichtung gleich zu achtende Vorgang gestört und ein Zustand eingetreten ist, in dem das Organ, wie nachgewiesenermaßen für Laktose, Saccharose und unabgebaute Nahrungskolloide[1]), so auch für differente höhere Spaltprodukte des Eiweißes abnorme Durchlässigkeit zeigt. Ursache dieser Veränderung ist eine durch die veränderten Vorgänge im Darm gesetzte Schädigung des Epithels. Man kann da an eine direkte toxische Beeinflussung durch Gärungssäuren denken; mir persönlich ist es nach älteren und neueren Versuchen und in Hinblick auf die engen Beziehungen zwischen alimentärem Fieber und alimentären Intoxikationen zum Wasserstoffwechsel und Wasserhaushalt wahrscheinlicher, daß es sich um eine os-

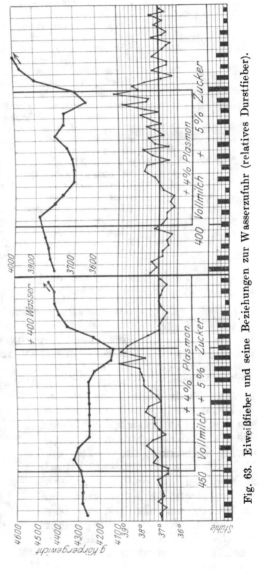

Fig. 63. Eiweißfieber und seine Beziehungen zur Wasserzufuhr (relatives Durstfieber).

motische Schädigung der Orte des Eiweißabbaues im Anschluß an die Durchfälle handelt, die durch einen Wassermangel in der Darmschleimhaut erzeugt wird und eine Hemmung der Hydratation des Nahrungseiweißes im Gefolge hat[2]).

---

[1]) Lawatschek, P. m. W. 1914. Nr. 16.

[2]) Die Begründung dieser Anschauung soll einer Sonderveröffentlichung vorbehalten bleiben, in der auch die strittigen Beziehungen zwischen Kochsalzfieber und alimentärem Fieber zu erörtern sein werden. Die bisherige Lit. über Zucker- und Salzfieber findet sich bei Czerny und Keller, Hb. 2 und Moro, J. K. 85. 1917.

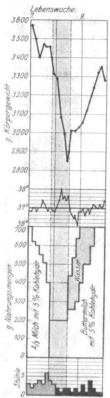

Fig. 64. Durstfieber (während der grau bezeichneten Tage keine Wasseraufnahme.)

Daß es allein durch Wassermangel in den Geweben zu Fieber kommen kann, lehrt das Vorkommen des **Durstfiebers**[1]. Nach meinen Untersuchungen fiebern — gleichgültig welches ihre Nahrung ist — rund 20 Proz. aller Säuglinge, wenn sie nicht mehr als 50 bis 60 g Wasser auf das Kilo Körpergewicht erhalten (Fig. 64). Als Ausdruck einer osmotischen Schädigung des Körpers, in erster Linie der Leber, die im Sinne einer Wasserentziehung aus den Parenchymzellen wirkt, deute ich auch das **enterale Kochsalzfieber**, das der Eingabe von 0,8 bis 3 Proz. NaCl-Lösungen folgt und dessen Eintreten oder Nichteintreten weniger von der absoluten Höhe der Salzmenge, als von der Konzentration der Lösung, also von der Flüssigkeitsmenge abhängig ist, die gleichzeitig mit dem Salze zur Verfügung steht (Fig. 65). Schließlich gibt es auch ein „**relatives Durstfieber**", d. h. ein Fieber, das zum Vorschein kommt, wenn der Gehalt der Nahrung an Trockensubstanz eine gewisse Höhe überschreitet, wenn also dem Stoffwechsel das zu den Umsetzungen nötige Wasser nicht genügend reichlich dargeboten wird. Derjenige Nahrungsbestandteil, auf dessen Anreicherung es hier ankommt, ist das Eiweiß. Ein recht großer Prozentsatz von Säuglingen beginnt zu fiebern, wenn der Eiweißgehalt der bisherigen Nahrung verdoppelt wird, und dieses Fieber, kann wie schon erwähnt durch Mehrzufuhr von Wasser bei anhaltend hoher Eiweißzufuhr ebenso verhütet bzw. beseitigt werden, wie durch Weglassen der Eiweißzulage.

Die Fieberentstehung bei zuckerreicher Nahrung würde man danach folgendermaßen erklären können. Teils auf osmotischem Wege, teils durch den Reiz der Gärungsprodukte entsteht ein Flüssigkeitsstrom im Darm von innen nach außen und damit ein Wassermangel im Epithel und den Geweben, der den Abbau des in kaum verringerter Menge aufgenommenen Eiweißes stört und pyretogene Gruppen in den Kreislauf gelangen läßt. Die Rolle der Molke dürfte dabei teils eine resorptionsverlangsamende, teils eine gärungsfördernde sein.

Die Erkenntnis der Beziehungen zwischen Nahrungseiweiß und Temperatursteigerung dürfte auch den Schlüssel geben für einen anderen Typus des alimentären Fiebers, der im Gegensatz zum vorstehend betrachteten Buttermilch- und Molkenzuckerfieber bei Kostarten vorkommt, die durchaus nicht reich an Zucker, namentlich auch nicht an kristallinischem Zucker sind, dafür aber zu den eiweißreichen gehören. Das klinische Verhalten, am besten bei Vollmilch oder Eiweißmilch[2] zu studieren, ist ein etwas anderes: die Erhebungen der Körperwärme sind im allgemeinen niedriger, als beim Gegenstück, die Durchfälle geringer, der Gewichtsabfall weniger steil, der Übergang in Intoxikation erfolgt seltener und langsamer (Fig. 66). Auch hier werden, so kann geschlossen werden, die pyretogenen Stoffe dem Eiweiß entstammen; fraglich ist nur, welcher Natur der Vorgang ist, der

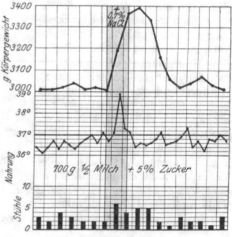

Fig. 65. Kochsalzfieber.

[1] Fieber bei hohem Eiweißgehalt der Nahrung (6 Proz.) beschreiben auch **Emmett-Holt** und Genossen (A. J. dis. ch. 1912. Nr. 4). **Feer** (M. Kl. 1909. Beiheft Nr. 1) und **Glanzmann**, J. K. 82. 1915 sahen es bei Vollmilch und Eiweißmilch und denken an Eiweißwirkung.
[2] **Crandall**, A. P. 16. 1899. **Erich Müller**, B. kl. W. 1910. Nr. 15.

die Störung des Eiweißabbaues im Darm verursacht. Bei dem wesentlich geringeren Gehalt an Zucker — leichte Temperaturerhebungen kommen gelegentlich sogar bei zusatzfreier Eiweißmilch vor —, bei der nicht zu stürmischer Vergärung neigenden Art des Zuckers und der geringeren Einflußnahme auf das Körpergewicht können die Durchfälle hier nicht von so entscheidender Bedeutung sein, wie beim Molkenzuckerfieber. Unter diesen Umständen liegt der Gedanke nahe, daß hier eine dem betroffenen Individuum eigene **primäre Schwäche des Eiweißabbaues in der Darmschleimhaut** zum Ausdruck kommt, die sich geltend macht, sobald eine auch nur geringfügige Störung des Verdauungsvorganges eingesetzt hat. Eine solche Annahme steht nicht durchaus in der Luft. Sie kann sich auf die recht

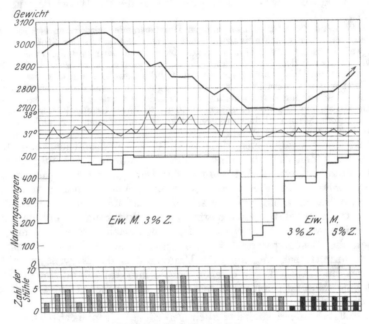

Fig. 66. Eiweißmilchfieber.

erheblichen individuellen Unterschiede in der Bereitschaft zum Durst -und relativen Durstfieber berufen, von denen berichtet wurde, und die eine sehr große Schwankungsbreite der Leistungsfähigkeit des Eiweißstoffwechsels unter den gleichen Bedingungen erkennen lassen. Vor allem aber kann sie sich auf die Tatsache stützen, daß in manchen, allerdings seltenen Fällen die Zugabe einiger Gramm Eiweiß zur bisherigen Kost allein genügte, um gleichzeitig mit Durchfällen Fieber zu erzeugen. Ich verfüge zur Zeit über 6 solcher Beobachtungen[1]) (Fig. 24).

Entstehung des Intoxikationszustandes. Die enge Verknüpfung des alimentären Fiebers mit der Intoxikation, die die Temperatursteigerung vielfach geradezu nur als Vorläufer oder Rudiment der eigentlichen Vergiftung erscheinen läßt, macht es von vornherein wahrscheinlich, daß weitgehende Übereinstimmung auch in der Pathogenese herrscht. Es fragt. sich nur, welche besonderen Umstände den Übergang des leichteren in den schwereren Zustand herbeiführen,

---

[1]) Ähnlich Benjamin, A. K. 64. 1915. S. 82.

und in welcher Weise das um so viel reichhaltigere Symptomenbild der Intoxikation erklärt werden kann.

Das Erscheinen toxischer Symptome ist immer in dem Augenblicke zu gewärtigen, wo der Eintritt eines jähen Gewichtssturzes von beträchtlichem Ausmaß, das Stocken der Urinabsonderung und die bezeichnende Veränderung im Aussehen des Kranken verraten, daß aus der bisher erträglichen Wasserverarmung ein schwerer Austrocknungszustand geworden ist. Die unverkennbare Gesetzmäßigkeit dieser zeitlichen Beziehung kann nur der Ausdruck eines ursächlichen Zusammenhanges sein; die Bildung der Gifte muß in Abhängigkeit von der akuten Entwässerung der Gewebe stehen. Das für alle Umsetzungen benötigte Wasser ist nicht in der notwendigen Menge verfügbar, und so entsteht die Anhäufung toxischer Stoffwechselprodukte, die das Wesen der Intoxikation ausmacht.

Das Vorhandensein eines hochgradigen Durstzustandes wird durch den refraktometrischen Nachweis einer **Bluteindickung**[1]) und durch das Ergebnis der **Stoffwechseluntersuchungen**[2]) bestätigt. Zwar gibt der Intoxizierte durch Darm und Niere zusammen nicht mehr Wasser ab, als der Gesunde, aber die weitaus größere, oftmals die ganze Menge des Wassers nimmt den Weg zum Darm, so daß für die Gewebe wenig oder gar nichts übrig bleibt. Der für die Perspiratio insensibilis benötigte Anteil muß durch Zwischenzellwasser, nach dessen Erschöpfung durch Quellungswasser gedeckt werden; und diese stürmische Entwässerung ist es, die den Gewichtssturz bedingt. In ihrem Gefolge kommt es zu Gewebszerfall und durch diesen und durch die reichliche Ausfuhr mit den Durchfällen zu beträchtlichen Verlusten von N und Alkali.

Es ist nicht anzunehmen, daß die **Ursache der erheblichen Verstärkung der Durchfälle** zur Zeit des Überganges vom Vorstadium in die ausgebildete Vergiftung durch ein akutes Aufflammen der Darmgärungen begründet ist. Dagegen sprechen schon die allerdings seltenen Vorkommnisse von Gewichtsstürzen und Intoxikation, wo eine solche Verstärkung nicht beobachtet wird[3]). Nimmt man hinzu, daß nach experimentellen Erfahrungen Peptone und Albumosen bei intravenöser Einverleibung Diarrhöen machen, so wird wahrscheinlich, daß auch die Eiweißspaltprodukte, die das alimentäre Fieber erzeugen, vom Blute aus unmittelbar oder auf dem Umwege über das Nervensystem die Peristaltik und die Transsudation erregen, sobald ihre Anhäufung eine gewisse Höhe erreicht hat. Man ist auch nicht berechtigt, die **toxischen Substanzen** mit den pyretogenen gleichzusetzen. Das verbietet sich schon deswegen, weil nach klinischen Erfahrungen auch bei alleiniger Eingabe von Kochsalzlösungen, also ohne Beteiligung von Nahrungsgiften, eine typische Intoxikation entstehen kann. Sicherlich sind auch schädliche Stoffe mit am Werke, die intermediär durch abnorme Umsetzungen infolge des Wassermangels entstehen. Durst allein erzeugt ja ein Symptomenbild, das vieles mit dem der Intoxikation gemeinsam hat — Mattigkeit, Kreislaufschwäche, Benommenheit, Krämpfe[4]). Das Gift der Intoxikation ist darum aller Wahrscheinlichkeit nach kein einheitliches. Zum Teil dürfte es sich um eine Retentionstoxikose handeln, bedingt durch Anhäufung normaler Schlacken infolge der fehlenden Durchspülung, zum anderen, vermutlich weitaus bedeutsameren darum, daß direkt durch die Produkte des abnormen Eiweißabbaues, und indirekt durch die Austrocknung ein Organ geschädigt wird, das im Stoffwechsel wichtige entgiftende Funktionen ausübt und dessen Versagen erst die Entstehung von Stoffwechselgiften er-

---

[1]) Lust, J. K. 73. 1911. Reiß, E. i. M. K. 10. 1913. Salge, Z. K. 1. 1911. Heim u. John, A. K. 54. Bernhardt, Osmot. Druck u. Eiweißgehalt des Blutes alim. intox. Säugl. In.-Diss. Leipzig 1913. Rominger, Z. K. 26. 1920.

[2]) L. F. Meyer, J. K. 65. 1917. Tobler, J. K. 73. 1911. Jundell, Z. K. 8. 1913.

[3]) Vgl. auch S. 222.

[4]) Vgl. Rosenstern, E. i. M. K. 7. 1911. Göppert, Th. M. Dez. 1916.

möglicht. Dieses Organ ist wahrscheinlich die **Leber**[1]). Mannigfache Leistungen, die ihr obliegen, sind bei toxischen Kranken ungenügend gefunden worden[2]). Die Leber ist zugleich der Ort der Azetonkörperbildung, die eine so große Rolle bei der Azidose spielt. All das im Verein mit dem Nachweis einer besonders hochgradigen Säuerung und starker Parenchymdegeneration[3]) ist geeignet, sie in den Mittelpunkt der Ereignisse zu stellen. Möglicherweise ist die Übersäuerung, deren Bedeutung für die Entstehung des bezeichnenden Atemtypus, der Störung des Zuckerabbaues, der nervösen Symptome mit guten Gründen verfochten wird[4]), die letzte Ursache des Vergiftungszustandes.

Die **echte Azidose** der alimentären Intoxikation würde sonach durch das Versagen der Leber ausgelöst, zu dessen Herbeiführung sich Schädigung durch eiweißartige Nahrungsgifte und Wassermangel die Hand reichen. Die gleichzeitig mit dem Wasserverlust stattfindenden Alkaliverluste sind dabei nicht wesentlich. Damit steht der Vorgang im Gegensatz zu der bei den Ernährungsschäden vorkommenden, namentlich durch Fettfütterung ausgelösten „relativen Azidose" (Steinitz[5]) oder „Alkalopenie" (Pfaundler[6]), der Mehrausscheidung von NH_3 im Urin, die durch Abgabe von Alkali in den Darm bedingt ist und keine toxischen Erscheinungen zur Folge hat[7]).

Über das **Wesen des Fettsklerems** sind verschiedene Vermutungen geäußert worden. Daß die Austrocknung infolge des hochgradigen Säfteverlustes eine Bedeutung hat (Clementowsky, Widerhofer), scheint sicher; mehr als zweifelhaft dagegen ist die Anschauung, daß das Fett des jungen Kindes, das infolge eines höheren Gehaltes an Stearinsäure und eines geringeren an Ölsäure (Knöpfelmacher, Langer, Thiemich, Siegert) einen höheren Schmelzpunkt hat, als das des älteren Menschen, bei den niederen Temperaturen, die angeblich das Erscheinen des Symptomes begleiten sollen, zur Erstarrung kommt. Da müßte man doch an jeder Kindesleiche Sklerem finden, was durchaus nicht der Fall ist. Außerdem trifft man zahlreiche Fälle bei erhöhter, ja sogar bei hyperpyretischer Temperatur. So sah ich z. B. einen typischen Fall bei 41,8⁰. Daß sich die blutleere Haut trotz dieser Wärmegrade kalt anfühlen kann, versteht sich von selbst; ihre Kälte aber ist eben erst sekundär, hervorgerufen durch Blutverdrängung infolge der primären Volumenzunahme des Fettgewebes. Unterkühlung macht Sklerödem, aber nicht Sklerem. Vielleicht erleidet unter dem Einfluß der tiefgreifenden Stoffwechselstörungen der Intoxikation das Depotfett eine Veränderung, die mit einer Konsistenz- und Volumenvermehrung einhergeht. Der Vorgang einer „Härtung der Fette" durch Hydrierung der in den Ölen enthaltenen ungesättigten Fettsäuren unter Umwandlung in Stearinsäure ist ja aus der technischen Chemie wohlbekannt[8]).

c) **Pathogenese der Intoxikation bei Hunger und Dekomposition.**

Bei längerem und starkem Hunger leidet die Bereitung der Verdauungssäfte. Bekannt ist die Herabsetzung der Salzsäureabsonderung des Magens, die alimentäre Laktosurie, die auf ungenügende Laktasebildung schließen läßt[9]). Es darf angenommen werden, daß ein gleiches auch für andere äußere und innere Fermente zutrifft; für die Leber liegen Tatsachen vor, die in diesem Sinne sprechen[10]). Die Hungerazidose tritt beim Kinde und namentlich beim jungen Säugling besonders leicht und hochgradig auf[11]). Mit Bezugnahme auf diese Verhältnisse hat die Vorstellung nichts Gezwungenes, daß der komatös-toxische Endzustand verhungernder Kinder einem Vorgang entspricht, der dem der alimentären Toxikose gleich steht, bloß daß hier die Gifte sämtlich als autotoxische und

---

[1]) Lövegren, l. c., Ylppö, l. c., Mautner, M. K. 15. 1919.
[2]) Siehe S. 246.
[3]) Vgl. S. 226.
[4]) Ylppö, l. c. Karger, J. K. 90. 1919.
[5]) J. K. 57.
[6]) J. K. 54 und 60.
[7]) Lit. b. Czerny u. Keller, Hb. 2.
[8]) Fahrion, Die Härtung der Fette. Vieweg, 1914.
[9]) Rietschel, Z. K. 7. 1911. Ahrens, M. K. 13. 1914.
[10]) Vgl. v. Noorden, Hb. d. Pathol. d. Stoffwechsels. 2. Aufl. Inanition.
[11]) Ylppö, Z. K. 14. 1916.

die vorauszusetzende Organinsuffizienz, insbesondere die der Leber, als Fermenterschöpfung infolge mangelnder Zufuhr der zur Fermentbildung nötigen Nahrungsstoffe anzusprechen sind.

Aber neben dieser **terminalen Autointoxikation** gibt es bei durch langdauernde Inanition Geschwächten auch eine **sekundäre alimentäre Intoxikation,** die dadurch entsteht, daß dem zu größeren Leistungen unfähigen Stoffwechsel Nahrungsmengen zugeführt werden, die, an sich eher klein als groß, doch bei dem augenblicklich vorhandenen Darniederliegen der Funktionen nicht normal erledigt werden können. Auch vom Erwachsenen ist ja altbekannt, daß nach langem Fasten die Wiederaufnahme der Ernährung sehr vorsichtig erfolgen muß, soll sie nicht üble Folgen haben. Gelegenheit zu entsprechenden Beobachtungen bietet im Säuglingsalter namentlich die beginnende Rekonvaleszenz schwerer Pylorospastiker[1]). Hier sieht man, sobald die Zufuhren reichlicher werden, öfters eigenartige Fieberzacken (Fig. 153), die nicht wohl anderer als alimentärer Entstehung sein können; hier kommt es bei schneller Nahrungssteigerung auch nicht allzu selten zu wirklicher alimentärer Intoxikation (Fig. 156). Offenbar versagt das Darmepithel und weiterhin die Leber nur allzu leicht der größeren Belastung gegenüber. Dieser Schwäche entspricht es, daß die alimentäre Intoxikation des Hungerkindes bei jeder Nahrung zustande kommen kann, nicht nur bei zuckerreicher, weil es hier nicht erst einer vorbereitenden Schädigung durch Gärung und Wasserverlust bedarf.

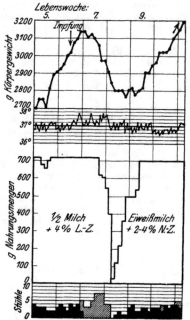

Fig. 67. Sekundäre alimentäre Intoxikation im Anschluß an die Impfung.

Dasselbe gilt für die **Dekomposition,** die ja ihrem Wesen nach letzten Endes ebenfalls nichts anderes ist, als ein Inanitionszustand, sei es aus äußeren, sei es aus inneren Gründen. Auch bei ihr darf das terminale Koma, darf die Bereitschaft zu komplizierenden alimentären Fieber- und Vergiftungserscheinungen in gleicher Weise durch eine stoffliche und damit funktionelle Erschöpfung erklärt werden, wie beim gewöhnlichen Verhungern.

d) Pathogenese der Intoxikation bei Infekten.

Toxische Zustände jeden Grades — von den leichten, dem Bilde der akuten Dyspepsie entsprechenden Formen angefangen, bis zu den schweren und schwersten — sind im Verlaufe enteraler und parenteraler Infekte beim Säugling ungemein häufig; am häufigsten in den ersten Lebensmonaten und danach bei Kindern hydrolabiler Konstitution oder in Dekomposition begriffenen. Die Genese dieser Vorkommnisse kann verschiedenartig sein.

Ein sehr erheblicher Teil erweist sich auf Grund der prompten Beeinflußbarkeit durch diätetische Maßnahmen als **sekundäre alimentäre Intoxikationen,** für deren Entstehung der Infekt die Vorbedingungen schuf (Fig. 67). In welcher

---

[1]) Vgl. S. 681.

Weise er das bewerkstelligt, ist noch nicht völlig klar. Wir wissen, daß im Fieber die Magensaftsekretion[1]) eine starke Verringerung erleidet und dürfen annehmen, daß Ähnliches auch für die anderen Verdauungssäfte gilt. Dadurch muß eine empfindliche Beeinträchtigung der ganzen Verdauung bewirkt werden. Zudem treten beim Säugling viel leichter und häufiger als im späteren Alter bei Infekten aller Art Durchfälle ein, was auf eine verringerte Widerstandskraft des Darmes gegen die infektiösen Gifte schließen läßt, und dafür spricht, daß das Darmepithel von einer gleichen degenerativen Schädigung betroffen wird, wie sie für die Nieren aus dem Auftreten von Eiweiß und Zylindern im Urin zu erschließen ist. So hat wohl die Vorstellung nichts Gezwungenes, daß die eiweiß-abbauende Funktion geschwächt und damit der-

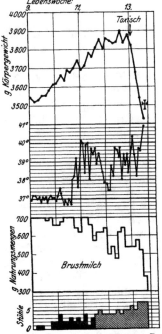

Fig. 68. Terminale infektiöse Intoxikation im Anschluß an Erysipel.

selbe Vorgang eingeleitet wird, der bei der primären alimentären Störung in seiner weiteren Auswirkung die toxischen Erscheinungen zustande kommen läßt. Verständlich wird durch die Mitwirkung aller dieser primär schädigenden Momente die Tatsache, daß die sekundären Intoxikationen nicht nur unter molken- und zuckerreicher, sondern auch bei anders zusammengesetzter Nahrung zur Ausbildung gelangen.

Auffällig und für das Säuglingsalter bezeichnend ist der Umstand, daß es zu ihrer Erzeugung keineswegs eines schweren Infektes bedarf, sondern daß auch leichte Erkrankungen, ein Schnupfen, eine Bronchitis, Varizellen, ja gelegentlich schon die Impfpocken dieselben ernsten Folgen haben können (Fig. 67). Hier spielen konstitutionelle Verhältnisse mit, von denen noch zu sprechen sein wird[2]).

Hierhergehörige Fälle sind es, bei denen zuweilen eine **Intoxikation ohne Durchfälle** (Fig. 51) beobachtet wird. Die Austrocknung kann bei ihnen nur durch besonders starke Wasserabgabe durch die Lungen oder durch Erbrechen erklärt werden. Warum der Darm ausnahmsweise unbeteiligt bleibt, ist schwer zu sagen. Jedenfalls sprechen auch diese Vorkommnisse dafür, daß immer, also auch bei den Fällen mit stürmischer Wasserabgabe durch den Darm, die Stoffwechselgifte und nicht die Darmgärungen die Ursache des Wasserverlustes sind.

Im Gegensatz zu dieser Gruppe, bei der die Vergiftungserscheinungen schon früh, oft schon mit dem ersten Ansturm des Infektes einsetzen und bei der nach Leerstellung des Darmes eine schnelle Entgiftung statt haben kann, insofern die Konstitution des Kindes eine Erholung überhaupt zuläßt, steht als zweite die der **primär infektiösen Intoxikationen**. Hier handelt es sich um schwere Infektionen von der Art, die auch beim älteren Kinde nicht selten zu Durchfällen und toxischem Allgemeinzustand führen, und die Intoxikation bricht erst spät als terminale Katastrophe herein, nachdem der Körper vorher eine Zeitlang dem Angriff standgehalten hat (Fig. 68). Von einem alimentären Einschlage, von einer auch nur geringen Beeinflußbarkeit durch Nahrungsentziehung ist dabei nichts zu finden. Dagegen weisen nach dem stets tödlichen Ausgang die Organe schwere parenchymatöse Veränderungen

---

[1]) Grünfelder, z. exp. Path. 16. 1913.
[2]) Vgl. S. 271.

auf, das Myokard, das Nierenepithel zeigt körnige Trübung oder fettige Infiltration und insbesondere erscheint die Leber schwer geschädigt. Man wird nicht fehlgehen, wenn man in diesen Fällen eine primäre Degeneration der Leber durch das infektiöse Gift mit ihren Folgen für die Leberfunktion als die wesentliche Ursache der Vergiftung ansieht, eine Degeneration so hohen Grades, daß sie ein absolutes Versagen des Organes auch den Produkten des Hungerstoffwechsels gegenüber zur Folge hat. Auch die fiebererregenden Stoffe bei der Infektion werden vom Eiweiß abgeleitet. So hat es keine Schwierigkeit, sich vorzustellen, daß der Vorgang bei der Intoxikation infektiösen Ursprungs mit dem bei der alimentären grundsätzlich übereinstimmt und sich von ihm nur durch die Art und Herkunft der Gifte unterscheidet.

e) Zusammenfassung.

Zusammenfassend läßt sich über die Pathogenese der Intoxikation folgende, z. T. allerdings noch hypothetische Erklärung geben.

Der einheitliche, im Verlaufe von Krankheiten verschiedener Ätiologie zur Ausbildung gelangende Symptomenkomplex der Intoxikation entspricht einer einheitlichen Veränderung des Organismus, die gegeben ist in unvollkommener Ausscheidung und Zerstörung der im inneren Stoffwechsel gebildeten Gifte auf Grund einer Schädigung der entgiftenden Organe, unter denen die Leber an erster Stelle steht.

Die Schädigung dieser Organe wird eingeleitet durch den Einbruch pyretogener Abkömmlinge des Eiweißabbaues, die bei der Intoxikation alimentären Ursprungs der Nahrung, bei der Intoxikation infektiösen Ursprungs dem Zerfall von Bakterien oder Organsubstanz entstammen. Im ersten Falle wird die Bildung und der Übertritt ermöglicht durch eine Insuffizienz des Darmes, die auf einer Hemmung des Eiweißabbaues infolge abnormer Verdauungsvorgänge (Gärungen und deren Folgen) oder auf primärer (Konstitution) oder erworbener (Hunger, Dekomposition, wahrscheinlich infektiöse Schädigung) Fermentschwäche oder auf einer Vereinigung beider beruht.

Sowohl die Erschöpfung durch Inanition oder Dekomposition, als auch die Anhäufung der pyretogenen Stoffe alimentärer oder infektiöser Herkunft über das erträgliche Maß führt zu einer funktionellen Schädigung des Leberparenchyms, die auch anatomisch in degenerativen Veränderungen zutage treten kann. In gleichem Sinne wirkt die von eben diesen Stoffen ausgelöste akute Abgabe von Körperflüssigkeit. Hierdurch und durch den Mangel des zu allen Umsetzungen nötigen Wassers in den Organen und Geweben kommt es zur Bildung und unvollkommenen Entgiftung von Stoffwechselgiften mannigfaltiger Art, deren gemeinschaftliches Erzeugnis das klinische Bild der Intoxikation darstellt.

Das nebenstehende Schema (Fig. 69) möge die verschiedenen Entstehungsmöglichkeiten der gleichen und durch gleiche Folgen gekennzeichneten Schädigung veranschaulichen.

3. Beziehungen zwischen Dekomposition, Intoxikation und Konstitution.

Eine **Parallele zwischen den Vorgängen der Dekomposition und der Intoxikation** läßt — vom gleichen Verhalten des Körpergewichtes abgesehen — die eine als das volle Gegenteil der anderen erscheinen. Bei der Dekomposition klares Bewußtsein, subnormale Temperaturen, Pulsverlangsamung, ungestörte Nierentätigkeit, keine intermediäre Säuerung, sondern durch enterale Mineralstoffverluste bedingte Alkalopenie, und als wesentlichste Eigenart in immer weiterem Umfang das Versagen der aufbauenden Funktionen; bei der Intoxikation Benommenheit, Fieber, Pulsbeschleunigung, Nierenreizung, wirkliche, durch intermediär entstandene Säuren erzeugte Azidose infolge Zellschädigung durch Einbruch körperfremder Stoffe in die Zirkulation, und als Grundlage aller Symptome die Lähmung der stoffzersetzenden und abbauenden Kräfte.

Die Dekomposition ist im wesentlichen entstanden durch Hunger, sei es durch Hunger aus äußeren oder durch Hunger aus inneren Gründen. So verkörpert sie den chronischen Nährschaden, beruhend auf schwerer stofflicher Erschöpfung der Zellen, die nur behebbar ist, wenn es gelingt, auf dem Wege langsamer Reparation den zermorschten Aufbau zu erneuern. Die Intoxikation ist zum großen Teil herbeigeführt durch Durst, durch Verlust von Wasser, das eben so leicht ersetzt, wie abgegeben werden kann. So schwer sie auch im plötzlichen Ansturm

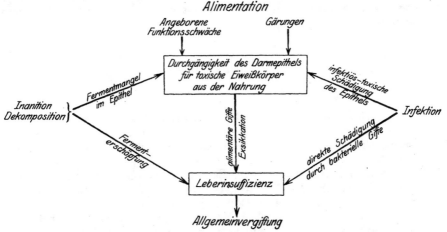

Fig. 69. Schema der verschiedenen Entstehungsweisen der Intoxikation.

schädigen, mit so bedrohlichen Erscheinungen sie auch einhergehen mag, grundsätzlich ist sie doch nur ein Zwischenspiel, das unerwartet leicht vorübergehen kann, wenn seine Ursache und die Individualität des Kranken eine Rettung überhaupt noch zulassen.

Die dergestalt begründete Gegensätzlichkeit schließt indessen nicht aus, daß wichtige Wechselbeziehungen zwischen beiden Vorgängen bestehen.

So wurde bereits auf das Vorkommen **präagonaler toxischer Symptome bei der reinen Dekomposition** hingewiesen[1]) und deren autotoxische Natur als wahrscheinlich hingestellt, und auch der **Bedeutung der Dekomposition** für die **Entstehung der Intoxikation** wurde gedacht. Hier zeigen sich gewisse Eigenheiten, die als klinisch wichtig noch ergänzend berührt werden mögen.

Der für die Dekomposition bezeichnende Niedergang der Toleranz bewirkt, daß toxische Symptome bereits durch viel unbedeutendere Ernährungsfehler und durch viel leichtere Infekte ausgelöst werden, als unter anderen Verhältnissen. Ohne alle Vorläufer flammt da zuweilen urplötzlich ein Intoxikationsfall auf, ungewöhnlich schwer in seinen Symptomen, ungewöhnlich schwer auch seiner Prognose nach. Dieselbe vorbestehende Dekomposition, ohne die das ganz akute Hereinbrechen der Katastrophe nicht möglich gewesen wäre, wird auch

---

[1]) S. 242 und 256.

die Ursache, warum die meisten der so betroffenen Kinder nicht mehr die Kraft besitzen, aus ihr lebend hervorzugehen.

Neben der durch die schwere chronische Ernährungsstörung erworbenen kommt auch der durch Alter oder Individualität begründeten **konstitutionellen Intoxikationsbereitschaft** eine große Bedeutung zu. Sie findet sich besonders bei Früh- und Neugeborenen und in verringertem Maße bei jungen Säuglingen. Man kann hierfür wie auch für die bei manchen älteren Kindern beobachtete Widerstandsverminderung zum Teil gewiß eine Schwäche der Fermente des Eiweißabbaues zur Erklärung heranziehen, die sich bereits unter Verhältnissen fühlbar macht, die besser Veranlagte noch beherrschen können. Zum anderen Teile aber fällt auch hier die schon für die Ausbildung der Dekomposition als so wichtig erkannte Hydrolabilität ins Gewicht. Da der Größe und Schnelligkeit des Wasserverlustes eine so große Bedeutung für die Ausbildung des toxischen Zustandes beizumessen ist, so muß in der gesteigerten Bereitschaft zur Abgabe von Körperwasser ein begünstigender Faktor gegeben sein[1]).

d) Klinische Bilder.

1. Allgemeiner Überblick.

Die früher geschilderten Grundformen stellen gewissermaßen die Elemente dar, aus deren in hundertfacher Weise möglichen Verbindungen und Beziehungen die erstaunliche kasuistische Mannigfaltigkeit der Ernährungsstörungen hervorgeht, und in die umgekehrt die genaue Analyse der Symptomatologie und des Verlaufes jeden einzelnen Fall auflöst. Es bleibt nur noch übrig, einen Überblick über den Formenreichtum selbst zu geben und kurz zu erläutern, wie sich die Fälle der Praxis den allgemeinen Gesichtspunkten einfügen.

Der Methoden der künstlichen Ernährung gibt es zahlreiche; bald wird mehr, bald weniger verdünnt, bald fettreich und zuckerarm, bald fettarm und zuckerreich genährt. Zur Verdünnung wird bald Wasser, bald Molke, bald Bouillon, bald Schleim oder Mehlsuppe empfohlen; Zusätze der verschiedensten Art werden gemacht, und die eine Kost kann geradezu im äußersten Gegensatz zur anderen stehen. Mögen nun auch beim gesunden Kinde die Wirkungen nicht wesentlich verschieden sein und in gleicher Weise zum gleichen normalen Gedeihen führen, beim kranken Kinde bedingt die unterschiedliche Zusammensetzung weitgehende Unterschiede in der Reaktion. Dazu kommt der Einfluß, den Nahrungswechsel, therapeutisch begründete Unterernährung, zersetzte Milch, Infektion und Konstitution auf das augenblickliche Symptomenbild und auf den Verlauf haben. So entsteht jene Vielheit von Krankheitsbildern, die dem Anfänger das Zurechtfinden in dem großen Gebiete so sehr erschwert.

Gegenwärtig sind wir im Besitz der Formel, die es ermöglicht, die Schwierigkeiten einigermaßen zu beheben und Ordnung in das Ganze zu bringen. Wir kennen jetzt annähernd die Wirkung jedes einzelnen Nährstoffes auf den kranken Organismus, und wir wissen, wie wesentlich die Intensität dieser Wirkung von den Nährstoffmengen abhängt; wir haben die Bedeutung der Molke würdigen gelernt und die wichtige Erkenntnis gewonnen von der weitgehenden Wandelbarkeit der von den Nahrungsbestandteilen ausgehenden Wirkungen durch

---

[1]) Von der großen Bedeutung, die allen diesen auf inneren Ursachen beruhenden Verschiedenheiten auch in Hinsicht auf die Fähigkeit zur Entgiftung und damit auf die Heilbarkeit der Intoxikation zukommt, wird an späterer Stelle noch zu sprechen sein.

Änderung der Mengenverhältnisse (Korrelation) der einzelnen Komponenten. Daraus ergibt sich: Zu jeder Nahrung von einer bestimmten Zusammensetzung gehört ein bestimmter Erkrankungstypus, und je verschiedener die Kombinationen sind, die in Anwendung kommen, desto verschiedener sind die jeweils zugehörigen Erkrankungstypen.

Die Erkrankungen unter reiner, zusatzfreier Kuhmilch und die unter Sahne oder Fettmilch, die Czerny und Keller als „Milchnährschaden" aus der Masse der übrigen Verläufe herausgehoben haben, und die noch eingehender besprochen werden sollen, entsprechen im wesentlichen der Dystrophie und Dekomposition.

Zusätze von Mehl und Zucker begünstigen den Eintritt dyspeptischer Zustände, und der Zucker gibt weiterhin leicht Veranlassung zu einem Einschlag von Symptomen der Intoxikation, zunächst in Gestalt von Temperaturerhebungen; später entstehen Mischformen zwischen Dekomposition und Intoxikation. Bei Erkrankungen unter Buttermilch bewirkt der große Molken- und Zuckergehalt, daß der Typus der Störung ein rein toxischer wird. Auch hier läßt die geringe Toleranz die schweren akuten Formen vorwiegend im ersten Lebensquartale sich häufen, während später mehr die fieberhaften Dyspepsien vorkommen.

Erkrankungen bei Malzsuppe neigen trotz des großen Zuckergehaltes der Nahrung weit weniger zur Intoxikation, als solche bei Buttermilch. Die Gründe sind leicht einzusehen: Geringer Molkengehalt, ein geringer Prozentsatz an besonders leicht vergärendem Milchzucker, der Malzzucker selbst das am leichtesten assimilierbare Kohlenhydrat, dessen schnelles Verschwinden aus dem Darm dem Entstehen schädlicher Säuerung entgegenarbeitet. Daher in der Regel nur leichte fieberhafte Dyspepsien, wirkliche akute Intoxikationen zumeist nur bei Kindern, die bereits durch vorhergehende andersartige Ernährung oder Infektion schwer geschädigt waren.

Von gleicher Bedeutung wie für den Typus der Störung sind die Ernährungsverhältnisse auch für die Gestaltung des Verlaufes. Wendungen zum Schlechten oder Guten knüpfen sich nicht selten an unvermittelte Erhöhung oder Erniedrigung des Kostmaßes. Ähnlich läßt sich ein Wechsel im Charakter des Krankheitsbildes, das Auftreten eines neuen Symptomes bis hinauf zum vollkommenen Umschlag des bisherigen Typus in sein Gegenstück oftmals auf qualitative Veränderung der Nahrung zurückführen. So wandelt sich oft das Bild der Dekomposition jählings in das der Intoxikation, wenn dem bei Milchverdünnung hinschwindenden Kinde in Verkennung der Lage große Mengen zuckerreicher Buttermilch verabreicht werden; so kann sich die Temperatur heben, und es können stärkere Durchfälle beginnen, wenn der bisher nur mit Mehlzusatz verdünnten Milch reichlich Zucker zugesetzt wird.

Außer der Ernährungsweise ist für die Gestaltung der Reaktion nach früheren Ausführungen auch noch die Individualität des Kranken, sein Alter, seine Konstitution und sein erworbener Zustand von Bedeutung. Dieselbe Nahrung z. B., die bei einem älteren und widerstandsfähigeren Kinde eine reine oder eine mit dyspeptischen Symptomen einhergehende Dystrophie macht, kann ein jüngeres schnell in die Dekomposition hineinführen, eine andere, die im ersten Falle nur eine leichte, als akute Dyspepsie anzusprechende Toxikose verursacht, im zweiten eine schwere Intoxikation hervorrufen. Einen Einfluß auf das Symptomenbild und den Verlauf gewinnen auch die verschiedenen konstitutionellen Anomalien, vor allem die Hydrolabilität, danach die „neuropathische" Veranlagung. Dazu kommen schließlich die so mannigfaltigen Wirkungen, die von der Infektion in ihrer wechselnden Gestalt sowie von anderen äußeren Momenten ausgehen. Wenn alle diese Dinge genügend berücksichtigt werden, so wird die Entstehung der Vielheit der Krankheitsformen einigermaßen verständlich.

Diese für das Gebiet der Ernährungsstörungen so bezeichnende Mannigfaltigkeit der Erscheinungen bestätigt sich auch, wenn der einzelne Fall

in seinem Verlaufe ins Auge gefaßt wird. Nur verhältnismäßig selten stößt man
da auf Typisches, auf Bilder etwa, die dauernd die Form des Milchnährschadens,
des Mehlnährschadens usw. bewahren. Denn nur ausnahmsweise bleibt dauernd
die Gleichheit der Existenzbedingungen der Kinder erhalten, die Voraussetzung
für einen derartig gleichmäßigen und typischen Hergang ist; fast in allen einigermaßen andauernden Fällen wird dann und wann, oft sogar in allzu schneller
Folge die Nahrung qualitativ und quantitativ verändert und damit auch das
Krankheitsbild — nicht immer in dem gewünschten günstigen Sinne; durch
Verordnung von Unterernährung verschaffen wir ferner der allgemeinen, durch
Einschaltung von Mehlperioden der partiellen Inanition Anteil, und zwar oft
recht folgenschweren Anteil am Verlaufe, und jeden Augenblick kann eine In-
fektion zu einem neuen Umschwung in den Vorgängen führen.

2. Besondere Krankheitstypen.

In Ergänzung des allgemeinen Überblickes mögen noch einige besondere
Typen der Ernährungsstörung eine eigene Darstellung finden, die von größerer
praktischer Bedeutung sind und z. T. besondere ätiologische und pathogenetische Verhältnisse aufweisen.

a) Rein alimentäre Formen.

Der Hungerschaden. Unter den rein oder vorwiegend durch fehlerhafte
Ernährung erzeugten Störungen spielen die durch allgemeine Unterernährung
erzeugten eine überaus große Rolle. Beispiele für sie findet man namentlich in
der ersten Lebenszeit, wo die Angst vor einer Schädigung durch die Kuhmilch
oftmals dazu verleitet, unzureichende Mengen vorzuschreiben oder gehaltlose
Verdünnungen zu verwenden. Mangelhaftes Gedeihen infolge Unterernährung
zeigen auch viele Kinder mit habituellem Erbrechen; hier können, wenn der
Verlust hochgradig wird, auch schwere Hungerschäden zur Ausbildung gelangen, wie das namentlich bei Pylorospastikern der Fall ist. Aus späteren
Monaten sind mir Fälle hochgradiger Inanition öfters bei vernachlässigten
Proletarierkindern zur Kenntnis gekommen; ein gleiches aber habe ich auch
gesehen bei Säuglingen, die man wegen Ekzems oder anderer Zeichen der exsudativen Diathese lange Zeit auf allzu knappe Rationen zu setzen für notwendig
erachtet hatte.

Es ist ein Beweis für die ausgezeichnete Gewebsfestigung[1]) des wirklich
normalen Kindes, daß viele Säuglinge, auch neugeborene, selbst stärkere Unterernährung geraume Zeit überraschend gut vertragen. Ich selbst verfüge über
einige Fälle mit genauen Wägungen und Messungen, die bezeugen, daß bei Zufuhr
von nur etwa 20 bis 30 Kalorien auf das Kilo durch eine ganze Zahl von Wochen
hindurch kein steilerer Gewichtsabfall stattfand, und auch Untertemperatur und
Pulsverlangsamung machen sich oft erst ziemlich spät bemerklich. Das auffälligste
Symptom neben der Magerkeit ist eigentlich nur die Verstopfung. Der Organismus
schmilzt eben nur nach Bedarf Depotfett und Gewebe ein, vor einer Lösung der
Wasserbindung mit ihren bedrohlichen Folgen jedoch vermag er sich zu schützen,
ja sogar noch Wasser einzulagern[2]). So kommt es zwar allmählich zur Herabsetzung der Toleranz und damit zur Empfindlichkeit gegen plötzliche Vermehrung der Nahrungsmengen, die eigentliche Dekomposition mit Erschwe-

---

[1]) Vgl. S. 230.
[2]) Stoffwechsel im Hunger: Aron, J. K. 86. 1917.

rung oder Aufhebung der Wiederherstellbarkeit dagegen gelangt — so sehr ihr schließlich auch das Symptomenbild ähnelt — nicht so leicht zur Ausbildung, und es ist staunenswert, mit welcher Leichtigkeit sich die Erholung aus hochgradigsten Schwächezuständen zu vollziehen pflegt.

Anders aber, wenn die Inanition nicht ein vollwertiges, sondern ein konstitutionell **hydrolabiles** oder durch schwere Krankheit in den Zustand der Hydrolabilität versetztes Kind betrifft. Dann kommt es alsbald zu schnelleren Gewichtsverlusten, und binnen kurzem, zuweilen schon nach wenigen Tagen, zur Entwicklung der Dekomposition, deren Herannahen gewöhnlich durch das Einsetzen von Hungerdiarrhöen angekündigt wird (Fig. 17). Wie schnell insonderheit hydrolabile Neugeborene in rettungslosen Verfall geraten können, davon ist schon früher die Rede gewesen[1]).

Die Gefahren der Inanition sind nicht bei jeder Nahrung gleich; sie sind um so geringer, je mehr der Mangel die Betriebsstoffe betrifft, während Baustoffe noch einigermaßen zur Verfügung stehen. Unterernährung bei Molke und Buttermilch mit Kohlenhydratzusatz wird deshalb sichtlich besser ertragen als Unterernährung bei Milchverdünnungen.

Eine Dystrophie kann auch dann auf Nahrungsmangel beruhen, wenn die zugeführten Mengen, auf die Gewichtseinheit berechnet, durchaus genügend erscheinen. Es gibt junge, **normalgewichtige Kinder mit abnorm hohem Nahrungsbedarf,** die erst zu gedeihen beginnen, wenn sie mehr als die üblichen Kalorien auf das Kilo Körpergewicht bekommen. Noch wichtiger und häufiger ist der Fall des **älteren, stark zurückgebliebenen Kindes,** das aus früher erörterten Gründen[2]) weit mehr Nahrung braucht als seinem augenblicklichen Gewicht entspricht; die Nichtberücksichtigung dieser Eigenheit ist eine der Hauptursachen, warum die Zimmer mancher Säuglingsspitäler von hartnäckigen „Atrophikern" erfüllt sind, die auf einmal aufzublühen beginnen, wenn sie aus den Händen des auf knappe Kost eingeschworenen Anstaltsarztes in die Obhut von Pflegemüttern kommen, die sich im dunklen Drange des rechten Weges bewußt sind.

Ernährungsschäden bei einseitiger Mehlernährung („Mehlnährschaden" Czerny u. Keller)[3]). Das „Päppeln" mit Mehl oder Mus, dem nur wenig Milch zugesetzt wird, ist bekanntlich in manchen Gegenden ein weit verbreiteter Mißbrauch. Seine Gefahren und Folgen sind bereits an früherer Stelle in großen Zügen vorgeführt worden. So bedarf es nur noch des Eingehens auf die klinischen und pathogenetischen Einzelheiten. Meine eigenen Erfahrungen über reine Päppelkinder sind gering, da solche in meinem Wirkungskreise ziemlich selten vorkommen. Häufiger ist in ihm eine andere Klasse von „Mehlkindern", nämlich diejenige, wo die Mehldiät eingeführt wurde, um einen Durchfall zu stopfen, und wo sie dann aus diesem oder jenem Grunde[4]) fälschlicherweise beibehalten wurde.

Über die **Pathogenese** dieser Störung darf man sich etwa folgende Vorstellung machen. Bei der Schwierigkeit, den Energiebedarf allein mit Mehl zu decken, wird in vielen Fällen schon eine kalorische Unterernährung stattfinden; dabei, oder auch wenn sie nicht im Spiele ist, besteht eine Unterernährung in stofflicher Hinsicht. Selbst wenn etwas Milch oder Butter oder Salz beigegeben wird, reicht das gewöhnlich nicht aus, um den Bedarf an den außer dem Kohlenhydrat benötigten Nährstoffen zu decken. Es mangelt

---

[1]) Vgl. S. 106.
[2]) Vgl. S. 109.
[3]) Lit. Czerny u. Keller, Hb. 2.
[4]) Vgl. S. 292.

am Material zum Aufbau vollwertigen Gewebes, an Eiweiß, an Salzen, an dem für die Stoffverbindung so wichtigen Fett und den Lipoiden, vielleicht noch an anderen ,,Ergänzungsstoffen". So kommt es entweder zu pathologischer Quellung, oder es bleibt jeder Ansatz aus, und es entwickelt sich ein langsamer Verfall[1]). Begreiflicherweise ist auch die Bildung von Immunkörpern verringert und damit das Haften von Infektionen erleichtert. In vielen Fällen beginnt auch das Mehl im Darm zu gären und erzeugt Durchfälle mit ihren Folgen. Die Dystrophie bei vorwiegender Mehlernährung ist also als eine besondere Form der Inanition aufzufassen, und so wie diese kann sie, unterstützt durch die Mitwirkung von Infekt und Verdauungsstörung, bei nicht genügend Widerstandsfähigen aus einem bloßen Hungerzustand früher oder später in den der Dekomposition übergehen.

Merkwürdig genug, daß es Säuglinge gibt, die auch mit einer so ungeeigneten Kost normal gedeihen. Sie müssen sogar nicht so selten sein, sonst hätte sich das Päppeln gewiß nicht als Volksernährung einbürgern können. Auch bekommt man ab und zu ganz tadellose Kerlchen vorgeführt, von denen auf das Bestimmteste versichert wird, daß sie nur Kaffee, Mehl, Zwieback, Brei, Suppe erhalten hätten, dagegen so gut wie keine Milch. Aber ein Gutteil der Säuglinge ist solcher Anpassung nicht fähig und verfällt früher oder später in Krankheit. Wann das geschieht, wann im besonderen der Zustand jene Grenze erreicht, wo die Reparationsmöglichkeit zu schwinden beginnt, ist sehr verschieden und hängt von Konstitution, Alter und Grad der Einseitigkeit der Nahrung ab. Junge Säuglinge sind schon nach drei Wochen, wenn nicht schon vorher ernstlich gefährdet.

Das **klinische Bild** der Mehldystrophie kann recht verschiedenartig sein[2]). Zahlreiche Mehlkinder erscheinen bei oberflächlicher Betrachtung sogar besonders wohlgenährt, agil und frisch, aber bei näherem Zusehen erweist sich das Fett als schwammig, das ganze Kind gedunsen; Erscheinungen von Rachitis und besonders gerne von Spasmophilie sind vorhanden, und die Gewichtskurve zeigt jene großen Gewichtsschwankungen, die für das hydrolabile Kind so kennzeichnend sind. Dieser **pastöse Typus** entsteht, wenn bei vorhandener hydrolabiler Konstitution neben mittleren Mengen Milch und anderen Nahrungsmitteln unverhältnismäßig reichlich Kohlenhydrat verfüttert wird.

Dieselbe unzweckmäßige Kost, bereichert um eine gewisse Menge Kochsalz. kann durch Steigerung der Wasserretention zum Ödem den **hydrämischen Typus** hervorbringen. Es gibt aber noch eine andere Entstehungsweise dieses Typus. Bei Kindern, die vorher infolge von Ernährungsstörungen akute Gewichtsstürze durchgemacht haben, kann auch durch Mehl ohne Milch ein Hydrops entstehen, der als Hungerödem anzusehen wäre. Ohne diese Vorgeschichte entsteht in der Regel unter salzarmer Mehlkost der **atrophische Typus,** dessen Bild sich von dem der einfachen Inanition kaum unterscheidet. Eine in späteren Stadien auffallende Verringerung des Appetites hängt wohl mit Cl-Hunger und dadurch bedingtem HCl-Mangel im Magen zusammen[3]). In vielen Fällen ist mir eine rötlichbraune Verfärbung der Haut aufgefallen. Die Stühle sind gewöhnlich goldgelb, sauer; wenn abnorme Zersetzungen Platz greifen, werden sie schaumig, dunkel, kleistrig und stinkend.

---

[1]) Betr. Untersuchungen über chemische Zusammensetzung des Körpers bei Mehldystrophie (Weigert, Weigert u. Steinitz, Tobler, Klose, Frank u. Stolte) vgl. Czerny-Keller, l. c.

[2]) Rietschel, D. m. W. 1908. Nr. 19.

[3]) Ähnliches sieht man gelegentlich auch bei Behandlung ekzematöser Kinder mit entsalzter Milch (vgl. unter Ekzembehandlung). Nach Beigabe von Kochsalz kehrt der Appetit wieder.

Die Hypertonie der Muskulatur, die schon beim atrophischen Typus deutlich zu sein pflegt, kann sich in verhältnismäßig seltenen Fällen so erheblich steigern, daß von einem **hypertonischen Typus** gesprochen werden kann. Die Symptome sind anderwärts[1]) geschildert, und es ist darauf hingewiesen, daß die Hypertonie nicht nur der Mehldystrophie eigen ist.

Eine Eigentümlichkeit der Mehldystrophie ist das überaus häufige **Hinzutreten spasmophiler Symptome.** Zum mindesten das Erbsche Phänomen fehlt recht selten, Laryngospasmus und Dauerspasmen sind auffallend oft vorhanden. Der Zusammenhang wird verständlich, wenn man bedenkt, daß gerade die typische Tetanie zu Störungen des Wasserhaushaltes Beziehungen hat. Daß solche beim Mehlkind vorhanden sind, davon zeugen die in vielen Fällen vorhandenen **großen und schnellen Schwankungen des Gewichtes.** Bezeichnend ist schließlich ein Sinken der Immunität, wie es in gleichem Grade kaum bei einer anderen Art der Ernährungsstörung vorkommt. Daher die **Häufigkeit komplizierender Infektionen** mit ihrer entscheidenden Bedeutung für das Schicksal dieser Kranken. Zur Erklärung hierfür zieht Weigert[2]) den größeren Wassergehalt des Körpers heran, der das Haften der Krankheitserreger begünstigen solle. Nicht weniger wichtig dürfte der allen schweren Ernährungsstörungen, auch denen, die mit Austrocknung einhergehen, gemeinsame Mangel an Immunkörpern sein[3]).

Als eine der schweren Mehldystrophien anscheinend eigentümliche schwere Komplikation ist schließlich noch die **Xerosis conjunctivae et corneae**[4]) zu nennen, die auf den Mangel an gewissen Ergänzungsnährstoffen zu beziehen ist.

Ernährungsschäden bei einseitiger Milchernährung (,,Milchnährschaden" Czerny und Keller). Eine der häufigsten Formen der Dystrophie entsteht bei Ernährung mit Milch, der keine oder nur so geringe Zusätze von Kohlenhydrat beigegeben werden, daß der Kohlenhydratbedarf des Kindes nicht gedeckt ist.

Das **Verhalten der Säuglinge** bei einer derartigen Kost kann ein verschiedenes sein, je nach der Konstitution des Individuums. Ein hydrostabiles Kind bietet die typischen Merkmale der Dystrophie: seine Gewichtskurve verläuft mit mäßigen Schwankungen auf gleicher Höhe oder steigt oder fällt in sehr flachem Winkel. Haut und Muskeln sind schlaff, Agilität und statische Leistungen verringert, die äußeren Decken blaß. Der Stuhl ist trocken, fest, hell bis zu grauen Tönen und zeigt derart alle Eigenschaften des Fettseifenstuhles. In dieser Einförmigkeit kann die Störung wochen- und monatelang unverändert verlaufen; der Übergang in Dekomposition ist möglich, erfolgt aber nicht allzuhäufig.

Das Gegenteil ist der Fall beim hydrolabilen Kinde. Bei ihm beginnt in Bälde das Gewicht zu sinken, um so früher, je niedriger das Alter ist, am frühesten bei Neugeborenen. Nach kurzer Frist werden die Entleerungen häufiger, feuchter, zerhackt oder durchfällig, gleichzeitig setzen steilere Abnahmen ein, und unversehens ist der Dekompositionszustand in reinster Form entwickelt (Fig. 61).

Der **Stoffwechsel** bei dieser Störung[5]) bietet im Stadium der Dystrophie nur recht geringfügige Abweichungen von der Norm; namentlich die Verdauung,

---

1) S. 551.
2) Z. B. 36. Nr. 1.
3) Thomas, Z. K. 11. 1914.
4) Vgl. S. 365.
5) Heubner u. Rubner, Z. B. 38. Niemann, J.K. 74. 1911. Bahrdt, J. K. 71. 1910. Bahrdt u. Edelstein, Z. K. 12. 1914. Howland, Z. phys. Chem. 74. 1911. Schloßmann, Z. K. 5. 1912. Frank u. Wolff, J. K. 78. Erg.-H. 1913. Lit. über relative Azidose vgl. Czerny-Keller, Hb. 2.

die Resorption und der Ansatz der organischen Nährstoffe ist kaum beeinträchtigt. Zur Beurteilung der Verhältnisse des Mineralstoffwechsels sind genügende Unterlagen noch nicht vorhanden; immerhin scheint sichergestellt, daß eine Verschlechterung der Na- und K-Bilanz und ungewöhnliche Schwankungen in der Retention dieser Stoffe im Spiele sind[1]), an denen eine vermehrte Ausfuhr durch den Darm namentlich zu Zeiten dünnerer Stühle mit die Schuld trägt. Die Bilanz der alkalischen Erden kann, muß aber nicht ungünstig gestaltet sein. An den Gewichtsschwankungen sind Schwankungen in der Retention der Alkalien und des Wassers entscheidend beteiligt.

Der **Fettseifenstuhl** verdankt seine eigenartige Beschaffenheit einer Verschiebung im Mengenverhältnis der Fettkomponenten, derart, daß weniger Fett in Form von Neutralfett und Fettsäuren, erheblich mehr in Form von Erdalkaliseifen ausgeschieden wird, als im normalen Stuhl. An sich ist das nichts Pathologisches, sondern nur die gesetzmäßige Folge des Vorherrschens alkalischer Reaktion im Dickdarm (W. Freund[2]) infolge hohen Eiweißgehaltes und Mangels an Kohlenhydrat der Nahrung. Unterstützend wirkt dabei ein größerer Wert des Quotienten Nahrungskalk: Nahrungsfett (Stolte[3]), dem aber deswegen wohl nicht die entscheidende Rolle zugebilligt werden kann, weil auch bei seiner starken Herabminderung die Seifenbildung ungestört vor sich geht, wenn nur genügend viel Eiweiß gegeben wird, um im Dickdarm alkalische Reaktion zu erzielen. Bei jedem gesunden Kinde lassen sich durch entsprechende Ernährungsweise Seifenstühle erzeugen. Die Bilanz des Fettes und der Mineralstoffe wird durch die Änderung der Ausscheidungsform nicht berührt, und so sieht man vielfach trotz typischer Seifenstühle vorzügliches Gedeihen. Für die gelegentlich bei der Milchdystrophie festgestellte vermehrte Basenausfuhr, die beim festen Seifenstuhl allein die Erden betrifft, sind besondere Verhältnisse verantwortlich zu machen, vielleicht eine aus inneren Gründen möglich werdende Ausscheidung in den Darm[4]). Der Fettseifenstuhl ist sonach nur Symptom einer besonderen Art des Darmchemismus, nicht aber ohne weiteres Symptom einer Ernährungsstörung; deren Diagnose wird erst durch die Gegenwart anderer Erscheinungen gerechtfertigt.

Die helle Farbe des Fettseifenstuhles beruht auf Umwandlung des Gallenfarbstoffes in farbloses Urobilinogen[5]).

Es sind unter anderem die der Milchdystrophie eigentümlichen massigen und faulig riechenden Entleerungen der Grund gewesen, daß einstmals Biedert im Kuhmilcheiweiß die **Ursache** des Zustandes finden wollte. Auch gegenwärtig wird dieser Nahrungsbestandteil gelegentlich wieder in Betracht gezogen. Die einen erwägen, ob er nicht doch einen Fäulnisschaden bewirken könne[6]), andere bedenken die Möglichkeit einer intermediären Schädigung durch die große Eiweißzufuhr[7]). Daß derartiges vorkommt, lehren die neueren Erfahrungen über die Bedeutung des Eiweißes bei den alimentären Toxikosen; aber davon abgesehen, stehen solche Vermutungen noch durchaus in der Luft, ja sie lassen sich durch andere Beobachtungen aufs schwerste erschüttern[8]). Ähnliches gilt vom Fett, dem eine Zeitlang von der Czernyschen Schule hauptsächlich wegen seiner Beziehungen zur relativen Azidose die ursächliche Rolle zugebilligt wurde. Die

---

[1]) L. F. Meyer, J. K. 71. 1910. Bahrdt, ibid. Hier können auch die Befunde von Klotz (J. K. 70. 1909) und Rosenstern (Z. K. 18. 1918) herangezogen werden.

[2]) E. i. M. K. 3.

[3]) J. K. 74. 1911.

[4]) Bahrdt, l. c. Vgl. auch Aschenheim, J. K. 77. 1913. Blühdorn, M. K. Orig. 11. Nr. 2.

[5]) Langstein, Festschrift f. Salkowski. Berlin 1905.

[6]) Czerny-Keller, Hb. Bd. 2. Bessau, M. K. Orig. 13. Nr. 10. 1914.

[7]) Benjamin, Z. K. 10. 1914. Feer, Med. Kl. 1909. Beiheft 1.

[8]) Den Kurven Benjamins über Nichtgedeihen bei Eiweißmilch mit Zuckerzusatz, aus denen die Möglichkeit eines Eiweißschadens erschlossen wird, kann ich Dutzende anderer entgegenstellen, wo bei zwangsweiser Vermehrung derselben eiweißreichen Nahrung ein vortreffliches Gedeihen einsetzte. Bei B.s Kindern ist anscheinend bei der Nahrungsbemessung der große Bedarf älterer, zurückgebliebener Kinder nicht berücksichtigt worden. (Vgl. neuerdings Nassau, Z. K. 26. 1920.)

Bedeutung des Fettes soll nicht ganz in Abrede gestellt werden, sie kann meines Erachtens aber nur eine sekundäre sein. Die primäre Ursache der Milchdystrophie und damit auch die Ursache aller sonst etwa bei ihr beobachteten Stoffwechselstörungen kann in Hinblick auf die klinischen Tatsachen nur diese sein: Mir scheint, daß alles dazu drängt, in dieser Form der Ernährungsstörung nichts anderes zu sehen als den gesetzmäßigen Ausdruck einer partiellen Inanition infolge Mangels an Kohlenhydrat. Kohlenhydratmangel macht den Wasseransatz unmöglich, verschlechtert die Retention von N und Alkali, begünstigt die Azidose, erzeugt kurzum alle Erscheinungen der Milchdystrophie, die pathogenetisch sonach nichts Außergewöhnliches darstellt, sondern nur einen Sonderfall von Ansatzstörung auf Grund ausbleibender Quellung wegen ungenügenden Angebotes eines der Glieder des quellungserzeugenden Ringes. Bedurfte es zum Belege dessen noch einer besonderen Stütze, so steht sie zur Verfügung in der Tatsache, daß bei normal gedeihenden Kindern jederzeit ein ganz gleicher Zustand erzeugt werden kann, wenn man ihnen einen entsprechend großen Teil der Kohlenhydrate aus der Nahrung streicht; und daß es der Wegfall der spezifischen Kohlenhydratwirkung ist, der so zum Ausdruck kommt, und nicht etwa der Wegfall von Kalorien, ergibt sich daraus, daß der Ersatz des Entzogenen durch Fett oder die Vergrößerung der Nahrungsmenge die nachteiligen Folgen nicht zu verhüten vermag. Das gilt für die einfach dystrophische Form ebenso, wie für die zur Dekomposition geneigte, deren Durchfälle deshalb oftmals als Kohlenhydrathungerdurchfälle[1]) zu gelten haben.

Am besten läßt sich all das bei Ernährung mit Eiweißmilch beobachten, der nicht genügend Kohlenhydrat beigegeben wird. Hier bietet sich auch Gelegenheit, den verschiedenen Kohlenhydratbedarf verschiedener Kinder zu erkennen; das eine Kind nimmt bereits zu bei einer Zulage von 2 Proz., ein anderes bedarf 3 Proz., die meisten noch darüber, eine Anzahl kann erst mit 7 bis 10 Proz. zum Gedeihen gebracht werden (Fig. 77). Daß dabei die Art des Kohlenhydrates von Wichtigkeit ist, und daß in einzelnen Fällen vielleicht auch eine Zufuhr von Ergänzungsnährstoffen notwendig wird, ist aus früheren Ausführungen bekannt[2]). Hier liegt ein Hinweis auf die **Bedeutung konstitutioneller Momente** für die Entstehung des Milchschadens, wie denn ein hoher Kohlenhydratbedarf sich namentlich bei Rachitischen, Ekzematösen und Neuropathen findet. Konstitutionelle Momente sind auch entscheidend dafür, ob im Fettseifenstuhl alkalische Erden zu Verlust gehen oder nicht[3]).

Postinfektiöse Dystrophien. Dystrophische Zustände bei währender Infektion sind in Hinblick auf die Gegenwart eines Krankheitsgiftes, das Aufnahme und Verwertung der Nahrung beeinträchtigt, verständlich; schwer zu erklären ist dagegen die Tatsache, daß viele Kinder nach überstandener Krankheit noch weit in die Rekonvaleszenz hinein trotz guten Appetites bei derselben Nahrung, bei der sie vordem gut vorwärts kamen, nicht mehr zum Gedeihen zu bringen sind. Welche Schädigung der Organismus erlitten hat, ist zurzeit noch nicht zu sagen; es kann nur als wahrscheinlich hingestellt werden, daß die Funktionen betroffen sind, die den Quellungsvorgang beherrschen. Denn diese Nachwirkung des Infektes kann überwunden werden, wenn durch Vermehrung der Zufuhr quellungsfördernder Stoffe ein stärkerer Reiz für den Wasseransatz ausgeübt wird. Auch hier steht das Kohlenhydrat in erster Reihe. Nach einiger Zeit

---

[1]) Vgl. S. 238.
[2]) Vgl. S. 77ff.
[3]) Über Vortäuschung der Milchdystrophie durch ungenügende Deckung des Gesamtbedarfs älterer, untergewichtiger Kinder vgl. S. 263.

ist der Körper wieder soweit hergestellt, daß der Fortschritt auch nach Wegfall der Sonderration weitergeht (Fig. 70).

b) Ernährungsstörungen bei Infekten.

Überaus zahlreich und mannigfaltig sind die Infekte, sei es primär und als Ursache sekundärer Ernährungsstörung, sei es sekundär als Komplikationen der primären Ernährungsstörung, die den Säugling bedrohen. Unter den der zweiten Gattung zugehörigen stehen weitaus an erster Stelle diejenigen der Haut. Be-

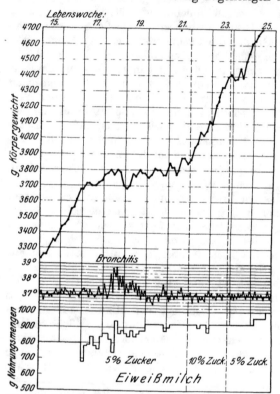

günstigt durch Mazeration, Miliaria, durch intertriginöse und ekzematöse Entzündungen, durch Dekubitus, der sich — zum Teil in Form rundlicher, scharf ausgeschlagener Geschwüre, deren Form zu unrecht den Gedanken an embolischen Ursprung erweckt hat — über Kreuzbein, Hinterhaupt, Trochanteren, Knöcheln und Fersen entwickelt, nisten sich die mannigfaltigsten Pyodermien ein, von der papulovesikulösen Dermatitis an bis zum pemphigusartigen Ausschlag und zur Furunkulose. Von allen diesen Stellen aus können erysipelatöse und phlegmonöse Prozesse ihren Ausgang nehmen, unter denen die des Hinterhauptes besonders gefürchtet sind.

Der Häufigkeit nach folgt die katarrhalische oder eitrige, in ihrer Bedeutung für die Symptomatologie und den Verlauf der Krankheit von

Fig. 70. Postinfektiöse Dystrophie, durch vorübergehende Kohlehydratvermehrung geheilt.

vielen Untersuchern weit überschätzte Mittelohrentzündung[1]. Ihr reihen sich an die Katarrhe der Luftwege und die entzündliche Infiltration der Lunge[2].

Im Darme selbt öffnet die Schädigung des Epithels und der Epithelfunktionen der sekundären Infektion Tür und Tor. Die erste abnorme Flora kann durch eine zweite abgelöst werden; die Virulenz der Darmbewohner wächst — vielleicht durch Symbiose (Nobécourt), vielleicht infolge einer durch die Änderung des Nährsubstrates bewirkten Abartung (Moro[3]). Und wenn sich unter ihnen Entzündungserreger finden, so kann es zur komplizierenden sekundären Enteritis mit katarrhalischer, eitriger, hämorrhagischer oder auch

---

[1]) Vgl. Kap. Ohrenerkrankungen.
[2]) Vgl. Kap. Grippe.
[3]) Congr. internat. d. gouttes de lait, Brüssel 1907, II 4 b.

ulzeröser und kruppöser Entzündung des Darmes mit allen ihren Folgen kommen.

Des öfteren, gelegentlich sogar in epidemieartiger Häufung, entstehen katarrhalische oder eitrige Entzündungen der Harnwege, von denen eine eitrige Nephritis ausgehen kann. Auch sonst kann die Niere beteiligt werden. Die typische Nephritis allerdings dürfte wohl bei der reinen Ernährungsstörung kaum vorkommen und mehr den infektionsartigen Erkrankungen eigen sein. Die infektiöse Nierenvenenthrombose dagegen kann sich bei beiden Formen entwickeln.

Das gleiche gilt für die infektiöse Hirnsinusthrombose. In seltenen Fällen wird die Ernährungsstörung auch durch seröse oder eitrige Meningitis kompliziert. In allen Stadien endlich droht die septische Allgemeininfektion in ihrer mannigfaltigen Gestalt und mit ihren mannigfaltigen Ausgangspunkten. Auch Noma habe ich im Anschluß an Intoxikation auftreten sehen.

Die Symptomatologie der genannten Zustände bedarf an dieser Stelle keiner besonderen Schilderung; eingehende Antwort dagegen fordern einige Fragen, die sich hier aufdrängen und deren Wichtigkeit auf der Hand liegt. Die aufgepflanzte Infektion stellt einen neuen schweren Angriff auf den kranken Organismus dar, dessen Stoffwechsel bereits den Anforderungen der Ernährung gegenüber zu versagen droht. Welches ist nun bei den engen Beziehungen der Ernährung zur Immunität die Bedeutung der Ernährungsstörung für die Symptomatologie und den Ablauf der infektiösen Erkrankung? Und was bedeutet umgekehrt die Infektion für die Symptomatologie und den weiteren Verlauf der Ernährungsstörung?

Bedeutung der Ernährungsstörung für Entstehung und Verlauf der Infektion. Die mit dem Wesen der Ernährungsstörung aufs innigste verknüpfte Herabsetzung der Immunität bewirkt eine derart gesteigerte **Krankheitsdisposition,** daß nur wenige Kranke gänzlich frei von komplizierenden Infektionen bleiben; und es versteht sich, daß auf der gleichen Grundlage der Verlauf ein ernsterer, die Aussicht auf Genesung eine geringere und die Lebensbedrohung eine gesteigerte ist. Daß tatsächlich auf der Basis der Ernährungsstörung ein schnelles Umsichgreifen der Infektion stattfindet, ist eine klinisch leicht zu bestätigende Tatsache. Die geringe Fähigkeit, dem Fortschreiten der Entzündung Einhalt zu tun, die Vervielfältigung der Infektion zu verhüten, läßt sich besonders schön an den oberflächlichen Phlegmonen und an den Pyodermien beobachten. Und auch die Vorgänge am kranken Orte selbst bieten in vielen Fällen ein eigentümliches Bild, das die Erlahmung der Abwehrkräfte deutlich vor Augen führt. Die anfänglichen, vielleicht schon von vornherein nur schwachen Reaktionserscheinungen treten allmählich zurück, die entzündliche Röte blaßt ab, vorhandene Substanzverluste werden zu mißfarbenen Geschwüren. Operationswunden erscheinen trocken; statt hochroter, gesunder, stark absondernder Granulationen zeigt sich ein anämisches, torpides Gewebe, das der fortschreitenden Nekrose anheimzufallen pflegt.

Auch bei den äußerlich nicht sichtbaren Erkrankungen läßt sich das gleiche bemerken. Anfänglich harmlos erscheinende Katarrhe der Luftwege greifen unversehens und unaufhaltsam um sich, und werden zur Kapillärbronchitis und Bronchopneumonie, die hier geringe Heiltendenz zeigt. Im Hinblick darauf kann es nicht wundernehmen, daß auch Infektionen mit normalerweise guter Prognose bei ernährungskranken Kindern ungewöhnlich hohe Sterbeziffern aufweisen. Bekannt ist die verheerende Wirkung der Grippe in den Säuglingsstationen, und der „sekundären Masern" bei den schwachen Jährlingen. Und diese

Opfer fallen oft in kürzester Frist, wenige Tage, ja wenige Stunden nach dem ersten Beginne der komplizierenden Erkrankung, oft trotz so geringer Organveränderungen, daß auch am Leichentische ohne die Annahme einer verringerten Widerstandskraft das Schicksal der Kinder unverständlich bleiben würde. Kein Zweifel, daß ein beträchtlicher Teil der sogenannten „plötzlichen Todesfälle" auf das Konto verhältnismäßig leichter sekundärer Infektionen schwer ernährungsgestörter Kinder gesetzt werden muß[1]).

Am meisten ausgesetzt sind die Kranken in den Stadien der Ernährungsstörung, in denen große Verluste oder pathologische Einlagerungen von Wasser stattfinden, während bei Inanitionszuständen und Dystrophien die Widerstandskraft weniger verringert ist[2]). Oftmals ergibt die genauere Betrachtung des Verlaufes, daß der Beginn oder die Verschlimmerung der infektiösen Erkrankung unmittelbar an eine plötzliche, extreme Gewichtsverschiebung anschließt[3]).

Bedeutung der Infektion für Entstehung und Verlauf von Ernährungsstörungen[4]). Als Begleiter der Infektion beim Säugling finden sich alle möglichen Grade von Störung des Ernährungsvorganges, je nach der jeweiligen Widerstandskraft des Kindes und der jeweiligen Virulenz der Krankheitserreger. Ein ungemein häufiger Folge- und Begleitzustand der Infektion ist zunächst die **Inanition,** die Ernährungsstörung infolge Nährstoffmangel. Sie kann d u r c h   d i e   K r a n k h e i t   selbst bedingt sein: starkes Erbrechen, Erschwerung des Saugens oder Schluckens infolge schmerzhafter Zustände, Schwellungen oder Atemnot können äußere Hindernisse der Nahrungsaufnahme bilden, oder diese wird unzulänglich infolge Appetitlosigkeit. Ebenso oft vielleicht ist der Hungerzustand eine F o l g e   d e r   ä r z t l i c h e n   V o r s c h r i f t e n. Auch wenn keine Darmerscheinungen vorhanden sind, wird von vielen wenigstens in den ersten Tagen purgiert und Hungerkost gegeben; wenn die Infektion mit Durchfällen einhergeht, werden üblicherweise dünne Mehlsuppen verordnet und lange Zeit als vielleicht einzige Nahrung beibehalten. Die nachteilige Wirkung eines solchen Vorgehens auf Kräftezustand und Immunität ist klar; sie wird am bedrohlichsten, wenn die Infektion ein vorher bereits ernährungsgestörtes Kind betraf, oder wenn sich in ihrem Verlauf eine stärkere Ernährungsstörung herausbildet. Dann wirkt die Inanition in der verhängnisvollen Weise, wie sie eben für diesen Fall gesetzmäßig ist, und es ist fast ein Wunder zu nennen, wenn der Kranke den vereinten Ansturm von Infektion, Hunger und sonstiger Ernährungsstörung überwindet.

Auch bei Vermeidung der Inanition drohen ernste Gefahren. Ob und wann sie eintreten, ist noch mehr als von der Virulenz des Infektes von der Konstitution des Kranken abhängig.

Das wirklich vollwertige Kind verfügt über eine so ausgezeichnete Toleranz, daß bei ihm trotz der Infektion die Entstehung einer sekundären Ernährungsstörung beachtenswerten Grades häufig nicht zu verzeichnen ist. Durch zahlreiche Kurven von Säuglingen jeden Alters und jeder Ernährungsweise — nicht nur von Brustkindern — läßt sich belegen, daß auch langdauernde und ernste, hochfieberhafte Erkrankungen wie Wandererysipele, Pyämien, Pneumonien u. a. m. ohne Durchfälle, ohne Gewichtsverluste, ja sogar mit regelmäßiger Zunahme verlaufen können.

Dies war z. B. der Fall bei dem Knaben H. G. (Fig. 71), der seit der 7. Lebenswoche

---

[1]) Siehe S. 637.
[2]) Thomas, Z. K. 11. 1914.
[3]) Berend, M. K. Orig. 9. 1911.
[4]) Vgl. L. F. Meyer, Üb. d. Hospitalismus d. Säugl. Berlin, Karger, 1913.

in der Anstalt bei Zweimilchernährung langsam gediehen war. Im 4. Lebensmonat entwickelte sich im Anschluß an einen Schnupfen eine hochfieberhafte Pyämie mit zahlreichen intramuskulären und subfaszialen Eiterungen an den Extremitäten und einer wahrscheinlich ebenfalls metastatischen Phlegmone der Kopfschwarte. Ausgang in Heilung. Niemals Durchfälle, niemals Zucker im Urin; Allgemeinbefinden entsprechend, Gewicht in langsamem Anstieg.

Ein solches Verhalten kann auch bei ungünstigem Ausgange während der ganzen Krankheit andauern; der Tod erfolgt dann unmittelbar durch die Infektion, zumeist wohl unter den Zeichen der Herzschwäche. In anderen Fällen dagegen ist der Stoffwechsel auf die Dauer dem Andrang des infektiösen Giftes nicht gewachsen; es kommt allmählich zu Diarrhöen, zu steilen Gewichtsstürzen, zu toxischen Symptomen, kurzum zur Komplikation des Infektes mit der sekundären Ernährungsstörung (Fig. 68).

Wenn somit die Infektion selbst eine normale Konstitution zu brechen vermag, so kann es nicht überraschen, daß die Ernährungssphäre bei Kindern mit primär geringer Toleranz noch erheblich leichter, schneller und in besonders tiefgreifender Art betroffen wird. Bei Säuglingen mit hydrolabiler Veranlagung, bei zahlreichen Neugeborenen und namentlich bei bereits durch andere Ursachen Geschädigten haftet nicht nur die Infektion leichter, sondern sie stellt auch ein um so viel bedeutsameres Trauma für den Stoffwechsel dar, daß die Entstehung einer tiefgreifenden Ernährungsstörung unvermeidlich ist. Hier führen auch leichte bakterielle Prozesse — ein kleiner Abszeß, eine geringfügige Blasenreizung, ein Schnupfen — in kürzester Frist zur Komplikation mit Ernährungsstörung, und der Grad, den diese erreicht, steht nur zu oft in befremdendem Mißverhältnis mit der Geringfügigkeit der auslösenden Ursache.

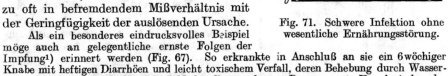

Fig. 71. Schwere Infektion ohne wesentliche Ernährungsstörung.

Als ein besonderes eindrucksvolles Beispiel möge auch an gelegentliche ernste Folgen der Impfung[1] erinnert werden (Fig. 67). So erkrankte in Anschluß an sie ein 6 wöchiger Knabe mit heftigen Diarrhöen und leicht toxischem Verfall, deren Behebung durch Wasserdiät und anschließende Eiweißmilchbehandlung gelang. Das prompte Verschwinden des anfänglich sicher infektiösen Fiebers im Gefolge der Nahrungsentziehung ist wohl so zu erklären, daß das Impffieber weiterhin in ein alimentäres Fieber übergegangen war.

Die Art und Symptomatologie der in Anschluß an die Infektion entstandenen Ernährungsstörung entspricht durchaus der Erkrankung primär alimentärer Genese. Der leichteste Grad der Schädigung führt zu einfacher Hemmung des allgemeinen Gedeihens, zur einfachen Dystrophie; am häufigsten wohl ist die Dystrophie mit Durchfällen. Ihr schließen sich die Fälle an, die sich durch Gewichtsverluste und stärkere Beeinflussung des Allgemeinbefindens zur Dekomposition oder Intoxikation herüberleiten. Recht oft beobachtet man auch die vollentwickelte Dekomposition oder Intoxikation selbst; ja es ist wahrscheinlich, daß beim älteren Säugling nur ganz ausnahmsweise Störungen dieser Art vorkommen, die nicht mit Infektionen in Zusammenhang stehen.

---

[1] Über Impfung und Ernährungsstörung vgl. L. F. Meyer, Hospitalismus der Säugl. Berlin. Karger 1913.

Ein Teil der toxischen Zustände, insbesondere diejenigen, die bei vordem gesunden und normal konstituierten Kindern auftreten, ist zweifellos durch eine **primäre infektiöse Schädigung** der entgiftenden Organe allein hervorgerufen und damit einer Ernährungstherapie nicht zugängig[1]). Ein anderer dagegen zeigt dieselbe gesetzmäßige Abhängigkeit von den angezeigten Nahrungsänderungen, wie die primären Ernährungsstörungen desselben Typs und erweist so seine Natur als **sekundäre alimentäre Störung.** Aber auch bei den nicht durchgreifend beeinflußbaren Fällen reagiert doch nicht selten das eine oder andere Symptom auf diätetische Maßnahmen, so daß der Zustand eine Wirkung von alimentärer und infektiöser Schädigung darstellt.

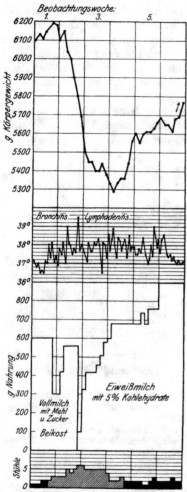

Fig. 72. Sekundäre alimentäre Toxikose vom Typus der akuten Dyspepsie in Anschluß an Grippe. Behebung des Gew.chtssturzes und der Durchfälle durch Diätänderung.

Ein typisches Beispiel der sekundären alimentären Störung gibt Fig. 72, die zugleich lehrt, daß diese Verhältnisse auch noch im zweiten Lebensjahre gelten. Der 14monatige rachitische und anämische Knabe erkrankt bei Vollmilch, Mehl, Suppe und Gemüse an grippaler Bronchitis und Lymphadenitis colli. Nach einigen Tagen setzen schleimige, zeitweise schleimig eitrige Durchfälle ein: dabei Gewichtssturz, große Mattigkeit. Schnelle Beseitigung der Magendarmsymptome und des Kräfteverfalles unter Eiweißmilch mit Kohlenhydratbeigabe. In den folgenden Wochen trotz Fortdauer des infektiösen Fiebers und des Katarrhs gute Zunahme.

Es gibt keine Ernährungsart, die das infizierte Kind vor der komplizierenden Ernährungsstörung schützen kann, aber begreiflicherweise begünstigt die eine Kostform das Auftreten der sekundären Erkrankung mehr, als die andere. Unter sonst gleichen Bedingungen kommt es zu selteneren und leichteren Schädigungen bei Verabreichung von Frauenmilch und wohl auch von Eiweißmilch, als bei denjenigen Mischungen, die auch primär leichter Durchfälle erzeugen (z. B. Vollmilch, Milchverdünnungen mit Kohlenhydratzusatz, kohlenhydratreiche Buttermilch).

Die bei Infektionen auftretenden **Durchfälle** sind in einem Teil der Fälle als unmittelbares Symptom der Infektion aufzufassen, sei es, daß ein katarrhalisch entzündlicher Zustand des Darmes infolge Ansiedlung von Entzündungserregern besteht, sei es, daß ein peristaltik- und sekretionserregendes Gift aus parenteraler Quelle hämatogen dem Verdauungsorgan zugeführt wird. Diese Art der Beteiligung des Darmes bei parenteralen Infektionen scheint z. T. von der Art der Infektion abhängig. In gewissen Grippeepidemien ist sie die Regel, in anderen und auch bei anderen Prozessen (z. B. Phlegmone, Pyämie, kruppöse Pneumonie) tritt sie weniger hervor. Natürlich spielen auch hier individuelle Empfindlichkeiten eine Rolle; besonders leicht reagieren exsudative Kinder. Bei den übrigen Fällen handelt es sich um komplizierende Gärungs- oder auch

---

[1]) Vgl. S. 257.

Hungerdiarrhöen. Diese zweite Art der Durchfälle wird durch geeignete Diät sofort beseitigt, die erste nicht.

Das bakterielle Fieber wird durch Nahrungsänderungen, insbesondere durch Nahrungsentziehung natürlich nicht beeinflußt (Fig. 72). Es gibt aber Zustände, wo gleichzeitig alimentäres und infektiöses Fieber vorhanden ist. Deswegen kommt es zuweilen vor, daß ein bisher hochfieberhafter Verlauf durch diätetische Ausschaltung der alimentären Komponente um eine Stufe tiefer gerückt werden kann (Fig. 73). Es kann auch geschehen, daß ein sicher auf infektiöser Basis entstandenes Fieber unter der gleichen Maßnahme kritisch absinkt; das muß wohl so erklärt werden, daß die

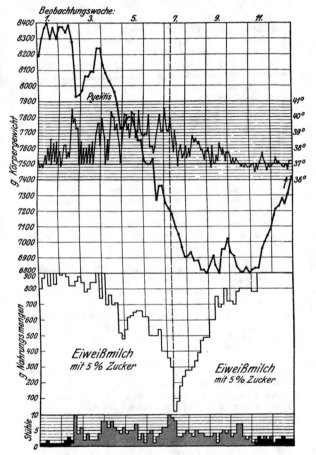

Fig. 73. Herabsetzung der Fieberhöhe bei Pyelitis auf alimentärem Wege.

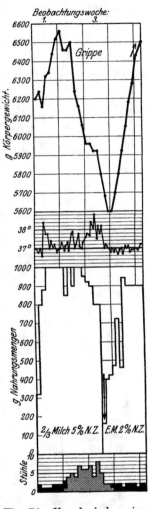

Fig. 74. Verschwinden eines infektiös entstandenen Fiebers durch alimentäre Beeinflussung.

primäre Infektion im wesentlichen erledigt ist und die Temperatur nur noch durch das sekundär hinzugetretene alimentäre Fieber hochgehalten wird (vgl. Fig. 67).

Welche Bedeutung unter diesen Umständen dem Ausbruch einer Infektion für den Verlauf einer bereits bestehenden Ernährungsstörung, namentlich einer solchen ernsterer Art, zukommt, ist ohne weiteres klar. In der Tat steht man hier vor einem der Hauptfaktoren bei der großen Sterblichkeit schwer ernährungsgestörter Kinder. Nicht nur bei fortschreitender Störung, sondern auch noch inmitten der Rekonvaleszenz erliegen zahlreiche

Kranke dem erneuten Angriff (Fig. 75) — wenn nicht dem ersten, so dem zweiten und dritten, (Fig. 49) — andere überwinden ihn, aber ihre letzte Kraft ist verzehrt, die bisher noch hoffnungsvolle Prognose ins Gegenteil verkehrt, und der Tod nach einigen Tagen oder Wochen unabwendbar. Und selbst im günstigen Falle führt jede solche Katastrophe zu einem Verlust, dessen Wiederersatz Wochen und Monate der sorgsamsten Pflege erfordert.

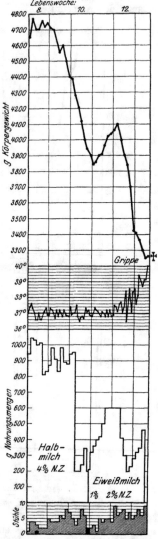

Fig. 75. Dekomposition. Unterbrechung der Reparat on und tödlicher Rückfall durch Grippe.

Achtwöchiges Kind (Fig. 75) ist unter Halbmilch in schwere Dekomposition geraten. Umsetzen auf Eiweißmilch führt zum Beginn der Erholung und des Gewichtsansatzes. Unglücklicherweise wird das Kind jetzt von einer grippalen Bronchitis befallen, die trotz Beschränkung auf die mittleren Äste einen erneuten schweren Gewichtssturz bewirkt. Das Kind verfällt in das terminale Koma der Dekomposition, in dem es bis zum Tode verharrt.

Die außerordentliche Bedeutung der Infektion für das Gedeihen der Säuglinge erhellt besonders aus der Geschichte der Säuglingsspitäler, in denen die Insassen von jenen Gefahren bedroht sind[1]), die unter den Begriff des **Hospitalismus**[2]) fallen.

Zur Beurteilung der Sachlage einige Bemerkungen.

In früheren Zeiten erschien der Hospitalismus in ungemein ernster Gestalt. Septische und pyämische Erkrankungen, Pneumonien, Soor, akute und schleichende Darmstörungen nisteten sich ein, übertrugen sich von Kind zu Kind und rafften im Verein mit anderen Leiden die Insassen scharenweise dahin. Sterblichkeitsziffern bis 90 Proz. standen nicht vereinzelt da, ja es gab Anstalten, die kein Kind lebend wieder verließ. Wer diese Verhältnisse aus eigener Anschauung nicht gelernt hat, kann sich von ihrer Furchtbarkeit kaum einen Begriff machen. Unter diesen Umständen ist es wohl begreiflich, daß sich allmählich ein Vorurteil gegen die Errichtung von Säuglingsstationen herausbildete. Als Grundlage des Hospitalismus wurde bereits von älteren Forschern (Hervieux, Parrot, Widerhofer, Henoch) mit größerer oder geringerer Bestimmtheit ein infektiöses Moment oder ein „Miasma" angenommen. Später erkannte man, daß sich eine Mehrzahl verschiedener Faktoren zu seiner Erzeugung vereinten. Die Hauptgefahr des Spitales bildeten jedenfalls Infektionen der verschiedensten Art; eine zweite, große Quote von Erkrankungs- und Sterbefällen kam auf Rechnung von primären Ernährungsstörungen, deren Entstehen bei dem niederen Stande der Technik der künstlichen Ernährung in früheren Jahrzehnten nicht zu verwundern ist. Nur als unterstützende Momente wurde die „Monotonie" des Spitalsaufenthaltes, der Mangel an äußerer Anregung und die ungenügende Pflege in Betracht gezogen. Mit den Fortschritten in der Spitalshygiene und der Ernährungslehre hat der „Hospitalismus" seine Schrecken verloren, und aus „kindlichen Nekropolen" sind unsere modernen Säuglingsanstalten zu Heilstätten im vollsten Wortsinne geworden. Einige meinen, daß dieser Um-

[1]) Vgl. S. 236.

[2]) Lit. Heubner, Säugl.-Ernähr. u. Säugl.-Spitäler. Berlin, Hirschwald, 1897. Schloßmann, A. K. 30 u. 33. Finkelstein u. Ballin, D. Waisensäugl. Berlins. Urban & Schwarzenberg, 1905. W. Freund, E. i. M. K. 6. 1910. L. F. Meyer, Üb. d. Hospitalismus d. Säugl. Berlin, Karger, 1913. Ders., Z. K. 7. 1913. v. Pfaundler, Döderleins Hb. d. Geburtshilfe, Bd. 1. Wiesbaden 1915. E. Schloß, Üb. Säugl.-Ernähr. Berlin, Karger, 1912.

schwung allein der verbesserten Ernährungsmethodik verdankt werde, und sind sogar geneigt, die frühere Ansicht von der großen Bedeutung der Infektion für irrig oder wenigstens für weit übertrieben anzusehen. Die Richtigkeit dieser Schlußfolgerung kann ich nicht zugeben. Die Infektionen existieren, wie mich neuere sorgfältige Erhebungen in meiner Anstalt wiederum überzeugt haben, heute noch so wie ehedem, allerdings nicht die schweren septischen und enteritischen Erkrankungen, die ich selbst noch in den ersten Jahren meiner Tätigkeit an der Charité kennen gelernt habe. Diese hat die Verbesserung der hygienischen Verhältnisse gebannt. Andere Infektionen aber ereignen sich fort und fort, und zwar, neben solchen der Atmungsorgane besonders auch noch leichtere infektiöse Erkrankungen von gastrointestinalem Typus, wahrscheinlich zumeist grippaler Natur. Bei diesen verhindern wir durch eine verbesserte Ernährungstechnik die Ausbildung verhängnisvoller alimentärer Komplikationen und bringen so die Kinder in vermehrter Zahl zur Heilung, während sie früher in Masse der sekundär hinzugetretenen Ernährungsstörung erlagen. Wenn auch heute noch bei allzu langem Verbleiben in der Anstalt das Gedeihen der Kinder zum Teil größere Schwierigkeiten macht, als außerhalb, wenn wir draußen Fortschritte beobachten bei einfachen Ernährungsmethoden, die in der Anstalt versagen und durch die natürliche Nahrung oder besondere künstliche Gemische ersetzt werden müssen, so trägt daran nichts anderes wie die Häufigkeit dieser leichten Infektionen die Schuld. Hospitalismus ist für mich im wesentlichen immer noch Infektion; und wenn man den sicher auf Infektion beruhenden Anteil des erschwerten Gedeihens abzieht, so bleibt nur noch recht wenig übrig. Abgesehen von der oben erwähnten, auf den Mangel an Anregung beruhenden Rückständigkeit der statischen und intellektuellen Entwicklung möchte ich eigentlich nur die unbefriedigende Zunahme vieler älterer Säuglinge hierher stellen. Aber da ist kaum von einer Schädigung des Wachstumstriebes selbst die Rede, sondern es handelt sich zumeist um ungenügende Nahrungsaufnahme, sei es infolge der Verordnung zu geringer Mengen, an der gewöhnlich die herrschende Furcht vor der „Mästung" Schuld trägt, sei es infolge Appetitmangels, der seinerseits allerdings auf den „Pflegeschaden" zurückgeführt werden muß. Daß solche Kinder und mehr noch gewisse Neuropathen[1], deren Eigenheiten eine ganz besondere Berücksichtigung verlangen, in der Einzelpflege sich besser stehen, als in der Anstalt, ist nicht zu leugnen, berechtigt aber durchaus nicht dazu, unter Ablehnung aller anderen Einflüsse das Wesen des Hospitalismus in Bausch und Bogen in einem „Mangel an individualisierender Pflege" zu erblicken.

e) Diagnostisches.

Status. Ob im gegebenen Falle eine Ernährungsstörung überhaupt besteht, das zu entscheiden dürfte einem Arzte, der sich mit dem Aussehen, Wesen und Benehmen gesunder Kinder vertraut gemacht hat, keine ernsthaften Schwierigkeiten machen. Nicht so einfach dagegen ist es, die jeweilige Art und Schwere der Störung näher zu bestimmen.

Schon früher wurde erwähnt, wie unvollkommen die Ergebnisse sind, wenn hier, wie bei anderen Krankheiten üblich, das Urteil hauptsächlich auf den Status gestützt wird. Natürlich kann man ohne weiteres eine „Intoxikation" feststellen, und meistens wird die auf den augenblicklichen Befund begründete Annahme, beispielsweise einer Dyspepsie, oder die Deutung eines schwer atrophischen Zustandes als Dekomposition das Richtige treffen. Aber eine Sicherheit besteht keineswegs. Kann doch z. B. ein Durchfall alimentären Ursprungs genau dieselben Erscheinungen machen, wie eine leichte enterale Infektion oder eine parenterale Infektion mit gastrointestinalen Symptomen; und bei der alimentären Form ist ohne weiteres nicht zu entscheiden, ob es sich um Hungerdiarrhöen infolge von zu wenig, oder um Gärungsdiarrhöen infolge von zu viel Nahrung handelt. Ähnliche Schwierigkeiten macht die Unterscheidung einer leicht behebbaren Hungerdystrophie von einer prognostisch ernsteren Dekomposition, und eine Toxikose rein alimentärer Grundlage ist von der als Endakt eines schweren Infektes hereinbrechenden durch die Symptome nicht zu trennen.

Nichts kann die Unzulänglichkeit der durch die Aufnahme des Status gewonnenen Aufschlüsse besser beleuchten, als die überraschenden Abweichungen

---

[1]) Vgl. Birk, M. K. 12. Nr. 1. 1914.

im weiteren Verlauf und der therapeutischen Beeinflußbarkeit, die sich bei
Fortsetzung der Beobachtung in scheinbar völlig gleichartigen Fällen herausstellen. So beginnt vielleicht von zwei gleich hochgradig abgezehrten Atrophikern bei reichlichen Mengen Vollmilch der eine sich sofort zu erholen, der
andere stürzt im Gewicht weiter ab und stirbt; von zwei jungen, durchfälligen
Säuglingen werden bei dem einen nach einem Teetag und anschließender knapper
Kost die Entleerungen fest und die Abnahme steht, der andere bekommt einen
Kollaps und Gewichtsverlust und Diarrhöen halten an. Diese Beispiele ließen sich
beliebig vermehren.

Aus all dem geht hervor, daß das Wesentliche der Erkrankung mit der Würdigung des augenblicklichen Symptomenbildes nicht getroffen wird. Was not
tut, um den Fall erschöpfend zu klären, um namentlich auch die richtige Prognose
und Behandlung zu sichern, ist außerdem noch ein zuverlässiges Urteil über
den „Zustand" des Kranken. Und da die Reaktion auf äußere Einflüsse,
insbesondere auch auf Ernährungseinflüsse abhängig ist von der ursprünglichen
oder im Verlaufe der Ernährungsstörung erworbenen Konstitution, so steht im
Vordergrund die Frage: Handelt es sich um ein Kind von normalem, wider-
standsfähigem Körperaufbau oder um eines, das auf Grund sei es primärer,
sei es erworbener Hydrolabilität oder bis zur Dekomposition gediehener Erschöpfung oder sonstwie begründeter Tropholabilität zur paradoxen Reaktion bereit ist?

Anamnese. Wertvolle Anhaltspunkte liefert für diesen Zweck eine genaue
Anamnese. Sie soll hauptsächlich klarlegen, inwieweit die drei Hauptursachen der Ernährungsstörung, qualitativ oder quantitativ fehlerhafte
Ernährung, Verdauungsstörungen und Infektion, auf den Organismus ein-
gewirkt haben.

Den Anfang bildet die Feststellung der **bisherigen Ernährungsweise.** Man
vergesse dabei nicht, auch nach den Zutaten zu forschen, die sonst leicht verschwiegen werden. Namentlich der so bedeutsame Zuckerzusatz gilt bei den
Müttern gemeinhin für so unwesentlich, daß er nicht der Erwähnung wert gehalten wird, und ebenso steht es mit der „Prise Salz", die unter Umständen die
Erklärung von Hydropsien oder Temperatursteigerungen abgibt. Wichtig ist
weiter die annähernde Feststellung der Nahrungsmengen, und bei vorausgegan-
genem Wechsel der Ernährungsweise die Erforschung der Gründe, die
diesen Wechsel veranlaßten. Diese Angaben ermöglichen nicht nur einen
Schluß auf die Art des Nährschadens, sie lassen bis zu einem gewissen Grade
auch eine Folgerung auf die Größe der Toleranz zu. Ein Kind z. B., das erst
nach einigen Wochen der Brusternährung an die Flasche kam, wird als weniger
gefährdet angesehen werden dürfen, als ein anderes, das vom ersten Tage an
künstlich aufgezogen wurde; ein dyspeptischer Zustand, der bei Überfütterung
entstand, wird anders zu beurteilen sein, als ein gleicher, wenn er bei knappen
Mengen hervortrat. Wenig Vertrauen in bezug auf ihre Toleranz ist denjenigen
Kindern entgegenzubringen, von denen man erfährt, daß sie immer wieder
Durchfall bekommen, wenn der Versuch einer etwas reichlicheren Ernährung
gemacht wird.

Es folgt die überaus wichtige Erhebung über die **Vorgeschichte der Krankheit** selbst. Man frage, wie sich das Kind von Geburt an verhalten hat, besonders
ob längere Zeit Durchfälle vorhanden waren, ob Zeiten besseren mit solchen
schlechteren Befundes gewechselt haben, ob Fieber bemerkt wurde, ob Komplikationen bestanden haben, und namentlich auch, ob Perioden stärkerer Abnahme zu verzeichnen gewesen sind. Auch eine nicht sehr aufmerksame Mutter
weiß zu berichten, ob ihr Kind „weniger geworden" ist. Für den Arzt sind alle

diese Angaben von großer Bedeutung. Denn jede Abnahme wirkt im Sinne der Dekomposition, jede akute Verschlimmerung — gleichgültig ob alimentärer oder infektiöser Natur — zehrt an der Toleranz. Bei akuten Störungen ist es von großem Wert, zu wissen, ob bis zum Augenblicke ihres Einsetzens Gesundheit oder chronische Erkrankung bestand. Im zweiten Fall ist die Prognose vorsichtig zu stellen.

Auch die Kenntnis der **Dauer der Erkrankung** liefert verwertbare Anhaltspunkte. Starker Verfall bereits nach kurzer Zeit weist auf schlechte Veranlagung; hingegen kann einem Kinde, das monatelange Leiden zu überleben fähig war, auch dann noch allerlei Gutes zugetraut werden, wenn es hochgradig abgemagert ist.

An letzter Stelle sind **Angaben** wichtig, die unmittelbar **über die konstitutionelle Veranlagung** Aufschluß geben; zu diesem Behufe ist zu ermitteln, ob eine ungewöhnliche Anfälligkeit bemerkt wurde und ob die früheren Störungen den Körperbestand stark mitgenommen haben.

Funktionelle Diagnostik. Das abschließende Urteil ermöglicht natürlich nur die fortlaufende Beobachtung. Sie wird am schnellsten zum Ziel führen, wenn man sich gewöhnt, die zu therapeutischen Zwecken eingeleiteten diätetischen Maßnahmen gewissermaßen als Probeaufgaben zu betrachten, an deren Lösung der Kranke zeigen soll, was er noch leisten kann. In diesem Sinne ist beispielsweise schon das Verhalten während der zu Beginn der Behandlung so häufig angezeigten Zeit der Nahrungsbeschränkung diagnostisch verwertbar, indem hier jene Unterschiede hinsichtlich der Temperatur, des Gewichtes, des Pulses und der Entleerungen bemerkbar werden, die für gesunde und leicht gestörte Kinder einerseits, abnorm veranlagte und schwer erkrankte andererseits. kennzeichnend sind[1]. Ähnlich verwertbar im Sinne einer funktionellen Diagnose ist die Reaktion auf die verschiedenen Kostformen, und auch die größere oder geringere Empfindlichkeit gegen Infektionen und andere äußere Einflüsse läßt die entsprechenden Schlüsse ziehen.

Bei allen diesen Beobachtungen ist das Urteil nicht allzu früh und nicht auf allzu feine Veränderungen hin zu stellen, sondern man warte, wenn nicht die katastrophenartige Wirkung einer Maßnahme die Lage sofort klärt, in Ruhe einige Tage ab, bis sich ein vollkommen sicheres Bild gewinnen läßt. Andernfalls könnten leichte und vorübergehende Schwankungen im Befinden überschätzt werden und zu falschen Auffassungen führen.

Diagnostische Einzelheiten. Wie sich durch Anamnese und Reaktion auf Heilnahrung die **einzelnen Formen der Dystrophie** erkennen lassen, wird zweckmäßiger bei der Schilderung der Behandlung darzulegen sein. Hier nur soviel, daß alle therapeutischen Möglichkeiten erschöpft und namentlich auch ein vielleicht vorliegender ungewöhnlich hoher Nahrungsbedarf berücksichtigt sein muß, bevor die Annahme einer nicht durch äußere, sondern durch innere Ursachen bedingten Aufbaustörung, einer Hypoplasie, erlaubt erscheint.

Für die **mit Durchfall einhergehenden Ernährungsstörungen** kommen differentialdiagnostisch die enteralen Infektionen und die parenteralen Infektionen mit gastrointestinalen Symptomen in Betracht. Dabei machen weniger die ausgesprochenen Infekte Schwierigkeiten, als die schleichenden und leichten. Es gibt namentlich zu Grippezeiten in Menge sehr unscheinbare, aber oft hartnäckige und zu Rückfällen neigende, mit ganz geringen Temperatursteigerungen einhergehende Reizzustände des Darmes auf infek-

---

[1] Vgl. S. 217.

tiöser Grundlage, die symptomatologisch einer Dyspepsie ungemein ähnlich sind (Fig. 157). Ihrer wirklichen Natur nach sind sie deshalb schwer zu deuten und werden erfahrungsgemäß häufig verkannt. Dasselbe gilt von den ganz leichten, fieberfreien oder subfebrilen Ruhrerkrankungen. Die Kenntnis dieser Fälle ist auch in therapeutischer Hinsicht von großer Wichtigkeit, da bei Verwechslung mit der Gärungsdyspepsie die Unbeeinflußbarkeit der Symptome durch die übliche antifermentative Behandlung leicht zu Mißgriffen in der Behandlung in Gestalt wiederholter Hungerkuren und andauernder Unterernährung verleitet[1]). Dem Erfahrenen wird aber gerade diese Unabhängigkeit von alimentären Einflüssen zum diagnostischen Fingerzeig. Ferner vermißt man nur selten Eiweiß und Zylinder im Urin, die bei alimentären Störungen so leichter Art kaum vorzukommen pflegen.

Hungerdiarrhöen und **Diarrhöen infolge Kohlenhydratmangel** unterscheiden sich von **Gärungsdiarrhöen** dadurch, daß sie der Nahrungsvermehrung weichen, während die Gärungen durch die gegenteilige Maßnahme beeinflußt werden. Die Stühle sind bei ihnen gewöhnlich alkalisch, bei Gärung dagegen sauer, wenn nicht reichliche Darmsekrete die Reaktion verändern. Bei Ansiedlung von Gärungen im Darme des hungernden Kindes, wie sie bei überhasteter Nahrungszufuhr leicht zustande kommt, verwischen sich die Kennzeichen. Schwierigkeit für die Entscheidung schafft auch der Umstand, daß bei hydrolabilen Kindern Diarrhöen infolge Kohlenhydratmangel gelegentlich auch noch bei 5 Proz. Kohlenhydratzugabe bestehen und erst bei 7 bis 10 Proz. verschwinden können (Fig. 88).

An dieser Stelle mögen einige Worte über die vielumstrittene **diagnostische Verwertbarkeit des Stuhlbefundes** ihren Platz finden[2]).

Die gebührende Berücksichtigung der Beschaffenheit der Entleerungen ist natürlich notwendig; nur muß man sich dabei vor jeder Einseitigkeit hüten und aus dem Untersuchungsergebnis nicht mehr folgern, als der Lage der Dinge nach zulässig ist. Gerade beim Säugling vermag auch die verfeinerte mikroskopische und chemische Analyse die Beurteilung der Verhältnisse weit weniger zu fördern, als das im späteren Alter der Fall ist.

Von geringer Bedeutung sind beispielsweise Unterschiede in der Stärke der örtlichen Reizerscheinungen. Leicht „dyspeptische" Stühle können ebenso die schwersten wie die leichtesten Störungen der Ernährung begleiten, heftige Durchfälle und massige Schleimabsonderung in gleicher Weise bei symptomatologisch und prognostisch harmlosen wie bei verlorenen Fällen vorhanden sein. Nur die Bezugnahme auf den Gesamtzustand kann hier leitend sein. Deswegen ist es verfehlt und eine der Ursachen der begrifflichen Verworrenheit des Gebietes, wenn ausschließlich auf Grund solcher nebensächlichen Verschiedenheiten das eine Mal eine „Dyspepsie", das andere Mal eine „Gastroenteritis" diagnostiziert wird.

Sehr überschätzt wird auch von vielen das Ergebnis der Untersuchung auf unverdaute Nahrungsreste. Es ist doch klar, daß es bei gesteigerter Peristaltik von Zufälligkeiten in der Nahrungsart abhängt, welche Stoffe in pathologischer Menge wieder abgehen. Ist die Kost fettreich, so gibt es eine Fettdiarrhöe, ist sie mehlreich, so wird viel Amylum unverdaut entleert. Ursächliche und therapeutische Schlüsse aus einem solchen Befund zu ziehen, also z. B. aus der Fettdiarrhöe eine primäre Fettinsuffizienz zu diagnostizieren und nur von fettfreier Diät sichere Besserung zu erwarten, dafür liegt keinerlei Berechtigung vor. Gelingt es doch leicht, im Experiment durch größere Zuckerbeigaben bei einer fettreichen Kost typische Fettdiarrhöen zu erzeugen, die gewiß nicht auf primärer Fettsuffizienz beruhen und demgemäß am schnellsten nicht durch Fettentziehung, sondern durch kohlenhydratarme Ernährung behoben werden. Nach den neueren Feststellungen über die Bedeutung der Korrelation und die primäre Rolle der Kohlenhydrate in der Pathogenese der Gärungen ist die Annahme mehrerer verschiedenartiger „Verdauungsinsuffizienzen" überhaupt nicht mehr zulässig. Die größte praktische Bedeutung hat noch der Nachweis saurer Reaktion und unverdauten Amylums als direkter Beweis für die Gegenwart ätiologisch wichtiger Säuerung, ohne daß jedoch im Gegenfalle der gleiche Vorgang ausgeschlossen werden dürfte.

---

[1]) Vgl. S. 295.
[2]) Lit. vgl. S. 210.

Auch dem festen „Seifenstuhl" kann die ihm früher beigemessene Eigenschaft als pathognomonisches Kennzeichen des Milchnährschadens nicht mehr belassen werden, nachdem namentlich die Erfahrungen bei der Eiweißmilchernährung gezeigt haben, daß trotz seiner bestes Gedeihen möglich ist[1]).

Undiskutabel ist die Unzulänglichkeit der aus der Stuhluntersuchung gewonnenen Kriterien für die Unterscheidung der verschiedenen Grade der Ernährungsstörung. Dyspeptische, dekomponierte und intoxizierte Kinder können vollkommen übereinstimmende örtliche Symptome darbieten; wie verschieden aber ist ihr Zustand zu beurteilen und wie verschieden werden sie auf die gleichen diätetischen Verordnungen reagieren!

In Hinblick auf alle diese Verhältnisse kann den örtlichen Symptomen nur eine sehr bescheidene Rolle bei der Stellung der speziellen Diagnose zugebilligt werden.

Einfache Hungerzustände und Dekomposition lassen sich, solange nicht auch die ersten in ihrem Endstadium zur zweiten geworden, hauptsächlich durch die Anamnese auseinanderhalten. Dabei ist nicht allein die Feststellung der Nahrungsmengen, sondern auch die Schnelligkeit wichtig, mit der sich der Zustand entwickelt hat. Langsame Abzehrung spricht für reine Inanition, schneller Verfall oder Perioden akuter Verschlechterung zwischen Stillständen für Dekomposition. Deren Bestehen ist um so wahrscheinlicher, je größer die Rolle von Durchfällen im Verlaufe der Krankheit war.

Steile **Abnahmen** berechtigen nur dann zur Annahme einer destruktiven Störung, wenn sie mit anderen ernsten Symptomen vergesellschaftet sind; auch Ödeme, und im besondern die abnormen Wassereinlagerungen hydrolabiler (pastöser) Kinder gehen bei entsprechender Kost unter schnellen Gewichtsverlusten zurück, während sich das Allgemeinbefinden dabei eher bessert, als verschlechtert (Fig. 76, 142).

Von großer Wichtigkeit ist schließlich auch die **Abgrenzung des Anteiles der sekundären alimentären Störung im Verlaufe von Infektionen.** Als alimentär kann hier nur betrachtet werden, was durch diätetische Maßnahmen beeinflußbar ist. Abnahmen und Durchfälle infolge sekundärer alimentärer Störung z. B. bessern sich, solche auf infektiöser Grundlage verharren unverändert weiter[2]).

Von Erscheinungen der Intoxikation sind zunächst **alimentäre Fieberzustände,** namentlich auch solche unscheinbarer und lang hingezogener Art ohne erhebliche andere Symptome der Intoxikation, beim Säugling so alltägliche Vorkommnisse, daß sie eigentlich in jedem nicht ganz klaren Falle von Temperatursteigerung, falls gleichzeitig Darmsymptome vorhanden sind, differentialdiagnostisch in Erwägung gezogen werden müssen. Man hat, um einen beweisenden Ausschlag der Kurve herbeizuführen, nur einfach einen halben oder ganzen Tag die bisherige Kost durch Tee oder dünnen Schleim zu ersetzen. Dann wird man mit Überraschung erkennen, wie viele Fieberbewegungen, die man auf Resorption von Bakteriengiften zu beziehen geneigt war, durch kritisches Absinken sich als alimentär erweisen. Unberührt dagegen bleiben die wirklichen Infektions- und Resorptionsfieber. Namentlich kommen in Betracht die versteckte Tuberkulose, die oben er-

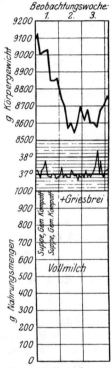

Fig. 76. Gewichtsverlust bei Übergang von Überfütterung mit kohlehydratreicher Kost zu kohlehydratarmer Kost bei einjährigem, pastösem und hydrolabilem Ekzemkind.

---

1) Vgl. S. 266.   2) Vgl. S. 273.

wähnten gastrointestinalen Formen der Grippe und jenes bei Kindern mit chronischen Haut- und Schleimhautkatarrhen so gewöhnliche Febrizidieren, das oft wochen- und monatelang das Gedeihen schädigt. Auch die Unterscheidung von Wärmestauung im Sommer steht mit in Frage.

Noch größere Bedeutung kommt wohl der Differentialdiagnose der **Übergangsformen und der Intoxikation selbst** zu. Zunächst muß festgestellt werden, ob wirklich eine Stoffwechselintoxikation in dem oben definierten Sinne vorliegt und nicht etwa nur eine ähnliche Symptome hervorrufende, bakterielle Erkrankung oder der Ausdruck im Nervensystem lokalisierter Entzündungsherde. Hierher gehört vor allem die Meningitis, dann typhusartige Zustände und toxische Ruhr; auch Peritonitis und Ileus dürften gelegentlich in Frage kommen. Ich glaube, daß es den meisten Ärzten so gehen wird, wie mir selbst, daß sie erst allmählich sich überzeugen, wie viele Zustände, denen man anfänglich eine andere Deutung zu geben geneigt ist, sich als Toxikosen entpuppen. Andererseits läuft der, der viel mit Fällen von alimentärer Intoxikation zu tun hat, Gefahr, diese zu diagnostizieren, wo es sich um anderes handelt. Ich habe das namentlich bei Ruhr zu bemerken Gelegenheit gehabt, sodann bei akuter Peritonitis, an welch letzte um so weniger gedacht wird, als sie beim Säugling selten ist. Entscheidend für die Diagnose der Stoffwechselintoxikation ist meines Erachtens hauptsächlich die Gegenwart der großen Atmung, die den anderen Zuständen fehlt. Natürlich kann sich zur Ruhr und Peritonitis gelegentlich auch die Stoffwechseltoxikose gesellen. Ist die Gegenwart des Stoffwechselkomas gesichert, dann ist die Frage, ob es sich um eine alimentäre Intoxikation — sei es eine primäre oder eine sekundäre, zum Infekt hinzugetretene — handelt, oder um eine Autointoxikation, wie sie bei Überhitzung, schwerstem Infekt und im Endstadium der Inanition und Dekomposition vorkommt und durch Bestehen toxischer Symptome auch im Hunger ausgezeichnet ist. Hier wird die Art der Reaktion auf diätetische Maßnahmen die Wege weisen. Nur die alimentäre Intoxikation — und auch diese nur bei noch nicht allzu langer Dauer — schwindet auf Nahrungsherabsetzung, alle anderen Formen sind dadurch nicht beeinflußbar.

Das Verhalten bei Teediät, die ja in toxischen Fällen aus therapeutischen Gründen immer dargereicht zu werden pflegt, wird sich, je nach der Sachlage, in eine der folgenden Kategorien einfügen: 1. Es erfolgt kritische Entfieberung und Entgiftung: also sichere, unkomplizierte alimentäre Intoxikation. 2. Es erfolgt Entfieberung, aber keine oder nur unvollkommene Entgiftung. Dann liegt alimentäres Fieber bei einem schwer geschädigten (dekomponierten) Kinde vor, das durch frühere dekomponierende Einflüsse im Verein mit der letzten toxischen Attacke in jenes schwere, meist terminale Stadium eingetreten ist, in dem auch im Hunger autotoxische Vorgänge sich abspielen. 3. Es erfolgt Entgiftung, aber keine Entfieberung. Dann handelt es sich um ein alimentär intoxiziertes Kind mit gleichzeitiger Infektion. 4. Es erfolgt keine oder unvollständige Entfieberung und keine oder nur unvollständige Entgiftung. Dann hat man es zu tun mit einer schweren Infektion mit bis zur Ermöglichung autotoxischer Vorgänge gediehener Schädigung des gesamten Organismus.

Einige Bemerkungen erfordert die **Zuckerausscheidung** im Urin. Diagnostisch besagt eine Laktosurie zunächst nichts weiter, als daß das Darmepithel zurzeit für diesen normalerweise abgewiesenen Stoff durchgängig ist; es kann sich dabei um eine einfache alimentäre Laktosurie handeln, ohne daß das Kind krank ist, wie dies noch jüngst von Nothmann[1]) bei gesunden Frühgeburten gezeigt wurde. Auch bei schnellem Übergange von zuckerarmen zu zuckerreichen Mischungen findet sich öfters in den ersten Tagen Zucker im Urin bei durchaus gutem Befinden. Wer keine diagnostischen und therapeutischen

---

[1]) M. K. 8. Nr. 7.

Fehler begehen will, darf das Symptom also nicht überschätzen; nur im Verein mit anderen Zeichen, namentlich mit der Störung des Allgemeinzustandes, wird es von Bedeutung. Umgekehrt macht das Fehlen des Harnzuckers die Diagnose „Intoxikation" nicht hinfällig; denn erstens findet er sich bei den Übergangsformen nicht beständig, und zweitens können auch bereits diätetische Maßnahmen eine Änderung herbeigeführt haben. Man berücksichtige ferner, daß auch beim Säugling nicht nur die Toxikose, sondern auch andere Erkrankungen, Glykosurie — nicht Laktosurie —, bedingen können: Leberstörungen, akute Infekte, Hirnerkrankungen. Auch hier kann nur die Berücksichtigung des gesamten Symptomenkomplexes vor Irrtümern bewahren.

Auch der **Diabetes mellitus**[1]) ist im Säuglingsalter differentialdiagnostisch zu berücksichtigen. Er ist um so leichter zu verkennen, als die Polydipsie durchaus nicht auffällig zu sein braucht. Das bemerkenswerteste Symptom pflegt der schnelle Gewichtsverlust zu sein. Die Krankheit dürfte in diesem Alter wohl immer bereits nach wenigen Monaten, ja wenigen Wochen tödlich enden.

f) Behandlung.

Welcher Art auch eine Ernährungsstörung sein möge, in jedem Falle ist, wenn nicht schon an ihrer Entstehung, so doch zum wenigsten an ihrem Verlaufe die Art der Ernährung in entscheidender Weise beteiligt. Auch bei denjenigen Formen, die nicht rein alimentären Ursprungs sind, erweisen sich die Symptome und der Hergang in weitem Umfange von der Ernährungsweise abhängig, und selbst noch da, wo eine unmittelbare Beeinflußbarkeit nicht ohne weiteres ersichtlich wird, wie beispielsweise bei den Infektionen vollwertiger Kinder, steht doch der Grad der Immunität und die Größe der Widerstandskraft mit ihr in Beziehung. Behandlung der Ernährungsstörung ist danach gleichbedeutend mit Ernährungstherapie. Die Säuglingsheilkunde ist gegenwärtig so weit vorgeschritten, daß sie auf Grund ihrer Kenntnis der nützlichen und schädlichen Wirkungen der einzelnen Nährstoffe und einzelnen Nährstoffkombinationen dem Wunsche, zu heilen, Wege weisen kann, die den Erfolg in höherem Maße verbürgen, als es in früheren Zeiten der Fall war. Daß das erstrebte Ziel durchaus nicht immer erreicht wird, liegt zu einem Teil an der Unvollkommenheit auch noch der heutigen Methoden, zu einem anderen daran, daß die Wirkung auch richtiger Maßnahmen nur allzu häufig durch gleichzeitige Einwirkung anderer krankmachender Faktoren durchkreuzt wird. Zudem treten die Kranken nur allzu häufig in einem Stadium in Behandlung, in dem eine Rettung überhaupt nicht mehr möglich ist.

Der Heilungsvorgang ist das Gegenstück des Krankheitsvorganges. Wenn dieser, mit der Hemmung des Anwuchses beginnend, in weiterer Auswirkung zum Abbau und Zerfall sich steigert, so bewirkt jener zunächst den Ersatz des Verlorenen, um schließlich zum Neuaufbau von Körpergewebe vorzuschreiten. Dementsprechend hat auch die Darstellung des Heilungsverlaufes und des Heilverfahrens den umgekehrten Weg zu nehmen und von den Verhältnissen der schwersten Störungen Schritt für Schritt zu denen der leichteren zu gelangen.

1. Behandlung der Dekomposition.

Begriff der Reparation. Den Vorgang des Wiederersatzes der Verluste, die die schwere Form des Ernährungsschadens erzeugt, bezeichnet man als **Reparation**[2]). In allen Stücken das Gegenteil der Dekomposition, beginnt die

---

[1]) Kasuistik bei Knox, Bull. of th. Johns Hophius hosp. Bd. 24. 1913.
[2]) Der Ausdruck ist von A. Keller in die Terminologie eingeführt.

Reparation in dem Augenblicke, wo dem Körper die Möglichkeit gegeben wird, die ihm zugeführten Nährstoffe wieder in normaler Weise anzusetzen, und endigt nicht früher, als bis in einer **Nachperiode** der ehemals Kranke bewiesen hat, daß er in gleicher Weise zum **Neuaufbau** vollwertiger Körpersubstanz befähigt ist, wie das gesunde Kind.

Der Reparationsvorgang ist der Ausfluß jener besonderen, dem Organismus immanenten **Reparationskraft,** die überall zu wirken beginnt, sobald der lebenden Substanz ein Schaden zugefügt worden ist. Die Größe dieser Kraft beim Kinde unterliegt individuellen und konstitutionellen Verschiedenheiten, die auf Verschiedenheiten in der Energie der fermentativen und hormonalen Tätigkeit beruhen und aus denselben Ursachen entspringen, die auch den Unterschieden in der Krankheitsbereitschaft zugrunde liegen. Jugend, Hydrolabilität, Hypersensibilität der Ernährungsfunktion auf neuropathischer Grundlage wirken im allgemeinen im Sinne verminderter Reparabilität.

Das Walten der Reparationskraft macht sich bemerklich durch die Hebung der Toleranz, und diese wächst nach Maßgabe der **Reparationsgeschwindigkeit.** Die Reparationsgeschwindigkeit ist naturgemäß der Reparationskraft direkt proportional. Jüngere Kinder reparieren sich also nicht nur schwerer, sondern auch langsamer als ältere, konstitutionell minderwertige nicht nur schwerer, sondern auch langsamer als konstitutionell normale. Bis man ohne Gefahr des Rückfalles von der Heilnahrung zur gewöhnlichen Kost übergehen kann, braucht es bei jenen eine längere Zeit als bei diesen.

Vorbedingungen der Reparation. Inanition, Verdauungsstörungen und Infektion sind, wie die Betrachtung der Pathogenese lehrte, im wesentlichen die Kräfte, die die Ernährungsstörungen erzeugen und unterhalten. Sie gilt es sonach auszuschalten, wenn die Vorbedingungen für das Einsetzen der Reparation geschaffen werden sollen. Zum wenigsten die zwei ersten sind den therapeutischen Bestrebungen ohne weiteres zugängig, die eine durch **Behebung des Hungerzustandes,** die anderen durch **Beseitigung etwa vorhandener abnormer Gärungen.**

Das Mittel zur Wiederherstellung eines normalen Darmchemismus ist die zeitweilige Beschränkung der Zufuhr gärfähigen Nährmaterials, die unter Umständen bis zur Nahrungsentziehung zu gehen hat. Damit wird aber eine kritische Lage geschaffen. Die Reparation ist nur bei Vermeidung des Hungers möglich. Indem wir dem Kranken zu allem Beginn eine Hungerzeit auferlegen, verzögern wir nicht nur den Wiederaufbau, sondern fügen ihm eine neue Schädigung zu, die unter Umständen zum endgültigen Zusammenbruch führt. Aber auch wenn die Kraftreserven dieser Probe noch gewachsen sind, ist das Spiel noch keineswegs gewonnen. Durch die Tilgung der Gärungen ist der Darm nur für den Augenblick von den Giften befreit, die seine Arbeit störten; krank und schwach und zu größeren Leistungen unfähig ist er auch jetzt noch. Das zeigt sich nur allzu deutlich, wenn man das Kind vorschnell auf volle Rationen setzt. Zum mindesten in einigermaßen schweren Fällen kommt es zum Rückfall, der beweist, daß von einer „Heilung" im Sinne der wiedererlangten vollen Leistungsfähigkeit noch keine Rede sein kann. Die vorläufige Rückkehr des Darmchemismus zur Norm hat nur die Vorbedingung zur Heilung geschaffen; die Heilung selbst muß der Körper aus sich heraus vermöge der ihm innewohnenden Reparationskraft vollziehen. Auf diese als eine vitale Funktion einen direkt fördernden Einfluß zu üben, ist dem Machtbereich ärztlicher Kunst entrückt; nichts anderes ist möglich, als sorgsam darüber zu wachen, daß das Walten der natürlichen Heilungsvorgänge nicht gestört werde.

In der **Verhütung von Störungen des Reparationsvorganges** besteht sonach in der Folge die Hauptaufgabe ärztlicher Kunst. Sie zu üben, bietet sich namentlich in den schweren Fällen reichlich Gelegenheit. Bis der Ersatz des stofflichen und funktionellen Defektes soweit gediehen ist, daß größeren Anforderungen entsprochen werden kann, vergeht eine gewisse Zeit, in der der Kranke noch eine erhöhte Empfindlichkeit darbietet. Währenddessen bedarf es der Schonung und vorsichtiger Anpassung der Nahrungsmengen. Nur wenn diese stets der Toleranz entsprechen, geht die Mehrung der Leistungsfähigkeit ungehemmt von statten; kommt es dagegen zur Toleranzüberschreitung, so folgt ein Rückfall, der in Kürze einen Teil des Gewinnes, wenn nicht noch weit mehr, wieder zunichte macht. Solche **Störungen des Reparationsvorganges durch unzulässig schnelle Steigerungen** sind um so häufiger, als begreiflicherweise der Wunsch besteht, die Erholung durch reichliche Zufuhr möglichst zu beschleunigen.

Die Zeit der Rückfallbereitschaft ist verschieden lang, je nach der Schwere der vorausgegangenen Störung und der individuellen Größe der Reparationsgeschwindigkeit. Häufig genug geht auch nach ernster und langwieriger Erkrankung die Erholung so schnell vor sich, daß bei einiger Umsicht Zwischenfälle leicht vermieden werden können. Aber andererseits gibt es zahlreiche Kinder, bei denen namentlich anfänglich die Reparation so zögernd einsetzt, daß eine durchgreifende Besserung nicht kommen will. Hierher gehören die schwer Dekomponierten, sodann viele Fälle von Ernährungsstörung im Anschluß an Infektionen. Hier ist während der Entziehungsperiode, mit der die Behandlung gewohnheitsgemäß begonnen wird, nur eine geringe oder gar keine Besserung zu verzeichnen, oder die vorübergehend gemilderten Symptome flammen nach den ersten größeren Zulagen wieder auf, und man steht vor derselben Lage wie zu Beginn. Kein anderer Ausweg scheint sich zu bieten als erneute Hungerkur und weitere Fortsetzung der Nahrungsbeschränkung. Und damit zieht wiederum eine Gefahr herauf, die mindestens so schwer einzuschätzen ist, wie die der Toleranzüberschreitung: die der **Störung des Reparationsvorganges durch Unterernährung.**

Ein Widersinn ist in dem Gedanken enthalten, es könne der kranke Körper unter denselben Bedingungen erstarken, unter denen der gesunde allmählich verzehrt wird, es könne die fortgesetzte „Schonung" des Darmes schließlich doch noch ein Aufraffen des Organismus zur Mehrleistung erzwingen. Man braucht sich die Verhältnisse nur einmal klarzumachen, um der Unhaltbarkeit dieser weitverbreiteten Anschauung innezuwerden. Was kann denn durch Nahrungsentziehung oder Nahrungsbeschränkung erreicht werden? Man kann Gärungen unterdrücken und toxische Symptome beseitigen, und auch diese nur, insoweit sie auf alimentärer Grundlage und nicht auf Autointoxikation beruhen; man kann mit anderen Worten Schädlichkeiten ausschalten, während deren Fortwirkung der Beginn reparatorischer Vorgänge überhaupt ausgeschlossen sein würde; einen weiteren Nutzen aber hat das Hungern nicht. Und wenn eine kurze Entlastungszeit nichts fruchtet — sei es, weil der Organismus noch unter dem Einflusse einer Infektion steht, sei es, weil er auf alimentärem Wege zu sehr erschöpft ist —, so muß nunmehr die konsumierende Wirkung der Inanition sich geltend machen und sich zu der der vorbestehenden Störung addieren. Auf ein geringes Kaloriendefizit natürlich kommt es nicht an, aber die Gefahr rückt um so näher, je mehr gleichzeitig mit dem Sinken der Energiezufuhr die Versorgung mit unentbehrlichen Stoffen, insonderheit mit Kohlenhydrat, Salz und Eiweiß leidet. Man wende nicht ein, daß nach biologischen Gesetzen in der Rekonvaleszenz der Wiederaufbau beginnt, wenn noch die Stoffzufuhr unzu-

länglich ist. Für die Geltung dieser Gesetze auch beim Säugling legt der Heilungsverlauf bei den leichten Formen der Ernährungsstörung genügend Zeugnis ab;
auf den schwer kranken Stoffwechsel aber finden sie keine Anwendung einfach
deshalb, weil es hier zur Rekonvaleszenz überhaupt nicht kommt. Die elementare
Voraussetzung für diese ist doch zweifellos die Wiederkehr der Fähigkeit, Zellbausteine, insbesondere auch Salz und Wasser, im Körper zurückzuhalten,
trotzdem das Angebot weit unter dem physiologischen Bedarf liegt. Das vermag
der Gesunde und der leicht Kranke, und als Zeichen dessen erreicht bei ihnen
auch bei weitgehendem Nährstoffmangel der initiale Sturz der Gewichtskurve
in Bälde sein Ende; der schwer Kranke aber vermag es laut Aussage seiner Gewichtskurve nicht, und deshalb treibt er bei ungenügender Ernährung mit beschleunigter Geschwindigkeit dem Ende zu. Nicht theoretische Erwägungen
allein, sondern Hunderte von Kurven verschiedenartig behandelter Kinder
aus alter und neuer Zeit könnte ich als Belege dafür vorbringen, daß die Unterernährung, in welcher Form sie auch immer vorgenommen wird,
eine zweischneidige Maßnahme darstellt, die zwar auf Gärungsund Intoxikationsvorgänge eine nützliche Wirkung haben kann,
im übrigen aber den Kranken mit neuem Schaden bedroht. Bei
leichter Krankheit allerdings tritt dieser Schaden nicht in sinnfälliger Weise hervor, in schweren Fällen dagegen kann schon ein
kurzes Hungern schwere Folgen haben, und jede irgend erhebliche
Unterernährung bedeutet hier eine empfindliche Störung des
Reparationsvorganges, die mit jedem Tage ihrer Dauer die
Aussichten auf Erfolg um ein erhebliches Stück vermindert.
Und wenn nicht noch in letzter Stunde die Nahrung gefunden wird, mit deren
Hilfe der Inanition ein Ende gemacht werden kann, ohne daß gleichzeitig nach
der anderen Seite wiederum ein Schaden angerichtet wird, so ist der Tod gewiß.

Schmal ist zu Beginn die Straße zwischen den Klippen des Übermaßes und
des Mangels, und in den schweren Fällen bedarf es eines erfahrenen und ruhigen
Steuermannes, um das untergangsbereite Lebensschifflein doch noch vor dem
Scheitern zu retten, wenn Rettung überhaupt noch möglich ist. Wer da nicht
vom richtigen Kurse abirren will, der muß die Zeichen zu deuten wissen,
die ihm das klinische Bild des Reparationsvorganges zur Verfügung stellt.

Klinik der Reparation. So wie das Wesen, so ist auch das klinische Bild der
Reparation das Spiegelbild der Dekomposition. Bei dieser eine immer tiefer
greifende Schädigung der jenseits des Darmes sich abspielenden Phasen,
die zunächst den Aufbau neuer Gewebselemente betrifft, dann zur Einschmelzung
bereits vorhandener Zellmassen führt und mit Desorganisation und Entquellung
endet. Das Umgekehrte vollzieht sich bei der Reparation. Die durch die
Behandlung erzielte Umgestaltung der Ernährungsbedingungen schafft zunächst die Möglichkeit erneuter Quellung; dann setzt die Reorganisation oder
Rekonstruktion ein und bewirkt mit der Zeit den vollen Ersatz des Verlorenen.
Die Phasen dieses Heilungsvorganges lassen sich klinisch wohl unterscheiden
(Fig. 77). Als Hauptkennzeichen des **Stadiums des Wasseransatzes,** auch **Stadium
der Einstellung** genannt, verzeichnen wir das Verschwinden von Austrocknungserscheinungen und den Eintritt von Gewichtsstillstand, der zeitlich zusammenfällt mit einer Besserung der Darm- und Allgemeinsymptome und schon deshalb
nur durch Wassereinlagerung erklärt werden kann, weil es bereits zu einer Zeit
eintritt, wo der Kranke sich noch in ausgesprochener Unterernährung befindet.
Dann folgt das **Stadium der Reparation,** gekennzeichnet durch fortschreitende
Hebung des Allgemeinbefindens und der Toleranz, während das Gewicht anfänglich noch steht oder ganz langsam aufwärts strebt. Es leitet hinüber in den

schnellen Aufstieg, der das nach vollendeter Reparation einsetzende Stadium des **Neuaufbaues** anzeigt. In den meisten Fällen ist noch ein **Stadium der initialen Verschlimmerung** zu bemerken, verschuldet zum Teil durch die anfängliche, aus therapeutischen Gründen gebotene Unterernährung, zum Teil durch die Fortdauer zerstörender Einflüsse, die nicht immer gleich im ersten Beginne der Behandlung ausgeschaltet werden können.

Das **typische Bild der Reparation** findet sich am häufigsten bei den Kranken,

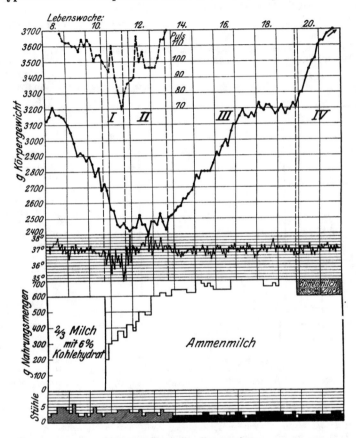

Fig. 77. Typische Reparation.
I. Stadium der initialen Verschlimmerung. II. Stadium der Einstellung.
III. Stadium der Reparation. IV. Stadium des Neuaufbaues.

die mit **Frauenmilch** behandelt werden. Die Schilderung der mancherlei Gefahren und Zwischenfälle, die auch unter diesen Umständen vorkommen können, bleibe einem besonderen Abschnitt vorbehalten[1]; hier soll nur der gewöhnliche Hergang beschrieben werden, wie er sich beim Anlegen an die Ammenbrust abzuspielen pflegt[2] (Fig. 77).

Eine vollkommene, glatte und schnelle Erholung ohne eine Periode der initialen Verschlimmerung sieht man nur in leichten Fällen. Viel häufiger hält die Abnahme noch einige Zeit an, das Aussehen bleibt schlecht, auch eine

---

[1] S. 131.
[2] Vgl. auch A. Keller, J. K. 53.

vorhandene Pulsverlangsamung und Hypothermie kann zunächst noch weiter bestehen. Erst nach einer wechselnd langen Frist wendet sich alles zum Guten.

Bei einer zweiten Gruppe von Kindern geht die initiale Verschlimmerung so weit, daß sich das volle Bild der Dekomposition überhaupt erst während der Ernährung an der Brust entwickelt. Dann kommt eine wechselnd lange, oft über Wochen hingezogene Periode des Stillstandes und der Schwankungen, in der nur unbedeutende Fortschritte festzustellen sind. Endlich, manchmal erst nach Monaten, beginnt ein erfreulicher Aufschwung. Oft jedoch läßt die Erholung so lange auf sich warten, daß man schließlich zur Hinzufügung von Beinahrung gezwungen wird (77 IV)[1]).

Zur Erklärung dieses eigenartigen Verlaufes muß auf Verschiedenes Bezug genommen werden. Die initiale Verschlimmerung beruht zum Teil auf der gewöhnlich auch an der Brust noch einige Tage fortdauernden Unterernährung, zum Teil darauf, daß der im Vergleich mit der bisherigen Kost meistens geringere Salzgehalt der Frauenmilch bis zur Einstellung eine Ausschwemmung von Salzen und dadurch einen Wasserverlust bedingt, der sich klinisch als Gewichtssenkung zu erkennen gibt. Dazu kommt, daß bei schon kranken Kindern die Frauenmilch anfänglich direkt schädlich wirken kann. Denn sie beeinflußt zwar infolge ihrer heilenden Eigenschaften den Zustand in günstigem Sinne, ihr hoher Fett- und Zuckergehalt aber kann zunächst noch die Darmgärungen unterhalten. Das Verhalten des Kranken ist somit die Resultante zwischen diesen verschiedenen Einflüssen, und der Verlauf hängt davon ab,

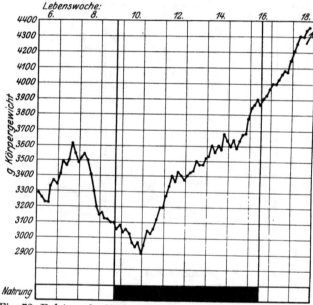

Fig. 78. Erfolgreiche Nachperiode nach vollendeter Reparation. ■ Heilnahrung, □ gewöhnliche Milchmischung.

welcher von beiden die Oberhand gewinnt. Fast immer überwiegt zuerst die Schädigung, und es kommt zu einer Verschlimmerung der krankhaften Symptome; im ungünstigen Falle hält diese an, im günstigen dagegen setzt ihr die wachsende Toleranz ein Ende, die bedrohlichen Erscheinungen verschwinden, das Gewicht bleibt stehen, und der Kranke tritt in Reparation ein. Der lange Gewichtsstillstand, der für die Reparation an der Brust so bezeichnend ist, beruht z. T. wohl in ungenügender Kalorienzufuhr infolge ungenügender Resorption des Fettes; zum andern Teil liefert die Frauenmilch infolge ihres geringen Eiweiß- und Salzgehaltes nicht genügend reichlich Material für den Neuaufbau des rekonvaleszenten Körpers.

Untersuchungen über den **Stoffwechsel während der Reparation unter Frauenmilch**[2]) bestätigen diese auf klinische Beobachtungen gegründete Deutung. Der Abnahme in den ersten Tagen entspricht eine erhöhte Ausfuhr von Mineralstoffen, die bedingt ist teils durch den geringen Salzgehalt der Frauenmilch, teils dadurch, daß die Nahrung zunächst eine Verschlimmerung der Darminsuffizienz hervorruft. Dieser Vorgang wendet sich nach kurzer Frist ins Gegenteil. Zur Zeit des Umbugs der Kurve werden nacheinander alle Mineralstoffbilanzen positiv; gleichzeitig bessert sich auch die Resorption und Retention des Stickstoffs und insbesondere auch die Aufsaugung des Fettes, von denen zur Zeit der Durchfälle erhebliche Prozentsätze verloren gingen.

---

[1]) Vgl. S. 311.
[2]) L. F. Meyer, J. K. 71.

Ähnlich wie bei Frauenmilch vollzieht sich die Reparation bei künstlicher Ernährung, nur daß die Möglichkeit besteht, durch Änderung der Nahrungszusammensetzung das Stadium des Gewichtsstillstandes abzukürzen. Aber ob nun die Reparation an der Brust oder der Flasche eingeleitet wurde, als abgeschlossen kann sie erst gelten, wenn das Kind in einer **Nachperiode** bewiesen hat, daß seine Toleranz jetzt wieder allen Anforderungen genügt, die in gesunden Tagen gestellt zu werden pflegen. Ob das zutrifft oder nicht, entscheidet sich beim Versuche des Überganges zu der für ein normales Kind gleichen Alters üblichen Kostart und Kostmenge. Erst die Fortdauer ungestörten Gedeihens auch unter diesen Bedingungen (Fig. 78) besiegelt den Erfolg; die Wiederkehr von Krankheitssymptomen dagegen lehrt, daß die Reparation noch unvollendet war und die Heilnahrung neuerdings vonnöten ist, und zwar solange, bis der be-

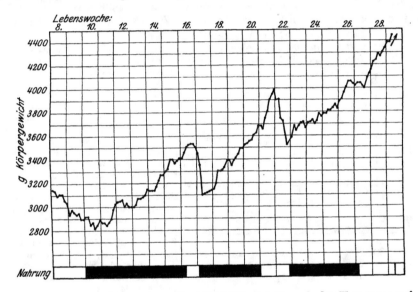

Fig. 79. Langsame Reparation. Zwei Rückfälle bei Versuch des Umsetzens auf gewöhnliche Kost.
■ Heilnahrung, □ gewöhnliche Kost.

friedigende Ausfall einer erneuten Kraftprobe die volle Wiederherstellung der Funktion bezeugt (Fig. 79). Wann diese zu erwarten ist, hängt von der Schwere der Krankheit, der Eignung der gewählten Nahrung als Heilmittel, dem Alter und anderen individuellen Verhältnissen des Kranken ab. Selbst unter den günstigsten Bedingungen bedarf es zur Überwindung einer leichten Störung 2 bis 4 Wochen, zur Heilung einer schweren ebenso vieler Monate[1]).

Bei jeder Nahrung, die natürliche nicht ausgeschlossen, kommen nun **Abweichungen vom typischen Gang der Reparation im ungünstigen Sinne** vor, die ebenso typisch sind, wie dieser selbst, und die man sich schematisch einprägen muß, um sofort die Lage überblicken zu können (Fig. 80). Es kann einen **glatten Mißerfolg** geben, d. h. die anfänglich auch bei gutartigem Verlauf zu verzeichnende Verschlimmerung hält weiter an, und falls nicht eine geeignetere

---

[1]) Einen Sonderfall der in der Nachperiode möglichen Störungen stellt das Offenbarwerden einer **Idiosynkrasie** gegen **Kuhmilch** bei an der Brust gebesserten Kindern dar (vgl. Ernährungsstörungen der Brustkinder).

Nahrung auffindbar ist, steht das Schlimmste zu befürchten. Oder aber es kommt nur eine **unvollkommene Reparation** zustande, d. h. der Kranke gelangt zwar in die Periode des Wasseransatzes, und die Gewichtsverluste finden damit ihr Ende, mäßige Durchfälle und wohl auch andere Krankheitserscheinungen aber verharren, die Zunahme und andere Symptome rekonstruktiver Bestrebungen bleiben aus, und über kurz oder lang droht eine erneute Verschlimmerung (vgl. Fig. 46, 72). Als hierhergehöriger Sonderfall möge noch der Verlauf erwähnt werden, bei dem infolge hohen Molken- und Kohlenhydratgehalts der Heilnahrung gleich anfangs eine sehr erhebliche Einlagerung von Wasser im Körper stattfindet. Das macht eine oft mehrere Hunderte von Grammen betragende, plötzliche Gewichtsvermehrung, die aber nach wenigen Tagen ihr Ende erreicht; in der Folge geht der Gewinn entweder durch Wiederabgabe des Wassers bald wieder verloren, oder er bleibt zwar, weitere Fortschritte aber finden nicht statt, und die Kurve verläuft wie früher mit Schwankungen horizontal, bloß „eine Etage höher".

Zu der unvollkommenen Reparation gehört eine praktisch sehr wichtige Art, die man vielleicht als **Scheinreparation** bezeichnen könnte. Auch hier kommt es zu einem Gewichtsaufschwung infolge Wasserimbibition; aber es erfolgt kein baldiger Stillstand, sondern trotz schlechter Stühle geht die Zunahme wochenlang weiter, so daß sehr wohl eine fortschreitende Besserung vorgetäuscht werden kann. Aber gerade die raschen und großen Sprünge nach oben, zusammen mit dem blassen, leicht gedunsenen Aussehen, dem gelegentlichen Auftreten leichter Ödeme und den dünnen Stühlen lassen befürchten, daß es sich nicht um vollwertigen Ansatz, sondern nur um Wassereinlagerung handelt. In der Tat pflegt nach einiger Zeit der auf geringe Anlässe hin plötzlich einsetzende, oft unmittelbar zum Tode führende Verlust des gesamten Scheingewinnes zu bestätigen, daß nichts anderes vorlag, als ein reversi-

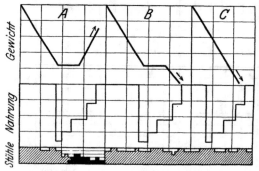

Fig. 80. Verlaufstypen der Reparation.
A Verlauf bei Heilung, B unvollkommene Reparation, C primärer Mißerfolg.

bler Ansatz[1]) (Fig. 47, 92). Solche Ereignisse erlebt man namentlich bei fettarmer, kohlenhydratreicher Kost, insbesondere auch bei der außerdem noch molkenreichen, gezuckerten Buttermilch, und das bildet einen Hauptnachteil dieser sonst so schätzbaren Nahrung; bei kohlenhydrat- und molkenarmen Gemischen, wie z. B. Eiweißmilch und auch bei Brustkindern ist man vor ihnen mehr gesichert.

Zur Erklärung dieser prognostisch so bedeutsamen Unterschiede sei folgendes bemerkt: Eine typische Reparation findet statt bei Kindern mit noch einigermaßen erhaltener Stofffestigung, die sich durch Beschränkung der Mineralausfuhr auch im Hunger vor Entquellung schützen, sobald die Gärungsdiarrhöen und mit ihnen die Alkaliverluste aufhören. Sie findet auch statt bei Hydrolabilen, deren Fähigkeit zur Produktion wirksamer Verdauungsfermente und zur Resorption noch groß genug ist, um nach Wiederaufnahme der Ernährung so viel Kohlenhydrat ohne Rückfall der Gärungen zu verarbeiten, daß wieder ein Quellungsansatz stattfinden kann. Im Verlaufe der Dekomposition erschöpft sich offenbar die Verdauungs- und Resorptionsenergie, infolge seines hydrolabilen Zustandes nimmt der Kranke in steilen Sprüngen ab, solange er an Nahrung, vor allem an Alkali und Kohlenhydrat Mangel hat; infolge seiner verminderten Verdauungskraft flammen die Gärungen wieder auf, bevor noch die Zufuhr der quellungserzeugenden Stoffe die erforderliche Höhe erreicht hat, und ein weiterer Gew chtssturz ist die Folge.

Grundsätze für die Leitung des Reparationsvorganges. Die ärztliche Aufgabe bei der Überwachung und Leitung des Reparationsvorganges besteht hauptsächlich darin, eine geeignete „Heilnahrung" ausfindig zu machen, von

[1]) Vgl. S. 216.

dieser so viel und so wenig darzubieten, daß weder Unterernährung noch Toleranzüberschreitung stattfindet, und dergestalt den Organismus in die Lage zu setzen, den angerichteten Schaden ungestört wieder auszubessern.

Bei festen Stühlen, wie sie bei schweren Hungerzuständen häufig vorhanden sind, bedarf es zur Reparation nur der Ergänzung des qualitativen und quantitativen Mangels[1]), und das Vorgehen stimmt im allgemeinen mit dem überein, das bei der einfachen Dystrophie am Platze ist[2]). Im besonderen aber ist hier im Beginn mit der Wahrscheinlichkeit einer Herabsetzung der Toleranz gegen größere Nahrungsmengen zu rechnen und deshalb ebenso wie bei der Dekomposition eine möglichst wenig zu Gärung geneigte Nahrung[3]) zu wählen, die behufs Vermeidung dyspeptischer und toxischer Schädigung zunächst nur in kleinen Mengen verabfolgt und nur vorsichtig gesteigert werden darf. Eingreifendere Maßnahmen sind erst zu erwägen, wenn Durchfälle und namentlich Durchfälle im Verein mit steilen Abnahmen vorhanden sind.

An dieser Stelle des Verlaufes ist eine Warnungstafel aufgerichtet, die zur Vorsicht mahnt beim Entschluß, jetzt eine Entziehungsperiode einzuschalten. Die ist am Platze, wenn die Durchfälle sichere Gärungsdurchfälle sind; sie ist verfehlt, wenn es sich um reine Infektionsdiarrhöe oder um Hungerdurchfälle infolge allgemeinen oder Kohlenhydrat- oder Salzmangels handelt. Oft wird die Beurteilung der Lage unter Berücksichtigung des gesamten Verlaufes und Symptomenbildes sowie der bisherigen Ernährungsweise und der Stuhlbeschaffenheit möglich sein[4]), andere Male werden Zweifel bestehen; dann mag man, wie auch bei den sicheren Gärungen, zur **Nahrungsbeschränkung** schreiten. Aber dabei ist zu bedenken, daß die so herbeigeführte Inanition es ist, auf der zu einem großen Teil die initiale Verschlimmerung beim Reparationsvorgang beruht, und es ist ängstlich Sorge zu tragen, daß diese Verschlimmerung nicht die Grenze der Irreparabilität erreiche. Auf alle Fälle ist deshalb die Unterernährung nach Dauer und Grad auf das geringstmögliche Maß zu beschränken. Absolute Karenz ist nur bei ganz akuten Erscheinungen nötig, bei allen subakuten, subchronischen und chronischen Formen scheint sie entbehrlich. Auch bei akutem Hergange genügen oft 6 und allenfalls 12 Stunden. Ein Mehr ist im Gegensatz zur akuten Intoxikation beim Dekomponierten nie erforderlich, denn höchstens so lange dauert es, bis das erreicht worden ist, was der Verordnung überhaupt ihren Sinn gibt: die Entfernung der Materia peccans aus dem Körper, die man gelegentlich durch Magenspülung und Abführmittel beschleunigen mag.

Während der Stunden des Hungers ist natürlich reichlich Flüssigkeit zuzuführen. Geeignete Getränke sind dünner saccharingesüßter Tee, allenfalls dünne ($\frac{1}{2}$ bis 1 Proz.) Schleimabkochungen, denen man behufs Verringerung des Wasserverlustes etwas Salz (1 Prom.) zusetzen kann. Auch nach Wiederaufnahme der Ernährung sind diese weiter zu verabfolgen, bis die Nahrungsmengen allein wieder die genügende Höhe erreicht haben.

Nach Ablauf der Hungerperiode, also spätestens nach 12 Stunden, steht man vor der Aufgabe, den Kranken in die Periode des Wasseransatzes überzuführen, klinisch gesprochen, dem Gewichtsabfall und damit gleichzeitig der initialen Verschlimmerung ein Ende zu setzen. Dazu bedarf es der **Wiedervergrößerung der Nahrungszufuhr.** Auch jetzt ist möglichste Eile geboten in Hinblick auf die

---

[1]) Über den Sonderfall der Mehldystrophie vgl. S. 303.
[2]) Vgl. S. 298.
[3]) Vgl. S. 291.
[4]) Vgl. S. 278.

üble Bedeutung, die große Wasserverluste für die Prognose haben. Man steigere stufenweise, und zwar so schnell, daß möglichst noch vor Ablauf der ersten Woche die Kurve umzubiegen beginnt. Das geschehe ganz schematisch unter allen Umständen, auch dann, wenn die Stühle nicht normal werden, früher vorhandenes Fieber verharrt, und das Gewicht weiter sinkt[1]. Je steiler das letzte erfolgt, desto schneller muß sogar vorwärts gegangen werden, um eine bedenkliche Zunahme der Entquellung zu verhüten.

Für die **Wahl der Heilnahrung** sind folgende Erwägungen maßgebend: Der Wasseransatz steht zunächst in enger Beziehung zum Zustande des Darmes und wird um so mehr bedroht, je stärker pathologische Zersetzungen die normale Verwertung der wasserbindenden Stoffe, in erster Linie des Kohlenhydrates, beeinträchtigen. Die Heilnahrung muß also so zusammengesetzt sein, daß sie dem Aufkommen von Gärungen möglichst wenig Vorschub leistet. Nach den Erfahrungen über die Pathogenese der Gärungen ist vor anderem ein höherer Kohlenhydratgehalt, nächstdem ein höherer Fettgehalt als gärungsbegünstigend zu betrachten, und deshalb würden fett- und vor allem kohlenhydratarme Mischungen angezeigt erscheinen. Wirklich bewähren

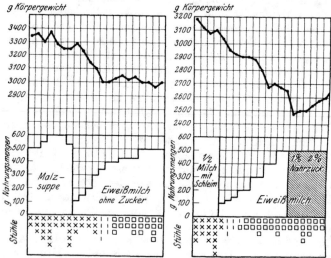

Fig. 81. Verschiedene Wirkung kohlenhydratarmer Kost bei normaler (links) und hydrolabler (rechts) Veranlagung.
(× Durchfall, | fester Stuhl, □ Fettseifenstuhl).

sich solche vielfach, und man sieht gleichzeitig mit dem Aufhören der Durchfälle Gewichtsstillstand eintreten. Bei vorhandener Hydrolabilität aber muß unter der kohlenhydratarmen Kost trotz Aufhörens der Durchfälle der Wasserverlust in bedrohlicher Weise weiter gehen und kann nur dadurch gehemmt werden, daß neuerdings Kohlenhydrate zugelegt werden. Beispiele hierfür liefert besonders die Ernährung mit zusatzfreien Milchverdünnungen und mit Eiweißmilch (Fig. 88)[2]. Neben dem Zustande des Darmes ist demnach noch ein zweiter Faktor zu berücksichtigen: der Zustand der wasserbindenden Funktionen im inneren Stoffwechsel. Sind diese nicht gefestigt, so besteht bei kohlenhydrat-(und salz)armen Mischungen die Gefahr der fortschreitenden Entquellung infolge inneren Salz- und Kohlenhydrathungers, und es liegt die dringende Anzeige vor, den Kohlenhydratgehalt nicht unter ein gewisses Minimum sinken zu lassen. Die Bedürfnisse des kranken Darmes und die der kranken Gewebe hinsichtlich des Kohlenhydratgehaltes der Kost

---

[1] Über die Berücksichtigung toxischer Erscheinungen vgl. unter Behandl. d. Intoxikation, und der Ernährungsstörungen bei Infektion.
[2] Vgl. auch S. 319.

stehen eben in voller Gegensätzlichkeit, die bei guter Gewebsfestigung zwar wenig ins Gewicht fällt, bei schlechter hingegen alle Berücksichtigung fordert, damit bedrohliche Situationen vermieden werden. Die Erfahrung lehrt, daß die Dosis, die unter diesen Umständen nicht unterschritten werden darf, etwa 3 Proz. beträgt; oftmals muß sie erheblich höher sein[1]).

Von der weitgehenden Entziehung vor allem der Kohlenhydrate abgesehen, die am besten grundsätzlich aus der Therapie ausscheidet, weil sie in leichteren Fällen entbehrlich und in schwereren gefährlich ist, stehen als **Methoden zur Beseitigung der Gärungen** gegenwärtig die folgenden zur Verfügung:

Ersatz der leicht vergärenden kristallinischen Zucker, in erster Linie des Milchzuckers, in zweiter aber auch des Kochzuckers[2]), durch schwer vergärbare — Nährzucker, Nährmaltose, Mehl, Kindermehl, feinsten Grieß. Von den Mehlen sind Weizen- und noch mehr Reismehl dem Hafermehl vorzuziehen[3]); eine besondere Eignung wird von manchen auch dem Mondamin zugeschrieben.

Zusatz von Eiweiß (fein zerteilter Quark, Plasmon, Larosan) zur Milch, das teils durch Erzeugung alkalischer Reaktion, teils durch Vermehrung des Nahrungskalkes die Bildung fester Stühle begünstigt[4]).

Ernährung mit Buttermilch unter Zusatz des eben erforderlichen Minimums von schwervergärbarem Kohlenhydrat, wobei der verhältnismäßig hohe Eiweiß- und Kalkgehalt, die Säuerung und die feine Verteilung des Kaseins günstig, der hohe Molkengehalt dagegen ungünstig ist.

Ausschaltung eines Teiles des Milchzuckers und der Molke durch Verdünnung, starke Anreicherung des Eiweiß- (und Kalk-)gehaltes durch Zusatz fein verteilten, fetthaltigen Käses, Säuerung, Zusatz schwer vergärbarer Kohlenhydrate (= Eiweißmilch).

Vollkommen milchfreie Ernährung.

Welche dieser Methoden, die sich natürlich vielfach abändern und vereinigen lassen, für den gegebenen Fall geeignet ist, läßt sich nur durch eingehende Würdigung der gesamten Lage entscheiden. Je schwerer der Zustand einzuschätzen ist, desto zwingender ist die Notwendigkeit, zu den am stärksten gärungswidrigen Mischungen zu greifen, zur Eiweißmilch und den ihr grundsätzlich nahe stehenden Zubereitungen. Auch sie sollen trotz mancher guten Erfolge nur als Notbehelf angesehen werden. Die meistversprechende Behandlung ernster Fälle ist jedenfalls bei sachverständigem Vorgehen diejenige mit Frauenmilch, und zwar nicht mit dieser allein, sondern in geeigneter Verbindung mit kleinen Gaben von zusatzfreier Buttermilch[5]). Das wird namentlich bei Säuglingen des ersten Vierteljahres und bei Komplikation mit Infekten zu bedenken sein. Bei den leichteren, entweder frisch entstandenen oder anamnestisch nicht der schweren Schädigung verdächtigen Formen wird man recht oft auch mit den einfacheren Maßnahmen auskommen, ja selbst unter der gleichen Nahrung Heilung erzielen, bei denen die Krankheit einsetzte. Wer mit Buttermilch behandeln will, darf nicht außer acht lassen, daß gerade sie bei vorhandener Hydrolabilität ihres hohen Molkengehaltes wegen am meisten vor allen Kostformen der Ausbildung der gefürchteten Scheinreparationen Vorschub leistet.

---

[1]) Über die Notwendigkeit salz(molken)reicherer Gemische bei Gewichtsstürzen großen Ausmaßes vgl. S. 296 u. S. 305.
[2]) Vgl. S. 300, Anm. 1.
[3]) Klotz, E. i. M. K. 8. 1912.
[4]) Näheres vgl. S. 315.
[5]) Vgl. S. 285 u. 305.

Von entscheidender Bedeutung ist auch die Art des Gewichtsverlustes. Nur für verhältnismäßig flache Abnahmen empfehlen sich von vornherein die molkenarmen und fettreichen Gemische, wie Frauenmilch, Eiweißmilch u. dgl. Ist aber ein steiler und ausgiebiger Gewichtssturz da, so sei dringend geraten, zunächst mit Buttermilch oder Molke ohne Zusatz zu beginnen, die schneller und sicherer als alle anderen in das Stadium der Einstellung überführen. Jetzt erst schleicht man sich mit der eigentlichen Heilnahrung ein, wie das später noch näher beschrieben werden wird[1]). Milchfreie Kost, bei der der Eiweiß-, Fett- und Salzbedarf durch Quark, Ei, ganz dünne Gemüse- oder Fleischbouillon, der Kohlenhydratbedarf hauptsächlich durch feine Mehle und schwer vergärenden Zucker gedeckt wird[2]), eignet sich nur für Kranke jenseits des ersten Halbjahres, kann aber hier recht schöne Erfolge haben.

An dieser Stelle mögen einige Bemerkungen über die beim Praktiker als Anfangsbehandlung beliebte **Mehl- oder Schleimdiät** Platz finden.

Für deren Zweckmäßigkeit kann in der Tat einiges angeführt werden: Vor allem ist die Milch ausgeschaltet und damit die Toleranz für Kohlenhydrate und Fett eine größere geworden als vorher, da nach früheren Ausführungen dieselben Nährstoffe in Kuhmilchmolke suspendiert, vom kranken Darm schlechter vertragen werden, als bei Verabreichung in einem anderen Medium. Ferner schließt die langsame Diastasierung des Mehles eine so stürmische Vergärung aus, wie sie bei Darreichung löslicher Kohlenhydrate in irgend konzentrierter Form eintreten kann; möglich, daß auch die Gärungsprodukte aus Mehl weniger nachteilig sind. Heftige Diarrhöen sind deshalb bei Mehlkost selten. Aber diesen Vorteilen stehen sehr viele und sehr ernste Nachteile gegenüber. Da sind zunächst die großen Gewichtsstürze infolge der Salzarmut der Mehlabkochung, die immer ungünstig und unter Umständen geradezu verhängnisvoll wirken; dazu kommt die Gefahr der kalorischen Inanition und des Mehlnährschadens infolge Eiweiß- und Salzmangels. Es kann ferner das Mehl selbst, namentlich bei jungen Kindern, in saure Gärung geraten und schleimig-kleistrige Stühle bedingen, und in vielen Fällen macht schließlich der Übergang von Mehl zu Milch Schwierigkeiten, indem sich bei dieser Gelegenheit akute Verschlimmerungen des Zustandes einstellen[3]). Vor allem aber ist zu beklagen, daß unter Mehl niemals auch nur der Beginn der Reparation stattfinden kann, weil ja die wichtigsten Stoffe (Eiweiß, Salze) fehlen, die zur Rekonstruktion unentbehrlich sind; im Gegenteil birgt jede Mehlperiode die Gefahr der Störung des Reparationsvorganges durch Unterernährung.

Alle diese Gründe bewirken, daß in der Praxis die schematisch verordnete Mehlkost sehr häufig schweres Unheil anrichtet, und das um so mehr, als viele Ärzte gar nicht daran denken, daß die Verordnung auch einen Schaden stiften und die zutage tretende Verschlimmerung mit ihr in Zusammenhang gebracht werden könnte. Wenn sich die Stühle unter Mehl nicht bessern oder sich nach kurzer Besserung wieder verschlechtern, wird immer weiter Mehl gegeben, „da der Darmkatarrh noch nicht geheilt sei". Wenn der Versuch der Beigabe kleiner Mengen Milch sofort mit Durchfällen beantwortet wird, glaubt man ebenfalls die Mehldiät weiter geben zu müssen und zu dürfen. Solche folgenschwere Mißgriffe sind um so bedauerlicher, als ihre Vermeidung bei einiger Sachkenntnis keine Schwierigkeiten bietet. Ich selbst habe die Mehldiät in Anstalt und Privatpraxis seit vielen Jahren aufgegeben. Wer nicht das Gleiche tun will, beherzige wenigstens die folgenden Regeln: Reine Mehldiät ohne Zusätze ist nur für wenige Tage und nur bei über 3 Monate alten Säuglingen gestattet, auch während dieser kurzen Frist setzt man der Mehlsuppe zweckmäßig etwas Salz[4]) (Mineralwasser, Bouillon, Gemüsebouillon), 1 bis 2 Proz. Eiweiß (Fleischsaft, Puro, Nutrose, Plasmon usw.) zu; zum wenigsten bei Abwesenheit toxischer Symptome ist auch etwas Butter gestattet. Der Mehlgehalt wird zwischen 2 bis 5 Proz. gehalten, zur Süßung kann Saccharin oder etwas Zucker verwendet werden; erscheinen kleistrige, schaumige, stärkehaltige (Jodprobe!) Stühle, so ist der Mehlgehalt entsprechend zu verringern. Der Übergang zu anderer Kost ist ohne Rücksicht auf die Stuhlbeschaffenheit noch innerhalb der ersten Woche vorzunehmen; ergeben sich dabei Schwierigkeiten, so sind sie in der später zu besprechenden Weise[3]) zu überwinden.

---

[1]) Vgl. S. 296.
[2]) Vgl. S. 544.
[3]) Vgl. S. 303.
[4]) Zwecks Vermeidung von Ödemen und Salzfieber sind von der salzhaltigen Flüssigkeit nur etwa 100 bis 150 g pro Liter Mehlsuppe ratsam.

Angenommen, es sei unter der gewählten Nahrung zur Gewichtseinstellung gekommen, so besteht die nächste **Maßnahme bei typischem Verlaufe der Reparation**, d. h. bei gleichzeitiger Besserung der Stuhlgänge, in der fortgesetzten Vermehrung der Nahrungsmengen, um weitere Schädigung durch Inanition zu verhüten und das Material zur Reparation in der notwendigen Reichlichkeit zur Verfügung zu stellen. Man steigere schrittweise unter gleichzeitiger Sorge für die Gegenwart genügender Kohlenhydratmengen[1]) und verfahre, nachdem der hier infolge des Alters und des verhältnismäßig geringen Gewichtes gewöhnlich recht hohe Erhaltungsbedarf[2]) überschritten ist, nach den für die einfache Dystrophie gültigen Regeln.

Solange die Mengen noch ganz unzulänglich sind, ist bei der Steigerung eine gewisse Eile ratsam; später kann man zunächst etwas bedächtiger vorgehen, um nicht durch Überstürzung Rückfälle infolge Toleranzüberschreitung herbeizuführen. Bei aller Vorsicht ist indessen übergroße Zaghaftigkeit nicht am Platze, weil die Erholung in den meisten Fällen ziemlich schnell vonstatten geht.

Hält man die Reparation für abgeschlossen, so erfolgt die Probe in der Nachperiode in der Weise, daß von den gewöhnlichen Mischungen in 5 bis 6 Mahlzeiten recht reichliche Mengen angeboten werden, wovon das Kind nach Belieben trinken darf. Die Dauer der Nachperiode soll nicht zu kurz angesetzt werden. Eine Woche weiteren Fortschrittes schließt nicht aus, daß doch nach kurzem wieder ein Rückfall kommt. Andererseits gibt es in der ersten Zeit der neuen Kost oft Stillstände und leichte Abnahmen, die schließlich doch durch gutes Gedeihen abgelöst werden, bei mangelnder Erfahrung aber zu voreiliger Annahme der noch unvollendeten Reparation verleiten können.

Die Notwendigkeit einer erneuten Nahrungsbeschränkung wird bei anfänglich typischem Verlaufe der Reparation nur dann erörtert werden müssen,

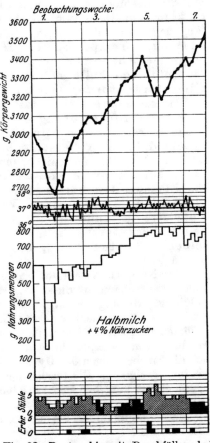

Fig. 82. Dystrophie mit Durchfällen bei langdauernden Respirationskatarrhen. Vorübergehende Verschlimmerung in der 5. Woche nach Erbrechen und stärkeren Diarrhöen, ohne Eingreifen abklingend.

wenn bei bereits reichlicher Ernährung eine Verschlimmerung des Zustandes eintritt. Hier heißt es, nicht vorschnell handeln, sondern wohl überlegen. Zunächst ist zu erwägen, ob nicht eine ungenügende Kohlenhydratzufuhr die Ursache sein kann[3]). Weiter kann es sich um die Folge einer Toleranzüberschreitung handeln, die durch schmale Kost wieder behoben wird; aber mindestens

---

[1]) Vgl. S. 290.
[2]) Vgl. S. 109.
[3]) Vgl. S. 238 u. 278.

ebenso wahrscheinlich ist eine wenig bedeutsame, in Bälde spontan wieder aus-
gleichbare Schwankung im Befinden, oder eine jener so häufigen, mit Darmerscheinungen einhergehenden Infektionen, bei denen die Unterernährung
nutzlos und durch Schwächung der Widerstandskraft sogar schädlich ist, es
sei denn, daß sich eine sekundäre alimentäre Störung hinzugesellt[1]). Die Unterscheidung ist hier schwierig genug[2]), und zur Anwendung des sicheren diagnostischen Mittels, der verschiedenen Reaktion des Infektes und der alimentären
Störung auf Nahrungsentziehung, wird man sich deswegen ungern entschließen,
weil die Klärung der Lage unter Umständen mit einer neuerlichen Gefährdung
des kaum in die Rekonvaleszenz eingetretenen Kranken erkauft wird. Den besten
Weg zeigt hier die Erfahrung: Wenn nur pathologische Stühle, mit
oder ohne Temperatursteigerungen, bestehen, aber auch, wenn
langsame Abnahmen zu verzeichnen sind, warte man ruhig ab;
die Infektion heilt so am sichersten ab, und auch eine leichte
alimentäre Störung wird zumeist spontan überwunden (Fig. 82).
Nur wenn akute Gewichtsstürze und andere typische Symptome
eine Ernährungsstörung ernsterer Art anzeigen, oder wenn eine
langsamere, durch Appetitlosigkeit nicht erklärte Abnahme
unter sichtlicher Verschlechterung des Aussehens über längere
Zeit andauert, schreite man zur Kostbeschränkung. Auch
dann sei, wenn nicht akutere Erscheinungen ein energische-
res Einschreiten verlangen, die Herabsetzung nur eine mäßige;
oft genügt die spontane Verringerung, die durch Sinken des
Appetites bedingt ist. War es nötig, unter den Erhaltungsbedarf herunterzugehen, so folge die Wiedervermehrung in derselben prompten Weise, die beim Beginn der Behandlung vonnöten war.

Ein Nahrungswechsel ist bei typischem Reparationsverlauf nur unter
zwei Voraussetzungen angezeigt. Wenn bei der anfangs gewählten Kost die
endgültige Heilung durch immer wiederkehrende kleine Störungen hinausgezögert wird, empfiehlt sich der Übergang zu einer erfahrungsgemäß besser
bekömmlichen Kost (Frauenmilch, gegebenenfalls Eiweißmilch); und wenn bei Anwendung von Milchmischungen der anfängliche Fortschritt haltmacht und
sich die Erscheinungen der Dystrophie entwickeln, so sind die zu deren Überwindung geeigneten Diätformen heranzuziehen.

Auch das **Vorgehen bei Abweichungen vom typischen Verlaufe der Reparation**
soll nach bestimmten Grundsätzen erfolgen, die sich von denen bei typischer
Reparation kaum anders als durch die größere Bedeutung des Nahrungswechsels
unterscheiden.

In den Fällen unvollkommener Reparation, wo unter Nahrungsbeschränkung zwar Gewichtsstillstand, aber keine durchgreifende Besserung der Stühle eintritt, haben nichtsdestoweniger
die Zulagen genau so zu erfolgen, wie bei typischer Reparation
(Fig. 82), zum mindesten so lange, bis mit Sicherheit jede Inanition ausgeschlossen ist. Dann mag man einige Zeit in Ruhe abwarten. Zögert sich die Besserung hinaus, oder bahnt sich ein
Rückfall an, dann hüte man sich vor erneuter Hungerkur, die so
kurz nach der früheren besonders verderblich sein würde (Fig. 83).
In dieser Lage liegt das Heil allein in einem Nahrungswechsel

---

[1]) Vgl. S. 272.
[2]) Vgl. S. 278.

(Fig. 84), im Übergang zur Frauenmilch oder zu derjenigen Methode der künstlichen Ernährung, die man für die leistungsfähigste hält. Nach meinen Erfahrungen würde das die Eiweißmilch mit zunächst 5 Proz. Kohlenhydrat sein. Am besten wird in allen Fällen, die nicht sofort

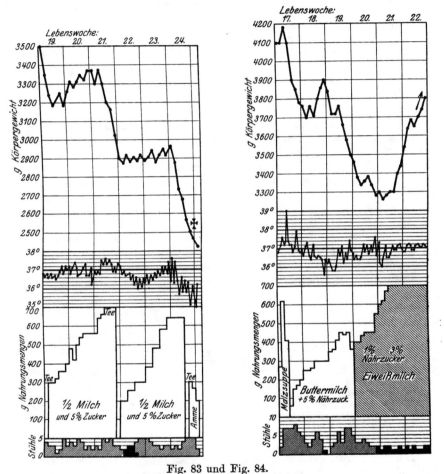

Fig. 83 und Fig. 84.
Dekomposition mit leichtem Infekt.
Links: Tödlicher Mißerfolg durch fehlerhafte Wiederholung der Hungerkuren nach kurzer Pause.
Rechts: Heilung infolge Vermeidung der Inanition und Übergang zu leistungs-
fähigerer Heilnahrung.

durchgreifend gebessert werden, von Anfang an die natürliche Nahrung oder eine Mischung vom Typus der Eiweißmilch verordnert[1]).

Gerade bei dieser Andauer der schlechten Stühle liegt der Fehler fortgesetzter Unter-
ernährung oder sogar brüsker Entziehungskuren nahe, da die Gärungen noch nicht beseitigt zu sein und Zulagen deshalb kontraindiziert scheinen. Diese Meinung hat den meisten Fällen gegenüber keine Berechtigung. Sehr oft nämlich sind die Durchfälle das Symptom einer leichten enteralen oder parenteralen Infektion oder eines die Gärungen noch einige Zeit überdauernden Reizzustandes der Darmschleimhaut; in anderen Fällen beruhen sie

---

[1]) Betr. der Behandlung älterer Säuglinge mit Überempfindlichkeit gegen Milch vgl. auch unter Behandl. der Magendarminfektionen S. 718.

auf ungenügender Zufuhr von Kohlenhydrat, was auch noch bei Beigabe von 5 Proz. der Fall sein kann. In allen diesen Fällen würde eine Fortsetzung der Unterernährung schaden, in keinem nützen, auch nicht in dem unwahrscheinlichsten, daß wirklich einmal noch die saure Gärung im Spiele wäre. Würde doch die Fortdauer abnormer Zersetzungen auch noch bei so kleinen Nahrungsmengen eine hochgradige funktionelle Schwäche anzeigen, und es wäre ein Widersinn, diese durch noch weitere Schwächung, wie sie der Hunger mit sich bringt, beseitigen zu wollen. Dagegen bringt häufig die Vermehrung der Kohlehydrate Zunahme und feste Stühle (Fig. 88)[1].

Die gleiche Änderung der Ernährungsweise empfiehlt sich bei den Fällen unvollkommener Reparation mit anfänglichem Gewichtssprung nach oben und bei der Scheinreparation, bei denen übrigens gleichfalls die Stühle nicht normal zu sein pflegen. Rückfälle nach einer Periode des Fortschrittes werden ebenso geleitet, wie solche bei anfänglich typischer Reparation.

Wenn trotz Einleitung der geschilderten Maßnahmen das Gewicht rapide weiter fällt, so daß ein glatter Mißerfolg zu befürchten ist, so ist die Rettung nur dann möglich, wenn der Versuch gemacht wird, durch schnellste Steigerung der Nahrung noch in letzter Stunde wenigstens die Inanition auszuschalten. Denn diese schwersten Formen der Ernährungsstörungen werden durch den Hunger besonders schnell und schwer geschädigt, und andrerseits bedarf es bei ihnen, um den Wasseransatz zu erzwingen, besonders reichlicher Nahrungszufuhr, namentlich besonders großer Mengen der wasserbindenden Stoffe, vornehmlich auch der Salze bezw. der salzhaltigen Molke. Und da die gegebene Frist bedrohlich kurz bemessen ist, ist Eile im Vorgehen noch weit mehr geboten als anderwärts. Kommt es dabei zur Verschlimmerung der Darmgärungen, dann war überhaupt nicht mehr zu helfen. Diejenige Nahrung, die in dieser verzweifelten Lage noch helfen kann, ist, soweit überhaupt Hilfe noch möglich ist, die Frauenmilch in Verbindung mit Buttermilch, nächst ihr die Eiweißmilch in gleicher Verbindung.

Das empfehlenswerteste Vorgehen ist das folgende: Man gibt gute, zusatzfreie Buttermilch, in schnell ansteigenden Mengen, bis das Gewicht steht, was gewöhnlich bei 100 bis 120 g auf das Kilo Körpergewicht der Fall ist. Jetzt wird in von Tag zu Tag größeren Mengen Frauenmilch oder Eiweißmilch mit wenigstens 5 Proz. Kohlehydrat beigegeben bis 200 Gesamtnahrung auf das Kilo. Erst nach Erreichung dieses Maßes wird die Buttermilch allmählich verringert und durch Frauenmilch oder Eiweißmilch ersetzt. Zu frühes oder zu plötzliches Weglassen der Buttermilch kann zu erneutem Sturze führen. Steht Buttermilch nicht zur Verfügung, so wird man sich mit Molke behelfen müssen.

Ein Rückblick auf die vorstehenden Ausführungen läßt ohne weiteres die Einfachheit der Regeln für eine erfolgreiche Leitung des Reparationsvorganges erkennen. Den festen Boden geben die folgenden Sätze: Abgesehen von ihrer entgiftenden und gärungshemmenden Wirkung fördern Hunger und Unterernährung nicht die Erholung, sondern gefährden sie; und ferner: Einschneidende Änderungen in der Diätetik im Sinne der Nahrungsbeschränkung dürfen nur durch eine ungünstige Gestaltung des gesamten Zustandes und Verlaufes, niemals durch ein abnormes Verhalten der Entleerungen allein begründet werden. Eingedenk dessen wähle man die gärungswidrigste, gleichzeitig verhältnismäßig am leichtesten assimilierbare, zugleich alle erforderlichen Nährstoffe in genügender Menge enthaltende Kost, steigere nach der ersten Entziehungsperiode die Gaben verhältnismäßig schnell bis zur Ausschaltung der Inanition,

---

[1] Vgl. S. 302.

gehe bis dahin niemals, später nur dann wieder zurück, wenn Erscheinungen einer wirklich ernsten Störung kommen, und gebe, wenn eine Empfindlichkeit des Kranken schon bei kleinen Mengen hervortritt, niemals dem Gedanken an Fortsetzung oder Wiederholung der Unterernährung, sondern nur dem an den Übergang zu einer leistungsfähigeren Ernährungsmethode Raum.

Wer diese Grundsätze in Ruhe, ja geradezu schematisch befolgt, wird von seinen Heilergebnissen befriedigt sein. Aber es gehört schon einige Erfahrung dazu, um diese Ruhe zu bewahren und sich durch verwirrende Eindrücke am Krankenbette nicht vom geraden Weg abdrängen zu lassen. Vieles wirkt darauf hin, daß gar zu leicht **typische Fehler** begangen werden, die den Heilungsvorgang stören und den Erfolg in Frage stellen. Der Hauptfehler ist die zu oft, zu lange und zu energisch angewendete Unterernährung. Ich glaube, mein Eindruck ist nicht falsch, daß gegenwärtig noch bei vielen das Schlagwort von der „Überfütterung" eine förmliche Angst vor jeder genügenden Nahrungszufuhr bei kranken Kindern erzeugt hat, während andererseits über die Wirkung und die Gefahren der Inanition nicht überall klare Vorstellungen herrschen und ihre Symptome mißdeutet werden. Und leider wird dem derart schon vorhandenen Hang zur Verordnung von Hungerkuren Vorschub geleistet durch den zweiten Fehler der viel zu großen Bewertung der pathologischen Stuhlbeschaffenheit als Unterlage für diätotherapeutische Indikationen. Wie wenig das in vielen Lagen berechtigt ist, wurde wohl zur Genüge gezeigt. Viele Ärzte aber sind durch das Symptom des Durchfalles so fasziniert, daß für sie schlechter Stuhl und Hungerkur untrennbar zusammengehören, und sie finden auch in der Literatur Stützen für ihre Meinung. Und wenn der Kranke elender und elender wird und schließlich zugrunde geht, so ist er nicht den Hungertod gestorben, sondern er litt eben an unheilbarer „Atrophie". Ich darf hierüber freimütig sprechen, denn ich bekenne, daß auch ich früher nicht anders gedacht habe und erst allmählich eines besseren belehrt wurde. Der dritte typische Fehler endlich ist der Mangel an Ruhe, an planvollem Vorgehen, die Neigung zu häufigen, kurzfristigen, unmotivierten Änderungen. Wer auf jede Temperaturzacke, auf jede zwei oder drei Tage lang anhaltende, stärkere Gewichtssenkung, auf ein paar dünnere Stühle hin sofort eingreifende Nahrungsbeschränkungen oder Änderungen vornimmt, wer die verordnete Kost nach drei oder vier Tagen schon wieder durch eine andere ersetzt, weil immer noch Abnahme oder Fieber besteht, der wird wenig Erfolge ernten. Man muß wissen, was die gewählte Nahrung nach der guten und bösen Seite hin schaffen kann, und die Erscheinungen am Kinde danach beurteilen; man muß abwarten, bis die Reaktion des Kindes über allen Zweifel ihrer guten oder bösen Art nach geklärt ist. Erst dann werden allfällige andere Verordnungen ihre sichere Begründung haben, andernfalls werden sie leicht verkehrt und fehlerhaft ausfallen. Ich verweise beispielsweise auf die vielen Mißgriffe, die bei der Leitung der Reparation an der Brust gemacht werden, weil der Arzt die Gesetzmäßigkeit der initialen Verschlimmerung und des langen Stillstandes während der Rekonstruktion nicht kennt und deshalb die Schuld auf die Amme schiebt; ich verweise auf die Gewichtsverluste beim Übergang von salz- und kohlenhydratreicher Nahrung, wie z. B. gezuckerter Buttermilch, zu einer Kost von gegenteiliger Beschaffenheit, wie z. B. kohlenhydratarmer Eiweißmilch, die häufig als ein Zeichen des Mißerfolges gedeutet und Beweggrund zur schnellen Zurücknahme der Verordnung werden. Die guten Heilergebnisse an der Brust beruhen zu einem guten Teil darauf, daß man zu dieser Nahrung Vertrauen hat, weil man nichts Besseres kennt und deshalb geduldig bei ihr ausharrt, anstatt,

wie bei der Flasche, allerhand unangebrachte Änderungen vorzunehmen. Zugegeben, daß in diesen und ähnlichen Lagen erst die Erfahrung die nötige Sicherheit gibt; aber eine gewisse Erfahrung muß eben Derjenige erwerben, der es mit
der Behandlung schwer kranker Säuglinge ernst nimmt. Wer sich diese Mühe
nicht verdrießen läßt, dem wird der stetig sich mehrende Erfolg ein reichliches
Entgelt bieten.

2. Behandlung der einfachen Dystrophien.

Welcher Form der Dystrophie ein gegebener Fall zugehört, wird häufig
schon aus der Anamnese hervorgehen. Fehlt sie oder ist sie nicht eindeutig, so
setzt man das Kind auf die Normalnahrung[1]), also im allgemeinen auf $1/_{10}$ des
Gewichtes Milch mit Beigabe von $1/_{100}$ des Gewichtes Kohlenhydrat und beobachtet einige Tage hindurch die Wirkung. Ist keine wesentliche Änderung des
Gewichtes zu verzeichnen, so handelt es sich entweder um ein Kind mit größerem
Nahrungsbedarf[2]) oder um eines, das ein Mehr an quellungsfördernden Stoffen,
insbesondere an Kohlenhydrat beansprucht[3]), oder es liegt eine Behinderung
des Gedeihens durch leichte Infektion[4]) vor, deren Gegenwart der genaueren
Beobachtung nicht entgehen wird. Auch der Fall eines Mangels an Ergänzungs-
stoffen (Morbus Barlow u. a.) ist zu erwägen.

Eine Erscheinung, die zu Beginn der neuen Ernährungsweise öfters festzustellen ist, verdient Beachtung: nämlich eine steilere Gewichtsabnahme (Fig. 76).
Sie weist, vorausgesetzt daß nicht etwa gleichzeitig Durchfälle einsetzen,
darauf hin, daß die frühere Nahrung die Wasserspeicherung mehr begünstigte,
als die jetzige. Ist diese Abnahme beträchtlicher und kommt sie nicht in
Kürze zum Stehen, so begründet sie den Verdacht der konstitutionellen
Hydrolabilität.

Behandlung der einfachen Dystrophie infolge ungenügender Nahrungszufuhr.
Die Behandlung der Dystrophie infolge ungenügender Nahrungszufuhr ist in der
Theorie sehr einfach; sie besteht natürlich in der Deckung des Fehlbetrages.
Nicht so einfach ist unter Umständen die richtige Erkennung der Ätiologie und
andere Male die praktische Durchführung des therapeutischen Grundsatzes.
Wenn die Berechnung der Nahrungsmenge einen Wert von weniger als 100 Kalorien auf das Kilo Körpergewicht ergibt, wird die Lage klar sein; aber nicht
immer wird die bereits mehrfach erwähnte Tatsache berücksichtigt, daß alle in
der Entwicklung zurückgebliebenen Kinder und auch manche normalgewichtige
weitaus mehr brauchen. Das mögen auch die Ärzte der Säuglingsanstalten immer
im Auge behalten. Auf meinen Stationen jedenfalls ist die Zahl der wochenlang
um den gleichen Stand herumpendelnden Dystrophiker erfreulich zurückgegangen, seitdem in jedem Falle für reichliche Ernährung gesorgt und deren
Aufnahme, wenn nötig, erzwungen wird.

Voraussetzung des Erfolges ist also: **genügendes Angebot und möglichst
restloser Verzehr des Angebotenen.** Gewohnheitsgemäßes Erbrechen ist zu
berücksichtigen und zu bekämpfen. Bei guten Trinkern kann es bei den
üblichen Mischungen verbleiben; fruchten sie nicht genug, oder wird zu wenig
davon getrunken, so gehe man zu gehaltreicheren über, zu $3/_{4}$ Milch oder Vollmilch mit genügendem Kohlenhydratzusatz. Nicht selten muß man bei solchen
schlechten Trinkern noch nahrhaftere Kost anbieten, ja es ist zweckmäßig die

---

[1]) Vgl. S. 100.
[2]) Vgl. S. 109.
[3]) Vgl. S. 77.
[4]) Vgl. S. 271.

Darreichung **konzentrierter Gemische** geradezu zu einer Methode zu erheben. Sie bewährt sich auch bei gewohnheitsmäßigen Brechern[1]).

Als stofflich und kalorisch hochwertige Nahrungen kann Verschiedenartiges in Frage kommen. Nach meinen Erfahrungen ist besonders auf reichliche Kohlenhydratzufuhr Wert zu legen, die hier, wie bei der Dystrophie infolge Kohlenhydratmangels um so cher erlaubt ist, als gerade die einfachen Dystrophiker mit festen Stühlen nicht leicht zu Durchfällen neigen. Aus demselben Grunde ist auch starke Anreicherung des Fettes erlaubt, natürlich gleichfalls in Verbindung mit hinlänglicher Beigabe von Kohlenhydrat.

Am einfachsten ist Vollmilch mit hochprozentigem Zuckerzusatz; man kann dabei bis 17 Proz. gehen, womit der Nährwert der Milch gerade verdoppelt ist, unter Umständen noch höher. Wird das Gemisch wegen allzu süßen Geschmackes abgelehnt, so kann der Rohrzucker z. T. durch Mehl und Dextrinmaltosen ersetzt werden. Vorteilhaft ist auch **Eiweißmilch** ohne den sonst üblichen Wasserzusatz mit 15—20 Proz. Kohlenhydrat (Fig. 85). Bei nicht allzu jungen Kindern ist oft Fütterung mit stark gezuckertem Milchbrei erfolgreich. Fett kann in Form von Butter, Ramogen oder Sahne Verwendung finden. Auch die Buttermehlsuppe[2]) verdankt, wie erwähnt, ihre guten Ergebnisse hauptsächlich dem Kalorienreichtum.

Da manche Kinder auf konzentrierte, namentlich auf eiweißreiche Kost mit Fieber (relatives Durstfieber)[3])reagieren, so soll in den Pausen zwischen den Mahlzeiten etwas Wasser angeboten werden.

So hohe Zuckergaben, wie die angegebenen, sind erfahrungsgemäß bei fettarmen Gemischen weniger verträglich, als in solchen mit mittlerem Fettgehalt. Bei Buttermilch halte ich sie deshalb nicht für zweckmäßig.

Behandlung der einfachen Dystrophie infolge Kohlenhydratmangels (des Milchnährschadens). Bei manchen Kindern wird trotz sicherer und reichlicher Deckung des Gesamtbedarfs mit Mischungen vom üblichen Kohlenhydratgehalt kein Erfolg erzielt, sondern es bedarf dazu einer weiteren Erhöhung des Kohlenhydratzusatzes, die unter Umständen sehr bedeutend sein muß. Hier handelt es sich um Dystrophien infolge Kohlenhydratmangels bei individuell hohem Kohlenhydratbedarf, um einen Sonderfall also derjenigen Schädigung des Gedeihens,

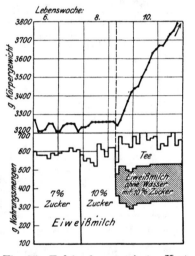

Fig. 85. Erfolg konzentrierter Kost bei Dystrophie.

die gesetzmäßigerweise eintritt, wenn Kohlenhydratangebot und Kohlenhydratbedarf sich nicht entsprechen, und die auch beim normalen Kinde zu gewärtigen ist, wenn es mit zusatzfreier Kuhmilch genährt wird.

Bei hochgradig einseitiger Vorernährung genügt meist schon die Einführung der normal gemischten Kost zur Behebung der Störung. Die Milchmenge ist auf ein entsprechendes Maß, im Höchstfall auf 5—600 zurückzuführen, die Einseitigkeit durch Beigabe von 5—10 Proz, Kohlenhydrat auszuschalten (Fig. 10, 12). Bei **älteren Säuglingen**, denen auch Gemüse, Obst und Kompott verabfolgt werden soll, ist in erster Linie das Mehl heranzuziehen; eine gewisse Menge gewöhnlichen Zuckers ist der Geschmacksverbesserung und der Nährwertvermehrung wegen angezeigt. Bei Kindern, die auch bei 5—10 Proz. nicht vorwärts kommen, wird oftmals noch das gewünschte Ziel erreicht, wenn 12, 15, 17 Proz. verabfolgt werden.

Die **Wahl der Kohlenhydrate** wird je nach Lage des Falles verschieden ausfallen. Beschränkt ist der leichten Gärfähigkeit wegen das Anwendungsgebiet

---

[1]) Vgl. S. 672.
[2]) Siehe S. 89.
[3]) Siehe S. 252.

der kristallinischen Zucker. Der Milchzucker sollte ganz ausscheiden, aber auch den Rohrzucker möchte ich in der erforderten hohen Konzentration des übermäßig süßen Geschmackes und der doch zuweilen vorkommenden Gärungsstühle wegen namentlich bei jungen Säuglingen nur mit Vorsicht verwendet wissen, trotzdem neuerdings selbst Gaben von 17 Proz. für unschädlich erklärt werden[1]) und in der Tat oftmals nützlich sind. Auch bei mittlerer Dosierung ist die Beifügung eines zweiten Kohlenhydrates in Gestalt von Schleim oder Mehlabkochung immer ratsam (Fig. 14)[2]). Statt dieser Vereinigung können auch die Dextrinmaltosepräparate (Nährzucker, Nährmaltose, verbesserte Liebigsuppe) Verwendung finden, namentlich bei Neigung zu Durchfall und bei jüngeren Säuglingen, wo größere Mehlmengen noch vermieden werden müssen. Die Leistungen der einfachen Mehle werden von denen der Kindermehle zuweilen übertroffen[3]). Feinster Gries und Mondamin wirken leicht stopfend, Malzextrakt oder Malzsuppenextrakt ist bei Neigung zu Verhärtung am Platze. Eine vortreffliche Wirkung wird auch der nach der ursprünglichen Vorschrift hergestellten Liebigschen Suppe nachgerühmt[4]).

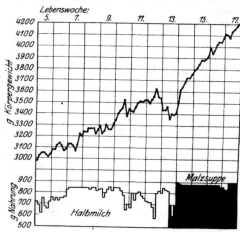

Fig. 86. Erfolg der Malzsuppenbehandlung.

Versagen diese Maßnahmen, so kann noch versucht werden, die Milchmenge weiter herabzusetzen und dafür reichlich Breie und andere pflanzliche Zukost zu verabfolgen. In solchen Fällen bewährt sich oftmals auch die Malzsuppe (Fig. 86) A. Kellers[5]). Ihre früher für spezifisch gehaltenen Erfolge dürften im wesentlichen nur dem hohen Kohlenhydrat (100 Malz, 50 Mehl) verdankt werden; vielleicht daß zum Teile auch im Malzextrakt befindliche „Ergänzungsstoffe" beteiligt sind[6]).

Die **Malzsuppe** genügt mit ihrem Nährwert von ca. 700 Kalorien für Kinder von einem Gewicht bis zu 5 Kilo und einem Alter von 7 bis 8 Monaten. Bei älteren und schwereren Säuglingen ist sie mit mehr Milch und weniger Wasser herzustellen; gleichzeitig ist etwas weniger Mehl zu nehmen, weil sonst die Mischung zu dickflüssig werden würde. Im Gegensatz zu den Milch-Mehl- und Milch-Maltose-Dextrinmischungen sind für die Malzsuppe 3 bis 5 dünnbreiige, leicht saure, nicht unangenehm riechende, goldgelbe Stühle bezeichnend. Überwiegen des Malzes wirkt stuhlfördernd, Überwiegen des Mehles stuhlhemmend.

---

[1]) Schick, Z. K. 22. 1919. Hierzu sei bemerkt, daß zu gewissen Zeiten, in denen wegen Mangels der Dextrinmaltose zeitweilig nur Kochzucker als Zusatz verfügbar war, von mir auch unter Eiweißmilch sehr viel mehr Durchfälle beobachtet wurden, als vorher und nachher.

[2]) Vgl. S. 82.

[3]) Philips, M. K. 6. Nr. 1.

[4]) 100 g Malzmehl und 100 g Weizenmehl werden mit 10 ccm 11 proz. Kal.-carbon.-Lösung erst für sich, dann unter Zusatz von 200 ccm Wasser verrührt, zuletzt wird 1 Liter Milch zugesetzt und das Ganze unter ständigem Umrühren erhitzt, bis es anfängt, dicklich zu werden. Nun Entfernung vom Feuer, nach 5 Minuten neuerdings Erhitzung und Wiederholung dieses Vorgehens, bis die Masse nicht mehr dicklich wird. Dann wird noch einmal kurz aufgekocht und durchgeseiht. Die fertige Suppe muß dünnflüssig und süß sein (J. v. Liebig, Suppe f. Säugl. Braunschweig, Vieweg, 1865).

[5]) 50 g Weizenmehl werden in 1/3 Liter Kuhmilch eingequirlt und durchgesiebt; in einem anderen Gefäß werden 100 g Löflunds Malzsuppenextrakt (Malzextrakt, mit Kal. carbon. neutralisiert, damit die Milch nicht gerinnt) in 2/3 Liter Wasser gelöst, dann beides vereinigt und aufgekocht.

[6]) Vgl. S. 85.

Eine andere, vielerprobte Behandlung ist die mit kohlenhydratversetzter **Magermilch,** der freilich im Wege steht, daß Magermilch von befriedigender Beschaffenheit nur schwer erhältlich ist. Der Magermilch vielleicht noch überlegen, ist die in derselben Weise zubereitete **Buttermilch**[1]). Die beiden zukommende sichtliche Steigerung des Gewichtsansatzes ist wohl, vom Kohlenhydrat abgesehen, auf den vom höheren Molkengehalt ausgehenden starken Quellungsanreiz zu beziehen. Bei beiden ist es zweckmäßig, zunächst mit 4 bis 5 Proz. Kohlenhydratzusatz zu beginnen und erst nach Maßgabe des Erfolges zu größeren Gaben aufzusteigen. Ob dabei mehr die stopfenden Mehle und Dextrinmaltosen, ob mehr der leichter abführende Kochzucker zu bevorzugen ist, hängt von der Beschaffenheit der Stühle ab.

Besonders hartnäckig erweisen sich oft die **dystrophischen Zustände älterer Rachitiker und Ekzematöser.** Bei ihnen muß man nicht selten die Milch auf 200 bis 300 g einschränken, daneben reichlich Brei, Kompott, Gemüse, mäßig Zucker, etwas Fleisch oder Plasmon zur Erhöhung des Eiweißangebotes, Lebertran als Fettzulage und ab und zu auch Fleisch- oder Gemüsebouillon zur Deckung eines allfälligen Salzmangels darreichen. Auch einige Teelöfel Malzextrakt können zweckmäßig sein.

Ausreichende Bemessung vorausgesetzt, muß alsbald nach Einführung der neuen Kost die Besserung des Allgemeinbefindens und die Zunahme beginnen und bei guten Stühlen regelmäßig weiterschreiten. Geschieht das nicht, so steht, falls nicht mit einer komplizierenden Infektion zu rechnen ist, zu erwägen, ob nicht eine konstitutionelle Hypoplasie vorliegt oder ein Übergangszustand zur dyspeptischen Form der Dystrophie, bei dem es noch nicht zu stärkeren Veränderungen, sondern nur zu einer geringfügigen Vermehrung und weicheren Beschaffenheit der Entleerungen gekommen ist. Auch die Möglichkeit eines **Nahrungsfehlers feinerer Art** ist in Betracht zu ziehen. Mancher, sonst symptomlose Fall von B a r l o w scher Krankheit kündigt sich durch einfaches Nichtgedeihen an, und vermutlich gibt es noch andere, bisher unerforschte besondere Mängel der künstlichen Ernährung, die ein Gleiches im Gefolge haben.

Ein zu schneller Anstieg des Gewichtes soll vermieden werden. Er kann bei vorhandener Veranlagung das Erscheinen ekzematöser, spasmophiler oder rachitischer Symptome begünstigen; zudem besteht namentlich bei nicht nur kohlenhydrat-, sondern auch molkenreichen Mischungen die Gefahr, daß sich auf hydrolabiler Grundlage die bekannten und unerwünschten lockeren Flüssigkeitseinlagerungen bilden. Überhaupt soll da, wo überdurchschnittliche Kohlenhydratmengen notwendig waren, baldmöglichst der Versuch gemacht werden, ob eine Verminderung angängig ist. Der Zeitpunkt, wo der Körper soweit gebessert ist, daß er nunmehr auch bei geringerer Kohlenhydratzufuhr gedeiht, kommt bald früher, bald später, meistens nicht vor 6 bis 8 Wochen. Manche Kinder bedürfen dauernd einer größeren Kohlenhydratgabe.

Bei **Kindern der ersten Lebenswochen** ist die Behandlung grundsätzlich die gleiche, doch schafft die geringere Toleranz des Darmes gegen kristallinische Zucker in höherer Konzentration und gegen größere Mengen Mehl gewisse Besonderheiten; immerhin vertragen gerade die Dystrophiker mit festen Stühlen von beiden recht ansehnliche Mengen. In den leichten Fällen genügt schon Verdünnung der gezuckerten Mischung mit Schleim, statt mit Wasser, um Zunahme zu bewirken. Mit dem Mehl kann man oft bis zu 2 Proz. gehen. Milchzucker

---

[1]) Vgl. S. 91.

ist nicht zweckmäßig, auch mit Kochzucker gehe ich hier nicht gerne über 5 Proz.; ist mehr erforderlich, so mische ich mit Dextrinmaltose. Vielfach bewährt sich auch hier die vorsichtige Buttermilchverabreichung. Übergang zu Frauenmilch ist natürlich immer zweckmäßig, eine zwingende Notwendigkeit aber besteht gerade in diesen Fällen nicht.

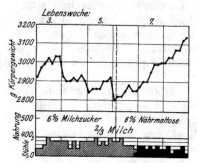

Fig. 87. Heilung des Durchfalls durch Kohlenhydratänderung.

Die **Behandlung der postinfektiösen Dystrophie** fällt mit dem Vorstehenden zusammen. Über **Dystrophie als Begleiterin von Infekten**[1]) und **dystrophische Zustände im Verlaufe des Mehlnährschadens**[2]) ist an anderer Stelle gesprochen.

3. Behandlung der mit Durchfällen einhergehenden Form der Dystrophie.

Im Gegensatz zu den akut einsetzenden und mit Gewichtsstürzen einhergehenden Diarrhöen ist bei den chronischen Durchfallszuständen der Dystrophiker eine Hungerpause in keinem Falle angezeigt. Auch eine Nahrungsbeschränkung ist nur dann geboten, wenn nachweislich Überfütterung vorliegt. In der Hauptsache wird die Herstellung normaler Darmverhältnisse durch Änderung der Nahrungszusammensetzung anzustreben sein. Man überprüfe die gesamte Ernährungstechnik, stelle Fehler ab und beachte das Folgende.

Von den früher angegebenen Methoden[3]), die durch Beseitigung von Gärungen die Bildung fester Stühle begünstigen, genügen hier, wo es sich um weniger tiefgreifende Störungen handelt, häufig die einfacheren. Oft führt schon der völlige oder Teilersatz des Milch- oder Kochzuckers durch Dextrinmaltose oder Grieß oder Mondamin zum Ziel (Fig. 87). In anderen Fällen erweist sich die Heranziehung der Buttermilch, ebenfalls mit schwerer vergärbarem Kohlenhydrat, erfolgreich. Bei hartnäckigen Formen ist von der Eiweißmilch und ihren Verwandten Gutes zu erwarten.

Diese chronischen Durchfälle bieten eine der seltenen Gelegenheiten, bei denen auch die Stuhluntersuchung Nutzen schaffen kann. So bildet eine andauernd reichliche Ausscheidung von Neutralfett die Anzeige zur Verordnung fettarmer Buttermilch oder fettverdauungsbessernder Eiweißmilch; der Befund von viel unverdauter Stärke wird zur Verringerung des Mehles und zur stärkeren Heranziehung der Dextrinmaltosen auffordern.

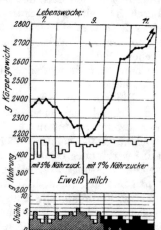

Fig. 88. Heilung des Durchfalls durch Kohlehydratvermehrung.

Bestehen die krankhaften Entleerungen trotz dieser Maßnahmen weiter, so wird man sie vernachlässigen und nur auf die Hebung des Gewichtes und Gesamtbefindens hinarbeiten. Solche widerspenstigen Fälle sind wohl niemals Gärungsdyspepsien, sondern Symptome un-

---

[1]) Vgl. S. 308.
[2]) Vgl. S. 303.
[3]) S. S. 291.

scheinbarer, aber hartnäckiger enteraler oder parenteraler Infekte, oder auch einer durch Schleimabsonderung und gesteigerte Peristaltik gekennzeichneten Darmneurose auf neuropathischer Grundlage.

Recht beachtlich ist auch die Erfahrung, daß zuweilen bei Abnehmenden oder hin und her schwankenden Dystrophikern eine dreiste Vermehrung der Kohlenhydrate gleichzeitig mit dem Eintritt guter Zunahmen die Stühle zur Norm zurückführt (Fig. 88) und damit den Beweis erbringt, daß auch hier der Kohlenhydratmangel im Spiel war.

4. Behandlung der Mehldystrophie.

Die **pastöse Form** der Mehldystrophie, entstanden durch Überfütterung mit Bevorzugung der Kohlenhydrate, wird einfach durch Zurückführung des Kindes auf normale Kost geheilt. Dabei gibt die akut einsetzende Ausschwemmung des vorher eingelagerten Wassers zu ansehnlichen Gewichtsverlusten Veranlassung, auf die die Angehörigen vorher aufmerksam gemacht werden müssen. Solange das Kind dabei frisch und munter bleibt, ist kein Grund, einzugreifen; nur wenn es matt und unlustig werden sollte, muß man durch Zulage von Zwieback oder Brei bremsen Fig. 76 u. 142).

Ähnlich liegen die Verhältnisse der **hydropischen Form.** Auch die Behandlung der **atrophischen Form** ist trotz der gegensätzlichen Entstehung keine andere, weil bei Normalkost ebenso der durch ein Zuviel, wie der durch ein Zuwenig entstandene Schaden repariert werden kann. Nur muß man hier, wo mit einer Schwächung der Verdauungs- und Stoffwechselenergie im Sinne der Dekomposition zu rechnen ist, zu Beginn mit den Mengen vorsichtig sein. Deswegen empfiehlt sich die Anwendung von Eiweißmilch, bei jüngeren von Frauenmilch.

Vorhandene Gärungsdiarrhöen brauchen im allgemeinen nicht besonders berücksichtigt zu werden. Sobald sich unter der neuen Ordnung die Fermentproduktion hebt, pflegen sie zu verschwinden.

Eine eigenartige Lage kann sich in jenen bereits erwähnten Fällen ergeben, wo die zur Behebung eines Durchfalles angeordnete Mehldiät deswegen nicht aufgegeben werden konnte, weil das Kind angeblich keine Milch vertrug. Wirklich ruft hier ein erneuter Versuch der Beigabe von Milch auch in kleinen Mengen gewöhnlich wiederum Diarrhöen, oft auch Fieber, Gewichtsstürze und andere toxische Symptome hervor. Man trifft bei diesen Kindern nicht selten auf eine ganz überraschend große Empfindlichkeit, derart, daß schon Gaben von 50 g Milch heftige Escheinungen machen.

Nach Czerny und Keller sollen diese Zustände auf einer Intoleranz gegen das Milchfett beruhen, und deshalb soll Magermilch oder Molke gegeben und erst allmählich der Übergang zur Milch eingeleitet werden. Nach meinen Erfahrungen rufen Magermilch, Molke und fetthaltige Milch dieselben Erscheinungen hervor. M. E. ist der Vorgang anders zu erklären, nämlich durch ein akutes Aufflammen von Kohlenhydratgärungen in dem mit Mehl gefüllten Darm durch den Zusatz von Milch. Es gilt eben auch für diesen Fall, daß die pathologische Gärung vom Kohlenhydrat ausgeht, und daß das Kohlenhydrat um so leichter vergärt, je weniger günstig für die Verdauungstätigkeit das Medium ist, in dem es dargereicht wird. Genau so, wie eine Intoxikation, die durch große Zuckerbeigaben zur Buttermilch entstand, unter Zuckerwasser entgiftet und nach erneuter Buttermilchzulage wiederkehren kann, weil Zucker in Wasser und Zucker in Molke für den Darm zwei verschiedene Dinge sind, genau so beginnt zuweilen bei einer durch Weglassen der Milch und Verordnung von Mehl gebesserten Dyspepsie das Mehl wieder zu vergären, wenn der Mehlsuppe wieder Milch beigefügt wird, weil Mehl mit Wasser zwar vertragen wird, Mehl mit Milch aber nicht. Voraussetzung dabei ist natürlich, daß während der Mehlperiode der Darm sich nicht reparierte. Ist das richtig, so muß dasselbe Kind, das keine Milchzusätze zum Mehl verträgt, ohne weiteres größere Mengen Milch schadlos verarbeiten, wenn sie ihm ohne Mehl gegeben werden. Das trifft nach ziemlich reichen Erfahrungen, die ich über diesen Punkt gesammelt habe, für viele Fälle durchaus zu. Es liegt also keine rätselhafte „Idiosynkras.e" vor, sondern eine einfache Kohlenhydratdyspepsie, die nur insofern eigenartig gelagert ist, als erst nach Hineinkommen der Milch in den bereits mehlgefüllten Darm die Symptome akuter aufflammen.

Die hier gegebene Schwierigkeit wird am leichtesten bei Verwendung von Eiweißmilch überwunden. Bei gewöhnlicher Milch verfährt man wie folgt: Teepause, Abführmittel, bis sicher alles Mehl abgegangen ist, dann Milch mit vorsichtiger Beigabe von Nährzucker, Nährmaltose oder wenig Mehl — kurzum, die typische Therapie der Gärung; bei älteren Kindern kann man gelegentlich auf Milch überhaupt verzichten und die Reparation mit der schon mehrfach erwähnten milchfreien Kost durchführen.

5. Behandlung der Toxikosen.

Behandlung der Intoxikation. Stoffe alimentärer Herkunft sind es, die das eine Mal allein, das andere Mal wenigstens neben anderen Ursachen an der Erzeugung der Intoxikation schuldig sein können, und mit ihrer Wirkung verbindet sich zur Hervorrufung der Symptomenbilder diejenige der Austrocknung. Aufgabe der Behandlung ist sonach: Entgiftung durch **vollständige Nahrungsentziehung** und Behebung des Gewebsdurstes durch **reichliche Flüssigkeit.** Sie wird erfüllt durch Darreichung von Wasser oder dünnen mit Saccharin gesüßtem Tee.

Die Empfehlungen irgendwelcher Zusätze zum Wasser kann ich vorläufig nur mit Vorbehalt unterschreiben. Es ist richtig, daß die künstlichen Salzlösungen[1]) und die Mineralwässer, die Gemüsesuppe der Franzosen und die mit Bouillon und Kochsalz bereitete Karottensuppe Moros[2]), deren Gebrauch zwecks schneller Erzielung von Wasserretention angeraten wird, häufig in Bälde einen Gewichtsstillstand herbeiführen und oft genug auch die Entgiftung und Entfieberung nicht stören. Aber nachdem nunmehr die pyretogenen und toxischen Eigenschaften des in allen diesen Flüssigkeiten enthaltenen Kochsalzes bekannt geworden sind, erscheint schon von vornherein ihr Gebrauch nicht ganz unbedenklich. Tatsächlich kann ich durch eine Anzahl eindrucksvoller Kurven belegen, daß unter ihnen in schweren Fällen die Entgiftung und Entfieberung verlangsamt und gelegentlich sogar bedrohliche Verschlimmerungen hervorgerufen werden können, bis schließlich erst der Übergang zur reinen Teediät Wandel schafft[3]). Auch bei Ringerscher Lösung von halber Stärke ($3\frac{1}{2}^0/_{00}$ Kochsalz) ist Salzfieber nicht ausgeschlossen. Dazu erscheint es fraglich, ob die durch Salz allein erzeugte Wässerung wirklich nützlich ist; bei der Intoxikation dekomponierter Kinder gilt für sie gewiß eher das Gegenteil, und bei der Intoxikation vorher nicht schwer gestörter Kinder kommt gewöhnlich unter Wasser allein das Gewicht so schnell zum Stehen, daß der Gebrauch weiterer Hilfsmittel entbehrlich ist.

Auch der Zusatz von Zucker zum Tee ist mit Rücksicht auf die wichtige Rolle des Kohlenhydrates in der Ätiologie der Intoxikation auf ein knappes Maß zu beschränken. Gewiß kommen bei Zuckerwasser ebenso prompte Entgiftungen zustande, wie bei Wasser allein. Aber wenn man sich erinnert, welche Bedeutung das Zusammentreffen von Zucker mit Molke im Darm für die Entstehung der Intoxikation hat, so wird man zugeben müssen, daß das auch praktisch ins Gewicht fallen kann. Gelegenheit hierfür bietet sich zu Beginn der Entgiftung, so lange noch Milchreste im Darm sind, und später bei Wiederaufnahme der Milchernährung. Bei Anwendung ungezuckerter Flüssigkeit ist das gleiche Bedenken nicht begründet[4]).

Mag die Entgiftung unter der Wasserdiät vollständig gelungen sein oder nicht, unter allen Umständen muß dafür gesorgt werden, daß der Gewichtssturz

---

[1]) Heim und John, M. K. VI, 11 u. A. K. 54. NaCl 5,0. NaHCO$_3$ 5,0 Aqu. dest. ad 1000.
[2]) M. m. W. 1908, Nr. 29. Beck, J. K. 69. Zubereitung: 1 Pfd. gelbe Rüben werden abgeschabt, zerkleinert und 1 bis 2 Stunden gekocht, der Brei wird durch ein Sieb in Bouillon gedrückt, die aus 1 Pfd. Rindfleisch (mit 1 Liter Wasser kalt angesetzt) und 1 Teelöffel Kochsalz hergestellt ist.
[3]) Vgl. auch Klotz, M. K. VIII. 8.
[4]) Über die gleichen Verhältnisse bei Übergang von Mehl zu Milch vgl. S. 303.

aufhört und das Kind in das Stadium der Einstellung gelangt, anders ausgedrückt, daß die durch die stürmische Flüssigkeitsabgabe ausgetrockneten Gewebe wieder aufquellen. Bei der Intoxikation, ganz besonders bei der Intoxikation vorher gesunder Kinder, ist dies leichter zu erreichen als bei der Dekomposition; ist doch bei dieser die Entquellung erst die Folge des primären Auseinanderfalles des quellungserzeugenden Stoffringes, während bei der Intoxikation der einfache Wasserverlust in erster Reihe steht. Das erklärt auch, warum bei ihr oft durch Wasser allein Einstellung, ja selbst Gewichtszunahmen über den tiefsten Stand hinaus erfolgen. Weitaus sicherer und schneller aber wird der Wasserzusatz erzwungen, wenn neben dem Wasser in **der ersten Nahrung** wasserspeichernde Stoffe dargereicht werden. Deswegen empfiehlt sich hier, wie bei akuten Gewichtsstürzen überhaupt, die Zugabe von Molke[1]) oder zusatzfreier Buttermilch.

Für Buttermilch würde der höhere Gehalt an gärungswidrigem Kasein und Kalk, vielleicht auch die Säuerung sprechen; dagegen fragt sich, ob nicht bei der Anteilnahme des Eiweißes an der Entstehung des toxischen Zustandes gerade diese höheren Kaseinmengen zu fürchten sind. Nach meinen klinischen Beobachtungen möchte ich das verneinen; ja es scheint mir, als ob die Buttermilch der Molke überlegen ist.

Man beginne damit nach 6 Stunden Tee, und zwar je nach dem Gewicht mit $10 \times 10-30$ g in 24 Stunden. In der Folge werden täglich 50 bis 100 g zugelegt, bis Gewichtsstillstand eingetreten oder die Menge von etwa 100 g auf das Kilo erreicht ist. Nunmehr kann zur Zufügung von Milchmischungen geschritten werden, die ebenfalls zunächst in der Menge von 50 bis 100 g für den Tag angesetzt, aber mit fortschreitender Besserung rasch gesteigert werden. In dem Maße, wie das geschieht, wird die Molke weggelassen. Als Nahrung möchte ich Eiweißmilch[2]), Buttermilch mit Mondamin oder Nährzuckerzusatz raten; mit Vorsicht auch Frauenmilch[3]). Besonders bewährt sich die früher[4]) angegebene Vereinigung von Buttermilch mit einer der beiden anderen Nahrungen. Die **Zahl der Mahlzeiten** betrage noch einige Tage zehn, erst von etwa 300 g Tagesmenge an sollen die Pausen länger und die Einzelgaben größer werden. Klinische Beobachtungen sprechen dafür, daß zu Beginn seltene größere Mahlzeiten weniger gut vertragen werden, als häufige kleinere.

Das **Vorgehen bei kritischer Entgiftung** entspricht den für die Leitung der Reparation allgemein gültigen Regeln mit Berücksichtigung der soeben besprochenen Besonderheiten. In vielen Fällen kommt es so zu einer ungestörten Erholung. Es tritt bereits am zweiten oder dritten Tage, also schon bei sehr kleinen Nahrungsmengen, Gewichtsstillstand ein, die Durchfälle verschwinden oder mildern sich, und nichts steht der schnellen Vermehrung der Nahrungsmengen entgegen (Fig. 50, 67, 75). Andere Male aber erleidet der anfänglich günstige Verlauf unwillkommene Ablenkungen, die der Therapie schwierigere Aufgaben stellen.

Da sind zunächst die Rückfälle. Unter Tee vollzieht sich die Entgiftung in gewohnter Weise und die Erholung schreitet bis zum Gewichtsstillstand vor, bei weiteren Nahrungszulagen aber kommt es wiederum zur Abnahme, zum Verfall und zu anderen Symptomen der Intoxikation. Ereignet sich ein solcher Rückfall bei bereits verhältnismäßig reichlichen Nahrungsmengen, so ist er

---

[1]) Bereitung durch Labung eines Liters mit Pegnin (v. Dungern) oder 1 Eßlöffel Simons Labessenz bei ca. 40°, Absitzen lassen an warmem Ort, ohne Druck durchseihen. Von manchen (Stolte, M. K. Orig. 11. Nr. 4, Steinitz u. Weigert, ibid. 12, Nr. 5, 1913) wird Zusatz von 3 bis 4 Proz. Weizenmehl, noch besser Mondamin oder Maismon empfohlen.

[2]) Vgl. S. 320.
[3]) Vgl. S. 314.
[4]) Vgl. S. 296.

eine Folge fehlerhaft schneller Steigerung und kann durch vorübergehende Wiederbeschränkung der Zufuhr und vorsichtigere Zulagen überwunden werden; erscheint er aber schon wenige Tage nach dem ersten Anfall bei noch durchaus ungenügender Ernährung, so ist die Lage viel ernster. Denn diese mangelhafte Fähigkeit zur Erholung zeigt mit Sicherheit die Gegenwart eines hochgradigen,

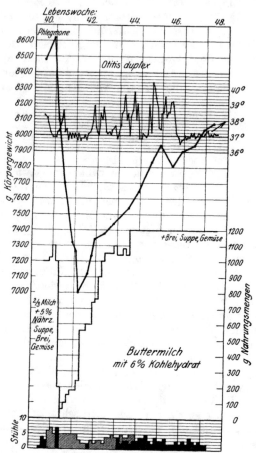

als Dekomposition anzusprechenden Ernährungsschadens an, und unter diesen Umständen ist zu befürchten, daß eine erneute Hungerkur tödlich enden wird. Erfahrungsgemäß sind solche Kinder nur ausnahmsweise zu retten.

Andere Schwierigkeiten sind zu überwinden, wenn nach den ersten Tagen trotz Milderung der eigentlichen toxischen Erscheinungen statt des erhofften Stillstandes eine Fortdauer des steilen Gewichtssturzes zu verzeichnen ist, der jetzt nicht mehr als Folge des die Intoxikation begleitenden Wasserverlustes, sondern nur als paradox gesteigerte Wirkung der Inanition bei einem hydrolabilen Kinde aufgefaßt werden kann. Man findet derartiges besonders bei älteren, pastösen Kindern. Hier muß, auf die Gefahr des Rückfalles hin, die Nahrung so schnell gesteigert werden, daß in wenigen Tagen die Inanition überwunden ist, da sonst die Durst- und Hungerschädigung einen bedenklichen Grad erreichen würde (Fig. 89).

Fig. 89. Hydrolabiler Säugling. Toxikose in Anschluß an Phlegmone mit lang hingezogenem Gewichtssturz, durch schnelle Nahrungssteigerung zum Stehen gebracht.

Nicht so leicht, wie für die durch Nahrungsentziehung entgifteten Fälle sind Regeln zu geben für das **Vorgehen bei unvollkommener oder ausbleibender Entgiftung,** wie das namentlich bei der Intoxikation dekomponierter Kinder und bei der Intoxikation im Verlauf schwerer Infekte vorkommt. Hier sind zwei Kategorien zu unterscheiden: eine, bei der unter Hunger und anschließender vorsichtiger Nahrungsvermehrung ebenso wie bei den prognostisch günstigen Fällen mit prompter Entgiftung Gewichtsstillstand eintritt, und eine andere, bei der weitere steile Abnahmen erfolgen. Dem gleichwertig sind diejenigen Verläufe, wo trotz vorsichtiger Dosierung nach kurzem Stillstand erneute Gewichtsverluste einsetzen. Für beide gemeinsam gilt, daß sie mit wenigen Ausnahmen zugrunde gehen, wenn man die Hungerdiät weiter fortsetzt, in der Meinung, daß die Entgiftung schließlich doch noch kommen werde. Man muß unbedingt ernähren; denn nur so kann man hoffen, die Kranken so lange am Leben zu erhalten, bis die Ursache, die die Entgiftung verhindert und die in diesen Fällen außerhalb der Nahrung liegt, z. B. die Infektion, überwunden ist. Gelingt das, so schwinden auch die toxischen Symptome. Es heißt demnach, die Nahrungsmengen stufenweise ebenso steigern, wie bei kritischer Entgiftung. Erweist sich dabei der Kranke als Angehöriger der ersten, durch Gewichtsstillstand charakterisierten Kategorie, so warte man bei einer Kost, die den Erhaltungsbedarf deckt (ca. 70 Kalorien pro Kilo), und genügender Flüssig-

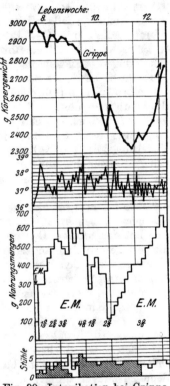

keitszufuhr ab, bis die Besserung des Zustandes Zulagen gestattet. Erst seitdem wir in dieser Weise handeln, haben wir bessere Resultate zu verzeichnen, als früher bei fortgesetztem Hunger, freilich fast ausschließlich dann, wenn Frauenmilch oder Eiweißmilch (mit zweckmäßig nicht unter 5 Proz. Kohlenhydratzusatz) verabreicht wurde (Fig. 90).

8wöchiger, schwächlicher Knabe, erkrankt im Anschluß an Grippe mit Gewichtssturz und typischen Intoxikationserscheinungen. Nach Herabsetzung der Nahrung Gewichtsstillstand, aber keine Entgiftung. Trotzdem Steigerung auf 400 g Eiweißmilch mit 3 Proz. Zucker = ca. 50 Kalorien bzw. 130 g pro Kilo. Währenddessen ganz allmähliche Entgiftung. Jetzt weitere Zulagen und schnelle Erholung.

Handelt es sich hingegen um einen Kranken der zweiten Kategorie, so ist die Lage außerordentlich ernst. Denn leider läßt sich hier nur das eine mit Bestimmtheit sagen, daß unter fortgesetztem Hunger der Tod sicher ist; wie man es aber machen soll, um diese Kinder zu ernähren, darauf gibt es keine Antwort. Man kann es in der oben geschilderten Weise mit Frauenmilch versuchen, oder auch mit Eiweißmilch, aber auch dieser Weg erweist sich gewöhnlich ungangbar.

Eine sehr böse Komplikation kann in manchen Fällen durch die Gegenwart heftigen, oft geradezu unstillbaren **Erbrechens** geschaffen werden, das die unbedingt notwendige Wasserzufuhr erschweren und sogar unmöglich machen kann. Es gibt Fälle, wo es nach der ersten oder wenigstens der zweiten und dritten Magenspülung aufhört, aber viele andere erweisen sich widerspenstig. Dann bleibt nur der Versuch, durch heiße Umschläge auf den Leib, durch Darreichung geeister oder auch heißer Flüssigkeit in kleinsten Gaben und durch Narkotika (Atropin $1/10 - 1/5$ milligr., Novokain, Alypin 0,001 pro dosi, besonders Aqu. chloroformi, Aqu. aa 50,0 teelöffelweise) das Symptom zu beherrschen. Gelingt das nur unvollkommen, so muß die Flüssigkeitszufuhr vom Mastdarm aus vermittels Klysmen oder besser Rektalinstillation[1]) erzwungen werden, zu der dünne Salzlösungen (NaCl 7,5 KCl 0,4 CaCl₂ 0,25 Aqu. ad 2000) Verwendung finden. Wie weit subkutane

Fig. 90. Intoxikation bei Grippe. Zögernde Entgiftung. Heilung durch Ausschaltung der Inanition.

---

[1]) In meiner Anstalt wird dazu ein (bei der Firma P. Altmann, Berlin NW, Luisenstr., erhältlicher) Apparat benutzt, bestehend aus Irrigator mit Hahn, Schlauch, gläsernem Zwischenstück mit Tropfpipette, um die Tropfenfolge beobachten und regulieren zu können, und Nélaton Nr. 10 oder 11. (Vgl. Rosenstern, D. m. W. 1910, Nr. 1.) Dickere Rohre werden nicht vertragen. Die Erwärmung der Flüssigkeit geschieht durch Einstellen eines Bierwärmers oder einer mit heißem Wasser gefüllten Flasche in den Irrigator und Fortleiten des Schlauches zwischen zwei Wärmeflaschen. Der Katheter wird mit Leukoplast am Gesäß befestigt. Es soll etwa alle 2 Sekunden ein Tropfen fallen. Der Apparat soll

Infusionen die Zufuhr vom Magen oder Darm aus ersetzen können, bleibe dahingestellt. Vielleicht wird gelegentlich, wofür mir eigene Erfahrungen zu sprechen scheinen, die Ernährung durch Duodenalsondierung[1]) möglich sein.

Behandlung der akuten Dyspepsie. Das Vorgehen im einzelnen entspricht durchaus den allgemeinen Regeln, die für die Leitung der Reparation leichter Fälle gelten. Die einleitende Leerstellung des Darmes kann, wenn nicht stärkere Durchfälle sie entbehrlich machen, durch Darreichung eines Abführmittels beschleunigt werden. In ganz frischen Fällen mag auch eine Magenspülung dienlich sein. Die anschließende Hungerpause soll zwischen 6 und 12 Stunden dauern. Als erste Nahrung kommt, falls nicht doch eine Mehlperiode eingeschaltet wird, verdünnte Milch mit 4—5 Proz. Kohlenhydratzusatz, Mager- oder Buttermilch in Betracht, die letztgenannten bei stärkeren Wasserverlusten. Die schnellsten Besserungen erzielen nach meinen Erfahrungen die Eiweißmilchen. Das Quantum beträgt am ersten Tag etwa ein Drittel des Bedarfes (ca. 30 Kalorien pro Kilo, in Halbmilch oder Buttermilch also 80 bis 100 g); je stürmischer die Symptome, desto mehr nähere sich die Dosierung der für die Intoxikation angemessenen; leichtere Erscheinungen gestatten umgekehrt eine reichlichere Anfangskost. Noch innerhalb der ersten Woche soll man dann bis wenigstens zur Erhaltungskost (60 Kalorien pro Kilo, in Halb- oder Buttermilch also 150 bis 200 g) steigen, hierauf mit der Vermehrung des Kohlenhydrates beginnen und bei mangelnder Zunahme ein zweites Kohlenhydrat (Mehl) zulegen.

Die Zahl der Mahlzeiten kann im allgemeinen dieselbe bleiben, wie vor der Erkrankung; bei akuteren Erscheinungen empfehlen sich kleinere und dafür häufigere Gaben in Annäherung an das Vorgehen bei der Intoxikation.

Bei der akuten Dyspepsie jüngerer Säuglinge ist mit Rücksicht auf die geringere Widerstandskraft und gesteigerte Erschöpfbarkeit in weit größerem Umfange, als in den folgenden Monaten, die Notwendigkeit der natürlichen Ernährung gegeben. Ist diese nicht verfügbar, so muß auch hier in der eben geschilderten Weise vorgegangen werden, unter Berücksichtigung des Umstandes, daß junge Kinder nur geringe Mengen Mehl vertragen.

Zeigen sich Abweichungen vom typischen Gange der Reparation, werden namentlich die Stühle nicht schnell genug gebessert, so handelt es sich entweder um einen entzündlichen Reizzustand des Darmes oder um den Übergang zur Dekomposition. In beiden Fällen ist nach den für diese Lage allgemein gültigen Regeln[2]) zu verfahren.

6. Behandlung der Ernährungsstörungen als Teilerscheinungen infektiöser Erkrankungen.

Die Widerstandskraft gegen einen Infekt wird um so größer, das Fernbleiben sekundärer alimentärer Komplikationen um so wahrscheinlicher sein, je bekömmlicher die Nahrung für den Säuglingsorganismus ist. Bei einigermaßen schweren Infekten und bei infektiösen Erkrankungen schwächlicher Kinder sollte deshalb prophylaktisch wenn irgend möglich Frauenmilch zur Anwendung gelangen. Von künstlichen Mischungen ist ein gleicher Schutz nicht bekannt.

Von den einzelnen Formen verlangt die einfache, der Dystrophie einzureihende Verlangsamung oder das Aufhören der Zunahme keine energische Fürsorge, es sei denn, daß die Nahrungszufuhr allzu gering wird. In dieser Lage bewähren sich häufig konzentrierte Mischungen. Im übrigen ist von der nicht diäte-

---

zur Vermeidung von Dekubitus dreimal täglich nur je ein bis eineinhalb Stunde im Gang bleiben, wobei jedesmal ca. 100 bis 150 g einfließen.
　　[1]) Siehe Behandl. des Pylorospasmus S. 685.
　　[2]) Siehe S. 294 ff.

tischen Behandlung — sorgsame Individualpflege, vor allem Freiluftkur — viel zu erwarten. Monatelang bestehende Dystrophien heilen oft ohne weiteres Zutun, zugleich mit den ursächlichen Infekten, wenn mit dem Eintritt der besseren Jahreszeit der Aufenthalt im Garten möglich wird[1]).

Bei der Krankenbeobachtung muß unbedingt dem Ablauf des Ernährungsvorganges dieselbe Aufmerksamkeit zuteil werden, wie sie dem Gange der Infektion gewidmet zu werden pflegt. Denn nur, wenn im richtigen Augenblicke eine zielbewußte Diätänderung einsetzt, wird sich vermeiden lassen, daß die im Infekt an sich gegebene Gefährdung durch Komplikation mit einer bedeutsameren sekundären alimentären Störung eine unliebsame Steigerung erfahre. Die Betonung der Ernährungstherapie ist schon deswegen am Platze, weil gegen die Infektion direkt anzukämpfen kaum in unserer Macht gelegen ist.

Durchfälle allein ohne Gewichtsabnahmen erfordern durchaus nicht unbedingt ein energisches Eingreifen. Sind sie durch infektiöse Reizung der Darmschleimhaut bedingt, so ist mit Diät überhaupt nichts zu erreichen. Anders liegt es, wenn es sich um sekundäre dyspeptische Gärungen handelt. Hat man Grund, solche anzunehmen oder wenigstens zu vermuten, so sind gärungswidrige Vorschriften angezeigt; und da schließlich die Möglichkeit der sekundären Dyspepsie wohl immer in Frage kommt, so tut man am besten, stets in diesem Sinne Stellung zu nehmen. Aber man beschränke sich dabei auf die Maßnahmen, die oben für die dyspeptischen Dystrophiker angegeben und begründet worden sind[2]), also auf knappe Dosierung, Ersatz des bisherigen Kohlenhydrates durch ein leichter assimilierbares, oder auf Umsetzen auf Brustnahrung oder Eiweißmilch. Bessern sich die Stühle nicht, so warte man ruhig ab, bis mit der Besserung der ganzen Erkrankung auch die Darmsymptome verschwinden. Eine Nahrungsentziehungsperiode ist hier noch zu umgehen. Will man sie doch nicht lassen, so sei sie nur kurz. Keinesfalls darf man längere Zeit hungern lassen oder die Kohlenhydrate allzu stark beschränken oder Mehldiät einführen.

Zu ergiebiger Betätigung findet sich erst Gelegenheit, wenn sich **starke Gewichtsverluste** zu den Darmerscheinungen hinzugesellen. Aber man greife erst zu, wenn die Situation geklärt ist, nicht schon, wenn mäßige Anorexie ein flaches Abfallen der Kurve erzeugt, oder wenn eine jener in wenigen Tagen spontan beendeten Schwankungen des Körpergewichtes eintritt, die bei ernährungsgestörten Kindern so häufig zu beobachten sind (vgl. Fig. 83). Nur steile, andauernde, mit anhaltender unverkennbarer Verschlechterung des Allgemeinbefindens einhergehende Abnahmen berechtigen zu energischem Handeln.

Solche Abnahmen können bei vorhandener Hydrolabilität sowohl durch Inanition infolge der zuweilen bei infizierten Kindern vorkommenden schweren Appetitlosigkeit hervorgerufen werden, als auch durch stürmisches Erbrechen, wie beim Keuchhusten, schließlich durch Intoxikation, wobei außer der infektiösen Komponente auch die sekundär alimentäre Schädigung eine Rolle spielen kann. In allen Fällen ist ihr Fortgang gleich bedenklich, und gleich dringlich ist die Forderung, hier zu hemmen; die Anzeigen für die Behandlung dagegen stehen im vollen Gegensatz zueinander. Dort heißt es alles tun, um die Nahrungsaufnahme zu heben, hier dagegen muß zwecks Beseitigung der Intoxikation die Nahrungszufuhr für einige Zeit stark beschränkt werden. Um so wichtiger ist die richtige Zuteilung des einzelnen Falles, die hier und da wohl Schwierigkeiten machen kann.

---

[1]) Über Behandlung der postinfektiösen Dystrophie siehe S. 302.
[2]) Vgl. S. 302.

Bei **Abnahmen infolge Intoxikation** finden sich mehr oder weniger vollzählig die typischen Erscheinungen dieses Zustandes; dabei stößt wenigstens die Flüssigkeitsaufnahme zumeist nicht auf auffälligen Widerstand. Diese Fälle verlangen die für die Intoxikation erforderliche Behandlung (Fig. 89, 90).

Sturzartige, sich nicht wie gewöhnlich bald verflachende, sondern in steilem Winkel fortgesetzte **Abnahmen infolge Inanition** sind nicht allzu häufig. Oft stehen sie mit hartnäckigem Erbrechen in Zusammenhang (Fig. 91). Kennzeichnend für diese Fälle ist die überaus schwere Anorexie, die Abwesenheit der großen Atmung und einer eigentlichen Bewußtseinsstörung, so matt und krank das Kind auch erscheinen mag, und das Fehlen anderer toxischer Symptome. Hier muß unbedingt die Ernährung und die Wasserzufuhr erzwungen werden, von oben oder, wenn es nicht anders geht, von unten. Dabei empfiehlt sich der Gebrauch von Molke oder Buttermilch. Beigabe von Buttermilch ist namentlich auch bei Ernährung mit Frauenmilch ratsam, die für sich allein hier so wenig Befriedigendes leistet, daß sie für diese Fälle keineswegs als eine Idealnahrung bezeichnet werden kann (Fig. 91).

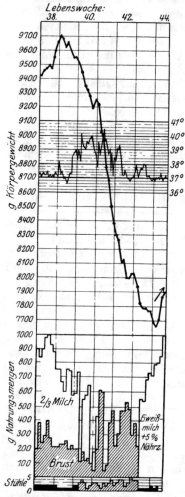

Fig. 91. Gewichtssturz bei hydrolabilem Kinde im Anschluß an Pyelitis, durch Zwangsernährung gehemmt.

Wenn auch naturgemäß die Heilungsaussichten toxischer Störungen im Verlaufe von Infektionen stets zweifelhaft sind und die Sterblichkeitsziffern trotz bester Technik noch hoch genug bleiben, so ist doch in manchem Einzelfalle die Umwandlung des gesamten Krankheitsbildes sowie die Besserung der Prognose infektiöser Erkrankungen im allgemeinen, die derjenige erlebt, der sich mit der Zeit die etwas subtile Technik der Ernährungstherapie solcher Kinder aneignet, in die Augen springend. Besonders bemerkenswert erscheint, daß sich die Einflußnahme sachentsprechender diätetischer Vorschriften nicht nur auf das Allgemeinbefinden, sondern auch auf die örtlichen entzündlichen Prozesse erstreckt.

Mädchen Qu. 3 Wochen 3060 g. Unter gezukkerter Buttermilch (70 Kalorien pro Kilo) Gewichtsstillstand, täglich 3 bis 4 dünnbreiige Stühle, Temperaturen etwas bewegt. Diagnose: **Dyspepsie.** Am Ende der 4. Woche ausgedehnte Kopfphlegmone, die bei ausgiebiger Inzision und Freilegung bis in die äußersten Ausläufer zum Stehen kommt; das Fieber aber bleibt in der Höhe (um 39°), es treten Diarrhöen auf, das Gewicht stürzt innerhalb 5 Tagen von 3160 auf 2930, es besteht verfallenes Aussehen, toxische Atmung, Laktosurie. Diagnose: **alimentäre Intoxikation auf Grundlage parenteraler Infektion.** Wunden ganz blaß, schlaff und trocken, keinerlei Heilungstendenz. Jetzt die für **alimentäre Intoxikation** geeignete Therapie: Teetag, kleinste, später steigende Nahrungsmengen. Dabei Entgiftung und Entfieberung. Wunden beginnen sofort reichlich abzusondern, zeigen energische Reaktion. Weiterer Verlauf ungestört.

7). Die Anwendung der Frauenmilch.

„Ernährungsgestörte Kinder werden am besten an die Brust gelegt." So lautet das Ceterum censeo aller therapeutischen Erörterungen der Lehrbücher. Aber der junge Arzt, der sich daraufhin die Vorstellung bildet, man brauche nur eine gute Amme, dann finde sich schon alles weitere von selbst, wird unbeschadet der zahlreichen guten Erfolge oft genug peinliche Enttäuschungen und Überraschungen erleben. Der Ausspruch klingt vielleicht etwas paradox, aber er trifft die Sache: Wenn die Überzeugung von der Heilkraft der natürlichen Nahrung nicht schon zum eisernen Bestand der Pädiatrie gehörte, sondern wenn die Frauenmilch heute von irgend jemandem als Diätetikum ganz neu eingeführt würde, dann würde so mancher Nachprüfer aufstehen und erklären: „Für leichte und mittelschwere Fälle ist die Sache ja recht gut; in schweren aber versagt sie oft, und im Augenblicke des Überganges zu der neuen Kost ereignen sich oft so schwere, ja sogar tödliche Verschlimmerungen, daß wir der Empfehlung des neuen Mittels nur mit großer Zurückhaltung beitreten können". Zu Hinweisen auf die Möglichkeit von Mißerfolgen fand sich bereits mehrfach Gelegenheit, und die Sache ist wichtig genug, um nochmals zusammenfassend dargelegt zu werden.

Schon ein Blick auf die Zusammensetzung der Frauenmilch und auf den typischen Reparationsverlauf an der Brust ergibt, daß hier keineswegs alle Eigenschaften vorhanden sind, die eine ideale Reparationsnahrung besitzen soll. Es soll schnellmöglichst der Wiederersatz des Gewebswassers und der mit ihm verlorenen Mineralstoffe stattfinden, und dazu ist neben reichlichem Kohlenhydrat ein größeres Salzangebot erwünscht; Frauenmilch aber ist eine der salzärmsten Nahrungen, die in der Säuglingsdiätetik Verwendung finden. Es droht, solange Darm und Stoffwechsel noch als beschädigt gelten müssen, die Gefahr toxischer Wirkung größerer Zucker- und Fettgaben, und Frauenmilch ist von allen Kostformen die fett- und zuckerreichste. Es bedarf schließlich der Körper zum Wiederaufbau einer reichlichen Eiweißzufuhr, und gerade die Frauenmilch bietet ihm von diesem Stoff weniger, als irgendeine andere Kost. So erklärt es sich, daß die natürliche Nahrung, die in gesunden Tagen so Unübertreffliches leistet, bei vorhandener Ernährungsstörung in ausgesprochener Weise das Entstehen initialer Verschlimmerungen begünstigt und späterhin den Wiederaufbau so verzögert, daß vielfach erst durch geeignete Beikost Wandel geschaffen werden kann. Beide Momente treten naturgemäß bei leichter Störung nur wenig hervor; bei schwerem Darniederliegen der Funktion hingegen machen sie sich in empfindlicher Weise geltend, und insbesondere die initiale Verschlimmerung kann einen verhängnisvollen Grad erreichen.

Bei der **akuten Dyspepsie** und den entsprechend **leichten Störungen parenteralen Ursprungs** darf man zumeist in Bälde die Besserung erwarten und braucht mit ernsteren Zwischenfällen nicht zu rechnen; allenfalls ist in den ersten Tagen eine mäßige Gewichtssenkung und mit ihr ein etwas blässeres und matteres Aussehen des Kindes zu verzeichnen. Immerhin habe ich auch bei diesen Fällen gelegentlich am Tage des Überganges Fieber, heftige Diarrhöen und leichte Andeutung toxischer Erscheinungen gesehen, die nach 24 Stunden wieder verschwunden waren; einige Male habe ich auch erlebt, daß sich aus einem infektiös-dyspeptischen Zustande an der Amme noch in der zweiten Woche eine leichte Intoxikation entwickelte, die dazu zwang, die Behandlung mit Nahrungsentziehung einzuleiten.

Häufigere und ernsthaftere Störungen des Reparationsvorganges finden sich bei den **Fällen mit ausgesprochenen Dekompositionserscheinungen.** Hier ereignen sich in den ersten Tagen zuweilen jene unter Umständen tödlichen Kol-

lapse, die als Folgen der Inanition der schwer ernährungsgestörten Kinder bekannt sind[1]), hier besteht auch die Möglichkeit, daß der Verfall an der Brust
unaufhaltsam weiterschreitet, manchmal schneller, manchmal langsamer, bis
endlich nach wochenlangem Siechtum der Tod eintritt.

Ganz besonders verblüffende Katastrophen können sich ereignen, wenn ein
Kind in jenem durch Einlagerung größerer Mengen locker gebundenen Wassers
gekennzeichneten Zustand des **reversiblen Ansatzes** (kaschierte Dekomposition),
auf Frauenmilch gesetzt wird. Die
Wasserausschwemmung, die jetzt
beginnt, kann hier so akut und in
solchem Maße erfolgen, daß der
Kranke unmittelbar nach dem Anlegen unter jähen Gewichtsverlusten
zu verfallen beginnt und wider alles
Erwarten in Kürze zugrunde geht.

Knabe B. 2 Wochen (Fig. 92).
Aufnahmegewicht 3480 g. Unter Halbmilch ohne Zucker bei 70 Kalorien pro
Kilo zunächst schnellere, dann langsamere Abnahme, so daß nach 19 Tagen
das Gewicht nur noch 3000 beträgt,
dabei Neigung zu Untertemperatur und
dünnen Stühlen. Diagnose: Beginnende Dekomposition. Nunmehr
2 Mahlzeiten Buttermilch mit 5 Proz.
Zucker, 3 Mahlzeiten Halbmilch, 100 Kalorien pro Kilo. Darunter Gewichtsanstieg in 3 Wochen wieder bis 3400,
bei immer noch täglich 3 bis 4 dünnen
Stühlen. Auf Vermehrung der Buttermilch um weitere 50 g pro Tag noch
weitere Zunahme in 3 Tagen um 90 g,
dann aber Stillstand und 5 bis 6 dünne
Stühle. Am Abend des 45. Beobachtungstages wird das Kind an die Brust gelegt, am nächsten Morgen Gewichtssturz auf 3200, in der Folge an der Brust
bei ca. 450 g Tagesmenge weiter jäher
Verfall, leicht erhöhte Temperatur,
leicht toxische Erscheinungen. Tod am
Morgen des 4. Brustmilchtages bei
2800 g Gewicht.

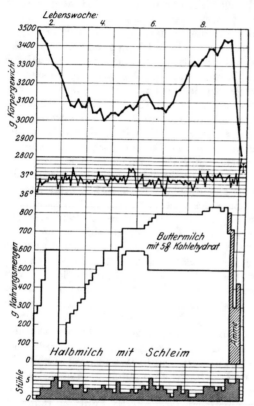

Fig. 92. Tödliche Reversion bei Übergang von
künstlicher Ernährung zur Frauenmilch.

Unerwartete Schwierigkeiten
ergeben sich auch bei **Erkrankungen
von toxischem Typus.** Legt man ein intoxiziertes Kind an die Amme und läßt es
nach Belieben trinken, so erfolgt bestenfalls die Entgiftung viel langsamer als bei
Wasserdiät. Bei anderen Kindern kommt es zunächst zu keiner Besserung, ja
sogar zu einer sichtlichen Verschlimmerung des Zustandes. Nur bei einem Teil
von ihnen tritt nach bangen Tagen des Zweifels doch noch eine günstige Wendung ein; bei den übrigen schreitet der Verfall weiter, bald allmählich, bald in
akuter Weise, und endet nach Tagen oder Wochen tödlich. Einen besonders
tiefen Eindruck hinterläßt es, wenn ein Kind mit den ersten leichten Andeutungen der Intoxikation am ersten Tage der Brusternährung sich akut verschlimmert und in schwerster Vergiftung unter hohem Fieber oder auch im Kollaps
zugrunde geht. Ähnlich kann man trotz aller Vorsicht Rückfälle der Intoxikation
erleben, wenn nach der unter Wasserdiät erfolgten Entgiftung die Ernährung

---

[1]) Vgl. S. 217.

mit Frauenmilch wieder aufgenommen wird. Für beide Möglichkeiten gebe ich ein Beispiel.

Knabe H. 4 Wochen (Fig. 93). Gewicht 2180. Bei 350 g Buttermilch und 5 Proz. Kohlenhydrat während 3 Wochen Gewichtsstillstand, leicht bewegte Temperaturen, täglich 3 bis 5 dünne Stühle. Steigerung der Nahrung auf 420 führt zu Fieber, das zwischen 37⁰ und 39⁰ schwankt, etwas stärkeren Diarrhöen, 150 g Abnahme, leichten aber deutlichen Vergiftungserscheinungen. Am 8. Tage dieses Zustandes wird der Knabe ohne Hungerpause an die Brust gelegt, wo er reichlich (zwischen 300 und 400 g) trinkt. Das Fieber dauert an, die toxischen Symptome verschlimmern sich, das bisher langsam sinkende Gewicht beginnt nach einigen Tagen rasch zu fallen. Tod am 19. Tag der Brusternährung im Kollaps bei 1460 g Gewicht. Sektion ergibt nur leichte Bronchites.

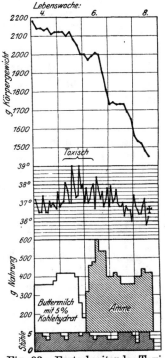

HansD. 3 Wochen (Fig. 94). Gewicht 2700 g. Durchfall. Unter 200 g Buttermilch halten die Durchfälle an, dabei starke Abnahme. Die zuerst normale Temperatur ist am 6. Tage der Beobachtung auf 37,6 gestiegen. Mattigkeit, Andeutung toxischer Atmung und Glykosurie sind aufgetreten. Jetzt wird der Knabe angelegt, und zwar mittags. Am Abend 38⁰. Am nächsten Tage schwerste Intoxikation, Temp. 40,6⁰. Tod 48 Stunden nach Beginn der Brustmilchernährung, nachdem im ganzen 350 g verbraucht waren. Sektion ohne wesentlichen Befund.

Tödliche Mißerfolge der Brustmilchernährung bei Intoxikation ereignen sich vorzugsweise bei jüngeren Säuglingen, in den späteren Monaten sind sie seltener. Auch außerhalb der Intoxikation steht man bei älteren Kindern

Fig. 93. Fortschreitende Toxikose bei Brusternährung.

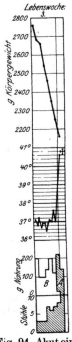

Fig. 94. Akut einsetzende Toxikose gleichzeitig mit Beginn der Frauenmilchernährung.

oft genug vor einem recht unbefriedigenden Verlaufe, dann nämlich, wenn einer jener Fälle zu versorgen ist, wo andauernde, steile, allmählich zu beträchtlicher Größe anwachsende Gewichtsverluste, Mattigkeit, mürrisches Wesen zu verzeichnen sind, die Diarrhöen nicht weichen wollen und eine auffallende Anorexie besteht. Mag auch zumeist nach Wochen auch unter Frauenmilch die Genesung erfolgen, eine imponierende Wirkung entfaltet hier die natürliche Nahrung nicht.

Eine scharfe Kennzeichnung derjenigen Fälle zu geben, die beim Anlegen an die Brust besonders gefährdet sind, und die Grenze genau zu bestimmen, wo die Frauenmilch aufhört, ein unbedingt vertrauenswürdiges Heilmittel zu sein, ist keine leicht zu lösende Aufgabe. Überblicke ich mein Material an Mißerfolgen, so scheint hervorzugehen, daß namentlich Kinder mit reversiblem Ansatz und solche mit vorausgegangenen beträchtlichen, akuten Gewichtsstürzen in Frage kommen, und zwar hauptsächlich dann, wenn die Gewichtsverluste im Verlaufe einer infektiösen Erkrankung eintraten, gleichgültig ob dabei toxische Symptome vorhanden waren oder nicht. Während die Frauenmilch bei dyspeptischen und Dekompositionszuständen rein alimentärer Natur, sowie bei toxischen Zuständen und Infektionen mit bislang geringen Gewichtsverlusten vorzügliches leisten kann, bleiben hier die Hoffnungen doch bei einer so ansehnlichen Zahl von Kranken unerfüllt, daß der Wunsch nach einer leistungsfähigeren Nahrung sehr wohl berechtigt erscheint.

Die **Technik** der Frauenmilchernährung hat diesen Erfahrungen gewissenhaft Rechnung zu tragen. Nur dyspeptische Kranke und von den Infizierten nur diejenigen mit leichter Ernährungsstörung sind direkt zu beliebigem Trinken an die Brust zu geben. Bei allen anderen ist Wert zu legen einmal auf vorsichtige Dosierung, sodann auf Ausgleich der Salzarmut, auf der ja zum großen Teil die initiale Verschlimmerung beruht, durch geeignete Beigaben.

Bei Kindern mit typischen Dekompositionserscheinungen wird zunächst zwecks Vermeidung von Toleranzüberschreitung etwa reichlich die Hälfte des physiologischen Bedarfes, also 70 bis 80 g Brustmilch pro Kilo angesetzt, die ich angelegentlich rate, auf 10 kleine Gaben zu verteilen und womöglich aus der Flasche zu verabreichen. Man vermeidet so Kollapse infolge Überanstrengung oder Abkühlung. Daneben werden ebenfalls dosi refracta etwa $\frac{1}{4}$ bis $\frac{1}{3}$ der Frauenmilchmenge zusatzfreie Buttermilch verabfolgt, die die Wasserretention begünstigen. In den nächsten Tagen steigt das Quantum dann stufenweise bis zum Erhaltungsmaß auf, während gleichzeitig die Zahl der Mahlzeiten eingeschränkt wird. Jetzt wird das Kind angelegt und darf nach Belieben trinken.

Bei Kindern mit Intoxikationserscheinungen wird mit Molke oder Buttermilch begonnen und erst später Frauenmilch in kleinsten Mengen zugelegt[1]).

Auch wenn nach längerer Reparationszeit der weitere Fortschritt sich verzögert, besteht die Anzeige für die Verordnung für Beikost zur Brust, um dem Körper das benötigte Baumaterial in genügender Menge zur Verfügung zu stellen. Die Mehrzufuhr von Eiweiß und Salz, worum es sich hier hauptsächlich handelt, geschieht am besten in Form von Buttermilch, deren Menge in der ersten Zeit ebenfalls nicht mehr als ein Viertel bis ein Drittel der Frauenmilch betragen soll (Fig. 78). Statt ihrer können auch Kaseinpulver mit alkalischen Mineralwässern wie bei der endogenen Dyspepsie der Brustkinder verordnet werden[2]).

Zur Behandlung schwerer Intoxikationen ist von Salge[3]) zwecks Ausschaltung der durch den hohen Fettgehalt drohenden Gefahr die Ernährung mit zentrifugierter Frauenmilch empfohlen worden. Ob damit ein Gewinn für die allerschwersten Fälle gegeben ist, bedarf noch weiterer Erfahrung. Der Verwendung der Methode in der Praxis steht entgegen, daß die Herstellung der fettfreien Milch teure und komplizierte Apparate erfordert.

Bei der Geringfügigkeit der in der ersten Zeit benötigten Nahrungsmengen ist Sorge zu tragen, daß die Amme nicht versage. Wenn es nicht angängig ist, sie mit ihrem Kind aufzunehmen, so muß durch Abzapfen oder gelegentliches Anlegen eines gesunden Kindes der Rückgang der Milch verhütet werden. Ältere Säuglinge sind manchmal nicht mehr an die Brust zu gewöhnen und müssen dann mit abgezapfter Ammenmilch gefüttert werden. Dieselbe Form der Darreichung empfehle ich ganz allgemein, solange häufige kleine Mahlzeiten und strenge Dosierung nötig sind. Auf diese Art wird nicht nur die

---

[1]) Vgl. S. 305.
[2]) Vgl. S. 343.
[3]) J. K. 58 und akuter Dünndarmkatarrh. Leipzig 1906. Gewinnung vermittels kleiner elektrischer Laboratoriumszentrifuge oder Alfa-Liliput-Separator.

genaue Ausführung der Verordnung besser gewährleistet, sondern dem Kinde auch eine Arbeit erspart, die unter Umständen keineswegs gleichgültig ist. Zu wiederholten Malen habe ich beim direkten Anlegen solcher Kinder Schwäche-anfälle, ja selbst bedrohliche Kollapse beobachtet, die ausblieben, als die Nahrung aus der Flasche gegeben wurde; mehrere Kinder sind sogar im Anschluß an eine Brustmahlzeit gestorben, und ich kann mich des Eindrucks nicht erwehren, daß die Anstrengung des Saugens und das Sträuben gegen die ungewohnte Lage daran mit schuldig waren.

8. Die Anwendung der Eiweißmilch[1]).

Frauenmilch steht nicht immer zur Verfügung und deshalb müssen auch diejenigen, die die natürliche Nahrung als Heilmittel für unübertrefflich halten, die Auffindung von Methoden der künstlichen Ernährung, die mehr leisten, als die bisher vorhandenen, als eine dringliche Aufgabe der Kinderheilkunde betrachten. Eine solche Methode dürfte die Eiweißmilch darstellen.

Die **Grundsätze für die Herstellung der Eiweißmilch** ergeben sich aus der Auffassung der Pathogenese der Gärungsstörungen, wie sie an früherem Orte dargestellt wurde. Die Darmgärungen sind in erster Linie Kohlenhydratgärungen. Die Toleranz des Darmes gegen Kohlenhydrate ist unter sonst gleichen Bedingungen keine unveränderliche Größe, sondern sie hängt, abgesehen von der Art des Kohlenhydrates, in hohem Maße ab von der „Korrelation" der übrigen Nahrungsbestandteile unter sich und im Verhältnis zum Kohlenhydrat. Die Kuhmilch-molke begünstigt das Entstehen von Gärungen und zwar um so mehr, je größer ihre Konzentration ist; ein höherer Kaseingehalt dagegen wirkt durch Anregung stärkerer Sekretion und Begünstigung alkalischer Reaktion gärungswidrig, wobei auch die Vermehrung des Kalkes eine Rolle spielt. In den Fällen leichter Funktionsstörung genügt eine mäßige Beschränkung der Kohlenhydratzufuhr allein, wie sie durch Nahrungsreduktion und Weglassen von Zusätzen bewirkt wird, um dem Darm die Möglichkeit der Erholung zu schaffen; bei schwer magen-darmkranken Kindern aber reicht diese einfache Maßnahme nicht aus. Hier bedarf es noch weiterer Hilfen, und zwar steht zu erwarten, daß durch Herab-setzung des schädlichen Molkenanteiles, wodurch sich gleichzeitig auch der Milchzuckergehalt verringert, im Verein mit einer rela-tiven Anreicherung des Kaseins die Toleranz für Kohlenhydrate und infolge davon auch für Fett gehoben und so eine Besserung auch bei einem Teile derjenigen Kranken erreicht werden könne, bei denen die bisher üblichen Methoden versagen. Diesem Gedankengang entsprang die Einführung der Eiweiß-milch in die Ernährungstherapie des Säuglingsalters[2]).

Die **Herstellung** der Nahrung geschieht folgendermaßen. 1 Liter roher[3]) Vollmilch wird mit einem Eßlöffel Simons Labessenz versetzt und eine halbe Stunde im Wasserbad von ca. 42 C stehen gelassen, sodann in häufig gewechseltem kalten Wasser abgekühlt. Den entstandenen Käseklumpen gibt man in ein Säckchen aus Seihtuch und läßt

---

[1]) Lit. Finkelstein und L. F. Meyer, B. kl. W. 1910, Nr. 25, ibid. S. 1194 (Diskuss.). Dies., J. K. 71 und M. m. W. 1911, Nr 7. Sammelref. Benfey, J. K. 77, 1913.

[2]) Inwieweit der wirkliche Vorgang bei der Heilung diesen Erwägungen entspricht, bleibt noch endgültig zu sichern. Das gilt aber auch für andere Erklärungsversuche, wie z. B. für den von Stolte (J. K. 74), wonach im wesentlichen das günstigere Verhältnis Kalk: Fett den Nutzen begründen soll. Daß die Molkenreduktion bedeutungslos sei, wie z. B. Vogt (J. K. 83) und Thiele (M. K. 14) wollen, kann ich auf Grund klinischer Beob-achtungen und quantitativer Bestimmungen des Fettsäuregehaltes der Fäzes nicht zugeben. Vermutlich kommt neben der Säuerung auch der feinen Verteilung des Gerinnsels eine Rolle zu.

[3]) Bei gekochter Milch gelingt die Labung nur unvollkommen.

die Molke ohne Pressen ablaufen. Am besten verbringt man das Säckchen zunächst einige Zeit in den Eisschrank und hängt es dann zum Abtropfen eine Stunde lang auf. Dann wird der Käse unter sanftem Reiben mittels eines Klöppels, Löffels oder Pilzes unter allmählicher Zugabe von ½ Liter Wasser 4 bis 5mal durch ein feinstes Haarsieb durchgestrichen (nicht durchgedrückt!), bis eine sehr feine Verteilung erzielt ist. Hierzu kommt noch ½ Liter bester Buttermilch. Behufs Sterilisation wird das Ganze kurze Zeit aufgekocht; die hierbei drohende Gefahr der Klumpung ist nur vermeidbar, wenn während der ganzen Zeit der Erwärmung die Flüssigkeit stark geschlagen wird. Hierzu eignet sich sehr gut der in der Küche bekannte, mit Zahnrad versehene Schaumschläger. Die notwendigen Kohlenhydratzusätze werden, in wenig heißem Wasser gelöst, schon während der Sterilisation beigegeben, oder auch später erst der einzelnen Mahlzeit zugesetzt. Beim Anwärmen der Einzelmahlzeit ist stärkeres Erhitzen zu vermeiden.

Ein anderes Verfahren geben Kern und E. Müller[1]) an. Ein Liter gewöhnlicher Buttermilch wird mit einem Liter Wasser gemischt, unter Rühren kurz aufgekocht und nach dem Kochen mit Wasser wieder auf 2 Liter aufgefüllt. Dann stellt man das Ganze beiseite und läßt das Kasein absitzen. Nach ungefähr 30 Minuten hat sich eine genügend klare Molke gebildet, von der nun mit dem Schöpflöffel 1125 g abgenommen werden. Der zurückbleibende Molkenrest wird mit dem Kaseinsatz (um den normalen Fettgehalt zu erhalten) mit 125 g = ⅛ Liter 20proz. gekochter Sahne auf ein Liter aufgefüllt. Unbedingte Voraussetzung für die Brauchbarkeit der Nahrung ist die feinste Verteilung des Käses. Bei einem grobklumpigen Erzeugnis bleibt die gute Wirkung völlig aus. Das Gerinnsel muß so fein sein, daß die Mischung beim Umschütteln wie unbehandelte Milch aussieht, und am Glase nur allerfeinste Flöckchen haften.

Die Herstellung einer Eiweißmilch von der erforderlichen Beschaffenheit macht in der Praxis gewisse Schwierigkeiten, und es sind mir eine ganze Anzahl unangenehmer Wirkungen, wie z. B. Erbrechen, und viele Mißerfolge bekannt geworden, die lediglich auf der schlechten Zubereitung der Nahrung beruhten. Nicht immer liegt die Schuld dabei an der Bearbeitung der Milch, sondern es gibt Milchsorten, die sich trotz aller Mühe nicht in die geeignete Form bringen lassen, sei es, daß die Labung nicht recht gelingt, sei es, daß der Käse so zähe ist, daß er sich nicht verteilen läßt. Unter diesen Umständen erschien es geraten, für den Praktiker ein fabrikmäßig hergestelltes Dauerpräparat[2]) zur Verfügung zu halten, das gegenüber den großen Schwankungen der selbstbereiteten Nahrung auch den Vorteil gleichmäßiger Zusammensetzung besitzt. Danach ist die Zusammensetzung der Eiweißmilch[3]) die folgende. Kasein 2,7 Proz., Fett 2,2 Proz., Molkensalze 0,5 Proz., Milchzucker 1,4 Proz. = ca. 400 Kalorien.

Auf Grund der bisherigen Erfahrungen darf ich feststellen, daß durch die angeführte Verschiebung des Nährstoff- und Molkeverhältnisses in der Tat günstigere Bedingungen für die Verdauung geschaffen werden, als sie bei gewöhnlichen Milchmischungen obwalten. Im besonderen wird auch die Toleranz für Kohlenhydrat erheblich gesteigert, so daß auch in schweren Fällen mit Eiweißmilch häufig so viel Kohlenhydrat ungestraft eingeführt werden kann, daß der Bedarf ohne Gefahr des Rückfalles gedeckt und die Reparation eingeleitet wird. So ist mit der Eiweißmilch in der Tat eine Hilfe gegeben, die die Durchführung der Flaschenernährung noch in manchem Falle ermöglicht, der früher allein an der Brust Aussichten auf Genesung bot. Freilich leistet die Nahrung alles, was sie leisten kann, nur in der Hand dessen, der mit ihr umzugehen gelernt hat, und die Erfolgsmöglichkeiten nicht durch Verstöße gegen die durch die Eigenart der Zusammensetzung gebotene Technik schmälert.

Die **Anwendungsweise der Eiweißmilch** ist sehr einfach. Man beginne gleich mit einer wenigstens 3 proz. Kohlenhydratzusatz enthaltenden Mischung[4]) — seit

---

[1]) B. kl. W. 1913. Nr. 48.

[2]) Herstellungsort: Milchwerke Böhlen bei Rötha in Sachsen (Ph. Müller), Büchsen von 350 gr Inhalt, mit 2 Teilen Wasser zu verdünnen. Die ständige Kontrolle erfolgt im Laboratorium und an den Kindern meiner Anstalt.

[3]) Vgl. Pelka, Zeitschr. f. Kinderheilk. 2. 1911.

[4]) Wir haben früher vorsichtigen Beginn mit allmählich steigenden Kohlenhydratzusätzen empfohlen. Die Erfahrung hat gezeigt, daß diese zweischneidige Maßnahme auch in schweren Fällen nicht nötig ist. Damit wird auch die Gefahr des Kohlenhydrathungers sicher vermieden.

mehreren Jahren verwende ich von allem Anfang an 5 Proz. — und steige ohne Rücksicht auf die Stühle von einer dem Einzelfalle angepaßten Anfangsmenge an schnellstens, bis die Menge **180 bis 200 g pro Kilo Körpergewicht** beträgt. Der Mehrbedarf älterer zurückgebliebener Kinder ist dabei wohl zu berücksichtigen. Niemals braucht indessen das Maximum von 1000 g überschritten zu werden. Kommt es dabei nach einiger Zeit nicht zur Gewichtszunahme, so wird stufenweise mehr Kohlenhydrat beigegeben. In nicht wenigen Fällen muß man auf 4 bis 5 Proz., gelegentlich sogar bis 7 und 10 Proz. und darüber hinaufgehen. Jenseits des 6. Monats wird die übliche Zukost erforderlich.

Zum Zusatz geeignet sind besonders Löflunds Nährmaltose[1]), Soxhlets Nährzucker und verbesserte Liebigsuppe, und andere Maltose-Dextrinpräparate. In leichteren Fällen und bei älteren Kindern bewähren sich oft auch einfachere Zutaten, wie Streuzucker[2]) (nicht ohne Mehl!), Kindermehle und einfache Mehle, was schon der Billigkeit wegen willkommen ist; in kritischen Fällen sollten jedoch der Sicherheit wegen wenigstens anfänglich die Maltose-Dextrinmischungen verordnet werden, mit denen wir häufig Erfolg auch da erzielten, wo der Streuzucker versagte. Stopfend wirkt auch feiner Grieß und Mondamin. Theinhardts Infantina macht reicheren Stuhl und ist daher bei allzu festen Entleerungen zu versuchen (Glanzmann). Vom Milchzucker rate ich wegen des leichten Entstehens von Diarrhöen ab, obwohl auch dieser in Eiweißmilch besser vertragen wird als in gewöhnlicher Milch. Vielfach empfiehlt sich die auch sonst nützliche Vereinigung von Zucker und Mehl, in der Art, daß je nach dem Alter ½ bis 2 Proz. durch Mehl und die übrigen durch wasserlösliche Kohlenhydrate gedeckt werden.

Bei typischem **Verlaufe des Reparationsvorganges** unter Eiweißmilch ist das auffallendste die **schnelle Besserung der Entleerungen und ihre Verwandlung in Seifenstühle.** Im Durchschnitt treten schon nach 3 Tagen, oft schon nach 24 Stunden feste Stühle auf. Natürlich gilt das nur für die Kinder, deren Durchfälle wirklich nur durch Gärungen unterhalten werden, während Diarrhöen katarrhalisch entzündlicher Natur langsamer abheilen. Verwendet man die Nahrung ohne Zusätze, so ist die Periode der initialen Verschlimmerung deutlich und wird erst durch Beigabe von Kohlenhydrat beendet. Macht man diese Beigaben aber gleich von Anfang an und in genügenden Mengen, so hat man es meist in der Hand, diese Periode abzukürzen, ja oft fast verschwinden zu lassen. Das bildet einen großen Vorteil der Methode. Die **Dauer der Reparation** wechselt natürlich je nach Schwere der Störung und Alter und Individualität des Kindes, doch scheint sie gerade bei Eiweißmilch besonders kurz zu sein. Im allgemeinen bedarf es bis zum Abschluß der Heilung mindestens 4 und höchstens 10 Wochen; verträgt das Kind nach dem ersten Absetzen die gewöhnliche Kost noch nicht, so pflegt ein weiterer Versuch nach weiteren 4 Wochen besser zu glücken[3]).

Wer schematisch in der erwähnten Weise mit schneller Steigerung der Eiweißmilchmengen und frühzeitigem Kohlehydratzusatz vorgeht, wird mit seinen Heilergebnissen zufrieden sein, vorausgesetzt, daß er ein tadellos hergestelltes Präparat verwendet. Aber auch bei der Eiweißmilch können die **typischen Fehler** in der Behandlung gemacht werden, von denen bei der allgemeinen Be-

---

[1]) Nährmaltose ist leichter als Nährzucker. Bei löffelweiser Dosierung ist ein gestrichener Teelöffel mit 1½ g anstatt wie bei Nährzucker usw. mit 3 g anzusetzen.

[2]) Ich habe mich während des Krieges, wo zuweilen wochenlang keine Maltose-Dextrinpräparate herankamen, davon überzeugt, daß die Erfolge bei alleiniger Verwendung von Streuzucker neben Mehl sichtlich weniger gut waren.

[3]) Wie bei jeder künstlichen Nahrung kann auch bei Eiweißmilch Morbus Barlow eintreten.

sprechung der Leitung der Reparation die Rede war, und gerade bei ihr werden
diese Fehler, wie die Erfahrung lehrt, besonders häufig begangen, wenn sich
Zeichen einer Abweichung des Reparationsvorganges vom typischen Verlaufe
wahrnehmen lassen. Namentlich die Fortdauer schlechter Stühle
wird hier zur Ursache falscher Verordnungen. Denn von der Eiweißmilch erwartet man eine sofortige Besserung der Darmsymptome, und wenn diese
auf sich warten läßt, wird hier noch leichter als sonst gefolgert, daß die Gärungen
fortdauern, und demgemäß wird
die Unterernährung fortgesetzt
oder sogar die Menge verringert,
oder kurzerhand ein „Versager"
angenommen und zu an-

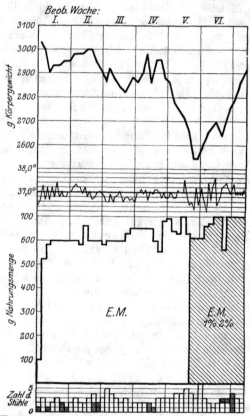

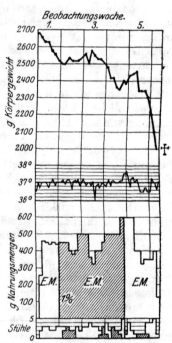

Fig. 95. Gewichtssturz und Untertemperatur nach
längerer Ernährung mit zusatzfreier Eiweißmilch.
Behebung durch Kohlenhydratbeigabe.

Fig. 96. Decomposition und Tod
bei Ernährung mit Eiweißmilch ohne
genügenden Kohlenhydratzusatz.

deren Nährmitteln übergegangen. Neben dem gewöhnlichen Fehler der ungenügenden Dosierung des Nahrungsmittels im Beginne der Behandlung, der eine Schädigung durch allgemeine Inanition bedingt, ist aber
noch ein zweiter möglich, der für die Eiweißmilchtherapie wegen der Zusammensetzung der Nahrung spezifisch ist, nämlich die Schädigung durch Kohlenhydrathunger. Sie droht, wenn die Eiweißmilch nicht in der oben empfohlenen Weise angewendet wird, sofern die erforderlichen Kohlenhydratzusätze zu
spät oder in ungenügender Dosis erfolgen. Eben da die dünnen Stühle noch als
Gärungsdiarrhöen gedeutet werden, zögert man mit dem Zusatz des als Gärsub-
strat besonders gefürchteten Stoffes, und wenn nicht noch zur rechten Zeit hierin
eine Änderung eintritt, so ist der Mißerfolg besiegelt.

Bei nicht hydrolabilen Kindern kommt es unter diesen Verhältnissen zu einem matteren und blasseren Aussehen, einer Verschlechterung des Turgors, vor allem zum dauernden Gewichtsstillstande, kurzum zum Bilde der Dystrophie infolge Kohlenhydratmangels. Aber die Gewichtszunahme beginnt sofort, wenn genügende Mengen von Mehl oder Zucker beigegeben werden. Sind 2 bis 3 Proz. nicht hinreichend, so schaffen es vielleicht 4 bis 5; tut es auch dieses Quantum nicht, so geht es bei 6 bis 7 Proz. oder noch darüber (Fig. 12, 70).

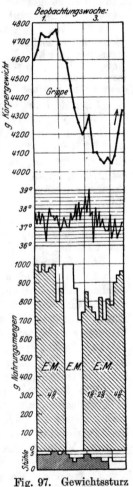

Fig. 97. Gewichtssturz infolge fehlerhafter Entziehung des Kohlenhydrates bei Eiweißmilch.

In anderen Fällen wird indessen der Kohlenhydrathunger nicht immer auf die Dauer ertragen; es kommt früher oder später trotz guter Stühle zu schwereren Folgen in Gestalt von Gewichtssturz, Untertemperaturen und Verfall, die durch Kohlenhydratbeigabe sofort behoben werden (Fig. 95), bei weiterer Vorenthaltung des Kohlenhydrates aber tödlich enden (Fig. 96).

Bei Kindern mit angeborener oder erworbener Hydrolabilität, bei denen gleichzeitig mit schweren Ernährungsstörungen Infektionen vorliegen, gestalten sich die Verhältnisse noch viel bedrohlicher. Diese Kranken pflegen gleich bei Beginn unter der kohlenhydratarmen Kost beträchtliche Gewichtsstürze zu erleiden, an denen sie vielleicht schon kurz nach Beginn der Behandlung, sicher aber nach einiger Frist zugrunde gehen, wenn nicht noch rechtzeitig Einhalt getan wird (Fig. 97).

Für die Technik der Eiweißmilchernährung ergibt sich hieraus die Notwendigkeit eines frühzeitigen und ausreichenden Zusatzes von Kohlenhydraten, und zwar um so dringlicher, je schwerer die Ernährungsstörung, je steiler die Gewichtsabnahme und die übrigen Symptome der initialen Verschlimmerung beim Einsetzen der Behandlung sind. Dieser Forderung darf und kann unbedenklich genügt werden. Denn wie bereits erwähnt, werden zumeist durch diese Nahrung in kürzester Zeit so viel bessere Verhältnisse für die Kohlenhydratverdauung geschaffen, daß ohne Gefahr des Rückfalls der Kohlenhydratgehalt der Kost von Anfang an genügend hoch bemessen werden kann, um den Kohlenhydrathunger auszuschließen.

Im übrigen gelten für die Leitung der Reparation die allgemeinen Regeln, wie sie früher gegeben wurden[1]; ganz besonders sei betont, daß die Andauer schlechter Stühle keine Gegenanzeige gegen die schematische Durchführung der Nahrungs- und Kohlenhydratvermehrung abgibt. Trotz schlechter Stühle kann, ja muß der Zusatz so weit vermehrt werden, bis Gewichtszunahme eintritt; in diesem Augenblicke hören oftmals auch die Durchfälle auf (Fig. 89, 98).

Wenn nach anfänglich sich günstig anlassender Eiweißmilchernährung Schwankungen und Verschlimmerungen einsetzen, so ist auch bei Eiweißmilch

---

[1] Vgl. S. 293 ff.

die Innehaltung der für diese Lage schon allgemein gegebenen Vorschriften erforderlich. Leichtere Zwischenfälle also behandle man zunächst abwartend, nur andauernde allmähliche Verschlimmerungen (Fig, 52) oder ernste akutere, auf infektiöser Grundlage entstehende, mit toxischen Erscheinungen einhergehende Störungen zwingen zur Nahrungsherabsetzung und Wiederbeginn mit allmählich steigenden Gaben. Niemals aber schreite man zur verhängnisvollen Entziehung des Kohlenhydrates.

Soweit diese Zwischenfälle alimentär sind, erklären sie sich auf die früher[1]) besprochene Weise wahrscheinlich durch eine Insuffizienz der Darmwand den hohen Eiweißgaben gegenüber. Merkwürdigerweise heilt die Mehrzahl von ihnen bei derselben eiweißreichen Kost, bei der sie entstand, und später findet meist ein gutes Gedeihen statt. Fast möchte man annehmen, daß durch die vorübergehende Verschlimmerung so etwas wie eine Resistenzvermehrung des Organismus eintritt.

Über die Behandlung der einzelnen Zustände ist noch folgendes hinzuzufügen.

Bei Dyspepsie, Dekomposition und bei den starken, mit Diarrhöen einhergehenden Abnahmen im Verlaufe parenteraler Infektionen, wird nach 6 stündiger Teediät mit wenigstens 300 g Eiweißmilch und 5 Proz. Kohlenhydrat begonnen, in vielen Fällen — so bei leichterer Erkrankung oder bei älteren Kindern — kann die Anfangsdosis noch höher bemessen werden. Nunmehr stufenweise, aber schnelle Steigerung auf 180 bis 200 g pro Kilo ohne Rücksicht auf die Stühle oder sonstige Erscheinungen. Ist die genannte Dosis erreicht, aber noch keine Zunahme vorhanden, so wird mit dem Kohlenhydratzusatz schrittweise auf 4 und 5, wenn nötig auf 6 bis 7 und 10 Proz. gestiegen, gegebenenfalls zum Zucker Mehl hinzugefügt.

Schafft auch das noch keinen Gewichtsfortschritt, so bringt oftmals noch die weitere Vermehrung der Nahrungsmenge durch Austausch einer oder aller Mahlzeiten mit unverdünnter Eiweißmilch mit 20 Proz. Kohlenhydrat[1]) Erfolg (Fig. 85) und beweist zugleich, daß hier kein Eiweißnährschaden vorliegt[2]). Gelegentlich wird man in diesen Fällen vielleicht besser zu anderen Mischungen (Malzsuppe) übergehen.

Bei subtoxischen und toxischen Zuständen 6—12 Stunden Tee, dann einen Tag lang neben Tee Molke oder Buttermilch und im Anschluß daran Einschleichen mit Eiweißmilch[3]) mit 5 Proz. Kohlenhydrat. Weiterhin kann man bei Eiweißmilch schneller vorwärts gehen, als bei anderen Nährgemischen, also täglich zunächst um mindestens 50 g pro Kilo Körpergewicht; später erfolgen, wenn erforderlich, größere Kohlenhydratzusätze. Tritt die Intoxikation erst bei Eiweißmilch auf, so wird in gleicher Weise vorgegangen. Viele Kinder gedeihen dann doch noch nach Wunsch.

Das geschilderte Verfahren ist anfänglich auch dann schematisch zu befolgen, wenn die Entgiftung sich verzögert. Hat man ca. 100 g Eiweißmilch mit 5 Proz. Kohlenhydrat pro Kilo erreicht, so soll indessen bei dieser Dosis die vollkommene Entgiftung abgewartet werden.

Für die Behandlung der toxischen Fälle, bei denen trotz aller Bemühung ein Gewichtsstillstand nicht erreicht wird, können zur Zeit noch keine Ratschläge gegeben werden.

Zur Verwendung an Stelle der ursprünglichen Eiweißmilch sind mit der Zeit verschiedene **Ersatzmischungen**[4]) empfohlen worden, die in einfacherer Weise

---

[1]) Vgl. S. 299.
[2]) Vgl. S. 266.
[3]) Vgl. S. 304.
[4]) Vgl. Glanzmann, J. K. 82. 1915.

den Grundsatz der Eiweißanreicherung durchführen. Das Urteil über ihre Leistungen lautet im allgemeinen dahin, daß sie häufig recht gute Erfolge haben, daß aber in den schwereren Fällen die eigentliche Eiweißmilch doch noch mehr Verlaß bietet. Für die Praxis kommen hauptsächlich die folgenden in Frage: Die Eiweißrahmmilch von Feer[1]), bestehend aus 500 g Vollmilch, 50 g 20proz. Rahm, 15 g Plasmon, 600 Wasser, Kohlenhydrat nach Lage des Falles. Sie enthält 2,6 Proz, Eiweiß, 2,3 Proz Fett, 9,44 Proz. Salz, 2 Proz. Milchzucker und bei Zusatz von 4 Proz. Nährzucker ca. 600 Kalorien im Liter.

Die Larosanmilch Stöltzners[2]), hergestellt durch Verkochen eines Paketchens von 20 g der käuflichen Packung des Larosans (Kaseinkalzium) mit 500 Milch und Auffüllen auf 1 Liter. Auch Plasmon, Tricalcol[3]) (Kaseinkalziumphosphat) sind in gleich einfacher Weise verwendbar und werden günstig beurteilt.

9. Physikalische und medikamentöse Therapie.

Je sicherer der Arzt die Ernährungstherapie beherrscht, um so weniger wird er nötig haben, Hilfen anderer Art in Anspruch zu nehmen, und desto häufiger mit einfachen diätetischen Vorschriften auch da auskommen, wo bei geringerer Erfahrung physikalische oder medikamentöse Heilmittel kaum entbehrlich erscheinen.

Unter der physikalischen Methode erfreut sich die durch Epstein eingeführte **Magenspülung** großer Beliebtheit. Auch ich habe früher viel gespült und spülen lassen; heute wird der Magenschlauch nur sehr selten hervorgeholt, weil die Zahl der Indikationen sich mir immer mehr verkleinert hat. Abgesehen von den noch zu schildernden atonischen Zuständen des Magens kommt eigentlich nur in Frage das stürmische Erbrechen bei akuten Störungen, das nicht schon der einfachen Nahrungsentziehung weicht, und zweitens — ein keineswegs häufiger Fall — ganz frische Gärungs- und Überfütterungsdyspepsien oder Intoxikationen, wo angenommen werden darf, daß noch ein Teil der letzten größeren Mahlzeit wieder entleert und so außer Wirkung gestellt werden kann.

Noch weniger kann ich bei den gewöhnlichen Ernährungsstörungen die viel geübten **Darmspülungen**[4]) für notwendig erachten, deren Anwendungsgebiet auch bei der infektiösen Kolitis recht begrenzt ist[5]). Bei jener könnte man wenigstens theoretisch annehmen, daß die künstliche Fortschaffung großer Massen von Entzündungserregern die Heilung befördert, bei diesen aber ist kein plausibler Grund zu finden. Was soll die Entfernung von etwas Schleim und Kot aus dem Dickdarm nützen, wo doch die Krankheit sich hauptsächlich in weit höheren Darmabschnitten abspielt? Dazu kommt die Unmöglichkeit, den Darm wirklich zu reinigen, und das überaus Angreifende der ganzen Prozedur. Wenn man Gärungen im Dickdarm beheben will, so braucht man nur die Diät sachgemäß zu regeln, dann ist weiteres nicht nötig. Ich halte unbedingt daran fest, daß die günstigen Wirkungen, die der Darmspülung zugeschrieben werden, nicht dieser, sondern den gleichzeitig angedeuteten diätetischen Maßnahmen zu verdanken sind, und daß man ohne sie durchaus das gleiche erreicht. Ich habe vor mehr als 17 Jahren die letzte Darmspülung gemacht, und seitdem weder in der

---

[1]) J. K. 78. 1913.
[2]) M. m. W. 1913. Nr. 6. Kamnitzer, D. m. W. 1914. Nr. 17. Bertlich, Z. K. 9. 1913.
[3]) Weihe, M. m. W. 1914. Nr. 30. Benjamin, A. K. 64. 1915.
[4]) Fromm, M. m. W. 1905. Nr. 24. Leisewitz, A. K. 42.
[5]) Vgl. unter Magendarminfektionen.

Privatpraxis noch in den mir unterstellten Anstalten Veranlassung gehabt, wieder auf sie zurückzugreifen.

Auch die **Kochsalzinfusionen** verwende ich bedeutend seltener als ehedem. Nicht sowohl des durch sie hervorgerufenen Fiebers wegen, das durch Verwendung frisch destillierten Wassers vermeidbar ist, sondern weil auch ohne sie in den durch die oben dargestellte Therapie beeinflußbaren Fällen mit vorhergehenden schweren Wasserverlusten eine genügende Wässerung so schnell zustande kommt, daß die subkutane Zufuhr entbehrlich wird, und weil da, wo die diätetischen Maßnahmen nichts fruchten, auch von der Infusion wenig zu erwarten ist. Eine zwingende Anzeige sehe ich eigentlich nur bei starkem Erbrechen, das die Flüssigkeitsaufnahme verhindert. Am besten verwendet man, wie dies auch Friberger[1]) und Thies[2]) empfehlen, die durch Zusatz von K und Ca entgiftete (Meyer u. Rietschel)[3]) Lösung. Man beachte, daß die Kochsalzinfusion häufig Glykosurie erzeugt. Ob sich, wie bei choleriformen Zuständen der Erwachsenen, statt ihrer Traubenzuckerlösungen (5 Proz. subkutan, 10 Proz. intravenös) bewähren, bedarf noch der Untersuchung[4])

Sehr nützlich sind namentlich zur Bekämpfung des Kollapses und des Fiebers **hydrotherapeutische Maßnahmen.** Dem erstgenannten Zwecke dienen vorsichtig angewendete heiße Bäder, kurze Senfpackungen und warme Abreibungen, der zweiten laue Bäder, Ganzpackungen und Umschläge. Namentlich wenn man Veranlassung hat, als Ursache des Fiebers oder der toxischen Symptome eine Wärmestauung zu vermuten, sind wiederholte Bäder mit Frottierungen zur Entwärmung von vortrefflichem Erfolge.

Ähnlich beschränkt ist meiner Meinung nach das Anwendungsfeld für **Medikamente.** Am häufigsten noch bedarf man der Exzitantien[5]). Sie können im Verein mit der Hydrotherapie über eine kritische Lage hinweghelfen, bis wiederum die Diätetik ihre Wirkung auf Herz und Gefäße geltend macht. Abführmittel[6]) kommen mit Ausnahme einer einmaligen Gabe im ersten Beginn der Dyspepsie überhaupt nicht in Betracht. Antiseptika sind überflüssig, selbst das beliebte Wismut[7]) habe ich verlassen, nicht nur weil verschiedene Fälle von Vergiftungen[8]) bekannt geworden sind, sondern auch, weil der manchmal vorhandene günstige Einfluß auf die Beschaffenheit des Stuhles die eigentliche Krankheit nicht beeinflußt. Stopfmittel[9]) können gelegentlich die Bildung festerer Stühle beschleunigen, wenn sie im Stadium der fortschreitenden Reparation gegeben werden.

Bei Krämpfen, bei ungewöhnlich starken Jaktationen und Aufregungs-

---

[1]) A. K. 53.

[2]) M. Gr. 21.

[3]) NaCl 7,0. KCl 0,1. CaCl 0,2. Aqu. ad 1000.

[4]) Kausch, M. m. W. 1918. Nr. 15.

[5]) Ol. camphorat. subkutan, Coffein. citric. 0,5 bis 1,0/100 dreistündig 5 g. Kognak, 1 Teelöffel auf ein Viertelliter Tee; Tinctur Strophanti 0,5 bis 1,0/100 dreistündig 1 Teelöffel. Solut. Adrenalin (¹/₁₀₀₀) vierstündig 5 Tropfen oder besser intramuskulär. (Sol. Adrenal. (¹/₁₀₀₀) vierstündig 0,2 bis 0,4), von der bisher Nachteile nicht gesehen wurden. Glykosurie kommt bei Adrenalininjektion ebenso vor, wie nach Kochsalzinfusion. Der Gebrauch des Kampfers wird neuerdings widerraten, da bei toxischen und Inanitionszuständen seine Entgiftung durch Bindung an Glykuronsäure gestört ist. (Schlutz, Zeitschr. f. Kinderheilk. I. Happich, M. m. W. 1912. Nr. 12.)

[6]) Ol. Ricini 5,0, Pulvis magnes. c. rheo 0,3 bis 0,5. Kalomel 0,05. 2 Dosen innerhalb 2 Stunden.

[7]) Bism. salicyl. 4 < täglich 0,2 bis 0,3. Bismutose, messerspitzenweise.

[8]) Prior, M. m. W. 1907. Nr. 39.

[9]) Tannigen, Tannalbin, Optannin 10,0 als Schachtelpulver 4× 1 kleine Messerspitze.

zuständen, wie solche manchmal im Verlaufe der Intoxikation auftreten, wird man zuweilen zur Verabfolgung eines Narkotikums greifen müssen. Ich warne hier vor dem sonst so nützlichen Chloral. Dreimal habe ich bereits bei seiner Anwendung in der üblichen Dosis von 0,25 bzw. 0,5 eigentümliche, tagelang dauernde Zustände schweren Sopors mit Areflexie, Hypästhesie, unregelmäßiger Atmung, Harn- und Stuhlverhaltung folgen sehen, für die eine andere Erklärung als die einer Chloralwirkung nicht zu geben war. Möglich, daß die Ausscheidung oder Entgiftung unter den obwaltenden Verhältnissen erschwert oder verzögert ist[1]). Frei von solchen unwillkommenen Nebenwirkungen mit Ausnahme sehr seltener Arzneiexantheme haben sich bisher Veronal, Medinal Trional in heißer Flüssigkeit[2]) erwiesen, die gegebenenfalls auch rektal als Zäpfchen oder Klysma verabfolgt werden können. Unter Umständen kann bei Säuglingen jenseits des 3. Monats auch eine Morphiuminjektion (0,00075 bis 0,001, im 2. Jahre bis 0,0025) in Betracht gezogen, bei starken Darmkoliken mit Vorsicht etwas Opium gegeben werden (0,001 bis 0,003 pro dosi).

Der Anwendung von Medikamenten steht die **Fermenttherapie**[3]) nahe, die ihrer Zeit mit gewissen Erwartungen begrüßt, sich in der Hauptsache als erfolglos erwies und angesichts des Wesens der Krankheitsvorgänge erweisen mußte, weil die Voraussetzung nicht zutrifft, daß die Ernährungsstörungen auf einem äußeren Fermentmangel beruhen oder daß wenigstens der Fermentmangel eine wesentliche Rolle bei ihnen spielt. Immerhin stellt sie uns einige Mittel zur Verfügung, die sich für gewisse Zwecke als praktisch recht brauchbar erweisen. Hierher gehört das Salzsäurepepsin, dessen appetitanregende Wirkung bei Rekonvaleszenten ich immer wieder bestätigt sehe. Ferner ist Takadiastase[4]) bei älteren Säuglingen mit schwacher Stärkeverdauung oft dienlich. Der Nutzen anderer Präparate ist mir zweifelhaft geblieben. Das Pankreatin insbesondere bewirkt zwar oft eine Umwandlung des Stuhles vom Fettstuhl nach der Richtung des Fettseifenstuhls hin, ein sonstiger Einfluß auf den Krankheitsverlauf aber ist nicht erkennbar.

3. Ernährungsstörungen bei Brustkindern[5].)

Wenn wir Ärzte heutzutage mit gesteigertem Nachdruck die Mütter zum Stillen anhalten und ihnen die Frauenmilch als das unvergleichlich Beste für das Neugeborene hinstellen, so müssen wir uns selbst im Innern den Vorbehalt machen, daß auch die natürliche Ernährung keineswegs ausnahmslos ein normales und ungestörtes Gedeihen verbürgt. Es gibt vielmehr der Fälle genug, wo krankhafte Erscheinungen hervortreten — Erscheinungen nicht immer leichter, sondern oftmals recht erheblicher und beunruhigender Art. Je mehr wir uns für die Verallgemeinerung des Stillens einsetzen, desto genauer müssen wir diese Störungen und den schnellen und sicheren Weg zu ihrer Beseitigung kennen, wenn nicht das Kind unnötigerweise gefährdet und das Vertrauen in die Überlegenheit der natürlichen Ernährung erschüttert werden soll.

---

1) Vgl. Schlutz, l. c.
2) Dosierung s. S. 479.
3) Siegert, V. G. K. Wiesbaden 1903. Lit. bei Philips, M. K. 5. Nr. 8.
4) Tabletten von Park Davis & Co., 2- bis 3mal täglich ½ bis 1 Tablette zerstoßen mit dem Kohlenhydrat zu nehmen.
5) Lit. A. Epstein, Verdauungsstörungen im Säuglingsalter (Schwalbes Handb. d. prakt. Med. II.). Marfan-Fischl, Handb. d. Säuglingsernährung. Czerny u. Keller, Des Kindes Ernährung usw. Bd. II. Budin, Le Nourrisson. Paris, Doin, 1900. v. Pfaundler, Physiol. d. Neugebor. i. Döderlein, Handb. d. Geburtshilfe, 1915. v. Jaschke, Physiologie usw. d. Neugebor. Wiesbaden 1917.

a) Allgemeines.

Krankheitsursachen. Noch immer hört man von Laien ebenso wie Ärzten angesichts einer Verdauungs- oder Ernährungsstörung beim Brustkinde in erster Linie die Vermutung aussprechen, daß ein Fehler in der Milchbeschaffenheit im Spiele sein müsse. Denn es gilt für ausgemacht, daß die Frauenmilch unter Umständen Eigenschaften annehmen könne, die ihre Bekömmlichkeit beeinträchtigen. Man denkt dabei teils an stärkere Abweichungen von der normalen chemischen Zusammensetzung, teils an den Übertritt von differenten Stoffen aus der Nahrung; und schließlich sollen Erkrankungen und sonstige Zustandsänderungen der Stillenden imstande sein, nicht nur die Quantität[1]) sondern auch die Qualität des Brustdrüsensekretes in nachteiliger Richtung zu beeinflussen.

Gibt es nun wirklich eine Frauenmilch, die dauernd oder vorübergehend so beschaffen ist, daß sie als Säuglingsnahrung minderwertig oder gar untauglich erscheint?

Von vornherein möchte man eigentlich wenig geneigt sein, etwas derartiges zuzulassen. Es hat doch seine Schwierigkeit, sich vorzustellen, daß die von der Natur gegebene Nahrung, durch Vorgänge, die größtenteils noch im Bereiche des Physiologischen liegen, so zweckwidrig verändert werden sollte. Man müßte eigentlich mehr Zutrauen in die Schutz- und Ausgleichsvorrichtungen des mütterlichen und zu dem Anpassungsvermögen des kindlichen Organismus haben, besonders wenn man bedenkt, mit wie verschiedenartigen Kostarten der künstlich genährte Säugling sich abzufinden versteht. Alles das und noch andres rechtfertigt die Mahnung, bei der Prüfung der aufgeworfenen Frage mit besonders scharfer Kritik vorzugehen und die Entscheidung erst auf Grund wirklich einwandfreier Beobachtungen zu treffen.

Da zeigt sich nun zunächst, daß eine ganze Anzahl von Störungen, die sich vorwiegend in dyspeptischen Erscheinungen äußern und deshalb bei vielleicht flüchtiger Betrachtung als primäre Ernährungsstörungen aufgefaßt werden könnten, bei näherem Zusehen als **enterale Infektionen** oder als **parenterale Infektionen mit gastrointestinalen Symptomen** zu deuten sind. Es ist ja sattsam bekannt, wie häufig Schnupfen, Pharyngitis, Zystitis, Eiterungen und septische Prozesse aller Art die Verdauungsorgane in Mitleidenschaft ziehen. Eine ganz besondere Bedeutung kommt den durch die Unsitte des Mundauswischens entstandenen Mundkatarrhen zu. Dazu treten noch die eigentlichen infektiösen Gastroenteritiden. Die richtige Diagnose dieser Zustände und ihre Unterscheidung von den eigentlichen Ernährungsstörungen ist nicht immer ganz leicht, namentlich wenn es sich um Fälle handelt, die, abgesehen von den Magendarmerscheinungen, keine sehr ausgesprochenen Symptome aufweisen und bei denen schließlich auch die Magendarmerscheinungen und die Temperatursteigerungen sehr unbedeutend sein können. Es bedarf da oft einer sehr genauen Verfolgung des Verlaufes, der Berücksichtigung etwaiger Nachkrankheiten (Drüsenschwellungen, Otitis usw.) und epidemiologischer Zusammenhänge, um Irrtümer zu vermeiden. Eine Schwierigkeit ist auch dadurch bedingt, daß das Maximum der infektiösen Erkrankungen auf die ersten Lebenswochen[2]) fällt, also in dieselbe Zeit, wo auch die Ernährungsstörungen am zahlreichsten zu erwarten sind. Durch die streng kritische Ausschaltung aller Vorkommnisse infektiöser Grundlage erleidet das Gebiet der eigentlichen, auf die Nahrung als

---

[1]) Vgl. S. 21.
[2]) Vgl. Eröß, A. G. 43. Kermauner u. Orth, Z. f. Heilk. 1905. XXVI.

solche zu beziehenden Dyspepsien an der Brust eine ganz erhebliche Einschränkung, ja, wenn ich allein nach meinen an stationärem Material gewonnenen Erfahrungen urteilen wollte, so müßte ich es als überaus klein bezeichnen.

Die Ursache solcher rein alimentärer Störungen kann einmal in einem Zuviel von Nahrung gelegen sein. Das ist namentlich wahrscheinlich bei verhältnismäßig schwächlichen Kindern, deren Trinkmengen laut Ergebnis der Wägungen die Norm erheblich überschreiten. Auch ein sehr häufiges und regelloses Anlegen wird unter Umständen schädlich sein können. Der Beweis einer derartigen Entstehungsart ist freilich erst gegeben, wenn die richtige Diätetik zur Heilung führt. Entgegen der herrschenden Meinung und meiner eigenen früheren Auffassung möchte ich mit Pfaundler solche **Überfütterungsdyspepsien** an der Brust nicht für irgend häufig halten. Immerhin ist mit ihnen zu rechnen, und damit ergibt sich eine weitere Verkleinerung des Gebietes, für das die qualitative Minderwertigkeit der Frauenmilch zu erörtern ist. Aber trotz aller Skepsis bleibt noch eine immerhin beachtenswerte Zahl von Fällen übrig, die durch die bisher besprochenen Umstände nicht erklärt werden. Hier bestehen Krankheitserscheinungen, ohne daß die Durchprüfung der Ernährungsverhältnisse ein Recht gibt, ein Zuviel als Quelle des Übels anzuschuldigen. Das ganze Stillgeschäft war und ist von Anfang an aufs beste geregelt gewesen, und auch von einem Hineinspielen infektiöser Einflüsse kann nicht die Rede sein. Das sind die Beobachtungen, auf die allein sich die Anschauung von der Bedeutung der „Milchfehler" berufen darf, weil hier in der Tat alles dafür zu sprechen scheint, daß nichts anderes als eine **ungeeignete Beschaffenheit der Nahrung** im Spiele ist.

Es gibt zwei hierhergehörige Gruppen von Störungen. Einmal kommen **vorübergehende dyspeptische Zustände** vor bei Kindern, die sich vorher und nachher an derselben Brust ohne Nachteil nährten. Auf der anderen Seite handelt es sich um **chronische Formen**, die entweder schon von Geburt an oder sofort im Anschluß an einen Ammenwechsel auftreten, zum mindesten viele Wochen andauern und erst mit zunehmendem Alter oder bei erneutem Nahrungswechsel abklingen.

Zunächst einiges über die **vorübergehenden dyspeptischen Zustände.**
Die Beziehung einer solchen Störung auf die Nahrung ist notwendigerweise an die Voraussetzung gebunden, daß die Milch einer und derselben Frau zeitweise Änderungen der Beschaffenheit erleidet, die naturgemäß nur durch Änderungen in der Ernährungsweise oder im Organismus der Stillenden bedingt sein können. Akute Erkrankungen, „Diätfehler", psychische Erregungen, Verdauungsstörungen, Menstruation, kurz alle jene Dinge, die angeblich eine Herabsetzung der quantitativen Leistung der Milchdrüse bewirken[1]), sollen imstande sein, die Milch auch in qualitativer Beziehung zu schädigen. So wenigstens lautet die verbreitete Anschauung, so steht es in den Büchern und daran halten sich die meisten Ärzte im gegebenen Falle. Ein peinliches Verhör der Mutter oder Amme beginnt, und wenn sich auch nur im entferntesten die Möglichkeit eines zeitlichen Zusammenhanges zwischen der Störung des Kindes und einer Regelwidrigkeit bei der Stillenden ergibt, so erscheint die Sachlage klar; mißglückt der Nachweis, so wird die Beziehung häufig einfach konstruiert. Ja, es gibt Beobachter, die nicht zögern, schwere und sogar tödliche, mit allen Zeichen der alimentären Intoxikation einhergehende Erkrankungen auf die Menstruation oder den Rückgang der Milch zurückzuführen[2]) und somit davon überzeugt sind,

---

[1]) Vgl. S. 21.
[2]) Morquio, A. m. e. Août 1907.

daß eine vorher vorzügliche Milch sich mit dem Eintritt der Regel in ein verderbliches Gift umwandeln könne[1]).

Wenn man nun fragt, auf welche Unterlagen sich diese Lehren stützen, so fällt die Antwort sehr unbefriedigend aus. Man hat zwar festgestellt, daß die Art des Milchfettes bis zu einem gewissen Grade durch die Art des Nahrungsfettes beeinflußt werden kann[2]), und die Möglichkeit erwogen daß auf diesem Wege dyspeptische Zustände entstehen können. Beweisende klinische Beobachtungen aber fehlen. Abgesehen davon ist es der chemischen Analyse bisher nicht gelungen, bei irgendeinem der aufgezählten Zustände mit Ausnahme der noch zu besprechenden Menstruation besondere Veränderungen in der Milch aufzudecken[3]). Die Schwankungen während der Menstruation z. B. sind keine anderen, als wie sie auch zu anderen Zeiten vorkommen. Die bisher allerdings ziemlich spärlichen Untersuchungen der Milch kranker Frauen haben nichts Spezifisches ergeben, sondern nur eine Beschaffenheit, die schon durch die Unterernährung erklärt werden kann. Freilich dürfen solche negativen Befunde nicht überschätzt werden. Könnten doch die paradoxen Wirkungen auf Verhältnissen beruhen, über die unsere gegenwärtige Methodik noch keinen Aufschluß liefert. Auf alle Fälle aber steht fest, daß vorläufig noch kein anderer Weg zur vermehrten Einsicht zu Gebote steht, als der der sorgfältigen klinischen Beobachtung.

Die lehrt uns nun, daß eine große Zahl vorübergehender dyspeptischer Störungen ganz sicher mit der Beschaffenheit der Nahrung nichts zu tun hat. Ich erinnere zunächst an die schon erwähnten leichten Infektionen, an die trotz aller Vorsicht nicht immer vermeidbare Überfütterung. Ein anderer Teil kommt auf Rechnung kleiner Versehen in der Pflege. Unbedingt kann z. B. Überhitzung ebenso wie Abkühlung Durchfälle machen. Wie leicht überhaupt der Säugling auf geringfügige Anlässe mit Darmerscheinungen reagiert, haben alle genugsam störend empfunden, die jemals Stoffwechselversuche unternommen haben. Werden diese Fehlerquellen ausgeschaltet, so ergibt sich, daß vorübergehende Störungen, und insbesondere nennenswerte Störungen, die einwandfrei im Sinne einer Erkrankung durch ungeeignete Brustmilch gedeutet werden können, keineswegs häufig sind. Aus eigener langjähriger Erfahrung in einer Anstalt, die ständig 15 bis 20 Ammen beherbergt, kann ich eigentlich kein einziges schlagendes Beispiel vorweisen. Wir haben fast ausnahmslos ohne Nachteil für die Kinder die Fieberkranken weiterstillen lassen oder ihre abgezogene Milch verfüttert; Zusammenhänge mit Aufregung, Verstopfung, Diätfehlern konnten wir nicht verzeichnen; nur auf eine Beziehung zur Menstruation fiel hier und da ein Verdacht. Für diese scheint eine Rückwirkung in Gestalt periodischer Senkungen der Gewichtskurve, gegebenenfalls im Verein mit leichten Durchfällen gesichert[4]), allerdings nur bei einem Teile der Kinder[5]). Auch die Menge erleidet einen Rückgang und die Zusammensetzung kann sich durch Erhöhung des Kochsalz-, Rückgang, des Zuckergehaltes und Auftreten von Kolostrumkörperchen der kolostralen nähern[6]). Auch eine neue Schwanger-

---

[1]) Ich würde von vornherein geneigt sein, solche Fälle als sekundäre Ernährungsstörungen im Verlaufe von Infektionen aufzufassen, deren zeitliche Häufung nicht der Menstruation der Amme, sondern der herrschenden Epidemie zuzuschreiben ist.

[2]) Engel u. Plaut, W. kl. W. 1906. Nr. 29. Thiemich (vgl. S. 33). Malagoda, Riv. d. Clinic. pediatr. VII. 10. 1909.

[3]) Lit. bei Thiemich, M. G. G. 8. 1898.

[4]) Lit. bei Schlichter, W. kl. W. 1889. Nr. 51 u. 52, und Thiemich, l. c.; vgl. z. B. auch Pfaffenholz, A. K. 37. Feer, J. K. 52. Klemm, A. G. 82.

[5]) Bendix, Ch. A. 23. 1898. Tibone, Ref. Z. K. 7. S. 297.

[6]) Plantenga u. Philipps, Z. K. 14. Dagegen fand Bamberg (Z. K. 6. 1913) normale Zusammensetzung.

schaft kann sich durch Krankheitssymptome beim Kinde ankündigen. So sah ich selbst aus diesem Grunde einmal heftiges Erbrechen und Abnahme bei einem bis dahin ungestört gedeihenden Kinde einsetzen.

Ein einziger Fall meiner eigenen Beobachtung läßt sich vielleicht als Folge einer Aufregung deuten. Die Mutter war bei einem Zusammenstoß abends aus dem Auto geschleudert worden und hatte eine Stirnwunde und einen leichten Chok davongetragen. In den nächsten Tagen zeigten sich beim Säugling, der früher zu Verstopfung neigte, je 5 bis 6 durchfällige Stühle, und die sonst durchschnittlich 180 g betragende Zunahme sank in dieser Woche auf 90. Am ersten Tage war eine leichte Temperaturerhöhung (37,9 °) vorhanden, die es möglich erscheinen läßt, daß nicht der Zustand der Mutter, sondern eine zufällige Erkrankung des Kindes leichtester Art im Spiele war.

Das Ergebnis ist spärlich genug. Zahlreiche Mütter jedenfalls regen sich auf, werden krank, verderben sich den Magen, essen die schärfsten Speisen, sind verstopft oder haben Durchfall, ohne daß der Säugling sich irgendwie daran kehrt. Und wenn doch einmal eine Aufregung oder eine Krankheit mit leichten Gesundheitsstörungen beim Kinde zusammentrifft, so ist immer noch die Frage, ob nicht mit mehr Berechtigung als eine Milchverschlechterung eine schlechtere und unregelmäßigere Versorgung der Kinder, wie sie unter diesen Umständen leicht zustande kommt, als Ursache anzunehmen ist. Unter allen Umständen ist festzuhalten, daß die Störungen auf Grundlage der hier erörterten Verhältnisse nur sehr selten einen Grad erreichen, der die Veranlassung zu ärztlichem Einschreiten abgeben oder gar den Entschluß zum Abstillen rechtfertigen würde. Bei Infektionskrankheiten im besonderen[1]) soll niemals die Erwägung einer Schädigung des Kindes durch die Milch mitsprechen, sondern allein die Rücksicht auf das Befinden der Mutter und die Ansteckungsgefahr.

Gewichtigere Tatsachen für die Rolle qualitativer Verhältnisse scheint die Gruppe der **chronischen Störungen** zu liefern. Wohl jeder Arzt wird über Fälle verfügen, aus denen hervorgeht, daß dasselbe Kind an der Brust verschiedener Frauen sich ganz verschiedenartig verhalten kann. Bald wird ein seit Geburt unruhiges, dyspeptisches, schlecht gedeihendes Kind durch einen Ammenwechsel mit einem Schlage von seinen Beschwerden befreit, bald wird umgekehrt ein bisher gesunder Säugling im Anschluß an dieselbe Maßnahme von Krankheitserscheinungen befallen[2]), gewiß Erfahrungen, die durch Bezugnahme auf Unterschiede in der Milchbeschaffenheit eine plausible Erklärung zu finden scheinen.

Bekanntlich können die Milchen verschiedener Frauen in ihrer Zusammensetzung voneinander sehr merklich abweichen[3]). Aus den zahlreichen einschlägigen Untersuchungen ergeben sich als Grenzwerte für N 0,13 und 0,3, für Milchzucker 5,3 und 7,5, für Fett 1,2 und 6,0, für Asche 0,1 und 0,36. Man versteht, daß die Versuche, die Verschiedenheit der Wirkung zu erklären, zunächst an diese Verhältnisse anknüpfen. So halten denn viele Untersucher einen Fall ohne weiteres für ursächlich erledigt, wenn die Analyse der Nahrung bemerkenswerte Abweichungen vom Durchschnitt ergibt. Jeder einzelne Bestandteil der Milch wird gelegentlich als der schädliche bezeichnet — das Kasein, die Salze, der Milchzucker, vor allen Dingen aber derjenige Stoff, dessen Mengen innerhalb der weitesten Grenzen schwanken, das Fett. Fettarmut einerseits, Übermaß an Fett andererseits gelten im Volke gleicherweise wie in Ärztekreisen für die häufigsten Ursachen von Verdauungsstörungen an der Brust.

---

[1]) Lit. bei H. Schmoller, Hindern akute Krankheiten das Stillen? Inaug.-Dissert. Leipzig 1907 (mit Fällen des Kinderasyls).
[2]) Beobachtungen dieser Art finden sich bei Moll, J. K. 69.
[3]) Camerer u. Söldner, Johannesen, Pfeiffer u. a. Vgl. bei Czerny-Keller, l. c. Neuerdings Reyher, J. K. 61. Forest, A. K. 42. Camerer jun., V. g. K. Stuttgart 1906.

Aber so einfach liegen die Dinge doch nicht. Die ätiologische Bedeutung des Kaseins, der Salze und des Zuckers ist bisher nur aus wenigen ganz unzulänglichen und unkritischen Beobachtungen gefolgert worden, denen exakte Untersuchungsreihen, wie sie z. B. Morquio über das Kasein geliefert hat, direkt widersprechen. Eine endgültige Entscheidung fehlt. Auch die Beweiskraft vieler Fälle, die als Belege für eine Fettschädigung namentlich in der französischen Literatur in größerer Zahl mitgeteilt wurden, ist keineswegs immer zwingend. Nicht nur, daß fast niemals die Möglichkeit einer Täuschung durch Überfütterung ausgeschlossen wird, nicht nur, daß die Methodik der Milchentnahme die Anforderungen nicht erfüllt, die nach heutigem Wissen zwecks Gewinnung einwandfreier Ergebnisse zu stellen sind[1]), auch die gefundenen Werte selbst sind durchaus nicht immer so besonders hoch oder niedrig, daß sie als ungewöhnlich anerkannt werden müßten. Man ist auf diesem Gebiete überhaupt schnell fertig mit dem Worte. So stützen beispielsweise sogar manche Lehrbücher unbedenklich die Beweisführung auf Beobachtungen, in denen Analysen überhaupt nicht vorliegen, sondern die schädliche Wirkung des Fettes bloß daraus abgeleitet wird, daß die Krankheitssymptome beim Übergang zu fettarmen Kuhmilchmischungen schwanden. Wie viele wichtige andere Punkte hierbei vernachlässigt werden, liegt auf der Hand. Genauere Beobachtungen, die im Sinne eines Zusammenhanges zwischen Fettmangel oder auch Fettüberfluß in der Milch der Mutter mit Ernährungsstörungen des Kindes zu sprechen scheinen, sind erst neuerdings von Moll[2]), Ritter[3]) und Slawik[4]) mitgeteilt worden; aber auch sie sind noch einer anderen Art der Deutung zugängig. Zudem gibt es auch gegenteilige Beobachtungen, die dartun, daß sich das gleiche Kind bei der einen Amme normal, bei der anderen krankhaft verhalten kann, während die Analyse der Nahrung beidemal vollständig übereinstimmende Werte liefert[5]). Gestützt auf solche Erfahrungen kann man mit Morquio auch den Nachweis eines erhöhten Fettgehaltes nicht jedesmal ohne weiteres als genügende Erklärung für die dyspeptischen Symptome annehmen, sondern es ist die Möglichkeit zuzugeben, daß es sich nur um einen Nebenbefund in einer aus anderen Gründen unbekömmlichen Milch handeln kann. Man muß auch bedenken, daß der Säugling für gewöhnlich die etwaigen Nachteile eines hohen Fettgehaltes dadurch auszugleichen versteht, daß er von der fettreichen Milch entsprechend weniger trinkt wie von der fettarmen[6]).

So findet sich also für viele Fälle gar keine und für zahlreiche andere eine ihrer Bedeutung nach fragliche Grundlage; und wer nicht mit einigen phantasiebegabten französischen Autoren annehmen will, daß es Frauen gibt, deren Milch brechenerregende oder ekzemerzeugende oder „Nerventoxine" enthält, wird zunächst noch die Frage nach der Bedeutung der „Milchfehler" für eine offene erklären und Umschau nach weiteren Tatsachen halten, die zur Klärung der Verhältnisse beitragen können.

Nur kurz sei in diesem Zusammenhang auf die Möglichkeit hingewiesen, daß manche Dyspepsie, die bei oberflächlicher Beobachtung als Folge ungeeigneter Milchbeschaffenheit gedeutet werden könnte, in Wirklichkeit nur durch Überfütterung hervorgerufen ist. So beruht z. B. der Glaube an die Unzuträg-

---

[1]) Vgl. S. 341.
[2]) A. G. 48.
[3]) V. G. K. Wien 1913.
[4]) D. m. W. 1919. Nr. 5.
[5]) Morquio l. c.
[6]) Gregor, V. V. Neue Folge. Nr. 302. Reyher, J. K. 61. W. Freund, E. i. M. K. 3 (Fettstoffwechsel).

lichkeit der Milch einer vor längerer Zeit entbundenen Amme für das Neugeborene auf einem Irrtum; erkrankt ein Kind unter diesen Umständen, so liegt das sehr häufig einfach daran, daß die ältere Amme verhältnismäßig zu viel Nahrung gibt. Aber auch abgesehen von diesem Hergang stellt die Praxis Erfahrungen zur Verfügung, die für die Auffassung der Sachlage wertvoll sind. Die betreffende Milch nämlich erweist sich in der Regel nur gerade dem einen oder einigen wenigen Kindern unzuträglich; für alle anderen stellt sie eine tadellose Nahrung dar[1]). Es kommt vor, daß an der gleichen Brust ein Kind dauernd kränkelt, während sein Milchbruder ausgezeichnet gedeiht. Es ereignet sich, daß zwei andere Säuglinge, von denen jeder an der Brust seiner Mutter von dyspeptischen Beschwerden geplagt wird, durch einen Austausch der Stillenden schnell geheilt werden. Man überzeugt sich ferner, daß für die Mehrzahl der Kinder ein beliebig oft wiederholter Ammenwechsel ohne jeden Nachteil bleibt, während bei einer kleinen Gruppe nur eine bestimmte Amme, ja manchmal überhaupt keine geeignet befunden wird.

Beobachter von ungewöhnlich großer Erfahrung, wie z. B. Epstein, geben allerdings an, daß manche Frauen eine absolut schlechte Milch liefern. Jedwedes Kind, das ihnen angelegt wird, erkrankt. Die Richtigkeit dieser Tatsachen darf man nicht bestreiten, aber gewiß handelt es sich um seltene Ausnahmen. Als Regel hat das eben erwähnte Verhalten zu gelten.

Wenn überhaupt eine minderwertige Beschaffenheit der natürlichen Nahrung als Krankheitsursache in Frage kommt, so gibt es — das erhellt aus diesen Beobachtungen — keine Frauenmilch, die absolut als schlecht bezeichnet werden darf[2]), es gibt nur eine fakultative Minderwertigkeit, die, um offenkundig zu werden, eine besondere Empfindlichkeit des Säuglings zur Voraussetzung hat. Aber es lassen sich Tatsachen anführen, die Zweifel erwecken, ob denn überhaupt qualitative Verhältnisse und nicht vielmehr quantitative in Frage kommen. Es läßt sich zeigen — und ich selbst habe mich in eigens zu diesem Zwecke angestellten Versuchen davon überzeugt — daß bei derselben Milch, die in knappen Mengen schlecht vertragen wird, das Abklingen der Symptome und der Beginn des Gedeihens erzwungen werden kann, wenn dafür Sorge getragen wird, daß die Nahrungsmengen ganz erheblich steigen. Die eigenartigen Verhältnisse, auf die durch diese und ähnliche Erfahrungen mit künstlicher Zufütterung die Aufmerksamkeit gelenkt wird, werden später noch zu erörtern sein. Unter allen Umständen wird man vor die Notwendigkeit gestellt, bei der Erörterung der Pathogenese nicht nur einseitig die Nahrung, sondern vor allem auch die Individualität der Kinder ins Auge zu fassen, und es erhebt sich die Frage, ob nicht diejenigen Kinder, die auf Frauenmilch krankhaft reagieren, durch gewisse konstitutionelle Eigentümlichkeiten ausgezeichnet sind, die ihr paradoxes Verhalten verständlich machen. Es wird weiter unten darzulegen sein, daß in der Tat gewichtige Gründe vorliegen, die das Vorkommen von **Ernährungsstörungen auf Grund konstitutioneller Anomalien** außer Zweifel stellen.

Symptomatologie. Die Magendarmerscheinungen beim verdauungskranken Brustkind entsprechen im wesentlichen dem Bilde, wie es an der Flasche bei Erkrankungen unter fett- und zuckerreichen, salz- und kaseinarmen Mischungen zustande kommt.

---

[1]) Moll, J. K., l. c. Epstein, l. c.

[2]) Nicht einbezogen ist hier die Frage, ob dauernder Genuß der Milch einer chronisch kranken Mutter für die Konstitution des Säuglings irgendwie nachteilig sein kann. Für ihre Beantwortung liegt Material kaum vor. Doch ist der Gegenstand für die Praxis wenig wichtig, einfach deshalb, weil die Frauen, deren Milch allenfalls minderwertig sein könnte, aus Rücksicht auf ihren Schwächezustand sowieso nicht zu stillen pflegen.

Es lassen sich dabei verschiedene **Typen der Stuhlgänge** unterscheiden: Erstens der schwachsaure, substanzarme, dünne, meist grüne oder doch zur Grünfärbung neigende, fast nur aus Darmsekret mit spärlichen kleinen weißen Fettseifenklümpchen bestehende Stuhl, der dem Stuhl bei Kuhmilchmolkenernährung sehr nahe steht. Zweitens der massigere, dünnbreiigere bis flüssige, bräunliche, braungrüne oder grünbraune, an Seifenbröckelchen ärmere, stärker saure und reizende Stuhl, mikroskopisch reich an Fettsäurenadeln und gegebenenfalls auch durchsetzt mit staubförmigem Neutralfett. Drittens der Fettstuhl (Fettdiarrhöe), sauer, grün, hellgelb oder weißgelb, massig, flüssig oder dünnbreiig, fettglänzend mit hohem Gehalt an Neutralfett[1]). sowie kristallinischen und tropfigen Fettsäuren[2]). Schließlich können auch trockene, häufchenbildende Fettseifenstühle vorkommen. deren Farbe von Goldgelb bis zum Weißgelb oder Grau geht. Weitere Unterschiede werden geschaffen durch die Zahl der täglichen Entleerungen und durch die wechselnd starke Vermischung mit grünem, gelbem oder braunem Schleim. Manchmal geht die Reizung der untersten Darmabschnitte soweit, daß auch eitrige und blutige Schleimzüge beigemischt sind, ohne daß es gerechtfertigt wäre, deswegen von einer allgemeinen ,,Gastroenteritis'' zu sprechen. Interessanterweise sind die Leukozyten öfters eosinophil[3]). Am seltensten sind die Fälle, wo die Entleerungen stinkend, mißfarben und schaumig sind.

Die **Bakterienflora** der pathologischen Stühle[4]) ist oft von der gewöhnlichen nicht unterschieden[5]). Andere Male findet sich ein stärkeres Hervortreten von Kolibazillen, Streptokokken usw. vor den normalerweise vorherrschenden Arten der Bifidus- und Azidophilusgruppe. Zuweilen gewinnt eine Art die Überhand. Hierher gehören z. B. die von Moro[6]) und Schaborth[7]) als Staphylokokkenenteritis und von Pincherle[8]) als Streptokokkenenteritis beschriebenen Fälle, bei denen die Bakterien vielleicht des öfteren aus den Ausführungsgängen der Milchdrüse stammen. Die stinkenden, schaumigen Stühle enthalten neben Koli, Streptokokken, Proteus, Mesentericus namentlich den Bacillus perfringens (Tissier[9])) aus der Gruppe der Buttersäurebazillen.

Auch in der Rückwirkung der Störung auf das Allgemeinbefinden zeigt sich kein durchgreifender Unterschied zwischen Brust- und Flaschenkind. Wenn zahlreiche Brustkinder trotz dyspeptischer Beschwerden weiter gut zunehmen, so kommt das, wenn auch gewiß seltener, auch unter künstlicher Ernährung vor. Andererseits ist auch an der Brust ein unternormaler Anwuchs häufig, und in vielen Fällen kommt es früher oder später zum Stillstand oder sogar zur Abnahme. Besonders wichtig ist die Feststellung, daß eine ganze große Klasse von Brustkindern alle jene früher erwähnten Zeichen der **Dystrophie** darbietet, deren Vorkommen für gewöhnlich nur bei der Flasche für möglich gehalten wird, so die auf- und abschwankende Gewichtskurve, den mangelhaften Tonus, die verringerte Immunität, die starken Gewichtsverluste bei unbedeutenden parenteralen Infektionen, ein vollgültiger Beweis, daß gewisse Kinder selbst mit der arteigenen Nahrung keinen normale Körperaufbau zu erzielen vermögen.

Subfebrile und febrile **Temperaturerhebungen** sind häufig festzustellen — teils schnell vorübergehend, teils längere Zeit anhaltend. Wer regelmäßig mißt,

---

[1]) Vgl. Razcynski, zit. nach M. K. I 1. S. 30.
[2]) Untersuchung nach Gr. Jacobson vgl. S. 211.
[3]) Langstein, B. kl. W. 1908. Nr. 26. Vgl. auch Kap. Ekzem.
[4]) Nobécourt et Rivet, S. m. 30. Oktober 1907. Sittler, Die wichtigsten Bakterientypen der Darmflora beim Säugling. Würzburg 1909, Kabitzsch (Literatur).
[5]) Guillemot et Szczarwinski, A. m. ch. inf.. 17. Juli 1905.
[6]) J. K. 52.
[7]) M. G. G. 1906.
[8]) A. K. 52.
[9]) Ann. de l'inst. Pasteur. XXII. Mai 1905. Sittler. l. c.

wird erstaunt sein, wie manches Mal ein solches Fieber auch bei Kindern vorkommt, die munter sind, leidlich gut gedeihen und anscheinend außer den vermehrten dünnen Stühlen nichts Krankhaftes aufweisen.

Ein weiteres, häufiges Symptom ist die **Laktosurie**, die auf eine funktionelle
Insuffizienz des Darmepithels hinweist.

Die Mehrzahl der erwähnten Fieberzustände ist auf unscheinbare Haut-
und Schleimhauterkrankungen infektiöser Natur zu beziehen. Aber auch bei
Brustkindern gibt es Temperatursteigerungen, die ihrer Entstehung nach den
Toxikosen der Flaschenkinder entsprechen und sich wie diese mit den Zeichen
der Vergiftung verbinden. Aus reicher Erfahrung kann ich bestätigen, daß nicht
nur leichte, allein in Somnolenz und geringer Zirkulationsschwäche ausgesprochene,
sondern auch schwere und sogar tödliche **toxische Zustände** bei Säuglingen vorkommen können, die nachweislich niemals etwas anderes genossen haben als
Frauenmilch. Zum wenigsten ein großer Teil dieser Fälle erweist sich durch
sein Verschwinden unter Teediät als sicher durch die Nahrung hervorgerufen.
Nach meinen Erfahrungen handelt es sich immer um sekundär zu Infektionen
hinzutretende alimentäre Störungen, und namentlich unscheinbare Grippeformen
und die Stomatitis im Anschluß an das Mundauswaschen halte ich als einleitende
Erkrankungen für besonders bedeutsam. Daß die Überfütterung allein, wie
Epstein meint, ohne vorarbeitende Infektion zu gleich ernster Erkrankung
führen kann, bezweifle ich.

Von Wichtigkeit namentlich in praktischer Hinsicht ist die Frage, wo denn
beim Brustkind die **Grenze zwischen Normalem und Krankhaftem** zu ziehen ist.
Es gibt überaus zahlreiche Fälle, in denen bei Abwesenheit aller anderen Symptome nichts weiter als eine Abweichung der Stühle nach Art und Zahl von
dem festzustellen ist, was wir uns gewöhnt haben, als das Normale anzusehen.
Es ist nun ganz merkwürdig, wie häufig schon die geringsten Änderungen in
der Stuhlbeschaffenheit die Mütter beunruhigen, trotzdem das Allgemeinbefinden
und der Fortschritt der Kinder nichts zu wünschen übrig lassen. Auch viele
Ärzte sind geneigt, bei nicht ganz typischem Aussehen der Entleerungen und
leichter Schleimbeimengung gleich eine Dyspepsie oder gar eine Gastroenteritis
zu diagnostizieren. Aber die Gleichsetzung von Stuhlanomalie und Krankheit,
die bei der künstlichen Ernährung zweifellos notwendig ist, erscheint beim
Brustkinde keineswegs gleich unbedingt zulässig. Wahrscheinlich kann bei vollkommen gesundem Darm eine Veränderung der Stuhlbeschaffenheit von Verschiedenheiten in der Zusammensetzung der Frauenmilch herrühren. Wissen wir
doch schon von der künstlichen Ernährung, wie erheblich ein verschiedener Gehalt an Kasein, an Fett und Zucker und vor allem auch eine Verschiedenheit
des Verhältnisses von organischen zu anorganischen Nahrungsbestandteilen die
Eigenschaften der Fäzes beeinflussen. Ich erinnere nur an die Unterschiede
zwischen Molken- und Magermilchstühlen, zwischen Vollmilch- und Sahnestuhl.
Entsprechend darf gewiß angenommen werden, daß auch die Abweichungen,
die in der Zusammensetzung der Milch verschiedener Frauen bestehen, nicht
gleichgültig für die Stuhlbeschaffenheit sind. Nach Untersuchungen Gregors[1]
stehen Schwankungen im Fettgehalt der Frauenmilch mit Änderungen im Aussehen der Entleerungen in Beziehung. Dazu kommen gewisse individuelle Verschiedenheiten in der Resorption, nicht groß genug zwar, um die Ausnutzung
merklich zu beeinflussen, aber doch hinreichend, um die Zusammensetzung der
Fäzes wesentlich zu verändern. Die ätherlöslichen Bestandteile z. B. können
zwischen 10 bis 20 Proz., ja 40 Proz. der Trockensubstanz schwanken

---

[1] V. V. Neue Folge 302.

(Wegscheider, Uffelmann, Knöpfelmacher, Michel, Tschernoff, Saito[1])). Erwägt man ferner, daß auch Unterschiede in der Nahrungsmenge und gewisse noch in die Norm fallende Unterschiede in der Erregbarkeit der sekretorischen, schleimliefernden und peristaltischen Funktionen an der Beschaffenheit des Stuhles beteiligt sind, so leuchtet ein, daß mannigfache Abweichungen vom Typus bestehen können, ohne daß deshalb bereits von eigentlicher Krankheit gesprochen werden darf. Hier ist auch des habituellen Erbrechens der Neugeborenen[2]) zu gedenken, das mit dem Anwachsen der Trinkmengen verschwindet, wie überhaupt bei so vielen Kindern in der ersten Lebenszeit leichte Abweichungen der Darmverhältnisse von den für normal erachteten bestehen, daß man geradezu von einer ,,physiologischen Dyspepsie der Neugeborenen" spricht.

Immerhin deckt die genauere Beobachtung der Brustkinder mit atypischen Stühlen in einem großen Prozentsatze noch weitere Abweichungen von der Norm auf, wie z. B. einen etwas unregelmäßigen, durch Sprünge nach oben und unten gekennzeichneten Gewichtsanstieg, einen unregelmäßigen Gang der Temperatur, ein leichtes Wundwerden. Ein sehr empfindliches Kriterium scheint nach Untersuchungen Molls auch die Phosphorbestimmung im Urin zu sein[3]). Schon die leiseste Störung bedingt in dem sonst nahezu völlig phosphatfreien und des organischen Phosphors gänzlich entbehrenden Harn eine stärkere P-Ausscheidung als Zeichen, daß der Ansatz P-haltigen Gewebes nicht mehr gehörig vonstatten geht. Von voller Gesundheit kann also in Wirklichkeit nicht ohne weiteres gesprochen werden. Aber es ist nicht empfehlenswert, diese subtile Grenzbestimmung in die Praxis zu übertragen, schon deshalb nicht, weil das Kind bei Vernachlässigung solcher unbedeutenden Dinge entschieden besser fährt als bei therapeutischer Polypragmasie. Für die Praxis sollte der Grundsatz gelten, daß erst bei Erscheinen stärker sinnfälliger Begleiterscheinungen die Diagnose auf ,,Krankheit" gestellt werden soll. Man überzeuge sich, daß die Technik der Ernährung einwandfrei ist, daß die Entwicklung regelmäßig und leidlich befriedigend vorwärtsschreitet; und wenn dies der Fall ist, dann mögen, trotz der nicht idealen Stuhlbeschaffenheit, die Besorgnisse der Mütter für grundlos erklärt und jede Behandlung abgelehnt werden. Allenfalls ist eine Suggestivvorschrift am Platze. Es ist nicht überflüssig, dies ausdrücklich hervorzuheben. Denn allzu oft noch werden in diesem Sinne gesunde Kinder ihrer Stühle wegen fälschlicherweise Gegenstand eingreifender diätetischer und medikamentöser Bemühungen, die das Ergebnis haben können, daß die irrigerweise diagnostizierte Ernährungsstörung nun erst wirklich künstlich erzeugt wird.

b) Klinische Formen.

Formen der toxischen Reihe finden sich beim Brustkind, wie erwähnt, nur als Komplikationen infektiöser Primärerkrankungen. Alle sonstigen Ernährungsstörungen an der Brust fallen in den Rahmen der dystrophischen Zustände und gehören vorwiegend deren dyspeptischer Form an. Als seltene Ausnahme trifft man ab und zu auf ein Kind, dessen Verhalten durchaus dem Bilde der Dekomposition entspricht.

---

[1]) J. K. 73, Erg.-Heft.
[2]) Vgl. S. 669.
[3]) Noch interessantere und weitgehendere Aufschlüsse verspricht die Untersuchung nach E. Mayerhofer (Zeitschr. f. Kinderheilk. I), die außer dem Phosphor noch den Nitratgehalt (Diphenylaminreaktion), die Glykuronsäure (α-Naphthol-Reaktion, den Gehalt an reduzierenden (Permanganat in saurer Lösung) und an organischen Substanzen überhaupt. (Reaktion mit konzentrierter Schwefelsäure) annähernd anzugeben gestattet.

Dystrophie ex inanitione. Wenn ein Brustkind in seinem Gewicht schlecht fortschreitet oder gar abnimmt, ohne daß dafür eine nachweisbare Erkrankung verantwortlich gemacht werden kann, so liegt die Vermutung nahe, daß es nicht genügend Nahrung zuführt, sei es infolge von Milchmangel, sei es infolge von Appetitlosigkeit[1]). Zumeist nur unbedeutend, kann die Unterernährung gelegentlich auch sehr hohe und bedenkliche Grade erreichen. Es kommen Fälle vor, wo bei außerordentlicher Abmagerung starke Untertemperaturen, Pulsverlangsamung und große Unruhe bestehen, kurz ein Symptomenkomplex, der alle Züge der schweren Atrophie (Dekomposition) trägt. Derartiges kann zustande kommen an der Brust unaufmerksamer Mütter, die nicht ahnen, daß ihre Nahrung völlig unzureichend ist; aber ich habe es auch gesehen bei Kindern, denen Ammenmilch in jeder Menge zur Verfügung stand und die streng nach ärztlichen Vorschriften gepflegt wurden. Hier hatte man aus therapeutischen Gründen behufs Beseitigung hartnäckiger Diarrhöen fälschlicherweise die Tagesration immer mehr und mehr eingeschränkt, bis sie zur wirklichen Hungerkost herabsank.

Als eines der wichtigsten Symptome leichter Unterernährung hat die Stuhlträgheit, als eines der wichtigsten Zeichen stärkerer Inanition der dunkle, zähe, spärliche Hungerstuhl zu gelten. Bei der Verwertung dieser Erfahrungen für die Diagnose sind indessen einige Fehlerquellen zu vermeiden. Verstopfung kann — abgesehen von organischen Ursachen — auch bei reichlicher Kost vorkommen, wenn die Dyspepsie sich nur mit Erbrechen und anderen Magensymptomen äußert und — ähnlich wie beim Pylorospasmus — ein erschwerter Übertritt des Mageninhaltes in den Darm angenommen werden kann. Vermehrte Entleerungen andererseits können auch trotz starker Unterernährung vorhanden sein. Es kann sich dabei um eine infektiöse Erkrankung handeln, die zu Durchfällen führt; oder die Diarrhöen sind Hungerdiarrhöen, die beim Brustkinde ebenso vorkommen wie beim Flaschenkinde[2]). Besonders finden sie sich im Rahmen der weiter unten ge-

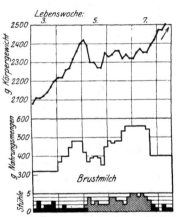

Fig. 98. Überfütterungsdyspepsie bei Brustmilch durch Nahrungsherabsetzung geheilt.

schilderten Ernährungsstörungen auf konstitutioneller Basis, die auch bei knappsten Nahrungsmengen nahezu obligatorisch mit dyspeptischen Stühlen einhergehen. Gerade unter den Kindern dieser Gruppe finden sich sehr viele, die in den ersten Lebenswochen kaum zu bewegen sind, genügend Nahrung aufzunehmen.

Überfütterungsdyspepsie. Weitaus seltener, als ihre Diagnose, ist die Überfütterung und ihre Folgen. Ich habe sichere Fälle häufiger nur bei Frühgeborenen an der Brust sehr milchreicher Ammen gesehen; was ich bei Normalentwickelten früher als Überernährungsschäden auffaßte, möchte ich heute zum größten Teil den konstitutionellen Störungen einreihen.

Die Symptome können allein auf den Magen hinweisen. Es besteht Speien und Erbrechen, während der Stuhlgang normal oder angehalten ist. Nach meinen Erfahrungen ist in diesen Fällen immer eine Verzögerung der Magenentleerung

---

[1]) Vgl. S. 45.
[2]) Vgl. S. 238.

nachweisbar, so daß drei Stunden nach der letzten Mahlzeit noch beträchtliche Reste zurückgewonnen werden. Bei anderen Fällen stehen die Durchfälle im Vordergrund. Schließlich können auch Magen- und Darmsymptome gleichzeitig vorhanden sein. Gemeinsam ist allen diesen Zuständen die Blähsucht und die Unruhe, die manchmal recht hohe Grade erreicht. Laktosurie ist häufig. Das Gewicht pflegt — unter Umständen nach vorhergegangenem steileren Anstieg — in horizontaler Linie zu verharren und sich erst nach Behebung der Gärungen durch knappere Kost wieder aufwärts zu wenden (Fig. 98).

Der ,,Übergangskatarrh" der Neugeborenen[1]). Bei Neugeborenen sind vermehrte, dünne, schleimhaltige Stühle, zuweilen in Begleitung von Brechneigung so häufig, daß man sie beinahe als physiologisch ansehen könnte, wie denn auch gelegentlich von einem ,,physiologischen Reizkatarrh" gesprochen wird. Allmählich machen diese Abweichungen den normalen Verhältnissen Platz. Vieles spricht dafür, daß diesem ,,Übergangskatarrh" eine anfängliche übergroße Empfindlichkeit gegen die neuen, von der Belastung des Darmes ausgehenden Reize zugrunde liegt. Wahrscheinlicherweise spielt dabei die saure Reaktion des Inhaltes die erste Rolle[2]); ob auch die Bakterieneinwanderung in das bislang sterile Organ zu berücksichtigen ist, bleibe dahingestellt.

Dystrophie auf Grund angeborener Eigenheiten. Viele Frühgeborene und Debile nehmen anfänglich bei reiner Brustnahrung nicht zu, und erst nach geraumer Zeit beginnt allmählich das Gedeihen einzusetzen. Durch Beigabe derselben Nährstoffe, die auch die Reparation nach schwerer Dystrophie fördern, kann ihr Fortschritt beschleunigt werden. Offenbar handelt es sich hier um ähnliche Stoffwechselvorgänge wie dort, mit dem Unterschiede, daß die Schwäche nicht erworben, sondern angeboren ist. Auf anormale Verhältnisse im Darm deutet die häufig vorkommende Laktosurie und die starke Ausscheidung von Neutralfett im Stuhl.

Eine Schwäche ähnlicher Art dürfte auch vorhanden sein bei gewissen normalen Neugeborenen, die trotz genügenden, ja reichlichen Trinkens die ersten 2 bis 4 Wochen nicht vorwärts gehen und erst nach Ablauf dieser Frist sich normal entwickeln. Symptome einer gestörten Darmfunktion brauchen dabei nicht zu bestehen.

Während bei allen diesen Fällen die Altersdisposition offensichtlich ist und höchstens einige Wochen genügen, um die Einlenkung ins Normale zu ermöglichen, trifft das Gegenteil zu für die letzte und wichtigste Gruppe, die Dystrophie konstitutionell minderwertiger Kinder, deren krankhafte Erscheinungen monatelang verharren und eben dadurch ihre endogene Natur kundtun.

Die Magendarmerscheinungen, die hier im Vordergrund stehen, entsprechen im allgemeinen denen, die bei der Überfütterungsdyspepsie vorkommen, von den leichtesten Formen angefangen bis zu den schwersten mit 8 bis 10 Entleerungen am Tage, großer Unruhe und Flatulenz. Speien, Erbrechen und Aufstoßen sind häufig zu verzeichnen, bei einem Teil der Kinder besteht auch eine auffallende Trinkfaulheit, die sich manchmal bis zu einem förmlichen Widerwillen gegen die Brust steigert. Das Gewicht erscheint immer beeinflußt, die glänzenden Kurven der gesunden Brustkinder sucht man vergebens; auch wo ein Fortschreiten stattfindet, bleibt es unter dem Durchschnitt; qualitativ ist der Ernährungszustand nicht befriedigend; der Turgor ist schlecht, die Muskulatur schlaff oder leicht hypertonisch, das Aussehen blaß.

Daß dieser dyspeptische Zustand besteht an derselben Brust, die einem

---

[1]) Pfaundler, l. c. v. Reuß, Z. K. 4.
[2]) Lit. Eitel, Z. K. 16. 1917.

anderen Kinde eine wohlbekömmliche Nahrung liefert, ist nicht das einzig Merkwürdige. Ebenso eigentümlich ist, daß er sich herausbildet und hartnäckig verharrt, trotzdem die Trinkmengen keineswegs übernormale sind; ja meistens erreichen sie nicht einmal die rechnerisch zu fordernde Größe. Dazu kommt, daß eine weitere Verringerung des Nahrungsquantums die Symptome niemals günstig, oft sogar in deutlicher Weise ungünstig beeinflußt. Wer etwa im Hinblick auf anderweitige Erfahrungen erwartet, daß durch Nahrungsbeschränkung ein Aufhören oder wenigstens eine Milderung der Durchfälle, der Unruhe, des Speiens usw. erzwungen werden könnte, sieht sich immer wieder aufs neue enttäuscht. Ich habe Kinder gesehen, die durch wochenlange weitgehende Unterernährung halb verhungert waren, ohne daß die Symptome, deretwegen die Unterernährung eingeleitet wurde, irgendwie gebessert waren. Nimmt man hinzu, daß in manchen Fällen die Unruhe des Magens und des Darmes geradezu den Eindruck eines krampfigen Zustandes machen kann, so drängt sich die Folgerung auf, daß diese Erkrankungen durchaus nicht restlos in den Begriff der gewöhnlichen Gärungsdyspepsie aufgehen. Es bedarf zur Erklärung noch der Heranziehung eines **konstitutionellen Faktors.** Für seine Mitwirkung spricht auch die Erfahrung, daß in manchen Familien alle Kinder in gleicher Weise an diesem Zustande leiden, und daß in der Aszendenz Erkrankungen der Verdauungsorgane und des Stoffwechsels erheblich häufiger sind[1]), als bei normalen Säuglingen.

Bei einem Teil der Betroffenen steht die in Frage kommende Belastung sichtlich in Beziehung zu denjenigen Anomalien, die man zur Zeit in dem Rahmen der **Neuropathie** zusammenzufassen pflegt. Bei Eltern und Geschwistern läßt sich vielfach das Vorkommen von Tics, Migräne und anderen Formen des nervösen Kopfschmerzes, von nervöser Dyspepsie[1]), Neurasthenie, Hysterie und psychopathischen Konstitutionen, atonischen und ptotischen Zuständen an den Bauchorganen bis hinauf zu dem Symptomenkomplex der Asthenia universalis Stillers feststellen. Auch der Befund an den Kindern selbst und die Verfolgung ihrer weiteren Entwicklung läßt mit größerer oder geringerer Schärfe eine Anzahl von Stigmen der Nervosität erkennen. Man findet zum mindesten in den ausgesprochenen Fällen eine allgemeine Schlaffheit der Gewebe, die namentlich an den Bauchdecken auffällt, ohne daß deshalb das Vorkommen von Muskelhypertonien ausgeschlossen wäre; man findet häufig jene Blässe, die angesichts des normalen Hämoglobingehaltes zur Zeit gewöhnlich als angiospastische gedeutet wird; daneben fällt eine gesteigerte Schreckhaftigkeit und gesteigerte Reflexerregbarkeit auf. Bezeichnend ist auch der auffällige Haarwuchs[2]). Was die spätere Entwicklung anlangt, so habe ich selbst schon genügend viele von solchen Kindern über Jahre hinaus verfolgt, um aus eigener Erfahrung darüber aussagen zu können. Sie wachsen heran zu jenen meist hageren, geistig ungewöhnlich regsamen, aber springenden und unzuverlässigen, vasomotorisch übererregbaren, häufig auch weiterhin zu nervös dyspeptischen Beschwerden neigenden Individuen, die wegen ihrer mannigfaltigen Eigenheiten, Nahrungsverweigerung, Schlaflosigkeit, Stereotypien und vielen anderen Dingen mehr, Eltern, Erzieher und Ärzte dauernd in Atem halten.

Unter den Säuglingen dieser Art gibt es zuweilen solche mit außerordentlich hochgradigen oder eigenartigen Beschwerden. Manche werden von Geburt an von heftigster Unruhe, schmerzhaften Koliken, ständiger Flatulenz, Aufstoßen, Singultus, Speien geplagt, wimmern und schreien Tag und Nacht und bringen

---

[1]) Friedjung, Z. K. 7. 1913.
[2]) Vgl. S. 191.

die Angehörigen in Verzweiflung. Die Nahrungszufuhr war dabei in den von mir beobachteten Fällen trotz genügenden Angebotes unzulänglich, und es war ein erheblicher Gewichtsverlust zu verzeichnen. Der ganze Zustand ist ein so besonderer, daß er wohl als ein schwerer, dem Pylorospasmus an die Seite zu stellender Enterospasmus aufgefaßt werden kann. Ammenwechsel scheint aussichtslos zu sein. In einem meiner Fälle war er ohne Erfolg nicht weniger als achtmal vorgenommen worden. Alle Qual aber ist wie durch Zauber vorbei, wenn man die künstliche Ernährung einleitet; bereits die erste Flasche bringt eine ruhige Nacht, und es beginnt ein schnelles Gedeihen.

Wesentlich seltener ist eine andere Krankheitsform, die durch gehäufte, durch die Nahrungsaufnahme ausgelöste Ohnmachtsanfälle gekennzeichnet ist[1]. Ich habe bisher zwei derartige Fälle gesehen.

Ein neugeborenes Kind neuropathischer Eltern wird an die Brust einer guten Amme gelegt und zeigt sofort bei jeder Mahlzeit Anfälle von folgendem Typus: Nach etwa 10 Schlucken hört es auf zu saugen, kneift die Warze zusammen; dann verdreht es die Augen, wird totenbleich, später livide, sinkt lautlos schlaff zurück, während der Puls sehr schwach und klein wird. Nach etwa 10 Minuten einer tiefen reaktionslosen Ohnmacht kommt es allmählich wieder zu sich und zeigt in der Zwischenzeit keine sichtlichen Störungen. Nach einigen Tagen wird das Kind auf ein Drittel Milch mit Nährzucker gesetzt und von diesem Augenblicke an bleiben die geschilderten Anfälle dauernd weg.

Ähnliche Erscheinungen bot ein Neugeborenes in einer anderen Familie, bei dem sich regelmäßig der Vormittagsanfall vor den übrigen durch einen besonders bedrohlichen Anschein auszeichnete. Nach Übergang zur Flasche — erst Buttermilch, dann ein Drittel Milch — blieb das Kind frei, nur in den ersten Tagen zeigten sich im Anschluß an die Vormittagsmahlzeit noch leichte Anzeichen von Unbehagen. Eine etwa 2 Wochen später versuchsweise dargereichte Brustmilchmahlzeit von 30 g rief wiederum eine Ohnmacht hervor.

Leider ist in meinen Fällen nicht festgestellt worden, ob diese Ohnmachten allein durch die Anstrengung des Saugens an der Brust verschuldet waren, oder ob sie durch die Frauenmilch als solche ausgelöst wurden. Auf alle Fälle leuchtet ein, wie erhebliche diagnostische und therapeutische Irrtümer in der Richtung eines angeborenen Herzfehlers oder einer zerebralen Erkrankung durch Unkenntnis dieser Zustände möglich werden können.

Eine dritte, glücklicherweise ebenfalls sehr kleine Gruppe ist ausgezeichnet durch von Anfang an bestehende schwere Anorexie und hochgradige Hypotonie der Bauchdecken und Därme. Die drei Vertreter dieser Form, die mir zu Gesicht gekommen sind, sind trotz sorgsamster Pflege gegen Ende des ersten Vierteljahres zugrunde gegangen, zwei davon ganz plötzlich im Anschluß an die Aufregung bei Einnahme eines Medikamentes.

Mit und ohne Begleitung von neuropathischen Erscheinungen finden sich als weitere Symptome konstitutioneller Art bei vielen nicht gedeihenden Kindern **Dermatosen** vom Typus des universellen intertriginösen und seborrhoischen Ekzems[2]. Dadurch, daß bald mehr die Erscheinungen der einen, bald mehr die der anderen Art vorherrschen, können die klinischen Formen recht mannigfaltig werden. Ein ungemein eindrucksvolles Bild entsteht, wenn beide Diathesen in hochgradiger Entwicklung miteinander sich vergesellschaften. Dann findet man ein mageres, überaus unruhiges, von Koliken und Durchfällen geplagtes Kind, dessen Körper in weiter Ausdehnung von Intertrigo und Ekzem befallen ist und dessen jammervoller Anblick besonders dann befremdet, wenn er sich — wie so häufig — in einer Umgebung bietet, die alles an Pflege und Sorge aufbietet, was dem Kinde nur irgend nützlich sein könnte.

Bei den Kindern mit Neigung zu Dermatosen ist **habituelles Erbrechen** so

---

[1]) Bar, A. m. ch. inf. 1903. Nr. 11. Budin, l. c. S. 198. v. Jaschke, l. c.
[2]) Vgl. unter Ekzem.

häufig, daß es in einem freilich noch vollkommen ungeklärten Zusammenhange mit der äußeren Anomalie stehen muß.

Man erkennt die Wandlung der Anschauungen, die — angebahnt durch Ad. Czerny — sich in der Beurteilung der Dyspepsien der Brustkinder durch die Berücksichtigung des konstitutionellen Momentes vollzogen hat. Früher dachte man an eine Schädlichkeit der Nahrung; heute wissen wir, daß das nur für ganz vereinzelte Fälle ohne Einschränkung zutrifft und daß im Gegenteil die Überempfindlichkeit des Kindes die Schuld trägt, wenn selbst bei Frauenmilchernährung Krankheitssymptome auftreten. Wenn der Säugling an der Brust einer neuropathischen Mutter Durchfälle hat und schlecht gedeiht, so lehnen wir es jetzt mit guten Gründen ab, in „nervösen Toxinen" der mütterlichen Nahrung die Ursache zu suchen. Die Kenntnis der Konstitutionsanomalie und der ihr eigenen paradoxen Reaktion auf die durchaus einwandfreie Nahrung enthebt uns der Notwendigkeit solcher Verlegenheitshypothesen. Die praktische Bedeutung dieses Wechsels der Auffassung liegt auf der Hand.

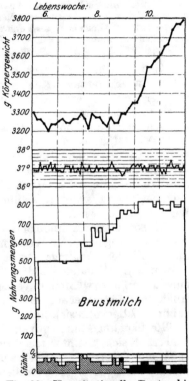

Fig. 99. Konstitutionelle Dystrophie mit Durchfällen an der Brust; Heilung durch starke Vermehrung der Nahrungsmengen.

Wenn schon es gegenwärtig noch nicht gelungen ist, die **Pathogenese** dieser eigenartigen Dystrophien nach allen Richtungen zu klären, so ist doch auf Grund klinischer Beobachtung und Stoffwechseluntersuchungen ein annäherndes Verständnis angebahnt. Sicher steht zunächst, daß die Darmerscheinungen durch Nahrungsbeschränkung nicht nur nicht gebessert, sondern sehr oft deutlich verschlimmert werden, während sie unter gleichzeitigem Eintritt guter Gewichtszunahmen abklingen, wenn man auf irgendeine Weise, wenn nötig sogar unter Zuhilfenahme von Zwangsernährung, die Nahrungsaufnahme erheblich steigert (Fig. 99). Es muß also irgendwie die Inanition im Spiele sein. Bemerkenswerterweise verharren nun die Symptome auch noch bei einer Zufuhr, die für das normale Kind durchaus genügend, ja recht reichlich sein würde, und schwinden erst bei Mengen von 200 ccm und darüber auf das Kilo Körpergewicht[1]). Das leitet auf die Vermutung, daß nicht ein Kalorienmangel, sondern ein stofflicher Mangel in Frage kommt; vielleicht besteht bei diesen Individuen ein ungewöhnlich hoher Bedarf an einem Nährstoff, den die Frauenmilch in verhältnismäßig geringer Menge enthält, und um diesen Bedarf bei Frauenmilch zu decken, muß unter kalorischer Luxuskonsumption entsprechend mehr getrunken werden. In Einklang mit diesen Erwägungen lehrt die klinische Erfahrung, daß Gewichtszunahmen und örtliche Besserung auch bei normal großen Trinkmengen einsetzen, wenn 5 bis 15 g eines beliebigen Eiweißpräparates beigegeben werden (Fig. 103); in manchen Fällen ist auch die Darreichung geringer Mengen von Alkali wirksam. Ganz Gleiches wird durch Verordnung kleiner Beimahlzeiten von Magermilch oder Buttermilch erreicht; Fett- und Kohlenhydratzulagen dagegen erweisen sich als nutzlos. Danach dürfte in erster Linie ein Mehrbedarf an Eiweiß, gelegentlich auch an Alkali vorliegen. Dem entspricht es auch, daß die gleichen Kinder, die an der Brust so sehr viel brauchen, bei eiweiß- und salzreichen Kuhmilchmischungen mit der gewöhnlichen Zahl von Kalorien auskommen.

---

[1]) Einen auffällig hohen Umsatz dieser Kinder erschließt auch Niemann (Stoffwechsel b. d. exsudativen Diathese. 1914. Bonn) aus seinen Stoffwechselbilanzen.

Nach den bisher vorliegenden Stoffwechseluntersuchungen[1]) verlieren diese Kinder, genau so wie die künstlich genährten Dyspeptiker, abnorm viel N und Alkali mit den Stühlen, und die so bedingte Verringerung der Quellung ist die Ursache des unbefriedigenden Gewichtswachstumes. Durch Eiweißzulagen wird die Retention gewaltig gehoben. Es ist nicht recht angängig, die primäre Ursache der verschlechterten Resorption und zugleich die Ursache der Durchfälle in Gärungen zu suchen; denn Gärungszustände müßten doch unter Nahrungsbeschränkungen gebessert werden, während hier das Gegenteil der Fall ist. Entsprechend hat wohl auch die Heilwirkung der Eiweißzulagen nichts mit der Gärungsbekämpfung zu tun. Vielleicht darf man sich vorstellen, daß die Besserung und Beschleunigung der Resorption und Retention erfolgt, weil jetzt aktivere Fermente geliefert werden, oder weil durch das Mehrangebot des quellbaren Nahrungsstoffes nunmehr der Quellungsansatz und damit die normale Zurückhaltung von Alkali und Wasser erzwungen wird, ähnlich wie die Störung des Ansatzes und die Durchfälle infolge Kohlenhydratmangels bei künstlicher Ernährung[2]) durch Mehrzufuhr von Kohlenhydrat behebbar sind. Die Verwandtschaft, ja Gleichheit des Vorganges mit den Verhältnissen bei Frühgeborenen[3]) und bei Rekonvaleszenten von schweren Ernährungsschäden[4]) ist offenbar.

Die Dyspepsie der hier besprochenen Art setzt gleich nach der Geburt ein; ein Kind, das in den ersten Wochen darmgesund ist, bleibt auch späterhin sicher vor ihr bewahrt. Sie verharrt in der Regel eine Anzahl von Wochen auf der jeweilig erreichten Höhe, um sich dann allmählich zu bessern. Es scheint eben mit der Zeit eine Anpassung des Kindes stattzufinden, die bei den leichteren und mittelschweren Fällen etwa gegen das Ende des ersten Vierteljahres so weit gediehen ist, daß das Leiden als beseitigt betrachtet werden kann. Eine gewisse Anzahl von Fällen indessen hält sich mit unverminderter oder nur wenig verminderter Stärke noch länger, und es gibt viele Kinder, die bis in späte Monate hinein erheblich leiden und erst dann einigermaßen zu gedeihen beginnen, wenn die später zu besprechende Behandlung eingeleitet wird.

Die sogenannte Kuhmilchidiosynkrasie der Brustkinder[5]). Ein ebenso seltener wie merkwürdiger, seinem Wesen nach noch nicht geklärter Zustand ist die ,,Idiosynkrasie'' der Säuglinge gegen Kuhmilch (Schloßmann, Moro, Finkelstein u. a.). Es handelt sich meist um Kinder, die kürzere oder längere Zeit künstlich ernährt wurden, dabei schlecht gediehen oder eine schwerere Form der Ernährungsstörung erwarben und deshalb einer Amme übergeben wurden (erworbene Idiosynkrasie), ausnahmsweise nur um stets gesunde, von Geburt an gestillte Säuglinge (angeborene Idiosynkrasie). Zunächst geht alles gut; das Kind erholt sich, nimmt zu; nach einigen Wochen oder Monaten der Frauenmilchernährung scheint es soweit hergestellt, daß der Versuch erlaubt scheint, es abzustillen. Jetzt ereignet sich etwas Unerwartetes: Unmittelbar nach der ersten kleinen Flaschenmahlzeit beginnt — vielleicht unter ein- oder mehrmaligem Erbrechen — das Kind zu erblassen und zusehends zu verfallen, Durchfälle, oft von schleimiger, manchmal von blutigeitriger Beschaffenheit treten auf, die Temperatur erhebt sich auf 38, 39 oder 40⁰, das Gewicht stürzt, Zucker tritt im Urin auf, und das Allgemeinbefinden gleicht dem der alimentären Intoxikation. Nach ein- oder zweimal 24 Stunden ist — Rückkehr zur Brust vorausgesetzt — der Anfall vorüber; das Kind erholt sich (Fig. 100 u. 101). Aber ein nach Tagen oder Wochen wiederholter Versuch erzielt die gleiche schwere Reaktion, und das Abstillen gelingt erst nach Monaten unter Zuhilfenahme besonderer Vorsichtsmaßregeln.

---

[1]) Jundell, Rosenberg, unveröffentlichte Untersuchungen.
[2]) Vgl. S. 302.
[3]) Vgl. S. 147.
[4]) Vgl. S. 286.
[5]) Lit. bei Lust, M. Kl. 1912. Nr. 48. Czerny-Keller, Hb. Bd. 2.

Es gibt Abweichungen von diesem typischen Bilde nach der leichten Seite; dann kommen deutliche Symptome erst bei etwas größeren Mengen, und die Störung beschränkt sich auf Unbehagen, Erbrechen, etwas Durchfall und leichte Temperaturerhebungen; es gibt aber auch Fälle schwerster Art. Dann genügen wenige Gramme, ja wenige Tropfen zur Auslösung einer schweren Reaktion, und diese klingt nicht in kurzer Zeit ab, sondern sie dauert mehrere Tage, ja eine Woche lang und kann schließlich unter den Erscheinungen einer hochfieberhaften Intoxikation tödlich ausgehen.

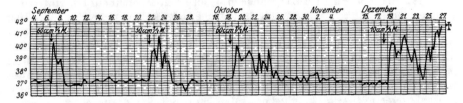

Fig. 100. Wiederholte idiosynkratische Reaktion auf Kuhmilch, die letzte tödlich endend. Temperaturkurve

Es liegt nahe, diese eigenartige Überempfindlichkeit auf das artfremde Eiweiß zu beziehen und in die Gruppe der anaphylaktischen Zustände einzureihen (Hutinel, Finizio, Wernstedt, Lust u. a.), und nicht nur das Bild im allgemeinen, sondern auch einzelne seiner Einzelheiten, wie das Auftreten einer Bluteosinophilie[1]) und einer der „Enteritis anaphylactica" entsprechenden Darmstörung fügen sich dieser Auffassung gut ein. Das letzte Wort ist aber noch nicht gesprochen. Schwierigkeit macht vor allem auch die Deutung gewisser Einzelheiten des Verlaufes. So tritt der Anfall hauptsächlich dann auf, wenn die Kuhmilch gleichzeitig mit Frauenmilch gegeben wird, während vom leeren Darm dieselben kleinen Mengen, die bei Gegenwart von Frauenmilch schaden, ja sogar auch etwas größere, ohne Nachteil vertragen werden. Ein akutes Abklingen des Vergiftungszustandes findet ferner nur dann statt, wenn Teediät und im Anschluß kleinste Frauenmilchmengen verordnet werden, während ohne zeitweiliges Aussetzen der Frauenmilch bestenfalls

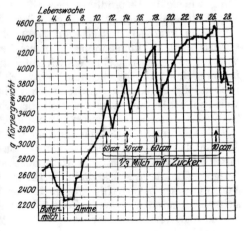

Fig. 101. Gewichtskurve zu Fig. 101.

eine verzögerte Heilung, unter Umständen eine tödliche Verschlimmerung zu gewärtigen ist. Es ist sonach auch die arteigene Milch an der Auslösung der Symptome beteiligt, und die Rolle der artfremden würde im wesentlichen darin bestehen, daß sie eine Durchgängigkeit des Darmes für pyretogen und toxisch wirkende Eiweißspaltprodukte jeder Herkunft hervorruft.

Sicherlich sind die betroffenen Kinder Neuropathen. Es fällt bei genauer Untersuchung nicht schwer, bei ihnen die Stigmen dieser Anomalie wiederzu-

---

[1]) Neuhaus u. Schaub, Z. K. 7. 1913.

finden. Oft sind sie so erregbar, daß schon der Versuch, ihnen die Flasche zu reichen, die Sondenfütterung, die Eingabe eines Medikamentes „Pseudoreaktionen" mit leichten Temperaturerhebungen, Erschöpfung und Erbrechen herbeiführt (L. F. Meyer). Inwieweit wiederum diese angeborene Neuropathie zur Entstehung der Überempfindlichkeit beiträgt, bedarf noch der Aufklärung.

c) Behandlung.

Die **Behandlung der vorübergehenden Dyspepsien,** die nicht auf Überfütterung beruhen, muß eine rein abwartende sein; früher oder später kommt es von selbst zur Heilung. Aktiver muß bei der **Behandlung der Überfütterungsdyspepsie** vorgegangen werden. Für die ersten Tage werden hier oft noch weniger als fünf Mahlzeiten und auch eine Verkürzung der Trinkzeit notwendig. Es wird nicht immer leicht sein, die neue Ordnung durchzusetzen, weil die anders gewöhnten Kinder in der ersten Zeit sehr unruhig sind und nachdrücklichst ihren Wunsch nach häufiger Fütterung kundgeben. Man kann mit ihnen zunächst ein Kompromiß schließen, indem man in der Zwischenzeit Tee mit Saccharin gestattet. Unter Umständen wird zwecks allseitiger Beruhigung für einige Tage auch ein leichtes Narkotikum gute Dienste tun (Veronal, Adalin 0,05 bis 0,1 3 mal täglich, Chloralhydrat 1 : 50, 2 stündig 1 Kaffeelöffel). Am schnellsten kommt man zur Beseitigung akuter Erscheinungen bei Vorausschickung eines halben Hungertages; auch eine Magenspülung und ein Abführmittel können nützlich sein. Allfällige Intoxikationssymptome (Temperatursteigerung, leichte Somnolenz, Laktosurie, Abnahme) weichen schnell und sicher der energischen Nahrungsbeschränkung, wie sie die Behandlung dieses Zustandes erfordert. Bei Dystrophien infolge von **Unterernährung** ist das gegenteilige Verhalten erforderlich.

Beim **verzögerten Gedeihen gesunder Neugeborener** warte man ruhig ab, ebenso bei den **Frühgeborenen**; läßt bei diesen der Fortschritt allzu lange auf sich warten, so verspricht ein Versuch mit Zugabe von Eiweißpulver oder Kuhmilch in der gleich zu besprechenden Weise Erfolg; nur muß er mit Vorsicht unter Berücksichtigung einer möglicherweise vorhandenen primären Schwäche des Eiweißabbaues[1]) unternommen und bei Eintritt von vermehrten Stühlen und Temperaturerhebungen sofort abgebrochen werden.

Soweit meine Erfahrungen gehen, wickelt sich in der Familienpraxis die Behandlung der **Dyspepsien auf der Basis von Konstitutionsanomalien** häufig unter Schwierigkeiten ab, die wir in der Anstalt gar nicht mehr kennen. Für denjenigen, der die grundsätzliche Wirkung der verschiedenen in Frage stehenden Verordnungen beherrscht, gibt es in der Tat eine gebundene Marschroute, die sicher und geradenwegs zum Ziele führt und deren Befolgung vor den mancherlei zwecklosen, oft genug nachteiligen Irrwegen bewahrt, die leider noch vielfach eingeschlagen werden.

Zu warnen ist zuvörderst vor Einleitung einer Unterernährung. So notwendig und erfolgreich diese Maßnahme bei der Überfütterungsdyspepsie ist, so vollkommen nutzlos ist sie bei der Dyspepsie auf konstitutioneller Basis. Dafür kann sie — zu lange fortgesetzt — um so leichter eine unliebsame Schwächung des jungen Säuglings herbeiführen, als erfahrungsgemäß beim Brustkinde bei Herabsetzung der Tagesration oft versäumt wird, die Deckung des Wasserbedarfs durch indifferente Flüssigkeit anzuordnen.

Gleich nutzlos sind **Medikamente.** Das beliebte Kalomel und andere Abführmittel leisten ebensowenig, wie alle Adstringentien und Desinfizientien.

---

¹) Siehe S. 253.

Allenfalls kann ein Versuch mit 1 Teelöffel Aqu. Calcariae zu jeder Mahlzeit gemacht werden. Von Verdauungsfermenten (Pankreatin, Pankreon, Pepsin, Lab-
präparaten) habe ich — von der Appetitanregung durch Pepsin abgesehen —
niemals einen überzeugenden Vorteil gesehen.

So bleibt denn nichts übrig, als das Heil von einer **Nahrungsveränderung**
zu erwarten.

In dieser Beziehung möchte ich alle Versuche, die darauf ausgehen, durch
medikamentöse oder diätetische Behandlung der Stillenden auf
die Milchbeschaffenheit zu wirken, kurzerhand als teils grundsätzlich verfehlt, teils praktisch unbrauchbar erklären. Nach welcher Richtung soll
denn eine Änderung angestrebt werden, wenn nicht einmal bekannt ist, von
welchen Eigenschaften der Milch die nachteilige Wirkung ausgeht? Und selbst
in den Fällen, wo mit einer gewissen Wahrscheinlichkeit eine Besonderheit des
Fettgehaltes ursächlich in Betracht kommt, liegt praktisch die Sache nicht anders.
Zwar besteht nach den Untersuchungen von Camerer[1]), Moll[2]), Engel, Plaut[3])
und Malagoda[4]) die Möglichkeit, den Fettgehalt der Milch wenigstens in etwas[5])
qualitativ und quantitativ durch die Nahrung zu beeinflussen. Aber der erreichbare Ausschlag ist so geringfügig, die entsprechenden Diätvorschriften sind so
schwierig einzuhalten, daß von einer Übertragung solcher Versuche in die Praxis
nicht die Rede sein kann. Der Praktiker muß sich vielmehr auf den Standpunkt
stellen: Eine bestimmte Milch bekommt entweder oder sie bekommt nicht; eine
Änderung in dieser Hinsicht herbeizuführen ist unmöglich.

Bleibt die Frage des **Ammenwechsels.** Daß durch ihn zuweilen der
gewünschte Zweck erreicht wird, wurde schon früher dargetan. Ebenso sicher
aber ist es, daß andere Kinder von einer Brust zur andern wandern, ohne im geringsten gebessert zu werden. Der Ammenwechsel also ist eine Empfehlung
zweifelhaften Erfolges, und jedenfalls besitzen wir gegenwärtig noch kein Mittel,
um diejenige Amme herauszufinden, die für ein bestimmtes Kind die geeignetste
ist. Soweit meine Erfahrungen reichen, läßt sich nur das eine sagen daß, wenn
eine neue Amme hilft, es immer eine ist, die erheblich mehr Milch hat als die
frühere und deren Brust sehr „leicht geht", so daß das Kind mühelos reichlich trinken kann.

Es ist hier der Ort, einige Bemerkungen über den **Wert der Milchuntersuchungen**
in der Praxis zu machen. Von einigen (Marfan, Monti, Barbier usw.) hochgeschätzt
und für unentbehrlich erklärt, wird sie von anderen (Czerny, Morquio) für bedeutungslos
und die ihr gewidmete Mühe für verloren erklärt. Ich möchte mich der zweiten
Anschauung anschließen. Es muß zunächst darauf aufmerksam gemacht werden, daß die
Gewinnung zuverlässiger Zahlen recht zeitraubend und schwierig ist. Die früheren Ärzte
hatten es leicht. Sie prüften einen Tropfen auf dem Fingernagel auf Durchsichtigkeit und
Farbe, beobachteten allenfalls unter dem Mikroskop die Größe der Fettkügelchen und machten
in einer beliebigen Probe eine Fettbestimmung. Gegenwärtig stellt man andere Forderungen.
Wir wissen oder sollten wissen, daß die Milch nicht nur zu verschiedenen Tageszeiten, sondern
auch während derselben Entleerung verschieden zusammengesetzt ist, daß die ersten Tropfen
sehr mager, die letzten sehr fettreich sind infolge nahezu gleichmäßigen Ansteigens des Fett
gehaltes während des Abflusses (Reyher[6]), Forest[7]), Freund[8])). Um brauchbare Ergebnisse zu gewinnen, muß zum mindesten, und zwar zu wiederholten Malen, eine Mischmilch
von gleichen Teilen des ersten und des letzten Anteils der Analyse unterworfen werden.
Erinnert man sich dazu, daß die ätiologische Bedeutung der etwa gefundenen Abweichungen

---

[1]) V. G. K. Stuttgart 1906.
[2]) l. c.
[3]) V. G. K. Meran 1905 u. M. m. W. 1906. Nr. 29.
[4]) l. c.
[5]) Neure Untersuch. von Engel, A. K. 53, machen das übrigens zweifelhaft.
[6]) l. c.
[7]) l. c.
[8]) J. K. 61.

vom Durchschnitt keineswegs gesichert ist und daß zwei Milchen völlig gleicher Zusammensetzung sehr verschieden wirken können, so leuchtet ein, wie wenig Klärung von dem umständlichen Verfahren zu erhoffen ist. Diese ablehnende Haltung gilt natürlich nur für die Erfordernisse der Praxis; für die Vertiefung in das Wesen der Ernährungsstörungen an der Brust mag von der möglichst vervollkommneten Analyse noch manches zu erwarten sein.

Den Gedanken an einen Wechsel halte ich unter diesen Umständen, wenn die Wahl zwischen Mutter und Amme steht, überhaupt nicht für zulässig. Aber auch bei Ammenkindern habe ich ihn seit Jahren nach Möglichkeit bekämpft, denn es gibt ein sehr einfaches und sicheres Mittel, um schnell zum gewünschten Ziele zu gelangen: das ist die Zufütterung von Kuhmilchmischungen oder die Beigabe einiger Gramm Eiweiß.

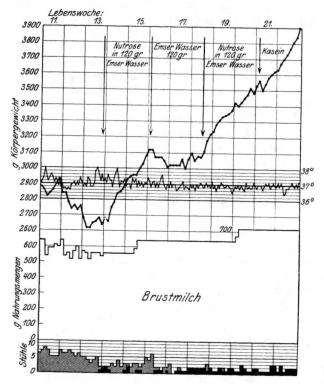

Fig. 102. Heilung der konstitutionellen Dystrophie an der Brust durch Beigabe von Eiweißpulver.

Die merkwürdige Tatsache, daß die Dyspepsie der Brustkinder umgehend heilt, wenn man zur künstlichen Nahrung greift, hat bereits oben Erwähnung gefunden. Fast grenzt es ans Wunderbare, wie im Anschluß an das Absetzen die Diarrhöen mit einem Schlage aufhören, die Unruhe schwindet und die ersehnten durchschlafenen Nächte folgen. Viele der Kleinen blühen von diesem Augenblick an sichtlich auf, vorhandene Dermatosen heilen und in wenigen Wochen wird aus dem jämmerlichen, ewig schreienden, wunden Wesen ein dralles und vergnügtes Kind.

Wer eine Anzahl von Fällen gesehen hat, wo nach langen Wochen erfolgloser Behandlungsversuche der einfache Übergang zur Flasche von heute auf morgen die Heilung brachte, wird leicht geneigt sein, schon sehr bald und schon bei leichten Erscheinungen der Dyspepsie das Abstillen zu empfehlen. Vor einer solchen Verallgemeinerung aber ist entschieden zu warnen. Die Frauenmilch bietet doch auch bei diesen Kindern um so viel mehr Schutz vor infektiösen Erkrankungen, und die Gefahr einer schweren Ernährungsstörung ist bei ihr um so viel geringer, daß ein voreiliger Verzicht auf sie nicht zu rechtfertigen ist. Je jünger das Kind, um so mehr müssen derartige Erwägungen mitsprechen. Es kommt hinzu, daß ja in der Regel mit wachsendem Alter eine spontane Anpassung des Kindes zu erhoffen ist. Als Grundsatz muß demnach auch unter diesen Verhältnissen gelten, den Säugling so viel und so lange mit Frauenmilch zu versorgen, wie es ohne Gefährdung eines guten Heilergebnisses nur möglich ist.

Damit wird die erwähnte Beigabe von Eiweißpulvern zum gegebenen und in den meisten Fällen vortrefflich wirkenden Verfahren (Fig. 102). Voraussetzung für den Erfolg ist allerdings, daß die Stillende reichlich Milch hat. Ohne die Möglichkeit der Erhöhung bislang unzulänglicher Trinkmengen auf ein volles Maß kann auch diese Maßnahme nicht voll zur Auswirkung gelangen.

Die Verwendung von Eiweißpulvern ist zuerst von Raczynski und W. Freund geübt worden. Nach den Erfahrungen meiner Anstalt kann man verschiedene Präparate mit gleichem Nutzen verwenden; wir haben Plasmon, Nutrose, Albulaktin, Larosan, Tropon und Roborat ausgeprobt. Nutrose und Albulaktin haben den Vorzug besserer Löslichkeit, sind aber die teuersten. Man schwemmt oder löst zweckmäßig in einem alkalischen Mineralbrunnen auf, um gleichzeitig etwas Salz für den Ansatz darzubieten. Die meisten Fälle bessern sich bei Eiweiß allein, ein kleiner Teil erst bei Zufügung des Mineralwassers. Merkwürdigerweise hat ausnahmsweise auch das Mineralwasser allein den gewünschten Erfolg, und in einigen wenigen hat selbst Zugabe von bloßem Wasser Nutzen gebracht.

Die Wirkungsweise des empirisch gefundenen Verfahrens ist noch nicht endgültig geklärt. Um Ausgleich eines absoluten Eiweißmangels kann es sich nur in Ausnahmefällen[1]) handeln, da andere Kinder mit derselben Milch ohne Zusatz gedeihen. Die schnell einsetzenden Zunahmen beruhen jedenfalls auf einer Besserung der Resorption und Retention der wichtigsten Gewebsbausteine, die nach unseren (noch nicht veröffentlichten) Untersuchungen beim abnormen Säugling noch größer ist, als beim gesunden[2]).

Man gibt einen] gestrichenen Kaffeelöffel in etwa 2 Eßlöffel angewärmtem Emser Wasser zu einer opaleszierenden Lösung, die leicht gesüßt vor der Mahlzeit aus der Flasche gegeben wird. Diese Dosis muß täglich 2mal, manchmal auch 3mal verabreicht werden. Im ganzen genügen 10—15 g am Tag. Die Wirkung macht sich sehr bald bemerkbar; der Appetit hebt sich, das Gewicht beginnt zu steigen und der Allgemeinzustand bessert sich zusehends. Die Durchfälle verhalten sich verschieden; manchmal dauern sie, allerdings in verringertem Maße, noch weiter an, ohne jedoch der Beachtung zu bedürfen, andere Male werden die Stühle normal, zuweilen tritt sogar Obstipation ein, die durch Verringerung der Eiweißbeigabe wieder beseitigt werden muß. Meist kann nach 6 bis 8 Wochen die Medikation ganz weggelassen werden; tritt ein Rückfall ein, so kehrt man zu ihr zurück.

Steht nicht genügend Brustmilch zur Verfügung, so ist **Zweimilchernährung** angezeigt. Zu ihr eignet sich in erster Linie die Butter- oder Magermilch mit Zusatz eines schwerer gärenden Kohlenhydrates (Nährzucker, Grieß, Mondamin), weniger die gewöhnliche Milchmischung. Die Menge der vorhandenen Brustmilch und die Eigenheit des Falles entscheiden, wieviel beizugeben ist; je mehr Unruhe und Diarrhöen vorherrschen, desto mehr pflegt nötig zu sein, während mangelhafter Gewichtsfortschritt bei geringen Darmsymptomen leichter zu bessern ist. So genügt bald eine Flasche, bald bedarf es einer zweiten; mit drei Brust- und drei Flaschenmahlzeiten bin ich auch in den hartnäckigsten Fällen fast immer zum Ziele gelangt. Nur dürfen die Anforderungen nicht zu hoch gespannt werden, namentlich hinsichtlich der Stuhlbeschaffenheit. Wenn das Gewicht gut fortschreitet, Stimmung und Schlaf befriedigen, so mögen die Entleerungen ruhig noch etwas zahlreicher und „dyspeptischer" bleiben, als es dem Ideal entspricht. Die Gesamtenergiezufuhr ist reichlich zu bemessen. Ich entnehme meinen Kurven die eigentümliche Tatsache, daß im allgemeinen erst bei 100 bis 120 Kalorien pro Körperkilo ein wirklich schneller Fortschritt zu verzeichnen war. Einige Kinder bedurften ganz auffallend großer Mengen, eine Erfahrung, die vom Standpunkte der oben dargestellten Anschauungen über die wahrscheinliche Ursache des Nichtgedeihens wohl verständlich ist.

---

[1]) Klotz, Z. K. 26. 1920.
[2]) Stolte, J. K. 88. 2. 1918.

Ein gänzliches Abstillen in frühen Wochen scheint mir nur unter zwei Voraussetzungen statthaft. Erstens bei so gesteigerter Überempfindlichkeit, daß auch die Zweimilchernährung zu gleichen Teilen oder die Eiweißbeigabe keine hinreichende Besserung bringt. Daß es viele solche widerspenstigen Fälle geben wird, möchte ich nach meinen Erfahrungen bezweifeln. Die Mißerfolge, die ich gesehen habe, waren wohl alle durch falsche oder ungenügende Ausführung der Verordnung verschuldet. Übrigens bleibt vor dem endgültigen Abstillen noch der Versuch eines Ortswechsels. In zwei Fällen sah ich nach Übersiedelung aufs Land die Symptome mit einem Schlage schwinden; gewiß ein interessanter Beweis dafür, welche eigentümlichen „nervösen" Momente hier noch mitspielen. Im Absetzen besteht zweitens die einzig wirksame Behandlung der Ohnmachtsanfälle. Freilich ist hier der Entschluß besonders verantwortungsreich; denn wenn sich bei der Flasche eine schwere Ernährungsstörung einstellt, so steht hier nicht, wie sonst, die Rückkehr zur Brust als sichere Rettung offen. Zu versuchen wäre, ob nicht abgezapfte Brustmilch aus der Flasche vertragen wird. Beifütterung sowohl wie Eiweißzulagen erfordern Vorsicht bei Frühgeborenen, weil hier mit der Möglichkeit ernsterer fieberhafter Störungen[1]) zu rechnen ist. Mißlingt der erste Versuch, so kann nach einigen Wochen der zweite erfolgreich sein.

Die **Behandlung der Idiosynkrasie gegen Kuhmilch** ist im Anfall diejenige der alimentären Intoxikation: Teediät bis zur Entfieberung und Entgiftung, dann zunächst knappe, erst später reichlichere Ernährung mit Brustmilch. Der nächste Versuch des Abstillens wird um Monate verschoben und der Sicherheit wegen mit sehr kleinen Mengen begonnen. Allmählich schwindet die Empfindlichkeit, so daß ein glattes Absetzen möglich ist. In einem hartnäckigen Falle konnte ich die immer wieder zutage tretende Intoleranz durch allmähliches Ansteigen von einem Tropfen auf 2, 4, 10 usw. bis zum Teelöffel und so fort schließlich doch noch überwinden.

4. Die Wärmeschäden und der Sommergipfel der Säuglingssterblichkeit[2]).

Seit Virchow, Finkelnburg und Baginsky auf Grund der Berliner Statistik die ersten Zahlen und Kurven dafür beigebracht hatten, daß der zuerst in Amerika (Rush u. a.) beobachtete Sommergipfel der Säuglingssterblichkeit auch bei uns besteht, ist überall bestätigt worden, daß mit dem Einsetzen der wärmeren Monate sich die Todesfälle im Säuglingsalter mehren, im Spätsommer zu einem Maximum ansteigen und danach wieder auf die frühere Höhe zurückgehen. Die Erscheinung betrifft, wie weitere Feststellungen lehrten, so gut wie ausschließlich die künstlich genährten Kinder und unter ihnen wiederum in besonderem Maße diejenigen aus den sozial ungünstig gestellten Volksschichten. Eingehendere Untersuchungen haben die statistischen Ergebnisse weiter ausgebaut und beleuchtet, indem sie zeigten, daß die Sterblichkeit in den Städten mit Vorliebe an bestimmten, unzweckmäßig gebauten und deshalb besonders heißen Häusern oder Häuserblöcken haftet.

Im Hinblick auf die Tatsache der bakteriellen Milchverunreinigung und des fördernden Einflusses der Hitze auf Bakterienwachstum und bakterielle Zer-

---

[1]) Vgl. S. 148.
[2]) Lit. bei Rietschel, E. i. M. K. 6. 1910, ferner Meinert, A. K. 44. Liefmann, Z. H. J. 62. Willim, ibid. 62. Prausnitz, Physiol. u. soz. hyg. Stud. üb. Säuglingsernähr. u. -sterblichkeit. München 1902. Finkelstein, D. m. W. 1909. Nr. 32. Illoway, Ätiol. Pathol. u. Therap. d. Sommerdiarrhöen. Berlin 1905, Karger. Prausnitz, Rietschel, L. F. Meyer, Salle, V. G. K. Karlsruhe 1911. A. Epstein, M. Kl. Beiheft Nr. 9. 1913. Liefmann u. Lindemann, Deutsch. Vierteljahrschr. f. öff. Gesundheitspflege. 43. 1911. Rietschel, J K. 78. 1913.

setzungen schien sich die Frage nach der **Ursache** der alljährlich vorüberziehenden Todeswelle von selbst zu beantworten. Der Arme kauft eine billige Milch, die deswegen nur so billig ist, weil sie ohne Vorsichtsmaßregeln gewonnen und weiter behandelt und infolgedessen in besonders hohem Grade verunreinigt ist; er kann sie in seiner heißen Wohnung nicht vor weiterer Verunreinigung schützen und sie vor allem nicht kühlen; die Nahrung verdirbt ihm vielleicht auch dann, wenn die öffentliche Fürsorge sie ihm in guter Beschaffenheit zugängig gemacht hat. Was war da näherliegend, als die erhöhte Krankheits- und Sterbeziffer der Proletarierkinder auf **besonders ausgiebige und verderbliche Milchzersetzung** zurückzuführen?

Aber dieser Schluß ist nicht zwingend. Wie eng nach neueren Erfahrungen das Gebiet der ektogenen Milchverderbnis als Krankheitsursache zu um-

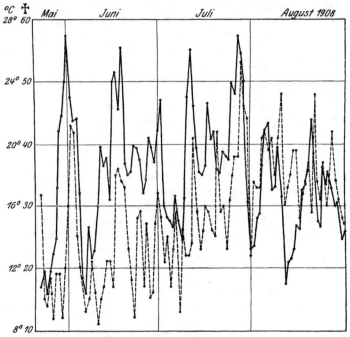

Fig. 103. Kurve der durchschnittlichen Tagestemperatur — und die Todesfälle ⋯ der Säuglinge in Berlin Sommer 1908.

grenzen ist, wurde bereits[1]) dargetan. Zudem ist der Sommergipfel noch einer anderen Deutung zugängig. In jenen Wohnungen steigt in heißen Tagen und Wochen die Wärme zu außerordentlicher Höhe[2]); es kommt zu jenen unerträglichen Zuständen, vor denen im heißen Amerika die ärmere Bevölkerung auf Plätze, in Parks und ins freie Feld flüchtet, und die auch in unserem weniger extremen Klima die Bewohner hart bedrängen. Dazu kommt die enge Belegung, kommt die unsinnige Gewohnheit, auch jetzt noch den Säugling warm zu kleiden und zu bedecken, statt ihm die Wärmeabgabe zu erleichtern. Da muß doch wohl auch die Möglichkeit einer **unmittelbaren Gefährdung der Kinder durch Hitze und Wärmestauung** in Betracht gezogen werden. Auf diesen Standpunkt haben sich denn auch vor allem amerikanische Ärzte gestellt, in älteren

---

[1]) Siehe S. 198.
[2]) Hammerl, A. H. 60. Flügge, Willim, Meinert, Rietschel, Liefmann u. Lindemann, amerikanische Beobachter.

(Parish, Eberle, Shew, Meigs) sowohl, als auch in neueren Zeiten (Illoway); in Deutschland hat ihn namentlich Meinert vertreten, und neuerdings wird seine Bedeutung ganz allgemein auf das Ernsthafteste erörtert.

Wenngleich das lebhaft erwachte Interesse an der Frage nach der Grundlage der Sommersterblichkeit die Einsicht merklich gefördert hat, steht eine endgültige Klärung noch aus, und weitere sorgfältige Einzelerhebungen und „Individualstatistiken" (Prausnitz) sind erforderlich. Schon heute aber steht fest, daß an der beklagenswerten Tatsache des Sommertodes nicht eine einzige Ursache, sondern eine Vereinigung zahlreicher äußerer und innerer Gründe Schuld hat. In großen Zügen läßt sich etwa folgendes sagen.

Betrachtet man die Kurven der täglichen Sterbefälle im Vergleich mit der täglichen Luftwärme, so zeigt sich zunächst die große, zumeist mehrfach gegliederte Welle der Jahreserhebung, deren Ausgang und Ende durch einen mehrmonatigen Zwischenraum getrennt sind. Dieser langsam steigenden und fallenden „Basiskurve" aufgesetzt finden sich zahlreiche, unvermittelte, hohe und steile Zacken, die in engster Abhängigkeit von den Schwankungen der Außenwärme stehen, derart, daß immer 24 Stunden nach einem Maximum eine entsprechende Erhebung der Sterbeziffer statthat, die sich vollkommen gleichlaufend mit der Temperatur auf der Höhe hält und ebenfalls 24 Stunden nach ihr wieder absinkt (Fig. 103). Zwei Dinge stehen danach zu Erklärung: Was verbirgt sich in der Hauptsumme der Todesfälle, die von der Basiskurve umfaßt werden, und was liegt darüber hinaus dem akuten Anschwellen der Sterbefälle zugrunde, auf das die jähen Sprünge der Linie so eindrucksvoll hinweisen?

Kein Zweifel, daß in den warmen Monaten eine verstärkte Bereitschaft zu Magendarmkrankheiten besteht, beim Säugling noch mehr als beim Erwachsenen. Der Begriff der „Sommerdiarrhöen" ist schon dem Laien geläufig. Der Hauptteil dieser Erkrankungen gehört den **gewöhnlichen Ernährungsstörungen** an, und es fragt sich nur, in welcher Weise der Zusammenhang zwischen erhöhter Morbidität und Hitze zu deuten ist. Wenn man, wie das wohl geschehen darf, die ektogene Milchverderbnis nur für wenige Fälle als Ursache zuläßt, muß auf eine erhöhte Anfälligkeit unter der andauernden Wirkung der erhöhten Umgebungstemperatur geschlossen werden[1]). Greifbare Unterlagen hierfür bieten schon jetzt der am Tier geführte Nachweis einer Herabsetzung der peptischen Kraft und des Labvermögens des Magensaftes bei Verringerung der Gesamtmenge, der Gesamtazidität und der freien Salzsäure[2]), an deren Zustandekommen bis zu einem gewissen Grade die Wasserverluste beim Schwitzen und der beschleunigten Atmung beteiligt sind; in gleichem Sinne verwertbar ist die experimentelle Feststellung, daß die für die Pathogenese der Gärungsdyspepsien so wichtige „endogene Infektion des Dünndarms[3])" durch äußere Wärme außerordentlich gefördert wird[4]). Daß schon übermäßige Wärmezufuhr allein Erbrechen und Durchfall erzeugen kann, ist im Tierversuch erwiesen[5]); auch beim Kinde möchte ich es auf Grund klinischer Beobachtungen[6]) für wahrscheinlich halten[7]). Das Ent-

---

[1]) Maurel, Hygiène alim. du nourriss. Paris 1903. Salge, Der akute Dünndarmkatarrh. Leipzig, Thieme, 1906.
[2]) Salle, J. K. 74. 1911.
[3]) Siehe S. 238.
[4]) Moro, J. K. 84. 1916.
[5]) Salle, l. c. Schreiber u. Dorlencourt, Ref. Z. K. 6. 457.
[6]) Rietschel, l. c. L. Wolff, J. K. 77. 1913. Schloß, Üb. Säuglingsernähr. 1912 (Karger).
[7]) Die negativen Ergebnisse in Kleinschmidts (M. K. 9 Orig. 1911) Wärmezimmer erklären sich vielleicht aus der nicht genügend langen Ausdehnung der Versuche; auch waren die Kinder nicht so warm bekleidet, wie es in den Verhältnissen der Praxis der Fall zu sein pflegt.

stehen gehäufter alimentärer Störungen ist unter solchen Voraussetzungen um so eher zu gewärtigen, als der gesteigerte Durst der Kleinen nicht mit Wasser, sondern durch Vergrößerung der Milchmenge gestillt zu werden pflegt, was einer absoluten Überfütterung Vorschub leistet.

Eine erhebliche Vermehrung erfährt aus denselben Gründen ferner auch die Zahl der Fälle von **infektiösen Magendarmerkrankungen**; wie weit dabei außer der gesteigerten Disposition auch Veränderungen in der Virulenz und der Verbreitung der Erreger mitspielen, möge hier unerörtert bleiben. Daß der Gang der Cholera- und Ruhrepidemien in engen Beziehungen zu dem der Wärme steht[1]), ist zu Genüge bekannt; in der Tat zeigt sich namentlich zwischen der Ruhr und der Sommersterblichkeit der Säuglinge eine fast vollkommene zeitliche Übereinstimmung[2]). Ich habe, ähnlich wie vor allem amerikanische Beobachter, in den letzten Jahren bestätigen können, daß ein sehr ansehnlicher Teil der im Sommer zugehenden Brechdurchfälle der Ruhr zugehörten; auch die Gastroenteritis paratyphosa ist, wenn auch in erheblich geringerem Maße, beteiligt.

Wenig beachtet, aber nach Zahl und Folgen durchaus beachtenswert, ist schließlich eine andere Folge der Hitze, die Häufung **eitriger Hauterkrankungen**, der oberflächlichen Pyodermien, Furunkel, Abzesse und Phlegmonen. Sie erreichte beispielsweise im Material meiner Anstalt[3]) während des Sommers 1911 die Höhe von 28 Proz. aller Krankenzugänge und überstieg damit die Winterziffer um beinahe das Fünffache. Der Zusammenhang zwischen Ursache und Wirkung ist klar.

Der erhöhten Morbidität an diesen und vielleicht noch anderen, zahlenmäßig weniger ins Gewicht fallenden Leiden entspricht eine erhöhte Mortalität; sie wird noch größer sein als diejenige einer gleichen Zahl von Kranken in den kühleren Monaten, weil der Verlauf vieler Fälle unter dem Einfluß der Wärme unzweifelhaft bösartiger ist, als er sonst gewesen wäre. Die Gesamtheit aller tödlichen Ausgänge ist es schließlich, die in der Basiskurve zum Ausdruck kommt. Daß es sich hier, zumal bei den alimentären Formen vielfach um subakute Störungen handelt, deren Abwicklung eine etwas längere Zeitspanne erfüllt, macht auch verständlich, warum diese Kurve nur etwas zögernd dem Anstieg der Außenwärme folgt, und warum sie noch einige Wochen auf der Höhe verharrt, wenn die Hitzewelle bereits im Sinken begriffen ist.

Im Gegensatz hierzu deuten die steilen Tageszacken auf eine Art von Schädigung, die plötzlich und unmittelbar zum Zusammenbruch führt. In der Tat ereignen sich an solchen Tagen gehäufte Erkrankungs- und Todesfälle, deren Symptome durchaus die Auffassung als **Hitzschlag** oder schwere Wärmestauung rechtfertigen. Die Kinder, von denen an heißen Tagen zuweilen innerhalb weniger Stunden eine ganze Anzahl dem Krankenhause zugeführt werden, sind nach Angabe der Überbringer ganz plötzlich in schwere Krankheit verfallen. Sie sind benommen oder bewußtlos und bieten zuweilen spinale Reizerscheinungen dar; recht oft erscheinen allgemeine Krämpfe. Es besteht Herzschwäche wechselnden Grades bis zum schweren Kollaps. Die Atmung ist beschleunigt und vertieft, die Stühle sind leicht vermehrt, breiig oder durchfällig, im Urin ist Azeton und wohl auch Zucker nachweisbar. Das Auffallendste aber ist das hohe Fieber. Die Aufnahmetemperatur schwankte in meinen Fällen zwischen 40 und 43[0], als höchste wurde 43,4[0] gemessen (Fig. 104). Bei einem Teil der Kranken gelingt es, durch Bäder und Packungen innerhalb 24 Stunden das Fieber und mit ihm die übrigen Symptome zu beseitigen und eine schnelle und vollständige Erholung

---

[1]) Vgl. Liefmann u. Lindemann, l. c.
[2]) Nassau, Z. K. 17. 1918.
[3]) L. F. Meyer. l. c.

herbeizuführen, bei vielen ist dagegen das tödliche Ende nicht mehr abzuwenden

Diese Katastrophen sind, wie gesagt, nichts anderes als die schweren Folgen
einer ·Wärmestauung, die in milder Form beim Säugling an heißen Sommertagen sehr häufig zustande kommt. Unter Kindern, die fortlaufend gemessen
werden, wie das in Anstalten der Fall ist, findet sich bei entsprechender Außen ·
temperatur immer eine ganze Anzahl, bei denen das Thermometer abnorm hohe
Grade aufzeigt, unter Umständen bis 41⁰. Die Natur dieses Fiebers ergibt sich
aus seinem Sinken bei Eintritt kühlerer Witterung. Sonstige Erscheinungen,
von Schweißen und geringer Mattigkeit abgesehen, treten dabei nicht
auf. Zu solchen, letzten Endes zu dem geschilderten Koma kommt

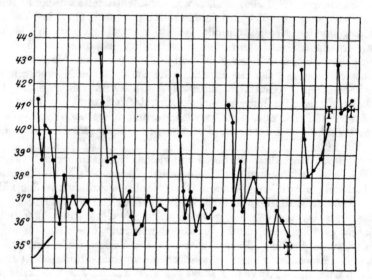

Fig. 104. Fälle von Wärmestauungsfieber, aufgen. am 7. u. 8. Juli 1908 im Berliner
Kinderasyl.

es erst, wenn die Wärmeabgabe durch Einwickeln und Zudecken
noch weiter verhindert wird[1]). Auf diesem dem Praktiker geläufigen
Pflegefehler[2]) dürfte es im wesentlichen beruhen, daß der Hitzschlag der Säuglinge fast nur in jenen Volkskreisen vorkommt, deren Pflegegewohnheiten
auch sonst mancherlei Einwände herausfordern.

Immerhin sind die typischen Fälle dieser Art kaum so zahlreich, daß sie
allein die großen Ausschläge der Sterbeziffer auslösen können. Wahrscheinlich
erliegen am gleichen Tage auch eine Anzahl bereits vorher Kranker der
neuen Belastungsprobe, ohne daß es zu anderen Erscheinungen als zum plötzlichen Verfall mit oder ohne terminale Fiebererhebung kommt[3]). Schließlich
darf auch die auffällige Häufung der Todesfälle an „Krämpfen", die die Statistik

---

[1]) Genersich, M. K. Orig. 9. Nr. 3. Helmholtz, J. am. m. ass. 1914. S. 1511.
McClure u. Sauer, ibid. 1915. S. 490ff.

[2]) Einige neuere statistische und experimentelle Arbeiten über die Sommersterblichkeit lassen ihn vollkommen unberücksichtet und gelangen deshalb zu unhaltbaren Schlüssen.

[3]) Rietschel, l. c. Eigene Beobachtungen. Hier möchte ich auch der Tatsache gedenken, daß mehrere meiner älteren Patienten mit Heubner-Herter-Schützscher
Krankheit an gewitterschwülen Tagen regelmäßig unter großen Gewichtsstürzen eine erhebliche Verschlechterung ihres Zustandes erlitten.

der heißen Tage regelmäßig verzeichnet, in irgendwelcher Weise mit der akuten Hitzeschädigung in Verbindung gebracht werden. Worauf beruht nun, wenn man die Krankheitsentstehung durch zersetzte Milch nur in ganz bescheidenem Umfange zuläßt, die auffällige Tatsache, daß im wesentlichen nur künstlich Genährte sterben, während das **Verschontbleiben der Brustkinder** die Regel bildet? Zunächst ist festzustellen, daß diese Immunität keine vollkommene ist, wie z. B. Engel Bey für Ägypten zugibt und Rosenfeld[1]) für den ersten Monat feststellt; ich selbst sah leichte, aber sichere Formen des Hitzschlages bisher dreimal. Dazu kann die Bevorzugung der Flaschenkinder befriedigend auch auf andere Weise erklärt werden: Wenn die Toleranz für Kuhmilch unter allen Umständen niedriger ist, als gegen Frauenmilch, wenn diese zudem einen um so viel höheren Schutz gegen Infekte verleiht, so muß das Flaschenkind unter der Hitze den alimentären und infektiösen Schädigungen früher, häufiger und in bedrohlicherem Grade anheimfallen, als das Brustkind. Und auch die große Zahl der bereits mit chronischen Ernährungsstörungen in die heiße Zeit Eintretenden wird dem neuen Angriff weniger widerstehen können, als ihre besser gestellten Genossen. In der Tat fallen als Opfer des Sommers überwiegend solche chronisch Kranke[2]). Auch nach genaueren klinischen Beobachtungen[3]), scheint es, daß die Ernährungsschäden die Widerstandskraft gegen Wärmestauung so herabsetzen, daß diese Eigenheit bei der Erörterung der Gründe für die Bevorzugung der künstlich Genährten nicht gut beiseite gelassen werden darf. Dazu dürften hier noch die mancherlei durch die unzweckmäßige Ernährung und ihre fehlerhafte Durchführung geförderten Konstitutionsanomalien, vornehmlich die lymphatische Diathese ins Gewicht fallen. Gerade der akute Hitzschlag betrifft zumeist wohlgenährte Kinder, deren pastöser Habitus und deren lymphatische Hyperplasien auf solche Zusammenhänge hinweisen.

Die Abhängigkeit von der Hitze und insbesondere von der gesteigerten Durchwärmung ungünstig gebauter und gelegener Wohnungen hat mit Recht dazu geführt, der **Wohnungsfrage** eine entscheidende Bedeutung bei der Entstehung des Sommergipfels zuzuerkennen (Meinert, Prausnitz) und die Besserung der Wohnverhältnisse als eine wesentliche Forderung in der Bekämpfung der Säuglingssterblichkeit aufzustellen. In gleicher Richtung bewegt sich das Verlangen nach Dachgärten und nach Flußspitälern. Aber auch unter den jetzigen Bedingungen wird mancher Krankheits- und Todesfall zu vermeiden sein, wenn den Beteiligten die Gefahr der üblichen Warmhaltung der Kinder mit Kleidern und Kissen zu Bewußtsein gebracht wird.

5. Ernährungsstörungen mit spezifischen Organveränderungen.

a) Infantiler Skorbut (Möller-Barlowsche Krankheit)[4]).

Zuerst von dem Königsberger Möller (1859) als „akute Rachitis", später (1883) von Barlow als „infantiler Skorbut" beschrieben und in Deutschland

---

1) J. K. 72. Erg. H.
2) Königsberger, J. K. 45..
3) Rietschel, M. K. 9. Nr. 1.
4) Lit. bei E. Fränkel, Fortschr. auf d. Gebiet der Röntgenstrahlen. Ergänzungsband 18. Hamburg 1908. Kaupe, Z. Gr. XI. 1908. Nr. 1 u. 2. Größere Abhandlungen: Barlow, T. m. e. Il. Heubner, B. kl. W. 1903. Nr. 13. H. Neumann, Säuglingsskorbut in v. Leyden-Klemperer Deutsche Klinik. Bd. VII. Hart, J. K. 76, 1912. Ders., Z. Gr. 17. 1913. Aschoff u. Koch, Der Skorbut. Jena, Fischer, 1919. Hart u. Lessing, Barlowsche Krankh. Stuttgart, Encke, 1913.

namentlich durch Heubner (1892) bekannt geworden, beansprucht diese eigenartige Krankheit gegenwärtig ihrer großen Häufigkeit wegen besonderes Interesse. Sie stellt eine **hämorrhagische Diathese** mit besonderer Beteiligung des **Knochensystems** dar, **die verbunden ist mit einer in Markdegeneration und verringerter Neubildung von Knochensubstanz bestehenden Skeletterkrankung.** Ihre Zugehörigkeit zum **Skorbut** dürfte jetzt wohl endgültig gesichert sein.

Symptome. Die ersten Anzeichen des Leidens machen sich gewöhnlich im dritten bis fünften Vierteljahr bemerklich, verhältnismäßig selten schon vorher, bis etwa zum 4. Monat herab. Ob ein noch früheres Auftreten möglich ist, erscheint fraglich, da sich gegen die meisten als Barlow beschriebenen Fälle[1]) aus den ersten Lebenswochen diagnostische Bedenken vorbringen lassen. Dagegen sind hierhergehörige Erkrankungen in kleiner Zahl noch im dritten und vierten Jahr, ausnahmsweise auch noch später, beobachtet worden. Mein jüngster Patient war 5½, der älteste 33 Monate alt.

Die Krankheit beginnt manchmal scheinbar ganz akut. Von einem 15monatigen Knaben z. B. gaben die Eltern an, daß er noch am Morgen gestanden und seine gewöhnlichen Gehversuche gemacht hätte; bei der Ausfahrt hatte er bei einem Schwanken des Kinderwagens einen starken Ruck erlitten, und von diesem Augenblick war der Schmerz und die scheinbare Lähmung an den palpatorisch normalen Beinen aufgetreten. In der Regel dagegen geht dem Ausbruch der kennzeichnenden Symptome eine Zeit **allgemeinen Unbehagens** voraus. Die Kleinen werden unlustiger, matter, sehen schlecht aus, weinen viel und wollen nicht mehr recht sitzen und stehen. Wahrscheinlich sind schon jetzt manchmal Fieberbewegungen vorhanden. Charakteristisch, wenn auch nicht absolut beständig, ist eine ausgesprochene **Appetitlosigkeit,** namentlich ein Widerwille gegen abgekochte Milch. Zu den häufigsten Vorläufern und Begleitern des Leidens gehören auch starke **Schweiße.** Früher oder später stellt sich dann die typische Empfindlichkeit ein.

Untersucht man ein solches Kind genauer, so fällt gewöhnlich auf, daß eine **Pseudoparalyse** besteht, indem Bewegungen ängstlich vermieden und namentlich die Beine in gebeugter Stellung ruhig gehalten werden. Das Kind fürchtet sich zudem vor Berührungen, und wenn diese erfolgen, jammert es. Die **Schmerzhaftigkeit** läßt sich deutlich auf die Knochen lokalisieren: am häufigsten sind die Beine und im besonderen die distalen Epiphysengegenden der Oberschenkel, etwas weniger oft die der Unterschenkel betroffen. Übt man auf den Knochen mit zwei Fingern von vorn und hinten oder von rechts und links einen kurzen Druck aus, so fährt das Kind unter jähem Schmerz zusammen und bricht in Weinen aus. Anfänglich ist bei der Betrachtung des Knochens sonst nichts weiteres wahrzunehmen. Später zeigen sich an den Vorzugsorten zunächst leichte **Schwellungen,** unter denen weiterhin ähnlich wie bei Syphilis spindelförmige **Auftreibungen** fühlbar werden. In vielen Fällen wird im Anschluß daran auch die Muskulatur und die Haut in Mitleidenschaft gezogen, so daß eine deutliche, von geschwollener, gespannter und glänzender Haut überzogene Geschwulst entsteht, die sich späterhin bläulich verfärben kann und damit erkennen läßt, daß sie hauptsächlich durch **subperiostale Blutungen** gebildet wird. In schweren Fällen beschränkt sich der Prozeß nicht auf die Epiphysengegenden, sondern es werden auch die Diaphysen einbezogen, so daß der ganze Abschnitt des Gliedes bei gleichzeitiger Erkrankung von Ober- und Unterschenkel sogar das ganze Bein, eine umfangreiche, dabei leicht bläulich durchschimmernde An-

---

[1]) Crandall u. a. vgl. E. Fränkel, l. c.

schwellung aufweist. Die Gelenke bleiben in der Regel frei; nur ganz ausnahmsweise können sie blutige Ergüsse enthalten (Colmann, Still).

Nach dem Oberschenkel, dem Vorzugssitz der beschriebenen Veränderungen, kommt der Häufigkeit nach die Erkrankung der Tibia, deren proximales und distales Ende vielleicht gleich oft beteiligt wird. Doppelseitiges Betroffensein der Beine ist häufiger als einseitiges. An den Rippen ist gewöhnlich nur Schmerzhaftigkeit der Gegend der Knorpelknochengrenze am vorderen Brustkorb vorhanden, während wahrnehmbare Auftreibungen die Ausnahme bilden. Aber gelegentlich sind doch die Epiphysen auch hier so stark ergriffen, daß die Rippen bajonettförmig abgeknickt werden und das Sternum mit den Ansätzen nach einwärts verlagert erscheint (Barlow). Die Arme sind auffälligerweise sehr selten befallen. Ebenso bilden Schwellungen oder Hämatome über den Gesichts-

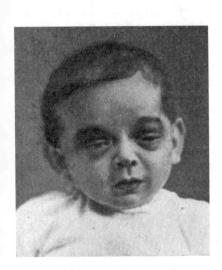

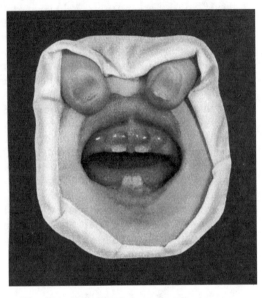

Fig. 105. Augenhöhlenblutungen bei infantilem Skorbut.

Fig. 106. Zahnfleisch bei infanitlem Skorbut (leichte Veränderungen).

und den platten Schädelknochen Seltenheiten, ausgenommen solche der Orbita. Gelangen sie aber zur Ausbildung, so pflegen sie zu entstellender Größe anzuwachsen[1]). Einige Sektionsbefunde scheinen dafür zu sprechen, daß auch durale Blutungen vorkommen und im Leben Krämpfe erzeugen können.

In zahlreichen Fällen verbinden sich mit der Knochenerkrankung noch **Blutungen in der Haut und den Schleimhäuten,** gewöhnlich Petechien oder etwas umfangreichere Flecke und Sugillationen darstellend, nicht selten jedoch auch zu eigentlichen Hämatomen anwachsend. Recht bezeichnend ist auch die Neigung zufälliger Komplikationen, wie z. B. Furunkel, Varizellen, Masern zum Hämorrhagischwerden der Eruptionen. Von den Blutungen sind besonders charakteristisch und häufig diejenigen in der Augenhöhle (Fig. 105). Sie erscheinen bald nur als leicht bläuliche, von geringer Schwellung namentlich des Oberlides begleitete Verfärbungen, bald als deutlichere Suffusionen oder Hämatome. Bei Sitz eines größeren Extravasates in der Tiefe der Orbita kann es zum Exophthalmus kommen.

---

[1]) Kasuistik bei S. Weiß, A. K. 41. Ders., Wangenhämatome. Ref. Z. K. 6. S. 323.

Von den Veränderungen der Schleimhäute ist die häufigste und diagnostisch wichtigste die **Erkrankung des Zahnfleisches** (Fig. 106), die sich allerdings nur um bereits vorhandene oder über eben im Durchschneiden begriffenen Zähnen ausbildet, und auch bei diesen nicht immer um sämtliche Zähne; bei zahnlosen Kindern wird sie vermißt. Sie beginnt mit Schwellung des Periostes, Auflockerung und gelbrötlicher Verfärbung des Schleimhautüberzuges; späterhin wird das Zahnfleisch durch kleine Blutungen bläulich und schwammig, im weiteren Verlauf pflegen sich ausgedehntere Suffusionen herauszubilden. Geschwürsbildung findet nur ausnahmsweise und dann in ganz oberflächlicher und wenig umfangreicher Art statt.

Nach außen blutet es zuweilen aus der Nase, besonders aber aus den Nieren. Eine **Hämaturie** findet sich wenigstens in einem Drittel aller Fälle, bald so stark, daß sie bereits aus der Farbe des Urins oder der Urinflecken in der Windel zu erkennen ist, bald so gering, daß es zum Nachweis des Mikroskopes oder chemischer Proben bedarf. Das Sediment besteht meist nur aus roten Blutkörperchen und vereinzelten hyalinen Zylindern und Zylindroiden, die oft mit Erythrozyten besetzt sind und dadurch die Herkunft des Blutes aus der Niere anzeigen. Die Abwesenheit anderer Elemente belehrt zudem, daß nur eine reine Blutung und keine hämorrhagische Entzündung vorliegt, ein Rückschluß, der durch den Nachweis vollkommen normaler Gewebsverhältnisse bei einigen solchen Kindern, die an akzidentellen Krankheiten starben, seine Bestätigung gefunden hat[1]). Aber dann und wann findet sich doch einmal ein Fall, bei dem ein stärkerer Eiweißgehalt und ein Sediment mit reichlich Epithelzylindern, Nierenepithelien und Leukozyten neben dem Blut das Bestehen einer **hämorrhagischen Nephritis** beweist. Das Vorkommen dieser Nierenentzündung, von der ich selbst bisher 8 Fälle sah, möchte ich besonders hervorheben, da einige Autoren sich über diesen Punkt skeptisch geäußert haben.

Blutungen aus anderen Organen sind sehr viel seltener. Vereinzelt ist über Konjunktival-, über Magen- und Darmblutungen, ganz ausnahmsweise auch über Lungenblutungen berichtet worden. Auch in der Retina sollen Blutungen vorkommen. Der Puls ist beschleunigt, ebenso die Atmung, das Herz ist oft dilatiert, häufig besteht eine Hypertrophie des rechten Ventrikels, wahrscheinlich als Folge vermehrter Arbeit, die dem Organ durch Einschränkung der Atmung wegen der schmerzenden Rippen aufgebürdet wird[2]). Auf eine Beteiligung des Nervensystems weist die Erhöhung der Patellarreflexe und ein Ödem der Optikuspapille[3]).

Der **Ernährungszustand** vieler Skorbutkinder ist wenigstens zu Beginn noch recht gut, es sei denn, daß die Krankheit ein bereits vorher abgemagertes Kind befällt, wie das so häufig statt hat. In langdauernden Fällen stellt sich unter allen Umständen ein kachektischer Zustand ein. Die meisten Kinder fallen durch ihre Blässe auf, in späteren Zeiten sehen sie oft außerordentlich fahl und grau aus; aber es kommt auch vor, daß das blühende Aussehen noch eine Zeitlang erhalten bleibt, trotzdem schon deutliche Veränderungen am Knochensystem und Zahnfleisch da sind[4]). Zuweilen findet sich allgemeines **Ödem**. Der **Blutbefund**[5]) ist der einer einfachen Anämie, deren Grad von der Dauer der Krankheit und der jeweiligen Gegenwart und Stärke von Blutverlusten abhängt, nach Brandt[6]) soll verhältnismäßig häufig jedoch auch eine Polyglobulie vorkommen.

---

[1]) Fränkel, M. m. W. 1906. Nr. 45. Eigene Beobachtung.
[2]) Erdheim, W. Kl. W. 1918. Nr. 49.
[3]) A. Heß, J. am. med. assoc. 65. 1915. 18. Sept. Ders., ibid. 68. 1917. 27. Jan.
[4]) Mehrere eigene Beobachtungen. Vgl. auch Kohl, A. K. 43.
[5]) Vgl. Glaser, B. kl. W. 1913. Nr. 5. A. Heß, A. J. Dis. Ch. Dez. 1914. Tixier, Ref. Z. K. 5. 2. 216.
[6]) A. K. 67. 1919.

Die Blutplättchen sind an Zahl nicht vermindert; das Verhalten der Leukozyten scheint, abgesehen vielleicht von einer relativen Lymphozytose, der Norm zu entsprechen. In schweren Fällen kommen Normo- und Megaloblasten vor. Eine Vereinigung der Krankheit mit **Keratomalazie** ist selten; ich habe sie nur zweimal gesehen. Recht häufig sind **Temperatursteigerungen** zu verzeichnen, bald nur geringfügiger Art, bald höher. Viele dieser Fieber kommen natürlich auf Rechnung von Komplikationen; aber unbedingt gibt es auch, und zwar recht häufig, ein „Barlowfieber", dessen Zugehörigkeit zum Barlow dadurch bewiesen wird, daß es häufig einen Zusammenhang mit den Blutungen zeigt (Neumann) und nach Einleitung der diätetischen Behandlung innerhalb weniger Tage verschwindet.

Als Beispiel diene die Kurve eines 8monatigen Knaben (Fig. 107), der mit typischer Schmerzhaftigkeit beider Beine, leichter Verdickung der distalen Epiphysengegend des linken Oberschenkels und mäßiger Hämaturie aufgenommen wurde. Am 4. Beobachtungstage starke linksseitige Oberschenkelblutung und doppelseitige, umfangreiche Orbitalblutungen mit Protrusio bulbi, die ihr Maximum drei Tage später erreichen. Weitere 4 Tage später wiederum hohes Fieber, gleichzeitig umfangreiche subperiostale

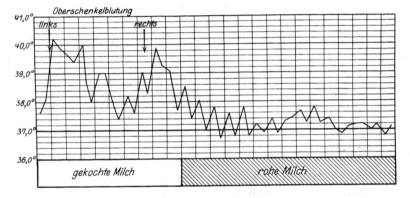

Fig. 107. „Barlowfieber".

Blutung am rechten Oberschenkel. Nach Einleitung der Rohmilchbehandlung schnelle Besserung und Entfieberung.

Wenn nun auch in den meisten Fällen eine Mehrzahl der erwähnten Veränderungen vorhanden ist und sich zu einem außerordentlich charakteristischen Bilde vereinigt, so gibt es doch Verläufe, in denen die führenden Symptome längere Zeit oder selbst dauernd fehlen oder so rudimentär entwickelt sind, daß das Leiden nur bei besonderer Aufmerksamkeit oder Bekanntschaft richtig zu erkennen ist. So bleibt z. B., wie bereits gesagt, die Hautfarbe der Kinder manchmal recht gut, und auch die Munterkeit und Stimmung sind nicht immer sehr gestört. Die Knochenschwellungen fehlen häufig, und auch der Schmerz und die Funktionsstörung können sehr geringfügig sein, ja sogar völlig wegfallen. Bei zahnlosen Kindern werden auch die Zahnfleischveränderungen vermißt. Andererseits verfüge ich über mehrere Fälle, wo bei allgemeiner Schwäche und Unlust zu gehen und zu stehen nur eine überaus geringfügige Stomatitis die sichere Diagnose ermöglichte, während die Knochen selbst keine Erscheinungen machten. So kommt es, daß manche Fälle als „Formes frustes" verlaufen und sich viele eigentlich im wesentlichen nur als Kachexien unklaren Ursprungs darstellen. Einige haben dabei schleimige, zuweilen leicht blutige Diarrhöen und können deshalb fälschlicherweise als chronische Kolitis angesehen werden. Besonders wichtig ist es, zu wissen, daß das einzige, neben vieldeutigen

Allgemeinerscheinungen vorhandene Zeichen des infantilen Skorbuts in einer hämorrhagischen Nephritis oder Hämaturie bestehen
kann, deren richtige Diagnose zugleich mit der Heilung durch Einleitung der
gebotenen diätetischen Behandlung gesichert wird.

Knabe D., Kind einer syphilitischen Mutter, 3 Wochen alt mit 3500 g Gewicht auf-
genommen, gedeiht, gehemmt durch leichte Dyspepsien, Furunkel und einige Anfälle von
Bronchitis zunächst langsam. Mit 3½ Monaten unscheinbares Syphilid an Sohlen und
Unterschenkeln. Hg-Kur. Im 6. Monat 4800. Von jetzt ab macht sich eine deutliche
Appetitsverminderung, schlechtes Aussehen und Gewichtsstillstand bemerklich. Anfang des 7. Monats beginnt, gleichzeitig mit einem hämorrhagischen Schnupfen (keine
Diphtheriebazillen) und staffelförmig innerhalb 5 Tagen auf 40,2 ansteigendem, dann schnell
sinkendem und zwischen 37,2 und 38,4 unregelmäßig schwankendem Fieber eine starke,
schon makroskopisch an der himbeerrötlichen Farbe des Urins erkennbare Hämaturie;
mikroskopisch maennshaft rote Blutkörperchen, mäßig zahlreich hyaline und Körnchenzylinder, Blutkörperchenzylinder, spärliche Leukozyten und Nierenepithelien, also Nephritis. Keine Ödeme, auffallende Unruhe. Die Blutung und Ausscheidung von nephritischen Elementen, sowie das Fieber dauern unverändert die nächsten 4 Wochen an. Jetzt
erst Verdacht auf Barlow ausgesprochen. 4 Tage nach Beginn der Rohmilchernährung ist die Temperatur normal, der Urin viel heller, nach einer
weiteren Woche Urin ohne Befund. Später gute Entwicklung, Knochen und Zahnfleisch hatten niemals Veränderungen dargeboten.

Pathologische Anatomie. Über die anatomische Grundlage der hervorstechendsten Erscheinung im Krankheitsbild, der Veränderung am Knochen (Fig. 108),
haben die Untersuchungen von Nauwerck, Schoedel, Schmorl, Looser,
E. Fränkel u. a. Aufklärung gebracht. Der Beginn der Knochenerkrankung
und wohl der ganzen Krankheit überhaupt besteht in einer Degeneration des
Knochenmarks. Das zellreiche, lymphoide Mark, hauptsächlich an der Knorpelknochengrenze, verödet; statt seiner erscheint eine gefäß- und zellarme, bindegewebige Substanz, die als **Faser- oder Gerüstmark** (Schoedel-Nauwerck) bezeichnet wird. Die mangelhafte Gefäßversorgung wird zu Ursachen mannigfaltiger
Ernährungsstörungen am Knochen. Die Osteoblasten verschwinden oder versagen
in ihrer Funktion, und somit hört die Neubildung von Knochensubstanz auf,
während die Knochenresorption ungestört weiter geht; des weiteren kommt
es zu einer **Atrophie und Brüchigkeit des Knochens,** der „Osteotabes“ Zieglers.
In der Zone der endochondralen Ossifikation wird die vorläufige Verkalkungszone nicht durch primordiale Markräume eingeschmolzen; deswegen erhält sich
abnrom kalkhaltiges Material in Form langer Sparren und Pfeiler, die bald zu-
sammenbrechen und an der Grenze zwischen Diaphyse und Epiphyse die „Trümmerfeldzone“ (E. Fränkel) entstehen lassen. Neben diesen kleinen Zertrüm-
merungen sind aber auch größere Knickungen, Verschiebungen und wirkliche
Frakturen vorzugsweise in dem der Epiphyse benachbarten Knochenabschnitt
möglich. Ausnahmsweise kann auch der Knochenschaft brechen, während
typische Epiphysenlösungen nicht vorzukommen scheinen. Als Folge und Begleiterscheinung dieser Brüchigkeit kommt es zu Blutungen in der Spongiosa
und unter dem Periost, und dadurch entstehen kleinere oder größere subperiostale
Hämatome, die schließlich in die Muskulatur und Haut übergreifen und die
großen Geschwülste machen, die am Lebenden sicht- und fühlbar sind.

Soweit die Auffassung der meisten Beobachter, von der nur Barlow und
Looser abweichen, indem sie die Blutungen für die primäre Veränderung, die
Knochenerkrankung erst für ihre Folge halten. Demgegenüber wird geltend ge-
macht, daß der typische Markbefund auch ohne alle Zeichen frischer oder älterer
Blutungen bestehen kann. Auf alle Fälle muß zugegeben werden, daß das klinische
Bild und im besonderen auch der Befund am Knochen durch die Knochenbrüchig-
keit allein keine volle Erklärung findet. Mit Recht weist Heubner darauf hin,
daß bei anderen, mit Knochenschwund und Knochenbrüchigkeit einhergehenden

Erkrankungen, wie z. B. bei Rachitis, syphilitischer Epiphysenerkrankung, vor allem auch Osteopsathyrosis, nichts von den umfangreichen Knochen- und Knochenhautblutungen zu finden ist, geschweige denn von den Blutungen in der Haut und in den inneren Organen. Es besteht also noch eine **hämorrhagische Diathese**, deren Beziehungen zum Knochenmark ebenso noch der Erklärung harren, wie ihre Grundlage überhaupt. Eine Anomalie in der Gerinnungsfähigkeit des Blutes ist nicht im Spiele.

Entstehung. Wie im wesentlichen die skorbutischen Erkrankungen überhaupt, so steht auch die Krankheit der Säuglinge in bindender Abhängigkeit von der Art der Ernährung, und die Vorbedingungen für ihr Entstehen sind gegeben, wenn die Kinder längere Zeit mit unzweckmäßiger, gekünstelter oder denaturierter Kost aufgezogen werden. Daher ist sie so gut wie ausschließlich ein Leiden der Flaschenkinder.

Über die **Stoffwechselvorgänge** ist noch wenig bekannt. Nachgewiesen ist, der Erwartung entsprechend, eine starke Kalkverarmung der Knochen und Muskeln[1]). Merkwürdig ist das Ergebnis der wenigen bisher vorliegenden Stoffwechselversuche[2]): Ca, P, Cl und Gesamttaschenbilanzen im floriden Stadium eher besser als normal, bei beginnender Heilung Umschlag in starke Unterbilanz, die sich dann allmählich bessert. Man hat das so gedeutet, daß während der Krankheit das gelöste Material irgendwo im Körper abgelagert und erst bei beginnender Heilung ausgeschwemmt wird; die Organanalysen[1]) haben aber für einen solchen Vorgang keine Bestätigung gebracht.

Barlowsche Erkrankung bei Brustkindern ist, wenn sie überhaupt vorkommt, außerordentlich selten[3]). Sehr viele und darunter gerade die erfahrensten Ärzte haben sie niemals gesehen, und die Gesamtzahl der in den Sammelforschungen und in der Kasuistik zusammengetragenen Fälle dürfte einige zwanzig nicht überschreiten. Ein erheblicher Teil davon erweckt wiederum schwerwiegende Zweifel an der Richtigkeit der Diagnose; zum wenigsten ist auffällig, daß eine Anzahl dieser Kinder sich noch in den ersten Lebensmonaten befand, und daß sowohl bei ihnen, als auch je den im eigentlichen Barlowalter befindlichen die Symptomatologie von der typischen sehr häufig in auffälliger Weise abwich. Große Hämatome am Kopf und im Gesicht, Hautblutungen am Körper, deren Zahl und Größe die bei Barlow geläufige weit übertrifft, unverändertes Zahnfleisch, Beteiligung der Arme bei Freisein der sonst in erster Linie betroffenen Beine, Fehlen von Knochensymptomen überhaupt, bei einigen auch der nicht recht erklärte tödliche Verlauf sind gewiß recht ungewöhnliche Dinge. Bedauerlicherweise gibt es meines Wissens auch keinen Fall mit Obduktionsbefund oder beweisendem Röntgenbild. Bei den sicheren Fällen besteht schließlich noch die Wahrscheinlichkeit, daß die Ernährungsanamnese nicht zuverlässig war, oder es wurde vielfach neben der Brust allerhand Beinahrung gegeben. Die Mütter selbst werden als krank und elend, zum Teil sogar direkt als skorbutisch bezeichnet. An einer ergiebigen Brust einer gesunden Frau kann jedenfalls die Erkrankung nicht vorkommen.

In Deutschland kommen die meisten Fälle bei Ernährung mit Milch zur Ausbildung, während die Entstehung der Krankheit unter vorwiegender Mehlkost, die in England und Amerika recht häufig beobachtet wird, bei uns verhältnismäßig selten ist.

Man hat anfänglich geglaubt, daß recht eingreifende Veränderungen mit der Milch vorgenommen werden müßten, um die Ausbildung der Barlowschen Krankheit zu ermöglichen, so beispielsweise eine sehr lange Sterilisation bei hohen Temperaturen, oder technische Maßnahmen, die das Gefüge des Nahrungsmittels umändern, wie das bei der Herstellung der Albumosenmilch, der Gärtnerschen Fettmilch u. a. m. der Fall ist. Auch wiederholtes Erhitzen, z. B. nochmaliges, wenn auch kurzes Aufkochen einer vorher pasteurisierten Milch sollte besonders nachteilig sein. Im Laufe der Zeit hat sich indessen gezeigt, daß zwar bei derartigen Präparaten die Krankheit häufiger vorkommt, als sonst, daß aber auch

---

[1]) Bahrdt u. Edelstein, Z. K. 9. 1913.
[2]) Lust u. Kloemann, J. K. 75. 1911. Frank, J. K. 91. 1920.
[3]) Lit. bei S. Weiß, A. K. 41. G. Freund, D. A. kl. M. 86. La Fetra, A. J. med. sc. Juni 1907.

bei Ernährung mit gut sterilisierter, pasteurisierter und einfach aufgekochter Milch zahlreiche Fälle zu verzeichnen sind.

Welche **Besonderheiten der Nahrung** nun pathogenetisch bedeutsam sind, wird zurzeit noch viel erörtert. Naheliegend ist die Vorstellung, daß durch die Erhitzung ein für die Ernährung wichtiger Stoff zerstört oder in eine für die Verwendung im Stoffwechsel ungeeignete Form gebracht werde, und so sind denn auch alle jene früher erwähnten Veränderungen[1]), die die Milch beim Kochen erleidet, ursächlich in Anspruch genommen worden. Auf die verschiedenen Meinungen einzugehen, ist im Hinblick auf die in den letzten Jahren gewonnenen besseren Einblicke in das Wesen der Krankheit kaum notwendig, um so weniger als gewisse Erfahrungen es zweifelhaft gemacht haben, ob denn wirklich die Hitzeschädigung der Milch allein die ausschlaggebende Rolle spielt. In dieser Beziehung geben einige Beobachtungen über Eigentümlichkeiten im Auftreten und in der Häufigkeit der Krankheit zu denken. Sie kommt bei den Flaschenkindern anderer Länder nicht annähernd so häufig vor, wie in Deutschland, England oder Amerika, trotzdem doch beispielsweise in der Schweiz die Behandlung der Milch im Hause nicht anders sein dürfte, wie bei uns. Sie bevorzugt, wie allseitig betont wird, die Kinder der besser gestellten Volkskreise; ferner ist sie zweifellos in den letzten Jahren wenigstens in den Städten häufiger geworden, und es liegen Berichte vor über ein plötzliches Anschwellen der Erkrankungsziffern, das nicht immer in einer gleichzeitigen Veränderung in der Milchversorgung oder Sterilisationstechnik seine Erklärung fand. Während z. B. eine Vermehrung der Fälle in Berlin mit der Einführung der Pasteurisation in einer der größten Molkereien der Stadt zusammenfiel, so daß die Kinder eine zweimal erhitzte Milch verzehrten (Neumann), stieg in Bonn, wo die Krankheit vorher nahezu unbekannt gewesen war, die Zahl der Fälle seit Einrichtung der städtischen Milchküche, und zwar nur in deren Klientel, auffällig an und hielt sich hoch, trotzdem Erhitzungsgrad und -dauer auf ein Minimum beschränkt wurden; außerhalb des Milchküchenpublikums blieb trotz allgemeiner Verbreitung des Soxhletsverfahrens die Krankheit nach wie vor selten (Kaupe). Auch Bernheim-Karrer[2]) berichtet von einer Häufung des Barlow in der Kundschaft einer Züricher Molkerei, nachdem dort die Homogenisierung der Milch eingeführt worden war. Alles das legt wenigstens für die trotz schonender Erhitzung entstehenden Fälle die Vermutung nahe, daß auch die Beschaffenheit der Milch vor dem Sterilisationsprozesse nicht ohne Bedeutung ist. Es scheint beinahe, als ob ein Parallelismus bestände zwischen Barlowhäufigkeit und Art des Milchbezuges in der Weise, daß die Fälle um so zahlreicher werden, je länger und, von der Erhitzung abgesehen, komplizierter der Weg zwischen Gewinnung und Genuß des Nahrungsmittels ist, je mehr an Stelle der ursprünglichen Art der direkten Entnahme aus dem Stalle die Versorgung aus dem Molkereigroßbetriebe mit seiner Sammelmilch und seiner Heranziehung der neueren, milchhygienischen Methoden tritt. Daß die Tiefkühlung das Gefüge der Milch erheblich verändert, ist kaum zu bezweifeln; die andauernde Gleichförmigkeit einer Nahrung, wie sie in einer Mischmilch aus großen Stallungen gegeben ist, ist möglicherweise ebenfalls nicht gleichgültig[3]). Auch ein Einfluß der Trockenfütterung wird mit Recht in Betracht gezogen[4]); auf ihm beruht es wohl, daß zur Zeit des Weideganges sehr viel weniger Skorbutfälle vorkommen, als im Herbst, Winter und ersten Frühjahr. Ganz neuerdings ist Plantenga[5]) auf Grund

---

[1]) Vgl. S. 61.
[2]) K. Schw. 1907. Nr. 19.
[3]) Vgl. Köppe, J. K. 47. S. 415.
[4]) Schloßmann, V. G. K. Breslau 1905.   [5]) Ref. J. K. 73. S. 368.

sehr interessanter Beobachtungen dafür eingetreten, daß die Barlowsche Krankheit hauptsächlich bei alter Milch auftritt. In den ersten zwei Betriebsjahren einer Säuglingsfürsorgestelle, wo zwischen Gewinnung und Pasteurisation 12 Stunden lagen und die endgültige Sterilisation erst nach weiteren 12 Stunden erfolgte, erlebte er 23 Fälle von Barlow unter 200 Kindern; in den nächsten zwei Jahren, wo die Pasteurisation sofort nach dem Melken vorgenommen wurde und bald von der Sterilisation gefolgt war, ereignete sich kein einziger Fall. Fälle von Barlow, die sich unter gekochter „alter" Milch verschlimmerten, wurden mit gekochter junger Milch geheilt, wenn auch langsamer als bei roher Milch zu erwarten gewesen wäre. Sehr belehrend ist hier ein Einzelfall von Carel[1]): Barlowentstehung unter Ernährung mit sterilisierter Milch aus lange lagerndem Vorrat, Besserung nach frischer Sendung, Rückfall mit dem Älterwerden auch dieser. Auch andere Beobachter sind geneigt, die ursprüngliche Beschaffenheit der Milch neben dem Kochen als ätiologisch wichtig anzusehen, Czerny und Keller[2]) z. B. erklären, ebenso wie früher schon Mennig[3]), einen Wechsel der Bezugsquelle für genügend, um auch bei Verwendung gekochter Milch die Heilung zu bewirken. Zu all dem stimmen die trüben Kriegserfahrungen, daß mit der wachsenden Verkehrsnot und der dadurch verlangsamten Zufuhr einer an und für sich minderwertigen und von schlecht gefütterten Kühen stammenden Milch nicht nur überall die Zahl der Barlowfälle eine früher unerhörte Höhe erreicht hat, sondern auch die Heilkraft des als „roh" verabfolgten Nahrungsmittels vielfach gänzlich vermißt wird.

Die gegenwärtige Auffassung geht dahin, daß die Möller-Barlowsche Krankheit gleich der Beri-Beri und ähnlichen Leiden zu den „Avitaminosen" gehört, also zu den Erkrankungen, deren Entstehung an das Fehlen gewisser, ihrer Natur nach noch nicht näher bekannter, aber durch Entfaltung großer Wirkung in kleinen Mengen den Hormonen und Katalysatoren ähnlicher, leicht zerstörbarer „Ergänzungsnährstoffe" (Hofmeister, Röhmann) oder „Vitamine" (C. Funk) geknüpft ist. Die Forscher in England und Amerika sprechen bereits von einem „antiskorbutischen Faktor" in der Nahrung, der sich in frischen Vegetabilien findet, in tierischen Nahrungsmitteln, also auch in der Milch, nur in so weit, als er aus frischer Pflanzenkost stammt und der durch Aufbewahren, Erhitzen, Trocknen stark abgeschwächt oder ganz zerstört wird. Der Beweis hierfür wurde dadurch erbracht, daß es gelang, im Tierversuch durch entsprechende Fütterung eine vollkommen übereinstimmende Krankheit zu erzeugen und auf dieselbe Weise zu heilen, die auch die Störung beim Kinde mit Sicherheit beseitigt[4]).

Holst und Frölich haben bei jungen Meerschweinchen durch Verfütterung von ungeschälten Getreidekörnern, Brot und Grütze eine skorbutartige Veränderung der Knochen hervorgerufen, deren Entstehung durch Zufütterung roher Milch verhindert werden kann, nicht dagegen durch gekochte. Ähnlich schützend erwiesen sich verschiedene frische Vegetabilien. Erhitzen, Trocknen und Konservierung vernichtet die Heilkraft oder verringert sie in empfindlicher Weise, saure Reaktion erhält sie und verhindert den Verlust der antiskorbutischen Eigenschaften beim Erhitzen. Fütterung mit ruhenden Pflanzensamen aller Art erzeugt Skorbut, Fütterung mit demselben Samen im Zustand der Keimung dagegen nicht (Fürst). Beim Affen entsteht nach Fütterung mit kondensierter Milch typischer Skorbut (Hart).

Von den vielen, den gleichen Ernährungsbedingungen ausgesetzten Säuglingen erkrankt immer nur ein kleiner Bruchteil. Zum wenigsten für die bei nur kurz gekochter, im übrigen einwandfreier Nahrung entwickelten Fälle bedarf

---

[1]) Bull. d. l. soc. d. péd. Paris, Januar 1910.
[2]) Handb. II. S. 98.
[3]) M. m. W. 1895. Nr. 41.
[4]) Lit. bei Hart, l. c. und Stepp, E. i. M. K. 15. 1917.

es danach der Annahme einer gewissen **individuellen Disposition,** deren nähere
Art allerdings unklar ist. Wir können aus mancherlei Erfahrungen nur sagen,
daß schwächende Erkrankungen wie Tuberkulose, Syphilis, schwere und
langdauernde Infektionen anderer Art und ebensolche Ernährungsstörungen der Krankheit den Boden vorbereiten. Aber für die so
häufigen Erkrankungen bei bisher kräftigen und gesunden Säuglingen ist durch
diese Erfahrung natürlich nichts gewonnen. Hier muß eine primäre Schwäche
vorhanden sein, für deren nähere Kennzeichnung zurzeit noch jeder Anhaltspunkt fehlt. Die Familienanamnese bietet jedenfalls keinerlei konstante
Eigenheiten.

Zuweilen drückt sich diese Schwäche dadurch deutlich aus, daß mehrere
Geschwister nacheinander erkranken[1]). Viel zitiert ist ein vor Jahren von mir
beobachteter Fall. Er betraf den zweiten Knaben in einer Familie, deren Erst-
geborener einen schweren, lange Zeit nicht erkannten Barlow durchgemacht
hatte. In Erinnerung an diese Erfahrung war beim zweiten Kind von Anfang an
auf möglichst kurzes Kochen der Milch und frühe Zugabe von Beikost Bedacht
genommen worden — wie die Folge lehrte, vergeblich. Einen zweiten ganz
gleichen Fall sah ich vor kurzem.

Die ersten Beobachter neigten der Annahme zu, daß die Möller-Barlowsche Krankheit in engster **Beziehung zur Rachitis** stehe, ja eigentlich nur
eine besonders schwere Form dieser Krankheit darstelle. Daher die Bezeichnung
als ,,akute Rachitis''. Auch später noch, als durch eingehende pathologisch-
anatomische Untersuchungen die Vorgänge am Knochengerüst genauer bekannt
geworden waren, fand die Ansicht Vertreter, daß es sich um eine hämorrhagische
Diathese auf Grundlage der Rachitis handele, und demnach Barlow ohne Rachitis
nicht vorkomme. Gegenwärtig dagegen dürfte ziemlich Einmütigkeit darüber
herrschen, daß die zwei Krankheiten voneinander scharf zu trennen sind, unbeschadet des Umstandes, daß beide häufig bei demselben Kinde zusammentreffen,
ein Befund, der bei der Alltäglichkeit der Rachitis gerade in dem Lebensalter, wo
auch die Barlowsche Erkrankung hervortritt, sich eigentlich von selbst versteht. Die ablehnende Anschauung gründet sich nicht allein auf die Tatsache, daß
die hämorrhagische Erkrankung bei Individuen vorkommt, die nicht das geringste klinische Symptom von Rachitis zeigen, sondern es ist auch pathologisch-
anatomisch über allen Zweifel sichergestellt, daß das Knochensystem die typischen Veränderungen des Barlow zeigen kann, ohne daß auch nur eine Andeutung von Knochenrachitis erkennbar ist. Hierzu kommt die neuerliche
Feststellung amerikanischer Ärzte, daß der besonders in frischen Vegetabilien
enthaltene ,,antiskorbutische Faktor'' der Nahrung ein anderer ist, als der
an gewisse Nahrungsfette gebundene ,,antirachitische Faktor''.

Eine andere, zuerst von Cheadle vertretene Anschauung bringt die
Barlowsche Krankheit in **Beziehung zum Skorbut.** Über ihre Berechtigung ist
viel gestritten worden. Die Gegner — darunter auch Heubner — weisen darauf
hin, daß es doch auffällig sei, daß nur junge Kinder und nicht auch ältere Individuen befallen werden, und betonen gewisse klinische Unterschiede, wie das
Fehlen nekrotisierender und ulzeröser Prozesse am Zahnfleisch und das Freibleiben der Gelenke; die Anhänger meinen, daß eben nur im ersten Lebensalter
eine fehlerhafte Nahrung dargereicht wird und daß der Unterschied in der Symptomatologie nur ein gradueller sei, abgesehen davon, daß hie und da doch auch
Gelenkergüsse beobachtet wurden. Heute ist durch die Lehren des Krieges erwiesen, daß Möller-Barlowsche Krankheit und Skorbut zusammengehören.

---

[1]) Wieland, Schwalbe-Brünings Hb. d. allgem. Path. usw. d. Kindesalters. Bd. 2.

Klinisch sind sie durch Übergänge verbunden und auch zwischen den Veränderungen am Knochen besteht kein Unterschied[1]).

Verlauf. Bis sich die ersten Symptome des Leidens zeigen, scheint es zum mindestens einer fünf- bis sechsmonatigen Einwirkung der ursächlichen Ernährungsschädigung zu bedürfen; möglich, daß komplizierende Ernährungsstörungen oder Infektionen diese Frist verkürzen können. Die ausgebrochene Krankheit dauert, wenn nicht die Behandlung wirksam eingreift, Wochen und Monate. Die Kinder geraten dabei in eine fortschreitende Kachexie, werden außerordentlich blaß, zeigen oft Ödeme an den Beinen und fallen den mannigfaltigsten Sekundärerkrankungen, namentlich der Lungen und des Darmes, anheim. Eine der Krankheit eigentümliche, glücklicherweise seltene Komplikation ist die Vereiterung der subperiostalen Hämatome. Wie viele von diesen Kranken ohne Behandlung sich doch noch durchkämpfen, wie viele sterben würden, läßt sich schwer sagen; auf alle Fälle dürfte die Mortalität eine recht stattliche sein. Trifft man doch bei später Diagnose die Kinder gewöhnlich in einem so schweren Zustande, daß die Annahme wohl berechtigt erscheint, ein nur wenig längerer Verzug würde ihr Schicksal besiegelt haben. Daß im speziellen auch die Nierenblutungen lange Zeit fortdauern und jeder nicht diätetischen Behandlung trotzen können, wurde oben erwähnt. Vielleicht kann gelegentlich einmal auch eine hämorrhagische Nierenentzündung in eine chronische Nephritis übergehen. Still[2]) sah in einem Falle noch nach 10 Monaten Albuminurie bestehen, in einem anderen noch nach mehreren Wochen, und auch ich verfüge über eine merkwürdige Beobachtung bei zwei Brüdern, die mit einer gewissen Wahrscheinlichkeit als chronisch-hämorrhagische Nephritis nach Barlow gedeutet werden kann[3]).

Auch eine zweimalige Erkrankung an Barlow kommt vor.

Mein Fall betraf einen im Alter von 8 Wochen aufgenommenen, damals 3,1 Kilo wiegenden, hereditär-syphilitischen Knaben, der während seiner ersten 5 Lebensmonate dauernd in der Anstaltspflege verweilte. Zuerst erschien die Barlowsche Krankheit im 9. Lebensmonat, nachdem das Kind bis dahin zahlreiche Syphilisrezidive, entsprechende Kuren und verschiedene Komplikationen durchgemacht hatte. Die Ernährung hatte in kurz gekochter Milch mit Zusätzen von Mehl oder Liebigsuppe, zum Teil auch Gemüse und Kompott bestanden. Gewicht damals nur 5000. Schnelle Besserung der Barlowsymptome unter roher Milch, die 2 Monate lang verabfolgt wurde. Auch im zweiten Jahre noch Luesrückfälle und verschiedene Bronchitiden, Furunkulose usw. Zweiter Barlow trotz gemischter Kost im 22. Monat bei 6200 Gewicht, ebenfalls durch Rohmilch schnell beseitigt. Später doch noch vollkommene Erholung und gutes Gedeihen.

Diagnose. Nur wenige Kinderkrankheiten dürfte es geben, bei denen ein drohendes Unheil mit solcher Sicherheit und Schnelle abgewendet werden kann, wie bei der hier besprochenen, und deswegen ist die rechtzeitige Diagnose geradezu eine Lebensfrage. Je früher sie gestellt wird, desto schneller die Heilung, und sie kann wenigstens mit Wahrscheinlichkeit schon in den allerersten Anfängen gestellt werden, wenn noch die eigentlichen pathognomonischen Symptome fehlen. Eine Veränderung im Wesen und ein auffallender Widerwillen gegen die vordem gern genommene gekochte Nahrung gehen den typischen Veränderungen oft lange Zeit voraus, und wenn sie unter geeigneter Diätänderung schnell verschwinden, so hat man es wohl sicher mit einem Barlow im ersten Beginne zu tun gehabt. Es gibt, wie oben erwähnt, manche Fälle, wo die Krankheit dauernd unter dem Bilde einer chronischen Dystrophie, zumeist mit schleimigen Stühlen

---

[1]) Vgl. Tobler, Z. K. 18. 1918.
[2]) L. 1904. 12. Aug.
[3]) Vgl. unter Nephritis.

verläuft, ohne daß jemals irgendwelche bezeichnende Symptome hinzutreten. **Fehldiagnosen** sind da leicht möglich. Man hat sich vor ihnen aber auch zu hüten, wenn deutlichere Erscheinungen kommen. Wenn noch keine Blutungen und Knochenschwellungen vorhanden sind, sondern nur Schmerzen und Bewegungsstörungen, so meide man die Diagnosen der Rachitis, der Neuritis, der Poliomyelitis oder beginnenden Coxitis, die gar nicht so selten gestellt werden; hat man Veränderungen am Knochen gefunden, sei es auch nur eine sicher im Knochensystem lokalisierte Schmerzhaftigkeit, so hüte man sich vor der Annahme einer infektiösen Ostitis, Periostitis und Osteomyelitis. Ich kann zwar nicht die Behauptung unterschreiben, daß die genannten Krankheiten schon deshalb auszuschließen sind, weil sie im Barlowalter überaus selten vorkämen, denn im Laufe der Jahre habe ich doch eine immerhin beachtenswerte Anzahl von ihnen gesehen, und davon viele auch am Lieblingssitz der Barlowschen Erkrankung, der unteren Epiphyse des Femur[1]) — aber im allgemeinen spricht doch die Wahrscheinlichkeit so sehr für einen Barlow, daß man ihn eigentlich bei jeder Knochenauftreibung differentialdiagnostisch in Betracht ziehen muß. Viel seltener als seine Diagnose ist im ersten und zweiten Lebensjahr ebenfalls der Gelenkrheumatismus, der ebenso wie die Pyämie schon dadurch abzutrennen ist, daß er eben die Gelenke befällt, was beim Barlow nur ganz ausnahmsweise stattfindet. Nicht vereinzelt schließlich stehen die Fälle da, wo man einen Fungus oder gar ein Sarkom diagnostizierte, und wo die Absetzung eines Gliedes geplant oder unglücklicherweise sogar ausgeführt wurde. Manchmal wird auch an eine syphilitische Knochenerkrankung gedacht, obschon diese in den ersten Lebenswochen häufige Lokalisation im Barlowalter sehr selten vorkommt. Auch die Diagnose Purpura haemorrhagica oder hämorrhagische Septikämie ist manchmal gestellt worden. In einem meiner Fälle, dessen erste Erscheinungen kurz nach einer Drüsenexstirpation am Halse auftraten, und bei dem die bekannte starke Schwellung und bläuliche Verfärbung der Augengegend sich in besonders starker Weise allein auf der operierten Seite entwickelte, hatte man anfangs an eine Lymphstauung infolge Narbenkompression gedacht. Auch die Hämaturie und die hämorrhagische Nephritis können mancherlei falsche Deutungen erfahren, unter anderem auch im Sinne eines beginnenden bösartigen Nierentumors.

Auf der anderen Seite aber kommt es auch vor, daß Barlow da diagnostiziert wird, wo etwas anderes vorliegt. So erinnere ich mich an einen anderthalbjährigen, syphilitischen Knaben mit hämorrhagischer Zahnfleischentzündung, bei dem erst das vollkommene Versagen der diätetischen Behandlung klar werden ließ, daß es sich nicht um den angenommenen Barlow, sondern um eine Quecksilberstomatitis handelte. Einige Male war auf Grund einer außerordentlichen Blässe und einiger Hautpetechien sowie der beschleunigten, zuweilen stöhnenden Atmung, die als Folge von Rippenschmerzen erklärt wurde, an Barlow gedacht worden, während eine Endokarditis vorlag. In zwei Fällen von hämorrhagischer Septikämie mit multiplen Knochenschwellungen, hämorrhagischer Nephritis, Hautblutungen und äußerster Blässe konnte nur die Gegenwart deutlicher Gelenkergüsse und das Fehlen der Zahnfleischveränderungen vor einem Irrtum bewahren. Bei Wertung der Orbitalsymptome ist daran zu denken, daß auch die Leukämie, das Chlorom und Metastasen von Epinephromen in dieser Region Erscheinungen machen können. Blaurote Lidödeme kommen auch bei grippaler Nasenerkrankung vor. Will man solche Irrtümer nach der positiven und negativen Seite vermeiden, so muß man die

---

[1]) Vgl. Kap. Knochen- und Gelenkerkrankungen

Krankheit gut kennen, immer an sie denken und sorgfältig nach ihren Merkmalen suchen. Ungewöhnliche Symptome, wie beispielsweise Knochenerscheinungen an den Armen und auffallend zahlreiche Hauthämorrhagien sollten besonders vorsichtig machen. Oft wird man genötigt sein, die Blutuntersuchung heranzuziehen, um die Unterscheidung von Leukämie,

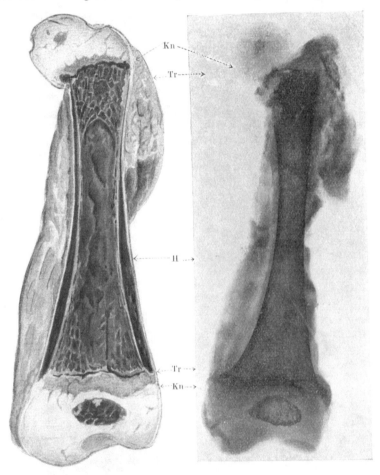

Fig. 108. Femur eines 8 mon. Säuglings mit infantilem Skorbut. Durchschnitt und Röntgogramm. Kn = Knorpelwucherungszone. Tr = Trümmerfeldzone. H = periostaler Hämatom.

vielleicht auch hämorrhagischer Sepsis (Leukozytose) zu machen. Immer ist der Urin zu untersuchen, der häufigen und diagnostisch sehr wichtigen Hämaturie wegen[1]). Unter Umständen wird man zur Probepunktion der Knochentumoren greifen, namentlich vor größeren chirurgischen Eingriffen; aspiriert die Spritze Blut, dann ist das Messer beiseite zu legen. In allen auch nur irgend zweifelhaften Lagen ist schließlich die gebotene diätetische Behandlung einzuleiten, deren in kürzester Frist bemerkbarer Erfolg ohne weiteres die Entscheidung ermöglicht.

---

[1]) Zur Differentialdiagnose der Hämaturien vgl. unter Nephritis.

Große Bedeutung hat die **Röntgendiagnose**[1]). Ihr Wert liegt weniger in der Auffindung oder Bestätigung von Verschiebungen, Frakturen und periostalen Infiltraten, die als der Diaphyse anlagernde Schatten erscheinen, als in dem **Befund eines für die Krankheit pathognomonischen schmalen Schattens an der Knorpelknochengrenze**, der eine nach der Diaphyse

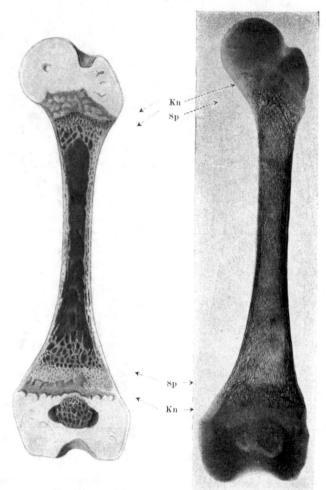

Fig. 109. Femur eines 9 mon. Knaben mit Rachitis florida. Durchschnitt und Röntgogramm. Kn = verbreiterte, kalkarme Knorpelwucherungszone. Sp = stärker ausgebildete Spongiosa, gegen den spongiosaarmen Schaft abgesetzt.

zu unregelmäßig begrenzte, in der Mitte meist breitere und nach den Seiten zu verschmächtigte Form besitzt (Fig. 108). E. Fränkel sieht in ihm das Abbild der Trümmerfeldzone, die mit ihrem Durcheinander von Kalkbälkchen, Knochentrabekeln und -trümmern, Blut- und Pigmentmassen, die eng aneinander gedrängt und ineinander gepreßt sind, genügend undurchlässig sei, um sich im Bilde bemerklich zu machen; Hoffmann dagegen faßt sie als Erzeugnis der persistierenden Zone der provisorischen Verkalkung auf. Zur Untersuchung sind die Beine

---

[1]) Vgl. besonders E. Fränkel, l. c. Reyher, Ergebn. d. inn. Med. u. Kinderheilk. II·

zu wählen, da an den Rippen trotz deren konstanter und schwerer Erkrankung bisher keine Ergebnisse gewonnen werden konnten; an den Beinen dagegen scheint der Befund meistens positiv zu sein, vorausgesetzt, daß die Knochenveränderung einen gewissen Grad erreicht hat. Bestehende Rachitis kann die Deutung erschweren (Fig. 109).

Prophylaxe und Behandlung. Das unleugbare Anwachsen der Häufigkeit von Barlowfällen in den letzten Jahren ist eine ernste Mahnung, von allem Anfang an die Ernährung der Säuglinge im vorbeugenden Sinne zu gestalten. Gekünstelte und hochsterilisierte Präparate sind für das gesunde Kind grundsätzlich zu meiden; erfordern krankhafte Zustände ihre zeitweilige Anwendung, so ist diese auf die geringstmögliche Frist zu beschränken. Frische Milch, die allerdings in einwandfreier Beschaffenheit nicht jedem leicht zugängig ist, soll die Nahrung der Kinder bilden, und diese Milch soll im Hause nur wenige Minuten aufgekocht werden. Beizeiten sind in genügender Menge frische Vegetabilien zuzugeben. Fleischbrühe und Ei können diese nicht ersetzen (Neumann), ebensowenig das als Antiskorbutikum empfohlene Sanatogen.

Ähnliche Grundsätze beherrschen die Behandlung der ausgebrochenen Krankheit. Wo gröbere Verstöße in der bisherigen Ernährung vorliegen, sind sie auszuschalten und anstatt der bisherigen verkehrten eine vernünftig gemischte Kost in vernünftigen Mengen zu verordnen. Oft, beispielsweise bei Barlow auf Grund eines schweren Mehlnährschadens, wird das allein schon genügen. Bei den Kindern aber, wo die bisherige Diätetik keine direkt fehlerhafte war, muß eine eigentlich „antiskorbutische Diät" eingeführt werden in Gestalt eben der Ernährung mit frischen, möglichst wenig ihrer natürlichen Beschaffenheit beraubten Nahrungsmitteln. Ein Hauptaugenmerk ist auf eine geeignete Beschaffenheit der Milch zu richten. Geeignet ist nach allem womöglich ganz frisch aus dem Stall geholte, zum mindesten bereits wenige Stunden nach dem Melken verfügbare, reine und nicht vorbehandelte Milch.

Eine Milch, die diese Ansprüche erfüllt, wird meist auch, wenn sie kurz aufgekocht wird, ihre heilsamen Eigenschaften nicht verlieren. Sind doch, wie erwähnt, manche Ärzte der Ansicht, daß schon ein Wechsel der Bezugsquelle genüge, um trotz Beibehaltung des Kochens die Krankheit zu beseitigen. Am besten wäre rohe Milch. Aber dabei besteht die Gefahr der Infektion durch zufällig beigemengte Krankheitserreger, vor allem auch die der Übertragung der bovinen Tuberkulose, so daß nur eine aseptische Rohmilch von tuberkulingeprüften Kühen zulässig ist, die freilich nur ausnahmsweise zur Verfügung steht. Auch sauber gewonnene Ziegenmilch ist verwendbar. Macht der Zustand der Kinder Verdünnungen und Zusätze zur Milch erforderlich, so können diese unbeschadet der Heilwirkung gemacht werden. Auch Beigaben von vorbehandelten Kohlenhydraten, z. B. von Kindermehlen, Nährzucker, Nährmaltose, Malzsuppe darf man ruhig weiter verwenden.

Nach den neueren Untersuchungen (Barres, Hume, A. Heß, Campbell u. Chick u. a.) ist der Gehalt an antiskorbutischen Stoffen in der Milch zweifellos, aber verhältnismäßig gering, so daß erst 3—500 g die nötige Menge enthalten. Verschiedene Einflüsse können ferner vermindernd oder vernichtend auf diese Beistoffe einwirken, so namentlich der Mangel an frischen Vegetabilien im Kuhfutter, ferner ein längeres Aufbewahren der Milch. Kurzdauerndes Kochen einer frischen beistoffreichen Milch schädigt die Heilkraft nur wenig; in einer älteren, womöglich von trockengefütterten Kühen stammenden, wird ihr geringer Rest gänzlich vernichtet. Durch Berücksichtigung dieser Tatsachen läßt sich die Ansicht mancher Kinderärzte verstehen und richtig stellen, daß die rohe Milch als Heilmittel nicht in Betracht zu ziehen sei.

Notwendig ist insbesondere reichliche Beigabe von frischen, wenn möglich rohen Vegetabilien — Gemüse, fein geschabte rohe Mohrrüben oder ausgepreßter

Mohrrübensaft, Fruchtsäfte, geschabter Apfel, gehackter Salat, Kohlblätter und dergl. Trockengemüse sind nutzlos. Apfelsinen- und Zitronensaft, in zweiter Reihe Himbeersaft, bewahren auch in gekochtem Zustand ihre Heilkraft; die saure Reaktion scheint die Haltbarkeit der antiskorbutischen Stoffe zu vermitteln (Holst und Frölich). Zitronensäure hingegen wirkt nicht antiskorbutisch; Angaben über den Nutzen zitronensaurer Alkalien[1]) sind deshalb mit Zweifel aufzunehmen.

Der Mangel an frischer Milch während des Krieges bot mir reichlich Gelegenheit, die antiskorbutische Kraft frischer Vegetabilien auszuproben. Mohrrübensaft, Gemüse, rohe Äpfel erwiesen sich nur in geringem Grade nützlich. Dasselbe Ergebnis zeigte sich bei Verwendung eines Tees aus frischen, zerquetschten Tannennadeln[2]) und Trieben von wildem Wein. Auch frische Tomaten, die sogar in Konservenform wirksam sein sollen[3]), befriedigten nicht ganz. Weit überlegen war Apfelsinen- und frischer Zitronensaft; die Beibringung des letzten machte jedoch oft große Schwierigkeiten oder erzeugte Erbrechen[4]).

Freise[5]) und Freudenberg[6]) haben mit Erfolg auch den Rückstand von Alkoholextrakten aus Rüben verabreicht. Für die Praxis kommt diese theoretisch interessante Methode kaum in Frage.

Die Heilwirkung der veränderten Kost macht sich mit überraschender Schnelligkeit geltend. Namentlich in leichten und beginnenden Fällen sind die Kinder schon nach wenigen Tagen vollkommen verändert, trinken wieder gut, haben keine Schmerzen und beginnen wieder, ihre Glieder zu gebrauchen. Auch Ödeme und leichtere Blutungen gehen gewöhnlich sehr schnell zurück, während größere Hämatome und periostale Schwellungen immerhin doch einige Wochen bis zum völligen Verschwinden brauchen. Auch vorgeschrittene Veränderungen am Zahnfleisch sind oft erst nach 14 Tagen und darüber beseitigt. Nierenblutungen sind häufig schon nach zwei- bis dreimal 24 Stunden der veränderten Lebensweise nicht mehr nachweisbar, manchmal verharren sie einige wenige Tage länger. Dasselbe gilt von der hämorrhagischen Nephritis. Durch die Röntgenuntersuchung wissen wir indessen, daß die Wiedererlangung der Funktion und das Verschwinden der hämorrhagischen Erscheinungen noch nicht gleichbedeutend mit der anatomischen Heilung ist, andererseits aber auch wieder, daß selbst schwere Veränderungen, Einknickungen und juxtaepiphysäre Verschiebungen wieder vollkommen ausgeglichen werden. Jedenfalls ist das ein Grund mehr, die gebotene Diät lange genug fortzuführen, um keine unvollkommene Heilung oder gar einen Rückfall zu erleben. Vor Ablauf des zweiten, noch besser des dritten Monats darf man jedenfalls die Behandlung nicht abbrechen.

Unter besonderen Verhältnissen kommt es wohl auch vor, daß trotz sachgemäßer Behandlung keine oder nur eine unvollkommene Besserung der Krankheitserscheinungen eintritt. Das trifft — wenn auch nur ausnahmsweise — zu für solche Kinder, deren Skorbut im Anschluß an eine der oben aufgezählten anderweitigen Erkrankungen entstanden ist. Hier heißt es also neben dem Skorbut mit allen zu Gebote stehenden allgemeinen und besonderen Mitteln auch die primäre Störung zu behandeln. Was im besonderen die Ernährungs-

---

[1]) Hutchinson, L. 1904. 1. 14. Mai.
[2]) Empfohlen von Tobler, l. c.
[3]) A. Heß u. Unger, Proceed. Soc. f. exper. biolog. a. Med. 1918. 15.
[4]) Diese Erfahrungen entsprechen den umfassenden Feststellungen der Engländer und Amerikaner (Lit. z. B. bei Chick u. Dalyell Z. k. 26. 1920), nach denen frische Kohlblätter am stärksten antiskorbutisch wirken. 1 g von ihnen entsprechen 1,5 Apfelsinen- oder Zitronensaft, 2,5 Wrucken (Kohlrüben), 2,5 konservierter Zitronensaft, 5 g Kohl, 1/2 Stunde gekocht, 5 g gekeimten Hülsenfrüchten (ungekeimte sind wirkungslos) 20 g Kartoffeln, 1/2 Stunde gekocht.
[5]) M. K. Orig. 12. 1914.
[6]) M. K. Orig. 13. 1914.

störungen und Darmerkrankungen anlangt, so wird ein geschickter Ernährungstherapeut sehr wohl auch bei ihnen Abhilfe zu schaffen wissen, ohne dabei auf die rohe Milch zu verzichten.

b) Die Keratomalacie[1]).

Die Keratomalacie beginnt im Bereich der Lidspalte mit zwei dreieckigen, an den Hornhautrand angrenzenden, trockenen Stellen der Conjunctiva bulbi (Bitotsche Flecke) und breitet sich schnell auf die gesamte Bindehaut aus. Dann wird in eiligem Fortschreiten die Hornhaut matt und trübe, und es bildet sich ein zentrales Infiltrat, das, in die Tiefe vordringend, in die vordere Kammer durchbricht oder in flächenhafter Ausbreitung die ganze Hornhaut zum Zerfall bringt. Bemerkenswert ist der Mangel jeder entzündlichen Reaktion, nur in späteren Stadien findet sich eine düsterrote Injektion um den erweichten Bezirk.

In Deutschland ist das Leiden verhältnismäßig selten, auch während des Krieges ist es meines Wissens nicht häufiger geworden. Ebenso scheint es anderwärts zu sein; nur aus Japan (Mori) und Dänemark (Bloch) wird über zahlreiche Fälle berichtet und auch eine Beteiligung des Kleinkindesalters vermerkt.

Befallen werden nur Kinder mit langdauernden chronischen Ernährungsstörungen, deren Vorgeschichte ähnliche diätetische Besonderheiten aufweist, wie die von Skorbutkranken: Einseitige Mehlernährung, sehr fettarme Ernährung und Ernährung mit lange gekochter oder sonstwie eingreifend vorbehandelter Milch; ein Mangel an frischen Vegetabilien dagegen ist anscheinend nicht im Spiele. Das läßt auch auf ähnliche, aber nicht durchaus gleiche Entstehungsbedingungen schließen. Damit stimmt überein, daß die Keratomalacie nur ganz vereinzelt als Komplikation des infantilen Skorbuts auftritt, und ebenso sind skorbutische Symptome bei Keratomalazischen nicht vorhanden. Sicherlich handelt es sich um die Folge eines Nährstoffmangels besonderer Art, möglicherweise um das Fehlen von Lipoiden. Denn die Augen heilen schnell und leicht, wenn die Kost noch rechtzeitig durch Nahrungsmittel von bekanntermaßen hohem Lipoidgehalt ergänzt wird. Vornehmlich bewährt sich Lebertran, sodann frische Vollmilch, wahrscheinlich auch Sahne, Butter und Ei, während Depotfette und pflanzliche Fette einflußlos sind. Auch diese Krankheit oder zum mindesten gewisse ihr im Wesen entsprechende Veränderungen sind experimentell durch Verfütterung von chemisch reiner alkoholextrahierter[2]) und von lipoidfreier Nahrung (Osborne und Mendel) bei jungen Ratten erzeugt und durch Abstellung des Mangels geheilt worden.

---

[1]) Lit. bei Bloch, J. K. 89. 1919.
[2]) Frank, Goldschmidt, Freise, M. K. 13. Orig. 1915.

Allgemeine Infektionskrankheiten.

A. Sepsis[1]).

a) Entstehung.

Was uns heutzutage von septischen Erkrankungen der Säuglinge und insbesondere der Neugeborenen entgegentritt, ist nur ein abgeblaßtes Bild verglichen mit dem Gespenste der „Puerperalinfektion" des Kindes, das in aller seiner Furchtbarkeit beim Lesen der Schilderungen älterer Geburtshelfer und Findelhausärzte (Bednár, Widerhofer, Ritter v. Rittershain, Hecker u. a.) dem geistigen Auge wieder lebendig wird. Lange noch, nachdem schon das Kindbettfieber der Mütter dank Semmelweis in seiner Verbreitung eingedämmt war, forderte unter den Kindern die Sepsis in mannigfaltiger, oft fremdartig verschleierter Gestalt ungezählte Opfer. Das ist mit der anti- und aseptischen Ära anders geworden. Dennoch bietet sich auch jetzt noch mehr als wünschenswert Gelegenheit, die Bedeutung der Krankheit kennen und fürchten zu lernen.

Krankheitserreger. Dieselben Bakterien wie im späteren Alter sind auch beim Säugling in erster Reihe von Bedeutung, nämlich Staphylokokken, Pneumokokken und verschiedene Arten von Streptokokken. In spärlicher Vertretung reiht sich ihnen eine bunte Schar anderer Mikroorganismen an, Mitglieder des Formenkreises des Bacterium coli[2]) und aerogenes, der Friedländersche Pneumobazillus u. a. Unter gewissen Voraussetzungen können auch Arten, denen sonst geringe invasive Fähigkeit innewohnt (Pyocyaneus[3]), Proteus), zu verderblicher Einwirkung gelangen. Schließlich sind gerade im ersten Lebensjahre Allgemeininfektionen mit spezifischen Krankheitserregern (Influenzabazillus, Meningokokkus, Gonokokkus) verhältnismäßig häufig.

Während die Sepsis älterer Säuglinge füglich mit einem Hinweis auf die nicht nennenswert abweichenden Verhältnisse der folgenden Jahre erledigt werden könnte, bietet die Krankheit der jüngeren bis etwa zur Vollendung des ersten Vierteljahres so viele **Eigenheiten**, daß ein näheres Eingehen erforderlich erscheint. Es besteht eine gesteigerte Empfänglichkeit für das septische Gift, die sich ausspricht in der starken Häufung der Erkrankungen und in der entschiedenen Neigung der örtlichen Prozesse zu schnellem Fortschreiten in der Kontinuität und zur Allgemeininfektion. Die Bedeutung mancher Eingangspforten, die bei älteren Kindern wichtig sind (Ohr, Tonsillen), tritt zurück;

---

[1]) Lit. P. Müller, G. HB. II. Runge, Krankh. d. erst. Lebenstage. v. Gröer u. Kassowitz, E. i. M. K. 13. 1914. v. Reuß, Krankh. d. Neugebor. Berlin, J. Springer, 1914. Fischl, T. m. e. I. Keim, G. h. 1903. Nr. 60. Czerny u. Moser, J. K. 38.
[2]) Lit. Escherich u. Pfaundler, Handb. von Kolle-Wassermann. Bd. 2.
[3]) Lit. E. Fränkel, V. A. 183. Benfey, M. Kl. 1907. Nr. 40.

und um so größere Wichtigkeit erlangen dafür andere (Nabel, innere Schleimhäute), deren oft versteckte Lage die Zahl der im Leben und nicht selten auch noch nach der Sektion als kryptogenetisch erscheinenden Fälle in ungewöhnlichem Maße vermehrt. Die Verallgemeinerung des Giftes erfolgt in der Regel mit Überspringung später wichtiger Zwischenphasen (Lymphangitis) und Etappen (Lymphadenitis). Schnelle und schwere Verläufe erscheinen in auffallender Häufigkeit und imponieren durch das Überwiegen der toxischen Symptome über die infektiösen; ungewöhnliche Begleiterscheinungen — Blutungen, Diarrhöen — sind stärker betont und gelegentlich so sehr in den Vordergrund gerückt, daß gegebenen Falles mit Recht von einer „Larvierung" der Krankheit gesprochen werden kann.

Die Grundlage der weitgehenden **Empfänglichkeit** darf wohl zum Teil in der Rückständigkeit und leichten Durchbrechbarkeit der Epidermis (Hulot) und der Epithelien gesucht werden[1]), zum anderen in der noch mangelhaften Befähigung zur Bildung von Schutzkörpern, wie sie aus vergleichenden Untersuchungen zwischen dem Blute des älteren und des jüngeren Organismus hervorgeht[2]). Diese dem Neugeborenen unter allen Umständen eigene Minderwertigkeit wird durch einige Faktoren noch in deutlicher Weise gesteigert. Der eine von diesen besteht in der künstlichen Ernährung. Es ist eine immer wieder sich aufdrängende Erfahrung, daß unter gleichen Bedingungen die Brustkinder in weitaus geringerer Zahl erkranken als die Flaschenkinder, und daß sie der ausgebrochenen Krankheit im allgemeinen mehr Widerstand entgegensetzen, als jene. Zu den sonstigen Vorteilen der mütterlichen Nahrung tritt also noch der vermehrte Schutz gegen bakterielle Schädigungen jedweder Art. Diese klinische Beobachtung hat eine wichtige Stütze erhalten durch den Nachweis, daß die bakterizide Kraft des Serums der Brustkinder diejenige der künstlich genährten erheblich übertrifft. Unentschieden ist noch, ob dieser Gewinn der direkten Aufnahme von Schutzstoffen aus der an solchen reichen Muttermilch verdankt wird, oder ob er davon herrührt, daß unter dem Einfluß der natürlichen Nahrung der kindliche Körper selbst zur lebhafteren Bildung von Schutzstoffen befähigt wird[3]). Der zweite Faktor ist gegeben in dem widerstandsherabsetzenden Einfluß allgemeiner Ernährungsstörungen. Wie häufig in deren Gefolge septische Infektionen ihren Einzug halten, ist ebenso bekannt, wie die Tatsache, daß die in solcher Lage entstandenen Prozesse nicht nur sehr langsam heilen, sondern sich oft mit außerordentlicher Schnelligkeit fast ohne jede Abwehrerscheinungen über weite Flächen ausdehnen. Besonders widerstandslos sind auch Frühgeburten, und in gleicher Weise begünstigt die hereditäre Syphilis das Entstehen bösartiger septischer Erkrankungen.

Infektionswege. Die septische Infektion bedroht bereits den Fötus. Es gibt eine ganze Anzahl von Beweisstücken für das Vorkommen der **intrauterinen Infektion**[4]). Die von ihr betroffenen Kinder kommen tot oder sterbend mit un-

[1]) Charrin u. Delamare, Défenses d. l'organisme chez le nouveau-né, Acad. d. science 30. III. 1899. Auch die Tierversuche v. Behrings, Naturf. Vers. Cassel 1903, sprechen in diesem Sinne.
[2]) Lit. bei Halban u. Landsteiner, M. M. W. 1902. Nr. 12. Schenck, M. G. G. 19. H. 2/3. v. Gröer u. Kassowitz, l. c.
[3]) Vgl. Pfaundler, A. K. 47. 1908. Moro, J. K. 55. 1902. Kaumheimer, Z. B. 49. 1909. Heimann, Z. e. P. Th. 5. 1908 usw.
[4]) Lit. vgl. Runge, Keim, v. Groer u. Kassowitz, l. c. Birch-Hirschfeld, Z. B. IX. M. Wolff, V. A. 112. Neuere bakteriologisch gesicherte Fälle bei Carbonelli, Ref. C. G. 1891. Nr. 52. Lewy, A. e. P. P. 26. 1889. Salomon, M. G. IV. Bonnaire,

zweifelhaften Zeichen septiko-pyämischer Erkrankung zur Welt. Der Eintritt der Keime erfolgt durch die **Plazenta** bei septischer Erkrankung der Mutter. Für die spärlichen Fälle, wo die Mutter gesund blieb, muß zu der Annahme gegriffen werden, daß die pathogenen Pilze den mütterlichen Körper verschonten und nur in der Frucht sich festsetzten. Wahrscheinlich sind diese intrauterinen Übertragungen häufiger, als man zu glauben geneigt ist. Denn viele der auf fötaler Entzündung (Endokarditis, Peritonitis, Ependymitis cerebri u. a.) beruhenden Mißbildungen sind des infektiösen Ursprungs zum mindesten sehr verdächtig.

In anderen Fällen erfolgt die **Infektion bei Beginn oder im Verlaufe der Geburt.** Entweder handelt es sich um das ungemein seltene Ereignis der intrauterinen Aspiration keimhaltigen Fruchtwassers[1]), deren Folgen bei langer Geburtsdauer bereits vor Austreibung des Kindes bis zur Pneumonie und Pleuritis gediehen sein können, oder um das wesentlich banalere einer Ansteckung in der Vagina durch Sekrete der Mutter oder durch die Finger und Instrumente unbedachter Helfer.

Die Erkrankungen des geborenen Kindes sind zweckmäßig in äußere, von der Haut ausgehende, und in innere Schleimhautinfektionen zu gruppieren.

Die äußeren Infektionen fallen unter den Begriff der Wundinfektionen. Nur die Entzündungen, die durch das Übergreifen von Eiterungen in Drüsengänge — Furunkel, Mastitis, Parotitis — entstehen, bilden hiervon eine Ausnahme. Mit der Rolle der physiologischen Wundfläche des Nabels wetteifern als Ausgangspunkte ekzematöse und intertriginöse Erosionen, Dekubitus, Rhagaden, an denen gerade beim Säugling kein Mangel ist.

Der **örtliche Prozeß** an der Eingangspforte stellt sich dar als Geschwür, als Abszeß oder als Phlegmone. Jedwede Stelle des Körpers kann befallen werden, aber bestimmte Orte werden beim Säugling bevorzugt, in allererster Reihe der Hinterkopf, nächstdem Rücken, Kreuz und Bauchwand. Auf der Grundlage der geringen Widerstandskraft des Kindes überhaupt, und vor allem des durch vorbestehende Krankheit geschwächten Kindes, neigt die Entzündung zum Fortschreiten, zur Bildung umfangreicher Infiltrate, zur Eröffnung benachbarter Gelenke, zu Gangrän der Haut, der Finger, der Ohren. Die Schnelligkeit der Ausbreitung ist manchmal geradezu erstaunlich — in wenigen Stunden vermag ein kleiner, eben wahrzunehmender Herd sein Bereich über weite Strecken auszudehnen.

Häufig wählt die Infektion den wenig gehemmten Weg entlang der Muskelfaszien und führt zur Vereiterung oder zu der besonders gefürchteten Form der progredienten septischen Nekrose des Unterhautzellgewebes, auch **Fasziennekrose** genannt, deren Ursache neben den gewöhnlichen septischen Mikroben gelegentlich auch der Diphtheriebazillus[2]) sein kann. Fast ohne jede Schwellung und Spannung der Oberhaut zeigt sich bei ihr unter hohem Fieber eine zarte, zuweilen leicht bläuliche Rötung, die schnell vorwärts schreitet und an den Rändern Vorsprünge oder Inselchen in die noch unberührte Nachbarschaft aussendet. Ein Einschnitt entleert keinen flüssigen Eiter, statt dessen erscheint das gesamte subkutane Gewebe in großen Flächen sequestriert, abgestorben, dabei nur wenig eitrig infiltriert; große, graue oder blaßgelbe Fetzen lassen sich aus der Wunde herausziehen und nach der Abstoßung der nekrotischen Massen liegt die bläuliche, schlecht ernährte Haut auf weite Strecken unterminiert über den faszienberaubten, blassen, nur wenig durchfeuchteten Muskeln. Galea und Rücken werden vorzugsweise in dieser Art befallen.

Soc. obst. d. Par. 18. VI. 1899. Infektion durch spezifische Keime (Pocken, Scharlach, Masern, Lit. Birch-Hirschfeld, Wolff, l. c.), Typhus (Lit. Morse, A. P. 1900. Dec.) sind etwas häufiger beschrieben.

[1]) Runge, l. c. Demelin et Letienne, Ref. Med. inf. 1894. I. Dubrisay et Legry. Soc. obst. Paris 12. IV. 1894.

[2]) Ehrhardt, M. m. W. 1907. Nr. 26.

Die **Infektion von der Haut** aus erfolgt gewöhnlich ohne sichtbare Lymphangitis; auch ein Aufhalten der Keime in den Drüsen und dadurch erzeugte Lymphadenitis ist um so seltener, je jünger das Kind. Nur am Kopf, allenfalls auch in den Leisten, ist regionäre Drüsenschwellung und Abszedierung häufiger; in der Regel aber fließt das septische Gift ungehindert dem Blutkreislauf zu.

Auch das Zwischenglied der Thrombose scheint mit Ausnahme derjenigen der Nabelvene nur ausnahmsweise eingeschaltet zu werden. Nur gelegentlich wird es bei einer sorgfältigen Sektion nachweisbar.

Knabe S., aufgenommen 2 ½ Wochen alt, entwickelt sich bis zur 10. Woche befriedigend. In der 7. Woche Ausbruch einer Lues congenita (Coryza, Rhagaden, diffuse Gesichts- und Palmarinfiltration, vereinzelte Makulae auf Fußsohlen und Handtellern). In der 10. Woche beginnt von einem Intertrigo am Halse aus unter mäßigem Fieber eine Phlegmone, die sich trotz ausgiebiger Inzisionen über die vordere und seitliche linke Brustwand fortsetzt. Am 7. Krankheitstag steigt die Temperatur auf 40,5, um sich als Continua bis zum Tode dort zu erhalten; zugleich verfallenes Aussehen, stöhnende, beschleunigte Atmung, Benommenheit. Tod am 13. Krankheitstage. Sektion: Multiple eitrige Infarkte beider Lungen, ausgehend von eitriger Thrombophlebitis und Periphlebitis der Vena mammaria interna sinistra. Beginnendes linksseitiges Empyem.

Auf die große Bedeutung der **Schleimhautinfektionen** im Säuglingsalter hat besonders Epstein[1]) die Aufmerksamkeit gelenkt. Auch sie sind zum Teil Wundinfektionen von Erosionen oder geschwürigen Stellen aus, zum anderen spielt sich der Vorgang so ab, daß derselbe Prozeß, der zunächst nur einen Oberflächenkatarrh schafft, sich verallgemeinert, entweder durch resorptive Verschleppung oder durch Fortpflanzung in vorgebildeten Kanälen in das Innere parenchymatöser Organe (Parotitis, Pyelonephritis) oder durch Tiefergreifen in continuo nach Art der Phlegmone. So liegt bei diesen Schleimhautentzündungen die Gefahr einer Allgemeininfektion besonders nahe.

Was die einzelnen Schleimhäute anbetrifft, so ist echte, nicht von Rhagaden abhängige **Konjunktivalinfektion** selten. Bemerkenswert sind Lidabszesse mit starker, weit auf die Umgebung erstreckter Schwellung, anschließender Lymphangitis oder Orbitalphlegmone. In einem meiner Fälle kam es zu Thrombose des Sinus cavernosus und Meningitis. Hervorzuheben sind auch die metastatischen Eiterungen bei Blennorrhöe. Eine Fortleitung der Entzündung durch den Ductus nasolacrymalis kommt oft vor und ist deswegen ein unerwünschter Vorgang, weil sie die Möglichkeit der Allgemeininfektion erhöht[2]).

An der **Nasenschleimhaut** entstehen schwere, zu Geschwürbildung führende Rhinitiden, die zwar vorwiegend, aber nicht immer mit Lues zusammenhängen. Erysipel, Retropharyngealabszeß geht von hier aus.

Im **Munde** öffnet die durch brüske Reinigungsversuche erzeugte Stomatitis mit den Bednarschen Aphthen der Infektion die Pforten. Schweren Schleimhautzerfall hat Epstein unter dem Namen der Pseudodiphtheria oris beschrieben. Auch phlegmonöse und gangränöse Stomatitis wird beobachtet und kann zu allgemeiner Sepsis führen. Lokale Abszedierung (Lymph- und Speicheldrüsen) ist nicht selten.

Vom **Rachen** aus kommt es vielleicht öfter als man annimmt zu mediastinaler Lymphangitis, Infektion der Pleura und durch die Intervertebrallöcher auch des Rückenmarkes. Namentlich Epstein ist geneigt, gewisse Meningitiden auf eine solche Entstehung zurückzuführen.

Eine geringe Bedeutung besitzen in diesem Alter die Gaumentonsillen. Nur gegen Ende des ersten Jahres haben wir wiederholt schwere seröse, serös-phlegmonöse, mit schweren septischen Symptomen einhergehende Anginen gesehen, die in wenigen Tagen tödlich endeten. Zum Teil waren sie vielleicht als innere Erysipele aufzufassen. Aller Wahrscheinlichkeit nach ist dagegen die Rolle der Rachentonsille wesentlich wichtiger.

Vom **Ohre** aus scheint geringe Gefahr der Allgemeininfektion zu drohen. So häufig lokale Komplikationen auftreten — Abszesse vor und hinter dem Ohr, Lymphadenitis und Warzenfortsatzeiterungen — so selten ist nach unserer Erfahrung Sinusphlebitis oder otogene Meningitis, und über einwandfreie Fälle otogener Pyämie verfügen wir zur Zeit nicht.

---

[1]) P. M. W. 1879 33—35, 1884 13ff. Med. Wandervortr. 3. 1888.
[2]) Vgl. d. experimentelle Ergebnissen von Römer, Z. H. J. 32.

Größer ist die Bedeutung der **Schleimhaut** der **tieferen Respirationswege** und der **Lunge** selbst (Fischl[1])). In den späteren Monaten kommt sie zur Geltung in der Neigung pneumonischer Prozesse zur Verallgemeinerung und in der eigenartigen multiplen Entzündung seröser Häute (Heubner)[2].

Nachdem heute die Zystitis und Pyelonephritis besonders weiblicher Säuglinge nicht mehr wie früher als kasuistische Seltenheit anzusehen sind, verdient auch die Infektion von den **Harnwegen** aus ernste Beachtung. Sie kann unabhängig davon betrachtet werden, ob die Erkrankung der Harnwege selbst hämatogener oder aufsteigender Natur ist, wenn man nur diejenigen Fälle der „Sepsis" zurechnet, bei denen sich an die vollausgebildete Krankheit als sichtlich neues Ereignis eine zweifellose Allgemeininfektion anschließt.

Auch die **Schleimhaut der Genitalien,** vorzugsweise der weiblichen, gibt durch Erosionen und Rhagaden den septischen Bakterien Gelegenheit zur Einwanderung.

Die Rolle des **Darmes** als Ausgangsort der Sepsis, die bekanntlich auch für das spätere Alter lebhaft erörtert wird[3]), ist für den Säugling mit ganz besonderer Vorliebe berücksichtigt worden. Es sei daran erinnert, daß noch v. Behring[4]) für die Bakteriendurchlässigkeit des Organes beim Neugeborenen eingetreten ist und ihr die weitgehendste Bedeutung zugeschrieben hat. Seit lange schon haben Kliniker den gleichen Vorgang herangezogen zur Deutung der namentlich in den ersten Lebenstagen so überaus häufigen Ereignisse, wo im Anschluß an Magendarmsymptome fast gesetzmäßig Pneumonie, Nephritis und Hautentzündungen entstehen. Nach Czerny und Moser[5]) handelt es sich hier um eine einheitliche Allgemeinerkrankung, um eine septische Gastroenteritis, von der aus die genannten Organerkrankungen als obligate, mit dem Wesen der Darmstörung eng verbundene Metastasen ausgelöst werden. Andere (Sevestre, Hutinel, Gastou und Renard, Marfan und Marot) erblicken bei Annahme der gleichen Eingangspforte in jenen Entzündungsherden nur das Produkt einer zufälligen, enterogenen Septikämie, die zu einem gewöhnlichen Darmleiden komplizierend hinzutrat.

In dieser Allgemeinheit ist die Lehre von der „Darmsepsis" unbedingt nicht haltbar. Daß Bakterien die Darmwand, insbesondere die des Neugeborenen, durchwandern können, soll im Hinblick auf die am Tierversuch gewonnenen Aufschlüsse[6]) keineswegs bestritten werden. Aber auch im Tierversuch findet der Einbruch zumeist bereits in den Mesenterialdrüsen sein Ende, und die Bakteriämie bleibt aus, geschweige daß es zur Sepsis kommt. Auch bei den am Säugling angestellten Untersuchungen[7]) erweist sich zumeist das Blut steril, und das anatomische Bild der zugesellten Organerkrankungen verbietet die Annahme einer hämatogenen Entstehung. Die Ergebnisse sprechen vielmehr in dem Sinne, daß selbständige Magendarmerkrankungen vorliegen, bei denen die Organstörungen nur die Rolle zufälliger, auf anderem Wege als vom Blute aus erworbener Komplikationen spielen, für deren fast regelmäßiges Hinzutreten der durch das Darmleiden erzeugte allgemeine Kräfteverfall die Grundlage abgibt. Gelegentlich kommt natürlich auch eine Sepsis mit typischen Metastasen vor; sie erweist sich aber bei genauer Prüfung gewöhnlich anderer Herkunft als vom Darme und bildet so gleichfalls nur eine Komplikation. Die Möglichkeit einer Bakteriämie vom Darm aus erscheint nur dann vorhanden, wenn schwere Enteritiden, Geschwüre und ähnliche erhebliche Schädigungen Platz gegriffen haben. Namentlich bei Kolitis, insbesondere bei der Escherichschen Streptokokken-Kolitis, ist das durch Befunde gesichert, die die Kokken in der Darmwand[8]) und in den Mesenterialdrüsen[9]) nachwiesen. Nach Tierexperimenten[10]) ist anzunehmen, daß auch der Dünndarm von hochvirulenten Streptokokken passiert werden kann.

---

[1]) Z. H. XV.

[2]) Vgl. Kapitel Pleuraerkrankungen.

[3]) Lit. vgl. Schott, Z. B. 1901. Nr. 6/7.

[4]) Th. G. 1904.

[5]) l. c., ebenso Czerny u. Keller, D. Kindes Ernährung usw. II.

[6]) S. Uffenheimer, E. i. M. K. 2. 1908. Ficker, A. H. 52. 1904. Hilgermann, ibid. 54. 1906. Klimenko, Z. H. 48. 1914.

[7]) Fischl, J. K. 40. Seiffert, Spiegelberg, Finkelstein, V. G. K. München 1899. Sekt. f. Kinderheilk.

[8]) Hirsh, C. B. XXII. Nr. 14. 15.

[9]) Fischl, l. c.

[10]) Bail, B. kl. W. 1900. S. 759. Tanarelli, Ref. C. P. 1897. S. 332. Buchbinder, D. Z. Ch. XV.

b) Erscheinungsformen.

Allgemeine Symptomatologie.

Von den Symptomen der septischen Erkrankungen bedürfen die örtlichen an dieser Stelle keiner weiteren Schilderung. Und auch die Allgemeinerscheinungen bieten in vielen Fällen nichts Ungewöhnliches. Es besteht Fieber, Mattigkeit, Appetitlosigkeit, Beeinträchtigung der Herzkraft; oft sind vermehrte und dyspeptische Stuhlgänge vorhanden.

Häufiger und schneller als in späteren Jahren gesellt sich beim Säugling zu den Zeichen der Infektion das Bild der schweren Allgemeinvergiftung, gekennzeichnet durch Sopor, nervöse Reizerscheinungen, fahle, zyanotische Hautfarbe, Zirkulationsschwäche, Dyspnoe, Durchfall, Gewichtsverlust und Austrocknungserscheinungen, kurzum der Symptomenkomplex der „Toxikose", der als Ausdruck einer schweren allgemeinen Stoffwechselstörung beim Säugling so häufig zur Entwicklung gelangt und dessen Wesen und Entstehungsweise an früherer Stelle der Erörterung unterworfen worden ist[1]).

Fieber ist fast immer vorhanden; gänzliche Fieberlosigkeit — Fehlen auch des initialen Anstieges — habe ich nur außerordentlich selten gesehen; wohl aber kann einer flüchtigen Steigerung infolge frühen Kollapses ein völlig apyretischer Verlauf, insbesondere bei der Septikämie junger, schwacher Kinder und Frühgeburten, folgen. Abgesehen hiervon ist der Charakter der Kurve selten kontinuierlich, oft unregelmäßig oder remittierend. Intermissionen sah ich hauptsächlich bei Urosepsis. Schüttelfröste fehlen vollkommen, vielleicht wegen der seltenen Thrombosen. Sehr groß ist die Neigung zum Umschlag in Kollaps. Wann dieser erfolgt, ist abhängig von den Kräften des Kranken, und darum kann man nur bei älteren und starken Kindern relativ lange febrile Perioden erwarten; bei jungen, schwachen kommt der Wechsel früh, gewöhnlich als Zeichen des nahen Endes; nur Frühgeborene vermögen sich mit subnormaler Temperatur noch tagelang hinzufristen. Wo erhebliche Entzündung und Eiterung besteht, da ist im allgemeinen auch bei kachektischen Individuen Fieber, während bei den septikämischen und toxinämischen, ohne Lokalisation verlaufenden Formen sehr bald Kollapstemperatur eintritt.

Ein akuter **Milztumor** ist beim Säugling nicht regelmäßig nachweisbar. Milzschwellungen, die man bei septisch infizierten Kindern findet, sind oft chronische, schon vorher bestehende und als solche an ihrer Härte zu erkennen. Diagnostisch verwertbar sind nur diejenigen, deren Entstehung man während der Krankheit beobachtet hat.

Vielleicht kommen **Lebervergrößerungen** öfter vor, aber bei der Unsicherheit der normalen Lebergrenzen in diesem Alter sind sie schwer festzustellen. **Ikterus** ist recht häufig und teils auf Pleiochromie bei septischem Blutzerfall, teils auf Hepatitis, teils auf komplizierenden Duodenalkatarrh zu beziehen; in seltenen Fällen entsteht er durch Kompression der Gallengänge bei Drüsenschwellungen an der Pforte.

Im **Harn** sind Eiweiß, Zylinder und Epithelien ein regelmäßiges Vorkommnis, zuweilen entspricht der Befund einer typischen hämorrhagischen Nephritis.

Sehr vielgestaltig ist die Wirkung der Toxinämie auf die **Haut**. Wir sahen Urtikaria, scharlachartige Erytheme, Roseola, morbillöse Ausschläge, Blutungen, zweimal das Bild des Erythema exsudativum. Die eigentümliche Verfärbung

---

[1]) Vgl. S. 245 ff.

der Hautfarbe kann in gewissen Fällen an eine Vergiftung mit Anilin oder chlorsaurem Kali erinnern. In der Tat ist in einigen Beobachtungen Methämoglobin im Blute nachgewiesen worden[1]). Häufig kommt bei jüngeren Säuglingen Sklerem zur Entwicklung.

Besondere Hervorhebung verdienen die septischen **Ödeme**. Sie treten als derbe, pralle, meist erythematöse Schwellungen nicht nur in der Nähe eines eitrigen Herdes, sondern oft weit davon entfernt, bald einfach, bald an verschiedenen Körperstellen auf, ergreifen große Bezirke und wechseln von Tag zu Tag ihren Sitz. Oft gleichen sie derart den Erscheinungen einer tiefliegenden Metastase, daß man nur schwer der Versuchung widersteht, sie einzuschneiden; aber fast stets erweist das veränderte Bild des anderen Tages, daß die Zurückhaltung richtig war. Selten nur kommt nach vielen Tagen an dem einen oder anderen Orte noch ein umschriebener Abszeß zur Ausbildung.

Die Erkennung des Zustandes als eines septischen wird dann mit Sicherheit möglich, wenn ein Primärherd nachweisbar ist und die Allgemeinsymptome in unverkennbarer Abhängigkeit von diesem entstanden. Schwieriger wird die Aufgabe, wenn dieser Primärherd fehlt oder wenigstens nicht mit Sicherheit festzustellen ist, wenn es sich also um wenigstens in klinischem Sinne kryptogenetische Erkrankungen handelt. Dann verlangt die Diagnose noch nach weiteren Stützen; es bedarf der Auffindung charakteristischer Metastasen oder, wenn diese fehlen, des einwandfrei erhobenen bakteriellen Befundes der Krankheitserreger.

Metastasen sind oft genug unschwer zu erkennen. Aber vielleicht ebenso oft ist ihr Nachweis nicht leicht oder sogar unmöglich. Schon die peripherischen, übrigens nicht allzu häufigen von ihnen (Knochen, Gelenke, Haut), erfordern oft eine peinliche Überprüfung der Oberfläche, eine sorgsame Beachtung leichter Rötungen und Schwellungen, die Berücksichtigung von Haltungs- und Stellungsanomalien. Tiefliegende interstitielle Infiltrate, Synovitis, Periostitis äußert sich weit früher und zuweilen allein durch Zwangshaltung und Fixation, als durch entzündliche Zeichen. Innere Metastasen entziehen sich sehr oft schon wegen ihrer Kleinheit der Diagnose. Bei dem meist rapiden Verlauf der Säuglingspyämie bleibt selten Zeit zu größeren Einschmelzungen. Aber auch umfangreiche Organveränderungen entwickeln sich — eine charakteristische Seite der Symptomatologie der Säuglingssepsis — oft so versteckt, daß sie auch einem geübten und gewissenhaften Untersucher entgehen.

Bedeutsamere Komplikationen betreffen im wesentlichen nur Lunge, Niere und seröse Häute.

Lungenabszesse sind meist submiliar, größere Erweichungen bilden die Ausnahme. Häufiger als Abszesse finden sich bronchopneumonische Herde, die aber nur zum Teil metastatisch entstanden sind[2]), viel häufiger sich auf absteigende bronchogene Infektion zurückführen lassen (Fischl, Spiegelberg). Ein anschließendes Empyem wird die Lage manchmal klären, denn wenigstens im ersten Vierteljahre sind metastatische Empyeme häufiger als metapneumonische[3]).

Nierenabszesse bleiben gleichfalls sehr klein und bei Pyurie wird es fraglich sein, ob nicht eine aszendierende Komplikation vorliegt. Dagegen ist echte hämorrhagische Nephritis eine diagnostisch wertvolle, allerdings nicht häufige Lokalisation.

Am Herzen ist **Endokarditis** so außerordentlich selten, daß die Immunität des Endekards' geradezu bezeichnend für den Säugling ist[4]). Ich habe sie bisher nur wenige Male gefunden. Ein Geräusch wird meist nicht gehört. Vorhanden war ein solches in einer Beobachtung Blums[5]) (Pyocyaneus-Endokarditis). Auch Fischl und Czerny zitieren vereinzelte Fälle. Aber das positive Auskultationsphänomen erlaubt noch nicht den Schluß

---

[1]) Epstein, Kovalevsky u. Moro, Kl. Th. W. 1901. Nr. 50.

[2]) Czerny u. Moser, J. K. 38 finden einen Hinweis auf hämatogene Entstehung darin, daß erst Rasseln und Infiltrat, erst später Husten auftritt. Ganz derselbe Hergang aber kann bei hypostatischer Pneumonie vorkommen.

[3]) Über die diagnostische Bedeutung des Bakterienbefundes siehe Kap. Empyem.

[4]) Vgl. Kap. Erkrank. des Herzens.

[5]) Z. B. 1899. 25. Nr. 4.

auf Klappenerkrankung; so habe ich zweimal im Endstadium septischer Fälle laute, blasende Geräusche gehört, die durch die Sektion als akzidentell erkannt wurden.

Um vieles öfter begegnet man der **Perikarditis,** nur ausnahmsweise einer primär embolischen, meist einer von einem Pleuraempyem fortgeleiteten. Durchbruch eines Hautabszesses in den Herzbeutel beobachtete Ashby[1]), ich selbst Fortpflanzung einer vom Mundboden ausgehenden Phlegmone in das vordere Mediastinum und das Perikard. Es ist eine immer sich wiederholende Erfahrung, daß mit wenig Ausnahmen der direkte Nachweis der Herzbeutelerkrankung beim Säugling selbst bei einer gespannten Aufmerksamkeit unmöglich zu sein pflegt. Reibegeräusche fehlen[2]). Vergrößerung der Dämpfungsfigur gehört zu den Seltenheiten. Vermutet werden kann allerdings die Gegenwart des Ergusses. Wenn überhaupt die Sachlage an Perikarditis denken läßt, so darf man Wert legen auf das Mißverhältnis eines zunächst noch leidlichen Pulses zu den leisen Herztönen, auf ein eben wahrnehmbares Ödem der Sternalgegend, auf eine durch den Lungenbefund nicht genügend erklärte Höhe der Dyspnoe und Zyanose und besonders auf einen eigenartigen, krächzenden Husten, wie er sonst nur bei mediastinalen Drüsenpaketen gehört wird, die überhaupt differentialdiagnostisch in Betracht kommen. Denn eine von ihnen ausgehende akute Miliartuberkulose kann ein in vielen Zügen ähnliches Krankheitsbild schaffen[3]).

Peritonitis wird zumeist durch Fortleitung einer Nabelinfektion herbeigeführt, seltener gehört sie zu einer Pyämie aus anderen Quellen. Sie ist eine weniger regelmäßige Teilerscheinung der schon genannten eitrigen Entzündung multipler seröser Häute. Unter unseren eigenen Beobachtungen finden sich Vorkommnisse, wo sie hervorgerufen wurde durch Milzinfarkt, durch bakterielle Durchwucherung der Darmwandung bei schwerer kruppöser Enteritis und Ileus, und als besonders auffällig ein Fall von Fortleitung einer doppelseitigen metastatischen Orchitis durch den offenen Processus vaginalis in die Bauchhöhle. In einem anderen war die Eiterung von einem Geschwür im Vestibulum vaginae im Zellgewebe zwischen Rektum und Scheide nach oben gekrochen.

Gleich derjenigen der Perikarditis ist die Erkennung einer Peritonitis beim Säugling oft sehr schwierig. In einigen Fällen gelingt sie durch Berücksichtigung des septischen Allgemeinzustandes, des Meteorismus, der Veneninjektion am Bauche, des galligen Erbrechens und der — schwer feststellbaren — Schmerzhaftigkeit beim Druck. Es wird empfohlen[4]), sie so zu prüfen, daß man bei Rückenlage des Kranken das rechte Bein leicht erhebt und mit der rechten Faust einen leichten „verweilenden" Schlag gegen seine Sohle führt. Die dadurch bewirkte leichte Erschütterung des Peritoneums ruft deutliche Schmerzäußerung hervor. Die Spannung der Bauchdecken ist beim jungen Säugling schwer zu beurteilen. Verstopfung kommt neben Durchfällen vor. Aber die Abwesenheit auch nur eines der genannten Symptome macht die Diagnose zweifelhaft, und tatsächlich fehlen sehr häufig charakteristische Erscheinungen, wie schon andere Beobachter[5]) hervorheben. Auch die akute Darmlähmung bei profusen Diarrhöen erzeugt ein ähnliches Bild. Exsudatdämpfungen konnten wir niemals finden.

Die Einbeziehung des **Gehirnes** erfolgt — wenn wir hier absehen von den geschilderten Erscheinungen diffuser toxischer Störung — nicht gerade häufig, kann aber in mannigfaltigster Form auftreten. Kleine Embolien und embolische Abszesse, toxisch infektiöse Enzephalitis entbehren oft bezeichnender Symptome[6]).

Bei der schwierigen Erkennung der ohnehin nur gelegentlich auftretenden inneren Metastasen gewinnen die **Lokalisationen in der Haut** größere diagnostische Bedeutung. Außer den bereits erwähnten toxischen Exanthemen angioneurotischer Natur treten häufig vesikulöse, bullöse, pemphigus- und ekthymaartige Ausschläge auf. Sie können tatsächlich embolischer Natur sein, wie dies für Pusteln z. B. Seiffert[7]) nachwies und wie es sehr wahrscheinlich ist für gewisse eigenartige, dem Ekthyma gangraenosum[8]) zuzuzählende, scharf ausgeschlagene Ulzerationen. Viel öfter aber handelt es sich um akzidentelle

[1]) Ref. A. K. 7. S. 359.
[2]) Auch eitrige Perikarditis beim Erwachsenen entbehrt häufig, im Gegensatz zur serösen, des Reibens. Vgl. z. B. Sevestre, L. 23. 4. 1898.
[3]) Siehe Kap. Tuberkulose.
[4]) Drachter, M. m. W. 1914. Nr. 11.
[5]) Lit. Cassel, B. kl. W. 1892. Nr. 42.
[6]) Soweit die Gehirnkomplikationen selbständige Bedeutung erlangen (Blutungen, Enzephalitis, Hirnabszeß, Meningitis, Sinusthrombose), sind sie an entsprechender Stelle geschildert.
[7]) V. G. K. München 1899.
[8]) Vgl. unter Hautkrankheiten.

Hauterkrankungen; und da selbst für den Fall hämatogenen Ursprungs im Leben der Beweis kaum zu erbringen ist, so fällt diese Kategorie von Veränderungen diagnostisch nur wenig ins Gewicht.

Mädchen N., 24. 8. 97, 4 Wochen alt mit 4010 Gewicht aufgenommen wegen Furun-kulose und Kopfekzem, die der Behandlung nur langsam weichen. 1. 10. siedelt sich auf einem fünfpfennigstückgroßen Angiom am Kopf ein Furunkel an, der sich binnen kurzem in ein dieses eröffnende Ulkus verwandelt. Nun sofort 40⁰, Verfall, Diarrhöen, Dyspnoe, zahlreiche subkutane, embolische Abszesse und größere tiefe Infiltrate in der Muskulatur der Unter- und Oberschenkel, so daß ein rotzähnliches Bild entsteht; embolische Gangrän mehrerer Fingerkuppen, Vereiterung der Papillen der zwei oberen Schneidezähne mit Ausstoßung der Zahnkeime. Tod am 5. X. Bei der Sektion keine inneren Metastasen. Im Blute, dem Angiom und allen embolischen Eiterungen Streptokokken, in den früheren Furunkeln nur Staphylokokken.

Ein weit wichtigeres Symptom ist das Auftreten von **Hautblutungen.** Meist in Form vereinzelter Petechien, oft als umfangreichere Ekchymosen und sogar in einer das Gesamtbild beherrschenden Stärke, begleiten sie einen sehr großen Prozentsatz der Pyämien und Septikämien und sind deshalb, wenn auch nicht pathognomonisch, so doch von nicht geringem diagnostischem Wert. Auf das Vorkommen von **Retinalblutungen** hat Herrnheiser hingewiesen. Retinal-blutungen nicht septischer Natur kommen übrigens auch als Folge der Geburt bei sonst gesunden Neugeborenen vor[1]) und beeinträchtigen die Verwertung des Augenspiegelbefundes.

Klinische Typen. Die sorgsame Beachtung auch der geringfügigen unter diesen Merkmalen wird auf die richtige Spur leiten auch angesichts mancher ungewöhnlicher Verläufe, die bei einem Überblick über die verschie-denen Typen der septischen Infektion beim Säugling entgegentreten:

Klassische **Pyämien** von verhältnismäßig langer Dauer, bei denen die Intoxikation zurücktritt gegenüber den Metastasen, wo die Allgemeinerschei-nungen mäßig sind, die sekundären Lokalisationen beachtenswerte Ausdehnung gewinnen und Gelegenheit zu chirurgischen Eingriffen geben, sind nicht allzu häufig. Meist handelt es sich um Gelenkpyämien[2]) und Osteomyelitis. Hierher gehören auch viele Vorkommnisse, bei denen scheinbar primär ein Empyem, eine Synovitis entsteht. Oft genug findet man bei einer mit besonderer Sorgfalt vorgenommenen Sektion dann den Ausgangspunkt z. B. in Gestalt einer äußer-lich unkennbaren Nabeleiterung. Oder es kann, wie Epstein namentlich im Hinblick auf späte Meningitis ausführt, zur Zeit des Einsetzens stärkerer Organ-veränderungen die Eintrittspforte längst verheilt sein. Pyämische Kinder können sich lange Zeit halten, manchmal erliegen sie im plötzlichen Kollaps; manchmal erfolgt Heilung, und in dieser Hinsicht sind die Gelenkpyämien und die Osteomyelitis verhältnismäßig am aussichtsreichsten.

Häufig spielt sich auch die pyämische Form akut ab unter den vorwiegen-den Erscheinungen der Intoxikation. Dann sind peripherische Metastasen sel-tener als innere, aber wenn sie sich einstellen, erkennt man an ihrem innerhalb kurzer Zeit in oft erstaunlicher Anzahl erfolgenden Aufschießen, wie der Körper von den Krankheitserregern geradezu überschüttet wird und versteht, warum so oft die Zeit vom Beginn der Allgemeininfektion bis zum Tode nur nach Tagen bemessen ist.

Einen gleich beschleunigten Gang nehmen die rein **septikämischen Erkran-kungen,** bei denen parenchymatöse Veränderungen der inneren Organe und Hämorrhagien meist mit Andeutung von Ikterus die einzigen anatomischen Ver-

---

[1]) Lit. bei Wehrli, K. Schw. 1905. Nr. 2.
[2]) Vgl. Kap. Erkr. d. Knochen u. Gelenke.

änderungen bleiben. Für die hohe Virulenz solcher Infektionen spricht auch die ausgesprochene Neigung zu Kollaps. Zuweilen erlebt man ganz foudroyante Formen. Besonders Frühgeborene sieht man plötzlich verfallen und in wenig Stunden oder Tagen zugrunde gehen. Die Erklärung des rätselhaften Todes wird oft erst durch mikroskopische und bakteriologische Durchforschung der Organe möglich. Aber auch ältere und kräftige Säuglinge werden oft stürmisch dahingerafft.

Knabe G., kräftiges, 8wöchiges syphilitisches (Koryza, Exanthem) Brustkind, ist am 17. 4. plötzlich verfallen unter Fieber, Erbrechen, Diarrhöe, starkem Nasenbluten und blutigen Stühlen. Es besteht Somnolenz, fahle, zyanotische Hautfarbe, automatische, zitternde Bewegungen, Kollaps, schwärzlich-grüne Diarrhöen, Erbrechen, jagende Atmung, Nasenbluten; auf der Haut außer einem abgeblaßten spezifischen Exanthem einige Petechien. Temperatur 38⁰. Urinbefund entspricht einer hämorrhagischen Nephritis. Tod nach 54stündiger Krankheit. Sektion ergibt außer den Zeichen chronischer Schwellung von Milz und Leber und sonstigen unwesentlichen Befunden ausgesprochene hämorrhagische, parenchymatöse Nephritis und starke Entartung des Myokards. Im Blut und allen Organen Reinkulturen kurzer Streptokokken. Den Ausgangspunkt der Infektion dürfte die Nasenschleimhaut gebildet haben.

Es ist von großer Wichtigkeit, daran zu denken, daß diese septikämischen Verläufe durch einseitige Herausarbeitung einzelner Symptome ganz ungewöhnliche Gestalt annehmen können, die leicht zu irrtümlichen Deutungen veranlaßt. Man kann diese Fälle als larvierte Formen zusammenfassen.

Hervorragende Beteiligung der Lunge erzeugt die pneumonische Form der Sepsis, bei der oft erst die Obduktion erkennen läßt, daß nicht primäre Erkrankung der Atmungsorgane, sondern metastatische Entzündung dem Krankheitsbilde zugrunde lag.

Besonders wichtig ist die gastrointestinale Form der Sepsis. Die sonst nur die Bedeutung einer Teilerscheinung beanspruchenden Magendarmsymptome beherrschen hier dergestalt die Szene, daß durchaus der Eindruck eines Darmleidens erweckt wird, während dabei klinisch nur sehr unscheinbare, ausnahmsweise überhaupt keine charakteristischen Zeichen der Sepsis notiert werden. Sie verläuft am häufigsten unter der Maske eines schweren akuten Brechdurchfalles und betrifft meist jüngere, besonders neugeborene Kinder.

Knabe K., 2½ Monate alt, 3800 Gewicht, soll seit 2 Tagen an Diarrhöen leiden, der Allgemeinzustand hat sich schnell verschlimmert. Bei der Aufnahme Gesamteindruck einer Cholera infantum. Fahles, leicht ikterisches Kolorit, ängstlicher, benommener Gesichtsausdruck, ächzende, jagende Atmung, Andeutung von Sklerem, Kollaps, kaffeesatzartiges Erbrechen, grüne, wässerige Stühle, Anurie, Temp. 36,8. Petechien an Hals und Thorax, die sich bis zum nächsten Tag vermehren. Tod nach 24 Stunden bei 39,9 Temp. Sektion. Parenchymatöse Trübung von Herz, Leber, Niere. Magen mit kaffeesatzartigem Schleim bedeckt, gleich der Darmschleimhaut blaß, nur stellenweise Kapillarinjektion; keine wesentliche Enteritis, im Dickdarm ganz geringe Follikelschwellung. Milz klein. Im Blut und den Organausstrichen lange Streptokokkenketten.

Über derartige Beobachtungen, bei denen die anatomischen Darmveränderungen auch stärkere Grade erreichen können, verfüge ich in ziemlicher Anzahl. Die Diagnose wurde dem eigentlichen Brechdurchfall gegenüber besonders auf die Blutungen gestützt und fand durch die bakteriologische Untersuchung ihre Bestätigung. Oft war die Herkunft der Bakteriämie nicht mit Sicherheit zu ermitteln, und die Fälle mußten deshalb als kryptogenetisch gelten. Eine Anzahl der späteren Monaten entstammenden Vorkommnisse nahm ihren Ausgang von eitriger Pyelonephritis. Andere Fälle wiederum trugen den Charakter eines Typhoides. Die meisten meiner hierher zu stellenden Beobachtungen schlossen sich an eine primäre Kolitis an und zeigten im Blut Streptokokken aus der Gruppe des Streptococcus enteritidis Escherichs[1]). Hierher gehören auch einige

---

[1]) Vgl. unter infektiösen Darmkrankheiten.

eigentümliche, meines Wissens in der Literatur nicht beschriebene, durch hohes
Fieber, typhösen Zustand und Abwesenheit aller augenfälligen septischen
Symptome ausgezeichnete Vorkommnisse, die mir in vier Fällen des Sommers
1895 begegnet sind. Das im Leben entnommene Blut wimmelte förmlich von
Bakterien, deren Kultivierung und nähere Identifizierung auf Schwierigkeiten
stieß und die durch Zartheit des Wachstums den etwas kleineren Influenza-
bazillen ähnelten. Dem folgenden Beispiele entsprachen (mit Ausnahme der
Zungenschwellung) alle übrigen.

Knabe D., 8 Monate. Wegen Stimmritzenkrampfes und Rachitis am 13. 6. 95 aufgenommen, ist bis zum 18. ohne weitere Erscheinungen bei guten Stühlen. 19. früh 39⁰ Temp.,
spritzende, vermehrte Stühle, Unruhe, Blässe. Auffallende akute, ödematöse Schwellung der Zunge, die die Mundatmung erschwert. In schneller Folge entwickelt sich
unter stetig ohne Remission ansteigendem Fieber folgender Zustand: Sopor; Spasmus glottidis
verschwunden, enge Pupillen, Zungenschwellung, ohne Zeichen von Abszedierung, mäßiger
Kollaps, etwas beschleunigte Atmung, durchfällige Stühle ohne Eiter oder Blut, zeitweise
Erbrechen und Retention des Urins, der reich an Eiweiß und Zylindern ist. Sub finem
Zeichen hypostatischer Pneumonie. Am letzten Tage (2. 6.) ist die Temperatur auf 41,2
gestiegen.   Sektion zeigt außer auffallender parenchymatöser Veränderung von Herz,
Leber, Niere, leichten katarrhalischen Veränderungen der Darmschleimhaut und hypo-
statischer Unterlappenpneumonie nichts Besonderes.

Im Blut schon im Leben kulturell und im Ausstrich massenhaft kleinste ovoide, als
glashelle Tröpfchen wachsende Bakterien mit Neigung zu Polfärbung.

Die Betonung der gastrointestinalen Symptome der Säuglingsseptikämie
findet ihr Gleichnis auch beim Erwachsenen. Ich erinnere an die entsprechenden Erscheinungen beim Erysipel, an die Schwierigkeit der Unterscheidung von
Typhus und „kryptogenetischer" Septikämie, an die mehr oder weniger dem
akuten Brechdurchfall genäherten Fälle von Streptokokkenerkrankungen. Immerhin sind solche Verläufe beim Säugling weitaus häufiger[1]).

Krankheitsbilder ungewöhnlicher Art schafft schließlich noch die hämorrhagische Form der Sepsis[2]). Sie umfaßt jene seltenen, fast ausschließlich dem Neugeborenen eigenen Erkrankungen, in denen scheinbar idiopathische, schwere,
rasch konsumierende, äußere und innere Blutungen in stürmischer Weise zur
Entwicklung gelangen und dem von ihnen beherrschten Verlauf den Stempel
von etwas ganz Fremdartigem aufdrücken.

Wir sehen bei einer ersten Klasse von Kindern diese Blutungen in
multipler Form auftreten. Ausgedehnte, kutane, subkutane und intermusku-
läre Suffusionen und Hämatome entstehen, wachsen unter den Augen
und überziehen in extremen Fällen große Bezirke der Oberfläche mit schwarz-
blauer Verfärbung, dem Körper ein erschreckendes Aussehen verleihend. Gleichzeitig erfolgen, wie die spätere Sektion lehrt, auch innere Ergüsse, die sämtliche
Organe betreffen können. Dazu treten bald nur an einer, bald an mehreren
Stellen freie Blutungen nach außen: es sickert aus dem Nabel, aus kleinen Abschürfungen der Haut, aus zufällig gesetzten Wunden; es quillt aus scheinbar
unverletzten Schleimhäuten — Mund, Nase, Konjunktiva — oder Blutbrechen,
blutige Stühle und Blutharnen verkünden die Beteiligung der Eingeweide.

Bei einer zweiten Klasse von Kranken tritt nur eine einzige Quelle in
Tätigkeit, und zwar handelt es sich hier lediglich um Blutungen an freien Oberflächen. Entweder entspringen sie der Nabelwunde oder, in Blutbrechen und
blutigen Stühlen zutage kommend, dem Magen und Darm; seltener sind Nase,
Bindehaut oder eine zufällig entstandene Verletzung der Ursprungsort.

---

[1]) Ritter v. Rittershain, Naturf. Vers. Breslau 1875. Epstein, P. m. W. 1879.
S. 33—35. 1881. S. 322. A. K. 7. J. K. 39. Festschrift f. Henoch 1890. Fischl, l. c.
[2]) Lit. Runge, v. Reuß l. c. Stempel Z. Gr. 3. 1900. Schloß u. Commiskey.
Am. J. ch. dis. 1911 u. 1912.

Das vereinende Band zwischen beiden Verlaufsarten, das zugleich die Größe der Ergüsse erklärt, ist die Unstillbarkeit der Blutung. Machtlos scheitern mit vereinzelten Ausnahmen alle Versuche, ihrer Herr zu werden, und unaufhaltsam treibt der Kranke dem Verblutungstode zu. Die Grundlage dieser verhängnisvollen Eigenschaft ist — soweit die bis jetzt daraufhin untersuchten Fälle erkennen lassen — eine Herabsetzung, ja eine Aufhebung der Gerinnbarkeit. Ich selbst habe in vitro einmal erst nach 12 Stunden die ersten schwachen Andeutungen einer Gerinnselabscheidung gesehen, ein andermal fehlte noch nach 48 Stunden jedwede Spur von ihr.

Diese sonderbaren Formen sind von jeher als etwas ganz Eigenartiges aufgefallen, und namentlich ältere Forscher haben es sich angelegen sein lassen, ihre Kenntnis durch zahlreiche kasuistische Mitteilungen zu vermehren. Man kam zu der Anschauung, daß hier eine „kongenitale oder transitorische Hämophilie" der Neugeborenen in die Erscheinung trete, deren Wesen von vielen mit der vererbbaren familiären Hämophilie identifiziert oder wenigstens in Parallele gesetzt wurde. Der weitere Fortschritt des Wissens konnte diese Meinung nicht bestätigen. Vielmehr scheint alles zu der Auffassung zu drängen, daß wenigstens der Mehrzahl der Fälle nicht eine rätselhafte konstitutionelle Anomalie, sondern eine mikroparasitäre Infektion zugrunde liegt. Diese Ätiologie wird schon wahrscheinlich, wenn man erwägt, daß die hämorrhagische Diathese genau wie die Sepsis vorwiegend die Neugeborenen heimsucht, daß sie gleich jener in Anstalten epidemisch und endemisch beobachtet wird und wurde, und daß sie mit der Verbreitung einer aseptischen Kinderpflege mehr und mehr zur Seltenheit geworden ist. Den endgültigen Beweis hat schließlich für eine bereits nicht mehr kleine Zahl von Fällen die bakteriologische Durchforschung erbracht.

In einem Teil der Fälle finden sich die gewöhnlichen pyogenen Kokken. Daß diese eine blutzerstörende Wirkung auszuüben vermögen, ist durch die moderne experimentelle Forschung zur Genüge bewiesen. Und daß sie beim Kinde außer zur Eiterung auch zur hämorrhagischen Diathese führen, lehren Beobachtungen über hämorrhagische Pyämien wie die folgenden:

Knabe K., kräftiges Kind einer syphilitischen Mutter, erkrankt 24 Stunden post partum am 17. 12. 97 mit 40°, Kollaps. 18. 12. zahlreiche Petechien im Gesicht, Rachen, Rumpf. Temp. 40,2/41,0, 19. 40,3/37,6. Bis zum 26. 12. Temperatur zwischen 37,8 und 38,5, später subnormal. 22. 12. große Suffusionen am Thorax, parenchymatöse Nabelblutung. 23. 12. Blutiges Erbrechen, 25. 12. hellrote, blutige Stühle, Infiltrat am Bein und an der Backe. 27. 12. Aufnahme auf die Säuglingsabteilung. Apathie, Zyanose, Ikterus. Schwere Stomatitis catarrhalis, Soor, Gaumeneckengeschwüre. Auf der rechten Backe schwarzblaue, fluktuierende Geschwulst, Petechien am harten Gaumen, große Strecken des Rumpfes und der Extremitäten schwarzblau suffundiert, zum Teil infiltriert, daneben kleinere Extravasate. Phlegmonöses hämorrhagisches Infiltrat am linken Oberschenkel; inmitten einer großen Suffusion am Thorax drei fluktuierende, erbsengroße, subkutane Tumoren. Andauerndes Blutsickern aus dem Nabel. 28. Blutige Stühle, Blutsickern aus der inzidierten Phlegmone am Schenkel und aus dem Nabel, Blutungen aus Lippe, Zunge, Zahnfleisch. Blut zeigt erst nach 12 Stunden beginnende Gerinnung, morphologisch außer mäßiger Poikilozytose nichts Abnormes. Exitus. Sektion. Wangentumor enthält hämorrhagischen Eiter, ebenso ein Teil der infiltrierten Suffusionen der Haut und die drei erwähnten Geschwülstchen, die übrigen bloß flüssiges Blut und Kruor. Lungen mit ausgedehnten derben infarktartigen Blutinfiltrationen. Magen und Darm von der Mitte des Ileums bis zur Klappe mit Blut gefüllt, Faltenkämme injiziert und hämorrhagisch. Leber, Milz groß, derb; trübe Schwellung der Nierenrinde. Schlaffes, mit flüssigem Blut gefülltes Herz. Nabelgefäße normal. Osteochondritis luetica. — Mikrosk. Körnige Trübung und Verfettung der Herzmuskulatur, des Parenchyms von Leber und Niere. — In den Eiterherden der Lunge, Leber, Niere und im Herzblut Staphylococc. aur. in Reinkultur.

Deutung: Staphylokokkenpyämie bei kongenitaler Lues, zu hämorrhagischer Diathese führend, ausgehend wahrscheinlich von der Stomatitis bzw. den Gaumengeschwüren.

In zahlreichen Fällen hämorrhagischer Diathese der Neugeborenen pflegt indessen eine derartig klärende Vereinigung von Eiterung und Blutung zu fehlen, so daß das klinische Bild mehr dem der reinen Purpura entspricht. Nichtsdestoweniger erweisen sich durch die bakteriologische Untersuchung nicht wenige auch von diesen Verläufen als nichts anderes als rein hämorrhagische Formen

der Septikämie durch pyogene Kokken, die entweder für sich allein[1]) oder in Gesellschaft von Saprophyten (Pyocyaneus, Proteus[2])) in Tätigkeit treten.

Neben diesen im engeren Sinne des Wortes septischen Fällen besteht eine weitere Gruppe, bei der nicht die gewöhnlichen septischen Kokken, sondern **spezifisch hämorrhagisch wirkende Bakterien**, die auch im Tierversuch stets wieder allgemeine hämorrhagische Diathese erzeugten, die Ursache bildeten. Es kommt eine Mehrheit von Formen in Betracht. Babes[3]) hat sie zu der Gruppe der ,,Erreger der hämorrhagischen Infektion des Menschen" zusammengefaßt. Den beim Säugling von v. Dungern[4]), Gaertner[5]), Lubarsch[6]), Babes und mir[7]) mitgeteilten Beobachtungen füge ich hier zwei neue hinzu.

Mädchen N., geb. 1. 5. 97, kräftig, gesund bis 10. 5. Am Abend verweigert es die Brust. 11. 5. Ikterus, Apathie. Auf Brust und Bauchhaut einige wenige zehnpfennigstückgroße subkutane Blutungen, eine dreimal so große an der Innenseite des linken, eine derbe, infiltrierende, fünfmarkstückgroße an der Hinterseite des rechten Oberschenkels. Nabel leicht nässend. Häufige, diarrhöische Stühle, Urin mit Gmelinscher Reaktion und einigen roten Blutkörperchen. Sonst kein Befund. Nachts plötzlich schwerer Kollaps und Tod.

Sektion: Hämorrhagische Durchsetzung der geschilderten Hautstellen. Atelektase des rechten unteren Lungenlappens. Kleine Blutungen in den Pyramidenspitzen beider Nieren; in der Fettkapsel der linken ein haselnußgroßes Hämatom. Sonst kein Befund, keine Lues, Nabelgefäße intakt. Mikroskopisch: körnige Trübung der Leber- und Nierenepithelien, die Herzmuskulatur stellenweise gleichfalls getrübt.

Im Herzblut und im Hämatom der Nierenkapsel in Reinkultur ein beweglicher, dem Bac. typhi murium sehr nahe stehender Bazillus, der Mäuse unter Erzeugung hämorrhagischen Ödems an der Einstichstelle, hämorrhagischer Lymphangitis und Peritonitis tötet. — Die Eingangspforte blieb unbekannt. Ein gleichzeitig unter denselben Symptomen erkranktes zweites Kind genas.

Knabe H. ist am 12. Lebenstag kollabiert und hat reichlich Blut aus dem After entleert. Aufnahme am Abend. Befund: guter Ernährungszustand, Kollaps, Zyanose. Spärliche Hautpetechien, zahlreiche kleine Blutungen am harten Gaumen. Sehr häufige Entleerung hellroten, schleimgemischten Blutes per rectum. Tod nach wenigen Stunden.

Sektion: Intensive, düsterrote Blutfülle und Schwellung der Schleimhaut des Magens und Darms mit zahlreichen, bis bohnengroßen submukösen und subserösen Blutaustritten. Peyersche Haufen stark geschwollen, zum Teil mit Blutungen. Hämorrhagische Infarzierung der Mesenterialdrüsen, ebenso in sehr starkem Grade beider Nebennieren, namentlich im Mark. Im Oberlappen der rechten Lunge mehrere erbsengroße hämorrhagisch-bronchopneumonische Herde. Die übrigen Organe ohne Besonderheiten. Nabelverhältnisse normal.

Im Darminhalt neben einem sporentragenden, nicht pathogenen peptonisierenden Bazillus Reinkulturen eines Stäbchens, das in jeder Beziehung mit dem von Gaertner bei Fleischvergiftung beobachteten Bacillus enteritidis übereinstimmte, auch Mäuse bei Verfütterung tötete. Dasselbe in den Lungenherden.

Als **Buhlsche Krankheit**[8]) geht durch die Literatur eine von dem pathologischen Anatomen Buhl unter dem Namen der **akuten Fettdegeneration der Neugeborenen** beschriebene hämorrhagische Erkrankung, die ausgezeichnet ist durch ohne greifbaren Grund auftretende und nicht oder nur unvollkommen zu behebende Asphyxie, multiple Blutungen und starke fettige parenchymatöse Degeneration der inneren Organe, insonderheit der Leber.

Viele Kinder gehen noch vor dem Auftreten ausgedehnter Hämorrhagien zugrunde, die Blutungen der übrigen sind von wechselndem Umfang, und wenn sie nach außen erfolgen, unstillbar. Dabei besteht Ikterus, Zyanose, aber kein Fieber. Tod im Kollaps. Die bezeichnende Fettdegeneration ähnelt der Veränderung bei Phosphor- und Arsenvergiftung. Die Diagnose der vor Entwicklung des typischen Symptomenkomplexes gestorbenen Fälle

---

[1]) Fälle von Neumann, A. K. 12 u. 13. Kilham u. Mercelis, A. P. März 1899 Finkelstein, B. kl. W. 1895. Nr. 23. Nicholson, A. J. Okt. 1900.
[2]) E. Fraenkel, V. A. 183. Neumann, l. c. Baginsky, A. K. 28, eigene Beob.
[3]) Z. B. IX. S. 719.
[4]) l. c.
[5]) A. G. 45.
[6]) V. A. 123.
[7]) B. kl. W. l. c.
[8]) Lit. Runge, l. c. Ylppö, Z. K. 16. 1917.

kann recht schwierig sein; unter anderen können leichtere Fälle bei Unterlassung mikro-
skopischer Prüfung als Erstickung gedeutet werden, was forensisch wichtig ist. Von der
Sepsis, bei der Degeneration und Blutung ebenfalls vorkommt, trennt eigentlich nur die
Abwesenheit einer nachweisbaren Eingangspforte und die eigenartige Verknüpfung mit

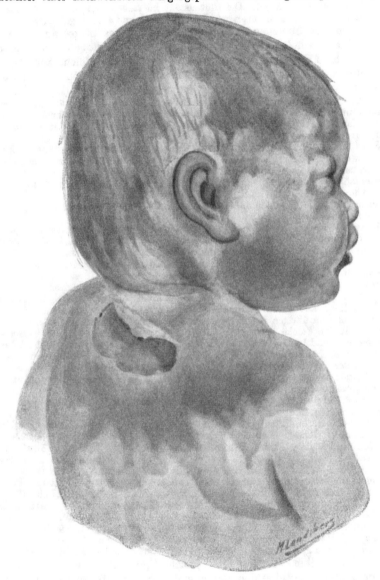

Fig. 110. Hämoglobinämische Septikämie. (Typus der Winckelschen Krankheit.)

Asphyxie. Man ist tatsächlich auch geneigt, eine kryptogenetische Infektion zur Erklärung
heranzuziehen, und eine kleine Reihe neuerer Fälle verzeichnen auch entsprechende bakteriologische Befunde.

Ob freilich damit alle Vorkommnisse gedeckt sind, steht dahin. Ich selbst sah zwei
meines Erachtens typische Fälle mit Untertemperatur, Sklerödemen, ausgedehnten Hautblutungen, Blutungen aus den Konjunktiven, der Nase und dem Munde, blutigem Urin
und blutigem Stuhl, die am gleichen Tage aus derselben Entbindungsanstalt eingeliefert

wurden. Das Blut zeigte normalen Zellbefund, normale Gerinnungsverhältnisse, anscheinend auch normale Blutplättchenzahl. Der eine genas und entwickelte sich gut, der andere starb und wies bei der Sektion außer deutlicher Leberverfettung noch Blutungen in der Lunge, Leber, Niere und im Perikard auf; dazu ein großes subtentorielles und ein kleineres Konvexitätshämatom im Schädel. Die Blutaussaat im Leben und aus der Leiche blieb in dem einen Fall steril, im anderen wurde Staphylococcus aureus gefunden.

Auch beim Neugeborenen kann die Schädigung des Blutes durch das septische Gift einen so hohen Grad erreichen, daß eine **hämoglobinämische Form** entsteht. Solche Fälle sind selten. In manchen Fällen gleicht ihre Symptomatologie durchaus der der hämorrhagischen Form, in anderen entsteht durch das Auftreten von Angiospasmen ein ganz eigenartiges Bild (Fig. 110).

Syphilitisches, neugeborenes Kind. Streptokokkenseptikämie, ausgehend von retroumbilikalem Nabelabszeß und Lymphangitis umbilicalis. Schnell wachsende, ausgedehnte Haut- und unstillbare Nabelblutungen. Enormer Zerfall der roten Blutscheiben, so daß das hämoglobinämische, nicht gerinnende, lackfarbene Blut in dünner Schicht durchsichtig ist. Im Blute ungeheure Massen von Streptokokken[1]).

Ein 7tägiges Mädchen, dessen Mutter im Wochenbett fiebert, wird mit starkem Ödem des linken Unterarmes einschließlich der Hand, Verschwellung der Lider und der linken Gesichtshälfte gebracht. Angedeuteter Ikterus, kein sonstiger Befund, kein Fieber. In der Nacht und im Verlauf des nächsten Tages entwickelt sich eine allgemeine Schwellung mit den Eigenschaften des Sklerödems. Gleichzeitig haben sich auf der rechten Wange und der rechten Schädelhälfte ausgedehnte Bezirke mit ganz unregelmäßiger Begrenzung schwarzblau verfärbt. Eine gleiche Verfärbung nimmt mit latzähnlicher Gestalt die Schultern und den oberen Teil des Rückens ein. Über ihr und am Hinterkopf ist die Oberhaut zum Teil blasig abgehoben und zusammengeschoben, und es liegt der hellrote Papillarkörper bloß. Von der Peripherie der dunklen Stellen strahlen mehrere Zentimeter weit flammenartige, ziegelrote Fortsätze in die unveränderte Haut aus, die unter der Beobachtung langsam ihre Gestalt wechseln und bei Fingerdruck abblassen, während die dunklen Bezirke unverändert bleiben , und ihre Form bis auf kleine Grenzschwankungen beibehalten. Die Hände und Füße sind dunkelblau, durchsetzt mit ziegelroten Flecken; auch auf dem übrigen Körper tauchen mit der Zeit noch einige größere helle und einige kleinere dunkle Flecke auf. Das Ganze entspricht einem Bilde, wie es bei schwerer Erfrierung besteht, und beruht nicht auf Blutung, sondern auf Stase. Das Blut ist dunkel, gerinnt sehr langsam; mikroskopisch zeigen sich zahlreiche Schatten und in jedem Gesichtsfeld des gefärbten Präparates mehrere lange Streptokokkenketten. Nach Absetzen des Blutgerinnsels erscheint das Serum von der Farbe eines hellen Rotweins und gibt spektroskopisch die Streifen des Hämoglobins. Urin war nicht zu erhalten. Tod am Abend des 8. Lebenstages. Bei der Sektion erscheint die Muskulatur eigentümlich violett gefärbt; ebenso das Mesenterium. Im Herzen und den Gefäßen sehr dunkles Blut, in dem durch Kultur Streptokokken nachgewiesen werden. Im rechten Herzen und Vorhof keine Gerinnsel. An den übrigen inneren Organen und in der Schädelhöhle, abgesehen von der violetten Farbe, nichts Erwähnenswertes, nur beide Nebennieren in taubeneigroße, pralle Hämatome verwandelt. In der linken Nabelarterie flüssiges Blut, in der rechten, etwas erweiterten ein zerfallender Thrombus, der aber 2 cm vor der Einmündung in die Arteria hypogastrica endet und mikroskopisch nur Fett und Detritus, keine Eiterkörperchen und keine Bakterien erkennen läßt. Keine Periarteritis, keine Phlebitis.

Also Streptokokkensepsis unbekannter Einbruchsstelle mit Hämoglobinämie, Gefäßspasmen und beginnender Gangrän (Fig. 110).

Unter durchaus gleichen Erscheinungen und gleichem Befunde — nur fehlte die Nebennierenblutung und die Nabelerkrankung — erlag am 3. Lebenstag nach 36stündiger Krankheit ein zweites, nahezu gleichzeitig eingeliefertes Kind aus derselben Entbindungsanstalt[2]).

Zum Teil dem eben beschriebenen gleichartige oder verwandte, zum Teil wohl hämorrhagische Septikämien mit besonderen Symptomen stellen die Fälle dar, die unter der Bezeichnung **Winckelsche Krankheit**[3]) veröffentlicht wurden. Als Erreger werden außer Streptokokken noch Kolibazillen und diphtherieartige Stäbchen angesprochen. v. Winckel selbst schildert als Cyanosis afebrilis icterica eine ursächlich dunkle Hausepidemie, wobei die Neugeborenen fieberlos unter Zyanose, Ikterus und Hämoglobinurie, zuweilen auch mit Hautblutungen er-

---

[1]) Vgl. Finkelstein, Ch. A. 22.
[2]) Ein dritter, einschlägiger Fall ist von mir B. kl. W. 1895. Nr. 32 beschrieben.
[3]) Lit. Runge, l. c. Ylppö, l. c.

kranken; wobei das Blut dunkel, schwerflüssig, pigmentkörperhaltig ist. Die Krankheit setzt 1—12 Tage nach der Geburt ein und verläuft mit wenigen Ausnahmen in akuter Weise tödlich. In den Leichen finden sich neben parenchymatösen Organdegenerationen und petechialen Blutungen aller seröser Häute als besonders bezeichnend ein Hämoglobininfarkt der geraden Harnkanälchen. Die Nabelgefäße sind gesund.

Ein der Winckelschen Krankheit bzw. der hämoglobinämischen Sepsis sehr ähnliches Bild kann auch durch chemische Gifte erzeugt werden. Seit langem ist auf das Karbol aufmerksam gemacht worden, neuerdings sind Fälle von Vergiftung durch unreines Vaselin und Vaselinöl bekannt geworden. Ob man danach berechtigt ist, die Winckelsche-Krankheit völlig in diesem Sinne zu deuten[1]) und die bakteriologischen Befunde als unerheblich aufzufassen oder eine Zweiteilung in toxische und infektiöse Hämoglobinämien vorzunehmen, kann erst auf Grund weiterer Beobachtungen entschieden werden.

Überhaupt bedarf die Durchforschung der allgemeinen hämorrhagischen Erkrankungen der Neugeborenen und Säuglinge noch sehr der weiteren Vertiefung. Dabei wird das bis dahin vernachlässigte Studium der Blutbeschaffenheit in histologischer Richtung und in bezug auf die Gerinnungsverhältnisse ebenso die Aufmerksamkeit beanspruchen, wie die Frage, ob im gegebenen Falle eine bakterielle Ursache vorliegt oder nicht. Zu diesem Punkte darf bemerkt werden, daß Sterilität des Blutes und der Organe nicht unbedingt die bakterielle Ätiologie ausschließt; es ist sehr wohl denkbar, daß gelegentlich auch ohne Bakteriämie eine rein toxische Wirkung, von einem peripherischen Herd aus, Blut- und Gefäßveränderungen auslösen kann.

Eine dementsprechende Deutung verlangt wohl der folgende Fall: Knabe L., 11 Tage, kräftig, ausgetragen. Bis gestern gesund, seitdem mäßige, aber unstillbare Blutung aus dem Nabelring bei noch haftendem Strang, schwarzrote Stühle, starke Hämaturie. Am Rumpf, Gesäß und an den Armen einige wenige fünfpfennigstückgroße Hautblutungen. Kein Fieber. Nach Abtragung des anscheinend normalen Stranges vermittels Paquelin am 12. Tage hören nach wenigen Stunden die Blutungen auf; auch der Urin wird schnell normal. Die genauere Besichtigung des Strangrestes zeigt in dem noch durchfeuchteten Ende eitrig durchsetzte Thromben der Arterien. Aussaat aus dem Urin und aus den Hautvenen steril. Das Zusammenfallen von Heilung und operativem Eingriff berechtigt zu der Annahme, daß die Blutungen auf Toxinresorption aus dem Nabelherd beruhten.

Obschon weitaus die Mehrzahl der Vorkommnisse von hämorrhagischer Diathese im ersten Lebensjahre der septischen Infektion zugehört, sind bei der **Differentialdiagnose** doch noch verschiedene andere Zustände[2]) zu berücksichtigen.

Gewisse Eigentümlichkeiten der ersten Lebenstage — die infolge des vermehrten Erythrozytengehaltes erhöhte Viskosität, das Bestehen eines bekanntermaßen die Blutungsbereitschaft erhöhenden Ikterus, die Häufigkeit von Untertemperaturen und in Abhängigkeit davon von Kapillarschädigungen — begründen, daß des öfteren auch multiple Haut- und Schleimhautblutungen nicht septischer Natur in den ersten Lebenstagen auftreten[3]), verständlicherweise namentlich bei Frühgeburten. Von den eigentlichen Blutungsübeln wird die echte familiäre Hämophilie dem Neugeborenen nur ausnahmsweise gefährlich. Hie und da ist auch Leukämie und Anaemia pseudoleucaemica oder pernicosa die Ursache schwerer spontaner, oder geringfügigen Verletzungen folgender Blutungen gewesen. Pott[4]) sah ein

---

[1]) Weihe, Z. K. 18. 1918. Erwähnenswert sind auch die anscheinend nicht allzu seltenen Vergiftungen durch die nitrobenzolhaltige Farbe der Wäschestempel. (Vgl. Ewer, D. m. W. 1920. Nr. 32.)
[2]) Vgl. die Zusammenstellung von Diehl, Z. G. 41.
[3]) Ylppö, l. c.
[4]) Zitiert bei Henoch, Lehrb. Krankh. d. Milz.

solches Kind aus den Impfschnitten sich verbluten. Wie bei entsprechenden Leiden der Erwachsenen fehlt auch bei schwerem Ikterus und Leberzirrhose der Säuglinge die hämorrhagische Diathese nicht. Sichere Fälle von Morbus maculosus sind aus dem ersten Lebensjahre nicht bekannt. Dagegen kommt ab und zu eine gutartige, fieberhafte Purpura simplex zur Beobachtung[1]), ebenso schnell vorübergehende hämorrhagische Urticariae auch mit inneren Blutungen. Die häufigste Ursache von Haut-, Knochen- und Schleimhautblutungen älterer Säuglinge ist der infantile Skorbut.

Das zur bakteriologischen Untersuchung erforderliche Blut kann, wenn andere Venen nicht recht zugängig sind, durch **Punktion des Sinus longitudinalis cerebri** (Tobler[2]) gewonnen werden. Der Einstich erfolgt schräg nach hinten im hintersten Winkel der großen Fontanelle, womöglich noch etwas weiter rückwärts. Die Nadel trägt zweckmäßig 8 bis 10 mm oberhalb der Spitze ein Hemmungsknöpfchen. Bei fehlerfreier Technik soll die Methode keine Gefahr bieten, vor der Injektion von Medikamenten dagegen wird nachdrücklich gewarnt[3]).

Viel verbreitet ist heute noch die Meinung, daß ein großer Teil der unstillbaren Blutungen der Neugeborenen auf angeborener Syphilis beruhe; denn gerade beim syphilitischen Säugling ereignen sich Blutungen jeder Form und Größe besonders häufig. Eine hervorragende Rolle spielt dabei der Verblutungstod aus der Nabelwunde. Auf Grund solcher Fälle ist eine besondere Form der Syphilis, die **Syphilis haemorrhagica**[4]) aufgestellt worden, deren Vorkommen aber stark bestritten wird. Manche (Schütz, Mracek, neuerdings Esser) treten für die Existenz von Gefäßwanderkrankungen als Ursache der Blutungen ein, ohne zu bedenken, daß auf diese Art wohl lokale Hämorrhagie, aber niemals allgemeine Blutungsdiathese mit Verminderung der Gerinnungsfähigkeit hervorgehen kann. Von anderer Seite (Fischl) wurde die Bedeutung der Gefäßveränderungen bestritten, und die Mehrzahl der Autoren hält ein Zusammentreffen mit einer anderen, Blutung erzeugenden Ursache für wahrscheinlicher. Als diese Ursache hat sich zumeist eine septische Infektion ergeben, die aus noch unbekannten Gründen beim syphilitischen Kind besonders leicht zur hämorrhagischen Diathese führt. Ferner sieht man Blutungen — fast stets allerdings nur im Magendarmkanal — bei schwerer Syphilis mit hochgradigen Leberveränderungen. Hier dürfte vermutlich Stauung und Cholämie die Ursache abgeben. Eine Syphilis haemorrhagica als Leiden eigener Art dürfte es kaum geben. Daß gelegentlich relativ unbedeutende petechiale Hämorrhagien oder hämorrhagische Exantheme durch spezifische Gefäßveränderungen im Sinne Mraceks hervorgebracht werden können, soll damit nicht bestritten werden.

Auch für die Fälle mit **örtlichen Blutungen,** wo der Erguß nur an einer Stelle stattfindet, läßt sich zumeist zeigen, daß sie einer Allgemeininfektion mit septischen oder spezifisch hämorrhagischen Bakterien ihre Entstehung verdanken, die zufälligerweise nur zu einer einzigen Blutung Veranlassung gab. Denn häufig genug lehren schwere Allgemeinsymptome, Fieber, Ikterus, Toxinämie, daß neben den erschöpfenden Blutverlusten noch etwas anderes im Spiele sein muß. Und auch dann, wenn diese Erscheinungen fehlen, darf eine infektiöse Ätiologie nicht ohne weiteres ausgeschlossen werden. Denn auch lokalen bakteriellen Prozessen muß die Fähigkeit beigemessen werden, entweder durch Peptonisierung der zarten Thromben oder durch Absonderung gerinnungshemmender Fermente den Verschluß der Kapillaren zu verhindern. Bevor es also nötig wird, zur Annahme komplizierter Kreislaufstörungen und zu anderen Erklärungsversuchen zu schreiten, oder an konstitutio-

---

[1]) Von Interesse ist eine Beobachtung Dohrns (A. G. 6): eine mit petechialen Hautblutungen behaftete Schwangere gebiert ein lebendes, mit Blutpunkten besätes Kind, das auch am Gaumen und an der Konjunktiva Blutungen aufweist. Beide genesen.

[2]) M. K. 13. Orig. 1915. Das Verfahren ist schon früher von Marfan zur Kochsalzinfusion verwendet worden.

[3]) Bessau, M. K. 15. Orig. 1919.

[4]) Lit. siehe bei Finkelstein, B. kl. W. l. c. und Löwenberg, Pet. m. W. 1900. Nr. 27. 28.

nelle Anomalie zu denken, muß eine sorgfältige bakteriologische und histologische Analyse des Blutes und des blutenden Ortes negativ ausgefallen sein. Darauf wird in Zukunft um so mehr zu halten sein, als in der bisherigen Kasuistik nur ganz ausnahmsweise dieser Forderung genügt und somit nur wenig Material erbracht wurde, das zur Aufhellung der Vorgänge benutzt werden kann.

Dies vorausgeschickt, läßt sich über die einzelnen Abarten der örtlichen Blutung kurz folgendes anführen.

Die sogenannten idiopathischen Nabelblutungen erfolgen nicht aus den Gefäßen, sondern sie quellen wie aus einem Schwamm aus den Granulationen hervor[1]). Wegen ihrer ausgesprochenen Unstillbarkeit sind sie sehr gefürchtet. Ihre Zahl wird wahrscheinlich nach Abtrennung der auf primärer Allgemeininfektion beruhenden Fälle auf eine sehr geringe Größe zusammenschwinden. Innerhalb dieses Restes darf die familiäre Hämophilie nur mit größter Vorsicht zur Erklärung herangezogen werden. Denn Verblutungen aus dem Nabel des neugeborenen Kindes scheinen hierbei nur ganz ausnahmsweise vorzukommen, wie denn die böse Erbschaft zumeist erst in späteren Monaten sich zu äußern beginnt.

Bedenklicher ist jedenfalls die Beschneidung. Wittner[2]) z. B. beherrschte durch Kauterisation die hereditär hämophile Blutung bei einem Knaben, dessen zwei Brüder ebenso wie acht Brüder der Mutter an Verblutung nach der kleinen Operation zugrunde gegangen waren.

Die Entstehung einer „idiopathischen" Nabelblutung durch örtliche septische Infektion scheint mir durch folgende Beobachtung bewiesen zu sein.

Bei der bereits dreiwöchigen, zarten, von der Mutter genährten Tochter eines russischen Kollegen bestand ein kleines Nabel-Enteroteratom, dessen Beseitigung durch Höllensteinätzung angestrebt wurde. Von unberufener Seite wurde der Schorf mit dem Fingernagel abgekratzt. Bereits wenige Stunden später begann langsames Blutsickern, am nächsten Morgen war die früher völlig reizlose Fläche mit schmierigen Belägen bedeckt und ließ unaufhörlich kleine Blutstropfen hervortreten. Kompression, Eisenchlorid, Chlorkalzium vermochten nur für kurze Zeit einen Stillstand zu bringen. Erst als am dritten Tage sterilisierte Gelatine aufgegossen und mit gelatinegetränkter Watte fest tamponiert wurde, hörte die Blutung, die das Kind sehr erheblich geschwächt hatte, dauernd auf, und es erfolgte Genesung. Von familiärer Hämophilie war weder in der Familie des Vaters noch in der der Mutter jemals ein Fall vorgekommen.

Ganz ähnlich liegen die Verhältnisse für die Nase. Starkes, selbst tödliches Nasenbluten verbindet sich außerhalb des Bereiches hämorrhagischer Allgemeininfektion wohl immer mit örtlichen septischen Geschwüren[3]). Zuweilen ist es ein und manchmal das erste Symptom eines Morbus Barlow, dem erst nach längerer Frist andere Zeichen folgen. Oft wird die Blutung nicht erkannt, weil das Blut in den Nasenrachen herabfließt. Die verschluckten oder aspirierten Massen können dann eine Hämoptoe oder, falls sie erbrochen werden, eine Melaena spuria vortäuschen. Die echte Melaena hingegen entstammt dem Magen oder dem Darm. Da nur ein kleiner Teil der ihr zugehörigen Fälle auf Sepsis beruht, soll ihre Schilderung an anderer Stelle gegeben werden[4]).

Die Konjunktivalblutungen[5]) und die z. B. von Démelin[6]) als idiopathisch aufgefaßten und von Esser[7]) auf Zirkulationsstörungen bezogenen Lungen- und Bronchialblutungen dürften aus den gleichen Bedingungen, wie die besprochenen Arten, hervorgehen.

---

[1]) Vgl. Kap. Nabelblutungen.
[2]) Nach Ref. J. K. 50. S. 178.
[3]) Hochsinger, W. M. Pr. 1897. Nr. 18. Swoboda, W. kl. W. 1896. Nr. 4. Lahmer, P. M. W. 1900. Nr. 16.
[4]) Vgl. Kap. Melaena.
[5]) Bekess, A. K. 25. Etlinger, J. K. 54.
[6]) Ref. A. K. 26. S. 417.
[7]) M. m. W. 1900. Nr. 11.

c) Verhütung.

Wieviel eine zielbewußte Prophylaxe zur Verminderung der septischen Erkrankungen beitragen kann, lehren die immer günstiger lautenden Ergebnisse sorgfältig geleiteter Entbindungs- und Säuglingskrankenanstalten. Die vorbeugenden Maßnahmen verfolgen, beginnend mit der Asepsis der Nabelbehandlung, ihr Ziel auf dem dreifachen Wege der möglichsten Ausschaltung von Infektionsquellen, der Behütung vor dem Entstehen von Infektionspforten und der Wahrung und Mehrung der dem Organismus innewohnenden Widerstandskräfte.

Der Erfüllung dieser letzten und wichtigsten Forderung dient eine richtige **Ernährungsweise.** Es fand bereits Erwähnung, um wieviel günstiger sich der Schutz durch die Mutterbrust gestaltet, dem gegenüber auch in Hinblick auf das Fernbleiben bakterieller Infektion jede künstliche Ernährung nur einen minderwertigen Ersatz bildet.

Im übrigen bedarf es einer geeigneten Gestaltung der **Hautpflege.** Zartes Anfassen, Vermeidung zu warmer Einwicklung, welche Mazeration, Miliaria und auf deren Basis pustulöse Ausschläge, Ekzeme und Furunkulose vorbereitet, Fernhalten reizender Stoffe, insbesondere auch starker Antiseptika, Verhütung bzw. sorgfältige Behandlung von Intertrigo und anderen Hautleiden ist dringend nötig. Wanne, Badewasser, Wäsche müssen in bakteriologischem Sinne unverdächtig sein. Im Verlaufe entkräftender Krankheiten verlangen die Vorzugsorte der Infektion und des Dekubitus — Trochanteren, Kreuz, Fersen, Knöchel, vor allem das Hinterhaupt — Beachtung und vorsorgenden Schutz durch geeignete Lagerung und Polsterung. Der zum mindesten überflüssige, nur zu oft aber gefährliche Gebrauch der **Mundreinigung** soll aufgegeben werden[1]). Die Selbstinfektion von eitrigen Ausflüssen, wie etwa Nabelpyorrhöe und Ohrenlaufen, ist durch abschließende Verbände hintanzuhalten.

Auch darauf muß das Augenmerk gerichtet werden, daß das Neugeborene von der Wöchnerin infiziert werden kann. Schon bei gesunder Mutter ist das nicht ausgeschlossen; denn es ist wahrscheinlich, daß die Mikroorganismen auch normaler Lochien das Kind zu gefährden vermögen. Deswegen soll seine **Versorgung** stets der der Mutter vorangehen und die Berührung mit den Absonderungen der Geburtswege sorgfältig vermieden werden.

Bei örtlicher oder allgemeiner Puerperalinfektion der Mutter wird das Kind um so sicherer geschützt sein, je vollkommener die Trennung vorgeschrieben wird. Vor allem droht Unheil dadurch, daß dieselben pflegenden Hände, die die Absonderungen der kranken Geburtswege berühren, den Nabel des Kindes versorgen und seinen Mund zu reinigen beflissen sind. Wenn irgend durchführbar, soll deshalb das Neugeborene von einer anderen Helferin gewartet werden wie die kranke Wöchnerin. Kaum nennenswert erscheint dagegen die Gefahr, die vom Anlegen an die Brust zu gewärtigen ist.

Daß der Genuß der Milch einer an Puerperalfieber erkrankten, aber nicht an Mastitis leidenden Frau den Neugeborenen septisch infizieren könne (P. Müller, Karlinski), ist durch keine sichere Erfahrung gestützt, wenn es auch wahrscheinlich ist, daß bei nur mikroskopisch wahrnehmbaren Alterationen der Drüsengefäße pathogene Keime aus dem Blute in die Milch gelangen[2]). Bei den als Infektion durch keimhaltige Muttermilch gedeuteten Fällen hat sicher nicht die Nahrung, sondern der keimbeladene Finger die Krankheitserreger dem Munde zugeführt. So darf man, wenn anders der Zustand der Mutter es gestattet, das wohl eingehüllte Kind ihr ruhig zum Säugen auf kurze Minuten

---

[1]) Vgl. Kap. Stomatitis.
[2]) Basch u. Weleminski, B. kl. W. 1897. Nr. 45 u. J. K. 47.

übergeben. Mastitis und Galaktophoritis erfordern in beiderseitigem Interesse ein wenigstens vorübergehendes Absetzen, unbeschadet der Erfahrung, daß auch stark eiterhaltige Milch vom Säugling ohne Schaden genossen werden kann.

d) Behandlung.

Auch der Erfolg der Behandlung ist in weitem Umfange von der **Ernährung** abhängig. Auch hier bietet die Frauenbrust die besten, oft gewiß die einzigen Aussichten auf einen siegreichen Kampf. Oft genügt ihre Darreichung allein, um hartnäckige Nabeleiterungen, immer wiederkehrende Furunkulose zum Schwinden zu bringen[1]), deren Entstehen und Verharren eben nur durch die vorhandene Ernährungsstörung bedingt war. Auch die Methoden der künstlichen Ernährung können hier Segen stiften, wenn es gelingt, den Allgemeinzustand zu heben. Die Wirkung einer in diesem Sinne günstigen diätetischen Verordnung auf schwere septische Prozesse ist zuweilen ganz überraschend[2]).

Bei der Behandlung der örtlichen Entzündungen bin ich von jeder Art feuchter **Verbände** zurückgekommen. Sie bergen die Gefahr der Mazeration und züchten geradezu die eitrigen Dermatitiden. Das gilt auch von Alkoholumschlägen, die außerdem Vergiftung durch Einatmen erzeugen können[3]). Wenn Wärme wünschenswert erscheint, so kann sie durch heiße Kataplasmen über dem Verbande geliefert werden.

Vorsicht erheischen auch die **Antiseptika,** die besser durch Asepsis entbehrlich gemacht werden. Namentlich droht durch selbst kleinste Mengen Karbols Vergiftung oder Gangrän. Andere Stoffe erzeugen Dermatitis; von Jodoform sah ich häufig Fieber, Ekzeme und Exantheme. Ich habe mich allmählich auf Seifen-Alkoholdesinfektion, auf Dermatol und Airol sowie Wasserstoffsuperoxyd beschränkt. Bei belegten Geschwüren sieht man von Quecksilberoxydsalben und besonders von Noviform in Pulver- oder Salbenform oft ausgezeichnete Wirkungen.

Eiterherde müssen mit rücksichtslosen **Einschnitten** freigelegt und in alle Winkel bis zur Grenze des Gesunden verfolgt und drainiert werden. Nur dann wird man wirklich Erfolge sehen. Namentlich die Faszennekrosen bieten nur bei völliger Freilegung — wenn nötig unter weiterer Abhebung der Haut — Aussichten auf Heilung[4]).

Große Schwierigkeiten bietet namentlich am Unterkörper der **Schutz der Wunden vor Verunreinigungen** durch Harn und Kot. Hier empfehlen sich Lagerungsrahmen oder Lagerungsmatten, die man behelfsmäßig konstruieren mag[5]).

Bei irgend ernsten Allgemeinerscheinungen treten die **Analeptika** in ihr Recht. Die hydropathische **Fieberbehandlung** hat die große Neigung zum Kollaps wohl zu berücksichtigen und im geeigneten Moment an die Stelle der Abkühlung die Erwärmung zu setzen. Im übrigen darf bei guter Herzkraft ein Versuch mit Chininsalzen (0,1 bis 0,2), Aspirin 0,1 bis 0,2 gewagt werden. An sonstigen **medikamentösen Maßnahmen** schienen Einreibungen mit Quecksilber und Argentum colloidale stets erfolglos. Trotz einiger Schwierigkeit der Technik habe ich auch in einer nicht ganz kleinen Zahl von Fällen mit schweren örtlichen und allgemeinen Symptomen **Kollargol** intravenös injiziert (0,1). Schaden

---

[1]) Vgl. auch Keller, J. K. 51.
[2]) Vgl. S. 310.
[3]) Gregor, J. K. 52.
[4]) Über Anwendung der künstlichen Höhensonne siehe S. 166.
[5]) Ich pflege die Kinder auf die Stoffwechselschwebe zu legen. Die von mir verwendete ist D. m. W. 1900. Nr. 42 beschrieben. Auch der von Kocher für Bruchoperationen bei Säuglingen angegebene Rahmen ist nützlich (Abbildung bei Spitzy, Pfaundler-Schloßmanns Handb. Bd. 5.)

habe ich nie gesehen; der auch von andern beobachtete vorübergehende Fieberabfall ist häufig eingetreten, eine Heilung ist trotz wiederholter Einspritzung
nicht erfolgt. Dagegen schienen systematisch wiederholte Kochsalzinfusionen (40 bis 50 g ein- bis zweimal täglich), bei nicht zu hohem Fieber mit Anregung der Diaphorese durch äußere Maßnahmen vereint, zuweilen wirksam zu
sein. Von irgendwelchem Heilserum ist nichts zu erwarten; mich wenigstens
haben alle Versuche enttäuscht.

Bei der **Behandlung der Blutungen** wird sich einfachen Maßnahmen gegenüber die Unstillbarkeit nur zu entschieden geltend machen. Nutzlos versagen
die noch so lange Kompression, die Tamponade, die gewöhnlichen Styptika.
Denn wieder und wieder quillt es hervor, durchtränkt dicke Kompressivver-
bände, löst nach kurzem den durch Ätzung gesetzten Schorf und dringt, wenn
unbedachterweise Umstechung oder Achterligatur über Nadeln versucht wurde,
anstatt aus der ursprünglichen Quelle aus den Stichöffnungen zutage.

So versprechen nur solche Methoden einen Erfolg, die eine allgemeine Ver-
änderung der Blutbeschaffenheit herbeiführen, und auch an sie wird man im
Hinblick auf die damit verbundene septische Grundlage nur recht bescheidene
Erwartungen knüpfen. Unter ihnen steht nach den Erfahrungen des letzten
Jahrzehntes eine voran, die Verwendung des **Serums** vom Menschen oder vom
Tiere[1]). Eine einmalige, erforderlichenfalls mehrfach wiederholte Einspritzung
von 5 bis 10 ccm unter die Haut bringt nach den übereinstimmenden Erfahrungen
zahlreicher Ärzte viele Blutungen zum Stehen, deren man auf andere Weise nicht
Herr wird. Auch örtliche Betupfung und Tamponade bringt Erfolge. Die
Art des Serums ist gleichgültig — am leichtesten wird wohl immer Diphtherie-
serum erhältlich sein. Von manchen wird verlangt, daß das Serum nicht älter
als 15 Tage sein soll; von anderen wird diesem Punkte keine Bedeutung beigemessen. Freilich gibt es auch manche Fehlschläge — ich selbst sah nach verschiedenen Erfolgen einen schweren Fall von Melaena trotz aller Mühen sich
rettungslos verbluten.

Statt Serum kann auch frisches defibriniertes **Blut** genommen werden,
natürlich nur vom Menschen[2]). Amerikanische Ärzte haben in verzweifelten
Fällen sogar Transfusionen[3]) gemacht, wobei eine Vene des Kindes (femoralis,
poplitea, saphena, jugularis externa) mit der Radialarterie des Blutspenders
durch Gefäßnaht oder Kanüle verbunden wurde. Von 11 Fällen konnten auf
diese Weise 8 erhalten bleiben. Vor dem Bekanntwerden der blutstillenden
Kraft des Serums wurde subkutan und äußerlich viel mit **Gelatine** gearbeitet,
namentlich mit dem reinen tetanusfreien Merckschen Präparat in ein- oder
mehrmaliger Gabe von 5 bis 10 ccm. An dritter Stelle stehen die **Kalksalze**
(Calc. chlorat, lactic., acet.), deren gerinnungsfördernde und gefäßdichtende
Eigenschaften hier in Wirkung treten. Sie werden innerlich gegeben und zwar
in großen Dosen[4]) (3 bis 6 g). Der unsicheren Leistung halber soll der Kalk nie
allein, sondern nur als Ergänzung der zuverlässigeren Maßnahmen herangezogen
werden. Calcine (Calciumgelatine)[5]) ist wegen der Schmerzhaftigkeit der Injektionsstelle nicht ratsam. Styptica (Hydrastis canadensis, 3- bis 4mal 4 Tropfen), Suprarenin. hydrochlor. (10 bis 60 Tropfen der $1^0/_{00}$ Lösung) sind kaum von
Einfluß.

---

[1]) Lit. Wirth, Z. Gr. 12. 1909. Franz, M. m. W. 1913. Nr. 53.
[2]) Vgl. z. B. Merckens, M. m. W. 1913. Nr. 18.
[3]) Lit. bei v. Reuß, E. i. M. K. 13. 1914.
[4]) Blühdorn, B. kl. W. 1913. Nr. 1. (Rp. Calc. acet. 10,0, Liquor ammon. anis. 2,0,
Gummi arab. 1,0, Saccharin qu. s., Aqu. ad 200, 10 ccm mehrmals täglich.)
[5]) Müller u. Saxl, Th. M. 1912.

Eines Versuches wert ist die täglich ein- bis mehrmalige intravenöse Injektion von 1 bis 2 ccm einer 5- bis 10proz. Kochsalzlösung nach van den Velden[1]), sowie von Koagulen Fonio[2]), dem Extrakt aus den gerinnungsfermentliefernden Blutplättchen und Gewebszytozymen.

B. Erysipel[3]).

Erysipel des Neugeborenen[4]). Das Erysipel der ersten Tage und Wochen ist vor dem aller folgenden Zeiten durch ganz auffallende Bösartigkeit ausgezeichnet. Es wird mit wenig Ausnahmen zu einem unaufhaltsamen Wandererysipel, das vom Nabel, vielleicht noch häufiger von den Genitalien, seltener von beliebiger anderer Stelle aus mit äußerster Raschheit um sich greift. Es gibt Fälle, wo der ganze Körper überzogen wird. Bullöse, gangränöse Formen sind nicht selten. Dabei besteht eine große Neigung zu phlegmonösen Komplikationen, zu metastatischen Eiterungen. Toxinämie, erkenntlich an hohem, sehr bald mit Kollapszuständen wechselndem Fieber, gastrointestinalen Symptomen und Benommenheit, ist fast immer vorhanden; auch Blutzersetzung mit Hämoglobinurie[5]) wurde beobachtet.

Zu der eigentlichen erysipelatösen Rötung und Schwellung tritt sehr oft ein ausgedehntes und weite Gebiete betreffendes, mit der Lymphstauung in Beziehung stehendes Ödem. Wenn dieses, wie in einem meiner Fälle, den ganzen Körper einnimmt und die Kinder in den letzten Stadien in Beobachtung kommen, wo die durch Herzschwäche bewirkte livide Verfärbung die Hautröte verdrängt hat, so ist die Deutung des Bildes nicht leicht.

Oft vergesellschaftet sich das Erysipel mit anderen septischen Zuständen — so tritt es z. B. zu Nabelerkrankungen hinzu oder zu eitrigen Nasenkatarrhen und Entzündungen der Mundschleimhaut, in den beiden letzten Fällen mit geringerer Neigung zum Fortschreiten.

Verwechslungen des Erysipels kommen vor mit der früher geschilderten septischen Nekrose des Unterhautzellgewebes. Die Verkennung kann zu unliebsamer Unterlassung der dringend nötigen Eröffnung führen. Auch die Phlegmone praeperitonealis kommt differentialdiagnostisch in Betracht.

Bei einem 1¼jährigen Kinde drohte die Täuschung durch eine akute, mit abnormer Schwellung auch der Augenlider einhergehende Dermatitis des Gesichtes und Kopfes, die unter Fieber entstanden war und sich mit wallartigem Rande auf Brust und Schultern begrenzte. Sie war durch Einreibung einer geschwollenen Kieferwinkeldrüse mit Unguentum lauri hervorgerufen. Geringe Allgemeinerscheinungen und baldiger Eintritt des Stadium madidans gaben Klarheit.

Die Prognose des Erysipelas neonatorum ist außerordentlich trübe. Die Mehrzahl der Kinder stirbt, manche schon nach wenigen Tagen, andere nach ein bis zwei Wochen hoch fieberhafter Krankheit. Nur sehr wenige genesen, darunter allerdings auch sehr schwere und sogar gangränöse Formen[6]). Verhältnismäßig

---

[1]) D. m. W. 1909. Nr. 5. Bosanyi, J. K. 90. 1919. Ebstein, M. m. W. 1917. Nr. 25.
[2]) M. Gr. 27. 1914. D. m. W. 1916. Nr. 44. Im Handel als Pulver in Gläsern von 1,0 und 2,5, Tabletten (1 Tablette zu 0,5) und Ampullen (1½ und 20 ccm einer 3proz. Lösung). Örtlich Aufsprayen der trüben, 10proz. Lösung, die unfiltriert sterilisiert wird, darnach tamponieren; bei Blutungen im Magendarmkanal innerlich als Pulver oder 5- bis 10proz. Lösung; intravenös 3- bis 5 proz. Lösungen. Eine Kritik der Wirkung findet sich bei Klinger, D. m. W. 1916. Nr. 51.
[3]) Lit. Runge, l. c. Renon, T. m. e. I.
[4]) Die Frage nach der intrauterinen Übertragbarkeit des Erysipels von der erkrankten Mutter auf die Frucht ist noch nicht entschieden. Vgl. Ottow, Z. G. 1919. Nr. 12.
[5]) Langer, P. M. W. 1891. Nr. 34 (vielleicht nur Folge der therapeutischen Kreolinbepinselung?).
[6]) Vgl. z. B. Friedjung, A. K. 25.

günstig sind gegenüber den ganz oberflächlich wandernden Fällen diejenigen mit Neigung zu phlegmonöser Infiltration und Abszeßbildung.

Erysipel der älteren Säuglinge. Das Erysipel der älteren Säuglinge entspricht in seinem Verhalten weit mehr dem des späteren Alters. Hier häufen sich die umschriebenen Formen und diejenigen, die nur ein Glied oder wenigstens nur den halben Körper überwandern. Deswegen ist auch die Prognose im großen und ganzen besser. Indessen gibt es auch in diesem Alter noch genügend zahlreiche tödliche Erkrankungen. Das erste Signal einer Wendung zum Schlimmeren ist meist der Wechsel der bis dahin guten Stuhlgänge mit Diarrhöe. Gelegentlich sieht man auch das „latente" Erysipel, bei dem erst nach einer Reihe von Tagen hohen Fiebers die späterscheinende Hautveränderung die Lage klärt. Vereinzelt ist mir ferner das so ungemein gefährliche „innere" Erysipel in Form einer serös-erythematösen Schwellung der Rachenorgane mit schwersten septischen Allgemeinerscheinungen vorgekommen.

Der schwerste Fall meiner Erfahrung betraf ein sehr kräftiges, 12monatiges Mädchen, bei dem ein von den Labien ausgehendes Erysipel innerhalb 3 Wochen den Körper nach aufwärts bis zum Scheitel, nach abwärts bis zu den Zehen durchwanderte, während die Temperatur sich dauernd zwischen 40 und 41 Grad hielt. Ende der dritten Woche sichtliche Besserung und Sinken des Fiebers. Plötzlich erneuter Anstieg, Diarrhöen, Koma, Nackenstarre. Tod am 27. Krankheitstag an Streptokokkenmeningitis.

Ich bin nicht in der Lage, irgendeine Behandlungsmethode als vorzugsweise empfehlenswert zu bezeichnen. Mich wenigstens haben alle im Stich gelassen. Weder hochprozentige Ichthyolsalben, Alkoholumschläge, Heftpflasterkompression, Unguentum Credé, Kollargolininjektionen, Pinselungen mit Mesotan und 5 Prozent (= 20 Prozent Metakresol) Metakresolanytol, noch Streptokokkenserum haben den Verlauf erkennbar beeinflußt. Die neuerdings empfohlene Pinselung mit Jodtinktur[1]) führt beim Säugling leicht zu blasiger Verbrennung und hatte keinen sichtlichen Nutzen. Über Umgrenzung des erkrankten Bezirks mit dem Lapisstift und Pinselung mit 20proz. Arg. nitric.-Lösung[2]) fehlen beim Säugling Erfahrungen. Vielleicht wird zuweilen Bestrahlung mit künstlicher Höhensonne nützen[3]). So bleibt nichts anderes übrig, als sich auf die symptomatische Bekämpfung der Herzschwäche und des Fiebers sowie auf hinreichende Nahrungszufuhr zu beschränken.

C. Die kongenitale Syphilis[4]).

Die Syphilis des Säuglings wird hier nur in ihrer kongenitalen Form geschildert werden. Denn die erworbene, wenngleich sie auch in dieser zartesten Jugend ihre Opfer zu finden weiß, fordert durch keine hervorstechenden Eigenarten zu besonderen Bemerkungen heraus. Allenfalls darf auf einige ungewöhnliche Ansteckungsorte und -wege hingewiesen werden, auf die Infektion der noch gesunden Frucht beim Durchtritt durch die ganz frisch erkrankten Genitalien der Mutter, auf die Einimpfung bei Beschneidung und Vakzination, auf die Erkrankung von Mund und Rachen aus, wie sie durch Saugen an einer mit Kondylomen behafteten Brust oder an Gebrauchsgegenständen syphilitischer Personen entstehen kann. Bemerkenswert erscheint mir, daß ich mehrfach bei sicher durch Saugen erworbener Syphilis weder den Primäraffekt noch regionäre Drüsenschwellungen finden konnte.

---

[1]) Gelinsky, M. m. W. 1916. Nr. 24.
[2]) Kreglinger, M. m. W. 1919. Nr. 14.
[3]) Vgl. S. 166.
[4]) Lit. Heubner, in G. H. B. 1896. Hochsinger, Stud. üb. hered. Syph. Wien 1896 u. 1904. Zappert, im Handb. d. Geschlechtskrankh. von Finger, Jadassohn usw. Wien, Hölder, 1915.

a) Übertragung der kongenitalen Syphilis[1]).

Die Übertragung der elterlichen Krankheit auf den Keim im Mutterleib erscheint auf verschiedene Weise möglich. Man hat die Vorkommnisse, wo von einer von spezifischen Symptomen dauernd verschonten Mutter ein krankes Kind geboren wurde, durch **spermatische Übertragung** erklärt. Man hat auch angenommen, daß eine kranke Frau, die von einem gesunden Manne schwanger wird, durch rein **ovuläre Übertragung** dem Fötus das Leiden übermitteln könne. Wenn, wie zumeist, beide Eltern syphilitisch sind, wird von **gemischter Entstehung** gesprochen. Bei allen diesen Deutungen ist die Vererbung an die Gegenwart des Virus in den Keimzellen gebunden.

Aber es ist noch eine andere Möglichkeit gegeben. ˙Ei und Sperma und somit vorläufig auch der Embryo sind gesund, aber die Mutter ist krank und infiziert ihn nachträglich auf **plazentarem Wege**. Man neigte früher zu dem Glauben, daß diese postkonzeptionelle Infektion nur selten stattfinde und sich beschränke auf diejenigen Fälle, wo die Plazenta, sonst eine zuverlässige Schutzwand, durch spezifische Prozesse geschädigt und dadurch für den Krankheitserreger durchgängig werde. Dementsprechend bleibe auch das Kind einer zur Zeit der Empfängnis gesunden und erst in späteren Monaten der Schwangerschaft angesteckten Mutter von der Krankheit zumeist verschont. Neuere Erfahrungen lassen indessen die plazentare Infektion wesentlich wichtiger erscheinen. Hat doch Matzenauer[2]) diesen Übertragungsmodus als den einzigen hinstellen wollen und damit die Diskussion über die ganze Frage wiederum aufs lebhafteste entfacht.

Die Entdeckung der Spirochaeta pallida und der Übertragbarkeit der Syphilis auf Tiere haben auch auf diesem Gebiete Förderung gebracht. Die Infektiosität des Sperma ist durch Überimpfung und Spirochätennachweis erhärtet (Finger und Landsteiner, Mulzer und Uhlenhuth), die Gegenwart der Spirochäten im Ovarium, den Eiern und in der Plazenta aufgezeigt worden (E. Hoffmann, Bab, Baisch, Trinchese u. a.). Unzweifelhaft besteht so gut wie in jedem Falle eine Veränderung des Organismus auch bei jenen Müttern syphilitischer Kinder, deren Freibleiben von Krankheitssymptomen eben die Idee der spermatischen Vererbung entstehen ließ. Sie sind immun gegen Syphilis. Von diesem **Colleschen Gesetze** ist nur eine verschwindende Zahl von Ausnahmen bekannt geworden. Diese merkwürdige Tatsache wurde von Finger[3]) durch die Annahme erklärt, daß vom Fötus aus nicht der Krankheitskeim, sondern nur seine löslichen Stoffwechselprodukte auf die Mutter übergehen und eine wahre **Immunität** erzeugen. Anderen war und ist in ihr der Beweis gegeben, daß diese Mütter nur scheinbar gesund, in Wirklichkeit aber syphilitisch sind und nur der verborgene Sitz der Krankheitserscheinungen oder eine nach Sorgfalt und zeitlicher Dauer nicht genügende Beobachtung ein Übersehen der Symptome bewirkt. Finger erörtert neuerdings den Gedanken, daß bei unversehrtem Epithel das Gift im Genitalapparate nicht in der gewöhnlichen Form haftet, sondern auf den Oberflächen zu den Ovarien gelangt, sich in den Follikeln und Eiern festsetzt und in ihnen ein latentes Dasein führt. Die Mutter ist eine Spirochätenträgerin, hat positive Wa.R. und gebärt syphilitische Kinder, hat aber keine Lues und ist immun[4]).

---

[1]) Kassowitz, W. Med. Jahrb. 1875. Fournier, Vererb. d. Syph., übers. v. Finger 1892. C. Finger, Vererb. d. Syph. Wien. Klin. 1898. Nr. 5 u. 6. Ders., W. m. W. 1900. Nr. 17 ff. Rosinski, Syphilis i. d. Schwangerschaft. Stuttgart 1903. Neueste Zusammenfassung bei Finger im Handb. d. Geschlechtskrankh. 1915 u. Rietschel, E. i. M. K. 12. 1913.
[2]) W. kl. W. 1903. Nr. 7 und daran anschließende Diskussion.
[3]) A. D. S. 1890.
[4]) Eine ähnliche, vom besonderen Modus der Infektion ausgehende Auffassung entwickelt Rietschel, l. c.

Auch im Gegenfalle — dem gesunden Kinde der kranken Mutter — soll, gemäß dem **Profetaschen Gesetz** eine Unempfänglichkeit des Kindes gegen spätere Infektion bestehen. Aber hier sind die widersprechenden Beobachtungen außerordentlich zahlreich.

Die postkonzeptionelle Syphilis der Mutter geht in der Regel auf den Fötus über; Ausnahmen sind um so eher zu erhoffen, je näher dem Geburtstermin die Ansteckung erfolgte, doch bleibt auch bei sehr spätem Zeitpunkt das Kind nicht sicher verschont. In einem Falle von Buschke und Fischer hatte sie erst 8, in einem von Steiner und Flußer 7 Wochen vor der Geburt stattgehabt; trotzdem erschien bei jenem ein mazerierter Fötus mit Spirochäten in den Organen, bei diesem kam 3 Wochen nach der Geburt gleichzeitig bei Mutter und Kind ein spezifischer Ausbruch.

Die Frage der **Vererbung auf die dritte Generation** wird noch lebhaft erörtert[1]); zweifellos kommt sie vor und wird bei Berücksichtigung der Wassermannschen Reaktion vielleicht als häufiger erkannt werden, als man bisher zu glauben geneigt ist. Linser[2]) fand bei 4 von 18 Enkeln syphilitischer Eltern positive Wassermannreaktion.

Ich selbst verfüge über folgende Beobachtung: Großvater an Lues cerebri verstorben, seine drei erwachsenen Töchter stets symptomfrei, litten aber viel an Kopfschmerzen und Nervosität. Wassermann bei allen positiv. Das Kind der einen, von gesundem, Wassermann negativem Vater, 1 Jahr alt, blühend, immer symptomfrei, erweckt durch keinerlei Anzeichen Verdacht, aber Wassermann positiv.

Syphilis des Vaters bei gesunder oder, vorsichtiger gesagt, von Krankheitserscheinungen frei gebliebener Mutter ist von verhältnismäßig milderem Einfluß. Man pflegt anzunehmen, daß ihre Kraft 3 bis 4 Jahre nach der Infektion zu schwinden beginnt. Verhängnisvoller ist die Syphilis der Mutter. Sie vermag ihre Nachwirkung noch in späte Zeiten — 14, 15 (Fournier, Kassowitz), ja 20 Jahre (Henoch, Boas) zu erstrecken. Die höchste Gefährdung fällt auch hier auf die ersten Jahre. So bietet denn die **Geschichte syphilitischer Familien** eine Skala allmählich sich abmindernder Einwirkung auf die Nachkommenschaft. Zunächst gibt es Aborte, in späteren Jahren Frühgeburten. Dann nähert sich die Tragezeit mehr und mehr der normalen, aber die Kinder kommen tot, oft als Foetus sanguinolentus zur Welt. Nunmehr erscheinen Lebende — zuerst schwer Kranke, die binnen kurzem wieder auslöschen, dann Kräftigere, bei denen erst in der Folge spezifische Erscheinungen zutage treten. Und endlich hat sich die Macht der Vererbung erschöpft, und die weiteren Kinder sind und bleiben von Symptomen frei.

Dieser gewöhnliche Gang erleidet nicht selten Ausnahmen. Selbst da, wo nicht künstlich durch energische Behandlung ein Hemmnis geschaffen wurde, ereignet es sich, daß mitten unter schwer kranken oder toten ein lebendes, leicht befallenes oder gesundes Kind geboren wird; umgekehrt kann noch nach langen Jahren nach einer Reihe gesunder Kinder ein schwer krankes zur Welt kommen. Es ist schon vorgekommen, daß von Zwillingen einer befallen, der andere frei war. Und selbst ganz frisch syphilitische Eltern vermögen dauernd völlig gesunde Kinder zu zeugen. Die Übertragung ist also nicht obligatorisch.

Trotz solcher Abweichungen gilt doch im allgemeinen, daß die Schwere der kindlichen Syphilis um so erheblicher ist, je frischer die Krankheit der Eltern war. Und wiederum: je schwerer die Krankheit beim Kinde auftritt, in desto früherer Lebensepoche kommt sie zur Entfaltung. Und damit werden fötale und schwere, extrauterin be-

---

[1]) Boas, Derm. Wochenschr. 58. 1914. Nr. 13.
[2]) M. m. W. 1909. Nr. 13.

ginnende und milde Syphilis im großen und ganzen zu parallelen Begriffen, und die zweite wiederum ist um so gutartiger, ein je breiterer Intervall ihren Ausbruch vom Geburtstag trennt.

Für die so viel verhängnisvollere Wirkung der fötal einsetzenden Syphilis findet sich auch eine anatomische Grundlage in Gestalt ausgedehnter Veränderungen lebenswichtiger innerer Organe, die bei der extrauterin beginnenden Krankheit nicht in gleichem Maße entwickelt sind. Die fötale Syphilis ist vorwiegend viszeral, die Säuglingssyphilis ist wesentlich durch Haut- und Schleimhauterscheinungen gekennzeichnet. Es liegt in der Natur der Dinge, daß die Grenzen zwischen beiden Formen fließend sein müssen. Trotzdem sind sie scharf genug, um eine gesonderte Besprechung beider nicht nur zu erlauben, sondern sogar zu fordern.

b) Die Syphilis des Fötus.

Pathologische Anatomie. Dasjenige Moment, das den Verdacht einer Syphilis des Fötus entstehen läßt, ist bekanntlich der intrauterine Tod mit Abort oder Frühgeburt, besonders der wiederholte, falls andere genügende Gründe nicht gefunden werden. Die Bestätigung bleibt der anatomischen Untersuchung der inneren Organe vorbehalten, es sei denn, daß ein Pemphigus der Haut die Sachlage sofort klärt.

Histologische Veränderungen fehlen bis zum Beginn des fünften Monats, und die Ursache des vor diesem Termin erfolgenden Absterbens des Embryos muß in anderen Faktoren gesucht werden: Entweder ist es die Schwere der Allgemeinvergiftung, die den zarten Keim vernichtet, oder die Erkrankung der **Plazenta**[1]) gibt durch Gefäßalteration, Granulationswucherung, Gummen, Schwielenbildung und Schrumpfung an den Zotten zur Verödung und Verengung von Blutlakunen, zur Erschwerung des Stoffaustausches Veranlassung und leitet dergestalt den Fruchttod ein.

Vom fünften Monat an lassen sich dann die bezeichnenden Organveränderungen nachweisen[2]).

In einer Reihe von Fällen hat deren Erkennung keine Schwierigkeiten, dann nämlich, wenn sie in der Form umfangreicher Gummen oder gummöser Infiltrate auftreten. In der weit überwiegenden Mehrzahl aber sind die makroskopischen Zeichen weniger aufdringlich und beschränken sich auf kleine Abweichungen in Farbe und Blutgehalt, auf Größen- und Härtenvermehrung der betroffenen Teile, deren spezifische Grundlage erst das Mikroskop enthüllt.

Zur Klärung der hier zunächst noch unsicheren Sachlage sind von großer diagnostischer Bedeutung der fast beständige **Milztumor** und die sehr häufig dazugesellte **Lebervergrößerung,** deren Anteil am Gesamtgewicht der Frucht erheblich steigt (Leber 1:14,7, Milz 1:198 gegenüber 1:21,5 bzw. 1:325 der Norm). Und weiterhin bestätigt ein Schnitt durch die Epiphyse eines Röhrenknochens die Vermutung durch Sichtbarwerden der pathognomonischen, nicht oft fehlenden Wegnerschen **Osteochondritis** (Fig. 115).

Sie beruht im wesentlichen auf einer spezifischen Störung der enchondralen Ossifikation. Es geht die Verkalkung des Knorpels ungestört vor sich, aber die Resorption verzögert sich und es fehlt die Umwandlung in Knochen. Denn in dem zwischen die Knorpelzellsäulen einwuchernden osteogenen Gewebe fehlen die Osteoblasten, so daß es einem einfachen Granulationsgewebe gleicht. So wird das makroskopische Aussehen der Knorpelknochengrenze verständlich: Verbreiterung der weißlichen mörtelartigen Zone der provisorischen Verkalkung, zackige Begrenzung infolge längerer Persistenz der verkalkenden Zellsäulen und Unregelmäßigkeiten im Vordringen des Granulationsgewebes, Sklerose und Brüchigkeit des ganzen Knochens, weil

---

[1]) Rosinski, l. c.
[2]) Lit. Heubner, Hochsinger, l. c. Hecker, D. A. Kl. 61. Herxheimer, L. O. 12. 1908.

überall die Kalkablagerungen noch unvollkommen gelöst sind. In späteren Stadien können unter dem Einfluß der spezifischen Schädlichkeit Verfettung, Einschmelzung, Nekrose und schließlich Lösung des wenig elastischen Kalkgerüstes von der knorpeligen Epiphyse erfolgen.

Weitere diagnostische Anhaltspunkte liefert dann die mikroskopische Durchsicht der Eingeweide, die am vorteilhaftesten an Niere, Milz und Thymus vorgenommen wird [1]).

Für die Heredosyphilis bezeichnend sind zunächst **Veränderungen der Gewebsstruktur.**

Auf der einen Seite steht die kleinzellige Infiltration, vergesellschaftet mit Proliferationserscheinungen am Bindegewebe, die herdförmig oder diffus ganze Organe oder Organteile befällt und ausgesprochene Neigung zum Übergang in Induration besitzt. Auch die typischen Gefäßerkrankungen sind beobachtet. Als einzelne Teile des Vorganges sind zu nennen: Vielfach umschriebene, sowohl intraparenchymatös wie interstitiell und perivaskulär gelegene Zellanhäufungen, die makroskopisch sichtbare Größe erreichen können (miliares Syphilom). In vorzugsweiser Anordnung um die größeren Gefäße können sie zu gummösen Prozessen führen. Sie sind pathognomonisch für Syphilis. Ebenfalls von diagnostisch hoher Bedeutung sind diffuse und umschriebene Bindegewebswucherungen, die sich bis zu Induration und Zirrhose steigern können. Dazu kommt später die kleinzellige Infiltration der Wandung kleinster Gefäße.

Die diffuse kleinzellige Infiltration durchsetzt das Gewebe oft in einem Grade, daß die Struktur beim ersten Blick nicht erkennbar ist. Für die Leber ist jedenfalls ihre spezifische Bedeutung kaum noch aufrechtzuhalten, seitdem durch Hecker [2]), Terrien [3]), Karvonen [4]) und Erdmann [5]) betont wurde, daß auch in der Norm die fötalen Organe, insonderheit die Leber, diffuse Zellanhäufungen (Blutbildungsherde) enthalten, die leicht zu Verwechslung Veranlassung geben. Es ist somit sehr wahrscheinlich, daß diese Art mikroskopischer Bilder wenigstens zum Teil nicht eine spezifische entzündliche Wucherung, sondern nur eine fötale, vielleicht unter dem Einfluß der Syphilis länger verbleibende, aber sonst normale Erscheinung darstellt.

Eine zweite Art der syphilitischen Schädigung darf kurz als **Wachstumshemmung** bezeichnet werden.

Für eine solche Beeinflussung spricht schon die allgemein verzögerte Entwicklung syphilitischer Früchte, sprechen die berührten Vorgänge an den Knochenepiphysen. Dazu finden sich in einer Anzahl von inneren Organen eigenartige epitheliale Gebilde [6]), die die Deutung erhalten haben, daß in ihnen Überreste von z. T. abnorm differenzierten Drüsenanlagen zu sehen sind, deren Erhaltenbleiben der spezifischen Entwicklungshemmung zuzuschreiben ist. Sie erscheinen in der Lunge in Form herdförmiger Anhäufungen zylindrischer oder kubischer, zuweilen zu Schläuchen zusammentretender Epithelzellen als Reste des embryonalen Lungengewebes; in der Niere zeigt sich eine Verbreiterung der neogenen Zone, in der die Glomeruli spärlich ausgebildet sind und das Kanalsystem stellenweise im fötalen Zustand ohne Gliederung in Bowmansche Kapsel, Tubuli contorti usw. verharrt. Hierher gehören auch die Hassalschen Körperchen der Thymus.

Die verschiedenen Gewebsveränderungen versucht eine Theorie Karvonens zu einem Gesamtbilde zu vereinigen. Sie stellt einen entwicklungshemmenden syphilotoxischen Einfluß, der zu diffuser Zelldurchsetzung und persistierender Epithelialformation Veranlassung gibt, den umschriebenen spezifischen Wucherungen gegenüber. Der hemmende Einfluß sich im Verharren der Gewebe auf fötaler Stufe: Die leichteren Grade perivaskulärer Infiltration sind nur normale, noch im Werden begriffene Gefäße, die diffuse Zellinfiltration ist in Wahrheit ein in embryonalem Zustand verharrendes Mesenchym, und entsprechend sind die Epithelgebilde zu deuten. Auf dieser Basis entwickeln sich dann die typischen herdförmigen Wucherungen. Von Hecker und Hochsinger wird indessen dieser Deutung der diffusen und perivaskulären Infiltration lebhaft widersprochen und ihr entzündlicher Charakter verteidigt.

Neuerdings findet noch eine dritte Art der syphilitischen Gewebserkrankung wachsende Berücksichtigung, die **akut entzündliche Schädigung.** Auch unabhängig von einer vor-

---

[1]) Hecker, D. m. W. 1902. Nr. 35/36.
[2]) l. c.
[3]) R. M. Okt. 1899.
[4]) D. Z. VII.
[5]) D. A. kl. M. 76.
[6]) Heller, Spanudis, Stroebe, Hochsinger, Karvonen, Hecker, Störck, W. kl. W. 1901. Nr. 41. Kimla, W. m. W. 1906. Nr. 51/52.

ausgegangenen Bildung von Granulationsgewebe kann das Syphilisgift, wie ja auch die Tuberkulose, Nekrose, Fibrinausscheidung und Ansammlung polynukleärer Leukozyten bis hinauf zur wirklichen Eiterung machen (Aschoff, Orth u. a.)[1]. Damit bestätigt sich auch hier die Erfahrung, daß die anatomischen Kennzeichen der verschiedenen Infekte, im besonderen auch die Beziehung zwischen Chronizität und lymphozytär-proliferierender Reaktion keine absolut giltigen sind; unter Umständen können auch bei einer ausgesprochen chronischen Erkrankung histologische Bilder entstehen, die sonst als Prototyp akuter Entzündungen aufgefaßt werden.

Was die einzelnen Organe anbetrifft, so findet man die **Leber**[2]) entweder noch ziemlich weich und durchsetzt von reichlicher Zellinfitration, oder sie ist bereits mehr oder weniger verhärtet, von jungem, bald noch zellreichem, bald zellarmem Bindegewebe durchsetzt, das entweder überall zwischen die Lobuli und Trabekel eindringt — diffuse Zirrhose — oder in einzelnen großen Zügen das Organ durchsetzt. Auch die Kapsel zeigt oft Verdickungen. Das miliare Syphilom ist häufig; selten sind große Knoten und eine gummöse Entzündung an der Pforte, die sowohl von den Gallengängen, wie vom Pfortaderstamm (Peripylephlebitis Schüppel) ausgehen kann.

Das **Pankreas**[3]) ist der Vorzugsort der Infiltration und Induration. Auch der Niere[4]) sprechen neuere Untersucher regelmäß'ge Anteilnahme namentlich in Gestalt zelliger Infiltration um die kleinsten Rindengefäße zu.

Wichtig und wie erwähnt pathognomonisch ist die indurative Vergrößerung der **Milz**.

In der **Lunge** findet sich abgesehen von mehr oder weniger großen Gummiknoten die „weiße Pneumonie": Erfüllung der Alveolen und Bronchien mit fettig degenerierenden Rund- und Epithelzellen bei unveränderten Interstitien. Häufiger ist die interstitielle (diffus infiltrierende) Pneumonie, die sich gewöhnlich mit der in reiner Ausbildung außerordentlich seltenen weißen Entzündung vergesellschaftet[5]).

Die **Thymus**[6]), die außer der diffusen Infiltration gleichfalls Knoten enthalten kann, bietet zuweilen den seltsamen Befund zystöser, mit eiterartigen Massen gefüllter Räume (Duboissche Erkrankung). Es handelt sich hier um eine Hemmung der Involution, indem die Reste der epithelialen Schläuche, die die erste Anlage der Drüse bilden (Hassalsche Körperchen), nicht verschwinden, und durch Einwucherung von Thymussubstanz oder Einwanderung von Thymuszellen, die später fettig zerfallen, gedehnt und vergrößert werden. Auch wirkliche Eiterung kommt vor.

Im **Zentralnervensystem** sind namentlich in neuerer Zeit gleichfalls relativ häufig charakteristische Veränderungen nachgewiesen worden[7]). Auch in den automatischen Nervenganglien fand man Veränderungen in Form von Infiltration des Stroma und Gangliendegeneration[8]). Das **Herz** ist selten beteiligt, doch ist der Befund von Gummen wie von Myokarditis[9]) gesichert. Das Vorkommen einer **Aortitis syphilitica** ist noch strittig[10]). Auch **Hoden, Nebennieren**[11]) und andere Organe können gelegentlich Sitz der Krankheitsprodukte werden. Im **Magen**[12]) und **Darm**[13]) kommen Infiltrate vor, die gelegentlich zu ringförmigen Strikturen Veranlassung geben.

In der **Nabelschnur**[14]) werden zuweilen vaskuläre Wucherungen und perivaskuläre Infiltrate gefunden, die gelegentlich für die Diagnose verwendbar sind.

Klinische Bedeutung. Es ist klar, daß stärkere Grade der besprochenen viszeralen Veränderungen mit dem Bestehen des Lebens nicht vereinbar sind.

---

[1]) Vgl. Haerle, J. K. 78. 1913.

[2]) Birch-Hirschfeld, Hutinel u. Hendelo, Erdmann, v. Werdt, Frankf. Z. f. Path. 12. 1913.

[3]) Schlesinger, V. A. 154. Störk, Z. path. An. 1905. 18.

[4]) Hecker, Karvonen, l. c. R. Hahn, Z. K. Ref. 2. 1912 (Lit.). ·

[5]) Nach Heller, D. A. kl. M. 42, herrscht über die Auffassung der Lungenveränderungen noch keine Einigkeit. Auch die Abtrennung von fötaler Pneumonie anderer Ätiologie wird wahrscheinlich nötig sein. Vgl. Flockemann, Sammelref. Z. P. 1899. S. 449.

[6]) Chiari, Z. A. 1894. Schlesinger, A. K. 26. Simmonds, V. A. 194. Beiheft 1908.

[7]) Vgl. unter Gehirnsyphilis.

[8]) Winogradow, zit. nach Herxheimer.

[9]) Mracek, Hecker, Buschke u. Fischer, D. m. W. 1906. Nr. 19. Werlich, Ref. Z. K. 7. S. 267.

[10]) Scharpff, Frankf. Z. f. Path. 1908. Bd. 2. Wiesner, ibid. Bd. 4.

[11]) Kokubo-Kaisaka, Z. P. 1903. Nr. 16 u. 17. Guleke, V. A. 173.

[12]) Lit. Oberndorfer, V. A. 159. Esser, M. m. W. 1908. Nr. 22.

[13]) Vgl. Sammelref. Reach, Z. Gr. 3. 1900. Nr. 2 u. 3.

[14]) Hecker, l. c. Bondi, A. G. 69. Oluf Thomsen, Z. B. 38.

Daher die Häufigkeit der anamnestisch so hoch bewerteten **Tot-geburten,** einer der Hauptfaktoren der „Polymortalität" syphilitischer Fami-lien. Andere Male allerdings erscheint das Kind lebend, aber vorzeitig als eine welke und sieche **Frühgeburt.** Für diese syphilitischen Frühgeburten ist bezeichnend das Zurückbleiben von Gewicht und Körperlänge[1]) hinter gleich lange getragenen Gesunden und eine selbst durch sorgsamste Pflege vergeblich bekämpfte „Lebensschwäche", die sich auch in der Widerstandslosigkeit gegen sekundäre Infektionen kund tut. Viele sterben nach Stunden und Tagen, eine Minderzahl fristet sich über einige Monate hin. Diese letztere Gruppe eröffnet die Zahl der Fälle fötaler Syphilis, die nicht nur für den Anatomen, sondern auch für den Arzt von Wichtigkeit sind. Als noch fötal syphilitisch reihen sich zunächst diejenigen an, die **ausgetragen,** aber **mit floriden Erscheinungen** der Krankheit geboren werden. Auch bei ihnen findet sich der schon erwähnte Fehlbetrag an Körpermasse bis herauf zu förmlicher Atrophie, findet sich die „Lebensschwäche", die schwere innere Störungen vermuten läßt. Von äußerlich erkennbaren Merkmalen besteht zuweilen schon Andeutung der Rhi-nitis und — nur bei der Minderzahl — ein bullöses Exanthem, der **Pem-phigus syphiliticus.** Es erscheint in Gestalt zunächst scheibenförmiger, über den ganzen Körper verstreuter Effloreszenzen, über denen sehr bald die Epi-dermis durch eine seröse, später eitrige Flüssigkeit blasenartig abgehoben wird. In diagnostisch gegenüber dem Pemphigus neonatorum wichtiger Lokalisation werden die Handteller und Fußsohlen mit befallen, und hier sitzen die ansehnlichsten, bis kirschgroßen Eruptionen. Durch Zusammenfließen, Schrunden-bildung und Verschwärung kann es zu ausgedehnten und schweren Haut-zerstörungen kommen.

Die Prognose dieser Fälle ist schlecht[2]), weniger der Eigenart des Aus-schlages selbst wegen, obgleich dieser in seiner Widerspenstigkeit gegen die spezifischen Mittel an die Lues maligna gemahnt, sondern durch die ernsten, inneren Komplikationen, die stets bei ihnen bestehen. Auch sekundäre sep-tische Infektion ist schwer fernzuhalten.

Bei anderen Kindern fehlt der Pemphigus. Sie kommen äußerlich rein zur Welt. Aber die genauere Untersuchung belehrt, daß Leber, Milz, seltener Hoden, Auge und Nervensystem schwer erkrankt sind. Zuweilen wird bereits eine Parrotsche Pseudoparalyse mit auf die Welt gebracht.

Bei einer dritten Gruppe endlich ist die fötale Erkrankung abgeheilt. Äußere und innere Organe lassen nichts Abnormes erkennen, nur die schwäch-liche Entwicklung weist auf das angeborene Leiden hin. Über kurz oder lang aber brechen neue Erscheinungen hervor, deren Beschaffenheit sie unzweifel-haft als **extrauterine Rezidive einer fötalen Syphilis** kennzeichnet.

c) Der erste Ausbruch der Säuglingssyphilis.

Wenn die Syphilis den Fötus verschont, so wird ein scheinbar gesundes Kind geboren, und es vergeht bis zum ersten Ausbruch eine gewisse Frist, in der nichts das Vorhandensein eines schlummernden Leidens ahnen läßt. Diese **Zeit der Latenz** kann sich nur nach Tagen bemessen, sie kann aber auch Wochen und Monate dauern. Rosen[3]) sah unter· 344 Kindern 157mal den Ausbruch im ersten, 111mal im zweiten, 42mal im dritten Monat und 31mal noch später

---

[1]) Ruge, D. Foetus sanguinolentus A. G. 1. Miller, J. K. 37.
[2]) Über die in dieser Hinsicht nötige scharfe Trennung vom pustulösen Syphilid vgl. später.
[3]) Zit. nach Joseph, Lehrb.

erfolgen. Unter 80 meist von Geburt an beobachteten Fällen meiner eigenen
Beobachtung erschien ein unzweifelhaftes Hautexanthem viermal am ersten bis
dritten, fünfmal am vierten bis siebenten Tage, sechsmal in der zweiten, fünfmal
in der dritten, zwölfmal in der vierten, je achtmal in der fünften und sechsten,
elfmal in der siebenten, sechsmal in der achten, dreimal in der neunten, viermal
in der zehnten, dreimal in der elften, zweimal in der zwölften Woche und je einmal in der dreizehnten Woche und im vierten Monat.

Die Tatsache einer solchen **Inkubationszeit** ist von großer Tragweite. Einmal in
praktischer Hinsicht, weil sie die Gefahr der weiteren Übertragung erhöht. Es bedarf
nur des Hinweises auf die peinliche Lage, wenn unvermutet die Krankheit bei einem Kinde
an der Ammenbrust hervortritt, oder auf die Verantwortlichkeit, die auf den Leitern von
Findel- und Waisenanstalten lastet, wenn ein als gesund ausgegebener Pflegling später
mit syphilitischen Erscheinungen erkrankt und die unkundigen Zieheltern ansteckt. Daneben steht die wissenschaftliche Frage, warum die Übertragung erst so spät erfolgt,
daß ihre Folgen erst nach der Geburt sichtbar werden. Offenbar müssen die Vorgänge, die
die Ausstoßung der Frucht vorbereiten und begleiten, für den Übertritt des Virus Verhältnisse schaffen, die günstiger sind, als die in früheren Abschnitten der Schwangerschaft.
Für die erst nach Wochen offenkundig werdenden Fälle macht Rietschel[1]) die Annahme,
daß die Loslösung der Plazenta die Schranken öffnete, die vordem den im mütterlichen
Anteil sitzenden Spirochäten den Einbruch in die kindliche Zirkulation verwehrten, ähnlich
wie das für die kongenitale Tukerkulose wahrscheinlich ist[2]). Danach würde für die Säuglingssyphilis die paterne Übertragung nicht in Frage kommen. Freilich ist die Verteilung
der Eruptionstermine über eine Reihe von Wochen der Rietschelschen Auffassung nicht
recht günstig[3]), und auch noch andere Verhältnisse, z. B. eine von der Mutter übertragene,
noch einige Zeit wirksame Immunität könnten die Inkubation erklären. Die ganz späten
Fälle müssen wohl auch als Rezidive einer fötal abgeheilten Infektion aufgefaßt werden.

1. Haut- und Schleimhautsymptome.

Gemäß ihrer Entstehung durch unmittelbare Blutinfektion fehlt der kongenitalen Syphilis der Primäraffekt[4]), und sie beginnt mit Erscheinungen, die
denen der Sekundärperiode der erworbenen Krankheit entsprechen. Aber nur
in der Minderzahl der Fälle sind deutliche und charakteristische Syphilide die
wirklich ersten Äußerungen; zumeist sind schon vor ihnen, oft schon lange vor
ihnen eigenartige, zwar unscheinbare, aber dem erfahrenen Auge wohl kenntliche
Veränderungen an Haut und Schleimhäuten aufgetreten, die der erworbenen
Krankheit fehlen und eben ihrer Frühzeitigkeit wegen für die Beurteilung der
Lage von größter Wichtigkeit sind.

Koryza[5]). In erster Reihe steht ein nur selten vermißtes, schnüffelndes,
zu Anfang trockenes, später von Schleimrasseln begleitetes Geräusch bei der
Nasenatmung, das besonders bei Zuhalten des Mundes weithin hörbar wird.
Seine Grundlage ist die **Koryza syphilica**, die, mit trockener Schwellung einsetzend, später ein zähes, borkiges Sekret liefert. An dieses erste Stadium
schließt sich in der Regel ein zweites an, gekennzeichnet durch reichlich eitrigen
oder eitrig-blutigen Ausfluß, während zugleich die äußeren Bedeckungen und die
angrenzende Wangenhaut gedunsen erscheinen und am Naseneingang Infiltration, Risse und Geschwüre entstehen. Die Stimme klingt nasal, der Kopf wird
gewöhnlich zur Erleichterung der Luftzufuhr[6]) nach hinten gebeugt (Fig. 112).

---

1) l. c. und M. Kl. 1909. Nr. 18.
2) Vgl. S. 433.
3) Pfister, Z. K. 18. 1918.
4) Die Hypothese Gräfenbergs (A. G. 87. 1909), nach der die Säuglingssyphilis durch
Ansteckung beim Durchtritt durch die Geburtswege erworben und die Koryza als Primäraffekt gedeutet werden soll, erscheint nicht haltbar.
5) Hochsinger, l. c. 1904. Gaston, Rev. d'hyg. et de méd. inf. S. 3. 1904.
6) Vgl. S. 567.

Wenn jetzt nicht die Behandlung Halt gebietet, droht der Übergang in das dritte Stadium, das der Erosion und Ulzeration der Schleimhaut. Einhergehend mit blutig-eitrigem Ausfluß und schmierigem Sekretbelag, ergreift sie die vorderen Teile des Septums und die Muscheln, zuweilen das ganze Naseninnere und kann in die Nebenhöhlen und den Rachen übergreifen. Manchmal kommt es im Anschluß daran zur Verschwärung der Knorpel, zur Perforation des Septum, zur Periostitis des Nasenbeins mit fluktuierender Schwellung über dem Nasenrücken (Fig. 111), zur Perforation des harten Gaumens. An dem Übergang in das geschwürige Stadium sind höchstwahrscheinlich Sekundärinfektionen — Grippe, Diphtherie, Streptokokken — in entscheidender Art beteiligt.

Die Leiden der Kinder mit schwerer syphilitischer Rhinitis sind groß. Die Nasenatmung ist stark behindert, und dadurch leiden Nahrungsaufnahme und Gewicht. Nasale Polypnoe, Anfälle von Zyanose, Aspiration der Zunge mit Erstickungsgefahr im Schlafe sind nichts Ungewöhnliches. Groß ist auch die Gefährdung des Lebens durch die erwähnten, auf dem vorbereiteten Boden kaum vermeidbaren Sekundärinfektionen[1]). Und schließlich ist der bleibenden **Folgezustände** zu gedenken. Die eigentlichen Knorpel- und Knochenerkrankungen zwar können bei energischer Behandlung in überraschend vollkommener Art abheilen; um so häufiger und entstellender sind die Folgen der narbigen Schrumpfung der zerstörten Weichteile. Oft findet sich Verengung der Nasenlöcher, aber auch im Inneren der Nase sind schwere Verwachsungen beobachtet worden[2]). Von Formveränderungen ist am häufigsten die Sattelnase und ihr höchster Grad, die Stumpfnase, seltener die Bocknase, bei der auch die Nasenspitze kaum erhaben ist, und die Opernguckernase,

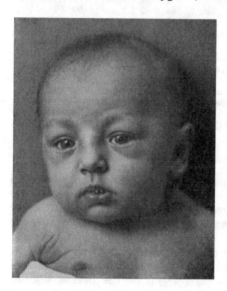

Fig. 111. Periostitis luetica d. Nasenwurzel.

die an der Knorpelknochengrenze von einer queren Furche durchzogen wird. Sattelnasen sieht man übrigens auch angeboren, wahrscheinlich als Erzeugnis einer fötalen Wachstumshemmung infolge spezifischer Erkrankung der Epiphyse. Häufig sind auch Spätfolgen an den tränenabführenden Wegen in Gestalt von Stenosen, Dakryozystitis, Tränenträufeln, Dakryoblennorrhöe und Tränenfisteln[3]).

Diffuse Infiltrationen[4]). Dem Schnupfen gleichwertig durch Häufigkeit, frühzeitiges Auftreten und spezifische Bedeutung sind gewisse Hautveränderungen. Sie finden sich namentlich auch im Gesicht. Um den Saum des Lippenrotes erscheint eine rötlichgelbe, mehrere Millimeter breite, etwas derbere, glänzende Zone, in die seichtere oder tiefere, in das Rot übergreifende Rhagaden einschneiden (Fig. 112). Gleichzeitig überzieht ein bräunlich-gelber oder

---

[1]) Vgl. E. Koch, M. K. 13. 1914. Nr. 6.
[2]) Göppert, Nasen- usw. Erkr. d. Kindes. Enzyklop. d. klin. Mediz. Berlin, Springer, 1914.
[3]) Vgl. Igersheimer, Klin. Monatskl. f. Augenheilk. 52. 1914.
[4]) Vgl. besonders Hochsinger, l. c.

fahlgelber, am Kinne rötlicherer Ton — wie „heller Milchkaffee oder wie die Farbe der Finger des Zigarettenrauchers" — das Antlitz. Ähnliches kann am After, den Genitalien, den Beugeseiten der Schenkel, zuweilen auch an noch anderen Teilen Platz greifen, ja den ganzen Körper betreffen. Besonders regelmäßig — auch da, wo andere Bezirke frei bleiben — sind die Handteller und namentlich die Fußsohlen betroffen, entweder in Form einer bräunlichgelben, glänzenden, faltenlosen Verdickung oder in der einer ebenfalls glänzenden, feingefälteten Rötung (Fig. 113).

Diese Erscheinungen stellen die leichteste Form der „diffusen Infiltrationen" dar, die für die Diagnose von größtem Werte sind und auch deswegen einer besonderen Hervorhebung bedürfen, weil sie der erworbenen Syphilis fremd und deswegen weniger gekannt und gewürdigt sind. Stärkere, weniger häufige Grade dieses Zustandes gehen mit bald kleienförmiger, bald großblättriger Schuppung einher. Betrifft das die Handteller und Fußsohlen, so spricht man wohl auch von einer **Psoriasis palmaris** und **plantaris** (Fig. 114). Manchmal erhebt sich inmitten dieser Schuppung die Epidermis in kleinen Blasen, die bald platzen und rote, schuppende Flecken hinterlassen. Damit ist die Brücke geschlagen zu den nässenden und seborrhoischen, borkenbildenden Formen, die den borkigen und seborrhoischen Ekzemen überaus ähnlich sind und wohl auch als „Rhypia" angesprochen werden. Schuppung und Verborkung bevorzugen, ein weiterer Berührungspunkt mit dem Ekzem, das Gesicht, die Augenbrauen und den behaarten Kopf.

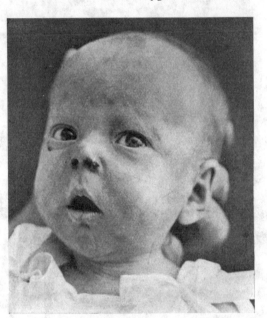

Fig. 112. Typus eines syphilitischen Säuglings der ersten Eruptionsperiode. Sattelnase, Koryza, Alopecie, Infiltration und Rhagaden der Lippen, makulöses Exanthem.

Die stärkeren Grade der diffusen Infiltration sind keineswegs das Erzeugnis einer besonders schweren Infektion; sie beruhen vielmehr auf der konstitutionellen Neigung des betreffenden Kindes, auf entsprechende Reize mit stärkerer Entzündung und Exsudation zu antworten und dadurch seine „exsudative" Veranlagung[1]) zu bezeugen. Beweis dessen die Erfahrung, daß es unschwer gelingt, durch geeignete diätetische Verordnungen die nässenden und stark schuppenden Formen in die einfach infiltrierenden überzuführen.

In Zusammenhang mit der durch die diffuse Infiltration gesetzten Ernährungsstörung der Haut steht die bei kongenital Syphilitischen so verbreitete **Haarlosigkeit**[2]) des Schädels. Reichlicher Haarwuchs scheint mir nur bei Kindern ohne diffuse Infiltration vorzukommen. Die Alopecie kann sowohl allgemein wie umschrieben sein. Sehr typisch ist auch der Ausfall der Haare der Augenbrauen und der Wimpern (Fig. 112). Ähnlichen Ursprunges sind

---

[1]) Vgl. S. 190.
[2]) Vgl. besonders Leiner, A. D. S. 78. 1906.

die oftmals bemerkbaren **Onychien**[1]). Die diffuse Infiltration des Nagelbettes tritt dabei vielfach in Gestalt ausgesprochener **Paronychien** mit Rötung, Schwellung und Schrundenbildung hervor.

Disseminierte Exantheme. Die geschilderten Erscheinungen sind zwar sehr häufige, aber keineswegs durchaus regelmäßige Symptome. Sie können völlig fehlen, und auch die Koryza wird bei einer Minderzahl von Kindern vermißt. So gibt es denn Fälle, wo die kongenitale Krankheit ohne solche Frühzeichen gleich der erworbenen mit einem disseminierten Exanthem zum Ausbruch kommt. Die Abwesenheit aller Prodrome habe ich mehrfach gerade in Fällen

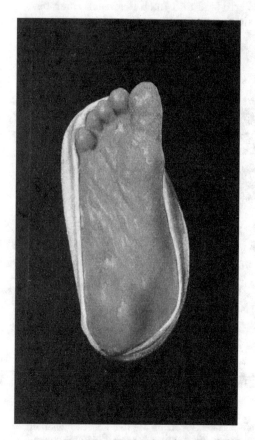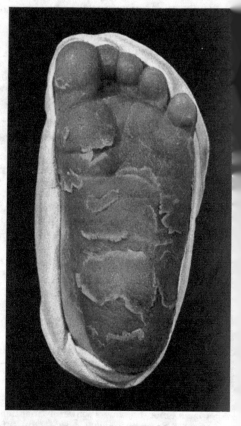

Fig. 113. Flächenförmiges Syphilid und diffuse Infiltration der Fußsohle.
Fig. 114. Psoriasis plantaris
(aus Finkelstein, Galewsky, Halberstädter, Atlas d. Hautkrankh. im Kindesalter).

bestätigen können, wo Gründe auf der Seite der Eltern eine besonders sorgfältige Beobachtung des Neugeborenen veranlaßt hatten.

Die disseminierten Exantheme entwickeln sich somit entweder auf und zwischen den diffus erkrankten Bezirken oder primär auf unveränderter Haut. Ihre Anordnung weicht insofern von der bei Erwachsenen gewöhnlichen ab, als Gesicht und Glieder stärker befallen zu sein pflegen als der Stamm. Im übrigen besteht eine weitgehende Übereinstimmung, so daß nur wenige Bemerkungen angeschlossen zu werden brauchen.

---

[1]) J. Heller, A. D. S. 65 u. Die Krankh. d. Nägel. Berlin 1900.

Großpapulöse und **papulosquamöse Formen** sind die gewöhnlichen. Verhältnismäßig selten ist das **kleinpapulöse Syphilid** (Lichen syphiliticus). In vereinzelten Fällen steigert sich die Exsudation der großpapulösen Form namentlich an Unterarmen und Händen sowie an Unterschenkeln und Füßen bis zur Bildung flacher Blasen, und so entsteht das **bullöse Syphilid**, das nach dem Platzen der zarten Decke zum ulzerösen werden kann. Ebenfalls recht selten ist ein Exanthem, das man vielleicht als **nummulär-erythematöses** bezeichnen darf, gebildet durch runde, pfenniggroße, gelegentlich aber auch bis zweimarkstückgroße hochrote, glänzende, leicht infiltrierte Flecken[1]). In einem Falle sah ich eine **kokardenartige,** dem Erythema exsudativum ähnliche Ausbildung.

In den ersten Wochen, kaum jemals nach der dritten, kommt zuweilen auch ein **pustulöses Syphilid** zum Ausbruch. Die größten Pusteln sitzen dabei an Handtellern und Fußsohlen, genau so wie beim angeborenen Pemphigus, der überhaupt nur graduell verschieden sein dürfte. Doch trifft dessen schlechte Prognose für die pustulöse Form nicht zu. Meine Fälle sind sämtlich geheilt. Vielleicht erklärt sich die abweichende Ansicht der einzelnen Beobachter über die Prognose des Pemphigus aus der mehr oder weniger scharfen Absonderung des in den ersten Lebenstagen beginnenden pustulösen Syphilids. Nach meiner Erfahrung sind nur diejenigen Fälle bedenklich, bei denen nicht nur an den Handtellern und Fußsohlen und ihrer Nachbarschaft, sondern am ganzen Körper wirkliche Blasen aufschießen, während papulopustulöse Effloreszenzen das Zeichen der günstigen Form sind.

Die Frage, ob bei der kongenitalen Syphilis eine typische **Roseola** vorkommt, ist wegen der Unsicherheit der Abtrennung dieses Frühausschlages vom makulösen Syphilid schwer zu beantworten. Versteht man mit Zappert unter Roseola nur die flüchtigen kleinfleckigen Exantheme, so muß man sie mit Hochsinger[2]) verneinen. Die einzigen zwei Fälle dieser Art bei Säuglingen, die mir untergekommen sind, erwiesen sich bei näherer Nachforschung als erworben.

Schleimhautveränderungen. Bemerkenswerterweise spielt eine Beteiligung anderer Schleimhäute als die der Nase in der ersten Eruptionsperiode der angeborenen Syphilis keine nennenswerte Rolle. Leichte Erytheme allerdings sind oft zu finden, Schleimhautplaques und Kondylome dagegen nur gelegentlich. Wenig bedeutungsvoll bei Sitz an **Zunge, Lippen, Rachen, Genitalien, After,** führen sie zu stärkeren Störungen, wenn sie den **Kehlkopf** betreffen. In der Regel kommt es dann nur zu Heiserkeit, die sich manchmal zur völligen Aphonie[3]) steigert. Indessen sind auch in dieser Altersstufe bereits die schweren Stenosen beobachtet worden, die in der Rezidivperiode etwas häufiger auftreten[4]).

Die **anatomische Unterlage** der leichteren Kehlkopfsymptome ist der spezifische Katarrh, danach die Papel und die daraus hervorgehende oberflächliche Verschwärung. Bei den schweren Fällen sind tiefere Ulzerationen, gummöse Infiltrate und Perichondritis im Spiele. In einem meiner Fälle mit seit Geburt bestehender Aphonie fehlten spezifische Veränderungen; dagegen waren die Stimmbänder mit massenhaften fransigen Papillomen besetzt.

---

[1]) In einer Kritik eines Falles von Stroscher stellt sich Hochsinger (D. Z. 17. 1910) auf den Standpunkt, daß diese scheibenförmigen Erytheme nur eine Abart der diffusen flächenhaften Infiltration seien. Ich habe trotz Kenntnis dieser Auffassung den Eindruck gehabt, daß in den Fällen, auf die ich mich beziehe, die Einzeleffloreszenzen so scharf abgegrenzt waren und blieben, daß sie nicht wohl mit der diffus erythematösen Veränderung zusammengelegt werden konnten.

[2]) A. D. S. 65.
[3]) Vgl. auch S. 606.
[4]) Vgl. S. 413 u. S. 601.

2. Die Syphilis der inneren Organe und der Knochen.

Bei vielen syphilitischen Säuglingen beobachtet man eine Beteiligung derjenigen Organe, deren Erkrankung beim Fötus die Regel bildet. Eine Anzahl dieser viszeralen Prozesse besteht, wie schon erwähnt, bereits bei der Geburt in vorgeschrittenen Stadien; sie stellen fötal begonnene Veränderungen dar, die ausnahmsweise nicht zum frühen Fruchttod führten, sondern noch längere Zeit im Leben getragen werden und sind somit Zeugen für das „Hineinragen der· fötalen Syphilis" (Heubner) ins extrauterine Dasein. Seltener ist die im Mutterleib beginnende Erkrankung im Augenblicke der Geburt noch nicht in nachweisbarer Stärke entwickelt, sondern macht sich erst in späteren Wochen bemerkbar. Bei einer dritten Reihe von Kindern werden die Eingeweide erst während der Säuglingszeit befallen. Gänzlich verschont bleiben sie wohl niemals, auch dann nicht, wenn ihre Beteiligung sich dem klinischen Nachweis entzieht. In vielen auch anscheinend leichten Fällen ist bei sorgsamer Untersuchung neben der äußeren Eruption eine Milz- und Leberschwellung zu verzeichnen; in schwereren ist diese so ausgesprochen, daß sie ein hervorstechendes Glied in der Kette der Symptome darstellt.

Knabe S., 7 Wochen alt, 3200 Gramm Gewicht, mit Bronchitis und Koryza aufgenommen. Wenige Tage später entwickelt sich eine schwere Syphilis. Es kommt zu typischer Koryza, borkiger diffuser Infiltration der Vorzugsstellen, insbesondere an Kopf und Gesicht, Rhagaden, Psoriasis palmaris und plantaris. Ungemein reichliches, groß papulöses und squamöses, vielfach nässendes und borkiges Syphilid, Onychie. Die bei der Aufnahme den Rippenrand nur zwei Finger breit überragende Leber rückt mit dem unteren Rand in Nabelhöhe, wird derb, an der Milz wird Schneeballknirschen fühlbar. Das Kind erliegt einer Kapillärbronchitis am 10. Tage nach Erscheinen des Syphilides, ohne daß eine Hg-Behandlung eingeleitet war.

Sektion. Große, ziemlich derbe, ikterische Feuersteinleber mit massenhaften miliaren Syphilomen. Derbe, große Milz mit frischen perisplenitischen Auflagerungen. Andeutung einer osteochondritischen Zone. Bronchitis capillaris. Mikroskopisch zeigt sich eine schwere, kleinzellige, überall mit umschriebenen Anhäufungen durchsetzte Infiltration der Leber ohne Bindegewebsvermehrung; in der Niere spärliche, zellreiche Knötchen und ganz geringe interstitielle Wucherungen.

Knochen[1]). Nicht minder häufig als die Beteiligung der äußeren Bedeckungen ist die des Knochensystems in Form der Osteochondritis und der ossifizierenden, seltener gummösen Periostitis, die auch vereint angetroffen werden. Es gibt keinen Knochen, der nicht befallen werden könnte. Auch diejenigen, die scheinbar selten erkranken, wie Becken, Wirbelsäule, Schulterblatt u. a., zeigen sich bei eingehender autoptischer Untersuchung ziemlich häufig in Mitleidenschaft gezogen. Von klinischer Bedeutung sind indessen hauptsächlich nur drei Orte: die langen Röhrenknochen der Extremitäten, die Finger, die Zehen und der Schädel.

Die Osteochondroperiostitis der langen Röhrenknochen der Extremitäten entwickelt sich so regelmäßig, daß ihre diagnostische Bedeutung auch für den Säugling die gleiche bleibt wie für den Fötus. In ihren leichteren Stadien ist sie allerdings nur durch das Röntgenbild[2]) erkennbar, während sonst vielleicht nur eine Schwellung der regionären Drüsen[3]) ihr Bestehen vermuten läßt. Erst wenn der Prozeß auf das Periost übergreift oder juxtaepiphysäre Verschiebungen eine Gestaltsveränderung bewirken, wird er äußerlich sicht- und fühlbar in Gestalt spindelförmiger Auftreibungen der Epiphysengegenden, als deren

---

[1]) Taylor, Syph. lesions of the osseous system. New York 1875. M. B. Schmidt, L. O. 7. 1902. Hochsinger, l. c. 1904. Wieland in Brüning-Schwalbe, Handb. d. allg. Path. u. path. Anat. d. Kindesalters II. 1. 1913. Alexander, D. osteal. Veränd. b. d. kongen. Syph. Leipzig, J. A. Barth, 1915.
[2]) Vgl. S. 415.
[3]) Goetzky, Z. K. 7. 1913.

Grundlage sich bei gelegentlichen Autopsien die sulzige bis käsige, zur Ossifikation neigende Verdickung der Knochenhaut erweist, die sich des öfteren noch mit einer entzündlichen Infiltration der Weichteile vergesellschaftet. Solche Auftreibungen finden sich bald einzeln, bald mehrfach, bald einseitig, bald doppelseitig. Sie sind an den Beinen seltener als an den Armen und zeigen an diesen das reichste Symptomenbild.

Am häufigsten ist die Nachbarschaft des Ellbogens ihr Sitz, demnächst die distale Unterarmepiphyse, während die obere Humerusepiphyse nicht so oft in nachweisbarem Grade ergriffen scheint. Die Verdickung kann für sich allein bestehen, häufig tritt aber noch Schmerzäußerung bei Berührung oder passiver Bewegung hinzu. Die merkwürdigste Begleiterscheinung sind eigentümliche Störungen der Bewegungsfunktionen, die gewöhnlich als „Pseudoparalyse" (Parrot) bezeichnet werden (Fig. 114):

Ein Arm oder beide liegen in schlaffer Lähmung gestreckt und einwärts rotiert mit pronierter Hand neben dem Rumpf. Die Stellung gleicht in überraschender Weise derjenigen der totalen Plexuslähmung. Auch die Hand pendelt beim Aufheben in der Stellung der Radialislähmung schlottrig herab. Bewegungen werden nur in den Fingern ausgeführt, wenn auch zuweilen in anderen Gebieten, besonders den Adduktoren, geringe Muskelaktion bemerkt wird.

Nicht immer ist die Lähmung eine so vollkommene. Manchmal kann man nur von einer Schwerbeweglichkeit sprechen. Ich habe auch solche Fälle gesehen, wo das Bild nicht einer Paralyse des Plexus, sondern der eines peripherischen Nerven glich; so einmal der typischen Radialislähmung, ein andermal fand sich linksseitige Klauenstellung und Fehlen jedweder vom Ulnaris abzuleitenden

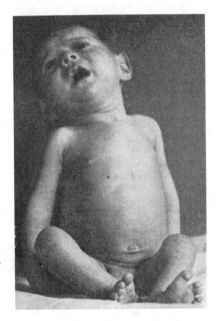

Fig. 114. Parrotsche Pseudoparalyse.

Bewegung. Bei anderen Kindern findet sich nicht Lähmung, sondern Beugekontraktur. Diese ist auch das Gewöhnliche an den Beinen.

Die **Pathogenese der Bewegungsstörung**[1]) ist noch nicht genügend gesichert. Ein Teil der Erklärungsversuche — an der Spitze der erste, von Parrot gegebene — macht sie von dem Knochenleiden abhängig. Dieses führe zur Epiphysenlösung, und die Folge derselben und des Bewegungsschmerzes ist reflektorische Ruhigstellung. Aber die Lösung ist nach Sektionsergebnissen in vielen Fällen gar nicht vorhanden. Oberwarth[2]) tritt für die Bedeutung einer auch geringfügige Epiphysenveränderungen begleitenden schmerzhaften Periostitis ein; Hochsinger[3]) kommt wohl durch einen ähnlichen Gedankengang zur Annahme einer spezifischen Erkrankung der Muskelinsertionen am Knochen.

Diese Erklärungen würden genügen für eine Anzahl von Fällen, aber nur schwer decken sie die gar nicht seltenen Vorkommnisse, wo Schmerz überhaupt — auch bei passiver Bewegung und Druck — vollkommen fehlt. Es besteht ferner keineswegs ein durchgehender Parallelismus zwischen Knochenprozeß und Funktionsstörung. Bei beiderseits ganz gleicher

[1]) Lit. b. Zappert, J. K. 46 u. l. c. Hochsinger, l. c. 1904.
[2]) J. K. 49.
[3]) Myotonie der Säugl. W. m. W. 1900. Nr. 7 ff.

Auftreibung sah ich gleich Henoch nur einseitige Bewegungsstörung. Auch die schnelle Rückkehr der Funktion unter der Behandlung noch vor Beeinflussung des Knochens spricht in ähnlichem Sinne. Für solche Fälle liegt der Gedanke an eine Erkrankung des Nervensystems[1]) selbst, und zwar, da eine peripherische Neuritis durch den Mangel sensibler Reizerscheinungen und trophischer Störungen auszuschließen ist, an menineagle und zentrale Prozesse nahe. Indessen ist für diese Annahme bisher nur ein Beleg[2]) bekannt. Zappert fand Meningitis im Halsmark mit Strangdegeneration. Eine Verallgemeinerung der Folgerung Scherers[3]), der bei anatomisch negativem Befund reichlich Streptokokken in den Blutgefäßen des Zentralnervensystems fand und daraus auf eine toxische Schädigung schließt, ist entschieden nicht statthaft.

Man hat auch an eine mit Schmerzen einhergehende akute Knochenatrophie gedacht (Neurath), deren Auftreten bei Verletzungen und Entzündungen der Extremitäten überhaupt nach neueren Forschungen ein sehr häufiges Ereignis ist (Sudeck). Für ihr Vorkommen sprechen die Röntgenbilder Kienböcks.

Klinisch folgen diese Lähmungen durchaus dem Typus der Entbindungslähmung. Am häufigsten ist die totale und untere Plexuslähmung, selten die isolierte obere; auch die okulopupillären Züge der Klumpkeschen Lähmung (Miosis, Enge der Lidspalte) können vorhanden sein.

Die Kenntnis dieser Lähmungen ist von großer Wichtigkeit, da diagnostische Irrtümer zu therapeutischen Unterlassungssünden führen können. Verwechslungen mit anderen Dingen kommen um so leichter vor, als der Zustand angeblich auch angeboren auftreten kann[4]) und an Entbindungslähmung denken läßt oder oft ganz akut apoplektiform einsetzt und gelegentlich gleich den viszeralen Erkrankungen ohne Begleitung anderer spezifischer Merkmale der Syphilis besteht.

An dieser Stelle seien auch die zur Syphilis in Beziehung gesetzten **Kontrakturen**[5]) erwähnt, die isoliert oder als Begleiter der Lähmungen in der Nackenmuskulatur, im Ileopsoas, in den Flexoren der Arme u. a. m. vorkommen und bei spezifischer Behandlung verschwinden. Ihre Kenntnis ist noch wenig gefördert, und es ist kaum schon jetzt zu entscheiden, wie weit spezifische Erkrankungen des Nervensystems, vielleicht auch der Muskeln oder jene nicht spezifischen Dauerkontrakturen der Myotonia congenita Hochsinger[6]), die bei schwer kranken Säuglingen so verbreitet sind, ursächliche Berücksichtigung verdienen.

Das **Röntgenbild**[7]) (Fig. 115), das des Vorzugssitzes der Osteochondritis wegen in erster Linie vom Kniegelenk und unterem Ende des Unterschenkels, danach vom Ellbogen und unterem Ende des Unterarmes genommen wird, zeigt im ersten Stadium als Ausdruck der verbreiterten Verkalkungszone einen breiten, kräftigen Schatten, der gegen die Epiphyse zackige Fortsätze ausschickt, gegen die Diaphyse hin dagegen geradlinig oder leicht gewellt aufhört. Im zweiten Stadium bewirkt das unregelmäßig vordringende Granulationsgewebe das Erscheinen hellerer Bezirke im Bereiche des vordem gleichmäßigen Schattens, so daß eine wolkige Schichtung entsteht. Der Übergang in das dritte Stadium der gesteigerten Knochenresorption und der juxtaepiphysären Zusammenhangstrennungen gibt sich durch größere, unregelmäßige Aufhellungen und Knickungen zu erkennen. Periostale Verdickungen oft beträchtlichen Ausmaßes begleiten die Epiphysenerkrankung oder sind selbständig im ganzen Bereiche der Diaphyse sichtbar.

Die **Phalangitis** ist ein wesentlich seltenerer Befund. Sie betrifft vornehmlich die Grundphalangen der Finger oder der Zehen, erzeugt bei stärkerer Aus-

---

[1]) Peters, J. K. 53. Zappert, l. c. Köster, D. A. kl. M. 58.
[2]) Seine syphilitische Natur wird übrigens von Hochsinger angezweifelt. Ein von mir früher (Deutsche Klinik VII) gleichsinnig gedeuteter Fall bei diffuser gummöser Meningoencephalitis ist zweifelhaft, da die Lähmungen schwanden, trotzdem das Hirnleiden nicht beeinflußt werden konnte, also wahrscheinlich zufällige Vereinigung zweier voneinander unabhängiger Prozesse vorlag.
[3]) J. K. 55.
[4]) Vicarelli, A. K. 18. S. 665.
[5]) Fälle bei Henoch, Lehrb. Reuter, D. m. W. 1895. Nr. 32, vgl. auch Fischl, Z. H. 11. Hochsinger, l. c. 1904.
[6]) Vgl. S. 553.
[7]) Holzknecht u. Kienböck, Fortschr. a. d. Geb. d. Röntgenstrahlen IV. H. 6. E. Fränkel, ibid. Erg.-Bd. 26. 1911 und 23. H. 3. 1915. Kienböck, Z. H. 23. Neurath, M. K. 2. Hochsinger, l. c. Reyher, E. i. M. K. 2. 1908. Reinach, A. K. 45. 1907.

bildung eine Flaschenform des Gliedes und ähnelt der Spina ventosa, ist aber durch das Ausbleiben von Karies und Hautveränderungen leicht von ihr zu unterscheiden. Sie ist multipel und verläuft ohne Störung der Funktion. Bezeichnende Erscheinungen bewirkt die **Syphilis der Schädelknochen.** Durch ossifizierende Periostitis führt sie zur abnormen Festigkeit und Dicke der ganzen Knochenschale und zu Auftreibungen der Stirn- und Scheitelbeinhöcker und verleiht dem Kopfe jene typischen Formen, die als „olympische Stirn" und als Caput natiforme bezeichnet werden (Fig. 116). Seltener ist die „flächenhaft usurierende Schädelsyphilis (Hochsinger). Auch schwere gummöse Periostitis und Ostitis kommt ganz vereinzelt vor[1]).

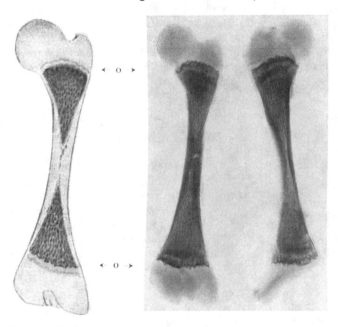

Fig. 115. Syphilitische Osteochondritis am Femur einer Neugeborenen. Durchschnitt und Röntgogramm. o = osteochondriatische Zone mit zackiger Grenze zur Epiphyse, starkem Schatten der kalkhaltigen Zone und streifigen Aufhellungen durch eingedrungenes Granulationsgewebe.

Gelenkerkrankungen sind im Gegensatz zur späteren Zeit beim Säugling sehr ungewöhnliche Vorkommnisse. Am ehesten noch finden sich serös-eitrige oder eitrige Ergüsse als Begleiter schwerer Epiphysitis, von denen ein Teil zwar auf eitriger Sekundärinfektion beruht, ein anderer aber auf Grund der sterilen Beschaffenheit als syphilitisch angesprochen werden muß[2]). Als Seltenheit wurden Fälle von akuten, dem Gelenkrheumatismus ähnlichen syphilitischen Synovitiden beschrieben (Heubner, Hochsinger).

Leber[3]). Die Syphilis der Leber kommt in Gestalt des umschriebenen geschwulstartigen **Gumma**[4]) auch beim Säugling vor, aber nur als große Ausnahme.

---

[1]) Vgl. S. 490.
[2]) Marfan, Ref. M. K. 5. 1907. S. 392.
[3]) Lit. vgl. unter Syph. d. Fötus, ferner Marchand, Z. P. 1896. Nr. 7 und M. m. W. 1903. Nr. 11.
[4]) M. Kohn, V. A. 146.

Umgekehrt ist die beim Erwachsenen seltene diffuse Hepatitis mit ihren Folgezuständen hier weit verbreitet.

Die weitaus häufigste Form ist, wie beim Fötus, die **nicht ikterische diffuse Hepatitis**, die „Feuersteinleber", die in der Mehrzahl der Fälle das gesamte Organ gleichmäßig befällt, in der Minderzahl in breiten, größere oder kleinere Bezirke unveränderten Gewebes umfassenden Zügen von der Pforte ausstrahlt. Man wird auf sie schließen, wenn neben anderen Zeichen der Syphilis gleichzeitig mit einem harten Milztumor eine Vergrößerung und besonders eine Verhärtung der Leber nachweisbar ist. Oftmals läßt sich zu Zeiten eines äußeren Ausbruches die Umfangs- und Härtezunahme unmittelbar verfolgen, und dann erhalten auch solche Veränderungen eine sichere Deutung, deren Grundlage sonst ihrer Geringfügigkeit wegen zweifelhaft sein würden. Ikterus und Aszites fehlen bei der frischen Erkrankung.

Hochsinger setzt die Zahl der hierhergehörigen Fälle mit 31 Prozent an. In Abänderung meiner eigenen früheren Angaben möchte ich das eher noch für zu niedrig halten. Immerhin erfordert die Diagnose eine gewisse Vorsicht. Auch beim gesunden Säugling überragt die Leber in der Mamillarlinie den Rippenbogen oft genug um 3 cm, so daß nur größere Maße ins Gewicht fallen. Bei der streifigen Form kann die Schwellung völlig fehlen. Die Ursache der Vergrößerung ferner muß nicht eine spezifische Hepatitis sein, sondern es kann auch Fettleber, Stauung und anderes vorliegen. Das Ergebnis anatomischer Betrachtung ist gleichfalls mit Vorsicht zu verwenden. Zu der schon oben erörterten Täuschungsmöglichkeit durch fötale Verhältnisse tritt beim Lebenden als neue Erschwerung der Umstand, daß auch durch Gastroenteritis, Sepsis und andere, den Tod herbeiführende Komplikationen interstitielle Zellanhäufungen gesetzt werden können.

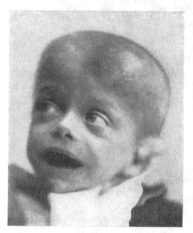

Fig. 116. Caput natiforme syphiliticum.

Mit einiger Sicherheit wird man die diffus infiltrierende Form der Lebersyphilis klinisch darum nur dann annehmen dürfen, wenn bereits deutliche Verhärtung feststellbar ist.

Wenn die Erkrankung der Leber bereits im Fötalleben ihr Blütestadium durchlaufen hat, so kommen die Kinder mit der **fertigen Zirrhose** zur Welt, die meist im hyperplastischen Zustand gefunden wird und nur bei der streifigen Form zuweilen beginnende Schrumpfung zeigt. Es handelt sich um außerordentlich blasse, kachektische Kinder, mit umfangreichem, venendurchzogenem Leib, oft mit hydropischen Erscheinungen, bei denen außer derbem Milztumor sich vor allem eine auffallend harte, zumeist große Leber vorfindet. Im Urin zeigt sich reichlich Indikan. Auch hier fehlt gewöhnlich Ikterus, nur ab und zu habe ich ihn eben angedeutet gesehen. Aszites wurde einigemal[1] beobachtet.

Im Gegensatz zu den nicht ikterischen sind **ikterische Lebererkrankungen** so selten, daß ihr Vorkommen früher sogar überhaupt bezweifelt wurde. Infolgedessen ist auch ihre Kenntnis noch mangelhaft, doch kann schon jetzt gesagt werden, daß es sich um Störungen sehr verschiedener Art handelt[2].

---

[1] Tobeitz, A. K. 16. Depasse, R. M. 1886. S. 360. Heubner, Lehrb.
[2] O. Rosenberg, D. m. W. 1912. Nr. 16.

Fälle mit Ikterus, acholischen Stühlen und Aszites hat Schüppel[1]) bei Föten und ganz jung verstorbenen Frühgeburten gesehen und als ihre Ursache eine gummöse Peripylephlebitis erkannt, eine fibrös-käsige, vom Hauptstamm der Pfortader ausstrahlende und diesen verengende und verschließende Entzündung, die in ihrem Ablauf auch die Gallengänge in Mitleidenschaft ziehen muß. Klinisch fand sich neben den bereits genannten Zeichen noch Milztumor und Stauungsblutungen aus dem Darm.

Ein hierhergehöriger eigener Fall ist der folgende:

Erich G., geboren am 14. März 1911, wird im Alter von sieben Tagen mit einem Gewicht von 2800 g aufgenommen. Eine Anamnese war nicht zu erhalten. Bei der Aufnahme bestand ein schwerer Icterus universalis, starke Leber- und Milzschwellung, Schnupfen, ein makulöses Exanthem an den Fußsohlen. Wa.R.+. Im Urin Gallenfarbstoff, gekörnte und hyaline Zylinder, reichlich Eiweiß und Blut. Zwei Tage lang bestand Fieber, am fünften Tage der Beobachtung starb das Kind.

Die Obduktion ergab eine stark vergrößerte und verhärtete Leber von stark ikterischer Farbe, mit glatter Oberfläche; an der Leberpforte befindet sich ein walnußgroßer Tumor, der in der Mitte fibrös ist, nach dem Rande zu innerhalb des stark gewucherten Bindegewebes doch noch Lebergewebsreste erkennen läßt und sich strahlenförmig in die Umgebung fortsetzt. Das mikroskopische Bild bestätigt die auch schon makroskopisch erkennbaren Veränderungen und zeigt deutlich die verschiedenen Stadien des gummösen Prozesses; besonders auffallend sind die schweren Veränderungen der Blutgefäße im Bereich des Gummiknotens. Man sieht hochgradige endarteriitische Wucherungen mit vollkommenem Verschluß der Lichtungen; die nicht vom gummösen Prozeß befallenen Partien zeigen erhebliche Anhäufung von Gallenpigment in den Leberzellen.

Eine zweite Form ist die gummöse Entzündung der großen Gallenwege mit Ausgang in biliäre Zirrhose. Chiari[2]) und Beck[3]) haben sie bei Totgeborenen, aber auch bei Kindern, die einige Wochen lebten, feststellen können.

Als hierhergehörig fasse ich den folgenden Fall auf.

Georg H., 7 Wochen alt, aufgenommen 25. 10. 1895. Keine weiteren anamnestischen Angaben, als daß vor 2 Wochen der Stuhl weiß und das Kind gelb geworden sei. Schwerer Ikterus, acholischer Stuhl, dunkler, gallenfarbstoffhaltiger Urin, harte, große, scharfkantige Leber, großer harter Milztumor. Schnüffelnde Atmung, radiäre Rhagaden am Mund, sonst nichts von Syphilis. Hg. ohne Erfolg. Tod an interkurrentem Bronchoenterokatarrh 15. 11. Sektion: Außer den bronchopneumonischen und enteritischen Veränderungen findet sich eine vergrößerte, leicht granulierte, ikterische Leber. Die Gallenblase ist total obliteriert, von einem fibrösen Wulst umgewandelt, ebenso der Ductus choledochus, der jedoch stellenweise zystische Erweiterungen zeigt. Größere Gallengänge am Hilus in ausgedehntem, schwieligem Gewebe aufgegangen. Lebergewebe sehr derb, von feinen Bindegewebzügen durchsetzt, Verdickung der Venenadventitia auf der Kapsel, Milz hart, derb, Trabekel und Follikel fibrös verdickt, geringe Zackenbildung an der Epiphysengrenze des Femur. In den übrigen Organen nichts Bemerkenswertes.

Mikroskopisch in der Leber Erweiterung der großen und mittleren Gallengänge, deren Wand erheblich bindegewebig verdickt ist. Mit den Verzweigungen der Gallengänge dringt das Bindegewebe in das Parenchym, größere Bezirke inselartig abschnürend, ohne zwischen die einzelnen Lobuli einzugreifen. In den Inseln stellenweise herdförmige Zellanhäufungen. Das Bild entspricht der biliären Zirrhose.

Die Deutung als Frühfall derselben Erkrankung, deren Ausgang in Zirrhose durch die früh einsetzende Behandlung verhindert wurde, scheint mir in einer weiteren Beobachtung erlaubt:

Im Alter von 18 Tagen wurde am 7. XII. 1909 ein kräftiger Knabe (Gew. 3800 g) aufgenommen, der außer einem zehnpfennigstückgroßen, in 14 Tagen abgeheilten Ulcus umbilici nichts Abnormes zeigte. Gutes Gedeihen unter Eiweißmilch. Am 16. I. beginnt unter starkem Meteorismus ein Ikterus kenntlich zu werden, der allmählich große Stärke erreicht. Die bis dahin vorhandene Monothermie verschwindet und macht subfebrilen Temperaturen Platz, die sich gewöhnlich nicht über 37,5° erheben und nur einmal 38,3° erreichen. Die anfänglich eben palpable Leber schwillt unter zunehmender Spannung und Auftreibung des Leibes mehr und mehr an, bis ihre untere Grenze

---

[1]) A. f. Heilk. 11. 1869 u. Z. Handb. 8.
[2]) P. m. W. 1884.
[3]) P. m. W. 1885.

nahezu an die Nabellinie herangeht. Am 25. Januar wird etwa zwei Querfinger breit von der Mitte in der Höhe der unteren Grenze des Rippenbogens ein erbsengroßer Knoten sicht- und fühlbar, über dem die Haut verschieblich ist. Bei erschlafften Bauchdecken erscheint er als die in der Faszie gelegene Kuppe eines etwa zweimarkstückgroßen Infiltrates, das durch die Muskulatur durchreicht und mit der Leber verwachsen ist. Die Leberoberfläche selbst fühlt sich uneben an, die Härte des Organs ist stark vermehrt. Der Verdacht auf eine syphilitische Grundlage wird verstärkt durch die Gegenwart einer geringfügigen Rhinitis, eines leichten Infiltrates der Unterlippe, in der aber Rhagaden vermißt werden, und durch einige verwaschene hanfkorngroße, roseolaartige Flecken am Knie und auf den Fußsohlen. Niemals Milztumor, Stühle immer gallig gefärbt, im Urin starke Gallenfarbstoffreaktion; sonst kein Befund. Im Allgemeinbefinden war eine auffallende Somnolenz zu notieren. Wassermannsche Reaktion am 27. I. stark positiv. Am 29. Beginn der Hg-Kur (2mal wöchentlich 2 mg Sublimat intramuskulär). Nunmehr schneller Rückgang aller Erscheinungen; bereits am 19. Februar ist die Leber auf ihren früheren Stand zurückgekehrt, das beschriebene Infiltrat nur noch als eine kleine Schwiele zu fühlen und der Ikterus verschwunden. Am 4. April vollkommen geheilt entlassen, Gewicht 5 kg. Während der ganzen Krankheit gute Stühle, aber trotz reichlichen Trinkens Gewichtsstillstand. Wahrscheinlich hat eine gummöse Cholangitis vorgelegen, das Bauchmuskelinfiltrat dürfte ebenfalls gummöser Natur gewesen sein.

Eine Unterscheidung dieser Zustände von dem auf Entwicklungsstörung beruhenden angeborenen Verschluß der Gallenwege[1]) ist bei fötal abgelaufenen Fällen klinisch nur dann möglich, wenn bei dem Kinde andere Syphilissymptome bestehen; anatomisch spricht schon das fibröse Gewebe an der Pforte gegen die reine Agenesie. Natürlich ist ein angeborenes Leiden auch dann auszuschließen, wenn der acholische Stuhl erst einige Zeit nach der Geburt einsetzte. In der Literatur über den angeborenen Verschluß ist noch der eine oder andere Fall niedergelegt, der mit Wahrscheinlichkeit hierher zu ziehen sein dürfte. Vielleicht wird Ähnliches einmal auch bei einem älteren Säugling gefunden werden; sieht man doch dann und wann bei Sektionen recht erhebliche frische peritonische Schwarten an der Leberpforte, die sehr wohl weiterhin durch Bildung von Verwachsungen zu bleibenden Folgen Veranlassung geben könnten.

Ob es neben der cholangitischen noch andere Formen der ikterischen Zirrhose syphilitischer Grundlage gibt, steht dahin. Jedenfalls bezeichnen einige Autoren[2]) ihre Befunde einfach als „biliäre Zirrhosen", ohne allerdings den Zustand der Leberpforte genügend zu berücksichtigen. Auch die spezifische Grundlage der hierher gestellten Fälle ist nicht einwandfrei.

Von großem Interesse ist schließlich das Auftreten eines schweren Ikterus im Eruptionsstadium der Syphilis unabhängig von einer spezifischen Erkrankung der Gallenwege, ein Analogon also des Icterus syphiliticus der erworbenen Krankheit. Was ich von diesen ebenfalls seltenen und in der Literatur kaum gewürdigten Dingen gesehen habe[3]), genügt noch keineswegs zu einer einigermaßen befriedigenden Kenntnis; es reicht nur hin, um zu belehren, daß hier recht verschiedene Vorgänge und verwickelte Beziehungen in Frage kommen.

Für das Vorkommen einer schweren, akuten parenchymatösen Hepatitis, für die bei dem negativen Ergebnis der bakteriologischen Untersuchung kaum eine andere als die syphilitische Grundlage in Frage kommt und die bei längerer Lebensdauer vielleicht in die ebenfalls bei erworbener Syphilis gelegentlich beobachtete akute Leberatrophie übergehen kann, spricht folgende Erfahrung:

Käthe O., geboren am 4. Juli 1911, wird am 12. Juli 1911 mit einem Gewicht von 2700 g aufgenommen. Über eine syphilitische Erkrankung der Eltern ist nichts bekannt. Außer einer kurzdauernden Grippe, die das Kind Ende Juli und Ende August durchmacht, ist das Gedeihen bis zum 19. September ungestört. An diesem Tage, also in der elften Lebenswoche wird das Kind plötzlich unruhig; die Temperatur, die im ganzen normal gewesen war, steigt bis zu 38,6⁰. Unter starkem Meteorismus entwickelt sich ein Ikterus, der bereits in zwei Tagen eine solche Stärke annimmt, daß das Kind eine orangegelbe Farbe aufweist. Die Leber schwillt mächtig an, der Rand ist in der Mamillarlinie drei Querfinger unterhalb des Rippenbogens fühlbar, ihre Härte ist nicht deutlich vermehrt. Die Milz

---

[1]) Vgl. S. 725.
[2]) Neumann, Hansemann, A. m. C. Z. 1893. Nr. 5.
[3]) Die Fälle sind von O. Rosenberg, l. c., bearbeitet worden.

ist stark vergrößert, hart; der Urin enthält große Mengen Gallenfarbstoff, der Stuhl ist gallig gefärbt und enthält reichlich Neutralfett. Zwei Tage später erscheint an den Fußsohlen und den Schenkeln, im Gesicht und am Gesäß ein makulopapulöses Exanthem. Am 23. erste Sublimatinjektion von 2 mg intramuskulär. Innerhalb der nächsten 48 Stunden fällt die Temperatur zur Norm und hält sich hier vier Tage lang. Das Kind ist nach der Injektion ruhiger geworden, der Ikterus scheinbar geringer. Am 28. September stellt sich blutiger Schnupfen ein bei Abwesenheit von Diphtheriebazillen. Am 2. Oktober steigt das Fieber unter Verschlimmerung des Allgemeinzustandes wieder auf 38,5⁰; leichtes Ödem der Füße; der Urin enthält neben Gallenfarbstoff etwas Eiweiß, keine Formelemente. Die ikterische Haut- und Schleimhautverfärbung ist unverändert, das Exanthem stärker. Es treten jetzt frische Rhagaden an den Mundwinkeln auf, das Blutbild zeigt 12700 Leukozyten, 2700000 Erythrozyten. Nach einer zweiten Sublimatinjektion von derselben Dosis geht das Fieber wieder herunter, die Temperatur schwankt vom 3. bis 6. Oktober zwischen 36,8 und 37,6⁰. Die Ödeme sind inzwischen verschwunden. Am 6. erhält das Kind die dritte Spritze. Tod am 8. Oktober unter zunehmender Herzschwäche. Die Wa.R. war positiv.

Die Obduktion ergibt einen hochgradigen Ikterus aller Organe, leichten Aszites, Milztumor, eine frische, hauchartige, fibrinöse Peritonitis in der Umgebung der Milz; im Unterlappen der linken Lunge eine geringfügige Hypostase. Die Leber ist stark vergrößert, ikterisch; keine wesentliche Vermehrung der Konsistenz, keine Gummibildung an der Leberpforte; Gallengänge sämtlich durchgängig. Die mikroskopische Untersuchung ergab keine nennenswerten interstitiellen Veränderungen der Leber, aber eine parenchymatöse Degeneration mit Quellung der Zellen, schlechter Färbbarkeit, an vielen Stellen Zerfall und völligem Untergang des Kernes. In den Leberzellen ikterisches Pigment, in den Kapillaren Leukozyten und kernhaltige rote Blutkörperchen.

Während hier eine andere mitwirkende Ursache nicht erweislich war, verfüge ich auch über einige Fälle, wo der **Ikterus im Anschluß an eine gleichzeitig mit dem Ausbruch syphilitischer Haut- und Schleimhautsymptome einsetzenden anderweitigen Infektion** entstand. So einmal bei einer Pneumokokkenmeningitis, ein anderes Mal bei einer Bronchopneumonie und Pleuritis. Interstitielle Leberveränderungen fehlten oder waren geringfügig, dagegen bestanden deutliche Parenchymschädigungen. Bakterien waren in der Leber und im Blute nicht nachweisbar. Handelt es sich hier um einen einfachen septischen Ikterus, wie er bei schwerer septischer Allgemeinerkrankung auch nicht luetischer Kinder des öfteren eintritt, also um eine zufällige Komplikation, oder dürfen wir auch der Syphilis eine aktive Rolle zusprechen, etwa in der Art, daß das durch Syphilis geschädigte Organ leichter zu Gelbsucht neigt? Dafür würde z. B. die mehrfach gemachte Erfahrung sprechen, daß Kinder mit angeborener syphilitischer Zirrhose bei Ausbruch eines neuen Exanthems deutlich ikterisch werden.

Ob es eine dem Ikterus im Ausbruchsstadium der erworbenen Syphilis. entsprechende gutartige Gelbsucht beim Säugling gibt, steht dahin. Nach Ylppö[1] würde jeder syphilitische Ikterus nichts anderes darstellen, als einen Rückfall des gewöhnlichen Ikterus neonatorum auf Grund erneuter Leberschädigung. Es wird mir schwer, dieser Meinung beizupflichten.

Milz. Ein harter **Milztumor** ist einer der beständigsten und diagnostisch wichtigsten Befunde bei Syphilis. Ich habe seine Häufigkeit früher mit 75 Prozent angegeben, nahezu die gleiche Zahl (77 Prozent) nennt Gaucher. Bei fortgesetzter Beobachtung finde ich neuerdings nur ganz wenige Kranke, bei denen das Organ der Palpation dauernd unzugänglich ist. Oft ist freilich die Schwellung nur vorübergehend, tritt mit dem Ausbruch auf und schwindet im Laufe der Behandlung. Ihre Entstehung steht außer mit spezifischen Vorgängen sicherlich auch mit den Vorgängen in der Blutbildung in Beziehung, die die Syphilis so regelmäßig begleiten[2]. Oft ist auch eine fibröse **Perisplenitis** daran beteiligt, die dann und wann auch am Lebenden durch „Schneeballknirschen" kenntlich wird.

---

[1] Z. K. 14. 1916. Vgl. auch S. 724.
[2] Vgl. S. 744.

Niere[1]). Die vom Fötus her bekannten **interstitiellen Nierenläsionen** finden sich in geringerer oder stärkerer Ausbildung auch bei Säuglingen, aber es ist weder durch einwandfreie Berichte gesichert, noch auch wahrscheinlich, daß sie irgendwelche klinische Bedeutung haben, es sei denn, die immerhin gegebene Möglichkeit des Überganges in chronische Schrumpfniere[2]). Wichtiger ist, daß die Syphilis in der Niere, ähnlich wie das für die Leber belegt wurde, nach Art einer akuten Infektion auch parenchymatöse und akut entzündliche Läsionen setzen kann, gewiß ein eindrucksvolles klinisches Beispiel für die von den pathologischen Anatomen häufiger verzeichnete Möglichkeit einer solchen histo-logischen Charakteränderung[3]).

Daß im Urin syphilitischer Kinder Eiweiß, Zylinder und andere Nieren-elemente vorkommen, ist ein sehr häufiges Ereignis, aber es berechtigt nicht ohne weiteres zu dem Schlusse, daß hier eine spezifische **parenchymatöse Nephritis** (Nephrose) vorliegt. Dasselbe läßt sich auch vom nichtsyphilitischen Säugling sagen, und hier wie dort pflegt es sich um eine Wirkung komplizierender Infekte oder Darmstörungen zu handeln; dennoch ist kein Zweifel, daß gewisse Fälle durch die Syphilis selbst bedingt sind, nämlich solche, bei denen der Urinbefund erstmalig im Anschluß an den Ausbruch anderweitiger Erscheinungen positiv wird, keine medikamentöse Behandlung stattgefunden hat, keine nierenschädigen-den Komplikationen bestehen und parallel mit der der sonstigen Symptome Besserung und Heilung erfolgt. Beobachtungen, die diesen Bedingungen gerecht werden, hat namentlich Hintzelmann[4]) mitgeteilt. Auch mir stehen einige zur Verfügung.

Es ist auch über schwere Fälle berichtet worden, mit Ödemen und unge-wöhnlich hoher Eiweißausscheidung (Bradley, Carpenter, Audéon). Die Mehrzahl der durch so eindeutige Zeichen erkennbaren Vorkommnisse scheint aber nicht hierher zu gehören, sondern zur **hämorrhagischen Glomerulonephritis**, wie sie vom Erwachsenen bekannt ist. Die meisten von ihnen betreffen ganz junge, schwer syphilitische Kinder, ja sie sind vielleicht schon angeboren; das späteste Alter war 3 Monate. Die Nieren sind geschwollen, das Sediment kann neben den üblichen Elementen Wachszylinder und Fettkörnchenkugeln ent-halten. Anatomisch sind neben parenchymatösen Veränderungen Blutungen, interstitielle Prozesse und typische Glomerulitis festzustellen.

Knabe B., 9 Tage alt, am 16. 6. 1899 aufgenommen mit seit dem ersten Tage be-stehendem papulo-pustulösem Syphilid, geringer Koryza, Milztumor mittleren Grades. Starkes Ödem der Augenlider und des gesamten Körpers, Skrotums usw. Somno-lenz. Im Urin reichlich Eiweiß, hyaline, wachsige und zellbesetzte Zylinder und rote Blut-körperchen, dazu zahlreiche Fettkörnchenkugeln, so daß das Sediment an das der chronischen parenchymatösen Nephritis erinnert. Protojoduret. hydrarg. 2×0,01 täglich. In gleichem schnellem Schritt schwinden Exanthem, Ödem und Urinveränderung, so daß bereits am 6. VII. alles normal[5]).

Auch **Ödeme ohne Eiweiß und geformte Bestandteile im Urin** sind bei schwer syphilitischen jungen Säuglingen nicht allzuselten.

Auge[6]). Ein große Bedeutung namentlich in diagnostischer Hinsicht kommt den Erkrankungen des Auges zu, namentlich der **Neuroretinitis**[7]), die

---

[1]) Lit. bei Hirch, A. D. S. 92. 1908 und R. Hahn, Z. K. Ref. 2. 1912. Lange, J. K. 90. 1919.

[2]) Vgl. S. 756.

[3]) Vgl. S. 393.

[4]) Z. K. 9. 1913.

[5]) Drei weitere Fälle aus meiner Anstalt siehe bei Hahn, D. m. W. 1912. Nr. 16.

[6]) Lit. bei Groenow in Graefe-Saemisch, Handb. 11. 1. 1904.

[7]) Hirschberg, D. m. W. 1895. Nr. 26 u. 27., ibid. 1906. Nr. 19. Kalischer, A. K. 24. 1898. Heine, J. K. 72. 1910. Japha, D. m. W. 1911. Nr. 12. Beck u. Mohr, Derm. Wochenschr. 57. Nr. 47. 1913 und Zeitschr. f. Augenheilk. 30.

bei 66 Prozent, nach anderen Angaben sogar bei 81,9 Prozent aller syphilitischen Säuglinge vorkommen soll. Sie ist erkennbar an der Graufärbung und verwaschenen Begrenzung der Papille, bräunlicher Verfärbung der Netzhautmitte und gehäuften hellen peripherischen Stippchen, während äußerlich zumeist kein Anzeichen den Verdacht auf ein Augenleiden lenkt. Die Augenärzte kennen Fälle von Eintritt schwerer Folgezustände an der Retina und Ausgang in Atrophie, aber im allgemeinen sind die Aussichten gut. Chorioiditis scheint mehr in späteren Monaten vorzukommen. Von äußeren Erkrankungen ist auch beim Säugling die **Keratitis parenchymatosa** als große Seltenheit beobachtet worden. Fast pathognomonisch, allerdings ebenfalls sehr selten, ist primäre plastische **Iritis**; ich selbst sah angeborene umfangreiche hintere Synechien beim Neugeborenen. Eine **Tarsitis** mit starker Schwellung der Lider und Bindehaut[1]) ist aus dem Rezidivalter bekannt.

Von sonstigen Lokalisationen der Syphilis sind hauptsächlich noch diejenigen im **Zentralnervensystem**[2]) von klinischem Interesse. Von ihnen sowie von den Veränderungen des **Blutes**[3]) wird an späterer Stelle zu sprechen sein. An den übrigen Organen weist die Sektion zwar oft genug die vom Fötus her bekannten spezifischen Störungen nach, Symptome beim Lebenden sind aber nicht vorhanden oder ihrer Grundlage nach schwer zu deuten. **Lungensyphilis** kommt bei Lebendgeborenen selten vor, und auch diese wenigen sterben bald[4]). Etwas häufiger sind Gummen und interstitielle Entzündungen im **Herzen**; man hat sie mit Fällen von plötzlichem Tod syphilitischer Säuglinge in Beziehung gebracht. Die im **Magen** und **Darm** zuweilen vorhandenen Infiltrate, Gefäßerkrankungen und Ulzerationen[5]) sind der Diagnose kaum zugängig, ebensowenig die häufige Induration des **Pankreas**. Die an sich wenigstens in größerer Ausbreitung seltene spezifische **Peritonitis** macht nur ausnahmsweise deutliche Erscheinungen[6]).

3. Allgemeinerscheinungen.

Der Ausbruch der angeborenen Syphilis vollzieht sich unter Allgemeinerscheinungen, namentlich unter Fieber und ungünstiger Beeinflussung des Gewichtes. Nachdem die verbesserte Hygiene und Ernährungstechnik es ermöglicht hat, auch in Anstalten komplikationslose Beobachtungen in größerer Zahl zu sammeln, kann ich diese Erscheinungen für regelmäßige erklären, wenn auch ihre Schwere nach Lage der Verhältnisse wechselt. Das **Fieber**[7]) ist unbedeutend, hält sich unter oder um 38° und zeigt nur selten flüchtige höhere Erhebungen. Andauernde hohe Temperaturen bin ich geneigt auf die Mitwirkung katarrhalischer oder eitriger Mischinfektionen zu beziehen; nur bei dem unten als „septische" Form geschilderten akuten Verlauf des Ausbruchs sind sie der Syphilis selbst eigen. Der Beginn erfolgt mit oder einige Tage vor dem Hervortreten spezifischer Symptome; die Dauer beträgt bei leichten Ausbrüchen zuweilen nur einige Tage, in der Regel 2 bis 3 Wochen und darüber (Fig. 117), besonders lange bei stärkerer Beteiligung der inneren Organe. Gleichzeitig sind Anzeichen von Mattigkeit, Unruhe[8]), Appetitsmangel und leichte Verdauungsstörungen bemerkbar. Die **Beeinflussung des Gewichtes** geht

---

1) Vgl. Simon, Zentralbl. f. prakt. Augenheilk. Mai 1898.
2) Vgl. S. 407.
3) Vgl. S. 744.
4) Kohl, A. K. 43. 1906. Lungengummen bei 2 monat. Kind. Deutsch, V. A. 219. 1915.
5) Vgl. Oberndorfer, l. c.
6) Vgl. S. 722.
7) Eröß, A. K. 13. Bingel, F. bei angeb. Syph. In.-Diss. Berlin 1910.
8) Heine, J. K. 72. 1910.

von Verlangsamung des Anstieges bis zum Stillstand und zum mäßigen Verluste, in schweren Fällen kommen ähnliche Stürze wie bei akuten Infekten
(Fig. 118).

Zuweilen findet sich als Vorläufer oder Begleiter des Ausbruches anhaltendes, nachts gewöhnlich stärkeres **Geschrei**[1] („signe de Sisto")[1],
das mit Wahrscheinlichkeit auf zerebrale Reizung, nicht auf Knochenschmerzen
zu beziehen ist.

Einige Male habe ich in den ersten Tagen des Ausbruches allgemeine
Krämpfe gesehen, für deren Entstehung weder eine komplizierende Meningitis
noch eine makroskopisch wahrnehmbare spezifische Gehirnveränderung in Frage
kam. Einige schwächliche, bis dahin leidlich vorangehende Kinder sind mir
auch in dieser Zeit eines plötzlichen Todes verstorben, ohne daß ihre Syphilis
als eine ungewöhnlich schwere bezeichnet werden konnte.

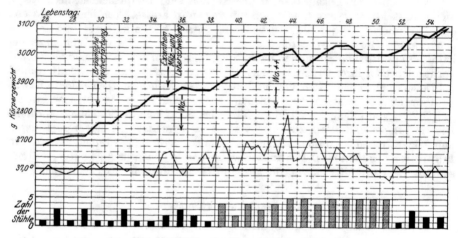

Fig. 117. Eruptionsfieber bei Syphilis.

4. Verlaufsarten.

Wohl die **gewöhnlichste Form** des ersten Ausbruches ist diejenige, wo unter
mäßigen Allgemeinerscheinungen unverkennbare Haut- und Schleimhautveränderungen auftreten. Variationen werden unter den hierher gehörigen Fällen
geschaffen einmal durch die größere oder geringere Reichhaltigkeit und Schwere
dieser Veränderungen, weiterhin durch die bald stärkere, bald schwächere Beteiligung der inneren Organe, vornehmlich der Leber und der Milz. Mit diesen
bekannten und ohne weiteres diagnostizierbaren Verläufen ist aber das Bild
der vielgestaltigen Krankheit keineswegs erschöpft. Es gibt vielmehr noch eine
ganze Reihe atypischer Formen, deren Kenntnis um so notwendiger ist, als
ohne sie ein folgenschweres Übersehen des Leidens oder eine falsche Deutung
möglich wird.

Da sind zunächst gewisse Ausbrüche, die wegen der ungemein schweren
spezifischen Erscheinungen, der verheerenden Wirkung auf den ganzen Organismus und des akuten Verlaufes mit Fug als **septische Formen** bezeichnet werden
können. Man begegnet ihnen zumeist bei ganz jungen Säuglingen, ausnahmsweise bis in den zweiten Lebensmonat hinein. Der plötzliche Beginn, die Reich-
haltigkeit des Exanthems, die starke Beteiligung der inneren Organe, das hohe

---

[1] Sisto, Les cris chez les nourriss. et la syph. héréd. Paris 1910.

Fieber, die Vereinigung mit Durchfall, Erbrechen und davon abhängig der jähe Verfall, das nicht selten Auftreten von Magen- und Darmblutungen würden in der Tat die Annahme einer septischen Infektion rechtfertigen, wenn nicht die typischen Symptome die Diagnose der Syphilis sicherten. Es mag sein, daß in vielen Fällen dieser Art Sepsis und Syphilis gleichzeitig im Spiele sind[1]); für einen Teil aber der so Erkrankten steht indessen durch den negativen Ausfall der bakteriologischen Untersuchung die alleinige Urheberschaft der Syphilis außer Zweifel.

Ein Beispiel: Knabe E., 29 Tage alt, 2400 g Gew., ohne Anamnese aufgenommen. Dürftiges Kind ohne besondere Erscheinungen. Kein Milztumor. In der ersten Woche des Anstaltsaufenthaltes nichts Bemerkenswertes; gute Stühle, Zunahme. Am 38. Lebenstage beginnt gleichzeitig mit Fieber, leichten Ödemen der Beine, Koryza und diffuser bräunlichgelblicher Verfärbung der Haut der Ausbruch eines makulo-papulösen Exanthems, das in der Folge in ungewöhnlicher Reichlichkeit den ganzen Körper übersät. Milz und Leber schwellen akut an, die Lippen infiltrieren sich und werden rissig, das Ödem nimmt zu, im Urin Eiweiß, Erythrozyten und Zylinder. Wa.+ + +. Diarrhöen, Erbrechen, Gewichtssturz und Verfall setzen ein, die Temperaturen steigen über 39⁰, einmal über 40⁰. In den letzten Tagen Ikterus der Haut und Sklerem, Blutbrechen und teerfarbene Stühle. Tod am 46. Lebenstage. Sektion: Feuersteinleber mit zahlreichen miliaren Gummen, harter Milztumor, trübe Schwellung der Niere, schwere Osteochondritis an der unteren Femurepiphyse. Hämorrhagische Suffusionen in der Magenschleimhaut und im Duodenum. Blutaussaat steril. Im Nasensekret keine Streptokokken. Keine Diphtheriebazillen (Fig. 118).

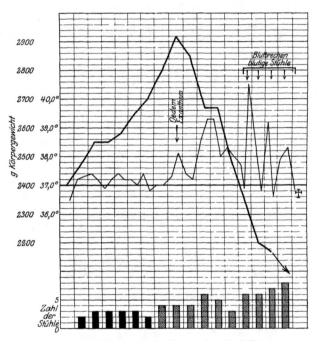

Fig. 118. Septische Form der Syphilis.

Das Gegenstück zu diesem dramatischen Hergang bilden gewisse andere Äußerungsweisen der Krankheit, die an die Sorgsamkeit der Beobachtung größere Anforderungen stellen. Zunächst die angeborenen oder in frühen Wochen entstehenden **rein viszeralen Erkrankungen ohne jedes Exanthem**, nicht selten auch ohne Koryza. Noch wichtiger und noch leichter zu übersehen ist die folgende Gruppe. Hier fehlen klinisch nachweisbare innere Veränderungen; auch der Milztumor pflegt unbedeutend zu sein oder wird ganz vermißt; dagegen bestehen auf der Haut oder an der Nasenschleimhaut Veränderungen, aber sie sind überaus geringfügiger Natur. Zuweilen ist nur ein geringes Schniefen bemerklich; andere Male finden sich neben ihm oder für sich allein unbedeutende und leicht übersehbare, oft nur kurze Zeit bestehenbleibende Hautsymptome. Ein leichtes, glänzendes oder leicht schuppendes Plantarerythem, einige ganz spär-

---

[1]) Vgl. S. 414.

liche, oft zudem noch undeutliche und verwaschene Flecke auf den Fußsohlen oder Handtellern ist alles, woran man sich halten muß. Solche **rudimentäre Formen** sind recht häufig; aber sie kommen selten unter die Augen der in Polikliniken oder Krankenhäusern tätigen Ärzte, weil die Symptome von den Angehörigen übersehen oder nicht für beachtenswert gehalten werden. Deshalb sind sie wenig bekannt, und auch in der Literatur ist von ihnen wenig die Rede. Um so öfter sieht sie, wie ich an meinen Waisensäuglingen bestätigen kann, derjenige, der Gelegenheit hat, in Fürsorgeanstalten „gesunde" Kinder längere Zeit fortlaufend zu beobachten.

Ein Beispiel: Knabe H., am 5. Lebenstag mit Soor, Dyspepsie aufgenommen; im Urin wenig Eiweiß und spärliche hyaline Zylinder. Nichts von Syphilis. Langsame Erholung, Zunahme. In der 11. Woche leichtes Fieber, Unruhe, zögernde Eruption sehr spärlicher und kleiner makulopapulöser Effloreszenzen allein an den Fußsohlen. Sonst trotz sorgfältiger Beobachtung keine verdächtigen Symptome außer palpabler Milz, keine Spur von Koryza. Wa. +. Hg-Kur. Schnelle Heilung. Nachträglich wurde Syphilis der Mutter festgestellt.

Ein Schritt weiter von dieser praktisch besonders wichtigen Gruppe führt zu anderen Abkömmlingen syphilitischer Eltern, die auch bei genauester Überwachung **niemals klinische Zeichen der Syphilis, aber dauernd positive Wassermannsche Reaktion** aufweisen. Ich habe einige solche Kinder über ein Jahr lang ganz regelmäßig untersuchen können, ohne die geringste Spur manifester Symptome zu entdecken .Ob sie nicht noch nach Jahr und Tag der Lues tarda verfallen, steht dahin. Schwer ist es, für sie eine Erklärung zu finden. Die Analogie mit den Collesschen Müttern drängt sich auf und damit der Gedanke an eine wesensgleiche, besondere Art des Infektionsweges, wie sie für diese erörtert wird.

Man könnte an eine lokalisiert bleibende Infektion der fötalen Plazenta oder Nabelschnur, an eine aktiv immunisierende Wirkung der Erreger von der Berührungsfläche zwischen mütterlichem und fötalem Anteil der Plazenta aus, endlich auch an den Übergang von syphilitischem Antigen in nicht belebter Form aus dem mütterlichen in den kindlichen Kreislauf denken[1]). Auch ist die Auffassung geäußert worden, daß es sich um nicht infizierte, aber mit spezifischen Reaginen der Mutter „passiv" beladene Früchte handelt[2]). Dem widersprechen allerdings manche Fälle, wo die Mutter negativ reagierte. Es besteht also hier genau so, wie bei den Colles schen Müttern Unklarheit, ob diese Individuen als krank oder als immun anzusehen sind. In Hinblick auf die oben geschilderte Gruppe von Kindern mit rudimentären, leichtesten und flüchtigen Krankheitssymptomen wird zuzugestehen sein, daß zum mindesten sehr fließende Grenzen zwischen Immunität und Krankheit anzunehmen sind.

Einer anderen Gruppe mit offenkundigen Erscheinungen, nämlich der **angeborenen oder in den ersten Tagen hervorbrechenden fötalen Syphilis** wurde oben bereits gedacht, und ebenso fanden Erwähnung diejenigen Kinder, bei denen zu den früh festgestellten Zeichen dieser fötalen Syphilis wesentlich später und in örtlich beschränkter Ausbreitung Hauterscheinungen hinzutraten, die folgerichtig als **Rezidive der fötal begonnenen Syphilis** zu deuten waren. Nun gibt es aber auch noch eine kleine Zahl von Kindern, die symptomfrei bleiben und erst jenseits des Ausbruchsalters der Säuglingssyphilis, im 4. bis 6. Monat unter Erscheinungen erkranken, die ihrer ganzen Art nach an die „tertiären" erinnern, also gewissermaßen ein „Tertiarisme d'emblée" im Säuglingsalter. Diese **Spätausbrüche der Säuglingssyphilis mit dem Charakter von Spätrezidiven** sind selten, und es fehlen für sie noch fortlaufende serologische Untersuchungen von Geburt an, so daß noch nicht feststeht, ob hier wirklich ein erster Ausbruch von besonderer Art oder ein Rückfall fötaler Syphilis vorliegt.

Ich verfüge über zwei derartige Beobachtungen.

Die eine betraf einen von den ersten Lebenstagen in der Anstalt verpflegten Knaben, der bis zum 4. Monat vortrefflich gedieh. Am Ende des vierten Monates entstand eine schwere gummöse Entzündung der Zunge, begleitet von einer sehr starken Psoriasis

---

[1]) v. Pfaundler, Z. K. 16. 1917.
[2]) Boas, l. c.

palmaris und plantaris. Der andere Knabe, Sohn eines vor 9 Jahren infizierten und
gut behandelten Vaters, kam ausgetragen, aber auffallend klein (2000 g) zur Welt, entwickelte sich ungestört bis zum 6. Monat. Dann gelblich-blasse Hautfarbe, mäßige
Schwellung von Milz und Leber, beiderseits erbsengroße Kubitaldrüsen und
eine Kette von Bizipitaldrüsen. Wassermann +. Schnelle Heilung unter Hg, keinerlei weitere Erscheinungen bis zum 8. Lebensjahre.

d) Die Rezidive.

Das Syphilisrezidiv kann eine volle Wiederholung des ersten Anfalles darstellen mit diffusen Infiltrationen, disseminierten Exanthemen, Koryza, Rhagaden, Onychien und inneren Störungen. Häufiger indessen sind die Erscheinungen milder oder andersartig, vor allem auch mehr örtlich begrenzt oder auf
einzelne Organe beschränkt. Je später der Rückfall, um so schärfer spricht sich
das unterschiedliche Verhalten aus.

Vor allem beginnt an der **Haut** die kondylomatöse Syphilis ihre Rolle
zu spielen, häufig vereint mit allgemeinen oder in begrenzten Bezirken stärkeren
Drüsenschwellungen. Auch Hautgummen kommen vor und bilden im
Verein mit den Drüsen und Knochenerkrankungen die Unterlage der „syphilitischen Skrofulose". Als Seltenheit sah ich bei einem $1\frac{1}{4}$ jährigen Kinde ein
auf Kopf und Gesicht beschränktes, diffuses, schuppendes Erythem mit nahezu
völliger Alopecie.

In **Nase** und **Mund** können sich, wie gesagt, die diffusen Infiltrationen
wieder einstellen. An der Zunge gibt es schwere gummöse Veränderungen,
ferner diffuse sklerosierende Vergrößerungen und Verdickungen der Oberhaut vom Charakter der Leukoplakie.

Im **Rachen** habe ich auch im ersten Jahre mehrfach nicht nur Schleim-
hautpapeln, sondern auch schwere spezifische Angina mit weißem Belage
auf Tonsillen und Gaumenbögen beobachtet, die um so eher für Diphtherie gehalten werden können, als sich zu ihnen die gleiche Erkrankung des **Larynx-
inneren**[1]) mit Heiserkeit und Stenose gesellen kann[2]). Ich verfüge bisher über
4 Fälle aus dieser Zeit, als deren Unterlage sich teils speckig belegte Verschwärungen der wahren und falschen Stimmbänder und der Morgagnischen Tasche,
teils gummöse Infiltrate erwiesen.

An den **Knochen** findet sich die Osteochondritis und die sie begleitende
juxtaepiphysäre Periostitis wieder, auch die später so bezeichnende Dia-
physenperiostitis beginnt stärker hervorzutreten. Andere seltenere Fälle
zeigen Tophi der Schädelbeine oder gummöse Knoten an den Thoraxknochen und im Gesicht. Auch das Knochenmark kann erkranken in Form
umschriebener Gummen der Spongiosa oder diffuser gummöser Osteomyelitis, die ich auch in der Schädeldiploë gesehen habe[3]).

Eine syphilitische Infiltration der **Muskeln** geringen oder mäßigen Grades ist
häufig als Begleiterin der spezifischen Osteochondritis anzutreffen[4]). Daß diese
Myositis unter Umständen so hochgradig werden kann, daß sie ein scheinbar
selbständiges schweres Leiden vortäuscht, zeigt folgende Erfahrung:
Es handelte sich um einen am 7. Lebenstage aufgenommenen, kräftigen Knaben (Gew.
3300 g) einer syphilitischen Mutter, bei dem im Beginn der 7. Lebenswoche eine mittelschwere Syphilis mit makulosquamösem Exanthem, geringer Milz- und Leberschwellung,
typischer Gesichtsinfiltration zum Vorschein kam, die sich in der Folge als überaus hartnäckig erwies. Trotz Sublimatspritzkur und trotz Rückbildung der ersten Symptome kamen

---

[1]) Lit. Frankl, W. m. W. 1868. Nr. 69. Hassing, Ref. J. K. 23. S. 466. Barlow,
L. 1880. 1. Nr. 15. Mahn, A. m. ch. inf. 1901. Nr. 22. Wiedel, In.-Diss. Berlin 1905.
[2]) Vgl. S. 601.
[3]) Vgl. S. 490.
[4]) Vgl. Hochsinger, W. m. W. 1905. Nr. 27.

immer neue Schübe, so in der 12. Woche doppelseitige Osteochondroperiostitis am distalen Ende der Oberschenkelknochen, in der 13. Kondylome am Anus, in der 15. ein Rückfall des Gesichts- und Lippeninfiltrates, in der 19. neuerdings Afterkondylome. 2 Wochen später entwickelt sich akut unter mäßigen, um 38⁰ schwankenden Fieberbewegungen der folgende Zustand: Beide Beine sind in Hüft- und Kniegelenk stark gebeugt, Berührung und Streckversuch löst starke Schmerzäußerung aus. Die ganze Glutäalgegend rechts, sowie das obere Drittel des rechten Oberschenkels ist stark geschwollen, bei Berührung schmerzhaft, die Haut gerötet und glänzend, nicht abhebbar; bei tiefem Druck bilden sich Dellen. Die Infiltration betrifft auch die gesamte Muskulatur. Ein Gleiches findet sich am linken Oberschenkel vom mittleren Drittel bis herab zum Knie; weiter abwärts bis zum Fuß zeigt sich nur Hautödem. Das Ganze erinnert an den Befund bei Osteomyelitis. An beiden Beinen sind noch periostitische Verdickungen proximal und distal von den Kniegelenken fühlbar. Unter energischer Schmierkur gehen alle Erscheinungen innerhalb 14 Tagen zurück, in der späteren Zeit zeigen sich an beiden Femurknochen auffallend starke periostitische Verdickungen.

Die nicht häufigen Rezidiverkrankungen der inneren Organe haben — von Übergangsformen abgesehen — meist nicht mehr den Charakter der diffusen Infiltration, sondern den des Gumma oder der syphilitischen Gefäßerkrankung. Man kennt Gummen der **Niere**[1]), **Nebenniere**, des **Darmes**[2]), der **Leber** und der **Milz.** Größere Milz- und Lebertumoren, die sich, von hochgradiger Anämie begleitet, nicht selten im Alter der Rezidive finden, sind wohl niemals der Ausdruck der bei älteren Kindern vorkommenden Zirrhosen, sondern gehören zur sekundären Anaemia pseudoleucaemica[3]), haben indessen insofern zur Syphilis Beziehung, als sie auf spezifische Behandlung zurückgehen. Am **Herzen** werden zuweilen Gummen und Gefäßerkrankungen gefunden[4]). Von Erkrankungen des **Auges** kehren die der ersten Eruptionszeit wieder, von solchen des **Zentralnervensystems** finden sich neben Meningitis und Hydrozephalus vorwiegend die Endarteriitis mit ihren Folgezuständen. Ziemlich häufig ist die Festsetzung des Giftes im **Hoden**[5]), teils in Form von Knoten, die sich zuweilen nach außen öffnen, teils in Form diffuser, höckriger, gelegentlich von einer Hydrozele begleiteten Infiltration.

Gangrän infolge von Gefäßthrombose ist von Krisowski[6]) und Schiff[7]), Raynaudsche Krankheit von Bosányi[8]) und Glaser[9]) beschrieben worden.

e) Mischinfektionen.

Das so ungemein reichhaltige Bild der Krankheit wird noch mannigfaltiger durch die Verbindung mit örtlichen und allgemeinen septischen Infektionen, die sich in der verschiedensten Gestalt auf die Grundkrankheit aufpfropfen. Die reichlich vorhandenen Eingangspforten an der Haut und den Schleimhäuten ebnen ihrer Entstehung die Wege, und so versteht es sich, daß sie das Schicksal der syphilitischen Säuglinge in erheblich stärkerem Maße mitbestimmen, als das der nicht durch angeborene Krankheit belasteten. Eine hervorragende Stelle als Ort und Ausgang dieser verhängnisvollen Verwicklungen nimmt namentlich auch die Nase ein, in deren kranker Schleimhaut die verschiedenen Erreger der Grippe, Streptokokken, Diphtheriebazillen und andere anscheinend besonders

---

[1]) Haushalter et Richon, A. m. e. I. Nr. 12. 3 eigene Beob.
[2]) Démelin et Duvarier, Ref. A. K. 26. 138. Darier et Feulard, zit. b. Heubner.
[3]) Vgl. S. 737.
[4]) Berghing, Ref. J. K. 53. S. 586.
[5]) Hutinel, R. m. 1878. Seringue, La testicule dans le syph. héréd. Th. d. Paris, Steinheil, 1899. Taylor, Ref. A. D. S. 28. 1883.
[6]) J. K. 40. 1895.
[7]) J. K. 64. 1906.
[8]) J. K. 78. 1913.
[9]) Med. Klin. 1914. Nr. 27

günstige Ansiedelungsbedingungen finden. Zu Zeiten von Anstaltsepidemien wird man bestätigen können, daß immer in erster Linie die mit Koryza behafteten Luetiker dahingerafft werden, bald durch Pneumonie, bald durch rhinogene Sepsis, bald durch ebensolche Meningitis.

Von den einzelnen Formen seien nur als Besonderheiten hervorgehoben die hämorrhagische Septikämie[1]) und die gelegentlich die spezifische Knochenerkrankung komplizierende eitrige Synoviitis.

f) Diagnose.

Klinisches. Daß eine **floride Syphilis** mit ihren aufdringlichen Merkmalen verkannt wird, dürfte nicht oft vorkommen. Die Koryza, die typischen Exantheme mit ihrer Lokalisation auch an Fußsohlen und Handtellern — Örtlichkeiten, die übrigens manchmal auch bei reichlicher Aussaat frei bleiben — sind auch demjenigen Arzte genügende Wegweiser, der mangels Gelegenheit, die Lues congenita zu studieren, seine Diagnosen im wesentlichen auf die vom Erwachsenen her ihm geläufigen Merkmale stützt. Aber je mehr die Exantheme zurücktreten, desto größer wird erfahrungsgemäß die Zahl der Irrtümer, nicht nur bei den rudimentären Formen, von deren schwieriger Erfassung oben die Rede war, sondern auch bei solchen Kindern, die genügend Zeichen aufweisen, um dem geübten Auge ohne weiteres ihren Zustand zu verraten. Die Kenntnis der diffusen Infiltrationen ist entschieden nicht so allgemein verbreitet, wie es notwendig wäre; und wenn schon mancher ausgesprochene Fall dieser Art nicht oder erst spät richtig gedeutet wird, so kann es nicht wundernehmen, daß die unscheinbaren, vielleicht allein durch ein leichtes, glänzendes Sohlenerythem gekennzeichneten **rudimentären Formen** oft genug nicht die gebührende Aufmerksamkeit erregen. Und wer vergißt, daß die Syphilis nicht eine Haut-, sondern eine Allgemeinkrankheit ist, der wird auch Schwierigkeiten finden in der Deutung der Fälle, wo ohne alle äußeren Zeichen eine rein **viszerale oder Knochensyphilis** vorliegt.

Für die Diagnose **zweifelhafter Fälle** gibt es verschiedene Hilfen, die einen aufgestiegenen Verdacht bestätigen oder zum wenigsten verstärken können. Das sind, von der Erhebung des Augenspiegelbefundes abgesehen, die Feststellung einer Kubitaldrüsenschwellung oder einer tastbaren Drüsenkette im Sulcus bicipitalis und die Röntgenuntersuchung des Knochensystems, in erster Linie des Femur und der Tibia auf Osteochondritis und Periostitis.

Allgemeine Drüsenschwellungen finden sich im Gegensatz zur Tuberkulose bei der Säuglingslues häufig, sind aber keineswegs spezifisch, da das gleiche auch für chronische Ernährungsstörungen, gewisse Anämien, Dermatosen und Sepsis zutrifft[2]). Auch **palpable Kubitaldrüsen** sind nicht durchaus pathognomonisch, da sie auch außerhalb der Syphilis vorkommen. Indessen sind sie bei Syphilis wesentlich häufiger als anderwärts. Meine Befunde nähern sich denen Goldreichs[3]), der bei florider Krankheit 90 Proz., bei latenter 83,3 Proz. angibt. Namentlich bei Beschränkung auf die doppelseitigen und ausgesprochenen Schwellungen wird die Diagnose durch die Anamnese, den weiteren Verlauf oder die Blutuntersuchung so oft erhärtet, daß ich das Merkmal um so höher einzuschätzen gelernt habe, als es oft das einzige zur Zeit vorhandene darstellt.

Bei der Deutung des **Röntgenbildes** kommt vornehmlich die Unterscheidung von den epiphysären und periostalen Veränderungen bei Morbus Barlow und Rachitis[4]) in Frage (Fig. 108, 109). Der durch die „Trümmerfeldzone" des Barlow bedingte Schatten hat den gleichen Sitz, wie der osteochondritische, ist aber schmaler, in der Mitte breiter als an den Seiten

---

[1]) Über diese und über Syphilis haemorrhagica vgl. S. 382.
[2]) Coerper, M. K. 13. Orig. Nr. 10. 1915 (Lit.).
[3]) Z. K. 4. 1912.
[4]) E. Fränkel, l. c.

und verläuft mehr wellig und auch gegen die Diaphyse hin unregelmäßiger; hierzu kommen die gelegentlichen Infraktionen, namentlich der oberen Tibiaschaftenden und die bezeichnenden Hämatome. Das Barlowalter beginnt mit ganz seltenen und diagnostisch nicht sicheren Ausnahmen frühestens mit dem 4. Monat; der Syphilitische ist, wenn es sich nicht um einen Rückfall handelt, erheblich jünger. Der gleiche Unterschied im Alter gilt für die Rachitis. Zudem ist bei florider Rachitis ein Epiphysenschatten kaum vorhanden, die Knochenstruktur an der entscheidenden Stelle nur angedeutet und das Schaftende ausgefranst. Bei der heilenden Rachitis wiederum findet sich statt des schmalen, scharf begrenzten Kalkstreifens der Osteochondritis luetica ein oft recht breiter, bald glattrandiger, bald zackig-welliger, nicht selten durch zwischengelagertes osteoides Gewebe geschichteter Schatten, und das Schaftende ist häufig becherförmig aufgetrieben.

Für die **Diagnose der Syphilis im Inkubationsstadium** fehlt außer der Anamnese jeder Anhalt. Allenfalls kann eine angeborene Mikrorhinie Veranlassung geben, neben anderen Möglichkeiten auch die der Lues zu erwägen. Auch bei **latenter Syphilis** können alle Zeichen fehlen. Namentlich unter den neueren, energischen und langdauernden Kuren sieht man selbst nach schweren Ausbrüchen alle Erscheinungen einschließlich des Milztumors häufig so vollkommen schwinden, daß auch ein guter Kenner der Krankheit von der Mitteilung der Vorgeschichte überrascht wird. Andere Male hingegen verbleiben Stigmen, die sich in ihrer Gesamtheit zu einem typischen ,,Habitus lueticus‘‘ zusammenfügen. Ich nenne in dem Werte nach ansteigender Reihe die Anämie, den Milztumor, die Kahlheit, die leichte Hydrozephalie, die tastbaren Kubitaldrüsen, die Mikrorhinie, die Sattelform und andere Entstellungen der Nase, die Schädeldeformitäten, die Verengung der Nasenlöcher und die in die benachbarte Haut übergreifenden, feinen, radiären Lippennarben, denen in diesem Alter, wo andere, zu Cheilitis führende Erkrankungen selten sind, eine fast unbeschränkte diagnostische Bedeutung zukommt.

Erfahrungsgemäß werden **Fehldiagnosen auf Lues** nicht selten gestellt, wo in Wirklichkeit andere Störungen vorliegen.

Eine gewisse, Schnüffeln veranlassende Verstopfung der Nase, wahrscheinlich eine Folge kongestiver und desquamativer Zustände, wird bei vielen gesunden Neu- und Frühgeborenen gefunden. Überhaupt bietet eine Gruppe von Frühgeborenen nach einigen Monaten ein Bild, das durch Blässe, Mikrorhinie, leichte Hydrozephalie und Milztumor sehr an den Habitus lueticus erinnert[1]. Auch die Gegenwart früh entstandener adenoider Wucherungen kann Täuschungen anbahnen. Die akute, einfache Koryza zeichnet sich durch reichlichere, dünnere, meist nicht hämorrhagische Sekretion aus und ist gewöhnlich von katarrhalischen Veränderungen im Pharynx begleitet. Auch septische, diphtherische und gonorrhoische Rhinitis kann im Spiele sein.

Die künstlichen Geschwüre der Bednarschen Aphthen, die Verdickungen der sehr häufigen Lingua geographica werden recht oft für luetische Plaques gehalten. Das gleiche Schicksal hat zuweilen der scharf ausgeschlagene Fersendekubitus, und auch Ekthymageschwüre werden gelegentlich als ulzeröses Syphilid gedeutet. Ganz besonders oft trifft die falsche Diagnose die verschiedenen Formen des Erythema glutaeale[2], die teils für Kondylome, teils für kleinpapulöse Syphilide gehalten werden. Auch die Erythrodermia desquamativa[3], das Ekzema seborrhoicum[4] und manche Abarten des Ekzema intertrigo[5] führen des öfteren zu Irrtümern, diejenigen nämlich,

---

[1]) Vgl. S. 152.
[2]) Vgl. S. 814.
[3]) Vgl. S. 786.
[4]) Vgl. S. 785.
[5]) Vgl. S. 785.

bei denen von den Grenzen der diffus erkrankten Fläche aus umschriebene papulosquamöse, oft erodierte, stecknadelkopf- bis linsengroße Effloreszenzen sich verbreiten, die einem Syphilid täuschend ähnlich sehen, ja sogar durch Zusammenfließen zu guirlandenartigen, schuppenden, bei kachektischen Individuen oberflächlich ulzerierenden Infiltraten an serpiginöse Exantheme gemahnen können. Die Abwesenheit anderer Stigmata, das Gebundensein an die Nachbarschaft der eigentlich intertriginösen und weiterhin auf die der Unterlage anliegenden Bezirke, die frischere Röte, das wenigstens teilweise Freibleiben von Handtellern und Fußsohlen, sowie die Erfolglosigkeit einer spezifischen Behandlung machen die Unterscheidung möglich. Das rachitische Caput natiforme bildet sich erst im 2. oder 3. Lebenshalbjahre aus.

Die Vorliebe der syphilitischen Exantheme für die Fußsohlen darf nicht dazu führen, alle dort angetroffenen Veränderungen als verdächtig anzusehen. Auch Strophulus und Skabies — beide sowohl in papulöser als auch in bullöser Form — wählen sich oft diese Stellen, ebenso die Urticaria pigmentosa und Impetigo contagiosa. Die diffuse Sohlenrötung schwerer Atrophiker entbehrt des seidigen Glanzes, der Derbheit und der Abschuppung. Erythrodermia desquamativa, Erythema seborrhoicum und Intertrigo erstrecken sich gewöhnlich nur auf die innere Sohlenhälfte und lassen die äußere unberührt. Daß andererseits auch ein reichlich aufschießendes Syphilid zuweilen die Fußsohlen verschont, wurde oben erwähnt.

Serodiagnostik[1]). Wie schwer, ja unmöglich unter Umständen die Diagnose der Syphilis allein auf klinischem Wege sein kann, erhellt aus der Erfahrung, daß Übertragungen auf Personen der Umgebung bekannt sind durch Kinder, die vorher lange Zeit unter sachkundiger ärztlicher Aufsicht gestanden hatten und auch bei der angesichts der vollendeten Tatsache mit äußerster Aufmerksamkeit wiederholten Untersuchung keine nachweisbaren Symptome darboten. Ich verfüge über zwei solche peinliche Fälle. Um so unentbehrlicher ist daher auch dem Kinderarzt die Wassermannsche Serodiagnostik. Sie hat auch bei der angeborenen Krankheit ihre Bedeutung bewährt, die diagnostischen Möglichkeiten erweitert und in manchen Richtungen den Einblick in die Vorgänge vertieft.

Bei schwerer Zugänglichkeit der Venen erfolgt — falls man die Sinuspunktion[2]) scheut — die **Blutentnahme** entweder nach Einstich am Ohrläppchen oder gestauter Zehe mittels Glasröhre, die am einen Ende in eine gerade, am anderen der bequemeren Handhabung wegen in eine gebogene Kapillare ausgezogen ist und nach der Füllung beiderseits zugeschmolzen wird, oder durch Einschnitt und Schröpfkopf. Der Sormani-Mulzersche Apparat mit Gummiballon und Röhrenansatz zur Befestigung des Glasbehälters für das abfließende Blut ist besonders zu empfehlen. Den vielklingigen Schnepper sollte man nicht verwenden; die durch ihn gesetzten unverkennbaren Narben stigmatisieren das Kind für alle Zeiten.

Eine gewisse Zahl von Säuglingen zeigt bereits unmittelbar nach der Geburt im weiteren Verlaufe andauernde positive Reaktion. Zumeist sind gleichzeitig auch klinische Symptome vorhanden oder treten nach kurzer Frist auf; nur eine kleine Gruppe bleibt frei von Erscheinungen und bildet ein erst durch die Serodiagnostik entdecktes Analogon mit den Collesschen Müttern.

Ungeklärt ist das Verhalten einer zweiten Kategorie. Hier reagiert das Nabelschnurblut oder das Blut des Kindes in den ersten Tagen positiv, zumeist allerdings nur schwach positiv, bald aber — zwischen der ersten bis achten Woche — schwindet die Reaktion[3]). Ob diese Kinder syphilitisch

---

[1]) Lit. bei Citron, E. i. M. K. 4. 1909. H. Boas, Die Wassermannsche Reaktion usw. 2. Aufl. Berlin, S. Karger, 1915. Steiner u. Flusser, A. K. 65. 1916. Rabinowitsch, Z. Bac. 72. 1914.
[2]) Vgl. S. 352.
[3]) Vgl. z. B. Boas, l. c. F. Lesser, D. m. W. 1914. Nr. 26.

sind und später nachweisbar erkranken, oder ob sie — wie wahrscheinlich — gesund bleiben, ist bisher nicht endgültig festgestellt worden. Eine Ausfüllung dieser Lücke durch fortgesetzte Beobachtungen ist dringend erwünscht. Der Erklärung, daß es sich nur um den Übergang von Reaginen von der Mutter auf die Frucht handle, steht vorläufig noch entgegen, daß das Verhalten einige Male auch bei Neugeborenen negativ reagierender Mütter beobachtet wurde.

In einer weiteren Gruppe ist die Reaktion zunächst tage- und wochenlang negativ; sie wird erst positiv unmittelbar vor oder gleichzeitig mit dem Ausbruch klinischer Erscheinungen oder unmittelbar nach diesem. Dies ist der Hergang bei der gewöhnlichen Form der Säuglingssyphilis.

Bei der letzten Gruppe von Abkömmlingen syphilitischer Eltern ist und bleibt die Reaktion dauernd negativ. Klinische Erscheinungen werden nie beobachtet. Diese Kinder müssen für gesund erklärt werden.

In sehr seltenen Fällen bleibt die Reaktion aus unbekannten Gründen trotz florider Symptome negativ. Besonders merkwürdig war in dieser Hinsicht der Fall eines Zwillingspärchens meiner Beobachtung. Bei beiden brach die Syphilis gleichzeitig mit gleichen Haut- und Schleimhautsymptomen aus. Das eine reagierte stark positiv, das andere bei immer wiederholten Proben dauernd negativ.

Auch bei sicher Syphilitischen haben fortlaufende Untersuchungen nicht immer das gleiche Ergebnis. Wenn auch bei der kongenitalen Syphilis die Reaktion sehr deutlich und dauerhaft zu sein pflegt, so kann sie doch auch schwanken, vom Positiven ins Zweifelhafte und Negative umschlagen und umgekehrt. Das geschieht nicht nur unter der Einwirkung der Behandlung, sondern auch spontan.

So danken wir der Serodiagnostik vielfach die Bestätigung oder Sicherung der Diagnose und die Möglichkeit, latente und symptomlose Formen mit Sicherheit zu entlarven. Wir erkennen aber auch ihre Grenzen. Der so überaus dringliche Wunsch, auch die Säuglingssyphilis früher zu erkennen, als es der klinischen Methodik möglich ist, wird auch durch sie nicht erfüllt. Es ergibt sich weiter die Notwendigkeit, den irgendwie begründeten Verdacht auf erbliche Belastung nicht durch eine Untersuchung für erledigt zu halten, sondern in angemessenen Zwischenräumen immer wieder nachzuforschen. Wenn man bedenkt, daß eine positive Reaktion auch noch nach Monaten und vielleicht nur für kurze Zeit erscheinen kann, so wird man beispielsweise die in der Praxis so oft gestellte Frage, ob ein Kind kranker Eltern auch wirklich verschont geblieben ist, erst nach langer, gründlicher serologischer Kontrolle endgültig beantworten.

g) Prognose[1]).

Lebensaussichten. Das Leben des kongenital syphilitischen Säuglings ist in weit höherem Maße gefährdet, als das des gesunden. Selbst wenn man absieht von den geradezu ungeheuerlichen Sterbeziffern, die nicht nur aus älterer Zeit von Anstaltsärzten berichtet werden, weil der hier hineinspielende „Hospitalismus"[2]) die Brauchbarkeit der Unterlagen durchaus fraglich macht, ergibt sich aus Ambulatorien und Privatpraxis immer noch eine Sterblichkeit von rund einem Drittel aller lebend Geborenen (21 Prozent Pott, 30 Prozent Hochsinger,

---

[1]) Lit. vgl. Hochsinger, E. i. M. K. 5. 1910. Karcher, K. Schw. 1901. Nr. 16. Pott, M. m. W. 1901. Nr. 8. Peiser, Th. M. 23. 1909. Sprinz, D. W. 54. 1912. Welde, E. i. M. K. 13. 1914. Vas, J. K. 75. 1912.
[2]) Vgl. S. 236 u. 274.

42 Prozent Fürth), ungefähr dreimal so viel, wie bei Gesunden der sozial gleichen Schicht.

Diese „Polymortalität", die durch Einbeziehung der Tot- und der überaus hinfälligen Frühgeborenen noch eine erhebliche Steigerung erfahren würde, beruht zum Teil auf dem zerstörenden Einfluß der Syphilis selbst. Vor allem ist es die fötal beginnende Form mit ihren mannigfaltigen Lokalisationen an lebenswichtigen inneren Organen, die verheerend wirkt. Bei der eigentlichen Säuglingssyphilis ist die Macht der Krankheit im allgemeinen so weit gebrochen, daß ihr unmittelbar nur wenig Opfer fallen. Hier wiederum senkt die aus den besprochenen Gründen gesteigerte Häufigkeit sekundärer Infekte die Wagschale zuungunsten der kongenital Belasteten.

Es wird auch noch eine andersartige Beeinträchtigung der Lebensaussichten erörtert, eine „syphilotoxische" Allgemeinschädigung oder Parasyphilis (Fournier), die ihre Wirkung nicht nur bei kranken, sondern auch bei dauernd symptomfreien Abkömmlingen kranker Eltern ausüben soll. Sie bedinge, so heißt es, eine allgemeine Minderwertigkeit, auf deren Grundlage allerhand Einflüsse, die das normale Kind nicht oder nur leicht berühren, zu akuten Zusammenbrüchen oder zum langsamen, aber unaufhaltsamen Marasmus führen. Auf dieser Grundlage komme es des öfteren zu plötzlichen Todesfällen, zu schweren anämischen Zuständen, zur Atrophie, und eben darauf beruhe es, daß der syphilitische Säugling, wenn überhaupt, nur bei natürlicher Ernährung erhalten bleiben könne, bei künstlicher dagegen fast sicher dem Tode durch Ernährungsstörung verfallen sei.

Ich möchte mit der Mehrzahl der Neueren diese Lehre ablehnen und insbesondere auch den Glauben an eine spezifische Widerstandslosigkeit gegen die künstliche Ernährung als unhaltbar bezeichnen. In gleichem Maße, wie unsere Ernährungstechnik vorgeschritten ist, wie namentlich auch ihre Ergebnise bei der Massenverpflegung von Säuglingen in Anstalten bessere geworden sind, sind ebenso wie bei den anderen, auch die Erfolge bei den Syphilitischen gewachsen. Eine erhöhte Gefahr besteht nur, solange die Krankheit noch floride ist; sie wird noch vermehrt durch die stärkere Neigung zu Mischinfektionen. Darüber hinaus aber scheint mir kein Unterschied zu sein. So bestehen meines Erachtens die Ausführungen W. Freunds[1]) zu recht, daß unter gleichen Bedingungen die Aussichten für die Erhaltung Syphilitischer und Nichtsyphilitischer voneinander nicht wesentlich abweichen.

Ist der erste Ausbruch überstanden, so erheben sich weitere Fragen. Wird ein Rückfall kommen, und wann ist das zu erwarten? Welche Wahrscheinlichkeit ist für eine einstige Lues tarda vorhanden? Schließt die angeborene Krankheit Gefahren für die spätere geistige und körperliche Entwicklung in sich, und ist es überhaupt möglich, daß aus dem kleinen Patienten nach Jahr und Tag ein gesunder und normaler Mensch wird? Inwieweit ist vor allem auch eine sachgemäße Behandlung imstande, den weiteren Verlauf zu beeinflussen?

Zur Klärung dieser Fragen steht vorläufig nur ein kleines Material zu Gebote. Die jahrelang fortgeführten Aufzeichnungen, deren es da bedarf, sind bis jetzt nur von wenigen Ärzten gemacht worden[2]), und es ist dringend wünschenswert, daß sie durch weitere Verfolgung der poliklinischen Klientel, vor allem aber auch durch die Erfahrungen der Hausärzte vermehrt werden.

Rückfälle. Rückfälle sind um so sicherer zu erwarten, je schwerer der erste Ausbruch einzuschätzen war. Bestimmte Zahlen anzugeben fällt schwer, weil der Verlauf in hohem Grade von der Gründlichkeit der Behandlung und deren rechtzeitigem Einsetzen abhängt. Mit der bisher üblichen symptomatischen Therapie erzielte Hochsinger bei einem Drittel der im ersten Vierteljahr in die Behandlung Eingetretenen Rezidivfreiheit; die erst nach dem vierten Monat Vorgestellten wurden sämtlich rückfällig.

Es kann mit einem einzelnen Rückfall sein Bewenden haben, andererseits

---

1) J. K. 52.
2) Besonders Hochsinger, l. c.

können Erscheinungen, besonders solche kondylomatöser Art, mit großer Hartnäckigkeit immer wiederkehren.

Das symptomfreie Intervall nach dem ersten Ausbruch beträgt meistens ein Vierteljahr, kann aber auch wesentlich länger oder kürzer sein. Ich verfüge über einige ältere Fälle, wo trotz Schmierkur oder innerer Hg-Darreichung die einzelnen Schübe sich so aneinanderreihten, daß während des ersten Lebensjahres fast niemals eine wirkliche Latenz bestand. Jenseits des ersten Jahres, in das 70 Prozent aller Rezidive fallen, wird die Wahrscheinlichkeit von Neuausbrüchen viel geringer.

Der Lues tarda verfallen nach dem 4. Jahre, dem Ende der kondylomatösen Periode, nur verhältnismäßig wenige Kinder. Von Hochsingers 63 dauernd verfolgten Kranken waren es nur 10, und zwar nur solche, die erst spät oder ungenügend in Behandlung getreten waren.

Es ist kein Zweifel, daß diese immerhin mäßigen Erfolge der bisher üblichen symptomatischen Behandlung durch allgemeine Einführung der neuerdings auch auf das Säuglingsalter übertragenen chronisch-intermittierenden Methode mit serologischer Kontrolle einer wesentlichen Besserung fähig sind. In den jetzt 6 Jahren, seit denen ich zu ihr übergegangen bin, habe ich in Bestätigung der Erfahrungen E. Müllers[1]) Rückfälle nur ganz vereinzelt zu behandeln gehabt. Ein gleiches lehren die Berichte aus den geschlossenen Pflegeanstalten[2]).

Bleibende Schädigungen und spätere Gesundheit. Es steht unbedingt fest, daß ein gar nicht kleiner Bruchteil namentlich gut behandelter Kinder im 2. bis 4. Jahr klinisch und serologisch gesund erscheint und auch in Aussehen, Entwicklung und Funktionen sich in nichts von gesund Geborenen und Gebliebenen unterscheidet, vielleicht daß gewisse untilgbare Stigmen das einstige Leiden verraten. Es besteht in Ansehen der Dauerbeobachtungen Hochsingers und der Erhebungen der Lebensversicherungen[3]) alle Berechtigung zu der Annahme, daß diese Geheilten auch für alle Zeiten geheilt sind und zu vollwertigen Menschen heranwachsen werden. Daneben aber findet sich eine große Schar zwar ebenfalls von ihrer Syphilis Befreiter, aber schwächlicher, zurückgebliebener, nervöser oder nervenkranker Individuen. Ist nun in der Tat deren Zahl eine im Vergleich mit der gleich abnormer Nichtsyphilitiker so auffallend groß, daß spezifisch dystrophierender oder nervenschädigender Einfluß der Krankheit zugelassen werden muß, wofür eine weitgehende Neigung besteht? Unwahrscheinlich ist das für allgemeine Schwächlichkeit, Anämie, neuropathische Zustände, Infantilismus, verzögerte Pubertät und andere Entwicklungshemmungen; zum mindesten ist es kaum möglich, den auf die Syphilis fallenden Anteil abzugrenzen von demjenigen, der anderen, gleichsinnig wirkenden und sehr häufig konkurrierenden Belastungen, namentlich Alkoholismus, Tuberkulose und Neuropathie gebührt. Auch eine verstärkte Bereitschaft für Tuberkulose, die einige Forscher annehmen, ist zweifelhaft. Unverkennbar dagegen ist die Häufung funktioneller zerebraler Störung von der Debilität herab bis zur Imbezillität und Idiotie. Konnte doch beispielsweise Liepmann bei 33,8 Prozent seiner Anstaltsinsassen Syphilis nachweisen. Auch die Erfahrungen an den Berliner Waisenkindern lehren, daß sich bei einem ganz auffallend hohen Teil der im Säuglingsalter wegen Lues Behandelten später Schwachsinn herausstellt[4]), ein weiterer Beleg für die bekannten Beziehungen der Krankheit zum Nervensystem[5]). Daran ändert auch eine frühe, energisch und lückenlos durchgeführte

---

[1]) B. kl. W. 1915. Nr. 40.
[2]) Vgl. S. 429.
[3]) Martin, M. m. W. 1902. Nr. 25.
[4]) Vgl. E. Müller, l. c.   [5]) Siehe auch Hochsinger, W. m. W. 1911. Nr. 2.

Behandlung nichts. Verzeichnen doch E. Müller und G. Singer[1]) auch dabei unter ihren 69 Pfleglingen im ganzen 26,2 Prozent Anormale und im besonderen 9,5 Prozent mit Defekten, deren Stärke völlige soziale Unbrauchbarkeit bedingte.

h) Antenatale Prophylaxe.

Die Frage, wann syphilitischen Männern die **Heiratserlaubnis** gegeben werden darf, wird im allgemeinen so beantwortet, daß bei guter Behandlung, mindestens vier Jahre zurückliegender Infektion und Fehlen von Rückfällen in den letzten zwei Jahren kein Hindernis mehr in den Weg gelegt werden soll. Kurz vor der Verehelichung wird eine erneute Kur empfohlen. Häufigere Rückfälle verlängern die Frist entsprechend. Daß diese Bemessung unverbindlich ist und auch eine noch längere keine unbedingte Gewähr für Gesundheit der Nachkommenschaft gewährt, wird durch die Erfahrung genügend belegt.

Wenn erst von schon Verheirateten wegen Abort, Totgeburten oder Krankheit des Kindes Rat gefordert wird, so muß unverzüglich eine energische **prophylaktische Behandlung** des Mannes, falls dieser luetisch war, eingeleitet und eine neue Empfängnis zum mindesten ein Jahr lang vermieden werden. Hat auch die Frau Erscheinungen gehabt, so ist sie gleichfalls der Behandlung zu unterziehen. Über das Verhalten gegenüber Collesschen, symptomfreien Müttern gehen die Meinungen auseinander. Einige wollen auch bei positivem Wassermann nicht eingreifen; andere schätzen auch diese Frauen für krank und ziehen daraus die praktische Folgerung. Die günstige Wirkung auf die Nachkommenschaft ist bei paterner Lues und Collesscher Mutter offensichtlich, bei sicherer Krankheit der Mutter dagegen nicht sehr befriedigend.

Unbedingt ratsam ist unabhängig von etwa vorausgegangenen Kuren eine energische **Behandlung bei eintretender Schwangerschaft,** gleichgültig ob im Augenblicke floride Erscheinungen bestehen oder nur anamnestisch feststellbar sind. Nur über die Notwendigkeit der Einbeziehung der Collesschen Mütter herrscht noch keine Einigkeit. Der Zeitpunkt soll möglichst am Beginn, jedenfalls noch vor Mitte der Schwangerschaft liegen (Trinchese). Unter Umständen wird zu erwägen sein, ob nicht in der letzten Zeit vor der Geburt eine zweite Kur angebracht ist, um nicht nur der fötalen Infektion, sondern auch der intra partum möglichen sicher vorzubeugen.

Während die gewöhnliche Art der Behandlung bei älteren Fällen genügt, haben frisch syphilitische Mütter dabei nach übereinstimmenden Erfahrungen nur wenig Aussicht, ein gesundes Kind zu gebären. Bei diesen scheint das Vorgehen von Riehl[2]) vortreffliche Ergebnisse im Hinblick auf Lebensfähigkeit und Morbidität des Kindes zu gewährleisten, das die Allgemeinbehandlung mit örtlicher Anwendung von Vaginalglobuli verbindet. Einen Beleg für die Wichtigkeit und die Erfolge[3]) der Behandlung während der Schwangerschaft geben die Mitteilungen von Marcus[4]). Unbehandelte Mütter gebaren in 90,2 Prozent, außerhalb der Schwangerschaft behandelte in 82,3 Prozent, während der Schwangerschaft behandelte in 45,6 Prozent syphilitische Kinder. Nach den in der Literatur[5]) niedergelegten Erfahrungen scheint die kombinierte Hg- und Salvarsankur die besten Aussichten zu geben.

---

[1]) A. K. 67. 1919.
[2]) W. kl. W. 1901. Nr. 26. Globuli vaginalis (Ung. cin. 1,0, Butyr. Cacao 1,0—2,0) täglich während der ganzen Gravidität bis zur Portio eingeführt und durch Tampons fixiert. Vgl. auch Vörner, A. D. S. 66.
[3]) Vgl. auch die Zusammenstellung von Welde, l. c.
[4]) A. D. S. 116. 1913.
[5]) Naegeli, Th. M. 1916. Nr. 8—10.

i) Behandlung[1]).

Allgemeine Richtlinien. Es läßt sich nicht verhehlen, daß die bisher
übliche Behandlung der angeborenen Syphilis mit einigen etwa 6 wöchigen
internen oder Sublimatspritzkuren recht wenig befriedigende Erfolge zeitigt.
Schon die verhältnismäßig große Zahl von Rückfällen legt dafür Zeugnis ab, und
noch mehr enthüllt sich die Unzulänglichkeit der Beeinflussung bei Heranziehung
der serodiagnostischen Prüfung. Ihr negativer Ausfall nach einmaliger Kur bildet die Ausnahme, und auch wiederholte Kuren pflegen daran nur wenig zu
ändern. Wenn man — wozu der jetzige Stand der Anschauungen verpflichtet —
das endgültige Verschwinden der Wassermannschen Reaktion als Anzeige der
gelungenen Austilgung des Giftes betrachtet, so sind fast alle diese Kinder nicht
geheilt und auch nach Jahren klinischer Symptomlosigkeit bleibt ihre Zukunft
ungewiß. Mit Recht wird deshalb in den letzten Jahren eine wesentlich gründ-
lichere, dem Vorgehen bei Erwachsenen angepaßte Methodik gefordert, und die
zur Zeit vorliegenden Erfahrungen[2]) scheinen in der Tat zu beweisen, daß es
möglich ist, durch zielbewußtes Vorgehen wirkliche Dauerheilungen zu erzielen.

Als oberster der bei einer solchen verschärften Behandlung **richtunggeben-
den Grundsätze** soll die fortlaufende Kontrolle des Kranken und des
Krankheitsverlaufes mit Hilfe der Seroreaktion gelten. Damit fällt
die rein symptomatische Methodik, und an ihre Stelle tritt die systematische,
chronisch intermittierende mit dem Endziel der dauernden Beseitigung der Wassermannschen Reaktion. Schon die erste Kur ist
möglichst so lange fortzusetzen, bis wenigstens für einige Wochen die Reaktion
negativ wird. Auf jeden Fall ist sie mit größter Energie durchzuführen,
da ihr die Hauptaufgabe im Kampfe gegen das Virus zufällt und von ihrem Erfolge in hohem Maße die weiteren Schicksale abhängen. Darauf folgen zunächst
zwei weitere Pflichtkuren, denen sich unter Umständen noch andere anschließen, deren Zeitpunkt und Häufigkeit vom Ausfall der Serum-
untersuchung abhängen. Es hat sich ergeben, daß nicht nur die Einzelkuren
länger und gründlicher sein müssen als bisher gebräuchlich, sondern es muß sich auch die Gesamtdauer der Behandlung und Beobachtung über einen längeren Zeitraum erstrecken, im günstigsten Falle
über $1\frac{1}{4}$ bis $1\frac{1}{2}$ Jahre, im ungünstigeren entsprechend länger. Auch nach anscheinend endgültigem Verschwinden der Wassermannschen Reaktion ist durch
Jahre vermittels gelegentlicher Nachprüfungen die Dauerhaftig-
keit des erzielten Ergebnisses zu sichern.

Nicht ganz so überflüssig, wie es im ersten Augenblicke scheinen könnte,
ist die Frage: **Welche Kinder sind der Behandlung zu unterwerfen?** Für alle
mit offenkundigen Erscheinungen versteht sich die Antwort von selbst.
Ihnen gleichzustellen sind diejenigen, die auch in längerer Beobachtung
keine Krankheitszeichen, wohl aber positive Wassermannreaktion
aufweisen, und es ist nicht recht verständlich, warum ein so hervorragender
Sachkenner wie Hochsinger nur die manifeste Syphilis als Indikation anerkennen will[3]). Schwierig dagegen ist die Entscheidung gegenüber Kindern
syphilitischer Mütter, die auch nach Ablauf der Inkubationszeit
klinisch und serologisch normal befunden werden. Der Grundsatz
der Epsteinschen Klinik[4]), auch in diesen Fällen nicht untätig zu bleiben,

---

[1]) Neuere Lit. Welde, Naegeli, l. c.
[2]) Vgl. besonders Halberstädter u. Reiche, Th. M. Juli 1910. E. Müller, Th. M.
Okt. 1913 u. B. kl. W. 1915. Nr. 40.
[3]) Pfaundler-Schloßmann, Handb. II. 2. Aufl. S. 480 u. 483.
[4]) Steiner u. Flusser, l. c.

erscheint namentlich bei verhältnismäßig frischer Syphilis der Mutter nicht unberechtigt, zumal wenn man bedenkt, daß die Seroreaktion gelegentlich auch bei manifester Säuglingssyphilis dauernd negativ bleibt. Andererseits bleiben ja bekanntlich viele dieser Kinder späterhin gesund. Sieht man daraufhin von prophylaktischen Kuren ab, was namentlich bei weit zurückliegender mütterlicher Infektion näher liegt, so soll wenigstens ein halbes Jahr lang durch wiederholte Blutuntersuchungen einem Versäumnis vorgebeugt werden.

Medikamente. Für die Behandlung der kongenitalen Syphilis kommt neben dem altbewährten Quecksilber und Jod neuerdings auch das Salvarsan bzw. Neosalvarsan in Frage.

Quecksilberbehandlung. Bei der Quecksilberbehandlung ist die **innere Darreichung** sehr beliebt. Unter den zahlreichen Präparaten kenne ich aus eigener Erfahrung Hydrarg. jodat. flav. = Protojoduret. hydrarg., Kalomel, Hydrarg. oxydulat. tannic. und salicyl., zwischen denen bemerkenswerte Unterschiede in Wirkung und Nebenwirkung kaum bestehen dürften. Das von Hochsinger bevorzugte Protojoduret scheint namentlich bei Knochenerkrankungen besonders geeignet. Man gibt 2- bis 3mal 0,01 bis 0,02 täglich nach der Mahlzeit.

Die **Schmierkur** erfolgt in bekannter Weise mit Unguent. ciner. benzoat. besser Unguent. ciner. c. Resorbino parat. (Kinderpackung!) oder Quecksilbermitin — unter Umständen mit der durch Zinnoberzusatz rot gefärbten Bereitung (Ung. rubr. c. Resorbin. parat.). Auch das farblose Unguent. Heyden (mit 20 Proz. Quecksilber) ist brauchbar. Die Dosis der 33 1/3 proz. Hg-Salben betrage 0,1 auf das Kilo, von Unguent. Heyden ein Drittel mehr. Nach Unna kann man auch die Extremitäten im Turnus mit Quecksilberpflaster einwickeln und darüber eine Binde legen. Das Pflaster liegt jeweilig 4 bis 8 Tage.

Im wesentlichen als **Inhalationskur** aufzufassen ist die von Siefert[1]) modifizierte Welandersche Säckchenmethode: 6 bis 7 g Hydrarg. c. Creta werden auf die Wollseite eines Stückes Lint (20 × 40) aufgetragen, dieses zusammengeklappt, allseitig vernäht und aufgebunden. Alle 4 bis 6 Tage Erneuerung. Im Handel ist der Merkolintschurz nach Blaschko (Fabrik. Beyersdorf & Co., Marke 00 mit 5, Marke 0 mit 10 g Quecksilber.

Zur **Injektion** finden hauptsächlich starke Sublimatlösungen in kleinstem Volumen[2]) Anwendung (Hydrarg. bichlorat. corrosiv. Natr. chlorat. āā 0,1—0,2, Aqu. dest. ad 10,0 wöchentlich ein- bis zweimal ein bis zwei Teilstriche einer Pravazspritze). Von löslichen Verbindungen wird noch das Embarin Heyden[3]) (Fläschschen zu 6 ccm Natr. mercurisalicylsulfon. mit 3 Proz. Hg), bei kleineren Kindern 3 bis 4, bei größeren 5 bis 7 Teilstriche alle 2 bis 3 Tage empfohlen. Von unlöslichen Präparaten liegen Erfahrungen[4]) vor über Hydrarg. salicyl. (Hydrarg. salicyl. 0,1, Paraffin. liquid. ad 10,0, für schwächere Kinder 1 bis 1½ mg, für kräftigere 2 mg = 0,1 bis 0,2 der Verschreibung auf das Kilo jeden dritten Tag. In Zukunft dürfte nach dem Vorgange E. Müllers[5]) das stark und nachhaltig wirkende Kalomel in größerem Umfange herangezogen werden. (Kalomel 0,3, 0,4, 0,5 usw. Ol. amygdal. s. Paraffin. liquid. 10,0, davon 1 bis 2 Teilstriche einer mit 10 größeren Teilstrichen versehenen 0,5-cm-Rekordspritze.) Die Einzelgabe ist 0,001 auf das Kilo mit Abrundung nach unten, 2mal wöchentlich.

Als Stelle der Injektion wird wie üblich der obere äußere Quadrant des Glutaeus gewählt. Sie erfolgt intramuskulär — besser noch wohl epifaszial (vgl. unter Salvarsan).

Das **Sublimatbad** von 15 bis 30 Minuten Dauer wird mit ³/₄ bis 1 g bereitet und in Holz- oder Emailwanne verabfolgt. Sichere Verwahrung der Stammlösung oder der Pastillen, da schon oft Vergiftungen vorgekommen sind!

Schädliche **Nebenwirkungen** sind bei den jungen Kindern unter den vorgeschriebenen Gaben kaum zu befürchten. Einer besonderen Mundpflege bedarf es nicht, da Salivation oder gar Stomatitis keine Rolle spielen. Der einzige Fall von Zahnfleischentzündung, den ich unter starker Merkurialisation entstehen sah, erwies sich in der Folge als Symptom eines Morbus Barlow. Auch eine übrigens selten hervortretende Anämie konnte ich niemals mit Sicherheit auf das Medikament beziehen; im Gegenteil pflegen sich anämische Zustände unter der Behandlung sichtlich zu bessern. Der internen Kur, namentlich der mit Proto-

---

[1]) Naturforscher-Versamml. München 1899. Sekt. f. Dermatologie usw.
[2]) Immerwol, Heubner, Ch. A. 30.
[3]) R. Monti, W. kl. W. 1914. Nr. 47.
[4]) Almkvist, A. D. S. 121. 1916.
[5]) l. c. 1915.

joduret, wird vorgeworfen, daß sie Darmreizungen und Appetitlosigkeit hervor-rufen könne. Wenn auch ein Beobachter von der Erfahrung Hochsingers niemals Ver-anlassung hatte, deswegen das Verfahren aufzugeben, so scheinen doch wenigstens größere Gaben in dieser Hinsicht leichter zu schaden, als die anderen Arten der Einverleibung (E. Müller). Freilich ist wohl die Mehrzahl der dyspeptischen Störungen während der Be-handlung alimentären Ursprungs, und es gelingt in der Regel, trotz fortgesetzter innerer Kur, sie durch geeignete Diätvorschriften zu beheben. Hat doch gerade das Kalomel in kleinen Gaben als Stopfmittel bei Säuglingen einen guten Ruf, den es in der Tat — unter Umständen unter Beigabe von Tannigen oder anderen Adstringentien oder Opium (0,0025 bis 0,005 pro dosi) — oft bewährt.

Gelegentliche Albuminurie ist gewöhnlich durch Komplikationen und nicht durch Hg bedingt und bildet keine Gegenanzeige. Eine einmal durch irrtümliche Überdosierung von Sublimatinjektionen erzeugte Nierenreizung verschwand in Bälde und erschien bei der späteren Fortsetzung des Mittels in richtiger Gabe nicht wieder.

Von Infiltratbildung bei der Injektionsbehandlung ist unter der Verwendung der jetzt gebräuchlichen kleinen Mengen vielfach nichts zu merken. Gelegentlich — nament-lich bei gutgenährten älteren Kindern kommt sie doch in mäßigem, aber immerhin be-lästigendem Umfange zustande, begreiflicherweise am ehesten beim Kalomel. Bei diesem gibt es auch zuweilen Erytheme.

Salvarsan und Neosalvarsan[1]**.** Das **Salvarsan** wird in der Anfangsdosis von 0,005, später 0,01 auf das Kilo Körpergewicht (mit Abrundung nach oben) gegeben bis zur höchsten Einzeldosis von 0,1. Die Injektionen sollen etwa alle 8 bis 10 Tage erfolgen, ihre Zahl richtet sich nach dem klinischen Verhalten, doch bleibt es nach dem Rückgang nachweisbarer Symptome Sache der Willkür, wann man abbrechen soll. Während früher ganz wenige Gaben verabreicht wurden, werden jetzt zumeist 6 bis 10 für angezeigt gehalten.

Die subkutane und intramuskuläre Einspritzung ist wegen der Häufigkeit der Infiltrat- und Nekrosebildung wohl allgemein verlassen worden zugunsten der intravenösen, die sich auch beim Säugling durchführen läßt, freilich nur von geschickten Händen bei guter Fixierung des Kindes und auch dann nicht in jedem Falle. Am besten eignen sich die Schädel- und Jugularvenen, die beim Schreien zumeist genügend stark anschwellen; auch den Sinus longitudinalis hat man schon benutzt (Blechmann, Tobler). Nach neuerer Vorschrift (Fehde, Welde, Noeggerath) arbeitet man mit kleinen Mengen hochkonzen-trierter Lösung: 0,1 Salvarsan, in 1 ccm zur Vermeidung des „Wasserfehlers" frisch destil-lierter und sterilisierter heißer 8⁰/₀₀ Kochsalzlösung aufgeschwemmt, dazu heiße ⁿ/₁ Natron-lauge tropfenweise bis zur klaren Lösung, Kochsalzlösung ad 2 ccm.

Neben der Injektion in die Blutbahn kommt beim Säugling die epifasziale[2] in Be-tracht. Bei gutem Gelingen macht sie tatsächlich bei jüngeren und mageren keine oder höchst unbedeutende Beschwerden. Ältere, gutgenährte Säuglinge werden allerdings des öfteren einige Tage lang belästigt, wahrscheinlich wegen der straffen Verbindung von Unterhautgewebe und Faszie.

In der gleichen Weise erfolgt die Einverleibung des **Neosalvarsans**, das bei anscheinend gleicher Heilkraft den Vorzug bequemerer Handhabung besitzt. Man löst den Inhalt einer Ampulle in 0,5 bis 1 ccm in der Injektionsspritze abgemessener, heißer steriler Kochsalz-lösung unter Umrühren mit einem Glasstäbchen und zieht die erforderliche Menge wieder auf. Die Dosis ist 0,015 auf das Kilo bis im ganzen 0,15 oder 0,2[3].

Die indirekte Methode der Salvarsanbehandlung durch Anlegen an die Brust der mit dem Mittel injizierten Mutter oder durch Einspritzung des Blutserums er-folgreich behandelter Erwachsener[4] hat keine sicheren, zum mindesten keine genügend ausgiebigen Erfolge und kommt deshalb für eine ernsthafte Kur nicht in Frage.

Unwillkommene **Nebenwirkungen** sind namentlich seit Einführung der eingeengten, konzentrierten Lösungen zweifellos viel seltener geworden, als bei der ursprünglichen Methodik, und was noch gelegentlich vorkommt, ist verhältnismäßig harmloser Art. Am ehesten noch sieht man scharlachartige Exantheme; solcher vom Typus des Erythema exsudativum und des Herpes Zoster erinnere ich mich nur noch aus der Anfangszeit. Ab und zu kommen

---

[1] Originalröhrchen zu 0,045, 0,075, 0,15, 0,3.

[2] Bei genauer Verbringung des Mittels in den Spaltraum zwischen Faszie und subkutaner Fettschicht sind Infiltrate so gut wie ausgeschlossen. Die richtige Lage der Nadel wird er-kannt an freier Beweglichkeit der Spitze, dem rauhen Gefühl der Faszie und dem stärkeren Widerstand bei leichter Palpation mit der Spitze. Haftet die Spitze noch in Binde-gewebszügen, so ergibt sich bei Drehungsversuchen um die Längsachse ein Widerstand. Strenge Asepsis und Joddesinfektion der Einstichstelle sind unerläßlich (Wechselmann u. Eicke, M. m. W. 1914. Nr. 10.

[3] Vorrätig in Ampullen zu 0,045, 0,075, 0,15, 0,3.

[4] Lit. bei Welde, l. c.

vor: Ödem und Erythem des Gesichtes, sehr selten leichte Kollapse, Fernthrombosen, Erbrechen, Durchfälle. Temperatursteigerungen im Anschluß an die Einspritzung sind entschieden selten geworden, seitdem man den „Wasserfehler"[1] auszuschalten gelernt hat; die Annahme, daß das Fieber im akuten Zerfall massenhafter Spirillen seinen Ursprung habe, wird dadurch wohl für die Mehrzahl der Fälle zweifelhaft. Vereinzelt wurde das Auftreten von Ikterus beobachtet. Bei schwerster, mit starker Beteiligung der inneren Organe einhergehender Syphilis ganz junger Kinder tritt des öfteren in der ersten oder zweiten Woche nach der Salvarsandarreichung der Tod ein, vielleicht beschleunigt durch den Zerfall der Krankheitserreger und Krankheitsprodukte.

Damit ist wohl eine **Gegenindikation** gegeben, solche Kinder von Anfang an mit dem mächtig wirkenden Mittel zu behandeln. Überhaupt begründen fieberhafte Komplikationen aller Art die Vorsichtsmaßregel, die Einspritzung bis zu ihrem Abklingen zu verschieben. Die für den Erwachsenen gebotene Zurückhaltung bei Leberleiden und Nephritis besitzt für den Säugling keine Geltung; die syphilitische Hepatitis und Nephritis pflegt im Gegenteil durchaus günstig beeinflußt zu werden. Im allgemeinen sind auch nach meinen Erfahrungen bei Säuglingen irgend erhebliche Nachteile des Mittels jetzt so selten, daß sie kaum ernstlich in Betracht gezogen zu werden brauchen.

Jod. Die Verabreichung von Jod (0,02 bis 0,6 pro die) ist in den gewöhnlichen Fällen der Säuglingssyphilis nicht angezeigt; sie kommt nur in Betracht für solche Späterscheinungen, die sich der gummösen Beschaffenheit nähern, ferner bei den seltenen Fällen von Hirnsyphilis. Längerer Jodgebrauch kann die Zunahme sehr stören und auch Durchfall machen. Es sei daran erinnert, daß innerliche Hg-Kuren eine Gegenanzeige der gleichzeitigen Brom- oder Jodsalzanwendung abgeben wegen der Gefahr der Bildung ätzenden Hg-Jodids bzw. Bromids, und daß während Jodgebrauchs die äußerliche Anwendung von Kalomel am Auge und auf Wunden vermieden werden muß.

Als Zwischenbehandlung in den Pausen und Nachbehandlung nach der Gesamtkur sind Ferr. jod. sacch. 0,1 bis 0,2, 1- bis 3mal täglich, Jodferratose, Eisensajodin (Schokoladetabletten zu 0,5 2mal täglich ½) und Syrup. ferri jodati (2mal täglich 10 Tropfen) beliebt, meist aber entbehrlich.

Auswahl unter den Medikamenten. Kombinierte Kur. Mit **Quecksilber allein** lassen sich Erfolge erzielen, die auch den neueren strengen Anforderungen an den Begriff der Heilung genügen[2], vorausgesetzt, daß es genügend gründlich und genügend lange angewendet wird. Die Kleinheit des bisher nach den neueren Grundsätzen beeinflußten und beobachteten Materials erlaubt noch kein endgültiges Urteil darüber, wie groß die Wahrscheinlichkeit einer wirklichen Dauerheilung ist. Jedenfalls gibt es sehr widerspenstige Formen, und auch im günstigen Falle erstreckt sich die Behandlung über 3 bis 4 Jahre, ist also so lang, daß ihre lückenlose Durchführung in praxi sehr oft durch äußere Umstände gefährdet wird. Der Wunsch nach einer Verbesserung und Beschleunigung des Heilverfahrens ist demnach sehr begründet. **Salvarsan und Neosalvarsan für sich allein** können nach den vorliegenden Erfahrungen eine grundsätzliche Überlegenheit über das Quecksilber nicht beanspruchen. Manche Erscheinungen zwar, wie namentlich Schleimhautplaques, Pemphigus, Paralysen bessern sich unter ihnen überraschend schnell, und manche dem Quecksilber hartnäckig trotzende Fälle weichen ihnen beim ersten Anlaufe, aber andere Male wird ein Unterschied vermißt oder das Quecksilber erweist sich sichtlich wirksamer, namentlich auch gemessen an der nachhaltigeren Beeinflussung der Wassermannschen Reaktion. Dazu kommen die Bedenken gegen die primäre Verwendung dieser Präparate bei schweren viszeralen Störungen. Das sind wohl schon Gründe genug für die Folgerung, die Eigenschaften beider Arten von Heilmittel zu nutzen und mit der großen Mehrzahl der Syphidologen auch für die angeborene Syphilis die **kombinierte Hg- und Salvarsanbehandlung** als die erfolgversprechendste und anscheinend auch am wenigsten Zeit beanspruchende zu empfehlen.

Bei der **Auswahl unter den verschiedenen Quecksilberpräparaten** kommt in Betracht: Das Sublimatbad ist ein schwaches Mittel; es kann höchstens bei

---

[1] Vgl. Wechselmann, B. kl. W. 1914. Nr. 7.
[2] E. Müller, Marcus, Rosenthal, l. c.

Gegenwart ausgedehnter spezifischer und nicht spezifischer Hautveränderungen als Unterstützung leistungsfähiger Darreichungsformen angesehen werden. Sublimat- und Salizylquecksilberinjektionen wirken infolge ihrer raschen Aufsaugbarkeit recht prompt und sind deshalb als erstes namentlich am Platze, wo es gilt, bedrohliche Symptome schleunigst zu bekämpfen. Infolge der schnellen Ausscheidung fehlt andererseits ihrem Einfluß die Nachhaltigkeit, und eine mit ihnen allein durchgeführte Kur gilt deshalb nicht für wirklich vollwertig.

Die Schmierkur, noch mehr die Pflastereinwicklung hat mit der starken Empfindlichkeit der Säuglingshaut zu rechnen; bei Gegenwart von konstitutionellen und infektiösen Dermatosen verbietet sie sich von vornherein. Aus diesen Gründen eignet sie sich mehr für ältere Säuglinge. An sich besitzt sie die Eigenschaften einer Vollkur, wirkt aber verhältnismäßig langsam. Mehrmals sah ich trotz kunstgerechter Einreibungen noch bis gegen die dritte Woche hin den Ausbruch des Exanthems ungehemmt weiterschreiten und Milz- und Leberschwellung zunehmen. Ähnliches kommt bei der inneren Medikation vor, die von vielen überhaupt als zu wenig nachhaltig angesehen wird. In besonders hartnäckigen Fällen vermochte weder sie, noch die in der Folge eingeleitete Schmierkur die Kette der fast ununterbrochen einander ablösenden Rezidive zu zerreißen. Die Säckchenmethode scheint mir wegen der milden und langsamen Einflußnahme bei akuten Ausbrüchen nicht angezeigt, dagegen für die Dauerbehandlung des Latenzstadiums gut geeignet. Als zuverlässigste und nachhaltigste darf die Kalomelinjektionskur gelten; nur hat sie den Nachteil der gelegentlichen Infiltratbildung, und ihre Fortsetzung stößt deswegen außerhalb der Klinik nach meiner Erfahrung auf Widerstand. Auch sonst muß aus äußeren Gründen nicht selten statt der zweckmäßigsten die den Angehörigen genehmste Art gewählt werden, um überhaupt eine einigermaßen verläßliche Durchführung zu erwirken. Nach meinen Erfahrungen wird übrigens bei innerer Behandlung im Verein mit Neosalvarsan zumeist recht Befriedigendes erreicht.

Durchführung der Allgemeinbehandlung. Um einer möglichen Schädigung durch die Gifte aus akut zerfallenden Spirochätenmassen vorzubauen, beginnt die Behandlung mit einem Hg-Präparat; Neosalvarsan folgt erst später. Für die erste Kur als die wichtigste empfiehlt sich in erster Linie die Kalomelinjektion, vielleicht auch Vorausschickung einer oder zweier Sublimat- oder Salizylquecksilberspritzen zur schnellsten Anbahnung der Hg-Wirkung. Für weitere Kuren wird zumeist die Einreibung am geeignetsten sein.

Die Einschaltung der Neosalvarsaninjektionen kann in verschiedener Weise erfolgen. Der eine Autor[1] empfiehlt von Anfang an eine Dosis, ein anderer[2] schiebt nach je einer Woche Hg immer zwei Hg-freie Wochen mit je einer Neosalvarsaninjektion ein, ein dritter[3] führt erst die Hg-Behandlung zu Ende und schließt daran eine Reihe von Neosalvarsanspritzen. Die erste Art ist wegen der Gefährdung durch akut zerfallende Spirochätenmassen nicht ratsam, die zweite schafft für die wechselseitige Unterstützung beider Heilmittel wohl die besten Bedingungen. Als erste Dosis wähle man vorsichtshalber nur die Hälfte der dem Körpergewicht entsprechenden. Die Zahl der Neosalvarsaninjektionen sei nicht zu gering; sie bewege sich zwischen 6 und 8.

Die Dauer der Einzelkur ist gegenwärtig eine längere geworden, als ehedem. E. Müller, bisher wohl der erfolgreichste Behandler der angeborenen

---

[1] E. Hoffmann, Derm. Wochenschr. 1914. 21.
[2] E. Müller, l. c.
[3] Hell, Derm. Wochenschr. 1915. 33. Düntzelmann, Z. K. 5. 1913.

Syphilis, setzt sie mit 14 Wochen an[1]). Ob bei Kindern, die auch nach dieser starken Beeinflussung noch positive Seroreaktion haben, noch eine weitere Verlängerung eintreten oder zunächst eine Pause gemacht werden soll, ist noch in der Schwebe; bei der guten Toleranz des Säuglings gegen die spezifischen Mittel hat die Fortsetzung kaum Bedenken.

Zwei bis drei Wochen nach Abschluß jeder Kur ist die serologische Prüfung vorzunehmen, die oft schon nach der ersten Kur, sofern diese den gegebenen Vorschriften entsprechend durchgeführt wurde, negativ ausfällt.

Der Zwischenraum zwischen den Kuren beträgt ein Vierteljahr[2]). Kurz vor der zweiten Kur wird eine neue Blutreaktion angestellt. Ist sie negativ, so sollen trotzdem vorsichtshalber noch zwei weitere prophylaktische Kuren angeschlossen werden; ist der Rückschlag ins Positive eingetreten, so schieben sich zwischen erste und prophylaktische Doppelkur sinngemäß noch weitere Kuren ein. In hartnäckigen Fällen wird auch die Dauerinhalationsbehandlung mit dem Welanderschen Säckchen heranzuziehen sein.

Die Anzahl der Kuren beläuft sich danach günstigsten Falles auf drei, unter anderen Umständen auf vier und fünf. Entsprechend schwankt die Gesamtdauer der Behandlung zwischen $1\frac{1}{2}$ bis $2\frac{1}{2}$ Jahren.

Zur Feststellung wirklich endgültiger Heilung empfiehlt sich die Verabfolgung einer provokatorischen Neosalvarsaninjektion (Milian, Gennerich u. a.) ein Vierteljahr nach Beendigung der Schlußkur. Die Dosis ist etwas kleiner zu nehmen, als die dem Gewicht entsprechende Normaldosis. Am 2. und am 9. Tage nach der Einspritzung wird die Wassermannsche Reaktion geprüft[3]). Bleibt sie auch jetzt negativ, so ist nach den jetzigen Anschauungen die Spirochätose erloschen und der Kranke als geheilt zu betrachten.

Örtliche Behandlung. Die Abheilung stärkerer örtlicher Veränderungen kann durch direkte Einwirkung beschleunigt werden: Infiltrate, Onychien u. dgl. durch Bedecken mit grauem Pflaster, Kondylome durch Auftragen eines mit Kochsalzlösung bereiteten Kalomelbreies. Lippenrhagaden werden unter Schutz der Umgebung mit 5 proz. Chromsäure oder 1 proz. Sublimatlösung betupft, in die Nase reichlich eine 5 proz. leicht schmelzbare Präzipitatsalbe eingestrichen (Hydrarg. praecip. alb. 0,5, Lanolin 6,0, Paraffin. liquid. ad 10,0). Die Rhinitis ist oft sehr hartnäckig. Hier sieht man wohl Nutzen von Pinselungen oder Einträufelungen von 1 proz. Höllensteinlösung, die wir in der Klinik mit gleich gutem Ergebnisse durch 2- bis 3mal tägliches Einsprayen einer $1^0/_{00}$ Lösung ersetzen. Allerdings kommt

---

[1]) Der Autor, dessen Erfahrungen hier besonders zugrunde gelegt wurden, arbeitet nach folgendem Schema.

Woche	1. Kur	2. Kur
1.	1. und 2. Kalomelinjektion	Schmierkur (1. Woche)
2.	1. Neosalvarsaninjektion	1. Neosalvarsaninjektion
3.	2. „	2. „
4.	3. und 4. Kalomelinjektion	Schmierkur (2. Woche)
5.	3. Neosalvarsaninjektion	3. Neosalvarsaninjektion
6.	4. „	4. „
7.	5. und 6. Kalomelinjektion	Schmierkur (3. Woche)
8.	5. Neosalvarsaninjektion	5. Neosalvarsaninjektion
9.	6. „	6. „
10.	7. und 8. Kalomelinjektion	Schmierkur (4. Woche)
11.	7. Neosalvarsaninjektion	7. Neosalvarsaninjektion
12.	8. „	8. „
13.	9. und 10. Kalomelinjektion	} Schmierkur (5. und 6. Woche)
14.	11. und 12. Kalomelinjektion	

[2]) Über Jodbehandlung während der Pause vgl. S. 425.

[3]) Zweckmäßigerweise nach der empfindlicheren Sternschen Modifikation mit nicht inaktiviertem Serum.

es dabei zuweilen zu leichtem Glottiskrampfe. Starke Verschwellungen werden in derselben Weise mit Nebennierenpräparaten bekämpft, wie bei der nicht spezifischen Entzündung[1].

Erfolge. Die Ära der neueren, verschärften Syphilisbehandlung ist noch zu kurz, um bereits erkennen zu lassen, ein wie großer Prozentsatz wirklicher Dauerheilungen auch im serologischen Sinne erreichbar ist. Wahrscheinlich wird er recht bedeutend sein. Das Material Müllers, dem ich noch ein weiteres eigenes, in gleicher Weise behandeltes und in Daueraufsicht gehaltenes zugesellen kann, hat bisher wenig Versager, und es befinden sich darunter Fälle bis zu 5 jähriger Beobachtungszeit. Allerdings sind das mit wenigen Ausnahmen Kinder, deren Behandlung bereits in den ersten Lebenswochen und z. T. unmittelbar nach Beginn des ersten Ausbruches einsetzte. Das sind aber besonders günstige Bedingungen, denn im allgemeinen erweist sich die Säuglingssyphilis um so zugängiger, je frischer sie ist. Das Rezidivalter, noch mehr die Zeit der Spätrezidive stellt vor weit schwierigere Aufgaben, deren Lösung vermehrte Kuren und längere Kurdauer verlangt und oft nicht vollkommen gelingen wird. Nicht nur die Gründlichkeit, sondern auch die Frühzeitigkeit der Behandlung ist also Voraussetzung für befriedigende Heilergebnisse.

Daß bei Verallgemeinerung einer solchen gründlichen Frühbehandlung auch die Zahl der geistig Minderwertigen einen Rückgang erleiden werde, ist kaum zu hoffen. Spielt doch in der Genese dieser Störungen offenbar auch eine individuelle vermehrte Empfänglichkeit des Nervensystems für das Syphilisgift eine wesentliche Rolle, auf deren Grundlage möglicherweise schon so früh unheilbare Schäden gesetzt werden, daß auch die Frühbehandlung zu spät kommt.

Ernährungsfragen. Den Vorteil der natürlichen Ernährung zu nutzen ist beim syphilitischen Säugling noch um ein Gutteil dringlicher, als beim Gesunden. Dabei begründet die Möglichkeit der Übertragung gewisse eigenartige Verhältnisse, die in der Praxis berücksichtigt werden müssen.

Das Stillen durch die **Mutter** ist im allgemeinen erlaubt, auch wenn das Kind frische Symptome zeigt und die Mutter niemals Erscheinungen dargeboten hat. Denn das Collessche Gesetz verbürgt in weitgehendem Maße Schutz vor Ansteckung. Aber von diesem Gesetze kommen doch auch Ausnahmen vor, die zwar so selten sind, daß ein Mann von der Erfahrung Fourniers[2] kein Beispiel eigener Beobachtung kennt, aber trotzdem nicht völlig vernachlässigt werden dürfen. Sie betreffen zu 75 Proz. Erstgebärende und dürften sich nur bei solchen Frauen ereignen, die negative Wassermannsche Reaktion aufweisen. Die Vorsicht gebietet, beim Zusammentreffen dieser beiden Umstände zunächst das Kind nicht anzulegen, mit abgespritzter Milch zu ernähren, den Infektionsmöglichkeiten durch andere Formen der Berührung genügend Rechnung zu tragen und durch energische Behandlung die Gefahr schnellstens zu beseitigen. Bei fortlaufender Kontrolle des mütterlichen Blutes wird sich übrigens des öfteren herausstellen, daß die Mutter doch bereits syphilitisch war[3].

Kann eine syphilitische Mutter ihren gesunden Säugling anstecken? Diese Möglichkeit liegt nur bei später postkonzeptioneller Infektion vor, da nur bei dieser die Vorbedingungen: floride Syphilis der Mutter und Gesundheit des Kindes — gegeben sein können. So kennt man denn in der Tat auch eine kleine Reihe dieser „Ausnahmen vom Profetaschen Gesetze", und mit Rücksicht auf sie wird man in der bezeichneten Lage das Kind wenigstens so lange von der Mutter fernhalten, als bei dieser noch schwer infektiöse Symptome

---

[1] Vgl. S. 582.
[2] Ref. J. K. 48. S. 300.
[3] Vgl. Wechselmann, D. m. W. 1909. Nr. 15.

bestehen. Die Verhütung andersartiger Infektionsweisen ist dabei wichtiger als das Stillverbot. Die Milch selbst dürfte, ungeachtet der in vereinzelten Fällen im Tierversuch dargetanen Infektiosität und der in ihr nachweisbaren Spirochäten[1]) sehr wenig gefährlich sein; in abgezapftem und abgekochtem Zustand kann sie jedenfalls unbedenklich Verwendung finden[2]).

Wenn die Mutterbrust nicht zur Verfügung steht, raten, bestimmt durch den Gedanken an die größere Gefährdung bei künstlicher Ernährung, manche ältere Autoritäten zur Amme. Sie rechnen dabei — wohl in Anlehnung an die einstige Irrlehre Ricords und Hunters von der Nichtkontagiosität der sekundären Syphilis — mit der verhältnismäßigen Seltenheit der Übertragung (Henoch, Widerhofer), oder empfehlen, die Amme nach Einweihung in die Sachlage selbst entscheiden zu lassen. Die Rechnung aber ist falsch; es ist schon ein besonderer Glücksszufall, wenn wirklich einmal die Amme verschont bleibt —, und die Abschiebung der Verantwortlichkeit, zumal auf eine gar nicht völlig urteilsfähige Person, ist sozial, sozialhygienisch, menschlich und juristisch nicht vertretbar. Auch davor warne ich dringend, symptomfreie Kinder syphilitischer Eltern anzulegen und sie beim Ausbruch verdächtiger Symptome wieder abzusetzen, wie das z. B. Hochsinger für erlaubt hält. So hat man es — allerdings ohne Kenntnis der Vorgeschichte und deshalb bis zu einem gewissen Grade entschuldigt — zu Anfang in den Säuglingsheimen und Waisenhäusern gemacht und teures Lehrgeld bezahlt. Wenn man die ersten Erscheinungen wahrnimmt, ist das Unglück fast sicher schon geschehen. Wo syphilitische Mütter zur Verfügung stehen, wie das in Anstalten zuweilen vorkommt, so können diese natürlich ohne weiteres herangezogen werden.

Umgekehrt ist die Gefährdung eines Säuglings durch eine latent syphilitische Amme, bzw. eine Collessche Mutter sehr gering. Mir sind böse Erlebnisse dieser Art nicht gegenwärtig.

Für zulässig wird die Aufnahme einer Amme allenfalls bei weit zurückliegender, gut behandelter und auch sonst dem Hausarzt nicht mehr nennenswert infektiös erscheinender elterlicher Lues erachtet werden können; in jedem anderen Falle ist sie unstatthaft. Wo wirklich einmal, wie bei Frühgeborenen, Debilen oder bei Kranken mit schweren viszeralen Erscheinungen Frauenmilch unentbehrlich erscheint, so mag man sie abgezogen aus der Flasche geben; in allen anderen Lagen bleibt nur die künstliche Ernährung übrig. Eine besondere Furcht vor ihr ist bei dieser Beschränkung nicht am Platze. Wenn sich in vielen Lehrbüchern noch ernste Bedenken finden und von einer Steigerung der Lebensgefährdung „ins Ungemessene" gesprochen wird, so gilt das kaum mehr für die jetzigen Verhältnisse, jedenfalls nicht für das Kind in Einzelpflege und nicht für die Insassen solcher Anstalten, deren Einrichtung und Leitung auf der erforderlichen Höhe stehen.

k) Säuglingssyphilis und öffentliche Fürsorge[3]).

Die Öffentlichkeit hat an der sachgemäßen Versorgung der erbsyphilitischen Kinder ein doppeltes Interesse. Sie muß wünschen, daß diese Kranken einer kunstgerechten Behandlung zugeführt werden, damit sie nicht dereinst durch Spätfolgen und Minderwertigkeit der Allgemeinheit zur Last

---

[1]) Uhlenhuth u. Mulzer, D. m. W. 1913. Nr. 19. Trinchese, D. m. W. 1916. Nr. 2.
[2]) Die abgekochte Milch unserer syphilitischen Hausammen habe ich seit Jahren zur beliebigen Verwendung freigegeben und keinerlei Schaden danach gesehen.
[3]) Lit. Rietschel, Epstein, Manchot u. a. in Zeitschr. f. Säugl.-Fürsorge 1910 u. 1911. Rietschel, 3. internat. Kongr. f. Säugl.-Fürsorge. Berlin 1911. Welander, Mitt. d. deutsch. Ges. z. Bekämpf. d. Geschlechtskrankh. 1908. Nr. 5. Welde, Z. K. 7. 1913. Pfaundler. M. m. W. 1917. Nr. 17 u. 18.

fallen, und sie muß vor allem auch fordern, daß der von ihnen ausgehenden gesundheitlichen Bedrohung Anderer in wirkungsvoller Weise begegnet werde. Die **Häufigkeit von Ansteckungen durch syphilitische Säuglinge**, zumeist begreiflicherweise durch in fremder Pflege befindliche, ist unter unseren deutschen Verhältnissen gering, und jeder einzelne Beobachter verfügt nur über wenige eigene Erfahrungen. Ich selbst habe innerhalb 17 Jahren in privater und amtlicher Tätigkeit bei jährlich gegen 10000 Kindern nur von 8 Übertragungen Kenntnis erhalten; davon betrafen drei Ammen, zwei Haltefrauen, die den fremden Pflegling stillten, zwei Haltefrauen, die die Flasche gaben und eine eine Pflegerin in einem Säuglingsheim. Wahrscheinlich sind solche Vorkommnisse bei uns deswegen nicht zahlreicher, weil — abgesehen von der Internierung einer gewissen Anzahl Kranker — die nicht bei der eigenen Mutter befindlichen Kinder fast nur die Flasche erhalten. Die innige Berührung bei Stillkindern läßt dagegen die Übertragung kaum vermeidbar erscheinen. So wird beispielsweise aus Frankreich berichtet, daß in früherer Zeit 12 Proz. aller stillenden Pflegemütter angesteckt wurden[1]). Von großer Bedeutung ist auch, ob die Krankheit erkannt oder unerkannt verläuft. Erfahrungsgemäß geht das Unheil fast immer von unerkannten Fällen aus, während im Gegenfalle die Umgebung verschont zu werden pflegt, sei es, weil sich mit einsetzender Behandlung die Infektiosität schnell vermindert, sei es, weil ein verhältnismäßig geringes Maß von Vorsicht genügt. um die Übertragung zu verhüten. Man braucht somit die Gefahr nicht zu überschätzen; andererseits ist jedes solches unglückliches Ereignis so folgenschwer für den Betroffenen, kann so weite Kreise ziehen und lastet so drückend auf dem Verantwortlichen, daß die äußerste Achtsamkeit geboten ist.

Voraussetzung jedes wirksamen Vorgehens ist die **Erfassung** der kongenital Syphilitischen möglichst schon im ersten Augenblick des ersten Ausbruches. Das hat bei der Eigenart des Leidens, seiner langen Inkubation, seinen Latenzperioden, der oft so unscheinbaren Gestaltung seiner Symptome und der dadurch bedingten fortlaufenden, eine ständige Beziehung mit den Angehörigen oder Pflegefrauen erfordernden und nur bei voller Sachkenntnis wertvollen Überwachung seine großen Schwierigkeiten. Am günstigsten noch liegen die Verhältnisse für die Kost- und Haltekinder, die ja ohnehin schon mehr oder weniger fest in der Hand der Aufsichtsorgane sind. Aber schon bei ihnen verlangt die besondere Aufgabe eine Vermehrung und Lückenlosigkeit der Kontrolle, wie sie aus äußeren Gründen in völlig genügendem Umfang kaum durchgeführt werden kann. Noch größere Hindernisse stellen sich der rechtzeitigen Erfassung der in der eigenen Familie, der außerhalb der Kost- und Haltepflege und der auf dem Lande Untergebrachten entgegen. Das Ideal, die Gesamtheit der Kranken der Fürsorge zu unterwerfen, ist sonach in keiner Weise erreichbar, und man wird sich bescheiden, neben den Kost- und Haltekindern noch wenigstens einen möglichst großen Teil der Übrigen in die Hand zu bekommen. Hier wird in Zukunft ein Zusammenarbeiten von Säuglingsfürsorgestellen, gut geschulten Fürsorgerinnen, Ärzten, Hebammen und Verwaltungsstellen im Rahmen einer zweckmäßigen Organisation Fortschritte bringen können. Auch die in Vorbereitung befindliche behördliche Ausgestaltung der Bekämpfung der Geschlechtskrankheiten dürfte dazu nützliche Bestimmungen beitragen (Belehrung, Anzeigepflicht, Behandlungszwang)[2]).

Auch bezüglich der **Durchführbarkeit einer wirklich vollwertigen Behandlung** wird man sich bescheiden müssen und in Ansehen des geringen Verständnisses der in Betracht kommenden Kreise für die Bedeutung des Leidens, ihrer Gleichgültigkeit und Unzuverlässigkeit vielfach froh sein, wenn wenigstens eine symptomatische Beeinflussung erreichbar ist. Ob die Kuren im Hause, ob ambulatorisch oder stationär zu erledigen sind, wird von den Verhältnissen des Einzelfalles abhängen.

Besondere Vorkehrungen verlangt auch die **Unterbringung** der syphilitischen Ziehkinder. Man kann sie unter vermehrter Aufsicht an zuverlässige, gut

---

[1]) Zit. nach Neumann, Öffentl. Kinderschutz in Weyls Handb. d. Hyg. Bd. 7.
[2]) Siehe v. Zumbusch u. Dyroff, M. m. W. 1916. Nr. 48.

unterrichtete, kinderlose **Pflegemütter** abgeben und dabei selbst syphilitische bevorzugen, soweit solche zur Verfügung stehen. So haben wir es bei der Berliner Verwaltung früher gehalten und keinen Grund zur Klage gehabt. Nichtsdestoweniger sind wir späterhin zu einem noch sichereren System übergegangen, das auch anderwärts mehr und mehr geschätzt zu werden beginnt, der dauernden Unterbringung der Kranken in besonderen Heimen bis zum Erlöschen der Infektiosität, wie sie zuerst von Welander empfohlen wurde[1]). Die syphilitischen Säuglinge der Berliner Waisenverwaltung werden wie folgt versorgt. Um ganz sicher zu gehen, werden von den Anstaltsammen nur die eigenen Kinder gestillt, alle übrigen erhalten entweder die Flasche oder abgespritzte Frauenmilch. Auch die Milch syphilitischer Ammen wird in abgekochtem Zustand verwendet. Junge Säuglinge werden zum mindesten bis zur 8. Woche, wenn möglich bis zum Vierteljahr im Hause gehalten, erst später erfolgt die Abgabe in die Kostpflege. Wird Syphilis festgestellt, so erfolgt die Behandlung in der Anstalt. In früherer Zeit wurden diese Kinder nach Erledigung der Kur an zuverlässige Pflegefrauen zu erhöhtem Pflegesatz unter genauer Anweisung ausgegeben, wöchentlich vorgestellt und zur weiteren Kur wieder aufgenommen; seit einigen Jahren bleiben sie bis Ende des zweiten Jahres, wenn nötig auch länger in einer besonderen Station, bis die Wassermannsche Reaktion dauernd negativ geworden ist. Der größte Teil verbringt auch die späteren Jahre unter fortgesetzter Überwachung in einem von einer Dame geleiteten Privatheim in einem Vororte.

Als Vorbild für die Fürsorge in der gesamten Ziehpflege können die Regulative der städtischen Verwaltungen von Dresden und Hamburg dienen.

D. Tuberkulose[2]).

Nach Sektionsstatistiken findet sich Tuberkulose durchschnittlich bei rund 9 Proz. aller im ersten Lebensjahr Verstorbenen[3]) gegenüber 30 bis 40 und mehr Proz. im zweiten. Im ersten Vierteljahre sind die Fälle vereinzelt, danach mehrt sich ihre Zahl und erreicht am Abschluß der Säuglingszeit die Höhe von 20 bis 25 Proz.

Einen Rückschluß auf die wirkliche **Häufigkeit** der Krankheit im Säuglingsalter gestatten diese Angaben natürlich nicht. Gewonnen an den Insassen von Krankenhäusern der Großstädte gelten sie nur für eine besonders belastete Gruppe aus den ohnehin so stark durchseuchten unteren Volksschichten. Schon die nicht der Krankenhauspflege bedürftigen Kinder derselben Kreise stehen günstiger. Die Tuberkulinprobe[4]) ermittelt unter ihnen nicht mehr als 4 bis 5 Proz. Befallener im ersten und 9 bis 13 Proz. im zweiten Jahre. In meiner Anstalt, wo nicht Krankheit, sondern soziale Hilfsbedürftigkeit die Aufnahme begründet, betrug die Anzahl der zugehenden klinisch feststellbaren Tuberkulosen des ersten Jahres 1911 bis 1913 58 auf 8752 = 66 auf 10000. In den mittleren und oberen Volkskreisen ist ein tuberkulöser Säugling eine Seltenheit[5]), und

---

[1]) Lit. üb. „Welanderheime" bei Welander, l. c. und A. D. S. 63. 1902. Schloßmann, Rosenthal, Heller, Mediz. Reform 16. 1908. Nr. 12, 14, 20. Buschke, D. m. W. 1907. Nr. 2 u. 3. Heller, Dermat. Zeitschr. 14. 1907.

[2]) Lit. Cornet, N. H. B. 14. 2. Hamburger, Allg. Path. u. Diagnostik d. Kindertbk. 2. Aufl. 1912. Beitzke, L. O. 14. 1. 1910. Aronade, E. i. M. K. 4. 1909. Sammelref. von Schlüter, Schelble, Francke, M. K. 6, 7, 9, 11, 13. 1908—1914. H. Koch, E. i. M. K. 14. 1915.

[3]) Siehe Tabelle b. Aronade, l. c. Die Grenzen sind 2,5 (Fröbelius, vorwiegend junge Säuglinge) und 20,3 (Harbitz).

[4]) v. Pirquet, W. m. W. 1907. Nr. 28. Ganghofner, W. kl. W. 1909. Nr. 4. Feer, B. Tub. 18. 1911. Moro, ibid. 12. 1909. Scheltema, V. g. K. Karlsruhe 1911. Morgenroth, M. m. W. 1908. Nr. 26 u. a. Auffallend hoch sind allen übrigen gegenüber die Zahlen von Berberich, B. Tub. 23. 1912: 10,3 Proz. im ersten, 24,6 Proz. im zweiten Halbjahr, 25,5 im zweiten Jahre.

[5]) Vgl. Schloßmann, M. m. W. 1909. Nr. 8.

das auch in einer tuberkulösen Umgebung, in der das Kind der Armen nur ausnahmsweise verschont bleibt[1]).

Ein Bild der wirklichen Tuberkulosehäufigkeit beim Säugling können nur größere Statistiken geben, die die Gesamtbevölkerung ganzer Landesteile umfassen und so die durch einseitige Berücksichtigung besonders geschützter oder besonders gefährdeter Gruppen geschaffene Fehlerquelle vermeiden. Auch diese sind nur wertvoll, wenn die diagnostischen Angaben, auf denen sie ruhen, zuverlässig sind. Das gilt für die Todesursachenangaben, mit denen die statistischen Ämter arbeiten, nur recht bedingt, in besonders beschränktem Umfange aber für die so oft schwer erkennbare Säuglingstuberkulose. Wenn also beispielsweise nach der preußischen Statistik im Mittel der Jahre 1908 bis 1910 auf 10000 lebende Säuglinge 23,81, auf ebenso viele zweijährige 16,48 an Tuberkulose starben, während für das 3., 4., 5. bis 10. und 10. bis 15. Jahr die zugehörigen Zahlen nur 9,16, 6,05 und 5,08 betragen, so bleiben diese Zahlen wahrscheinlich hinter den tatsächlichen Verhältnissen erheblich zurück. Wir wissen also nicht genau, wieviel Opfer die Seuche in der ersten Lebenszeit fordert; wohl aber wissen wir, daß es mehr sind, als in irgendeinem anderen Abschnitt des ganzen Kindesalters.

a) Krankheitsentstehung.

1. Fötale Infektion[2]).

Es ist bekannt, daß eine Theorie, deren konsequentester Ausbau sich an den Namen Baumgartens knüpft, die Auffassung vertritt, daß die Tuberkulose durch **bazilläre Vererbung** entstehe[3]). Für diese Theorie ist nahezu alle Tuberkulose, auch die erst nach Jahren erkennbar werdende, eine „gennäogene"[2]), bereits dem Fötus mitgegebene. Sie läßt, gleich wie bei Syphilis, den Krankheitserreger mit dem Sperma, dem Ovulum oder durch plazentare Überwanderung in die Frucht gelangen. Schon im Mutterleibe oder bald nach der Geburt kann er nunmehr seine Wirkung entfalten. Oder aber — der häufigere Fall — der ererbte Keim bleibt latent, in kleinsten, unscheinbaren oder größeren, aber symptomlosen Herden eingeschlossen an Orten, an die nur der Blutkreislauf, nicht aber eine direkte Bahn von der Oberfläche ihn geführt haben kann: Knochenmark, Gehirn, Lymphsystem usw. Hier ruht er, vielleicht für immer, vielleicht nur für bemessene Frist, um früher oder später, begünstigt durch Gelegenheitsursachen, wach zu werden und floride Tuberkulose zu erzeugen.

Der über diese Lehre lebhaft geführte Kampf der Meinungen kann gegenwärtig wohl als entschieden betrachtet werden. Tuberkulöse Heredität im Sinne fötaler Infektion ist möglich, aber eine Seltenheit. Ganz zweifelhaft zwar ist die spermatische Genese; dagegen gibt es gesicherte Belege für die plazentare Übertragung. Plazentartuberkulose findet sich in allen Stadien der Phthise, auch den leichten, recht häufig; es finden sich in Fällen mütterlicher Lungen- oder Miliartuberkulose auch ohne Gewebsveränderungen Bazillen frei in den Bluträumen liegend (Schmorl, Geipel u. a.). Die Bedingungen für den **Übergang** auf den Fötus **zu irgendeiner Zeit der Schwangerschaft** sind damit gegeben, und tatsächlich hat man Kinder mit vorgeschrittener

---

[1]) Dethloff, Ref. J. K. 82. S. 171.
[2]) Lit. vgl. Schlüter, D. Anlage z. Tuberkulose. Deuticke. 1905. Sitzenfrey, Die Lehre von der kongenitalen Tuberkulose. Berlin, Karger, 1909. Neuere Kasuistik bei Harbitz, M. m. W. 1913. Nr. 16. Dietrich, B. kl. W. 1912. Nr. 19. Zarfl, Z. K. 8. 1913.
[3]) Baumgarten, D. m. W. 1909. Nr. 40.

Tuberkulose zur Welt kommen sehen, bei denen die Aufnahme der Bazillen im Mutterleib erfolgt sein mußte. Es gibt aber außerdem noch Befunde von Tuberkelbazillen in der Nabelvene und der Leber von Neugeborenen tuberkulöser Mütter ohne jede Organveränderungen. Sie finden ihre ungezwungendste Erklärung mit der Annahme, daß hier, ähnlich wie es für Syphilis erwogen wird, **die Infektion während der Geburt** erfolgte, wo die Eröffnung der Bluträume den gerade in der Plazenta lagernden Keimen den bis dahin geschlossenen Weg in das Gefäßsystem der Frucht eröffnet (Rietschel)[1]).

Ist solcher Art die fötale und die Geburtsinfektion — wenn auch in beschränktem Umfange — Wirklichkeit, so sind starke Zweifel berechtigt an der Lehre von der Latenz vererbter Bazillen und deren Zusammenhang mit dem Krankheitsausbruch in später Zeit. Trotz aller Mühen sorgfältiger Untersucher waren die vorauszusetzenden Herde in den Leichen der Neugeborenen tuberkulöser Mütter nicht zu finden, und bei den Lebenden gleicher Abstammung verlief die Tuberkulinprobe stets ergebnislos[2]). Soll man trotzdem — weil grundsätzlich nachgewiesen ist, daß in unveränderten oder einfach hyperplastischen Drüsen lebende Tuberkelbazillen enthalten sein können[3]) — annehmen, daß die Mehrzahl dieser Kinder infiziert ist, oder liegt es nicht näher, sie einfach als tuberkulosefrei zu erklären? Erwägt man, daß nach sonstigen Erfahrungen gerade die besonders früh erfolgte Infektion besonders verderblich verläuft, fügt man hinzu, daß zwar nicht immer, aber allermeist die frühzeitige Entfernung des Neugeborenen von der Mutter genügt, um es gesund zu erhalten (Epstein, Hutinel, Bernheim, Schloßmann), und gedenkt man der festgefügten Beweise für die Häufigkeit der postnatalen Infektion schon in den ersten Lebenstagen, so scheint nicht zweifelhaft, wie die Entscheidung fallen muß.

Als Stützen der Lehre von der kongenitalen Tuberkulose sind vielfach auch Fälle mitgeteilt worden, die der Kritik nicht Stand halten. Unbedingt zu fordern ist ein eindeutiger pathologisch-anatomischer Befund, der durch alleinige oder vorwiegende Beteiligung der Bauchorgane, in erster Linie der Leber, Leberpforte, vielleicht auch der Nabelvene den Weg der Infektion mit Sicherheit enthüllt. Ungewöhnlich frühe klinische Erscheinungen, ungewöhnlich frühe positive Kutanreaktion sind nur unterstützend, nicht beweisend. Denn auch eine frühe postnatale Infektion kann bereits in der 4. oder 6. Lebenswoche schwere Veränderungen gesetzt haben (Harbitz, eigene Beob.); andererseits kann die intra partum erworbene Erkrankung in spätere Monate hineinreichen, gelegentlich vielleicht sogar über das erste Halbjahr hinaus.

Für den Kliniker ist somit die angeborene bazilläre Tuberkulose von sehr geringer Bedeutung. Vielleicht hat ihn dagegen eine **toxische Beeinflussung der Nachkommenschaft**[4]) zu beschäftigen. Vergleichbar der „parasyphilitischen" Schädigung soll nach der Meinung einiger Forscher auch die Tuberkulose eine Giftwirkung auf den Keim ausüben, nicht in dem bekannten Sinne einer spezifischen ererbten Disposition zur späteren Tuberkuloseerkrankung, sondern in dem einer „dystrophierenden", Lebensschwäche, körperliche Minderwertigkeit und Bildungshemmung verursachenden Keimverschlechterung. In diesem

---

[1]) J. K. 70. 1909.

[2]) Epstein, P. m. W. 1891. 1. 2. Bertherand, G. hebd. 1900. Nr. 26. Behrend, Orvosi Hetilap. 1901. Nr. 23. Schreiber, D. m. W. 1891. Nr. 23. Bondy, W. kl. W. 1908. Nr. 49.

[3]) Hierüber und über die Latenzfrage überhaupt vgl. Bartel, Probleme der Tuberkulosefrage. Deuticke. 1909 und Harbitz, Untersuch. üb. d. Häufigkeit usw. d. Tuberkulose. Christiania 1905.

[4]) Hegar, M. m. W. 1899. Nr. 38 (Lit.). Hutinel, Congr. Paris 1900. Rivière, Lésions non bacill. d. nouv. nés issues d. mères tubercul. Th. d. Paris 1902. Bandelac de Pariente, Tares observ. chez les rejetons d. mères tuberc. ibid. Robelin, Modif. organ. d. rejet. d. mères tuberc. ibid. Jeanneret, De l'hérédité paratubercul. ibid. 1899.

Sinne könnte auch die auffällig große Sterblichkeit der Säuglinge tuberkulöser Mütter[1]) verwertet werden. Bei der Konkurrenz anderer hereditärer Einflüsse ist der Beweis für die Berechtigung solcher Anschauungen freilich nicht leicht zu erbringen.

2. Postnasale Infektion.

Quellen. Nicht also dem Fatum einer unheilvollen Abstammung fällt zumeist der Säugling zum Opfer, sondern einer erworbenen und damit vermeidbaren Infektion. Ihre Quelle ist weitaus in erster Reihe der tuberkulöse **Mensch.** Zu keiner anderen Zeit läßt sich das so klar verfolgen wie zu dieser. Ein kleiner Kreis der Personen intimen Verkehrs, die enge Beschränkung der in Frage kommenden Örtlichkeiten, die einfachen Lebensgewohnheiten und die einförmigen Ernährungsverhältnisse beschränken die Ansteckungsmöglichkeiten auf ein später unbekanntes Mindestmaß und machen die Zurückleitung auf den Ursprung zu einer leichten Aufgabe.

Beim jungen Säugling entsteht die Erkrankung vorwiegend durch **unmittelbare Übertragung von älteren Personen**, durch Anhusten, Küssen, durch das Auswischen des Mundes mit sekretbeschmutzten Fingern und ähnliche Berührung. Die Muttermilch kommt als Träger von Krankheitskeimen kaum in Frage[2]). Bald ist die Mutter, bald der Vater oder die Geschwister, bald die Pflegerin[3]) tuberkulös, oder es löst sich das Rätsel eines zunächst unerklärlichen Falles dahin auf, daß ein Kind gesunder Eltern vorübergehend in fremder Umgebung der Gefahr ausgesetzt war. Hier einige Beispiele eigener Beobachtung, die sich den von Wassermann[4]), Hammer[5]) u. a. erzählten anreihen.

Ein Kind nachweislich gesunder Eltern kommt bald nach der Geburt in eine Pflegestelle, wo der Mann an Phthise leidet, ein älteres Kind hustet und auswirft. Im zweiten Lebensmonat beginnt chronische Bronchitis, im vierten multiple Spina ventosa. Im 11. Monat Tod an Meningitis tuberculosa.

Das Gegenstück: Das **frühgeborene Kind einer phthisischen Mutter** wird acht Tage alt in ein Kinderasyl verbracht und gedeiht dort an der Brust einer gesunden Amme gut. In der sechsten Lebenswoche beginnen andauernde mäßige Temperaturerhebungen. Im Alter von $3\frac{1}{2}$ Monaten plötzlich Krämpfe und Tod. Die Sektion zeigt Verkäsung der Bronchialdrüsen und allgemeine subakute Miliartuberkulose (vgl. S. 436.) Frische Miliartuberkulose der Meningen. Bauchorgane frei, also keine kongenitale Infektion. Das kurze Zusammensein mit der Mutter hatte genügt, um den tödlichen Keim zu übermitteln.

Mit dem Alter wächst die Mannigfaltigkeit der Berührung mit der Außenwelt; zur Möglichkeit der direkten Übertragung tritt, sobald das Kind zu fassen, Gegenstände in den Mund zu führen, zu kriechen lernt, die vielgestaltige indirekte **Schmutz- und Schmierinfektion** (Volland, Feer, Cornet), durch diejenigen Keime, die in der Umwelt von Schwindsüchtigen verstreut sind und in ihr auch nach Entfernung der Kranken noch zurückbleiben. Die Bedeutung infizierter Wohnungen haben Romberg und Haedicke[6]) besonders klar vor Augen geführt, und von Dieudonné[7]), Preisich und Schütz[8]) wurde

---

[1]) Weinberg, B. Tub. 7. 1907.

[2]) Noeggerath, (Lit.). Stillverbot bei Tuberkulose usw. Ergebn. d. Geburtshilfe 4, 1912.

[3]) Auch Infektion mehrerer Kinder im Krankenhaus durch die kranke Wärterin ist wiederholt vorgekommen (z. B. Heß, J. am. m. assoc. 60. 1913. E. Schloß, J. K. 85. 1917.). Gutowski, Z. K. 22. 1919 beschreibt eine Saalepidemie, die von einem kranken Säugling ausging.

[4]) Z. H. J. 17.

[5]) Z. H. 21.

[6]) D. A. kl. M. 76.

[7]) M. m. W. 1901. Nr. 37.

[8]) B. kl. W. 1902. Nr. 20.

die Anwesenheit von Tuberkelbazillen an den Fingern der Kleinen wiederholt nachgewiesen.

Als Beleg für die Entstehung der Säuglingstuberkulose auf dem Wege mittelbarer oder unmittelbarer Kontaktinfektion mögen folgende eigene Feststellungen dienen[1]). Von 27 auf der Heubnerschen Klinik von mir beobachteten tuberkulösen Säuglingen[2]) war viermal der Vater, ebenso oft die Mutter an Phthise erkrankt, zweimal war jener, zweimal diese an Phthise gestorben, einmal war die das Kind pflegende Schwester der Mutter, einmal der Pflegevater schwindsüchtig. In drei Fällen war die allerdings nur in den gröbsten Umrissen erhobene Anamnese negativ, zehnmal fehlten alle anamnestischen Angaben, und zwar bei vom Waisenhaus eingelieferten Kranken. Über diese Waisensäuglinge belehren ergänzend andere Erfahrungen. 1901 bis 1903 sind 26 Säuglinge im Kinderasyl der Berliner Waisenverwaltung an Tuberkulose verstorben. Die ersten Zeichen der Krankheit traten zwischen der vierten Lebenswoche und dem siebenten Monat hervor. Fünf dieser Kinder waren als Neugeborene in die Anstalt eingetreten und zum Teil ausschließlich von gesunden Ammen ernährt. Bei ihnen brach das Leiden am frühesten aus. Die übrigen wurden teils schon krank aufgenommen, teils wurde ihr Zustand erst später klar. Ihre Nahrung bestand in sorgfältig sterilisierter Kuhmilch. 24 waren in die Anstalt aufgenommen, weil wegen Schwindsucht des Vaters oder der Mutter oder beider die Armenbehörde helfend einspringen mußte. Bei den zwei übrigen ließ sich ermitteln, daß sie zeitweise bei phthisischen Kostfrauen in Pflege gewesen waren.

Die Gefährdung der Säuglinge der unteren Volksschichten in tuberkulöser Umgebung ist ungemein groß. Katamnestische Erhebungen an älteren Kindern ergaben 97 Proz. (Pollack[3]), 66,5 Proz. (Dethloff[4]), 46,8 P. oz. (Bergmann[5]) Infektionen, wenn bereits im ersten Jahre Exposition vorhanden gewesen war. Auch Weinberg[6]) betont in seiner ausgezeichneten Studie die besonders enge Beziehung zwischen kindlicher und elterlicher Krankheit im ersten Jahre.

Im Vergleich mit der durch solche Zahlen und Tatsachen belegten Bedeutung des Menschen wiegt diejenige des **Tieres als Infektionsquelle** leicht. Der Vermittler dieser Art von Ansteckung ist zu dieser frühen Zeit allein die Kuhmilch, deren häufige und oftmals erhebliche Verunreinigung mit Bazillen des Typus bovinus ein bisher unvermeidbares Übel ist[7]). Trotzdem kann von einer entscheidenden Stellung, wie sie v. Behring[8]) der Säuglingsmilch in der Genese der Tuberkulose, nicht nur der Frühfälle, sondern der Tuberkulose überhaupt zusprechen wollte, nicht die Rede sein. Das übliche Abkochen der Nahrung, vielleicht auch eine geringere Menschenpathogenität der Rinderbazillen im Sinne R. Kochs nimmt dieser Gefahr die Spitze. Diejenigen Krankheitsformen, die mit der bovinen Infektion in näherer Beziehung stehen — die primäre Erkrankung der Halsdrüsen und die primäre Darm- und Mesenterialdrüsentuberkulose — sind im ersten Jahre wesentlich seltener als späterhin, und nicht wenige von ihnen gehen auf verschluckte menschliche Absonderungen[9]), nicht auf Nahrungsinfektion zurück. Die Zahl der durch den Typus bovinus erzeugten Infektionen im Säuglingsalter ist auf Grund der bisherigen genauen Unter-

[1]) Siehe auch die genauen Vorgeschichten bei Steffenhagen, Tub. Arbeiten aus d. Kaiserl. Gesundheitsamt. 1912. Heft 11.
[2]) Bulius, J. K. 49.
[3]) B. Tub. 19. 1911.
[4]) l. c.
[5]) D. m. W. 1915. Nr. 44.
[6]) Die Kinder der Tuberkulösen. Leipzig, Hirzel, 1913.
[7]) Lit. bei Weber in Sommerfelds Handb. d. Milchkunde. 1909.
[8]) B. kl. W. 1903. Nr. 11. D. m. W. 1903. Nr. 39 u. 1906. Nr. 4. v. B. begründet die allgemeine Gefahr der tuberkelbazillenhaltigen Säuglingsmilch nicht allein durch ihren Gehalt an Rindertuberkelbazillen, sondern auch dadurch, daß sie auch die von der Umgebung her in Mund und Rachen des Kindes gelangten menschlichen Bazillen tiefer spült — zweifellos eine reichlich gezwungene Vorstellungsweise.
[9]) Vgl. z. B. die Fälle von Demme, Jahresber. d. Jennerschen Kinderspitals 1889, und Herterich, Ärztl. Intelligenzblatt (= M. m. W.) 1883. Nr. 26.

suchungen der Bakteriologen auf höchstens 10 Proz. anzusetzen[1]). Die Mehrzahl der hierhergehörigen Fälle sind begreiflicherweise primäre Intestinaltuberkulosen; vereinzelt ist aber der Typus bovinus auch bei Lungentuberkulose und Meningitis tuberkulosa nachgewiesen worden.

Eingangspforte. Die Veränderungen an der ersten[2]) Eingangspforte des tuberkulösen Giftes, der „tuberkulöse Primäraffekt" (Baumgarten), entziehen sich beim jungen Kinde wegen ihrer Unscheinbarkeit oder ihrer versteckten Lage zumeist der unmittelbaren Beobachtung, und die ersten, deutlichen Veränderungen finden sich, gemäß dem Lokalisationsgesetz (Cornet) in den regionären Drüsen, die sonach als Marksteine auf der Straße der Infektion aufgerichtet sind. Daran ist festzuhalten, wenn auch für einzelne Fälle zugegeben werden mag, daß die Krankheitserreger in die Blutbahn gelangen und erst an einer Stelle haften und zur Entwicklung kommen, die mit dem wirklichen Eingangsort in keinerlei Beziehung steht.

Zuweilen entsteht die Säuglingstuberkulose nach Art einer äußeren **Wundinfektion.** Man verfügt über Beobachtungen, wo von der Haut oder von oberflächlich gelegenen Schleimhäuten[3]) aus durch Verletzung mit infizierten Scherben[4]) und Instrumenten oder durch Berührung mit bazillenhaltigen Sekreten — z. B. gelegentlich des Aussaugens der Beschneidungswunde durch phthisische Operateure[5]) — Erkrankung der Peripherie mit anschließender regionärer Lymphadenitis und zumeist tödlicher Allgemeininfektion erfolgte.

Von besonderem Interesse erscheint ein Fall, bei dem die Tuberkulose in der vierten Lebenswoche von der Gegend der Bednarschen Aphthen am harten Gaumen ihren Ausgang nahm und sich einerseits durch die Tube in das Ohr, andrerseits als knotig-verkäsender, infiltrierender Prozeß auf die Gaumenteile, Zungenwurzel, Mundboden und regionären Drüsen fortsetzte. Alle übrigen Organe, insbesondere auch Lunge und Bronchialdrüsen waren frei von Tuberkulose. Es ist wohl außer Zweifel, daß hier eine wirkliche Überimpfung durch den Finger der hochgradig phthisischen Mutter beim Mundauswischen stattgefunden hat.

Bei einem anderen, im Alter von 26 Tagen eingelieferten Säugling, ebenfalls von phthisischer Mutter, bildete sich in der 7. Woche auf der linken Gaumenseite, in derselben Gegend, wie bei dem obigen Falle, ein graues Infiltrat, das zu einem langsam wachsenden Geschwür mit unterminierten Rändern wurde. Im Anschluß hieran kam es zur Entstehung einer Drüsenkette an der linken Halsseite, Milztumor, Hauttuberkuliden und Tod an Miliartuberkulose in der 13. Lebenswoche. Bei der Sektion befanden sich die Halsdrüsen im Zustande vorgeschrittener Verkäsung, die Bronchialdrüsen groß, aber nur markig geschwollen, z. T. mit kleinsten Herden eben beginnender Verkäsung, im übrigen nur frische Miliartuberkulose.

Als Infektion von den intertriginösen Genitalien war die Erkrankung eines 4monatigen Knaben zu deuten, dessen Vater und drei Geschwister an „Auszehrung" gestorben waren. Hier fanden sich außer großen Drüsenpaketen in beiden Leistengegenden, einem Tuberkulid auf der Wange und allgemeinem Marasmus keine anderen Symptome, auch keine Milzschwellung und keine Lungenveränderungen. Pirquet $+ +$. Tod im Alter von $5\frac{1}{2}$ Monaten. Die Sektion ergab käsige Leistendrüsentuberkulose, eine verkäste Drüse auf dem rechten Ileopsoas und zahlreiche submiliare Knoten in der Leber. Der übrige Körper frei von Tuberkulose.

Hierher gehört auch ein 1jähriges Kind mit deutlichem Primäraffekt in Gestalt eines linsengroßen Geschwürs auf der rechten Wange mit starker Schwellung der zugehörigen Kieferdrüsen[6]).

---

[1]) Kasuistik u. Literatur bei Steffenhagen, l. c.

[2]) Im Verlaufe ulzerierender tuberkulöser Prozesse entstehen durch die auf innere und äußere Oberflächen verschleppten Massen sekundäre Infektionen, ein Vorgang, auf dem zu einem beträchtlichen Teil die Verallgemeinerung der Krankheit beruht. Hier ist nur von der primären Eingangspforte die Rede.

[3]) Demme, Jahresber. d. Jennerschen Kinderspit. 1886.

[4]) Denecke, D. m. W. 1890. Nr. 13.

[5]) Lit. bei Holt, J. am. m. a. 12. Juli 1912.

[6]) Ein gleicher Fall bei Chancellor, Z. K. 10. 1914.

Die Zahl dieser Inokulationstuberkulosen ist verschwindend klein gegenüber derjenigen, wo der **Eintritt an den inneren Oberflächen** erfolgte. Und hier wiederum findet sich ein starkes Überwiegen der Fälle mit scheinbar alleinigen oder ältesten Veränderungen in den Bronchialdrüsen, nach dem Lokalisationsgesetz ein Beweis für die Herkunft der Infektion aus deren Quellgebiet, den Bronchien und Alveolen der **Lunge.** Ehemals hat man wohl in der Bronchialdrüsenerkrankung beim Kinde den wirklich ersten Krankheitsherd sehen wollen und gemeint, daß das Virus die Lunge passiere, ohne am Eingangsort Spuren zu hinterlassen; heute erscheint das hinfällig, seitdem eine verfeinerte Sektionstechnik den primären Lungenherd in 90 bis 95 Proz. der beginnenden Fälle aufzuzeigen[1]) vermochte.

Es ist gewiß das nächstliegende, den primären Lungenherd auf Aspiration infektiösen Materials zu beziehen. Dieser von vielen Forschern vertretenen Erklärung setzen bekanntlich andere — von Kinderärzten mit besonderem Nachdruck Schloßmann — die Anschauung entgegen, daß die irgendwie in Mund und Rachen eingebrachten Bazillen durch Verschlucken in den Verdauungskanal gelangen, dessen Wandungen und Lymphknoten ohne Hinterlassung von Spuren durchwandern und auf dem Wege Ductus, Vene, rechtes Herz dem Blutstrom und mit diesem der für ihre Ansiedlung vornehmlich disponierten Lunge zugeführt werden. Eine besondere Durchlässigkeit des Darmes junger Säuglinge (v. Behring, Disse u. a.) soll diesen Vorgang erleichtern. Von mancherlei anderen beachtlichen Einwürfen[2]) abgesehen, spricht schon die Histologie des primären Lungenherdes gegen einen Zusammenhang mit den Kapillaren (Ghon, Albrecht). Für den Praktiker hat, wie mir scheint, die Streitfrage wenig Bedeutung. Für ihn ist zwar wertvoll, zu erfahren, ob das Kind das Gift durch Berührung mit der Umgebung oder durch die Nahrung aufgenommen hat; ob es auf geradem oder verschlungenem Wege die Lunge erreicht, kann ihm dagegen ziemlich gleichgültig sein. Schlund und Darm interessieren ihn nicht sowohl in ihrer allfälligen Rolle als unversehrte Eingangspforten der Tuberkulose entfernter Organe, sondern umgekehrt als Sitz primärer Erkrankung und Ausgangspunkte regionärer Drüsentuberkulose.

Gegen eine größere Bedeutung der **Rachengebilde**[3]) als Eingangsort primärer Tuberkulose spricht beim Säugling schon die Seltenheit der später so häufigen Lymphome des Halses. Auch den Primäraffekt an den Tonsillen kennt man nur als ganz ungewöhnliches Vorkommnis[4]).

Ein nahezu Gleiches gilt für die primäre **Darm- und Mesenterialdrüsentuberkulose**[5]) in diesem Alter; auch sie tritt ganz in den Hintergrund gegenüber der mit den Atmungsorganen verbundenen Form und bleibt stark zurück auch hinter der Häufigkeit der folgenden Jahre. Die meisten Beobachter, denen ich mich nach eigenen Erfahrungen anschließe, verzeichnen vor dem 18. Monat keine oder nur ganz vereinzelte Fälle; nur Heller[6]) findet auch hier einen höheren Satz. Aber auch seine Angaben belehren, daß die primäre Baucherkrankung nirgends seltener ist, als in den ersten beiden Lebensjahren.

---

[1]) Küß, L'hérédité parasitaire d. l. tub. humaine. Paris 1898. Albrecht, W. kl. W. 1909. Nr. 10. Ghon, D. primäre Lungenherd bei d. Tuberk. v. Kindern. Wien 1912. Ders. u. Roman, Sitz.-Ber. d. Wiener Akad. d. Wissensch. math.-naturwiss. Kl. Bd. 122. Abt. 3. 1913. Ghon u. Popetschnig, Beitr. z. Klin. d. Tub. 40. 1919.

[2]) Vgl. Beitzke, l. c.

[3]) Lit. Chiari, B. kl. W. 1899. Nr. 45—47. Scheibner, Z. B. 26. Friedemann, Z. B. 28. Lachmann, Untersuch. üb. latente Tub. d. Rachenmandel. In.-Diss. Leipzig 1908. Geipel, Z. H. J. 53. 1906.

[4]) Z. B. Fall von Chancellor, l. c.

[5]) Lit. L. Fürst, D. intestinale Tuberc. inf. Enke. 1905. Edens, E. i. M. K. 2. 1908.

[6]) C. Hof, Ub. primäre Darmtub. In.-Diss. Kiel 1903, gibt folgende Statistik der Hellerschen Materials:

1. Lebensjahr	19,6	Proz.	
2.	„	15,6	„
3.	„	29,6	„
4.	„	24,7	„
5.	„	28,6	„
6.	„	33,3	„

Abweichend hiervon mißt eine viel erörterte Anschauung den oberen Speisewegen eine erhebliche Bedeutung zu, indem sie die Infektion der Bronchialdrüsen lymphogen vom Pharynx aus entstehen läßt (Aufrecht, Becker, Harbitz, Weleminsky u. a.). Neuere anatomische Untersuchungen stellen indessen eine Verbindung zwischen den Lymphgeflechten des Hals- und denen des Bronchialgebietes in Abrede[1]); auch das regelmäßige Fehlen der Halslymphome bei der Bronchialdrüsentuberkulose des Säuglings und die Gegenwart der primären Lungenherde läßt sich mit einem solchen Wege nicht vereinen.

Warum im Gegensatz zur sekundären die primär intestinale Tuberkulose des Säuglings so selten ist, erklärt sich wohl mit daraus, daß nach experimentellen Ergebnissen am Tiere zur Hervorrufung dieser Form eine millionenmal so große Bazillenmenge erforderlich ist, wie bei der Lungentuberkulose[2]). Solche Mengen werden weit eher einmal mit der Nahrung zugeführt, als durch Kontakt mit kranken Menschen, wie denn die Hals- und Mesenterialdrüsenerkrankung in einem bemerkenswert hohen Prozentsatz auf den Typus bovinus zurückgeht[3]). Der Säugling erhält rohe Nahrung nicht annähernd so oft wie das ältere Kind und schon das sichert ihm einen Vorteil.

Es ist aber noch etwas anderes zu bedenken: Im zahnbesetzten, feste Kost zermahlenden Munde des älteren Kindes gibt es gewiß gelegentlich leichte Verletzungen des schützenden Epithels, die den Bakterien den Zugang zu tieferen Schichten eröffnen, während bei dem auf Breie und Flüssigkeiten angewiesenen Säugling ein gleiches nur ausnahmsweise statthaben wird. Dazu kommt die Möglichkeit des Eindringens von kariösen Zähnen aus.

b) Anatomische und klinische Formen.

Die Säuglingstuberkulose, wie überhaupt die Tuberkulose des jungen Kindes ist ihrem Wesen nach in erster Linie eine Erkrankung des Lymphsystems. Zum Unterschied vom Erwachsenen, bei dem — wenigstens in der Regel — die Lymphome fehlen und vom Orte der ersten Bazillenansiedlung aus eine umfangreiche Parenchymerkrankung fortschreitet, ist hier die Einbruchsstelle häufig ausgezeichnet durch Geringfügigkeit und Heilungsbereitschaft der Gewebsschädigung, und stärkere Veränderungen werden erst in den Drüsen sichtbar.

Dieses Verhalten der Eingangspforte gilt nur für die wirklich erste Infektion. Superinfektion und Autoinfektionen, wie sie so oft bei offenen Herden vorkommen, gehen auch beim Säugling mit stärkerer Entzündung und Verschwärung einher. Bei während der Krankheit vollzieht sich also eine Umstimmung der Gewebe im Sinne einer erhöhten Empfindlichkeit, einer Hyperergie (Fr. Hamburger). „Tuberkulinempfindlich gewordene Individuen neigen zu Herderkrankungen am Eintrittsorte" (v. Behring).

Vornehmlich bei der primären enterogenen Tuberkulose wird zumeist jedwede Veränderung des Darmes vermißt[4]); aber auch bei bronchogener Erkrankung, der Form also, die beim Säugling fast ausschließlich in Betracht kommt, bleibt der tuberkulöse Primäraffekt zuweilen außerordentlich beschränkt und ist bestrebt, sich zu begrenzen, zu verkalken oder zu vernarben, zuweilen in so vollkommener Weise, daß nur eine nicht leicht auffindbare Narbe zurückbleibt. Andere Male freilich greift er um sich und kann zu umfangreichen Zerstörungen führen. Das pathologisch-anatomische Bild des primären Lungenherdes („Ghonscher Herd")[5]) kann danach sehr verschieden aussehen, je nach dem Entwicklungsstadium, in dem es bei der Sektion betroffen wird. In den ersten Anfängen, wie sie sich bei an anderen Erkrankungen Verstorbenen als Nebenbefund ge-

---

[1]) Hart, Most, Beitzke u. a. Lit. b. Beitzke, l. c.
[2]) Findel, Z. H. J. 57. Reichenbach, ibid. 60.
[3]) Typ. bovin. in Säuglingshalsdrüsen vgl. z. B. Mithell, Br. m. J. 11. Jan. 1914.
[4]) De Haan, M. Wolff, Orth u. a. Vgl. Uffenheimer, B. kl. W. 1906. Nr. 14.
[5]) Lit. vgl. S. 437.

legentlich vorfinden, erscheint er als kleinstes, pneumonisches Infiltrat, andere
Male ist er bereits größer, in Verkäsung begriffen (Fig. 119), schließlich wächst
er zur Größe eines Apfels an, erfüllt den größten Teil eines Lappens und
ist im Innern verkäst oder kavernös zerfallen, in der Peripherie gewöhnlich im
Fortschreiten begriffen. Anzeichen von Vernarbung, Abkapselung oder Schrumpfung sind im Säuglingsalter wesentlich seltener als bei älteren Kindern. Es gibt
Fälle mit einem Herd und solche mit mehreren Herden. Die regionären Drüsen

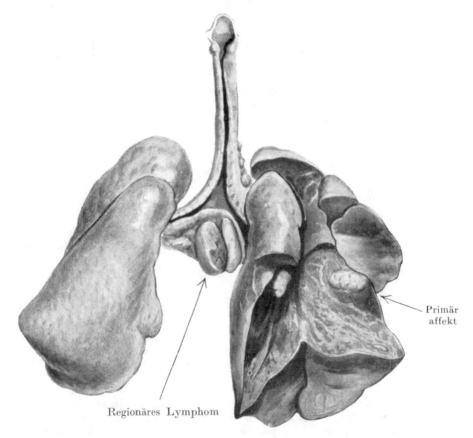

Fig. 119. Verkäster Primäraffekt der rechten Lunge mit regionärer Drüsenerkrankung.

sind geschwollen, von Tuberkeln durchsetzt oder bereits verkäst; ihre Veränderungen immer unzweifelhaft jüngeren Alters als die der Lunge.

Der Versuch des Organismus, das Gift in diesen Drüsen aufzuhalten und
unschädlich zu machen, scheitert weitaus häufiger als bei größeren Kindern
an der dem Säuglingsalter eigenen geringen Widerstandskraft; er scheitert
um so früher und regelmäßiger, je jünger der Befallene ist. Und auf Grund
einer besonderen Empfänglichkeit der parenchymatösen Organe, vor allem
der Lunge, zeigt sich nunmehr als weiterer, bedeutsamer Unterschied zwischen
jüngerem und älterem Kinde die Neigung zur Generalisierung, derzufolge
die Säuglingstuberkulose zumeist zur allgemeinen Durchseuchung des Körpers
führt. Nur gelegentlich bedarf es hierzu, wie späterhin so häufig, des Anstoßes
durch Masern, Keuchhusten oder eine andere Infektionskrankheit; meist ge-

schieht es primär. Die allgemeine Verbreitung erfolgt durch Verschleppung der Bakterien mit der Lymphe in den Ductus thoracicus und in den Blutstrom, häufiger durch geschwürige Eröffnung der Lymph- und Blutbahnen von außen her. Nun tritt zur regionären Lymphadenitis der weit entfernte, metastatische Herd oder die allgemeine Miliartuberkulose. Oder aber ein erweichter Lungenbezirk ergießt seinen Inhalt in die Bronchien, und es kommt zur tuberkulösen Aspirationspneumonie. Durch Husten, Verschlucken und durch Verschmieren auf die äußere Oberfläche werden zudem die Krankheitserreger in alle Gegenden befördert und erzeugen sekundäre Autoinfektionen mit anschließender Erkrankung der zugehörigen Drüsen.

Die **primäre akute tuberkulöse Allgemeininfektion.** Wie lange es vom Einsetzen der ersten, örtlichen Veränderungen bis zur Verallgemeinerung dauert, ist unbestimmt und sehr verschieden.

Es kann sein, daß die Infektion unaufgehalten vorschreitet, so daß erste Festsetzung des Virus und Tod durch einen ununterbrochenen, in wenigen Wochen durchlaufenen Weg verbunden sind.

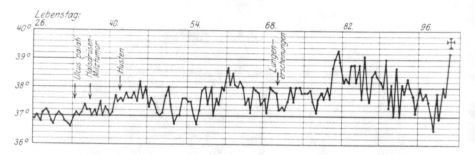

Fig. 120. Primäre akute tuberkulöse Allgemeininfektion von einem Gaumengeschwür aus bei einem jungen Säugling.

So beispielsweise in dem schon angezogenen Fall von stomachaler Infektion (S. 436): Ansteckung vor dem 25. Lebenstag, Primäraffekt gleichzeitig mit Halsdrüsenschwellung und Milzvergrößerung in der 5., Beginn von Husten in der 6., deutliche Lungenerscheinungen in der 10., Tod an Miliartuberkulose in der 14. Woche (Fig. 120).

Solche der Laboratoriumsinfektion des Meerschweinchens gleichende Formen finden sich besonders häufig bei Kindern der ersten Monate, ein Beleg für die geringe Kraft des zur Abwehr errichteten Drüsenwalles im Beginne des Lebens. Später mehren sich die Fälle, wo die Krankheit zunächst in den regionären Drüsen Halt macht, für Wochen, für Monate bis hin zu jener jahrelangen Latenz, die so bedeutsam für den Ausbruch tuberkulöser Erkrankungen in ferner Zeit erachtet wird. Bei der Seltenheit der primären Hals- und Mesenterialdrüsentuberkulose im Säuglingsalter ist der fast einzige Vertreter dieser Gruppe die Bronchialtuberkulose.

Die **Bronchialdrüsentuberkulose**[1]) sitzt mit besonderer Vorliebe an der Bifurkation, demnächst im äußeren Trachealbronchialwinkel, bald eine, bald mehrere Lymphknoten befallend und in den Fällen weiterer Ausdehnung nach oben den Trachealdrüsen, nach unten den Pulmonaldrüsen zustrebend (Fig. 121). Sie ist das eine Mal von geringem Umfang und erzeugt das andere Mal durch starke Vergrößerung, Verlötung und reaktive Vorgänge der Umgebung ansehnliche Geschwülste. Klinische Erscheinungen muß dieser Zustand

---

[1]) Lit. bei St. Engel, E. i. M. K. 11. 1913.

keineswegs auslösen, ja sie begleiten wahrscheinlich nur den kleineren Teil der Fälle. Es gibt zahlreiche Kinder mit Bronchialdrüsentuberkulose ohne jede Beeinträchtigung des Befindens, ohne Schädigung des Gedeihens und ohne

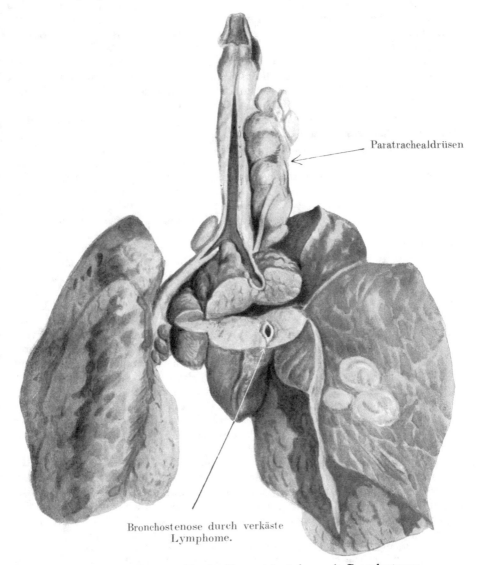

Paratrachealdrüsen

Bronchostenose durch verkäste Lymphome.

Fig. 121. Bronchial- und Trachealdrüsentuberkulose mit Bronchostenose.

Beeinflussung der Temperatur, bei denen nur der positive Ausfall der Tuberkulinprobe das verborgene Leiden verrät. Und dieses Wohlbefinden pflegt auch nicht vermindert zu werden, wenn einmal einige wenige Bazillen an entfernte Orte — Knochen, Haut, innere Organe — verschleppt werden und dort vereinzelte Metastasen erzeugen.

Die allgemeine viszerale Drüsentuberkulose unter dem Bilde der Atrophie. Mannigfaltig sind die klinischen und anatomischen Bilder, die sich entwickeln, wenn das Virus nach kürzerer oder längerer Rast in den regionären Drüsen sich erneut in Bewegung setzt. Am eigenartigsten ist wohl eine kleine Gruppe, in der der für das Säuglingsalter bezeichnende lymphatische Typus der Ausbreitung während des ganzen Krankheitsverlaufes zähe festgehalten wird. Von der ersten Etappe der tracheobronchialen Lymphadenitis kriecht die Erkrankung ausschließlich auf dem Lymphwege weiter. Ihr Hauptstrom richtet sich nach dem Hilus und weiter nach den bronchopulmonalen Lymphknoten, überall seinen Weg durch verkäsende Drüsentumoren bezeichnend. Im weiteren Verlauf werden nach aufwärts die trachealen und supraklavikularen Drüsen erreicht, nach abwärts die Retroperitoneal- und Mesenterialdrüsen: zur Tuberkulose der Glandulae tracheobronchiales und bronchopulmonales tritt in vorgeschrittenem Falle die ,,Tabes mesaraica". Die peripherischen Drüsen bleiben frei oder werden erst in den letzten Stadien infiziert.

Nach Pascal und Lesage[1]) kann diese ein Analogon der Skrofulotuberkulose der äußeren Drüsen darstellende, zuweilen gewaltigen Umfang erreichende Verkäsung der Eingeweidedrüsen in völlig reiner Form auf das lymphatische System beschränkt bleiben. In der Regel — und so verhielt es sich in allen Fällen meiner eigenen Beobachtung — gelangen vereinzelte Krankheitskeime mit der Lymphe durch den Ductus thoracicus in die Blutbahn und werden die Ursache eines oder einer spärlichen Anzahl von Solitärtuberkeln im Hirn, im Knochensystem, in Milz, Leber, Niere. Diese Knoten können bis auf Kirsch- und Nußgröße anwachsen und dergestalt an das Bild der Affentuberkulose erinnern. Irgend beträchtliche oder akute Einbrüche in das benachbarte Parenchym, irgend stärkere entzündliche Erscheinungen sind jedoch dieser Form fremd, die somit das Urbild einer generalisierten, geschlossenen

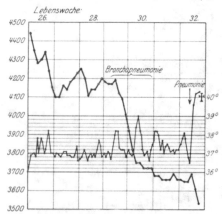

Fig. 122. Chronische viszerale Drüsentuberkulose bei 6 monat. Mädchen.

Lymphdrüsentuberkulose darstellt.

Klinisch zeigt diese Verlaufsweise eine der einfachen Atrophie außerordentlich verwandte Gestalt. Denn ihr wesentlicher Ausdruck ist die langsame Konsumption, neben der andere Symptome weit zurücktreten. Es besteht etwas Husten, die Temperatur kann lange fieberfreie Perioden zeigen, die mit unregelmäßigen Steigerungen geringen Ausmaßes wechseln.

Sechsmonatiges Mädchen, von der phthisischen Mutter übergeben, leidet seit drei Wochen an Hüsteln und Durchfall. Es finden sich bei dem blassen, schwachen Kind (4470 g) außer chronischer Dyspepsie etwas anstoßender Husten, leicht beschleunigte Atmung (50) bei negativem Lungenbefund. Harte, leicht vergrößerte Milz, eben palpable Zervikaldrüsen; in der rechten Supraklavikulargrube eine erbsengroße Drüse. Im weiteren Verlauf langsame Abmagerung, sonst wenig Änderung; gelegentlich ephemere Fieberbewegungen. In der fünften Woche des Krankenhausaufenthaltes bronchopneumonisches Infiltrat im rechten Oberlappen; später marantische Ödeme, Nahrungsverweigerung. Tod nach achtwöchiger Beobachtung an Pneumonie.

Sektion: Große verkäste Drüsenpakete um die Bifurkation, vorgeschrittene Verkäsung der bronchopulmonalen Drüsen beider Lungen, ausgebreitete, etwas weniger weit gediehene Verkäsung der Retroperitoneal- und Mesenterialdrüsen. In beiden Lungen zer-

---

[1]) A. g. m. 1893. I.

streute, nicht tuberkulöse bronchopneumonische Herde. Keine Darmtuberkulose. In Milz, Niere und Leber einige wenige bohnengroße käsige Tuberkel.

Nur in der Minderzahl der Fälle spielt sich der geschilderte Vorgang so ganz im Verborgenen ab. Zumeist hingegen eröffnet sich eine kleine Verbindung mit der Schleimhautoberfläche, durch welche unbedeutende Mengen infektiösen Materials in einen Bronchus gelangen. Nun wird die sekundäre Auto- infektion der Tonsillen, des Ohres, des Darmes usw. möglich. Aber die neu gesetzten Herde wahren auch hier den Charakter der chronischen verkäsenden Entzündung.

Die Tuberkulose unter dem vorwiegenden Bilde der Lungenerkrankung. Zu- meist wohl bleibt der primäre Lungenherd unter der Schwelle der klinischen Wahrnehmbarkeit; selbst auf dem Röntgenbild wird er gewöhnlich vergebens gesucht[1]). In gewissen Fällen jedoch wächst er zu ansehnlichem Umfange an, macht ausgedehnte Infiltrate, kann durch Zerfall zu Kavernenbildung führen und so die bisher verschonten Lungenteile bedrohen. Entsprechend dem Vor- wiegen der bronchogenen Infektion beim Säugling sind die mit vorwiegenden Lungenerscheinungen einhergehenden Formen der Krankheit im Säuglingsalter die häufigsten. Sie können in verschiedener Art entwickelt sein.

Ich erwähne an erster Stelle die **chronische Verkäsung der Lunge,** weil sie durch die Ähnlichkeit der allgemeinen Symptome und die Art der Ent- wicklung der schon geschilderten Viszeraldrüsentuberkulose sehr nahe steht. Sie wächst aus dem Primäraffekt dadurch heraus, daß dieser zu ungewöhn- licher Größe anwächst, sich in continuo auf die Umgebung ausdehnt und im allmählichen Fortschreiten umfangreiche Bezirke in eine homogene, käsige Masse verwandelt, in der interstitielles Gewebe, Parenchym und Bronchien spurlos untergegangen sind. Nebenher läuft noch ein anderer Prozeß: hie und da durchbricht die Verkäsung kleinere Bronchien, und gibt Veranlassung zur Aspiration des durchtretenden Materials. Aber diese Art der Ausstreuung ist von geringer Bedeutung; denn die Durchbruchstellen sind verschwindend klein, die Massen im Augenblicke der Usurierung nicht erweicht, sondern derb und trocken. Größere Erweichungsherde bilden sich erst in späten Stadien, aber sie werden nicht ausgehustet, weil zur Zeit ihrer Entstehung dem in eine kompakte tumorartige Masse verwandelten Lungenlappen schon längst jede respirato- rische Tätigkeit entzogen ist. So kommt es, daß tuberkulöse Aspirations- pneumonien in anderen Lungenteilen keine größere Bedeutung gewinnen. Die verkäsende Entzündung ergreift weite Bezirke, ja ganze Lappen und Flügel der Lunge, und auf dem Sektionstisch bietet sich das ungewohnte Bild einer ausgedehnten, homogenen Umwandlung der Gewebe, die den Eindruck eines Tumors macht. Daneben bestehen vorgeschrittene käsige Herde in vielen Drüsen- gruppen und Solitärtuberkel in verschiedenen Organen. Gerade diese Fälle sind es, bei denen die Zerstörung den denkbar größten Umfang erreichen kann.

Klinisch gleicht der Verlauf der chronischen käsigen Pneumonie durch- aus dem der viszeralen Drüsentuberkulose. Eine langsame Abzehrung unter geringem, zeitweise aussetzendem, mäßigem Fieber läßt die Kleinen allmäh- lich hinwelken. Charakteristisch sind die physikalischen Symptome: eine derbe, feste Dämpfung von meist lobärer Ausdehnung nimmt die halbe oder ganze, beim Atmen nachschleppende Hälfte des Brustkorbes ein und läßt sich in ihrem trägen Vorwärtsrücken verfolgen. Das Atemgeräusch wird abgeschwächt, hier und da selbst aufgehoben, Rasseln ist spärlich und nur an den Grenzen der Dämpfung zu hören, so daß physikalisch ein auf Tumor verdächtiger Be- fund vorgetäuscht werden kann. Auffallenderweise fehlt der Husten ganz oder

---

[1]) Vgl. S. 463.

ist sehr unerheblich, ein Verhalten, das angesichts des anatomischen Prozesses verständlich ist. Die Dauer der Krankheit beträgt etwa 3 bis 5 Monate.

Gertrud F., 10 Monate alt, 4680 g schwer, von phthisischer Mutter stammend, wird gebracht, wegen des seit dem sechsten Monat auffallenden Gewichtsstillstandes und einer seit zwei Monaten bestehenden Geschwulst am linken Handrücken. Niemals Husten!

Es findet sich bei dem mageren, blassen, rachitischen Kinde eine unbedeutende Mikropolyadenitis, nur Achsel- und Leistendrüsen sind bohnengroß. Eine linksseitige gut linsengroße Supraklavikulardrüse. Derbe Dämpfung über dem ganzen linken Oberlappen mit ganz leisem, abgeschwächtem Atem; nur bei tiefster Inspiration etwas Knistern. Tympanitische Dämpfung und etwas reichlicher Krepitieren über dem linken Unterlappen. Linke Seite schleppt bei der Atmung nach. Harter, den Rippenbogen 3 cm überragender Milztumor; am linken Handrücken ein taubeneigroßer „kalter" Abszeß. Sonst nichts Bemerkenswertes. Kein Fieber.

Weiterhin fast ohne jeden Husten, trotz vorzüglichen Appetites und Stuhles Gewichtsstillstand. Bis in die fünfte Woche normale, eher subnormale Temperatur, später unregelmäßige Spitzen bis 38,5⁰. Neben der erwähnten Supraklavikulardrüse wird eine zweite, erbsengroße fühlbar; eine der Leistendrüsen schwillt langsam auf Haselnußgröße an. Der Abszeß an der Hand öffnet sich und läßt kariöse Handwurzelknochen sondieren. Vom Mastdarm aus werden in der Zökalgegend zwei bohnengroße Drüsen fühlbar. In der neunten Woche entsteht am Gaumenbogen ein linsengroßes, unterminiertes Geschwür, wodurch die Nahrungsaufnahme leidet. Nun erst schneller Verfall. Tod nach zehnwöchiger Beobachtung.

Sektion: Oberlappen der linken Lunge fast völlig in homogene Käsemassen umgewandelt, so daß im Durchschnitt breite, speckartige Flächen erscheinen, getrennt durch verschwindend schmale Streifen rötlichen, gleichfalls in beginnender Verkäsung begriffenen Lungengewebes. Im Unterlappen ausgedehnte, weniger weit gediehene käsige Pneumonie. Nirgends Erweichung. Im Mediastinum enorme Pakete käsiger Drüsen, von denen gleichfalls verkäste, nach oben an Größe abnehmende Drüsenzüge sich beiderseits in den Hilus und zu den im Leben gefühlten Supraklavikulardrüsen verbreiten. Im Zökalteil des Mesenteriums zwei große und zwei kleine verkäste Drüsen. In einer unteren Ileumschlinge zwei kraterförmige Geschwüre. Auch die Leisten- und Achseldrüsen mit eingesprengten Käseherden. Tuberkulöses Rachengeschwür. Milztumor. Vereinzelte Tuberkel in Nieren, Leber, Thymus.

Wenn ein größeres Infiltrat oder eine größere, mit erweichtem Inhalt gefüllte Drüse nach Verschwärung der Wand plötzlich in einen Haupt- oder größeren Bronchus durchbricht, und die ihm zugehörigen Lungenteile ganz akut mit tuberkulösem Material überflutet, so entsteht das Gegenstück der chronischen, die **pneumonische (lobäre oder pseudolobäre) Form der akuten Lungentuberkulose** (A. Fränkel), deren Bild aus der Pathologie der Erwachsenen zur Genüge bekannt ist. Sie ist beim Säugling ziemlich häufig.

Der akute Durchbruch kann sich bei bereits nachgewiesener chronischer Tuberkulose vollziehen und verwandelt den bislang schleppenden Hergang in einen stürmischen. Aber oft genug erschien das Opfer vorher völlig gesund oder nur mit geringfügigen skrofulösen Erscheinungen behaftet. Bedarf es doch nur einer einzigen Bronchialdrüse zur Auslösung des verhängnisvollen Ereignisses. Mitten aus dem Wohlbefinden heraus entwickelt sich dann ein der kruppösen Pneumonie nahe stehender Symptomenkomplex, in dem nur der atypische Auskultationsbefund, die schwere Asthenie und der Bazillennachweis die außergewöhnliche Grundlage erkennen lassen. Die kürzeste Frist vom Einsetzen der ersten akuten Symptome bis zum Tode belief sich in meinen Fällen auf 11 Tage, die Mehrzahl lebte bis in die dritte Woche, einige starben erst in der vierten und fünften Woche.

Ein schwächliches, neunmonatiges Mädchen, Kind einer Phthisika, zeigt bei der Aufnahme Phlyktänen, Schnupfen, Ekzem, Skrophuloderma. Erbsengroße Schwellung aller Drüsengruppen, auch der Supraklavikulardrüsen. Milztumor. Meteorismus. Im Abdomen einige Drüsen palpabel. Gewicht 5000 g. Kein Husten, keine Dyspnoe, Lungen frei.

Nach einigen Tagen des Wohlbefindens und meist normaler, nur zeitweise leicht gesteigerter Temperatur plötzlich 39,5⁰. Husten, ächzende, beschleunigte Atmung. Über dem ganzen rechten Oberlappen entsteht akut eine Schallverkürzung mit abgeschwächtem Atmen und spärlichem Rasseln; am nächsten Tag deutliche Dämpfung, amphorisches Atmen, mittelblasiges klingendes Rasseln; auch rechts hinten tympanitischer Schall und Krepitieren. Mundvoller eitriger Auswurf, mit reichlich Tuberkelbazillen. In der Folge schwere Dyspnoe, Agitation, mit Benommenheit wechselnd, Zyanose, hohes, mäßig remittierendes Fieber. Tod am elften Tage der schweren Erscheinungen (Fig. 123).

Sektion: Ausgedehnte Verkäsung der intrathorakalen Drüsen. Ein in den Hilus der rechten Lunge eingebettetes, hühnereigroßes Drüsenpaket ist im Innern völlig erweicht und, seinen Inhalt entleerend, in mehrere Bronchien durchgebrochen. Der ganze rechte Oberlappen gelatinös infiltriert, vielenorts mit beginnender Verkäsung. Auch im Unterlappen mehrere gelatinöse, in Verkäsung begriffene Herde und eine mit einem Bronchus kommunizierende, haselnußgroße Drüsenkaverne. Linke Lunge frei. Mäßige Mesenterialdrüsenverkäsung, adhäsive Peritonitis. Salpingitis caseosa.

Noch eine andere Form und Entstehung der lobären käsigen Lungenentzündung scheint, wenn auch als außerordentliche Seltenheit vorzukommen, nämlich die **sekundäre vollkommene Verkäsung einer gewöhnlichen, kruppösen Pneumonie.** Ich glaube wenigstens, daß der folgende Fall keine andere Deutung zuläßt.

Ein achtmonatiger, kräftiger Knabe, dessen Vater an Lungenblutungen leidet, wird mit Spina ventosa an der rechten Hand aufgenommen. Pirquet positiv. Vom 15. X. bis 23. XI. 1913 fieberlos, gutes Gedeihen, Zunahme von 6800 bis 7700. Am 24. XI. beginnt mit plötzlichem Temperaturanstieg auf 40⁰ ein pneumonisches Infiltrat des rechten Mittellappens mit typischem Auskultationsbefund;

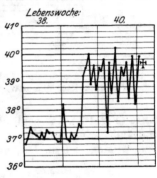

am achten Tag, als in lytischem Abfall bereits 38,1⁰ am Morgen erreicht ist, neuer abendlicher Anstieg und Entwicklung eines zweiten Herdes in der rechten Spitze. Am 16./17. Krankheitstag nach deutlicher Perturbatio critica kritischer Abfall auf 37⁰, der nächste Tag fieberfrei (37,1) 37,4. Aber nunmehr beginnt die Temperatur wieder nach oben zu klettern und bewegt sich vom 20. Tage an bis zum Ende dauernd zwischen 38 und 39⁰, von Zeit zu Zeit bis 39,5 und 40⁰ aufflackernd. Die **Dämpfung bleibt bestehen** und wird allmählich tympanitisch, das Bronchialatmen deutlich amphorisch; im Oberlappen später Rasseln; auch im rechten Unterlappen und auf der linken Seite erscheinen allmählich Symptome lobulärpneumonischer Herde. Die Milz schwillt stark an; mehrfache Aussaat von Tuberkuliden. Tod am 92. Fiebertage in schwerem Marasmus; Gewicht am Todestag 4400 g.

Fig. 123. Lobäre Form der akuten Lungentuberkulose. 9monat. Mädchen.

Bei der Sektion zeigt sich die rechte Lunge in ganzer Ausdehnung mit der Brustwand fest verwachsen. Der rechte Mittellappen ist ganz und gar in eine mit schmierigen Eitermassen und eitrig-käsigen Gewebssequestern erfüllte Höhle umgewandelt, die von mehreren Strängen frei durchsetzt ist. Der gleiche Zerfall in der Spitze des rechten Oberlappens. Im Unterlappen der gleichen Seite sowie in der linken Lunge ausgedehnte tuberkulöse Peribronchitis und verkäsende lobulärpneumonische Herde. Große Pakete im Innern verkäster und z. T. erweichter Bronchialdrüsen, submiliare Tuberkel in Niere, Leber und Milz.

Die sichere Mehrzahl der Lungenerkrankungen gehört der auf disseminierten peribronchitischen und lobulärpneumonischen Herden bestehenden **disseminierten Form der Lungentuberkulose** an. Sie bildet damit das Analogon der Phthise späterer Zeiten, freilich ein mit zahlreichen eigenen Zügen begabtes. Nicht der Spitzenkatarrh kennzeichnet ihre ersten Anfänge, sondern die von den Bronchialdrüsen übergreifende Hilusphthise (Escherich). Ihr Fortschritt erfolgt gleichzeitig auf verschiedene Weise, bald langsam durch Verkäsung der Infiltrate, oder durch Peribronchitis mit sparsamen Schleimhauttuberkeln und unbedeutender Aspiration, bald schnell, durch multiplen Einbruch kleinerer und mittlerer erweichter Herde, nicht wie bei der akuten käsigen lobären Pneumonie in die Hauptbronchien, sondern in Äste höherer Ordnung. Die starke Beteiligung des letztgenannten Vorgangs ist für die Säuglingsphthise bezeichnend, und sie vornehmlich erklärt die ungewöhnlich schnelle Verbreitung der Infektion. Sie erklärt auch das sehr häufige Vorkommen von Kavernen. 40 Proz. meiner Fälle wiesen solche auf, selbst bis zu klinisch nachweisbarer Größe. Ihre Entstehung leitet sich beim Säugling oft aus den durchgebrochenen erweichten Drüsen her; daneben sind auch Einschmelzungen von Lobulärpneumonien bedeutsam, während bronchiektatischer Ursprung nur ganz ausnahmsweise vorkommen dürfte. Jedenfalls spielt, entgegen der Meinung mancher Beobachter, neben der bronchopneumonischen auch die ulzeröse Phthise beim Säugling eine nicht unerhebliche Rolle, und auch in diesem Alter sind, wie ich bestätigen konnte, recht häufig Mischinfektionen am Gewebszerfall beteiligt[1]). Solche —

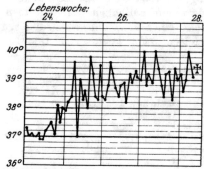

namentlich die mit Streptokokken — sind es auch, die zu einem Teile dem im vorgeschrittenen Stadium nicht ganz seltenen Auftreten einer petechialen Purpura zugrunde liegen, bei einem anderen Teile ist die Tuberkulose selbst die Ursache.

Die Symptomatologie erschöpft sich im allgemeinen mit den Zügen einer in die Länge gezogenen Bronchopneumonie. Die vorhandenen Unterscheidungsmerkmale werden bei den diagnostischen Erwägungen berührt werden. Es gibt Beispiele für das Vorkommen einer akuten Form, die sich innerhalb weniger Tage zu großer Ausdehnung entwickelt und hochfieberhaft in 3 bis 4 Wochen zum Tode

Fig. 124. Akute disseminierte Form der Lungentuberkulose. 10 monat. Mädchen.

führt (Fig. 124). Wesentlich häufiger ist die subakute Form, die schleppender und mit geringerem Fieber verläuft. Aber auch von ihr wird man nur wenige Fälle finden, wo die Dauer vom Einsetzen der ersten pneumonischen Erschei-

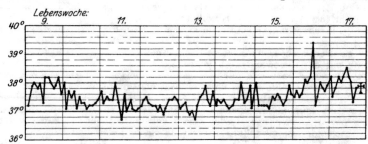

Fig. 125. Pulmonale Form der allgemeinen Miliartuberkulose. 4 monat. Mädchen.

nungen an ein Halbjahr überschreitet. In ihrem Rahmen können auch Komplikationen mit katarrhalischen Infektionen gewöhnlicher Art den Verlauf in wechselvoller Weise beeinflussen. Mit Recht darf darum die Säuglingsphthise der „galoppierenden Schwindsucht" zugerechnet werden, die unrettbar tödlich endet. Indurierende, verhältnismäßig gutartige Formen sind in diesem Alter wohl noch nie gesehen worden, nur ab und zu bei älteren Säuglingen leichte Andeutungen von fibröser Abkapselung.

Solche fanden sich z. B. bei der 7 Monate dauernden Krankheit eines im 14. Monat verstorbenen Knaben. Die Lungen enthielten ausgedehnte tuberkulöse peribronchitische und lobulärpneumonische Herde, z. T. zu größeren Infiltraten zusammengeflossen und

---

[1]) Vgl. z. B. Kossel, Z. H. J. 21.

verkäst. Gegen den Hilus zu zeigte das Gewebe deutlich fibrösen Charakter. Nur der linke Unterlappen war frei. Sehr starke Bronchialdrüsentuberkulose. Miliare und submiliare Knötchen in Herz, Leber, Milz, Niere. Exzentrische Hypertrophie beider Herzventrikel. **Tuberkulöse Empyeme** sind als Begleiter der subakuten disseminierten Form nicht ganz ungewöhnlich, meist aber klein und würden deshalb auch dann keine Anzeige zum Eingriff geben, wenn nicht schon die Grundkrankheit ihn verböte. Mehrfach sah ich **akute Kokkenempyeme** als Komplikation; **seröse Pleuritis** dagegen ist überaus selten[1]).

Bei der **pulmonalen Form der allgemeinen Miliartuberkulose** — ebenfalls eine der häufigeren Verlaufsweisen — gleicht das Krankheitsbild einer kapillaren Bronchitis mit wechselnden bronchopneumonischen Erscheinungen in Gestalt von Husten, Krepitieren und unbedeutenden perkutorischen und auskultatorischen Verdichtungserscheinungen. Aber schweres Ergriffensein, auffallende Dyspnoe und Zyanose, in vielen Fällen jener, auch bei Erwachsenen bekannte, quälende, paroxysmusartige Husten, geben ein besonderes Gepräge. Der Verlauf ist subfebril oder mäßig fieberhaft, erst in der letzten Zeit kommen höhere Erhebungen, aber auch hier wird 39° kaum überschritten.

Charlotte K., 3 Mon. alt, aufgenommen 23. Okt. 1916, von gesunden Eltern, aber seit der 3. Woche bei einer Verwandten in Pflege, deren Ehemann vor 6 Wochen an Phthise gestorben ist. Schwächliches Kind von 3800 Gewicht. Pirquet +, sonst keine Symptome. Kein Milztumor. Bei unregelmäßigen, zeitweilig subfebrilen Temperaturen zunächst keine wesentliche Änderung, langsamer Gewichtsfortschritt; ab Anfang Dezember Husten. Wenige Tage später erscheinen etwa ein Dutzend Tuberkulide auf der Haut. Die Temperatur bleibt nun dauernd um 38°, einmal steigt sie auf 39,4. Zunehmende Dyspnoe (bis 72) und Unruhe, livides Aussehen, dabei auf der Lunge nur im rechten Interskapularraum und an einigen wenigen anderen Stellen etwas Krepitieren. Sub finem starke Zyanose. Tod am 23. XII. Sektion ergibt mehrere bis haselnußgroße, verkäste Bronchialdrüsen, ganz frische, starke Miliartuberkulose der Lunge; reichlich miliare Tuberkel in der nicht vergrößerten Milz, spärliche in der Leber; die übrigen Organe frei von Tuberkulose (Fig. 125).

Die Tuberkulose unter dem Bilde einer infektiösen fieberhaften Allgemeinerkrankung. (Die Miliartuberkulose.) — Die allgemeine Miliartuberkulose kann **sekundär** zu einem der bereits besprochenen Zustände hinzutreten und ihre Symptome verschmelzen dann mit den vorbestehenden zu einem schwer in seine Teile zerlegbaren Ganzen. Daneben tritt nicht so selten auch die **primäre** Form auf. Sie entwickelt sich mit den Zügen einer fieberhaften Allgemeinerkrankung, oft bei blühenden, bis dahin scheinbar völlig gesunden Kindern. Denn die Bedingungen ihrer Entstehung können durch einen einzigen, vollkommen okkulten Herd erfüllt werden.

Man beobachtet eine **subakute Form,** die sich durch Wochen hindurch nur in geringfügigen Fieberbewegungen bei sonst wenig gestörtem Befinden kund gibt. Selbst befriedigende Gewichtszunahmen können vorhanden sein. Nicht selten lassen sich wiederholte, durch Zeiten der Besserung getrennte Schübe erkennen. Erst spät — nach drei Monaten und länger — kommen allmählich schwerere Erscheinungen — Fieber, Unruhe, Blässe, Husten und örtliche Symptome. Die Sektion zeigt dann meist neben frischer miliarer Aussaat eine Durchsetzung aller inneren Organe mit massenhaften, im Zentrum verkästen Tuberkeln, eine universelle „Granulose", deren Stadien und Größe der Dauer des Fiebers aufs genaueste entsprechen. Ich bin auf die verhältnismäßige Häufigkeit dieser Form erst aufmerksam gemacht worden, seitdem ich „gesunde" Säuglinge lange Zeit klinisch beobachten kann. Krankenhäusern werden gerade solche Fälle wegen der zunächst unbedeutenden Natur der Störungen nicht oder erst im letzten akuten Nachschub zugeführt.

Achttägige Frühgeburt von 1870 g Gewicht, Mutter phthisisch. In der Kouveuse, an der Ammenbrust, später auch ohne künstliche Erwärmung an der Flasche leidlich fort-

---

[1]) Vgl. S. 627.

schreitend bis zu 2610 g. Einige Wochen nach der Geburt beginnen leichte, später etwas stärkere Fieberbewegungen bei ungestörtem Allgemeinbefinden. Erst im dritten Monat etwas Dyspnoe, Schallverkürzung, schärferes Atmen mit spärlichem Rasseln L. H. U., bald danach Fontanellenspannung, Nystagmus, leichte Spasmen in den Beinen. Nach fünftägigem Bestehen der Hirnsymptome plötzlich Kollaps und Tod.

Sektion: Bohnengroße, verkäste Bronchialdrüsen; beide Lungen durchsetzt mit sehr spärlichen frischen miliaren und massenhaften älteren, erbsengroßen, verkästen Tuberkeln. Im linken Unterlappen ein kirschgroßer, von verkäsender bronchopneumonischer Infiltration umgebener, in einen kleinen Bronchus geöffneter käsiger Herd. Milz und Thymus mit zahlreichen, erbsengroßen Käseknoten. Spärliche feinste Miliartuberkel der Leber und Niere. Meningen an der Basis mit gelblich-sulzigem Ödem ohne makroskopisch erkennbare miliare Tuberkeln; geringer Hydrozephalus. Das Innere des linken Corpus striatum und des Linsenkernes breiig erweicht, im Zentrum der Erweichung ein kleinhaselnußgroßes, aus zahlreichen kleinerbsengroßen käsigen Tuberkeln zusammengesetztes hartes Konglomerat. In einigen Mesenterialdrüsen ganz frische, eben beginnende Verkäsung. Im Dünndarm vier stecknadelkopfgroße Geschwürchen.

Recht oft kommt auch die **akute allgemeine Miliartuberkulose** vor. Es gibt da Fälle, wo keinerlei Vorboten bestehen, und andere, wo ein mehrwöchiges Vorstadium mit Husten, gelegentlich auch mit Trachealröcheln, Fieber, mürrischer Stimmung und Gewichtsverlust die nahende Katastrophe ankündigt.

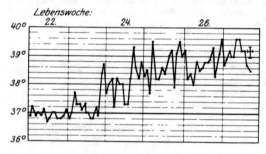

Fig. 126. Akute allgemeine Miliartuberkulose. 5 monat. Knabe.

Der Beginn der allgemeinen Aussaat markiert sich zuweilen mit scharfer Grenze, und der plötzliche Fieberanstieg war bei einem neunmonatigen Mädchen sogar, ganz wie bei einer kruppösen Pneumonie, von Erbrechen und Diarrhöe begleitet. Gemeinhin steigern sich die Erscheinungen langsam: Fieber, Husten, Kurzatmigkeit und Prostration wachsen, vergleichbar etwa dem Prodromalstadium der Masern, deren katarrhalische Symptome an der Mundschleimhaut, der Nase und den Augen jedoch fehlen (Fig. 126). Mehrfach kam es zu allgemeinen, im Gegensatz zur einfachen febrilen Eklampsie nicht nur initialen, sondern wiederholten Krämpfen — wohlverstanden ohne Meningitis.

Neben der **pulmonalen** und **meningealen** Form der akuten Miliartuberkulose, die anderenorts besprochen werden, kommt die **typhoide** oder **septische** und eine mit **spinalen** Zügen ausgestattete beim Säugling wie beim Erwachsenen[1] vor.

Die **typhoide oder septische Form** — septisch wegen des ungemein schweren und mit überstürzter Eile sich abspielenden Verlaufes — führt zu schwerem Darniederliegen und starker Agitation, abwechselnd mit Sopor. Die Atmung ist bei minimalem, allenfalls einer leichten Bronchitis entsprechendem Lungenbefund beschleunigt bis zum dreifachen der Norm, stöhnend, ächzend, gepaart mit Zyanose. Die Hustenparoxysmen der pulmonalen Form kehren auch hier wieder. Das Fieber gestaltet sich unregelmäßig, meist remittierend, bewegt sich selten über 39°; im allgemeinen ist eine Neigung zum allmählichen Ansteigen gegen das Ende zu erkennen, so daß in den letzten Tagen vorübergehend Werte von 40° erreicht werden können. Milztumor fand sich immer, zuweilen wurden sehr spärliche, roseolaartige Flecken beobachtet, auch eine Miliartuber-

---

[1] Vgl. Cornet, Miliartuberkulose in N. H. B. XIV. 2.

kulose der Haut kommt vor[1]). Bezeichnenderweise fehlten Durchfälle — abgesehen von den initialen — in unseren Fällen stets, nur in den letzten Tagen zeigten sich mehrfach flüssige Entleerungen. Zweimal begann in dieser Zeit gleichzeitig mit profusen Diarrhöen ein starker Meteorismus, als dessen Ursache eine ganz akute Miliartuberkulose des Peritoneums anzusprechen war. Die Dauer des Leidens vom Beginn der schweren Beeinflussung des Allgemeinbefindens an betrug nur 3 bis 5 Wochen.

Clara K., 4 Monate alt, von phthisischem Vater, hustet seit drei Wochen und ist etwas abgemagert. Bei der Aufnahme am 30. Oktober 1896 Gewicht 4700 g. Auffallende Blässe, unruhiges Herumwerfen und gespannter Gesichtsausdruck. Mäßiger Milztumor. Keuchhustenartige Anfälle, aber ohne tönende Inspiration. Auf den Lungen nur Schnurren und spärliches Rasseln. Ohren frei. 38,2.

Im Verlauf keine wesentliche Änderung im Lungenbefund, dagegen zunehmende Dyspnoe bis 72, und Zyanose. Dauernd Jaktaktion, abwechselnd mit schwerer Erschöpfung, Tremor der Arme, automatische Bewegungen, Augenhintergrund ohne Tuberkel. Fieber mit kaum nennenswerten Remissionen anfänglich um 38° schwankend, steigt in der letzten Woche mit etwas größeren Schwankungen langsam an; höchste Temperatur am Vortage des Todes (12. Nov.) 39,9. Stühle stets gut, nur in den zwei letzten Tagen durchfällig.

Sektion: Bronchialdrüsentuberkulose, ausgedehnte frische Miliartuberkulose der Lunge, der Pleuren, der großen Unterleibsdrüsen. In einzelnen Darmfollikeln kleine verkäste Herde. Mesenterialdrüsen frei.

Bei der spinalen Form treten — während die Lungenerscheinungen mehr im Hintergrund bleiben — zu den genannten Symptomen nervöse Reizerscheinungen: Hyperästhesie, Nacken- und Wirbelsäulenstarre, Rigidität der Extremitäten, Krämpfe, Trismus und Kontrakturen, ohne daß die Sektion die Annahme der Meningitis bestätigt[2]).

Martha D., 7 Monate, aufgenommen am 1. April 1898. Mutter bald nach der Entbindung an Larynxtuberkulose gestorben. Das Kind hustet „von klein auf", seit zehn Tagen Fieber, dabei Erbrechen, Diarrhöe. Gestern allgemeine Krämpfe.

Status: 5320 g Gewicht. Temperatur 38,6. Das Kind macht den Eindruck eines schwer Kranken: Es besteht leichte Zyanose, Unruhe, ängstlicher Blick, zeitweise wilde, zitternde Bewegungen. Parazentese wegen beiderseitiger leichter Otitis media ändert daran nichts. Sonst kein erklärender Befund, insbesondere Lungen frei trotz auffallender Dyspnoe. Meteorismus, Milztumor, Durchfälle. Puls klein, 144. Zeitweise kurze, anscheinend schmerzhafte Hustenanfälle. Im Verlauf anhaltend schwere Allgemeinstörung, Unruhe wechselnd mit Somnolenz. Am 7. April leichte Steifigkeit der Wirbelsäule, dazu ab 10. April Nackenstarre, Hyperästhesie, mehrfach allgemeine Krämpfe. Fontanelle nie vorgewölbt. Lumbalpunktion am 14.: normaler Liquor, nicht erhöhter Druck, keine Tuberkelbazillen. Zunehmender Husten und dauernde leichte Zyanose, Puls immer klein und frequent, nie unregelmäßig. Am 13. April vo übergehend schwerer Kollaps; über den Lungen bei geringer Dyspnoe gelegentlich katarrhalische Geräusche, später diffus verschärftes Exspirium. Fieber unregelmäßig remittierend, tiefster Stand 37,9, höchster 39,5. Kein Steigen sub finem. Am 18. April verstärkter Meteorismus, Kollaps, Erbrechen, Diarrhöe. Gestorben 21. April.

Sektion: Gehirn und Rückenmark normal. Ausgebreitete Bronchialdrüsenverkäsung. Allgemeine Miliartuberkulose und Miliartuberkulose der Lunge; verklebende trockene Peritonitis, in den Adhäsionen massenhaft frische Miliartuberkel.

c) Zur Symptomatologie und Diagnose.
1. Klinisches.

Als **Inkubation** bezeichnet man den Zeitraum vom Augenblick der Infektion an bis zum Auftreten der Tuberkulinempfindlichkeit. Über ihre Dauer ergeben sich Aufschlüsse aus gelegentlichen Beobachtungen an jungen Säuglingen, die so früh von ihren kranken Müttern in eine tuberkulosefreie Umgebung verbracht wurden, daß der Zeitpunkt der Ansteckung annähernd bestimmt werden konnte. Sie beträgt etwa 7 bis 8 Wochen (Hamburger, H. Koch). Bei einem meiner Kranken, der am 25. Lebenstage von der Mutter abgegeben worden war,

---

[1]) S. S. 456.
[2]) Solche Fälle sind schon von Henoch geschildert.

wurde der Primäraffekt im Gestalt eines kleinen Geschwürs am harten Gaumen erstmalig am Ende der 8. Woche aufgefunden. Für die Möglichkeit einer noch kürzeren Inkubation sprechen die Fälle von Sonnenberger[1]): Beginn einer Miliartuberkulose 31 Tage nach erstmaligem Verkehr mit einer tuberkulösen Verwandten und Einsetzen einer tuberkulösen Meningitis 14 Tage nach Übernahme der Pflege durch ein krankes Kindermädchen.

Von Koch und Hamburger[2]) wurde zur Zeit des Positivwerdens der Kutanreaktion ein kurzes und geringfügiges Fieber gesehen und als „Initialfieber" der Tuberkulose angesprochen. Etwas Regelmäßiges ist dieses Vorkommnis jedenfalls nicht[3]).

Auch nach Ablauf der Inkubation kann die Krankheit lange Zeit im Verborgenen bleiben und sich der klinischen Diagnose entziehen. Ihre Erkennung bietet aber auch dann Schwierigkeiten, wenn es zur Ausbildung von Symptomen gekommen ist. Denn diese sind anfänglich unscheinbar und vieldeutig; in vorgeschrittenen Stadien steht der Auswurf nicht leicht zur Verfügung und die Kleinheit der Verhältnisse erschwert die Aufnahme feinerer Untersuchungsbefunde. So kommt es, daß die Krankheit da vermutet werden kann, wo sie nicht da ist, und daß sie verkannt werden kann, wo sie besteht.

Besonders bei atrophischen Kindern wird häufiger, als berechtigt, an eine latente Tuberkulose gedacht. Gerade das Gegenteil ist richtig. Eine Konsumption findet sich als Regel nur bei ausgedehnten floriden Prozessen; bei chronischer und namentlich bei latenter Erkrankung fehlt sie, ja es pflegt, wie erwähnt, Gedeihen und **Gewicht** ungestört zu bleiben. Auch von einem **Habitus tuberculosus** kann nur bedingt die Rede sein. Wohl finden sich von der Wende des ersten Jahres ab zahlreiche feingliedrige und schlanke Kinder mit üppigem, weichem, meist blondem Haupthaar, langen Wimpern, großen glänzenden Augen, mit weißblauen Skleren und tiefblauer, schwarz umränderter Iris, dunkler Lanugo zwischen den Schulterblättern, über dem Deltamuskel, an den Streckseiten der Unterarme und Unterschenkel und an den Schläfen; aber nur ein allerdings auffallend großer Teil von ihnen erweist sich als tuberkulös[4]), so daß hier vielleicht zwar eine verstärkte Disposition, nicht aber eine vorhandene Infektion ihren Ausdruck findet. Daß das Fehlen dieses auch im späteren Alter vielbewerteten Habitus gerade beim Säugling nicht gegen Tuberkulose spricht, bedarf nicht der Ausführung.

Schon der Verdacht, geschweige denn die Diagnose soll deshalb nur auf Grund positiver Anhaltspunkte ausgesprochen werden. Solche sind durch die klinische Beobachtung in vielen Fällen schon früh zu finden, und ihre sorgfältige Berücksichtigung wird die Zahl der Irrtümer beschränken.

Vor allen Einzelheiten sei ein für allemal die große Wichtigkeit einer sorgfältigen **Anamnese** betont, die nicht nur die von den Eltern und Pflegepersonen, sondern auch die von Fernerstehenden und von einer durch frühere Inhaber infizierten Wohnung drohende Ansteckungsgefahr zu umfassen hat. Man bedenke dabei, daß schon ein einmaliges kurzes Beisammensein mit einem an offener Tuberkulose Leidenden verderblich sein kann. Bis gegen Ende des ersten Jahres bleibt nach allgemeiner Erfahrung die Quelle so selten unauffindbar, daß ein negatives Ergebnis gegen Tuberkulose ins Gewicht fallen oder den Verdacht auf eine bovine Infektion[5]) lenken darf.

---

[1]) J. K. 77. 1913. S. 472.
[2]) Z. K. 13. 1916.   [3]) Kleinschmidt, M. K. Orig. 13. 1916.
[4]) Friedjung, W. kl. W. 13. 1910. Nr. 25. Noch jüngst ergab die Sektion eines solchen an chronischer Pneumonie verstorbenen Kindes meiner Beobachtung, das im Leben stets pirquetnegativ gewesen war, trotz sorgfältigsten Suchens keine Spur von Tuberkulose.
[5]) In den Fällen boviner Infektion Steffenhagens (l. c.) war die Anamnese bezüglich Ansteckungsmöglichkeit vom Menschen fast stets völlig negativ, bei humaner stets positiv.

Bronchialdrüsentuberkulose[1]). Die Bronchialdrüsentuberkulose verläuft, um es erneut hervorzuheben, vielfach ohne erkennbare Zeichen, und selbst beträchtliche Tumoren können unter Umständen durchaus symptomlos getragen werden. Umgekehrt kann bei entsprechendem Sitze durch Einwirkung auf die Nachbarorgane auch bei mäßiger Schwellung ein sehr auffallendes Syndrom hervortreten.

Wenig ergiebig, unbeständig und unsicher ist im allgemeinen die Ausbeute der perkutorischen und auskultatorischen Bemühungen. Immerhin ist namentlich der Wert einer ganz feinen Schwellenwertperkussion nicht zu unterschätzen[2]). Durch die Drüsen bedingte **Dämpfungen** sind erfahrungsgemäß am ehesten im Schalle der Wirbelsäule zu erwarten. Die Beklopfung der Dornfortsätze[3]) (de la Campsches Zeichen) ergibt bei Gesunden vom 7., dumpf tympanitisch klingenden Halswirbel abwärts sonoren Ton, der unterhalb des 5. bis 6. Brustwirbels allmählich wieder dumpf wird. Von einem gewissen Umfange an werden vergrößerte Tracheobronchialdrüsen den Schall über dem 1. bis 4., vergrößerte Bifurkationsdrüsen den über den 4. bis 6. Brustwirbel beeinflussen können.

Die Untersuchung geschieht an dem auf der Tischplatte sitzend gehaltenen, mit dem Kopfe nach vorn gebeugten Kinde durch direkte Beklopfung der Wirbeldorne mit dem Finger. Trotz der beim widerstrebenden Säugling gesteigerten Schwierigkeit glaube ich in Übereinstimmung mit Michalowicz der Methode in geübter Hand einige Brauchbarkeit beimessen zu dürfen[4]). Bei paravertebralen Lungenverdichtungen ist das Verfahren nicht anwendbar.

Schallverkürzungen im Interskapularraum (Biedert, Schloßmann) sind selten zu finden und, wenn vorhanden, eher durch Hilusinfiltrate als durch Drüsen verursacht. Häufiger dagegen trifft man in Bestätigung der Angaben Blumenreichs[5]) Dämpfungen rechts oder links vom Manubrium. Ihre Deutung verlangt Vorsicht, da eine Verbreiterung des Mittelraumes auch durch die vergrößerte Thymus, besonders aber auch durch die gerade bei Bronchialdrüsen häufige Überfüllung der großen Venenstämme bewirkt sein kann. Jedenfalls können nur große, von Pleuraverdickungen umgebene Pakete in Frage kommen. Typisch und nicht ungewöhnlich scheinen mir deutliche infraklavikulare Dämpfungen bis zur vorderen Axillarlinie zu sein, denen aber wohl allzumeist nicht ein Drüsentumor allein, sondern eine Vereinigung von Lymphom, Pleuraschwarten, Infiltration oder Kollaps des benachbarten Lungengewebes zugrunde liegt.

Verwertbar sind auch gewisse **auskultatorische Phänomene.** Wenn die Hauptbronchien von Drüsenmassen umgeben sind, so entsteht scharfes, selbst amphorisches Bronchialatmen im Interskapularraum; zuweilen findet sich dabei über einem Lappen oder einer ganzen Seite leiseres, aber verschärftes Atmen infolge Kompression des zuführenden Bronchus, oft im Verein mit Nachschleppen der betreffenden Thoraxhälfte.

Wesentlich häufiger und sicherer als diese Kennzeichen sind Erscheinungen, die durch Raumbeengung im Brustkorb, Druck auf die Nachbargebilde oder Hervorrufung entzündlicher Reaktion in der Umgebung ausgelöst werden. Ein durch frühes und fast regelmäßiges Auftreten besonders wertvolles Symptom ist ein hartnäckiger Husten, der um so belastender ist, je typischer er die

---

[1]) Lit. Widerhofer, Handb. 3. 2. 1878. A. Hoffmann, Erkr. d. Mediastin. N. Handb. 13. 1896. de la Camp, E. i. M. K. 1. 1908.

[2]) Weihe, J. K. 90. 1919.

[3]) Koranyi, Nagel, de la Camp siehe de la Camp, l. c. Michalowicz, J. K. 71. 1910.

[4]) Im Gegensatz zur ablehnenden Meinung anderer. Siehe V. G. K. Salzburg 1909.

[5]) V. A. 160.

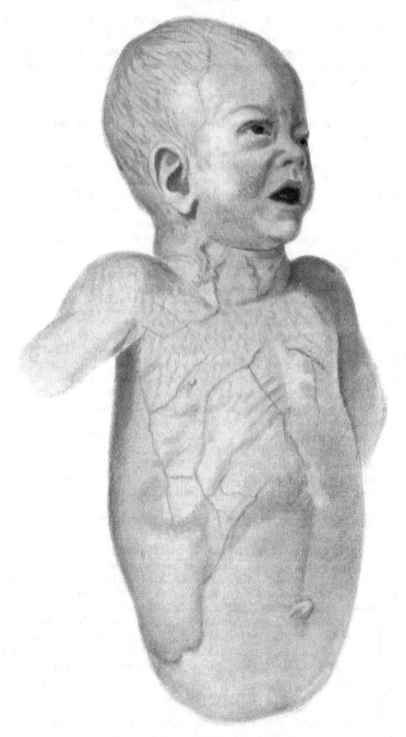

Fig. 127. Bronchialdrüsentuberkulose.
Venenstauung, kragenförmige Blähung am Hals, Anspannung der Bauchmuskeln.

bestimmten Eigenschaften des „Drüsenhustens" aufweist. Diese sind: die Hartnäckigkeit, der spastische Charakter, ähnlich dem Keuchhusten, aber ohne dessen
verlängerte Anfälle, tönende Reprise und Kontagiosität, und vor allem der
besondere Klang, der die französischen Ärzte zu der treffenden Bezeichnung
„toux bitonale" veranlaßte: neben einem rauhen, heiseren, tiefen Grundton er-
klingt ein musikalischer, schriller, pfeifender Oberton.

Als Ursache des Reizhustens darf eine Erregung der „tussigenen Zone" an der nahen
Bifurkation betrachtet werden, die nach Sektionsbefunden häufig katarrhalische Veränderungen zeigt. In den nicht seltenen Fällen, wo der Vagus mit der Drüsenkapsel verwachsen
ist, liegt vielleicht eine direkte Vagusreizung vor.

Dann und wann nimmt der Husten eine andere, gleichfalls auf mediastinale
Ursache weisende Beschaffenheit an; er wird heiser, krächzend, kraftlos, wie
bei unvollkommenem Glottisschluß und erinnert an den Husten bei Perikarditis.
Hier liegt der Gedanke an Rekurrensparese nahe, und in der Tat trifft man
diesen Nerven zuweilen in Drüsenpakete eingemauert. Auch diese Erscheinung
kann außerhalb der Tuberkulose, so namentlich bei erheblichen Herzvergröße-
rungen, vorkommen.

Zu den vornehmsten, in ihrer Bedeutung und Häufigkeit merkwürdigerweise erst seit kurzem gebührend gewürdigten Erscheinungen der Bronchial-
drüsenschwellung gehört noch das „exspiratorische Keuchen"[1]), beruhend auf
einer nahe der Teilungsstelle gelegenen Kompressionsstenose eines großen
Bronchus, gelegentlich auch beider (Fig. 121). Bald leiser, bald lauter, im
äußersten Falle weithintönend, läßt sich im verlängerten Exspirium ein röcheln-
des und pfeifendes, stridoröses Geräusch vernehmen, während das Inspirium
zwar angestrengt und mit Einziehungen, aber ohne oder mit nur angedeutetem
Ziehen erfolgt. Sehr bald kommt es zur Lungenblähung, bei längerer Dauer
und stärkerem Grade auch zum „faßförmigen" Thorax mit namentlich die
oberen Teile betreffender Erweiterung. Der Zustand gleicht durchaus dem des
chronischen Asthmas, und es bedarf der Beachtung anderer Erscheinungen
(anderweitige Symptome der Tuberkulose, Fehlen der Eosinophilie, Nutzlosigkeit der Asthmamittel, Röntgenbild), um beide auseinanderzuhalten. Mit Vorliebe setzt er nach dem ersten Vierteljahre ein, aber auch ein früherer Beginn,
selbst einer in der 4.[2]) und 8.[3]) Woche, ist möglich.

Die Störung entwickelt sich allmählich; ihre Stärke wechselt, so daß im
Verlaufe Besserungen und Verschlimmerungen bemerkbar zu sein pflegen. In dieser
Weise dauert sie wochen- und monatelang. In der Mehrzahl der Fälle tritt schließlich eine dauernde Milderung ein, oft ein vollkommenes Schwinden, beruhend
wahrscheinlich auf Schrumpfung oder Verkalkung der komprimierenden Gebilde.

Leichte und mittlere Atemerschwerung belästigt die Kinder nicht merklich; auch ihr Allgemeinbefinden leidet unter ihnen kaum. Bei höheren Graden
arbeitet die Brust mit sichtlicher Anstrengung, der Kopf wird bei jedem Inspirium rhythmisch nach vorn gezogen und Unruhe, Angst, Zyanose und Gedunsenheit des Gesichtes können vorhanden sein. Auch aus diesem Zustande
ist Besserung möglich; aber sie verbürgt nicht, daß nicht doch einmal im
Erstickungsanfall oder beim Durchbruch erweichter Drüsenmassen das plötzliche Ende eintritt.

Kommt es bei bestehender Stenose zum Tode, so bietet sich ein eindeutiger

---

[1]) Guinon, R. m. Dez. 1904. Kissel, A. K. 24. Schick, Sluka, V. G. K. Salzburg 1909. Bourgarel, L'adénopathie tracheo-bronchique des nourriss. Th. d. Paris 1907.
[2]) Fall von Guinon, l. c., eigene Beobachtung.
[3]) Eigene Beobachtung.

Leichenbefund: Große, verkäste Drüsen umlagern einer- oder beiderseits die großen Bronchien nahe der Bifurkation, verdrücken sie und buchten sie ein, und die so entstandene Verengung der Lichtung wird durch Blutfülle und Schwellung der Schleimhaut noch mehr gesteigert (Fig. 121).

Von anderen Symptomen mediastinaler Tumoren werden **Stauungen der Venen an Brust, Hals und Kopf, Exophthalmus, Schluckbeschwerden, Trommelschlägelfinger, Pupillenerweiterung** durch Sympathikusreizung auf der hauptsächlich befallenen Seite gesehen. **Pulsbeschleunigung** kommt vielfach vor, ebenso **Abschwächung des Radialpulses bei der Inspiration,** eine bei angestrengter Atmung des Säuglings auch sonst leicht auftretende, also wenig belangreiche Erscheinung.

In seltener Vollkommenheit entwickelten sich die erwähnten Zeichen bei einem zur Zeit des Todes 5monatigen Knaben (Fig. 127). Bei ihm bestanden auf der Höhe der Krankheit lautes exspiratorisches Keuchen mit Kopfbewegungen, typischer Drüsenhusten, Trommelschlägelfinger. Die Bauchmuskulatur arbeitete beim Exspirium energisch mit, war gespannt und athletenartig ausgearbeitet, so daß die Umrisse der einzelnen Muskeln stark hervortraten. Faßförmiger Thorax. Die Venen des Kopfes, Halses und der Brust zu bleistiftdicken Strängen erweitert; starke, kissenartige Blähung an der Jugulargrube, den Schlüsselbeingruben und an den Seiten des Halses bei jeder Ausatmung, so daß die Konturen der Halsgebilde gänzlich verschwinden. Leichter Exophthalmus, Pupillenerweiterung links. Flüssigkeit wird leidlich geschluckt, löst aber meist Husten aus; der Versuch, dünne Breinahrung zuzuführen, bewirkt jedesmal Würgen und Brechen und endet mit einem schweren, an die Grenze der Erstickung gehenden Hustenanfall, Dämpfung über dem 3. bis 5. Brustwirbel. Schallverkürzung und amphorisches Atmen im linken Interskapularraum; Mittelfeld nach rechts und links vom Manubrium etwa 1½ Querfinger erweitert; tympanitisch gedämpfter Schall und leichtes Nachschleppen links vorn oben. Herzdämpfung bei Schwellenperkussion nach rechts das Sternum um 1½ Querfinger überschreitend, deutliche Pulsation im ganzen Herzbereich.

Die **Sektion** ergibt ausgedehnte Tuberkulose der Tracheobronchial-, Bifurkations- und bronchopulmonalen Drüsen. Durch sie ist die Trachea kurz über der Teilung deutlich eingebuchtet, der linke Bronchus säbelscheidenartig zusammengedrückt, seine Schleimhaut stark injiziert und geschwollen. Der linke Oberlappen mit den Drüsen und der Pleura mehrfach verwachsen, blaurot, luftarm. Im linken Unterlappen einige bronchopneumonische Herde mit eingesprengten Tuberkeln. Herz größer als die Faust, rechte Hälfte und rechte Vorkammer erweitert, strotzend gefüllt, die zuführenden Venen und ihre Verzweigungen ebenfalls sehr weit und überfüllt. Arteria pulmonalis weit, nur wenig schwächer als die Aorta.

Die bei diesem Kinde vorhandenen **Veränderungen am Herzen** sind nichts Zufälliges, sondern entsprechen einem Befunde, der bei exspiratorischem Keuchen öfters festgestellt werden kann. Wenigstens in meinen Krankengeschichten finde ich recht oft Verbreiterung nach rechts mit ausgedehnter Pulsation der Herzgegend, und im Sektionsprotokoll Dilatation, z. T. auch leichte Hypertrophie der rechten Hälfte vermerkt, Abweichungen, die wohl ungezwungen auf die Stauung im kleinen Kreislauf infolge der Dyspnoe bezogen werden dürfen. Daß aber noch andere, verwickeltere Einflüsse hineinspielen können, lehrt der folgende Fall von exzentrischer Hypertrophie mit Torsion des Herzens und aneurysmatischer Erweiterung der Pulmonalis im Gefolge adhäsiver tuberkulöser Mediastinitis.

Bei einem im 8. Monat an einer ausgedehnten, subakuten, disseminierten Tuberkulose vornehmlich der ganzen linken Lunge verstorbenem Knaben wurde von der 7. Woche vor dem Tode an starke Pulsation im Epigastrium und Pulsation der Interkostalräume über dem Herzen sicht- und fühlbar, namentlich war bei tiefer Palpation des Epigastrium das Anschlagen des zweifellos hypertrophischen Organes ungemein deutlich. Töne auffallend laut, zweite Töne stark klappend. Merkwürdigerweise war kein Spitzenstoß zu fühlen und die durch Schwellenperkussion ermittelte Dämpfungsfigur reichte von etwas außerhalb der linken Mamillaris nur bis zum linken, statt, wie gewöhnlich bis zum rechten Sternalrand. Erst die Sektion lieferte das Verständnis des ungewöhnlichen Befundes. Das Herz war erheblich größer, als die Faust, namentlich .m rechten Ventrikel stark erweitert und hypertrophisch. Es lag auffallend quer und um seine Längsachse derart nach links gedreht, daß der linke Ventrikel mit der Spitze nach hinten verlagert und in der Vorderansicht nur die rechte Kammer bis zum Sulcus longitudinalis sichtbar war. Damit war das Fehlen des Spitzenstoßes im Leben erklärt. Als Ursache der Torsion ergab sich folgendes: Pulmonalis und Aorta waren durch flächenhafte Verklebungen so miteinander verlötet, daß sie zunächst als ein einziges großes Gefäß erschienen. Durch weitere Verklebungen waren beide mit der Gegend des linken Hilus verwachsen und hierdurch gleichzeitig eine Drehung erzeugt worden. Angeregt war die schwartige Mediastinitis durch ein kleines, unter der Thymus der Basis des Herzbeutels auflagerndes Paket verkäster Drüsen, das besonders derbe Verlötungen auch mit der Teilungsstelle der Pulmonalis eingegangen war. Weitere, ziemlich derbe Schwarten umfaßten die linksseitigen Verzweigungen der Pulmonalis beim Durchtritt durch die Pleura. Hierdurch und durch die Drehung mußten starke Hindernisse für die Entleerung des rechten Herzens entstanden sein, die nicht nur die bereits erwähnte exzentrische Hypertrophie, sondern auch eine diffuse aneurysmatische Erweiterung der Pulmonalis bewirkt hatten. Der Stamm des Gefäßes war gleichmäßig bis zum Umfange der Aorta erweitert und die Lichtung der linksseitigen Äste fast doppelt so groß, wie die der rechten.

Die Gesamtheit dieser Symptome ist zwar beweisend für die Gegenwart eines raumbeschränkenden Prozesses im Mediastinum; der Schluß auf eine tuberkulöse Grundlage ist aber nicht ohne weiteres berechtigt. Wenn auch die Mehrzahl der Fälle und wohl die Gesamtheit aller hochgradigen, zumal im Säuglingsalter, der Tuberkulose zuzuschreiben ist, so kommen gelegentlich doch auch nicht tuberkulöse Drüsenhyperplasien und andere Zustände[1]) in Frage. Zur Sicherung der Tuberkulose bedarf es sonach noch weiterer Anhaltspunkte. Die streng auf die Bronchialdrüsen beschränkte Erkrankung gibt — abgesehen von der noch zu besprechenden Tuberkulinprobe — solche nicht an die Hand; erst die beginnende Generalisierung ermöglicht klarer zu sehen.

Die subakute und chronische Generalisierung. Auch die Verallgemeinerung der Krankheit bleibt lange Zeit ohne stärkere Rückwirkung auf das **Allgemeinbefinden**; vorausgesetzt, daß sie langsam erfolgt. Kinder mit ausgebreiteter Drüsentuberkulose im Brustraum, mit Herden in der Haut, den äußeren Drüsen, den Knochen, ja auch solche mit schleichender miliarer Aussaat oder mit träge vorschreitender Lungenerkrankung können bei geeigneter Ernährung ganz befriedigend zunehmen, und auch bei weit gediehener chronischer viszeraler Drüsentuberkulose findet sich, solange der Appetit erhalten bleibt, recht oft bis in späte Tage nur Stillstand und Auf- und Abschwanken des **Gewichtes,** keine eigentliche Konsumption. Diese, ebenso wie die „kolliquativen" Erscheinungen bleibt den schnell um sich greifenden Lungenprozessen und der akuten Miliartuberkulose vorbehalten. Auch die bei manchen Kranken auffallende **Blässe** und **Anämie** möchte ich, eben weil sie keine beständige Begleiterin ist, nicht auf die Tuberkulose, sondern auf eine gleichzeitig vorhandene, selbständige konstitutionelle Eigenheit beziehen.

Weitaus belastender sind die regelmäßig nachweisbaren **Temperaturbewegungen,** die in Ansehen des oft lange Zeit hindurch so gut wie afebrilen Verlaufes der streng begrenzten Bronchialdrüsenerkrankung als sichere Anzeichen des Fortschreitens betrachtet werden dürfen. Sie fügen sich zumeist zu chronischen subfebrilen oder leicht febrilen Perioden einförmigen Ganges aneinander, die sich durch eingeschobene freie Zeiten von kürzerer oder längerer Dauer kennzeichnenderweise in Schübe gliedern. Wesentlich seltener — vornehmlich bei der allgemeinen viszeralen Drüsentuberkulose — ist ein ständiger und schneller Wechsel normaler und übernormaler Werte mit gelegentlicher Einschaltung kurzer, steiler Spitzen. Aber auch dieses Symptom ist mit Vorsicht zu bewerten wegen der Häufigkeit gleicher Zustände anderer Grundlage, besonders

---

[1]) Exspiratorisches Keuchen insbesondere wurde außer bei nicht spezifischen Drüsenschwellungen und Tumoren auch bei Verlagerung der Trachea durch schrumpfende Vorgänge und bei thorakalem Senkungsabszeß beobachtet (Rach, Z. K. 11. 1914). Vgl. auch S. 607.

der chronischen Katarrhe im Nasenrachenraum und den Bronchien, nicht zu vergessen die leichten alimentären Fieber.

Dem Befund einer allgemeinen **Schwellung der peripherischen Drüsen** kann ich im Gegensatz zu Legroux[1]) und Bertherand und in Übereinstimmung mit Coerper[2]) und Fröhlich[3]) keine diagnostische Bedeutung beimessen. Er weist viel eher auf frühere oder gegenwärtige Hautleiden, Ernährungsstörungen und katarrhalische Komplikationen, als auf Tuberkulose. Belastend für diese und zwar, wie ich schließen darf, für die fortschreitenden Formen ist weit eher die alleinige oder vergleichsweise verstärkte Vergrößerung einzelner Gruppen, vor allen derjenigen, die mit dem Thoraxinneren in Beziehung stehen. Sie betrifft häufig die Pektoral-[4]), viel seltener die Supraklavikulardrüsen. Auch eine auffallende starke Schwellung der Axillardrüsen fand ich oft und messe ihr eine unterstützende Bedeutung bei. Doch sollte man sich auf sie nur dann fester stützen, wenn sie annähernd linsengroß und darüber sind, und man sollte sich erinnern, daß ihre Entstehung auch auf gewöhnliche chronische Lungenkatarrhe zurückgehen kann.

Man untersuche auch bimanuell vom Rektum aus. Es gelingt, den Leib bis nahe zur Nabelhöhe abzutasten und die Gegenwart von Mesenterialdrüsen zu erkennen. Wegen der häufigen Schwellungen aus anderen Gründen, die bei „lymphatischen" Kindern bis zur Bohnengröße gehen können, sind nur größere Knoten als eindeutig anzusehen.

Ein harter **Milztumor,** der bei isolierter Bronchialdrüsentuberkulose oft vermißt wird, fehlt bei der generalisierenden Krankheit nur ausnahmsweise. Die Häufigkeit nicht spezifischer Milzschwellungen im Säuglingsalter[5]) beschränkt indessen die diagnostische Brauchbarkeit des Befundes ebenso wie bei Syphilis.

Der **Landkartenzunge** kann ich gegen Boehm[6]) und mit Caro[7]) Beziehungen zur Tuberkulose nicht zuerkennen, ebensowenig der mehrfach angezogenen **Indikanurie**[8]).

Daß der auf die genannten Zeichen gegründete Verdacht der Tuberkulose wirklich zu Recht besteht, wird auch ohne die Tuberkulinprobe erst gesichert durch das Auffinden weiterer Erscheinungen spezifisch tuberkulöser Art, deren peripherische Lage zugleich erweist, daß die Krankheit die erste Etappe überschritten hat und sich anschickt, den ganzen Körper in ihren Bereich zu ziehen.

Hier steht obenan die disseminierte hämatogene Tuberkulose der Haut[9]), in weitaus erster Linie das erst in jüngerer Zeit gebührend gewürdigte **papulöse und papulonekrotische Tuberkulid (Folliklis).** Es sind stecknadelkopf- bis hanfkorngroße (= kleinpapulöses Tuberkulid) (Fig. 128), zuweilen erbsengroße und größere (= großpapulöses Tuberkulid) scharf abgegrenzte, ziemlich harte, runde Knötchen von zunächst oft frischroter, später bräunlich- oder bläulichroter Farbe, die anfänglich von einer gewöhnlichen Folliculitis kaum zu unterscheiden sind. Sehr bald indessen erhalten sie ihr bezeichnendes Aussehen, indem unter Abflachung der Papel die Mitte einsinkt und sich mit einer Schuppe oder Borke bedeckt, nach deren Abfall oder

---

[1]) Kongr. d. Tuberk. 1888.
[2]) M. K. 13. 1915.
[3]) J. K. 45. 1897 u. 47. 1898.
[4]) Hochsinger, V. G. K. Dresden 1907.
[5]) Vgl. Erkrank. d. Milz.
[6]) V. V. neue Folge Nr. 249.
[7]) J. K. 52.
[8]) Hochsinger, Kohane, Momidlowski, Gehlich, J. K. 38.
[9]) Lit. Hamburger, M. m. W. 1908. Nr. 3. Leiner u. Spieler, E. i. M. K. 7. 1911. Lewandowsky, L. O. 16. Abt. 1. 1912. Feer, K. Schw. 1914. Nr. 39. Lateiner, Z. K. 1. 1911.

Entfernung eine kleine, nicht blutende und nicht nässende Delle sichtbar wird. Oft sieht es aus, als sei das Knötchen mit einer stumpfen Nadel eingestochen. Bei Anspannung der Haut zeigt es einen lichenartigen, seidigen Glanz. Im Laufe von 6 bis 8 Wochen flacht es sich allmählich ab und heilt mit zarter, gedellter, pigmentumrandeter Narbe. Die seltenere großpapulöse Form — die eigentliche Folliklis — neigt zu umfangreicherer pfropfartiger Verkäsung und Vereiterung der Mitte und davon abhängig wohl auch zur Bildung von Geschwüren. Die tuberkulöse Natur ist für die Mehrzahl der Fälle durch den positiven Ausfall der Verimpfung von Papeln auf Meerschweinchen gesichert. Der Bazillennachweis im Gewebe ist nur ausnahmsweise geglückt. Eine Herdreaktion nach Tuberkulineinspritzung wird zwar bei der Folliklis, nicht aber bei der kleinpapulösen Form beobachtet.

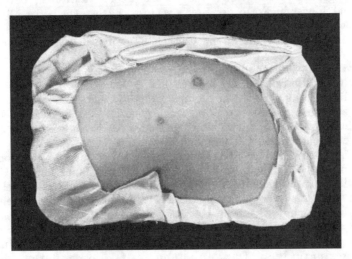

Fig. 128. Kleinpapulöses Tuberkulid.
Aus Finkelstein, Galewsky, Halberstädter. Atlas d. Hautkrankh. im Kindesalter.

Diese Tuberkulide erscheinen plötzlich, zumeist in wiederholten Schüben. Gewöhnlich ist die Aussaat spärlich, manchmal finden sich nur ganz wenige verdächtige Stellen, zuweilen steht Knötchen neben Knötchen. Auch das großpapulöse Tuberkulid habe ich in einigen wenigen Fällen in erstaunlicher Menge gefunden. Lieblingssitz sind die Streckseiten der Glieder, Gesicht, Finger, Zehen; am Stamme sind namentlich Rücken und Gesäß beteiligt.

Gegen eine Verwechselung mit Strofulus, der namentlich bei schwerer ernährungsgestörten Kindern eine ähnliche Gestalt annehmen kann, schützt außer dem Fehlen des Juckens die Beachtung der zentralen Schuppung und Dellung. Varizellen unterscheiden sich schon durch den raschen Verlauf. Die großknotige Folliklis war in einem meiner Fälle trotz der Schmerzlosigkeit und Torpidität als multiple Furunkulose angesprochen worden.

Die Häufigkeit und damit der diagnostische Wert der papulösen Tuberkulide ist ungemein groß. Mir scheint, daß es nur wenig tuberkulöse Säuglinge gibt, bei denen sie dauernd fehlen, und dann und wann verrät ihr Aufschießen das verborgene Leiden auch unter Umständen, wo ohne sie niemals ein Verdacht aufgetaucht wäre. Freilich muß man sie in ihrer Unscheinbarkeit kennen und wissen, daß sie oft so spärlich vorhanden sind, daß man sie bewußt suchen muß, um sie zu finden.

Andere Formen der Hauttuberkulose spielen beim Säugling keine große Rolle. Der Lupus und seine disseminierte Form sind aus dieser Zeit kaum bekannt und auch der **Lichen scrophulosorum** wird erst gegen das Ende des ersten Jahres etwas häufiger. Ein gleiches gilt vom **Skrophuloderma** und **Gumma scrophulosorum,** dem „kalten" Hautabszeß mit dem nach seinem Aufbrechen verbleibenden torpiden Geschwür, den man natürlich nicht, wie es oft geschieht, mit den weichen, lividen, nach der Eröffnung schnell verheilenden Knoten der Säuglingsfurunkulose verwechseln darf. Die primäre, kutane oder subkutane und die vom Knochen ausgehende sekundäre Form dürfte beim Säugling gleich häufig sein.

Die **Phlyktänen** der Augenbindehaut, von Hamburger geradezu als Konjunktivaltuberkulid angesprochen, sind vor Beginn des zweiten Lebensjahres sehr selten.

Metastasen in den Knochen und Gelenken[1]) gewinnen erst nach dem ersten Halbjahr größere Verbreitung. Sie können überall auftreten, bevorzugt sind Zehen und Finger in Form der Spina ventosa, nächstdem Knie, Ellbogen und platte Schädelknochen. Auch die Tuberkulose des Felsenbeines[2]) ist nicht ungewöhnlich. Spondylitis im eigentlichen Säuglingsalter ist ein recht seltenes Vorkommnis.

Erwähnung verdient hier noch die in so früher Zeit befremdende, allerdings recht seltene **Tuberkulose des Hodens und Nebenhodens**[3]), die als scheinbar selbständiger Zustand in Form knotiger Vergrößerung eines oder beider dieser Organe, zuweilen mit seröser oder eitriger Hydrozele und gelegentlich in akuter, schmerzhafter Art zur Entwicklung gelangt. Auch entsprechende Störungen an den **weiblichen Geschlechtsorganen** sind beobachtet worden[4]).

Die Lungentuberkulose. Die Erkennung der tuberkulösen Natur von Lungeninfiltraten und -katarrhen stützt sich zunächst gleichfalls auf die Gegenwart irgendwelcher für allgemeine Tuberkulose überhaupt beweisende Zeichen. Was die mit der Lungenerkrankung selbst zusammenhängenden Erscheinungen anlangt, so kann bei akutem Hergang der Verdacht dann entstehen, wenn sich ein auffallendes Mißverhältnis zwischen der schweren Störung des Allgemeinbefindens und der Atmung auf der einen und einem geringfügigen Lungenbefund auf der anderen Seite geltend macht. Stärkere Mattigkeit, abwechselnd mit Unruhe, ein weicher, kleiner Puls, frühzeitige Ödeme, wiederholte Kollapse und kurze Krämpfe geben zu denken. Indessen kann das alles — wenn auch seltener — auch bei nicht tuberkulöser Ursache auftreten.

Weit deutlicher spricht die unverhältnismäßige Beschleunigung der Atmung mit Zyanose, die „**Dyspnoe sine materia**", die um so stärker wird, je mehr die Miliartuberkulose die Szene beherrscht.

Sorgfältig muß Täuschung durch Thoraxrachitis ausgeschlossen werden. Auch gewisse Kapillarbronchitiden mit zähem, die Bronchien verklebendem Eiter können bei unbedeutendem Auskultationsergebnis irre führen. Ebenso kann die von uns auch beim Säugling beobachtete unter dem Bilde der Pneumonie auftretende akute Lungenhyperämie, die aus Influenzaepidemien bekannt ist[5]), diagnostische Schwierigkeiten machen.

Der pathognomonische Befund der chronischen käsigen Pneumonie erlaubt ohne weiteres einen sicheren Schluß.

Bei subakutem und subchronischem Verlaufe bietet die **Unterscheidung**

---

[1]) Lit. Pertik, L. O. 8. Abt. 2. 1905. Reber, J. K. 65. 1907. Froelich, A. m. c. 17. 1914.

[2]) Vgl. Erkrank. d. Ohres.

[3]) Hutinel et Déschamps, Arch. gén. d. méd. Mars/Avril 1891. Kantorowicz, Üb. d. Hodentbk. b. Kindern. In.-Diss. Berlin 1893.

[4]) Cornet, l. c. S. 163. Brüning, M. G. G. 16. 1902. Gräfe, ibid. 40. 1914.

[5]) Vgl. Leichtenstern, Influenza in N. H. B. IV. S. 105.

von der so häufigen einfachen chronischen Bronchopneumonie große Schwierigkeiten. Mittel- und großblasige klingende Rasselgeräusche sprechen sehr für Tuberkulose, da sie bei den engen Bronchien des Säuglings kaum anders als in pathologischen Hohlräumen entstehen können. Als Kavernensymptom findet sich hier, wo die verschiedenen Schallwechsel nicht zu prüfen sind, öfters amphorisches Atmen; bei großen Höhlen ist auch die Stäbchenplessimetermethode anwendbar. Dann und wann leitet eine auffallend reichliche Expektoration, die angestrengte Schluckbewegungen nach sich zieht, auf die Spur, da massiges Sputum nur in Kavernen erzeugt werden kann.

Der ausschlaggebende **Bazillennachweis** kann nach meinen Erfahrungen in recht zahlreichen Fällen erbracht werden.

Man hat empfohlen, durch Ausspülen des nüchternen Magens das verschluckte Sputum zu gewinnen oder den Stuhl zu verarbeiten. Ich habe durch Abtupfen des Kehlkopfes mit watteumwickelter, entsprechend gebogener Sonde namentlich direkt im Hustenanfall gute Ergebnisse erhalten. **Hämoptöe** ist wegen der gewöhnlichen Verödung der Gefäße durch Endophlebitis und Endarteriitis (Geipel) ungemein selten[1]. Ich verlor dadurch nur ein Kind mit kavernöser Phthise im 7. Monat. Der **Fiebertypus** bietet nichts Charakteristisches; eine Hexis kommt nur ganz ausnahmsweise vor. Diazoreaktion ist im Urin zwar häufig, aber auch bei anderen Pneumonien ein gewöhnlicher Befund.

Akute allgemeine Miliartuberkulose. Die Diagnose der akuten allgemeinen Miliartuberkulose gründet sich zu einem recht großen Teil auf die eigenartige Physiognomie des **Gesamtzustandes.** Husten, Kurzatmigkeit, auskultatorischer Lungenbefund scheinen auf einfache Bronchitis hinzuweisen, manchmal, wie erwähnt, auf die Prodrome der Masern. Aber das auffallend schwere Ergriffensein des ganzen Kindes läßt ahnen, daß Schlimmeres droht. Namentlich die Rastlosigkeit, der angsterfüllte Gesichtsausdruck kann neben der Dyspnoe und Zyanose bei fast fehlenden örtlichen Veränderungen in vielen Fällen schon beim ersten Anblick die richtigen Wege weisen.

Von schärferen Symptomen findet sich wenig, nur die spezifischen **Hautexantheme** ermöglichen auch hier recht oft die Klärung des Bildes. Neben den typischen papulösen **Tuberkuliden** gelangt auch die miliare **Tuberkulose der Haut**[2] in verschiedener Gestalt zur Entwicklung.

Entweder erscheinen feinste rote Pünktchen und Knötchen, einzelne mit zentraler, gelblicher Trübung, daneben größere Knötchen, Bläschen und Blasen und daraus hervorgehende Substanzverluste[3], oder es erfolgt eine massenhafte Aussaat hanfkorngroßer, halbkugeliger Papeln[4]) mit mikroskopisch nachweisbaren Riesenzellen und Bazillen. Ähnliches habe ich selbst in einem Falle gesehen: Es entstanden bei einem siebenmonatigen Knaben am ganzen Rumpf, besonders am Rücken akut in wenigen Tagen unzählige Papeln, die zum größeren Teil in Bläschen übergingen, platzten und zu Geschwüren mit unterminierten Rändern wurden. Im Blaseninhalt Streptokokken und vereinzelte Tuberkelbazillen. Eine andere Form hat große Ähnlichkeit mit dem kleinpapulösen Tuberkulid, unterscheidet sich aber durch die flache Beschaffenheit, geringere Größe, hämorrhagischen Charakter und die Gegenwart großer Mengen von Bazillen. Sie wird leicht als Purpura, septisch hämorrhagisches Exanthem, ja auch als Roseola mißdeutet.

Auch **Aderhauttuberkel** werden gelegentlich gefunden. Eine miliare Aussaat auf den Rachenschleimhäuten beschreibt Catti[5], ich selbst sah einmal typische Knötchen der Conjunctiva palpebrarum.

---

[1] Henoch, Lehrb. Steffen, Z. path. Anat. des Kindesalters. Lit. bei Hinz, Hämopt. im frühen Kindesalter. In.-Diss. Leipzig 1903. Leo Wolf, Buffalo med. J. 69. Nr. 13. Juli 1914. Kasten, B. tub. 5. H. 4.

[2] Lit. bei Leiner u. Spieler, l. c.

[3] Vgl. Nägeli, M. M. W. 1898. Nr. 15.

[4] Pelagatti, Brit. Journ. of dermat. Jul. 1899. Vgl. auch Tobler u. Rensburg, J. K. 59.

[5] W. kl. W. 1894. Nr. 24.

Der Nachweis von **Bazillen im Blut**[1]) kann nur durch den Tierversuch geführt werden. Nach der Stäubli-Schnitterschen Methode (Antiforminbehandlung nach vorheriger Anwendung von 3 Proz. Essigsäure) finden sich im mikroskopischen Präparate zwar reichlich säurefeste, tuberkelbazillenähnliche Gebilde, aber schon die Erfahrung, daß diese auch bei ganz leichten Formen der Tuberkulose, auch bei Gesunden angetroffen werden, mahnt zur Vorsicht in der Deutung. Wahrscheinlich handelt es sich um Täuschungen durch Reste, der Erythrozytenhüllen (Kahn).

Der Urin liefert nur negative Merkmale. Zeichen stärkerer Nierenreizung fehlen meist; höchstens findet sich zuweilen etwas Albuminurie und spärliche Zylinder.

Schwierigkeiten in der **Differentialdiagnose** ergeben sich gegenüber dem Typhus und Paratyphus, in besonderem Maße auch der Sepsis, die durch schnelleren Verlauf und schnellere Konsumption, höheres Fieber, die große Bedeutung von Diarrhöen gegenüber den meist geringen Darmstörungen bei Miliartuberkulose, stärkere Beteiligung der Niere, Ikterus und septische Metastasen ausgezeichnet ist.

Die Perikarditis erzeugt unter Umständen gleichen Husten, gleiche Dyspnoe, gleiche Zyanose und ist, wie früher auseinandergesetzt, auskultatorisch und perkutorisch nur ausnahmsweise festgelegt. Wenn das Ödem der Brusthaut, andere septische Lokalisationen, Ikterus fehlen, so bleibt — gleichwie bei Sepsis überhaupt — nur beschleunigter Ablauf und Abmagerung, höheres pyämisches Fieber, Diarrhöe und stärkere Albuminurie zur Unterscheidung übrig.

Die spinale Form hat bis zu einem gewissen Grade Ähnlichkeit mit den toxischen Erscheinungen bei Ernährungsstörungen. Auch bei ihnen ist häufig etwas Reizhusten vorhanden. Der Miliartuberkulose fehlen die heftigen Diarrhöen und damit die Austrocknung, die Konsumption ist langsamer, der Mageninhalt zeigt nicht die typischen kaffeesatzartigen Flocken.

2. Tuberkulindiagnostik[2]).

Für diagnostische Zwecke wird beim Säugling die **Allgemeinreaktion auf subkutane Verabfolgung** von Tuberkulin kaum herangezogen. Die erforderliche längere, genaue Kontrolle der Temperaturkurve, die dem jungen Kinde eigentümliche Labilität der Körperwärme und damit in Verbindung die Häufigkeit ursächlich nicht zu erfassender Steigerungen begründen Schwierigkeiten in der Gewinnung und Deutung des Ergebnisses, die die Brauchbarkeit dieser Methode empfindlich beschränken. Hinzu kommt die Möglichkeit bedenklicher Folgen der Injektion —: Erbrechen und Kollapse, Anhalten der Reaktionserscheinungen, deutliche Verschlimmerung des Krankheitsverlaufes vom Zeitpunkt der Probe an —, wie sie namentlich bei bestehender Lungenbeteiligung beobachtet werden können.

Verwendet wird zunächst 0,0001 g. Bewirkt diese Dosis keine Reaktion, so werden frühestens nach 48 Stunden 0,0005, bei weiterer Ergebnislosigkeit 0,001, 0,005 usf. einverleibt. Die Wiederholung derselben Dosis ist nur bei nicht genügend deutlicher oder anderer Herkunft verdächtiger Fieberbewegung erforderlich.

Das Gegebene ist die **Kutanreaktion.** Sie ist im ersten, in hohem Grade auch noch im zweiten Lebensjahre deswegen noch wesentlich wertvoller als späterhin, weil ihr positiver Ausfall in Ansehen des Fehlens ruhender Herde in diesem Alter mit fast unfehlbarer Gewißheit eine aktive Tuberkulose anzeigt. Dabei sind Schädigungen kaum, solche irgend ernsterer Art überhaupt nicht zu fürchten. Allenfalls gibt es dann und wann leichte Lymphangitis mit Drüsenschwellungen, oberflächliche Geschwürsbildung, Aufschießen von Phlyktänen, Ausbruch eines lichenähnlichen Knötchenausschlages außerhalb der Impfstelle, zuweilen am ganzen Körper, und Erscheinen flüchtiger, scharlach-, masern-, urtikaria- oder purpuraartiger Exantheme[2]). Fieber wird bei diesem Vorgehen nur ganz ausnahmsweise beobachtet.

---

[1]) Lit. bei Bacmeister, Z. Gr. 16. 1913. H. 5/6.
[2]) Lit. bei N. Stricker, M. K. Orig. 11. Nr. 10. 1913.

An Stelle der Impfung mit dem v. Pirquetschen Bohrer oder der Lanzette kann auch die **perkutane Probe Moros**[1]) treten. Ein erbsengroßes Stück einer Salbe von Alttuberkulin 5 ccm mit Lanolin. anhydr. 5 g wird etwa 1 Minute lang auf der Brusthaut oder auf der Haut des Bauches unterhalb des Schwertfortsatzes mit der Fingerkuppe verrieben, die Stelle ungefähr 10 Minuten lang bis zum Eintrocknen der Salbe entblößt gehalten. Gleiche Ergebnisse liefert die noch einfachere **Pflastermethode:** Ein Tropfen unverdünnten Tuberkulins wird auf die Haut gebracht, ein Watteflöckchen darüber gelegt und 24 Stunden lang durch ein Pflaster befestigt. Die perkutane Reaktion besteht in dem Auftreten spärlicher bis sehr zahlreicher roter Knötchen.

Verhältnismäßig häufig fand ich bei meinen Säuglingen erst bei der zweiten Kutanprobe positiven Ausfall: „sekundäre" Reaktion, gelegentlich auch dann, wenn die Krankheit klinisch sicher war. Auch ein dauernd negatives Ergebnis trotz vorhandener Tuberkulose habe ich des öfteren notiert, und zwar nicht nur da, wo die bekannten Gründe für das Versagen der Reaktion — kachektischer Zustand, miliare Aussaat, Masern und andere fieberhafte Erkrankungen, namentlich auch Pneumonie — gegeben waren, sondern in Bestätigung der Angabe anderer auch bei noch recht kräftigen Kindern. In einer letzten Serie von 25 Fällen belief sich die Zahl dieser nicht leicht erklärlichen Vorkommnisse auf 3 = 12 Proz. Ein einmal aufgetauchter Verdacht auf Tuberkulose ist also mit einer einzigen negativen Kutanprobe nicht widerlegt; es bedarf vielmehr der erneuten Prüfung auf sekundäre Reaktion nach Ablauf einer Woche. Wenn auch diese nicht entscheidend spricht, so stehen noch zwei andere Methoden zur Verfügung, die die kutane in ihrer Empfindlichkeit ein Gutteil übertreffen, die Stichreaktion und die Intrakutanreaktion.

Zur Anstellung der **Stichreaktion** (Hamburger) wird 0,0001 Alttuberkulin (0,1 ccm einer Lösung von 1:1000 in physiologischer Kochsalzlösung mit 0,5 Proz. Karbolsäure) subkutan eingespritzt. Bei negativem Ausfall folgt nach 24 Stunden eine zweite und letzte Injektion von 0,001 (0,1 einer Lösung 1:100). „Die Stichreaktion ist dann positiv, wenn an der Injektionsstelle entsprechend dem Injektionsdepot, also subkutan, eine mindestens 3 Tage bestehenbleibende Rötung und Schwellung nachweisbar ist. Doch kann man fast immer schon am ersten Tage nach der Injektion erkennen, ob die Reaktion positiv oder negativ ist. Im ersten Falle entsteht gewöhnlich schon nach 24 Stunden ein mindestens 10 mm messendes, deutlich gerötetes Infiltrat."

In Beschränkung auf die pirquetnegativen Fälle ist die Methode frei von den Bedenken, die sonst der primären subkutanen Injektion entgegenstehen; andererseits wird ihr Wert dadurch beeinträchtigt, daß häufig atypische Reaktionen auftreten, etwa nur Schwellung ohne Rötung, Schwellung von kürzerer Dauer als 72 Stunden, oder auch diffuse Rötung und Schwellung, die den Umfang des Depots erheblich überschreiten.

Größere Sicherheit in jeder Beziehung wird der **Intrakutanreaktion**[2]) (=Mantouxsche Reaktion) nachgesagt, doch bedarf wohl auch dieses verhältnismäßig junge Verfahren noch der umfassenderen Durcharbeitung. Es besteht in der Einspritzung eines Tropfens verdünnten Tuberkulins in die Haut, zweckmäßigerweise in die stärkere der Unterarmstreckseite. Nach Mantoux beginnt man mit der Verdünnug $^1/_{1000}$ und steigt zu stärkeren Lösungen; für die Mehrzahl der Fälle genügt $^1/_{500}$; gibt das noch keine Klarheit, so geht man auf $^1/_{100}$ und $^1/_{10}$. Im Verlaufe von 24 Stunden entsteht am Orte der schnell verschwindenden Injektionsquaddel eine verschiedene große, leicht gerötete Papel, die der von der Pirquetschen Impfung herrührenden ähnelt. Vor Verwechselung mit einer bei höherer Konzentration möglichen, nicht spezifischen Reizung schützt die Beachtung des 48 Stunden überdauernden Bestandes der spezifischen Schwellung. Der entsprechenden Konzentration gegenüber sollen bei dieser Methode keine Versager vorkommen.

Ein negativer Ausfall der Kutanproben mag zuweilen auch darauf beruhen, daß eine Infektion mit dem bovinen Typus vorliegt. Im allgemeinen reagieren alle Tuberkulosen auf Tuberkulin beiden Ursprungs, manchmal stärker auf das eine, als auf das andere[3]). Doch gibt es namentlich im späteren Kindesalter vereinzelte Fälle, die nur auf **Impfung mit Rindertuberkulin** ansprechen. Ich selbst sah das bei einem 1½ jährigen Mädchen mit

---

[1]) Klinische Ergebn. der perkutanen Tuberkulinreaktion. B. Tub. 12. H. 2. 1909,
[2]) Mendel, M. Kl. 1908. Nr. 12. Mantoux, Presse medicale. 1910. Nr. 2. St. Engel, D. m. W. 1911. Nr. 36.
[3]) Lit. bei Cattaneo, Z. K. 6. 1913. Nothmann, B. Tub. 30. H. 3. 1914. E. Hermann, J. K. 86. 1917.

Perlsucht des Bauchfells, einem 2jährigen Mädchen mit primärer Lebertuberkulose und einem größeren Knaben mit isolierter käsiger Entzündung der rechten Bursa praepatellaris. Um allen Möglichkeiten gleichzeitig zu genügen, kann man sich des von Klose angegebenen Mischtuberkulins[1]) bedienen.

3. Röntgendiagnostik.

In den letzten Jahren ist mehr und mehr auch das Röntgenverfahren der Erforschung der kindlichen Tuberkulose dienstbar gemacht worden und hat in enger Fühlung mit der Klinik und pathologischen Anatomie die diagnostischen Möglichkeiten in willkommener Weise erweitert. Aber die Lage der Dinge bringt es mit sich, daß die Grenzen seiner Leistungsfähigkeit enger gezogen sind, als die ursprünglich hochgespannten Erwartungen erhofften; und um die Sprache des Bildes richtig zu lesen und die gerade auf diesem Gebiete so häufigen Fehldeutungen zu vermeiden, bedarf es eines kritischen und erfahrenen Auges und der ständigen Bezugnahme auf das klinische Verhalten des Kranken.

Vor allem gilt das für den Hauptgegenstand des Interesses, die Diagnostik der **Bronchialdrüsentuberkulose,** deren Voraussetzungen vornehmlich durch die vortreffliche Bearbeitung St. Engels[2]) kritisch beleuchtet worden sind. Mit der Trachea und den großen Bronchien fallen auch die angelagerten Drüsen in den Mittelschatten und entziehen sich damit im wesentlichen der röntgenologischen Erfassung; auch in verkästem Zustand geben sie keinen Schatten, der dicht genug wäre, um sich auf dem dunklen Untergrund abzuheben. Allenfalls wäre das bei verkalkten Knoten möglich, aber für solche ist im Rahmen der an Heilungsvorgängen so armen Säuglingstuberkulose kaum ein Raum. Auch sonst sind die Verhältnisse des Säuglings der Darstellbarkeit der Drüsen noch ungünstiger, als die der späteren Jahre. Bei ihm mit seinem gedrungenen Brustkorb beansprucht die breite Herzfigur einen viel größeren Anteil am Mittelschatten (in kephalokaudaler Richtung etwa $^5/_9$), und der Schattenhals ist viel kürzer und breiter, als beim älteren Kind mit seiner schmäleren Herzfigur und dem schlankeren Gefäßstiel. Dadurch ist die Möglichkeit der Projektion allfällig vorhandener Drüsenschatten in die hellen Lungenfelder noch weiter beschränkt. Durchaus innerhalb des Mittelfeldes liegen Bifurkation und große Bronchien. Jene ist am unteren Rande des 3. oder des 4. Brustwirbels zu suchen, der rechte Bronchus steuert der Grenze zwischen den beiden rechten Herzbögen zu, der linke dem oberen Ende des Ventrikelbogens. Der rechte Hilus findet sich beim Säugling etwas abwärts vom Ansatz der 5. Rippe am Rande oder gerade außerhalb des Mittelschattens, der linke am Ansatz der 6., bei jüngeren Kindern reichlicher, bei älteren etwas knapper gedeckt. Für die Sichtbarkeit ergibt sich aus diesen Beziehungen zwischen Topographie und Schatten: die so häufig erkrankten Bifurkationsdrüsen entgehen unter allen Umständen dem Nachweis, auch die tracheobronchialen und Hilusdrüsen trifft dasselbe, es sei denn, daß sie zu Tumoren von besonderer Größe heranwachsen. Auch dann werden sie auf der reichlicher gedeckten linken Seite nur selten genügend sicher hervortreten, eher auf der rechten, wo die Schattengrenze weniger weit hinausgerückt ist.

In Übereinstimmung hiermit bleibt die zur Bestätigung der klinischen Diagnose gemachte Aufnahme oft ergebnislos oder enthält Schatten unsicherer

---

[1]) M. m. W. 1916. Nr. 26.
[2]) E. i. M. K. 11. 1913. Weitere Angaben u. Lit. bei Rach, Z. K. 8. 1913. Neuhaus, Fortschritte a. d. Geb. d. Röntgenstrahlen 20. 1913. Sluka, W. kl. W. 1912. Nr. 7. 1913. Nr. 7 u. 26. Reyher, E. i. M. 2. 1908. Eisler, M. m. W. 1912. Nr. 35. Simons, B. Tub. 26. 1913. Ribadeau-Dumas, Weil et Samet, Ref. Z. K. 7. S. 265.

Deutbarkeit, die eher auf reaktive oder fortschreitende Vorgänge in der weiteren Umgebung der Drüsen weisen, als auf die Drüsen selbst. Sicher steht bis jetzt beim Säugling nur der Nachweis paratrachealer Drüsen. Sie machen einen scharf begrenzten, konvex vom Mittelschatten ausgehenden, nach abwärts parallel der Trachea verlaufenden und mit nach unten konvexen Bogen wieder zum Mittelschatten zurückkehrenden Nebenschatten, der vornehmlich auf der rechten Seite gefunden wird [1]), andere Male erscheinen sie in Form isolierter Kugelsegmente oder Haufen mit polyzyklischen Umrissen.

Auf Hilusdrüsen ferner deutet ein dreieckiger, mit der Basis dem Herzschatten aufsitzender und mit der Spitze peripheriewärts gerichteter Schatten (Sluka, Rach), ebenfalls, wie aus topographischen Gründen leicht verständlich, vornehmlich in der rechten Lunge. Hier wird indessen erst der sonstige klinische Befund zu entscheiden haben, ob wirklich nur Erkrankung der bronchopulmonalen Lymphknoten und nicht vielmehr bereits floride Hilusphthise vorliegt.

In beginnenden Fällen ist zuweilen auch der **primäre Lungenherd** auffindbar. Er liegt mit Wahrscheinlichkeit vor, wenn bei negativem physikalischen Lungenbefund und positiver Kutanreaktion ein bis bohnengroßer, dichter, scharf umschriebener Schatten isoliert und frei in den abseits vom Hilus gelegenen Anteilen der Lunge zu sehen und gleichzeitig eine Schwellung und tuberkulöse Erkrankung regionärer, gegebenenfalls auch sonstiger Bronchialdrüsen nachweisbar ist (Rach). Auch ein zarter Schatten von verschiedener Größe und Lage mit allmählich in die Umgebung übergehenden Grenzen soll für frische Primärherde bezeichnend sein (Eisler).

Tuberkulös pneumonische Infiltrate erscheinen als mehr oder weniger tiefe Verschattungen bald gleichmäßiger, bald fleckiger Art; **Kavernen** als scharfumrandete helle Aussparungen, **miliare Aussaat** als kleinfleckige und wolkig-fleckige Trübungen, **interlobäre Schwarten** [2]) als längsgestreckte starke Schatten entsprechend der Lage des Lungenspaltes.

d) Verhütung und Behandlung.

Heilungsmöglichkeit. Ist die Säuglingstuberkulose heilbar? Die Zeiten liegen nicht weit zurück, wo man glaubte, diese Frage entschieden verneinen zu müssen, vielleicht daß einzelne Ausnahmen zugelassen wurden. Seitdem haben wir vieles gelernt und erfahren, was zu einer etwas besseren Voraussage berechtigt. Die hoffnungslose Auffassung der Vergangenheit fußte auf einem noch unentwickelten Stande der Diagnostik, der im wesentlichen nur die Formen mit weitgediehenen Veränderungen zu erkennen erlaubte, für die es keine Rettung gibt. Heute, wo mit verfeinerten klinischen Methoden auch die Anfangsstadien der Feststellung zugängig sind, bestätigt sich, was logisch zu folgern war, nämlich daß zwischen der Widerstandslosigkeit des Neugeborenen gegen das tuberkulöse Gift und der in der zunehmenden Zahl latenter Herde allmählich stärker und stärker hervortretenden Widerstandsfähigkeit der späteren Jahre Übergänge da sind, die ihren Ausdruck in Heilungsbestrebungen und Heilungen bereits im ersten und noch mehr im zweiten Lebensjahre finden. Theoretisch darf auch die Säuglingstuberkulose ganz allgemein als heilbar angesehen werden, solange sie innerhalb der Lymphbahnen bleibt; und die Wahr-

---

[1]) Voraussetzung für zuverlässige Bilder ist die vollkommen symmetrische Einstellung der Röhre, kenntlich daran, daß die Trachea nicht genau median liegt, sondern leicht nach rechts abweicht. Verbreiterungen des Mittelschattens in Bildern ohne dieses Kriterium sind nicht verwertbar (Rach).

[2]) Weihe, Z. K. 13. 1915.

scheinlichkeit, daß das zur Abwehr berufene System seine Aufgabe bis zur endgültigen Abkapselung und Verkalkung erfolgreich löst, vergrößert sich von Vierteljahr zu Vierteljahr.

So hat man denn bereits nicht wenige Kinder, deren Tuberkulose im ersten Lebensjahre, ja selbst im ersten Halbjahre erkannt wurde, in gutem Zustande das dritte, vierte und noch spätere Jahre erreichen sehen[1]), nicht nur solche allein mit positiver Kutanreaktion, sondern auch andere, bei denen zeitweilig exspiratorisches Keuchen, Drüsenhusten, Knochenherde, Tuberkulide, Skrofuloderma[2]) und Milzvergrößerung bestanden hatten. Erst die ausgedehnte Beteiligung der Lunge oder die allgemeine miliare Aussaat wendet die Aussichten zum Schlechten, wenn es auch vereinzelte Fälle mit klinisch und röntgenologisch sicher gestellten Verdichtungen gibt, die zur Ausheilung gelangen. Ich selbst verfüge über drei derartige Beobachtungen, darunter solche mit nachgewiesener Kavernenbildung. Möglich, daß manche von diesen nicht spezifischer Grundlage waren, sondern einfache indurierende Prozesse bei Tuberkulösen; aber für einige ist doch die tuberkulöse Natur durch den Bazillennachweis gesichert[3]), und weiter ist das Vorkommen narbig begrenzender Vorgänge auch in der tuberkulösen Säuglingslunge durch eine Anzahl anatomischer Befunde [4]) erhärtet.

Hahn zählt 16,7, 26,5 und 39,1 Proz. Überlebende bei im ersten und zweiten Halbjahr bzw. zweiten Lebensjahr diagnostizierter Tuberkulose, Pollak 14,3 und 40,3 .Proz. aus den zwei ersten Halbjahren. Ähnliches ergibt ein Überschlag über meine Waisensäuglinge. Von bemerkenswerten Fällen führe ich an: 10monatiger Knabe mit schwerem exspiratorischen Keuchen, großer, harter Milz, vier sicheren Follikulisknoten, zwei Skrofulodermata, positivem Pirquet; mit 16 Monaten sind alle Erscheinungen geschwunden, gutes Allgemeinbefinden, lebt jetzt im 5. Jahre. 6monatiger Knabe, Zwilling, von der Amme infiziert; der Körper, namentlich unterer Rumpf und Schenkel übersät von massenhaften, bis doppelterbsengroßen Follikulisknoten; Milz groß und hart, Pirquet positiv. Bruder ebenfalls mit positivem Pirquet, aber frei von Symptomen. Nach $3/4$ Jahren sind die Hauterscheinungen abgeheilt, im dritten Jahre laut brieflicher Mitteilung gesund. 11monatiges Mädchen, vereinzelte kleinpapulöse Tuberkulide, Pirquet++. Dämpfung über dem linken Oberlappen, röntgenologisch starke Verschattung und groschengroße Kaverne, verschwindet unter Schrumpfung bis zum 22. Monat. Am Ende des 2. Jahres Tuberkulose des linken Ellbogens, im Beginn des 4. Jahres geheilt.

Das günstige Geschick dieser Minderheit beruht zum Teil auf einer konstitutionell erhöhten Widerstandskraft, die sich, wie mich deucht, weit eher bei „torpidem" Allgemeintypus findet, als bei „erethischem". Zum anderen aber sprechen äußere Faktoren nachdrücklich mit: Lebens- und Ernährungsweise, Massigkeit der Infektion und größere oder geringere Gelegenheit zu wiederholter Infektion, Umstände also, die beeinflußbar und daher für die Verhütung und Behandlung bedeutsam sind.

Verhütung. Hintanhaltung der Infektion überhaupt und, wo das nicht erreichbar, Hintanhaltung der Superinfektion, deren verhängnisvolle, aus dem Tierversuche wohlbekannte Wirkung den bösartigen Krankheitsverlauf der in tuberkulöser Umgebung verbleibenden Säuglinge verstehen läßt, wäre die schärfste Schutzwaffe. Ihren durchgreifenden Nutzen haben an den frühmöglichst von den Müttern getrennten Findelkindern Epstein und

---

[1]) Schick, Pollack, Hahn vgl. Hahn, M. K. Orig. 10. 10. 1912. Tugendreich, A. K. 60/61. 1913. Fronkenau, Z. Pathogenese u. Progn. d. Säuglingstub. In.-Diss. Erlangen 1912. Permin, Hospitaltidende. 1916. Nr. 29, zit. nach M. m. W. 1916. S. 1665. Eichelberg, M. K. Orig. 10. 12. 1912.

[2]) Bähr, M. K. Orig. 12. 12. 1913.

[3]) Lederer, M. K. Orig. 12. 4. 1913 mit Lit.

[4]) Schloßmann, A. K. 43. Hohlfeld, V. G. K. 1. 1907. Ghon, l. c. Aronade, B. Tub. 13. 1909. Engel, B. Tub. 7. H. 3. Maleterre, zit. b. Hahn, l. c. Drei eigene Beobachtungen.

Hutinel[1]) durch größere Statistiken dargetan und die Erfahrungen des Œuvre Graucher[2]), allerdings mehr ältere Kinder betreffend, bestätigen ihn in schlagender Weise. Aber diese Unternehmungen können sich ihrer Natur nach nur auf einen kleinen Kreis erstrecken; ihre allgemeine Durchführung stößt, zumal beim Säugling, auf unübersteigbare Schranken. Die Loslösung des Neugeborenen aus der Familie und der mütterlichen Pflege wird sich zumeist ebenso undurchführbar erweisen, wie die Fernhaltung aller tuberkulösen Personen aus seinem Bannkreise. So bleibt im allgemeinen nur die Verringerung der Gefahr durch Belehrung, durch Isolierung der kranken Familienmitglieder in der Behausung, Verbesserung der Hygiene und durch die der Wohnungsfrage gewidmeten Bestrebungen. Die Tätigkeit der Fürsorgestellen für Lungenkranke findet hier ein dankbares Feld und hat in Verbindung mit der Säuglingsfürsorge bereits Erfolge, wenn auch vorläufig nur bescheidene, aufzuweisen[3]).

Der Verringerung der Infektionsgelegenheiten dient auch das **Fernhalten des Kindes von der Brust der phthisischen Mutter.** Die Anzeigen im Interesse beider fallen hier zusammen. Entweder also eine gesunde Amme oder künstliche Ernährung, natürlich zur **Vermeidung der Erkrankung durch Tierbazillen** mit gekochter Milch. Wir dürfen das Stillverbot um so leichter aussprechen, als aus statistischen[4]) und klinischen[5]) Erfahrungen keinerlei deutlicher Einfluß der natürlichen Ernährung auf die allgemeine Prognose der Säuglingstuberkulose und ihren Verlauf bemerkbar ist.

Deutsch[6]) fand sogar, daß fast sämtliche infizierte Kinder von der kranken Mutter gestillt worden waren, während die nicht gestillten (offenbar ein Zufall seines Materials) auch bei familiärer Belastung alle gesund geblieben waren. Sehlbach allerdings spricht den natürlich Genährten eine längere Lebensdauer zu, und nach Engel sollen sie das Gift besser in den Drüsen abkapseln können, so daß akute bazilläre Aussaat bei ihnen häufiger ist, als chronische Generalisierung und Lungenerkrankung, Unterschiede, die gewiß nicht durchgreifend sind.

Behandlung. Unbeschadet der fehlenden Schutzkraft der natürlichen Nahrung gegenüber der Tuberkulose besteht die Tatsache zu Recht, daß die **Ernährungsweise** von großer Bedeutung für den Verlauf der Krankheit ist. Mag auch jede Form und besonders die akute Miliartuberkulose selbst bei den blühendsten Kindern zum Ausbruch kommen, so drängt sich immer wieder der Eindruck auf, daß bei einer guten, Gewichtsansatz und Vermeidung von Ernährungsstörungen bewirkenden Kost der Verlauf langsam und Andeutung von Heilungsvorgängen häufig ist[7]), während umgekehrt alimentäre Störungen die Ausbreitung der Tuberkulose begünstigen. Wer sich bewußt ist, daß die Konsumption nur den akuten Formen und Spätstadien zugehört, wird „atrophische" Zustände nicht ohne weiteres der vorhandenen Tuberkulose zuschreiben, sondern — zumeist mit Erfolg — auch hier mit der Diätetik einsetzen.

In der sonstigen Behandlung bieten sich keine Besonderheiten gegenüber der üblichen des späteren Alters. **Freiluft-** und **Sonnenkur** stehen unter den **physikalischen Heilfaktoren** obenan, und auch See- und Hochgebirge verleugnen ihre unschätzbare Wirkung nicht; stärkere Anämie und Rachitis mahnen allerdings zur Vorsicht bei der Verbringung in höhere Lagen[8]). Der Nutzen

---

[1]) Zit. nach H. Neumann, Kinderschutz in Weyls Handb. d. Hyg. 7. S. 575. 1895.
[2]) Vgl. Ickert, D. m. W. 1913. Nr. 46.
[3]) Effler, D. m. W. 1914. Nr. 7 u. 8.
[4]) B. Fränkel, B. kl. W. 1904. Nr. 3. Heymann, Z. H. J. 48. 1904. Speck, ibid.
[5]) Zappert, V. g. K. Salzburg 1909. Pollak, B. Tub. 19. 1911. Koch, Z. K. 5. 1913. Hahn, l. c.
[6]) D. m. W. 1910. Nr. 25.
[7]) Vgl. Langstein, Z. K. 7. 1913.
[8]) Vgl. Kap. Anämie.

der künstlichen Höhensonne für Haut-, Drüsen- und Peritonealerkrankungen dürfte feststehen; darüber, ob er auch für Lungenerkrankungen besteht, kann ich mich trotz längerer Erfahrung nicht bestimmt äußern. Sehr Befriedigendes leisten in bewährter Hand die Röntgenstrahlen bei der Tuberkulose kleinerer Knochen sowie der Haut und der peripherischen Drüsen. Von ihnen ist vielleicht auch eine Einflußnahme auf die Bronchialdrüsen zu erhoffen. Ich habe wiederholt schon nach einfacher Durchleuchtung einen auffallend schnellen Rückgang namentlich des exspiratorischen Keuchens gesehen und darf daraus vielleicht folgern, daß man mit systematischer Bestrahlung hier ähnlich Gutes schaffen könnte, wie bei den äußern Lymphomen[1]). Bei Knochen- und Gelenktuberkulose sah ich Gutes von der Vereinigung von Sonnenbestrahlung, Stauung (3×4 Stunden täglich mit einstündiger Pause) und jedesmal vorausgeschickter Darreichung von 0,05—0,1 Natr. jodat. nach Bier[2]).

Über die Tuberkulinbehandlung wage ich kein Urteil. Ich verfüge nur über eine nicht große Zahl von Erfahrungen mit der Sahlischen Methode (Vermeidung von Reaktionen) und mit dem Rosenbachschen Tuberkulin[3]) — allein an Kindern mit peripherischen Lokalisationen. Das Schloßmann-Engelsche[4]) Verfahren mit seinem schnellen Ansteigen zu größeren Dosen bis zur Erzeugung von Unempfindlichkeit gegen große Gaben habe ich nicht angewendet. In meinen Fällen hatte ich wohl den Eindruck einer günstigen Beeinflussung des Allgemeinbefindens, die Tuberkulose aber tat, was sie wollte, d. h. ein Teil der Herde besserte sich, ein anderer blieb unverändert, und neue Herde traten während der Behandlung auf. Indessen scheint es nach Durchsicht der Literatur, daß unter den tuberkulinisierten Fällen vielleicht mehr Andeutungen von Heilbestrebungen bei der Sektion gefunden werden, als bei den anderen[5]).

------

[1]) Über einen durch Serienbestrahlung unter Rückgang des Schattens symptomatisch gebesserten Fall bei einem 5 monat. Kinde berichten Rbadeau-Dumas, Weil u. Samet, Ref. Z. K. 7. S. 265.

[2]) Vgl. Kisch, A. Kl. Ch. 106. 1915.

[3]) Vgl. Beck, Z. K. 6. 1913.

[4]) B. Tub. 13. 1909.

[5]) Löwenstein-Brill, Z. K. 16. 1917.

Fünfter Abschnitt.

Erkrankungen einzelner Organe.

A. Erkrankungen des Nervensystems.

1. Akute Leptomeningitis[1]).

a) Klinisches.

Eitrige Leptomeningitis. Eitrige Leptomeningitis betrifft den Säugling entschieden häufiger als das ältere Kind und verschont auch die ersten Lebenstage nicht. Sie findet sich als Metastase oder Komplikation bei Septikopyämie, Erysipel, Pneumonie, bei Influenza und bei der eigenartigen multiplen eitrigen Entzündung seröser Häute, bei Eiterungen im Siebbein und Felsenbein, bei den perforierenden Nekrosen der Schädelknochen, bei Dekubitus und äußerlich erodierter Meningocele cerebralis und spinalis, bei Pyodermien jeder Art und namentlich auch in Anschluß an eitrige Rhinitis, einfache sowohl wie syphilitische. Für die Erkrankung junger Säuglinge hält Epstein[2]) die vom septischen Mundkatarrh schleichend erfolgende Verschleppung für bedeutsam.

Erreger[3]) sind vor allem **Pneumokokken**, dann **Streptococcus pyogenes**, andere **Streptokokken** und der **Meningococcus intracellularis Weichselbaum.** Seltenere Vorkommnisse betreffen **Staphylokokken** und **Glieder des Formenkreises** des **B. Coli**, **B. lactis aerogenes**[4]), **Diplobacillus capsulatus Friedländer**[5]) **Paratyphus**, **B. pyocyaneus**[6]), **Proteus**[7]), **Streptothrix** und **Influenzabazillen**[8]) von denen ich selbst bisher 8 Fälle beobachten konnte.

Von Unterschieden des **klinischen Bildes** gegenüber dem beim Erwachsenen ist vielleicht die Häufung besonders rasch sich abspielender Fälle zu nennen. Ich selbst sah die Krankheit in 24, 36 Stunden und 2, 3 bis 5 Tagen zum Tode führen. Umgekehrt ist auch außerhalb der epidemischen Zerebrospinalmeningitis eine Dauer von 2 bis 3 Wochen und mehr nicht ungewöhnlich. Im übrigen pflegen mehr als beim älteren Kinde die Krämpfe hervorzutreten (konvulsivische Form von Rilliet und Barthez), und hierin, sowie in der seltenen Fieberlosigkeit und dem in nicht ganz stürmischen Fällen häufig auffallend langen

---

[1]) Lit. Huguenin, Z. HB. Bd. IX. Steffen, G. HB. V. Rilliet u. Barthez, HB. d. Kinderkrankh. I. (Meningitis) u. II. (Hydrozephalus). d'Astros, Les hydrocéphalies. Paris 1898. Fr. Schultze, N. HB. IX. 3. Pfaundler, Physikal. Bakter. u. Klin. üb. Lumbalpunktion b. Kindern. 1899.

[2]) Med. Wandervortr. 3. Maßn. i. d. Hyg. d. neugeb. Kindes.

[3]) Lit. Kleinschmidt in Schmidts Jahrbücher 1916. S. 65.

[4]) Lit. bei Escherich u. Pfaundler, B. Coli in Kolles Handb. d. pathogen. Mikroorganismen. Bd. II. 1903.

[5]) Lit. bei Nöggerath, M. m. W. 1907. Nr. 13.

[6]) Koßel, Z. H. J. 16. Concetti, A. m. ch. i. 15. April u. 6. Mai 1899. Goldreich, J. K. 56.

[7]) Lit. bei Goebel, D. A. kl. M. 116. 1914.

[8]) Lit. b. Hecht, J. K. 57. Ghon, W. kl. W. 1902. Nr. 27. Simon, M. K. Orig. 9. Nr. 10. 1911.

Erhaltensein des Sensoriums darf man vielleicht die wesentlichen Abweichungen gegen später erblicken.

Das Wiedererkennen der bezeichnenden objektiven **Symptome** bietet auch in diesem Alter keine Schwierigkeiten, und selbst die subjektiven und psychischen wird ein geübtes Auge zu finden wissen. Kopfschmerz erschließt man aus Unruhe, Schlaflosigkeit, andauerndem Stöhnen oder schrillem Aufschreien und aus dem ängstlich verzerrten Gesichtsausdruck; Bewußtseinstörung aus dem Mangel des Fixierens und Greifens, den leeren Zügen und dem „verlorenen" Blick. Soweit die Erscheinungen nicht auf Vergiftung der Rinde, sondern auf Hirndruck beruhen, entwickeln sie sich beim Säugling, besonders beim jungen, oft verhältnismäßig spät oder unvollkommen, vermutlich wegen der Nachgiebigkeit des Schädels. So sah ich Kinder mit durch Lumbalstich nachgewiesener eitriger Influenzameningitis und vorgewölbter Fontanelle tagelang im Bett sitzen und spielen, und namentlich auch bei der einen angeborenen Hydrocephalus komplizierenden Infektion kommt es vor, daß nur Erbrechen, Krämpfe, Nervenlähmungen und leichte Nackenstarre das Leiden erkennen lassen, während Schmerzäußerung und Sopor bis in die letzten Tage fehlen können. Es kann sogar geschehen, daß ausgedehnte eitrige Erkrankungen tagelang „latent" verlaufen und erst in den letzten 14—60 Stunden Erscheinungen machen [1]).

In drei meiner Fälle begann die akute eitrige Meningitis mit einem doppelseitigen, leicht hämorrhagischen Ödem der Augenlider bei unveränderter Bulbusbindehaut. Eine Erklärung hierfür konnte auch bei der Sektion nicht gefunden werden, namentlich war keinerlei Venenthrombose nachweisbar.

Unter den **Verlaufstypen** boten die **ganz akuten,** die ich gesehen habe, entweder das Bild einer stürmischen, fieberhaften Eklampsie (akute konvulsivische Form Rilliet Barthez) oder sie trugen die Maske eines septischen Verfalles mit Kollaps, Diarrhöe und Benommenheit. Zuweilen fehlten dabei alle meningitischen Zeichen. Bei irgend längerer Dauer aber pflegen unzweifelhafte Symptome zu erscheinen, deren Art von dem vorwiegenden Sitz der eitrigen Entzündung abhängig ist.

Am häufigsten ist der **kortikale Typus,** und eine Einhüllung größerer Teile und oft des ganzen Gehirns in dicke, zähe, grüngelbe Eiterschwarten ist für die Säuglingsmeningitis geradezu kennzeichnend. Klinisch bestehen die Merkmale allgemeiner Rindenreizung; bei ungleicher Verteilung des Exsudates beobachtet man gelegentlich mono- oder hemiplegische bzw. spastische Beteiligung der Extremitäten [2]) und entsprechend beschränkte Krämpfe.

Bei dem **zerebrospinalmeningitischen Typus** tritt zu dem Angeführten als Ausdruck spinaler Reizung frühe, hochgradige Nacken- und Rückenstarre sowie ausgesprochene allgemeine Haut- und Muskelhyperästhesie. Daß dieses Bild sich so häufig bei Säuglingen findet, beruht auf der bekannten Bereitschaft der Jugend im allgemeinen und des ersten Jahres im besonderen zur Erkrankung an epidemischer Genickstarre [3]). Nach einer von Ziemssen [4]) zitierten Statistik kamen 208 von 779 Toten auf Säuglinge, nach einer anderen 125 Erkrankungen von 975, nach Göppert 17 Proz. Das jüngste der von mir behandelten Kinder war beim Einsetzen der Krankheit 4 Wochen alt. Alle bekannten Formen, die akuten, subakuten, intermittierenden und über Monate hingezogenen sowie die ins hydrocephalische Stadium übergehenden und die Meningokokkensepsis kommen schon in dieser Lebenszite zur Ausbildung.

---

[1]) Dollinger, Z. K. 21. 1919.
[2]) Vgl. Zappert, J. K. 40. Hirschberg, D. A. kl. M. 41.
[3]) Lit. bei Göppert, E. i. M. K. 4. 1909.
[4]) Handb. d. spez. Path. u. Ther. II.

Nicht jedesmal liegt jedoch dem genannten Typus die epidemische Krankheit zugrunde. Ich habe ihn in klassischer Gestalt auch durch Staphylokokken und Influenzabazillen entstehen sehen. Umgekehrt ist bekannt, daß auch die Meningokokkenmeningitis des Säuglings ohne Fontanellenspannung und Kernig, ohne Nackenstarre, Erbrechen und Steifigkeit verlaufen kann und sich nur durch Hyperästhesie, Fieber, beschleunigten Puls und beschleunigte Atmung äußert. Eine der Diagnose besonders schwer zugängige Form geht mit auffallender wachsgelber Blässe einher und ähnelt äußerlich sehr gewissen Fällen von eitriger Pyelozystitis [1]).

Basalen Typus mit seinen paretischen Erscheinungen an den Hirnnerven sah ich mehrmals bei **otogener Meningitis**, wo der Eiterdurchbruch nahe der Spitze der Felsenbeinpyramide erfolgt war; er kommt aber auch primär vor. Die hier besonders schnelle und reichliche Ansammlung eines Ventrikelergusses kündigt sich durch frühen Sopor und vermehrte Konvulsionen an, zuweilen auch durch Druckpuls. Bei subakuter Entwicklung — es sind Fälle von fünfwöchiger Dauer bekannt [2]) — steht das Koma im Vordergrunde. Auch die epidemische Zerebrospinalmeningitis kann merkwürdigerweise zuweilen unter dieser Maske auftreten und ist dann von der tuberkulösen Erkrankung ohne Heranziehung der Lumbalpunktion oft kaum zu unterscheiden. Die bei basaler Erkrankung stets vorhandene Eiterung in den Ventrikeln kann manchmal so erheblich werden, daß sie, ähnlich wie beim Hydrocephalus, zu Erweiterung der Kammern und des Schädels führt. Von der Zerebrospinalmeningitis ist das bekannt. Aber es gibt in den ersten Lebenswochen auch seltene Vertreter dieses **Pyocephalus**, die durch die gewöhnlichen Eiterungen erzeugt sind, eine eigenartige Symptomatologie haben und um so leichter für beginnende gewöhnliche Wasserköpfe gehalten werden, als sie meist fieberlos verlaufen.

Der eine der beiden bisher von mir beobachteten Fälle [3]) betraf den 5 Wochen alten Knaben S. [4]), der an der Mutterbrust seit 4 Wochen mit Erbrechen und Stuhlverhaltung erkrankt war; seit 3 Wochen wiederholen sich Krämpfe in Form allgemeiner tonischer Starre.

Das frühgeborene, schwer atrophische Kind zeigt hydrocephalische Schädelform (Circumf. front. occip. 36 cm) und weite, vorgewölbte Nähte und Fontanellen. Auf der Haut zahlreiche Petechien. Nabel exkoriiert. Sopor, subnormale Temperaturen. Mäßige Nackenstarre, fibrilläre Zuckungen um Kinn und Unterlippe, Pupillen eng, zuweilen Strabismus und Ptosis links. Arme und Beine in starrer, dauernder Beugekontraktur, Tetaniestellung der Hände. Dermographische Phänomene.

Bis zu dem am 3. Tag der Beobachtung erfolgten Tode wurden verzeichnet: Dauernde Untertemperatur, Ödem der Augenlider, leichte Parese des rechten Fazialis, häufige Krämpfe in Form bis 20 Sekunden dauernder tonischer Zusammenziehungen des Gesichtes (schnauzenförmigen Mund, gerunzelte Stirn, zugeklemmte Augen), Anfällen von Atemstillstand, Trismus, extremer Flexion der Extremitäten, Ende mit Röcheln und wildem Geschrei. Zwischendurch rudimentäre Anfälle: Trismus, geller Aufschrei. In der Nacht vor dem Tode dauernd klägliches Wimmern.

Sektion: Hirnoberfläche stark abgeplattet, Seitenventrikel mit mächtigem Eitererguß erfüllt. Von der Hirnsubstanz ist beiderseitig der größte Teil der Markmasse, der Corpora striata und der größte Teil der Okzipitallappen vernichtet, während die motorische Region, Linsenkern, innere und äußere Kapsel erhalten sind. Die freiliegenden Flächen sind ulzerös erweicht. Zwischen den Plexus des 4. Ventrikels und der Gegend des Obex und dem hinteren Abschnitt des Kleinhirns eine ausgedehnte fibröse Arachnitis, in deren Bereich Teile des Kleinhirns geschrumpft und gelblich gefärbt erscheinen. Diffuse Arachnitis spinalis purulenta.

Es soll auch eine rein ventrikuläre eitrige Meningitis (Ependymitis) beim Säugling [5]) geben, deren Symptome mit der basalen Form große Ähnlichkeit haben.

---

1) Göppert, Klin. Jahrb. 15. 1906.
2) Henoch, Lehrbuch. Florand, T. m. e. IV. Barlow, Br. m. J. 21. IX. 1901. Vgl. auch unter chronischer Leptomeningitis.
3) Ein weiterer Fall bei Astros, l. c. S. 154.
4) Vgl. E. Davidsohn, Üb. eitr. Meningitis b. Säugl. In.-Diss. Berlin 1895.
5) Vgl. z. B. Coutts, L. 25. IV. 1903.

Tuberkulöse Meningitis. Die tuberkulöse Meningitis ist beim Säugling entgegen älteren Anschauungen keineswegs selten, sondern recht häufig[1); auch bei Kindern des ersten Vierteljahres wird man ihr begegnen. Ihre Symptomatologie ist ähnlich mannigfaltig, wie in der späteren Kindheit; sie wird in hohem Maße auch dadurch bestimmt, ob das Kind vorher an ausgedehnter Tuberkulose litt oder ob eine akute Aussaat von einem symptomlos getragenen Herd aus erfolgte. Im wesentlichen nur im letzten Falle kommt der bekannte klassische Verlauf mit seinen drei Stadien der Prodrome des wachsenden Hirndruckes und der Hirnlähmung vor[2]), der seinerseits wieder je nach dem Vorherrschen einzelner Symptome sehr verschiedenartige Gestalt aufweisen kann.

So gibt es eine eklamptische Form, eine durch ausgesprochenen Opisthotonus, allgemeine Steifigkeit und Schmerzhaftigkeit der epidemischen Meningitis gleichende zerebrospinale Form, und im Gegensatz dazu eine vorwiegend nur durch Bewußtseinsstörung mit geringen, ja zuweilen ganz fehlenden Reizerscheinungen gekennzeichnete komatöse Form.

Einen ungewöhnlich protrahierten Verlauf dieser „Schlafkrankheit" sah ich einmal bei einem kräftigen, 8monatigen Brustkinde. Es hatten vom 22. bis 29. 7. Erbrechen und Durchfall bestanden, die am letzten Tage plötzlich verschwanden und sofort von Koma abgelöst wurden. Unter wechselnden, stets geringen Reizerscheinungen, erst in späteren Tagen spärlichen allgemeinen Krämpfen, häufig unregelmäßigem, aber nie unter 110 sinkendem Puls, zeitweiligen Zeichen von Kopfschmerz und beiderseitiger Stauungspapille, bei geringer Nackenstarre, zunehmender Milzschwellung und subfebrilen Temperaturen, die erst am 15. 8. staffelförmig zu steigen begannen, lag Patient in Koma bis zu dem am 22. 8. erfolgenden Tod, also fast 4 Wochen!

Sektion: Ausgedehnte Miliartuberkulose des Gehirns, basale Meningitis, sehr geringe miliare Tuberkulose in Lunge, Leber, Niere. Am Lungenhilus eine käsig erweichte Drüse.

Außerordentlich atypisch jedoch gestaltet sich zumeist der Hergang bei Säuglingen mit anderweitiger vorgeschrittener Tuberkulose. Hier können vielfache Abweichungen einzeln oder vereint das Bild verwischen. Die Prodrome pflegen in den Symptomen der bereits ausgebildeten Organtuberkulose zu verschwimmen oder an und für sich gering zu sein. Am beständig ten noch ist ein Umschlag der Stimmung ins Mürrische, ferner eine schwere Anorexie, weniger häufig Erbrechen und Unruhe. Es können prodromale Erscheinungen nach kurzer Zeit verschwinden und verhältnismäßigem Wohlbefinden Platz machen, bis auf einmal die schweren Störungen einsetzen. So sah ich einmal einen vereinzelten Krampfanfall, der erst 10 Tage später in deutlichen meningitischen Erscheinungen seine Erklärung fand; ein andermal ging zweimal wiederholtes Erbrechen bei sonst unverändertem Befinden weiteren Zeichen acht Tage voraus. Wichtige Symptome, ja fast alle Nervenerscheinungen, können fehlen. Obstipation ist die Ausnahme, Einziehung des Abdomen sehr selten; dafür treten Meteorismus mit und ohne Diarrhöen ein. Die charakteristische Pulsbeschaffenheit ist zuweilen nur so kurze Stunden vorhanden, daß sie der Beobachtung entgehen kann; die geringste von mir beobachtete Zahl war 76, zumeist fanden sich 90 bis 108 Schläge. Die klassische Temperaturkurve wird oft völlig vermißt. Ich habe sogar — wenigstens bei nur zweimaliger Messung — ganz fieberlose Verläufe gesehen. Recht oft spielt sich das Leiden außerordentlich rasch ab, entweder, weil das Leben schon kurz nach Hervortreten der ersten zerebralen Symptome erlischt, oder weil die verschiedenen Stadien regelwidrig schnell durchlaufen werden. Henoch hat derartiges (siebentägige Krankheit) be-

---

[1]) Hohlfeld, M. K. II. Nr. 5. H. Koch, Z. K. 5. 1913.
[2]) Legendre, Rilliet u. Barthez, Henoch. Vgl. auch Bosselut, Contrib. à l'étud. d. l. Mén. tub. chez l. jeun. enf. âgés d. moins d. 2 ans. Th. d. Paris 1888.

schrieben und auch der folgende Fall bietet in dieser und anderer Hinsicht Beachtenswertes.

Ein blasser, rachitischer 10 Monate alter Knabe ist wegen Darmkatarrh (Erbrechen, Diarrhöe) aufgenommen. Außer einem unterminierten, tuberkuloseverdächtigen Ulcus der Wange und Milztumor, sowie chronischer Dyspepsie findet sich nichts Besonderes. Bis zum 22. Tag (20. 3.) des Aufenthaltes keine Veränderung, dann Unruhe, mürrisches Wesen, einmal Erbrechen, andauernde Nahrungsverweigerung, so daß Sondenfütterung nötig wird. Zunehmende Blässe, Abmagerung; am 27. 3. abends voıübergehend Druckpuls (90), Fontanelle undeutlich gespannt. 28. 3. leichte Nackenstarre, Teilnahmslos¡gkeit, Katalepsie. Keine weiteren nervösen Erscheinungen; bis zum Tod am 30. 3. keine Änderung. Niemals Obstipation, immer Meteorismus, Temperatur stets unter 37⁰, später Kollapstemperatur. Dauer seit Beginn der Prodrome 10 Tage.

Sektion: Miliartuberkulose des Gehirns und Basilarmeningitis. Hydrocephalus. 5 Kleinhirntuberkel. Verkäsung der Bronchialdrüsen. Mäßige Miliartuberkulose der Lunge, Leber, Niere.

Mit der Diagnose der tuberkulösen oder eitrigen Meningitis ist ein nahezu sicheres Todesurteil gesprochen. Denn wenn auch einige Heilungen[1] berichtet werden, so sind das doch ganz ungewöhnliche Ereignisse. Nur die epidemische Zerebrospinalmeningitis erlaubt eine etwas bessere Voraussage. Aber recht oft wird man bei ihr der Erhaltung des Lebens nicht froh wegen der bekannten bleibenden, schweren Schädigungen in Gestalt des Wasserkopfes, der Blindheit oder Taubheit.

Meningitis serosa[2]). Trotzdem muß man sich hüten, die verhängnisvolle Prognose auszusprechen, solange nicht die Gegenwart der eitrigen oder tuberkulösen Entzündung über alle Zweifel gesichert ist. Denn es gibt Erkrankungen, bei denen alle Merkmale dieser oder jener vorhanden waren und die dennoch im Falle des Todes die diagnostizierten Veränderungen vermissen lassen. Solche Fälle ereignen sich beim Säugling nicht allzu selten, und ein großer Teil von ihnen geht in Heilung über. Man hat hier früher vielfach die Diagnose fallen lassen und mit dem körperlosen Begriffe einer ,,Pseudomeningitis'' oder eines ,,Meningismus'' gearbeitet (Dupré, Daucher). Heute bricht sich dagegen immer mehr die Anschauung Bahn, daß es sich tatsächlich um eine Entzündung der Hirnhäute handelt, aber um eine solche milder Art, die **Meningitis serosa.**

Es ist erwiesen, daß die Reaktion auf meningeale Infektion die Stadien der Zirkulationsstörung, des entzündlichen Ödems, dann der seropurulenten und schließlich der rein eitrigen Exsudation durchmacht. Eine schwere Infektion kann zum Tode führen, bevor noch die volle Höhe der **anatomischen Veränderungen** erreicht wurde, und die Autopsie findet dann nur eine Vorstufe vor. Gewisse Fälle von Meningitis serosa sind dementsprechend nichts anderes, als Erkrankungen von so hoher Virulenz, daß sie vor Eintritt der Eiterung tödlich endigten (Boenninghaus).

Bei geringer Virulenz der Infektion bleibt die Reaktion dauernd auf einer Vorstufe stehen. Es kommt zur serösen, allenfalls seropurulenten Mening¡t¡s. Hier zeigt sich stärkere Blutfülle der transparenten oder leicht getrübten Pia und Durchfeuchtung mit wasserklarer oder leicht getrübter Flüssigkeit. Bei Beteiligung des Gehirnes (Encephalitis serosa) führt die entzündliche Durchtränkung zu größerer Weichheit und Volumvergrößerung, so daß der Piaerguß ausgepreßt, das Gehirn anämisch, die Gyri abgeflacht werden. In den Meningen, den perivaskulären Räumen der Hirnsubstanz und in dieser selbst finden sich zellige

---

[1] Geheilte eitrige Kolimeningitis: Nobécourt u. Pasquien, Gaz. hebdom. 7. 12. 1902. Dubois, Ref. Z. K. 6. S. 521. 2 eigene Fälle. Geheilte Pneumokokkenmeningitis bei 8monatigem Kind: Wolff u. Lehmann, J. K. 80. 1914. Unter den beschriebenen Heilungen der tuberkulösen Form (Lit. Riebold, M. m. W. 1906. Nr. 35) finde ich nur ein junges Kind (1½ Jahr) mit Bazillennachweis, allerdings ohne Tierversuch (Reichmann u. Rauch, M. m. W. 1913. Nr. 26). Die meisten hierher gezogenen Beobachtungen dürften der Mening. comitans bei Tuberkulösen zuzuschreiben sein (vgl. S. 476).

[2] Lit. außer den eingangs genannten Werken Quincke, Die Meningitis serosa. V. V. 1893. Nr. 67 u. D. Z. N. IX. Boenninghaus, Die M. s. acut. Wiesbaden 1897. Riebold, M. m. W. 1906. Nr. 46. Hutinel, R. M. April 1902. Weiß, Sammelref. Z. Gr. 1911. Nr. 23. Finkelstein, M. Ps. N. 1900. Blühdorn, B. kl. W. 1912. Nr. 38. Groer, Z. K. 21. 1919.

Wucherungen oder Infiltrate teils mehr diffuser, teils umschriebener Art (Men. infectiosa circumscripta Schottmüller)[1]). Die Ventrikel sind häufig nicht beteiligt, in anderen Fällen wiederum sind sie als Hydrocephalus acutus der Hauptsitz der Veränderungen; dann sind sie erweitert, mit Flüssigkeit erfüllt, die Plexus sind hyperämisch, zellig infiltriert, später anämisch. Das Ependym ist oft granuliert und wohl auch verdickt[2]). Die vorgeschlagene Trennung der Fälle in eine externe und ventrikuläre Form kann kaum scharf durchgeführt werden.

Bei der **Lumbalpunktion** entleert sich unter erhöhtem Druck zuweilen ein leicht getrübter Liquor, aus dem sich eine Spur eitrigen Satzes niederschlägt. Handelt es sich nur um entzündliches Ödem, so findet sich eine klare, öfter ein feines Gerinnsel bildende Flüssigkeit mit etwas vermehrtem Eiweißgehalt (mehr als $0,5^0/_{00}$.)[3]). In den leichtesten Formen, denen namentlich die Mehrzahl der ventrikulären Reizungen angehören, ist der Liquor vom normalen kaum zu unterscheiden und nur der höhere Druck und die größere Menge bestätigt die Diagnose.

Die **infektiöse Ätiologie** ist für zahlreiche Fälle durch den Nachweis pathogener Bakterien[4]) gesichert (Pneumokokken, Streptokokken verschiedener Typen, Staphylokokken, Bact. coli, Meningokokken u. a.). Auch wenn das Punktat steril befunden wird, können in den Geweben Entzündungserreger sitzen[5]). Außer den infektiösen ist für viele Fälle, namentlich solche von ventrikulärer Meningitis, lediglich mit sichtbarer entzündliche Veränderung des Liquors die toxisch-angioneurotische Entstehung verfochten worden (Quincke). Im Hinblick auf die Analogie mit gewissen flüchtigen Ödemen der Haut und fliegenden Gelenkschwellungen ist das Vorkommen einer solchen **Meningitis sympathica** (Schottmüller) sehr wahrscheinlich.

Bei manchen, im Säuglingsalter freilich selten anzutreffenden Erkrankungen handelt es sich um eine **Meningitis serosa comitans** (Schottmüller), d. h. um eine Exsudation infolge Fernwirkung nahe gelegener entzündlicher Herde des Gehirns, der Schädeldecken und Knochen, entsprechend den Gelenkergüssen bei Epiphysitis. Auch hier ist die Flüssigkeit meist steril. Solches findet sich außer bei Mittelohreiterungen namentlich auch bei Solitärtuberkeln und anderen umschriebenen Tuberkulosen im Schädelraum.

Die im Verlaufe schwerer infektiöser Erkrankungen auftretenden Erscheinungen von **Meningoencephalismus** können schließlich auch durch toxische Schädigung des Zentralnervensystems erklärt werden.

Die **seröse Meningitis** beim Säugling ist nur verhältnismäßig selten ein **primäres Vorkommen**; zumeist entsteht sie als Komplikation örtlicher oder allgemeiner Infektionen, bei Masern, Keuchhusten, Grippe, Otitis media u. a. Auch bei Stomatitis purulenta und bei der Vakzine habe ich sie gesehen. Besonders ausgesprochen sind die Beziehungen zu Bronchitis, Pneumonie[6]) und Gastroenteritis[7]).

Die **klinischen Formen** sind recht mannigfaltig.

Eine **hyperakute Form**, die „Apoplexia serosa" älterer Beobachter bildet die Grundlage schwer deutbarer Fälle, die hauptsächlich gekennzeichnet sind durch schwere Krämpfe, in deren Pausen innerhalb eines tiefen Komas vielleicht nur eine Andeutung von Nackenstarre auf die Ursache hinweist. Sie

---

[1]) Befunde bei Hansemann, Kongr.f. inn.Med. 1897. Schulze, ibid. 1887. Steffen, Huguenin, Boenninghaus, l. c. Nauwerk, Z. B. l. Sawada, V. A. 166. Peters, Ref. J. K. 57, S. 246. Nobécourt u. Voisin, R. M. April 1903. Kirchheim u. Schröder, A. kl. M. 103. 1911. Oseki, Z. B. 57. 1912. E. Fränkel, V. A. 194. Beiheft.

[2]) Cervesato (Policlinico 13. X. 1897) beschreibt 3 Fälle akuter ventrikulärer Menigitis mit hochgradiger Schwellung, Hyperämie und Blutungen des Ependyms mit Auflagerung von Exsudat.

[3]) Analysen bei Pfaundler, l. c., Concetti, A. m. ch. inf. 1899. S. 293.

[4]) Lévy, Arch. d. méd. exp. 1897. Haushalter u. Thiry, R. d. med. 1897. Nobécourt u. Délestre, A. m. ch. inf. 15. 4. 1900. Mya, La settim. 1897. Astros, l. c. Finkelstein, M. P. N. 1900. Delhern u. Laiquel-Lavastine, R. M. April 1903. Concetti, R. m. ch. inf. 15. 10. 1900.

[5]) Oseki, Fränkel, Schottmüller.

[6]) Vgl. Leichtenstern, Influenza in N. Hb. Comby, Gaz. d. hop. 1896. Nr. 7. Hutinel, S. m. 1892. S. 249.

[7]) Concetti, l. c. 1900. Marfan, S. m. 10. Juni 1896. Astros, l. c. Ausset et Brassart, A. m. ch. inf. 15. 4. 1903. v. Groer l. c.

setzen unter hohem Fieber ein und führen bald nach einigen Stunden, bald nach wenigen Tagen zum Tode[1]).

12 m on. Knabe, wegen Tuberkulose und Otitis med. dupl. purul. in Behandlung, zeigt während vierwöchiger Beobachtung keine nervösen Störungen. 8. 7. 97 direkt im Anschluß an das Austupfen des Ohres urplötzlich allgemeine Konvulsionen von $3/4$ Stunden Dauer, dann Koma, Stertor, 200 Pulse, Kollaps. Tod nach 12 Stunden.

Sektion: Tuberkulose der inneren Organe. Keine Miliartuberkulose, auch nicht im Gehirn. Piamaschen erfüllt mit reichlicher, klarer, seröser Flüssigkeit, von vermehrtem Eiweißgehalt, die besonders der rechten, stark injizierten Hemisphäre kappenartig aufsitzt. Beim Zentrifugieren spärliche Leukozyten und Endothelien.

Steigen des Fiebers bis zur Hyperpyrexie wird bei solchen Zuständen öfters gesehen.

7½ m on. Mädchen, wegen doppelseitiger Influenzapneumonie in Behandlung. Am Abend des 7. Tages des Krankenhausaufenthaltes steigt die bisher zwischen 37 und 39 ° remittierende Temperatur auf 40,3 °. Benommenheit, verfallenes Aussehen, starrer Blick mit engen Pupillen stellen sich ein. Schwere Krampfanfälle, geringe Nackenstarre, gesteigerte Patellarreflexe. Fontanelle gespannt, nicht deutlich vorgewölbt. Spinalpunktion ergibt schnell tropfenden, wasserklaren Liquor, aus dem einige Kulturen von Influenzabazillen gezüchtet werden. Eiweißgehalt schätzungsweise eine Spur vermehrt. Innerhalb der nächsten 24 Stunden Temperaturanstieg auf 41,5, stärkere Benommenheit, Stöhnen und schrilles Geschrei; ausgesprochene Hyperästhesie, Andauer der Krämpfe. Tod am Abend des achten Krankheitstages. Sektion ergibt außer der schweren, im linken Unterlappen abszedierenden Pneumonie eine ausgesprochene diffuse Hyperämie der Hirnrinde, starke Injektion der Venen und reichliche klare Flüssigkeit in den Piamaschen. Ventrikel unbeteiligt. Die mikroskopische Untersuchung zeigt starke Blutfülle der Kapillaren und eine deutliche perivaskuläre Infiltration in der Pia.

Die Deutung solcher Vorkommnisse als akute Meningitis bzw. Meningoencephalitis serosa stützt sich außer auf den makro- und mikroskopischen Befund (Weichheit, Ödem, Zellinfiltration) und den Bakteriennachweis noch auf die Erfahrung, daß ganz gleiche Anfänge sich weiterhin milder gestalten und klare meningitische Krankheitsbilder entstehen lassen können.

So entwickelte sich bei einem drei Tage hindurch unter unausgesetzten hyperpyretischen (42°) Krämpfen darniederliegenden Knaben in der Folge ein typisch zerebrospinalmeningitischer Zustand. In der zentrifugierten Spinalflüssigkeit fanden sich neben sehr spärlichen Eiterzellen Kokken aus der Gruppe des Meningococcus intracellularis. Tod am 19. Tage der Beobachtung. Sektion: Unzweifelhafte rein seröse Meningoenzephalitis[2]).

Dieses schwere und stürmische Bild erklärt sich meines Erachtens beim Säugling nicht durch eine besondere virulente Infektion. Es dürfte sich vielmehr um eine abnorme Reizbarkeit des Zentralorgans auf besonderer konstitutioneller Grundlage handeln. Bei vielen Fällen ist diese in der Spasmophilie[3]) gegeben. Wenigstens bin ich in der Mehrzahl meiner Beobachtungen die Zeichen dieser Konstutionsanomalie teils schon vor, teils während des tödlichen Hirnleidens festzustellen in der Lage gewesen.

Unter den langsamer verlaufenden Formen trägt eine Reihe die Züge des **zerebrospinalen Typus.**

Ein dreimonatiger Knabe soll seit 3 Wochen Husten und Schnupfen und vor etwa 4 Wochen einmal Krämpfe gehabt haben. Er wird wegen großer Unruhe gebracht (6. Juni 1899). Das Kind bietet neben unwesentlichen sonstigen Befunden der inneren Organe das typische Bild der Zerebrospinalmeningitis. Nackenstarre, Opisthotonus, Hyperästhesie, Benommenheit, Extremitätenspasmen, häufig konvulsivische Zuckungen in Gesicht und Gliedern. Druck auf beide Tragi empfindlich. Beiderseits Otitis media sero-purulenta, nach deren Parazentese keine Besserung der Hirnerscheinungen. Unter Schwankungen der Symptome, die jedoch nie völlig verschwinden, häufig aber anschwellen, mit gelegentlichen, ein- bis zwei-

---

[1]) Fälle bei Säuglingen: Steffen, Abercrombie, Rilliet und Barthez, vgl. bei Boenninghaus. Auch aus späterem Alter sind sie bekannt.

[2]) Ähnlich verlief ein Fall von Dehler. 36 Stunden Krämpfe, Temperatur 43°, später Hydrozephalus. Operation. Tod nach 3½ Monaten. Sektion ergibt „Reste einer serösen Meningitis". Festschr. z. Feier d. 50j. Bestehens d. phys.-med. Ges. Würzburg 1899.

[3]) Vgl. S. 520.

tägigen Fiebererhebungen (bis 39⁰), mehrfach auch allgemeinen Krämpfen und Erbrechen dauert der Zustand 5 Wochen. (10. Juli.) Niemals Vorwölbung, dagegen wohl vermehrte Spannung der Fontanelle. Am 10. Juli wiederum Fieber, sichtliche Verschlimmerur g, Erbrechen. 11. Juli langdauernde Krämpfe, 40,3⁰, Exitus.

Sektion: Blasses, ziemlich weiches Gehirn, sichtlich feuchter als normal. Mäßige Erweiterung der mit klarem Liquor gefüllten Ventrikel. Im Rückenmark nichts Bemerkenswertes. Im Felsenbein beiderseits Antrum- und Paukenhöhleneiterung. Geringe Bronchitis. Im übrigen kein Befund.

Mehrfache Lumbalpunktion intra vitam lieferte sehr langsam und unter minimalem Druck völlig klare Flüssigkeit, deren Eiweißgehalt nicht vermehrt war. Sie ergab bei der Kultur ausschließlich Streptokokken, aus der Gruppe der Grippestreptokokken, die auch im Ausstrich des Liquors ganz vereinzelt zu sehen waren. Dieselben im seropurulenten Sekret der Paukenhöhle.

Fünfmon. Knabe mit ungenügender Anamnese. Mäßige Rachitis, Magerkeit. Patient liegt fiebernd (40⁰) in leicht benommenem Zustand. Außerordentlich auffallender Opisthotonus, Nackenstarre, dauernde Streckspasmen der Extremitäten, zuweilen leichte Zuckungen in ihnen und im Fazialisgebiet. Keine Hyperästhesie. Sehnenreflexe leicht gesteigert, zuweilen fliegende Rötung. Pupillen reagieren normal. Im Verlauf andauernde Kontinua zwischen 40 und 39⁰, vom 5. Tag an auch Remissionen zur Norm mit abendlichem Wiederanstieg, jetzt unter 39⁰ bleibend. Zuweilen leichte Kontrakturen. Niemals allgemeine Krämpfe. Beiderseits Ohreiterung. Keine Pulsirregularitäten. Fontanelle nicht vorgewölbt, meist straff gespannt. Stühle anfänglich normal, später Durchfall. Tod am 13. Tag nach der Aufnahme.

Sektion: Innere Organe sehr blaß, sonst ohne besondere Befunde. Gehirn genau wie oben.

Die wiederholte Lumbalpunktion hatte eine ganz leicht getrübte Flüssigkeit von sichtlich vermehrtem Eiweißgehalt (Kochprobe) ergeben, die bei langem Zentrifugieren ein kleines Sediment polynukleärer Leukozyten absetzte. Mikroskopisch ziemlich viel plumpe, an den Enden zugespitzte Stäbchen und Kokken, z. T. intrazellulär. Auf Agar erfolgte kein Wachstum. Hierher gehört jedenfalls auch ein geheilter Fall.

Mädchen von 6 Mon., am 1. 10. 1899 mit Fieber, Erbrechen, Diarrhöe erkrankt, zunächst in der Poliklinik behandelt. Am 7. 10. zuerst Nackenstarre, Tremor, Fontanellenspannung. Bei der Aufnahme Fontanellenvorwölbung, Hauthyperästhesie, Opisthotonus, Tremor, Spasmen, Zuckungen, Strabismus. Ohren normal. Leichte Stauungspapille. Puls 120, leicht irregulär. Lumbalpunktion: Leicht getrübte Flüssigkeit mit vermehrtem Eiweiß, Spur eitrigen Bodensatzes. Staphylococcus albus auch intrazellulär. Im Verlauf wechselnde Hirnsymptome, mäßiges Fieber (um 38⁰), Durchfälle, Erbrechen. Behandlung mit heißen Bädern, Inunktion mit Argentum colloidale Credé, Sondenfütterung wegen schwerer Anorexie. Besserung ab 23. 11. Am 15. 12. geheilt in gutem Ernährungszustand entlassen.

Besonders bemerkenswert seiner Eigenschaft als Komplikation der Impfung wegen ist der folgende Fall. Bei einem 1 jähr. Mädchen geht am 7. Tage nach der Impfung gleichzeitig mit dem Höhepunkt der Pustelentwicklung das Fieber auf die ungewöhnliche Höhe von 41⁰, dabei deutliche Anzeichen von Hyperästhesie, Opisthotonus, leichte Steifigkeit, Zuckungen. Kein Kernig, keine deutliche Reflexsteigerung, Fontanelle gespannt, nicht vorgewölbt. Lumbalpunktion entleert rasch tropfend 8 ccm wasserklaren Liquor von annähernd normalem Eiweiß- und Zellgehalt. Rascher Rückgang aller Symptome in gleichem Schritte mit der Eintrocknung der Impfpusteln.

Ihrer Häufigkeit wegen wichtiger und so recht eine Krankheit der ersten Lebensjahre ist die **ventrikuläre seröse Meningitis**, der unter den Erscheinungen des Hydrocephalus acutus einhergeht und über die in der Literatur reichliche Erfahrungen niedergelegt sind. Dabei läßt sich eine mehr akut beginnende und mit Krämpfen verbundene und eine schleichend entwickelte, mehr komatöse Form unterscheiden.

Die konvulsivische Form verbindet sich mit Vorliebe mit akuten Darmstörungen der infektiös entzündlichen Reihe. Zugleich mit ihnen oder nach einer Reihe von Tagen ihres Bestehens erscheinen meist unter höherem Fieber schwere, sich über Tage hinziehende Krämpfe, auch Laryngospasmus. Im Intervall herrscht Koma mit wechselnden Hirnerscheinungen; vielleicht wiederholt sich nach kurzer Pause die eklamptische Attacke aufs neue, während ein andermal nur mehr die sonstigen Hirndrucksymptome oft unter dem Bilde der symptomatischen Tetanie verharren. Auch hier kann ein schwerer und tödlicher Verlauf vorkommen.

Der 6½monatige Knabe H. erkrankte ganz akut in der Nacht vom 1. zum 2. Januar 1899 mit Fieber (39⁰), Krämpfen, wildem Geschrei, dazu trat bald Stimmritzenkrampf, der früher nicht vorhanden war. Bei der Aufnahme am 5. Januar — bis dahin hatten die Krämpfe angehalten — besteht Sopor mit Zuckungen, abwechselnd mit allgemeinen eklamptischen Anfällen. Im Intervall auch deutliche Tetaniesymptome: Gesteigerte muskuläre Erregbarkeit, Trousseau und Fazialisphänomen, Stimmritzenkrampf. Häufig fliegende, fleckige Röte. Keine sonstigen Hirnsymptome, keine Nackenstarre; Fontanelle nicht vorgewölbt und nicht auffällig gespannt. Puls 108, etwas unregelmäßig. Es besteht grüner, schleimigkatarrhalischer Stuhl und zeitweise Erbrechen. Der übrige Befund belanglos. Die Lumbalpunktion bleibt trotz dreimaliger sicherer Erreichung des Rückenmarkskanals erfolglos. Ohren normal. Dauernd Fieber zwischen 38 und 39⁰.

Unter Andauer der Krämpfe, Steigen der Pulsfrequenz, schließlich besonders tonischen Krämpfen der Atmungsmuskulatur geht Patient in einem Anfall von Apnoe am 8. Januar zugrunde.

Sektion: Hirn und Meningen enorm hyperämisch, vielfach entlang der Gefäße deutliche Trübung; in den Piamaschen leicht getrübtes Exsudat. Gyri abgeplattet, Substanz durchfeuchtet, weich, aber nicht zerfließend. Vierter Ventrikel deutlich erweitert, enthält leicht getrübte Flüssigkeit, die übrigen Ventrikel nur wenig erweitert mit spärlichem Inhalt. Plexus blutreich. Brustorgane ohne besondere Veränderungen, Darm mit ganz geringer Injektion und Schwellung des Lymphapparates, Nieren mit geringer trüber Schwellung.

Ein Überstehen der Krankheit ist jedoch auch in scheinbar verzweifelten Fällen möglich.

Fritz S., von gesunden Eltern und seit Geburt öfters von mir gesehen, künstlich ernährt, erkrankt im Beginn des vierten Lebensmonats plötzlich nach mehrtägigen dyspeptischen Verdauungsstörungen mit typischen eklamptischen Anfällen und Laryngospasmus, die trotz aller therapeutischen Maßnahmen unter Fieber bis 38,5⁰, einmal 39⁰, dreimal 24 Stunden fast ununterbrochen andauern. Die nächste Woche verläuft unter Verbleib der Darmstörungen mit Ausnahme gelegentlicher Zuckungen frei von Krämpfen, auch keine sonstigen Hirnerscheinungen. Dann wiederum drei Tage und Nächte lang schwere eklamptische Anfälle; unterdessen Verschlimmerung des Darmkatarrhs und des Allgemeinzustandes; schließlich bestehen Fieber, grünschleimige, wässerige Entleerungen ohne eigentliche Eiterbeimengung, Kollaps, Sopor; von Hirnerscheinungen in der Zeit nach den Krämpfen nur solche, wie sie auch sonst bei schweren Darmaffektionen vorzukommen pflegen (Spasmen, Tremor, Rigidität). Wider Erwarten tritt Erholung und völlige Heilung ein. Drei Monate nach Ablauf des Leidens erscheint das Kind wiederum, nunmehr mit schwerer Thorax- und Schädelrachitis und ganz auffallend vergrößertem Kopf (47 cm Umfang), der nicht aufrecht gehalten werden kann; Fontanelle weit offen, gespannt, vorgewölbt. Nach einem weiteren halben Jahre ist der unförmige Kopf noch weiter gewachsen (49 cm). Die Fontanelle kinderhandtellergroß. Im Alter von 4 Jahren ist das Kind, das erst mit drei Jahren gehen lernte, geistig sehr rege; Schädel noch auffallend groß, hoch und brachyzephal, Umfang 49. Parese des R. Abducens, sonst keine Folgen.

Bei der komatösen Form werden die Kinder im Verlaufe der früher angeführten Krankheiten mehr oder weniger schleichend, oft nach kurzer eklamptischer Einleitung von Kopfschmerz, Erbrechen, Unruhe befallen; es folgt Apathie, Sopor, Andeutung von Nackenstarre, Fontanellenspannung, Schielen, Mydriasis, zuweilen Hyperästhesie, selten Lähmungen. Auch Hemiplegien, Bradykardie, intermittierende Atmung kommt vor. Das Fieber ist meist niedrig, kann auch fehlen. Viele dieser Zustände heilen oft nach kurzer Dauer, oft ohne vollentwickelt zu sein — so sah ich Unruhe, Kopfschmerz, langsamen (96) Puls, Apathie, Nackenstarre, Erbrechen, mit deutlicher Fontanellenspannung bei einem sechsmonatigen Knaben nach viertägigem Bestehen unter Punktionsbehandlung dauernd schwinden. Indessen kann auch der Tod eintreten, und die Sektionsfälle belehren, daß es sich um einen Hydrocephalus acutus handelt.

1½jähr. Knabe erkrankt mit Fieber, Husten und Erbrechen, wird matt, blaß, mager und still. Nach 14 Tagen, innerhalb deren wiederholtes Erbrechen erscheint, wachsende Apathie, zuweilen Sopor, Lichtscheu, Schielen, Zähneknirschen, Seufzen, unregelmäßiger, langsamer Puls, leichte Nackenstarre. Lumbalpunktion ergibt klaren Liquor mit 1⁰/₀₀ Eiweiß und Gerinnselbildung; keine Tuberkelbazillen. Innerhalb der nächsten zwei Wochen langsames Schwinden der Symptome; geheilt entlassen.

3½monatiger Knabe, seit einigen Tagen mit Husten und schleimigen Durchfällen und am Tage der Aufnahme mit Krämpfen erkrankt. Unter ephemeren geringfügigen Fieberbewegungen entwickelt sich allmählich das volle Bild der tuberkulösen Meningitis: Koma, Spasmen, partielle und allgemeine Krämpfe, automatische Bewegungen, Ptosis, Strabismus, Fontanellenspannung, langsamer (90) irregulärer Puls. Augenhintergrund normal; Liquor schnell fließend, ohne sichtlich vermehrten Eiweißgehalt, ohne Gerinnselbildung, ohne Bakterien. Nach 12 tägigem Bestehen schneller Rückgang aller Erscheinungen, so daß nach vier Tagen nichts Meningitisches mehr vorhanden. Der Ausbreitung der bei der Auslieferung vorhandenen Bronchitis erliegt das Kind am 24. Tage der Beobachtung. Sektion: Venöse Hyperämie und Ödem der Meningen, Gyri abgeflacht, Seitenventrikel und Aquädukt erweitert, mit reichlicher Flüssigkeit gefüllt, Foramen Monroi weit. Sonst nichts Bemerkenswertes, keine Tuberkulose. Beiderseitige Kapillärbronchitis.

Zur Meningitis und Meningoencephalitis serosa sind mit großer Wahrscheinlichkeit auch manche jener eigenartigen **Komplikationen des Keuchhustens**[1]) zu rechnen, bei denen ein komatös - meningitisches Krankheitsbild mit häufigen schweren eklamptischen Anfällen besteht, in denen nach kurzem Verlauf zumeist in Hyperpyrexie der Tod erfolgt, und wo die Sektion nicht die zumeist vermutete Blutung oder Enzephalitis[2]), sondern nur seröse Durchtränkung, Ventrikelerguß und Abplattung der Gyri auffindet, während die mikroskopische Untersuchung die entzündliche Infiltration der Meningitis serosa nachweist[3]). Die zur Deutung meist herangezogene Stauung kann diese Zustände nicht erklären, denn diese führt nach Biers[4]) experimentellen Forschungen nicht zu entsprechenden Störungen.

Erich F., ein Jahr alt, wegen Keuchhusten und Krämpfen am 25. 1. 1896 aufgenommen mit geringer Bronchitis, und häufigen sehr heftigen Hustenanfällen. Im Anschluß an einen solchen am 26. 1. schwerer eklamptischer Anfall, der bis zum 8. 2. sich nicht wiederholt. Husten, Erbrechen, Inanition, dauerndes Fieber bringen das Kind sehr herunter. Zugleich mit einem Nachschub der Bronchitis setzen, nachdem am 8. 2. Unruhe, Benommenheit, vorübergehender Strabismus, Extremitätenzuckungen begonnen hatten, am 10. 2. Krämpfe ein, die sich in der Folge täglich vielmals wiederholen, später zuweilen mehrtägige Intervalle lassen. Mit dem Eintritt der Krämpfe steigt die Temperatur auf 40,5 bis 41°, selten Nachlaß bis 39°. Im Intervall Sopor von wechselnder Stärke. Von nervösen Erscheinungen besteht rechtsseitige Abduzensparese, Strabismus. Pupillendifferenz, Nackenstarre, automatische Bewegungen, Spasmen und Paresen der Extremitäten, die links bedeutend stärker sind als rechts. Doch sind die Befunde wechselnd und nicht jedesmal mit gleicher Sicherheit zu erheben, auch die Sensibilität und die Stärke der Reflexe schwanken in weiten Grenzen. 5. 3. erneuter schwerer Krampf mit tödlichem Ende. Das Sektionsprotokoll notiert außer Bronchitis nur mäßige Ependymitis der Seiten- und des IV. Ventrikels und etwas Hydrocephalus internus. Eine rechtsseitige Blutung war zeitweise in Betracht gezogen worden, doch sprach der Wechsel der Symptome dagegen.

Besonders bemerkenswert ist das Vorkommen **seröser Meningitis bei Tuberkulösen**. Es umfaßt die Mehrzahl jener leider seltenen Fälle von „geheilter tuberkulöser Meningitis", in denen bei einem an Tuberkulose leidenden Kinde zerebrale Symptome auftreten, die die Annahme der gefürchteten miliaren Erkrankung der Hirnhäute zu rechtfertigen scheinen[5]). Aber wider Erwartung tritt Besserung und Heilung ein. Erliegt das Kind späterhin seiner ursprünglichen Krankheit, so ergibt die Sektion entweder einen ganz negativen Befund, oder es zeigen sich irgendwelche umschriebene tuberkulöse Herde, meist dicht unter der Wand eines Seitenventrikels gelegene Solitärtuberkel, die durch Fernwirkung eine „Meningitis comitans" hervorgerufen hatten[6]).

Die **seröse Meningitis bei Syphilis**, unter dem Namen des syphilitischen Hydrocephalus bekannt, ist an späterer Stelle besprochen[7]).

---

[1]) Vgl. Fälle von Henoch, Lehrb., und May, A. K. 30.
[2]) Hokenjohs, J. K. 51. Schreiber, A. K. 26.
[3]) Zappert, W. kl. W. 1903. Nr. 46.
[4]) M. Gr. VII.
[5]) Lit. bei v. Bókay, J. K. 80. 1914.
[6]) Vgl. z. B. Finkelstein, B. kl. W. 1914. Nr. 25. Brockmann, J. K. 81. 1915.
[7]) Vgl. 487.

Die **Prognose** der serösen Entzündung ist bei einigermaßen ruhigem Verlaufe nicht ganz ungünstig; namentlich von den hydrocephalischen Formen, besonders denen ohne schwere Krämpfe, heilt eine große Zahl. Durch operative Eingriffe scheint gerade hier viel erreichbar. Durch sie wird auch vielfach eine Wendung verhütet werden können, die sonst eine nicht seltene Folge darstellt, der Aus-gang in chronischen Hydrocephalus. Dessen Entstehung ist zu er-warten, wenn die Gehirnerscheinungen — Schmerzäußerung, Nackenstarre, gesteigerte Reflexe, Amaurose u. a. — nicht wie in günstig gelagerten Fällen nach zwei bis drei Wochen verschwinden.

b) Diagnostisches[1]).

Von Symptomen besitzen wir beim Säugling ein diagnostisches Merkmal erster Ordnung, das nur noch bei Hydrocephalien und bei den durch die Be-gleiterscheinungen leicht ausschließbaren Stauungen wiedererscheint: die **Span-nung und Vorwölbung der Fontanelle.** Dennoch kann auch diese, wie nament-lich die Erfahrungen bei der epidemischen Zerebrospinalmeningitis lehren zuweilen fehlen. Besonders bei älteren Säuglingen ist sie des öfteren nicht mit Sicherheit festzustellen. Sie fehlt auch, wenn Diarrhöen und Herzschwäche den Blutdruck zum Sinken bringen. Deshalb ist gerade im Verlaufe schwerer Gastroenteritiden die Erkennung der Meningitis zuweilen erschwert, und das ist um so bedauerlicher, als gerade unter diesen Verhältnissen ein zerebraler Symptomenkomplex sich ausbilden kann, der von echter Meningitis nur außer-ordentlich schwer zu scheiden ist, das sogenannte ,,Hydrocephaloid''[2]). Die Bewertung der übrigen Zeichen hat sich nach den gewohnten Regeln zu richten. Vor allem ist eine mit zerebraler Reizung einhergehende Otitis auszuschließen. Fehlt sie, oder bleiben nach der Parazentese die Hirnsymptome bestehen, so wird die Meningitis um so wahrscheinlicher, je mehr Merkmale sich zusammenfinden und je mehr diese sich der Bedeutung von Herd-bzw. Lokalsymptomen (lokalisierte Krämpfe und Spasmen, Trismus, Nacken-starre) oder Drucksymptomen (Kopfschmerz, langsamer, irregulärer Puls) nähern. Vereinzelte Zeichen dagegen, z. B. Schielen, Spasmen, Tremor, ge-steigerte Reflexe, kutane Hyperästhesie, Bewußtseinstrübung berechtigen noch keineswegs zur Annahme einer anatomischen Grundlage. Mit Mühe und Geduld kann auch eine **Papillitis** festgestellt werden. Das **Kernigsche Symptom** — Flexionskontraktur im Kniegelenk bei rechtwinkliger Hüftbeugung — ist gerade beim Säugling wegen der physiologischen und pathologischen Neigung zu Beuge-kontraktur aus anderen Gründen schwer zu verwerten. Auch das ,,**Nacken-phänomen**[3]): Beugung beider Beine in Hüfte und Knie, auch Beugung der Ellbogen und Hebung der Arme bei passiver ruckartiger Vorwärtsbiegung des Kopfes — ist in diesem Alter diagnostisch nicht so eindeutig, wie wohl späterhin. Für die Diagnose der epidemischen Form ist besonders die Beachtung der dieser eigenen Exantheme (polymorphe Exantheme, Petechien, Herpes) wichtig. Nochmals sei hervorgehoben, daß auch bei mehrtägiger Dauer die Symptome der Meningitis bis zur Unkenntlichkeit verblassen können[4]). Namentlich bei All-gemeininfektionen und Pneumonie ereignet es sich, daß die Merkmale einer

---

[1]) Betr. Unterscheidung von funktioneller Eklampsie, Sinusthrombose, Enzephalitis vgl. die betr. Kapitel.

[2]) Vgl. S. 225.

[3]) Brudzinski, B. kl. W. 1916. Nr. 33.

[4]) Vgl. Huguenin, l. c. Rasch, J. K. 37 (otogene Men.). E. Fränkel, Z. f. H. (In-fluenza- u. Pneumokokkenmen.). Göppert, l. c. Nach Netter (A.G.M. 1887) verläuft die Hälfte aller Pneumokokkenmen. symptomlos.

komplizierenden Hirnhauterkrankung im Bilde des Grundleidens aufgehen;
und nicht anders verläuft manche primäre Meningitis lediglich unter den Erscheinungen eines schweren toxisch-infektiösen Verfalles ohne aufdringliche
zerebrale Zeichen.

Hier, wie überhaupt, wird das Ergebnis der **Lumbalpunktion** [1]) entscheiden;
freilich wird auch sie zuweilen noch Zweifel lassen, nämlich wenn die Differentialdiagnose zwischen seröser und eitriger Meningitis in Frage
steht. Wir wissen zur Genüge, daß auch bei eitriger Entzündung der Liquor
klar, bei seröser zellig getrübt sein kann. Die Möglichkeit der Unterscheidung schleichender seröser, basaler eitriger und gewisser Formen
der epidemischen von der tuberkulösen Meningitis ist ohne Lumbalpunktion nur bei ganz genauer Berücksichtigung der Dauer und Art des Verlaufes
gegeben, indem auffallende Abweichungen vom Typus gegen die tuberkulöse
Form sprechen, wenigstens insoweit es sich um bislang gesunde Kinder handelt.
Einem guten Untersucher wird nicht nur der positive, sondern auch der negative
Befund der Tuberkelbazillen wichtig sein, denn meine Erfahrungen bestätigen,
daß bei sorgfältiger Technik ihr Nachweis recht häufig gelingt. Bis zu einem gewissen Grade kann wenigstens zwischen tuberkulöser und eitriger Form die
„Zytodiagnostik" (Widal, Sicard, Bendix usw.) herangezogen werden,
indem vorwiegende Lymphozyten für die erste, vorwiegende polynukleäre
Leukozyten für die zweite sprechen, doch gibt es genug Ausnahmen nach beiden
Seiten. Bei seröser Meningitis ist Lymphozytose häufig. Auch die Möglichkeit
syphilitischer Meningitis muß gelegentlich berücksichtigt werden.

c) Behandlung.

In der Absicht, durch **antiphlogistische Maßnahmen** „ableitend" zu wirken,
wird vielfach noch nach altem Brauch zu Beginn ein bis zwei Tage lang
Kalomel (zweistündig 0,02 bis 0,05[2])) verordnet. Dem gleichen Zweck dienen
einige Blutegel am Warzenfortsatz. In der Folge kann vielleicht eine Schmierkur (0,25 bis 0,5 Ung. ciner., einmal und selbst zweimal täglich) in Betracht
gezogen werden, der manche (Quincke) einen überraschenden Erfolg nachrühmen. Ein geheilter Fall (vgl. oben) war mit Argent. colloidale Credé (täglich 2,0 bis 3,0) behandelt worden.

Von **hydrotherapeutischen Methoden** bewähren sich Ganzpackungen
als beruhigend. Kälteeinwirkungen außer etwa der beliebten Eisblase auf
den Kopf sind in diesem Alter nicht empfehlenswert. Viel Anhänger hat —
natürlich nur bei nicht allzu stürmischem Verlaufe, mäßigem Fieber und kräftigem Herzen — die systematische Anwendung heißer Bäder[3]) (Aufrecht,
Wolich, Ilwein u. a.), die, falls sie wohltuend empfunden werden, täglich
auch mehrmals verabreicht werden dürfen[4]). Auch nach meinem Eindruck ist
die günstige Wirkung auf spinale Reizerscheinungen und auf die Aufhellung
des Bewußtseins zuweilen offensichtlich; eine mehr als symptomatische Beeinflussung des entzündlichen Prozesses dürfte ihnen aber nicht zukommen.

---

[1]) Näheres bei Plaut, Rehm, Schottmüller, Leitfad. d. Unters. d. zerebrospin.
Flüssigkeit. Jena. Fischer. 1913.

[2]) Bei diesen größeren Gaben liegt auch beim Säugling die Gefahr der merkuriellen
Stomatitis vor.

[3]) Nach vorheriger Exzitation (Kaffee, Koffein), Bad von 35⁰ C, allmählich auf 38 bis
40⁰ erwärmt, Kopf kühlen! Dauer 10, später 20 und 30 Minuten, nach Netter bis 1 Stunde.
Lagerung am besten auf hängemattenartig gespanntem Leintuch, gegen das Herabsinken
des Oberkörpers wird unter den Armen ein Bindenstreifen durchgeführt.

[4]) Netter, A. M. Nov. 1900.

Noch umstritten ist die Heilwirkung der **Lumbal-** und **Ventrikelpunktion.** Sie bewirkt eine Herabsetzung des gesteigerten Hirndruckes und bringt dementsprechend des öfteren eine zum wenigsten vorübergehende Erleichterung, wo als dessen Folge Krämpfe, Erbrechen, Unruhe, Schmerzen bestehen. Darüber hinaus geht der Erfolg in manchen Fällen seröser Meningitis, vornehmlich bei stärkerem Ventrikelerguß. Hier kann die nötigenfalls wiederholte Lumbalpunktion oder bei Punctio sicca die Ventrikelpunktion die Rückbildung von Druckschädigungen (Amaurose!) herbeiführen und den Übergang in schnelle Heilung anbahnen[1]). Bei den schweren Erscheinungen der meningealen Erkrankung spasmophiler Kinder ist die an späterer Stelle[2]) geschilderte Behandlung einzuleiten.

Bei den eitrigen Formen ist eine so weitgehende Wirkung des Eingriffes natürlich niemals zu erhoffen. Trotzdem raten auch hier manche[3]) zur systematischen, ja sogar zur täglichen Entnahme größerer Mengen Liquors, indem sie sich außer von der Entlastung des Gehirnes noch von der Ausschaltung eines Teiles der Krankheitserreger und Krankheitsgifte Vorteil versprechen. Das ist indessen nicht frei von Gefahren, kann zu Meningealblutungen und bei schon länger bestehenden Fällen mit Verklebungen des Foramen Magendii durch plötzliche Herbeiführung nicht ausgleichbarer Druckschwankungen sogar zum Tode führen[4]). Auch die Statistik mahnt zur Zurückhaltung. Fand doch Göppert[5]) in der jüngsten oberschlesischen Genickstarreepidemie die größte Sterblichkeit für die mit heißen Bädern und systematischer Punktion behandelten Kranken, während die Bäder allein ein etwas besseres und die rein symptomatisch-pflegerische Versorgung das beste Ergebnis lieferten. Eine geringere Gefahr als bei den eitrigen Formen dürfte die tägliche Punktion bei der tuberkulösen Meningitis haben; ob die Hoffnung, auf diese Art gelegentlich einmal Heilung zu erzielen[6]), berechtigt ist, kann nur die weitere Erfahrung lehren.

Von **Medikamenten** ist vielfach das Urotropin[7]) in täglichen Dosen von 0,5 bis 1,5 in Gebrauch, das durch Abspaltung von Formaldehyd im Spinalraum antiseptische Wirkung entfalten könnte. In leichteren Fällen der serösen Form kann in Hinblick auf die Möglichkeit angioneurotischer oder „rheumatischer" Grundlage ein Versuch mit Antipyrin oder Salizylaten (Aspirin, Melubrin 0,5 bis 1,0 pro die) gemacht werden, zweckmäßig in Verbindung mit schweißtreibenden Maßnahmen. Gegen das Erbrechen erweist sich zuweilen Atropin (0,01/10,0 mehrmals 3 bis 5 Tropfen) und Belladonna (Extract. Bel. 0,05/50,0 teelöffelweise) wirksam. Gegen Unruhe und Schlaflosigkeit ist Veronalnatrium (0,1 bis 0,2) und vor allem Chloral 0,25 bis 0,5 am Platze. Aber auch das beim Säugling gefürchtete Morphium und Pantopon (subkutan ¼ bis ½ mg bei jüngeren, ½ bis 1 bis 2 mg bei älteren Säuglingen, von Pantopon die doppelte Dosis) habe ich bei schwerer Erregung immer ohne Schaden und oftmals mit bestem Erfolge angewendet; nur im ersten Vierteljahre sind diese Mittel zu vermeiden.

Neuerdings ist auch das Optochin in die Behandlung, zunächst der Pneumo-

---

[1]) Günstiges bei Säuglingen s. Kohts, Th. V. 1900. Nr. 9. Concetti, Pfaundler l. c. Rieken, D. Á. kl. M. 56. Lenhartz, M. m. W. 1896. 8. Vgl. auch unter Hydroceph. aquisitus.

[2]) Vgl. S. 551.

[3]) Von neueren Schottmüller, Mühsam B. kl. W. 1916. Nr. 18. Riedel, M. m. W. 1916. Nr. 50.

[4]) S. Diskuss. Berlin. med. Ges. B. kl. W. 1916. Nr. 22.

[5]) l. c.

[6]) Riebold, M. m. W. 1916. Nr. 35.

[7]) Crowe, Ibrahim, Med. Klin. 1910 Nr. 48.

kokkenmenigitis [1]), weiterhin auch der Meningokokkenmenigitis [2]) eingeführt worden; auch für Streptokokkenerkrankungen kommt es vielleicht in Betracht. Bei der schlechten Prognose ist die weitere Prüfung des Mittels sehr wünschenswert, und wo so viel auf dem Spiele steht, wird auch die Furcht vor allfälligen Nebenwirkungen auf Auge und Ohr zurücktreten dürfen. Man verwendet die intralumbale Injektion [3]) zweckmäßig in Verbindung mit innerer Darreichung [4]).

Schließlich kommt die möglichst frühzeitige **intralumbale oder intraventrikuläre Injektion von spezifischen Seris** in Frage. Den allgemein als günstig bezeichneten Eindruck von der Wirkung des Meningokokkenserums [5]) möchte ich nach meiner allerdings nicht sehr großen Erfahrung bestätigen. Wesentlich geringere Hoffnungen darf man wohl auf Besserung der Ergebnisse bei Pneumokokkenmeningitis setzen, für die das Pneumokokkenserum von Römer oder Neufeld-Händel zur Verfügung steht. Von beiden werden 4 Tage lang nach Ablassen des Liquors täglich wenigstens 10 ccm körperwarm eingespritzt und die Verteilung durch Tieflagerung des Oberkörpers beschleunigt. Ausbleiben durchgreifender Besserung ist Anzeige für eine Wiederholung der Serie nach einer Pause von 4 Tagen, ebenso das Wiederaufflammen des Prozesses.

Nach den Ergebnissen von Tierversuchen wird die Heilwirkung durch gleichzeitige Anwendung von Serum und Optochin erheblich gesteigert [6]). Daraus wird man auch bei der Behandlung des Menschen Folgerungen ziehen.

2. Chronische Leptomeningitis.

Fälle von chronischer, d. h. über Wochen und Monate hingezogener Leptomeningitis im Säuglingsalter gehören mit wenigen Ausnahmen zur **epidemischen Zerebrospinalmeningitis,** mit Vorliebe zu deren in das Stadium hydrocephalicum übergehenden Form.

Neuere bakteriologische Befunde (Still, Thursfield) machen es wahrscheinlich, daß auch die chronische Meningitis basilaris posterior oder der „zervikale Opisthotonus" englischer Autoren[7]) keine besondere Krankheit ist, sondern nur eine besondere Form der Meningokokkenerkrankung. Sie beginnt subakut oder akut mit Krämpfen und gelegentlichem Erbrechen, führt früh zu Benommenheit, verläuft ohne oder nur mit flüchtigen Fieberbewegungen und zeigt zumeist als auffallendste Erscheinung einen ausgesprochenen, wenn auch an Stärke wechselnden Opisthotonus der Nackenmuskulatur. Dieses Symptom im Verein mit dem plötzlichen Beginn, der häufigen Entwicklung einer Hydrocephalie, und der Abwesenheit der klassischen Verlangsamung und Unregelmäßigkeit des Pulses unterscheidet das Leiden von der tuberkulösen Erkrankung; auch die Erscheinungen von seiten der basalen Nerven sind wenig ausgesprochen. Die Dauer der Krankheit schwankt zwischen fünf Wochen

---

[1]) Leschke, D. m. W. 1916. Nr. 45.
[2]) U. Friedemann, D. m. W. 1916. Nr. 16.
[3]) Die Dosierung steht noch nicht fest. Friedemann gibt bei Erwachsenen 20,0 einer 2⁰/₀₀ Lösung. Wolff u. Lehmann verabfolgten wiederholt 0,03 in 10 ccm intralumbal und sogar 0,07 in 5 ccm intraventrikulär (J. K. 80. 1914). Rosenow (D. m. W. 1920. Nr. 1) empfiehlt Lösungen von $1/500$, höchstens $1/300$. Geeignet ist nur O. hydrochlor. oder salicyl., da das basische Salz beim Sterilisieren ausfällt. Wolff u. Lehmann heilten ihren Säugling; ich hatte bisher nur Mißerfolge.
[4]) $5 \times 0,01$ Opt. basic.
[5]) Lit. bei E. Levy, A. K. 59. 1912. Göppert, l. c.
[6]) S. z. B. Engwer, Z. H. J. 73. 1912.
[7]) Gee u. Barlow, St. Bartholom. Hosp. Rep. XIV. 1878 u. Br. m. J. 21. 9. 1901. Carr, Med. chir. transact. 1897. Still, L. 1897. S. 1048. Thursfield, L. 1901. Gowers, Hb. d. Nervenkrankh. II.

und vier Monaten und mehr; Heilungen sind möglich, wenn auch unwahrscheinlicher als der Tod. Einige Fälle gingen in chronischen Hydrocephalus aus. Bei der Sektion findet man eine sulzige oder sulzig eitrige basale, namentlich die hintere Schädelgrube betreffende Entzündung; nach Gowers sind auch die Rückenmarkshäute betroffen.

Im Vergleiche mit den hierhergehörigen Vorkommnissen sind chronische Meningealentzündungen anderer Grundlage sehr selten. So beschrieb z. B. Hartje[1]) einen Fall von basilarer Erkrankung mit umschriebener hämorrhagischer Lepto- und Pachymeningitis ohne Bakterienbefund. In vereinzelten Fällen dürfte Syphilis[2]) zugrunde liegen. Außerdem gibt es noch eine **chronische ventrikuläre Meningitis** vorläufig noch durchaus dunkler Ätiologie, mit Bildung häutiger und schwieliger Verdickungen des Ependyms und hydrocephalischer Ausweitung der Kammern und des Schädels. Vom echten Hydrocephalus sind diese Vorkommnisse durch den höheren, entzündlichen Eiweißgehalt des Kammerwassers unterschieden. Die hierher gehörigen Beobachtungen sind von Astros gesammelt worden; sie betrafen ältere Kinder, deren Krankheitsbeginn jedoch auf das früheste Alter zurückdatierte. Ich selbst habe bisher nur einen einschlägigen Fall gesehen.

Es handelte sich um einen Knaben gesunder Eltern, bei dem bald nach der Geburt die Entwicklung eines hydrocephalischen Zustandes begonnen hatte, der in langsamem Fortschreiten ein nur mäßiges Ausmaß erreichte. Dabei leichte Nackenstarre, Hypertonie und Hyperreflexie, gelegentliches Erbrechen, niemals Fieber. Wassermannsche Reaktion wiederholt negativ. Die Punktion ergab jedesmal eine klare, fast zellfreie und sterile, leicht gelbliche Flüssigkeit mit stark vermehrtem Eiweißgehalt. Bei der im 4. Monat vorgenommenen Sektion fanden sich die Großhirnhemisphären auf kaum 1 cm verdünnt; sie bildeten einen mit etwa 1 Liter der oben gekennzeichneten Flüssigkeit leicht gefüllten Sack. Mehrfache Verwachsungen zwischen Balken und Hinterhauptslappen sowie zwischen Vorderfläche der Medulla oblongata und der Dura; ebenso ist die ganze Umgebung des Calamus scriptorius fibrös verändert und allseitig verwachsen, desgleichen bestehen Verwachsungen zwischen Dura und Pia bis herab zum 2. Halswirbel. Außer den Seitenventrikeln sind auch der 3. und 4. Ventrikel und der Aquädukt stark erweitert. Keine Verbindung zwischen den Kammern und dem Spinalraum mehr nachweisbar.

3. Die Thrombose des Sinus longitudinalis [3])

Während die Thrombose des Sinus lateralis beim Säugling meines Wissens noch nicht und die des Sinus cavernosus nur einmal[4]) beobachtet wurde, bevorzugt diejenige des Sinus longitudinalis gerade das frühe Kindesalter, wenn sie auch keineswegs eine häufige Erkrankung darstellt. Ich selbst habe von ihr bisher zehn Fälle gesehen, von denen der früheste ein erst dreiwöchiges Mädchen betraf. Sie tritt hinzu zu schweren Gastroenteritiden, zu Sepsis, Erysipel, Pneumonie, Masern, Tuberkulose und anderen infektiösen Prozessen. Das **anatomische Bild** mit den Thromben des Sinus und eines Teiles der einmündenden Venen, mit Stauung, Ödem, Blutungen verschiedenen Umfanges in den Meningen und der Hirnmasse, gelegentlich mit Erweichungsherden oder hämorrhagischer Zertrümmerung ist bekannt. Obschon bei größerer Ausdehnung beide Hemisphären beteiligt werden, besteht doch zweifellos eine Bevorzugung der rechten; das wird von manchen Autoren (Parrot, Escherich) auf die vorwiegende Rechtslagerung des Kindes zurückgeführt.

---

[1]) A. K. 58. 1912.
[2]) Vgl. S. 489.
[3]) Lit. Steffen, G. HB. V. I. Huguenin, Pathol. Beitr. Zürich 1869. Escherich, J. K. 19. Jacobowitsch, In.-Diss. Berlin 1899. Baginsky, A. K. 28. Lenhartz in Ebstein-Schwalbes HB. d. m. Med. Hamburger, J. K. 91. 1920.
[4]) Bertlich, M. m. W. 1913. Nr. 26.

Man stellt diese Sinusthrombose auch jetzt noch häufig als typisches Bei-spiel einer **marantischen Thrombose** hin. In der Tat lassen sich Beobachtungen auffinden, deren ganzes Verhalten mit dieser Auffassung in Einklang steht. Nach längerer Dauer einer erschöpfenden Krankheit entwickelt sich nahezu symptomlos innerhalb eines tiefen, mit Herzschwäche gepaarten Sopors, ohne Fieber, ja mit Untertemperaturen der Verschluß des Blutleiters und nur die eigentümliche Beschaffenheit des durch Lumbalstich entleerten Liquors und bei offenem Schädel die Hervorwölbung der Fontanelle lassen den Vorgang erkennen. Der Nachweis von Bakterien in der Zerebrospinalflüssigkeit und den Thromben gelingt nicht.

3wöchiger Knabe, hat seit seiner Geburt an Durchfällen gelitten und erbrochen. Jetzt schwerer Verfall, Diarrhöen, subnormale Temperatur, toxische Dyspnoe, Sopor; keine Krämpfe oder Lähmungen; eben angedeutete Steifigkeit im Nacken. Fontanelle 3×3, vorgewölbt, Nähte klaffen. Punktion entleert unter ganz geringem Druck 5 ccm hämor-rhagischer Flüssigkeit. Diese ist steril, ebenso p. mort. der Thrombus selbst und das Herz-blut. Tod am Aufnahmetag. Sektion: Ausgedehnte Thrombose der Venen der rechten Hemisphäre und des Sinus longitudinalis, umfangreiche, teils punktförmige, teils größere Meningealblutungen; rechter Schläfenlappen durch ein fünfmarkstückgroßes Hämatom komprimiert. Im rechten Ventrikel blutiger Inhalt. Sonst nur leichte Gastroenteritis.

Ähnliche Fälle finden sich spärlich in der Literatur verzeichnet und zu ihnen gesellen sich nur einige wenige, in denen Andeutungen von Reiz- und Lähmungserscheinungen — Tremor, Kontrakturen, Strabismus — das Bild etwas farbiger gestalteten.

Es kann jedoch heute mit Sicherheit gesagt werden, daß diese „marantischen" Formen[1] verhältnismäßig selten und daß die Hauptmasse der Thrombosen **bakteriell-phlebitischen Ursprungs** sind. In zahlreichen Beobachtungen (Langen-beck, Baginsky, eigene) wird die infektiöse Ätiologie durch das Auffinden einer komplizierenden Meningitis ohne weiteres klar. Aber auch für die un-komplizierte Erkrankung ist der Nachweis von septischen Bakterien in Thrombus und Liquor geführt worden[2]. So gilt auch für die Sinusthrombose dasselbe wie für die Venenthrombose überhaupt, nämlich daß das Gebiet der marantischen Fälle immer mehr zugunsten der phlebitischen an Boden verliert. Die Ver-schleppung der Mikroorganismen erfolgt entweder durch den Blutstrom von peripherischen septischen Prozessen aus oder sie dringen mit der Lymphe von der Nase, dem Ohre, der Pharynxwand ein.

Die phlebitische Thrombose steht auch klinisch im belehrenden Gegen-satz zur marantischen. Hier tiefer, reaktionsloser Sopor bei subnormaler Tem-peratur —, dort ein weitaus stürmischeres, dramatischeres Bild mit Fieber und einer reichen Auswahl meningitischer Symptome.

Ein 17tägiges Mädchen von 2680 g Gewicht wird mit Stomatitis catarrhalis, Gaumen-eckengeschwüren und Durchfällen aufgenommen. Am 5. Aufenthaltstag beginnt Fieber, das allmählich ansteigt und sich am 8. unter Spannung der Fontanelle mit einem schweren meningitischen Symptomenkomplex vergesellschaftet, dessen bestimmende Züge bestehen in tiefem Koma und Schlaffheit der Glieder bei dauernder Beugestellung des linken Beines und gelegentlichen automatischen, wie abwehrenden Bewegungen der Glieder, in Unterbrechung der Ruhe durch plötzliche tetanische Stöße oder kurzdauernde örtliche und allgemeine Krämpfe und Strecktetanus mit Betonung der Augenmuskelkrämpfe, in Strabismus und in Anfällen von Tachypnoe. Lumbalpunktion ergibt eine trübe, grün-bräunliche Flüssigkeit von hohem Eiweißgehalt mit zahlreichen geschrumpften roten, wenig weißen Blutkörperchen, ohne Gerinnselbildung mit reichlich Streptococcus pyogenes. Tod am Morgen des nächsten Tages. Sektion ergibt eine frische, eitrige Thrombose des Sinus

---

[1] Hamburger leugnet ihr Vorkommen überhaupt und bringt auch die Fälle ohne Bakterienbefund mit der Infektion zusammen. Immerhin wird man diese sterilen Formen ohne entzündliche Erscheinungen in der Umgebung von den bakteriell-phlebitischen irgendwie zu trennen haben.

[2] Heubner, B. kl. W. 1897. S. 969. Finkelstein, Ch. A. 23.

longitudinalis und der einmündenden Venen namentlich der rechten Seite, Ödem, Trübung und Blutaustritte in den Meningen im Verlauf der Venen.

Die **Diagnose** des Zustandes gelingt zuweilen vermittelst der Lumbalpunktion. Beim Säugling kommt — Traumen ausgenommen[1]) — wohl keine andere Erkrankung des Schädelinhaltes vor, die die gleiche eigentümliche Beschaffenheit des Liquors[2]) erzeugt: eine bräunlich- oder grünlichrote Färbung und beim Stehen ein blutfarbener Niederschlag am Grunde der leicht gefärbt bleibenden Flüssigkeit, der sich mikroskopisch als aus geschrumpften Erythrozyten bestehend ausweist. Die Veränderung der Blutscheiben und der Mangel einer Gerinnselbildung belehrt, daß es sich nicht um eine durch die Punktion gesetzte frische, sondern um eine vorbestehende ältere Blutung handelte. Fehlt dieser Befund, was vielleicht der häufigere ist (Hamburger), so ist die Unterscheidung von Meningitis kaum möglich.

Bei den phlebitischen Formen glaube ich auch dem Charakter der Krämpfe eine gewiße diagnostische Bedeutung beimessen zu dürfen; denn in allen meinen Fällen und auch in zahlreichen von anderen gut beschriebenen ließ sich erkennen, daß sie vorwiegend tonisch sind, nur durch kurze Stöße unterbrochen, daß die Augen in hervorragender Weise beteiligt werden und daß eine andauernde oder paroxysmusartig auftretende Tachypnoe vorhanden ist. Auffallend sind auch die plötzlich aus dem Koma hervorbrechenden kurzen Anfälle wilder Jaktation und gellenden Geschreis, die bei gewöhnlicher Meningitis nicht so typisch in die Erscheinung treten. Spezifisch für Thrombose ist der geschilderte Krampftypus aber nicht.

Stauungserscheinungen in den äußeren Kopf- und Halsvenen, Ödeme und andere wichtige Symptome scheinen sehr selten vorzukommen (Escherich, Vormann, Hamburger). Fritz sah umschriebene Hyperhidrosis an Gesicht und Hals.

Zumeist sterben die der Sinusthrombose verfallenen Kinder in kurzer Frist; man hat aber auch Verläufe von mehrwöchiger Dauer gesehen. In seltenen Fällen, wahrscheinlich nur bei marantischer Thrombose, scheint eine Heilung vorzukommen (Vormann, Langenbeck, Haushalter). Marfan[3]) sah einen Hydrocephalus durch fibröse Obliteration ausgedehnter Sinusstrecken infolge wahrscheinlich infektiöser Thrombose entstehen.

4. Encephalitis.

Encephalitis findet sich beim Säugling als Begleiterin eitriger und seröser Meningitis, und auch im Verlaufe von Allgemeininfektionen, vornehmlich von Sepsis, sind mikroskopische und eben mit bloßem Auge sichtbare Veränderungen — Blutungen, Infiltrate, kleine Erweichungsherde und Abszesse neben degenerativen Erscheinungen — nicht selten nachweisbar und dürften im Verein mit der Allgemeinvergiftung die zerebralen Erscheinungen bei diesen schweren Erkrankungen hervorrufen. Eine wesentliche Bedeutung für die Symptomatologie des Krankheitsfalles dürfte diesen geringfügigen Dingen nicht zukommen[4]). Selten erreichen embolische Abszesse so großen Umfang, daß sie die Bildung eines entzündlichen Hydrocephalus anregen[5]); jedenfalls ist mit operativ angreifbaren Hirnabszessen beim Säugling[6]) nur ausnahmsweise zu rechnen.

---

[1]) Bei Pachymeningitis interna ist wegen des Abschlusses des Hämatoms gegen den Subduralraum das Lumbalpunktat meist blutfrei.

[2]) Finkelstein, l. c.

[3]) R. M. April 1896.

[4]) Eine Bedeutung der degenerativen Prozesse für die Symptomatologie wird von Thiemich, J. K. 51, von der Hand gewiesen.

[5]) Henle, M. Gr. I.

[6]) Holt, A. P. 1895.

Wichtiger sind jene encephalitischen Herde, die durch ihre Größe und durch die Art der von ihnen abhängigen klinischen Erscheinungen den Eindruck selbständiger Krankheiten machen. Solche **akute hämorrhagische Encephalitiden** sind **primär** beim Säugling gesehen worden, und außerdem hat man auch in diesem Alter mehrfach das fieberhafte, mit Erbrechen, Konvulsionen und Benommenheit einhergehende **Initialstadium der zerebralen Kinderlähmung** beobachtet. Häufiger wohl ist das Vorkommen solcher Fälle, die als **sekundäre Komplikationen einer allgemeinen Infektionskrankheit** anzusprechen sind. Sie wurden bei Influenza, Masern, Pneumonie gesehen, und es ist recht wahrscheinlich, daß auch manche der bei Keuchhusten vorkommenden „Apoplexien" nicht einfache Blutungen, sondern hämorrhagische Encephalitiden darstellen (Henoch, Fürbringer). Die häufigste Grundlage ansehnlicher encephalitischer Affektionen ist beim Säugling jedenfalls die Sepsis.

Diese **septische Encephalitis**[1]) betrifft eigentümlicherweise vorwiegend nicht ausgetragene Neugeborene. Sie kann zu herdförmiger Erweichung und durch deren Zusammenfließen zu unter Umständen kolossalen Zerstörungen der Hirnsubstanz führen, wie sie Parrot[2]) als „ramollissement rouge" beschrieben hat. Viele Kinder zeigen schon so früh ausgedehnte Läsionen, daß ein intrauteriner Beginn der Krankheit angenommen werden muß. Es ist befremdlich, daß klinisch selbst sehr große Defekte ohne zerebrale Erscheinungen verlaufen können und eine Überraschung des Sektionstisches bilden. Andere Male sind Fieber, Nackenstarre, Benommenheit, Krämpfe und andere zentrale Reiz- und Lähmungserscheinungen, zuweilen mit den Eigenschaften von Herdsymptomen, vorhanden. Das klinische Bild zusammenfassend zu zeichnen, wird erst auf breiterer Basis möglich sein. Auffallend und bei vielen Beschreibern[3]) wiederkehrend sind jedenfalls eine durch die Art der Entbindung nicht erklärte Asphyxie, ein hartnäckiger Sopor, die Neigung zu starrer, tetanischer Form der Kontrakturen mit Trismus, und die öfters notierten Anfälle von Atemstillstand bis zu akuter schwerer Asphyxie. Es liegt auf der Hand, wie bedeutungsvoll im Falle des Überlebens diese Erweichungen für die Genese der zerebralen Hirnlähmungen sein müssen.

Auch bei älteren Säuglingen ist das Vorkommen umfangreicher, septischer encephalitischer Entzündung und Erweichung nicht ganz unerhört.

6 wöchiger Knabe wird wegen choleriformer Gastroenteritis eingeliefert; nach vorübergehender Erholung neuerdings Verschlechterung des Allgemeinbefindens: es besteht unregelmäßiges, bis zu höchst 40⁰ ansteigendes Fieber, abwechselnd mit Untertemperatur. Sopor, Obstipation, leichte Nackensteifigkeit, eben merkliche Vorwölbung der Fontanelle, leichte Flexionsspasmen, vorübergehender Strab smus, etwas verlangsamter (114) Puls. Keine Herdsymptome. Ab und zu Krämpfe, bei denen das tonische Moment vor dem klonischen vorwiegt. Tod 7 Tage nach Beginn der zerebralen Erscheinungen. Die Sektion ergab als Grundlage der wenig markanten Hirnerscheinungen ganz enorme Veränderungen. Pia der Konvexität ödematös, entlang der Gefäße deutliche, grüngelbliche Färbung. Ödem und Infiltration werden nach der Basis zu stärker und so finden sich hier bis erbsengroße Eiterdepots um die Venen, diese in das Hirninnere begleitend. Hirnkonsistenz sehr weich. Der größte Teil des Marklagers und der großen Ganglien in eine breiige, himbeerpüreeartige Masse verwandelt, so daß nur ein knapp 2 cm dicker Hirnmantel übriggeblieben ist. Plexus strotzend gefüllt, eitrig belegt. Kleinhirn und Medulla intakt. Kein Hydrocephalus. Keine Venenthrombose. Im Eiter Diplostreptokokken und Stäbchen.

Übrige Organe ohne bedeutsamen Befund. Nabelgefäße intakt.

---

[1]) Limbeck, Z. H. 7. Fischl, Z. H. 15, P. m. W. 1897. S. 26 ff., J. K. 49. L. Seitz, A. G. 83.

[2]) L'athrepsie. Paris 1877.

[3]) Jastrowitz, A. P. N. 2. 3. B. kl. W. 1884. Nr. 46. Fischl, l. c. Wilke, Z. G. 1893. Nr. 17.

Nicht alle Erweichungsherde der Hirnsubstanz im Säuglingsalter sind auf entzündlich-infektiöse Ursachen zurückzuführen. Gelegentlich dürften auch Thrombosen im Spiele sein; ferner die Folgen intrauteriner oder während der Geburt entstandener Blutungen in die Hirnsubstanz. Auch sind Fälle ausgedehnter Zerstörung beschrieben worden, bei denen die Entstehungsweise nicht sicher klargelegt werden konnte[1]).

Als **Encephalitis interstitialis congenita** beschrieb Virchow[2]) einen auffallenden Befund, der in zahlreichen — keineswegs aber in allen — Gehirnen von Neugeborenen und jungen Säuglingen bis zum sechsten Monat, also in der Zeit lebhaftester Entwickelung des Organes, erhoben wird, vor allen bei Kindern, die an akuten Exanthemen und septischen Prozessen verstarben.

Es handelt sich um eine makroskopisch unsichtbare, diffuse Fettkörnchenzelleninfiltration, die vorzugsweise das Hemisphärenmark und die Rückenmarksstränge erfüllt, seltener andere Teile (Balken, Kleinhirn, Medulla), niemals die Rinde. Durch örtliche Steigerung der diffusen Infiltration kann es zu herdförmigen Zellanhäufungen kommen (Encephalitis disseminata), in deren Bereich regressive Veränderungen der Nervensubstanz bis zur Erweichung stattfinden. Diese Herde, die somit von der diffusen Infiltration nur graduell, nicht prinzipiell verschieden sind, markieren sich makroskopisch als kleine, gelbweiße oder rötliche Stellen und können durch Zusammenfließen zu ausgedehnten Erweichungsherden[3]) führen, die von kadaveröser Veränderung durch den Nachweis der Fettkörnchenzellen zu trennen sind.

Die Fettkörnchenzellen sind nach Virchow veränderte Gliazellen, das Wesen des Prozesses hypertrophische und hyperplastische, auf einem irritativen Einfluß beruhende Vorgänge am interstitiellen Gewebe, die gleichzeitig Fettmetamorphose bis zum Zerfall der wuchernden Glia zur Folge haben. Die Gefäße sind unbeteiligt, nur zuweilen gesellt sich diffuse kapilläre Hyperämie hinzu, die der Markmasse ein eigenartig hortensiafarbenes Kolorit verleiht.

In seiner Deutung der Veränderungen ist Virchow auch nicht wesentlich beeinflußt worden durch eine Reihe späterer Autoren[4]), die seine Auffassung innerhalb gewisser Grenzen ablehnen und gestützt auf Untersuchungen, die ein fast konstantes Vorkommen der Fettkörnchenzellen bis zum siebenten Lebensmonat enthüllten, die Erscheinung als normal, vielleicht mit der Markscheidenbildung zusammenhängend hinstellen. Für krankhaft werden jedoch auch von diesen Forschern gehalten die disseminierten Herde, die Beteiligung ungewöhnlicher Bezirke (Rinde, große Ganglien usw.), das Vorkommen jenseits des siebenten Monats und mit Einschränkung eine besonders starke Ausbildung der diffusen Form.

Es ist heute zweifellos, daß die Virchowsche Encephalitis nichts Einheitliches darstellt, und daß eine Reihe von Fällen, insbesondere die schweren und die in Erweichungen übergehenden, von ihr getrennt und den echt entzündlichen Erkrankungen zugeteilt werden muß. Was den Rest betrifft, so ist es wahrscheinlich[5]), daß es sich auch hier um einen pathologischen Vorgang handelt, der aber eine selbständige klinische Bedeutung nicht beanspruchen kann. Vielmehr darf sie vielleicht aufgefaßt werden als eine eigenartige Gewebsreaktion des unfertigen Gehirns auf Ernährungsstörungen oder chemische (toxische) Reize verschiedenster Art.

Dafür, daß **encephalitische Veränderungen der hierhergehörigen Art als Grundlage eigenartiger tetanusähnlicher Krankheitsbilder beim Neugeborenen**[6]) in Frage kommen können, scheinen mir einige Beobachtungen zu sprechen, deren zwei kurz skizziert werden mögen[7]).

Vierwöchiger Knabe, mit Dyspepsie aufgenommen (Gew. 2880). Bis zum dritten Tage des Aufenthaltes nichts Ungewöhnliches, am vierten Morgen 41,5⁰, Erbrechen, Unruhe. Abends 36,4. Am folgenden Tag früh 42,5⁰, abends 40,5⁰, Benommenheit, Zuckungen

[1]) Meier, J. K. 76. 1912.
[2]) V. A. 38. 44. B. kl. W. 1883. Nr. 46.
[3]) Parrots ramollissement blanc.
[4]) Jastrowitz, l. c. Hayem, Etud. sur l. div. form. d'encéphalites. Paris, Delahaye, 1868. Kramer, Üb. d. Vorkomm. v. Körnchenzellen im Gehirn Neugebor. In.-Diss. Berlin 1885. Zappert, Arbeit. a. d. Instit. f. Anat. u. Phys. d. Nervensystems Wien 5 und 6. Ceelen, V. A. 227, 1920.
[5]) Thiemich, J. K. 52.
[6]) Vgl. S. 167.
[7]) Ähnliche Fälle bei Escherich, Tetanie der Kinder. Wien 1909. Nr. 128 u. Guillemot-Lequeux, A. m. ch. i. 1904. Nr. 1 (Heilung.) Ceelen, l. c.

im Gesicht. Doppelseitige Otitis media purulenta, deren Parazentese den Zustand nicht
verändert. Beine dauernd in Strecktetanus, ebenso Arme und Rumpf, Muskeln hart gespannt;
an den Unterschenkeln aufgehoben bleibt der Körper steif gestreckt. Bei Berührung steigern
sich d e Streckspasmen. Keine Kieferklemme. Tod am Abend. Sektion zeigt unwesentliche Gastroenteritis und Bronchopneumonie. Gehirn mit auffallender, hortensiafarbener
Injektion des Centrum Vieussenii und ausgedehnte Fettkörnchenzellinfiltration (Gefrier-
schnitt). Blut und Zerebrospinalflüssigkeit steril.

   Achtwöchiger, elender Knabe, Gew. 2700, seit 24 Stunden plötzlich starr und
bewußtlos geworden. Kein Durchfall. Befund: Tiefes Koma, Streckspasmen des ganzen
Körpers, keine deutliche Nackenstarre, keine Fontanellenspannung. Zuweilen tonische
Streckkrämpfe, ruckartige Bewegungen der Bulbi nach links. Pupillen reaktionslos, mittel-
weit. Atmung mühsam, zuweilen aussetzend. Zyanose, keine Fieber, kein Trismus. Deutliche
Stauungspapille. Lumbalpunktion liefert wenige Tropfen normalen Liquors, Fontanellenpunktion ergebnislos. Urin frei, Stuhl fest. Tod nach 84 stündiger Dauer des Koma. Sektion: Blasses Gehirn mit abgeplätteten Windungen, makroskopisch ohne Besonderheiten;
mikroskopisch zahlreiche Zellherde in allen Teilen.

   An dieser Stelle mögen zwei seltene Krankheitsformen des frühen Kindesalters Erwähnung finden, deren Grundlage zwar durch Sektionsfälle noch nicht
geklärt werden konnte, aber doch mit Wahrscheinlichkeit als eine toxisch-
infektiöse encephalitische teils leichter und mehr diffuser, teils schwerer und
örtlich umschriebener Natur aufgefaßt werden kann.

   Die eine davon ist der **akute zerebrale Tremor**[1]. 2 bis 4 Wochen nach einer
akuten fieberhaften Erkrankung der Atmungsorgane, nach Masern oder auch
nach fieberhaften Magendarmstörungen entwickelt sich akut ein grobschlägiges,
an Paralysis agitans erinnerndes Zittern, das entweder beide oder nur eine
Körperhälfte betrifft und manchmal mit leichter Ataxie und Paresen, ständig aber
mit leichten Muskelspasmen verbunden ist. Auch über Opisthotonus, Zwangs-
stellung des Kopfes und Nystagmus wird berichtet. Fieber scheint zu fehlen;
wenn es vorhanden, findet es wohl immer in zufälligen Komplikationen seine
Erklärung. In 14 Tagen bis 3 Monaten, gewöhnlich in der 3. oder 4. Woche
tritt völlige Heilung ein. Die Art des Ausganges weist auf verhältnismäßig
leichte Störungen des Zentralorganes, ähnlich denjenigen, die für die Chorea
angenommen werden.

   Wahrscheinlich stellt dieser heilbare Tremor nur die gutartigste Form
eines Leidens dar, das andere Male mit bleibender Schädigung ausheilt und
deshalb ist die Voraussage eines günstigen Verlaufes nur mit Einschränkung
erlaubt. So kennt man eine kleine Reihe von Fällen, wo primär ein fieberhaftes, manchmal mit Bewußtseinsstörungen einhergehendes Anfangsstadium
bestand, an das sich derselbe Tremor anschloß, hier aber begleitet oder gefolgt
von bleibenden Hemiparesen, Hirnnervenlähmungen, Intelligenzstörungen und
Krämpfen. Ich selbst verfüge über zwei solche Beobachtungen. Solchen Zuständen kann nur eine schwere, irreparable Encephalitis zugrunde liegen.

   Nicht minder eigenartig ist eine zweite, seltene Erkrankung[2], die akut aber fieberlos
mit Krämpfen und Bewußtseinsstörung beginnt, nach Überwindung des Anfangsstadiums
Halbseitenerscheinungen erkennen läßt, unter denen die auffallendste die **Apraxie** einer
Hand ist. Auch diese Symptome bilden sich langsam zurück, im übrigen aber tritt nicht
Heilung, sondern allmähliche **völlige Verblödung** ein. Klinisch bestehen unzweifelhaft
Beziehungen zur diffusen Hirnsklerose, und so dürfte ein entzündlich-encephalitischer Ur-
sprung des Leidens anzunehmen sein.

---

[1] Lit. Hüssy, M. K. 3. 1904/05. Zappert, M. K. 8. 1910. Schneider, In.-Diss.
München 1911.
[2] Tergast, M. K. 13. Nr. 6. Orig. 1914.

5. Hirn- und Rückenmarksyphilis[1]).

Die syphilitischen Erkrankungen des Gehirns und Rückenmarkes beim Säugling sind noch wenig erforscht. Sie gelten im allgemeinen für selten. Soweit sich das auf die hochgradigen, klinisch in unzweifelhafter Art hervortretenden Formen bezieht, erscheint es zutreffend, nicht aber wenn auch die Syphilis des Fötus und die geringfügigen, nur anatomisch feststellbarenVeränderungen der Hirnsubstanz und der Hirnhäute im Verlaufe der Säuglingssyphilis ins Auge gefaßt werden.

Namentlich die fötale Syphilis des Zentralnervensystems[2]) ist durchaus nichts Außergewöhnliches, sondern findet sich in Gestalt von Infiltrationen, Gummen, Sklerosen, Meningitis und Gefäßerkrankungen bei einem verhältnismäßig hohen Prozentsatz Früh- und Totgeborener. Jedenfalls sind diese oft erheblichen Erkrankungen mit dem Leben und vor allem mit einem längeren extrauterinen Dasein nur ausnahmsweise vereinbar, und so erklärt sich ihre Seltenheit bei überlebenden Neugeborenen; dagegen dürften sie, fötal abgeheilt, im Narbenzustande die Grundlage mancher angeborener Vorkommnisse von zerebralen Lähmungen, Idiotie, Epilepsie, Hydrocephalus und Mißbildungen abgeben[3]).

Recht häufig scheinen auch die klinisch latenten, geringfügigen Hirnerkrankungen bei der Säuglingssyphilis zu sein[4]). Die Veränderungen betreffen zumeist die Pia, in einem Teil der Fälle auch die Hirnsubstanz. Sie bestehen in zelliger Infiltration und in Wucherungsvorgängen an den normalen Gewebselementen. Sibelius[5]) beschreibt das Vorkommen atypischer, eine Hemmungsbildung durch syphilotoxischen Einfluß anzeigender Spinalganglienzellen, denen vielleicht eine klinisch bedeutsame verminderte Widerstandsfähigkeit zukommt.

Bei einem Teile der syphilitischen Säuglinge findet sich die aus der Klinik des Erwachsenen her bekannte Lymphozytose der Lumbalflüssigkeit[6]). Es ist noch nicht endgültig entschieden, ob diese lediglich als Ausdruck der spezifischen Infektion überhaupt aufzufassen ist, oder ob sie das Erzeugnis einer spezifischen Meningealerkrankung darstellt. Von Interesse wäre die durch Dauerbeobachtung mögliche Feststellung, ob die Kinder mit Lymphozytose im späteren Leben häufiger an geistigen Defekten oder anderen, als Folgen der angeborenen Syphilis bekannten Störungen des Nervensystems leiden, als die lymphozytosefreien.

Von den beim Säugling vorkommenden Störungen ist weitaus die häufigste ein chronischer Hydrocephalus internus[7]). Der Zusammenhang zwischen ihm und der Erbsyphilis wird erschlossen aus dem beträchtlichen Prozentsatz Syphilitischer unter den Erzeugern hydrocephalischer Kinder, aus der Familienanamnese (Frühgeburten, Aborte wechseln mit Hydrocephalus ab), aus den Erfolgen spezifischer Behandlung und besonders aus der Tatsache, daß andere sichere oder verdächtige Merkmale der Syphilis

---

[1]) Lit. bei Bresler Erbsyph. u. Nervensystem Leipzig 1904. Zappert im Hb. d. Geschlechtskrankh. von Finger, Jadassohn, Ehrmann, Grosz. Wien 1916. Vgl. auch die Lit. über Syph.

[2]) Lit. bei Meyer Sammelref. Z. Path. 1898. Herxheimer, L. O. 12. 1906. Ranke. Z. Neurol. 1907. Toyofaku, Arbeit. a. d. neurol. Instit. d. Wiener Univers. 18.

[3]) Erlenmeyer, Z. kl. M. 21. Ganghofner, Z. H. 96. Marfan, Rev. d. Derm. et Syph. 1887. Koenig, Z. Neur. Apr. 1901.

[4]) Ranke, l. c. Weyl, J. K. 68. 1908. Wohlwill, Derm. Wochenschr. 67. 1918. Nr. 51.

[5]) D. Z. N. 20.

[6]) Tobler, J. K. 64. 1906. Baron, J. K. 69. 1909.

[7]) Lit. Fournier, Stigmates dystroph. d. l'hérédo-syph. Th. d. Paris 1898. Astros, Les hydrocéphalies 1898. Heller, D. m. W. 1892. Nr. 20. Elsner, J. K. 43. Ashby, Brit. med. assoc. Edingburgh. 1898. Immerwol, A. K. 32. Hochsinger, Stud. üb. d. hered. Syph. II. 1904. Zappert, l. c. Cannata, La Pediatria. 1914. di Stefano, Ref. J. K. 88. S. 235.

bei Wasserköpfen gefunden werden, und zwar auffallend häufiger, als bei anderen Kindern. Elsner fand floride Lues bei ihnen 16mal, Milz- und Lebertumor 3mal so oft wie bei Nichthydrocephalischen. Die Berücksichtigung der spezifischen Retinitis und der Serumreaktion wird den Prozentsatz der sicher oder wahrscheinlich Syphilitischen noch vermehren, und zwar, wie ich das jetzt zweimal feststellte, auch dann, wenn anamnestische oder klinische Verdachtsmomente anderer Art im Stiche lassen.

Diese Beziehungen zur Syphilis gelten allerdings nicht ohne weiteres für die angeborenen oder ganz kurz nach der Geburt bestehenden, zumeist hochgradigen Formen, insbesondere nicht für die typischen ,,Ballonschädel". Bei diesen bestehen weder klinische Zeichen von Syphilis, noch positive Wassermannsche Reaktion[1]). Eine Anzahl dieser Fälle hat mit Syphilis überhaupt nichts zu tun. Bei vielen andern läßt sich allerdings eine meist weit zurückliegende Erkrankung der Eltern feststellen, so daß ein ursächlicher Zusammenhang etwa im Sinne eines entwicklungshemmenden Einflusses für sie durchaus erörtert werden muß. Jedenfalls ist es nichts Ungewöhnliches, daß die Väter seronegativer Wasserköpfe eine positive Wassermannreaktion aufweisen.

Der syphilitische Hydrocephalus setzt entweder vor oder gleichzeitig mit dem ersten allgemeinen Ausbruch ein, oder wird einige Zeit nach dessen Abheilung, teils für sich, teils mit Rezidiverscheinungen offenkundig; nur wenige imponieren als ,,idiopathisch" und verraten ihre Natur nur durch Anamnesen und Wassermann.

Die Entwicklung kann schleichend, ohne nervöse Symptome erfolgen, und nur die gewölbte Fontanelle, der mäßig vergrößerte Kopf und die Andeutung des Visus hydrocephalicus verraten den Erguß. Solche, niemals beträchtlichen Umfang erreichende Zustände sind, wie schon Oedmanson[2]) anführt, etwas Gewöhnliches. Mit Recht macht Hochsinger darauf aufmerksam, daß der Schädel dieser Kinder noch vor dem Alter der Rachitis durch eine spezifische ossifizierende Periostitis der Stirn- und Scheitelbeinhöcker in typischer Weise eckig umgestaltet zu werden pflegt. Zuweilen wiederum bildet sich der Zustand unter den stürmischeren Symptomen des ,,Hydrocephalus acutus", unter Unruhe[3]), Strecksteifigkeit, Andeutung von Nackenstarre und wiederholten Krämpfen. Auch in dieser Gruppe werden manche Fälle nach kurzem stationär, bei anderen droht ein fortschreitendes Wachstum, das aber nur ganz ausnahmsweise an dasjenige des angeborenen Wasserkopfes heranreicht.

Es gibt auch ganz flüchtige hydrocephalische Ergüsse, die — wenigstens unter merkurieller Behandlung — eben so schnell wie die Exantheme verschwinden. So kann es geschehen, daß bei oberflächlicher Untersuchung die wahre Ursache der heftigen Nervenerscheinungen, die ihre Entwicklung begleiten, übersehen und eine funktionelle Eklampsie angenommen wird. Auf diese Weise dürften sich, soweit nicht etwa die schon erwähnten geringfügigen encephalitischen und meningitischen Veränderungen (Weyl) in Betracht kommen, viele der durch spezifische Behandlung geheilten Krämpfe[4]) erklären. Hier eines von zahlreichen Beispielen:

Knabe Z., aufgenommen 23 Tage alt. Koryza beginnt in der siebenten Woche, in der achten sehr spärliches papulo-squamöses Syphilid, Visus hydrocephalicus, leichte Fon-

---

[1]) Den Fällen von Knöpfelmacher, Lehndorff (W. m. W. 1909. Nr. 38) und Schwalbe (Z. K. 3. 1912) kann ich noch 10 weitere Wassermannnegative anreihen.
[2]) Ref. D. Z. 1898. S. 637.
[3]) Über Sistosches Schreien im Zusammenhang mit Hirnveränderungen vgl. S. 410.
[4]) Heubner, Syphilis in G. H. B. Nachtrag. Fischl, Z. H. 11.

tanellenspannung. In der zehnten Woche stärkere Spannung, drei Tage lang mehrfach heftige eklamptische Anfälle, Rigidität, spastische Reflexe. Lumbalpunktion ergibt unter deutlich gesteigertem Druck klare Flüssigkeit mit ganz leicht vermehrtem Eiweißgehalt. Unter Hg-Behandlung Rückgang der Krämpfe, bereits in der elften Woche keine nervösen Störungen und keine Fontanellenspannung, auch weiterhin ungestörtes Gedeihen.

Das anatomische Substrat der äußerlich als Hydrocephalus erscheinenden Zustände ist wohl bei der Mehrzahl der Kranken eine Meningitis serosa interna. Denn die Lumbalpunktion ergibt die für solche bezeichnende Beschaffenheit des Liquors, (erhöhter Druck, klare, kein Gerinnsel absetzende Flüssigkeit mit normalem oder nur spurenweise gesteigertem Eiweißgehalt) und dementsprechend zeigen auch die spärlichen Sektionsbefunde[1]) nur Sklerose und Infiltration der Plexus, zuweilen auch des Ependyms innerhalb weiter, mit hellem Fluidum erfüllten Kammern[2]).

Es finden sich aber auch Fälle, die äußerlich als leichte und mittlere Hydrocephalien erscheinen, während es sich um wesentlich andere, schwerere Veränderungen handelt. So gibt es eine diffuse, **gummöse,** zu Erweichung neigende **Meningitis ventricularis**[3]), mit trübem, sehr eiweißreichem Exsudat. Weiter ist das Vorkommen der diffusen oder in Plaques auftretenden **Meningitis und Meningoencephalitis der Konvexität** durch mehrere Beobachtungen[4]) gesichert. Die Fälle betrafen Kinder der ersten Wochen und waren gekennzeichnet durch perivaskuläre, gelegentlich sehr ausgedehnte und bis zur Gummenbildung und Erweichung gesteigerte Infiltration und das Vorhandensein eines meist reichlichen, bräunlich und gelblich hämorrhagischen Exsudates über den Hemisphären. Klinisch traten außer der mäßigen Erweiterung des Schädels und leichter Nackenstarre und Rigidität besonders Verblödung und Krämpfe der Augenmuskulatur in den Vordergrund, gelegentlich wurden auch Herdsymptome, namentlich Halbseitenlähmung beobachtet. Das Lumbalpunktat ist gelblich bis bräunlich und eiweißreich.

Einen von drei einschlägigen Fällen aus meiner Anstalt hat Tugendreich[5]) beschrieben; ein weiterer betraf einen im Alter von acht Tagen aufgenommenen Knaben, der am 14. Lebenstag plötzlich mit Zuckungen in Gesicht und Augen, ton'schen Streckkrämpfen der Glieder und Benommenheit erkrankte. Auch in der Folge bis zu dem am 25. Lebenstag erfolgten Tode bildeten diese anfallsweise auftretenden Zustände im Vereine mit Anfällen trismusartiger Natur und sehr stark erhöhter Reflexerregbarkeit die Haupterscheinungen; vorübergehend Fazialisparese, wenig Erbrechen, niemals Fieber. Spinalpunktat gelblich mit vermehrtem Eiweißgehalt und starker Pleozytose, hauptsächlich Lymphozyten, einige Polynukleäre und Erythrozyten, Wassermann im Blut +++. Die Sektion ergab herdförmige, z. T. zu größerer Ausdehnung zusammenfließende und in die Hirnsubstanz übergreifende hämorrhagisch-gummöse Infiltration der Meningen an der Konvexität, die in der Markmasse bereits zu beginnender Erweichung geführt hatte. Die Mutter des Kranken hatte im letzten Halbjahr vor der Entbindung zwei Schmierkuren durchgemacht, zeigte Leukoderma, träge Pupillenreaktion, positiven Romberg und leichte Ataxie.

Eine **Meningitis syphilitica basilaris** in der hinteren Schädelgrube wird von englischen Autoren beschrieben[6]). Es ist indessen wahrscheinlich,

---

1) Oedmanson, Haushalter u. Thiry, l. c. Steffen, G. HB. 5.
2) Hierher dürften zum Teil auch die S. 481 als chronische ventrikuläre Meningitis erwähnten Fälle gehören.
3) Sandoz, Rev. méd. d. l. Suisse Romande 1886. Astros, l. c. S. 255.
4) Haushalter u. Thiry, l. c. Fruhinsholz, Rev. d'hyg. et d. méd. infant. 1903. Nr. 1. Durante, Bull. d. l. soc. anatom. 1900. S. 182. Hierher gehören wohl auch die Fälle bei jungen Kindern von Howitz (Behrends Syphilidol. 1862. Bd. III. S. 604) und Hecker, Monatsschr. f. Geburtskunde u. Frauenkrankh. Bd. 33. (Zit. nach German, Beitr. z. Gehirnsyph. im Kindesalter. In.-Diss. Berlin 1898.) Rach, J. K. 75. 1912. Schmeißer, Z. B. 57. 1912.
5) J. K. 58.
6) Gee u. Barlow, Gowers, Money, Hadden, vgl. Oppenheim, Syph. Erkr. d. Gehirns in N. H. B. IX. 2.

daß viele der so gedeuteten Fälle der früher geschilderten einfachen chronischen Basilarmeningitis anzureihen sind. Daß aber eine solche Erkrankung auch auf syphilitischer Grundlage bei jungen Säuglingen tatsächlich vorkommt, scheint mir folgender Fall zu beweisen.

Hedwig S., frühgeborene, 2200 g schwere Tochter einer im Irrenhaus befindlichen Mutter, die früher eine Schmierkur durchgemacht hat, wird vom 11. bis 35. Lebenstag in der Anstalt verpflegt und bietet keinerlei besondere Erscheinungen. Im Alter von 2½ Monaten Wiederaufnahme wegen Krämpfen. Jetzt Gewicht 3150, Fontanelle fluktuierend, vorgewölbt, 4mal 4½, Kopfumfang 39 cm. Leichte Nackenstarre, häufig klonisch-tonische Zuckungen im Gesicht und den Extremitäten. Blässe, Apathie; ausgesprochene Sattelnase, sonst ohne Zeichen von Lues. Im Verlauf normale und selbst subnormale Temperaturen; von Hirnerscheinungen ständige Wiederholung der Zuckungen, zitternde Bewegungen, zuweilen Ptosis, namentlich rechts, Zwangsbewegung des Kopfes nach rechts. Pupillen reagieren sehr träge. Papilla optici grau, Gefäße leicht geschlängelt. Geringe Steifheit der Wirbelsäule. Sonst keine spastischen Erscheinungen. Mäßige Benommenheit. Im Vordergrunde der Erscheinungen steht ein unaufhörliches, typisch zerebrales Erbrechen. Mehrfache Lumbalpunktion entleert eine schokoladenfarbene, trübe Flüssigkeit von hohem Eiweißgehalt, die mikroskopisch gequollene rote Blutkörperchen, spärliche verfettete Leukozyten, Lymphozyten und zahlreiche körnchenkugelähnliche Gebilde enthält. Aussaat auf verschiedene Nährböden steril. — Zunehmender Verfall, in den letzten Tagen Anfälle von Jaktation und wildem Geschrei (Kopfschmerzen). Niemals Pulsanomalien. Tod 33 Tage nach der zweiten Aufnahme.

Sektion: Gehirn von guter Konsistenz, Gyri platt, Häute der Konvexität normal. Pia an der Basis trübe, sulzig, am Lobus cuneiformis des Kleinhirns beiderseits eine ca. 3 cm lange, 1½ cm breite, grauweiße, derbe, fibröse, gefäßdurchsetzte Platte, die sich mikroskopisch als fibröses Gewebe mit ausgedehnter Fettmetamorphose erweist. Ventrikel deutlich erweitert, mit gelblicher, flockenhaltiger Flüssigkeit gefüllt, das Ependym trübe, verdickt, gleich den Plexus mit gelben, fibrinösen Beschlägen. Mikroskopisch sehr starke, von den Gefäßen ausgehende, kleinzellige Infiltration der Meningen und der angrenzenden Hirnteile. Keine Bakterien. Andeutung einer osteochondritischen Zone im Femur. Übrige Organe ohne Befund.

Einen wohl ein Unikum bildenden Fall unserer Beobachtung von **gummöser basaler Meningitis der mittleren Schädelgrube** mit gummöser Neuritis des Fazialis als Luesrezidiv bei einem 6monatigen Knaben hat German[1] beschrieben.

Es handelte sich um ein 6monatiges Kind, das mit sechs Wochen an Exanthem und Armlähmung erkrankte und durch Hg geheilt wurde. Jetzt Corona veneris, großer quadratischer Kopf mit vorgetriebenen Schädelhöckern, weite Fontanelle, diffuse Infiltration im Gesicht, Koryza, Leber- und Milztumor. Von basalen Symptomen linksseitige totale Fazialislähmung, Pupillendifferenz, Strabismus, Nystagmus; Sensorium normal. Tod nach wenigen Tagen an infektiöser Gastroenteritis. Sektion: Arachnitis chronica gummosa der Basis, gummöse Neuritis des intrakraniellen Anteiles des linken Fazialis. Gummöse, verkäsende Osteomyelitis der Diploe des Schädels. Osteochondritis an den Extremitäten. Mäßige interstitielle Hepatitis. Harter Milztumor.

Große **Gummigeschwülste** des Gehirns scheinen beim Säugling sehr selten zu sein[2]). Es ist indessen zu bemerken, daß von einigen Beobachtern solitäre „Hirntuberkel" ohne sonstige Tuberkulose im Körper für der syphilitischen Grundlage verdächtig erklärt werden[3]).

Etwas häufiger wird schon gegen Ende des ersten, mehr noch mit Beginn des zweiten Jahres die **syphilitische Endarteriitis**[4]). German hat aus dieser Zeit 13 Fälle gesammelt, aus denen die Übereinstimmung mit dem Symptomenbild des späteren Alters erhellt: Lähmungen verschiedener Hirnnerven, oft apoplektiform unter Krämpfen einsetzende Hemiplegien und anschließende Kontraktur, Idiotie und Epilepsie.

Durch die folgende Beobachtung, die ein Gegenstück in einem Falle Cas-

---

1) l. c.
2) Cnopf, M. m. W. 1892. Nr. 11. Lit.
3) Tobeitz, A. K. 16. E. Wagner, Arch. f. Heilk. 1863.
4) Heubner, Ch. A. 26.

parys[1]) findet, wird bewiesen, daß auch eine **diffuse** und **knotige gummöse Encephalomyelitis** mit Ausgang in Sklerose beim Säugling zur Ausbildung gelangen kann.

Ein jämmerliches dreimonatiges Mädchen (Gewicht 2160 g) wird ohne Anamnese aufgenommen. Sattelnase, schniefende Atmung, Rhagaden am Mund, hoher Gaumen; harte Leber und Milz, typische beiderseitige Parrotsche Pseudoparalyse mit Knochenauftreibung, auffallender Opisthotonus. Parese des rechten Fazialis, rechtsseitige Ptosis; beiderseits totale Synechia posterior der Iris. Nystagmus. Patellarreflexe fehlen.

Im Verlaufe bestehen andauernd mäßige Temperaturerhebungen ohne erklärende Komplikationen; im übrigen wird das Bild beherrscht durch den Opisthotonus, das Verharren der erwähnten Nervenlähmungen, das idiotische Verhalten des Kindes. Keine Gewichtsvermehrung. Nach zwei Monaten sind unter Protojoduretgebrauch die Armlähmungen geschwunden, während alle übrigen Erscheinungen verbleiben. Weiterhin Ausbldung von Sphinkterenlähmung; die Blase kann durch leichten Druck entleert werden, der Anus klafft, der ganze Beckenboden ist schlaff und wird beim Schreien und Andrängen der Fäzes ballonartig vorgewölbt. Allmählich entsteht völlige Stuhlverhaltung und zwingt zu regelmäßiger Ausräumung der mit knolligen Massen erfüllten Ampulle; schließlich hochgradige meteoristische Auftreibung des Kolon. Gleichzeitig kommt es zu einer eigenartigen Kontraktur der regungslosen Beine. Beide Oberschenkel stark einwärts rotiert und adduziert, so daß die Knie sich berühren, die Unterschenkel dagegen sind im rechten Winkel gebeugt. Tod im Marasmus, 7½ Monate alt.

Die Sektion ergibt außer Osteochondritis, Dilatation und Hypertrophie des Kolon schwere zerebrospinale Veränderungen. Meningen und Nervensubstanz diffus gerötet, stark durchfeuchtet, Hemisphären mit zahlreichen, bis kleinkirschengroßen, grauroten Gummen durchsetzt, die diffus in die Umgebung übergehen, diffuse Infiltration und beginnende Verhärtung des Mittelhirns und Hirnstammes; graue Rückenmarksubstanz rosig injiziert, weiße Substanz vielenortes mit umschriebenen und diffusen Verhärtungen, Lendenmark ganz sklerotisch. Kleinhirn frei.

Im späteren Kindesalter erweist sich die angeborene Syphilis und ihre Folgezustände als eine nicht seltene Grundlage der **Epilepsie.** Im Säuglingsalter ist wohl die Mehrzahl der hierher gehörigen Krampfanfälle, soweit sie nicht etwa auf zufällig beigesellter Spasmophilie beruhen, auf floride luische Entzündungen zurückzuführen und der Behandlung zugängig. Nur ein nach meinen Erfahrungen kleiner Teil verhält sich anders, tritt bei gründlich behandelten, zum Teil serologisch normal gewordenen Kindern auf, ist spezifisch nicht zu beeinflussen und sonach zur Epilepsie zu schlagen. Einige dieser Kinder, die zur Sektion kamen, zeigten Trübungen und Verdickungen der Meningen, die vielleicht als ätiologisch bedeutsam zu bewerten waren.

Nach den jetzt vorliegenden Erfahrungen können die syphilitischen Hirnerkrankungen, insbesondere die als Hydrocephalus erscheinenden, unter energischer **Behandlung** ohne gröberen Defekt ausheilen, freilich wohl nie mit voller Erhaltung der Intelligenz. Ich selbst habe eine Anzahl ganz frischer Fälle von Hydrocephalus binnen kurzem zum Stillstand kommen sehen. In anderen Fällen versagt jedes Bemühen. Ist es doch auch vom Erwachsenen bekannt, wie schwer manche Formen, namentlich die Arteriitis, beeinflußbar sind. Unter allen Umständen bedarf es sehr energischer, bis zum Schwinden der Fontanellenspannung fortgesetzter Kuren, in denen am besten Hg. Salvarsan und Jod kombiniert werden.

6. Der chronische Hydrocephalus[2]).

Begriff. Unter der Bezeichnung der ,,Hydrocephalien'' vereinigt man alle diejenigen Erkrankungen, bei denen eine bleibende Vermehrung des flüssigen Inhaltes zu **Drucksteigerung** innerhalb der Schädelkapsel führt, die ihren Ausdruck in nervösen Erscheinungen und — abgesehen von den Fällen frühzeitiger Nahtverknöcherung — in **Größen-**

---

[1]) Verh. d. deutsch. dermatol. Ges. Wien 1889.
[2]) Lit. Huguenin, Ziembßens HB. Supplem. Bd. 1898. Steffen, G. HB. V. I. Beely, ibid. VI. 2. Astros, Les hydrocéphalies. Paris 1898. Pott, J. K. 41. Heubner, Eulen-

zunahme des Kopfes findet. Die Betonung der Drucksteigerung läßt für die Klinik alle kompensatorischen Flüssigkeitsansammlungen (Hydrocephalus e vacuo) ebenso aus der Erörterung ausscheiden, wie die zufälligen Sektionsbefunde zuweilen nicht unbeträchtlicher aber im Leben symptomlos verlaufener Ventrikelergüsse, die beim Säugling wie beim älteren Menschen bei verschiedenen chronischen Allgemeinleiden angetroffen werden.

Von den durch die genannten Symptome vereinigten Vorkommnissen gehören zum Wasserkopf im eigentlichen Sinne, dem Hydrocephalus chronicus internus s. ventricularis, nur diejenigen, wo der Liquor eine der Norm entsprechende Beschaffenheit besitzt und wo andere, seine Ansammlung verursachende, also primäre und selbständige Hirnerkrankungen fehlen. Damit werden abgetrennt die intraventrikulären Ergüsse und Schädelausweitungen durch Venenthrombosen, durch Tumoren[1]), durch floride chronische basale oder intraventrikuläre seröse oder eitrige Meningitis (Pyocephalus)[2]). Die innere Lage des Ergusses scheidet weiterhin vom Hydrocephalus externus, wo die mit wenigen Ausnahmen abnorm zusammengesetzte Hirnflüssigkeit über der Konvexität lagert, von einer Pachymeningitis haemorrhagica oder einer chronischen, meist syphilitischen Meningitis oder Meningoencephalitis herrührend.

Pathologische Anatomie[3]). Im Innern des vergrößerten, durch klaffende Nähte und weite Fontanellen zusammengehaltenen, manchmal einem „Sack mit Scherben" gleichenden Schädel trifft man ein vergrößertes, weiches Gehirn, dessen oft bis aufs äußerste geschwundene Hemisphären sackartig den Erguß umhüllen. Meist erfüllt dieser beide durch die verdünnten kommissuralen Teile getrennten und durch das stark erweiterte Foramen Monroi kommunizierenden Seitenkammern, zuweilen findet sich ungleiche Beteiligung der Hälften, zuweilen Vergrößerung des dritten und vierten Ventrikels und Ausweitung des Aquäduktes oder membranöser Abschluß einzelner Hohlräume. Kleinhirn und benachbarte Teile können infolge des Druckes starke Gehaltsveränderungen erleiden, ja in den Rückenmarkskanal hineingepreßt werden[4]).

Der Schwund der Hemisphärenmasse erfolgt durch einfache Verminderung der Zahl und Größe der Fasern des Marklagers, jedenfalls als Folge der mangelhaften Ernährung bei der bestehenden Druckanämie. Die besser vaskularisierte Rinde bleibt länger erhalten. Die Pyramidenbahnen sind im allgemeinen reduziert, zuweilen schreitet der Prozeß zu wirklicher sekundärer Degeneration vor. Soweit die regressiven Druckwirkungen auf schon Vorhandenes. Aber auch der normale Ablauf der Hirnentwicklung wird gehemmt: daher der Befund von mangelhafter Markscheidenbekleidung, von Hypoplasien und Agenesien einzelner Systeme.

Bei kongenitalen Formen zeigen sich gelegentlich hochgradige Bildungsstörungen[5]). Bald findet sich völliges Fehlen der Hemisphären; Basis, Stamm und Kleinhirn lagern als verkümmerte, oft unvollständige Reste im Schädel wie „auf dem Boden eines wassergefüllten Bechers", bald sind Rudimente des Mantels vorhanden, aber die kommissuralen Organe fehlen, und der Liquor zirkuliert frei im Schädelinnern oder ist durch eine dünne Schicht von Nervensubstanz geschieden. Ein andermal sind zwar geschlossene Hemisphären vorhanden, aber ihre Masse hängt als fragmentarisches, nur mikroskopisch zu deutendes Gebilde den Meningen an[6]). Das Interesse derartiger schwerer Defekte

burgs R. E. Fr. Schultze, N. HB. IX. III. Eichmeyer, Pathogenese u. pathol. Anat. d. Hydroceph. congen. In.-Diss. Leipzig 1902. S. Kalischer, Bonhoeffer, Lewandowski, Handb. d. Neurologie. Bd. 3. 1912.

[1]) Vorwiegend handelt es sich um Tuberkel, die bereits bei 6wöchigen Kindern beobachtet wurden. Lit. b. Zappert, Arb. a. d. neurol. Instit. d. Wiener Univers. Festschrift 1907. Andere Geschwülste — Gliome, Teratome (Huert, B. G. G. 8. Heft 2) Papillom des Plexus (Brückanow, P. M. W. 1898. Nr. 37) — sind selten. (Lit. Steffen in G. HB. V. I. und Maligne Geschwü'ste im Kindesalter. 1905. Enke, Eliascheff, Kasuist. d. Hirntum. i. Säuglingsalter. In.-Diss. Berlin 1899.)

[2]) Vgl. S. 481.

[3]) Anton, Handb. d. path. Anatomie d. Zentralnervensystems. 1904. Bd. 1. Ders., Österr. med. Jahrb. Wien 1888. 3. Engel, A. K. 42. 1905.

[4]) Chiari, D. m. W. 1891. Nr. 42. Städtler, J. K. 90. 1919.

[5]) Kasuistik bei Astros u. Eichmeyer.

[6]) Zappert u. Hitschmann, Arb. a. d. Inst. f. Anat. u. Phys. d. Nervensyst. Wien 1899. Heft 6.

ist weniger ein praktisches. Es knüpft vielmehr an die Beziehungen von Agenesie und Erguß: sind beide koordinierte Folgen intrauteriner Störungen, oder ist der früh entstandene Hydrocephalus die Ursache der ausbleibenden Formung?

Entstehung[1]). So verhältnismäßig leicht die Form- und Strukturveränderungen des Gehirnes und des Schädels aus der Raumbeengung ableitbar sind, so schwierig ist für viele Fälle der primäre und wesentliche Vorgang zu erklären, die dauernde Ansammlung abnormer Mengen von Hirnflüssigkeit unter ständigem Überdruck.

Das Mißverhältnis zwischen Zu- und Abfluß, dessen Ergebnis im Wasserkopf vorliegt, kann, theoretisch betrachtet, auf verschiedene Weise zustande kommen. Einmal durch vermehrten Zufluß infolge Hypersekretion (Angioneurose Quincke) oder seröse ventrikuläre Meningitis. Für sich allein dürfte diese Erklärung nur genügen, wenn gleichzeitig unterstellt wird, daß der Zufluß sehr stürmisch erfolgt; ist doch die Regulation der hydrodynamischen Verhältnisse in der Schädelkapsel eine so vollkommene, daß auch stärkere Druckschwankungen ausgeglichen werden können[2]). Im allgemeinen wird mit der Mitwirkung einer Behinderung des Abflusses gerechnet werden müssen. Diese kann in den Lymphwegen gelegen sein, die von den Seitenkammern über dritten Ventrikel, Aquädukt, vierten Ventrikel durch die Foramina Magendii und Luschkae in die Subarachnoidealmaschen zum Spinalraum führen, von wo die Weiterbewegung durch die Scheiden der zerebralen und spinalen Nerven und die Pacchionischen Granulationen nach außen erfolgt; oder sie wird bedingt durch eine Störung der Resorption durch die Blutkapillaren und Venen, denen die Hauptarbeit zufällt.

Dagegen wird ein erhebliches Abflußhindernis allein, z. B. ein narbiger Verschluß des Aquädukts auch ohne erhöhten Zustrom einen Wasserkopf erzeugen können. Andererseits werden bei gesteigerter Kammersekretion schon leichte entzündliche oder angiospastische Zustände an den Kapillaren den Liquor stauen; und wenn das einmal eingeleitet ist, muß der Erguß ständig weiter wachsen und kann unter Umständen dabei noch gefördert werden durch Entstehung eines „automatischen Ventrikelverschlusses"[3]), indem durch Verziehen der Hirnteile, Anpressen der Tela des vierten Ventrikels an die Dura, Zusammendrücken oder Knicken des Aquäduktes die Entleerung von Kammerwasser bis zur Unmöglichkeit erschwert wird.

Versuche, die eine Störung der Resorption durch Untersuchungen über das Erscheinen und Verschwinden von Urotropin[4]) und artfremdem Serum[5]) im Liquor erweisen, haben noch nicht zu ganz einwandfreien Ergebnissen geführt[6]).

Für die Genese des Hydrocephalus geht aus diesen Andeutungen hervor, daß sowohl ventrikuläre Hypersekretion und Entzündung, als auch intra- und extraventrikuläre Erkrankungen der Abflußwege von Bedeutung sein können, und daß zum Verständnis des Einzelfalles die Aufmerksamkeit auf etwaige Spuren derartiger Vorgänge gerichtet sein muß.

Bei einer gewissen Zahl von Hydrocephalis läßt sich außer Zweifel stellen, daß sie **postmeningitischer Entstehung** sind. Es finden sich narbige, auf frühere Entzündungsvorgänge weisende Veränderungen, vornehmlich an der Basis, seltener an der Konvexität, wo auch die Arachnoidealzotten einbegriffen sein können. Besonders häufig trifft man Verödungen durch organisierte Schwarten im Verlaufe der großen Lymphbahnen; der Aquädukt und noch mehr die Tela des vierten Ventrikels sind in dieser Hinsicht bevorzugte Örtlichkeiten. Andere Male zeigt sich das Kammerinnere befallen, entweder in der Form von Zellinfiltration, Zottenwucherung, Hyperämie oder Sklerose, der Plexus[7]) oder in derjenigen schwieliger, membranöser, gelegentlich zu Verwachsung und Obliteration führenden Ependymitis. Viele von den in diese Gruppen gehörigen Fällen haben schon im Leben ihren meningitischen Ursprung dadurch kundgetan,

[1]) Vgl. besonders Weber, A. Psych. 41. 1.
[2]) Hill, Phys. a. Path. of the cerebr. circulation. London 1896.
[3]) Hill, l. c. Boenninghaus, Die Meningitis serosa acuta. 1897. Härtel, J. K. 90. 1919.
[4]) Ibrahim, V. g. K. Karlsruhe 1911. Usener, Z. K. 8. 1913.
[5]) Knöpfelmacher u. Mautner, M. K. Orig. 12. Nr. 8.
[6]) Weinrich, M. K. 11. Orig. Nr. 1. 1912.
[7]) Astros, l. c. Recklinghausen bei Rehn, Verh. Kongr. inn. Med. 1886.

daß sie mit einem akuten meningitischen Anfall begannen; aber auch bei schleichend entwickelten[1]) und bei angeborenen Wasserköpfen ist ein gleicher Befund möglich[2]).

An die postmeningitischen reihen sich die **posthämorrhagischen** Hydrocephali, wo ausgedehnte Blutungen in die Hirnhäute und die Hirnmasse, zumeist wohl auf Geburtstraumen zurückgehend, unmittelbar und durch die von ihnen angeregten Gewebsreaktionen auch mittelbar zur Ursache der Abflußerschwerung wurden[3]).

Bei einigen wenigen Kindern beruht schließlich der Wasserkopf auf **angeborenen Mißbildungen** im Gehirn, wie etwa auf dem Ausbleiben der Lückenbildung in der fötal geschlossenen Decke des vierten Ventrikels oder auf umschriebenen Gliawucherungen des Kleinhirns, die das Foramen Magendii verlegen[4]). Der stattliche Rest aber, der nach Ausschaltung dieser drei Möglichkeiten verbleibt, entbehrt jedes klärenden anatomischen Befundes und muß sonach bis auf weiteres noch als **idiopathisch** bezeichnet werden. Er setzt sich ausschließlich aus angeborenen Fällen zusammen, und dieser Umstand läßt vermuten, daß hier irgendwelche besonderen Vorgänge hineinspielen, deren Wesen noch dunkel ist.

In diesem Zusammenhang gewinnt die sonderbare Tatsache an Bedeutung, daß beim angeborenen Wasserkopf in der Regel eine **Aplasie des Nebennierenmarkes** gefunden wird[5]). Hier müssen innere Beziehungen bestehen; möglicherweise sind diese ursächlicher Natur, derart, daß Störungen der spezifisch hämodynamischen Nebennierenfunktion bei der Entstehung des Hydrocephalus von Einfluß sind; möglicherweise handelt es sich aber auch nur um gleichgeordnete Folgen einer noch unbekannten allgemeinen Schädigung im endokrinen System, wobei auch die Hirnplexus als innersekretorische Organe[6]) aufgefaßt werden können. In Hinblick auf ihre Beziehungen zur sekretorischen Tätigkeit, wie sie beim Diabetes insipidus zutage treten, kann auch die Frage einer Störung der Hypophysisfunktion erwogen werden[7]) und zwar um so mehr, als ja manche Fälle von Wasserkopf mit Dystrophia adiposogenitalis und Riesenwuchs einhergehen. Im Experimente ist gezeigt, daß die Liquorsekretion durch Hypophysenextrakte gesteigert wird[8]).

Die nicht entzündliche, idiopathische Natur ist es auch, die nach v. Bergmann[9]) der allgemein geübten **Trennung der angeborenen von der erworbenen** (meningitischen und postmeningitischen) Hydrocephalie eine tiefere Bedeutung gibt. Ganz glatt allerdings ist diese Trennung nicht durchzuführen. Nicht zeitlich, denn viele angeborene Zustände werden erst nach der Geburt offenkundig, und auch nicht ätiologisch, denn auch unter den angeborenen Wasserköpfen sind nicht wenige durch den Nachweis unzweifelhafter Reste einstiger Entzündung als Erzeugnis einer fötalen Meningitis erkannt worden. ja selbst floride Meningitiden mit reichlichem Ventrikelerguß wurden aufgefunden[10]).

Nichtsdestoweniger ist zweckmäßigerweise in praxi diese Scheidung beizubehalten, schon der prognostischen Wichtigkeit wegen. Zum **kongenitalen Hydro-**

---

[1]) Haushalter u. Thiry, Rév. d. méd. 1897.

[2]) Die Formen mit schwartiger Ependymitis gehen zuweilen mit deutlich entzündlicher Beschaffenheit des Liquors einher und sind dann nicht als Hydrocephalis, sondern als chronische Meningitiden zu deuten (vgl. S. 481).

[3]) Engel, A. K. 42. 1905. Fischer, Z. K. 2. 1911. Eastman, Ref. Z. K. 5. 1913. S. 46.

[4]) Motzfeld, Frankfurter Zeitschr. f. Pathol. 16. 1915.

[5]) Ad. Czerny, Z. P. 1899. Nr. 7. J. Levy, Üb. d. Verhalt. d. Nebennieren bei Hydroceph. cong. In.-Diss. Berlin 1913 (Lit.).

[6]) Vgl. Anton, M. Ps. N. 39.

[7]) Bab, M. m. W. 1916. Nr. 50.

[8]) Lewis, H. Weed u. Cushing, Am. J. of Phys. 36. 77. 1915.

[9]) D. chirurg. Behandl. d. Hirnkrankh. 1899.

[10]) Fälle bei Astros, Quincke, V. V. Nr. 67. Üb. Men. serosa.

cephalus stellt man dann am besten mit Eichmeyer die Fälle mit Entwicklungsstörungen im Gehirn, diejenigen, die ein Geburtshindernis bildeten oder
sofort nach der Geburt zu wachsen begannen, dann die, bei denen ein erst später
sich entwickelnder Ventrikelerguß mit angeborenen Gehirn- und Rückenmarks-
störungen verbunden ist, und schließlich solche, bei denen irgendwelche die
Flüssigkeitsansammlung erklärende anatomische Befunde nicht erhoben werden
können.

Dem so umschriebenen Hydrocephalus congenitus wird auch noch weiter
eine Sonderstellung gewahrt durch die häufige Vereinigung mit anderen Bildungsfehlern (Spalten des Wirbelkanals, Hasenscharte, Klumpfuß u. dgl.),
durch gewisse später noch zu berührende klinische Eigenheiten und durch das
Hineinspielen hereditärer Einflüsse. Sicher ist in dieser Hinsicht die größere
Beteiligung „degenerierter" Familien, in denen Epilepsie, Geistesstörungen,
Trunksucht zu verzeichnen sind. Vor allem spielt die Syphilis eine große, aber
ihrem Wesen nach noch ungeklärte Rolle[1]). Infolge der einen oder der anderen
Ursache kann es geschehen, daß mehrere oder alle Kinder eines Elternpaares
hydrocephalisch werden.

Symptomatologie. In der gemeinsamen Symptomatologie aller Formen
steht im Vordergrund der durch den inneren Überdruck vergrößerte, in ausgebildeten Fällen ins Unförmige gedehnte und von den zu schwachen Muskeln
nicht mehr balancierte **Kopf** mit seinen dicken Venensträngen, seinen weit
klaffenden Fontanellen und Nähten und seinen zuweilen fast pergament-
artig verdünnten Schädelknochen. Die Schläfengruben sind verstrichen,
die Stirne hängt über. Der größte Durchmesser betrifft entsprechend der
Form der erweiterten Ventrikel die Sagittalebene. In oft betontem Gegensatze mit dem umfangreichen Kopfgerüst steht das kleine Gesicht. An den
Augen fällt ein leichter Exophthalmus auf, noch mehr der eigentümliche
„Visus hydrocephalicus": das Verschwinden der unteren Kornealhälfte
hinter dem Unterlid, das man zum Teil durch die herabgedrängten Orbi-
taldächer, zum Teil vielleicht durch Augenmuskelparesen zu erklären versucht (Henoch).

Es gibt auch Fälle, wo die Makrocephalie gering ist oder fehlt und auch im
mikrocephalischen Schädel kann ein Wasserkopf stecken. Hier beschränkt sich
die Symptomatologie auf die Zeichen des **Hirndruckes,** die allerdings in stationären
Fällen oder bei langsamem Wachstum sehr gering sein können; sonst aber besteht
Kopfschmerz, erkenntlich an dauernder Unruhe, eintönigem, kläglichem Geschrei. Unbeständig sind Erbrechen und allgemeine oder partielle Krämpfe,
besonders auch Spasmus glottidis, Nystagmus. Schon in frühesten Stadien[2])
sind häufig vorhanden gesteigerte Reflexe, Muskelhypertonie und Flexions-
kontrakturen, zunächst der Fingerbeuger, weiterhin der Arme und Beine. Zuweilen entsteht ein Symptomenkomplex, der von spastischer Spinal- und Zerebral-
paralyse kaum abzugrenzen ist[3]). Tatsächlich sind auch in einigen Fällen[4])
die entsprechenden Veränderungen der Pyramidenstränge nachgewiesen, während
sie andere Male fehlen. Bei Vereinigung mit Laryngospasmus kann Tetanie[5])
vorgetäuscht werden. Wirkliche Lähmungen der Extremitäten scheinen selten
zu sein, häufig dagegen flüchtige Paresen des Fazialis und der Augenmuskeln. Die

---

[1]) S. S. 488.
[2]) Vgl. auch Ranke, J. K. 39.
[3]) Ganghofner, J. K. 40. Feer, ibid. 31.
[4]) Schulze, D. A. Kl. M. 23 (Erw chsener). — Haushalter u. Thiry, Rév. d. méd.
1897. Ganghofner, l. c.
[5]) Pfaundler, l. c. S. 82.

allgemeine Störung des Hirnes äußert sich auch in Idiotie, deren jeweilige Schwere von der Frühe des Krankheitsbeginnes und von der Schnelligkeit oder Hochgradigkeit der Entwicklung beeinflußt wird. Es gibt aber auch Fälle mit leidlicher und sogar guter Intelligenz; solche dürften sich wohl nur mit langsam wachsendem und nicht allzu großem Ergusse vertragen.

Während die übrigen Sinne nicht sichtlich beeinflußt werden, ist bei zahlreichen Hydrocephalis das **Auge** erheblich geschädigt. Neben der Stauungspapille mit Ausgang in Atrophie kommt jedoch auch Amaurose bei intaktem Augenhintergrund vor, die einer Rückbildung fähig ist. Mehrfach beobachtete ich auffallend blasse, sonst normale Papillen. Ein wichtiger, jedoch vom Hydrocephalus selbst unabhängiger Nebenbefund ist die Retinitis syphilitica. Strabismus ist nicht selten.

Die **Lumbalpunktion** ergibt — falls sie nicht wegen Ventrikelabschlusses ergebnislos bleibt — reichlich wasserklaren Liquor[1] von sehr geringem Eiweißgehalt[2]), der physikalisch, chemisch und zytologisch vom normalen nicht unterschieden ist. Abweichungen hiervon stellen die Diagnose in Frage. Der Druck im Liegen übersteigt den physiologischen von etwa 100 bis 125 mm Wasser erheblich; selbst im stationären Zustand geht er kaum jemals unter 200 herab, meist liegt er zwischen 300 und 400 mm, oftmals noch wesentlich höher.

Vielfach ist man geneigt, eine Bedeutung, sei es des Hydrocephalus, sei es der ihm zugrunde liegenden Dyskrasie auch für den **Ernährungszustand** zuzulassen. Die häufige Atrophie der Patienten hat jedoch kaum eine andere Grundlage, wie sonst bei Säuglingen. Ein abnormer Fettansatz, der gelegentlich vorhanden ist, dürfte oft nur auf Rechnung des bei vielen Idiotischen fehlenden Dranges zu Bewegung bei reichlicher Ernährung zu setzen sein. Aber es kommt auch eine pathologisch gesteigerte Entwicklung, eine Art Riesenwuchs vor und zuweilen eine Vergesellschaftung mit geschlechtlicher Frühreife[3]). Der Gedanke an Beziehungen zur Hypophysis liegt nahe.

Verlauf. Der **kongenitale Hydrocephalus** wird entweder schon auf die Welt gebracht, und bildet bei höheren Graden ein Geburtshemmnis, das durch spontane Ruptur oder einen notwendig werdenden Eingriff zumeist den Tod des Trägers bedingt. Oder er entwickelt sich sofort oder einige Zeit nach der Geburt, entweder unaufhaltsam fortschreitend oder schubweise; vorübergehender oder dauernder Stillstand ist möglich. Viele der angeborenen Formen wachsen unter deutlichen Drucksymptomen, insbesondere Krämpfen und Schmerzäußerungen, andere wiederum zeigen so gut wie keine Zeichen von gesteigertem Hirndruck und nur der langsam wachsende Schädelumfang läßt das Leiden erkennen. In Einklang damit ist Stauungspapille oder Optikusatrophie hier seltener als bei den erworbenen Formen, dagegen die Störungen der Intelligenz erheblicher. Die völligen Idioten dürften wohl alle auf angeborene Erkrankung zurückzuführen sein.

Die Ursachen des **Stationärwerdens** und **Wiederwachsens** sind schwer anzugeben. Jedenfalls ist es bei der hochgradigen Erschwerung, unter der die regulierenden Mechanismen arbeiten, verständlich, daß gelegentliche Drucksteigerungen vorübergehend oder dauernd Verschlimmerungen herbeizuführen vermögen, wie sie an Traumen, Kongestionen (nach Rilliet und Barthez der Zahnreiz), Stauungen (große Gefahr des Hustens), selbst psychische Er-

---

[1]) Lit. bei Gerhartz in Oppenheimers Handb. d. Biochemie. 2. Bd. 2. Hälfte. 1909. Reichmann, D. Z. N. 42. 1911. Polanyi, B. Z. 34. 1911.

[2]) Im Mittel 0,3⁰/₀₀.

[3]) Kussmaul, Würzb. med. Wochenschr. III. 1862.

regungen anschließen. Blutungen und synkopale Zufälle — oft tödlich — werden berichtet und die letztgenannten auf Drucksteigerung in der Rautengrube zurückgeführt.

Der **erworbene Hydrocephalus** der Säuglinge wächst zumeist aus einer akuten meningitischen Einleitung heraus und ist dann von dem angeborenen leicht zu trennen. Schwer aber ist es bei der auch hier vorkommenden schleichenden Entwicklung zu sagen, ob es sich um einen erworbenen oder einen verspätet wachsenden angeborenen Erguß handelt. Jedenfalls ist die Zahl der sicheren erworbenen Fälle häufiger, als gemeinhin geglaubt wird. Wyß[1]) fand unter 40 16 erworbene, ich selbst zähle unter 22 mit hinreichender Anamnese 12 akut entstandene. Auch hier beansprucht namentlich für die schleichend entstehenden Formen die Syphilis[2]) eine wichtige Rolle. Die meisten Fälle jedoch sind postmeningitische. So wird, wie schon gesagt, die epidemische Zerebrospinalmeningitis durch Bildung obliterierender Schwarten eine ergiebige Quelle des Wasserkopfs. Eine weitere sind die serösen Meningiden, und häufig wiederholt sich in der Literatur die typische Anamnese: Verdauungsstörungen oder Lungenerkrankungen, besonders Keuchhusten, dann meningitische Erscheinungen, schwere Krämpfe, nach dem Abklingen allmähliches Offenkundigwerden des chronischen Ergusses. Diese postmeningitischen Formen gehen meistens mit etwas Nackenstarre, Sehstörungen und deutlicheren Druckerscheinungen einher.

Auffallend häufig sind geringfügige hydrocephalische Zustände bei Rachitikern, und darum ist es begreiflich, daß von vielen Kinderärzten die Existenz eines **rachitischen Hydrocephalus** zugelassen wird. Um ein nur zufälliges Zusammentreffen beider Anomalien kann es sich in der Tat dabei nicht handeln, dazu ist die Zahl zu groß. Schwierigkeiten aber bietet das Verständnis der Genese. Daß durch die besonderen Verhältnisse des rachitischen Schädels und die häufig vorhandene Erschwerung des venösen Rückflusses (Thoraxanomalie, chronische Bronchitis, Verengerung der Foramen jugulare usw.) des öfteren Flüssigkeitsanreicherung im Gehirn und den Ventrikeln stattfindet, ist sehr wohl annehmbar, aber die gleichen Zustände sieht man andere Male ohne solche verlaufen. Es muß noch ein besonderes Moment vorhanden sein. Stoeltzner[3]) denkt an Lymphstauung infolge Verengerung der kleinen Kommunikationskanäle durch übermäßige Periostwucherung. Wahrscheinlich liegt die Ursache tiefer im Stoffwechsel begründet. Vielfach wird übrigens die Schädelerweiterung nicht durch einen ventrikulären Hydrops, sondern durch eine Pachymeningitis haemorrhagica bedingt sein.

Diagnose. Die Diagnose eines hydrocephalischen Zustandes im allgemeinen ist bei augenfälliger Schädelvergrößerung leicht und nur im Beginn bedarf es des Aufsuchens der Nervensymptome und wiederholter Messungen zur Feststellung des Wachstums der Schädelmaße. Eine gewisse Sicherheit für das Vorhandensein des typischen intraventrikulären Wasserkopfes im besonderen aber wird erst durch die Lumbalpunktion gegeben, die durch die normale Beschaffenheit des Liquors die Ausschließung der eingangs erwähnten äußerlich ähnlichen Zustände gestattet, wenn auch zuweilen auch da Täuschungen vorkommen. Zeigt doch bei Tumoren und bei gewissen Fällen von Hydrocephalus externus der Befund nichts Abnormes und selbst bei abgesackten hämorrhagischen Ergüssen der Konvexität ist die Spinalflüssigkeit unverändert. Vermehrter Eiweißgehalt bei der ersten Punktion — bei wiederholtem Eingriff kann ein solcher sich nachträglich einstellen — spricht für chronische Meningitis und gegen einfachen Hydrocephalus. Die Punktion belehrt zugleich über die Druckverhältnisse und gegebenenfalls über organischen oder automatischen

---

[1]) K. Schw. 23. 1893.
[2]) Vgl. S. 487.
[3]) Path. u. Ther. d. Rachitis. Berlin, Karger.

Abschluß der Kammern. Besteht ein solcher, so ist sie ergebnislos oder der Druck fällt nach Abfließen weniger Tropfen schnell zur Norm, ohne daß ein Einsinken der Fontanelle erfolgt.

Schwierigkeiten entstehen, wie erwähnt, im Beginne oder bei früh verknöchertem, mikrocephalischem Schädel. Die Feststellung von Erscheinungen des Hirndrucks — als solche muß wohl auch das oft recht auffällige, Tag und Nacht fortgesetzte Geschrei gedeutet werden (Kopfschmerz) — wird gestatten, manche in der übrigen Symptomatologie verwandte Affektionen auszuschalten. Täuschungen werden durch die spastischen Erscheinungen ermöglicht: bei spastischen Kinderlähmungen ist stets an Hydrocephalus zu denken. Gegenüber der Tetanie sind die Dauer, die weniger typische Haltung, die gesteigerten Reflexe, die Abwesenheit des typischen Symptoms der elektrischen Übererregbarkeit und das Vorhandensein von Idiotie entscheidend.

Ein gutes Hilfsmittel für die Diagnose von Fällen ohne Makrocephalie scheint die **Transparenzuntersuchung** nach Strasburger[1]) zu sein. Der Schädel wird im verdunkelten Raum mit einer 32 kerzigen Nernstlampe durchleuchtet, unter Umständen wird auch die Durchleuchtung von der Mund- oder Nasenhöhle aus mit Mignonlämpchen in Betracht kommen. Wo die Gehirnsubstanz nicht mehr als 1 cm dick ist, zeigt der Schädel Transparenz.

Sehr oft wird bei höheren Graden von Schädelrachitis an Wasserkopf gedacht. Neben der viereckigen Form des rachitischen Schädels, der Abwesenheit von Fontanellenspannung und von Intelligenz- und sonstigen Störungen entscheidet die Messung[2]), der rachitische Schädel ist nicht größer als dem Alter entspricht, er erscheint nur größer im Verhältnis zum Zurückbleiben des Längenwachstums und der Kleinheit des Gesichts[3]).

Spätere Schicksale. Nachrichten über die späteren Schicksale der Kranken in Hinblick auf Lebensdauer und körperliche und intellektuelle Leistungsfähigkeit im allgemeinen möge man aus den Lehrbüchern entnehmen. Von besonderem Interesse ist eine Erhebung, die Wyß[4]) angestellt hat. Unter 41 seiner Patienten waren zur Zeit der Nachforschung 31 gestorben; die Lebenden standen im Alter von 3 bis 21 Jahren, lernten zwischen 2 und 6 Jahren gehen, 5 waren fähig die Schule zu besuchen. Ähnlich lauten die Erfahrungen von Pakuscher[5]) an den Fällen der Heubnerschen Klinik. Bekannt ist der Zusammenhang von Hydrocephalus mit späterer Epilepsie. Geringgradige Hydrocephali können normale Intelligenz zeigen; bei erworbenen ist das häufiger als bei angeborenen.

Behandlung. Die erfolgreichste Behandlung wird beim Wasserkopf nicht mehr erstreben und erreichen können, als die Rückkehr zu normaler intra-

---

[1]) Strasburger, D.m. W. 1910. Nr. 6. v. Bókay, W. kl. W. 1910. Nr. 22 u. J. K. 78. 1913.

[2]) Maße normaler Kinder in Millimetern. (Nach Heubner u. Bonnifay.)

Alter	Körperlänge	Circumf. horiz.	Diam. bipariet.	Diam. frontoccip.
Geburt.	485—550	318—389	92—105	116—132
Ende des 1. Vierteljahrs	587	369—435	106—115	132—151
,, ,, 2. ,, . .	640	405—448	118—138	142—178
,, ,, 3. ,, . .	660	395—464	109—115	135—148
,, ,, 4. ,, ...	698—757	429—481	118—129	145—158
,, ,, 2. Jahres	748—863	459—480	129—145	159—178

[3]) Bonnifay, R. m. 1899. März. Regnault, ibid. Dezember.
[4]) l. c.
[5]) Üb. d. Schicksale d. Wasserköpfe. In.-Diss. Berlin 1912.

kranieller Spannung und dadurch bedingt, den Wegfall von Drucksymptomen und die Hemmung weiterer Vergrößerung des Schädelumfanges; eine Beeinflussung von Idiotie, spastischen Paresen und anderen Symptomen nicht rückbildungsfähiger Hirnveränderungen wird selbstverständlich nicht erwartet werden dürfen, und so wird auch bestenfalls das Ergebnis unvollkommen sein und eine „Heilung mit Defekt" darstellen.

In einer Anzahl von Fällen kommt es zu einer **Spontanheilung** in diesem Sinne. In der Regel geschieht das ohne äußeren Anlaß, zuweilen aber schließt sich die günstige Wendung an einen selbsttätigen oder traumatischen Durchbruch nach außen [1]) an unter Bildung eines subkutanen Ergusses oder tagelangem Abtropfen der Flüssigkeit durch die nach der Nase, dem Munde, der Augenhöhle oder dem Stirnbein entstandene Öffnung.

Die Bedingungen für das Zustandekommen einer solchen Spontanheilung zu bessern oder zum wenigsten das Gehirn nach Möglichkeit vor weiterer Druckschädigung zu bewahren, bis sich mit der Zeit das hydrostatische Gleichgewicht herstellt, bezwecken die verschiedenen Arten der **operativen Entleerung** der Flüssigkeit.

Die einfachste Methode ist die **Lumbalpunktion,** von deren in angemessenen Zwischenräumen erfolgenden systematischen Wiederholung eine günstige Wirkung auf die Entfaltung von Abflußbahnen, Besserung der Zirkulation und Widerstandsvermehrung der Ventrikelwandungen erhofft werden kann[2]). Nach den vorliegenden Erfahrungen[3]) soll sie nicht öfter als alle 4 bis 6 Wochen vorgenommen und zur Vermeidung schädlicher Druckschwankungen sollen jedesmal nicht mehr als 50 ccm abgelassen werden. Die Behandlung erstreckt sich über Monate, unter Umständen über Jahre.

Statt der Lumbalpunktion kann auch die **Ventrikelpunktion** geübt werden, die wohl das eingreifendere Verfahren darstellt. Sie wird wiederholt, sobald der Druck wieder gewachsen ist, unter Umständen täglich[4]). Bei fehlender Verbindung zwischen Duralsack und Kammern bietet sie allein die Möglichkeit, den Liquor abzulassen. Der Druck soll zunächst nicht unter 50 mm sinken, später darf er leicht negativ werden, nur bei bereits geschlossenem Schädel ist das nicht statthaft.

Üble Zufälle nach den Punktionen in Form von Kollaps oder Krämpfen, ja selbst der plötzliche Tod können eintreten, wenn zu große Mengen Flüssigkeit auf einmal und besonders, wenn sie zu schnell entleert werden. Man verwende also feine Punktionsnadeln, niemals ein Troikart und infundiere gegebenenfalls einen Teil des entnommenen Liquors zurück. Eine leichte Heftpflasterkompression des Schädels nach der Punktion wird von manchen geübt; bei stärkerer wurden gesteigerte Hirndruckerscheinungen und selbst Schädelruptur beobachtet.

Der Erfolg der einzelnen Punktion kann sinnfällig sein, wo zur Zeit Zeichen von Hirndruck — Erbrechen, Krämpfe, Unruhe, Sopor, Lähmungen, besonders Amaurose mit oder ohne Stauungspapille bestehen[5]). Ja, es kommt vor, daß bereits durch einmaligen oder zweimaligen Eingriff Dauer-

---

[1]) Fälle bei Huguenin, l. c. Laach, P. m. W. 1900. Nr. 15. Eunicke, B. kl. W. 1916. Nr. 28.

[2]) Ältere Erfahrungen bei Henschen in Pentzold-Stintzing, Handb. d. spez. Therapie. Bd. 5. Astros, Pott, Bergmann, Huguenin, l. c. Groß, Ä. K. 27. Pilcz, Sammelref. Z. Gr. 2. 1899. Davis, L. Juli 1900. Dehler, Festschr. z. Feier d. 50j. Bestehens der phys.-med. Ges. Würzburg 1899.

[3]) Vgl. besonders v. Bókay, W. m. W. 1910. Nr. 26 u. 27.

[4]) Vgl. besonders Kausch, M. Gr. 21. 1910.

[5]) Lit. bei Pilcz, l. c. Neurath, Die Lumbalpunktion, Z. Gr. 1. 1893.

heilung erzielt wird. Doch gilt das wohl nur für mäßige, erworbene und nicht zu spät — meist im ersten Vierteljahr nach Beginn in Behandlung getretene Fälle[1]), besonders für solche, die sich aus einem akuten meningitischen Anfangsstadium entwickelten. Ich selbst habe mehrmals wochenlang wiederholte Krämpfe bei beginnendem syphilitischen Hydrocephalus nach einer Punktion auf immer verschwinden sehen. Aber bei dem eigentlichen chronischen Wasserkopf ist mit solchen Glücksfällen nicht zu rechnen, am allerwenigsten bei den schnell wachsenden angeborenen. Hier bedarf es geduldigen Ausharrens, und ob die Mühe schließlich gelohnt wird, bleibt immer ungewiß. Den guten Ergebnissen v. Bókays und Grobers[2]) stehen Mißerfolge anderer[3]) gegenüber. Auch ich verfüge bei allerdings nur einjähriger Behandlungsdauer nur über einen geheilten Fall, bei dem unter vierwöchigen Punktionen der Druck allmählich von 400 bis 500 auf dauernd 200 mm zurückging.

Es frägt sich nun, ob wir für solche Fälle ein wirksameres Mittel besitzen in der **Dauerdrainage,** für die verschiedene Methoden angegeben wurden. Die einen leiten den Liquor in den Subduralraum[4]), die anderen unter die Galea[5]); neuerdings wird auch die Verbindung des Unterhornes zur Jugularvene vermittelst eingeheilter Venenstücke geübt[6]). Zu der ersten Gruppe gehört auch die verhältnismäßig einfache Schaffung einer breiten Öffnung der Kammern nach außen durch den Balkenstich[7]). Bei Hydrocephalus mit Spina bifida wird auch in den Peritonealraum drainiert[8]).

Daß durch das eine oder andere dieser Verfahren eine günstige Wirkung auf die Drucksymptome und gelegentlich auch eine dauernde Entlastung erreicht werden kann, ist nach den vorhandenen Berichten nicht in Abrede zu stellen. Vielfach aber ist auch jeder Erfolg ausgeblieben, und wenn etwas erreicht wurde, war es nicht sehr befriedigend, und namentlich die Dauererfolge gehen nicht über das hinaus, was auch bei nicht Operierten erreichbar ist. Meine eigenen Fälle, die allerdings mit einer Ausnahme nur angeborene Zustände betrafen, blieben völlig unbeeinflußt. Das mag mehr in der Natur der Sache liegen, als an der Operation; aber es mahnt zur Zurückhaltung, um so mehr als die Infektionsgefahr bei diesen größeren Eingriffen die der Punktion erheblich übertrifft. Geboten scheint der Versuch eigentlich nur bei geschlossenem Kammererguß, wo der Lumbalstich versagt und der Ventrikelstich keine die vorübergehende Entlastung überdauernde Wirkung haben kann. Als einfachste Methode käme hier vor allem der Balkenstich in Frage, der auch wiederholt werden kann, falls sich die Öffnung bald wieder schließt, ein nicht seltenes Ereignis. Angeborene Wasserköpfe scheinen auch auf diesem Wege kaum angreifbar zu sein; soweit Besserungen erzielt wurden, betrafen sie fast nur erworbene[9]).

Die **Indikationen für die chirurgische Behandlung** möchte ich somit folgendermaßen formulieren:

---

[1]) v. Bergmann, Quincke, Wyß, Grosz, Dehler, l. c., Schilling, M. m. W. 1896. Nr. 1. Concetti, R. m. Nov. 1900. v. Bókay, J. K. 57. Haußen, Der Kinderarzt. 1916. Nr. 3.

[2]) M. m. W. 1900. Nr. 8.

[3]) Heubner, l. c. Knöpfelmacher u. Lehndorf, M. Kl. 1908. Nr. 49.

[4]) Lemaitre, Jour. d. clin. et thérap. inf. 1897. Watson Cheine, Pediatr. Nov. 1898.

[5]) Mikulicz bei Henle, M. Gr. 1. Krause, B. kl. W. 1908. Nr. 29.

[6]) Payr, A. kl. Ch. 87 u. D. m. W. 1912. Nr. 6.

[7]) Anton u. Bramann, Behandl. d. angebor. u. erworb. Gehirnkrankh. mit Hilfe d. Balkenstichs. Berlin 1913.

[8]) Heile, B. kl. W. 1910. Nr. 50.

[9]) Lit. Theile, Z. K. 21. 1919.

1. **Stationäre Hydrocephali** (Fälle ohne Überdruck) können kein Gegenstand für sie sein.
2. **Erworbene fortschreitende Hydrocephali** sind möglichst früh-zeitig einer bei Wiederkehr von Drucksymptomen — zum mindesten alle 6 Wochen[1] — zu wiederholenden Lumbal- oder Ventrikelpunktion zu unterwerfen. Für geschlossene Ergüsse kommt ein Versuch mit Balken-stich oder Dauerdrainage in Frage.
3. **Bei angeborenen fortschreitenden Hydrocephalis** mit schweren Intelligenzstörungen usw. ist jede Therapie aussichtslos; allenfalls ist auch für sie die systematische oder symptomatische Punktion ins Auge zu fassen.
4. **Bei beginnenden angeborenen Hydrocephalis** mit soweit er-kennbar noch vorhandener Intelligenz kann vielleicht die bis zum Still-stand festgesetzte systematische Punktion vor ernsteren Schädigungen bewahren. Die Drainierungsmethoden sind wegen erhöhter Gefahr und noch nicht gesicherter Mehrleistung vorläufig abzulehnen, allen-falls ist der Balkenstich in Erwägung zu ziehen.

Die **Punktion mit Jodinjektion**, die nichts nützt und höchstens geeignet ist, durch Erzeugung neuer Verwachsungen das zu verschlimmern, was sie beseitigen soll, ist durchaus zu verwerfen.

Gleich der chirurgischen versagt in den meisten Fällen auch die **interne Therapie.** In den Fällen mit Syphilis-Anamnese wird man eine spezifische Medikation einleiten, von der aber nur dann etwas zu erhoffen ist, wenn das Kind selbst syphilitisch ist. Die wassermannnegativen Kinder syphilitischer Eltern werden nicht gebessert. Im übrigen bleibt nichts weiter zu tun, als durch Pflege und Ernährung die Kinder in möglichst guter Verfassung einer Zeit entgegenzuführen, wo entweder spontane Besserung oder die Möglichkeit er-zieherischer Einwirkung gegeben ist. Dahin gehört auch das Bestreben, Spasmen und Kontrakturen durch Massage, Gymnastik und Bäder zu bessern, bzw. zu verhüten.

7. Pachymeningitis haemorrhagica interna
(und Hydrocephalus internus)[2]

In manchen Fällen, die äußerlich als Hydrocephalus geringer bis mittlerer Größe erscheinen, findet sich kein intraventrikulärer, sondern ein zwischen Dura und Pia gelagerter sogenannter „Hydrocephalus externus".

Wenn wir hier absehen von dem Hydrocephalus e vacuo bei angeborenen oder erworbenen Hirndefekten und vom Durchbruch eines Kammerhydrops, so sind auf der einen Seite gewisse **chronische Leptomeningitiden** zu erwähnen[3], sowohl floride mit eiweiß- und meist auch zellreichem Liquor, als auch abge-laufene, bei denen das frühere Exsudat durch normale Hirnflüssigkeit ersetzt ist, während als Spuren der einstigen Entzündung Trübungen und Verdickungen der Meningen zurückblieben. Die floriden entsprechen wohl zumeist der syphili-tischen Konvexitätsmeningitis, die Ursache der abgelaufenen ist noch unbe-kannt[4]. Auf der anderen Seite stehen die Vorkommnisse von **Pachymeningitis**

[1] Bókay, l. c.
[2] Huguenin, Steffen, Schultze, Astros, l. c. Rilliet u. Barthez, Handb. d. Kinderkrankh. 2. Heubner, Eulenb. R. Göppert, J. K. 61. 1905. Misch, J. K. 62. 1905. Nr. 49. W. Freund, M. K. 7. Hahn, D. m. W. 1911. Nr. 33. O. Rosenberg, B. kl. W. 1913 Nr. 49. Ders. E. i. M. K. 1921. Bd. 20.
[3] Vgl. Tugendreich, J. K. 58.
[4] Lit. bei v. Bókay, J. K. 49. 1899 u. 73. 1911. Die 1911 mitgeteilten Fälle sind vielleicht angeborene Pachymeningitiden gewesen.

haemorrhagica interna, d. h. die serös blutigen, durch Neomembranen von dem Subduralraum abgeschlossenen Transsudate der Duragefäße. Ihnen hat sich in letzter Zeit ein gesteigertes Interesse zugewendet. Denn während alle anderen Arten von Hydrocephalus externus Seltenheiten sind, hat sich neuerdings im Gegensatz zu früheren Annahmen die Pachymeningitis haemorrhagica interna als eine recht häufige Erkrankung des frühen Kindesalters erwiesen. Ich kann meine Beschreibung auf mehr als 80 innerhalb 10 Jahren beobachtete Fälle stützen, und zu ähnlichen Zahlen werden wohl auch andere Kliniker kommen, die einmal auf das Leiden aufmerksam geworden sind.

Pathologische Anatomie. Die anatomischen Verhältnisse der Pachymeningitis passen sich gerade beim Säugling gut der Zweiteilung in eine traumatische stationäre und in eine spontane, fortschreitende Form an, wie sie, wenn auch nicht unwidersprochen[1]), von Jores[2]), Vlenten und Laurent vorgenommen wird. Die **traumatische,** sicher oder wahrscheinlich mit der Geburt zusammenhängende, findet sich als zufälliger Nebenbefund der Sektion[3]) bei ge-

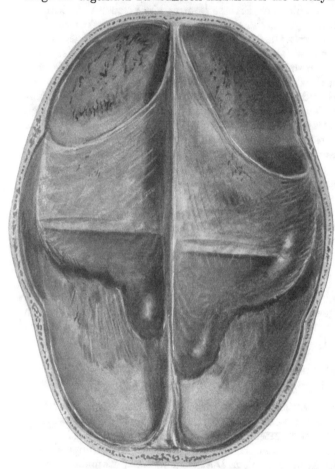

Fig. 129. Pachymeningitis haemorrhagica vom **Typus des Hygroma durae matris.**

wöhnlich unbeschädigtem, seltener gequetschtem Gehirn. Ihre Häufigkeit und deren Verminderung mit dem Alter belegen die Angaben von Kowitz[4]): 25 Proz. bei Totgeborenen, 26,6 Proz. bei Neugeborenen, 14,7 Proz. im ersten Vierteljahr, 10 Proz. darüber hinaus bis zum Abschluß des ersten Jahres und 9,4 Proz. im zweiten Jahr. Hier handelt es sich um produktive und organisierende Prozesse in Anschluß an umschriebene Hämatome[5]), die klinisch oft

1) Melnikow-Raswedenkow, Z. B. 28.
2) Verb. d. deutsch. path. Ges. 1899.
3) Weyhe, Döhle, vgl. S. 126.
4) V. A. 215. 1914.
5) Schmincke, J. K. 19. 1919.

genug überhaupt keine Symptome machen. Ganz anders die **spontane, fortschreitende Form**. An sich viel seltener, findet sie sich zumeist erst **nach** dem dritten Monat und verdankt ihr Dasein der Wucherung der Durainnenschicht, die zur Bildung ausgedehnter, mehr- bis vielschichtiger, bald feinster, bald derberer, von feinen Kapillaren durchsetzter Neomembranen führt (Fig. 129). In und zwischen den Membranschichten finden sich Blutungen aller Größe und umfangreichere, teils seröse, teils serös hämorrhagische, teils durch Umwandlung des Blutes gelblich, gelbrot oder gelbbraun gefärbte Ergüsse, die manchmal geradezu zystöse Räume erfüllen und bis einen Viertelliter Inhalt und darüber haben können. Ergüsse der verschiedensten Art und des verschiedensten Alters können nebeneinander bestehen. Hierher gehören auch die älteren und abgelaufenen Fälle, wo die Maschen mit klarem ungefärbtem oder zitronengelbem Liquor erfüllt sind.

Die Formen mit nicht gefächerter, sondern einheitlicher Ansammlung werden als **Hygroma durae matris** (Duncan, Virchow) geführt. Es gibt einseitige und doppelseitige, eng umschriebene, mittlere und umfangreiche Pachymeningitiden; in den hochgradigsten Fällen ist eine oder

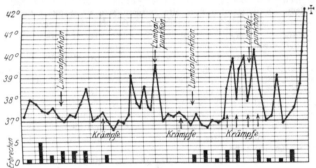

Fig. 130. Akut meningitische Form der Pachymeningitis haemorrhagica.

sind beide Hemisphären von einer dicken pachymeningitischen Kappe umhüllt. Im Gegensatz zur traumatischen Form, die an jeder Stelle sitzen kann, ist die spontane gesetzmäßig auf die vordere und mittlere Schädelgrube beschränkt (Rosenberg).

Die Entstehung dieser eigenartigen Bildung erfolgt zunächst unter Abscheidung seröser, leicht hämorrhagischer Flüssigkeit, die durch die Neomembran vom Arachnoidealraum abgeschlossen wird und in der Folge allmählich oder schubweise zunehmen kann. In den abgesackten Raum erfolgen dann in der Regel wiederholte größere und kleinere Blutungen, deren Organisation Fächerung und Schwartenbildung erzeugt. Die Flüssigkeit erweist sich durch ihren niedrigen Eiweißgehalt und durch das Fehlen von Fibrin und Leukozyten als Transsudat; auch die produktiven Vorgänge haben **nichts Entzündliches**, sondern stellen eine reine Wucherung des Kapillarsystems dar.

Symptome und Verlaufsformen. Als regelmäßige Folge der Vermehrung des Schädelinhaltes erscheint die Spannung und Vorwölbung der Fontanelle und eine langsam zunehmende Vergrößerung des Schädels, die sich jedoch immer in mäßigen Grenzen hält und von der durch internen Wasserkopf erzeugten durch eine mehr kugelige Form unterschieden ist (Fig. 131). Dazu gesellen sich gewisse Symptome des Hirndruckes. Nach ihrer besonderen Art und nach dem allgemeinen Hergang lassen sich **drei Verlaufstypen** unterscheiden.

Die schwerste, glücklicherweise zugleich seltenste kann man als **akut meningitische Form** bezeichnen. Sie umfaßt die Vorkommnisse, wo unter Fieber, Krämpfen, Nackenstarre und anderen zerebralen Symptomen ganz plötzlich ein meningitischer Zustand einsetzt, der manchmal binnen kurzem zum Tode führt, andere Male nach einigen Tagen abklingt, um entweder — der Ausnahmefall — in Heilung überzugehen oder alsbald wieder rückfällig zu werden.

Von den 9 Fällen meiner Beobachtung sei als Beispiel der folgende vorgeführt (Fig. 130). Ein 3½ monatiger, noch jetzt kräftiger (6200 g) Knabe von gesunden Eltern ist vor 6 Wochen an „Brechdurchfall" erkrankt, In der Rekonvaleszenz fiel ein Wachsen des Kopfes auf unter zeitweisen Krampfanfällen. Vorher stets Wohlbefinden.

Aufnahmestatus (26. 10. 04) ergibt leichte Nackenstarre, weite Schädelnähte; Fontanelle 4,5 × 5,0 leicht gespannt. Arme und Beine leicht spastisch, Patellarreflexe erhöht. Kopfumfang 42. Lumbalpunktion entleert 20 ccm wasserklaren, sterilen Liquors von nicht vermehrtem Eiweißgehalt, der mikroskopisch rote Blutkörperchen enthält. Temp. 38⁰. Allgemeinbefinden leidlich.

In der Folge wiederholte Anfälle von Krämpfen und steile, unregelmäßige Temperaturerhöhungen bis 39,8⁰, getrennt durch fieberfreie Intervalle. Zwischendurch soporöse Zustände. Augenspiegeluntersuchung zeigt in der linken Netzhaut eine große, scharf begrenzte Blutung; Venen leicht gestaut, Papillen blaß. Nach jeder der mehrfach wiederholten Lumbalpunktionen, die immer klare Flüssigkeit liefern, bessert sich das Befinden deutlich. Vom 11. 11. an wiederum Krämpfe und Fieber, am 14. schwere Verschlimmerung. Erbrechen, Koma, Druckpuls; 17. Besserung, 18. neuerdings schwere Krämpfe, Koma, Hyperpyrexie (42⁰), Tod.

Die Sektion beschränkte sich auf die Kopfhöhle. Sie zeigt, daß das ganze Großhirn überzogen ist von einer rötlichgrauen, mit der Pia nur hier und da locker verwachsenen, durchscheinenden, nach der Dura zu durch rötliche Fibrinbeschläge vielfach getrübten Neomembran, die an der Basis in die Dura selbst sich umschlägt, die ebenfalls feine, fibrinöse flockige und häutige Beschläge aufweist. In und auf beiden Häuten zahlreiche, punkt- bis zehnpfennigstückgroße Ekchymosen, zwischen Dura und Neomembran 400 ccm seröse, stark hämorrhagische, sterile Flüssigkeit, ohne jedwede Gerinnsel. Blut ganz frisch. Keine Sinusthrombose. Gehirn mit platten Windungen, sonst ohne Besonderheiten. Kein Hydrocephalus internus.

Klinischer Verlauf und anatomischer Befund machen es wahrscheinlich, daß ein schubweise wachsender, seröser, leicht hämorrhagischer Hydrocephalus externus (ein Hygroma durae matris) bestand, in den eine tödliche Apoplexie erfolgte. Auffallend ist der Mangel an Blutgerinnseln.

Bei der zweiten wesentlich häufigeren **chronischen Form** entwickelt sich das Leiden schleichend, und die Symptome bestehen in erster Linie in der hydrozephalischen Erweiterung des Kopfes; die Reflexe sind gesteigert, Spasmen oder Kontrakturen aber nur andeutungsweise vorhanden. Die Intelligenz erscheint zunächst nicht auffällig beeinträchtigt, und überhaupt sind die Störungen, verglichen mit denen des inneren Hydrocephalus, auffallend gering.

Achtmonatiges Mädchen. Genaue persönliche und elterliche Anamnese negativ; nichts von Syphilis. Spontane Geburt. Seit dem sechsten Monat wird eine langsame Vergrößerung des Kopfes bemerkt; keine nervösen Störungen, nur soll die Kleine manchmal kurze Zeit wie „blöde" sein. Bei der Aufnahme sind die auffallenden Erscheinungen an dem dürftigen Kinde (Gewicht 4500 g) der große, hydrocephalische Kopf (Umfang 46,5 cm, Fontanelle vorgewölbt, fluktuierend, 10 mal 9, klaffende Nähte), sehr lebhafte Patellarreflexe, geringe Rigidität der Beine. Keine Nackenstarre. Kein Leber- und Milztumor, nichts von Lues. Augenhintergrund ohne ausgesprochenen pathologischen Befund, die Papillen blaß, die Venen etwas geschlängelt. Kein sichtlicher Intelligenzdefekt, das Kind fixiert, lächelt und greift. Im Verlaufe keine Veränderungen. Zweimalige Punktion des Kopfes ergibt eine klare, eiweißreiche, rötlichgelbe Flüssigkeit. Tod im Alter von 10 Monaten an interkurrenter Pneumonie. Sektion: Kinderhandtellergroßer Bezirk mehrschichtiger pachymeningitischer Schwarten am linken Scheitelbein. Serös sanguinolenter, abgesackter Hydrocephalus externus.

Sechsmonatiger Knabe, im Alter von 4½ Monaten drei Tage lang in der Anstalt, ohne Anomalien. Rückkehr noch weiteren 1½ Monaten, weil sich unterdessen schleichend ohne sonstige Krankheit ein „Wasserkopf" entwickelt habe. Die unvollständige Anamnese gibt keinen Anhaltspunkt für konstitutionelle Erkrankung. Niemals Krämpfe, Geburt eicht, spontan. Der Aufnahmebefund an dem blassen, zarten Kind (6050 g) ergibt einen hydrocephalisch erweiterten Kopf (Umfang 49 cm, Fontanelle fluktuierend, 5 mal 5, klaffende Nähte). Keine typische Augenstellung. Keine Nackenstarre, leichte Beugekontraktur der Arme, geringe Steifigkeit der Beine. Patellar- und Fußklonus. Intelligenz gut. Augenhintergrund zeigt beiderseits grauweiße, ca. 1 mm vorgewölbte, verwaschen umgrenzte Papillen, Gefäße, besonders die Venen, stark geschlängelt, an der Papille und in ihrer Umgebung zahlreiche klumpige und streifige Blutungen. — Übriger Befund ohne Belang. Bei der Lumbalpunktion schießt im ersten Moment ein Strahl hellen, auch chemisch normalen Liquors hervor, der sofort versiegt und durch spärliche Tropfen ersetzt wird. Fontanellenspannung nicht vermindert. Bei der nun angeschlossenen Fontanellenpunktion spritzt gleich nach Durchdringen der Haut in weitem Bogen eine von der spinalen völlig verschiedene serös blutige Flüssigkeit hervor, die auch nach dem sofortigen Herausziehen sich im Strahl durch die Stichöffnung vordrängt und erst durch Kollodium und Druckverband zurückgehalten werden kann. Die Flüssigkeit setzt beim Stehen aus einem gelben, klaren, eiweißreichen Serum einen dicken Bodensatz stechapfelförmiger roter Blutkörperchen ab. Kein Gerinnsel. Keine Bakterien.

In der Annahme einer syphilitischen Grundlage wird Protojoduretbehandlung eingeleitet. Der Kopf wächst innerhalb drei Wochen auf 51,5 weiter. Nunmehr subkutane Gelatineinjektionen[1] (20 ccm) des zehnprozentigen Merckschen Präparates neben Hg. Nach der dritten und letzten Injektion — nach 17 Tagen — keine Vorwölbung der Fontanelle mehr. Blutungen im Augenhintergrund verschwunden. Papillenumrisse schärfer. In der Folge Kopfmaße stationär. Reflexe kaum mehr gesteigert. Augenhintergrund nach weiteren vier Wochen normal. Gutes Gedeihen (von 6000 bei der Aufnahme bis 8650 im neunten Lebensmonat). Gute Intelligenz. Entlassung. Einige Monate später Rückkehr mit Pneumonie und Kopfphlegmone. Kopfumfang wie früher. Tod im zwölften Monat.

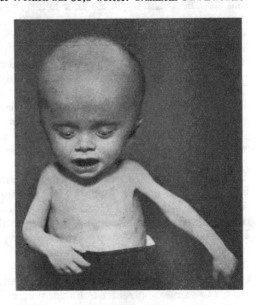

Fig. 131. Kopfform bei florider Pachymeningitis.

Sektion: Beide Großhirnhemisphären völlig umhüllt von einer derben, an den dicksten Stellen 2 bis 2½ cm dicken pachymeningitischen Kappe, die durch eine derbe, unebene, rosa injizierte Neomembran von der Pia getrennt ist. Zwischen ihr und der gleichfalls injizierten Dura ein dichtes Fachwerk derber, organisierter, weißlicher und rötlicher Schwarten (Fig. 133), aus dessen Zwischenräumen sich ein bräunliches, nur leicht getrübtes spärliches Serum entleert. Keine Spur von frischen Blutungen. Gehirn von normaler Größe, Gyri platt, Ventrikel kaum erweitert, enthalten spärlichen wasserhellen Liquor. Pia an der Basis und über der Brücke trübe, im übrigen hyperämisch, nur hier und da leicht verdickt und stellenweise mit der pachymeningitischen Neomembran locker verlötet. Sinus frei, Sinus longitudinalis auffallend weit mit verdickten Wänden[2]. — Sonst beiderseitige Pneumonie, trübe Schwellung in Herz, Leber und Nieren.

Die gleichfalls nicht seltene dritte, mit Erscheinungen des Hirndrucks beginnende, danach ins Chronische übergehende Form steht zwischen den beiden anderen. Sie kann eingeleitet werden durch Unruhe, schrilles Geschrei und andere Zeichen von Kopfschmerz, durch zerebrales Erbrechen, durch Krämpfe; Nackenstarre, Andeutung von basalen Symptomen und von Gliederspasmen können sich einstellen und auch eine leichte Benommenheit vorhanden sein. Allmählich mildern sich diese Beschwerden, und der Zustand lenkt in den chronischen Verlauf ein, der entweder dauernd beibehalten oder nach längerer Pause durch einen erneuten Anfall gesteigerten Hirndruckes unterbrochen wird.

Ursache. Die Ursache des so eigenartigen Zustandes ist noch nicht völlig

---

[1] Vgl. unter Behandlung.
[2] Eine gleich ausgedehnte Erkrankung beschreibt Poulet: Fall von P. haem. usw. In.-Diss. Zürich 1902.

geklärt. Die Beziehung auf ein **Trauma** hat nur Berechtigung für die umschriebenen, meist symptomlosen Formen, die so häufig als Nebenbefund namentlich bei jüngeren Säuglingen angetroffen werden; bei den fortschreitenden Formen,
die die eigentliche Erkrankung darstellen, versagt nicht nur zumeist die Anamnese,
sondern es spricht auch die ganze Art des Vorganges, ihr fortschreitender Charakter, ihr Auftreten in Schüben durchaus gegen eine solche Ätiologie. Man
hat auch Zusammenhänge mit akuten und chronischen **Infektions-**
krankheiten, namentlich mit Syphilis[1]), Tuberkulose[2]), Keuchhusten und
Bronchoenterokatarrhen[3]) sehen wollen. Für einige Fälle mag das zutreffen,
gewiß aber nicht für die Mehrzahl. In weitaus den meisten unserer eigenen
und den Beobachtungen anderer konnte jedenfalls davon nicht die Rede sein.
Auch eine hämorrhagische Diathese[4]) kann nicht zugrunde liegen, denn nirgendwo
außer eben an der Dura findet sich eine Neigung zu Blutungen. Ebensowenig
handelt es sich um einen infektiösen Vorgang an der harten Hirnhaut. Denn
einmal fehlt den anatomischen Veränderungen jede entzündliche Note und
weiter erweist sich auch der Erguß regelmäßig steril. Bei den vereinzelten
Befunden pathogener Mikroorganismen, wie Streptokokken[5]), Meningokokken[6]), Bact. coli[7]) hat es sich sicherlich immer nur um Sekundärinfektion
gehandelt, für deren Ansiedlung der locus minoris resistentiae gegeben war.

Besser gestützt als alle diese Dinge, wenn auch vorläufig noch nicht bewiesen ist der Gedanke der Abhängigkeit der Pachymeningitis von einer schweren
hämorrhagischen Rhinitis, wie sie beim Säugling am häufigsten durch
Diphtherie, nächstdem durch Syphilis erzeugt wird. Rosenberg fand, daß
80 Proz. der in meiner Anstalt beobachteten Fälle 2 bis 3, selten 4 Monate vor
Beginn des Hirnleidens einen solchen Schnupfen durchgemacht hatten, wobei
die leichteren Nasenkatarrhe nicht mitgerechnet wurden, und ist geneigt, diese
Feststellung ätiologisch zu verwerten. In diesem Sinne würde auch das von
uns immer wieder bestätigte zeitliche Schwanken in der Häufigkeit des Leidens
ins Gewicht fallen, demzufolge wir in gewissen Zeiten auffallend viele und zu
anderen keine oder nur vereinzelte Fälle zu sehen gewohnt sind, genau so, wie
auch die hämorrhagischen Schnupfen in unregelmäßigen Perioden an Zahl zu-
und abnehmen und verschwinden. Rosenberg meint, daß auf dem Wege der
Venae ethmoidales und ophthalmicae thrombotische Vorgänge im Sinus cavernosus eingeleitet würden, wie solche am besten den Sitz und die Art des
Leidens verständlich machen würden; nachgewiesen ist derartiges freilich
noch nicht.

Diagnose. Wer der Häufigkeit der Pachymeningitis eingedenk ist, wird sie
bei jedem Fall einer mäßigen erworbenen hydrocephalischen Vergrößerung
des Kopfes (Fig. 131) in die diagnostischen Erwägungen einbeziehen und seine
Vermutung oft genug bestätigt finden. Erweist sich doch mancher zunächst
als „rachitischer" Hydrocephalus angesprochener Fall bei näherem Zusehen
als Pachymeningitis. Entscheidend und besonders auch bei der meningitischen
Form ausschließlich die richtige Deutung ermöglichend ist das Ergebnis der
Lumbal- und Fontanellenpunktion. Das Lumbalpunktat steht unter erhöhtem
Druck. Wir maßen meist 300 bis 400 mm Wasser, ausnahmsweise bis 700.

---

[1]) **Heubner,** V. A. 84.
[2]) **Paulicki,** J. K. 2.
[3]) **Herter,** A. J. Aug. 1898. **Wohlwill, Banzo Hada,** V. A. 214. 1913.
[4]) **Hahn,** l. c.
[5]) **Rosenberg,** l. c.
[6]) **Schwartz,** Studies from th. Otho S. A. Sprague memor. institute III. 1915. Chicago.
[7]) Eigene Beobachtung.

Gewöhnlich fließt nur wenig ab, und die Fontanelle sinkt kaum ein — ein Hinweis auf die fehlende Verbindung zwischen Schädel- und Rückenmarksraum, wie sie nur bei abgeschlossenem Hydrocephalus und Pachymeningitis vorkommt. Die Flüssigkeit ist in der Regel normal infolge des Abschlusses des Ergusses vom Subduralraum; nur ausnahmsweise ist sie bereits makroskopisch als blutig zu erkennen, so namentlich bei ganz frischen, akuten Schüben, wo die Abkapselung noch unvollkommen ist, und andere Male, wenn sie irgendwie undicht wurde. Etwas häufiger, aber ebenfalls nur in der Minderzahl der Fälle finden sich bei der Mikroskopierung des Zentrifugates vermehrte Erythrozyten. In bezeichnendem Gegensatz hierzu steht die Beschaffenheit des Fontanellenpunktates. Es entleert sich schon, nachdem die Nadel nur wenige Millimeter vorgedrungen ist, und zwar gleichfalls unter starkem Drucke, ja es spritzt zuweilen im Bogen aus der Kanüle. Gewöhnlich ist es hämorrhagisch und zeigt nach ruhigem Stehen einen Bodensatz von roten Blutkörperchen, während die geklärte Oberschicht hell- bis dunkelgelb ist und keine frischen Gerinnsel bildet. Bei älteren Fällen kann auch eine fast ganz klare, hellgelbe Flüssigkeit kommen. Einige wenige Male fand sich rotweinfarbener Liquor infolge von Hämolyse. Der Eiweißgehalt ist hoch und bewegt sich zwischen 4 und 20 Proz. (Eßbach).

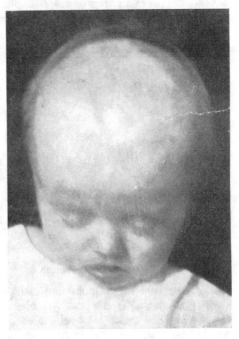

Fig. 132. Einsenkung der Fontanelle nach Abheilung einer Pachymeningitis haemorrhagica.

Die **Technik der Fontanellenpunktion** ist leicht, der Eingriff für die Kinder nicht angreifender als der Lendenstich; natürlich bedarf es sorgfältigster Asepsis und guten Verschlusses der kleinen Öffnung, um der Möglichkeit der Infektion des Sackes zu begegnen. Durch Eingehen einige Zentimeter seitlich von der Mittellinie wird die Verletzung des Sinus, durch Verwendung einer feinen Nadel mit kurz abgeschrägter Spitze eine unnötige Weite der Punktionsöffnung und ein Anritzen der Pia vermieden. Zwecks Feststellung doppelseitiger Ergüsse ist sowohl rechts wie links zu punktieren. Unangenehm ist ein Nachsickern von Liquor, das manchmal zu Ödem der Kopfhaut führt und das sich auch durch Kollodium- oder Mastisolverschluß der Stichwunde nicht immer verhüten läßt. Besser schließt eine Michelsche Klammer.

Wertvolle diagnostische Anhaltspunkte liefert noch die Untersuchung des Auges. **Blutungen im Augenhintergrund** sind für Pachymeningitis sehr bezeichnend, allerdings finden sie sich nur in etwa einem Drittel der Fälle. Gelegentlich sahen wir auch Blutungen im Glaskörper und Petechien in der Konjunktiva und den Lidern.

Dauer. Heilungsvorgänge. Die Erscheinungen des erhöhten Hirndruckes verharren gewöhnlich 3 bis 5 Monate; dann folgt die langsame Heilung, kenntlich am Rückgang der Fontanellenspannung und dem Zusammenrücken der Kopfknochen. Ist das letzte nicht möglich, weil die Nähte frühzeitig verknöcherten, so kann es zu einer eigenartigen Einsenkung der Fontanelle kommen, die dauernd erhalten bleibt (Fig. 132). Im Inneren bleibt bei einfachen Hygromen eine stark verdickte Dura zurück; bestanden zahlreiche und größere Blutergüsse, so werden diese allmählich organisiert, und das Gehirn zeigt dann eine bis zu mehreren Zentimetern dicke, schwartige Umhüllung, die nach innen und außen von der derben Dura und der von ihr abstammenden Neomembran begrenzt wird (Fig. 133).

Prognose. Während von den akut meningitischen Formen nur ein kleiner Bruchteil gerettet werden kann, ist die Prognose der chronischen gut. Ich habe im Laufe der Jahre eine ansehnliche Anzahl von ihnen zur Heilung kommen sehen, wie denn auch der eine der mitgeteilten Fälle zeigt, daß selbst ungemeine erhebliche pachymeningitische Neubildungen veröden können. Soweit unsere bisherigen Nachforschungen über die **späteren Schicksale** der Kranken ein Urteil zulassen, ist die Möglichkeit einer dauernden Wiederherstellung ohne verbleibende Schädigung der nervösen und intellektuellen Funktion durchaus gegeben. Aber der Prozentsatz der Imbezillen ist doch so erheblich, daß die Krankheit doch als recht bedenklich beurteilt werden muß. In 2 meiner Fälle wurde **Blindheit mit Sehnervenatrophie**, mehrfach auch Strabismus festgestellt. Das Leben wird sonach durch die Pachymeningitis selbst kaum gefährdet. Wenn dennoch die Sterblichkeit dieser Kinder in den ersten zwei Lebensjahren eine verhältnismäßig große ist, so liegt das an der **Häufigkeit** namentlich **pneumonischer Komplikationen,** deren sie in hohem

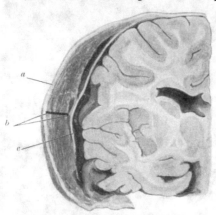

Fig. 133. Schwartige Überbleibsel einer Pachymeningitis haemorrhagica. a Dura, b Schwarten, c Neomembran.

Maße, aber wohl nicht mehr und nicht weniger als andere kränkliche Säuglinge ausgesetzt sind. Mit der Pachymeningitis selbst in Zusammenhang steht allein die anscheinend nicht ganz seltene **eitrige Infektion der Neubildung,** die, klinisch am Aufflammen von Fieber und am Einsetzen schwerer Reizsymptome kenntlich, zum Übergreifen der Entzündung auf die weichen Hirnhäute, gelegentlich zur subduralen und zerebralen Abszeßbildung und zum Tode führt. Ich habe diese Wendung bisher 6mal gesehen. Es ist nicht auszuschließen, daß sie das eine oder andere Mal in Verbindung mit der wiederholten Fontanellenpunktion eintrat; daß das nicht immer gilt, sondern daß die Infektion auch auf dem Blutweg erfolgen kann, beweisen zwei Fälle hierhergehöriger Art, die vor dem Einsetzen der Meningitis niemals punktiert worden waren.

Behandlung. Bei der Behandlung habe ich von den vor Jahren von mir empfohlenen wöchentlich wiederholten subkutanen **Gelatineinjektionen** weiten Gebrauch gemacht und oftmals, nach 3 bis 7 Anwendungen, einen Stillstand in dem Wachstum des Kopfumfanges und die Zeichen beginnender Rückbildung gesehen. Aber ich habe auch sicher unbeeinflußte Fälle, und da auch ohne Mittel manchmal in gleicher Zeit der gleiche Verlauf zu verzeichnen ist, so bin ich über die Wirksamkeit der Maßnahme nicht sicher. Wiederholte **Punktionen des Ergusses** haben im allgemeinen keinen Zweck; die Flüssigkeit ersetzt sich binnen kurzem wieder, und es können vielleicht auch neue Blutungen angeregt werden. Bei schweren, akuten Druckerscheinungen und Krämpfen dagegen pflegt der Eingriff offensichtlichen Nutzen zu bringen. Für **antiluische Kuren,** die früher üblich waren, fehlt die Anzeige; man wird sie natürlich einleiten, wo

Syphilis vorliegt, damit aber nur die Syphilis, nicht aber die unspezifische Pachymeningitis treffen. So ist man eigentlich nur auf die Sorge für bestmöglichste
Pflege und Ernährung und vor allem auch für Fernhaltung von Infektionen
angewiesen.

Bei Vereiterung des Ergusses liegt der Gedanke an breite Eröffnung
nahe. Die Verhältnisse sind dafür günstig; handelt es sich doch gleichsam nur
um einen ziemlich oberflächlich gelegenen Abszeß. Ich habe den Eingriff bisher
zweimal machen lassen, beide Kinder sind gestorben, das eine zeigte neben
dem vereiterten Hämatom noch mehrere große Hirnabszesse; bei dem anderen
schien die Höhle in Verkleinerung begriffen, der Tod erfolgte durch Pneumonie.
Bei günstiger gelegenen Fällen würde sonach ein Erfolg immer noch denkbar sein.

8. Lähmungen.

a) Lähmungen der Extremitäten.

Extremitätenlähmungen als **Symptom zerebraler und spinaler Erkrankungen**
gelangen auch bei Säuglingen ab und zu zur Beobachtung. In Kürze sei darauf
hingewiesen, daß angeborene oder intra partum und später erworbene spastische
Hirnlähmungen und Littlesche Krankheit schon in diesem Alter zu berücksichtigen sind; freilich werden sie so früh oft nicht diagnostiziert, weil zumeist
erst die ausbleibende geistige Entwicklung oder die bei den ersten Gehversuchen
bemerkten Behinderungen zu genauerer Untersuchung auffordern. Auf der
anderen Seite soll man selbst auf erheblich gesteigerte Reflexe und deutliche
Spasmen nicht zu früh eine ungünstige Voraussage gründen. Denn bei zahlreichen Kindern, insbesondere bei Frühgeborenen, die monatelang diese Erscheinungen darboten, kann im zweiten Lebensjahre alles zur Norm zurückkehren[1]).

In besonderer Erinnerung ist mir hier der Fall eines hereditär-syphilitischen
Knaben, bei dem im Alter von vier Monaten Patellarklonus, Spitzfußstellung und Adduk-
torenspasmus festgestellt wurden, die das ganze erste Lebensjahr hielten und die ersten
Stehversuche sehr erschwerten. Mit 1½ Jahren jedoch war bis auf die immer noch sehr lebhaften Kniereflexe alles verschwunden; der Gang war normal und auch späterhin sind
weitere Störungen nicht aufgetreten.

Eine dem Säugling eigentümliche Erkrankung ist die **amaurotische familiäre Idiotie (Sachs)**[2]). Bei gesund geborenen und einige Monate, selbst ein
Jahr lang gut gedeihenden Kindern beginnt schleichend ein Zustand von In-
telligenzstörung, der sich allmählich bis zur völligen Verblödung steigert und
sich paart mit einer Schwäche des Rumpfes und der Glieder, die schließlich in
schlaffe oder spastische Lähmung übergeht. Das Hauptkennzeichen ist die
Erblindung, hervorgerufen durch eine Entzündung der Macula lutea, die sich
ophthalmoskopisch als weißer, kirschrot gefleckter Herd darstellt und später
durch genuine Sehnervenatrophie kompliziert wird. Die Kranken gehen unter
zunehmender Erschöpfung zumeist vor Abschluß des zweiten Lebensjahres
zugrunde. Vielfach wurden mehrere Kinder derselben Eltern von dem Leiden
betroffen und auffallender- und unerklärterweise mit einigen wenigen Ausnahmen nur solche jüdischer Familien. Anatomisch handelt es sich um einen
schweren degenerativen, typisch abiotischen Prozeß der grauen Substanz, der
nach der Geburt das ausgebildete Zentralnervensystem befällt und Ganglien-

---

[1]) Vgl. unter Hypertonie.
[2]) Lit. bei Falkenheim, J. K. 54. Savini-Castano, Z. K. 7. 1913. A. Westphahl,
A. Psych. N. 58. 1917. Thorspeken, J. K. 73. Dollinger, Z. K. 22. 1919.

zellen wie Fasern in gleicher Schwere heimsucht. Das Leiden ist den „Aufbrauchskrankheiten" Edingers zuzuzählen.

Von anderen Ursachen mehr oder weniger ausgedehnter Lähmungen ist die häufigste die **Poliomyelitis.** Wichtig ist es, bei von Geburt an bestehenden Lähmungen der Beine außer an **Entbindungstraumen** an die Möglichkeit einer **Spina bifida occulta** zu denken, weil hier vielleicht mit Erfolg ein operativer Eingriff vorgenommen werden kann. Froehlich[1]) gibt an, daß die **tuberkulöse Wirbelkaries** des Säuglings stets mit Paraplegie beginne.

Von peripherischen Extremitätenlähmungen sind seltene Fälle von **Polyneuritis** oder **Neuritis einzelner Nerven** nach Darmkatarrhen[2]) und Influenza[3]) bekannt geworden. **Diphtherische Lähmungen** habe ich selbst einige wenige Male gesehen, und zwar auch im Gefolge von Nabeldiphtherie der Neugeborenen. Auch **Bleilähmung**[4]) soll vorkommen. Der **Entbindungslähmungen** wurde schon früher gedacht.

Bevor man indessen beim Säugling eine mit Schmerzäußerung einhergehende Lähmung auf eine der aufgezählten Grundlagen bezieht, soll man sich erinnern, daß ungemein viel häufiger eigentümliche, für das junge Kind geradezu charakteristische schmerzhafte **Pseudoparalysen** vorkommen, deren nächste Ursachen außerhalb des Nervensystems liegen und deren Prognose mit gewissen Ausnahmen wesentlich günstiger ist, als diejenige eines wirklichen Nervenleidens.

Es handelt sich um schlaffe, von Schmerzhaftigkeit bei Berührung begleitete Paresen und Paralysen, die einen oder beide Arme, zuweilen auch die Beine befallen, und an diesen letzten oft mit leichten Kontrakturen einhergehen. Die Sensibilität ist dabei normal, die tiefen Reflexe erhalten, aber oft herabgesetzt, die elektrische Reaktion ist nicht verändert. Die Erscheinung wird ausgelöst durch schmerzhafte Erkrankungen der Extremitäten, insbesondere Gelenkentzündungen und Entzündung der benachbarten Diaphyse oder Weichteile. Wir haben solche Pseudoparalysen bereits als Begleiter der Osteochondritis syphilitica[5]) kennen gelernt und die Wahrscheinlichkeit ihrer Deutung als einer reflektorischen Paralyse erörtert. In gleich typischer Ausbildung schließen sie sich an pyämische, gonorrhoische und rheumatische Arthritis, Osteomyelitis und paraartikuläre Phlegmonen[6]) an. Ich habe das oft genug bestätigt gefunden und gelegentlich die Bewegungsstörung als allererstes Symptom einer sonst nur noch durch Fieber sich ankündigenden tiefliegenden Eiterung erscheinen sehen. Wahrscheinlich auf gleichem reflektorischen Wege entsteht die schmerzhafte Pseudoparalyse der Beine, die für die Barlowsche Krankheit so bezeichnend ist. Gerade sie hat schon wiederholt eine Polyneuritis vorgetäuscht, insbesondere auch deswegen, weil die Lähmung und der Schmerz häufig längere Zeit vor den palpablen Knochenveränderungen und den Blutungen auftreten.

Sehr bemerkenswert ist die häufige lähmungsartige **Myatonie bei Rachitikern**[7]). Die Schlaffheit der Glieder und des Rumpfes und die Abneigung gegen Bewegung, die bei vielen dieser Kranken besteht, kann sich zuweilen bis zu einem Grade steigern, daß eine wirkliche Parese vorgetäuscht wird. Bei starker

---

[1]) A. m. ch. inf. 1899. S. 82.
[2]) Chizunoff, Beitr. z. Lehre v. d. Polyneuritis acuta. In.-Diss. Zürich 1903.
[3]) Br. m. J. 19. X. 1901.
[4]) Hahn, A. K. 28. Putnam in Keatings Cyklopaedie IV. Hellmer, B. kl. W. 1909. S. 1377.
[5]) S 401.
[6]) Vgl. Hochsinger, Stud. üb. hered. Syph. II. 1904 und Kap. Gelenkerkrankungen.
[7]) Vierordt, D. Z. N. 18. Hagenbach-Burckhardt, J. K. 60. 1904.

Ausbildung vermögen nur die Feststellung, daß ab und zu dennoch aktive Bewegungen erfolgen, und die normale elektrische Reaktion vor Fehlschlüssen zu bewahren. Oft betrifft diese Scheinlähmung den ganzen Körper. Die Kinder, die meist gut genährt, aber auffallend blaß sind, liegen dann nahezu regungslos platt auf dem Rücken, auch der Kopf wird nicht gehoben, und selbst die Mimik kann etwas Starres haben. Dabei besteht infolge Erschlaffung der Antagonisten eine weitgehende Biegsamkeit aller Körperteile, die mühelos die Verbringung in „schlangenmenschenartige" Stellungen gestattet. In manchen Fällen gleicht das ganze Bild, abgesehen von dem normalen elektrischen Verhalten, einer vollständigen poliomyelitischen Paraplegie. Man heilt den Zustand durch die diätetische und medikamentöse Behebung der Rachitis im Verein mit Bädern, Massage und Bewegungsübungen.

Für diese bei rachitischen Kindern auftretende Pseudoparalyse erscheint die Annahme einer reflektorischen Hemmungsparalyse, die durch eine Art Erinnerungsvorgang das Schwinden des vom kranken, empfindlichen Knochen ausgehenden peripherischen sensiblen Reizes überdauert (Vierordt) nicht wohl annehmbar. Pflegt doch gerade in diesen Fällen der Schmerz entweder ganz zu fehlen oder es zeigt sich bei genauerer Untersuchung, daß mehr eine allgemeine Hyperästhesie des ganzen Kindes, als eine auf die paretischen Glieder beschränkte Schmerzhaftigkeit besteht. Ferner geht die Schwere der Bewegungsstörung keineswegs der Schwere der Rachitis parallel. Czerny[1]) führt die mangelhafte Motilität auf einen verminderten Gewebsturgor zurück. Dem Gewebsturgor fällt bis zur Vollendung des eigentlichen Verknöcherungsprozesses, also bis gegen Ende des zweiten Jahres, eine ergänzende, stützend und spannungsregulierende Aufgabe zu, und somit muß seine Herabsetzung im frühen Kindesalter zu Beeinträchtigung der statischen und motorischen Funktionen führen. Diese Herabsetzung ihrerseits könne kaum anders gedeutet werden wie als Ausdruck einer von fehlerhafter Ernährung abhängigen Ernährungsstörung des Bewegungsapparates, die zu Änderungen der chemisch-physikalischen und damit auch der osmotischen Gewebsverhältnisse Veranlassung gibt, und die Scheinlähmung stelle damit nichts anderes dar, als den höchsten Grad jener Muskelschwäche, die eine ständige Begleiterin chronischer Ernährungsstörungen des Säuglings ist. Indessen ist die Überstreckbarkeit keineswegs eine ständige Begleiterscheinung der Hypotonien bei Ernährungsstörungen und fernerhin finden sich ausgesprochene Hypotonien, oft sogar solche örtlich beschränkter, vornehmlich den Rumpf betreffender Art bei Kindern, wo außer einer nur eben angedeuteten Rachitis von „Ernährungsstörung" nichts Sicheres zu finden ist. Pommer denkt an eine zentrale nervöse Grundlage, analog den sonstigen nervösen Erscheinungen der Rachitiker; man könnte eine solche Auffassung durch den Hinweis auf ähnliche hypotonische Zustände bei gewissen angeborenen Kinderlähmungen stützen. Es kann auch an einen innersekretorischen Defekt als Ursache der Muskelanomalie gedacht werden[2]), worauf das ähnliche Verhalten der mongoloiden Idioten leitet. Einige Male schien mir die Besserung unter Schilddrüsengaben auffällig schnell vorzuschreiten; bei anderen Fällen aber war davon nichts zu bemerken. Schließlich wird die myopathische Natur des Leidens erörtert. Bing[3]) und Baumann[4]) fanden bei schweren Fällen Veränderungen in Gestalt von Zurücktreten der Querstreifung, Hervortreten der Längsstreifung, Vermehrung der Muskelkerne, Verringerung der Faserstärke und anderes, und sprechen von einer „Myopathia rachitica". Bei leichteren Fällen ist Entsprechendes nicht vorhanden. Von anderer Seite werden diese Befunde nicht[5]) oder nur zum Teil[6]) bestätigt.

Als **Myatonia congenita**[7]) bezeichnet man eine zuerst von H. Oppenheim[8]) beschriebene Schlaffheit und Schlottrigkeit der Glieder, die mit Beschränkung der aktiven Beweglichkeit bis zum Bilde der vollkommenen Lähmung einhergeht; die genauere Beobachtung ergibt aber auch in den schweren Fällen noch schwache Muskelzusammenziehungen. Regelmäßig sind die Beine betroffen,

---

1) M. K. I. 1902.
2) Vgl. Frank, B. kl. W. 1919, Nr. 45./46.
3) J. K. 68. 1908.
4) K. Schw. 1915. Nr. 50.
5) Martins, Z. P. P. 21. 1910.
6) Gutstein, A. K. 63.
7) Lit. bei Thorspeken, J. K. 76. 1912. Wälle und Hotz, J. K. 85. 1917.
8) M. Ps. Nr. 8. 1900.

weniger oft die Arme und diese stehen dann stark proniert mit flossenartig abstehenden Händen, im Ellbogen leicht gebeugt, etwas abduziert und in den Schultern leicht gehoben in einer Art „Henkelstellung", die vielleicht pathognomische Bedeutung besitzt (v. Pfaundler). Kopf und Rumpf sind nur ausnahmsweise beteiligt, das Zwerchfell bleibt auch dann frei, wenn die übrigen Atemmuskeln gelitten haben. Die Sehnenreflexe fehlen oder sind herabgesetzt, auch die elektrische Erregbarkeit ist vermindert, und es können Zeichen partieller Entartungsreaktion gefunden werden. Meist ist ein gutes Fettpolster vorhanden. Die Intelligenz der Kinder ist erhalten, oft besteht sogar ungewöhnlich rege geistige Anteilnahme. Die Symptome werden so frühzeitig wahrgenommen, daß es sich um ein angeborenes oder alsbald nach der Geburt entstandenes Leiden handeln muß; vielleicht wird es im Mutterleib oder während des Geburtsvorganges erworben, da in manchen Fällen über lebhafte Kindsbewegungen berichtet wird. Ganz langsam tritt allmähliche Besserung ein, und wahrscheinlich ist völlige Heilung möglich. Über die Natur des Zustandes steht noch nichts Endgültiges fest. Der ursprüngliche Gedanke an eine Verzögerung der Muskelentwicklung mußte dem an eine spinale Grundlage weichen, nachdem fast ausnahmslos ausgedehnte und schwere degenerative Veränderungen im vorderen Teil der grauen Rückenmarkssubstanz nachgewiesen werden konnte. Gegen eine intrauterine erworbene Poliomyelitis spricht die typische wiederkehrende Form und die Symmetrie der Lähmung, das Freibleiben der Mütter, die Unabhängigkeit des Vorkommens von Poliomyelitisepidemien. Der Gedanke an irgendein toxisches Agens wird erwogen und neuerdings auch die Frage zur Erörterung gestellt, ob ein ischämischer Vorgang durch eine vorübergehende Anämisierung des Rückenmarkes, etwa im Gefolge einer zeitweiligen Stenose des Isthmus aortae im Spiele sein könnte.

Diagnostische Berücksichtigung verlangt noch die durch ihre trübe Prognose unterschiedene, auf Degeneration der Vorderhornzellen zurückgehende **frühinfantile hereditäre oder familiäre Form der progressiven Muskelatrophie spinalen Ursprungs vom Typus Werdnig-Hoffmann**[1]). Sie beginnt schleichend jenseits des sechsten Monats mit Schwäche und oft durch Fettanhäufung versteckter Atrophie der Beine und Rückenmuskeln, die erst nach Monaten oder Jahren auf die Arme, die Hals- und Rückenmuskeln übergreift. Am frühesten sind die Muskeln des Rückens, des Gesäßes, die Beuger des Hüftgelenks und die Oberschenkel befallen. Später können zuweilen Bulbärsymptome hinzutreten. Nach 1 bis 6 Jahren erfolgt der Tod.

Zuweilen wird man bei Säuglingen jeder Altersstufe überrascht durch das ganz plötzlich ohne irgendwelche Begleitsymptome erfolgende Auftreten einer schlaffen Lähmung eines Armes — nur in seltenen Fällen eines Beines. Sie ist außer eben durch den akuten Beginn gekennzeichnet durch große Schmerzhaftigkeit, die sich zuerst in Geschrei äußert, sich später nur mehr bei passiven Bewegungen kund tut, ohne daß ein bestimmter Ort als Sitz der Überempfindlichkeit festgestellt werden kann. Dazu kommt ein schnelles Abklingen: zuweilen ist schon nach 48 Stunden, sonst in spätestens 7 bis 8 Tagen alles wieder in Ordnung. Namentlich durch Erfahrungen bei Kindern, die schon gehen, ist es bekannt, daß diese zuerst von Chassaignac als **Paralysie douloureuse**[2]) beschriebene Erkrankung entsteht durch einen am erhobenen Arm nach oben

---

[1]) Hoffmann, D. Z. N. 3. 1893. Ritter, J. K. 59. 1904.
[2]) Lit. v. Wahl, G. HB. 6. Bézy, T. m. e. 4. de Bruin, Med. Weekblad v. Noord en Zuid Neederland. 12. Febr. 1898. Romme, R. m. 1899. April. Bertrand, G. h. 1899. Nr. 21. Lövegren, Z. kl. M. 49.

einwirkenden Zug an der Hand des geführten Kindes beim Fallen oder Heben, und daß sie sofort darauf in voller Form entwickelt ist.

In den typischen Fällen soll sich kein palpabler Grund für die Bewegungsstörung finden, und so wurde sie mehrfach durch die Annahme einer dem Trauma folgenden akuten Reflexlähmung erklärt, die in Erinnerung an den Schmerz, wie dies oben für die rachitische Pseudoparalyse angeführt ist, längere Zeit festgehalten wird (Brounon, Vierordt). Hiergegen spricht, daß auch im Schlafe bei Berührung Schmerzen geäußert werden und vor allem, daß die so ähnlichen Störungen bei Subluxation des Radiusköpfchens[1]) nach der Einrenkung sofort verschwinden. Hochsinger vermutet eine Zerrung bestimmter funktionswichtiger Muskelgruppen, während Bézy und Lövegren, gestützt auf Leichenexperimente Charpys und Abelous, die mit solchen von Fieux und Shoemaker[2]) in Einklang stehen, gleich Chassaignac an eine Plexuszerrung denken, die bei in gegenteiliger Richtung fallendem Kopf durch brüsken Zug am Arme erzeugt wird. Inmmerhi will sich die ausgesprochene, der Plexuslähmung der Erwachsenen und den Geburtslähmungen nicht oder nur in geringem Maße zugesellte Schmerzhaftigkeit dieser Auffassung nicht recht fügen.

Die Behandlung braucht nur in leichter Stützung des gelähmten Gliedes zu bestehen. Allerdings werden auch hartnäckige Fälle berichtet, wo die Wiederherstellung erst nach Wochen unter Massage und Elektrisierung erfolgte. So ein Fall Henochs, dessen Eintritt beim Anziehen des Mäntelchens erfolgte. Ein Kind aus Combys[3]) Klientel, das infolge Aufhebens unter den Achseln erkrankte, blieb ungeheilt.

Ich selbst habe solche reine Lähmungen nie gesehen, sondern nur die außerordentlich ähnlichen Zustände, bei denen eine greifbare Ursache in Gestalt von Knochenverletzungen gefunden wird. Außer den seltenen Humerusfrakturen und vielleicht auch Luxationen ist vor allem die **Subluxation des Capitulum radii** mit Einklemmung des Ligamentum annulare von Bedeutung, die experimentell von Pingaud, Minerbi, Hutchinson studiert wurde. In diesen Fällen steht der Unterarm unbeweglich in Pronation und leichter Flexion und wird mit der gesunden Hand gestützt. Es besteht großer Schmerz, Supination und Streckung stoßen auf Widerstand, das Köpfchen kann unschwer an falscher Stelle gefühlt werden. Die Einrichtung gelingt leicht durch kräftiges Supinieren und Zug in der Armrichtung bei direkter Impulsion des Köpfchens. Ich habe diese Verletzung bei demselben Kinde in kurzen Zwischenräumen rezidivieren sehen. Das sofortige Aufhören aller Beschwerden nach der Reposition wirkt jedesmal überraschend.

Ollier[4]) beschreibt als Grundlage mancher Vorkommnisse eine juxtaepiphysäre Distorsion (entorse), die der speziell darauf gerichteten Untersuchung durch entsprechend lokalisierte Schwellung kenntlich wird.

b) Lähmungen der Hirnnerven.

Von peripherischen Lähmungen der Hirnnerven kommt nach jetziger Kenntnis beim Säugling hauptsächlich die des **Fazialis**[5]) in Betracht. Sie kann erworben sein durch Druck oder Neuritis bei nahen Drüsentumoren, Abszessen, Otitis. Primäre rheumatische Lähmung ist bis jetzt aus dem ersten Jahre noch nicht sicher bekannt. Ich habe bisher nur einen entsprechenden Fall gesehen, der in etwa 4 Wochen wieder rückgängig wurde. Möglicherweise war das aber auch eine jener gehäuft auftretenden gutartigen Fazialislähmungen, die vermutlich besondere Fälle aus dem Formenkreis der Poliomyelitis darstellen[5]). Auch Fälle diphtherischer Grundlage kommen vor[6]) und isolierte Fazialislähmung durch einen Solitärtuberkel der Zentralwindung[7]). Bei von Geburt an bestehender Störung muß an eine bleibende **Geburtslähmung** gedacht werden oder an einen auf den Fazialis beschränkten Vertreter jener interessanten Vorkommnisse, die gewöhnlich als **angeborene Kernaplasie** (Heub-

---

[1]) Vgl. unten.
[2]) Vgl. unter Entbindungslähmungen.
[3]) T. m. e. IV. S. 864.
[4]) Rév. d. chir. 1881.
[5]) Vgl. Zappert, Z. K. 13. 1916.
[6]) S. Wolff, J. K. 77. 1913.
[7]) Pfannenstiel, Res. J. K. 37, S. 389.

ner)[1]) (Kernschwund Möbius) aufgefaßt werden. Die häufigsten Formen
der hierher gehörigen Störungen, bei denen oftmals eine hereditäre und familiäre
Belastung zu ermitteln ist, sind diejenigen, die die Augen betreffen; die ein- oder
dopppelseitige Ptosis, die Abduzenslähmung, die vollkommene Ophthalmoplegia externa und die zumeist mit äußeren Lähmungen vereinte Ophthalmoplegia interna. Sie alle können mit ein- oder doppelseitiger Lähmung
des Gesichtsnerven verbunden sein; besonders häufig ist die Verbindung von
Fazialis- und Abduzensstörung. Auch der Hypoglossus beteiligt sich zuweilen,
meist in Form halbseitiger Atrophie und Bewegungsstörungen. Es gibt auch
Fälle mit Fazialisparalyse und Saug- und Schluckbeschwerden, deren
Ernährung die größten Schwierigkeiten macht. Ein von mir beobachteter Fall
dieser Art wies außerdem noch Ophthalmoplegia interna auf. Die anatomische
Grundlage ist indessen nicht immer eine mangelhafte Ausbildung der Nervenkerne; sie kann auch in angeborenen Defekten der Nervenstämme und an den
Augen in angeborenem Mangel oder angeborener Atrophie der Muskeln gegeben sein. Die mit Erschwerung des Saugens und Schluckens einhergehenden
Formen sind zum Teil vielleicht als angeborene Bulbärerkrankungen anzusprechen.
doch genügt das anatomische Material noch nicht, um diese Auffassung über
alle Zweifel zu erheben. Zumeist dürften sie überhaupt nicht den Kernerkran-
kungen zuzuzählen sein, sondern der kortikal oder subkortikal lokalisierten
pseudobulbärparalytischen Form der angeborenen zerebralen Kinderlähmung [2])
angehören.

9. Die Spasmophilie der Säuglinge
(= Tetanie und tetanoide Zustände)[3]).

Als Spasmophilie[4]) (= spasmophiler Zustand Heubner) bezeichnet
man eine im frühen Kindesalter vom Ende des ersten Lebensquartals an weit
verbreitete, der Tetanie des Erwachsenen nahe verwandte Konstitutionsanomalie, die ihren Ausdruck findet in einem Dauerzustand einer durch
mechanische und elektrische Prüfung erkennbaren Übererregbarkeit des Nervensystems, auf dessen Grundlage zeitweilig partielle
(Extremitätenspasmen, Laryngospasmus) und allgemeine Krämpfe
zur Entwicklung gelangen können.

a) Symptome und Formen.

Die latente Spasmophilie. Wie nahezu alle neueren Fortschritte auf dem
Gebiete der Spasmophilie knüpft auch die einheitliche Auffassung des gesamten
Symptomenkomplexes in der Hauptsache an die Einführung der galvanischen
Prüfung in die klinische Diagnostik an. Die ebenso feinfühlige wie exakte Methode

---

[1]) Lit. bei Zappert, E. i. M. K. 5. 1910.
[2]) Lit. bei Peritz, Pseudobulbärparalyse u. Bulbärparalyse im Kindesalter. Berlin,
Karger, 1902. Ders., E. i. M. K. 1918.
[3]) Lit. bis 1908 bei Escherich, Die Tetanie der Kinder. N. Handb. 1909. Aschenheim, E. i. M. K. 17. 1919.
[4]) Diese neuerdings vielfach angenommene Bezeichnung empfiehlt sich vor derjenigen
als „Tetanie und tetanoide Zustände", weil sie das Wesentliche des Zustandes, die konstitutionelle bleibende Übererregbarkeit in den Vordergrund stellt im Gegensatz zu der
vordem üblichen Bezugnahme auf das flüchtige und nichts weniger als obligate Symptom
des Krampfes. Der früher von mir gebrauchte Ausdruck „spasmophile Diathese" wird
zwar der Tatsache gerecht, daß es sich nicht eigentlich um ein primäres Nervenleiden handelt,
sondern um eine Allgemeinstörung mit nervösen Erscheinungen, ist aber eine Tautologie
und wäre allenfalls durch „spasmodische Diathese" zu ersetzen.

hat zunächst den Nachweis erbracht, daß für die Spasmophilie eine **gesteigerte und in besonderer Art veränderte Erregbarkeit der peripherischen Nerven** pathognomonisch ist; und sie hat weiterhin die Tatsache erhärtet, daß diese Übererregbarkeit, das **Erbsche Phänomen**, in zeitlicher sowohl wie in statistischer Hinsicht das beständigste unter allen bezeichnenden Symptomen darstellt. Diese Erkenntnis brachte, von anderem hier nicht zu reden, in zwiefacher Beziehung Gewinn: sie sicherte endgültig die Zusammengehörigkeit der ihrer sonstigen Erscheinungsweise nach oft recht verschiedenen Sondertypen der Spasmophilie und sie erweiterte den Bereich des Leidens zu einem früher ungeahnten Umfange. Ergab sich doch durch sie der Einblick in die Tatsache, daß latente Zustände bestehen, die sich durch keinerlei andere Zeichen als eben durch ihr Verhalten gegen den galvanischen Strom und allenfalls durch geringfügige, leicht übersehbare Erscheinungen mechanischer Übererregbarkeit verraten.

Die Kenntnisse der elektrischen Erregbarkeit beim jungen Kinde verdankt man nach Vorarbeiten von Burckhardt[1]) und Kalischer[2]) den Untersuchungen von Escherich, Ganghofner, Hauser[3]) und besonders der endgültigen Formulierung des für den kranken Nerven gültigen Zuckungsgesetzes durch Mann[4]) und Thiemich[5]).

In der Norm besteht, wie schon Soltmann[6]) und Westphal[7]) angeben, bis zur achten Woche eine geringe Erregbarkeit; in der Folge wächst sie schnell. Mann und Thiemich kommen zu folgenden Durchschnittswerten:

| | Galvanisch | | MA. | |
Normale Kinder	KSZ.	An SZ.	An ÖZ.	KÖZ.
unter 8 Wochen	2,61	2,92	5,12	9,28
über 8 Wochen	1,41	2,24	3,63	8,22
Kinder mit Spasmophilie (Tetanie)				
manifeste	0,63	1,11	0,55	1,94
latente	0,7	1,15	0,95	2,23
abgelaufene	1,83	1,72	>2,3	>7,9

Nach den Untersuchungen der Escherichschen Klinik liegen die Normalwerte wirklich vollwertiger Kinder noch erheblich höher, im besonderen übersteigt auch die An ÖZ die Stufe von 5 MA nicht.

Die KSZ erfolgt bei den Spasmophilen im allgemeinen bei geringeren Werten als bei nicht Spasmophilen, greift jedoch gelegentlich in die Breite der Norm über, während umgekehrt nicht Spasmophile zuweilen Werte unter 0,5 aufweisen. KS.Tet. tritt früh ein (Escherich) und ist charakteristisch, jedoch stößt die Bestimmung des Schwellenwertes auf Schwierigkeiten. Bezeichnend ist bis zu einem gewissen Grad die Umkehr der Anodenzuckungen, pathognomonisch die Herabsetzung der KÖZ unter 5 MA. Ich habe sie bis auf 0,3 herabgehen sehen. Sie ist z. B. ausschlaggebend auch dann, wenn bei nicht Spasmophilen sehr kleine Werte für KSZ bestehen, andererseits wird die Diagnose Spasmophilie nicht hinfällig, wenn bei Gegenwart anderer typischer Symptome die KÖZ noch über 5 MA gelegen ist (Escherich).

Die Gewinnung exakter Werte gelingt dem Geübten leicht; Narkose ist völlig überflüssig. Im Hinblick auf die Notwendigkeit vergleichbarer Werte ist eine bestimmte Methodik (50 ccm indifferente, 3 ccm Stintzingsche Normalelektrode zur Reizung) festzuhalten.

Die Frage, ob die beschriebene Reaktionsform für die Spasmophilie allein typisch ist, glaube ich bejahen zu müssen. Wenn von anderer Seite[8]) eine mäßige Steigerung auch der KÖZ noch für organische Nervenerkrankungen, insbesondere für zerebrale

---

[1]) K. Schw. 1893.
[2]) J. K. 42.
[3]) B. kl. W. 1896. Nr. 35.
[4]) M. Ps. N. 1900.
[5]) J. K. 51. Vgl. auch Japha, B. kl. W. 1903. Nr. 49 und Finkelstein, Fortschritte d. Med. 1902. Nr. 20.
[6]) J. K. 12.
[7]) A. P. N. 26.
[8]) z. B. Escherich, l. c. S. 87.

Diplegien und Meningitis auch außerhalb der Spasmophilie zugelassen wird, so möchte ich dabei eher an ein Zusammentreffen des so sehr verbreiteten Zustandes mit anderen Leiden denken. Ich stütze mich hierbei auch auf meine Erfahrung, daß in einigen Fällen von zerebraler Diplegie mit Idiotie, zum Teil auch mit Sehnervenatrophie und Choreoretinitis pigmentosa die Krämpfe und die Übererregbaikeit ebenso alimentär und medikamentös beeinflußbar waren, wie das für die unkomplizierte Spasmophilie die Regel ist.

Unterwirft man wahllos eine Anzahl scheinbar nervengesunder Kinder der fortlaufenden galvanischen Prüfung, so finden sich neben solchen mit dauernd normalen Zuckungswerten zunächst ein gewisser Bruchteil, bei dem sich schon bei der ersten Untersuchung oder im Verlaufe der weiteren Beobachtung vorübergehend oder längere Zeit hindurch Abweichungen im Verhalten der Anodenzuckungen bemerklich machen. Die An ÖZ rückt über 5 MA heraus, nähert sich mehr und mehr der An SZ und überkreuzt sie schließlich. Die so gekennzeichnete **anodische Übererregbarkeit** (v. Pirquet)[1] tritt anscheinend bei so leichten und so schwer faßbaren Schwankungen im Nervenzustand auf, daß ihre Deutung schwierig ist; jedenfalls stützen die vielfach stattfindenden Übergänge in den höheren Grad und die dem Verhalten der Spasmophilie entsprechende Häufung zu gewissen Jahreszeiten die Auffassung, daß sie eine Vorstufe der typischen, auch noch mit abnormer KÖZ einhergehenden **kathodischen Übererregbarkeit** darstellt[2]. Die nun findet sich bei dem Reste der Kinder, oftmals hochgradig, oft mäßig stark bis hinab zu leichter Andeutung, die sich nur wenig über die Norm erhebt und mit fließender Grenze in sie übergeht.

Es gibt, wie gesagt, zahlreiche Kinder, bei denen die veränderte Zuckungsformel dauernd als einziges Zeichen krankhafter Nervenbeschaffenheit vorhanden ist. Bei einer anderen Gruppe werden daneben noch weitere Erscheinungen bemerklich, die auf das zweite Kardinalsymptom der Spasmophilie hinweisen, die **Steigerung der mechanischen Erregbarkeit**. Ein leichter Schlag auf den Stamm des Fazialis löst eine Zuckung der von ihm versorgten Muskeln aus: **Fazialis- oder Chvosteksches Phänomen**, Beklopfen des Peroneus unterhalb des Fibulaköpfchens bewirkt eine kurze Abduktions- und Dorsalflexionsbewegung des Fußes: **Peroneusphänomen**[3]. Andere Erscheinungen hierhergehöriger Art, im besonderen eine erhöhte Erregbarkeit der Extremitätenmuskeln pflegen bei diesen leichten Formen nicht deutlich zu sein; auch das Allgemeinbefinden braucht keinerlei ungewöhnliche Beeinflussung zu zeigen.

Es gibt verschiedene Stärken des Fazialisphänomens. Im äußersten Falle bewirkt schon das leichte Streichen mit dem Finger oder dem Stiele des Perkussionshammers quer über die Wange eine lebhafte Zuckung des ganzen Innervationsgebietes (Schultzes Phänomen); für gewöhnlich bedarf es zur Erzielung der gleichen Reaktion des Schlages. Bei niederen Graden ist die Zuckung schwach und oft nur auf einen kleinen Bezirk beschränkt.

In den ersten Lebensmonaten, also vor dem Zeitalter der Spasmophilie ist das Fazialisphänomen ohne diagnostische Bedeutung, da es als Zeichen der in dieser Lebensperiode vorhandenen allgemein erhöhten Reflexerregbarkeit auch bei gesunden Kindern gefunden wird, oft auch auf die nicht beklopfte Seite übergreifend[4]. Umgekehrt verliert das Peroneusphänomen seinen Wert nach dem ersten Lebensjahre, da es auch bei älteren gesunden Kindern vorkommt[3]. Vorsicht ist auch geboten in der Verwertung des „Mundphänomens" (Escherich) — Vorstrecken des Mundes und Zuckung nach der dem Schlag entgegengesetzten Seite — und des „Lippenphänomens" (Thiemich) — rüsselartiges Vorstrecken der Lippen bei Schlag auf den Orbicularis oris. Da auch diese beim gesunden jungen Kinde

---

[1] W. m. W. 1907. Nr. 1.
[2] Vgl. auch Klose, M. K. Orig. 13. Nr. 12. 1916.
[3] Lust, M. m. W. 1911. Nr. 32.
[4] Moro, W. kl. W. 1906. Nr. 21.

im Schlafe häufig auszulösen sind[1]), so sind sie als Symptom krankhafter Erregbarkeit einigermaßen sicher nur zu verwerten beim älteren Säugling und im wachen Zustand. Was diesen rudimentären Formen eine besondere Bedeutung verleiht, ist ihre überraschende **Häufigkeit** im ganzen und die Häufigkeit der nur durch elektrische Untersuchung faßbaren Fälle im besonderen. Unter Umständen erweist sich die Hälfte aller Untersuchten als pathologisch, und von dieser Hälfte wiederum zeigt die Überzahl allein das Symptom der galvanischen Übererregbarkeit, während das Fazialisphänomen nur bei etwa 50 Proz. der kathodisch übererregbaren und nur bei 4 Proz. der anodisch übererregbaren hervortritt[2])[3]). So fand ich vom 1. Mai 1902 bis 1. Juni 1903 unter 474 3 bis 12 Monate alten künstlich genährten Waisensäuglingen nur bei 210 normale KÖZ, bei 264 (55,7 Proz.) krankhaft gesteigerte, und zwar bei 149 (31,3 Proz. der Gesamtheit) solche unter 3 MA, bei 115 (24,3 Proz. der Gesamtheit) solche zwischen 3 und 4,9 MA. Mechanische Übererregbarkeit war in verhältnismäßig wenigen Fällen nachweisbar, kann aber vielfach bei der nur einmaligen Untersuchung übersehen worden sein. Über konvulsivische Symptome war nur bei etwa 10 Proz. anamnestisch oder durch eigene Beobachtung Positives zu erfahren. Eine so hohe Ziffer gilt zunächst nur für ein besonders ungünstiges Material und kann deshalb vielleicht keine allgemeine Bedeutung beanspruchen. Immerhin fand Pirquet[4]) bei den Schützlingen der Wiener Milchverteilungsstelle im Winter unter 200 Kindern 39 Proz. Übererregbare; bei Berücksichtigung allein der künstlich Genährten 55 Proz., davon ein Zehntel mit kathodischer, die übrigen nur mit anodischer Übererregbarkeit.

Interessante Einblicke ergeben sich, wenn man an der Hand fortlaufender Prüfung den **Beginn und Verlauf** des Übererregbarkeitszustandes beim einzelnen Kinde verfolgt. Der früheste Termin, zu dem die vordem normale Nervenreaktion ins Krankhafte herübergleiten kann, ist das Ende des zweiten Monats. So zeitiges Einsetzen findet sich vorzugsweise bei Frühgeborenen. Bei der Überzahl der Fälle zeigen sich die ersten pathologischen Befunde zwischen dem 4. und 6. Lebensmonat; von da ab sinkt die Häufigkeit und wer bis zum Anfang des zweiten Halbjahrs frei geblieben ist, bleibt mit von Monat zu Monat zunehmender Sicherheit auch späterhin frei. Bald schneller, bald langsamer erreicht dann die Übererregbarkeit ihre jeweilige obere Grenze, die aber keineswegs starr festgehalten wird, sondern dauernd nach unten und oben schwankt. Wir sehen bei den leichtesten Graden inmitten Perioden normalen Befindens für Tage oder Wochen eine eben ins Pathologische übergreifende Reaktion auftauchen und wieder abklingen, ohne daß das sonstige Verhalten des Kindes die heimlich vor sich gehende Änderung verrät. Andere Male tritt akut eine ausgiebigere Steigerung hervor, die eben so schnell schwinden kann, wie sie erschien. Durch Übergänge verbunden sind jene Formen, wo wochen- oder monatelang mit nur geringfügigen Wellenbewegungen mittlere oder hohe Zuckungswerte vorhanden sind. Gelegentlich machen sich erheblichere Remissionen und selbst nach Tagen, Wochen oder Monaten rechnende Intermissionen geltend. Vielmals klingt der Erregungszustand noch im ersten Jahre schließlich dauernd ab; aber auch die Zahl der Fälle ist nicht gering, wo er ins zweite Lebensjahr und noch weiter darüber hinaus herübergenommen wird. Soweit Erscheinungen von mechanischer Übererregbarkeit vorhanden sind, zeigen sie nur einen gewissen, keineswegs einen obligaten Parallelismus und recht oft findet sich eine bemerkenswerte Ungleichheit zwischen ihrem zeitlichen Verhalten und dem der elektrischen Erregbarkeit.

---

[1]) Moro, W. kl. W. 1906. Nr. 21.
[2]) Escherich, l. c. S. 84.
[3]) Lust (l. c.) findet sein Peroneusphänomen bei 97,4 Proz. seiner Fälle; sie umfassen aber nur Kinder, die sich noch innerhalb von Krampfperioden befanden oder früher Krämpfe gehabt hatten. Ob das Symptom auch bei Dauerlatenz so regelmäßig vorkommt, wäre noch zu prüfen.
[4]) l. c.

Die Kenntnis dieser rudimentären Störungen und ihrer großen Verbreitung ist von großer Bedeutung. Ihre Vereinigung mit den aus ihnen herauswachsenden verschiedenen Krampfformen stempelt zunächst die Spasmophilie zu einer der beachtenswertesten Allgemeinstörungen des frühen Kindesalters. Sie entkleidet fernerhin diese Krämpfe der ihnen früher zugesprochenen Eigenschaft als besonderer, selbständiger Krankheitseinheiten und führt dazu, in ihnen nichts anderes zu erblicken als die gelegentlichen sichtbaren Ausbrüche eines dauernden Zustandes abnormer Erregung, dessen höhere Grade und unscheinbare Anfänge in lückenloser Stufenfolge untereinander und mit der Norm verbunden sind.

Die Zahl der Kinder, bei denen solche **Ausbrüche** kommen, ist verhältnismäßig klein im Vergleiche mit der Zahl der krampffreien Verläufe. Es bedarf offenbar zum „Manifestwerden" der vorhandenen Spannung der Beteiligung weiterer innerer und äußerer Faktoren, über deren Natur, soweit es möglich ist, später noch berichtet werden wird. Von verschiedener Gestaltung dieser Faktoren muß es auch abhängen, daß die Krämpfe bald diese, bald jene, bei dem gleichen Individuum aber immer dieselbe Art zeigen. Bei einer Gruppe stehen die peripherischen Erscheinungen, die Dauerspasmen, im Vordergrunde, während zentrale Symptome zurücktreten oder wohl auch gänzlich fehlen; bei einer anderen beherrschen die Atmungskrämpfe das Bild; eine dritte schließlich verläuft hauptsächlich oder ausschließlich mit allgemeinen eklamptischen Krämpfen. Man darf hieraus schließen, daß an der Hervorbringung der Symptome der Spasmophilie sowohl zentrale, wie peripherische Vorgänge beteiligt sind und daß beide, mögen sie oftmals auch gleichzeitig in gleicher Stärke bestehen, eine gewisse Unabhängigkeit besitzen. Auf gleiches deutet der elektrische Befund. Zwar besteht ein **Parallelismus zwischen peripherischer Erregbarkeit und Krämpfen** in dem Sinne, daß zu Zeiten der Krämpfe die Erregbarkeit besonders hoch ist, und dementsprechend finden sich bei den Dauerspasmen immer, bei den allgemeinen Krämpfen und dem Laryngospasmus zumeist stark herabgesetzte Zuckungswerte. Aber nicht selten löst sich das Verhältnis. Hohe peripherische Erregbarkeit kann dauernd latent verlaufen, und Krämpfe wiederum können bei geringer peripherischer Empfindlichkeit auftreten. Besonders auffällig zeigt sich das bei den „Frühkrämpfen", die als erstes Symptom der Störung bei noch normaler kathodischer Erregbarkeit einsetzen und erst nach Wochen von der Veränderung an den peripherischen Nerven gefolgt werden[1]). Auch außerhalb dieses Sonderfalles wird im Augenblicke eines eklamptischen Anfalles dann und wann ein normaler Befund erhoben, und auch beim Glottiskrampf kommt, wenn auch selten, das gleiche vor.

Wie die latente Spasmophilie, so können auch die Krampferscheinungen erstmalig bereits gegen den Ausgang des zweiten Monates auftreten, und gleich ihr erreicht ihre Zahl den Gipfel erst gegen das Ende des ersten Halbjahres. Dem Anfall gehen oft **Vorboten** voraus in Gestalt von Unruhe, Schlaflosigkeit, beständigem Geschrei und Schweißausbrüchen. Auch vasomotorische Erscheinungen, nämlich eine auffallend starke zyanotische Röte auch bei geringer Erregung ist mir öfters aufgefallen. Im Kommen und Gehen der konvulsivischen Symptome entspricht der **Verlauf** dem der latenten Spasmophilie. Auch hier gibt es kurze, flüchtige und vereinzelt bleibende Krampfperioden neben solchen, die hartnäckig verweilen oder nach Pausen verschiedener Länge wiederkehren. Namentlich die Eklampsie kann nach einem Anfall oder einigen

---

[1]) Rosenstern, Z. K. 8. 1913. Vgl. S. 525.

wenigen Wiederholungen für immer verschwinden, und auch der Laryngospasmus macht sich zuweilen nur vorübergehend bemerklich; in der Regel aber hält er sich, gleich den Extremitätenkontrakturen mit Intermissionen einige Wochen, oft auch wesentlich länger. Schließlich finden sich auch hier Fälle, bei denen von Zeit zu Zeit immer wieder neue Krampfperioden auftreten, und manches Kind tritt mit dieser bedenklichen Belastung in die späteren Jahre ein.

Die Säuglingstetanie. In ihrer klassischen Form führt die Spasmophilie zur Ausbildung jener, ohne Bewußtseinsstörung verlaufenden **Dauerkontrakturen der Extremitäten,** die von der Tetanie der Erwachsenen her bekannt sind (Fig. 134). Sie zwingen die Hände in die Stellung der „Geburtshelferhand" (Karpalspasmus) und pressen die im Ellbogen gebeugten Arme an die Seiten des Rumpfes, so daß die „Pfötchenstellung" entsteht. Die Beine sind in Hüfte und Knie gebeugt, die Füße stehen in Equinovarus- und Hohlfußkontraktur (Pedalspasmus) und die Ausgleichung aller Spasmen stößt auf Widerstand und verursacht Schmerzen. Diese Haltungsanomalien sind intermittierend und rezidivierend, treten mit plötzlichem Beginn anfallsweise auf und verharren Minuten, Stunden und selbst Tage. Je kürzer die Dauer, desto deutlicher weist das Benehmen des Kranken auf begleitende Schmerzen.

Von den Gliedern kann sich in schwereren Fällen die Starre auf Rumpf und Kopf verbreiten. Beteiligung des Gesichtes erzeugt mimische Starre mit gerunzelter Stirn und herabgezogenen Mundwinkeln („Karpfenmund"); auch ohne deutliches Hervortreten dieser Falten erscheint das Antlitz eigenartig gespannt und verkniffen („Tetaniegesicht"

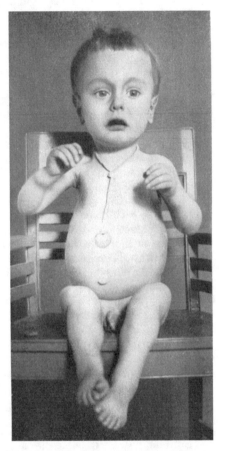

Fig. 134. Dauerkontrakturen bei Tetanie. („Pfötchenstellung").

Uffenheimer[1]). Die Wirbelsäule kann opisthotonisch oder emprosthotonisch gekrümmt werden. Auch die Zunge zeigt zuweilen eine eigenartige Starrheit. Strabismus ist häufig, Trismus, Nystagmus, konjugierte Ablenkung zuweilen beigesellt und es kann das Bild einer Menigitis vorgetäuscht werden. Des weiteren kommen auch **Krämpfe der der Willkür entzogenen und der glatten Muskeln**[2]) gelegentlich vor, Ösophagismus, Sphinkterspasmus der Blase mit Harnverhaltung, wahrscheinlich auch Spasmus des Afters[3]), Pupillenstarre und Pupillendifferenzen. Als Folge von Spasmen der Respirationsmuskeln ist wohl die zuweilen bemerkbare mühsame,

---

[1]) J. K. 62. 1905.
[2]) Ibrahim, D. Z. N. 41. 1911. Lit.
[3]) Koeppe, M. K. 6. 1907.

beschleunigte Atmung zu deuten. Einmal sah ich in Anschluß an eine Magenspülung Tachypnoe (100 in der Minute) und Tachykardia (200 in der
Minute) einsetzen und mehrere Stunden anhalten. Schwenke[1]) berichtet über
Anfälle von starken Herzpalpitationen mit mäßig gesteigerter Frequenz und
systolischen Geräuschen.

Von anderen nervösen Symptomen treten vielfach **vasomotorische Störungen**
auf und zwar Erytheme, Urticaria, Hyperhidrosis, die zum Teil
wenigstens der Deutung als Folgen von Kapillarspasmen zugängig sind. Ähnliches gilt für die häufige und eigenartige Schwellung der Hand- und Fußrücken, deren derbe, den Fingereindruck nur kurz bewahrende Beschaffenheit
manchmal an Myxödem erinnert. In manchen Fällen verbreitet sie sich zu universellem Ödem[2]), so daß der Gedanke an Nephritis aufzutauchen pflegt.
Im übrigen ist eine allgemeine Übererregbarkeit des vegetativen Nervensystems im parasympathischen und sympathischen Apparat bei der funktionellen Prüfung nicht nachweisbar[3]).

Zu den Dauerkrämpfen können sich **allgemeine klonische Krämpfe und
Laryngospasmus** gesellen. Dies trifft für eine so große Zahl von Kranken zu, daß
beide Erscheinungen geradezu als fakultative Symptome der Säuglingstetanie gelten dürfen.

Die Symptome des spasmophilen Dauerzustandes sind bei allen Tetanie-
kindern sehr stark entwickelt und hier ist es, wo die höchsten Grade der galvanischen und mechanischen Übererregbarkeit getroffen werden. Hier vorzugsweise ist es auch, wo in den Zeiten zwischen den Kontrakturen neben einer deutlichen Zuckung der Muskeln beim Beklopfen das **Trousseausche Phänomen**
besteht und im Verein mit dem Erbschen und Chvostekschen Phänomen die
bezeichnende „intervalläre Trias" bildet: das Auftreten der pathognomonischen
Stellung an Arm und Hand bei Druck oder elastischer Umschnürung der Gefäße
und Nervenstämme im Sulcus bicipitalis.

Die akzidentelle Tetanie[4]). Während bei der typischen Säuglingstetanie
Fieber fehlte oder allfällig vorhandenes auf zufällige Komplikationen zurückgeführt werden konnte, ist für eine andere Gruppe der akute Beginn unter
plötzlichem Temperaturanstieg bezeichnend.

Ein 10 Monate altes, kräftiges Mädchen leidet seit 8 Tagen an Durchfall und
Erbrechen. KÖZ bei zufälliger Untersuchung mit 3,0 festgestellt, sonst keine spasmophilen
Symptome. Am 9. Tag der Beobachtung Husten, Heiserkeit, Schnupfen, Unruhe, katarrhalische Rötung des Halses. Temp. 39⁰. Am nächsten Morgen Temp. 41,3⁰. Das Kind liegt
regungslos mit starrem Gesichtsausdruck, nur der Kopf wird zuweilen träge bewegt. Arme
steif gestreckt, typische Geburtshelferhand, Beine leicht flektiert, exquisite Hohlfußstellung.
Rumpf starr, Atmung mühsam, beschleunigt (90), bei völlig freien Lungen. Staɪkes
Fazialisphänomen, gesteigerte mechanische Erregbarkeit der Armnerven. KÖZ 0.9. Der
ganze Körper prall ödematös; im Gegensatz zum gewöhnlichen Ödem bleibt der Fingereindruck nicht zurück. — Der Zustand verharrt bis zum Absinken des Fiebers, das nach
2 Tagen erfolgt. Dann schneller Rückgang aller Erscheinungen, so daß weitere 2 Tage
später alles verschwunden ist. KÖZ jetzt wieder 3,0.

In allen diesen Fällen handelt es sich um eine fieberhafte Infektion von
Kindern mit latenter Spasmophilie, unter deren Einwirkung die bislang
verborgene Krampfbereitschaft in akuter und schwerer Weise zum Vorschein
kommt. In besonderem Maße vermag der Keuchhusten[5]) derartig zu bewirken,
des weiteren schwere infektiöse Magendarminfekte, vor allem auch die

---

[1]) M. K. 14. Orig. 1916.
[2]) Vgl. den untenstehenden Fall.
[3]) F. Sachs, M. K. Orig. 15, 1919.
[4]) Bezeichnung Escherichs.
[5]) Vgl. S. 592.

Grippe. Ich bin der Meinung, daß viele der gerade bei „Influenza" kleiner Kinder beobachteten schweren nervösen Störungen[1] nur einer Komplikation mit konstitutioneller Spasmophilie ihre Entstehung verdanken und bin in der Lage, dies durch Fälle zu belegen, in denen sich die gleiche offensichtliche Abhängigkeit der ungewöhnlichen Symptome von der Ernährungsweise beobachten ließ, die, wie später angeführt werden wird, für die spasmophilen Erscheinungen bezeichnend ist (Fig. 135).

5 monatiger, leicht rachitischer Knabe, Gew. 4540 g, der früher öfter an Krämpfen gelitten haben soll, wird am Morgen des 27. Dezember 1901 fieberlos eingeliefert. Von Mittag an entwickelt sich unter schnell auf 41⁰ steigendem Fieber folgendes schwere Krankheitsbild; Starre der Extremitäten, leichter Opisthotonus und Steifigkeit der Wirbelsäule, sichtliche Benommenheit, Strabismus; Hände zeitweilig in Tetaniestellung. Kein Fazialisphänomen. Trousseau deutlich. KSZ 0,2. KÖZ 1,8. Zeitweise Anfälle von tonischen allgemeinen Streckspasmen, dabei wildes Geschrei. Mühsame, beschleunigte Atmung (78). Puls 190. Behinderte Nasenatmung, starke Rachenröte. An den übrigen Organen nichts Bemerkenswertes. Die Diagnose wird namentlich auch in Hinblick auf die herrschende Epidemie auf Influenza mit akuter akzidenteller Tetanie gestellt. In den nächsten Tagen langsame Besserung; am 7. Januar Rückfall: Benommenheit, Unruhe, krampfhafte Atmung, Schielen, Nackenstarre, Katalepsie, Karpopedalspasmen. Fazialisphänomen positiv. KSZ 0,2. KÖZ 1,2. Kalomel, 12 stündige Teediät, dann Kufekemehl bringen bis zum nächsten Tage alle Erscheinungen zum Schwinden. Am Abend des 13. Januar wird eine Flasche mit 75 g zur Hälfte mit Mehlabkochung und verdünnter Milch gereicht. Ganz kurz darauf hyperakuter Rückfall, Hyperpyrexie, krampfartige Zuckungen[2]); 14. Januar früh Kollaps, Tod.

Die Sektion ergibt nur Katarrh der oberen Luftwege und Andeutungen eines Status lymphaticus. Gehirn stark hyperämisch, sonst ohne makroskopische Veränderungen.

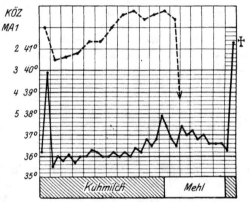

Fig. 135. Akute akzidentelle Tetanie bei Grippe. Tod in Anschluß an Wiederaufnahme der Milchernährung.

Eine Eigentümlichkeit der akzidentellen Tetanie bildet das Vorkommen **hochfebriler und selbst hyperpyretischer Temperaturerhebungen,** die vielleicht als eine Art Krampf des Wärmezentrums aufgefaßt werden dürfen. Auffällig ist fernerhin das häufige Vorkommen der obenerwähnten **meningitischen Züge im Krankheitsbild.** Tatsächlich ist in vielen Fällen der Zusammenhang mit einer Infektion der Hirnhäute durch den Nachweis von pathogenen Bakterien im Liquor wahrscheinlich gemacht und auch der sonstige Befund der Lumbalpunktion und die Sektion berechtigen zu der Anschauung, daß es sich hier sehr oft um seröse Meningitis bei spasmophilen Individuen handelt[3]). Aber auch bei tuberkulöser Hirnhauterkrankung[4]) und bei Poliomyelitis acuta[5]) wurde das gleiche beobachtet — Erfahrungen, die zu besonderer Vorsicht bei der Diagnose und Prognose mahnen.

---

[1]) Siehe z. B. Leichtenstern, N. Handb.
[2]) Die von Mendelsohn u. Kuhn (A. K. 44. 1906) in Betracht gezogene Möglichkeit, daß der Rückfall nur in zeitlicher, nicht in ursächlicher Beziehung zu der erneuten Milchgabe stand, kann ich nicht unbedingt ablehnen; immerhin habe ich ähnliche schnelle Wiederkehr in Anschluß an die Koständerung auch bei anderen Fällen gesehen, so daß mir engere Beziehungen durchaus wahrscheinlich sind.
[3]) Vgl. S. 473.
[4]) Escherich, l. c.
[5]) Bonome u. Cervesato, Res. J. K. 43 S. 335 u. 48, S. 356.

Ein Beispiel bildet der Fall eines leidlich genährten, leicht rachitischen, 5 monatigen Knaben, der seit einer Woche Husten und Stimmritzenkrampf haben soll. Der Aufnahmestatus notiert Tetaniesymptom:e Fazialis- und Trousseausches Phänomen, gesteigerte muskuläre Erregbarkeit, Andeutung von Laryngospasmus, zuweilen leichte konvulsivische Zuckungen in Gesicht und Gliedern bei vorübergehender Absentia mentis (starrer Blick), Bronchitis, Milztumor. Am nächsten Abend 38,5. In der zweiten Nacht Anstieg auf 41,1 unter Diarrhöen und vor allem schweren, ununterbrochenen Krämpfen, die 48 Stunden bis zum Tode anhalten, der bei trotz Parazentese einer doppelseitigen serösen Otitis unaufhaltsam steigenden Temperatur bei 42,2 erfolgt. Niemals besondere Fontanellenspannung. Lumbalpunktion ergibt unter sehr geringem Druck klaren Liquor ohne vermehrten Eiweißgehalt. Sektion: Hypostase und beginnende Splenisation der Unterlappen der Lunge, leicht dilatiertes Herz, Injektion und geringe Schwellung des Lymphapparates im Darm, sonst nichts Wesentliches. Gehirn zeigt etwas verflachte Gyri, ist etwas feuchter und weicher als normal, in beiden Seitenventrikeln vermehrter Inhalt, Hirnhäute klar. — Aus der Lumbalflüssigkeit, dem seropurulenten Ohrexsudat und Herzblut wachsen Reinkulturen eines kurzen Diplo-Streptokokkus.

Bronchotetanie. In den mitgeteilten Krankengeschichten findet sich mehrfach ein auffälliges Symptom erwähnt, das im Rahmen schwerer Tetanieanfälle hervortritt, die mühsame, beschleunigte, an Asthma erinnernde Art der Atmung. Neuerdings hat man dieser eigenartigen Erscheinung gesteigerte Aufmerksamkeit gewidmet, gewisse Formen auf Spasmen der Bronchialmuskulatur bezogen und als „Bronchotetanie" (Lederer) zusammengefaßt[1]). Der Zustand wird an späterer Stelle näher besprochen werden.

Laryngospasmus (Laryngismus stridulus, Spasmus glottidis, Glottis- oder Stimmritzenkrampf) und **exspiratorische Apnoe.** Gleichfalls auf einem Krampf der Atmungsmuskeln, aber diesmal auf einem zentral bedingten, beruht ein anderes manifestes Symptom der Spasmophilie, der Larynxkrampf, der als gelegentliche, aber unwesentliche Begleiterscheinung der Tetanie bereits Erwähnung fand. Die Fälle, in denen er die Haupterscheinung darstellt, sind erheblich häufiger, als die vorwiegend durch Extremitätenspasmen gekennzeichneten, und stellen überhaupt den gewöhnlichen Typus des Leidens dar.

Es handelt sich um die gefürchteten Anfälle, die sich durch laut tönende, „juchende" Einatmung auf Grund einer plötzlich einsetzenden, krampfigen Verengung der Glottis zu erkennen geben. Der Name deckt nur unvollkommen die schwereren Anfälle; denn bei ihnen ergreift der tonische Krampf alsbald auch die Respirationsmuskeln, insonderheit das Zwerchfell, so daß trotz äußerster Anspannung die Atmung nahezu vollständig stockt. Während der fruchtlosen Anstrengungen kommt es zu Zyanose, zu Exophthalmus und nicht selten zu Bewußtlosigkeit. Es gibt noch eine andere, bösartigere Art des Anfalles, den **Tetanus apnoicus** (Elsässer); es ist diejenige, wo blitzartig ein tonischer Krampf der gesamten Muskulatur, nicht nur der Atemmuskeln, den Körper strafft, jedwede Atmung auslöscht und in wenigen Sekunden zur asphyktischen Ohnmacht führt. Die mehr oder weniger hervortretende Apnoe ist es, welche die verschiedene Schwere des Anfalles bestimmt. Demgemäß gestalten sich die Grenzformen: auf der einen Seite einige klingende Inspirationen, die das Kind nicht wesentlich belästigen, auf der anderen plötzliches Erblassen, Angst, Atemstillstand, Zyanose und Bewußtseinsverlust. Einige Sekunden, ja 1 bis 2 Minuten höchster Besorgnis können vergehen; dann kommt die Atmung wieder, zunächst mit leisem, röchelndem, dann erst mit dem klingenden Tone, der das Ende der Gefahr verkündet.

Es gibt Kinder, bei denen täglich nur einige wenige Anfälle zu verzeichnen sind, und andere, wo sie sich erschreckend häufen. Sie kommen im Wachen und Schlafen, bald ohne sichtliche Veranlassung, bald in Anschluß an eine Erregung, an das Schreien, einen kleinen Temperaturshok und Ähnliches. Daher ist auch

---

[1]) Vgl. S. 609.

bei jeder Art der Untersuchung, vor allem auch bei der Besichtigung des Schlundes Vorsicht vonnöten. Die Schwere der Anfälle beim gleichen Kinde kann gleichmäßig gering oder groß sein oder leichte und schwere können einander ablösen. Die Neigung zu reflektorischem Atmungsstillstand scheint eine spezifische Eigenheit der Spasmophilen zu sein. Maßlow[1]) fand in pneumographischen Untersuchungen, daß leichte Berührungen mit dem Algesimeter bei gesunden Kindern keine Atempausen hervorriefen, während bei den Spasmophilen solche regelmäßig eintraten, meist auf der Höhe der Inspiration, seltener in der exspiratorischen Phase. Dieses Verhalten zeigten nicht nur die Laryngospastiker, sondern auch die Kinder mit latenter Spasmophilie, darunter auch solche allein mit Erbschem Phänomen. Läßt man die Annahme gelten, daß beim Laryngospastiker ein im Atmungszentrum lokalisierter Übererregbarkeitszustand besteht, so wäre auf Grund dieser Ergebnisse die Auslösung der Anfälle durch peripherische Reize wohl verständlich.

Man darf sagen, daß nur wenige andere Zustände für Arzt und Angehörige gleich aufregend sind, wie schwere und über Wochen hingezogene Stimmritzenkrämpfe. Denn der bei jedem ernsten Anfall drohende tödliche Ausgang tritt nicht so selten wirklich ein. Ist doch gerade dieses Leiden eine der ergiebigsten Quellen der **plötzlichen Todesfälle** im Säuglingsalter. Jeder Arzt, der solche Kinder unter seinen Händen hat sterben sehen, wird mit Pott[2]), Escherich[3]) und anderen den Eindruck eines Herztodes empfangen, nicht den einer Erstickung. Denn das Ende erfolgt meist in den ersten Sekunden der Apnoe und die künstliche Atmung bleibt selbst nach Intubation oder Tracheotomie nutzlos. Viel Wahrscheinlichkeit hat der Gedanke Ibrahims[4]) für sich, daß dieser überraschende Herzstillstand die Folge eines Anfalles von Herztetanie[5]) sei.

An Herztod sterben auch außerhalb des Anfalles manche Laryngospastiker unter den Erscheinungen der **exspiratorischen Apnoe** (Kassowitz), manchmal tritt diese Form des plötzlichen Endes auch ohne vorhergegangene Glottiskrämpfe auf und man spricht dann wohl vom „Tod im ersten Anfall". Hier fehlt die krähende Einatmung; das Kind erblaßt, verfällt in Bewußtlosigkeit, die Atmung stockt in der exspiratorischen Phase, und in wenigen Minuten erlischt mit erlahmender Herztätigkeit das Leben. Glücklicherweise ist dieser Vorgang nicht häufig und nicht jedesmal der schlimme Ausgang unabwendbar.

Neben dem Glottiskrampf können auch **allgemeine Krämpfe** vorkommen, und zwar von zweierlei Art. Die einen setzen auf der Höhe des laryngospastischen Anfalles ein und sind vielleicht als eine Wirkung der Kohlensäurevergiftung aufzufassen. Die andern wechseln mit den Glottiskrämpfen ab und stellen diesen gleichgeordnete Äußerungen des spasmophilen Zustandes dar. Extremitätenspasmen finden sich nicht allzu häufig und gewöhnlich nur angedeutet in Gestalt der Karpopedalspasmen. Regelmäßig nachweisbar dagegen sind die Vertreter der **intervallären Trias,** bald vollzählig, bald nur Chvosteksches und Erbscher Phänomen, zum wenigsten aber das letzte allein und ihre Gegenwart ist es, welche den Zusammenhang des Laryngospasmus mit den anderen hierher gehörigen Zuständen sichert.

Dieser Zusammenhang, der zuerst von Escherich[6]) und Loos und fast gleichzeitig von Gay und Ganghofner gelehrt wurde, darf heute als erwiesen betrachtet werden. Während früher je nach der von dem jeweiligen Beobachter an die Diagnose Tetanie gestellten Anforderungen die Meinungen weit auseinandergingen, hat gegenwärtig die ausgedehnte Heranziehung der galvanischen Prüfung endgültige Klarheit geschafft. Mit ihrer

---

1) M. K. 13. Orig. Nr. 2. 1914.
2) J. K. 34.
3) B. kl. W. 1896. Nr. 29.
4) l. c.
5) Betreffs Besonderheiten im Elektrokardiogramm spasmophiler Kinder siehe Morgenstern, Z. K. 11. 1914.
6) W. kl. W. 1890. Nr. 40.

Hilfe läßt sich das Vorhandensein der spasmophilen konstitutionellen Grundlage auch bei solchen Kindern nachweisen, bei denen nicht nur Kontrakturen, sondern auch Trousseau- und Fazialisphänomen fehlen. Mit Recht gliedern darum neuere Untersucher (Thiemich, Ganghofner, Japha) bis 90 Proz. ihrer Fälle unserer Neurose an. Ich selbst habe bei klinisch fortgesetzt beobachteten Kranken bisher noch niemals die krankhaft herabgesetzte KÖZ vermißt.

Von der recht geringen Zahl der **Stimmritzenkrämpfe anderer Genese** ist der größere Teil wohl als Vorläufer genuiner Epilepsie[1]) zu betrachten; einige wenige sind von organischen Gehirnerkrankungen abhängig. Mehr als fraglich erscheint die Richtigkeit der Annahmen, daß geschwollene Tonsillen[2]), daß eine abnorm große Uvula[3]) einen reflektorischen Glottiskrampf mit den typischen Eigenschaften des Laryngospasmus hervorrufen können. Abzulehnen ist die Rolle der Kompression einer vergrößerten Thymus. Auch Glottiskrampf durch Drüsentumoren im Mediastinum[4]), insbesondere auch durch Einbeziehung des Vagus in tuberkulose Drüsenpakete[5]) ist kaum zuzulassen; wahrscheinlich liegt hier, wenn nicht Posticuslähmung, nur eine Vergesellschaftung mit selbständiger Spasmophilie vor.

Eine Verwechslung mit dem angeborenen Larynxstridor[6]) wird bei einiger Kenntnis dieses schon von Geburt an bestehenden Zustandes nicht unterlaufen. Größere

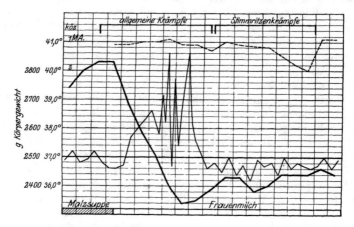

Fig. 136. Fieberhafter Status eklampticus.

Schwierigkeiten dagegen macht erfahrungsgemäß, obgleich ihm die ziehende Inspiration fehlt, der respiratorische Affektkrampf[7]), das „Wegbleiben" im Inspirium in Anschluß an eine Erregung, das zwar meist erst nach dem ersten Jahre auftritt, aber sich doch zuweilen schon in den ersten zeigen kann.

Allgemeine Krämpfe. Das Vorkommen allgemeiner Krämpfe im Rahmen der Säuglingstetanie und in Abwechslung mit dem Laryngospasmus legt die Frage nahe, welche Bewandtnis es denn mit den zahlreichen allgemeinen Krämpfen im frühen Kindesalter hat, die ohne solche ohne weiteres klare Beziehungen zur Spasmophilie verlaufen. Auch hier hat die eingehendere Beobachtung, vor allem wiederum die Heranziehung der galvanischen Prüfung, einen Fortschritt gebracht, indem sie zeigte, daß ein von den verschiedenen Untersuchern verschie-

---

[1]) Heubner, B. kl. W. 1896. S. 703. D. M. W. 1897. Vereinsbeil. S. 130 und Lehrb. Thiemich, 1903. l. c.

[2]) Hahn, P. m. W. 1898. S. 174.

[3]) Mantle, Br. m. J. 1890. 8. Febr. Hugel, M. m. W. 1894. Nr. 44.

[4]) Flesch, G Hb. 3. 2. Hahn, l. c.

[5]) Baginsky, B. kl. W. 1903. Nr. 19.

[6]) Vgl. Erkrank. d. Atmungsorgane.

[7]) H. Neumann, A. K. 42, 1905. Ibrahim, Z. N. Ps. 5, 1911. Stier, Samml. zwangloser Abh. z. Neurol. u. Psychopathol. d. Kindesalters. Bd. 1, H. 6, 1918.

den hoch bewerteter, aber in jedem Fall beträchtlicher Teil dieser scheinbar selbständigen Eklampsien nichts anderes darstellt als einen vom gewöhnlichen abweichenden Typus der Spasmophilie[1]). Die Zugehörigkeit ist ohne weiteres erwiesen, wenn der während der Anfälle erhobene galvanische Befund die bezeichnende Zuckungsformel ergibt; sie ist noch nicht endgültig ausgeschlossen, wenn sich in dieser Phase normale Werte finden. Lehrt doch die Erfahrung, daß gerade um die Zeit der Krämpfe das peripherische Nervensystem unbeteiligt erscheinen kann, während früher oder später krankhafte Verhältnisse herrschen[2]). Ein sicheres Urteil wird sich daher unter Umständen erst durch fortlaufende Beobachtung gewinnen lassen, bei der auch die Möglichkeit des zufälligen Zusammentreffens einer latenten Spasmophilie mit Krämpfen auf nicht spasmophiler Grundlage sorgsam gewürdigt werden muß. Auf diese Weise ist man auch zur Kenntnis einer besonderen Verlaufsform der Spasmophilie gelangt, die als **Früheklampsie oder Prodromaleklampsie** [3]) bezeichnet werden kann. Hier setzen die Krämpfe ungewöhnlich früh, gelegentlich schon gegen Ende des zweiten Lebensmonates ein bei normalem Status der Peripherie; erst geraume Zeit darnach erfolgt der Umschlag ins Pathologische und in der Folge können noch andere Symptome der Spasmophilie hervortreten.

Gleich den anderen Krämpfen der Spasmophilie verlaufen auch die eklamptischen fieberlos. Wo Temperaturerhebungen da sind, handelt es sich entweder um ein zufälliges Nebeneinander oder um durch eine fieberhafte Erkrankung ausgelöste Anfälle, die als Analogon der akzidentellen Tetanie als **akzidentelle Eklampsie** zu bezeichnen wären. Daß indessen auch ein dem Status epilepticus entsprechender **hochfieberhafter Status eklampticus** vorkommen kann, bei dem die Temperaturerhebungen mangels jeder anderen nachweisbaren Ursache auf die Eklampsie selbst bezogen werden müssen, darauf scheint mir der folgende, vereinzelt dastehende Fall hinzuweisen (Fig. 136).

Ein am 2. Lebenstage aufgenommenes, frühgeborenes Mädchen (Gew. 1520 g) entwickelt sich bei natürlicher Ernährung langsam, aber befriedigend bis zur 14. Lebenswoche. Nun bei einem Gewicht von 2600 Umsetzen auf Malzsuppe. Am 14. Tage danach setzen auf der Höhe eines schnellen Gewichtsanstieges auf 2830, nachdem schon einige Tage vorher eine gewisse Unruhe aufgefallen war, plötzlich Krämpfe ein, die teils in Form von leichten allgemeinen Zuckungen, teils in schwerer Art, nur durch verhältnismäßig kurze Pausen eines komatösen Zustandes unterbrochen, unausgesetzt andauern. Fazialisphänomen deutlich, KÖZ schwankt zwischen 0,9 und 1,0. Am 3. Tage beginnt die Temperatur zu steigen und nähert sich das erste Mal am sechsten, später noch mehrfach hyperpyretischen Werten. Veronal, Brom, Rückkehr zur Brust sind wirkungslos. Erst am 8. Krampftag tritt zugleich mit Fieberabfall ein Nachlaß ein; am 9. Tag keine allgemeinen Krämpfe mehr; das Kind beginnt aus der Betäubung zu erwachen. Jetzt stellen sich Stimmritzenkrämpfe ein, die unter Phosphorlebertran nach weiteren 8 Tagen abklingen. Nach weiteren 14 Tagen KÖZ > 5. Andere Erscheinungen außer leichtem Kernigschen Symptom waren nie vorhanden gewesen. Eine Lumbalpunktion auf der Höhe des Fiebers ergab keine deutliche Vermehrung des Liquors und des Druckes, so daß auch eine Meningitis serosa nicht als Ursache angenommen werden konnte. Desgleichen fehlte jeder Anhalt für eine andere Ursache des Fiebers. Stuhl immer gut, einmal täglich.

Allgemeinzustand der Spasmophilen. Man findet unter den Spasmophilen Kinder jeder **Körperbeschaffenheit**, bloß eine fehlt, die wirklich vollwertige. Selbst wenn das Gewicht normal oder übernormal ist, entspricht der Zustand durch das gedunsene Aussehen, die Hydrolabilität, die Schlaffheit des Fettpolsters und der Muskeln, die leichte Blässe der Haut, die Rückständigkeit der motorischen und statischen Funktionen dem, was man als **pastösen**

---

[1]) Thiemich, V. g. K. München 1899 und andere.
[2]) Beob. von Thiemich, Feer, Lust, eigene.
[3]) Rosenstern, l. c. Wolf, A. K. 66. 1918.

Habitus zu bezeichnen pflegt. Milztumor und andere lymphatische Hyperplasien sind bei diesen Individuen häufig und wenn sie sterben, zeigt die
Sektion das Bild des Status lymphaticus[1]). Das zu bestätigen ist leider
nicht allzu selten Gelegenheit; sind es doch vorzugsweise diese Kinder,
die vom plötzlichen Tode betroffen werden. Eine andere Gruppe wieder
gehört mit ihrer konstitutionellen Magerkeit, ihrer straffen, leicht hypertonischen Muskulatur, ihrer Agilität und Leichterregbarkeit dem erethischen
Typus an. Daneben findet sich jeder Grad der durch Ernährungsstörung
erworbenen Magerkeit bis hinab zur ausgesprochenen Atrophie. Vereinigung
mit Rachitis ist nahezu obligat[2]), Vereinigung mit einfacher und pseudoleukämischer Anämie nicht selten; insbesondere bei Frühgeburten ist das
ungemein häufige Vorkommen der Trias, Spasmophilie, Rachitis und Anämie
auffällig. Auch das Ekzem geht in einem bemerkenswerten Prozentsatz mit
der Spasmophilie Hand in Hand[3]). Alles in allem nichts irgendwie Eigenartiges,
sondern das bekannte Gesamtbild, wie es dem Durchschnitt der vorzugsweise
künstlich genährten Säuglinge namentlich der unteren Volksschichten entspricht.

Ähnlich mannigfaltig und uncharakteristisch ist das Verhalten der **Magendarmfunktionen.** Zwar zeigen viele Spasmophile hier krankhafte Verhältnisse, aber auch bei normaler Verdauung und selbst gut gedeihenden
Brustkindern wird Spasmophilie beobachtet. Wo Störungen vorhanden sind,
handelt es sich teils um die für den „Milchnährschaden" bezeichnende „graue"
Obstipation, teils um dyspeptische Zustände einschließlich ihrer durch
beträchtliche Gewichtsverluste gekennzeichneten Folgen. Besonders häufig
finden sich die letztgenannten bei der Tetanie. Die beim Erwachsenen vorkommenden ektatischen und atonischen Zustände des Magens, fehlen beim
jungen Kinde[4]).

Im allgemeinen gliedert sich die Gesamtheit der Spasmophilen in Ansehen
ihres Ernährungszustandes und ihrer Magendarmfunktionen in zwei durch
Übergänge miteinander verbundene Typen. Am einen Ende der
Reihe finden sich gut genährte, oft sogar fette Kinder mit guter, selbst übernormaler Zunahme und ohne Magendarmsymptome, bei denen inmitten scheinbarer Gesundheit plötzlich Laryngospasmus meist schwerster Art oder Eklampsie
hervorbrechen, während Extremitätenspasmen nicht vorkommen. Am anderen
Ende stehen abgemagerte, zurückgebliebene, an hartnäckigen Verdauungsstörungen Leidende, bei denen auch unter knappster Kost allmählich die Symptome der Übererregbarkeit zur Entwicklung kommen, unter denen Laryngospasmus und allgemeine Krämpfe gegenüber der Neigung zu Extremitätenspasmen zurücktreten.

b) Ätiologie und Pathogenese.

Während in der ersten Periode der Tetanieforschung das Interesse hauptsächlich dem Wesen und den Auslösungsbedingungen der sichtbaren Krämpfe
zugewendet war, ist gegenwärtig durch die Erkenntnis deren symptomatischer
Natur diese Seite des Problems in zweite Linie gerückt. Weit voran steht die
Frage nach dem Wesen der spasmophilen Dauerzustände und nach den Ursachen
und Vorgängen, denen zufolge bei einer so großen Zahl von Kindern nach Ab-

---

[1]) Vgl. S. 802.
[2]) Lit. bei Zappert, W. kl. W. 1897. Nr. 1.
[3]) Vgl. Moro u. Kolb, M. K. 9. Orig. Nr. 8. 1910.
[4]) Thorspecken, M. K. 10. Nr. 8. 1911.

lauf der ersten Lebenswochen die Erregbarkeit bleibend zu krankhafter Höhe
ansteigt.

Den Ausgangspunkt der Erwägungen bilden hier zwei Gruppen von Tatsachen: die innigen Beziehungen der Spasmophilie zur Ernährung
und zu Ernährungsstörungen und ihre sichtliche Abhängigkeit von angeborenen Besonderheiten der Konstitution.

Beziehungen zur Ernährung[1]). Die Spasmophilie zeigt eine unverkennbare
Bevorzugung der künstlich Genährten; bei Brustkindern ist sie weit weniger
häufig, in ihren stärkeren und namentlich den mit Krämpfen einhergehenden
Graden geradezu ein seltenes Vorkommnis[2]). Das war schon Reid und Flesch
bekannt und ist den Jüngeren zuerst wieder von Gregor[3]) in Erinnerung gebracht
worden. Ich selbst fand bei 50 von Geburt an gestillten ausgetragenen Kindern

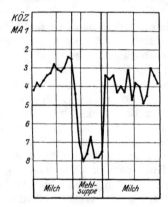

Fig. 137. Unterschiedliches Verhalten der galvan. Erregbarkeit
bei milchhaltiger und milchfreier Kost.

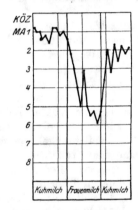

Fig. 138. Unterschied-
liches Verhalten der galv.
Erregbarkeit bei Kuh-und
Frauenmilch.

im 2. bis 4. Lebensquartal nur einmal, bei 60 nach anfänglicher Kuhmilchdar-
reichung längere Zeit von Ammen versorgten nur fünfmal einen geringen Grad
kathodischer Übererregbarkeit, also 2 bzw. 8,3 Proz. gegenüber den 55,7 Proz.
meiner Flaschenkinder. Ähnliche Ergebnisse hat Escherich. Zwar spricht er
von 40 Proz. Übererregbaren an der Brust und 60 Proz. an der Flasche, aber nur
bei den letzten fand sich — und zwar bei 10 Proz. — der höhere Grad der Übererregbarkeit, die kathodische, während bei den ersten mit Ausnahme eines Falles
nur die Anodenwerte krankhaft verschoben waren.

Daß tatsächlich ein bemerkenswerter **Unterschied in der Wirkung von
Frauenmilch und Kuhmilch** besteht, das lehren gewisse, zwar nicht alltägliche,
aber um so eindrucksvollere Beobachtungen von bislang anscheinend normalen
Brustkindern, die unmittelbar im Anschluß an die Entwöhnung mit Erscheinungen der Spasmophilie erkranken; und es läßt sich jederzeit dartun, wenn man
ein unter Kuhmilch an Spasmophilie erkranktes Kind auf die natürliche Nahrung
setzt. In vielen Fällen sieht man dann bald kritisch, bald allmählich die mani-

---

[1]) Lit. Zybell, J. K. 78. 1913. Pexa, A. K. 54. 1911.
[2]) Über Ausnahmen bei Frühgeborenen siehe S. 530.
[3]) M. Ps. 10. 1901.

festen Zeichen schwinden oder wenigstens zurückgehen und Hand in Hand damit sinkt häufig auch die galvanische Erregbarkeit; bei der Rückkehr zur früheren Kost erfolgt der Rückfall (Fig. 138). Aber auch ohne Frauenmilch, allein durch Abänderung der künstlichen Nahrung, lassen sich die Beziehungen zwischen Ernährung und Nervenzustand erhärten. Besonders sinnfällig und von Bedeutung für die diätetische Behandlung ist in vielen Fällen der **Rückgang der Symptome beim Übergang von milchreicher zu milchfreier Kost** (Fig. 137); auch bei gänzlicher Nahrungsentziehung und bei Verabreichung von Mehlsuppen macht sich oftmals eine deutliche Beeinflussung geltend. Auch die in geeigneten Fällen bemerkbare intermittierende oder remittierende Erregbarkeit, d. h. ein regelmäßiges, dem Gange der Körperwärme vergleichbares Schwanken der galvanischen Tageskurve ist von der Nahrungszufuhr und den Nahrungspausen abhängig und demzufolge durch Änderungen in deren Folge zeitlich verschiebbar[1]).

Der Ausschlag dieser und anderer Nahrungsänderungen ist nicht bei jedem Kranken gleich, und neben schnell und durchgreifend beeinflußbaren stehen andere mit vorübergehender, träger, unvollkommener oder sogar gänzlich ausbleibender Reaktion; ja es kommt vor, daß dieselbe Maßnahme, die hier günstig war, dort zu deutlicher Verschlimmerung führt. Die oft so nützliche Entziehung der Kuhmilch beispielsweise kann sich gelegentlich als schädlich erweisen; und während bei dem einen Kind Krämpfe und die Erregbarkeit bei milchfreier Diät nachlassen, können sie bei dem anderen verharren oder sich steigern und werden erst durch Kuhmilchbeigabe gemildert. Die Vielheit und der Widerspruch der Reaktionsmöglichkeiten ändert indessen nichts an der grundsätzlichen Tatsache der Beziehungen zwischen Ernährung und Spasmophilie im allgemeinen und an den Feststellungen über die unterschiedliche Wirkung von Frauenmilch und Tiermilch im besonderen; sie führen nur deutlich vor Augen, daß die Nahrung nur einer der Faktoren ist, von denen der Lauf der Dinge abhängt; der andere ist der jeweilige Zustand des Kindes, der verschieden sein und dadurch ein verschiedenes Verhalten bei gleicher Kost begründen kann.

Zusammenhang mit Ernährungsstörungen. Die Grundlage solcher Besonderheiten kann erworben sein unter der Herrschaft von Allgemeinerkrankungen, die tief in die Körperbeschaffenheit eingreifen. Solche Wirkung wohnt vor allem den mannigfaltigen Formen und Graden der Ernährungsstörungen inne, und damit ist deren beherrschende Stellung in der Entstehungsgeschichte der Spasmophilie gegeben. Auf diesen Zusammenhang deutet schon die auffällige Häufung der Spasmophilen unter den künstlich Genährten. Mag immer auch, wie gleich gezeigt werden wird, bei einer gewissen Zahl der Kinder die Krampfbereitschaft ohne dieses Bindeglied allein auf dem Boden angeborener Veranlagung erwachsen, für die Mehrzahl steht seine Mitwirkung und seine Bedeutung für die Steigerung der Zahl und der Schwere der Erkrankungen unbedingt fest, und fest steht auch, daß eine erfolgreiche Bekämpfung der Ernährungsstörung auch die Spasmophilie zu bessern oder wohl auch gänzlich zu beheben pflegt. Auf die besondere Art des Ernährungsfehlers und der Ernährungsstörung kommt es dabei nicht an: Ob rein alimentäre oder parenteral eingeleitete Krankheit, ob Über- oder Unterernährung, ob einseitige Milch- oder einseitige Mehlkost, Verstopfung oder Durchfall, übernormales Körpergewicht oder Atrophie zu verzeichnen sind, der Herausbildung des abnormen Zustandes kann alles in gleicher Weise die Wege bahnen, ähnlich wie das für die Genese anderer, mit der Ernährung zusammenhängender und so oft mit der Spasmophilie vergesellschafteter Allgemeinstörungen gilt, für die Rachitis

---

[1]) Zybell, l. c.

und das konstitutionelle Säuglingsekzem[1]). Wohl aber ist die Verschiedenheit der Störungen bis zu einem gewissen Grade maßgebend für die Heranbildung des besonderen klinischen Typus und namentlich auch für die Verschiedenheit der Reaktion auf die gleiche Nahrung. Beim überfütterten, pastösen Milchkinde beispielsweise herrschen Laryngospasmus und Eklampsie vor und es wird auf Milchentziehung und Hunger ganz anders antworten, als das abgezehrte Mehl-kind, bei dem Latenzerscheinungen und allenfalls Dauerspasmen im Vordergrunde zu stehen pflegen.

Bei einem Teil der spasmophilen Kinder, dessen Größe auffällig genug ist, um den Gedanken an wesentliche Zusammenhänge nahe zu legen, findet sich eine Vereinigung des spasmophilen Zustandes mit Tropholabilität und Hydrolabilität, deren Stärke von Fall zu Fall verschieden, von geringen Andeutungen bis zu den höchsten Graden gehen kann. Entsprechend zeigen auch die allerdings zumeist erst jenseits des eigentlichen Säuglingsalters beginnenden schweren chronischen Verdauungsinsuffizienzen (Schütz-Herter-Heubnersche Krankheit) eine ausgesprochene Neigung zu nervösen Erscheinungen, die wohl regelmäßig dem Zeichenkreis der Tetanie im engeren Sinne zugehören.

Angeborene Veranlagung. Bei gleicher Art und Schwere des Ernährungs-fehlers und der Ernährungsstörung entwickeln sich spasmophile Erscheinungen doch nur bei einem Teil der Kinder, und wo sie zur Entwicklung gelangen, erweist sich ihre Stärke und Hartnäckigkeit in weitem Umfang unabhängig von der Beschaffenheit des auslösenden Faktors. Dieselbe Form der alimentären Schädigung führt hier zu ernsten Symptomen und dort zum eben angedeuteten latenten spasmophilen Zustand; die schwerste Spasmophilie bricht das eine Mal bei ganz geringfügigen Verfehlungen hervor, das andere Mal kommt es im Verlaufe tiefgreifender Ernährungskrankheit nur zu ganz geringfügiger Beteiligung des Nervensystems und umgekehrt. Daraus folgert, daß neben den äußeren Ursachen noch eine innere, individuell verschieden starke Veranlagung bedeutsam mitspricht. Je stärker diese ist, auf desto geringeren Anlaß hin entwickelt sich die Spasmophilie, desto fester haftet sie; je schwächer umgekehrt die Bereitschaft, eines desto gewaltsameren Angriffes bedarf es zur Hervorrufung von Symptomen und desto leichter werden diese durch Änderungen der äußeren Bedingungen beeinflußbar sein. Deswegen wird der Beweis für die konstitutionelle Grundlage nicht in allen Fällen schlüssig geführt werden können und es bleibt somit die Frage offen, ob nicht unter besonders ungünstigen Verhältnissen auch ein normal veranlagter Organismus spasmophil werden kann, ähnlich wie es im Tierversuch gelungen ist, durch Erzeugung schwerster Ernährungsstörungen galvanische Übererregbarkeit hervorzurufen[2]). Um so überzeugender ergibt sich die Abhängigkeit des Zustandes von endogenen Verhältnissen bei den nicht allzu seltenen Fällen, wo bis dahin anscheinend nervengesunde, auch galvanisch normale Brustkinder unmittelbar in Anschluß an die begonnene Entwöhnung mit spasmophilen Symptomen erkranken; und noch lauter spricht die Erfahrung, daß gelegentlich bereits an der Brust galvanische Übererregbarkeit und — wenn auch selten — Stimmritzenkrampf und allgemeine Krämpfe entstehen können. Diese Art von Fällen ist es auch, bei denen die weitere Nachforschung den **hereditären und familiären Charakter der Belastung** (Seligmann, Pott, Thiemich u. a.) enthüllt. So stammten und wurden genährt sämtliche Kinder meiner Beobachtung — von den Frühgeborenen abgesehen —, wo sich schon an der Brust oder alsbald nach Bei-

---

[1]) Vgl. Kap. Ekzem.
[2]) Moll, V. G. K. Wien 1913.

gabe von Kuhmilch pathologische KÖZ-Werte fanden, von Müttern, die gleichfalls KÖZ zwischen 2 und 4 MA und zum Teil auch Fazialisphänomen aufwiesen [1]). Bei einem von Geburt an beobachteten Stillkind erschienen im 5. Monat leichter Laryngospasmus und Fazialisphänomen bei KÖZ 3 MA; im 6. Monat folgte 3 Tage nach Zugabe von etwas Kuhmilch eine Serie allgemeiner Krämpfe unter Steigen der KÖZ auf 1 MA. Die Mutter hatte deutliches Fazialisphänomen, KÖZ zwischen 4 und 5 MA und gab an, vom ersten bis dritten Lebensjahre an Krämpfen gelitten zu haben. Als Bestätigung hierfür bestand ein damals entstandener Schichtstaar. Gleichartige Fälle mit klarer Familiengeschichte von ausgesprochener Neuropathie verschiedener Art, von Alkoholismus[2]), insonderheit auch von in der Jugend überstandenen Krämpfen bei den Eltern, und Laryngospasmus und Eklampsie bei den Geschwistern finden sich vielfach[3]), und da, wo Hinweise auf sichere spasmophile Erscheinungen in der Familie fehlen, sind zumeist in deutlichster Weise neuropathische Stigmen anderer Art zu ermitteln.

So war für ein Kind meiner Beobachtung trotz sehr bescheidener Vermögensverhältnisse eine Amme angenommen worden, da zwei künstlich genährte ältere Geschwister im 8. Monat an Krämpfen gestorben waren. Es gedieh bis zum 10. Monat an der Brust gut. 4 Wochen nach Beginn der vorsichtigen Beigabe von Kuhmilch erkrankte es ebenfalls mit schwerem Laryngospasmus und allgemeinen Krämpfen. Auch die Mutter hatte als Kind Krämpfe gehabt, war „nervös", sehr erregbar, litt viel an Kopfschmerzen und hatte ausgesprochenes Fazialisphänomen. Thiemich berichtet über einen ähnlichen Fall, wo 6 Kinder nacheinander im Zahnungsalter an Krämpfen zugrunde gingen[4]).

Eine **besondere Veranlagung zu Spasmophilie** findet sich auch **bei den mit beträchtlichem Untergewicht geborenen Kindern**[5]), seien es Frühgeburten, Zwillinge oder Debile. Hier tritt sie vielfach ungewöhnlich frühzeitig auf und betrifft einen ungewöhnlich hohen Prozentsatz nicht nur der künstlich, sondern auch der natürlich Ernährten. Unter 38 in meiner Anstalt mindestens ein halbes Jahr lang regelmäßig untersuchten Zugehörigen dieser Gruppe wurden 29 (76 Proz.) übererregbar; von 16 Gestillten erkrankten bereits an der Brust 9 (56,25 Proz.), von 15 von Anfang an künstlich Aufgezogenen 11 (73,3 Proz.) und von 21, die 4 bis 6 Monate lang Frauenmilch erhalten hatten, sofort oder verhältnismäßig bald nach dem Absetzen 16 (76,6 Proz.). Dabei war auch die Anzahl der von Krämpfen Befallenen erheblich.

Die Grundlage der Disposition dieser Kinder ist anscheinend eine etwas andere, als die der vorigen. Keineswegs findet sich eine gleich ausgesprochene hereditär-familiäre Belastung und der Zustand selbst erweist sich therapeutisch leichter beeinflußbar und neigt spontan mehr zum Abklingen. Während dort auf eine fest verankerte konstitutionelle Minderwertigkeit geschlossen werden muß, handelt es sich hier jedenfalls um eine **Folge der Unfertigkeit des Organismus**, mit deren allmählichem Ausgleich auch ihre Symptome schwinden.

Abhängigkeit von der Jahreszeit. Eine der merkwürdigsten Tatsachen auf dem Gebiete der Spasmophilie ist der **fördernde Einfluß der rauhen Jahreszeit** auf die Zahl sowohl der latenten Dauerzustände als auch der Krämpfe. Während im Sommer latente Fälle in verminderter Zahl und offenkundige nur vereinzelt vorkommen, beginnen beide sich im Herbst zu häufen, erreichen ihre Höchstzahl von Januar bis April, um dann wieder seltener zu werden (Fig. 139).

---

[1]) Ebenso Sperk, W. kl. W. 1910. Nr. 5. Sedgwick, A. J. d. ch. 7. 1914. Nr. 2.

[2]) Schlesinger, M. m. W. 1912. Nr. 12.

[3]) Siehe Thiemich u. Birk, J. K. 65. 1907. Potpeschnigg, A. K. 47. 1908. Looft, Untersuch. üb. d. Bedeut. d. Krämpfe im frühen Kindesalter für die spätere Intelligenzentwicklung. Kristiania 1915. J. Dybwad.

[4]) Belehrende Beobachtung von „familiärer Tetanie" bei Schiffer, J. K. 75. 1912.

[5]) J. Rosenstern, Z. K. 8. 1913.

Auch beim einzelnen Kind hat man die Zunahme der Erregbarkeit im Winter, die Abnahme im Sommer beobachtet (Escherich, v. Pirquet, Rosenstern). Jahr für Jahr kehrt die Welle mit Gesetzmäßigkeit wieder, nur daß sie jeweilig eine verschiedene Höhe erreicht.

Welche Vorstellungen über das Wesen des spasmophilen Zustandes sind möglich? Welche üben die auslösende Rolle der Ernährungsstörungen? Welcher Art ist die vorauszusetzende konstitutionelle Disposition? **Störungen im Salzstoffwechsel.** Aus den so deutlichen Beziehungen der Spasmophilie zur Ernährung folgert mit Notwendigkeit, daß hier eine besondere Form von **Störung im intermediären Stoffwechsel** ihren Ausdruck findet; und was von Tatsachen bisher bekannt geworden ist, drängt zu der Auffassung, daß dabei Anomalien im Umsatze der anorganischen Nahrungsstoffe eine wichtige Rolle spielen. Die Anregung, die Forschung in diese Richtung zu lenken, kam zuerst durch die Feststellungen der neueren Biochemie über die Bedeutung der Salze für die Zellfunktionen im allgemeinen und die Funktionen des Nervensystems im besonderen (Ringer, Loeb, Locke, Overton u. a.). Wenn im

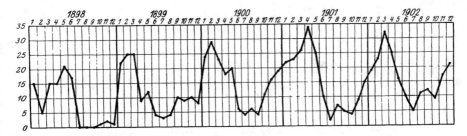

Fig. 139. Jahreskurve der Fälle von Laryngospasmus
(nach Japha A. K. 42, 1905).

Experiment leichte Verschiebungen des Salzgehaltes der den Nerv umspülenden Flüssigkeit merkbare Änderungen in der Leitung und Erregbarkeit nach sich ziehen, so lag es nahe, diese Erkenntnis für die Fragestellung beim kranken Menschen zu nutzen.

Damit trat zunächst das **Kalzium**[1]) in den Mittelpunkt des klinischen Interesses. Kalziumlösungen wirken auf das Nerv- und Muskelpräparat vielfach im Sinne einer Minderung, kalziumfällende Stoffe im Sinne einer Steigerung der Erregbarkeit (J. Loeb). Entsprechend wächst die elektrische Reizbarkeit der Hirnrinde bei Auftragung kalkentziehender Stoffe und sinkt bei örtlicher, intraduraler und intravenöser Verabfolgung von Kalksalzen (Sabbatani u. a.). Die Klinik bietet die bekannte Verschwisterung der Nervensymptome mit der gleichfalls auf eine Störung im Ca-Stoffwechsel weisenden Rachitis, und wie bei dieser, besteht auch hier eine unverkennbare Beeinflußbarkeit durch die Phosphorlebertranbehandlung, bei der die Hebung des Ca-Ansatzes zum wenigsten einen wichtigen Teilfaktor bildet[2]). Gründe genug, um in eine Prüfung einzutreten, inwieweit die Spasmophilie mit einer Anomalie des Kalkgehaltes im Nervensystem, und zwar aller Wahrscheinlichkeit nach mit einer **Kalkverarmung** im Zusammenhang steht. So ist denn auch diese Frage von verschiedenen Seiten

---

[1]) Lit. Rosenstern, J. K. 72. 1910. Zybell, l. c. Aschenheim, J. K. 79. 1914 u. E. i. M. K. l. c. Biedl, Innere Sekretion I. 1913.
[2]) Vgl. S. 548.

aus in Angriff genommen worden, ohne daß es indessen bisher gelungen ist, sie endgültig zu klären.

Vergleichende chemische **Analysen der Gehirne** gesunder und spasmophiler Kinder zeigten zum Teil das erwartete Kalkdefizit beim Kranken (Quest, Silvestri, Ramacci), zum Teil brachten sie negative (Leopold, v. Reuß, M. Cohn) oder wechselnde Ergebnisse (Aschenheim) Die Kleinheit des bisher vorliegenden Materials und der Mangel an zuverlässigen Werten für die Zusammensetzung der normalen Hirnsubstanz und für die innerhalb der Norm möglichen Schwankungen stellen zudem die Schlußfolgerungen auf etwas unsicheren Boden. Bestimmungen des Kalkgehaltes im Blute (Cattaneo, Neurath, Katzenellenbogen[1]), Stheemann[2]), de Vries-Robles[3]) sprechen im allgemeinen für eine Verminderung; doch ist ihre Anzahl noch nicht groß genug. Die zumeist angewandte Wrightsche Untersuchungsmethodik gibt dazu nur über den freien, nicht über den gebundenen Kalk Auskunft, und schließlich folgert aus dem Sinken des Kalkspiegels im strömenden Blut noch nichts Sicheres über die Verhältnisse im Nervensystem. Die im Stoffwechselversuch ermittelten Kalkbilanzen (v. Cybulski, Cattaneo, Cotta-Ramusino, Schwarz und Baß, Schabad)[4]) zeigen keinen einheitlichen Ausschlag; zudem erschwert das Hineinspielen der Rachitis die Deutung und schließlich läßt sich bei den mannigfaltigen Faktoren, die den Kalkumsatz beherrschen (verschieden große Resorption und Ausscheidung im Darm, Seifenbildung, Wachstum) niemals mit voller Bestimmtheit sagen, ob ein nachgewiesener Verlust gerade das Nervensystem betroffen hat.

Nicht viel eindeutiger sind die Ergebnisse der **Tierversuche**. Bei kalkarmer Fütterung von Hunden entstand gelegentlich eine pathologische Erregbarkeit der Nerven (Quest, Neurath)[5]), andere Male wurde sie vermißt (Stöltzner, Pexa). Bei spontanen Krämpfen und bei parathyreopriver Tetanie wird über Kalkverarmung des Gesamtorganismus berichtet; aber auch dieser, namentlich durch die ausgedehnten Untersuchungen Mac Callums und Vögtlins gestützte Befund konnte nicht durchaus bestätigt werden, und seine Deutung wird nicht allgemein angenommen (Morawitz).

Eine bemerkenswerte Wirkung auf die spasmophilen Erscheinungen kommt der oralen oder intravenösen Darreichung großer Gaben von Kalksalzen zu[6]); sie mildert fast regelmäßig die vorhandenen Krämpfe und bringt oftmals vorübergehend auch die peripherische Erregbarkeit zum Sinken. Auch hieraus sind indessen Schlüsse auf die ursächliche Bedeutung eines Kalkmangels nicht statthaft, denn diese beruhigende Wirkung ist nichts für die Spasmophilie und nichts für den Kalk Spezifisches, sondern kommt auch dem Strontium und Magnesium[7]) zu und läßt sich durch Kalk auch außerhalb der Spasmophilie erreichen.

Steht somit der Beweis für das regelmäßige Bestehen eines Kalkdefizites noch aus, so erscheint um so beachtlicher, daß der biologische Leitsatz, an den die ganze Fragestellung anknüpft, keineswegs unbedingte Geltung beanspruchen darf. Daß Ca das hemmende Prinzip bei der Muskel- und Nerventätigkeit darstellt, trifft nur für reine Ca-ClNa-Lösungen und auch für diese nicht in vollem Umfange zu; in zusammengesetzten Lösungen, wie sie auch die Körperflüssigkeiten darstellen, entfaltet das Ca dagegen eine sehr verschiedene Wirkung je nach den Mengen, mit denen es vertreten ist; eine Verminderung bedingt Abnahme, eine mäßige Vermehrung Steigerung, eine starke wiederum Sinken der Erregbarkeit bis zum völligen Erlöschen[8]). Wer will, könnte mit Stöltzner[9]) danach zur Erklärung der Spasmophilie sehr wohl auch an eine Ca-Anreicherung im Nervensystem denken, was allerdings vielfach mit den klinischen Erfahrungen in Widerspruch stehen würde[10]). Vor allem aber darf nicht außer acht gelassen werden, daß auch die anderen Salze der Lösung die Erregbarkeit beeinflussen. Insonderheit zeigen Na-Salze und noch mehr K-Salze eine erregbarkeitssteigernde

[1]) Z. K. 8. 1913.
[2]) J. K. 86. 1917.
[3]) Ref. J. K. 90. S. 382.
[4]) Lit. bei Orgler, E. i. M. K. 8. 1912. E. Schloß, ibid. 15. 1917.
[5]) W. m. W. 1917. Nr. 47.
[6]) Vgl. S. 549.
[7]) Zybell, l. c. u. a.
[8]) Lit. b. J. Loeb in Oppenheimers Handb. d. Biochemie. II. 1. 1910. Zybell, l. c.
[9]) J. K. 63. 1906.
[10]) Vgl. Risel, A. K. 48. 1908.

Kraft. Auch bei gleichbleibendem Ca-Gehalt kann demnach die Erregbarkeit in die Höhe gehen infolge Änderungen des Alkalibestandes, die den Quotienten $\frac{\text{Erdalkalien}}{\text{Alkalien}}$ beeinflußt[1]). Ob das durch vermehrte Alkaliretention geschieht, oder durch Alkaliverlust, der ein geringes relatives Überwiegen des Ca mit seiner erregbarkeitssteigernden Wirkung bedingt, wäre dabei für das Endergebnis in bezug auf die Gestaltung der Erregbarkeit gleich. Alles das spricht gegen die Berechtigung, den Nervenzustand beim kranken Kinde einseitig auf eine Anomalie im Ansatz eines einzigen Stoffes zu beziehen; viel größer ist die Wahrscheinlichkeit, daß er eine Störung im physiologischen Gleichgewichtszustand der Gesamtheit aller in Betracht kommenden Ionen widerspiegelt, wobei positive und negative Schwankungen das gleiche Ergebnis haben können und den Änderungen im leicht beweglichen Alkalibestand vielleicht die größere Bedeutung zukommt.

Damit kommt man auf diesem Wege zu der Frage nach der Beteiligung des **Natrium** und **Kalium** für spasmophile Erscheinungen, zu der bereits früher die Betrachtung des Problems von rein klinischer Seite aus geführt hatte. Die Wandelbarkeit des Zustandes durch Veränderung der Ernährung gab Veranlassung und Gelegenheit zu der Prüfung, welche Bestandteile der Nahrung hier ausschlaggebend sind. In geeigneten Fällen — in solchen nämlich, wo die Symptome und namentlich auch die meßbare galvanische Erregbarkeit auf Nahrungsänderungen scharf reagierten — ließ sich durch einfache Versuche zeigen[2]), daß der Zustand unabhängig und unbeeinflußbar ist von der Gegenwart oder dem Fehlen des Kaseines, des Fettes und des Milchzuckers, aber in deutlicher Beziehung steht zur Molke. Molkenentziehung senkt die Erregung, erneute Molkenverabreichung treibt sie wieder in die Höhe. Die Molke nun ist der salzhaltige Nahrungsanteil und die Veränderungen der Erregbarkeit weisen auf eine Beteiligung der Elektrolyte hin. Daraus ergab sich der Gedanke, daß beim spasmophilen Zustand Veränderungen im Salzgehalt des Nervensystems eine wichtige Rolle spielen[3]).

Eine offenbare Lücke in dieser Schlußfolgerung, nämlich die Außerachtlassung des Molkeneiweißes, ist später geschlossen worden: die enteiweißte Molke ist ihrer Wirkung nicht beraubt, während das ihr entzogene Laktalbumin und Laktoglobulin gleichgültig ist[4]); und da man auch durch künstliche Salzlösungen von der annähernden Zusammensetzung der Molkenasche gleiche Reaktionen hervorbringen kann, wie durch Molke[5]), kommt auch die Beteiligung der Extraktstoffe und sonstiger organischen Molkenbestandteile nicht in Frage. Nun sind die Molkensalze in der Hauptsache Alkalisalze, vor allem Kalisalze, während ClNa nur in sehr geringer Menge (noch nicht 0,1 Proz.) vorhanden ist, und Alkalisalze zeigen im klinischen Versuche beim spasmophilen Kinde dieselbe erregbarkeitssteigernde Wirkung, die sie im biologischen Experiment ausüben. Für die Natrium-

---

1) Vgl. zuerst Aschenheim, M. K. Orig. 9. Nr. 7. und l. c.
2) Finkelstein, F. M. 1902. Nr. 20. Risel, F. M. 1909. Nr. 21. Bernheim-Karrer, M. K. Orig. 12. Nr. 8. 1913.
3) Finkelstein, l. c. u. Lehrb. 1. Aufl.
4) Larßen u. W. Wernstedt, Z. K. 18. 1918. Eigene Untersuch.
5) Risel (F. M. 21. 1909) gibt an, bei Verfütterung einzelner Milchsalze oder der durch Abdampfen der Molke gewonnenen Salze wohl hier und da einen Ausschlag besonders der elektrischen Werte ins Pathologische, niemals aber einen so klaren und eindeutigen Einfluß auf die Rückkehr des ganzen Symptomenkomplexes erhalten zu haben, wie bei der Molke. Eine Erklärung des Widerspruches zwischen seinen und unseren Befunden ist mir nicht möglich.

salze[1]), gilt das allerdings nur bei so großen Gaben und in so wenigen Fällen, daß eine allfällige Bedeutung nur sehr gering sein kann; Kaliumsalze[2]) dagegen lösen bereits in Mengen, die dem Gehalt der üblichen Milchmischungen entsprechen, so regelmäßig Verschlimmerungen aus, daß die Rolle des Kaliums bei der Genese der spasmophilen Symptome ernsthaft zu erörtern ist.

Wir sind gewiß noch nicht dazu berechtigt, auf diese Einblicke in die Beteiligung der anorganischen Nahrungsstoffe eine Theorie der Spasmophilieentstehung oder auch nur eines ihrer Teilvorgänge aufzubauen; wohl aber erscheint die Erwartung berechtigt, daß eine durch sie geleitete Fragestellung förderlicher sein werde, als die Beschränkung auf den Kalkstoffwechsel, mit der allem Anschein nach ein toter Punkt erreicht ist. Schon jetzt scheinen gewisse Tatsachen der Klinik und der Stoffwechselkunde unter dem veränderten Gesichtspunkte dem Verständnis näher gerückt. Es ist bekannt, daß alle Ernährungsstörungen, so verschiedener Art und verschiedenen Ursprungs sie auch sein mögen, mit eingreifenden Änderungen im Salzhaushalt einhergehen, und damit dürfte sich die Ursache enthüllen, warum sie allesamt auch zur Spasmophilie führen können. Wir wissen weiter und werden noch davon zu reden haben, daß, wenn nicht bereits die Entstehung, so doch die Verschlimmerung der Spasmophilie vielfach an plötzliche, ausgiebige Gewichtsschwankungen anknüpft, die auf krankhafte Abgabe oder Zurückhaltung beruhend, stets mit erheblichen Änderungen im Alkalibestand einhergehen. Daß bei solchen akuten Änderungen der Körperbeschaffenheit eine Verschiebung des Quotienten $\frac{\text{Erdalkalien}}{\text{Alkalien}}$ stattfindet, darf aus den für die alimentäre Intoxikation festgelegten Bilanzen[3]) gefolgert werden. Bedenkt man ferner, daß auch in chronischen Fällen die mangelhafte Zunahme und der sprunghafte Gang der Körpergewichtskurve auf Anomalien in Wasser- und Salzansatz deuten, wofür sich ebenfalls Belege in der Stoffwechselliteratur finden, erinnert man sich, daß das pastöse Aussehen und die Trockenheit, der schlechte Turgor und der pathologische Muskeltonus der Spasmophilen sich zwanglos mit der gleichen Ursache zusammenbringen lassen, und erwägt man, daß für die Funktion der semipermeablen Membranen insonderheit auch für ihre normale Wasserdurchlässigkeit eine ganz bestimmte Ca-Konzentration erforderlich ist[4]), so erhellt, daß sich der weiteren Nachforschungen hier ein dankbares Feld bietet.

Auch dem Verhalten der **Anionen** wird in Zukunft Beachtung zu schenken sein, schon in Hinblick auf die Rolle des Cl bei der Epilepsie. Aufmerksamkeit verdient schon nach den Erfahrungen mit der Phosphorlebertranbehandlung besonders der Phosphor. Einige neuere Untersucher[5]) treten dafür ein, daß die spasmogene Wirkung der Kuhmilch an Phosphatione geknüpft sei.

Grundlage der konstitutionellen Übererregbarkeit. Welchen Nahrungs- und Körperbestandteil auch immer die endgültige Klärung als den Träger der erregbarkeitssteigernden Kraft ansprechen wird, so ist doch nicht zu vergessen, daß es

---

[1]) Rosenstern, l. c. Nothmann, Z. K. 1. 1911.

[2]) Zybell, l. c. Lust, M. m. W. 1913 Nr. 27. Wernstedt, Z. K. 19. 1918. Eigene Untersuch.

[3]) L. F. Meyer, J. K. 65. 1907 u. 71. 1910. Jundell, Z. K. 8. 1913.

[4]) Brinkmann, B. Z. 95. 1919. Vgl. auch Peritz in Oppenheimers Handb. d. Biochemie. Erg.-Bd. 1913.

[5]) Jeppson, zit. nach Wernstedt. 1919. Klercker, J. K. 90. 1919. S. 371. H. Elias (Z. f. d. ges. exper. Med. 7, 1918) fand bei experimenteller Säuerung, namentlich durch Phosphorsäure Übererregbarkeit. In diesem Zusammenhang sei auf die nicht nur zur Zeit von Krämpfen, sondern auch im Dauerzustand nachweisbare Azetonausscheidung (Liefmann, J. K. 77, 1913) hingewiesen, die eine Azidose erschließen läßt.

sich hier nur um die auslösende Ursache eines Symptomes handelt. Und auch mit der sicheren Kenntnis dieser Ursache ständen wir noch immer in dem Dunkel, das die Vorgänge umgibt, die primär die Überempfindlichkeit der spasmophilen Kinder begründen. Denn die gleichen Verschiebungen im Alkali- und Wasserbestand des Körpers, die beim Spasmophilen Erregbarkeitsschwankungen und Krämpfe im Gefolge haben, finden sich auch sonst bei ernährungsgestörten Säuglingen, ohne die gleichen Folgen nach sich zu ziehen. Worauf beruht es, daß unter gleichen Verhältnissen das Nervensystem das einemal krankhaft reagiert, das anderemal nicht? Was begründet ferner seine besondere Verfassung in den zahlreichen Fällen, wo keinerlei äußere Einflüsse in Frage zu kommen scheinen? In beiden Fällen muß eine eigene stoffliche Beschaffenheit angenommen werden. Worin sie von der Norm abweicht, ist völlig unbekannt. Wohl aber liegen Hinweise dafür vor, daß an ihrer Hervorbringung **krankhafte Verhältnisse der inneren Sekretion** beteiligt sind. An diesem Punkte lenkt somit die von biochemischen und klinischen Erfahrungen ausgehende Beobachtungsweise hinüber in die zweite, die von völlig anderen Gesichtspunkten her an das Problem herangetreten ist, in die Lehre von der **Bedeutung des endokrinen Systems** für die experimentelle Tetanie und für die aus dieser für die menschliche Erkrankung möglichen Schlüsse.

Mit einem Hinweis auf die **Beziehungen der Spasmophilie zur Rachitis**[1]) wird der Erkenntnis kaum gedient. Findet doch schon die Anschauung, daß die nervösen Symptome nur Teilerscheinungen der rachitischen Allgemeinerkrankung seien (Kassowitz) heutzutage kaum mehr Vertreter. Wahrscheinlich sind beide Störungen nur deshalb so häufig vereint, weil beide in nahe verwandten Ursachen wurzeln. Überdies erscheint es bei dem heutigen unvollkommenen Stand des Wissens für das Verständnis ziemlich bedeutungslos, ob man zwei Zustände trennt oder vereinigt, die ihrem Wesen nach beide gleich dunkel sind. Wie wenig bindend das Verhältnis ist, lehrt unter anderem, daß der ungeheuren Zunahme schwerer Formen der Rachitis im Laufe der Kriegsjahre keine irgend gleiche Wirkung auf die Spasmophilie entsprochen hat.

Den Anstoß zur Erörterung von Beziehungen zwischen Tetanie und innerer Sekretion gab bekanntlich die Beobachtung von Tetaniesymptomen nach Strumaexstirpationen. Für die spontane Erkrankung überhaupt zog als erster Fr. Schultze die naheliegende Folgerung, für die des Kindes Kirchgässer. Gemäß der fortschreitenden Erkenntnis wurden etwas später mit besonderem Nachdruck die Nebenschilddrüsen (Epithelkörperchen) mit der Tetanie und im besonderen auch mit der kindlichen Spasmophilie in Beziehung gebracht (Jeandelize, Pineles, Erdheim, Escherich u. a.), und ihr sind die Thymus (Neter, Basch, Klose und Vogt, Lust), die Nebennieren (Falta, Eppinger, Heß u. a.) gefolgt; dieselben Organe also, die auch bei der Rachitisgenese herangezogen werden. Schließlich wird auch der Hypophysis[2]) Beachtung geschenkt. Entsprechend dem neuesten Stande der Lehre von den endokrinen Drüsen, die eine isolierte Schädigung als Quelle krankhafter Erscheinungen nicht anerkennt und solche stets nur als Ergebnis einer Gleichgewichtsstörung des hormonalen Systems im Ganzen zuläßt, ist auch hier bereits von einer pluriglandulären Insuffizienz (Lust, Aschenheim) die Rede gewesen.

Die **Nebenschilddrüsentheorie**[3]) stützt sich im wesentlichen auf eine gewisse Symptomengemeinschaft der kindlichen Erkrankung mit der nach partieller Epithelkörperchenentfernung auftretenden milden Form der „parathyreopriven Tetanie", auf die schon früher erwähnten gleichartigen Beziehungen zum Kalkstoffwechsel vor allem auf den Befund von Blutungen, aus Blutungen hervorgegangenen Pigmenteinlagerungen oder daraus abzuleitenden Hypoplasien (Erdheim, Yanase u. a.)[4]). In ihrer Entstehung von der Ge-

---

[1]) Lit. bei Zappert, W. kl. W. 1897. Nr. 1.
[2]) Resch, J. K. 86. 1914.
[3]) Lit. bei Rudinger, E. i. M. K. 2. 1908. Biedl, l. c.
[4]) Lit. bei Großer, Z. K. Ref. 1. 1911. J. K. 73. 1911.

burt abhängig, sollen diese anatomischen Schädigungen allmählich zur Ursache einer Funktionsschwäche werden. Der Einwände sind indessen nicht wenige. Die klinische Analogie ist begrenzt, und viele für die parathyreoprive Tetanie bezeichnende Symptome, wie Muskelzuckungen, Tremor, Tachykardie fehlen (Stöltzner); ein heilender Einfluß der Nebenschilddrüsenverabreichung besteht im Gegensatz zur experimentellen Erkrankung nicht[1]), und wo man ihn zu sehen glaubte, kann die Besserung ungezwungen den sonst angewandten Maßnahmen zugeschrieben werden. Die anatomischen Ergebnisse sind widersprechend; es gibt positive bei fehlender und negative bei ausgesprochener Spasmophilie. Nun kann Dysfunktion gewiß auch bei anatomischer Unversehrtheit bestehen; damit wird aber wiederum den Befunden, auf die die Anschauung aufgebaut wurde, ihre Bedeutung genommen. Mit der angenommenen Entstehung durch Geburtstrauma schwer und nur durch umständliche Hilfshypothesen in Einklang zu bringen ist ferner das Auftreten der Symptome erst in späteren Monaten und die familiäre Belastung.

Ähnlichen Bedenken begegnet die **Thymustheorie,** die anknüpft an die Entstehung rachitisähnlicher Zustände am Knochensystem und galvanischer Übererregbarkeit der Nerven nach experimenteller Thymusausschaltung. Die **Beziehungen zur Nebenniere** werden erwogen auf Grund der Beobachtung vermehrter Ca-Ausfuhr nach Nebennierenfütterung (Quest) und weil nach Adrenalininjektionen Symptome von manifester Tetanie auftreten können (Falta, Eppinger u. a.), übrigens eine Erscheinung, die bei Vorliegen des latenten Zustandes auch durch andere Stoffe hervorgerufen werden kann (Rudinger). Auch liegen Angaben über einen vermehrten Gehalt des Blutes spasmophiler Kinder an vasokonstriktorischen Stoffen vor[2]). Die Möglichkeit einer **Beteiligung der Hypophysis** folgert aus der im Tierversuch erwiesenen Erregbarkeitssteigerung durch Einspritzungen des Organauszuges (Resch).

Dieser kurze Überblick genügt, um erkennen zu lassen, wie sehr, vom Grundgedanken abgesehen, hier noch alles in Schwebe ist. Die Unsicherheit wird noch dadurch vermehrt, daß vorläufig noch kein Maßstab dafür vorhanden ist, wieweit man die Ergebnisse des Tierexperimentes für die Erklärung der kindlichen Spasmophilie heranziehen darf. Jedenfalls ist noch reichlich Raum für mancherlei **kritische Erwägungen.** Steht doch nicht einmal fest, ob der endogene Krankheitsfaktor beim Kinde immer ein primärer ist. Sicher trifft das nur zu bei denjenigen Fällen, wo die krankhaften Erscheinungen bereits an der Brust oder in engstem Anschluß an die Entwöhnung, vielleicht auch noch für die, wo sie bei fehlerloser und in jeder anderen Hinsicht erfolgreicher künstlicher Ernährung auftreten; nicht ganz so selbstverständlich aber ist es bei der größeren Zahl, wo die Spasmophilie erst durch Ernährungsstörung und Ernährungsfehler ausgelöst wird und mit deren Behebung schwindet. Soll man sich auch hier vorstellen, daß eine Dysfunktion des endokrinen Systems besteht, die erst in die Erscheinung tritt, wenn durch die anderweitige Erkrankung der Organismus geschwächt oder dem inneren Stoffwechsel ungewöhnliche Aufgaben gestellt werden, oder ist nicht der Gedanke näherliegend, daß die eigentliche Ursache oder wenigstens eine bedeutsame Mitursache des spasmophilen Zustandes in abnormen Vorgängen in Darm und Leber gelegen ist? Vielleicht ist letzten Endes der spasmophile Zustand gar nicht einheitlichen Ursprungs, und was wir jetzt auf Grund symptomatischer Übereinstimmung zusammenfassen, wird sich vielleicht dereinst als eine ätiologische Vielheit erweisen.

Auch sonst stößt man auf ernsthafte Unstimmigkeiten, vor allem auf dem Gebiete der Ernährung. Von einer Unverträglichkeit der Milch und einer so fein abgestuften Empfindlichkeit gegen die Molkensalze ist meines Wissens bei der experimentellen Tetanie nichts bekannt; dagegen werden als Substrat des zu fordernden „Tetaniegiftes" proteinogene Amine[3]) ins Auge gefaßt, die übrigens ebensowohl in einer Leberstörung, wie in einer solchen des hormonalen Systems ihren Ursprung haben könnten[4]). Auch hier also die Möglichkeit verschiedenartiger Ätiologie! Auch die Steigerung der galvanischen

---

[1]) Lit. bei O. Meyer, Th. G. Aug. 1913.
[2]) H. u. L. Hirschfeld, M. m. W. 1911. Nr. 31 u. 37. Dagegen Samelson, ibid. Nr. 34.
[3]) Lit. bei Biedl, l. c.
[4]) Resch, l. c.

Erregbarkeit, die nach intravenösen Milchinjektionen bei Kaninchen beobachtet und als ein anaphylaktische Erscheinung angesprochen wurde[1]), deutet auf das Eiweiß hin. Von entsprechenden Befunden liegt wiederum bei der kindlichen Spasmophilie noch nichts vor. Im Fütterungsversuch hat sich jedenfalls bisher jede Art und jede Menge von Milcheiweiß als unwirksam erwiesen, so daß zum wenigsten an eine Giftbildung aus dem Nahrungseiweiß kaum gedacht werden kann.

Mir scheint, daß keine Theorie, die den klinisch erhärteten Zusammenhängen zwischen Spasmophilie und Spasmophiliesymptomen auf der einen, Ernährungsweise und Ernährungsstörungen auf der anderen Seite nicht voll gerecht wird, sich wird Eingang verschaffen können und ebenso auch keine, die das Verhältnis zwischen den Krankheitserscheinungen und den Änderungen im Wasser- und Alkalibestand außer acht läßt. Das ist schon Escherich nicht entgangen, und er hat den Gedanken ausgesprochen, daß die Insuffizienz der Epithelkörperchen möglicherweise zu einer ungenügenden Bindung oder Verarbeitung gewisser anorganischer Stoffe führe, die für den normalen Ablauf des intermediären Stoffwechsels notwendig sind. Welcher Art aber ist diese Bindung? In welchem Abschnitt des langen Weges vom Darm über Leber, Blut und Lymphe zum Nervensystem findet sie statt? Man hat sich vorgestellt (Mac Callum, Vögtlin), daß ein im Blut kreisender Stoff, der in der Norm durch Epithelkörperchenfunktion gebunden wird, bei Ausfall der Epithelkörperchen den Kalk abfängt und ihn so seiner physiologischen Bestimmung entzieht. Andere (Freudenberg-Klocmann, Peritz) denken an einen Mangel Oxy-Gruppen reicher Körper, die zur Verankerung des Kalkes nötig sind; würden dadurch die Bindungsverhältnisse der Salze an die Lipoide betroffen, so wäre die Stabilität der kolloidalen Lösungsverhältnisse in Frage gestellt.

Grundlage der Erregbarkeitsschwankungen. Für die Erklärung der Schwankungen der Erregbarkeit im Verlaufe des Einzelfalles mit ihrer gelegentlichen Emportreibung zu Krämpfen ergeben sich aus dem Gesagten eine ganze Reihe von Anhalten. Wechsel in der Menge und Art der Nahrung, Besserung und Ver-

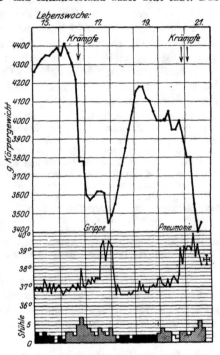

Fig. 140. Wiederholte Eklampsie im Anschluß an akute Wasserverluste.

schlechterung der hygienischen Verhältnisse, Hebung der gesamten Konstitution infolge Besserung der Grundkrankheit und umgekehrt Verschlimmerungen des Allgemeinzustandes spielen hier hinein und erzeugen in ihrer Wechselwirkung verschiedenartige Ergebnisse. Bei vielen Kindern fällt die Änderung mit **plötzlichen, steilen Gewichtsbewegungen** zusammen, die eine krankhafte Änderung im Wasser- und Salzbestand anzeigen, und daraus folgert, daß solche, in ihrer Rolle oben bereits gewürdigten Stoffwechselstörungen das Bindeglied zwischen äußerem Anstoß und innerer Reaktion abgeben. Am bekanntesten sind die Beziehungen für die Dauerkrämpfe der typischen „Tetanie", deren Ausbruch sowohl an akute starke Abnahmen, als auch an ebenso unvermittelte, oft mit Andeutungen von Ödem einhergehende Zunahmen anzuschließen pflegt; aber auch beim Laryngospasmus und bei der Eklampsie läßt sich Ähnliches beobachten (Fig. 140). Es erscheint nicht zweifelhaft, daß grundsätzlich gleiche Vorgänge vielfach auch da in Betracht zu ziehen sind, wo **weniger augenfällige Gewichtsveränderungen**

---

[1]) Kling, Z. f. Immunitätsforschung. 13. 1912.

stattfinden. So verfüge ich über eine ganze Zahl von Spasmophilen, bei denen gleichzeitig mit Gewichtsstillstand jedesmal Rückfälle des bereits geschwundenen Laryngospasmus eintraten, wenn die Kohlehydrate der Nahrung stark beschränkt wurden, eine Wirkung, die in Hinblick auf die Bedeutung dieser Nahrungsstoffe für die Salz- und Wasserretention leicht ihre Erklärung finden dürfte. Überhaupt spielt der verschiedene Salz- und Kohlehydratgehalt verschiedener Nahrungen mit den davon abhängigen Schwankungen des Salz- und Wassergehaltes im Körper eine wichtige Rolle bei den **Änderungen der Erregbarkeit im Anschluß an Änderungen der Nahrungszusammensetzung** und namentlich auch die so viel erörterten Wirkungsunterschiede molkenarmer und molkenreicher Kost werden in diesem Lichte verständlich. Verständlich wird auch, warum sie sich nur bei einem Teile der Kinder nachweisen lassen. Beeinflußbar sind nur spasmophile Individuen, die gleichzeitig konstitutionell hydrolabil sind[1]), weil nur bei diesen die Osmoregulation versagt; bei Hydrostabilen hingegen werden begreiflicherweise selbst weitgehende Änderungen zumeist gleichgültig bleiben.

Dagegen fehlt noch ein sicherer Einblick in die **Grundlagen der abweichenden Wirkung von Frauenmilch und Kuhmilch.** Die Bezugnahme auf den größeren Salzgehalt der Kuhmilch genügt hier nicht ohne weiteres, da sich die Nachteile der Kuhmilch auch durch Verdünnung nicht ausschalten lassen. Ebensowenig läßt sich der Gedanke an einen in der Kuhmilch enthaltenen spezifisch spasmogenen Stoff vertreten, da ja in manchen Fällen die nervösen Erscheinungen gleichzeitig mit einer Besserung des Allgemeinbefindens unter Kuhmilch abheilen und die bei künstlicher Ernährung hervorgetretene Störung gelegentlich auch nach dem Umsetzen auf Frauenmilch weiter besteht. Es handelt sich offenbar, wie bei der unterschiedlichen Wirkung beider Nahrungen überhaupt, auch in diesem Sonderfall nur darum, daß, wie alle übrigen Darm- und Ernährungsvorgänge, auch die mit der Spasmophilie in Beziehung stehenden bei der künstlichen Ernährung schwerer ihren regelrechten Ablauf nehmen und sonach bereits dann ins Krankhafte einbiegen, wenn bei der natürlichen Nahrung noch normale Verhältnisse gewahrt werden können.

In auffälliger Weise pflegen auch **fieberhafte Komplikationen** die Erregbarkeit zu beeinflussen. Das kann im Sinne einer Besserung geschehen; wie man gelegentlich mit dem Beginne beispielsweise einer Pneumonie ein blühendes Ekzem zurücktreten sieht, so kann das auch mit dem spasmophilen Zustande der Fall sein. Häufiger wohl ist das Gegenteil, die Verschlimmerung. Ich erinnere an die „Initialkrämpfe", von denen ein großer Teil zur Spasmophilie gehört[2]), an die früher geschilderte „akzidentelle Tetanie". Wie weit bei diesen Vorgängen und bei ihrem verschiedenartigen Ablauf ebenfalls Schwankungen im Salz- und Wasserbestand, durch die Krankheit bedingte Änderungen in der Nahrungsaufnahme, Allgemeinschädigung und Schädigung der endokrinen Organe im Spiele sind, wird von Fall zu Fall besonders zu entscheiden sein, und auch die Frage verdient Beachtung, ob vielleicht auch die im Fieber und besonders bei pneumonischen Zuständen vorhandene ClNa-Zurückhaltung irgendwie beteiligt ist[3]).

Zum **Verständnis des Frühlingsgipfels der Spasmophilie** trägt das Schlagwort von einer „respiratorischen Noxe" in engen und schlechtgelüfteten Räumen ebensowenig bei, wie der Gedanke an eine gesteigerte „Domestikation" während des winterlichen Eingeschlossenseins. In bestechender Weise hat neuerdings Moro[4]) die Ansicht vertreten, daß im Frühjahr, das ja auch viele andere Funktionen den Organismus so bedeutsam beeinflußt, auch diejenigen Organe

---

[1]) Vgl. S. 232.
[2]) Vgl. S. 525.
[3]) Großer und Bethke, Z. K. 1. 1911.
[4]) M. m. W. 1919. Nr. 45.

in erhöhte Erregung geraten, mit deren innerer Sekretion die Spasmophilie in Beziehung steht.

Wie es geschieht, daß Kinder mit starker Übererregbarkeit der peripherischen Nerven oftmals von Krämpfen freibleiben, während umgekehrt mäßige Übererregbarkeit mit starker Krampfneigung einhergehen kann, warum des weiteren einmal die Krämpfe der Atemmuskulatur, das andere mal eklamptische Vorfälle allein oder vorwiegend auftreten, warum kurz gesagt der Parallelismus zwischen peripherischer und zentraler Erregung des öfteren vermißt wird, entzieht sich noch dem Einblick. Nur für die Dauerspasmen scheint, wie erwähnt, eine feste Abhängigkeit von starken Änderungen im Wassergehalt des Körpers zu bestehen; für alle übrigen Typen ist eine ähnlich annähernde Gesetzmäßigkeit nicht nachzuweisen. Wenn Lust hier den Gedanken einer verschiedenartigen Beteiligung der endokrinen Organe ausspricht, so ist auch das nur eine Vermutung, die noch durch keine Tatsache gestützt werden kann.

Für die Genese des einzelnen Krampfanfalles wurden früher mit Vorliebe peripherische sensible Reize verantwortlich gemacht, die von mannigfaltigster Art sein sollten. Verletzungen, Überwärmungen, Umschnürungen von Gliedern, Würmer, Phimose, Koliken, Fremdkörper in Nase und Ohr, vor allem der Reiz der durchbrechenden Zähne wurden angeschuldigt (Zahnkrämpfe!) und zur Erklärung des Zwiespaltes zwischen kleiner Ursache und großer Wirkung eine allgemein erhöhte Reflexerregbarkeit[1]) angenommen. Indessen weicht das Verhalten der Sehnen-, Haut- und Schleimhautreflexe bei der Spasmophilie von der Norm nicht ab, so daß die Voraussetzung hinfällig ist. Sehr viel Wahrscheinlichkeit dagegen hat die Ansicht, daß die Anfälle durch Asphyxie der Krampfzentren zustande kommen (Thiemich), die ebensowohl durch Atembehinderung wie durch Zirkulationsstörungen entstanden gedacht werden kann. Die oben erwähnten Angaben Maßlows über eine zum Atemstillstand disponierende eigenartige Reflexerregbarkeit des Atemzentrums sind hierfür eine besonders wichtige Stütze. Auf diesem Umwege könnte sehr wohl auch einmal ein peripherischer Reiz zum Krampfe führen[2]).

Schließlich kann sich nicht nur jede Art von Krämpfen, sondern auch der plötzliche Herztod an starke Füllung des Magens anschließen, wobei vermutlich ebenfalls die Behinderung der Atmung mit im Spiele ist. Daneben wäre allerdings noch zu erwägen, ob es sich nicht um ein besonders akutes Auftreten der von der Nahrung drohenden stofflichen Schädigung handeln kann.

c) Spätere Schicksale der Spasmophilen[3]).

Im Laufe der Zeit klingen die spasmophilen Erscheinungen spontan oder gefördert durch sachgemäßes Eingreifen allmählich ab, bald nach verhältnismäßig kurzem Bestehen, bald erst nach mehrjähriger Dauer. Die Besserung kann eine durchgreifende sein, oder sich unter Verbleib der Dauersymptome nur auf die Neigung zu Krämpfen erstrecken; sie kann eine endgültige sein oder nach ruhigen Zeiten durch erneute Verschlimmerungen unterbrochen werden, die mit Vorliebe

---

[1]) Meyer u. Přibram, Langendorff u. Zander, Oppenheimer, D. A. kl. M. 21.

[2]) Die Beibringung überzeugender Beobachtungen ist überaus schwierig, weil immer eingewendet werden kann, daß nicht der Reiz, sondern die durch die mit ihm verbundene seelische Erregung das Ausschlaggebende war. Ich verfüge nur über eine einzige Beobachtung, die einigermaßen einwandfrei ist; es handelte sich um streng halbseitige, gekreuzte Krämpfe, die wenige Minuten nach einer Trommelfellparazentese einsetzten, nachdem sich die Aufregung bereits gelegt hatte. Vgl. unter Ohrenerkrankungen.

[3]) Thiemich u. Birk, Potpeschnigg, Looft, l. c.

in den Winter oder das Frühjahr fallen. Im großen und ganzen darf man sagen, daß die im Säuglingsalter einsetzende Spasmophilie zumeist schon innerhalb der zweiten, spätestens bis zum Ende des dritten oder bis zum Beginn des vierten Lebensjahres ihre Bedeutung verliert.

Das gilt indessen nur für die manifesten Erscheinungen und auch für diese nicht durchaus. Aus eigener Beobachtung kann ich bestätigen, daß bei einer kleinen Anzahl von Fällen auch noch späterhin, zuweilen sogar über das erste Lebensjahrzehnt hinaus teils ohne sicheren Anlaß, teils in Anschluß an fieberhafte Erkrankungen und Darmstörungen, gelegentlich wieder eklamptische Anfälle auftreten; auch über das Vorkommen von Dauerspasmen wird berichtet, während Larynxkrämpfe ungemein selten sind (puerile Tetanie). Und auch da, wo äußerlich gesehen, ein Abschluß erreicht scheint, belehrt genauere Prüfung häufig eines anderen. Nichts zeigt wohl besser die endogene Wurzel des Leidens, als die Tatsache, daß der spasmophile Zustand, wenn auch in abgeschwächter Form oder mit veränderten Äußerungen, einem großen Teil der Kinder dauernd anhaftet, ja sie vielleicht das ganze Leben hindurch begleitet.

Unter den Fragen, die die Zukunft der Kinder angehen, deren Spasmophilie nicht mit dem Säuglingsalter erlischt, liegt wohl am nächsten diejenige nach der **Wahrscheinlichkeit einer später hervortretenden Epilepsie.** Ergeben doch die Anamnesen der Neurologen bei den Insassen von Epileptikeranstalten einen auffällig hohen Prozentsatz mit Krämpfen in früher Kindheit[1]. Indessen fehlt dabei der Beweis, daß es sich in der Vergangenheit um spasmophile Eklampsie gehandelt hat und nicht vielmehr bereits um wirkliche Epilepsie. Um so wertvoller sind die Feststellungen von Kinderärzten (Thiemich, Birk, Potpetschnigg). die bei der weiteren Verfolgung ihrer sicher spasmophilen Schützlinge späterhin keine erhöhte Veranlagung zur Epilepsie ermittelten. Entgegen einer älteren Anschauung, die in der kindlichen Eklampsie nur eine abgeschwächte Epilepise erblicken will (Féré), dürfte danach die Meinung Thiemichs zu Recht bestehen. daß beide Zustände durchaus voneinander geschieden sind, und daß die Krämpfe eines Kindes, das später epileptisch wird, von Anfang an schon epileptisch waren und nicht spasmophil[2][3]. Bei der großen Verbreitung der Spasmophilie in den ersten zwei Lebensjahren ist allerdings auch mit der Möglichkeit zu rechnen, daß ein zukünftiger Epileptiker in frühester Jugend an Eklampsie leiden kann. Unberührt von diesen Verhältnissen besteht die Tatsache, daß, gleichgültig ob bereits im Säuglingsalter Krämpfe aufgetreten sind oder nicht, bei manchen Kindern zwischen dem 5. und 8. Jahre epileptiforme Anfälle einsetzen, die sich durch den Befund der galvanischen Übererregbarkeit als nicht echt epileptisch erweisen und als **tetanoide Epilepsie** (Potpetschnigg) oder **Späteklampsie** bezeichnet werden.

Weitaus häufiger als diese Verläufe, ja von einer Verbreitung, die sich der im Säuglingsalter nähert, ist das Vorkommen **latenter spasmophiler Dauerzustände im späteren Kindesalter**[4], die allein durch Fazialisphänomen und galvanische Übererregbarkeit, ja oftmals nur durch eines dieser Symptome allein gekennzeichnet sind. Wo die Wesensgleichheit dieser „puerilen" Spasmophilie mit der Säuglingsspasmophilie nicht durch fortlaufende Beobachtung unmittelbar dargetan ist, wird sie sich vielfach durch eindeutige Tatsachen aus der Vorgeschichte sichern lassen; und auch, wo solche fehlen, ist die Wahrscheinlichkeit des Zusammenhangs nicht von der Hand zu weisen.

---

[1] Lit. bei Finkh, A. Ps. N. 39. 1905.
[2] Lit. bei Birk, E. i. M. K. 3. 1909. H. Vogt, A. K. 48. 1908.
[3] Über die Unterscheidung vgl. S. 555.
[4] Lit. bei Stheemann, J. K. 86. 1917.

Die **Bedeutung des Fazialisphänomens für die Diagnose der Spasmophilie im späteren Kindesalter** ist viel erörtert worden. Die Häufigkeit des Symptoms, die nach dem Säuglingsalter mehr und mehr wächst und zwischen dem 8. bis 14. Jahre einen Höhepunkt erreicht, läßt es verstehen, daß viele Beobachter seine Spezifität nicht anerkennen und es nur als neuropathisches Stigma ganz im allgemeinen gelten lassen wollen[1]. Neuerdings ist indessen die Vergesellschaftung mit dem Erbschen Phänomen bei einem so großen Bruchteil dargetan worden[2]. daß wenigstens stärkere Grade des Chvosteschen Zeichens als spezifisch angesprochen werden dürfen. Darüber hinaus drängt die Erfahrung, daß beim Abklingen der typischen Säuglingserkrankung des öfteren allein das Fazialisphänomen überdauert, zu dem Schlusse, daß auch ein Teil der Fälle ohne Erbsches Zeichen auf spasmophiler Grundlage beruht.

Von den übrigen, so mannigfaltigen Erscheinungen des Leidens tritt in späterer Zeit nur ausnahmsweise und zumeist nur in angedeuteter Form die eine oder andere hervor. Aber was das Gesamtbild auf der einen Seite an Reichhaltigkeit verliert, gewinnt es auf der anderen wieder. Das gerade ist es, was die Zukunft der Kinder so sehr verdüstert, daß mit dem Alter in immer deutlicherer Weise die Anzeichen einer **allgemeinen funktionellen Minderwertigkeit des Nervensystems** hervortreten. Die weitere Verfolgung der Schicksale spasmophiler Säuglinge und die katamnestischen Erhebungen an neuropathischen älteren Individuen haben übereinstimmend zu dem Ergebnis geführt, daß kaum ein Drittel, ja wenig mehr als ein Fünftel derjenigen, die in den ersten Lebensjahren an Spasmophilie gelitten haben, zu ganz normalen Menschen heranwächst. Bei den übrigen finden sich, zumeist gehäuft, die verschiedenartigsten Zeichen nervöser und geistiger Unzulänglichkeit. Hyperreflexie, Tics, verzögerte Sprachentwicklung und Sprachfehler, unzulängliche Begabung bis zum Schwachsinn, Bettnässen, Schlafstörungen, Psychopathien und anderes mehr. Dazu gesellt sich in der Regel noch eine **allgemeine körperliche Minderwertigkeit** — Infantilismus, asthenischer Habitus — und allerhand Zeichen von **funktionellen Störungen im Kreislauf und an den inneren Organen** — Vasolabilität, spastische Anämie, Kopfschmerzen, Nabelkoliken, Hyperästhesien, Neigung zu Sekretionsanomalien des Magendarmkanales und zu Dyspepsien, Pollakisurie und dergleichen. Es soll hier nicht untersucht werden, ob es berechtigt ist, mit Stheemann alle diese Dinge der Spasmophilie unterzuordnen oder ob es nicht einleuchtender ist, sie als einander nebengeordnete Symptome einer die verschiedensten Systeme umfassenden allgemeinen konstitutionellen Schwäche anzusehen; es genüge, gezeigt zu haben, wie die angeborene Veranlagung nach allen Richtungen hin ihren Schatten auf den Lebensweg der Betroffenen wirft. Das wird um so sicherer und nachhaltiger geschehen, je stärker diese Veranlagung ausgesprochen ist, je mehr sie den Charakter des Primären trägt. Wo es dagegen erst stärkerer äußerer Anstöße bedarf, um sie offenkundig zu machen, wird man sie weniger zu fürchten brauchen. Auch die Erkrankung der Frühgeborenen scheint mir für die Folge weniger bedeutsam zu sein, vorausgesetzt, daß sie losgelöst von stärkerer Belastung im wesentlichen nur durch die Unfertigkeit des Organismus bedingt war.

Bedeutungslos oder doch von sehr geringer Bedeutung für die Gestaltung der Zukunft ist auch die besondere Verlaufsweise der Krankheit im Säuglingsalter, insbesondere auch der Umstand, ob allgemeine Krämpfe vorhanden waren oder fehlten. Die früher verbreitete Ansicht, daß die Krämpfe es seien, die das Gehirn für die Dauer schädigen, ist nicht haltbar; sie ist dahin zu ändern, daß Krämpfe und namentlich auch schwere Krämpfe begreiflicherweise mit Vorliebe bei Kindern mit ausgesprochener Veranlagung auftreten.

---

[1] Lit. bei Hochsinger, W. kl. W. 1911. Nr. 43. H. Neumann, D. M. W. 1912. Nr. 17. Kleinschmidt, B. kl. W. 1918. Nr. 43.
[2] Herbst, D. M. W. 1910. Nr. 12. Stheemann, l. c.

d) Verhütung und Behandlung.

Verhütung. Von den mancherlei Faktoren, die bei Ausbildung des spasmophilen Zustandes mitwirken, sind bislang nur die Ernährung und die von ihr abhängigen Störungen dem ärztlichen Einfluß zugänglich, dies aber glücklicherweise in einem Grade, daß sich die Möglichkeit erfolgreicher Betätigung eröffnet. Der sicherste Weg zur Verhütung des Leidens überhaupt oder zum wenigsten seiner manifesten Formen, der auch bei schwerster ererbter Belastung nicht vergeblich beschritten zu werden pflegt, führt über die natürliche Ernährung. Aber auch bei künstlicher Ernährung ist es möglich, viele Kinder ganz zu bewahren und viele andere zu mindestens vor Krämpfen zu schützen. Es bedarf dazu nur der strengen Befolgung der Regeln, die für das gesunde Kind gelten und die auf sorgsame Vermeidung jeder Einseitigkeit und jedes Übermaßes hinzielen.

Nebenher laufen Vorschriften für eine verständige hygienische Fürsorge. Vor allem ist der winterlichen Verschlimmerung durch reichliche Zufuhr frischer Luft und reichlicher Belichtung entgegenzuarbeiten. Auch im Winter können die Säuglinge, gut eingehüllt und nötigenfalls mit Wärmflaschen versehen, stundenlang im Freien bleiben. Gegenanzeigen sind nur scharfer Wind, Nebel und hochgradige Kälte.

Diätetische Behandlung. Auch bei der Behandlung der spasmophilen Zustände liegt der Schwerpunkt in der Ernährung. Mit den gebotenen Maßnahmen darf nicht gewartet werden, bis ein Krampfanfall die Lage enthüllt, sondern sie sind schon dann zu treffen, wenn bei Gelegenheit eine vorläufig noch latente Störung entdeckt wird. Die Untersuchung auf das Fazialisphänomen gehört deswegen unbedingt zum eisernen Bestande bei der Aufnahme des kindlichen Status.

Bei allen Formen der Spasmophilie künstlich ernährter Kinder gibt das Umsetzen auf **Frauenmilch** die sicherste Bürgschaft für das Schwinden selbst bedrohlicher Symptome[1]. In wenigen Stunden oder Tagen sind sie gewichen oder doch in ihrer Heftigkeit gebrochen. In gleichem oder in verlangsamtem Schritte können mechanische und galvanische Übererregbarkeit sinken; oftmals indessen erweisen sie sich im Gegensatze zu den manifesten Erscheinungen hartnäckiger und es bedarf der Zuhilfenahme von Medikamenten, um sie durchgreifend zu beeinflussen.

Die symptomatische Besserung kann in wirkliche Heilung übergehen, wenn das Stillen wochen- und monatelang fortgesetzt wird. Vorzeitige alleinige oder ergänzte Darreichung von Kuhmilch unterbricht oder verzögert diesen Verlauf und kann sogar akut zu schweren Rückfällen führen.

Muß man zur Flasche greifen, weil Frauenmilch nicht zur Verfügung steht, die Brust nicht genommen wird oder das Kind zu alt ist, so werden die diätetischen Aufgaben mannigfaltiger. Es gibt kein Schema und keine bestimmte Art der **künstlichen Ernährung** zum Gebrauch für jeden Fall; was dem einen taugt, kann dem andern nachteilig sein, und es bedarf der genauen Beachtung der Vorgeschichte, des Darm- und Allgemeinzustandes sowie der Art und Schwere der nervösen Symptome, um jeweilig das Rechte zu treffen.

Im allgemeinen besteht die Aufgabe darin, Ernährungsschäden zu verhüten und etwa bereits entstandene zu beseitigen. Da die Spasmophilie so enge Beziehungen mit Anomalien im Salz- und Wasserbestand hat, so gilt es einfach, hier normale Verhältnisse herzustellen. Also Herbeiführung normaler

---

[1] Ältere Erfahrungen bei Reid, Flesch, Koppe (A. K. 2), Kjellberg, A. K. 3. Rehn, B. kl. W. 1896. Nr. 33.

Quellung und normalen Ansatzes, wo Wasser- und Salzverluste im Spiele sind, Entwässerung und Entsalzung, wo auf Grund hydrolabiler Veranlagung abnorme Zurückhaltung vorliegt.

Bei **nachweislich überernährten Kindern ohne Darmstörungen** genügt, wenn Krämpfe fehlen oder nur eine unbedeutende Rolle spielen, im allgemeinen die Überführung auf eine **knappe Normalkost,** bei der Milch, Kohlehydrate und sonstige Speisen im richtigen Verhältnis stehen und die Kochsalzwürzung auf das zur Schmackhaftmachung gerade noch hinreichende Mindestmaß beschränkt wird. War die Überernährung mit Einseitigkeit gepaart, so wird darüber hinaus eine **Überkorrektur** nach der entgegengesetzten Seite, also eine ,,Kontrasternährung'' Vorteile bieten, die aber, was wohl zu beachten ist, nur eine gewisse Zeit festgehalten werden soll und später der gewöhnlichen Zusammensetzung zu weichen hat. Kinder mit vordem unstatthaft großen Milchmengen erhalten sonach neben Kohlehydraten und anderer pflanzlichen Nahrung weniger als die üblichen 100 g Milch auf das Kilo, Kinder mit vorher stark vorwiegender Kohlehydratzufuhr etwas reichlicher Milch und weniger Kohlehydrat. Es schadet nichts, wenn dabei zunächst Gewichtsstillstand eintritt, der sich im übrigen in beiden Fällen durch ein geringes Mehr von Kohlehydrat leicht beheben läßt; die gleiche Maßnahme hemmt auch allzu große Gewichtsstürze im Beginne der neuen Regelung, wie sie sich bei früheren ,,Mehlkindern'' als Folge der Abgabe krankhaft eingelagerten Wassers einzustellen pflegen[1]).

Die zulässige Milchmenge wird auch späterhin und auf die Dauer knapp zu bemessen sein. Schon die fast immer begleitende Rachitis verlangt, daß auch bei älteren Kindern ein halbes Liter nicht überschritten wird; vielfach wird sich ein noch geringeres Maß für das Gedeihen nützlich erweisen.

Anders, wenn **eklamptische Anfälle** sich häufen und vor allem wenn **lebensbedrohende Stimmritzenkrämpfe** bestehen. Da muß schärfer zugegriffen werden; und weil sich diese Lage wohl ausnahmslos bei Kindern ergibt, in deren bisheriger Ernährungsweise die Milch die Hauptrolle spielte, so heißt es, diesen gefährlichen Stoff zunächst einmal gänzlich auszuschalten und nach rascher Entleerung des Darmes[2]) und anschließender 6- bis 12stündiger Teediät eine **milchfreie Kost** zu verabfolgen. Das Wesentliche dabei ist nach den früheren Ausführungen der Wegfall der Molke. Im übrigen soll keine Unterernährung aufkommen, und da von keinem anderen Nahrungsmittel ein Nachteil zu fürchten ist, kann der Speisezettel sehr mannigfaltig sein. Zu beachten ist dabei noch eines: da mit der Milch bzw. der Molke dasjenige Nahrungsmittel ausscheidet, aus dem im wesentlichen das junge Kind seinen Alkalibedarf deckt, ist zur Verhütung von Schädigungen durch Salzhunger eine Kochsalzbeigabe (0,5—1,0 g am Tage) nicht zu vergessen.

Die einfachste Form der milchfreien Kost ist die zuerst von Fischbein[3]) erprobte **Mehlnahrung**[4]). Sie kommt auch für jüngere Säuglinge in Betracht, bei denen viele später brauchbare Nahrungsmittel noch vermieden werden müssen. Aber als eine Art der Unterernährung und zugleich der einseitigen Ernährung mit allen Gefahren einer solchen ist sie in der ursprünglich angeratenen reinen Form nur für wenige Tage zulässig; längere Verwendung erfordert unbedingt einen **Ausgleich des Mangels an Nährstoffen und Nährwert,** der bei jüngeren Säuglingen durch Zusätze von 1 bis 2 Proz. Plasmon, Larosan oder Nutrose, 1 bis 2 Proz. eingequirlte Butter, dünne Bouillon oder Karottensuppe[5]) und

---

[1]) Vgl. S. 279.

[2]) Ein Kinderlöffel Rizinusöl oder Kalomel 0,03—0,05 stündlich, im ganzen 2 bis 3 Pulver.

[3]) V. G. K. Aachen 1900. Th. M. Mai 1910.

[4]) 40 bis 50 g einfaches Mehl oder Kindermehl, Grieß u. a. mit 20 bis 30 g Zucker als Suppe oder Brei.

[5]) Vorschrift S. 304.

etwas Salz, bei älteren durch Zufütterung entsprechender anderer Nahrungsmittel geschaffen werden kann[1]).

Eine andere Methode besteht in der Ernährung mit **molkenarmer oder molkenfreier Milch**, d. h. in der Darreichung von Zubereitungen, die die übrigen Milchbestandteile enthalten, während die Molke zum größeren Teil oder gänzlich entfernt ist. Man kann dazu die von mir zur Behandlung gewisser Ekzeme angegebene[2]), nach Art der Eiweißmilch durch Aufschwemmen des frisch gelabten Käses in zuckerhaltiger Mehlsuppe erhaltene Zubereitung wählen[3]), aber deren tadellose Herstellung ist nicht ganz leicht und eine nicht ganz geglückte Suppe, die beim älteren Säugling die Bekömmlichkeit nicht sichtlich beeinträchtigt, kann beim jüngeren mit seinem empfindlichen Darme Störungen verursachen. Im ersten Halbjahre eignen sich daher mehr eine nach dem Vorbilde der Eiweißrahmmilch von Feer[4]), nur ohne Milch hergestellte Nahrung, z. B. 100 g 20proz. („Schlagsahne") oder 200 g 12proz. Sahne („Kaffeesahne"), 3 bis 5 Proz. Mehl mit 2 bis 3 Proz. Zucker oder statt des Mehls Nährzucker, 10 bis 15 g Plasmon, Wasser bis 1 Liter. Das nötige Kochsalz wird in diesem Alter am besten in einer Grießbouillon oder Grießkarottensuppe verabfolgt. Ältere Säuglinge erhalten die übliche Beikost.

Geringe Schwierigkeiten bietet die **milchfreie Ernährung jenseits des ersten Lebensjahres**, wo Fleisch, Eier, Quark, Gebäck, Obst und mancherlei andere Dinge herangezogen werden können[5]).

Danach besteht die milchfreie Kost beispielsweise

im 5. Monat in:	Früh	Mehlsuppe mit Plasmon, Zucker, Butter oder molkenarmer Milch 200 g.
	Vormittag	Desgl.
	Mittag	Leicht gesalzene Grießbouillon oder Grießkarottensuppe.
	Nachmittag / Abend	} wie morgens.
im 8. Monat:	Früh	Mehlsuppe wie oben oder molkenarme Milch 250 g.
	Vormittag	1 Eßlöffel Quark mit Haferschleim und Zucker oder molkenarme Milch 250 g.
	Mittag	Gemüsebrei, Kartoffelbrei ohne Milch mit etwas Butter und Salz. Kompott.
	Nachmittag	Wie früh.
	Abend	Grieß- oder Mondaminbrei in Wasser oder Bouillon mit Butter, Zucker und Fruchtsauce.
bei einem ⁵/₄ jährigen Kinde:	Früh	Wasserkakao oder Mehl- oder Hafersuppe
	Vormittag	Eingeweichte Semmel oder Zwieback, Kompott oder geschabter Apfel oder 1 Eßlöffel fein verrührter Quark, Gebäck.
	Mittag	Gemüse und Kartoffelbrei mit Butter und etwas Salz, 1 Eßlöffel fein gewiegtes Fleisch, Kompott oder Obst.
	Nachmittag	Wie morgens.
	Abend	Grießbrei oder Nudeln, Reis mit Wasser oder Bouillon aus Gemüse oder Fleisch, etwas Butter und Salz, Fruchtsaft, ab und zu ein Eigelb.
bei einem 2jährigen Kinde:	Früh	Wie oben.
	Vormittag	Gebäck mit Weißkäse oder Streichwurst oder fein gewiegtem Schinken, etwas Obst.
	Mittag	Wie oben.
	Nachmittag	Brot mit Butter und Marmelade, dünner Tee oder Mehlsuppe.
	Abends	Brei wie oben, oder Ei mit Gebäck.

---

[1]) Hierher gehört auch die Eiersuppe von Wernstedt (Ref. M. K. 14. Nr. 5. 1913). 50 g Mehl werden mit 1 Liter Wasser zu einer Suppe verarbeitet, 80 bis 100 g Malzextrakt beigegeben und in die noch warme Suppe 2 bis 3 Eidotter verquirlt.

[2]) Vgl. bei Ekzembehandlung.

[3]) Bernheim, Karrer, M. K. Orig. 12. Nr. 8. 1913. Grulee, A. P. 1912.

[4]) Vgl. S. 321.

[5]) Vgl. Raabe, Th. M. Mai 1912.

Erfolgt die Verordnung der milchfreien Kost auf die hier abgegrenzte Anzeige hin, also bei bisher vorwiegend mit Milch ernährten oder gar überernährten Kindern, so ist der Erfolg offensichtlich, nicht selten geradezu zauberhaft[1]). Die Krämpfe, der gefürchtete Laryngospasmus noch sicherer als die Eklampsie, sind am nächsten Tag beseitigt oder bis auf unbedenkliche Andeutungen abgeschwächt; auch die Latenzsymptome werden bald schneller, bald langsamer, in einem Falle durchgreifend, im anderen freilich weniger nachhaltig beeinflußt, und in der Folge hält die Besserung an. Wird die Ernährungsform längere Zeit beibehalten, so ist darauf Bedacht zu nehmen, daß die anfängliche Abnahme bald zum Stehen kommt und später ein langsamer, regelmäßiger Gewichtsanstieg erfolgt. Andauernder Gewichtsstillstand ist in der Regel bedingt durch unzulängliche Deckung des Kohlehydrat- und vor allem des ClNa-Bedarfes und kann durch entsprechende kleine Zulagen behoben werden.

Als Beispiel des Vorgehens und des Erfolges bei Entwässerung durch salzarme Kost diene folgender Fall (Fig. 141):

Knabe im Alter von 2 Jahren 4 Monaten, aufgenommen 23. April 1919, erhielt seit 1 Jahr 1 Liter Milch, reichlich Mehl, Grieß sowie Gemüse, Kartoffeln und sonstiges vom Familientisch. Seit einem Jahre, namentlich aber seit Weihnachten 1918 ist er sichtlich dicker geworden. Steht mühsam, läuft noch nicht. Einlieferung wegen Fieber, Kurzatmigkeit und Stimmritzenkampf.

Bei der Aufnahme (9900 g) ausgesprochener pastöser Habitus, schwere Rachitis, Stomatitis, Bronchitis, Fazialis +|+, Peroneus +, Trousseau angedeutet. Ab und zu leichter Laryngospasmus. Unter gemischter Kost mit etwa 600 g Milch keine Veränderung. Am 29. 4. plötzlich typische Tetaniekontrakturen; KSZ 1,1, KÖZ 1,6. Allgemeinbefinden matt, Stimmung mürrisch. Ab 30. 4. Beginn der milch- und salzfreien Kost. 400 g Haferschleim mit Zucker, 2mal Grießbrei mit Butter und Zucker, Gemüse ohne Salz, Apfel, 20 g Plasmon. In der Folge schnelle Entwässerung mit starker Abnahme (1½ Kilo); Kontrakturen

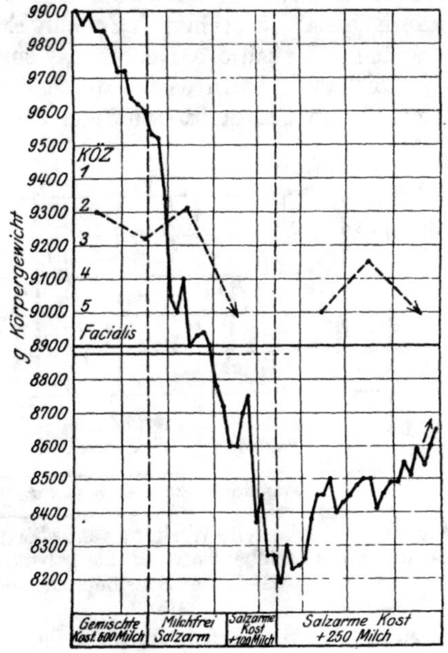

Fig. 141. Heilung der Tetanie eines pastösen (hydrolabilen) Kindes durch Entwässerung bei salzarmer Kost.

schon nach 24 Stunden verschwunden. Trotz des Gewichtsverlustes schnelle Besserung des Allgemeinbefindens, des Turgors, der Muskelkraft; Rückgang der elektrischen Übererregbarkeit. Chvostek erst schwächer, nach 2 Wochen ganz verschwunden. Am 15. 5. Hemmung des Gewichtsverlustes durch Molkenzulage, später Beigabe von 250 g Milch. Ende Mai ausgezeichnet erholt, keine mechanische Übererregbarkeit, guter Turgor, lustig, steht und macht Gehversuche.

Weniger sicher sind die Vorschriften für das diätetische **Verhalten bei magendarmgesunden Kindern, deren bisherige Ernährungsweise nicht zu beanstanden war.** Die Tatsache, daß die Spasmophilie ohne gröberen äußeren Anstoß hervortritt, weist darauf hin, daß hier die endogene Grundlage stark mitspielen muß; und wenn bei starker Veranlagung gelegentlich schon Brustkinder befallen werden, so ergibt sich, daß bei dieser Gruppe von Abänderungen der künstlichen

---

[1]) Unbefriedigende Erfolge oder Versager, wie sie z. B. Mendelsohn und Kuhn berichten (A. K. 44. 1906), treffen wohl immer Kinder der folgenden Gruppe.

Ernährung nicht allzuviel zu erwarten ist. Im allgemeinen wird man deshalb den **Schwerpunkt auf die medikamentöse Beeinflussung** legen und den, in seinem Erfolge hier unsicheren Versuch mit diätetischen Maßnahmen, etwa mit Milchentziehung, nur bei heftigen Krämpfen unternehmen.

Andere und nicht in ein Schema zu pressende Aufgaben bietet schließlich die **Versorgung der chronisch magendarmkranken Spasmophilen,** die zumeist dem mageren Typus angehören und deren Zustand weniger durch Häufigkeit und Schwere der Krämpfe, als durch Dauersymptome und Neigung zu Tetaniespasmen gekennzeichnet zu sein pflegt. Bei ihnen handelt es sich in erster Linie um die Behebung der Ernährungsstörung, die nur einer dem einzelnen Falle sorgsam angepaßten Ernährungstherapie gelingen wird. Eine Anzeige für Milchentziehung oder weitgehende Milchbeschränkung dürfte in deren Rahmen kaum jemals bestehen. Sobald Erholung und Gewichtszunahme beginnen, wenden sich auch die Nervenerscheinungen zumeist der Heilung zu.

Sicherlich kann allein durch eine geeignete Ernährungsweise eine gewisse Anzahl von Fällen in dauernde Heilung übergeführt werden, soweit bei einem Leiden mit konstitutioneller Grundlage von einer solchen überhaupt gesprochen werden darf. Das trifft beson- ders zu für die durch chro- nische Magendarmstörungen und die durch grobe Er- nährungsfehler ausgelösten Zustände. Im übrigen aber hat man nicht so leichtes Spiel. Selbst wenn unter der Heilnahrung — mag diese auch in Frauenmilch beste- hen — Symptomenfreiheit eingetreten ist, so zeigt sich bei einer Belastungsprobe

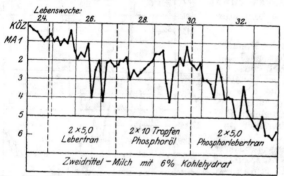

Fig. 142. Verschiedene Wirkung von Lebertran, Phosphor- öl und Phosphorlebertran auf die galvanische Erregbar- keit bei Spasmophilie.

oftmals, daß der Erfolg kein durchgreifender war. Die Beigabe einer Kuhmilch- mahlzeit genügt dann, um ein verschwundenes Fazialisphänomen wiederkehren zu machen, die galvanische Erregbarkeit aufs neue emporzutreiben, ja selbst Krämpfe auszulösen. Zweimal habe ich es sogar erlebt, daß bei einem solchen Versuch der Laryngospasmus, in schwerster Form wieder einsetzend, den plötz- lichen Tod herbeiführte. Die Wahrscheinlichkeit des Rückfalles ist namentlich gegeben in Fällen, wo die Neigung zu Krämpfen schwerer Art die Milchentziehung notwendig machte. Das ist sehr mißlich. Denn wenn auch bei vorsichtiger Handhabung die milchfreie Kost ohne wesentliche Nachteile lange Zeit durch- geführt werden kann, so ist doch die Beigabe von wenigstens 200 bis 300 g Milch auf die Dauer schwer entbehrlich. Man kann allerdings versuchen, eine kleine Tagesmenge Milch refracta dosi auf die Mahlzeiten zu verteilen und sie in der Folge ganz allmählich zu vermehren; aber auch dabei können die Anfälle wiederkehren. So heißt es nach Hilfen Umschau zu halten, die das zuwege bringen, was die Diätetik allein nicht vermag. Und da die Pharmakologie über solche glücklicherweise verfügt, so besteht die Möglichkeit durch die **grundsätz- liche Vereinigung von diätetischer und medikamentöser Behandlung** die Heilerfolge bei der Spasmophilie aufs wirksamste zu fördern.

Phosphorlebertranbehandlung. In erster Linie steht die Beigabe von Phos- phorlebertran, die ihrer Wirksamkeit wegen geradezu als obligatorisch bezeichnet werden darf. Mit der Mehrzahl der Kinderärzte vertrete ich die Meinung, daß dieses Mittel einen spezifischen Einfluß auf alle Formen der Spasmophilie ausübt und stütze mich dabei außer auf den regelmäßig günstigen Verlauf des Laryngospasmus auf vergleichende galvanische Untersuchungen behandelter und unbehandelter Kinder. Bei 50 von diesen war innerhalb 5 Wochen der KÖZ-Wert nur zweimal (4 Proz.) dauernd zur Norm zurückgekehrt, bei 32 von jenen dagegen 24 mal (75 Proz.). Übereinstimmend fand später Rosenstern[1]) in meiner Anstalt bei 22 Fällen 18 mal (81,8 Proz.) vollen Rückgang der Erregbarkeit, zweimal deutliche Verringerung und nur zweimal keinen Einfluß. Auch von Zybells[2]) 13 Kranken erwies sich nur einer unzugänig. Der Verlauf der elektrischen Kurve folgt mehr oder weniger getreu dem nebenstehenden Beispiel (Fig. 142). Etwa vorhandene Krämpfe sind gewöhnlich oft schon nach wenigen Tagen, spätestens am Ende der ersten Woche geschwunden; die galvanische Erregbarkeit pflegt in der zweiten oder dritten Woche normal zu werden, ausnahmsweise auch vorher oder nachher; Verzögerungen finden gewöhnlich in der Gegenwart komplizierender Störung meist infektiöser Grundlage ihre Erklärung. Das Fazialisphänomen überdauert des öfteren. In der Folge kann die Erregbarkeit teils ohne ersichtlichen Grund, teils in Anschluß an anderweitige Neuerkrankungen gelegentlich wieder ansteigen; eine klinische Bedeutung erlangen diese Schwankungen aber in der Regel nicht. Im großen und ganzen darf gelten, daß die Vereinigung von diätetischer und Lebertranbehandlung im Laufe eines Monates vier Fünftel aller Fälle und darüber im Sinne einer Dauerwirkung durchgreifend bessert[3]). Dieser Erfolg ist häufig bleibend; nicht selten aber treten früher oder später aufs Neue Latenzerscheinungen auf, und leichte Rückfälle auch der Krämpfe sind nach längerer Frist nicht ausgeschlossen. Voraussetzung für ein günstiges Ergebnis scheint die Abwesenheit von Magendarmstörungen zu sein, wie denn auch die Mißerfolge der Behandlung vorzugsweise verdauungskranke oder verdauungslabile[4]) Kinder betreffen. Wahrscheinlich wird unter diesen Verhältnissen zugleich mit der Verwertung des Fettes auch die Nutzung des wirksamen Prinzipes beeinträchtigt. Worauf die seltenen Fehlschläge bei anscheinend normaler Verdauung beruhen, ist gegenwärtig noch nicht ersichtlich.

Noch schneller und sicherer als mit Phosphorlebertran und auch noch da erfolgversprechend, wo dieser im Stich läßt, ist nach neueren Angaben die gleichzeitige Darreichung von Phosphorlebertran mit Kalk[5]).

Für die **Durchführung der Lebertranbehandlung** gelten folgende Regeln. Die Verschreibung lautet: Ol. jecoris aselli 100,0 Phosphor 0,01 2 × täglich 5 g (Kassowitz) oder Ol. jecoris aselli 250,0 Phosphor 0,01 5 × täglich 5 g (Rosenstern) ad vitr. nigr. Soweit meine bisherigen klinischen Erfahrungen ein Urteil erlauben, wird man in Berücksichtigung der eben erwähnten Feststellungen tatsächlich mit grundsätzlicher Beigabe von 10 g Calcium tribasic. phosphor. puriss. exactissime pulverisatum (Schabad, Schloß) zu beiden Verordnungen noch besser fahren. Bei ernsterer Krampfneigung kann, der unmittelbaren Wirkung wegen, statt des unlöslichen Kalkes auch die gleichzeitige Verabfolgung der starken Kalziumchloridmixturen[6]) ins Auge gefaßt werden. Das Medikament ist dunkel und kühl aufzuheben[7]).

---

[1]) B. kl. W. 1910. Nr. 18.
[2]) l. c.
[3]) Vgl. auch Bernheim-Karrer, l. c.
[4]) Interessanter Stoffwechselversuch bei E. Schloß, J. K. 78. 1913.
[5]) Schloß, l. c., J. K. 79. 1914 und M. K. Orig. 13. Nr. 6. 1915.
[6]) Rohmer, M. K. Orig. 13. Nr. 5. 1915. Vgl. S. 549.
[7]) Den mehrfach erhobenen Vorwurf, daß die Lösung oft keinen wirksamen Phosphor mehr enthalte (Zweifel, W. kl. W. 1901. Nr. 2, Monti, ibid. Nr. 3, Hryntschak, A. K. 33 u. a.) kann ich nach eigenen, mit den Ergebnissen Kassowitz' (Th. M. 1901. Nr. 2), Stichs (W. kl. W. 1901. Nr. 8) und Heiduschkas (A. K. 33) übereinstimmenden Analysen nicht als berechtigt anerkennen. Zum Nachweis kommt außer dem etwas umständlichen Mitscherlichschen Verfahren die einfache Kupferprobe von Straub (M. m. W. 1903) Nr. 27.

Bei empfindlichen Kindern macht der Tran zuweilen Magendarmstörungen, die zum Aussetzen zwingen. Auch sonst bedingt er nicht selten Appetitlosigkeit und manche Kinder erbrechen oder verweigern die Annahme von Anfang an. Hier kann noch ein Versuch mit dem etwas besser schmeckenden Phosrachit Korte[1]), mit einer der Emulsionen[2]) des Handels, mit „wohlschmeckendem Lebertran“ oder Malzextrakt mit Lebertran (Löflund) unter Beigabe des Phosphors in öliger Lösung[3]) zum Ziele führen.

Die Erklärung der eigenartigen und spezifischen Wirkung des Mittels steht noch aus[4]). Es verbirgt sich hier ein fesselndes Problem, dessen Lösung wahrscheinlich Tatsachen von allgemeiner biologischer Bedeutung zutage fördern wird. Jedenfalls ist der Phosphor nicht wie Kassowitz, dem die Einführung der Behandlung verdankt wird, annahm[5]), das wirksame Prinzip; denn Phosphor in anderen Lösungen als in Lebertran versagt stets (Fig. 142). Andererseits habe ich mit Lebertran allein in den üblichen Mengen von 2 bis 5g nur bei Zugabe zu Frauenmilch oder roher Kuhmilch gute Ergebnisse gesehen, während der Erfolg bei Ernährung mit gekochter Milch niemals mit dem von der Vereinigung beider Stoffe her gewohnten vergleichbar war. Später ist dann gezeigt worden[6]), daß eine reichlichere Verabreichung von Tran allein diesen Unterschied aufhebt. Der Phosphor steigert also nur, vielleicht als eine Art Katalysator[7]) die vom Lebertran ausgehende Heilwirkung.

Diese Ergebnisse klinischer Beobachtungen sind durch eine Reihe von Stoffwechselversuchen (Birk, Schabad, Schloß[8]), Orgler[8])) bestätigt worden. Sie ergaben sämtlich bei Rachitiker und Spasmophilen eine energische Verbesserung des Kalkansatzes, die durch Zufügung von Phosphor noch mehr gesteigert wird; ein gleiches bewirkte auch die Kalklebertranzufuhr ohne Phosphor. In öliger Lösung, Lipanin und allen anderen Medien, als Lebertran war der Phosphor unwirksam.

Beruhte der spasmophile Zustand in Wirklichkeit auf einer Kalkverarmung, so würde die dargetane Behebung dieses Mangels eine einfache Erklärung des Heilungsvorganges geben. Bei den verwickelten Verhältnissen aber, die wir anzunehmen genötigt sind, eröffnet sie aber nur ein Teilverständnis. Und gänzlich offen bleibt die Frage, von welcher Eigenschaft des Mittels denn seine heilende Kraft ausgeht. Orgler zeigte, daß oleinsaurer Kalk vom Serum viel besser gelöst wird, als Kalkphosphate, so daß Lebertrandarreichung eine Vermehrung des Kalkes im Blut herbeiführt. Freudenberg und Klocmann[9]) haben die Vermutung geäußert, daß der hohe Gehalt an leicht oxydierbaren ungesättigten Fettsäuren die oxydativen Kräfte des Organismus in der Aufgabe unterstütze, den Kalk durch Bildung von an Oxygruppen reichen Körpern zu verankern, und sie geben an, bei Behandlung mit besonderer Methode „komplett oxydiertem“ Tran[10]) eine verstärkte Heilwirkung erzielt zu haben. Aber abgesehen davon, daß sich dieser Gedanke einseitig auf den Kalkstoffwechsel bezieht, läßt er eine wichtige klinische Tatsache außer acht: die Dauer- und Nachwirkung der Trandarreichung, wie sie aus der bleibenden oder wenigstens nachaltigen Wiederherstellung der Funktion durch eine verhältnismäßig kurze Behandlung ersichtlich ist. Zusammengehalten mit der seit alters anerkannten „roborierenden“ Kraft des Mittels, mit seiner in neueren tierexperimentellen Wachstumstudien erwiesenen Stimulierung des Wachstums[11]) deutet das doch auf Zufuhr eines Stoffes biologisch hochwertigerer Art. So hat denn auch Vierordt[12]) als erster den Gedanken an eine hormonartige Wirkung ausgesprochen, der sich freilich noch nicht weiter stützen läßt. Wahrscheinlich handelt es

---

5 ccm 5proz. Kupfersulfatlösung werden 2 Minuten lang in weitem verkorkten Reagierzylinder mit 10 ccm Phosphorlebertran bis zur Emulsionsbildung geschüttelt. Nach 5 Minuten bis 2 Stunden ruhigen Stehens bildet sich bei Gegenwart von P eine schwarze bis braune, vom gebildeten Kupferphosphür herrührende Färbung.

Es sind einige Fälle von P-Vergiftung berichtet worden, von denen allerdings ein Teil in der Deutung anfechtbar ist (Lit. M. m. W. 1902. S. 726).

[1]) —Phosphorlebertran, in dem der Phosphor durch Zusatz von Limonen und anderen Terpenen vor Zersetzung geschützt ist.

[2]) Z. B. Scotts Emulsion mit Zusatz von desodorisierenden Stoffen nebst Natrium- und Kalziumhypophosphit.

[3]) Phosphor. 0,01. Ol. amygd. dulc. 10,0. 2 × 10 Tropfen.

[4]) Lit. bei Schloß, E. i. M. K. 15. 1917.

[5]) Zuletzt D. M. W. 1913. Nr. 36. Ich beziehe mich hier nur auf die Nervenwirkung; über diejenige auf den Knochen soll kein Urteil abgegeben werden.

[6]) Rosenstern, l. c.

[7]) Freudenberg und Klocmann, J. K. 78. 1913.

[8]) J. K. 87. 1918.

[9]) l. c.

[10]) J. K. 79. 1914.

[11]) Osborne, Thomas, Lafayette-Mendel, zit. nach Stepp, E. i. M. K. 15. 1917.

[12]) Nothnagels Handb. 7. Osteomalacie.

sich um eine thermostabile Substanz. Ich habe in lange zurückliegenden Versuchen keine Beeinträchtigung der Erfolge bei der Spasmophiliebehandlung mit hocherhitztem Tran gesehen und Schabad und Sochorowitsch[1]) fanden bei gleichem Vorgehen keine Aufhebung der Wirkung auf den Kalkansatz. Vielleicht kommt ein lipoider Körper in Betracht. Isovesco[2]) hat einen solchen aus Lebertran gewonnen, der schon in sehr kleinen Dosen das Wachstum von Kaninchen förderte.

Narkotika und Antispasmodika. Besondere Maßnahmen gegen die Krämpfe werden bei Regelung der Ernährung und Lebertran oft ganz entbehrlich. Aber wenn die Anfälle trotz der veränderten Umstände sich vorerst noch wiederholen und namentlich, wenn das Kind mit schwerer Eklampsie oder bedrohlichen Larynxspasmen in die Behandlung eintritt, müssen Hilfen verfügbar sein, die anders als der erst allmählich zur Wirkung gelangende Lebertran sofort Beruhigung schaffen. Altbewährt bei allgemeinen Krämpfen ist das **Chloralhydrat** in Gaben von 0,25 bis 0,5 g[3]), das selbst in großer Dosis so ungefährlich und in seinem Erfolge so sicher ist, daß **andere Mittel**[4]) mit Ausnahme des bei leichten Anfällen zweckmäßigen Bromkalziums[5]) kaum in Frage kommen. Sie können allenfalls dann herangezogen werden, wenn die Absicht besteht, durch einige Tage lang fortgesetzte Darreichung weitere Ausbrüche zu verhüten. Diese Sorge ist besonders dringlich beim Laryngospasmus, bei dem im Anfall selbst jede pharmakologische Beeinflussung zu spät kommt und nur Hautreize, künstliche Atmung und Herzstöße nützen können.

An Stelle der eigentlichen Narkotika ist neuerdings die im klinischen Versuch erhärtete krampf- und erregbarkeitshemmende Kraft des Kalziums auch dem Heilzwecke dienstbar gemacht worden und man hat sich bemüht, eine systematische **Kalksalzbehandlung**[6]) der Spasmophilie auszuarbeiten. Zunächst mit Zurückhaltung aufgenommen, hat sie sich in der Folge eine wachsende Anhängerschaft erworben, nachdem festgestellt werden konnte, daß sich die ungenügenden, zweifelhaften oder flüchtigen Wirkungen, wie sie in den ersten Versuchen (Netter, Rosenstern, Zybell) hervortraten, durch Anwendung großer und größter Gaben in sichere und ausgiebige verwandeln lassen.

Zur Erzielung einer schleunigen Wirkung bei bedrohlichen Krämpfen eignet sich vor allem das **Chlorkalzium.** Man gibt zunächst 4- bis 5 mal stündlich, weiterhin 3- bis 4 stündlich 1,0, also 6,0 bis 9,0 in den ersten 24 Stunden. Vom 2. bis 5. Tage wird 6×1,0 in 3- bis 4 stündigen Zwischenräumen, vom 6. bis 12. 5×1,0, vom 12. bis 18. 4×1,0 und später 6 bis 4 × 0,5 verabfolgt. Sollte bei den mittleren und kleinen Gaben eine wenn auch leichte Verschlimmerung einsetzen, so empfiehlt es sich, zu 3 mal 2 stündlich 1,0 zurückzukehren und dann die Technik des zweiten Tages wieder aufzunehmen. Die angeführten Zahlen beziehen sich auf Calcium chloratum siccum; von crystallisatum ist die doppelte Menge erforderlich. Das Medikament schmeckt sehr schlecht und erregt öfters Erbrechen; es wird am besten in wäßriger Lösung zur Milch zugesetzt oder in Verschreibung gegeben[7]).

---

[1]) M. K. Orig. 11. Nr. 1. 1912.

[2]) Zit. nach Stepp, l. c.

[3]) Chloral. hydrat. 1,0—2,0, Mucilag. Gummi arab. 20,0, Aqu. ad 100,0, der vierte Teil für ein Bleibeklysma. Durch Zuhalten des Afters die Ausstoßung verhindern! Wiederholung bei erneuten Krämpfen statthaft. Oder Chloral. hydrat. 1,0, Syrup. 20,0, Aqu. ad 100,0. Zuerst stündlich, dann zweistündlich 10,0 bis zum Nachlassen der Anfälle. In dieser Art auch bei Laryngospasmus.

[4]) Urethan 0,5 für das Halbjahr, wenn nötig nach ¾ Stunden wiederholen; im Klysma die doppelte, bei älteren Kindern die 1½fache Menge (Urethan 2,0, Syrup. 10,0, Aqu. ad 60,0 eßlöffelweise), Veronalnatrium (= Medinal) 0,1—0,3 pro dosi in wäßriger Lösung. Chloroforminhalationen wirken bei Krämpfen rasch, sind aber bedenklich. Über das jüngst (Rascher, M. m. W. 1916. Nr. 1) gelobte Atropin. sulfuric. (1 Dezimilligr. subkutan) fehlen größere Erfahrungen.

[5]) Siehe S. 550.

[6]) Blühdorn, B. kl. W. 1913. Nr. 1, M. K. Orig. 12. Nr. 4. 1913. Göppert, M. Kl. 1914. Nr. 24. Klose, M. K. Orig. 13. Nr. 12. 1916.

[7]) Calc. chlorat. sicc. 30,0 (siv. crystallisat. 60,0), Aqu. 250,0, Gummi arab. 2,0, Syrup. ad 300,0 10 g nach Verordnung.

Etwas weniger sicher ist das **Calcium lacticum**, von dem wegen des geringerer Ca-Gehaltes die 4—5fache Menge benötigt wird, also anfänglich 30 g, später 22, 18 unc 12 g. Da stärkere Lösungen sich durch Ausfallen des Salzes bald in eine milchgelatine artige Masse verwandeln, so gibt man es am besten in Substanz in der Milch verteilt (1 mäßig gehäufter Teelöffel = 5, ein gestrichener = 3 g).

In Fällen mit weniger bedenklichen Krampferscheinungen genügen von Anfang an die kleineren Gaben. Recht empfehlenswert ist hier auch der Gebrauch des **Bromkalziums** [1), das die beruhigende Kraft seiner beiden Bestandteile vereint und schon in verhältnis mäßig kleiner Dosis deutliche Wirkung hat, die diejenige des schon in Hinblick auf ihr Kation nicht angezeigten Bromnatriums und Bromkaliums hinsichtlich Schnelligkeit und Sicherheit weit übertrifft. Bromakne und andere Bromausschläge sind dabei ziemlich selten.

Die Wirkung der Kalksalze erstreckt sich besonders auf den Stimmritzen krampf, etwas weniger sicher, aber immer noch beachtenswert genug ist sie bei der Eklampsie. Die Dauerkontrakturen pflegen ihr zu widerstehen und auch die elektrische Erregbarkeit verringert sich nur langsam. Dieses, zusammen mit den Rückfällen nach Abbruch der Behandlung und mit den häufigen Verschlim merungen schon bei bloßer Herabsetzung der Gaben beweist, daß es sich — im Gegensatz zur Lebertranwirkung — nur um eine symptomatische Beeinflussung, um eine Art Narkose handelt, die nur so lange berechtigt ist, bis auf anderem Wege eine wirkliche Verringerung der Krampfbereitschaft erreicht ist. Neuer dings hat auch die subkutane Einspritzung von **Magnesiumsulfat** [2) Eingang in die Spasmophiliebehandlung gefunden. Es vermag namentlich allgemeine Krämpfe alsbald und nachhaltig zu beseitigen, beeinflußt auch — zumeist aller dings nur vorübergehend — die elektrische Übererregbarkeit in günstigem Sinne und ist auch das einzige Mittel, mit dem den tetanischen Dauerspasmen beizukommen ist, während der Laryngospasmus sich in der Regel wenig zugängig erweist.

Behandlung der einzelnen Formen. Für die Behandlung der einzelnen Formen der Spasmophilie ergeben sich sonach etwa die folgenden Regeln. Für die **gewöhnlichen Fälle,** die ohne allgemeine und Atemkrämpfe verlaufen oder solche nur in milden Graden aufweisen, genügt im wesentlichen Diätregelung und Phosphor- oder Kalkphosphorlebertran vom ersten Tage ab; zur schnellen Behebung von Krämpfen eignet sich dabei am meisten Bromkalzium. **Fälle mit schweren Krämpfen** lassen sich bei entsprechender Anamnese diätetisch viel fach durch milchfreie Kost gut beeinflussen; dazu treten die Narkotika und Antispasmodika, von älteren Mitteln namentlich Chloral, von neueren die Kalk salze in großen Gaben und allenfalls die subkutane Magnesiumsulfatinjektion, die indessen nur bei der Eklampsie, aber nicht beim Laryngospasmus Erfolg verspricht. Man kann auch mit einer Magnesiumeinspritzung beginnen und dann mit Kalk fortfahren. Der Lebertran wird durch diese Palliativmittel nicht überflüssig, seine Wirkung wird durch sie aber anscheinend beschleunigt [3). Da bei besteht noch der Vorteil, daß auf diesem Wege die Anzeige für eine so ein schneidende Maßnahme, wie sie die Milchentziehung darstellt, eingeschränkt werden kann. Namentlich in der Privat- und poliklinischen Praxis, wo die Durchführung umständlicher oder den Müttern nicht genehmer Ernährungs vorschriften nicht gewährleistet ist, wird die „Medizin" oftmals das Durch-

---

[1) Grünfelder, Th. M. Juni 1913. Calc. bromat. 20,0, Aqu. ad 200,0 3 × täglich 10,0 in der Nahrung.

[2) Berend, M. K. 12. Nr. 6. 1913. Klose, l. c. Die Dosis ist 0,2 auf das Kilo Körper gewicht in 8- oder 25proz. Lösung. Magnes. sulfur. crystallis. 4,0 (bzw. 12,5), Aqu. recenter redestill. ad 50,0 Sterilisa! zur subkutanen Injektion. Atemstillstand, der aber kaum zu befürchten ist, wäre durch intramuskuläre Injektion von 5 ccm einer 5proz. Kalzium chloridlösung und künstliche Atmung zu beheben.

[3) Rohmer, l. c.

halten ermöglichen, bis die gefährlichen Tage überwunden sind. Freilich scheitert auch hier der gute Wille gelegentlich daran, daß die kleinen Kranken das Mittel wegen seines schlechten Geschmackes ablehnen.

Bei der **typischen Tetanie** mit ihren Dauerspasmen kann neben der Behebung von Ernährungsstörungen nur vom Magnesiumsulfat etwas erwartet werden. Sonst sind feuchte Ganzpackungen nützlich, die 4 bis 5 Stunden liegen bleiben.

Große Bedeutung besitzt die diätetische und medikamentöse Behandlung besonders auch bei der **akzidentellen Tetanie** jeder Art und namentlich auch bei den auf Spasmophilie beruhenden **nervösen Komplikationen des Keuchhustens**[1]) **und der akuten serösen Meningitis**[2]). Hier waren wir früher außer auf die Milchentziehung auf die dreiste Anwendung des Chloralhydrates (bis 1,5 pro die) im Verein mit Bromsalzen (2 bis 3,0 pro die) angewiesen und konnten so neben vielen Mißerfolgen doch auch manche nicht erhoffte Besserung erzielen. Freilich erforderte dabei der durch die Art der Erkrankung und die medikamentöse Betäubung doppelt schwere Sopor Belebung der Atmung durch Übergießungsbäder und Darreichung von Herzreizmitteln. Es scheint nun, daß die Kalksalztherapie und vielleicht die bisher allerdings in dieser Lage noch nicht erprobte Magnesiumeinspritzung darüber hinaus zu Hoffnungen berechtigen[3]). Vor allem darf —namentlich in Fällen mit Fontanellenspannung und erhöhtem Hirndruck — auch die Lumbalpunktion[4]) als ein zuweilen überraschend wirksamer Eingriff empfohlen werden. Im besonderen macht sie bisher widerspenstige Krämpfe der Wirkung der Narkotika zugängig. Blutentziehungen[5]) scheinen namentlich bei Krämpfen im Verlauf von Kapillärbronchitis angezeigt. Auch bei der akuten **Bronchotetanie** wird möglicherweise die Mineralstoffbehandlung nützen können. Berichte hierüber liegen indessen noch nicht vor. Mildere Formen dieses Zustandes sah ich unter Diät und Kalklebertran in der üblichen Zeitspanne von 3 bis 5 Wochen schwinden.

Solange noch keine entschiedene Besserung eingetreten ist, bedarf es noch einer **Prophylaxe der Krampfanfälle.** Neben der Sorge für kleine Einzelmahlzeiten kommt die Behütung vor Aufregung jeder Art in Betracht; darauf hat auch die ärztliche Untersuchung Bedacht zu nehmen. Vorsicht erfordern auch heiße Bäder und erhitzende Packungen. Ich habe schon in der bei der Krätzebehandlung üblichen Wolldeckeneinhüllung schwere Anfälle auftreten sehen. Chirurgische Eingriffe sind nur im höchsten Notfalle auszuführen; selbst bei glücklichem Verlaufe der Operation und der Narkose kann wenige Stunden später ein tödlicher Krampf die Folge sein. Die Impfung ist als zur Zeit bedenklich auf eine günstigere Zeit zu vertagen.

10. Die hypertonischen Zustände der Muskulatur[6]).

Symptome. Ihrer äußeren Ähnlichkeit mit den Dauerkontrakturen der Spasmophilie wegen sei hier die Besprechung einer anderen Gruppe eigenartiger Muskelstörungen angereiht, die dadurch gekennzeichnet ist, daß sich die Muskulatur der Extremitäten, gelegentlich auch des ganzen Körpers in einem Zustand dauernd gesteigerter Spannung befindet. Er kann die Folge organischer

---

[1]) Siehe S. 592.
[2]) Siehe S. 473.
[3]) Fälle bei Bachenheimer, Üb. d. Kalktherapie d. Spasmophilie, M. K. Orig. 14. 1916.
[4]) Vgl. Eckert, B. kl. W. 1909. Nr. 27. S. 1377. Ibrahim, M. Kl. 1910. Nr. 23.
[5]) Vgl. S. 587.
[6]) Lit. Hochsinger, Myotonie der Säuglinge. Wien 1900. Gregor, M. P. N. IX. 1901. Klose, J. K. 82. 1915.

Erkrankung des Nervensystems sein, wie denn die angeborenen Zerebralläh-
mungen auf Grund von Porenzephalien und Bildungshemmungen und die durch
ein besonders reiches Symptomenbild ausgezeichneten diffusen Sklerosen im Säuglingsalter eine nicht unbedeutende Rolle spielen; weit öfter aber handelt es sich
um Anomalien funktioneller Art, die nur im Säuglingsalter auftreten und
weiterhin allein besprochen werden sollen.

Ein gewisser Grad von Flexionshypertonie der Glieder, kenntlich am merk-
bar vergrößerten Widerstand beim Versuch gewaltsamer Streckung und am Verharren der Beugestellung beim Aufheben an den Füßen oder Händen findet sich

A   B   C

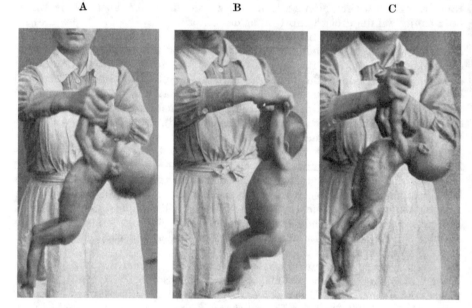

Fig. 143. Hypertonischer (A), normaler (B), hypotonischer (C) Säugling. Muskelhypertrophie bei A gut erkennbar.

bei nahezu allen Neugeborenen, wenn auch nicht immer gleich stark ausgesprochen. Aber während diese physiologische Hypertonie in der Regel binnen
kurzem schwindet, gibt es Kinder, wo eine abnorme Spannung monatelang verharrt und erst gegen Ende des ersten Halbjahres langsam abklingt (Fig. 143).
Ein Teil dieser Kinder, unter denen sich ebensowohl natürlich wie künstlich genährte finden, zeigt dabei eine wenn auch nicht gerade glänzende, so doch immerhin befriedigende Entwicklung und ist jedenfalls frei von ernsteren Ernährungsstörungen; ein anderer Teil setzt sich zusammen aus Vertretern des bekannten
,,Typus des schlecht gedeihenden Brustkindes", d. h. aus Säuglingen, die nicht
oder nur schlecht vorwärtskommen und allerhand Magendarmerscheinungen
haben, trotzdem sie von Anfang an gestillt worden sind.

Unterschieden von diesen Fällen, wo die Hypertonie ohne sichtlichen äußeren
Grund besteht, ist eine zweite Gruppe von Säuglingen, bei denen ein Zusammenhang mit Ernährungsstörungen und Ernährungsfehlern offenbar ist. Auch ihre
Mitglieder gehören zumeist den ersten Wochen und Monaten an und der Zustand
kann auch hier ohne freien Zwischenraum an die Neugeborenenhypertonie anschließen und so als deren Fortsetzung oder Verstärkung erscheinen; andere Male

setzt er erst später ein, je nach dem Zeitpunkte, zu welchem die ursächliche Erkrankung zur Auswirkung gelangt. Diese Kinder sind es auch, bei denen von Andeutungen angefangen sich alle Grade des Zustandes finden bis hinauf zu solchen, die als Krankheitsbilder schwerster Art und eigentümlicher Färbung auffallen. Während bei den leichteren Formen nur stärkere Spannung und der erhöhte Widerstand gegenüber passiven Bewegungen bemerkt wird, finden sich bei starker Entwicklung wirkliche Dauerspasmen, die tage-, wochen- und selbst monatelang verharren, zumeist die Beuger, seltener die Strecker betreffen, das eine Mal alle Glieder gleichartig befallend, das andere Mal das eine Glied in Beugung, das andere in Streckung zwingend. Vielfach sind mit typischer Flexion im Karpalgelenk, Streckung der Finger und Einschlagen des Daumens die Hände beteiligt; zuweilen kommt es hier auch zur Faustbildung. Im äußersten Falle nehmen auch Stamm und Nacken an der Starre teil; Opisthotonus oder Emprosthotonus können sich einstellen. Dann und wann findet man den Körper so steif, daß er, an den Schenkeln aufgehoben, in wagerechter Haltung verharrt. Die Sehnenreflexe sind gewöhnlich lebhaft, aber keineswegs so deutlich gesteigert, wie das bei der organisch bedingten Gliederstarre der Fall zu sein pflegt. Die Muskulatur wird durch die Spannung hart und mit der Dauer hypertrophisch, und eigentümlich berührt der Gegensatz zwischen ihren kräftig abgezeichneten Umrissen und der allgemeinen Magerkeit; zuweilen indessen kommen auch atrophische Zustände vor.

Wesen. Mit den Dauerspasmen der Spasmophilie haben die Muskelhypertonien nichts zu tun. Das beweist schon ihre Dauer und vor allem die Abwesenheit der mechanischen und elektrischen Übererregbarkeit. Nur in einem Punkte berühren sich beide Störungen, nämlich darin, daß wenigstens diejenigen Muskelhypertonien, die im Gefolge von Ernährungskrankheiten eintreten, in ihrer Entstehung auf **allgemeine Stoffwechselstörungen** zurückgehen. Ein solcher Zusammenhang erhellt schon aus der Ähnlichkeit mit den spastischen Zuständen, die zum Bilde der toxischen Phase im Verlauf der verschiedenartigsten Allgemeinerkrankungen des Säuglings gehören[1]), mögen es Magendarm- oder septische Prozesse, schwere Erbsyphilis[2]), Dermatitis exfoliativa, Verbrennungen oder andere sein. Die engen Beziehungen zwischen Ursache und Wirkungen, die hier aus dem Schwinden der Spasmen in gleichem Schritte mit der Besserung des Grundleidens deutlich werden, sind freilich bei den hier in Rede stehenden chronischen Formen nicht so offensichtlich. Dennoch sind sie vorhanden, wie der ganz allmähliche Übergang in Heilung beweist, wenn es gelingt, das Kind zum guten Gedeihen zu bringen; auch vorher kann schon gelegentlich, namentlich bei natürlicher Ernährung, Besserung des eigenartigen Symptoms erreicht werden[3]). Der **Entstehungsmechanismus** der Hypertonien ist unbekannt. Die verschiedenen, namentlich degenerativen Veränderungen in Rückenmark und Gehirn, die man bei ihnen auffinden konnte[4]), sind nicht spezifisch. Es kann sich nach allem sonach nur um funktionelle Störungen handeln, deren Sitz ebensowohl im zentralen, wie im peripherischen und im sympathischen Nervensystem gelegen sein kann; vielleicht ist nicht der Nerv, sondern der Muskel primär betroffen und es liegt nahe, die auslösende Veränderung als eine chemisch-physikalische aufzufassen, die sich auf dem Gebiete des Wasser- und Salzstoffwechsels abspielt. Klinische Erfahrungen sprechen entschieden für Beziehungen zu lang fortgesetzter ausschließlicher oder doch stark betonter Kohlehydratzufuhr und

---

[1]) Vgl. S. 223.
[2]) Hochsinger, Stud. üb. hered. Syph. 2. 1904.
[3]) Gregor, l. c.
[4]) Zappert, Arbeit. a. d. Instit. f. Anat. u. Phys. d. Nervensystems (Obersteiner). Wien. 5. u. 6. Thiemich, M. Ps. N. 3 und J. K. 52.

das dürfte auch der Grund sein, warum in Gegenden, wo die Neigung zu dieser im Volke weniger eingewurzelt ist, die schweren Hypertonien seltener sind, als anderwärts.

Auch für die Hypertonien gut gedeihender Flaschenkinder ist möglicherweise ein Übermaß von Zucker- und Mehlbeigaben zur Milch verantwortlich zu machen (Klose). Ganz unklar dagegen sind die Vorkommnisse, wo keine Ernährungsstörung und kein Fehler in der Nahrungszusammensetzung vorliegt; hierher gehören auch die Hypertonien der Brustkinder. Das Zurückgreifen auf einen **konstitutionellen Faktor,** auf eine „hypertonische Konstitution"[1]), ist hier nicht wohl zu umgehen.

11. Allgemeine Krämpfe[2]).

Ursachen. Allgemeine Krämpfe, gewöhnlich als „eklamptische Anfälle" bezeichnet, sind in den ersten 2 bis 3 Jahren so stark verbreitet, daß man diese Zeit mit Fug und Recht als das „Krampfalter" ansieht. Neben gewissen organischen Störungen sind es in weit überwiegender Menge funktionelle Zustände, die diese Häufung bedingen. In dieser Tatsache zusammen mit dem schnellen Sinken der Erkrankungsziffern in der anschließenden Altersstufe liegt ein Hinweis auf eine konstitutionell erhöhte Krampfbereitschaft als wichtige Eigenheit des jungen Kindes.

Man hat zunächst mit Soltmann diese „Spasmophilie" als physiologische betrachtet und sie mit der noch unvollkommenen Ausbildung der reflexhemmenden Rindenzentren des Neugeborenen in Zusammenhang gebracht. Die weitere Forschung hat Aufschlüsse ergeben, die geeignet waren, diese Anschauung zu erschüttern[3]). Unzweifelhaft liegt einem sehr erheblichen Teil der Säuglingskrämpfe nicht eine physiologische, sondern eine pathologische Spasmophilie zugrunde. Vor allem gehören hierher die so zahlreichen Fälle, die sich durch die begleitende mechanische und elektrische Übererregbarkeit des peripherischen Nervensystems als zugehörig zur Tetanie und den tetanoiden Zuständen erweisen. Dazu kommt eine kleine Gruppe, bei denen die fortgeführte Beobachtung die Deutung als echte Epilepsie ermöglicht, und eine größere, bei der gewisse Symptome beim Kinde selbst sowie die Berücksichtigung der Familiengeschichte die Zurückführung auf eine neuropathische Veranlagung noch anderer, gegenwärtig noch nicht schärfer bestimmbarer Art erlaubt. Abseits von diesen krankhaften Erregungszuständen des Zentralnervensystems sind wenigstens „idiopathische" Krämpfe beim jungen Kinde gewiß nicht häufiger als beim älteren. Dagegen besteht eine unverkennbar größere Bereitschaft zur „symptomatischen" Eklampsie, d. h. zu Anfällen, die im Verlaufe von Allgemeininfektionen und Ernährungsstörungen hervorbrechen. Auch das ist kein eindeutiger Beweis für das Bestehen einer physiologischen Spasmophilie; es könnte auch daran liegen, daß die genannten Krankheiten beim Säugling viel tiefer in den Stoffwechsel eingreifen und damit auch ein nicht überempfindliches Nervensystem viel ernsthafter bedrohen, als es im gefestigterem Organismus des älteren Kindes der Fall zu sein pflegt.

Als Ursache von **Krämpfen bei organischen Gehirnerkrankungen** kommen einmal akute Störungen in Frage — eitrige oder seröse Meningitis, Encephalitis, Poliomyelitis, Geburtstraumen und anderes, weiterhin chronische angeborene

---

[1]) A. Heim, B. kl. W. 1914. Nr. 25.
[2]) Soltmann, G. Handb. 5. J. Lange, V. G. K. München 1899. Thiemich, ibid. d'Espine, Les convulsions chez l'enfant. Toulouse 1902.
[3]) Lit. bei Bechterew, Z. N. 1898. Nr. 4. Thiemich, V. G. K. München 1899. Escherich, Tetanie d. Kinder. Wien 1909. Aschenheim, E. i. M. K. 17. 1919.

oder erworbene — Sklerosen, Porencephalien, chronische Meningoencephalitis, Tumoren und namentlich die verschiedenen Arten der Hydrocephalien. Von den **funktionellen Krämpfen** sind diejenigen **bei Spasmophilie** bereits geschildert worden. Ihnen reiht sich an neben den noch wenig erforschten Krämpfen **bei andersartiger neuropathischer Veranlagung** die echte **Epilepsie**[1]). Auch sie kann im ersten Lebensjahre, ja bereits in den ersten Lebenstagen und -wochen beginnen, und der Teil der Säuglingskrämpfe, der ihr zugehört, ist, wenn auch gewiß geringer, als der auf spasmophiler Grundlage, vielleicht gar nicht so klein. Nur ist es schwierig, Zahlen zu nennen, weil die Diagnose endgültig eigentlich erst nach jahrelanger Beobachtung zu stellen ist. Beim Säugling wird man meist nur bis zum begründeten Verdacht kommen. Der wird besonders dann berechtigt sein, wenn Verlauf und Begleitumstände dem bei der Spasmophilie üblichen nicht entsprechen, wenn etwa die Anfälle bereits in den ersten Wochen kommen oder wenn sie nicht in den Winter oder das Frühjahr, sondern in den Sommer oder Herbst fallen und wenn sie nicht serienweise mit unregelmäßigen Zwischenräumen, sondern nur einmal oder vereinzelt in einigen wenigen weit auseinander liegenden Wiederholungen auftreten. Wichtig wird das ständige Fehlen des Erbschen Symptomes sein; dagegen spricht die Gegenwart eines geringen Grades galvanischer Übererregbarkeit nicht durchaus gegen Epilepsie[2]), und auch Facialisphänomen, Laryngospasmus und Dauerkontrakturen sollen bei dieser vorkommen können[3]).

Auffallend häufig sah ich **Epilepsie bei Syphilitischen**[4]). Mehrere zur Sektion gekommene Fälle zeigten leichte Trübungen und Verdickungen der Meningen, so daß wahrscheinlich nicht genuine Epilepsie, sondern eine unbedeutende chronische Meningoencephalitis bestanden hatte.

Der einzelne Anfall entsteht bei Gegenwart der konstitutionell erhöhten Krampfbereitschaft spontan oder auf geringfügige äußere Anlässe hin, unter denen neben Reflexen und Zirkulationsänderungen[5]) auch zufällige Erkrankungen eine bedeutsame Rolle spielen, die Einfluß auf die Stoffwechselvorgänge und insbesondere auch auf den Salz- und Wasserhaushalt[6]) nehmen. Als solche sind die gewöhnlichen Verdauungs- und Ernährungsstörungen zu nennen, ferner die verschiedenen fieberhaften Infekte. Bekannt ist die „**febrile Eklampsie**", d. h. die Anfälle, die ganz unabhängig von der Schwere der Neuerkrankung zur Zeit des Temperaturanstieges einsetzen und bezeichnenderweise im weiteren Verlaufe des Fiebers nicht wiederkehren. Bei vielen Kindern ist diese Reaktion „habituell" und ihre konstitutionelle Grundlage erweist sich auch dadurch, daß gerade diese Art von Krämpfen sich jahrelang zu wiederholen pflegt. Die Neigung mancher Neurologen, aus ihnen einen dringenden Verdacht auf Epilepsie herzuleiten, scheint mir nach meinen Erfahrungen nicht durchaus berechtigt.

Im Gegensatz zu diesem Verhalten bedarf es bei normalem Nervensystem sehr viel tiefgreifenderer Schädigungen des Organismus, und demgemäß ereignen sich nicht organisch bedingte Krämpfe hier fast nur bei Erkrankungen, mit denen schwere allgemeine Stoffwechselstörungen verknüpft sind. Allen voran an Häufigkeit stehen hier die **Krämpfe im Verlaufe der toxischen Ernährungsstörungen** alimentären oder infektiösen Ursprungs. Die Zerrüttung des organischen und anorganischen Stoffwechsels, die der Organismus dabei erleidet, nicht zuletzt

---

[1]) Lit. bei Birk, E. i. M. K. 3. 1909.
[2]) Vgl. S. 525.
[3]) Birk, Heubner.
[4]) Vgl. S. 491.
[5]) Vgl. S. 539.
[6]) Vgl. S. 538.

auch die hochgradigen Säfteverluste, geben für die nervösen Symptome eine so hinreichende Erklärung, daß kein Grund mehr vorliegt, in Anschluß an ältere Vorstellungen an die Wirkung von außen zugeführter oder im Darm durch Bakterien gebildeter spezifischer Krampfgifte zu denken.

Vielleicht handelt es sich bei diesen — nicht ganz treffend als „terminal" bezeichneten Krämpfen (Thiemich) — um Änderungen des Quellungszustandes der Kolloide unter dem Einfluß der stärkeren Gewebssäuerung[1]), worauf auch das häufig vorhandene Hirn- und Piaödem hinweist. Sonstige anatomische Abweichungen werden nicht gefunden; die Ganglienzellen zeigen geringfügige parenchymatöse Veränderungen[2]).

Urämische Krämpfe werden nach Feststellung des ursächlichen Nierenleidens in ihrer Deutung keinen Schwierigkeiten unterliegen. Aber gerade im Eklampsiealter ist die schwere, selbständige Nephritis verhältnismäßig recht selten. Ich selbst erinnere mich nur an ganz wenige Fälle, wo die Urämie mit Berechtigung als Ursache der Krämpfe herangezogen werden konnte. Finden sich bei einem eklamptischen Kinde keine anderen Nierenerscheinungen, als die so häufige Albuminurie und Zylindrurie, so ist es unzulässig, die Niere für die Eklampsie verantwortlich zu machen.

Die Geburtshelfer sprechen von einer **Eklampsia neonatorum** besonderer Art, d. h. von Krämpfen bei Neugeborenen, deren Mütter an Eklampsie gelitten haben. Sie beschränkt sich auf die ersten 2 bis 3 Lebenstage; das spätere Gedeihen scheint nicht geschädigt zu werden[3]).

Sehr zweifelhaft ist es, ob durch **Kohlensäureintoxikation** bei Herz- und Lungenerkrankungen Krämpfe erzeugt werden können, wenn es sich nicht um ein spasmophiles Kind[4]) handelt. Mit Recht weist Heubner darauf hin, daß gerade bei Larynxstenosen Krämpfe keineswegs häufig sind. Die Anfälle bei schweren Pneumonien dürften zum großen Teil als „terminale" zu gelten haben[5]).

In heißen Bädern, stark überhitzten Kuvösen und übermäßig lange liegenden Schwitzpackungen kann es auch bei nicht spasmophilen Kindern, wenn auch wesentlich seltener und schwerer als bei spasmophilen, zu **Krämpfen infolge Wärmestauung** kommen, die mit erheblicher Temperaturerhöhung einhergehen. Dieselbe Ursache bedingt auch die mit Hyperpyrexie vergesellschafteten Krämpfe, die oftmals in bezeichnender Häufung an schwülen Sommertagen bei Säuglingen auftreten, die in heißen Wohnungen in den üblichen warmen Hüllen belassen werden[6]).

Zuweilen sieht man **Krämpfe infolge exogener Vergiftungen**. Abgesehen von gelegentlichen arzneilichen Wirkungen — Opium, Belladonna, Strychnin a. a. — ist hier von Wichtigkeit die in der Literatur viel erörterte Bedeutung des Bleies und des Alkohols.

Viele der als **Blei**wirkung[7]) gedeuteten Fälle sind zum mindesten unsicher. Wenn ein Kind, dessen Amme Bleiwasserumschläge auf die Brust macht, oder das aus einer Flasche mit Bleiröhre trinkt, unter Kolik und Krämpfen erkrankt, so ist das gewiß vieldeutig. Anders steht es mit Kindern, die in Hausbetrieben von Bleiarbeitern, Malern usw. aufwachsen. Hier sind zweifellose Fälle beobachtet. Auch durch langen Gebrauch von Unguent. Hebrae sind Bleikrämpfe erzeugt worden. Sichere Zeichen für Bleiwirkung (Bleisaum) pflegen bei kleinen Kindern zu fehlen, allenfalls erscheint ein Pulsus celer; sehr selten sind Lähmungen. Bei einer solchen wurde das Metall im Gehirn nachgewiesen (Hahn). Jedenfalls wird man bei Kindern aus entsprechender Umgebung auch diese Ätiologie in Betracht ziehen müssen.

Große Skepsis ist auch den Berichten über Krämpfe durch **Alkohol**[8]) gegenüber am Platze, insbesondere wenn die Vergiftung durch die Milch einer trunksüchtigen Amme ver-

---

[1]) Karger, J. K. 90. 1919.
[2]) Lit. bei E. Müller u. Manikatide, Z. kl. M. 36. Olmer, Rév. d. méd. 1899.
[3]) Esch, Z. G. G. 65. 1910. v. Reuß, Krankh. d. Neugebor. 1914.
[4]) Vgl. S. 539.
[5]) Über Krämpfe bei Keuchhusten siehe S. 592.
[6]) Vgl. S. 347.
[7]) Rennert, A. G. 18. Berger, B. kl. W. 1876. Nr. 11 u. 12. Hahn, A. K. 28. Putnam, Keatings Cyklopaedia IV.
[8]) Kasuistik bei Gregor, J. K. 52.

mittelt sein soll[1]). Die Spuren, die auch bei reichlichem Genuß in die Milch übergehen, sind für eine solche Wirkung völlig unzureichend. Die Möglichkeit einer direkten Vergiftung durch Schnaps und ähnliches ist natürlich zuzugeben. Gregor sah sie bei Alkoholumschlägen durch Einatmung entstehen. Aber auch dann sind Krämpfe nur in einem Bruchteil der Fälle vorhanden und das Koma überwiegt. Das Vorkommen von Krämpfen auf Grund chronischen Alkoholismus ist unwahrscheinlich: in der Anamnese der bei kleinen Kindern zuweilen vorkommenden alkoholischen Leberzirrhose finden sie sich jedenfalls nicht als vorstechende Erscheinung. Eine andere Frage ist natürlich, inwieweit Alkoholismus der Eltern eine Krampfbereitschaft der Nachkommenschaft begründet. Nach allen Erfahrungen ist das im hohen Maße der Fall.

Symptome. Das Bestimmende im Bilde des eklamptischen Anfalles sind Bewußtseinsverlust, oft nach kurzer Aura (Aufschreien, Aufweinen, Erblassen oder Erröten) einsetzend, und Zuckungen, die zumeist mit tonischer Starre beginnend, bald in klonische Stöße übergehen. Beide können von Fall zu Fall verschieden stark ausgebildet sein, und dadurch entstehen die mannigfaltigsten Typen des Krampfes. Bald sehen wir wahre Analoga des petit mal in Gestalt kurzer, ohnmachtartiger Absenzen mit leichtem Verdrehen der Augen, bald ausgesprochene komaartige Trübung des Sensoriums bei minimalen Zuckungen, und umgekehrt, besonders bei Krämpfen im Anschluß an Spasmus glottidis nur leichte Umnebelung bei lebhaften Erscheinungen in den Muskeln. Vorwiegende Beteiligung der Gesichtsmuskeln und der Glieder führt zu einem fast mühelos erscheinenden Grimassieren und Zucken, während Einbeziehung der Respirationsmuskeln verzweifelt schwere Bilder mit Apnoe, Zyanose, gepreßtem Stöhnen erzeugt. Das Ende ist tiefer Schlaf. Meist sind die Krämpfe doppelseitig, doch gibt es auch solche, die eine Seite bevorzugen. Die Anfälle können ganz vereinzelt bleiben, sich nach Tagen, Wochen oder auch am gleichen Tage wiederholen. Leichtere Formen bestehen oft lange ohne wesentliche Störungen, lang andauernde schwere bergen in sich die Gefahr der Ausbildung des Status eklampticus, der namentlich beim Keuchhusten zu gewärtigen ist[2]). Während nach Ablauf des Einzelanfalles im allgemeinen keine besonderen Erscheinungen zu vermerken sind, finden sich vereinzelt doch auch Fälle mit unvollständiger Erholung. So wird berichtet über Amaurose[3]) und länger dauerndes Koma, zuweilen sogar über Herderscheinungen[4]). Bei älteren Kindern erscheint vorzugsweise Aphasie, die im Verein mit der nach dyspeptischen Zuständen häufigen Pulsirregularität leicht zur Vermutung eines ernsteren Hirnleidens führen kann. Bei Keuchhusten und Pneumonie kommen Hemiplegien vor[5]). Alle diese Dinge erweisen sich, wenn wirklich nur Eklampsie vorlag, durch schnellen, oft in Stunden beendeten Rückgang als gutartig und sind wohl auf umschriebene Stasen oder Ödeme zu beziehen. Aber es gibt doch Erfahrungen, die den Rat rechtfertigen, solche Individuen erst dann außer Gefahr zu erklären, wenn bei längerer Beaufsichtigung keine böseren Folgen wahrnehmbar werden. Besonders darf nicht vergessen werden, daß eine unter Krämpfen entstehende Lähmung trotz schnellen Schwindens die erste Mahnung eines Hirntumors oder einer Hirnlues sein kann. Auch bei akuter zerebraler Kinderlähmung kann nach meiner Erfahrung die zu Beginn unter Krämpfen einsetzende Hemiplegie zunächst in Kürze wieder rückgängig werden, um später der spastischen Starre Platz zu machen.

Als Spätfolge der Krämpfe wird von Augenärzten (Arlt, Horner) der im frühen Kindesalter auftretende **Schichtstaar**[6]) angesehen. Indessen ist es wohl näherliegend,

---

[1]) Thiemich, Üb. d. Ausscheidung v. Arzneimitteln usw. M. G. G. X.
[2]) Über hyperpyretische Krämpfe vgl. S. 473.
[3]) Ashby u. Stephenson, L. 9. Mai 1903.
[4]) Henoch, Lehrb.
[5]) Aufrecht, A. K. 11.
[6]) Schön, Z. B. 28. Stöltzner, Z. K. 7. 1913.

nicht in den Krämpfen selbst, sondern in der ihnen zu Grunde liegenden Konstitutionsanomalie mit ihrem krankhaften Gewebschemismus die Erklärung zu suchen.

Differentialdiagnose. Die Differentialdiagnose der verschiedenen Krampf-
arten ist keine einfache Aufgabe. Vor allem gilt es zu entscheiden ob eine der
meist schwerwiegenden organischen Ursachen vorliegt oder ein funktioneller Krampf mit seiner doch gewöhnlich weniger ernsten Bedeutung. Die
Entscheidung dieser allgemeinen Frage ist oft leicht; unter Umständen aber
bietet sie große Schwierigkeiten, die erst im Laufe einer langen Beobachtung,
gelegentlich erst nach Jahren überwindbar sind.

Neben den Fingerzeigen, die Status und Anamnese zur Verfügung stellen,
ist das wichtigste die Untersuchung auf das Bestehen einer funktionellen Spasmophilie. Wenn sich ein Facialisphänomen findet oder das Erbsche Symptom nachweisbar ist, so spricht die Wahrscheinlichkeit für Spasmophilie. Eine völlige Sicherheit aber besteht nicht; denn bei der großen
Verbreitung der konstitutionellen Anomalie kann ein Nebeneinander von organischer und funktioneller Störung vorliegen, sei es eine „akzidentelle Tetanie"
bei einem akuten Hirnleiden, sei es ein zufälliges Zusammentreffen von spas-
mophilem Dauerzustand und organischen Krämpfen. Daß manche Krämpfe
auch bei chronischen Zerebralerkrankungen spasmophiler Natur sind, fand
oben[1]) Erwähnung. Umgekehrt spricht zwar die Abwesenheit der Latenzerscheinungen der Spasmophilie für andersartigen Ursprung; ob diese Abwesenheit aber wirklich besteht, kann in Hinblick auf die früher erwähnten
Unregelmäßigkeiten[2]) eigentlich erst nach wiederholter Prüfung entschieden
werden. Dazu kommt ganz allgemein, daß das Facialisphänomen nicht
selten fehlt und die elektrische Prüfung in der Privatpraxis nicht immer
durchführbar ist. Mit Sicherheit auszuschließen ist die Spasmophilie ohne
weiteres bei Krämpfen, die vor der 6. Lebenswoche auftreten, da so zeitig auch
ihre Frühformen kaum vorkommen dürften.

Die sonstigen Erwägungen gestalten sich verschieden, je nachdem es sich
um von Fieber begleitete oder bei normaler Temperatur einsetzende Krämpfe
handelt. Einige Anhaltspunkte sind im folgenden enthalten.

Bei den fieberhaften Krämpfen wird binnen kurzem die weitere Entwicklung lehren, ob irgendeine akute Infektion oder ein Darmkatarrh oder eine
Gehirnerkrankung vorliegt. Je länger sich die Anfälle hinziehen, desto mehr
neigt die Wahrscheinlichkeit nach der letzten Richtung; eine ununterbrochene
Dauer von mehr als zwölf Stunden ist bei funktioneller Eklampsie zum mindesten
nichts Gewöhnliches. Nackenstarre spricht mehr für organische Grundlage, kann
aber auch bei funktioneller vorkommen. Koma, auch mit Lähmungserscheinungen,
automatische Bewegungen und Zähneknirschen entscheiden nach früheren Ausführungen wenigstens in den ersten 24 Stunden nicht gegen funktionelle Störung,
während Reizerscheinungen, Hyperästhesie, Schmerzäußerungen nach der
anderen Seite verdächtig sind. Halbseitige oder in einer Muskelgruppe beginnende
Krämpfe sind bei Kindern nach vielfachen Erfahrungen nicht beweisend für eine
umschriebene Läsion, es sei denn, daß der Anfall ohne Bewußtseinsverlust einhergeht. Auffallend hervortretende Augenmuskelkrämpfe bei geringen Extremitätenzuckungen kommen vorzugsweise bei organischen Läsionen vor. Trügerisch kann auch das Fontanellensymptom sein, denn bei starken Krämpfen
erscheint oft eine Vorwölbung durch Ödem und Stauung, während
sie bei beginnender Meningitis zunächst noch auf sich warten lassen kann. Die
Ergebnisse der Lumbalpunktion sind nur bei erhöhtem Zell- und Eiweißgehalt

---

[1]) S. 521.
[2]) Vgl. S. 525.

und bei Gerinnselbildung im Sinne der organischen Erkrankung verwertbar, während erhöhter Druck und Vermehrung des Liquors auch bei funktioneller vorkommen kann. Bei jedem fieberhaften Krampf untersuche man die Ohren. Denn Otitis media kann bei kleinen Kindern Konvulsionen machen, die durch rechtzeitige Parazentese beseitigt werden. Vielfach wird auch der Erfolg der eingeleiteten Behandlung die Diagnose sichern. Zuweilen wird sie erst nach Monaten klar. So habe ich einmal bei schnell vorübergehenden, leicht febrilen Krämpfen im sechsten Lebensmonat einfache Eklampsie angenommen, während sich später beim Gehenlernen durch das Offenkundigwerden einer auf den Extensor digitorum des linken Fußes beschränkten atrophischen Lähmung der wahre Grund als Poliomyelitis herausstellte.

Weit schwieriger und nicht in wenigen Tagen abgeschlossen ist die Entscheidung bei den fieberlosen Krämpfen. Hier kann, wenn andere pathognomische Symptome fehlen, eine wiederholte elektrische Prüfung einerseits, eine sorgfältige Aufnahme des übrigen Nervenbefundes andererseits, sagen, ob an Spasmophilie oder an genuine Epilepsie, an Sklerosen und verwandte Störungen, an Tumoren, Hirnlues und Wasserkopf gedacht werden muß. Wie leicht insbesondere kleine, schnell stationär werdende und deshalb leicht übersehbare Ventrikelergüsse syphilitischen Ursprunges eine funktionelle Eklampsie vortäuschen können, wurde an früherer Stelle[1]) gezeigt. Unerläßlich ist die Untersuchung des Augenhintergrundes[2]), von großer Bedeutung die Familienanamnese. Ich persönlich werde, falls nicht die Verhältnisse völlig klar liegen, immer vorsichtiger in der Annahme rein funktioneller Ursachen, nachdem der Verlauf einer Reihe von Fällen meine günstige, zunächst scheinbar zutreffende Diagnose nach Monaten und Jahren doch noch Lügen gestraft hat.

Der Möglichkeit falscher Deutung wegen sei hier auch der eigenartigen bei zahlreichen gesunden Neugeborenen und besonders deutlich bei Frühgeborenen auftretenden Gesichtszuckungen gedacht, die im Volke als „Stäupchen"[3]) bekannt sind. Es sind ruckartige und rollende Bewegungen der Augäpfel, Blepharospasmen sowie blitzartige Zusammenziehungen des Orbicularis oris und Verziehen der Mundwinkel, die sich während und nach den Mahlzeiten einstellen, zuweilen mit ruckartigen Rückwärtsbewegungen des Kopfes vereint sind und sich mehrere Monate halten können. Eine krankhafte Bedeutung haben sie nicht, doch können sie die Nahrungsaufnahme etwas erschweren.

Behandlung. Die **Behandlung der Anfälle** ist an anderer Stelle erörtert[4]), zugleich mit den Maßnahmen, die zur **Bekämpfung der Krampfbereitschaft** zur Verfügung stehen, soweit diese spasmophiler Natur ist. Schwieriger beizukommen ist der **Epilepsie.** Die Bromkur (Natr. brom., Ammon. bromat. āā 0,15 3 × täglich) kommt natürlich nur bei häufig wiederholten Anfällen in Frage und läßt möglicherweise um so eher Erfolg erwarten, als vielleicht in frühem Alter der spasmophile Zustand des Gehirns weniger fest eingewurzelt ist, als in späteren Jahren. Manche Erfahrungen[5]) sprechen übrigens dafür, daß das kindliche Gehirn eine besonders große Toleranz gegenüber dem Brom besitzt, so daß also auch die Furcht vor einer Schädigung nicht allzusehr zu hindern braucht. Vorsicht muß andererseits schon deswegen walten, weil Brom gerade eine beim Säugling nicht gleichgültige Reizung der Atmungsschleimhäute und damit eine

---

[1]) S. 488.
[2]) Sie gelingt am leichtesten, wenn man dem Kinde während des Spiegelns die Flasche reicht.
[3]) Lit. bei Zipperling, Z. K. 5. 1912.
[4]) Vgl. S. 550.
[5]) Fürstner, A. P. N. 33.

Neigung zu Lungenkatarrhen hervorrufen kann. Leider wird man nicht selten einen teilweisen oder völligen Mißerfolg erleben. Das Wahrscheinliche ist dann, daß trotz Fehlens anderweiter Symptome eine symptomatische, von schweren organischer Hirnläsion abhängige Epilepsie vorliegt. Aber auch idiopathische Epilepsie kann sich unbeeinflußbar erweisen. Ob dann eine Steigerung der Dosis noch ein Ergebnis erzwingen kann, ist mir auf Grund einiger allerdings spärlicher Erfahrungen fraglich. Über Versuche mit Bromkalzium und dem in den letzten Jahren bei älteren Kindern bewährten Luminal (bis 0,05 pro die?) fehlen meines Wissens noch Erfahrungen. Bei dem geringsten Verdacht auf Lues ist die Hg-Behandlung einzuleiten.

12. Spasmus nutans s. rotatorius. Nystagmus. Epilepsia nutans s. Salaamkrämpfe.

Spasmus nutans s. rotatorius[1]). Häufig finden sich bei Säuglingen, deren Alter mit wenigen Ausnahmen jenseits des vierten Lebensmonates liegt, eigentümliche Zwangsbewegungen im Gebiete der Nackenmuskulatur in Gestalt eines mühelosen Nickens, Schüttelns oder Drehens des Kopfes, das sich mit meist horizontalem, seltener rotatorischem Nystagmus verbindet, der bei Fixation des Kopfes stärker wird. Von diesem Spasmus nutans s. rotatorius gibt es Fälle, bei denen die Bewegungen stundenlang mit nur kurzen Pausen fortgesetzt werden und wieder andere, wo die Ruhezeit überwiegt und nur bei bestimmten Blickrichtungen ein kurzes Bulbuszittern und Kopfnicken erfolgt; beide Formen können ineinander übergehen. Der Nystagmus kann ein- oder doppelseitig, sehr auffällig und andererseits sehr gering sein; bald zeigt er sich dauernd, bald fehlt er zeitweise; seltener steht er seinerseits im Vordergrund, während die Kopfbewegungen nur andeutungsweise vorhanden sind oder ganz vermißt werden. Bisweilen wird der Kopf andauernd schief gehalten. Die Muskelunruhe schwindet im Schlaf, ferner bei Verschluß beider Augen oder bei einseitigem Nystagmus bei Verschluß des betroffenen Auges allein. Die Entstehung dieser Zustände ist auf den Winter und das Frühjahr beschränkt und zeigt so eine gewisse Übereinstimmung mit der Säuglingsspasmophilie.

Das Wesen der eigenartigen Störung ist namentlich durch die scharfsinnigen Untersuchungen von Raudnitz geklärt worden. Wie auch durch Sektionen erhärtet wurde, handelt es sich um eine rein funktionelle Erkrankung, und zwar um eine Art ,,Beschäftigungsneurose‘‘, die mit dem Nystagmus der Bergleute nahe Verwandtschaft hat. Sie entsteht bei langem Aufenthalt in dunklen oder wenigstens ungenügend erhellten Räumen, in denen infolge undeutlicher Gesichtseindrücke die feinere Einstellung der Augen erschwert und dadurch ein Schwanken um die zentrale Fixation begünstigt wird; die dabei irradiierten Kopfbewegungen werden vom Säugling noch nicht beherrscht und so kommt es zum Nickkrampf. Der Übermüdung, die sich einstellt, wenn in dunklen Räumen der Blick vorzugsweise auf eine kleine, in unbequemer Richtung gelegene Lichtquelle oder einen anderen, irgendwie die Aufmerksamkeit fesselnden Gegenstand gelenkt wird, mißt R. neuerdings keine Bedeutung mehr bei. Die Übertragbarkeit seiner aus der Betrachtung der Bergmannskrankheit und aus Tierversuchen geschöpften Anschauungen auf den Säugling folgert Raudnitz aus der Erfahrung, daß der Spasmus nutans immer nur in der dunklen Jahreszeit entsteht, und aus seinen Feststellungen, daß alle ihm untergekommenen Kinder in dunklen Wohnungen lebten. Daß diese äußeren Verhältnisse in der Tat von größter Be-

---

[1]) Lit. bei Raudnitz, J. K. 87. 1918. Ohm, J. K. 88. 1918.

deutung sind, wird auch von anderen bestätigt, und ich selbst verfüge über entsprechende Beobachtungen, die durch die Häufung der Fälle besonders belehrend sind.

In einer früher meiner Anstalt angegliederten, durch ihre kleinen, hochgelegenen Fenster und durch umstehende Bäume dunklen Döckerschen Baracke erkrankte im Winter regelmäßig ein Teil der dort längere Zeit verpflegten Säuglinge nach 2- bis 6 wöchigem Aufenthalt in typischer Weise, so daß einmal zu gleicher Zeit nicht weniger als sechs solcher Schüttler beieinander lagen[1]).

Ebenso werden im Kinderasyl in den Wintermonaten nach längeren sonnenlosen Zeiten fast jedes Jahr einige Pfleglinge betroffen, und zwar ausnahmslos in bestimmten Zimmern, die infolge ihrer Lage an einer überdachten Veranda ungenügend belichtet sind, und in diesen hauptsächlich in bestimmten, in den dunkelsten Ecken stehenden Betten. Im Hauptbau des Waisenhauses, dessen Räume wesentlich heller sind, ist mir kein Fall in der Erinnerung.

Einer Erklärung bedarf noch der Umstand, daß unter den gleichen äußeren Bedingungen nicht alle Kinder erkranken. Konstitutionelle Anomalien, wie etwa Spasmophilie oder andere Arten neuropathischer Belastungen spielen hierbei keine Rolle; sicherlich auch nicht die Rachitis, auf die von einigen Bezug genommen wird. Henoch, Romberg u. a. sahen mehrfach prompten Nachlaß der Erscheinungen nach dem Durchbruch der Zähne. Auch der Reiz chronischer Ekzeme, deren Häufung bei diesen Kindern auch mir auffiel, ist angeschuldigt worden[2]), und ebenso ein Trauma, weil ziemlich oft — nach Miller in 28 Proz. — der Beginn der Bewegungen an einen Fall anschließen soll. Wahrscheinlich sind das indessen nur zufällige Zusammentreffen. Der eigentliche innere, prädisponierende Grund dürfte vielmehr nach Raudnitz in mechanischen Verhältnissen selbst gelegen sein, die im Sinne einer Erschwerung der Einstellung wirken, vor allem in den verschiedenen Arten der Heterophorie. Divergenzen, Konvergenzen und wirklicher Strabismus sind jedenfalls bei einem auffallend hohen Prozentsatz der Kranken schon im Säuglingsalter nachweisbar oder werden später offenkundig. Nach Ohm, der den Namen „Dunkelzittern" vorschlägt, ist die Hauptursache dagegen eine Übererregbarkeit des Labyrinthes und ein herabgesetzter Lichtsinn.

Man darf den Eltern, die gewöhnlich recht besorgt sind, über den **Ausgang** beruhigende Versicherungen geben. Denn die Heilung erfolgt mit Sicherheit, wenn auch erst nach Monaten, und es bedarf keiner anderen **Behandlung,** als der Versorgung mit reichlich Licht und Luft, Abstellung der zur Zwangsrichtung des Blickes führenden Wohnungsverhältnisse, wo solche feststellbar sind, und der Beseitigung einer etwa vorhandenen Spasmophilie oder Rachitis.

Allerdings muß man vor Ausspruch der günstigen Prognose der **Diagnose** vollkommen sicher sein, und das ist nur der Fall, wenn außer dem andauernden mühelosen Nicken und Augenzittern am Nervensystem nichts Krankhaftes nachweisbar ist und die Augen gesund sind. Alle Abweichungen vom typischen Bilde dagegen erfordern eine zurückhaltende Beurteilung, und zwar auch dann, wenn die hinzugesellten Erscheinungen sehr geringfügig sind.

So bestanden Nystagmus und Schütteln, die im 10. Lebensmonat begonnen hatten in einem Falle noch im Alter von 9½ Jahren; daneben außer starkem Facialisphänomen noch eine ausgesprochene allgemeine Hyperreflexie und vielleicht leichte Imbezillität. Ein andermal fiel bei dem 1 jährigen Patienten neben den typischen Symptomen und Strabismus ein eben angedeuteter paretischer Zustand des rechten Facialis und eine Abweichung der vorgestreckten Zunge nach rechts auf. Das Kind hob zwar den Kopf, fixierte und lachte, konnte aber nicht sitzen und noch nicht greifen. Über den weiteren Verlauf ist mir leider nichts mehr bekannt; doch ist die Gegenwart einer ernsteren, vielleicht allerdings nur zufällig vereinigten Störung sehr wahrscheinlich.

---

[1]) Vgl. Rietschel, Ch. A. 30.
[2]) Dickson, L. 5. X. 1895.

Differentialdiagnostisch kommen in Betracht der juvenile (auch angeborene) Nystagmus, bei dem das Augenzittern mit Kopfbewegungen vergesellschaftet ist, die denen bei Spasmus nutans völlig gleichen können. Die häufigste Ursache dieser Störung ist eine Amblyopie und es wird die Unterscheidung leicht gelingen, wenn diese auf Hornhaut- oder Linsentrübungen, Albinismus, Netzhautentzündung oder Hirnerkrankung beruht, die auch beim Säugling ohne Schwierigkeiten erkennbar sind. Nicht so einfach aber wird die Trennung, wenn Refraktionsanomalien oder angeborene rein funktionelle Schwäche zugrunde liegt, deren Nachweis im frühesten Kindesalter schwer möglich ist. Hier wird erst das Ausbleiben der Besserung auf die richtige Spur leiten; denn der amblyopische Nystagmus bleibt zum mindesten jahrelang, wenn auch nicht dauernd bestehen.

Unter Umständen wird auch ein angeborener hereditärer Nystagmus[1]) zu berücksichtigen und anamnestisch leicht abzutrennen sein. Disseminierte Sklerose, oder hereditäre Ataxie kommt im Säuglingsalter kaum in Frage, ebensowenig wohl der Tic convulsif der Nackenmuskeln, dem der Nystagmus fehlt, dagegen ist Nystagmus ohne Schütteln als Symptom bei zerebralen spastischen Lähmungen im ersten Jahre nichts Ungewöhnliches. Auch beim zerebralen Tremor[2]) kann er vorhanden sein.

Wichtig ist die Tatsache, daß Dreh- und Nickbewegungen zuweilen bei Kleinhirntumoren vorkommen. Hahn[3]) hat eine Anzahl solcher Fälle bei Kindern von 10 Tagen bis zu 2 Jahren gesammelt, bei denen es sich um Tuberkel, Zysten oder auffallende Hyperämie als Begleiterin und selbst Vorläuferin von tuberkulöser Meningitis handelte. Die Beachtung der anderen gleichzeitig vorhandenen Nervensymptome wird hier den Ausschlag geben. Eine umschriebene Kleinhirnblutung (wahrscheinlicher ist eine Labyrinthblutung) nahm auch H. Fischer[4]) an bei einem einjährigen Kinde, das nach Sturz auf den Hinterkopf mit Zuckungen und Bewußtlosigkeit drei Wochen lang an Rotation des Kopfes und Nystagmus litt.

Schließlich mögen noch einige entfernt ähnliche Bewegungsformen genannt werden, die mit den aufgezählten Zuständen nichts zu schaffen haben, aber von Unerfahrenen doch einmal verwechselt werden können. Das Wiegen des Rumpfes von vorn nach hinten, das gesunde Kinder in vergnügter Stimmung zuweilen für kurze Zeit belieben, wird pathologisch, wenn es unablässig fortgesetzt wird, und deutet beim Säugling vornehmlich auf agile Idiotie. Ab und zu muß auch der Gedanke an onanistische Reizung erörtert werden. Das hartnäckige Wetzen des Kopfes auf den Kissen, das zu Kahlheit des Hinterhauptes führt und namentlich bei Rachitikern vorkommt, ist jedenfalls durch juckende Empfindungen begründet und deshalb auch bei Ekzemen nichts Seltenes. Auch Stereotypien in Gestalt fortgesetzten heftigen Hin- und Herwälzens des liegenden Körpers werden öfters beobachtet.

Eklampsia nutans, Salaamkrämpfe. Vielfach wird fälschlicherweise in einem Atem mit dem Spasmus nutans eine prognostisch viel ernstere und auch symptomatologisch kaum vergleichbare Störung genannt, nämlich die als Eklampsia nutans oder plastischer als Salaamkrämpfe (Clarke) bezeichnete Form der Epilepsie, bei der nicht der Kopf allein, sondern der ganze Körper wie beim orientalischen Gruß tief gebeugt — oder treffender ausgedrückt — ruckartig zusammengekrampft wird. Die eigenartigen Bewegungen kommen plötzlich und

---

[1]) Siehe z. B. Greanelle, Pediatrics, Febr. 1903.
[2]) Vgl. S. 486.
[3]) A. K. 28.
[4]) D. m. W. 1898. S. 64.

anfallartig, unter Schmerzäußerungen, oft mit einer Aura. Laufende Kinder stürzen dabei hin. Krampfhafte Bewegungen der Glieder sind meist beigesellt. Nystagmus fehlt. Das Bewußtsein scheint nur momentan getrübt oder frei. Erschöpfung oder Schlaf folgen hinterher.

Ein siebenmonatiger Knabe von angeblich gesunden Eltern, dessen Großvater mütterlicherseits epileptisch ist, hat seit seinem vierten Monat Krämpfe von folgendem Charakter: Nachdem einen Augenblick das Gesicht starr geworden ist, erfolgt eine blitzartige Vorwärtsbeugung des Rumpfes, wobei der Kopf vornüberfällt und die Arme weit abduziert und nach hinten geschleudert werden. Diese Krämpfe treten in dicht aneinandergedrängten, bis 10 Minuten dauernden Serien auf, im Schlafen wie im Wachen, während zwischen den einzelnen Anfällen Stunden und selbst Tage liegen. Nachher ist das Kind etwa eine Stunde sehr matt. Irgendwelche sonstige zentrale Symptome bestehen nicht; Entwicklung und Intelligenz dem Alter entsprechend. Starke Irregularität des Schädels. Durch eine Bromkur (1,0 pro die) schnelles Aufhören der Anfälle, die zunächst durch ein ganz plötzliches kurzes und unbegründetes Aufschreien ersetzt werden, das aber gleichfalls bald verschwindet. – Nach der Entlassung ein halbes Jahr krampffrei. Spätere Schicksale unbekannt.

Ein frühgeborenes, vom siebenten Lebenstag in Beobachtung stehendes Mädchen bleibt bald in der geistigen Entwicklung sichtlich zurück. Im sechsten Monat beginnen Salaamkrämpfe. Nach einem kurzen Erblassen mit Atemstillstand und erschrockenem Gesichtsausdruck erfolgen ruckartige Zusammenziehungen des Rumpfes, Vornüberfallen des Kopfes und Ausbreiten der Arme, die, ganz den oben geschilderten gleichend, das Kind aus der Rückenlage förmlich emporschnellen lassen. Derartige Anfälle wiederholen sich 6 bis 20 mal schnell hintereinanber, um dann wieder größere, zum Teil bis zu Tagen sich ausdehnende Pausen zu machen. Hinterher ist bas Kind sehr erregt und erschöpft und weint schrill wie unter großen Schmerzen. Auch sonst stöhnt und jammert es viel, ist sehr unruhig; es besteht leichter Opisthotonus und nahezu ständig Wetzen mit dem Hinterkopf auf der Unterlage. Kein Fixieren, kein Greifen, leerer Gesichtsausdruck. Augenhintergrund normal. Im übrigen außer vorübergehend gesteigerten Patellarreflexen nichts Bemerkenswertes. Die Mutter soll als Kind ähnliche Anfälle gehabt haben; der Vater soll syphilitisch gewesen sein. – Bromkur erfolglos; antisyphilitische Behandlung konnte nicht eingeleitet werden, da das Kind bald nach Bekanntwerden der kurzen Anamnese der Beobachtung entzogen wurde.

Die fortgesetzte Beobachtung der mit Salaamkrämpfen behafteten Kranken lehrt, daß entweder Übergang in Epilepsie mit oder ohne Idiotie stattfindet, oder schwere organische Gehirnkrankheiten offenkundig werden. Beziehungen zu Syphilis scheinen häufig zu sein.

In einem der zwei von mir sezierten Fälle ergab sich als einziger Befund eine hochgradige Hypoplasie des ganzen Kleinhirns; die Erscheinungen im Leben waren den eben geschilderten völlig gleich gewesen. Bei dem zweiten war das Kleinhirn frei, dagegen zeigten die Meningen der Konvexität an vielen Stellen leichte Trübungen entlang der Gefäße, besonders über der linken Zentralwindung, die nach allem als narbige Reste einer Meningitis syphilitica gedeutet werden mußten. Der Fall, der auch durch den Erfolg der eingeleiteten nichtspezifischen Behandlung Interesse bietet, verlief wie folgt.

Bei dem im Alter von 14 Tagen aufgenommenen Mädchen kam in der 3. Woche ein bullöses Syphilid zum Ausbruch, das der kombinierten Hg-Neosalvarsanbehandlung bald wich. Gegen Ende der Kur im 3. Lebensmonat einmal vorübergehend Zuckungen in der ganzen rechten Körperhälfte. Da die Wassermannreaktion nicht sicher negativ geworden war, wurde bereits nach 10 wöchiger Pause, also im 6. Monat, eine zweite Kur eingeleitet. In deren 4. und 6. Woche je einmal, von der 7. Woche an täglich 1 bis 3 allgemeine eklamptische Krämpfe. KÖZ zwischen 4 und 5 MA. Kein Facialis. Lumbalpunktion liefert bei nicht erhöhtem Druck normalen Liquor mit kaum vermehrter Lymphozytenmenge. Die in der Annahme einer Spasmophilie eingeleitete diätetische und Bromkalzium-Phosphorlebertranbehandlung versagte vollkommen, dagegen ändert sich die Art der Anfälle. Sie nehmen allmählich den Typus von Salaamkrämpfen an, deren Serien anfänglich nur 3, später bis zu 10 Minuten dauern. Nach 5 Wochen wird eine Behandlung mit Theobromin. natriosalicylic. eingeleitet die einen bemerkenswerten Erfolg erzielt. Bei 3 × 0,1 am Tage noch keine sichtliche Beeinflussung, bei 5 × 0,1 am Tage nur noch öfters nachts ein einzelner Anfall und 3- bis 6 tägige Pausen, was früher niemals vorgekommen war; bei Verteilung auf 24 Stunden werden auch die

Nachtkrämpfe seltener und hören in der 14. Woche dauernd auf. 4 Wochen später kann das Mittel ohne Nachteil ganz fortgelassen werden, während bei der gleichen Maßnahme 6 Wochen vorher wiederum täglich 1 bis 2 Anfälle auftraten. Entlassung 11 Monate alt nach 5 wöchiger Krampffreiheit; Tod mit 2 Jahren an Masernpneumonie. Krämpfe sind niemals wieder aufgetreten.

B. Erkrankungen der Atmungsorgane.

1. Akute infektiöse Katarrhe.

1. Grippe[1]).

a) Ätiologie.

Die winterliche Hochflut akuter Erkrankungen der Atmungsorgane ist in hervorragendem Maße mitbedingt durch die Beteiligung der Kinderwelt, und in dieser wiederum stellen die Kleinen des ersten, schon weniger des zweiten Lebensjahres die größte Zahl der Kranken und Toten. Die Jahreskurve der Säuglingssterblichkeit zeigt dementsprechend einen energischen Anstieg in der rauhen Jahreszeit; und wenn dieser auch hinter dem durch Darmkatarrhe erzeugten „Sommergipfel" erheblich zurückbleibt, so ist er doch hoch genug, um den Respirationskrankheiten den zweiten Platz in der Liste der Todesursachen zu sichern.

Unleugbar wirken an dem alljährlichen Aufflammen bis zu einem gewissen Grade allgemeine disponierende Einflüsse mit. Die begünstigende Rolle der „Erkältung" wird man um so weniger bestreiten können, als für sie experimentelle Stützen durch den Tierversuch[2]) erbracht wurden. Die verhängnisvolle Bedeutung des mit Nebel und Regen niedergeschlagenen Rauches wird grell beleuchtet durch die statistische Tatsache, daß innerhalb der letzten 25 Jahre die Sterblichkeit an Krankheiten der Atmungsorgane in den steinkohlenfeuernden Industriezentren um ein Vielfaches höher gestiegen ist, als in den Landbezirken und den Städten mit Textilgewerbe[3]). Auf die eine oder die andere Weise werden Verhältnisse geschaffen, kraft deren die gewöhnlichen Bewohner der Luftwege zu Krankheitserregern werden. Aber neben der Selbstinfektion spielt auch die Infektion von außen eine bedeutsame, ja die weitaus wichtigste Rolle. Gerade beim sorgsam behüteten Säugling läßt sich das am schlagendsten erkennen. Daß dem Kinde der Schnupfen oder der Luftröhrenkatarrh von der Mutter oder Pflegerin mitgeteilt wird, ist eine alltägliche Erfahrung; und die manchmal geradezu explosionsartige Ausbreitung der Grippe in geschlossenen Säuglingsstationen in Anschluß an die Einbringung eines kranken Pfleglings oder die Versorgung durch eine kranke Schwester, belehren eindringlich darüber, daß die Übertragung auch ohne jeden disponierenden Umstand allein durch Infektion stattfinden kann.

Man hat die hierher fallenden Erkrankungen der Atmungswege aufzufassen als den Ausdruck eines akuten infektiösen Katarrhes[4]), dem man den Sammelnamen „Grippe" belassen mag. Es handelt sich dabei nicht um eine im strengen Sinne des Wortes spezifische Krankheit, sondern um symptomatisch nahe verwandte Zustände verschiedener Ätiologie. Neben der epidemischen.

---

[1]) Lit. Leichtenstern, Influenza in N. Handb. Risel, E. i. M. K. 8. 1912. Goeppert, Nasen-, Rachen- usw. Erkrank. des Kindes. Enzyklop. d. klin. Medizin. Berlin. Springer, 1914. Langstein, Jahreskurse f. ärztl. Fortbild. Juni 1915.
[2]) Dürck, D. A. kl. M. 58. Fr. Müller, M. m. W. 1897. Nr. 49. Fischl, Z. H. 1897. Stricker, Erkältungskrankh. Enzykl. d. inn. Med., J. Springer 1915.
[3]) Finkelnburg, Z. a. G. 1882. Ascher, W. m. W. 1895. Nr. 2 u. 3.
[4]) Filatow, Kassowitz, Biermer, Homburger (J. K. 49), Luzzato (J. K. 52).

dem Influenzabazillus Pfeiffers zugeschriebenen, an keine Jahreszeit gebundenen Grippe[1]) steht die endemische der kalten und feuchten Monate, deren Aufflackern bald mit dem einen, bald mit dem anderen Erreger in Beziehung gebracht werden darf. Außer dem auch hier zeitweilig bedeutsamen Influenzabazillus kommen der Pneumococcus Fränkel-Weichselbaum[2]), der Micrococcus catarrhalis Pfeiffer[3]) und gewisse, vom Pyogenes durch einige Merkmale unterschiedene kurze Diplostreptokokken[4]) in Frage Mischinfektionen mit Streptococcus pyogenes, Staphylokokken und anderen Mikroorganismen sind gleich häufig, wie beim Erwachsenen. Durch diese ursächlichen Verschiedenheiten mag es sich zum Teil mit erklären, daß die Endemien der einzelnen Jahre sowie auch zuweilen die Fälle aus verschiedenen Zeiten derselben Endemie Abweichungen in ihrem Charakter zeigen — so in der Bösartigkeit, in der Art der ersten Lokalisation (Nase oder Rachen), in der Neigung zu Komplikationen und in deren Besonderheiten (Lungenabszesse, Drüsenerkrankungen, Magendarmerscheinungen u. a.).

b) Klinisches.
1. Das Grippefieber.

Das **Fieber** der Säuglingsgrippe wiederholt alle die Mannigfaltigkeiten, die von der Grippe der Erwachsenen her bekannt sind. Eintagserhebungen stehen

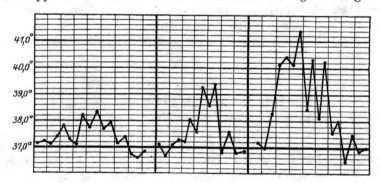

Fig. 144. Einige Typen des Grippefiebers beim Säugling.

neben solchen von zwei- bis sechstägiger Dauer; zu ihnen treten die Erkrankungen bileptischen und polyleptischen Typs, die sich über eine Frist von 1 bis 2 Wochen und zuweilen noch etwas darüber erstrecken. Der Beginn ist häufig plötzlich, vielleicht eben so oft erhebt sich die Kurve erst im Verlauf einiger Tage staffel-

---

[1]) Zahlreiche Ärzte sprechen von einer gewissen Immunität der Säuglinge gegenüber der Influenza, und die Zahlen einzelner größerer Statistiken scheinen diese Meinung zu bestätigen; andere wiederum besagen das Gegenteil (vgl. Leichtenstern, l. c.). Ich selbst habe die Krankheit in vielgestaltiger Form sowohl in den neunziger Jahren des vorigen Jahrhunderts als auch in der Pandemie von 1918 und 1919 so vielfach im ersten Lebensjahre gesehen und zum Teil durch Auffinden des Influenzastäbchens gesichert, daß ich den Säugling bei gleicher Exposition für ebenso gefährdet halten möchte, wie das ältere Kind.

[2]) Vgl. Neumann, Queißner, J. K. 30. Netter, A. m. exp. Jan. 1892. Luzzato, Dürck, l. c. Meunier, A. g. m. Febr. 1897. Wollstein, Journ. of exper. med. VI 4, 5, 6. 1905.

[3]) Bernheim, D. m. W. 1900. Nr. 40. Ghon u. H. Pfeiffer, Z. kl. M. 44. Jehle, J. K. 64.

[4]) Müller u. Seligmann, B. kl. W. 1911. Nr. 30. Seligmann, Z. Bakt. Ref. Bd. 54. Beiheft.

förmig zur höchsten Höhe. Von dieser wieder kann sofort ein kritischer oder
ein lytischer Abfall zur Norm zurückführen, oder auch ein mehrtägiges „Fasti-
gium" bestehen, das sich bald als Continua und bald als Continua remittens darstellt. Bemerkenswert sind die verhältnismäßig nicht häufigen Fälle von während
des Fastigiums, ja selbst von Anfang bis zu Ende stark remittierendem und selbst
intermittierendem Typus. Gleich wechselvoll ist die Fieberhöhe; von subfebrilen
Werten kann sie alle Grade bis zu hochfebrilen und selbst hyperpyretischen aufweisen.

Bei nicht wenigen Kindern bestehen bereits einige Tage vor dem eigentlichen
Krankheitsbeginn unbedeutende **prodromale Temperaturerhebungen**. Es verdient Beachtung, daß — ähnlich wie bei manchen Masernfällen — gleichzeitig
mit ihnen auch prodromale Darm- und Ernährungsstörungen einsetzen können [1]),
die geeignet sind, die Diagnose in falsche Richtung zu lenken (Fig. 157). Wesentlich seltener als im späteren Alter ist das Grippefieber von einem **Herpes** begleitet. Häufig sind ferner **Exantheme** roseola-, masern- und scharlach-
ähnlichen Aussehens; auch das **Erythema exsudativum multiforme**
kommt vor. Einmal sah ich eine sichere Grippe mit dem Ausbruch eines solchen am siebenten Tage kritisch entfiebern.

Es gibt Grippeerkrankungen, wo das Fieber das einzige Symptom
bleibt, vielleicht daß daneben eben noch eine Andeutung des Erythems oder
glasigen Ödems des Rachens gefunden wird. Solche Zustände erhalten nur
im Rahmen einer Epidemie die richtige Deutung. In der Regel jedoch besteht ein Katarrh der oberen Luftwege mit vorwiegendem Sitz entweder in
der Nase oder im Rachen.

2. Nasopharyngitis.

Symptome. In der Mehrzahl der Fälle befällt die Grippe als **Nasopharyngitis**
den Rachenraum und den hinteren Teil der Nase. Sie beginnt bald mit milderen
Erscheinungen, bald mit heftigeren in Gestalt von Unruhe, beträchtlichen Allgemeinstörungen und hohem Fieber; dazu gesellen sich nicht selten Erbrechen
und Durchfälle. Die Inspektion zeigt entweder eine tiefe Rötung der Rachen-
teile oder eine seröse Durchfeuchtung; an der Rachenwand haftet grauer oder
gelblicheitriger Schleim, oder er quillt beim Würgen hinter dem Velum hervor.
Die Zunge ist auf der Fläche trocken und weiß belegt, Ränder und Spitze erscheinen dagegen rot und feucht. Die Nasenatmung ist zumeist etwas verlegt
und geräuschvoll, die Stimme gedeckt. Der Ausfluß ist zähe und spärlich, oft
fehlt er ganz. Die regionären Drüsen am Nacken und in den Kieferwinkeln sind
geschwollen. Bei stärkerer Beteiligung der vorderen Nase tritt der **Schnupfen**
mehr in den Vordergrund; die Nase „fließt" und entleert seröse oder serös eitrige
Flüssigkeit, es stellt sich Niesen ein und der Naseneingang kann exkoriiert
werden.

Die besondere anatomische Gestaltung der Nase und des Nasenrachen-
raumes im Säuglingsalter [2]) bringt es mit sich, daß der Katarrh über die
üblichen Allgemeinerscheinungen hinaus vielfach beträchtliche Störungen setzt,
wie sie bei älteren Kindern unbekannt sind. Die an und für sich schmalen
Nasengänge enden in Choanen, die nicht geräumig sind, wie späterhin,
sondern als kleine Öffnungen eines 1 bis 2 mm langen Kanals erscheinen, der bei
entzündlicher Schleimhaut-Schwellung leicht bis zur Unwegsamkeit verengt wird.

---

[1]) Vgl. S. 713.
[2]) Myers, Monatsschr. f. Ohrenheilk. 1911. Ónodi, Die Nebenhöhlen der Nase
beim Kinde. Würzburg 1911. Goeppert, l. c.

Gleichzeitig liegen auch die Bedingungen für eine ausgleichende Mundatmung nicht so einfach, wie in der Folge; der wenig geräumige Pharynx zieht nicht senkrecht nach unten, sondern spitzwinklig zur Pars oralis parallel dem Zungengrund schräg nach hinten, und es genügt zur Zufuhr ausreichender Luftmengen nicht die bloße Öffnung des Mundes, sondern der Zungengrund muß nach unten und vorn gezogen werden. Diese verschiedenen Verhältnisse geben die Erklärung für eigenartige Zustände und Zufälle, die bei schnupfenkranken Säuglingen vorkommen können, am stärksten bei „lymphatischen" mit Neigung zu übermäßig starker Reaktion des adenoiden Gewebes. Dazu gehört einmal ein **Opisthotonus,** der offenbar dadurch zustande kommt, daß bei Rückwärtsbeugen des Kopfes der winklige Weg der Luft durch Nase und Mund zum Kehlkopf gestreckter und daher die Atmung leichter wird. Ferner **Anfälle von Zyanose und Asphyxie** durch Ansaugen des Zungengrundes (Bouchut, Henoch, Goeppert), die übrigens gelegentlich wohl auch die Folge eines Glottiskrampfes bei Sekretansammlung im Kehlkopfeingang sein können. Auch Aufschrecken aus dem Schlafe und Meteorismus mit starker Behinderung der Atmung infolge Luftschluckens[1]) kommen vor. Eine andere Eigentümlichkeit ist eine stunden- und tagelang anhaltende geräuschvolle **Poly- oder Tachypnoe,** die bis zu 80 Atemzügen in der Minute gehen kann; hier wird der Lufthunger nicht durch Mundatmung bekämpft und auch nicht durch verstärkte und vertiefte Tätigkeit des Brustkorbes, auf die der Säugling nicht eingerichtet ist[2]), sondern durch Beschleunigung. Die Starre der Nasenflügel an Stelle der präinspiratorischen Erweiterung, das Fehlen von Stöhnen sowie die geringe Benachteiligung des Allgemeinbefindens lassen diese nasale leicht von der pulmonalen Dyspnoe unterscheiden. Endlich kann bei verstopfter Nase durch erschwertes Saugen, Appetitlosigkeit und Erbrechen eine **Beeinträchtigung der Nahrungszufuhr und des Ernährungszustandes** herbeigeführt werden, die manchmal zu bedrohlichem Umfange anwachsen kann. Beängstigender Verfall kann auch auf förmlicher **Verdurstung**[3]) beruhen[4]).

Diagnose. Die Veränderungen im Rachen sind schon bei typischer Ausbildung nicht sehr aufdringlich, geschweige denn bei leichteren Graden. So kommt es namentlich bei schweren Infektionserscheinungen oft zu einem Mißverhältnis zwischen örtlicher und allgemeiner Störung und damit zu Schwierigkeiten in der Diagnose. Am häufigsten wird an eine beginnende **Pneumonie** gedacht; aber es fehlt die Dyspnoe und das Nasenflügelatmen, die im Säuglingsalter bei dieser obligatorisch und zwar schon von allem Anfang an vorhanden sind. Dadurch wird es möglich, auch die Annahme eines zur Zeit physikalisch noch nicht nachweisbaren zentralen Herdes zurückzuweisen. Die mehr diffuse Röte des Rachens, das Fehlen der Himbeerzunge erlaubt den **Scharlach** auszuschließen; scharlachartige Grippeexantheme pflegen nicht gleich in den ersten Tagen aufzutreten. Am wichtigsten wohl ist die Unterscheidung von einer **Meningitis.** Denn häufig beunruhigt das Auftreten von Nackensteifigkeit und Schmerzhaftigkeit, das aber seine Erklärung nicht in einer meningealen Reizung findet, sondern in einem begleitenden Mittelohrkatarrh oder in einer reflektorischen Spannung zur Schonung der empfindlich gewordenen Nackendrüsen.

---

[1]) Goeppert, B. kl. W. 1913. Nr. 20.
[2]) Gregor, A. K. 35.
[3]) Goeppert, Th. G. Dez. 1916.
[4]) Die in den Lehrbüchern geäußerte Anschauung, daß der Schnupfen plötzliche Todesfälle bedingen könne, halte ich für nicht genügend gestützt. Ich selbst kenne zwar eine Anzahl von Kindern, die plötzlich zyanotisch wurden und innerhalb weniger Stunden starben; aber die Sektion belehrte, daß nicht der Schnupfen, sondern eine akute Kapillärbronchitis Todesursache war.

Die Annahme eines Gehirnleidens liegt besonders nahe bei einer auf das Säuglingsalter beschränkten Gruppe von Fällen, bei der Starre des Rumpfes und der Glieder, Jaktation, Benommenheit, Zuckungen und auch allgemeine Krämpfe vorhanden sein können. Oft fällt auch eine eigentümliche, mühsame und geräuschvolle Tachypnoe auf. Das Fieber pflegt dabei hohe und höchste Grade — selbst bis an 42° — zu erreichen. In diesen Fällen kann in der Tat eine leichte seröse Menigitis vorliegen; mit ihr oder ohne sie aber handelt es sich gewöhnlich um Kinder mit spasmophiler Diathese, auf deren Boden die Grippe diese nervöse Färbung annimmt[1]).

Ein 7monatiger Knabe ist plötzlich mit Fieber und Erbrechen erkrankt. Die Pflegemutter hat Influenza. Bei der Aufnahme 40,2°, große Unruhe, gespannter Gesichtsausdruck, starre Augen, ausgesprochene Steifigkeit des ganzen Körpers, so daß dieser bei der Prüfung auf Nackenstarre sich gestreckt erheben läßt und nur auf den Fersen ruht. Kopf in den Nacken gezogen, tonische Streckung der Glieder, spastische Bewegungen mit Tremor. Ab und zu krampfige Zuckungen. Atmung beschleunigt (60), erfolgt mühsam, als ob ein Muskelkrampf zu überwinden wäre. Fontanelle nicht gespannt, keine Hyperästhesie. Häufiges Erbrechen, dyspeptische Stühle. Es besteht eitriger Nasenfluß und starke Rötung des schleimbelegten Rachens, Anschwellung der regionären Drüsen. KÖZ. 0,5. Die schweren Erscheinungen halten bis zum 4. Krankheitstag an, um dann schnell nachzulassen; am 5. Tage Ausbruch eines dichten, roseolaartigen Exanthems. 7. Tag fieberfrei; dann langdauerndes Drüsenfieber und doppelseitige Otitis media. Durch galvanische Untersuchung wurde das Fortbestehen einer latenten Spasmophilie festgestellt.

Ein 10monatiges, anämisches (70 Proz. H.-B.), nachgewiesenermaßen latent spasmophiles Mädchen erkrankt unter Niesen mit geringem Schnupfen und leichter katarrhalischer Pharyngitis. Deutliche Schwellung der Submaxillar- und Zervikaldrüsen. Am Abend des dritten Krankheitstages 41,3°, große Unruhe, schrilles Aufschreien, leichte Benommenheit. Mehrfach leichte eklamptische Krämpfe. Leichte Steifigkeit der Wirbelsäule, mühsame, geräuschvolle, beschleunigte (66) Atmung. Am nächsten Morgen fieberfrei; die geschilderten Symptome sind verschwunden. Abends wieder 40,3°; leichte Zuckungen, Andeutung der mühsamen Atmung. Dann schnelle Rekonvaleszenz.

Auch die gastrointestinalen Begleiterscheinungen in Form von Appetitlosigkeit, Erbrechen und Durchfällen können so stark hervortreten, daß es aller Aufmerksamkeit bedarf, um die Unterscheidung von einer primären Dyspepsie oder einer infektiösen Magendarmerkrankung zu treffen. Oft ist die richtige Deutung nur aus der Zugehörigkeit zu einer Hausepidemie typischer Grippefälle möglich. Von der **gastrointestinalen Form der Krankheit** wird später noch zu sprechen sein[2]); hier möge nur der Hinweis Platz finden auf eine Verlaufsform, bei der das Erbrechen das ganze Bild beherrscht, und die man treffend deswegen als „Brechgrippe" bezeichnen kann. Es gibt dabei Fälle so stürmischer Art, daß durch Inanition und Exsikkation in Kürze ein außerordentlich schwerer Zustand von Verfall und Benommenheit entstehen kann, der zwar, wie die Grippe überhaupt, nicht allzu lange dauert, dennoch aber ein rasches und zielbewußtes Eingreifen verlangt, wenn anders unglückliche Ausgänge verhütet werden sollen.

Komplikationen und Nachkrankheiten. Viel öfter als im späteren Alter sind beim Säugling die grippalen Erkrankungen der oberen Luftwege mit Komplikationen oder Folgekrankheiten verbunden.

In der Nase und im Nasenrachen kommt es oft zum **chronischen oder chronisch-rezidivierenden Katarrh,** wohl immer auf Grundlage jener konstitutionellen Entzündungsbereitschaft der Schleimhäute, die man gegenwärtig der exsudativen Diathese zuzurechnen pflegt. Während bei normalen Kindern der erste Infekt ohne besondere Folgen abheilt, wirkt er hier geradezu als Sensibilisator, dessen Eingreifen eine bleibende Überempfindlichkeit zurückläßt[3]). So geschieht es, daß zahlreiche Kinder im Anschluß an die erste Erkrankung nicht mehr zur Ruhe

---

[1]) Vgl. S. 473 u. 521.
[2]) Vgl. S. 713.
[3]) Vgl. hierzu die Kurven von Hübner, Z. K. 25. 1920.

kommen, sondern Wochen und Monate lang kränkeln, teils so gut wie fieberlos, teils mit zeitweiligen fieberhaften Verschlimmerungen, teils unter andauerndem Febrizidieren (Fig. 145). Unter Umständen erzeugt die chronische Verschwellung der hinteren Nase dabei das Bild des schweren „Stockschnupfens". Die Behinderung der Ernährung durch Appetitlosigkeit und erschwertes Saugen im Verein mit der Schädigung des Kindes bei jedem akuten Anfall bedingt eine Entwicklungsstörung, die sehr ernsthaft einzuschätzen ist und gemeinhin nur recht langsam überwunden. wird. Am besten wissen das die Ärzte geschlossener Säuglingspflegeanstalten, die — vielleicht den Keuchhusten ausgenommen — nichts mehr fürchten, als eine Grippeepidemie mit ihren langen Nachwirkungen. Erst mit der besseren Jahreszeit und in reiner frischer Luft pflegen diese hartnäckigen Störungen zu weichen; nicht wenig trägt auch zu ihrem Verschwinden die geräumigere und deshalb günstigere Gestaltung der Nasenrachenteile bei, wie sie im Laufe des Wachstums sich herausbildet.

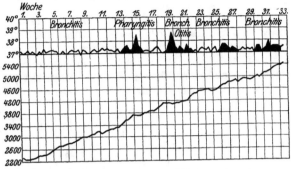

Fig. 145. Chronisch-rezidivierende Katarrhe der Atemwege (aus Hübner, Z. K. 20. 1920).

Manchmal sind bei diesen chronischen Fiebern die örtlichen Symptome sehr gering und so kann wohl der glücklicherweise meist unbegründete Gedanke an Tuberkulose auftauchen. Solche Zustände sind vielleicht der

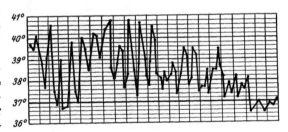

Fig. 146. Drüsenfieber nach Grippe.

„protrahierten Form der Influenza" Filatoffs[1]) anzureihen.

Von eigentlichen Komplikationen ist eine der häufigsten die seröse, seröshämorrhagische oder eitrige Otitis media, die bald im Beginn, bald erst im Verlauf, bald erst nach Abheilung des primären Katarrhs einsetzt. Nichts Ungewöhnliches ist in gewissen Epidemien eine stärkere regionäre Lymphadenitis am Nacken und in den Kieferwinkeln; sie kann auch die Submaxillar- und Mentaldrüsen, sowie die tiefer am Hals und über dem Warzenfortsatz gelegenen Gruppen ergreifen. Schließlich ist die Nasopharyngitis noch die wichtigste Ursache der Entzündung der retropharyngealen Drüsen[2]). Zumeist erkrankt unter Wiederaufflackern des Fiebers nur eine Drüse oder Drüsengruppe (Fig. 146). Es gibt aber auch Fälle, wo die Entzündung unter immer neuen Fieberbewegungen von Gruppe zu Gruppe springt und so ein wochenlanges Kranksein bedingt. Abszedierung kann, muß aber nicht eintreten und auch recht umfangreiche Lymphome können zurückgehen. Oft ist

---

1) A. K. 27.
2) Vgl. S. 656.

ein ausgedehntes Ödem Vorläufer und Begleiter der Drüsengeschwulst und auch später kommen bisweilen fliegende blasse oder erythematöse Schwellungen vor.

So traten bei einem 12monatigen Mädchen mit langwierigem, durch Nasopharyngitis, multipler abszedierender Lymphadenitis und doppelseitiger Otitis media unterhaltenem Fieber während zweier Wochen teils um die kranken Drüsen, teils weit davon entfernt am Hinterhaupt, Scheitel und Stirn taler- bis handtellergroße flache, gerötete und fluktuierende Schwellungen auf, die immer wieder den Verdacht auf eine Eiterung der Kopfschwarte oder des Knochens nahe legten, aber stets nach mehrstündigem Bestehen wieder verschwanden. Ausgang in Heilung.

Auch solche Fälle fieberhafter Lymphadenitis, wo der Rachen nur sehr unwesentlich verändert ist und die demgemäß dem **Pfeifferschen Drüsenfieber** entsprechen, kommen beim Säugling vor. Es besteht wohl kein Zweifel mehr darüber, daß dieses Drüsenfieber keine eigene Krankheit, sondern nur die Folge eines unscheinbaren Pharynxkatarrhs darstellt[1]).

Bemerkenswert ist das seltene Vorkommen eines zuweilen hämorrhagischen

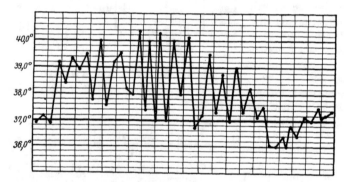

Fig. 147. Postgrippales Fieber von pyämischem Typus.

Ödems eines oder beider Lider bei unverändertem Augapfel, dessen Entstehung zu erklären nicht immer gelingt. In der Überzahl meiner Fälle ging es allmählich folgenlos zurück, bei einem Kinde kam es zu einem tiefliegenden Lidabszeß, zweimal war das Symptom der Vorläufer einer Meningitis.

In vereinzelten Fällen schließt sich an eine abklingende Nasopharyngitis ein beunruhigendes **Fieber von pyämischem Typus** an (Fig. 147), das sich mit ausgesprochenen Remissionen, zuweilen selbst mit ein- bis mehrtägigen Intermissionen über ein bis zwei oder auch drei Wochen erstreckt[2]). Trotz sorgfältiger Untersuchung, die auch auf das Mittelohr und die retropharyngealen Drüsen zu richten ist, findet man nichts anderes, als den manchmal sehr unscheinbaren Rachenprozeß. Merkwürdigerweise sind die Zustände im allgemeinen gutartig; wider Erwarten bleibt das Fieber plötzlich fort, und es erfolgt glatte Genesung. Die Erklärung ist unsicher. Ich kann mich nicht entschließen, mit Szontagh[3]) wegen des kritischen Endes eine zentrale Pneumonie mit intermittierendem Fiebertypus anzunehmen; denn abgesehen von dem Fehlen nachweisbarer Lungenveränderungen vermißte ich immer wieder jede Andeutung von Dyspnoe. Vielleicht ist es ein Resorptionsfieber von einem in einer Lakune der unsichtbaren

---

[1]) Lit. vgl. Hochsinger, W. m. W.1902, 6—8. Trautmann, J. K. 60. Korsakoff, A. K. 42.

[2]) Siehe auch Hoffa, Klin.-therap. Wochenschr. 1909. Nr. 33. Escherich, W. m. W. 1910. Nr. 5. Langstein, Jahreskurse f. ärztl. Fortbild. Juni 1915.

[3]) J. K. 64. 1906.

Rachentonsille eingeschlossenen Eiterpfropf her, mit dessen Ausstoßung die Fieberquelle versiegt, vielleicht handelt es sich, was noch durch Blutaussaat zu erweisen wäre, um eine besondere und besonders gutartige Form von **postgrippaler Septikämie**, die auch mit anderem Verlaufe nach Grippe nicht allzu selten vorkommt. Hierher rechne ich eine Anzahl Fälle, wo das Fieber mit wechselndem Typus und wechselnder Höhe, 4, 6, 8, ja 12 Wochen andauerte. In einigen von ihnen wurden im Venenblut Pneumokokken oder Grippestreptokokken gefunden. Auch sie gingen in der Mehrzahl in Heilung aus, ohne daß die Blutinfektion sich an irgendeiner Stelle festgesetzt hätte; einmal kam es zu seröser, entzündlicher Hydrocele, mehrmals zu ebenfalls nicht eitriger, ohne Eingriff heilender Periostitis am unteren Femurende. Freilich darf die Prognose deshalb nicht rückhaltlos günstig gestellt werden; denn die Erfahrung lehrt, daß doch das eine oder andere Mal nach längeren Zeiten anscheinend gutartigen Verlaufes eine verhängnisvolle Metastase zur Ausbildung gelangen kann.

Häufiger, stürmischer im Hergang und von schlimmerer Bedeutung sind die **postgrippalen Pyämien**. Sie äußern sich in Metastasen, unter denen Gelenk- und Knochenerkrankungen, Meningitis, Peritonitis die bemerkenswertesten sind. Auch Endo- und Perikarditis sah ich an Schnupfen oder Nasopharyngitis anschließen. In den Eiterungen oder im Blute werden Pneumokokken, Grippestreptokokken, Streptococcus pyogenes, Staphylokokken und gelegentlich auch Influenzastäbchen gefunden.

Außer der metastatischen Meningitis gibt es noch andere Formen. Gutartige seröse **Meningitis** ist gerade in Anschluß an Säuglingsgrippe nicht allzu selten[1]). Ein mögliches, wenn auch seltenes Vorkommen ist schließlich noch die **rhinogene eitrige Meningitis.**

Ich sah sie einmal bei einem Mädchen, das im Alter von $7\frac{1}{2}$ Monaten in die Beobachtung trat und bei sehr langsamem Fortschritt sich allmählich von 4300 g bis auf 5170 g im 14. Monat hob. Fast ununterbrochen bestand eitrig-katarrhalischer Ausfluß aus der Nase, eitriger Rachenkatarrh und Otitis, mehrfach Anfälle von Bronchitis, so daß das Kind nur wochenweise fieberfrei war. Während einer letzten derartigen Verschlimmerung stellten sich (15. Dez. 1902) leichte Nackenstarre, Fontanellenspannung und Flexionsspasmen der Beine ein; am 17. Dez. steigt die bisher zwischen 38⁰ und 39⁰ schwankende Temperatur plötzlich auf 41,7⁰, um weiter zwischen 39⁰ und 40,5⁰ zu verharren. Unruhe, Zittern, jagende Atmung, Benommenheit, später Krämpfe, Neuritis optica treten auf, und 10 Tage nach Einsetzen der stürmischen Erscheinungen erfolgt der Tod. Mehrfache Lumbalpunktionen hatten zu Beginn erst normalen, später leicht eitrig getrübten Liquor mit Influenzabazillen in Reinkultur ergeben.

Bei der Sektion zeigt sich enorme Hyperämie und seröse Durchtränkung des Großhirns; während sonst nur serös-hämorrhagische Infiltration vorhanden ist, sind die Hirnhäute über beiden Stirnlappen, namentlich an der Spitze und von da aus nach der Zentralfurche ausstrahlend, mit zäh-grüngelben Eiterschwarten bedeckt, deren Verbreitung den Venen folgt. Die Hauptmasse dieser Schwarten liegt an der Unterfläche der Stirnlappen, links mehr als rechts. Nur durch die dünne, auffallend injizierte, aber nicht kariöse Lamina papyracea des Siebbeins getrennt, findet sich im oberen Nasengang der gleiche zähe Eiter in großen Massen, ebenfalls nur Influenzabazillen enthaltend. Im übrigen ausgedehnte Bronchopneumonie und Herzdilatation. Die Herleitung der Meningitis von der nur durch die dünne Siebbeinlamelle getrennten Eiteransammlung in der Nase war nicht anzuzweifeln.

Eine Schädigung der Niere, die sich durch Ausscheidung von geringen Mengen Eiweiß und Formelementen bemerklich macht, ist in verhältnismäßig zahlreichen Fällen zu verzeichnen. Nicht ganz ungewöhnlich in Anschluß an Grippe ist auch eine **Pyelitis**. Ab und zu kommt es auch zu **hämorrhagischer Nephritis**[2]), deren Verlauf gewöhnlich kurz und deren Ausgang in allen meinen Fällen die Heilung war.

---

[1]) Vgl. S. 472 und Goeppert, l. c.
[2]) Lit. Seitz, C. Schw. 1898. Nr. 22. Freemann, A. P. Okt. 1900. Milton Miller, ibid. Januar 1902. Prohaska, l. c.

Zu sorgfältiger Überwachung der grippekranken Kinder mahnt schließlich noch die Erfahrung, daß die katarrhalischen Schleimhäute eine entschiedene Neigung zu **sekundärer Infektion mit Diphtherie** haben. Es ist eine immer wieder zu e.härtende epidemiologische Tatsache, daß zu Grippezeiten sich auch die Fälle von Diphtherie häufen, und im Einzelfalle wird man oftmals erleben, daß kürzere oder längere Zeit nach Beginn der katarrhalischen Symptome in der bis dahin unverdächtigen Nase, seltener im Rachen, diphtherische Beläge erscheinen. Offenbar bereitet die entzündliche Veränderung der Schleimhaut den Boden für die neue Infektion, und oftmals mag der Zusammenhang der sein, daß durch das Eingreifen der Grippe die natürliche Abwehr so gemindert wird, daß aus einem Bazillenträger ein Diphtheriekranker wird.

3. Laryngitis, Tracheitis, Tracheobronchitis.

Die Symptomatologie der Erkrankung des Kehlkopfes und der gröberen Bronchien stimmt mit der des älteren Kindes derart überein, daß es gestattet ist, sich auf einige kurze Bemerkungen zu beschränken.

Die **Heiserkeit** ist beim Säugling gewöhnlich nicht sehr ausgesprochen; eigentlichen Pseudokrupp mit Stenosegeräusch habe ich vor dem sechsten Monat kaum und auch später verhältnismäßig selten gesehen, so daß es mir ratsam erscheint, bei Zeichen stärkerer Kehlkopfschwellung die Möglichkeit ernsterer Ursachen, in erster Reihe der Diphtherie, eingehend zu erwägen[1]). Beim **Husten** beobachtet man außer der gewöhnlichen Art öfters eine krampfartige Form, den „spastischen Husten". Das eine Mal handelt es sich um ein quälendes trockenes, kurzes Ausstoßen, das mit kurzen Pausen stundenlang andauern und die Kinder sehr mitnehmen kann, das andere Mal bestehen paroxysmusartige, erschöpfende Anfälle, gelegentlich mit Erbrechen endigend. In beiden Fällen ist die Ähnlichkeit mit Pertussis groß[2]) und die schwierige Unterscheidung nur bei sicheren Grippeerkrankungen in der Umgebung und durch den kürzeren Verlauf möglich.

4. Bronchitis und Pneumonie[3]).

Bronchitis, Kapillärbronchitis, Bronchopneumonie. Die Grippe des Säuglings besitzt weit mehr als die der älteren Kinder die Neigung zu gefahrbringenden Vorstößen in die feineren und feinsten Bronchien. Zur Erklärung dieser Eigenart kann mancherlei angeführt werden: die enge Nachbarschaft von Kehlkopf und Nasenhöhle[4]), die kurze Strecke vom Beginn bis zum Ende des Bronchialbaumes, die Besonderheit der Zwerchfellatmung, die schon normalerweise wenig ausgiebig, bei meteoristischem Darme und schlaffer Bauchmuskulatur, wie sie bei den mannigfaltigsten Ernährungsstörungen vorzuliegen pflegen, erheblich beeinträchtigt ist[5]). Ins Gewicht fällt wohl auch das Unvermögen, die Nase durch Schnauben wegsam zu machen, während gleichzeitig die Mundatmung nur unvollkommen geübt wird. So kommt es bei der dauernden Rückenlage zur Ansammlung von Sekret über dem Larynx; und wenn dann heftige Inspirationsbewegungen ausgelöst werden, erfolgt leicht eine Ansaugung in die Tiefe, die die schwache Expektoration nicht bekämpfen kann. Rachitis des Brustkorbes leistet

---

[1]) Vgl. S. 599.
[2]) Vgl. Leichtenstern, l. c. Forchheimer, A. P. Nov. 1900. S. auch S. 590.
[3]) Lit.: v. Rauchfuß, Weil, Wyß in G. Handb. v. Ziemßen, Pleuritis u. Pneumonie im Kindesalter 1862. Aufrecht, N. Handb. Comby, Queyrat, T. m. e. IV. Miller, J. K. 37. Langstein u. Ylppö, Jahreskurse f. ärztl. Fortbild. Juni 1917.
[4]) Hasse, Arch. f. Anat. u. Physiol. Anat. Abteil. 1905.
[5]) Vgl. H. Voigt, Th. M. Aug. 1912.

aus naheliegenden Gründen der Entstehung der Lungenerkrankung noch besonderen Vorschub.

Noch einigermaßen gutartig ist die **Entzündung der mittleren Bronchien,** auf deren Einsetzen höhere Temperaturen, Kurzatmigkeit, Mattigkeit, Blässe und mittel- bis feinblasiges Rasseln hinweisen. Bedenklicher dagegen wird die Lage mit dem Erscheinen der **kapillären Bronchitis** und der **Bronchopneumonie.**

Zur **Diagnose** dieser verhängnisvollen Komplikationen wird derjenige oft zu spät gelangen, der sich hauptsächlich auf physikalische Symptome zu stützen gewohnt ist. Denn perkutorische Veränderungen können zu Beginn fehlen oder schwer nachweisbar sein; besonders aber wird das Rasseln oft mehrere Tage vermißt; ja stürmische Erkrankungen können zum Tode führen, ohne daß jemals etwas anderes als scharfes Atmen mit etwas Giemen hörbar wurde, während die Sektion weit ausgedehnte Entzündung vorfindet. Sie gibt zugleich die Erklärung für das befremdliche Verhalten des Lebenden: entweder handelt es sich um trockene Verschwellung der Lichtungen, oder diese sind durch massige, zähe Sekretpfröpfe derart verstopft, daß der schwache Inspirationsdruck nicht hinreichte, um den Durchtritt der Luft zu erzwingen. Überhaupt darf es als Regel gelten, daß beim Säugling der Umfang der Erkrankung viel größer ist, als er es auch eine sehr sorgfältige Untersuchung zu erkennen vermag. Berücksichtigt man weiter, daß nicht wenige Fälle von Kapillärbronchitis ohne einen einzigen Hustenstoß verlaufen, und daß bei jungen und schwachen Kindern die Neigung zum Kollaps auch das Fieber verdecken kann, so wird es klar, wie leicht eine Verkennung vorkommen kann. Mehr als in irgendeinem anderen Alter hat sich deshalb die Diagnose auf die Zeichen zu stützen, welche bei der Inspektion in die Augen fallen.

Zunächst auf die **Dyspnoe,** die sehr beschleunigte, kurze, kupierte, stöhnende, mit Einziehungen und präinspiratorischer Erweiterung der Nasenflügel verbundene Atmung.

Ohne Dyspnoe, ohne Nasenflügelatmen keine Lungenkomplikation! Das gibt den Ausschlag bei Zweifeln gegenüber anderen hochfieberhaften akuten Störungen. Allerdings ist es nötig, die pulmonale Dyspnoe von anderen dyspnoischen bzw. tachypnoeischen Zuständen des Säuglingsalters richtig zu unterscheiden. Es gibt auch eine **Tachypnoe bei Nasenverstopfung**[1]: hier sind die Nasenflügel dauernd erweitert, das Allgemeinbefinden nicht beeinflußt. Die eigenartige **Dyspnoe bei hochfieberhaften spasmophilen Kindern**[2] ist mühsamer, geräuschvoll und scheint ebenfalls ohne Nasenflügelatmen zu bestehen. Die „**große" toxische Atmung bei Intoxikation im Verlaufe von Ernährungsstörungen**[3] ist nicht oberflächlich, sondern vertieft, erreicht gewöhnlich nicht die Frequenz der pneumonischen und geht mit unverkennbaren Allgemeinerscheinungen einher. Die **Tachypnoe bei Endokarditis**[4] ist nicht von Stöhnen und sonstigen Schmerzäußerungen begleitet. Bemerkenswert ist auch eine zuweilen vorkommende **außerordentlich frequente Atmung bei hohem Fieber und trockener Haut,** die an das „Hecheln" der Hunde erinnert.

Dazu gesellt sich eine auffallende **Blässe,** die mit der bei schweren inneren Blutungen auftretenden vergleichbar ist. In der Tat handelt es sich um etwas Ähnliches, nur daß das Blut nicht die Gefäße verläßt, sondern in den Kapillaren der Lunge angestaut wird; der gewaltige Zufluß zu diesem Organ muß die Peripherie nahezu blutleer machen.

So betrug z. B. bei einem Kinde von 3800 g das Gewicht beider kapillärbronchitischen nicht hepatisierten Lungen 140 g, gegenüber 68,8 g der Norm (Vierordt). Da die Blutmenge der Neugeborenen etwa $1/19$ der Körpermasse ausmacht (Welcker), hier also etwa 200 g, so war ein Drittel in der Lunge vereinigt.

---

[1]) Vgl. S. 567.
[2]) Vgl. S. 522.
[3]) Vgl. S. 222.
[4]) Vgl. S. 640.

Bald tritt dazu ein livider Ton, bis schließlich die unvollkommene Arterialisierung im Verein mit der Überfüllung des rechten Herzens zur ausgesprochenen Zyanose führt. Und aus der Trias der Dyspnoe, der Blässe und der Zyanose läßt sich mit einem Blicke die Sachlage erschließen.

Auch die Erhebung des physikalischen Befundes erfordert beim Säugling eine eigene Technik.

Hammer und Plessimeter sind zu grobes Handwerkszeug; nur Fingerperkussion, und zwar sehr leise, ist anwendbar; empfehlenswert ist auch das leise Anschlagen mit einem Finger direkt auf den Thorax. Infiltrate lassen sich auch bei Palpation der Interkostalräume durch ihre größere Resistenz erkennen[1]). Bei der Auskultation muß das Höhrrohr unten von geringem Durchmesser sein, damit es trotz der starken Krümmung der Rippen allseitig aufsteht; andernfalls wird Bronchialatmen vorgetäuscht. Man muß sowohl in der Ruhe, als auch beim Schreien hören; die kräftige Atmung des weinenden Kindes läßt oft Rasseln erscheinen, das vorher wegen ungenügender Lungenexkursion fehlte. Das Bronchialatmen ist namentlich in der exspiratorischen Phase wegen oberflächlicher Atmung oder Geschrei nicht wahrnehmbar; um so wichtiger ist die Beachtung der verstärkten Bronchophonie über den infiltrierten Stellen. Am sorgsamsten sind die paravertebralen Bezirke sowie die Interskapularräume zu beachten; denn diese beiden sind der Vorzugssitz der Säuglingspneumonien. Die Möglichkeit kleiner Herde in der Axilla oder in den obersten Spitzen ist natürlich ebenfalls zu bedenken.

Von den hierhergehörigen Formen ist die schwerste die über die ganze Lunge ausgebreitete, nur die Ränder freilassende **diffuse** oder auch **suffokatorische Kapillärbronchitis.** Im gewöhnlichen Verlauf entwickelt sie sich allmählich aus einer seit kürzerer oder längerer Zeit schon bestehenden Tracheobronchitis heraus. Der Umschwung zum Schlimmeren meldet sich durch ein höheres Aufflackern des Fiebers, das unter größerer Unruhe, manchmal mit Erbrechen erfolgt. Dazu gesellt sich die geschilderte, stöhnende kurze Atmung, die Blässe, die Zyanose; das Gesicht erhält einen ängstlichen Zug, die Nasolabialfalten prägen sich schärfer aus. Der Leib wird häufig meteoristisch, die Kopfvenen erscheinen gestaut. Auf den Lungen ist in den ersten Tagen nichts zu hören; das Atemgeräusch klingt scharf, pueril und ist allenfalls von etwas Giemen begleitet. Nur hier und da läßt sich bei tiefer Inspiration feinstes Krepitieren vernehmen. In den hinteren seitlichen Partien ist häufig ein- oder beiderseits ein leicht tympanitisch klingender Streifen vorhanden.

Wenn jetzt eine günstige Wendung ausbleibt, so verschlimmert sich der Zustand im raschen Lauf. Das Fieber bleibt hoch remittierend, die Atemfrequenz steigt auf 70, 80, ja 100 und mit ihr wächst die Kohlensäurevergiftung. Der kleine Kranke wird benommen, die Reflexerregbarkeit sinkt, der Husten stockt. Nervöse Symptome: Strabismus, Zuckungen, Spasmen, isolierte oder allgemeine Konvulsionen können erscheinen. Die Atmung wird krächzend, der Puls klein, ungemein schnell, die Herzdämpfung verbreitert sich nach rechts und im Epigastrium wird Pulsation fühlbar. Durch Stauung können Milz und Leber schwellen, Eiweiß und rote Blutkörperchen im Urin auftreten. Örtlich hat sich unterdessen über der ganzen Lunge reichlicheres Rasseln, hier und da Andeutung von Dämpfung eingestellt. Schließlich erlahmt der rechte Ventrikel und oft unter Lungenödem tritt das Ende ein, je nach Kräftezustand und Schwere des Falles am 2., am 3., kaum jemals nach dem 8. Tag.

Namentlich bei jüngeren Säuglingen kann diese Erkrankung in hyperakuter Form auftreten. Innerhalb weniger Stunden erlangt sie geradezu explosionsartig dieselbe Ausbreitung, die für gewöhnlich erst in Tagen erreicht wird: Es besteht ein Schnupfen, ein Rachenkatarrh, vielleicht so unbedeutender Art, daß er kaum Beachtung fand: auf einmal verfällt das Kind, wird bewußtlos

---

[1]) Langstein-Ylppö, l. c.

und zyanotisch, röchelt; blutiger Schaum tritt vor den Mund und nach wenigen
Stunden tritt der Tod ein. Solche Ereignisse werden dann wohl der Liste der
rätselhaften „plötzlichen Todesfälle" zugeteilt, während die Sektion ihre wahre
Natur unzweifelhaft erkennen läßt. Die Prognose dieser stürmischen Verläufe
ist völlig ungünstig; aber auch bei langsamer Entwicklung sind die Aussichten
sehr zweifelhaft, sobald als Zeichen der diffusen Ausbreitung auch auf der Vorderfläche der Brust Rasseln gehört wird. Rachitische und ernährungsgestörte
Kinder sind in erhöhtem Maße gefährdet.

Etwas hoffnungsvoller, wenn auch immer noch mit Zurückhaltung zu beurteilen sind die mehr umschriebenen Formen. Auch sie entwickeln sich entweder in langsamem Vordringen oder in plötzlichem Sprung. Die geringere Ausbreitung gestattet einen länger hingezogenen Verlauf und damit die Ausbildung
physikalisch nachweisbarer, bronchopneumonischer Verdichtungen. Dann
hat man dauerndes, seltener gleichmäßig hohes, häufiger remittierendes oder nach
Intermissionen schubweise wieder ansteigendes, gelegentlich sogar malariaartiges
Fieber, oft bis 40° und darüber, Rasseln und hier und dort Zeichen der Infiltration.
Vorzugsweise sind die hinteren seitlichen Gegenden einer oder beider Lungen
als „Streifenpneumonie" befallen; seltener betreffen die Hauptveränderungen
andere Bezirke, bald in ausgedehntem vielfach fast lobärem Umfange,
bald mehr herdförmig, vereinzelt oder vervielfacht, während daneben der
Katarrh weiterbesteht. Bei diesen Formen ist auch das Zustandekommen
derber Dämpfungen mit Bronchialatmen ein häufiges Ereignis. Die Gesamtdauer der heilenden Fälle beträgt selten weniger als drei Wochen; bei älteren
Säuglingen kann sie bis zu einem Vielfachen dieses Zeitraumes gehen und neue
Herde können die beginnende Besserung unterbrechen. Nicht wenige Erkrankungen bei konstitutionell Schwächlichen gehen in die chronische Form[1] über.

Primäre Grippepneumonien. Außer dem durch Fortpflanzung der Bronchio-
litis entstehenden Typus gibt es auch beim Säugling primäre Lungenentzündungen, die ganz akut nach Art der fibrinösen Pneumonie einsetzen und gleich
dieser ganze Lappen, ja selbst den größten Teil beider Lungen befallen können.
Doppelseitige Erkrankungen sind häufiger als einseitige, es besteht Neigung zu
schneller und früher Empyembildung. Für die Zugehörigkeit zur Grippe ist schon
der Umstand beweisend, daß man sie in Familien und Spitälern gleichzeitig mit
den katarrhalischen Formen entstehen sieht, und daß auch die Befallenen selbst
anfänglich an einfachen Katarrhen gelitten haben.

Meine **pathologisch-anatomischen Befunde** decken sich mit den für die Influenzapneumonie bezeichnenden[2]. Sie entsprachen entweder der „zelligen Pneumonie" mit
ihrer gleichmäßigen, glatten Schnittfläche und der mikroskopisch erkennbaren starken
Hyperämie und Zelldurchsetzung der Septen und dem an roten Blutkörperchen und Epithelien reichen Inhalt der Alveolen, oder es handelt sich um eine aus zelligen und kruppösen Partien zusammenfließende Mischform. Von **Bakterien** finden sich hauptsächlich Staphylokokken, Pneumokokken, Streptokokken, daneben gelegentlich
Influenzastäbchen und ein schwer züchtbarer „Grippediplokokkus"[3].

Einen sehr bösartigen, in der enormen Schnelligkeit der Ausbreitung der
schwersten Kapillärbronchitis gleichenden Verlauf habe ich hauptsächlich bei
jungen Säuglingen bis zum dritten Monat gesehen. Er führt zum Tode, meist ehe
sichere physikalische Symptome nachweisbar sind, manchmal in wenigen Stunden.
Die anatomischen Veränderungen meiner Fälle entsprachen der zelligen lobären
Pneumonie und ihre große Ausdehnung stand immer in grellem Gegensatz zu dem
so kurzen Verlauf.

---

[1]) Vgl. S. 616.
[2]) Siehe Leichtenstern, l. c. A. Fränkel, Path. u. Ther. d. Lungenkrankh. 1904.
[3]) Seligmann, l. c.

Knabe T., 17 Tage, 2000 g, entwickelt sich bei der Flasche gut, so daß in der 11. Lebenswoche 3050 g erreicht sind. Nun etwas Schnupfen und Husten. Am 30. Dez. 1902 abends 38,5⁰. 31. Dez. früh 39⁰. Unruhe, schnell zunehmende Dyspnoe und Zyanose. Auf den Lungen diffuses trockenes Rasseln, scharfes Atmen, hier und da etwas Krepitieren. Hinten tympanitischer Schall, keine deutliche Dämpfung. Puls wird bald schlecht, Meteorismus. spastische Starre des gesamten Körpers, Schielen und Bewußtlosigkeit treten ein. Tod nach 48 stündiger Krankheit. Sektion: Rechte Lunge in allen Lappen mit Ausschluß geringer Randzonen derb, vollkommen luftleer: Schnittfläche glatt, braunrot, feucht. Pleura des Unterlappens eitrig beschlagen, in der rechten Pleurahöhle 30 ccm serös eitriger Flüssigkeit. Linke Lunge in allen Lappen mit vereinzelten lobulären Atelektasen und Pneumonien und mit eitriger Kapillärbronchitis. Herz gut kontrahiert. Übriger Befund belanglos. Bakteriologisch in der Lunge Influenzabazillen, spärliche Pneumokokken, der Pleurabeschlag enthält ungezählte Mengen von Influenzabazillen.

1½ monatiges Mädchen von 2860 g Gewicht erkrankt am 28. Dez. 1902 mit Schnupfen; am Morgen des 29. Dez., Temp. 38,6⁰, um 10 Uhr früh plötzlich Dyspnoe, schwere Zyanose, Röcheln und Auswürgen serös schaumiger Flüssigkeit (Lungenödem); im Verlauf des Tages immer wieder rückfällige Apnoe. Tod 17 Stunden nach Beginn des schweren Zustandes. Sektion: Anschoppung des ganzen rechten Unterlappens mit fibrinösem Pleurabeschlag: starke Hyperämie der übrigen Lunge; geringe Bronchitis.

Eine zweite Reihe von Fällen folgt in großen Zügen dem Vorbilde der genuinen kruppösen Pneumonie: Unter raschem Fieberanstieg, kupiertem Husten, kurzer Atmung entwickelt sich ein deutliches Infiltrat und verharrt unter dauernd hochfebrilem Verlaufe bis zum Tod oder bis zur Lyse oder Krise, die auch hier meist am 7., 9., 11. oder 13. Tag erfolgt. Trotz dieser Ähnlichkeit findet der sorgfältige Beobachter genügend Merkmale, die eine Verschiedenheit von dem klassischen Befund bei der kruppösen Pneumonie bedingen und die Fälle zu der atypischen Pneumonie stellen. Bald ist es die auffallend zögernd sich herausbildende Dämpfung bei erst verspätet auftretendem Bronchialatmen, bald das neben unbestimmtem oder bronchialem Atemgeräusch an gleicher Stelle fortbestehende Rasseln, bald die gleichzeitige Gegenwart von Katarrh und Infiltrationen in anderen Lungenteilen, dann ferner die zögernde Lösung, die oft lange der Entfieberung nachhinkt oder das lange Verharren aller Symptome, die dem Gewohnten und Erwarteten widersprechen. Es kommt auch vor. daß mitten in eine ausgebreitete Bronchitis oder Bronchopneumonie eine lobäre Pneumonie sich einschaltet und wieder schwindet, während die anfänglichen Veränderungen weiterbestehen. Für alle diese Verhältnisse lassen sich beim Säugling Belege sammeln und als ihre Grundlage bei der Sektion zumeist zellige und kruppöse ineinandergreifende, seltener ausgedehnte kruppöse Infiltration feststellen.

Eine Eigenart dieser Pneumonien bildet die Häufigkeit von Exanthemen. Vereinzelte oder reichliche Roseolen, allgemeine Masern- und scharlachähnliche Erytheme, Erythema exsudativum und Urticaria kommen noch öfter vor, als bei der unkomplizierten Grippe. Namentlich die scharlachähnliche Form gibt oft Veranlassung, die Frage einer Doppelinfektion zu erwägen, die dann verneint werden darf, wenn das Verhalten von Zunge und Rachen nicht dem Scharlach entspricht und wenn zur Zeit der Eruption die Temperaturkurve keine ungewöhnliche Beeinflussung erkennen läßt. Auch Ikterus kommt gelegentlich vor; für die Prognose ist sein Erscheinen nicht von Bedeutung.

Nicht selten sind die Grippepneumonien durch sehr schwere Allgemeinerscheinungen ausgezeichnet.

Ein ⁵/₄ jähriger, schwächlicher Knabe erkrankte gleichzeitig mit den Eltern und zwei Geschwistern an Grippe. Nach einigen Tagen einfachen Katarrhs akuter Temperaturanstieg auf 40⁰; Entwicklung einer atypischen Pneumonie, vornehmlich des rechten Unterlappens (Dämpfung, Bronchialatmen, daneben andauernd Krepitieren); dazu auf der linken Lunge und im rechten Oberlappen die Zeichen diffusen Katarrhs und ständig wechselnder Infiltrationen. Von Beginn an schweres Darniederliegen, Benommenheit. verfallenes Aussehen, nervöse Reizerscheinungen (Trismus, Schielen, Zuckungen).

Am 3. Tage Zyanose, Verbreiterung des Herzens nach rechts, Leber- und Milzschwellung. Durch Aderlaß (18 ccm) auffallende und anhaltende Besserung der Herzkraft; im übrigen dauert der bedrohliche Zustand mit einer Kontinua zwischen 39 und 40 bis 40,4⁰ 13 Tage. Am 12. und 13. Tage Verschlimmerung: Delirien, Aufspringen im Bett, Schreien, wildes Schlagen mit den Armen; danach komatöser Zustand mit äußerster Mattigkeit. Nur die Beschaffenheit des zwar überaus beschleunigten, aber leidlich kräftigen Pulses rechtfertigt in dieser Lage die Aufrechterhaltung der Hoffnung. In der Tat erwiesen sich die Erscheinungen als Perturbatio critica. Denn am 14. Tage begann die über 48 Stunden hingezogene Krisis mit folgender Aufhellung des Hauptherdes. Dagegen blieben die bronchitischen und bronchopneumonischen Symptome an anderen Stellen unter andauerndem mäßigen Fieber noch wochenlang bestehen.

Ganz besonders zu fürchten wegen ihres bösartigen Verlaufes, ihrer Neigung zur schnellen Empyembildung und der Häufigkeit der pyämischen Allgemeininfektion sind die auf Mischinfektion beruhenden Streptokokkenpneumonien. Hier sieht man neben den gewöhnlichen anatomischen Bildern nicht allzu selten auch die durch Fortleitung der Infektion auf dem Lymphweg entstandene Peripneumonie oder dissezierende Pneumonie[1]).

Besondere Verlaufsformen. In zahlreichen Fällen erleidet das geschilderte Bild der grippalen Lungenerkrankung auffällige Veränderungen durch die Ausbildung ungewöhnlicher Symptomkomplexe, die dem Zustande einen fremdartigen Anstrich geben.

Dem spastischen Husten entsprechend gibt es eine **spastische Bronchitis,** die, in ihren Erscheinungen dem Asthma sehr angenähert, in allen Graden bis zu den scheinbar bedrohlichsten auftreten und schon Kinder der ersten Wochen befallen kann. Ihre Schilderung und ihre Stellung zu verwandten Störungen soll an späterer Stelle[2]) erfolgen, ebenso diejenige einer anderen Form, der **kruppösen Laryngitis und Bronchitis**[3]), die mit schwerster entzündlicher Schwellung der Schleimhaut und mit Membranbildung einhergehend, zur Verwechslung mit Diphtherie Anlaß geben kann.

Eine weitere, an die ersten Lebenswochen und Monate gebundene Verlaufsform der Lungenerkrankung erhält ihr Gepräge durch die Neigung zu **apnoischen Anfällen.** Man sieht sie am häufigsten bei Frühgeborenen[4]), aber auch kräftige Kinder, selbst solche, die an der Brust liegen, werden von ihr nicht verschont. In Anschluß an eine Bronchitis oder Pneumonie, deren Stärke und Ausdehnung keinesfalls hinreicht, um das Ereignis zu erklären, kommt es zum Aussetzen der Atmung und schwerer Zyanose, die nach der Behebung immer wiederkehren und derart eine außerordentliche Gefahr bedingen. Nur eine unermüdliche und aufreibende Überwachung vermag den einen oder anderen Kranken so lange hinzufristen, bis mit dem Nachlassen der Grundkrankheit auch die asphyktischen Zustände verschwinden.

Während einer Familienepidemie von Grippe erkrankt auch der jüngste, 4wöchige Knabe — ein normales Brustkind —, mit Schnupfen; einige Tage später beginnt unter leichtem Fieber eine doppelseitige Bronchitis. Nach 24 Stunden kommen Anfälle von Apnoe: die Atmung stockt, das Kind wird blau und regungslos. Es gelingt anfänglich leicht, durch Klopfen die Anfälle zu beseitigen; später werden sie schwerer und erfordern künstliche Atmung; endlich genügt auch diese nicht mehr — nur mit Mühe werden einige schnappende Brustkorbbewegungen ausgelöst, das Kind wird eiskalt und scheint tot. In diesem Augenblick trifft der sehnlichst erwartete Sauerstoffapparat ein. Nach einigen Herzstößen beginnt die Brust sich wieder von selbst zu heben, und nun erfolgt in überraschender Weise Erholung; binnen kurzem ist die Atmung in Gang, nach einer Stunde der Körper wieder durchwärmt. Aber jeder Versuch, die Inhalation zu unterbrechen, führt zu bedrohlichen Rückfällen. Erst nach 24 Stunden ununterbrochener Anwendung kann

---

1) Vgl. auch S. 614.
2) Vgl. S. 608.
3) Vgl. S. 601.
4) Vgl. S. 149.

der Apparat viertelstundenweise beiseite gestellt werden, nach weiteren 12 Stunden bedarf es seiner nur noch gelegentlich. Schließlich verschwindet die Neigung zu Zyanose; die an sich mittelschwere Bronchitis heilt in wenigen Tagen ab.

Die Entstehungsweise solcher Anfälle ist nicht ohne weiteres verständlich. Der naheliegende Gedanke an eine Opium- oder Morphiumvergiftung, wie sie zuweilen nach Verabreichung eines „Beruhigungsmittels" beobachtet worden ist[1]), trifft für die meisten Fälle nicht zu. Anatomische Schädigungen der Medulla werden bei den Sektionen nicht gefunden. So kann wohl nur eine individuelle Widerstandslosigkeit des Atemzentrums gegen die Wirkung des Krankheitsgiftes in Betracht gezogen werden.

Das Vorherrschen schwerer Hirnerscheinungen kennzeichnet die **zerebrale und zerebrospinale Form** der grippalen Lungenerkrankung. Es handelt sich bei ihr nicht um die gewöhnlichen nervösen Störungen, die jede schwere Infektion begleiten, auch nicht um die Merkmale der Asphyxie des Gehirns, die den Tod bei Kapillärbronchitis einzuleiten pflegt, sondern um Zustände, die durch ausgesprochene meningitische Symptome gekennzeichnet sind und infolgedessen stets zu ernsten prognostischen und diagnostischen Zweifeln Veranlassung geben. Sie treten mit Vorliebe zu ausgedehnteren pneumonischen Verdichtungen hinzu, ohne jedoch den sonstigen Formen gänzlich fernzubleiben.

Knabe H., kräftiges, von der an leichter Grippe erkrankten Mutter genährtes Brustkind, erkrankt, zwei Monat alt, mit Schnupfen und Kapillärbronchitis mittleren Grades. Von Beginn an auffallende Appetitlosigkeit und Apathie. Am dritten Krankheitstag Kollapsanfall mit krampfigen Zuckungen; nach weiteren drei Tagen entwickelt sich unter zunehmender Somnolenz allgemeine Starre der Wirbelsäule und Glieder, die häufig von plötzlich einsetzenden tonischen Streckkrämpfen mit starkem Opisthotonus und Zyanose unterbrochen werden; außerdem bestehen häufige klonische Zuckungen im Gesicht, Schielen, Augenrollen. Kein Erbrechen. Augenhintergrund normal. Ohren frei. Stecknadelkopf große Pupillen. Keine Fontanellenspannung. Puls 120, regelmäßig. Mäßiges remittierendes Fieber. Nach viertägigem Bestehen ziemlich schnelles Verschwinden aller Erscheinungen. Heilung.

Mädchen S., 13 Monat, ungewöhnlich kräftig, ist im Anschluß an Schnupfen mit schwerer doppelseitiger Pneumonie beider Unterlappen erkrankt. Seit 14 Tagen besteht Fieber um 40°; seit drei Tagen zunehmende Benommenheit, Nackenstarre, Spasmen der Extremitäten, Aufschreien bei Berührung, Trismus, Schielen, enge Pupillen. Puls regelmäßig, 140. Keine Stauungspapille. Erbrechen nur im Anschluß an Husten. Fontanelle geschlossen. Der Zustand weicht auch nicht nach doppelseitiger Parazentese des Trommelfells mit folgender reichlicher serös hämorrhagischer Sekretion. Allmählicher Nachlaß; nach weiteren sieben Tagen ist das Bewußtsein wiedergekehrt. Heilung.

Der günstige Ausgang vieler derartiger Fälle beweist, daß keine komplizierende Meningitis vorlag, sondern vielmehr einer jener früher besprochenen[2]) Zustände von „Pseudomeningitis" oder „Meningismus", deren Entstehung gerade bei der Grippe besonders häufig ist[3]), weit häufiger jedenfalls, als die eitrige Entzündung der Hirnhäute. Deswegen ist man berechtigt, auch beim Erscheinen meningitischer Symptome an der Möglichkeit eines guten Endes noch so lange festzuhalten, bis die zuweilen sehr schwierige Diagnose einer eitrigen Meningitis oder auch einer Sinusthrombose endgültig gesichert ist.

Leichte Störungen der Magendarmfunktion begleiten die meisten, irgend erheblichen Fälle grippaler Lungenerkrankung. Erbrechen, Appetitlosigkeit bis zur hartnäckigen Nahrungsverweigerung, dyspeptische Stühle und Meteorismus treten auf. Aber es kommt gelegentlich auch zu einer derartig starken Betonung der gastrointestinalen Symptome, daß sie den Lungenveränderungen gleich- und selbst übergeordnet erscheinen. Solche **Bronchoenterokatarrhe**[4]) gehen

---

[1]) Lit. bei Katzenstein, M. m. W. 1902. Nr. 44.
[2]) Vgl. S. 471 ff.
[3]) Siehe besonders Nobécourt u. Voisin, R. M. April 1904.
[4]) Vgl. auch S. 713.

dann mit heftigen, schwächenden Diarrhöen einher und können dadurch sehr gefährlich werden. Zuweilen bricht gleichzeitig der Lungen- und Darmkatarrh mit solcher Heftigkeit herein, daß ein choleraartiges Krankheitsbild entsteht.

Die grippalen **Lungenerkrankungen schwacher Frühgeburten und elender, junger Säuglinge** verlaufen oft ganz fieberlos und mit Untertemperaturen, oder es wechseln ephemere Spitzen mit normalen oder unternormalen Werten. Dies kann auch dann der Fall sein, wenn ausgedehnte Verdichtungen, ja selbst Abszedierungen vorhanden sind. So versteckt sich die Krankheit hier unter dem Bilde des Kollapses und der Asphyxie und kann um so leichter verkannt werden, als auch der Husten oft genug vollkommen fehlt. Im übrigen ist gerade bei solchen Kindern, wie bei Neugeborenen überhaupt, ein beachtenswerter Bruchteil nicht grippaler Natur, sondern beruht auf Sepsis oder Aspiration von Fruchtwasser oder bakterienhaltigem Sekret der Geburtswege[1]).

Eine der gefürchtetsten Formen der Lungenentzündung ist die **abszedierende Pneumonie.** Ihr Auftreten ist zeitlich sehr verschieden. Es können Jahre vergehen in denen sie trotz reicher Zugänge vollkommen fehlt, und dann kommen wieder Wochen und Monate, wo sie sich in erschreckender Weise häuft. Die letzten Grippeepidemien haben auch unter den Säuglingen geradezu verwüstend gehaust. Die Mehrzahl meiner Beobachtungen gehörte zu derjenigen Form, wo der befallene Bezirk durch zahlreiche stecknadelkopf- bis kirschkerngroße Einschmelzungsherde wabenartig durchlöchert erscheint. Der klinische Verlauf war ausgezeichnet durch ungewöhnlich raschen Verfall, von Beginn an vorhandene Herzschwäche, schnellem und ausgiebigem Gewichtsverlust bei teils hohem, teils mittlerem, stets zum Umschlag in Untertemperatur geneigtem Fieber. Der örtliche Befund erlaubte nur den Schluß auf pneumonische Verdichtungen, abgesehen natürlich von den Fällen, wo sich in Bälde ein Empyem dazugesellte. Im Eiter fanden sich zumeist Staphylokokken[2]), einigemal vereint mit Influenzastäbchen.

Der größte mir untergekommene Lungenabszeß betraf einen gut gediehenen Knaben, der im Beginne des 4. Lebensmonates an Grippe erkrankte, zu der sich nach 8 Tagen eine Pneumonie des rechten Oberlappens gesellte. Zwei Tage später war die ganze rechte Seite gedämpft, das vorher laute Bronchialatmen im Bereiche des Oberlappens nur noch ganz abgeschwächt hörbar, über dem frisch befallenen Unterlappen lautes Bronchialatmen. Allgemeinzustand und Puls schlecht. Bei der Probepunktion in der Höhe der Grenze zwischen Ober- und Unterlappen gelangt die Nadel in einen großen Hohlraum, aus dem 50 ccm Eiter mit Staphylokokken entleert werden. Einführung eines Drainröhrchens durch den Troikart. Am nächsten Tage Besserung, dann erneute Verschlimmerung des Allgemeinbefindens, schlechter Puls. Tod nach weiteren 5 Tagen. Sektion: Rechte Lungenpleura eitrig infiltriert, überall verklebt. Kleines interlobäres Empyem zwischen Ober- und Unterlappen, das mit einer großen Abszeßhöhle in Verbindung steht, die den ganzen Oberlappen mit Ausnahme eines schmalen hinteren Bezirkes einnimmt und nach vorn nur durch eine papierdünne Gewebsschicht von der Pleura getrennt ist. Pneumonie der hinteren Teile des Unterlappens ohne Abszeßbildung.

Eine nennenswerte Anzahl dieser Kranken wurde aus voller Gesundheit innerhalb 36 bis 48 Stunden weggerafft, bei den übrigen erfolgte der Tod innerhalb der ersten 4 bis 8 Tage. Ein anderer, seltenerer Typus entsprach in Dauer, Verlauf und Symptomen einer ausgedehnten bronchopneumonischen Verdichtung, die schließlich in umfangreichere eitrige Einschmelzung übergeht. Hier zog sich das Fieber über längere Zeit hin, das Allgemeinbefinden zeigte keine ungewöhnliche Schädigung. Über der Infiltration verschwand in einem

---

[1]) Vgl. S. 368.
[2]) Ebenso Seligmann, l. c. und Schottmüller, Beitr. z. Klinik d. Infektionskrankh. usw. Bd. 3. 1914.

gewissen Bezirk allmählich das Rasseln und Bronchialatmen, um einer
derberen Dämpfung mit abgeschwächtem Atmen Platz zu machen. Das gewöhnlich hinzutretende, zuweilen interlobäre Empyem ließ einigemal durch
tympanitischen Klang und metallische Geräusche die Gegenwart von Luft und
damit die Herkunft von einem durchbrochenen Lungenherd erschließen. Bei
der Sektion fanden sich nuß- bis hühnereigroße Abszesse mit Durchbruch in die
Pleura; über die Möglichkeit der Selbstheilung durch Durchbruch in einen
Bronchus und Aushusten vermag ich nichts auszusagen. Unter- und Oberlappen
waren etwa gleich oft betroffen. Der Eiter enthielt Staphylokokken. Fälle
dieser Art sind, wenn sie zu Pleuraverwachsung oder bereits zur Pleuravereiterung
geführt haben, der Operation zugänglich und auch von mir mehrfach operiert
worden, bisher freilich ohne Nutzen. Anderen[1]) dagegen ist es gelegentlich gelungen, ein Kind zu retten.

    Komplikationen. Die zu den bronchitischen und pneumonischen Zuständen
gesellten Komplikationen sind zum Teil die gleichen, die auch die primäre Nasopharyngitis begleiten können, vor allem die verschiedenen Formen der **Otitis
media** und die **Eiterungen im Perikard,** den **Meningen,** dem **Peritoneum,** den
Knochen und **Gelenken.** Daß ihre Häufigkeit hier entschieden größer ist, als
dort, ist verständlich, wenn man sich erinnert, daß nicht nur bei Pneumonien,
sondern auch bei Bronchitiden[2]) die Erreger fast regelmäßig ins Blut gelangen[3]).
Ich verfüge auch über Fälle, wo eine mit oder ohne eitrige Metastasen einhergehende **Pneumokokken- oder Streptokokkenseptikämie** das tödliche Ende bedingt. Das Auftreten von Metastasen ist nicht nur in der Blütezeit und der
Rekonvaleszenz möglich, sondern selbst nach Wochen scheinbarer Genesung
kann ihr plötzliches Einsetzen überraschen. Das heimtückische Bindeglied
zwischen der abgelaufenen Lungenerkrankung und der Blutinfektion bildet
dann wohl zumeist eine fibrinös eitrige Schwarte, die gelegentlich recht geringen Umfang besitzen kann.

    Ein betrübender Fall war der folgende:
    Ein mit schwerer Ernährungsstörung behafteter Knabe, der noch mit 4 Monaten
nur 2500 g wiegt, erholt sich langsam und entwickelt sich in erfreulicher Weise, trotzdem
er im 5. bis 7. Monat eine Reihe von Bronchitiden und Bronchopneumonien durchzu-
machen hat: vom 7. bis zum 10. Monat ist er dauernd fieberfrei und erreicht im besten
Wohlsein ein Gewicht von 5 Kilo. Plötzlich tritt eine eitrige Pneumokokkenmeningitis
auf, der er innerhalb 48 Stunden erliegt. Als deren Ausgangsort zeigt sich bei der Sektion in einer der zahlreichen alten Verwachsungen, die sich zwischen den Pleurablättern
gebildet haben, ein erbsengroßer, abgekapselter, eingedickter Eiterherd, von dem aus
eine frische Lymphangitis sich in die Pleura verliert.

    Auch **Albuminurie und Zylindrurie** teils als Wirkung der Allgemeininfektion,
teils als Folge von Stauung ist häufiger, als bei der Grippe der oberen Luftwege,
ebenso wohl auch die **hämorrhagische Nephritis.** Die meisten der von mir beobachteten Fälle heilten innerhalb 2 bis 3 Wochen, nur einer, ein $10\frac{1}{2}$ monatiges
Mädchen mit Bronchopneumonie betreffend, zeigte innerhalb der achtwöchigen
Beobachtung bis zum Tode keine Besserung. Hier fanden sich bereits chronische
interstitielle Veränderungen vor.

    Zu diesen Vorkommnissen tritt, an die Erkrankung der tieferen Wege ge-
knüpft, als häufiges Ereignis das **Empyem** und die **fibrinös eitrige Pleuritis**[4]),
als seltenes das **Emphysem der Lungeninterstitien, des Mediastinum und der Haut**[5])

---

    [1]) Baron, B. kl. W. 1908. Nr. 3 (Lit.). Pozzato, Ref. Z. K. 8. S. 477.
    [2]) Prohaska, D. m. W. 1902. Nr. 26.
    [3]) Lit. bei Wiens, Z. kl. M. 1908. H. 1.
    [4]) Vgl. S. 641.
    [5]) Lit. Damsch, D. m. W. 1891. Nr. 18. Pierson, A. P. Febr. 1902. Chartier
et Denechau, A. m. e. IX. Gehrt, D. m. W. 1920. Nr. 38.

(Fig. 148), das sich zuweilen mit **Pneumothorax**[1]) verbindet. Mehrmals trug es zum tödlichen Ausgange bei; andere Kranke genasen, während es zur Aufsaugung der Luft bis zu zwei Wochen benötigte. Ich selbst sah es bisher bei Säuglingen viermal. Die stürmischen Symptome erhellen aus den folgenden Beobachtungen:

Bei einem 14monatigen Knaben tritt im Verlauf einer einfachen Tracheobronchitis mit heftigem Reizhusten plötzlich starke Kurzatmigkeit auf. Orthopnoe, Zyanose, Unruhe und hochgradige Angst fügen sich zu einem schweren Gesamtbild zusammen. Es findet sich ein aus der linken Schlüsselbeingrube hervortretendes Hautemphysem, das sich binnen kurzem vorzugsweise linksseitig vorn bis zum Nabel, hinten bis zum Kreuzbein und auf den linken Arm ausdehnt. Morphium schafft Beruhigung. Innerhalb 24 Stunden lassen die Atembeschwerden nach, das Emphysem verschwindet innerhalb 8 Tagen.

Langwieriger verlief der Zwischenfall bei einem 3monatigen Mädchen (Fig. 148), das vom 2. Lebenstag an in der Anstalt lag. Hier begann eines Tages starke Beschleunigung des Pulses und der Atmung, Zyanose, Unruhe; in der folgenden Zeit

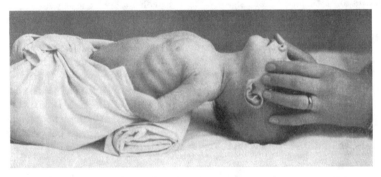

Fig. 148. Hautemphysem bei Grippe (kissenartig aufgeblasene Brust und Schultergegend).

zahlreiche asphyktische Anfälle, bei denen die Zyanose stark zunimmt, die Atmung unter förmlichem Ringen, ängstlichem Schreien und unter starken Einziehungen erfolgt und der Körper ganz schlaff wird. Am 4. Tag erscheint ein Emphysem des Halses, das sich brustwärts bis zur 2. Rippe ausbreitet. Puls und Atmung dabei immer stark beschleunigt. Vom 7. Tage ab werden alle Erscheinungen langsam besser, und vom 10. an besteht wieder Wohlbefinden. Bemerkenswerterweise war der Husten bei diesem Kinde sehr unbedeutend gewesen; die Genese des Emphysems blieb deshalb ganz im Dunkeln.

Verlauf und Ausgang. Angesichts all dieser drohenden Komplikationen wird man im einzelnen Falle und im gegebenen Augenblick ein Urteil über den Verlauf, die Dauer und den Ausgang der grippalen Lungenerkrankung nur mit größter Zurückhaltung abgeben dürfen. Aber auch der unkompliziert bleibende Fall entbindet nicht von dieser Vorsicht. Denn auch dieser ist unberechenbar, insbesondere, wenn es sich um eine pneumonische Erkrankung handelt. Da gibt es umschriebene Formen, die trotz manchmal stürmischen Beginnes sich nach wenigen Tagen günstig wenden und umgekehrt andere, die schubweise oder kontinuierlich weiter und weiter um sich greifen. Es gibt wandernde, springende, rekrudeszierende und rezidivierende Pneumonien, genau wie im späteren Kindesalter und ebenso wie dort kann eine über Monate hingezogene Dauer die Erwägung nahe legen, ob nicht Tuberkulose im Spiel ist.

Bei regelmäßigem **Verlauf** erstreckt sich sowohl die Bronchopneumonie wie die primäre Lungenentzündung nach meinen Aufzeichnungen am häufigsten über rund zwei Wochen; eine kleinere Zahl entfiebert nach 7 bis 9 Tagen; eine

---

[1]) De Bruin, Nederlandsche Tijdschr. voor Geneesk. 1909, 2. Nr. 24. O. Meyer, M. K. Orig. 14. Nr. 3. 1916.

Verlängerung in die dritte Woche hinein ist verhältnismäßig selten. Ungewöhnliche Verläufe erfordern natürlich ein beliebiges Vielfaches dieser Zahlen.
Der **Ausgang** ist besten Falles völlige Heilung. Aber die Gefährdung der
Säuglinge durch die Gesamtheit der katarrhalischen und pneumonischen Zustände ist so groß, daß nach den Berichten zahlreicher Beobachter nur ein Drittel
bis höchstens die Hälfte der Kinder zu retten ist. Auch bei verhältnismäßig
leichten Störungen der Atmungsorgane erliegen viele der sekundären Ernährungsstörung. Tödlicher Ausgang droht vor allem auch den Rachitischen. Es
bedarf nicht der Ausführung, in welcher verhängnisvollen Weise die Weichheit
des Thorax die Durchblutung, Durchlüftung und Sekretbefreiung der Lunge beeinträchtigt. Im Einzelfalle sieht man des öfteren trotz schwerer Herzschwäche,
Hirnsymptomen und ausgedehnten Verdichtungen Genesung eintreten. Diese
erfolgt, wie ich im Gegensatz zu anderen Angaben ausdrücklich hervorheben
möchte, selbst bei klinisch unzweifelhaft lobulär pneumonischen Formen nicht
ganz selten mit Krise; allerdings ist das gewöhnlichere die Lysis.

Gleich wie beim Erwachsenen ist auch dann, wenn Spätkomplikationen
(Otitis, Furunkulose) ausbleiben, die **Rekonvaleszenz** nicht immer kurz und glatt.
Öfters habe ich Schlaflosigkeit, darniederliegenden Appetit, manchmal lang
andauernde Mattigkeit und Blässe mit labilem, zuweilen unregelmäßigem Puls
gesehen. Häufig — vorzugweise bei rachitischen Kindern — ist die Heilung
keine vollkommene. Es verbleibt ein **chronischer Bronchialkatarrh**, der
den Grund legen kann zu immer wiederkehrenden, schließlich **indurierenden
Pneumonien** mit Schrumpfung und Bronchiektasen. Verzögerte Lösung sowie
Übergang in Tuberkulose kommen vor, scheinen aber erst bei Kranken des
zweiten Lebenshalbjahres belangreicher zu werden.

c) Verhütung und Behandlung.

Die Überzeugung von der Infektiosität der Grippe — besonders auch des
gemeinhin so leicht genommenen, in Wirklichkeit aber so sehr zu beachtenden
Schnupfens sollte Veranlassung sein, weit mehr als dies gewöhnlich geschieht
die Fernhaltung erkrankter Wohnungsgenossen anzustreben, und wenn das nicht
durchführbar ist, wenigstens nachdrücklich auf die Gefährdung des Kindes aufmerksam zu machen und auf möglichste Einschränkung von Übertragungs-
gelegenheiten (Küsse, Gebrauch derselben Taschentücher usw.) hinzuwirken.

Behandlung der Erkrankung der oberen Wege. Bei akutem Schnupfen[1])
begründet die Erschwerung des Saugens und die drohende Gefahr der Sekret-
ansaugung in die Tiefe die Notwendigkeit, die Nasengänge einigermaßen
wegsam zu halten. Zweckmäßig erweist sich hier zeitweilige Seiten- und
Bauchlage, die den Abfluß nach außen ermöglicht. Auch öfters wiederholtes
Absaugen mit entsprechend kleinen gläsernen Nasenoliven[2]) und Ballonansatz
wird empfohlen[3]). Besonders wirksam ist der systematische Gebrauch von
Adrenalinpräparaten[4]). Sie erleichtern nicht nur die Nahrungsaufnahme,

---

[1]) Über Behandlung der Rhinitis chronica und der chronisch-rezidivierenden Grippe
siehe S. 596.

[2]) Im Handel.

[3]) Sondermann, M. m. W. 1905. Nr. 1. Schultz, M. m. W. 1909. Nr. 39.

[4]) Man träufelt vor jeder Mahlzeit einmal, bei ungenügender Wirkung nach 5 Minuten
noch ein zweites Mal in jedes Nasenloch einige Tropfen der Lösung (Suprarenin. hydrochlor.
$^1/_{1000}$ 5,0, Aqu. 10,0) oder legt vorsichtig kleine, mit ihr getränkte Tampons ein. Die Ab-
schwellung hält einige Stunden an. Mit dem Nachlassen der Verschwellung wird die Anwendung seltener und kann schließlich ganz wegbleiben (Ballin, Th. G. Febr. 1905; Vohsen,
B. kl. W. 1905. Nr. 40; v. Torday, J. K. 64.

sondern dürften auch einen gewissen Schutz vor Lungenkomplikationen bilden. In diesem Sinne spricht eine Versuchsreihe, in der von 46 behandelten Kindern nur 8 (= 12,5 Proz.), von 27 nicht behandelten 12 (= 44,4 Proz.) von solchen heimgesucht wurden. Auch bei Atemnot infolge Verschwellung der Choanen ist die Wirkung offensichtlich.

Eine Dauerwirkung auf den Katarrh selbst hat das Mittel natürlich nicht, dagegen kann die trockene Schwellung im Beginn gelegentlich durch eine Schwitz-packung verringert werden. Im Stadium des Fließens schien Belladonna[1]) häufig wirksam. Späterhin sind bei Neigung zu Borkenbildung Salben[2]) am Platze. Länger dauernder Ausfluß kann häufig durch Höllensteinlösung[3]) vermindert werden[4]).

Die Nahrungsaufnahme ist sorgfältig zu überwachen, wenn nötig die Zahl der Mahlzeiten erheblich zu vermehren oder die Mischung zu konzentrieren. Bedrohliche Durstzustände sind durch rektale Flüssigkeitszufuhr oder Sondeneingießung zu beheben. Gegen stärkeres Erbrechen kann Anästhesin oder Propäsin[5]) versucht werden, unter Umständen verschwindet es bei Konzentrierung der Nahrung[6]). Sekundäre Dyspepsien und schwerere Ernährungsstörungen mit Gewichtsstürzen verlangen besondere, zielbewußte Diätvorschriften.

Hohes Fieber erfordert Waschungen, Packungen oder Bäder in der später zu besprechenden Art. Fiebermittel[7]) sind nur bei sichtlicher Unruhe angezeigt. Die nervösen Symptome der Grippe bei spasmophilen Kindern werden durch Leerstellung des Darmes und entsprechende Diät oft — freilich nicht immer — schnell gebessert[8]).

Stärkere, schmerzhafte Lymphdrüsenschwellungen pflegt man gewöhnlich mit durch wasserdichten Stoff abgeschlossenen feuchtwarmen Verbänden zu behandeln. Besser als Wasser und schonender für die Haut ist Spiritus-Glyzerin zu gleichen Teilen[9]). Heiße Breiumschläge, mehrmals täglich für eine Stunde damit abwechselnd, dürften den Verlauf beschleunigen, die Verordnung von Aspirin, Melubrin oder Pyramidon die Schmerzen lindern. Einschnitte sollen erst bei gesicherter Abszeßbildung vorgenommen werden und können dann recht klein sein. Besonders vermeide man sie bei periglandulärem Ödem, das eine Pseudofluktuation machen kann; hier trifft das Messer nur auf markige Schwellung und schafft eine höchst unerfreuliche Verwicklung der Lage.

---

[1]) 0,02—0,05:10 Sirup, Aqu. ad 50,0, 4stündig 5 g.

[2]) Ung. hydrarg. praecip. alb., oder Liquor alum. acet. 3,0, Adip. Canse 20,0, Paraffin. liquid. ad 30,0, reichlich einstreichen, verteilt sich von selbst (Goeppert).

[3]) 1 Proz. als Tropfen oder feuchter Tampon; auch Höllensteinspray 1:1000 bei vorn-übergeneigter Haltung des Kindes, wobei indessen Glottiskrampf mit Asphyxie vorkommen kann.

[4]) Das in Frankreich beliebte ½proz. Mentholöl ebenso wie Menthol-Coryfin kann tödlichen Glottiskrampf machen (Lublinski, B. kl. W. 1912. Nr. 6; Koch, D. m. W. 1910. Nr. 41. Die von Trumpp (M. m. W. 1909. Nr. 47) gelobte, erst viertelstündige, später stündliche und zuletzt seltenere Einstäubung von sterilisiertem Bolus kann zu unangenehmer Rhinolithbildung Veranlassung geben.

[5]) 0,05 bis 0,1 mit 0,3 Sacch. lactis.

[6]) Vgl. S. 299.

[7]) Aspirin (Acid. acetyl-salicyl.), Aspirin löslich oder Hydropyrin (salizyls. Lithium, wasserlöslich) oder Melubrin in Tabletten à 0,5, 0,1 bis 0,2, 2- bis 3mal täglich. Pyramidon (Tabl. zu 0,1) 0,025 bis 0,05 3- bis 6mal täglich. Chinin. muriat. 0,01 pro Lebensmonat, auch als Schokoladetabletten, wird leicht erbrochen (Tabl. zu 0,1), besser aber teurer Aristochin (Tabl. à 0,25 bis 0,5), geschmacklos in gleicher Dosis.

[8]) Vgl. S. 542ff.

[9]) Goeppert vgl. Dösken, Th. M. Okt. 1912.

Behandlung der Lungenkomplikationen. Die Gefahr einer anschließenden Erkrankung der Bronchien und der Lunge läßt sich durch zweckmäßiges Verhalten entschieden verringern. Deshalb soll neben der Behandlung der Nase die Sorge für eine gute Durchlüftung der Lunge und Vermeidung der Hypostasen nicht vergessen werden. Häufiger Lagewechsel, zeitweiliges Herumtragen im Sitzen und auch für einige Minuten in Bauchlage, Anregung zum Schreien, reichliche Zufuhr frischer Luft sind zu empfehlen; ist es doch zweifellos, daß bei Freiluftbehandlung die Prognose der Pneumonien im ganzen eine entschieden bessere ist, als bei dem üblichen ängstlichen Schutz vor Erkältungen.

Wenn die zuweilen ganz plötzliche Zunahme der Kurzatmigkeit, wenn Unruhe oder Schläfrigkeit und Erblassen die beginnende Bronchitis anzeigen, dann ist energisches Vorgehen in Gestalt einer Schwitzpackung[1]) geboten, die ein vorzügliches Mittel zur Entlastung der Lunge darstellt. Höhere Grade von Benommenheit, Zyanose und Atemnot verlangen ein noch stärkeres Mittel: die einem Aderlaß ,,in der Haut" zu vergleichende Senfpackung[2]) mit anschließendem Nachschwitzen. Nach diesen anstrengenden Maßnahmen soll mit dem Kind mindestens 12 Stunden lang nichts weiter vorgenommen werden.

Diese Packungen stellen einen recht erheblichen Eingriff dar, und deshalb sind schwitzende Säuglinge sorgfältig zu überwachen, damit man nicht durch unangenehme Zufälle überrascht werde oder wenigstens diese in ihren Anfängen bekämpfen kann. Kinder von normaler Konstitution sind allerdings nur dann gefährdet, wenn eine schwere Lungenkrankheit das Herz bereits geschädigt hat. Dagegen ist man bei Neuropathen, Schwächlichen und Elenden und besonders solchen mit spasmophiler Diathese und mit chronischem Ekzem nicht vor bedenklichen Störungen sicher. Ich habe eine ganze Anzahl von Hyperpyrexien, Kollapsen und allgemeinen Krämpfen und einmal auch einen Todesfall in der Packung erlebt. Ich lasse deshalb kein Kind mehr schwitzen, welches an irgend stärkerem Ekzem leidet oder durch Fazialisphänomen oder durch andere Zeichen der nervösen Übererregbarkeit verdächtig ist; auch sonst ist ausdrücklich vorzuschreiben, daß die Packung sofort entfernt werden muß, sobald eine auch nur geringe Veränderung im Benehmen oder Aussehen des Kindes vor sich geht. Bei schwachem Herzen ist von ihr Abstand zu nehmen.

Die Senfpackung hat ihren Zweck erfüllt, wenn das Kind hoch gerötet aus ihr herauskommt; die Einwicklung hat das ihre getan, wenn wirklich reichlicher Schweißausbruch erfolgte. Eine mangelhafte Reaktion ist stets ein böses Zeichen. Die günstige Wirkung äußert sich in Verminderung der Unruhe und der Atemnot. Oft ist nun endgültig die Macht der Krankheit gebrochen; andere Male gibt es Rückfälle, die am folgenden Tag einer Wiederholung des Verfahrens weichen. In anderen Fällen wird wenig erreicht — die Krankheit geht ihren Gang weiter und andere Heilmittel müssen herangezogen werden.

Folgende Maßnahmen kommen in Betracht.

Ein systematischer Lagewechsel, der nacheinander allen Lungenteilen günstige Ausdehnungsbedingungen schafft und namentlich auch durch Herumtragen im Sitzen und in Bauchlage den Hypostasen der paravertebralen Bezirke entgegenarbeitet, erscheint von beachtenswertem Nutzen. Ein Rollkissen im

---

[1]) 1 bis 2 Stunden lange feuchte Ganzpackung des nackten Kindes in Laken und Wolldecke, fest am Hals geschlossen; dabei löffelweise Darreichung heißen Tees, gegebenfalls mit Zusatz von Analepticis.

[2]) Etwa zwei Hände voll guten Senfmehls werden etwa 10 Minuten lang in einer Schüssel mit 40° warmen Wassers verrührt, bis beißende Dämpfe aufsteigen. Eintauchen des Lakens, Ausringen, 10 bis 20 Minuten lange Ganzpackung wie sub 1), worin meist starke Unruhe kommt. Dann Nachschwitzen in bereit liegender gewöhnlicher Schwitzpackung. (Heubner, Th. G. 1905, Jan.) Statt des zurzeit schwer erhältlichen Senfmehles empfiehlt Mertz (D. m. W. 1919. Nr. 17) eine Mischung von künstlichem Senföl mit Bolus alba: Zu 200 bis 300 g, für größere Kinder 400 bis 800 g Bolus werden auf je 100 g 3 bis 5 Tropfen Senföl gegeben und sehr sorgfältig durchgemischt. Dazu kommt $4/5$ des Bolusgewichtes heißes Wasser. Der gleichmäßig verrührte Brei wird auf ein Leintuch aufgestrichen und mit diesem wie bei der Senfmehlpackung verfahren.

Nacken erleichtert durch Lordosierung des Halses die Atmung und verhindert das Zusammensinken des Körpers. Man beachte, daß Lagerung auf die gesunde Seite meist mit Erhöhung der Atemnot beantwortet wird. Bei reichlicher Verschleimung erscheint manchmal zeitweiliges Tieferlegen des Kopfes in Seitenlage das Herausbringen des Sekretes zu befördern.

Der **Anregung der Atmung** und damit zugleich der Besserung der Zirkulation in der Lunge und in der Entlastung des rechten Herzens dienen in erster Linie hydrotherapeutische Maßnahmen. Einer nicht ganz berechtigten Beliebtheit[1]) erfreuen sich die nassen Brustwickel. Stubenwarm aufgelegt, lösen sie jedesmal einige tiefe Atemzüge aus und die anschließende Hyperämie der Haut stellt dabei eine leichte „Ableitung" dar. Bei richtiger Indikation sind laue Bäder (35⁰ C) mit leichten kühlen Überrieselungen nützlich, die je nach Bedarf 1- bis 3 mal in 24 Stunden verabreicht werden. Sie sind am Platze, wenn Neigung zu Benommenheit und Zyanose, oberflächliche Atmung und vielleicht Andeutung von Stertor eine ungenügende Durchlüftung der Lunge erschließen lassen. Wo sie erfolglos oder nicht genügend erfolgreich sind, besonders aber auch da, wo sie wegen des schlechten Allgemeinzustandes oder der Schwäche des Herzens zu eingreifend erscheinen, kann sich die Sauerstoffeinatmung[2]) in einer der jeweiligen Lage angepaßten Dosierung nützlich erweisen. Die Besserung der Zyanose ist meist offensichtlich, die Beruhigung der Kranken, das gierige Verlangen älterer Kinder nach der Maske spricht deutlich für die Erleichterung der Beschwerden. Die lebensrettende Wirkung bei apnoischen Zuständen wurde oben mit einem Beispiel belegt. Über bedrohliche Augenblicke können namentlich bei Frühgeborenen und Rachitischen gelegentlich Herzmassage, künstliche Atmung und Schulzesche Schwingungen[3]) hinweghelfen.

Auch bei der **Behandlung des Fiebers** stehen die Wasserprozeduren voran. Hier schätze ich als mildesten und dennoch wirksamen Eingriff die stubenwarmen Teilwaschungen, wobei der eben versorgte Bezirk vor Angehen des nächsten gut trocken zu reiben ist. Danach kommt in Betracht das laue Bad von 5 bis 10 Minuten Dauer mit ständiger leichter Frottierung, dem man zweckmäßig ein Exzitans vorausschickt. Danach wird das Kind nicht abgetrocknet, sondern naß im Badetuch ins Bett gebracht. Als stärkere Mittel haben zu gelten viertel- bis halbstündlich zu wechselnde Rumpfpackungen und Ganzpackungen, die einen Temperaturabfall von 2 bis 2½⁰ erzeugen können. Wenn sie am Halse genügend geöffnet sind, können sie auch 1 bis 3 Stunden liegen bleiben; man erzielt so einen Nachlaß um 1 bis 1½⁰ und zudem eine willkommene Beruhigung bei Erregungszuständen und Schlaflosigkeit. Oft ist es zweckmäßiger, nur die Beine und den Rumpf einzupacken und die Arme freizulassen. Im allgemeinen eignen sich die Packungen mehr bei einer Kontinua, die Bäder mehr bei abendlichen Remissionen.

Bei allen hydrotherapeutischen Verordnungen ist Vorsicht und Überlegung notwendig, schablonenmäßiges Vorgehen zu vermeiden. Man muß sich Rechenschaft geben, was dem Herzen noch zugetraut werden darf, und auch bei scheinbar guter Herzkraft bleibt zu bedenken, daß der Säugling, besonders der konstitutionell abnorme und der infizierte, in seiner Körperwärme viel labiler ist, wie das ältere Kind und deshalb zu unerwarteten Reaktionen neigt. Hyperthermien und Krämpfe, wie in der Schwitzpackung, können unter Umständen schon durch zu feste Brustwickel — besonders bei wasser-

---

1) Vgl. S. 586.
2) Lit. Hasenknopf, Ch. A. 28. 1904.
3) Raudnitz, P. m. W. 1900. Nr. 26. Schilling, M. m. W. 1898. Nr. 11.

dichter Einlage — und durch zu lange liegende Ganzpackungen hervorgerufen werden; häufiger und darum mehr zu fürchten ist die Reaktion im Sinne der Hypothermie und des Kollapses. Sie kann schon dem lauen Bade[1] und der Rumpfpackung folgen, geschweige denn den eingreifenderen Prozeduren, und sie ist namentlich zu besorgen bei Frühgeborenen, Ernährungsgestörten, Neuropathen und schwerer Allgemeininfektion, besonders wenn kleiner Puls, bläuliches Aussehen und kühle Extremitäten die beginnende Lähmung der Vasomotoren befürchten lassen. Bei solchen Kranken — wie überhaupt bei allen, deren Kräftezustand nicht volles Vertrauen verdient — wird an Stelle des Kaltwasserverfahrens der heiße Wickel, die heiße Waschung oder das heiße Bad[2] zur Verwendung kommen, die der Gefäßlähmung entgegenarbeiten und mit der belebenden Wirkung auch die abkühlende verbinden. Ich habe sie mit der Zeit mehr und mehr schätzen gelernt und dementsprechend die Verordnung der kalten und lauen Prozeduren in zunehmendem Umfange eingeschränkt.

Die Wickel begünstigen die Entstehung von Pyodermien und können, etwas zu fest angelegt, die Bewegungen des Brustkorbes behindern. Sie sind also nicht so durchaus zweckmäßig, wie man nach der allgemeinen Anwendung schließen könnte.

Mit Rücksicht auf die Möglichkeit von Zwischenfällen ist es ein nicht zu verachtender Rat, alle Wasserprozeduren wenigstens beim ersten Male selbst zu leiten und auch weiterhin wenigstens die eingreifenderen so weit zu überwachen, daß gegebenen Falles rechtzeitig und wirksam Hilfe gebracht werden kann.

Medikamentöse Antipyrese ist beim Säugling nicht zu betreiben. Wenn überhaupt „Fiebermittel" gegeben werden, so soll das weniger in der Absicht der Entfieberung, als der Milderung der sonstigen Beschwerden und der Einwirkung auf die Infektion als solche geschehen.

Hier scheint mir das Chinin[3] besonders schätzbar; oft freilich versagt es; aber ich verfüge doch über zahlreiche Kurven, die zu beweisen scheinen, daß es von gutem Einfluß sein kann. Entweder kam es in Bälde zu endgültiger Entfieberung und schnellem Rückgang der örtlichen Veränderungen, oder es datierte von der Zeit der Verabreichung ein allmählicher Umschwung zum Besseren mit lytischem Schwinden der Symptome. Am wirksamsten schien das Mittel im Sinne einer Beschleunigung des Krankheitsverlaufes zu sein, wenn es erst etwa nach Ablauf einer Woche verabfolgt wurde, nachdem die Entzündung den Höhepunkt erreicht hatte. Die Gaben erfolgen zweimal täglich oder auch nach der von Liebermeister, Ziemssen u a. beim Typhus geübten Art abends jeden Übertag. Nach dreimaliger Darreichung wird eine Pause von einigen Tagen gemacht.

Bei Fällen mittlerer Fieberhöhe dürften die Salizylpräparate[3] vorzuziehen sein.

Von dem Nutzen des seit Cassou tes Empfehlung vielfach gelobten Kreosotales[4] konnte ich mich trotz häufiger Anwendung nicht überzeugen.

Fast immer sind **Herzmittel** nötig. Zur regelmäßigen Darreichung eignet sich vor allem Koffein als Medikament[5] oder in Form von heißem Kaffee;

---

[1] Vgl. Haussen, Th. M. März 1911.
[2] Baelz in Pentzoldt-Stintzing, Handb. d. allg. Therapie. V. 2. Arneth, D. m. W. 1913. Nr. 39. Bad von 38° C, durch Zugießen auf 40 bis 42° erwärmt, 10 bis 15 Minuten dauernd. Die Brust darf nicht eintauchen, der Kopf muß durch eine naßkalte Kompresse gekühlt, die Atmung durch kühle Anspritzung ausgelöst werden. Bei hohem Fieber soll das Wasser nur bis zum Nabel reichen.
[3] Vgl. S. 583 Anm. 7.
[4] 1.0 bis 1.5, pro die in Emulsion.
[5] Coffein. natrio-salicyl. oder natrio-benzoic. oder citric. 1,0/100,0 3stündlich 5 g oder 1,0/10,0 3stündlich 1/2 Spritze (schmerzhaft).

auch Strychnin[1]) ist nicht nur als Exzitans für den Kreislauf, sondern wegen seiner sichtlich allgemein belebenden und atmungsanregenden Wirkung sehr zu schätzen. Von Alkoholizis mache ich keinen Gebrauch. Bei drohender Erlahmung des rechten Herzens halte ich Strophanthin[2]) für das wirksamste Mittel, dessen Anwendung sich freilich auf die Fälle beschränkt, wo die allein angängige intravenöse Verabreichung möglich ist; ist das nicht der Fall, so wird die orale Darreichung von Purostrophan[3]) oder die intramuskuläre Injektion von Digipurat oder Digifolin[4]) ins Auge zu fassen sein. Von Kampfer[5]) ist in kritischer Lage reichlich Gebrauch zu machen; Adrenalin verdient wenig Vertrauen.

Wenn sich trotz aller Bemühungen der Zustand verschlimmert, wenn Zyanose, Atemnot und Benommenheit wachsen und fühlbare Pulsation unter dem Schwertfortsatz sowie Verbreiterung der Herzdämpfung nach rechts die Erweiterung des rechten Herzens anzeigen, kann zuweilen noch eine Blutentziehung durch **Aderlaß** oder **Blutegel** rettend sein.

Der Aderlaß, der fast allgemein unter Hinweis auf die Schädlichkeit auch geringer Blutverluste für Kinder und namentlich Säuglinge abgelehnt wurde, ist später von Baginsky[6]) und Gregor[7]) wieder als versuchenswert hingestellt worden. Ich schließe mich dem vollkommen an und möchte auf Grund zahlreicher Erfahrungen (bei Venaesektion wegen Urämie, bei zufälligen Nachblutungen, bei Operationen) ausdrücklich erklären, daß ein mäßiger Blutverlust selbst bei schwächlichen Säuglingen durchaus nicht so bedenklich ist, wie man gewöhnlich lehrt. Bei spasmophilen Kindern und bei beginnender Herzschwäche ist die Venaesektion meines Erachtens jedenfalls weniger gefährlich, wie z. B. eine Schwitzpackung. Ich führe den Aderlaß bei Bronchopneumonie nicht selten aus, und habe den Eindruck, einige Kinder dadurch gerettet zu haben. Wenn dennoch etwa $^8/_{10}$ der so Behandelten zugrunde gingen, so ist das sicher der Krankheit und nicht dem Eingriff zuzuschreiben. Vielleicht würde man Besseres erzielen, wenn mit ihm nicht wie gewöhnlich bis zu allerletzt gezögert wurde. Ein vorübergehender günstiger Einfluß auf die Atemnot, die Wiederkehr des Bewußtseins usw. ist fast immer unverkennbar.

Zumeist kann, wenn die Punktion nicht gelingt, mit kleinem Schrägschnitt eine durchschimmernde Armvene direkt eröffnet werden; nur ausnahmsweise bedarf es der Präparierung. Die Blutentnahme darf $^1/_{15}$ bis $^1/_{20}$ des Gesamtblutes ausmachen und dieses wiederum wird zu $^1/_{13}$ bis $^1/_{19}$ des Körpergewichtes angenommen. Dem Schnitte ist bei schwachem Puls ein Exzitans vorauszuschicken.

Blutegel sind weniger zu empfehlen, wegen größerer Infektionsgefahr und Unmöglichkeit genauer Messung der abgezogenen Blutmenge. Ein mittelgroßes Tier entzieht mit Nachblutung etwa 20 ccm, gelegentlich aber auch weit mehr.

In vielen Fällen fordert auch die Sorge für genügende **Ernährung** besondere Aufmerksamkeit. Wenn die freiwillige Aufnahme so gering wird, daß das Gewicht dauernd sinkt, muß mit Zwang vorgegangen werden. Häufig kann man sich dabei durch Darreichung **konzentrierter Nahrung**[8]) helfen; unter Umständen bleibt nur die **Sondenfütterung** übrig. Voraussetzung für die gewaltsame Zufuhr ist selbstverständlich die sichere Abwesenheit einer sekundären, mit Diarrhöen einhergehenden Ernährungsstörung; wo sie besteht, ist die Diätetik sorgfältig anzupassen.

Man sieht, die Pflege eines schwer lungenkranken Säuglings stellt vielerlei

---

[1]) Sol. Strychn. nitric. 0,01/10,0 3 bis 4 × täglich ½ Spritze. Strychnin wird bald kaum mehr erhältlich sein.

[2]) Strophanthin (Böhringer) Ampull. zu 1 mg 1 × in 24 Stunden 1 bis 2 Teilstriche intravenös.

[3]) Tabletten zu ¼ mg, davon 2 × eine halbe.

[4]) 2 Teilstriche einer Ampulle (1 ccm = 0,1 fol. Digit.) 1- bis 2 mal in 24 Stunden. Auch in Lösung (Digifol. liquid. Orig. oder Digipuratlösung Orig.) 3 × täglich 3 bis 5 Tropfen.

[5]) Camph. trit. Acid. benzoic. āā 0,1 2 stündlich $^1/_3$ bis ½ Pulver oder Ol. camphorat. 0,5 bis 1,0 subkutan.

[6]) B. kl. W. 1898. Nr. 21.

[7]) J. K. 52.

[8]) Vgl. S. 299.

Anforderungen und beansprucht nahezu eine ganze Kraft. Unendlich viel mehr, als beim älteren Kinde, hängt von ihr der Ausgang der Krankheit ab und in vielen Fällen wird die Rettung weniger den ärztlichen Vorschriften, als der Art ihrer Ausführung verdankt. Wenn in Krankenhäusern eine beklagenswerte hohe Sterblichkeit der pneumonischen Säuglinge zu verzeichnen ist, so trägt zu einem nicht geringen Teile daran der Umstand schuld, daß wohl kaum jemals für das einzelne Kind so reichlich Hilfskräfte zur Verfügung stehen, wie zur Durchführung der schwierigen Aufgabe notwendig wären.

Für die **Behandlung des Hustens** ist ein erhöhter Feuchtigkeitsgehalt der Luft[1]) dann wünschenswert, wenn es sich um die trockene Form handelt. Bei quälendem Reiz sind Narkotika[2]) nicht zu entbehren. Wenn man sie überhaupt gibt, so geschehe das in einer Menge, die groß genug ist, um wirklich zu beruhigen. Bei genügender Überwachung ist eine Schädigung nicht zu befürchten; man mache nur darauf aufmerksam, daß die Medizin bei Nachlaß des Reizes und bei Andeutung von Schläfrigkeit ausgesetzt werden muß. Durchaus zu vermeiden sind sie nur bei schlechter Expektoration und reichlichem Sekret, da sie hier die CO_2-Vergiftung befördern; in dieser Lage glaube ich zuweilen von großen Gaben des gefäßdichtenden Kalkes (Calc. chlorat. 4—6,0 pro die) im Verein mit Belladonna[3]) günstigen Einfluß gesehen zu haben. Heftiger, anfallartig auftretender Husten bei grober Bronchitis kann man manchmal durch Jodnatrium (0,05 bis 0,1, dreimal) lindern. Einen Nutzen der beliebten Expektorantien konnte ich nicht feststellen.

Bei schweren Pneumonien ist, wie beim Erwachsenen, Sorge für Ruhe und Schlaf eine notwendige Forderung für das Durchhalten. Man kann versuchen, sie durch Hypnotica[4]) herbeizuführen. Bei Säuglingen über 6 Monaten braucht man sich in kritischer Lage vor subkutanen Injektionen von Morphiumpräparaten[5]) nicht zu scheuen. Ich habe davon ganz ausgezeichnete Wirkungen gesehen.

2. Masern.

Es ist eine theoretisch interessante und praktisch wichtige Tatsache, daß Säuglinge einen gewissen Grad von Immunität gegen die Masern[6]) besitzen. In den ersten Tagen und Wochen erfolgt die Ansteckung durch die Umgebung nur in verschwindenden Ausnahmefällen; im zweiten Quartal ereignet sie sich etwas häufiger, aber immerhin bleibt noch eine beachtenswerte Zahl von Kindern verschont, und erst nach dem dritten Monat wird die Empfänglichkeit mehr und mehr eine allgemeine. So erkrankten beispielsweise in

---

[1]) Durch Zerstäubung von Wasserdampf oder zeltartiges Überdecken des Bettchens mit einem befeuchteten Bettlaken oder Mullschleier.

[2]) Codein. phosphor., Dionin, 0,002 bis 0,005 pro dosi, Solut. Pantoponi (2 proz.) 1 bis 3 Tropfen. Die Dosis berechnet man (nach Döbeli, M. K. Orig. 11. 1912. Nr. 9), indem man die in der betreffenden Lage für den Erwachsenen gewünschte Menge dividiert durch $\dfrac{65-70}{x}$, wobei der Nenner das Gewicht des Erwachsenen, X dasjenige des Kindes darstellt.

Die so gefundene Zahl kann um ein Geringes überschritten werden. Eine größere Gefährdung auf Grund größerer Empfindlichkeit besteht für die ersten Wochen; vom 3. Monat an ist aber die oft geäußerte Scheu vor Opiaten nicht begründet.

[3]) 0,05 bis 0,1/100,0 4stündlich 5 g.

[4]) Vgl. S. 479.

[5]) Pantopon 1 bis 2 Teilstriche der 2proz. Lösung, Narkophin 2 bis 3 Teilstriche der 3proz. Lösung.

[6]) Lit. bei W. Freund, M. K. 2. Nr. 9. Hutzler, V. G. K. Stuttgart 1906. v. Pirquet, Masern in N. Handb. 1911.

einer Saalepidemie meiner Beobachtung von 7 Pfleglingen unter 4 Monaten keines, von 3 vier Monate alten nur 2, von den älteren dagegen alle. Ruhig kann man darum Säuglinge bis zum dritten Monat zwischen den erkrankten älteren Kindern belassen, voiausgesetzt, daß die Mutter früher einmal Masern überstanden hat. In meiner Anstalt lege ich von jeher unbedenklich Masernkinder zu den übrigen, wenn in der Belegschaft des Zimmers kein mehr als dreimonatiges Mitglied ist und niemals habe ich bisher dabei eine Übertragung erlebt[1]).

Es ist kein Zweifel, daß dieser Schutz durch Übertragung einer nur langsam erlöschenden passiven Immunität durch die durchmaserte Mutter auf die Frucht entsteht. Kinder, deren Mütter keine Masern gehabt haben, erkranken jederzeit, auch in den ersten Tagen[2]). Von Neugeborenen masernkranker Mütter erkranken 72 Proz. durch intrauterine Infektion[3]), am häufigsten, wenn die Krankheit bei der Mutter während der Geburt oder im Wochenbett ausbricht. Kinder, die gegen Ende des Exanthemstadiums der mütterlichen Erkrankung oder während der Rekonvaleszenz geboren werden, bleiben frei und verhalten sich in der Folge wie solche, deren Mütter bereits in der Jugend durchmasert waren.

Einem Reste dieser Unempfindlichkeit ist es zu verdanken, daß bei jüngeren und auch bei manchen älteren Säuglingen die Krankheit sehr milde verläuft, nicht selten sogar mit ganz unvollkommenen Erscheinungen. Es gibt bei jungen Säuglingen sogar einzelne Fälle, wo Inkubations- und Prodromalperiode fieberlos sind und nur zur Zeit des Exanthemausbruches eine mäßige, ephemere Temperaturerhebung besteht. Koplikische Flecke fehlen gar nicht so selten oder sind sehr schwach ausgebildet; von den katarrhalischen Erscheinungen ist anscheinend nur der Schnupfen regelmäßig vorhanden, während die Konjunktivitis zuweilen und die Bronchitis des öfteren vermißt wird. Auch das Exanthem ist bei einer Anzahl von Fällen von blasser Farbe, auch bei solchen, deren weiterer Verlauf leicht und glatt vor sich geht. Leider gilt diese Gutartigkeit im wesentlichen nur für das erste Halbjahr. Denn auf der anderen Seite trifft man gerade zwischen dem 7. und 24. Monat eine Häufung der schwersten Fälle, sowohl derjenigen, die schon im exanthematischen Stadium unter den Zeichen einer stürmischen Allgemeinvergiftung zugrunde gehen, als auch derer, die durch bösartige Lungenkomplikationen gefährdet werden. Wahrscheinlich bildet in der ersten Gruppe die lymphatische Diathese und die Spasmophilie, in der zweiten die Rachitis die Unterlage des ernsten Verlaufes.

Der durch die milde Form zurückgelassene Schutz scheint nicht immer ein dauernder zu sein. Ich habe bisher zweimal Kinder, die von mir selbst im ersten Jahre an leichten Masern behandelt worden waren, im Schulalter ein zweites Mal in typischer Weise erkranken sehen.

Die große Gefährdung der älteren Säuglinge läßt den Wunsch dringlich erscheinen, gerade dieses Alter zu Epidemiezeiten vor Ansteckung zu behüten. Hier ist durch die neuerdings festgestellte, auch von mir mehrfach bestätigte Schutzkraft von Rekonvaleszentenserum[4]) ein sicherer Weg gewiesen.

Fieberhafte Erkrankungen mit **masernähnlichen Exanthemen** sieht man im ersten Jahre nicht allzu selten. Die Unterscheidung gelingt unschwierig, wenn man die Abweichungen von den typischen Einzelheiten der Masern — Befallensein des Kinnes, Beteiligung der Schleimhäute, Prodrome, Entfieberung auf der Höhe des Exanthemes — beachtet. Auch **Rubeolen** kommen vor.

---

1) Auch Auerbach, A. K. 55, sah bei einer Epidemie auf der Säuglingsstation des Hamburger Waisenhauses sämtliche Kinder unter 4 Monaten freibleiben.
2) Lit. Winter, J. K. 81. 1915.
3) Esch, Z. G. G. 7. 1918.
4) Degkwitz, Z. K. 25. 1920 und 27. 1920.

3. Keuchhusten.

An Keuchhusten können Säuglinge aller Altersstufen erkranken[1]). Mein jüngster Patient kam mit 14 Tagen in Behandlung. Er war von der keuchhustenkranken Mutter angesteckt worden und hatte bereits am Ende der ersten Woche zu husten angefangen. Wenn auch nach H. Neumann[2]) Kinder an der Brust von Müttern, die die Krankheit durchgemacht haben, verschont bleiben sollen, so ist die Empfänglichkeit doch als allgemein anzusehen. Meine Anstaltserfahrungen lehren mich, die Krankheit als eine der kontagiösesten zu fürchten, deren Übertragbarkeit derjenigen der Grippe zum mindesten nicht nachsteht. Die gegenteilige Behauptung (Ad. Czerny) mag sich vielleicht daraus erklären, daß die **Infektiosität** nach längerer Dauer wahrscheinlich nachläßt oder sogar ganz erlischt. Auch mir ist es einigemal vorgekommen, daß Kranke in späteren Stadien ihre Umgebung nicht in Mitleidenschaft gezogen haben. Um so gefährlicher ist das Stadium catarrhale. Eine weitere Quelle des Irrtums dürfte die unter Umständen sehr lange Dauer der **Inkubation** sein. Die Lehrbücher rechnen damit, daß ein Kind, das 2 bis 3 Wochen nach der Ansteckungsgelegenheit nicht hustet, verschont bleibt. Demgegenüber verfüge ich über eine Beobachtung, die dafür spricht, daß die Inkubation sich über Monate erstrecken kann. 6 Säuglinge, die aus einem Zimmer, in dem sie mit Keuchhustenkranken in Berührung gewesen waren, nach dreiwöchiger Quarantäne entlassen waren, sind sämtlich innerhalb der nächsten zwei Monate krank zurückgebracht worden. Ansteckung aus anderer Quelle anzuschuldigen, erscheint gezwungen. Wie oft mag eine solche Spätterkrankung sich der Kenntnis entziehen und auf diese Weise die Infektiosität des Hustens unterschätzt werden!

Diagnose. Die Diagnose stößt häufig auf Schwierigkeiten, weil die bezeichnende pfeifende Inspiration zwischen den einzelnen Hustenstößen sehr oft vermißt wird. Nur bei älteren Säuglingen kommt sie einigermaßen regelmäßig vor und auch da nicht immer bei allen, sondern oftmals nur bei vereinzelten Anfällen. Je jünger der Kranke, desto unwahrscheinlicher ist ihr Auftreten. Ich habe einmal in einer ausgedehnten Anstaltsepidemie nur drei oder vier größere Säuglinge in typischer Weise husten hören, während bei allen anderen das „Ziehen" fehlte. Gerade dadurch war — wie es auch sonst oft geschieht — die Verkennung der ersten Fälle und damit die Ausbreitung der Infektion verschuldet worden. Bei dieser atypischen Ausbildung verbleibt entweder der einfache krampfige Anfall, oder es tritt — namentlich bei ganz Kleinen — an dessen Stelle ein an kurze, trockene Hustenstöße angeschlossenes Auspressen der Luft, begleitet von krächzenden und würgenden Lauten. Sehr bezeichnend ist es, wenn abwechselnd mit dem Husten oder als seine Vorboten Niesanfälle kommen. In ganz leichten Fällen kommt es nur zu kurzem, trockenem, anfallsweise auftretendem Anhusten ohne spastische Inspiration (Coqueluchette). Die Schwierigkeiten der Deutung und Unterscheidung von anderen konvulsivischen Hustenformen liegt damit klar vor Augen; sie sind sehr oft nur unter Berücksichtigung des epidemiologischen Zusammenhanges zu beheben. Besonders warnen möchte ich vor der Annahme eines „spastischen Hustens" auf Grund einer besonderen Hyperreflexie der Halsorgane oder auf allgemein spasmophiler Grundlage bei gewöhnlichem Katarrh. Gewiß gibt es einen solchen; aber nur allzuoft erweist sich die gelehrte Diagnose als ein für die Umgebung verhängnisvoller Irrtum. Der

---

[1]) Kasuistik bei Neurath, Pfaundler-Schloßmann Handb. Bd. 2. Sticker, Nothnagels Handb.
[2]) B. kl. W. 1895. Nr. 50.

Krampfhusten bei Bronchialdrüsentuberkulose ist — abgesehen von den sonstigen Zeichen dieses Leidens — durch den „bitonalen" Charakter[1]) ausgezeichnet. Ob in zweifelhaften Fällen der Befund einer Lymphozytose im Blute[2]) die Diagnose verläßlich sichern kann, müssen ausgedehnte Erfahrungen lehren. Für die dringliche Erkennung der Frühstadien läßt diese Erscheinung jedenfalls in Stich, da sie erst in der 3. oder 4. Krankheitswoche auftritt.

Der im Anschluß an Czerny[3]) von manchen Kinderärzten vertretenen Anschauung[4]), daß der Keuchhusten nicht als spezifischer Infekt zu betrachten sei, sondern als ein Symptomenkomplex, der, ähnlich der Pneumonie, durch verschiedene Krankheiten ausgelöst werden könne, stehe ich sehr zurückhaltend gegenüber. Mag immerhin beispielsweise bei Grippe der Husten bei manchen Kindern einen krampfartigen Charakter annehmen, eine solche Häufung typischer Erkrankungen, vor allem auch eine Häufung der Fälle mit der bezeichnenden, monatelangen Dauer habe ich niemals gesehen. Eine endgültige Klärung wird freilich erst möglich sein, wenn die Ätiologie des „Keuchhustens im bisherigen Sinne" über alle Zweifel sichergestellt sein wird. Bis dahin aber möchte ich auf Grund recht reicher und reichlich peinlicher Erfahrungen dem Praktiker und insbesondere den Anstaltsärzten raten, die Diagnose Keuchhusten lieber einmal zu oft als einmal zu wenig zu stellen und daran die Folgerungen hinsichtlich der Isolierung zu knüpfen.

Komplikationen. Leichte und gutartige Formen des Leidens kommen auch bei den Jüngsten zur Genüge vor. Dennoch besteht die Meinung zu Recht, daß im allgemeinen die Prognose beim Säugling viel ernster ist, als beim älteren Kind. Sie gründet sich auf die Erfahrung, daß auch unkomplizierte Fälle eine sehr erhebliche Rückwirkung auf den Kräftezustand ausüben können und daß außerdem eine starke Neigung zu schwerem Verlaufe und zu bösartigen Komplikationen hervortritt.

Der Husten als solcher kann durch Schwere und häufige Wiederholung, wie das namentlich bei spasmophilen Kindern[5]) statt hat, den Kranken stark erschöpfen, er kann durch Stauung und Kohlensäureanreicherung **soporöse Zustände** mit krampfartigen Zuckungen hervorrufen; ja es kann gelegentlich die Asphyxie so stark werden, daß sie unmittelbar zum Erstickungstod führt.

Bei einem kräftigen, 4monatigen Mädchen erreichte die Krankheit nach dreiwöchigen Prodromen allmählich eine solche Furchtbarkeit, daß fast in jedem Anfall nach den ersten Stößen Stillstand des Brustkorbes in Exspirationsstellung und Asphyxie mit Zuckungen, Abgang von Kot und Urin, und vollkommener Schlaffheit eintrat; jedesmal erforderte es 5 bis 10 Miuten künstlicher Atmung, um die Kleine wieder ins Leben zurückzurufen; die ersticke buchstäblich innerhalb dreier Tage etwa 20mal; im letzten Anfall erfolgte Tod durch Herzsynkope. Bei der Sektion fanden sich neben schwerer Stauung und Herzdilatation nur unwesentliche katarrhalische Veränderungen der Bronchien.

Als Seltenheit ist das Entstehen einer **Meningocele** der Stirnfontanelle beobachtet worden, die nach überstandener Krankheit allmählich wieder verschwand[6]).

Andere Male droht Gefahr durch die **Inanition,** auf die im Verein Erbrechen, Appetitlosigkeit und Benommenheit hinarbeiten. Ein dreiwöchiges Kind wurde dadurch an den Rand des Verhungerns gebracht, daß jeder Tropfen Nahrung langdauernde Schlundkrämpfe auslöste.

Von den Komplikationen sind die der **Lunge** — Kapillärbronchitis, Bronchopneumonie, Bronchiektasen, Übergang in Tuberkulose — zur Genüge bekannt. Auch hämorrhagische **Nephritis** kommt vor, ganz selten ist **Herzhypertrophie**

---

[1]) Vgl. S. 453.
[2]) Fröhlich, J. K. 44. 1897.
[3]) Th. M. 1908.
[4]) Niemann, J. K. 90. 1919 u. B. kl. W. 1919. Nr. 33.
[5]) Wernstedt, M. K. 9. Orig. S. 344, fand einen mit der Schwere der Anfälle zunehmenden Prozentsatz der Kinder mit erhöhter galvanischer Erregbarkeit.
[6]) Weigert, M. K. Orig. 13. 3. 1914.

beobachtet worden[1]). Besonders eigentümlich sind die Beziehungen des Säuglingskeuchhustens zu schweren Störungen des Zentralnervensystems. Zunächst die **Krämpfe.** In leichten Fällen ist, ähnlich wie beim Laryngospasmus, ein schwerer Hustenparoxysmus des mit der Erstickung ringenden Kindes von einigen Zuckungen im Gesicht, Rumpf und Gliedern gefolgt, in ausgebildeten tritt der volle eklamptische Anfall ein, der sich sehr bald von der auslösenden Ursache unabhängig zu machen und auch im Intervall gehäuft aufzutreten pflegt. Diese Keuchhustenkonvulsionen können sich allmählich aus kleinen Anfängen entwickeln, sie können sich aber auch gleich beim ersten Einsetzen in stärkster, selbst schnell tödlicher Form zeigen. Immer stellen sie eine sehr ernste Komplikation dar, die nur von einer kleinen Zahl der Kinder überstanden wird. Ihre Eigenart und ihre Gefahr wird namentlich bedingt durch die Neigung, sich in fortgesetzter Folge zum „Status eklampticus" zu steigern mit seinem Koma und seinen hochfieberhaften, ja hyperpyretischen Temperaturen, die als zentrales Symptom aufzufassen sind.

Die Krämpfe können verschiedenen Ursprungs sein[2]) und es bedarf deswegen in jedem Falle einer genauen Feststellung ihrer Art. Zu einem kleinen Teil beruhen sie auf dem zufälligen Einsetzen einer Meningitis. Häufiger als die eitrige ist dabei die tuberkulöse, entsprechend der bekannten Wirkung des Keuchhustens auf die Mobilisierung ruhender tuberkulöser Herde. Die Mehrzahl und innerhalb ihrer gerade die typischen und schweren Formen stehen in engerer Beziehung zur primären Erkrankung. Die nähere Untersuchung lehrt, daß es vielfach Kinder mit Spasmophilie sind, die so schwer unter der Krankheit leiden[3]). Es ist zu verstehen, daß das überempfindliche Nervensystem gerade auf den Keuchhusten mit seinen schweren Kreislauf- und Atmungsstörungen in besonders heftiger Weise antwortet. Ungemein ernst ist namentlich die Vereinigung von Laryngospasmus, Krämpfen und Keuchhusten; sie schafft prognostisch und therapeutisch eine der heikelsten Lagen, denen man beim jungen Kind gegenübergestellt werden kann.

Die Spannung der Fontanelle und das Ergebnis der Lumbalpunktion weisen zum mindesten bei den schweren der hierher gehörigen Fälle auf das Bestehen einer Menigitis serosa. Das gleiche gilt für eine letzte Gruppe von Keuchhustenkrämpfen, für die weder eine konstitutionelle Übererregbarkeit, noch sonst eine Ursache als Erklärung gefunden wird. Ihre Pathogenese ist sonach noch dunkel. Vorstellbar wäre, daß die sonst nur auf die Peripherie beschränkte spezifische Wirkung des Keuchhustengiftes unter Umständen sich auch auf das Zentralorgan ausdehnt, daß es sich also um **Keuchhustenkrämpfe im eigentlichen Wortsinne** handelt.

Eine andere Art der zerebralen Komplikationen ist bereits an früherer Stelle[4]) berührt worden, nämlich die unter den **Zeichen einer Meningitis, Encephalitis oder Hirnblutung** einhergehenden Zustände, deren anatomische Grundlage wahrscheinlich in der Regel eine seröse Meningitis oder Meningoencephalitis bildet[5]).

Behandlung. Bei der Behandlung fällt einer sorgfältigen Pflege die Hauptbedeutung zu; ihr Mangel zusammen mit der Gefährdung durch Sekundärinfektion der Lungen erklärt, warum die Sterbeziffern in dicht belegten Säuglingsstationen

---

[1]) Vgl. Kap. Herzkrankheiten.
[2]) Vgl. Reiche, Z. K. 25. 1920.
[3]) Vgl. S. 520.
[4]) Vgl. S. 476.
[5]) Neurath, Arbeit. d. neurol. Instit. d. Wiener Universität. 11. 1904. Arnheim, A. K. 50. 1909.

so sehr viel höher sind, als beim einzelnen Kind in der Familie. Neben der in ihrem heilsamen Einfluß unverkennbaren **Freiluftbehandlung** spielt die Sorge für die **Ernährung** eine entscheidende Rolle. Es handelt sich nicht nur um die Verhütung von Verdauungsstörungen, sondern vor allem auch um die Bekämpfung der Inanition. Wer dieser zweiten Aufgabe die gebührende Aufmerksamkeit schenkt, wird mit Befriedigung erfahren, wie oft nicht nur Gewichtsverluste hintangehalten, sondern trotz aller Widrigkeiten auch ganz gute Zunahmen erzwungen werden können. Wegen der gewöhnlich vorhandenen Appetitlosigkeit und des Verlustes von Nahrung beim Erbrechen ist die Zahl der Mahlzeiten zu vermehren und vor allem auch eine kalorienreiche Mischung darzureichen. Bei irgend stärkeren Graden von Dystrophie greife man zu den konzentrierten Kostformen[1]), die hier recht oft vortreffliche Erfolge zeitigen. Bei Kranken jenseits des vierten Monats kann auch die Breifütterung zum gewünschten Ziele führen.

Eine außerordentlich schwierige Aufgabe stellen die Kranken, bei denen das Erbrechen so stürmisch wird, daß neben der Kalorienaufnahme auch die Versorgung mit Flüssigkeit schwer leidet. Als Zeichen der zunehmenden Austrocknung sinkt hier das Gewicht trotz Verstopfung im gleichen steilen Winkel, wie es sonst nur bei stürmischen Durchfällen geschieht. Die Gefahr ist groß und trotz aller Mühen gehen viele dieser Kinder zugrunde. Die Hindernisse, die sich der schleunigen Wasserspeisung der Gewebe entgegenstellen, sind in der Tat sehr bedeutend. Von oben geht es nicht wegen des Erbrechens, von unten nicht, weil Verweilklysmen und Tropfeinläufe wegen der Hustenanfälle nicht gehalten werden; den einzigen Ausweg bildet die Infusion, und diese wieder vermag auffälligerweise den weiteren Sturz meist nicht aufzuhalten. Dennoch habe ich den einen und anderen Fall mit ihrer Hilfe und unter konzentrierter Kost über die schlimme Zeit hinwegbringen können. Erwägenswert erscheint der Gedanke, die Nahrung mit der Duodenalsonde[2]) einzugießen.

Der Nutzen von **Medikamenten** ist beim Säugling ebenso fraglich, wie beim älteren Kinde; ich glaube nur von Chininpräparaten[3]) einen Einfluß auf die Milderung der Anfälle und Kürzung des Verlaufes gesehen zu haben und auch das nur nach Überschreitung des Höhepunktes und keineswegs in allen Fällen. In den ersten Wochen der Krankheit ist wohl nur von Narkoticis etwas zu erhoffen. Zweckmäßig ist hier am Tage das Brom[4]), dazu zwecks Milderung der nächtlichen Beschwerden ein Schlafmittel[5]) oder ein Opiat[6]). Wo schwere Anfälle um jeden Preis bekämpft werden müssen, stehe ich nicht an, die Mittel und ihre Gaben so hoch zu wählen, daß die Kranken zeitweilig im Halbschlummer liegen. Freilich vermag oftmals auch die Betäubung eine durchgreifende Linderung nicht zu schaffen.

---

[1]) Vgl. S. 299.
[2]) Vgl. S. 685.
[3]) Chinin muriat., hydrobromicum, tannicum 0,01 pro Monat 3× täglich, danach etwas Salzsäure. Aristochin, Chineonal (Chinin + Veronal, Tabl. zu 0,1) in gleicher Gabe. Zur Vermeidung der häufigen Chininexantheme soll nach achttägigem Gebrauch eine Pause von 3 bis 5 Tagen eingeschaltet werden.
[4]) Natr. bromat. 2 bis 2½ g pro die, nach einigen Tagen 1½ bis 2 g. Zweckmäßig erscheint die Vereinigung mit Belladonna (Natr. bromat. 8 bis 10,0, Extract. Belladonn. 0,06 bis 0,1, Syrup. 20,0, Aqu. ad 100,0 4stündlich 5 g).
[5]) Bromural, Adalin, Veronalnatrium 0,15 bis 0,25 im ersten, 0,3 bis 0,5 im zweiten Halbjahr. Urethan 0,5 für das Lebenshalbjahr (vgl. S. 611, Anmerk. 4).
[6]) Tinctur. Opii (2 bis 3 Tropfen im ersten, 4 bis 6 Tropfen im zweiten Halbjahr). Aqu. ad 75, stündlich bis zum Eintritt von Schlaf. Codein. phosphor. 0,1/100 3- bis 4stündlich 5 g.

Krämpfe auf spasmophiler Grundlage erfordern die früher geschilderten Maßnahmen, bei solchen anderen Ursprungs kommen hauptsächlich die starken Narkotika (Brom, Chloral, Urethan) in Betracht, da die Kalktherapie hier weniger wirksam zu sein scheint. In allen schweren Fällen, namentlich bei bestehendem Status eclampticus, soll die Lumbalpunktion ausgeführt werden.

2. Sonstige Erkrankungen der Luftwege.

1. Erkrankungen der Nase[1]) und des Rachenraumes.

Nasenbluten[2]) ist beim Säugling selten; wenn es auftritt und namentlich, wenn es in irgend reichlichem Maße auftritt, ist es eine Aufforderung zu sehr genauer Untersuchung des ganzen Kindes. Denn die Mehrzahl der Fälle ist nicht so harmloser Natur, wie das für das spätere Alter gilt. Vielmehr handelt es sich entweder um ein Symptom einer **geschwürbildenden Schleimhautentzündung syphilitischer, septischer oder diphtherischer Grundlage** oder um ein **Zeichen einer ernsten, zu Blutungen disponierenden Allgemeinerkrankung.** Ich sah es bei angeborenen Herzfehlern, bei septischer Allgemeininfektion und hämorrhagischer Diathese; einmal war es der erste Hinweis auf einen Morbus Barlow. Auch bei schweren anämischen Zuständen kommt es vor.

Rhinitis[3]). Neben dem grippalen Schnupfen gibt es beim Säugling noch Nasenkatarrhe anderer Art. Besonders häufig sieht man Neugeborene erkranken, und die **Coryza neonatorum** pflegt von vielen als etwas Besonderes angesehen zu werden. Das ist indessen nur sehr bedingt zulässig; denn die Mehrzahl auch von diesen Fällen erklärt sich einfach durch eine bald nach der Geburt erworbene Grippeinfektion. Eine meist am 6. bis 7. Lebenstage unter hohem Fieber einsetzende, häufig mit einer Mastitis der Mutter zusammenfallende, durch Staphylokokken erzeugte Form beschreibt Jeannin[4]). Andere Male besteht kein eigentlicher fließender Schnupfen, sondern nur eine leichte Verschwellung der Nasengänge mit reichlicher Borkenbildung, die zu leicht behinderter, schniefender Atmung führt. Hier handelt es sich um eine Teilerscheinung jener physiologischen Kongestion und Epithelabschilferung der peripherischen Bezirke[5]), die beim Neugeborenen auch anderwärts zu leichten „Desquamativ-Katarrhen" Veranlassung gibt. Man muß das im Auge haben, um nicht gelegentlich irrigerweise an Lues zu denken. Als etwas dem Neugeborenen Eigentümliches können nur gewisse eitrige Schnupfen betrachtet werden, die sich mit Wahrscheinlichkeit von einer Ansteckung während der Geburt durch infektiöse Scheidensekrete der Mutter herleiten. Neben Katarrhen beliebiger Ätiologie spielt hier in der Literatur vor allem die **Gonorrhoe der Nase[6])** eine Rolle.

Diese bedarf allerdings noch sehr der Bestätigung. Die Diagnose der wenigen mitgeteilten Fälle stützt sich lediglich auf den Befund intrazellulärer Diplokokken im Ausstrichpräparat, der heute zur Diagnose nicht mehr hinreicht, weil man gelernt hat, daß andere Mikroorganismen (z. B. Micrococcus catarrhalis) täuschend ähnliche Bilder geben können. Um so mehr fällt die Erfahrungstatsache ins Gewicht, daß die Nase im Gegensatz

---

[1]) Zur Untersuchung sind die käuflichen Spekula meist zu groß. Man zieht zweckmäßigerweise den Nasenflügel einfach mit einer hakenförmig abgebogenen Haarnadel ab (Blochmann, B. kl. W. 1910. Nr. 44).

[2]) Lit. Swoboda, W. kl. W. 1896. Nr. 41. Astros, A. m. e. 5. Nr. 4. 1902.

[3]) v. Torday, J. K. 64.

[4]) L'obstétrique 1906. Nr. 6.

[5]) Vgl. S. 173.

[6]) Lit. b. Gerber, Heymanns Handb. der Rhinol. u. Laryngol. 3, 1. Stoerck, N. Handb. 13.

zur Bindehaut für die Ansiedlung des Gonokokkus durchaus ungeeignet ist. Nur so ist es zu verstehen, daß die Konjunktivalblenorrhoe fast niemals mit eitriger Rhinitis vereinigt ist. Wenn also eine Nasengonnorrhöe überhaupt vorkommt, ist sie so selten, daß sie für die Praxis keine wesentliche Bedeutung hat.

Die **Coryza syphilitica** ist bereits besprochen worden. Sie kompliziert sich zuweilen mit septischer Sekundärinfektion. Aber auch primär können Streptokokken oder andere septische Mikroorganismen eine **septische Rhinitis** erzeugen, die durch erhebliche, dem Bilde der Nasendiphtherie ähnliche örtliche und durch schwere Allgemeinerscheinungen gekennzeichnet ist. Man findet hierbei in der Schleimhaut oft fibrinöse Einlagerungen und Geschwüre; häufig verbreitet sich die Entzündung in Gestalt eines Erysipels oder einer Phlegmone auf die äußeren Bedeckungen, oder sie steigt in den Rachen herab. Eine besondere Gefahr bildet die septische Allgemeininfektion und die septische Pneumonie.

Zur Behandlung eignen sich 5 bis 10 proz. Pergenol- und Zinkperhydrolsalben, 5 proz. Noviform- und 5 bis 10 proz. weiße Präzipitatsalben.

Bei jedem Schnupfen, der erhebliche örtliche Erscheinungen macht und das Allgemeinbefinden in irgend stärkerem Maße beeinflußt, soll man erwägen, ob nicht ein **diphtherischer Schnupfen**[1] vorliegen könne. Gerade bei Säuglingen und selbst bei Neugeborenen[2] kommt die primäre Diphtherie der Nase mit Vorliebe vor, die dauernd oder doch eine gewisse Zeit auf ihren Anfangssitz beschränkt zu bleiben pflegt, dafür aber, wenn sie tiefer geht, den Rachen nur in einer Minderzahl der Fälle beteiligt, und gleich zum Kehlkopfkrupp führt. Besonders bezeichnend für sie ist die Neigung zu blutiger Beschaffenheit der Absonderung. Der Verdacht wird dringlich, wenn bei akut entstandenem reichlichem, ätzendem, eitrigem oder blutig-eitrigem oder blutig-serösem Ausfluß eine auffallende Gedunsenheit der Weichteile wahrzunehmen ist. Daneben gibt es aber auch eine subakute oder chronische Form, die ohne Sekretion nach außen mit Nasenverstopfung und gelegentlichem Nasenbluten verläuft und schließlich eine larvierte Form, bei der alle örtlichen und allgemeinen Symptome fehlen.

Die Wichtigkeit einer frühzeitigen Diagnose liegt auf der Hand. Entscheidend ist die rhinoskopische Untersuchung, bei der vorzugsweise am Septum und an der mittleren Muschel, unter Umständen aber auch an anderen Orten, die kennzeichnenden Membranen entdeckt werden. Sie sind zuweilen so wenig umfangreich und liegen so versteckt, daß sie leicht übersehen werden können. Solche Fälle hat man als ,,katarrhalische Diphtherie'' bezeichnet. Bei ihnen, wie überhaupt bei allen Kindern mit stärkerem Schnupfen ist eine mehrfach wiederholte Untersuchung anzuraten. Lehrt doch die Erfahrung, daß die Nasendiphtherie sich gerne auf dem Boden eines gewöhnlichen grippalen oder syphilitischen Schnupfens als Sekundärinfektion entwickelt und somit unerkannt bleiben kann, wenn man sich mit einem einmaligen Einblick begnügt. Die Erfahrungen der Säuglingsstationen mahnen, die durch die Grippe gesetzte Disposition der Nasenschleimhaut für die Ansiedlung der diphtherischen Erkrankung recht ernst zu nehmen, lehren sie doch, daß in Anschluß an Hausendemien der Grippe auch die Diphtherie in einer zu andern Zeiten unbekannten Ausdehnung aufzuflammen pflegt.

Ich rate, die Diagnose wesentlich auf den klinischen Befund zu stützen und dem Nachweis der Bazillen nur eine bestätigende Rolle zuzuerkennen. Deren Ergebnis verwirrt hier

---

[1] Lit. bei L. Landé, J. K. 86. 1917.
[2] Ob die verhältnismäßig seltene Erkrankung Neugeborener einer angeborenen höheren Diphtherieimmunität oder der geringeren Exposition zuzuschreiben ist, steht noch zur Erörterung (vgl. Rominger, Z. K. 23, 1919. v. Gröer, ibid. 25, 1920).

oft mehr, als daß es klärt. Ein negativer Befund bei klinisch begründetem Verdacht wird die Besorgnisse nicht zerstreuen, ein positiver hat bei klinisch unsicherer Diagnose keine bindende Beweiskraft. Denn in der Nase schmarotzen häufig Pseudodiphtheriebazillen, und auch der echte Diphtheriebazillus kann auf der gesunden oder einfach katarrhalischen Schleimhaut eines „Bazillenträgers" vorkommen[1]). Es geht jedenfalls nicht an, jeden Katarrh, wie einige wollen, als Nasendiphtherie aufzufassen, einfach deswegen, weil bei ihm Diphtheriebazillen gefunden wurden. Und auch nicht jeder serös-blutige Ausfluß beruht — wie ich entgegen anderer Auffassung[2]) annehmen möchte — auf Diphtherie, selbst wenn er Bazillen enthält. Dagegen spricht auch die vollkommene Wirkungslosigkeit der Serumbehandlung in vielen solchen Fällen. Wohl aber ist in dieser Lage die Aufforderung zu wiederholter Rhinoskopie gegeben, da immer die Möglichkeit besteht, daß der „Bazillenträger" in einem gegebenen Augenblick wirklich diphtheriekrank werden kann.

Zur Behandlung der Nasendiphtherie ist eine nicht zu kleine Gabe des Serums erforderlich. Ich pflege nicht unter 1500 I. E. zu verwenden. Bei schwächlichen oder an Ernährungsstörungen leidenden Säuglingen sind die Erfolge wenig befriedigend; wiederholt konnte selbst ein frühzeitiges Eingreifen den Übergang in den Kehlkopf nicht verhindern. Auch bei gleichzeitiger Grippe zeigt das Serum nicht die sonst gewohnte Verläßlichkeit. Die Nasenverstopfung verlangt die beim einfachen Schnupfen geschilderten Maßnahmen.

Auch für das Säuglingsalter kann ich durch zwei eigene Beobachtungen das Vorkommen einer **nicht diphtherischen, akuten fibrinösen Rhinitis**[3]) bestätigen, die sich von der gewöhnlichen Coryza nur dadurch unterscheidet, daß zuweilen kleine Membranen entleert werden, in denen nur Kokken — in meinen Fällen stets Pneumokokken — enthalten sind. Meine Fälle verliefen gutartig.

Rhinitis chronica und adenoide Wucherungen. Der **chronische** oder der **chronisch rezidivierende Schnupfen** entsteht, wenn hier von der Syphilis abgesehen wird, auf dem Boden konstitutioneller Entzündungsbereitschaft aus dem ersten oder zweiten akuten Anfall, um von da ab mit größeren oder geringeren Beschwerden monatelang anzuhalten. Es ist seltener ein vorderer, als ein hinterer, im zweiten Falle häufig durch erhebliche Verschwellung des Choanalkanals und davon abhängige Stenoseerscheinungen ausgezeichnet. Das Aussehen der so befallenen Kranken mit ihrer erschwerten Atmung, dem gedunsenen Gesicht, dem näselnden Stimmklang ist sehr bezeichnend, die Rückwirkung des Leidens auf die Nahrungsaufnahme, den Appetit, das gesamte Befinden und Gedeihen erheblich. Durch die wiederholten Anfälle und die mit ihnen verbundenen Gewichtsstillstände und Gewichtsverluste, die komplizierenden Störungen an Ohr, Lunge und Drüsen, die häufig hinzugesellten Durchfälle kann das Gedeihen während der Säuglingszeit sehr beeinträchtigt werden; ein erheblicher Bruchteil der Kranken wird sogar atrophisch und nicht wenigen wird das scheinbar wenig bedeutende örtliche Leiden schließlich verhängnisvoll. In Säuglingsanstalten, wo die Gelegenheit zur Infektion nur unvollkommen auszuschalten ist, bilden diese Kinder einen Gegenstand ständiger Sorge, und aus ihnen rekrutiert sich ein erheblicher Teil der Mißerfolge.

Die örtliche **Behandlung** ist die gleiche, wie beim akuten Katarrh. Sie allein aber genügt nicht, um die Heilung zu erzielen. Dazu bedarf es vielmehr der Veränderung der Konstitution durch geeignete Diät. Vor allem wichtig ist auch die vorsichtig einschleichende Freiluftbehandlung. Übersiedlung in eine milde, staubfreie Gegend pflegt Vorzügliches zu leisten. Eine dringliche Forderung ist der Schutz vor Neuansteckung durch gleichartig er-

---

[1]) Lit. vgl. Ballin, J. K. 58. Conradi, M. m. W. 1913. Nr. 60.

[2]) Seligmann u. Schloß, Z. K. 4. 1912.

[3]) Dumcutet, Ref. M. K. 18. S. 475. 1920 (mit fusiformen Bazillen).

krankte Genossen. Gelingt dessen Durchführung in vollem Umfange, so kann, wie die Erfahrungen auf den Isolierboxenstationen der Krankenhäuser lehren[1]), auch in geschlossenen Anstalten ein voller Erfolg erzielt werden.

Die Symptomatologie der chronisch-entzündlichen Choanalverschwellung gleicht durchaus derjenigen, die im späteren Kindesalter durch die **Hyperplasie der Rachentonsille** geschaffen wird. Daß beim Säugling zumeist nicht sie, sondern jene die Ursache der Verlegung ist, läßt sich aus dem Freiwerden des Durchganges nach Adrenalinbehandlung erschließen. Aber es versteht sich von selbst, daß im Anschluß an die Nasenerkrankung auch die Rachenmandel schwellen und sich entzünden kann und so einen gewissen, manchmal bedeutenden Anteil der Beschwerden begründet. Das Vorkommen einer primären, **angeborenen** Hyperplasie[2]) dagegen dürfte nicht anzuerkennen sein; ich möchte mit Bauer[3]) und Goeppert[4]) vielmehr auch die bald nach der Geburt feststellbaren Vergrößerungen auf eine vorausgehende Coryza neonatorum zurückführen. Die Diagnose stößt wegen der Schwierigkeit der Rhinoscopia posterior und der Fingeruntersuchung auf Schwierigkeiten, doch sind einigermaßen größere Tumoren auch durch das Gaumensegel hindurch fühlbar. Die Entfernung ist auch in diesem frühen Alter[5]) angezeigt, wenn kein Zweifel über die Rolle des Gebildes als Atmungshindernis besteht; dann kann sie, wie ich aus Eigenem zu bestätigen in der Lage bin, große Erleichterung bringen. Allerdings ist es zuweilen schwer, den geeigneten, entzündungsfreien Moment abzupassen; doch habe ich auch einigemal trotz Fieber und Katarrh mit gutem Ergebnis eingegriffen. Die Instrumente müssen im Stiel so gekrümmt sein, daß die durch die besonderen topographischen Verhältnisse geforderte tiefe Senkung des Griffes möglich wird; mit Vorteil bedient man sich auch nach Goeppert des Trautmannschen Löffels oder einer Kürette mit biegsamem, aber nicht allzu weichem Kupferstiel, dem man die gewünschte Biegung leicht geben kann.

Die Betrachtung der adenoiden Wucherungen im Säuglingsalter beansprucht deshalb allgemeines Interesse, weil hier die Möglichkeit gegeben ist, zu entscheiden, welche **Rückwirkung die behinderte Nasenatmung auf die Form des Gesichts- und Thoraxskelettes** hat. Bekanntlich wird den „Adenoiden" als Atmungshindernis von vielen eine ursächliche Bedeutung für die Entstehung sowohl eines hohen Gaumens und schmalen, geknickten Alveolarfortsatzes, wie auch einer Abflachung der Rippen und Hühnerbrust beigelegt. In Übereinstimmung mit den Ergebnissen der sorgfältigen Studien Busers[6]) möchte ich das in seinem ersten Teil als irrig ansehen. Man findet den leptoprosopischen Typus in ausgesprochener und manchmal hochgradiger Form so häufig schon in den ersten Lebenstagen, daß er nur angeboren, nicht erworben sein kann. Eine Entwicklungsstörung des Brustkorbes infolge erheblicher Nasenverlegung dagegen ist mir unzweifelhaft, namentlich in Hinblick auf einen Fall, wo eine angeborene, ungewöhnlich starke Leptoprosopie eine wahre Stenose der Nasengänge mit inspiratorischem Ansaugen der Nasenflügel und der Rippen erzeugt hatte. Hier war schon wenige Wochen nach der Geburt eine sinnfällige und noch im 6. Lebensjahre nicht gebesserte Abflachung der Brust eingetreten. Es besteht indessen keinerlei Berechtigung, derartige Erfahrungen zu verallgemeinern und auf die Vorkommnisse zu übertragen, wo bei wohlgebildetem Gesicht nur durch die Wucherungen eine Verengerung gesetzt ist. Nach meiner Meinung kann diese Art von Atmungshindernis höchstens bei schwerer Rachitis neben anderen, wichtigeren Momenten einen geringen Einfluß gewinnen.

Auf die Gegenwart der adenoiden Wucherungen machen außer der Nasen-

---

[1]) Vgl. L. F. Meyer, Z. K. 7. 1913.
[2]) Lit. bei Erdely, J. K. 73.
[3]) Ref. J. K. 55. S. 731.
[4]) l. c. S. 17.
[5]) Goeppert, l. c. Erdely, l. c. Morse, N. Y. med. Rec. 26. 11. 1907. Freeman, ibid. 12. 7. 1909.
[6]) Arch. f. Laryngol. 15.

verstopfung namentlich eigenartige, schnarchende und rasselnde Ge
räusche aufmerksam, deren Ursprung in der Nase und im Nasenrachen daran
erkennbar ist, daß sie bei Zuhalten der Nase schwinden, bei Schluß des Mundes
verstärkt werden. Man darf aber nicht außer acht lassen, daß diese Töne keineswegs für „Adenoide" beweisend sind, sondern auch bei verschiedenen anderen,
diagnostisch recht wichtigen Zuständen zu stande kommen. So hört man
sie bei Makroglossie, auch wenn diese nicht übermäßig stark entwickelt
ist. Wahrscheinlich ist die große Zunge auch die Ursache, warum sie bei
mongoloider Idiotie und Myxödem in charakteristischer Häufigkeit auftreten[1]), ein Umstand, der allerdings so wenig bekannt ist, daß zahlreiche dieser
Kinder der Gegenstand unberechtigter und erfolgloser Operationen werden[2]).
In sehr seltenen Fällen finden sich Schleimpolypen der Nasengänge, Tumoren des Septum[3]), häufiger retropharyngeale Schwellungen. Eine
wesentlich größere Rolle spielen angeborene Anomalien des Nasen-
gerüstes (Spina, Septumverbiegung) und vor allem die schon genannte Leptoprosopie, bei der die Beschwerden in seltenen Fällen so hochgradig sind, daß
sie denen der angeborenen Choanalatresie gleichen.

    Angeborene Choanalatresie[4]). Neugeborene, die mit dieser behaftet sind,
gehen häufig bald nach der Geburt an Erstickung zugrunde. Die Überlebenden
atmen mit offenem Mund unter Schnarchen, Rasseln und Ansaugen der
Weichteile; das Trinken ist erschwert, es kommt gelegentlich zu asphyktischen
Anfällen. Die schmale Nase und die Einziehung des Gesichtsskeletts erzeugen
eine eigenartige Physiognomie. Die Diagnose wird durch die Sonde oder auf
Grund der Undurchgängigkeit für Flüssigkeits- oder Lufteinblasung gestellt.
Allmählich gewöhnen sich die Kranken an ihren Zustand und in späteren Jahren
sind die Beschwerden nicht allzu groß. Die Behandlung wird im allgemeinen erst
jenseits des Säuglingsalters einsetzen; nur bei Lebensgefahr ist schon früh die
Durchstoßung oder Durchbohrung des Hindernisses angezeigt.

    Erkrankungen der Nebenhöhlen. Schon im ersten Lebensjahr kommen ver-
einzelte Fälle von **Eiterungen in den Siebbeinzellen** vor, die sich äußerlich durch
Lidödem oder Schwellung im inneren Augenwinkel etwas oberhalb der
Tränensackgegend bemerklich machen und mit Fistel nach außen durchbrechen können. Sie sind im allgemeinen gutartig und neigen zur Selbstheilung. Einmal sah ich im Anschluß daran einen Orbitalabszeß, an den sich
merkwürdigerweise eine langdauernde Alopecie des gleichseitigen vorderen
Quadranten am behaarten Kopf anschloß; gelegentlich sind auch Hirn-
komplikationen beobachtet worden.

    Auch die bereits beim Neugeborenen, wenn auch im geringen Umfange,
entwickelte **Highmorshöhle[5])** soll von der Nase aus eitrig infiziert werden können[6]).
Meist handelt es sich hier aber nicht um Antrumempyeme, sondern um Ostitiden
und Osteomyelitiden, die zu Auftreibung, Eiterausfluß aus der Nase, Fisteln,

---

    [1]) Bei einem sezierten Fall von Myxödem (7 mon. Knabe) waren außer der Zunge
die gesamten Gebilde des Rachens und das Gaumensegel myxödematös verdickt.
    [2]) Ich kann die Erfahrungen Kassowitz' (Infantil. Myxödem, Mongolismus, Mikro-
malie. Wien 1902) für einige Fälle bestätigen, daß die Geräusche auch beim Mongolismus
durch Schilddrüsensubstanz vermindert werden.
    [3]) Rose, Ref. Z. K. 5. S. 613.
    [4]) Lit. Kayser in Heymanns Handb. d. Laryngol. Bd. 3. 1. Chiari, W. m. W.
1909. Nr. 11. Balla, Ref. Zentralbl. f. Laryngol. 1908. S. 437.
    [5]) Vgl. Ónodi, l. c.
    [6]) Lit. Ónodi, J. K. 81. 1915. Canestro, Arch. f. Laryngol. 1911. 5. Schmiegelow
ibid. 5. Die von Avellis, M. m. W. 1898, geäußerte Ansicht einer tuberkulösen Grundlage
läßt sich nicht aufrechthalten.

Karies und Sequesterbildung führen und vielleicht des öfteren von den Zähnen oder Zahnkeimen ausgehen[1]).

Ozaena soll vereinzelt beim Säugling anzutreffen sein[2]), ich selbst habe sie nie gesehen. Stinkender Schnupfen ist hier gewöhnlich durch Fremdkörper bedingt.

2. Erkrankungen des Kehlkopfes und der Luftröhre.

Erkrankungen des Kehlkopfes und der Luftröhre, die nicht einfach katarrhalischer Natur sind, finden sich im Säuglingsalter nicht gerade häufig. Ihre Diagnose ist gewöhnlich nicht ganz einfach. Denn zahlreiche Möglichkeiten sind zu berücksichtigen, darunter eine ganze Anzahl seltener, und die Erkennung wird dadurch erschwert, daß die Besichtigung des Kehlkopfes nur schwer ausführbar ist. Man kann wohl durch Herabdrücken der Zunge mit möglichst schmalem Spatel die Epiglottis dem Auge zugängig machen, die Laryngoskopie oder Autoskopie dagegen bietet solche Schwierigkeiten, daß auch der Laryngologe von Fach nicht immer zum Ziele kommt. Die Untersuchung mit dem Finger bringt nur in den Fällen von Tumoren des Zungengrundes, der Epiglottis und des Kehlkopfeinganges Aufschluß.

Heiserkeit und Stenosen akuter Art.

Mit Übergehen der seltenen Ereignisse der **Aspiration eines Fremdkörpers,** der plötzlichen **Einklemmung eines Kehlkopfpapilloms,** des **Durchbruches einer erweichten Bronchialdrüse** in die Luftröhre, des späten Deutlichwerdens einer **angeborenen Trachealstenose**[3]) sollen hier nur die häufigeren, meistenteils entzündlichen Erkrankungen berührt werden.

Der **einfache Katarrh** macht beim Säugling gewöhnlich nur mäßige Stimmveränderung und nur selten eine solche Schwellung, daß der Stridor des **Pseudokrupps** erscheint. Aber es gibt Ausnahmen von dieser Regel und zwar besonders dann, wenn die Laryngitis ein Kind befällt, dessen Kehlkopf jene Bildung zeigt, die für den angeborenen Larynxstridor bezeichnend ist. Die ungewöhnliche Enge der Lichtung ermöglicht hier sehr leicht eine derartige Verschwellung, daß wirklich schwere Stenosesymptome entstehen[4]). Aber das sind eben Seltenheiten und trotz ihrer tut man gut, jede stärkere Heiserkeit und insbesondere jede Andeutung von erschwerter Atmung bis zum Beweis des Gegenteils als einer ernsteren Ursache verdächtig anzusehen.

Daß durch einfache entzündliche subchordale Schwellung eine mehrere Wochen andauernde schwere Stenose hervorgerufen werden kann, die zur immer wiederholten Intubation und schließlich zur Tracheotomie zwingen kann, lehrt ein schließlich doch günstig geendeter Fall Folgers[5]) bei einem 11 monatigen Kinde. Einen nahezu entsprechenden, in dem von Kilian die Diagnose mit Hilfe der Schwebelaryngoskopie bestätigt wurde, sah ich kürzlich bei einem Einjährigen in Anschluß an Masern. Das Kind starb nach etwa drei Wochen und die Sektion ergab multiple Geschwüre der Kehlkopf- und Trachealschleimhaut, die nicht als Dekubitalgeschwüre aufzufassen waren.

Vor allem ist an **Diphtherie** zu denken, auch dann, wenn die Symptome ohne Vorläufer plötzlich einsetzen, wie das sonst als Eigenart des Pseudokrupps gilt, auch dann, wenn sich im Rachen keine Beläge finden. Denn gerade im Säuglingsalter neigt die Krankheit zu ungewöhnlichen, die Erkennung erschwerenden Abweichungen von der typischen Form. Hier gibt es zahlreiche Fälle, wo sie, mit dem so oft in seiner Bedeutung verkannten Schnupfen

---

[1]) Vgl. S. 646 u. 837.
[2]) Rivière, Lyon médical 1903. Nr. 4.
[3]) Gregor, J. K. 49.
[4]) Vgl. S. 604.
[5]) J. K. 54. 1901.

beginnend, plötzlich unter Überspringen des Rachens den Kehlkopf ergreift. Ja, selbst die Rhinitis kann so unbedeutend sein, daß man von dem Einsetzen eines scheinbar **primären diphtherischen Larynxkrupps** überrascht wird.

Ein kräftiger, 10monatiger Knabe tritt am 9. Dez. 1901 in Behandlung mit Fieber (38,5⁰), ganz unbedeutendem Schnupfen, gerötetem Rachen, starker Schwellung der Kieferwinkel- und Nackendrüsen, als deren Ursache sowohl der Rachenkatarrh, wie ein ausgebreitetes Kopfekzem gelten konnte. Ganz geringe Heiserkeit. Die Diagnose lautete auf gewöhnlichen Katarrh; auch an eine Abhängigkeit der Stimmveränderung von tuberkulösen Bronchialdrüsengeschwülsten wurde gedacht, angesichts des allgemeinen skrofulösen Habitus und des Befundes von Bronchialatmen und klingendem Rasseln in beiden Interskapularräumen. Das Fieber verschwindet am 11. Dez.; bis 18. Dez. völliges Wohlbefinden. Dann wieder Temperaturanstieg, Husten, Entwicklung einer doppelseitigen Streifenpneumonie mit mäßigen Allgemeinerscheinungen. 27. Dez. plötzlich Stridor, schnell zur Stenose anwachsend. 3600 J. E. Tracheotomie. Tod am 29. Dez.

Die Sektion ergibt eine heftige, katarrhalische Laryngo-Tracheitis und Bronchitis; erst bei genauerer Prüfung werden in der Trachea kleinste Reste schmieriger, zerfließender Membranen gefunden, aus denen spärliche Diphtheriebazillen wachsen. Daneben bestand außer doppelseitiger Bronchopneumonie die vermutete Bronchialdrüsenerkrankung in Gestalt mehrerer taubeneigroßer, markig geschwollener Tumoren, deren einer in zentraler Verkäsung begriffen war.

Bis zum Ende war die Diagnose ungewiß. Für Diphtherie war bis zum Einsetzen der Stenose nicht der geringste Anhaltspunkt; auch war in dem neu bezogenen Hause vorher noch nie ein Diphtheriefall vorgekommen — im übrigen blieb auch dieser eine vereinzelt. Selbst als die Atemnot eintrat, durfte man mit der Möglichkeit einer Kompressionsstenose oder eines sich anbahnenden Durchbruchs einer erweichten Drüse rechnen.

So spät und unerwartet es auch sein mag, schließlich gelangen in solchen Fällen doch noch typische Zeichen der Diphtherie zur Ausbildung. Aber auch diese verspätete Enthüllung kann bei der Diphtherie des jungen Kindes ausbleiben. Es können ausgedehnte diphtherische Veränderungen Platz greifen, ohne daß zu irgendeiner Zeit ein eindeutiges Symptom auf die wahre Natur des Leidens hinweist. Es erkrankt der Kehlkopf, ohne daß Stridor gehört wird, es steigt die kruppöse Entzündung in die Luftröhre und die Bronchien hinab, ohne daß jemals ein Zeichen verrät, daß sich hier etwas anderes abspielt, als eine der gewöhnlichen katarrhalischen Bronchial- und Lungenentzündungen. Solche Vorkommnisse wurden von Heubner[1] als „**larvierte Diphtherie**" bezeichnet. Sie betreffen schwache, elende Kinder mit Tuberkulose oder Rachitis, die schon vorher an allerhand Störungen der Atmungs- oder Verdauungswerkzeuge litten. Die neu aufgepfropfte Infektion erscheint zunächst nur als eine Verschlimmerung der alten Beschwerden; nur das auffallend schwere Darniederliegen kann vielleicht an etwas Außergewöhnliches denken lassen. Erst die Sektion enthüllt die wahre Sachlage. Nur dann wird man hoffen dürfen, vor peinlichen Überraschungen am Leichentisch bewahrt zu bleiben, ja vielleicht noch heilen zu können, wenn man grundsätzlich bei jedem Schnupfen die wiederholte Inspektion der Nase vornimmt[2]) und sie durch die bakteriologische Diagnostik stützt.

Ein schwächlicher, rachitischer, 8monatiger Knabe wird von einem allgemeinen Krankenhaus als „geheilt von Furunkulose" dem Kinderasyl überwiesen. Es besteht bei der Aufnahme starker eitriger Schnupfen, gedunsenes Gesicht, Hinfälligkeit, leicht belegte Stimme. Im Rachen nur Schleim. Mäßige Schwellung der Kieferwinkeldrüsen, Bronchitis, Durchfall, Temperatur 36,5⁰. Am nächsten Tag beginnt unter erneutem Fieber die Entwicklung einer doppelseitigen Bronchopneumonie. Membranen in der Nase oder Rachen wurden nicht gefunden. Trotzdem war auf den schweren Schnupfen und die auffällige Mattigkeit hin gleich bei der Einlieferung Diphtherieverdacht ausgesprochen und Serum (3000 J. E.) eingespritzt worden. In der Nase wurden später Bazillen nachgewiesen. Tod am 5. Tage des Aufenthalts.

Sektion: Katarrh der oberen Luftwege, kapilläre Bronchitis und Bronchopneumonie.

---

[1]) D. m. W. 1894. Nr. 50.
[2]) Vgl. S. 595 u. Blochmann, B. kl. W. 1911. Nr. 38.

Mißfarbene Geschwüre im Kehlkopf, feine, schmierige, zerfließende Membranen in der Luftröhre und den großen Bronchien.

Bei der **operativen Behandlung** der diphtherischen Kehlkopfstenose[1]) beim Säugling bevorzugt ein Teil der Kliniker die Tracheotomie und verwirft die Intubation, ein anderer steht auf dem gegenteiligen Standpunkt. Jedenfalls sind die Erfolge beider Verfahren nicht allzusehr verschieden und alles in allem trotz der Serumbehandlung nicht sehr befriedigend. Es sterben etwa 60 bis 70 Proz. der Kranken. Die Serumtherapie enttäuscht sehr oft; auch bei frühzeitigen und hohen Gaben verläuft die Krankheit häufig in kurzer Zeit ungünstig.

Ich teile die Meinung derjenigen, welche annehmen, daß nicht jede fibrinöse Laryngitis diphtherischer Natur ist, sondern daß es, ähnlich wie am Auge, in der Nase und in den Bronchien, auch einen **nicht diphtherischen, vermutlich auf Kokkeninfektion beruhenden Kehlkopfkrupp** gibt. Auch aus der letzten großen Grippeepidemie wurden von verschiedenen Beobachtern kruppöse zur Stenose führende Entzündungen der oberen Atemwege und der Bronchien beschrieben[2]), die allerdings bei Säuglingen seltener zu sein scheinen als bei älteren Kranken.

Ein **3monatiger, schwächlicher Knabe** wird mit Katarrh der oberen Luftwege und davon abhängigem Fieber aufgenommen. Während des $2^1/_2$ monatigen Aufenthaltes in der Anstalt besteht dauernd mäßig erhöhte Temperatur, die ihre Erklärung in dem erwähnten Katarrh, sowie in hinzutretenden Komplikationen (Otitis media, Bronchitis) findet. Niemals Rachenbelag; der geringfügige Schnupfen entspricht in nichts einem diphtherischen Schnupfen. Gutes Gedeihen. Zunahme von 2800 bis 4000 g. 36 Stunden vor dem Tode plötzlich höheres Fieber, bronchopneumonische Erscheinungen auf beiden Lungen. Am nächsten Morgen Stridor, der sich so steigert, daß abends die Tracheotomie nötig wird. Es entleeren sich keine Membranen. Tod in der Nacht.

Bei der Sektion findet sich außer den pneumonischen Veränderungen eine auf die Gegend der Stimmbänder beschränkte, fibrinöse Laryngitis. Weder im Leben im Rachenschleim, noch im Tode in den Membranen war trotz reichlicher Aussaat der Nachweis von Diphtheriebazillen gelungen. In Kultur und Ausstrich fanden sich nur Kokken. Im Hause war über ein Jahr lang kein Diphtheriefall gewesen und keiner folgte, dagegen herrschte eine Grippeepidemie.

Auch die **syphilitischen Larynxstenosen**[3]) können gelegentlich so akut einsetzen, daß die Diagnose leicht in falsche Bahnen gelenkt wird, namentlich wenn es sich um ein Rezidiv handelt, bei dem andere Symptome der Krankheit fehlen und noch mehr, wenn gleichzeitig Kondylome des Rachens vorhanden sind, die einen diphtherischen Belag vortäuschen. Mir selbst ist es zweimal vorgekommen, daß ich eine Diphtherie annahm, bis die völlige Unwirksamkeit der Seruminjektion im Verein mit dem schleppenden Verlauf später auf die richtige Spur brachte.

Auch bei **Sepsis** kommt es zuweilen zu Heiserkeit und Stridor, meist infolge entzündlichen Ödems im Anschluß an benachbarte Herde; seltener ist wirkliche Perichondritis. Einmal fand sich ein Abszeß der Epiglottis. Erstickungsgefahr scheint nur ausnahmsweise aufzutreten; nur einmal wurde ich infolge eines metastatischen Abszesses in den aryepiglottischen Falten, ein zweitesmal durch kollaterale Schwellung bei Vereiterung von Trachealdrüsen[4]) zur Tracheotomie genötigt. Auch **Soor** des Kehlkopfes erzeugt Aphonie und in seltenen Fällen Atemnot. Mehrmals sah ich ein **akutes idiopathisches Kehlkopfödem** in den letzten Tagen schwerer Ernährungsstörungen auftreten. Von englischen Autoren wird auf die Häufigkeit einer **kruppösen Entzündung infolge Verbrühung**

---

[1]) Lit. bei Moltschanoff, J. K. 65. E. Hermann, J. K. 93. 1920.

[2]) Marchand, M. m. W. 1919. Nr. 5. Heiniß, W. kl. W. 1919. Nr. 8. Stettner, M. m. W. 1918. Nr. 32. v. Bókai, J. K. 90. 1919. Über Fälle meiner Anstalt vgl. Gehrt, D. m. W. 1920. Nr. 38. Säuglinge befinden sich bisher unter unseren Beobachtungen nicht

[3]) Vgl. S. 399.

[4]) Fälle von Laryngitis phlegmonosa bei Köck, M. m. W. 1914. Nr. 33.

hingewiesen, die einige Stunden nach einem Saugversuch am Schnabel des kochenden Teekessels zu ernsten Symptomen führt.

Die Unterscheidung der Larynxstenose von der pharyngeal bedingten Stenose beim Retropharyngealabszeß findet später Berücksichtigung. Vielleicht darf noch erwähnt werden, daß Unerfahrene schon durch die Heiserkeit und die angestrengte, toxische Atmung im Verein mit dem „zersetzten" Aussehen, wie sie dem schweren Brechdurchfall eigen sind, zur irrigen Diagnose des „Larynxkrupps" verleitet wurden.

Heiserkeit und Stenosen chronischer Art[1])
beruhen beim Säugling zumeist auf angeborener, viel seltener auf erworbener Grundlage.

Angeborene Zustände. Die angeborene Störung äußert sich in einer kleinen Zahl von Fällen allein in Heiserkeit, dann nämlich, wenn eine **Rekurrenslähmung** vorliegt, die ihre Ursache in dem Druck eines kongenital mißbildeten Herzens auf den Nerven findet (Hauser[2]), Hochsinger[3]) eigene Beobachtungen). In der Regel dagegen verknüpfen sich mit der Veränderung der Stimme die Merkmale des Atmungshindernisses, die bald dauernd, bald nur anfallsweise auftreten; oder die Heiserkeit fehlt und nur der Stridor ist vorhanden.

Von seltenen Vorkommnissen gedenken wir der **Papillome**[4]) und der **Kehlkopfdiaphragmen**[5]), nächstdem der bedrohlichen, aber glücklicherweise bald nachlassenden Erstickungsanfälle, die durch einen **angeborenen,** insbesondere einen retrosternalen **Kropf**[6]), vielleicht auch durch die **vergrößerte Thymus**[7]) ausgelöst werden. Unendlich viel häufiger und wichtiger als alles dieses ist der dem Säuglingsalter eigentümliche **kongenitale Larynxstridor.**

Bei dem **kongenitalen Larynxstridor**[8]) (Stridor inspiratorius neonatorum) besteht, gleich nach der Geburt oder doch in den ersten Tagen und Wochen beginnend, bei freier Exspiration eine lauttönende, stenotische Inspiration. Das Geräusch gleicht dem Glucken einer Henne oder dem Tone des Singultus; es ist in typischen Fällen ständig vorhanden, auch im Schlafe, und da zuweilen sogar stärker, wie im Wachen; bei weniger charakteristischen Formen kann es zeitweise fehlen. Die Stimme bleibt immer klar. Leichte Einziehungen begleiten die Atmung, ohne daß die Kinder merklich belästigt werden; nur manchmal, namentlich im Schlafe, kommt es zu leichten dyspnoischen Zuständen, die immer schnell vorübergehen.

Die Erklärung der auffallenden Erscheinung hat die Forscher viel beschäftigt. Einige haben an eine Kompressionsstenose durch die vergrößerte Thymus gedacht (Avellis, Hochsinger u. a.); aber es liegen bereits so viel Sektions- und Röntgenbefunde[9]) normaler und unternormaler Thymusdrüsen vor, daß diese Annahme endgültig als widerlegt gelten kann[10]). Das Atmungshindernis kann nicht außer- und unterhalb, es kann nur innerhalb des Kehlkopfes

---

[1]) Vgl. Rach, Zur Semiotik des Stridors, Z. K. 11. 1914.

[2]) D. m. W. 1899. Nr. 28.

[3]) W. m. P. 1899. Nr. 33.

[4]) Versprengte Schilddrüsenkeime in diesen beschreibt Cappon, In.-Diss. Berlin 1914.

[5]) Lit. Fein, W. kl. A. 1903. Nr. 52. Frankenberger, V. A. 182. Hausberg, Z. f. Laryng., Rhin. usw. 1. 61. 1908.

[6]) Vgl. unter Erkrank. der Schilddrüse. S. 628.

[7]) Vgl. unter Erkrank. der Thymus. S. 631.

[8]) Lit. Thomson u. Logan Turner, Br. m. J. 1. Dez. 1900. Bruder, Contrib. à l'étude du strid. laryng. d. nourissons. Paris 1901. Prosper Mercklen u. A. Devaux, G. h. 1902. Nr. 63. Turner u. Ashby, Br. m. J. 1906. II. S. 1485. Shukowski, J. K. 73. 1911.

[9]) Vgl. Benjamin u. Gött, D. A. Kl. M. 107. 1912.

[10]) Vgl. Ballin, J. K. 62. Koplick, A. P. Dez. 1905. Tatschner, W. m. W. 1904. Nr. 1.

gelegen sein. Das macht schon die eigenartige Klangfarbe des Tones unzweifelhaft, den man nur nachahmen kann, wenn man den Kehlkopf erschlafft und durch Inspirationsbewegung eine Ansaugung der Epiglottis und des Zungengrundes bewirkt.

Mit Recht wird darum die Ursache des Stridors in gewissen Eigenarten des kindlichen Kehlkopfes gesehen.

Schon normalerweise ist beim Säugling der Aditus enger, die Epiglottis rinnenartiger, der Winkel der aryepiglottischen Falten geringer. Bei allen an Larynxstridor leidenden Kindern, wo im Leben oder nach dem Tode die Gestalt des Organs genau betrachtet werden konnte, hat sich ein besonders hoher Grad dieser eigenartigen Bildung gefunden (Refslund, Variot, Thomson u. Turner, Lees, Ballin u. a.). Die Epiglottis war seitlich stark verschmälert und ihre Ränder eingerollt, die aryepiglottischen Falten stark genähert, die Aryknorpel selbst lagen aneinander. Dadurch entsteht eine überaus sinnfällige Verkleinerung des Aditus, der geradezu die Form einer Pfeife annimmt (Fig. 149). Es ist verständlich und auch durch Leichenversuche bewiesen, daß diese Verhältnisse zusammen mit der jugendlichen Weichheit des Knorpelgerüstes bei der Atmung ein Ansaugen des Larynx und damit

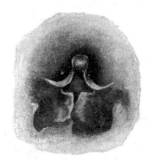 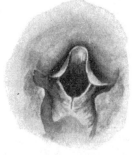

A B

Fig. 149. A. Kehlkopf bei Stridor congenitus. B. Kehlkopf eines gleichaltrigen normalen Kindes.
(Nach Ballin, J. K. 62).

das Entstehen eines pfeifenden Stridors außerordentlich begünstigen. Nach Paterson[1]) wird der Ton durch Schwingung der hinteren Wand erzeugt.

Ein Teil der Untersucher betrachtet diese ungewöhnliche Gestalt des Kehlkopfes beim angeborenen Stridor als primäre Mißbildung, die an sich die klinischen Erscheinungen erklärt. Zugunsten dieser Meinung ist vielleicht der Umstand verwertbar, daß die Gesamtgröße des Kehlkopfes dieser Kinder entschieden hinter derjenigen normaler Altersgenossen zurücksteht. Wenigstens traf dies in meinen Fällen zu. Andere sehen in ihr nur die Folge eines Glottiskrampfes oder einer zentral bedingten abnormen „unkoordinierten", dem Stottern vergleichbaren Atmungsweise, die das weiche Organ in eine ungewöhnliche Gestalt zusammenpreßt (Thomson). Für die Bedeutung einer funktionellen Anomalie des Larynx bei der Atmung spricht die Erfahrung, daß in vereinzelten Fällen keinerlei Abweichung der Kehlkopfgestalt gefunden wird[2]) und daß umgekehrt die typische Veränderung des Organs ohne Stridor vorkommen kann. Beachtenswert ist die Hypothese von Trumpp[3]), die auf eine Schwäche der Glottiserweiterer infolge Entwicklungshemmung des Rekurrenszentrums oder angeborener Muskelinsuffizienz zurückgreift.

Hochgradige Fälle von Larynxstridor sind wohl geeignet, die Angehörigen besorgt zu machen. Man darf sie beruhigen und darauf hinweisen, daß die Erscheinungen noch innerhalb des ersten oder spätestens des zweiten Jahres verschwinden werden. Nur ein Umstand trübt die Prognose: Wenn solche Kinder entzündliche Lungenkrankheiten bekommen, so sind sie wegen der erschwerten

---

[1]) Br. m. J. 1906. II. S. 1447.
[2]) Wernstedt, Ref. M. K. 1915. S. 397. Eigene Beob.
[3]) A. K. 50. 1909.

Atmung mehr gefährdet als andere; und wenn sich in dem engen Organ eine katarrhalische Schwellung festsetzt, so kommt es sehr bald zu bedrohlicher Stenose, die die Tracheotomie nötig machen kann. Wahrscheinlich werden solche Fälle meist als primärer Larynxkrupp gedeutet[1]).

Eine Behandlungsmethode des Stridors gibt es nicht. Löri[2]) berichtet über Aussetzen der Geräusche bei Tieflagerung des Kopfes in Seitenlage.

Die dauernde Gegenwart des Stridors sowie seine angeborene Natur wird vor Verwechselung mit anderen Zuständen schützen, die, wie z. B. der Laryngospasmus der Spasmophilen und die Postikusparese ähnliche Töne erzeugen, aber erworben sind und zum Teil in Anfällen auftreten. Andererseits wird auch bei angeborenen Symptomen die Diagnose des gutartigen Stridors streng auf die Fälle zu beschränken sein, die mit musikalischem Geräusch und ohne irgend beachtenswerte Atemnot einhergehen. Ertönt dagegen beim Einatmen ein mehr heiserer oder schnarchender Klang, wird die Atmung deutlich behindert, so liegt etwas anderes, ernsteres vor. Die Nichtbeachtung dieses Umstandes hat in der Kasuistik viel Verwirrung gestiftet; in der Praxis wird sie sich oftmals empfindlich rächen. In Betracht kommen, außer der **Thymushyperplasie**[3]) folgende Möglichkeiten.

In zwei Fällen meiner Beobachtung bestand neben dem rauhen, zeitweilig schnarchendem Stridor, deutlicher Atemerschwerung und leichter Zyanose eine auffällige Schlaffheit der Muskulatur des Rachens. Auch die gesamte Körpermuskulatur war überaus schlaff und schlecht ausgebildet; bei den Kindern, bei dem einen mehr als bei dem anderen, bestand eine derartige Schwäche und Trägheit der Bewegungen, daß die Diagnose einer Myatonia congenita nahegelegt wurde. Bei der Fingeruntersuchung erwies sich auch der Kehldeckel von ganz ungewöhnlicher Weichheit und Schlaffheit. Das eine Kind verstarb an Pneumonie. Die Sektion ergab außer der erwähnten Weichheit der Kehlkopfknorpel eine außerordentlich dürftige Entwicklung der gesamten und insbesondere der Kehlkopfmuskulatur. Die Epiglottis war fast durchscheinend, die aryepiglottischen Falten außerordentlich zart und dünn, ohne Knorpeleinlagerung, die wahren und falschen Stimmbänder ebenfalls sehr dünn und häutig. Es dürfte erlaubt sein, hieraus das Vorkommen eines **kongenitalen Larynxstridors als Teilerscheinung von Myatonia congenita** zu folgern.

Ein ebenfalls schnarchender **angeborener Stridor** findet sich in vereinzelten Fällen **bei spastischer Diplegie mit Idiotie.** Ich besitze Aufzeichnungen über 5 derartige Kranke. Einer davon kam zur Sektion; es fand sich eine ausgedehnte Hirn- und Rückenmarksklerose. Hier dürfte die Ursache wohl in einer spastischen Innervation der Kehlkopfschließer gelegen sein.

Schwere Atembehinderung mit röchelndem und schnarchendem Stridor kommt ferner vor **bei Mikrognathie.** Offenbar drückt hierbei die verhältnismäßig zu große Zunge den Kehlkopf zusammen; auch das verkleinerte Zungenbein, das vom Munde aus unmittelbar an der Basis des Kehldeckels fühlbar ist und als enger Ring den Kehlkopf umgreift, wirkt in gleichem Sinne.

Einige wenige Male sah ich einen Stridor der gleichen rauhen und heiseren Art mit Anfällen von Zyanose und Erstickungsgefahr, für den eine Erklärung nicht sicher zu geben war. Die in 2 Fällen von anderer Seite gestellte Diagnose des Stridor thymicus konnte ich nicht zulassen, da alles auf den Kehlkopf als Sitz der Stenose hinwies. Vielleicht war die Ursache in einer **besonderen Beschaffenheit des Zungengrundes** zu suchen. Er erwies sich nämlich bei bidigi-

---

[1]) Vgl. Ballin, l. c.
[2]) Allg. Wiener med. Zeitschr. 1890.
[3]) Vgl. S. 631.

taler Untersuchung von auffallender Derbheit und Dicke; man hatte fast den Eindruck, als ob er der Sitz einer nicht bestimmt abgegrenzten Infiltration oder Hyperplasie wäre und konnte annehmen, daß das Zurücksinken des massigen Organs und die dadurch bedingte Belastung des Kehldeckels das Zustandekommen der zeitweilig recht bedrohlichen Atmungsbeschwerden verursachte. Die Möglichkeit einer partiellen Makroglossie oder einer Struma des Zungengrundes war zu erwägen. Über das Schicksal von 4 der 6 mir untergekommenen Fälle habe ich Nachrichten; sie sind nach langen Wochen der Sorge im zweiten Halbjahr allmählich beschwerdefrei geworden.

Durch Erschwerung der Aufrichtung des Kehldeckels kommt es auch zur Atemnot und zum **Stridor bei angeborenen Tumoren des Zungengrundes** (Zysten des Ductus Thyreoglossus, Dermoide, versprengte Schilddrüsenkeime). In einem meiner Fälle bestand eine kleinhaselnußgroße Zyste in der Mittellinie an der Wurzel der Epiglottis, nach deren Punktion für einige Zeit Erleichterung eintrat; durch Exstirpation wurde später dauernde Heilung erzielt.

Schwere Stenoseerscheinungen machen auch die seltenen **angeborenen Zysten der Larynx**[1]), die unter Umständen vereitern[2]), und die **angeborenen Luftsäcke der Larynx**[3]). Eine Kompressionsstenose durch ein fibröses Leiomyom sah Hohlfeld[4]). Wenigstens einige dieser Zustände sind durch Palpation mit dem Finger festzustellen. Sie sollten deskalb niemals unterlassen werden. Den Zungengrund untersucht man zweckmäßigerweise bidigital, indem der gerade oberhalb des Zungenbeines angelegte Daumen dem innen befindlichen Zeigefinger entgegendrängt.

Von den Larynxstenosen unterscheiden sich die kehlkopfabwärts gelegenen durch den Wegfall des inspiratorischen Tiefertretens des Kehlkopfes; unter Umständen noch durch das Hinzutreten und selbst Überwiegen des **exspiratorischen Stridors**. Neben dem **Stridor thymicus**[5]) sind hier die seltenen **angeborenen Trachealstenosen**[6]) zu nennen. Sie sind gewöhnlich so hochgradig, daß sie ein Weiterleben des Neugeborenen nicht zulassen. Ein von mir beobachtetes Kind, dessen Luftröhre für einen dünnen Notizbuchbleistift durchgängig war, starb am 4. Tage. Im Leben hatte beschleunigte und angestrengte Atmung mit sägendem in- und exspiratorischem Stridor und hochgradiger Zyanose bestanden. Ausnahmsweise nur werden die Kranken älter. So starb ein Knabe, über den Gregor[7]) berichtet, erst im 6. Monat an plötzlich aufgetretener Atemnot; abgesehen von mäßiger Dyspnoe in der ersten Zeit nach der Geburt und von erschwertem Saugen an der Brust war vorher der Fehler symptomlos ertragen worden. Ein Fall von Mousous[8]) lebte 3 Monate. Weitere Ursachen des exspiratorischen Stridors können schließlich noch **angeborene Herzhypertrophie** und **angeborene Oesophagusstenose** sein.

Exspiratorischer Stridor kommt manchmal auch **bei angeborenen Bronchiektasien** vor. Ebenso habe ich ihn **bei Oesophagotrachealfistel** gesehen, ferner zweimal von Geburt an **bei mongoloider Idiotie**, ohne eine Erklärung dafür finden zu können. Er dauerte bis ins zweite Halbjahr hinein.

---

[1]) Salomon, Z. f. Ohrenheilk. 62. 1910. Pünder, J. K. 87. 1918. Schneider, Z. f. Ohrenheilk. 64.
[2]) Rothschild, A. K. 52. 1910.
[3]) Kan, Z. f. Laryng., Rhinol. usw. 1. 1908.
[4]) V. G. K. Köln 1908.
[5]) Vgl. S. 631.
[6]) Fürst, G. Handb. 3. 2. Des Meinards, Thèse de Bordeaux 1907. Ref. Centralbl. f. Laryng. 1908. S. 415.
[7]) J. K. 49.
[8]) Ref. A. K. 55. 1911. S. 412.

Erworbene Zustände. Noch viel häufiger wie die akute, wird die **chronische Heiserkeit** beim Säugling durch etwas anderes als einen einfachen chronischen Kehlkopfkatarrh verursacht. Namentlich in den ersten Monaten spielt dieser eine so geringfügige Rolle, daß man an ihn bei den diagnostischen Erwägungen erst in allerletzter Linie denken darf.

In dieser Zeit ist die weitaus wichtigste Grundlage eine **kongenital syphilitische Erkrankung des Kehlkopfes,** zumeist die diffuse Infiltration der Schleimhaut, zuweilen auch ein geschwüriger Prozeß[1]). Darüber wird kein Zweifel obwalten, wenn gleichzeitig andere spezifische Veränderungen am Körper vorhanden sind. Aber man muß wissen, daß die Heiserkeit zuweilen ein Frühsymptom ist, das lange Zeit ohne solche Begleiterscheinungen bestehen kann[2]); es kommt sogar vor, daß sie nach wochenlanger Dauer verschwindet und daß ihre wahre Natur erst durch ein späteres Rezidiv aufgeklärt wird.

So wurde ein 10 tägiges Mädchen aufgenommen, das völlig klanglos schrie. Da anamnestische Angaben fehlten, so war nicht sicher, ob angeborene oder erworbene Heiserkeit vorlag. Ein Katarrh der Luftwege war nicht nachweisbar, auch kein Schnupfen. Syphilitische Erscheinungen fehlten, nur die Milz war mäßig vergrößert und hart. Im Laufe der nächsten 6 Wochen wurde die Stimme allmählich ohne jede Behandlung klar. Das Kind gedieh gut. In der zwölften Woche erst erschien eine diffuse Infiltration der Fußsohlen und ein außerordentlich spärliches makulöses Exanthem auf ihnen und am Unterschenkel.

Zur Syphilis tritt, sehr selten im ersten, häufiger im zweiten Halbjahr als Ursache der Heiserkeit die **Tuberkulose.** Mäßige Beeinträchtigung des Stimmklanges, die aber wohl niemals bis zur wirklichen Tonlosigkeit geht, ist ein gelegentliches Symptom der Bronchialdrüsenerkrankung, das zumeist auf Parese des Rekurrens, anderemale auf einem begleitenden nicht spezifischen Kehlkopfkatarrh beruht.

Auch in der Ätiologie der durchweg kasuistische Seltenheiten darstellenden **chronischen Kehlkopfstenosen** stehen **Syphilis** und **Tuberkulose**[3]) obenan. Beide erzeugen gelegentlich auch beim Säugling Geschwüre und Perichondritis.

Bei einem Ende des zweiten Halbjahres rückfällig erkrankten syphilitischen Knaben stellten sich neben mannigfaltigen Haut- und Schleimhautsyphiliden Heiserkeit und Stridor ein. Zeitweise waren die Atembeschwerden so stark, daß der Luftröhrenschnitt kaum vermeidbar erschien. Jedoch trat unter energischer Hg-Behandlung Besserung ein. Tod an doppelseitiger Bronchopneumonie.

Sektion: Epiglottis geschwollen, auf der Unterseite mit feinwarzigen, granulösen Wucherungen bedeckt, starke entzündliche Schwellung des Kehlkopfinneren. Wahre und falsche Stimmbänder sowie Morgagnischer Ventrikel mit tiefen, speckig belegten Ulzerationen.

Ein 13 monatiger, elender Knabe wird wegen Atemnot eingeliefert, die seit 1½ Monaten bestehen soll. Es findet sich hohes Fieber, ausgedehnte doppelseitige bronchopneumonische Verdichtung, Milztumor. Auf der Zunge mehrere weißlich belegte Geschwüre mit unterminierten Rändern, Ulzeration beider Gaumenmandeln. Mühsame, behinderte Atmung mit lautem Stridor. Tonlose Stimme. Tod nach fünf Tagen. Sektion: Ausgedehnte Lungentuberkulose. Tuberkulöse Geschwüre auf Zunge und Rachen. Ulzeröser Zerfall der Stimmbänder. Tuberkulöse Perichondritis.

Daß auch die **Postikuslähmung** dem Säuglingsalter nicht fremd ist, zeigen zwei Fälle von Sommerbrodt und Hüssy[4]). Ihr Bild ähnelt sehr dem des ausgesprochenen kongenitalen Larynxstridor; es zeigt die gleiche lauttönende Inspiration bei unbeeinflußter Exspiration, die gleiche Unberührtheit des Stimmklanges, solange katarrhalische Komplikationen ausbleiben. Aber der Zustand

---

[1]) Lit. Wirbel, Über einen Fall von geschwürig zerfall. Gumma im Kehlkopf usw. In.-Diss. Berlin 1905.

[2]) Vgl. auch Henoch, Lehrb., Kapitel Syphilis.

[3]) Kasuistik bei Leiser, Kehlkopftub. i. frühen Kindesalter. In. Diss.-Berlin 1916.

[4]) J. K. 61 (Lit.).

ist erworben und macht im Gegensatz zu jenem schwere Erstickungsanfälle. Mit dem alltäglichen Stimmritzenkrampf der Spasmophilie wird kein denkender Beobachter ihn verwechseln.

Ich diagnostizierte den Zustand bei einem 9 monatigen Knaben, der mit schwerem Stridor und so erheblichen Einziehungen aufgenommen wurde, daß die sofortige Tracheotomie nötig wurde. Die Stimme war dabei klar. Gleichartige aber schwächere Anfälle sollen seit 5 Wochen vorausgegangen sein. Die Autoskopie gelang so weit, daß eine Unbeweglichkeit der Aryknorpel festgestellt werden konnte. Das Kind befand sich, wie die Folge lehrte, im Inkubationsstadium der Masern, deren Exanthem am 3. Tag nach der Aufnahme auszubrechen begann. 3 Tage später Tod an Pneumonie. Die Sektion ergab im Kehlkopf kein Hindernis, an Gehirn und Nerven makroskopisch nichts Ungewöhnliches. Thymus klein, 8 g. Die Wassermannsche Reaktion war deutlich positiv gewesen; der Vater soll nach Angabe der Mutter Syphilis gehabt haben.

Von den erworbenen **Tracheo- und Bronchostenosen** mit ihrem exspiratorischen Stridor sind die mit **Tuberkulose der Bronchialdrüsen** in Verbindung stehenden an früherer Stelle[1]) näher besprochen worden. Wahrscheinlich können aber auch einfache **markige Lymphome des Mediastinums** bei entsprechender Lage das gleiche Symptom auslösen; einige wenige Fälle meiner Erfahrung ließen sich jedenfalls nur in diesem Sinne deuten.

2 jähriges Mädchen von auffallend geringer Körperlänge (69 cm), Gew. 7200 g; pastöser Habitus, geringe Rachitis. Es besteht lautes exspiratorisches Keuchen. Gesicht gedunsen, Venen an Kopf und Hals gestaut, leichter Exophthalmus. Exspiratorische Blähung am Hals und über den Schlüsselbeingruben, weiche Schwellung der Schilddrüse. Die nicht vergrößerte Herzdämpfung geht nach oben in eine deutliche Sternaldämpfung über, die die Ränder des Brustbeins beiderseits 1½ bis 2 cm überragt und nach dem Schlüsselbein zu am breitesten wird. Am Warzenfortsatz, Nacken, Kieferwinkel, in Achseln und Leisten bis bohnengroße Lymphdrüsen. Milz vergrößert, überragt den Rippenrand 2 Querfinger. Akute Rhinopharyngitis und grobe Bronchitis.

Im Verlauf dauert das Keuchen zunächst unverändert an. Eine Blutuntersuchung ergibt eine leichte prozentuale Vermehrung der Lymphozyten. (10 600 weiße, davon 56,5 Proz. kleine, 3,5 Proz. große Lymphozyten, 35,5 Proz. polynukleäre, 1 Proz. Übergangsformen, 3,5 Proz. Eosinophile. 4 350 000 Erythrozyten, Hb. 60 Proz. (Sahli).) Das Röntgenbild zeigt einen der Dämpfung entsprechenden Mittelschatten mit nach oben verbreiterten Grenzen, der eben dieser Form halber und wegen deutlicherem An- und Abschwellen vor dem Schirm nach Benjamin und Gött[1]) auf die gestauten Venen, nicht aber auf die Thymus bezogen werden mußte.

Für Tuberkulose war kein klinischer Anhalt und die wiederholt vorgenommene Pirquetprobe blieb immer negativ. Ebenso konnte nicht an Bronchotetanie gedacht werden, da alle Symptome nervöser Übererregbarkeit fehlten und die KÖZ. dauernd über 5 MA. befunden wurde. Gegen Asthma sprach außer der Chronizität und dem Fehlen aller ekzematösen Veränderungen die Abwesenheit von Eosinophilie. Auch war der Zustand durch Jod, Adrenalininjektionen und Atropin in keiner Weise beeinflußbar. So wurde auf eine mediastinale Ursache geschlossen und auf Grund der starken Schwellung der peripherischen Drüsen und der Lymphozytose die Möglichkeit einer Bronchostenose durch markige Lymphome bei einem lymphatischen Individuum erwogen.

Der Zustand hielt unter wechselnder Stärke der katarrhalischen Erscheinungen 3 Monate lang ziemlich unverändert an. Dann besserte er sich und war nach einem weiteren Monat mitsamt den Stauungserscheinungen verschwunden. Bald danach erkrankte das Kind an Varizellen und anschließender Pneumonie, der es in der dritten Woche nach Abheilen des Stridors erlag.

Bei der Sektion zeigte sich ein typischer Status lymphaticus: Hyperplasie des adenoiden Gewebes im Rachenring, an der Zungenbasis und im Darm, markige Schwellung der Hals-, Nacken-, Tracheal-, Mediastinal- und Mesenterialdrüsen, Milztumor. Die Bifurkation allseitig von bis nußgroßen, blutreichen, markigen Lymphomen umgeben, eine besonders große Drüse sitzt an der Teilungsstelle. Die Bronchialschleimhaut ist hier besonders stark injiziert und geschwollen. Der Vagus überall frei und unbeteiligt. In den Lungen außer der akuten Bronchopneumonie diffuse Vermehrung des Bindegewebes der Septen und Interstitien. Nirgends Tuberkulose oder leukämische Infiltrate. Erweiterung des rechten, leichte Hypertrophie des linken Herzens.

---

[1]) Vgl. S. 453.

Es gibt im Säuglingsalter noch andere Ursachen des exspiratorischen
Stridors. So glaube ich aus vereinzelten Beobachtungen, wo das Symptom mit
Dämpfung links neben dem Manubrium sterni, starker Hilusverschattung und
leichter Verlagerung des Herzens nach links einherging, schließen zu dürfen,
daß auch **chronisch-pneumonische Prozesse** mit Schrumpfungsvorgängen im
Mediastinum hier in Frage kommen können, doch fehlt mir der endgültige Beweis, weil alle diese Kinder geheilt wurden. Die letzte und neben der Bronchialdrüsentuberkulose häufigste Grundlage jedenfalls sind die nicht durch äußere,
sondern durch innere Behinderung des Luftstromes bedingten Arten von **asthmaähnlichen Zuständen.**

3. Asthma und asthmaähnliche Zustände.

Exspiratorischer Stridor und Lungenblähung, die Hauptkennzeichen der
hierhergehörigen Zustände, können auch durch **entzündliche Verschwellung der
Bronchiolen** hervorgerufen werden. Man findet das in mehr oder weniger starker
Andeutung bei Kapillärbronchitis. In vereinzelten Fällen kann der Stridor
hochgradig werden. Das kommt differentialdiagnostisch in Betracht gegenüber
dem Asthma und den ihm symptomatisch angenäherten Störungen; hier fehlt
der feuchte Katarrh entweder ganz, oder, wenn er vorhanden, beschränkt er
sich auf die oberen Luftwege, und allfällige Beteiligung der feineren Veräste-
lungen sind nur als zufällige Komplikationen zu werten; die Stenose der Bronchiolen beruht auf nervösen Ursachen.

Erkrankungen, die in jeder Hinsicht dem **Asthma bronchiale** entsprechen,
kommen unzweifelhaft schon im Säuglingsalter vor. Ich habe davon eine nicht
allzu große Zahl gesehen, alle bei Kindern, die vorher lange Zeit an hartnäckigen
Ekzemen gelitten hatten oder zur Zeit noch litten, die im Blut eine Eosinophilie
aufwiesen und ihre Anfälle in die späteren Jahre hinübernahmen. Bei der überwiegenden Mehrheit bestand eine ausgesprochene familiäre Belastung. Nur in
3 Fällen meiner Beobachtung setzte der erste Anfall vor Abschluß des ersten
Lebensjahres ein, einmal im 6., zweimal im 7., einmal im 9. Monat; meistens
wurde das Leiden erst nach dem dritten Halbjahre deutlich. Ich zweifle daher,
ob die als echtes Asthma gedeuteten Bronchospasmen, die sich in früheren Monaten und namentlich diejenigen, die sich schon im ersten Lebensquartal ereignen, wirklich echtes Asthma sind, selbst wenn sie ekzematöse Individuen
betreffen[1]), und bin geneigt, hier ein zufälliges Zusammentreffen der ekzematösen Konstitution mit Bronchotetanie oder derjenigen Bereitschaft anzunehmen, die der ,,spastischen Bronchitis'' der jungen Säuglinge zugrunde liegt.

Diese **spastische Bronchitis der jungen Säuglinge** betrifft, soweit meine bisherigen Erfahrungen reichen, im Gegensatz zum Asthma vorwiegend Kinder der
ersten Wochen bis etwa zum 4. Monat, nur ausnahmsweise ältere. Das jüngste
Kind, das ich beobachtete, war 2 Wochen alt. Wiederholte Anfälle können vorkommen, aber wiederum im Gegensatz zum Asthma scheint die Bereitschaft zu
ihnen schon nach kurzem zu erlöschen. Wenigstens habe ich bisher niemals in
der Folgezeit einen Übergang in echtes Asthma gesehen. In den Fällen, wo das
Blut untersucht wurde, war eine Eosinophilie nicht vorhanden und ebenso fehlt
unbeschadet der Möglichkeit eines gelegentlichen Zusammentreffens der für
das Asthma so bezeichnende bindende Zusammenhang mit Ekzem.

Der Anfall setzt in Anschluß an einen Schnupfen oder einen anderen katarrhalischen Zustand der Luftwege ein und entwickelt sich in Kürze zur Höhe.
Es besteht erschreckende Blässe, zuweilen tiefe Zyanose, ängstlicher Gesichts-

---

[1]) Z. B. Fall 3 von Wieland, M. K. Orig. 13. Nr. 5. 1914.

ausdruck, kurze, hastige Inspiration und die bezeichnende, pfeifende oder sägende, verlängerte Exspiration. Der Brustkorb steht mit Anspannung der Hilfsmuskeln in Inspirationsstellung; trotz äußerster Anstrengung ist seine Exkursion wenig ausgiebig, von Einziehungen im Jugulum und Epigastrium begleitet. Bei dem erwähnten zweiwöchigen Kinde war nur noch ein oberflächliches Schnappen nach Luft möglich. Die hochgradige Lungenblähung ist am Herabrücken der Grenzen, am Verschwinden der Herzdämpfung und am tiefen Klopfschall kenntlich. Die Anfälle wechseln von Fall zu Fall in ihrer Stärke; neben verhältnismäßig leichten sieht man auch überaus schwere, wo das Kind geradezu mit dem Tode zu ringen scheint. Trotzdem können auch Zustände scheinbar verzweifelter Art rasch und glücklich schwinden, wenn die auslösende Erkrankung gutartig bleibt und keine komplizierende Kapillärbronchitis oder Pneumonie die Aussichten verschlechtert.

Ebensowenig, wie allem Anschein nach mit dem Asthma, hat dieser Zustand mit der gleich zu schildernden Bronchotetanie etwas zu tun. Dagegen spricht die frühe Zeit seines Auftretens, spricht die Abwesenheit spasmophiler Symptome. Daß er auf einem Spasmus der Bronchialmuskulatur beruht, beweist seine Beeinflußbarkeit durch Narkotika; die prompte Reaktion vieler Fälle auf Atropin spricht für eine vagotonische Grundlage. Die Zeit des Auftretens und die Art der Symptome erwecken den Gedanken an eine Beziehung zu anderen Spasmen des ersten Trimenon (Pylorospasmus) und weisen so auf eine spezifische Labilität des Nervensystems im Beginn der Säuglingszeit hin.

Die letzte der asthmaähnlichen Erkrankungen ist die **Bronchotetanie**[1]), die spastische Verengerung der Bronchiolen auf Grundlagen der Spasmophilie, deren vordem nicht genügend gewürdigtes Krankheitsbild erst seit einigen Jahren schärfer umschrieben worden ist (Lederer[2])).

In ihrer **akuten,** bisher am meisten studierten **Form** erzeugt die Bronchotetanie einen außerordentlich schweren und lebensbedrohenden Zustand, der in den bisher beobachteten Fällen immer zum Tode geführt hat. Er entwickelt sich vorwiegend bei Kindern, die schon vorher Zeichen der Spasmophilie darboten, kann aber auch als erste manifeste Äußerung hervortreten. Bald bildet er eine Teilerscheinung einer allgemeinen akuten Tetanie, bald beherrscht er allein die Szene. Im Anschluß an eine katarrhalische Infektion der Luftwege, wahrscheinlich aber auch ohne diesen Anstoß, entsteht, durch spastischen, klingenden Husten eingeleitet, eine schwere Dyspnoe mit Nasenflügelatmen, Einziehungen, Zyanose und dem bezeichnenden exspiratorischen Keuchen. Gleichzeitig ist Fieber vorhanden, das in vielen Fällen gegen das Ende sehr hohe Grade erreicht. An den Lungen ist eine akute Blähung nachweisbar, bei voller Ausbildung finden sich Dämpfungsbezirke mit verschärftem oder bronchialem Atemgeräusch und Rasseln. Die Sektion ergibt keinerlei, auch keine mikroskopisch wahrnehmbare Entzündung des Lungengewebes, sondern nur Anschoppung, Ödem und Atelektasen, die als Folgen des Bronchialmuskelkrampfes gedeutet werden.

Die Ähnlichkeit des Symptomenbildes mit dem einer gewöhnlichen Pneumonie ist offensichtlich und in der nicht hinlänglich scharfen Trennung von dieser bei spasmophilen Rachitikern so häufigen Komplikation liegt wohl die Ursache, warum man erst so spät auf seine Besonderheit aufmerk-

---

[1]) Lit. Lederer, Z. K 7. 1913. Rietschel, M. K. Orig. 12. Nr. 5. 1913. Wieland, ibid. 13. Nr. 5. 1914.

[2]) Schon Kassowitz beschreibt in seiner „Praktische Kinderheilkunde" 1910 einen Fall von „rachitischem Asthma".

sam geworden ist. Klinisch verdächtig ist eigentlich nur der Stridor, im übrigen kann im Leben nur das Röntgenbild zur Entscheidung helfen, das keinerlei Verdichtungen, sondern nur eine für Atelektasenbildung bezeichnende Verschleierung aufweist (Lederer); indessen kann auch bei multiplen kleinsten Lungenherden ein Gleiches vorkommen (Wieland).

Schon die ersten Beschreiber der Bronchotetanie haben es als wahrscheinlich hingestellt, daß außer der akuten Form auch **Fälle milderer Art** vorkommen dürften, die der Heilung zugängig sind. In der Tat gibt es eine gar nicht kleine Anzahl chronischer oder chronisch-rezidivierender ,,spastischer'' oder ,,asthmatischer'' Bronchitiden, die kaum eine andere Deutung zulassen als die eines gutartigen, langdauernden Bronchospasmus auf spasmophiler Grundlage[1]). Mir scheint diese Diagnose kaum anfechtbar, wenn folgende Merkmale vorhanden sind: Lungenblähung mit exspiratorischem Stridor, die im Spasmophiliealter, zumeist also nach dem 6. Monat begann, sichere Erscheinungen der latenten (oder manifesten) Spasmophilie, Fehlen von Eosinophilie, Unbeeinflußbarkeit durch die beim Bronchialasthma wirksamen Medikamente (Atropin, Adrenalin, Jod), dagegen prompte Reaktion auf die bei Spasmophilie bewährten diätetischen und medikamentösen Maßnahmen. Störungen, die diesen Anforderungen entsprachen, habe ich nicht allzu selten gefunden.

Ein Beispiel davon ist der folgende Fall: Knabe M. vom 12. Lebenstag bis zum Alter von 3½ Mon. in der Anstalt beobachtet, während dieser Zeit bis auf gelegentliche leichte Fieberbewegungen infolge Rhinopharyngitis gesund. In der Pflege entwickelt sich mäßige Rachitis. Im Alter von 5½ Monaten Wiederaufnahme wegen fieberhafter ,,Bronchitis''. Es findet sich über dem rechten Oberlappen und dem dorsalen Teile des Unterlappens leichte Schallverkürzung mit spärlichem kleinblasigem Rasseln, im übrigen viel trockene Rhonchi. Typischer, exspiratorischer Stridor, remittierendes Fieber bis 39,2⁰. Nach 8 Tagen ist das Kind fieberfrei, die Dämpfungen aufgehellt, der Stridor dauert in verringertem Maße an. Von spasmophilen Symptomen finden sich in der Folge leichtes Facialis- und Peroneusphänomen; KÖZ. dauernd zwischen 2,5 und 3,5 MA., wiederholte eklamptische Anfälle. Pirquet wiederholt negativ. Kurzdauernde Fieberanfälle wiederholen sich im Laufe der nächsten 2 Monate dreimal; gleichzeitig erscheinen über beiden Unterlappen hinten leichte, nicht jedesmal gleich große Dämpfungsbezirke, und der Stridor wird lauter. In der Zwischenzeit hält er in verminderter Stärke an, ist aber immer noch deutlich hörbar. Im Blute bei wiederholten Zählungen nicht mehr als 3 Proz. Eosinophile; das zur Zeit der Verschlimmerung aus dem Rachen aufgenommene Sputum enthält keine eosinophilen Zellen. Belladonna, Adrenalin, Asthmolysin, Jod völlig wirkungslos. Auf der zur Zeit einer Verschlimmerung aufgenommenen Röntgenplatte Verdichtung am Hilus beiderseits mit stärkerer Zeichnung, Lungenfelder etwas verschleiert, keine auf Pneumonie weisenden Schatten. Im Alter von 7½ Monaten Beginn der Behandlung mit Phosphorlebertran und 3 g Chlorkalzium am Tage. KÖZ. nach 2 wöchiger Darreichung > 5 MA., Husten und Stridor kaum mehr hörbar, nach weiteren 3 Wochen verschwunden. Gegen Ende des 9. Monats Rückfall der Atembeschwerden, der einer erneuten Phosphorlebertrankur wiederum schnell weicht. 1 Jahr alt symptomfrei entlassen.

Erscheint hier die Abtrennung und Unterscheidung von Asthma bronchiale verhältnismäßig sicher und leicht, so ist das Gegenteil der Fall, wenn der gleiche spastische Symptomenkomplex bei mit Ekzemen behafteten Kindern auftritt. In dieser Lage kann es sich ebensowohl um ein zufälliges Zusammentreffen von echtem Asthma und Spasmophilie handeln — eine erfahrungsgemäß nicht seltene Vereinigung der beiden Teilbereitschaften —, wie um Bronchotetanie bei ekzematöser (,,exsudativer'') Diathese[2]). Ich glaube, daß man berechtigt ist, auch hier diejenigen Fälle, bei denen die Atembeschwerden den Asthmamitteln widerstehen, der antispasmophilen Behandlung dagegen schnell weichen, während das Ekzem unverändert weiterbesteht, der Bronchotetanie zuzurechnen.

---

[1]) Lederer, Z. K. 23. 1919.
[2]) Vgl. hierüber Wieland, l. c.

9½monatiges Mädchen, mit chronischem Ekzem des Gesichts und Kopfes, exspiratorischem Stridor, Lungenblähung, klingendem Husten. Im Blute 10 Proz. Eosinophile. In der Folge viel Schnupfen und Pharyngitiden. Asthmatische Erscheinungen halten mit geringen Schwankungen an; von spasmophilen Symptomen leichtes Facialisphänomen, KÖZ. dauernd zwischen 3 und 4 MA. Mehrfach eklamptische Anfälle. Adrenalin, Atropin, Jod ohne Wirkung. Ekzem unverändert. Im Alter von 13½ Monat Beginn der Kalklebertranbehandlung. Von der zweiten Woche ab ist die KÖZ. dauernd zur Norm zurückgekehrt, der Husten verschwunden, der Stridor deutlich gebessert, 4 Wochen später normale Atmung, die bis zur Entlassung im 17. Monat anhält. Ekzem gebessert, aber noch deutlich vorhanden.

Auch das **Asthma cardiale** ist als nicht häufiges Vorkommen bei Säuglingen mit angeborenen Herzfehlern und erworbenen Hypertrophien zu erwähnen.

Asthmaähnlich ist schließlich auch noch der Befund bei den Atemstörungen, die bei der im Verlaufe von akuten Ernährungsstörungen aller Art auftretenden **Intoxikation** einsetzen.

Über die **Behandlung des Asthma bronchiale** im Säuglingsalter besitze ich wegen der Seltenheit des Zustandes wenig Erfahrungen. Gegebenenfalls wird man zu den bei Älteren erprobten Mitteln greifen. Die Gabe des Adrenalin würde 0,5 bis 1,0 einer Lösung 1 : 10000 = 0,05 bis 0,1 mg subkutan betragen[1]). Vorsicht ist geboten; ich sah mehrere Stunden anhaltendes, allgemeines Erbleichen, Rietschel erlebte einen Anfall von bedrohlicher Atemnot. Die Dosis des Atropin ist auszuprobieren, wobei man nicht allzu ängstlich vorzugehen braucht, da Säuglinge das Mittel recht gut vertragen[2]). Man kann mit 4—5 stündig 5 Tropfen der 1 prom. Lösung = 0,25 mg beginnen und nach Bedarf höher gehen. Gerühmt wird auch beim Säugling Jodkali[3]) 0,2 bis 0,3 4 bis 5 mal täglich, drei bis vier Tage lang, dann mit fallender Gabe bis zum Ende der zweiten Woche. Besonders zu empfehlen im Anfall ist Urethan[4]), in Anschluß daran Bromkalzium oder Chlorkalzium.

Bei der **spastischen Bronchitis** wirkte in der Mehrzahl meiner Fälle Extractum Belladonnae innerhalb weniger Minuten geradezu spezifisch. Ich konnte am Bette sitzend die Wandlung von höchster Atemnot zu tiefem Schlummer verfolgen. Die notwendige Dosis betrug 0,003 bis 0,005, man kann sie unbesorgt noch steigern[5]). Sie giebt für 3 bis 5 Stunden Ruhe und muß dann auch nach Bedarf wiederholt werden. Urethan wird auch hier gelobt.

Für die **Bronchotetanie** kommen die bei den schweren Formen der Spasmophilie angezeigten Maßnahmen in Betracht. Bei den schweren akuten Fällen dürfte neben den hohen Gaben von Chlorkalzium Urethan zu versuchen sein; die milderen und länger hingezogenen scheinen für die Kalk-Phosphor-Leberthrandarreichung günstig zu liegen.

4. Die genuine fibrinöse Pneumonie.

Manche pathologische Anatomen sind der Meinung, daß die genuine fibrinöse Pneumonie im Säuglingsalter nicht vorkomme; im Gegensatz dazu berichten

---

[1]) Januschke, E. i. M. K. 14. 1915.
[2]) Krasnogorski, M. K. Orig. 12. 1914.
[3]) Langstein-Ylppö, Jahreskurse f. ärztl. Fortbild. Juni 1917.
[4]) Bertling, B. kl. W. 1912. Nr. 4. Goeppert, ibid. 1912. Nr. 17. Im ersten Vierteljahr 0,5, später bis 1,5 im ersten, 2,0 im zweiten Lebensjahr in wässeriger Lösung. Bei Klysma die doppelte, von den größeren Mengen die halbe Gabe. Die Darreichung kann nach ¾ St. wiederholt werden. (Rp.: Urethan 10,0:50, Chloral. hydrat. 0,5, Syrup. ad 100. Nach Bericht 10 bis 30 g. — Urethan 6,0:120, ein Drittel oder die Hälfte zum Klistier.)
[5]) Die von Coutts (Br. m. J. 28. Jan. 1899) empfohlenen großen Gaben (3- bis 4stündlich 0,015) sind überflüssig und erzeugen fast regelmäßig leichte Intoxikationserscheinungen.

amerikanische Ärzte über eine Häufung der Krankheit im zartesten Lebensalter.
Die Wahrheit liegt in der Mitte. In Bestätigung der Erfahrungen v. Duschs,
Schlesingers, Heubners ergibt sich aus meinem Material, daß diese Form
der Lungenentzündung beim Säugling zwar öfter zur Ausbildung gelangt, aber
bei ihm ganz merklich seltener ist, als schon z. B. beim 1- bis 2jährigen Kinde.
Die ersten Monate scheinen überhaupt verschont zu bleiben. Mein jüngster
Patient zählte 5 Monate und auch in der Literatur sind frühere Fälle kaum
berichtet.

Wahrscheinlich erklärt sich der Widerspruch in den Zahlenangaben durch die Verschiedenheit der Ansprüche, die an die Diagnosestellung gemacht werden. Nur wenn man
den Begriff der genuinen fibrinösen Pneumonie scharf faßt, und zur Diagnose die Gegenwart aller typischen Kennzeichen fordert — den klassischen Verlauf, den überall zur gleichen
Zeit einheitlichen und gleichmäßigen physikalischen Befund, wie er der gleichmäßigen
Hepatisation zukommt, das rasche Verschwinden der Erscheinungen nach der Krise —
ergibt sich eine geringe Beteiligung des Säuglingsalters; bezieht man allerdings jene Grippepneumonien mit ein, die durch atypische Entwicklung von dem klassischen Bilde abweichen[1]), so verschieben sich die Werte beträchtlich. Das aber ist unberechtigt. Denn mögen
sie auch kritisch enden, mit der genuinen fibrinösen Pneumonie dürfen diese Fälle nicht
zusammengeworfen werden.

In differentialdiagnotischer Hinsicht dürfte erwähnenswert sein, daß auch die akute
käsige Pneumonie[2]) im Beginne der genuinen ähnlich sein kann. Der subakute Verlauf, das spätere Erscheinen von Rasseln und Höhlenerscheinungen, der Befund von
Tuberkelbazillen im ausgewischten Sputum ermöglicht die Unterscheidung.

Der Verlauf der Krankheit bietet beim Säugling im allgemeinen nichts
Eigenartiges. Es kommen alle Formen vor, die zerebralen, die gastrischen, die
rückfälligen, wandernden und andere mehr. Nur die Prognose ist selbst bei
zunächst regelrechtem Hergang mit größerer Zurückhaltung zu stellen, als
dies sonst bei der Kinderpneumonie erlaubt ist. Denn wesentlich häufiger als
späterhin sind die Fälle, wo die schon bei der grippalen Pneumonie erwähnten
septischen und pyämischen Komplikationen die Aussicht auf glatte Genesung
jäh zerstören.

5. Die septischen Lungenerkrankungen[3]).

Gemäß der Empfänglichkeit des Säuglingsalters für septische Infektionen
jeder Art gewinnen hier auch die „septischen", d. h. die durch die sogenannten
„septischen" Bakterien[4]) erzeugten Lungenerkrankungen eine große Bedeutung,
die ihren Höhepunkt beim Neugeborenen erreicht. Mannigfaltig sind die Eingangspforten und mannigfaltig sind auch die Wege, welche das septische Gift
der Lunge zuführen. Es wurde schon früher[5]) erwähnt, daß schon im Mutterleibe und während des Durchtritts durch die Geburtswege der
Frucht Gefahr droht, und daß es angeborene septische Pneumonien und Pleuritiden gibt, die bald embolisch infolge plazentarer oder anderweitiger Infektion,
bald durch Aspiration von keimhaltigem Fruchtwasser oder infektiösen Sekreten
der mütterlichen Geschlechtsteile entstanden sind. Das aber sind, mit Ausnahme
vielleicht des letzten Vorganges, anerkanntermaßen Seltenheiten[6]), die selbst
Geburtshelfer mit großem Wirkungskreise nur ganz vereinzelt sehen[7]). Die

---

[1]) Vgl. S. 575.
[2]) Vgl. S. 444.
[3]) Lit. Fischl, Z. H. 1894. XV. Spiegelberg, A. K. 27. Miller, J. K. 37. M.
Runge, Krankh. d. ersten Lebenstage. 3. Aufl.
[4]) Beim Kinde wurden Streptokokken, Staphylokokken, Bakterien der Koligruppe
Bac. pyocyaneus, B. enteritidis Gärtner u. a. gefunden.
[5]) Vgl. S. 367.
[6]) Über Pneumonie der Neugeborenen siehe Heß-Thaysen, J. K. 79. 1914.
[7]) Vgl. besonders M. Runge, l. c.

Masse der septischen Lungenerkrankungen ist erworben, mit eingeschlossen diejenigen, die in die ersten Lebenstage fallen[1]). Dem Praktiker begegnen die hierher gehörigen Fälle nicht allzu häufig, und auch in den Gebär- und Findelhäusern sind sie selten geworden, seitdem man gelernt hat, die Gefahr der Übertragungen durch „aseptische" Pflege einzudämmen. Früher war das anders. Da sah man sie epidemisch und endemisch sich festsetzen und zahlreiche Opfer fordern[2]). Ich selbst habe solche Zeiten in den alten Räumen der Berliner Charité durchmachen müssen.

Ein großer Teil der hierher zu stellenden Lungenerkrankungen leitet sich **von septischen Prozessen in den oberen Luft- und Speisewegen her**, von septischer Rhinitis und Rhinopharyngitis, von Erysipelen des Mund- und Nasenraumes. Ständig gefährdet ist der mit eitrigem Schnupfen behaftete Syphilitische. Eine nicht minder häufige Veranlassung geben jene Stomatitiden, die im Verein mit den Bednarschen Aphthen[3]) durch die verwerfliche Unsitte des Mundauswaschens künstlich erzeugt werden.

Die Ausbreitung auf die Lunge erfolgt gelegentlich durch fortschreitende Bronchitis und Bronchopneumonie. Diese **septische Kapillärbronchitis** gleicht symptomatisch durchaus der gewöhnlichen; nur die bakteriologische Untersuchung und die geringere Übertragbarkeit ermöglicht die Unterscheidung.

Ein kräftiges Brustkind erkrankt kurz nach der Geburt an Schnupfen mit reichlicher eitriger Absonderung, die viel Streptokokken enthält. Bald darauf Husten; am 14. Lebenstage Mattigkeit, Nahrungsverweigerung, leichte Zyanose, Kurzatmigkeit. Drei Tage später die physikalischen Symptome der Kapillärbronchitis, dabei Kollaps. Zahlreiche Anfälle von Apnoe, die mit Mühe beseitigt werden, am 19. Lebenstage Tod. Die Sektion ergibt ausgedehnte eitrige Kapillärbronchitis mit auffallend zähem Sekret, in dem durch Ausstrich und Kultur lange Kettenkokken nachgewiesen werden. Dieselben auch im Herzblut.

In einem anderen, klinisch ganz übereinstimmenden Fall fand sich in Eiter und Blut Bac. pyocyaneus in Reinkultur.

Die gewöhnliche Form ist die durch Aspiration entstandene **septische Lobulärpneumonie**. Sie tritt zumeist in verstreuten, nicht selten wenig zahlreichen Herden auf; größere, bis an die Pleura vordringende Verdichtungen sind vielfach nur deshalb seltener, weil ein früher Tod der Ausbreitung schnell ein Ziel setzt. Eitrige Einschmelzungen und Empyeme sind aus dem gleichen Grunde nicht allzu häufig.

Begreiflicherweise stößt der Nachweis so wenig umfangreicher Veränderungen und ihre Unterscheidung von Atelektasen oft auf Schwierigkeiten. Um so bemerkenswerter sind die schweren Allgemeinerscheinungen, die auch bei unbedeutender örtlicher Ausbreitung die Regel bilden. Die septische Lobulärpneumonie zeichnet sich aus durch stürmischen, rasch tödlichen Verlauf mit hohem, unvermittelt in Untertemperatur umschlagendem Fieber, Kollaps, Benommenheit, Diarrhöen, kurz dem Bilde der schweren septischen Intoxikation. So gibt sie die Erklärung für viele jener häufigen Ereignisse, wo syphilitische oder an Rhinitis septica oder Stomatitis leidende Säuglinge plötzlich unter Fieber und Diarrhöen verfallen und sterben. Das geschieht zumeist bei jungen Säuglingen; aber auch ältere gehen zuweilen unter ungemein akuten Intoxikationserscheinungen bei geringen Lungensymptomen schnell zugrunde[4]).

---

[1]) Wer gesehen hat, welche erstaunlich umfangreiche Entzündungen z. B. die Grippe innerhalb weniger Stunden setzen kann, dem wird es unzulässig erscheinen, daß manche Autoren eine intrauterine oder intra partum erfolgte Infektion allein aus dem Umstand erschließen, daß zwischen der Ausdehnung der Herde und der Kürze des Lebens ein in die Augen springendes Mißverhältnis besteht.

[2]) Vgl. z. B. Gärtner, Z. G. 27.

[3]) Vgl. Kap. Munderkrank.

[4] Vgl. Hutinel u. Claise, R. méd. XIII. 1893.

Einer meiner stürmischesten Fälle betraf einen schwächlichen 6monatigen Knaben. Bei der Aufnahme Soor, katarrhalische Stomatitis, etwas eitriger Schnupfen, Diarrhöe. Nach 14 Tagen plötzlich 40°, Verfall, bleigraues Aussehen. Benommenheit, tonische Spasmen und klonische Zuckungen, Durchfälle, toxische Atmung. Auf den Lungen nur diffuses Schnurren. In den nächsten 36 Stunden unter weiterem Anstieg des Fiebers auf 42° und andauernder Bewußtlosigkeit Entwicklung eines typischen Sklerems. Tod nach 48 Stunden.

Sektion: Kirschgroßer, hämorrhagischer Lobulärherd im rechten Oberlappen mit beginnender zentraler Erweichung, übrige Lunge ohne Befund, auch sonst außer trüber Schwellung der großen Unterleibsdrüsen nichts Bemerkenswertes. Im Lungenherd, sowie im Schleim des geröteten Pharynx lange Kettenkokken. Blut steril.

Es gibt auch länger hingezogene septische Lobulärpneumonien mit remittierendem, oft intermittierendem Fieber, die sich von den gewöhnlichen Katarrhalpneumonien einigermaßen durch die von Anfang an schwerere Beeinflussung des Allgemeinbefindens und durch die ungünstigere Prognose unterscheiden. Besonders sah ich ältere Säuglinge mit Syphilisrezidiven von ihnen befallen werden.

Eine der Zeit und den Erscheinungen nach dem letzterwähnten ähnlicher Verlauf kennzeichnet eine letzte Form der septischen Pneumonie, die meiner Erfahrung nach die seltenste ist, nämlich die durch die Fortleitung der Infektion auf dem Lymphwege entstandene **Peripneumonie** oder **dissezierende Pneumonie**[1]).

Ein 3monatiger Knabe (Gewicht 3700 g) wird mit mäßigem Fieber, starkem eitrigen Nasenfluß, eitriger Pharyngitis und Tracheobronchitis aufgenommen. Subfebriler, gewöhnlicher Verlauf bis zum 18. Tage der Beobachtung. Am 19. Tage plötzlich Fieberanstieg auf 40, °. Unruhe, beschleunigte Atmung. Weiter hohes, stark remittierendes, einigemal intermittierendes Fieber. Von Anfang an ungewöhnlich schwerer Allgemeinzustand, Benommenheit, Durchfälle, fahles Aussehen, schlechter Puls, Atmung stöhnend, zeitweise krächzend; hochgradiger Meteorismus. Erst am 6. Tage der akuten Verschlimmerung leichte Dämpfung über dem rechten Oberlappen, die zwei Tage später deutlicher wird. Über ihr Bronchialatmen und Krepitieren. Auf der übrigen rechten und der linken Lunge zerstreutes, feinblasiges Rasseln. Am 8. Tage leichtes Ödem des Sternums (Perikarditis), am 10. leichte Nackenstarre, Erbrechen (Meningitis). Tod am 13. Tage.

Sektion: Eitrige Pharyngitis. Entlang der Trachea beiderseits je eine Kette erbsengroßer, auf dem Durchschnitt hämorrhagischer Drüsen. Etwa in der Höhe des Klavikularansatzes beginnt eine sulzige Infiltration des vorderen Mediastinums, die sich in Form eitrig infiltrierter Stränge auf das Perikard fortsetzt. Im hinteren Mediastinum etwas oberhalb und neben der Bifurkation mehrere bohnengroße, hämorrhagisch infarzierte Drüsen, daneben eine 1½ cm lange, schwartig eitrige Infiltration des im übrigen sulzigen Gewebes. Von hier aus ziehen sich derbe, eitrige Stränge entlang dem Bronchus nach der rechten Lunge. Deren Pleura trübe, durchzogen von einem interalveolär angeordnetem Netzwerk eitrig infiltrierter Lymphgefäße, in dem vielfach hanfkorngroße Abszesse liegen. Ausgedehnte pleurogene Infiltration der rechten Lunge mit kleinen interstitiellen Abszessen. In der rechten Pleurahöhle eitriges Exsudat mit Fibringerinnseln. Linke Lunge nur mit geringer eitriger Bronchitis. Eitrige Perikarditis. Fibrinös-eitrige basale Meningitis, in der Sylvischen Furche auf die Konvexität übergreifend. Felsenbeine normal.

In allen Eiterungen, sowie im Rachen Streptokokken.

Eine zweite Gruppe septischer **Pneumonien** ist **metastatischen Ursprungs**. Es wurde bereits darauf hingewiesen, daß eine allgemeine Septikämie beliebigen Ausgangspunktes unter vorwiegenden Lungenerscheinungen verlaufen kann[2]). Lungenkomplikationen sind z. B. die häufigsten Folgen der Nabelsepsis[3]). Wenn sich das Leben genügend lange hinfristet, bilden sich um die embolischen Herde Verdichtungen von klinisch nachweisbarer Ausdehnung, zu denen sich zumeist eitrige Pleuritis und manchmal ein eigentliches Empyem hinzugesellt.

Die Unterscheidung dieser prognostisch so ernsten Zustände von den Bronchopneumonien kann fast unmöglich werden, wenn die Eingangspforte der Blutinfektion zur Zeit nicht nachweisbar ist. Die mehr theoretisch konstruierten

---

[1]) Betr. der interstitiellen Pneumokokkenerkrankungen, vgl. Kap. Pleuritis.
[2]) Vgl. Kapitel Sepsis.
[3]) Runge, l. c.

Anhaltspunkte[1]): Fehlen vorausgegangener Katarrhe der oberen Luftwege, Auftreten physikalisch erkennbarer Lungensymptome vor dem Husten usw. lassen praktisch meist im Stich. Und selbst bei sicher vorhandener Septikämie wird die Frage schwer zu beantworten sein, ob metastatische oder komplizierende hypostatische Pneumonie vorliegt. So wird man die embolische Entstehung nur dann mit einer gewissen Wahrscheinlichkeit vermuten dürfen, wenn folgende Voraussetzungen gegeben sind: Gesundheit der oberen Luft- und Speisewege, Abwesenheit von Fällen eines infektiösen Katarrhs, die eine Ansteckungsquelle abgeben könnten, in der Umgebung, Gegenwart eines peripherischen Herdes oder falls dieser fehlt, zartestes Alter des Kindes, in dem erfahrungsgemäß die Septikämie in besonderer Häufigkeit auftritt.

Ein 20tägiger Knabe erkrankt in der Anstalt mit Husten, Fieber und dyspeptischen Stühlen. Es entwickelt sich eine ausgedehnte Verdichtung der linken Lunge. Im Urin Eiweiß und Zylinder. Äußerlich keine Verletzungen und Entzündungen, insbesondere der Nabel gut verheilt. Es war Sommer und im Haus kein infektiöser Katarrh; Nase, Rachen und Mund waren frei, deswegen wurde die Möglichkeit einer embolischen Pneumonie ins Auge gefaßt. Die Sektion des am 44. Lebenstage verstorbenen Kindes ergab in der Tat zahlreiche, embolische, bis erbsengroße Abszesse mit umgebender Verdichtung in der ganzen linken Lunge, ebensolche in Nieren und Leber. Phlebitis und Periphlebitis umbilicalis purulenta. In allen Eiterungen Staphylococcus aureus.

6. Die Lobulärpneumonien im Gefolge von Magendarmerkrankungen.

Sekundäre Lobulärpneumonien werden bei ernährungsgestörten Kindern in so auffallender Häufigkeit gefunden, daß die Annahme eines besonderen Zusammenhanges zwischen Darm- und Lungenleiden nahegelegt wird. Zeitweise hat man geglaubt, daß durch die geschädigte Darmwand Krankheitskeime eindringen, die auf dem Blutwege in die Lunge verschleppt werden. Daß dieser Vorgang nur für gewisse Formen im Verlaufe tiefergreifender, entzündlicher oder geschwüriger Enteritiden Gültigkeit beanspruchen kann, wurde bereits angeführt[2]). Die Mehrzahl der Fälle dagegen ist bronchogener Herkunft. Ein kleiner Teil von ihnen darf den gewöhnlichen Aspirationspneumonien zugesellt werden, wie sie bei Schwerkranken wohlbekannt sind. Auf diese Entstehungsweise deutet oft schon der bakteriologische Befund hin, der eine Vergesellschaftung verschiedener Arten kennen lehrt, die sich der Mundflora annähert; besonders bezeichnend ist die häufige Gegenwart von Soorfäden. Aber diese Genese darf durchaus nicht verallgemeinert werden. Die nähere Betrachtung ergibt, daß die „Darmpneumonien" nicht als einheitlich aufgefaßt werden dürfen; auf Grund von Anstaltserfahrungen möchte ich die einfache Aspirationspneumonie sogar für wesentlich seltener halten, als dies gewöhnlich geschieht. Ich habe pneumonische Komplikationen bei Ernährungsstörungen in Masse gesehen, in den Zeiten, wo unsere Pfleglinge in Räumen lagen, wo septische Infektionen der verschiedensten Art heimisch waren, wo wir die Pflege nicht beherrschten und den Brauch der Mundauswaschung übten. Heute, wo sich diese äußeren Verhältnisse geändert haben, sehe ich Lungenerscheinungen auch bei schwer ergriffenen Kindern erheblich seltener; nur wenn Grippeepidemien herrschen, werden sie häufiger. Ich schließe daraus, daß die früher in irgendeiner Weise ursächlich mit der Darmerkrankung in Beziehung gebrachten Lungenkomplikationen zum großen Teil nichts anderes sind als sekundäre Infektionen darmkranker Kinder mit septischer oder grippaler Pneumonie.

Zweifellos schafft die Ernährungsstörung eine erhöhte Bereitschaft für diese Erkrankungen, und der Rückgang in ihrer Häufigkeit erklärt sich zu einem Teile auch daraus, daß wir gegenwärtig die Ernährungsstörungen erfolgreicher angehen können, als ehedem. Das Haften der sekundären Komplikation wird begünstigt durch die bei ernährungsgestörten Kindern entstehenden paravertebralen Lungenhypostasen[3]), für deren Ausbildung wiederum die Erschlaffung des Zwerchfelles infolge Verringerung des intraabdominellen Druckes bei schlaffer Bauchmuskulatur und zusammengefallenen Därmen bedeutsam ist[4]).

---

[1]) Czerny u. Moser, J. K. 39.
[2]) Vgl. S. 370.
[3]) Bartenstein u. Tada, Beitr. z. Lungenpathologie der Säugl. 1907. Deuticke.
[4]) Czerny, D. m. W. 1914. Nr. 14.

7. Schluckpneumonie und Aspirationsbrand.

Schluckpneumonie als Folge des Eintrittes von Rachen- und Mageninhalt in die Bronchien ist entschieden selten. Nur wenigemal habe ich bis jetzt bei Kindern, die ihre letzten Tage im Koma verbrachten, Spuren von Speiseresten in den Lungen und beginnende Erweichung feststellen können. Aber abgesehen von diesen agonalen Komplikationen kommen doch vereinzelte Fälle vor, wo Ansaugung fauliger Partikel aus den Speisewegen Veranlassung zu einem Krankheitsbild gibt, welches die Diagnose des Lungenbrandes als selbständiges Leiden erfordert[1]).

Ein 14 monatiges Mädchen wird mit 38⁰, Rhinopharyngitis und Stomatitis catarrhalis aufgenommen. Unter langsamem Ansteigen der Temperaturkurve verschlimmert sich die Stomatitis; es kommt zu leichten Trübungen der Schleimhaut und zu fuliginösen, schmierigen, sauer und dumpfig riechenden Belägen auf Zunge und Lippen. 13 Tage nach der Aufnahme steigt das Fieber, das bisher höchstens 38,5⁰ erreichte, auf 39,8, und es beginnt damit eine Kontinua mit Remissionen zwischen 39⁰ und 40⁰ bei wachsender Schwäche, Benommenheit, Kurzatmigkeit und leichter Zyanose. Wenig Husten. Auf der Lunge entwickelt sich beiderseits hinten vom Angulus abwärts eine leichte tympanitische Dämpfung, über der Schnurren und Pfeifen bei abgeschwächtem, unbestimmtem Atmen gehört wird. Kein feuchtes Rasseln. Im Urin Eiweiß und Diazo. Sonst keinerlei Erscheinungen außer gelegentlichem Erbrechen, Stuhl gut. Die eigenartige Beschaffenheit der Mundhöhle beherrscht das Bild, der geringfügige Lungenbefund steht im Gegensatz zu dem schweren Darniederliegen. Unter zunehmender Benommenheit bei zwar stark beschleunigter, aber nicht kupierter Atmung Tod am 12. Tage der schweren Symptome.

Sektion: Gangrän beider Unterlappen. Ihre hinteren Teile sind mißfarben, grünbraun, pulpös, schmierig, mit dem Finger zerdrückbar; die Schnittfläche entleert reichlich mißfarbene Flüssigkeit, die fade und sauer, ähnlich zersetztem Mageninhalt riecht. In den entzündeten, mit zähem Sekret erfüllten Bronchien finden sich reichlich dieselben Massen wie im Mund; sie sind zusammengesetzt aus Plattenepithel, Leukozyten, Detritus und roten Blutkörperchen. Der übrige Befund belanglos.

Einen zweiten gleichartigen Fall sah ich bei einem 5 monatigen Mädchen mit angeborener spastischer Hemiplegie. Hier war wahrscheinlich die Hypoglossuslähmung mitschuldig.

8. Chronische Tracheobronchitis und chronische Pneumonie.

Im Rahmen jener hartnäckigen Folgezustände, die sich so oft an eine erste katarrhalische Erkrankung der oberen Luftwege anschließen[2]), hat auch die chronische Tracheobronchitis ihren Platz. Ihre Symptomatologie ist die allbekannte, nur in gewissen Fällen bieten sich Eigenheiten dar.

Das sind einmal diejenigen, wo ein heftiger, an Pertussis erinnernder Husten den Zustand beherrscht, wie er auch der Bronchialdrüsentuberkulose[3]) eigen ist. Eine Vergrößerung der um die Bifurkation gelegenen Drüsen ist vielleicht in vielen auch der nicht tuberkulösen Fälle die Ursache des Symptomes, in anderen dürfte der „spastische Charakter" des Hustens mit einer Spasmophilie in Beziehung stehen. Manchmal scheint es, als ob Jod günstig wirkt; vielleicht gehören solche Formen dem Asthma an; einmal folgte dieser Medikation eine so auffallend schnelle Besserung, daß sich der Gedanke an eine syphilitische Grundlage aufdrängte, dessen Richtigkeit in der nachträglich ermittelten Anamnese des Vaters eine Stütze fand.

Eine Ähnlichkeit mit leichten Fällen von Bronchotetanie besitzt eine besondere, nicht seltene Erkrankung, die ich als chronische stertoröse Tracheobronchitis der Rachitiker bezeichnen möchte. An ihr leiden jene meist im 4. bis

---

[1]) Lit. bei Carr, A. P. März 1902.
[2]) Vgl. S. 569.
[3]) Vgl. S. 453.

6. Quartal stehenden Kinder, auf deren Brust es während jedes Atemzuges kocht und röchelt, wie beim Stertor des Bewußtlosen, ohne daß dabei Heiserkeit, Stridor, Lufthunger oder andere subjektive Beschwerden bestehen. Auch der Schleim belästigt wenig, denn nur ganz selten wird die Notwendigkeit empfunden, ihn durch Husten zu entfernen. Gerade diese Unempfindlichkeit der Schleimhäute bildet einen auffälligen Zug, für den eine befriedigende Erklärung nicht leicht zu geben ist.

Das Leiden ist gutartig. Es pflegt der antirachitischen Behandlung nach monatelanger Dauer zu weichen.

Die Kenntnis der **chronischen indurativen Pneumonien**[1]) des Säuglingsalters (und des Kindesalters überhaupt) ist zur Zeit noch wenig vorgeschritten und namentlich Entstehungsgeschichte und Anatomie bedürfen noch gründlicher Bearbeitung.

Von den verschiedenen Formen der chronischen Pneumonie[2]) verlangt fast nur die chronische indurative Bronchopneumonie Berücksichtigung, und zwar hauptsächlich die aus den gewöhnlichen katarrhalischen Erkrankungen hervorgehende, während die chronische Masern- und Keuchhustenpneumonie mehr für das zweite Lebensjahr von Bedeutung ist. Auch nach Grippe gibt es nicht selten außerordentlich verzögerte Lösungen.

Für die ausbleibende Heilung des akuten Anfalls von Lungenentzündung ist in vielen Fällen die Thoraxrachitis verantwortlich. Ich erinnere mich nur an wenige Kinder, die nicht mit höheren Graden dieser Störung behaftet waren. Bei der Entstehung der chronischen Indurationen ist demnach höchstwahrscheinlich die mangelhafte Entfaltung der Lunge, wie sie der weiche Brustkorb des Rachitikers bedingt, bedeutsam. Neben der Rachitis und auch da, wo sie fehlt, spielt, wie auch anderwärts so oft, die chronische Ernährungsstörung eine Rolle.

Der klinische Verlauf zeigt meist deutlich den Charakter wiederholter pneumonischer Schübe, die unter Bevorzugung der Oberlappen und der paravertebralen Gegenden der Unterlappen immer wieder dieselben Bezirke heimsuchen. Die Zwischenzeit zwischen zwei Anfällen wechselt in ihrer Länge; bald ist sie, abgesehen von chronischem Bronchialkatarrh, vollkommen frei, bald halten auch in ihr geringe Fieberbewegungen, Husten und Kurzatmigkeit an. Nicht selten drängen sich die Wiederholungen so zusammen, daß ein andauernder, schwerer Krankheitszustand geschaffen wird, in dem sich die Schübe nur noch andeutungsweise markieren. Es gibt aber auch Fälle mit schleichendem Beginn, wo kaum mehr als die Zeichen einer chronischen Bronchitis vorhanden sind. Die Ähnlichkeit mit Tuberkulose ist groß und die Unterscheidung nur durch den ständig negativen Ausfall der kutanen Tuberkulinproben und der Sputumuntersuchung zu treffen. In einigen Fällen kam es nur zur Ausbildung von Trommelschlägelfingern.

In den von mir anatomisch untersuchten Fällen bestanden Pleuraadhäsionen, und in wechselnder Ausdehnung Karnifikation und Bronchiektasie zylindrischer Form. Das mikroskopische Bild zeigte verbreitete bindegewebige Organisation des Alveolarinhaltes und erhebliche interstitielle Wucherungen. Bei vorgeschrittener Entwicklung war Lungenstruktur nicht mehr erkenntlich. Niemals fehlte eine Hypertrophie und Dilatation des Herzens[3]). Zumeist sitzen die Veränderungen in den paravertebralen Bezirken, andere Male aber auch in den vorderen Teilen. Es können ganze Lappen und größere Teile der gesamten Lunge ergriffen sein.

---

[1]) Vogt, J. K. 74. 1911. Lederer, J. K. 78. 1913.
[2]) Vgl. A. Fränkel, D. m. W. 1895. Nr. 10, 11 u. spez. Path. u. Therap. der Lungenkrankh. 1904.
[3]) Vgl. S. 643.

Die Gesamtdauer des Leidens zählt nach Monaten, sie übersteigt selbst die Frist eines, ja mehrerer Jahre. Zahlreiche Kinder sterben, manche unter den Zeichen des kardialen Asthma. Aber selbst sehr schwere Fälle können heilen, und zwar ohne bleibende Funktionsstörung, wenn es gelingt, die Rachitis zu bessern. Es scheint, daß beim Kinde auch der Ausfall recht umfangreicher indurierter Bezirke durch kompensatorisches Wachstum der verschonten Teile ausgeglichen werden kann. Spätere Schrumpfung ist nicht ausgeschlossen; ich glaube sie für selten halten zu dürfen.

Die Behandlung der indurierenden Pneumonie fällt im wesentlichen zusammen mit den Maßnahmen zur Besserung des Allgemeinbefindens und zur Behebung der konstitutionellen Grundlage. Freiluftkur, geeignete Diät und Phosphorlebertran geben namentlich in der guten Jahreszeit schöne Erfolge. Wenn es gelänge, pneumatische Apparate herzustellen, die imstande wären, dem Einfluß der Knochenweichheit des Brustkorbes entgegenzuarbeiten, so würde dadurch zweifellos großer Nutzen gestiftet werden.

9. Angeborene Hypoplasie und Agenesie der Lunge[1]).

Die seltenen Fälle angeborener Mißbildung der Lunge (einfache Hypoplasie einzelner Lappen oder eines ganzen Lungenflügels, Agenesie, bei dem im zuweilen bis zu Nußgröße verkleinertem Organrudiment keine normale Lungenstruktur erkennbar ist) beanspruchen nur ausnahmsweise klinisches Interesse. Denn die Träger dieser Anomalien gehen entweder bald nach der Geburt asphyktisch zugrunde, oder aber sie leben ohne merkliche Störung weiter. Die erhaltene Lunge vergrößert sich kompensatorisch in ausgiebiger Weise und deckt den Ausfall in funktioneller Hinsicht so vollkommen, daß sich nicht einmal eine wesentliche Veränderung des Brustkorbes ausbildet. Immerhin muß bei ungewöhnlichen Befunden die Möglichkeit des Vorliegens eines angeborenen Bildungsfehlers differentialdiagnostisch bedacht werden. So können durch die kompakte Masse schwer zu deutende, mit Atelektasen oder Flüssigkeitsergüssen verwechselbare Dämpfungen bedingt werden, oder ein Hydrothorax e vacuo führt zur irrigen Annahme einer serösen Pleuritis. Das Herz kann durch Überlagerung des vergrößerten Lungenrestes von der Rückwand abgedrängt oder seitlich verlagert sein und dann wie im Falle Oberwarths bei der Perkussion einen Pleuraerguß vortäuschen.

Eine merkwürdige hierher gehörige Beobachtung betraf ein weibliches Zwillingspaar, das, wenige Wochen alt, an Ernährungsstörungen zugrunde ging. Jedes von beiden besaß nur eine Lunge, das eine die rechte, das andere die linke. Der fehlende Flügel war bei beiden durch ein solides, haselnußgroßes, fleischartiges Gebilde ersetzt, in dem der Bronchus blind endigte; der erhaltene war überaus voluminös und griff von vorn derart nach der leeren Seite über, daß er diese fast ganz erfüllte und das Herz vollkommen in sich einhüllte. Im Leben waren keine auffälligen Symptome vorhanden gewesen; beide besaßen normal geformte Brustkörbe. Erst als nach der Sektion des einen der andere Zwilling besonders genau untersucht wurde, fiel das Fehlen der Herzdämpfung auf. Außerdem fand sich auf der leeren Seite von der hinteren bis zur mittleren Axillaris reichend ein etwas weniger sonor klingender Streifen, über dem das Atemgeräusch abgeschwächt war.

10. Bronchiektasie.

Während auch beim Säugling die im Anschluß an erworbene Lungenkrankheiten — in erster Linie Keuchhusten und chronische Pneumonien der Rachitischen — entstandene Bronchiektasien recht häufig gefunden werden, sind die

---

[1]) Lit. Lehrbücher d. pathol. Anatom. Schuchardt, V. A. 101. Wollmann, Fall v. Agenesie der link. Lunge usw. In.-Diss. (Freiburg) Dresden 1891. Neisser, Z. kl. M. 42. Oberwarth, J. K. 60. Bäumler, Z. kl. M. 72.

angeborenen oder auf die allererste Zeit des extrauterinen Lebens zurückreichenden[1]) kasuistische Seltenheiten. Es werden folgende Arten unterschieden:

Bei der **angeborenen Bronchiektasia universalis** (Grawitz) besteht ein System von durch Scheidewände getrennten, mit serösem Inhalt gefüllten epithelbekleideten Zysten, dessen einzelne Teile in einen gemeinsamen Hohlraum, den erweiterten Hauptbronchus münden. Die **angeborene teleangiektatische Bronchiektasie** (Grawitz) dagegen ist gekennzeichnet durch zystische Erweiterungen der Bronchien dritter bis vierter Ordnung, die — ein Analogon der Zystenleber oder Zystenniere (Couvelaire) — in solcher Zahl und bis zu solcher Größe entwickelt sein können, daß das Organ an ein Ovarialkystom erinnert[2]).

Soweit das Lungenparenchym hier erhalten ist, zeigt es weder Induration noch Schrumpfung. Dies ist dagegen der Fall bei den aus **angeborenen Atelektasen hervorgehenden Bronchiektasien** (Heller[3]), bei denen außerdem eine hyperplastische Entwickelung der Knorpel in der Bronchialwand auffällig ist.

Hochgradige Formen des Leidens führen bald nach der Geburt zum Tode unter dem Bilde der Asphyxie. Manchmal geschieht dieses erst nach Monaten (Fall von Kessler). Zuweilen sind die Zeichen der Bronchostenose — Stridor, respiratorische Einziehungen — vorhanden. Leichtere und umschriebene Veränderungen dagegen können lange symptomlos getragen werden.

Die Diagnose ist wenigstens im Säuglingsalter nicht leicht; sie ist mit Sicherheit nur durch das Röntgenbild zu stellen. Wenn überhaupt klinische Symptome vorhanden sind, so gleichen sie denen der chronischen Pneumonie. Es besteht Dämpfung, Bronchialatmen und Rasseln. Vielleicht kann gelegentlich die Beständigkeit des physikalischen Befundes, der amphorische Charakter des Atemgeräusches, das großblasige klingende Rasseln und bei größeren Hohlräumen auch die Stäbchenperkussion auf die richtige Spur leiten.

In einem von mir beobachteten Fall bestand von der Aufnahme im zweiten Lebensmonat ab bis zum Tode, der im sechsten an Pneumonie erfolgte, über dem linken Unterlappen Dämpfung und Bronchialatmen mit klingendem Rasseln. Die Sektion ergab eine ausgedehnte teleangiektatische Bronchiektasie in diesem Bezirk.

C. Erkrankungen des Brustfelles[4]).

Eitrige Brustfellentzündung.

Die fibrinös-eitrige Pleuritis. Fast alle Brustfellentzündungen bei kleinen Kindern sind eitrig. Solche eitrige Pleuritiden sind schon beim Neugeborenen sehr verbreitet und auch weiterhin sind sie so häufig, daß etwa ebenso viele Fälle allein auf die ersten zwei Lebensjahre treffen, wie auf das gesamte spätere Kindesalter. Allerdings ist es weniger das eigentliche Empyem, sondern eine andere Form, zu der der Säugling in so hohem Maße geneigt ist, die fibrinös-eitrige Pleuritis mit ihren zottigen Auflagerungen oder derben Schwarten, neben denen flüssiger Eiter keine wesentliche Rolle spielt.

Wie der Leichenbefund lehrt, finden sich die eitrig-fibrinösen Beschläge in umschriebener Ausbreitung, oder als Umhüllung ganzer Lappen und ganzer Lungen als überaus häufige **Begleiterkrankung bei allen Arten von Pneumonien**, und auch im Leben wird man sie diagnostizieren können, wenn man, durch schmerzliches Stöhnen und kupierte Atmung aufmerksam gemacht, besonders

---

[1]) Lit. bei Peiser, M. K. 8. 1910. Nr. 10. Landé, Z. K. 17. 1918.
[2]) Über „Wabenlunge" entstanden durch Vereinigung von teleangiektatischer Bronchiektasie und abszedierender Lobulärpneumonie, siehe Peiser, M. K. 6. 1908. Nr. 3.
[3]) D. A. kl. M. 36.
[4]) Lit. Zybell, E. i. M. K. 11. 1913.

sorgfältig nach Reibegeräuschen sucht und auf ein nicht selten vorhandenes leichtes Ödem der Brustwand fahndet. Die Probepunktion fördert keinen flüssigen Eiter, sondern nur Fibringerinnsel in spärlicher, trüber Flüssigkeit. Es versteht sich von selbst, daß diese eitrige Pleuritis namentlich bei irgend größerer Ausdehnung die Prognose des Falles verschlechtert, nicht nur, weil sie an sich eine neue, bedeutsame Etappe des Leidens darstellt, sondern auch, weil sie die Überleitung der Infektion auf benachbarte Organe (Herzbeutel, Bauchfell) und die Entstehung hämatogener Metastasen vermittelt. Auf diese Weise können auch räumlich sehr bescheidene Herde verhängnisvoll werden[1]. Aber es gibt doch genügend Beispiele dafür, daß auch bei sicher diagnostizierter eitriger Pleuritis Heilung nicht ausgeschlossen ist, selbst dann nicht, wenn bereits weitere Komplikationen eingetreten sind.

Ein 4monatiger kräftiger Knabe wird am 8. Jan. 1897 aufgenommen mit ausgedehnter Bronchitis, zu der sich bald bronchopneumonische Infiltrate von wechselndem Sitz gesellen. Allmählich bilden sich neben bronchopneumonischen Herden die Zeichen fester Infiltration des rechten Ober- und Mittellappens (Dämpfung, Bronchialatmen, Rasseln) aus. Vom 1. Febr. an: Ächzen, oberflächliches, schnelles Atmen, stärkere Zyanose; dazu tritt ein leichtes Ödem der hinteren rechten Thoraxbedeckungen und unzweifelhaftes knarrendes Reiben auf. 14 Tage später, nachdem Temperatur und Allgemeinverhalten sich bereits gebessert hatten, kommt es zu entzündlicher Schwellung an der linken Schulter, als deren Grundlage bei der Operation eitrige Synovitis des Schultergelenkes mit Nekrose am Knorpel und Pfannenrand und mit Senkungsabszessen zwischen den Muskeln des Oberarms und unter der Skapula festgestellt wird. Der Eiter enthält Pneumokokken in Reinkultur. Es erfolgt langsame Heilung der Lungen- und Knochenerkrankung (mit Ankylose). Am 11. Mai wird der Knabe entlassen, am Ende des ersten Lebensjahres ist er ein blühendes Kind mit völlig normalem Lungenbefund.

Neben den Lungenentzündungen wird die **septische Infektion** vornehmlich beim Neugeborenen zur häufigsten Quelle fibrinös-eitriger Pleuritis, ja sie verläuft zuweilen unter den vorherrschenden Erscheinungen dieses Leidens. Tiefgehende Phlegmonen der Weichteile des Brustkorbes oder der Achseln können durch unmittelbare Fortleitung oder durch Vermittlung einer Venenthrombose den Binnenraum infizieren, oder es kriecht, wie in einigen meiner Fälle, eine Lymphangitis vom Mundboden in den vorderen oder vom Pharynx in den hinteren Mittelfellraum herab und breitet sich von dort her seitlich aus. Nach Buhl[2] soll sogar vom Nabel aus eine Periarteriitis entlang der Bauchaorta in den Brustraum wandern können.

In ihrer Entstehungsweise mit der septischen Pleuritis nahe verwandt ist eine eigenartige Krankheit, die sich zwar nicht durchaus auf das Säuglingsalter beschränkt, es aber doch in so entschiedener Weise bevorzugt, daß den zahlreichen Fällen aus den ersten zwei Lebensjahren nur vereinzelte ältere gegenübergestellt werden können. Es ist die **lymphangitische Form der fibrinös-eitrigen Pleuritis**, die Heubner[3] zuerst beschrieb und wegen der Häufigkeit der Miterkrankung anderer abgeschlossener Körperhöhlen als „mehrfache eitrige Entzündung seröser Häute" bezeichnete.

Der anatomische Befund dieser Fälle weist darauf hin, daß nicht, wie bei den bisher geschilderten Formen die Erkrankung der Lunge, sondern die der Pleura die primäre Veränderung darstellt. Man findet einen oder mehrere Lungenlappen von derben, eitrigen Schwarten eingehüllt; das Lungenparenchym selbst aber ist verhältnismäßig wenig beteiligt. Wohl ist es im Zustand der entzündlichen Hyperämie und auch pneumonische Verdichtungen sind erkennbar; aber

---

[1] Vgl. Beispiel S. 580.
[2] Zit. nach M. Runge, Krankh. d. ersten Lebenstage. 3. Aufl.
[3] J. K. 21.

diese erweisen sich nicht als bronchogener Natur, sondern sind entstanden durch interstitielles Vordringen der Infektion vom Hilus aus. Wenn daneben lobuläre Aspirationsherde angetroffen werden, so kommt diesen nur die Bedeutung unwesentlicher Komplikationen zu. Die nahen Beziehungen dieses Bildes zu der dissezierenden Pneumonie sind augenfällig. Auch hier ist die Grundlage eine Lymphangitis pulmonalis (Heubner, Jurewitsch[1])), die diesmal die Hauptveränderungen nicht in den Lungeninterstitien, sondern am Lungenüberzug setzt. Wahrscheinlich stammt sie von einer nicht mehr nachweisbaren von den oberen Luft- und Speisewegen absteigenden Lymphangitis des Mediastinums, die vom Hilus aus auf die Pleura übergreift[2]).

Als Krankheitserreger tritt zumeist der Pneumokokkus Fränkels auf; in zwei Fällen fand ich daneben Influenzabazillen. Auch Streptokokken sind gelegentlich zu erwarten (Jurewitsch).

Das Besondere dieser Form liegt in der zähen, der Verflüssigung abgeneigten Beschaffenheit der Schwarten, deren Eigenart von zahlreichen Beobachtern[3]) hervorgehoben wird; es liegt ferner in der Art und Geringfügigkeit der Beteiligung des Lungenparenchyms. Eine dritte, bezeichnende Eigenheit ist die nahezu gesetzmäßig erfolgende Ausbreitung auf andere seröse Häute. Auf dem Lymphweg wandert die Entzündung zum Herzbeutel, zum Bauchfell und durch die Intervertebrallöcher zu den Hirnhäuten; auf gleiche Art kann auch das nahe Schultergelenk erkranken. Entfernte Gelenkhöhlen werden durch hämatogene Verschleppung infiziert. In der Häufigkeit der Beteiligung steht das Perikard obenan, dann folgen die Gelenke, erst später die übrigen großen serösen Höhlen. Unter Umständen können alle drei inneren Häute und mehrere Gelenke ergriffen sein. In auffallendem Gegensatz dazu steht das Ausbleiben von Metastasen in Haut, Muskeln und inneren Organen.

Die ersten Phasen des klinischen Verlaufes lassen nicht ahnen, welch schweres Leiden sich vorbereitet. Einige Tage, selbst ein oder zwei Wochen lang bestehen nur die Zeichen einer gewöhnlichen fieberhaften Lungenerkrankung. Dann aber beginnen ziemlich unvermittelt die Erscheinungen einer schweren septischen Erkrankung mit besonderem Hervortreten von Lungensymptomen.

Knabe S., 1 Jahr alt, ist seit 4 Tagen mit Fieber und Husten erkrankt und bietet bei der Aufnahme (11. Nov. 1899) das Bild einer einfachen Pneumonie. Es besteht Fieber (40°), Husten, Dyspnoe, Schallverkürzung über dem rechten Oberlappen mit verschärftem Atmen und spärlichem Krepitieren; über dem rechten Unterlappen kleinblasiges Rasseln. Katarrhalische Rötung des Rachens, Puls 144. 2 Tage später innerhalb weniger Stunden auffallende Verschlimmerung des Zustandes: Große Unruhe, stöhnende Atmung, sehr schneller, kleiner Puls (200), mäßige Zyanose; ferner Meteorismus, Diarrhöen. Örtlicher Befund unverändert; am Herzen nichts Abnormes nachweisbar. Leichtes Ödem am Sternum. Unter zunehmendem Verfall und steigender Temperatur (41,2°) Tod am 16. Nov.

Sektion: Diffuse Trübung und Verdickung der rechten Pleura pulmonalis; dem rechten Oberlappen sitzt eine dicke, eitrige Schwarte kappenförmig auf, eine gleiche dreieckige hinten am Unterlappen und eine weitere an dessen Basis. Kein freier Eiter. Pneumonische Verdichtungen nur in der hinteren Spitze des Oberlappens in unmittelbarer Nachbarschaft der Pleura, sonst nur erhöhter Blut- und Saftgehalt. Eitrige Bronchitis des rechten Unterlappens. Linke Lunge frei, bis auf Hypostasen. Bronchialdrüsen stark markig geschwollen. Eitrige Schwarten zwischen Herzbeutel und Brustbein; fibrinös-eitrige Perikarditis. Trübe Schwellung des Herzfleisches, der Leber und der Nieren.

Nicht immer ist der Vorgang so stürmisch. Manchmal dauert es 7 bis 8,

---

[1]) M. m. W. 1904. Nr. 11.

[2]) Die Annahme einer Infektion des Pleuraraumes von den Halsorganen aus über die äußeren Lymphwege ist nicht zulässig. Die von Grober (D. A. kl. m. 68) behauptete Verbindung des Pharynx über die Zervikal- und Supraklavikulardrüsen zum Brustfell besteht nach Beitzke (V. A. 184) und anderen nicht.

[3]) Heubner, l. c. Bovaird, N. Y. med. N. 23. Dez. 1900. Vierordt, D. A. kl. M. 64.

selbst 14 Tage bis zum Tode, ungerechnet die Prodrome. Bei später Beteiligung des Herzens kann das Leben noch länger erhalten bleiben.

Die Diagnose ist nicht ganz leicht, aber sie wird demjenigen oft gelingen, der die Krankheit kennt und im richtigen Augenblick mit der Möglichkeit ihres Vorhandenseins rechnet. Was von der Annahme einer einfachen Pneumonie ablenken muß, ist neben dem zuweilen auffallend unregelmäßigen Gang der Temperatur zuerst das unbefriedigende Ergebnis der physikalischen Untersuchung. Die Dämpfung, das Bronchialatmen treten nicht deutlich hervor, während gleichzeitig die stöhnende Atmung, der kupierte Husten, die Unruhe und das schmerzverzogene Gesicht auf eine ausgedehnte Beteiligung der Pleura hinweisen. Reiben wird nicht immer gehört. Vor allem aber muß die im Verhältnis zu dem geringfügigen Lungenbefund befremdlich schwere Beeinflußung des Gesamtbefindens, die Herzschwäche, die Diarrhöen, den Verdacht einer septischen Grundlage erwecken. Sehr wichtig ist die Suche nach einem leichten Ödem der Brustwand.

Eine beträchtliche Ähnlichkeit besteht zuweilen mit der septischen Form der akuten Miliartuberkulose; die schmerzhafte Art der Atmung, das meist höhere Fieber, die frühe und schwere Schädigung des Herzens, der schnellere Verlauf, die Vermehrung der Leukozyten im Blut ermöglichen die Unterscheidung.

Die Erkennung der hinzutretenden anderweitigen Höhleneiterungen bedarf hier keiner erneuten Besprechung[1]). Nur möge durch ein Beispiel belegt werden, daß die für gewöhnlich so schwer nachweisbare Perikarditis ausnahmsweise auch im Vordergrund der Erscheinungen stehen kann.

Am 26. April 1899 trat ein kräftiges 9monatiges Mädchen — Brustkind — in Beobachtung. Es war seit 14 Tagen mit leichten bronchitischen Symptomen erkrankt; am Tage vor der Einlieferung war es plötzlich schwerer krank geworden. Als Ursache der ungemein starken Dyspnoe und Herzschwäche fand sich außer einem kleinen rechtsseitigen Empyem eine eitrige Pneumokokkenperikarditis, kenntlich an der stark vergrößerten, dreieckig gestalteten Herzdämpfung, die die linke Mamillaris und den rechten Sternalrand je um zwei Querfinger überragte und nach oben bis zum zweiten Interkostalraum reichte. Es bestand leises Reiben und Ödem der vorderen Brustwand. Eine Punktion ein Querfinger außerhalb der Mamillaris im vierten Interkostalraum entleerte 70 ccm Eiter. Dem Eingriff folgte große Erleichterung. Am 3. Mai wurde mit Rippenresektion der Herzbeutel breit eröffnet und wiederum 70 ccm Eiter entfernt. Die Operation wurde gut überstanden; dennoch erlag die Kranke 5 Tage später ihrem Leiden.

Eine Hoffnung auf Genesung ist nur in denjenigen Fällen berechtigt, wo allein die Pleura ergriffen ist; auch eine hinzutretende Gelenkentzündung ist nicht unbedingt verhängnisvoll. Immerhin ist auch unter diesen Umständen die Prognose überaus ungünstig. Fast stets tritt in den letzten Tagen eine allgemeine Bakteriämie ein, die sich klinisch öfters durch das Aufschießen von Petechien offenbart.

Das Empyem. Säuglingsempyeme sind in der Mehrzahl im Anschluß an primäre entzündliche Lungenprozesse entstanden, unter denen neben den Pneumonien die Abszesse eine beachtenswerte Rolle spielen[2]). Vornehmlich bei jungen Säuglingen aber ist neben der metapneumonischen die metastatische Entstehung der Krankheit in Betracht zu ziehen, und zwar auch dann, wenn an dem Kranken ein primärer Eiterherd nicht aufzufinden ist. Wissen wir doch, daß das septische Gift auch beim Neugeborenen seinen Einzug halten kann, ohne an der Eingangspforte Spuren zu hinterlassen, daß namentlich der Nabel äußerlich verheilt sein kann, während eine von ihm ausgegangene Wundinfektion im Verborgenen weiterschreitet, um vielleicht erst nach Wochen plötzlich offenkundig

---

[1]) Vgl. S. 373.
[2]) Vgl. S. 579.

zu werden. In mehreren meiner Beobachtungen ergab die Sektion als Quelle der erst in der 4. bis 8. Woche entstehenden Empyeme eine völlig symptomlos verlaufene Phlebitis umbilicalis. Bei älteren Säuglingen sind namentlich Pyodermien und Erysipele als ursprüngliche Prozesse von Wichtigkeit; aber auch von inneren Katarrhen — von einer Zystitis, einer Enterokolitis — sieht man, zumeist durch embolische Lungenabszesse vermittelt, die Brusthöhleneiterung ihren Ausgang nehmen. Ein kleiner Teil entsteht durch Fortleitung von osteomyelitischen Erkrankungen der Thoraxknochen.

Unter Umständen kann der **bakteriologische Befund** im Eiter einen Hinweis auf die Art der Entstehung geben. In den Fällen, wo man Staphylokokken antrifft, handelt es sich nach unseren Erfahrungen entweder um pyämische Metastasen oder um durchgebrochene Lungenabszesse. Streptokokkenempyeme und die seltenen, durch Arten der Koligruppe erzeugten Empyeme waren teils metastatisch, teils pneumogen. Pneumokokken und Influenzabazillen wurden fast ausschließlich bei pneumogenen Eiterungen angetroffen. Nach allgemeiner Anschauung fällt der Pneumokokkeninfektion der Hauptteil der Kinder und Säuglingsempyeme zu, im Gegensatz zu dem Überwiegen der Streptokokkenerkrankungen des späteren Alters. Tuberkulöse Empyeme sind sehr selten, häufiger dagegen sind Pneumokokkenempyeme bei tuberkulösen Kindern.

Auch bei dem Empyem tritt im **anatomischen Befund** die Neigung des Säuglingsalters zur eitrig-fibrinösen, schwartenbildenden Pleuritis hervor und es besteht eine ununterbrochene Stufenfolge zwischen dieser und der eigentlichen Höhleneiterung. Oft finden sich nur kleine Eiteransammlungen zwischen dicken Fibrinmassen, oft abgesackte, zum Teil mehrkammerige Ergüsse; auch kleine interlobäre Empyeme gehören nicht zu den Seltenheiten. Größere, freie, in den abhängigen Teilen angesammelte Eiterungen zeigte nur der kleinere Teil unserer Fälle, namentlich die an Grippestreptokokkenpneumonien und an durchgebrochene Abszesse angeschlossenen. Doppelseitige Erkrankung ist häufig.

Nur die größeren Ergüsse machen der **Diagnose** wenig Schwierigkeiten. Hier sind die klassischen Symptome: Dämpfung, abgeschwächtes Atmen, Reiben, Verdrängungserscheinungen in wechselnder Vollzähligkeit vorhanden; es fehlt die für das pneumonische Infiltrat bezeichnende Verstärkung der Bronchophonie und auch die Abschwächung des Stimmfremitus kann manchmal während lauten Schreiens nachweisbar werden. Bei den übrigen Formen aber ist die Beurteilung weniger einfach. Die Mannigfaltigkeit der durch Abkapselungen und zwischengeschaltete pneumonische Bezirke bedingten physikalischen Befunde, die sich auf kleinstem Raum zusammendrängen, im Verein mit der geringen Mächtigkeit der Flüssigkeitsschicht, die bei durchgebrochenen Abszessen auftretende Tympanie schaffen unklare Verhältnisse, und so erklärt sich die alte Erfahrung, daß die Erkennung des Empyems beim Säugling recht oft verfehlt wird.

Noch etwas anderes kommt hinzu. Beim älteren Kinde findet die Unterscheidung zwischen Pneumonie und Pleuritis einen wertvollen Anhaltspunkt im Verlauf der Fieberkurve. Bei ihm sind jene Fälle häufig, wo nach der Krisis oder während der Abheilung einer Pneumonie ein erneutes Aufflackern des Fiebers die Bildung eines metapneumonischen Empyemes anzeigt. Solche typischen Bilder sind beim Säugling die Ausnahme. Entsprechend der verhältnismäßigen Seltenheit der kruppösen Pneumonie im ersten Jahre rechtfertigt auch die große Masse der Säuglingsempyeme nicht die Bezeichnung als metapneumonisch; vielmehr muß man meist von synpneumonischer Eiterung sprechen. Diese entwickelt sich gewöhnlich frühzeitig, noch während der vollen Blüte der Lungenerkrankung, oft schon am zweiten und dritten Tage, und pneumonisches Fieber und Empyemfieber sind dann durch keinen vielsagenden Einschnitt voneinander geschieden.

Unter diesen Umständen steht unter den diagnostischen Hilfsmitteln die Probepunktion gerade beim Säugling obenan. Man nehme in Hinblick auf

den Fibrinflockengehalt des Eiters verhältnismäßig dicke und kurze Nadeln und
mache von ihnen ausgiebigen, frühzeitigen und wenn nötig wiederholten Gebrauch,
sobald nur der geringste Verdacht auf Gegenwart von Eiter vorliegt. Und um
diesen Verdacht zu wecken, sind folgende Dinge zu berücksichtigen.

Der Beginn der Pleuritis ist durch eine auffallende Veränderung der
Atmung markiert, die gleichzeitig mit einer Verschlimmerung des Gesamtbefindens einzutreten pflegt. Die Atmung wird infolge der Schmerzen
oberflächlicher, ächzend; damit wächst die Zyanose und es vertieft sich der
Ausdruck des Schmerzes in dem oft subikterisch verfärbten Gesicht. Der Husten
nimmt häufig einen gequälten, krächzenden Klang an.

Die physikalische Untersuchung ergibt Verhältnisse, die den Unerfahrenen leicht täuschen können. Absolute Dämpfung kommt im Säuglingsalter bei Pneumonie kaum zustande und deshalb ist Schenkelschall ein ziemlich
sicheres Zeichen für Ergüsse. Aber er findet sich selten; zumeist überschreitet die
Stärke der Dämpfung den Grad der Verkürzung mit tympanitischem Beiklang
nicht. Eine Abschwächung des Atemgeräusches wird häufig vermißt, ja man
hört oft ein lautes, rauhes Atmen ohne Rasseln, das durch Fortleitung entstanden ist. Dieser letzte Befund ist besonders irreleitend. Und doch vermag
gerade er auf die richtige Spur zu leiten, wenn er unter der Beobachtung über
Lungenbezirken sich einstellte, die vorher die Zeichen der katarrhalpneumonischen
Verdichtung boten. Denn nur ein eingeschalteter Erguß vermag die Geräusche
auszulöschen und die Lunge so zusammenzudrücken, daß nunmehr allein rauhes
fortgeleitetes Atmen wahrnehmbar wird.

Der metallische Klang des Gegeneinanderschlagens zweier Münzen, von
denen eine als Plessimeter dient, bei Auskultation der entgegengesetzten Seite
der gleichen Brustkorbhälfte (signe du sou Pitrès) kann des öfteren die Erkennung
sichern; doch kommt er bei atrophischen Kindern auch ohne Exsudat vor (Brudzinski).

Wenn irgend angängig, soll zum genauen Einblick das Röntgenbild
herangezogen werden, das über Größe, Form und Lage des Ergusses Aufschluß
gibt. Multiple abgekapselte Herde und interlobäre Eiterungen sind auf diese
Weise am besten zu erkennen.

Entsprechend der Neigung zu Abkapselung und der Kleinheit des Ergusses kommt es nur selten zu Verdrängungserscheinungen, am häufigsten
noch an der Leber. Ausfüllung des Traubeschen Raumes findet sich nur ganz
vereinzelt. Wichtig, und dem, der danach sucht, recht oft erkennbar ist ein
leichtes Ödem der Haut der kranken Seite; ausnahmsweise — vielleicht infolge
Thrombose der Mammaria —sah ich es zu starker teigiger Schwellung anwachsen.
In nicht wenigen Fällen findet sich ausgesprochene lordotische Haltung
des Rumpfes, ferner starker Meteorismus, wohl durch inspiratorischen
Tiefstand des Zwerchfells im Verein mit entzündlicher Reizung des diaphrag-
matischen Bauchfellüberzuges bedingt. Bei beginnender septischer Intoxikation
pflegen Diarrhöen aufzutreten. Die Nahrungsaufnahme liegt meist schwer
darnieder und so ist die Abmagerung der Kranken beträchtlich; bei Hinzutreten schwerer sekundärer Ernährungsstörungen wird sie unter Gewichtssturz
zum äußersten gesteigert.

Der **Verlauf** des tödlich endenden Empyemes ist im Gegensatz zum höheren
Alter bei kleinen Kindern meist kurz und schwer. Anstatt mit Wochen ist hier
mit Tagen zu rechnen. Schon 48 Stunden nach dem Beginn sahen wir den Tod
eintreten; gewöhnlich dauert es eine, seltener zwei Wochen bis zum Ende. Umgekehrt finden sich unter den heilenden Fällen solche, die in überraschend kurzer
Frist verschwinden. Es besteht auch beim Empyem die gleiche verhängnisvolle

Neigung zur Erkrankung anderer seröser Häute, wie bei der Pleuritis, und vor allem droht dem Herzbeutel Gefahr. Sepsis, hämorrhagische Diathese, Komplikationen mit Enterokolitis und anderen Organstörungen sind ebenso möglich, wie bei der Pneumonie.

Ein rezidivierendes Empyem beobachtete ich bisher viermal.

Einer dieser Fälle betraf einen Knaben, bei dem sich die erste Eiterung im 5. Lebensmonat in Anschluß an eine Bronchopneumonie des linken Unterlappens ausbildete. Durch wiederholte Punktion wurde Entfieberung erzielt, nicht aber Aufsaugung des Ergusses; diese wurde, und zwar innerhalb nicht mehr als 10 Tagen, erst durch Einlegung eines Drains vermittels Troikart herbeigeführt. 6 Monate alt entlassen, wurde das inzwischen gut gediehene Kind im 9. Monat wiederum mit Empyem der linken Seite aufgenommen und wiederum in kurzer Zeit durch Punktionsdrainage geheilt.

· So ist denn die **Prognose** des sich selbst überlassenen Empyems sehr trübe. Und leider scheint es, als ob auch die rechtzeitige chirurgische Behandlung nur in bescheidenem Maße hier zu ändern vermag. Die Statistik der Empyemoperationen beim Säugling zeigt eine ungewöhnlich hohe Sterblichkeit, eine weit höhere, als im späteren Kindesalter. Unter 164 Fällen unter 1½ Jahren aus der Literatur findet Zybell nur 40 (24,4 Proz.) Heilungen. Von 40 eigenen Kranken unter 9 Monaten sah ich nur 11 (27,5 Proz.) genesen.

Der Grund dieses beklagenswerten Verhaltens der kleinen Kinder liegt einmal in der Häufigkeit schwerer Komplikationen, insbesondere der Perikarditis, der Pyämie und Septikämie, nicht zu vergessen der drohenden sekundären Ernährungsstörungen; er liegt ferner in dem schon berührten Umstand, daß sich die große Mehrzahl der Empyeme noch bei florider Pneumonie entwickelt, nicht erst nach Ablauf der Lungenerkrankung. Dazu kommt, daß auch diese Lungenerkrankung viel seltener, als späterhin, der verhältnismäßig gutartigen kruppösen Form zugehört; statt ihrer stehen bedrohliche bronchopneumonische Infiltrate, abszedierende Entzündungen, metastatische Eiterungen im Vordergrund. Somit bestimmt nicht sowohl das Empyem, sondern die Art und der Verlauf des ursprünglichen Lungenleidens das Schicksal der Kranken, und oft muß man erfahren, daß zwar die synpneumonische Brustfelleiterung abheilt, trotzdem aber in der Folge das Leben durch die Grundkrankheit vernichtet wird. Vielleicht ist nach alledem die angenommene Bösartigkeit des Säuglingsempyems selbst nur eine scheinbare. Vermutlich würde eine Sammelstatistik gleichvielgestaltig und ernst begründeter Fälle aus den späteren Jahren ähnliche traurige Heilergebnisse liefern. Die Erfahrungen bei der letzten Grippeepidemie geben in dieser Beziehung zu denken.

Ich kann mich, gleich vielen anderen Beobachtern, des Eindruckes nicht erwehren, daß nicht selten gerade der zu Heilzwecken unternommene blutige Eingriff den Wendepunkt bildet, von dem an ein bislang noch hoffnungsvoll erscheinender Verlauf unter jäh ansteigendem Fieber und schweren Vergiftungssymptomen unaufhaltsam dem Tode entgegenstrebt. Ich erörtere nicht die Gründe, welche diese verhängnisvolle Verschlimmerung bedingen, ich stelle nur die Tatsache fest, daß sie vornehmlich der breiten Eröffnung des Pleuraraumes folgt, während sie bei der einfachen Drainage mit und ohne Aspiration nicht in gleichem Maße zu befürchten ist.

Es ist demnach notwendig, daß die Anzeigen für die verschiedenen **operativen Methoden** und die Frage nach der zweckmäßigsten unter ihnen für das Säuglingsalter auf breiter Grundlage geprüft werden[1]). Die **Rippenresektion**, das steht jedenfalls fest, hat die größten Gefahren; diejenigen der einfachen **Thorakotomie** dürften nicht geringer sein. Weniger eingreifend ist die **Drainage** mit oder ohne Aspiration; diese aber bietet erhöhte Schwierigkeiten für

---

[1]) Siehe Zybell, M. K. Orig. 11. Nr. 3. 1912.

die genügende Entleerung des an Gerinnseln reichen Exsudates. Neuerdings wird die früher nur auf Ausnahmefälle beschränkte wiederholte Punktion[1]) als Methode der Wahl gerühmt, und die mitgeteilten Erfolge beanspruchen in der Tat volle Beachtung.

Zybell rät, mit Troikartkanüle, statt mit einfacher Hohlnadel zu punktieren, nach Durchdringung der Brustwand die Pleura stumpf zu durchstoßen und erst dann die Aspirationsspritze aufzusetzen. Das Eindringen von Luft wird durch Aufdrücken eines Gazetupfers auf die Ansatzöffnung verhindert. Die Punktion wird täglich oder nach Bedarf wiederholt, und jedesmal so viel Eiter abgelassen, wie ohne Mühe angesaugt werden kann. In den Fällen, wo die Rückbildung des Exsudates sehr langsam vor sich geht, kann später noch die sekundäre Rippenresektion angeschlossen werden. Spitzy will nicht die ganze Flüssigkeitsmenge auf einmal ablassen, sondern beginnt mit der ersten seiner „Reihenpunktionen" etwa 2 Querfinger breit unter der oberen Eitergrenze und geht, wenn später hier kein Eiter mehr kommt, einen Zwischenrippenraum tiefer. Auf diese Weise soll eine allmähliche Verkleinerung des Empyems mit gleichgehender Ausdehnung der Lunge erreicht und eine stärkere reaktive Exsudation e vacuo vermieden werden. Sabouraud[2]) will nur Pneumokokkenempyeme punktieren, und wenn nach der dritten Punktion noch Eiter kommt, breit eröffnen; Langstein und Ylppö punktieren nur abgekapselte Herde, während sie große Ergüsse resezieren. Ich selbst bin in den letzten 2 Jahren mit der Punktion von Empyemen jeder Ätiologie und jeder Beschaffenheit so gut gefahren, daß ich nur noch ausnahmsweise, besonders bei Erschwerung des Ansaugens durch Gegenwart massiger Fibrinflocken, zu anderen Eingriffen schreite.

Wahrscheinlich werden mit weiterer Erfahrung die Anzeichen für das dem Einzelfalle angepaßte Verfahren schärfer werden. Schon heute kann man wohl die Resektion beschränken auf die großen einseitigen Empyeme älterer Säuglinge bei vollkommen gesunder anderer Lunge und bei verhältnismäßig gutem Allgemeinzustand; wahrscheinlich wird man hier durch offene oder Aspirationsdrainage zumindestens das Gleiche erreichen. Für kleinere, abgekapselte Eiterherde, bei entzündlichen Zuständen der anderen Lunge bei schwerem Darniederliegen wird man zur Punktion greifen und größere Eingriffe, wenn sie sich nicht erübrigen, auf einen günstigeren Zeitpunkt vertagen. Baldiges Sinken des Fiebers, interzelluläre Lage und Spärlichkeit der Bakterien, Verkleinerung des Ergusses lassen auf Erfolg der Punktion allein hoffen, das Gegenteil wird früher oder später zur Drainage oder breiteren Eröffnung nötigen, soweit der Zustand überhaupt eine solche ratsam erscheinen läßt. Es darf darauf hingewiesen werden, daß die Erfahrungen der letzten Grippeepidemie viele Ärzte auch beim Erwachsenen zu dem gleichen zurückhaltenden Standpunkt geführt haben.

Für die Art des Vorgehens, den Operationsort und das Verhalten im weiteren Verlauf ist in jedem Falle die fortlaufende Kontrolle durch das Röntgenbild ungemein wertvoll.

Statistische Zusammenstellungen über die Leistungen der einzelnen Methoden sind nur dann von Wert, wenn sie sich auf ein großes Material stützen; andernfalls führt die erwähnte Mannigfaltigkeit der Grundleiden und die dadurch gegebene, vom Empyem unabhängige Verschiedenheit der Prognose zu unbrauchbaren Zahlen. So enthält die Zusammenstellung Zybells 132 Resektionen und Inzisionen mit 26 (19,7 Proz.) Heilungen; Emmet Holt[3]) hatte unter 25 Fällen 5 (20 Proz.) Heilungen; Buttermilch und Stettiner dagegen verloren von 8 Resezierten nur 2 (75 Proz. Heilungen)! Von 63 drainierten heilten 23 (36,5 Proz.). Im einzelnen dagegen lauten die Zahlen 8 Erfolge bei 20 Fällen (40 Proz. Holt), 6 Erfolge bei 30 (20 Proz. erste eigene Reihe) und 10 Erfolge bei 20 Fällen (50 Proz. zweite eigene Reihe). Von der Punktion bringt Zybell 19 mit 10 Heilungen (52,6 Proz.), Holt 15 mit 4 Heilungen (26,6 Proz.). Weitere Beobachtungsreihen sind zur Gewinnung eines abschließenden Urteils insbesondere auch für den Wert der Punktion also noch durchaus wünschenswert.

---

[1]) Zybell, l. c. Gaudier, zit. bei Zybell. Noeggerath, Ch. A. 36. 1912. Spitzy in Pfaundler-Schloßmann, Handb. d. Kinderheilk. Bd. 5.
[2]) Ref. Z. K. 7. S. 260. 1913.
[3]) Amer. med. News. 1913. Juni. Ser. 8.

Pyopneumothorax ist nicht so selten, wie man wohl denkt; wahrscheinlich bleibt er beim Säugling öfters unerkannt. Die Diagnose gründet sich auf die plötzlich beginnende, sehr beträchtliche Erhöhung der Atemfrequenz, die Erweiterung und Unbeweglichkeit der befallenen Seite des Brustkorbes, den sonoren oder tympanitischen Schall, die metallischen Auskultationsgeräusche und das Röntgenbild. Die meisten Fälle hängen mit abszedierenden Pneumonien zusammen, und hier ist der lufthaltige Bezirk häufig abgekapselt; andere sind durch Lungentuberkulose oder Fremdkörper begründet.

Seröse und serofibrinöse Pleuritis[1]). Seröse Flüssigkeitsansammlungen von geringem oder mittlerem Umfang werden als Begleiter von Pneumonien häufig gefunden. Selbständige, dem bekannten Bilde des späteren Alters entsprechende Formen dagegen stellen Seltenheiten dar. Ich habe sie bisher erst viermal (7, 8, 9. 14 Monate gesehen und auch in der Literatur sind wenig Fälle unter 1½ Jahren. Eine fünfte Beobachtung mit großem, die ganze Seite erfüllendem Erguß betraf ein Kind im zweiten Monat mit Lungentuberkulose. Die Diagnose darf erst nach längerer Beobachtung und mehrmaliger Punktion gestellt werden. Denn mit wenigen Ausnahmen erweist sich das seröse Exsudat, das man beim ersten Male erhält, binnen kurzem als Vorläufer eines Empyems. Auch **hämorrhagische Pleuritis** ist gewöhnlich von einer Lungenentzündung abhängig; am häufigsten scheint sie bei abszedierenden Formen vorzukommen. Einen Fall selbständiger Art, aber unbekannter Grundlage beschreibt K. Lewin[2]). Auch einige Vorkommnisse von **Chylothorax[3])** teils traumatischer, teils unbekannter Grundlage sind aus dem Säuglingsalter mitgeteilt worden.

D. Erkrankungen der Schilddrüse[4]).

Hyperämie der Schilddrüse. Man findet zuweilen bei Neugeborenen eine angeborene, mäßige Anschwellung der Schilddrüse, die sich nach einigen Tagen oder längstens einigen Wochen wieder verliert. Hierher gehört auch ein Teil jener Schwellungen, die neben einer dauernden Rückwärtsbeugung des Kopfes bei Neugeborenen vorkommen, die in Gesichtslage eingestellt waren. Es handelt sich um eine einfache hyperämische Turgeszenz (Demme), die nicht den Namen einer Struma beanspruchen kann.

Der angeborene Kropf beruht demgegenüber auf wahrer Hyperplasie, und stellt entweder eine Struma hyperplastica oder eine Struma follicularis vasculosa dar. Die Vergrößerung betrifft zumeist das ganze Organ, seltener beschränkt sie sich auf einzelne Lappen. Der Zystenkropf und das umschriebene, durch fötalen Gewebstypus ausgezeichnete Adenom (Wölfler) haben für den Säugling keine Bedeutung. In Gegenden, wo der Kropf heimisch ist, tritt auch die angeborene Form so häufig auf, daß eines der Maxima des Leidens in das erste Lebensjahr fällt; anderwärts zeigt sie sich nur selten und dann oft unter dem Einflusse einer ausgesprochenen Erblichkeit. Für ganz zusammenhanglose Einzelvorkommnisse darf vielleicht unter Umständen die Mitwirkung hereditärer Syphilis beargwöhnt werden[5]).

---

[1]) Lit. Ylppö, Z. K. 17, 1917.
[2]) J. K. 47.
[3]) Hüssy, J. K. 87. 1918.
[4]) Lit. Wölfler, Üb. d. Entwickl. u. d. Bau des Kropfes. Berlin 1883. v. Eiselsberg, Krankh. d. Schilddrüse. D. Ch. Lief. 38. Demme, G. Handb. III. Freund, D. Z. Ch. 18. Firbas, J. K. 41. Flesch u. Winternitz, J. K. 62. Schneider, P. m. W. 1903. Nr. 13. v. Reuß, Krankh. d. Neugeborenen. Berlin 1914.
[5]) M. Fürst, B. kl. W. 1898. Nr. 46.

Der angeborene Kropf erlangt manchmal erheblichen Umfang. Man sah die Drüse gegenüber 2—7 g der Norm ein Gewicht von 40 und selbst 100 g erreichen, und zum Geburtshindernis werden, entweder durch ihre Größe selbst oder dadurch, daß sie die Vorwärtsbeugung des Kopfes verhinderte und so den Anlaß zu Gesichts- und Stirnlagen gab.

Die hohe Lage der Drüse beim Neugeborenen, wo sie nur selten bis zur Ebene der oberen Trachealringe herabsteigt, bringt es mit sich, daß retrosternale Kröpfe[1]) nur ausnahmsweise angetroffen werden. Oft ist der Hyperplasie diejenige der Thymus beigesellt.

Kleinere Strumen sind verhältnismäßig harmlose Gebilde. Anders die größeren. Ihr **Hauptsymptom** und ihre Hauptgefahr ist die Behinderung der Atmung durch Druck auf Kehlkopf oder Luftröhre oder durch Einwirkung auf den nahe gelegenen Vagus. Deshalb kommen die Kinder schon asphyktisch zur Welt oder verfallen bald nach der Geburt in Atemnot; oder es treten plötzliche Erstickungsanfälle („Kropfasthma") auf. Kreisförmig die Luftröhre umfassende Geschwülste geben Veranlassung zu Schluckbeschwerden. Lungenatelektasen, Pneumonie und Blutstauung drohen als Folge. So oder so wird der Kropf häufig die Ursache frühen Todes.

Wenn durch mechanische Verletzung gelegentlich einer rücksichtslosen Reinigung des Mundes oder durch Versuche, ein fälschlich angenommenes inneres Atmungshindernis zu beseitigen, der Anlaß zur Bildung jener weißen Beläge gegeben wurde, die jedem traumatischen Epithelverlust der Mundschleimhaut folgen, so ist es möglich, daß die Atemnot irrtümlich als Erzeugnis einer diphtherischen Kehlkopfstenose gedeutet wird[2]).

Innerhalb der ersten Monate vollzieht sich in vielen Fällen eine spontane Verkleinerung, oder sogar ein gänzlicher Rückgang des Kropfes. Die Zeit etwaiger bedenklicher Ereignisse trifft demnach vornehmlich auf die ersten Stunden und Tage des Lebens, und hier wird dann eine energische **Behandlung** erforderlich. Sie hat mit Anregung der Atmung zu beginnen, um den Anteil zu beseitigen, den die venöse Stauung der eigentlichen Geschwulst hinzufügt; außerdem sind kalte Umschläge oder Eis anzuwenden. Durch Lagerung mit stark zurückgebeugtem Hals und Sauerstoffzufuhr werden die Atembeschwerden vermindert. Erstickungsanfälle können durch Umfassen und Abziehen des Organs von der Trachea behoben werden. Die Ernährung muß bei behindertem Saugen durch Löffel geschehen.

Wenn ein operatives Einschreiten unumgänglich wird, so soll es, wenn irgend möglich, in der teilweisen Entfernung der Drüse bestehen[3]), die schon mehrere Kinder gerettet hat. Von französischen Ärzten[4]) wird die Exothyreopexie geübt, die Loslösung von der Luftröhre und Fixation an das obere Ende der Wunde, der später die Schrumpfung des Kropfes folgt. Die Tracheotomie ist auf alle Fälle zu vermeiden. Denn an und für sich unter den obwaltenden Verhältnissen schwierig, wird sie erfahrungsgemäß gerade beim Kropf fast sicher der Anlaß zu tödlicher Lungenentzündung. In den folgenden ruhigen Zeiten ist äußerliche und innere Jodanwendung (0,05 bis 0,25 pro die) angezeigt. Die Nebenwirkungen dieses Stoffes — nicht allein die gewöhnlichen Zeichen des Jodismus, sondern auch eine manchmal auffallend ungünstige Rückwirkung auf Körpergewicht und allgemeine Energie — wie sie bei kleinen Kindern unter Umständen zu gewärtigen sind, lassen hier Vorsicht empfehlen. Mehrfach[5]) wurde mit Er-

---

[1]) Demme, Jahresber. d. Jennerschen Kinderspitals. 1889.
[2]) Brecelj, J. K. 59.
[3]) Lugenbühl, Br. B. Ch. 14. 1895. Fischer, Br. B. 54. 1907.
[4]) Thevenot, A. m. e. 10. 1907. Nr. 5. Planchu u. Richard, G. h. 80. Nr. 54. 1907.
[5]) Cadet de Gaseicourt G. h. 1898. S. 401. Mossé u. Cattala, zit. nach v. Eiselsberg. Bramwell, zit. nach B. kl. W. 1899. Nr. 17. Ivar Bang, B. kl. W. 1897. Nr. 52.

folg der Versuch gemacht, durch Verabreichung von Schilddrüsenpräparaten an die stillende Mutter den kindlichen Kropf zu beeinflussen.

Neben dem angeborenen Kropfe sind alle übrigen Erkrankungen der Schilddrüse beim Säugling überaus selten. Man hat **akute nicht eitrige Thyreoiditis**[1]), **Abszesse**[2]), **angeborene Dermoide**[3]), **syphilitische**[4]) und **tuberkulöse Erkrankungen**[5]) beobachtet, auch die zwei letzten manchmal in geschwulstartiger Form.

E. Erkrankungen der Thymus[6]) und Status thymicolymphaticus.

Es ist kaum anders denkbar, als daß einem Organ vom Bau und von den Schicksalen der Thymus eine wichtige **physiologische Bedeutung** zukommen müsse. Der Umstand, daß die mächtigste Ausbildung der Drüse in die Fötalzeit fällt, daß sie in den ersten zwei Lebensjahren eine erhebliche Größe bewahrt, um nach längerem Stillstand erst mit erlangter Reife dem Schwunde anheimzufallen, rechtfertigt den Gedanken, daß diese Bedeutung sich vornehmlich auf die Vorgänge des Wachstums und der Entwicklung erstrecke, daß sie ihren Gipfelpunkt beim jungen Kind finden müsse und daß als Folgen etwaiger Störungen der Drüsentätigkeit vor allem frühzeitige Wachstums- und Entwicklungshemmungen zu erwarten seien.

Diese Vermutungen finden zurzeit in experimentellen Tatsachen noch keine sicheren Stützen, es sei denn, daß man die Beschleunigung des Wachstums durch Thymusfütterung, die Hemmung des proportionierten allgemeinen Wachstums nach Thymusentfernung bei Kaltblütern[7]) in diesem Sinne verwerten will. Überhaupt besteht über die physiologischen Aufgaben des Organs trotz der namentlich im letzten Jahrzehnt auf ihre Erforschung verwendeten großen Arbeit noch keine Klarheit. Unzweifelhaft ist nur, daß die Entfernung beim Tiere gewebliche Veränderung und Hypertrophien in den übrigen inneren Drüsen — Schilddrüse, Milz, Nebenniere, Hypophysis, Keimdrüsen, Leber, Pankreas — anregt, die eine Korrelation und damit die Zugehörigkeit der Thymus zum endokrinen System beweisen. Ob aber die der Exstirpation folgenden Erscheinungen — die Hemmung des Gewichts- und Größenwachstums, der pastöse Habitus, die auf degenerativer Atrophie beruhende Muskelschwäche, die rachitisartigen Knochenveränderungen, die Herabsetzung der Widerstandskraft gegen Infekte, die erhöhte Erregbarkeit des Nervensystems, die Störung im Kalkstoffwechsel, die terminale Kachexie (K. Basch, Klose u. Vogt, Matti u. a.), wirklich eine spezifische Tätigkeit der Drüse erschließen lassen, oder ob sie nicht vielmehr nur der Ausdruck des aufgehobenen Gleichgewichts im gesamten inneren System sind, ja vielleicht nur einer gesteigerten Empfänglichkeit der operierten Tiere gegen „Domestikationsschäden" ihre Entwicklung verdanken (Nordmann, Hart) unterliegt noch der Erörterung. Ebenso unentschieden ist die Frage nach den Folgen einer Hyperfunktion der Drüse, einer „Hyperthymisation". Die Anwesenheit einer blutdruckerniedrigenden Substanz (Svehla) ist zweifelhaft geworden, seitdem die Drucksenkung mit Wahrscheinlichkeit auf intravaskuläre Gerinnung bezogen wurde (Popper), und die Ergebnisse der Fütterung, subkutanen Beibringung und Transplantation von Drüsensubstanz sind weder einheitlich, noch eindeutig gewesen.

Zur Klärung **pathologischer Zustände** beim Kinde sind die bisherigen Feststellungen jedenfalls noch in keiner Weise brauchbar, und insbesondere steht auch die Hypothese einer ursächlichen Beziehung zur Rachitis noch in der Luft. Alles, was bekannt ist, bezieht sich allein auf grob sinnfällige, krankhafte Veränderungen des Organs, und auch auf diesem Gebiete gibt es der Unklarheiten genug.

---

[1]) Conradi, zit. nach de Quervain, M. Gr. 2. Suppl.
[2]) Eigener Fall.
[3]) Flesch u. Winternitz, l. c. Poult, V. A. 181. Hunziker, B. G. G. 13. 1909.
[4]) Demme, Ber. d. Jennerschen Kinderspit. 1882. Coullon, ref. A. K. 40. S. 215.
[5]) Clairmont, W. kl. W. 1902. Nr. 48.
[6]) Lit. Friedjung, Z. Gr. 1900. Nr. 12ff. Wiesel, L. O. 15. 2. 1911. Dutoit, D. m. W. 1912. Nr. 47. Matti, E. i. M. K. 10. 1913. Klose, J. K. 78. 1913.
[7]) Hart, J. K. 86. 1917.

1. Entzündungen und Geschwülste.

Die seltene, gelegentlich bis zur Abszedierung fortschreitende **akute Entzündung** der Thymus erzeugt Ödem der vorderen Halsgegend, Stauungen in den Halsvenen und Trachealstenose. Die stark vergrößerte Drüse kann als polsterartige Schwellung im Jugulum und an den Seiten des Halses sichtbar werden. Größere **Blutungen** finden sich zuweilen nach schwerer Geburt, sonst als Teilerscheinung hämorrhagischer Diathesen und namentlich auch bei Syphilis. **Tuberkulöse Herde** sind bei allgemeiner Tuberkulose nichts Ungewöhnliches; ausnahmsweise kann die Thymuserkrankung auch als Hauptherd erscheinen. Klinisch sind diese Dinge ohne Bedeutung, ebenso wie die häufige Beteiligung des Organs bei **Syphilis**. Die seltenen **Tumoren** dagegen (Sarkom, Lymphome. Zysten) machen die Symptome der Mediastinalgeschwulst; solche fehlten trotz nicht unerheblicher Massenzunahme in den 2 Fällen mit **leukämischer Infiltration**, die ich beobachtete.

2. Hyperplasie der Thymus.

Weitaus die häufigste und interessanteste Veränderung ist die **diffuse Hyperplasie der Thymus**.

Ob im gegebenen Falle tatsächlich eine Hyperplasie besteht, ist an der Leiche nur unter vorsichtiger Berücksichtigung verschiedener Umstände zu entscheiden. Denn nachgewiesenermaßen stehen Größe und Gewicht der Thymus in enger Beziehung zum allgemeinen Ernährungszustand, und mit dem Verluste von Körpersubstanz geht zumeist ein entsprechender Schwund von Drüsenmasse Hand in Hand. Die Gegenwart einer verkleinerten Drüse kann geradezu als Beweis für vorausgegangene erschöpfende Krankheit gelten. Säuglinge nun sterben vorwiegend an schnell oder langsam zehrenden Leiden, und deshalb ist man gewohnt, bei ihnen gelegentlich der Leichenöffnung eine kleine Drüse zu sehen. Der weniger geläufige Anblick eines normal großen Organs, der sich bei der kleinen Zahl der akut verstorbenen, noch wohlgenährten Kinder bietet, verführt darum leicht zur irrigen Annahme einer Hyperplasie. Die Literatur enthält nicht wenige derartige falsche Deutungen. **Friedlebens**[1]) an gut genährten Leichen gewonnene Durchschnittsmaße geben für den 1. bis 9. Monat 20,7 g, für den 9. bis 24. 27,3 g Gewicht und 5,91 bzw. 2,7 bis 4,1 cm für Länge und Breite. Ähnliches findet **Mettenheimer**. **Hammar**[2]) gibt für Neugeborene 13,26 g, für Säuglinge 17,2 g, für das 1. bis 5. Jahr 22,98 g an, und auch meine Zahlen lauten entsprechend und lassen sich nicht in Einklang bringen mit einigen anderen Angaben[3]), nach denen die Thymus des Neugeborenen nur 6 bis 7 g wiegen soll.

Zur **Diagnose der Hyperplasie** wird demnach bei wohlgenährten, plötzlich oder nach kurzer Krankheit verstorbenen Kindern nur ein Gewicht über 20 g im ersten und über 25 g im zweiten Lebensjahr berechtigen; bei abgemagerten Leichen verschiebt sich das Verhältnis; hier darf schon ein normales Gewicht als Ausdruck anormaler Größe betrachtet werden.

Schon die normale Thymus, noch sicherer die hyperplastische ist im Leben dem **physikalischen Nachweis** zugänglich. Nach **Blumenreich**[4]) gibt sie bei leiser Perkussion eine ungleichmäßige dreieckige Dämpfung, deren Spitze etwa bis zur Höhe der zweiten Rippe reicht, und deren Seiten die Sternallinie unregelmäßig überragen, so daß der größere Teil auf der linken Seite lagert. Dämpfungen, die seitlich diese Figur um 1 cm und darüber überschreiten, deuten auf Vergrößerung. Verkäste Mediastinaldrüsen können einen ähnlichen Befund bedingen, nicht aber markig geschwollene. Auch durch das **Röntgenbild**[5]) ist die Erkennung der Thymusvergrößerung möglich, die Deutung des Schattens muß aber mit großer Vorsicht erfolgen. Eine Hypertrophie soll angenommen werden dürfen, wenn der Mittelschatten oberhalb des Herzens weit über den Sternovertebralschatten hinausgeht, gewöhnlich die linke Seite bevorzugend. Nach unten geht der Thymusschatten in den Herzschatten

---

[1]) Physiol. d. Th. in Gesundh. u. Krankh. Frankfurt a. M. 1858.
[2]) Arch. f. Anat. u. Phys. Anat. Abt. 1906. Suppl.
[3]) Bovaird und Nicoll, A. P., Sept. 1906. Fortescue Brigdale, L. 7. Okt. 1905.
[4]) V. A. 160. Tada, J. K. 61. Katz, Progr. m. 1900. XXIX Nr. 25. Basch, D. m. W. 1911. Nr. 40.
[5]) Hochsinger, Stridor thymicus infantum. Wien 1904. Perles, Oelsnitz u. a. Ref. Z. K. 2. 1912. S. 567. Benjamin u. Gött, D. A. kl. M. 107. 1912.

über; der rechte Rand ist konkav oder konvex, der linke geradlinig oder konvex. Einen ähnlichen Schatten machen die Venen des Mediastinums bei starker Füllung, wie sie gerade bei den Fällen von Dyspnoe besteht, die mit Thymushypertrophie verwechselt werden können. Der Venenschatten wechselt mit der Respiration, ist rechts breiter als links und nach oben verbreitert. Zur Vermeidung von Irrtümern ist genaue symmetrische Einstellung der Röhre unerläßlich.

Man hat Beispiele, daß die Massenzunahme der Drüse bis zu einem Gewicht von 35, 40 und selbst 50 g bei entsprechender Flächen- und Dickenausdehnung führte, und daß der Tumor die Mediastinalorgane, insbesondere auch das Herz fast völlig bedeckte. Die Folgerung liegt nahe, daß die Einschaltung eines so massigen Gebildes in ähnlicher Weise etwa, wie ein retrosternaler Kopf für die an wichtigen Organen so reiche Nachbarschaft nicht gleichgültig sein könne.

Damit ergibt sich die Frage nach der **klinischen Bedeutung der vergrößerten Thymusdrüse.**

Der weitgehenden pathogenetischen Bewertung des Organs, wie sie in der Mitte des vergangenen Jahrhunderts im Anschluß namentlich an Kopp in Geltung war, folgte nach Friedlebens strenger Kritik ein Umschwung in das Gegenteil, der wiederum im Laufe der Zeiten einer vermittelnden Anschauung Platz machte. Auch heute noch ist die Lehre von der Bedeutung der Thymushyperplasie voll von Unklarheiten und dunklen Punkten. Endgültig beseitigt allerdings ist die Meinung, daß der Laryngospasmus als „Asthma thymicum" (Asthma Koppii) durch den Druck der Drüsengeschwulst auf die Nerven erzeugt werde. Die einfache Tatsache, daß ebensowohl Vergrößerung ohne Laryngospasmus wie Laryngospasmus ohne Vergrößerung besteht, würde diese Erklärung auch dann als hinfällig kennzeichnen, wenn uns der tiefere Einblick in die Entstehungsbedingungen des Kehlkopfkrampfes noch fehlte, den das Studium der spasmophilen Diathese ermöglicht. Als gescheitert darf auch der Versuch betrachtet werden, einen Zusammenhang zwischen Thymus und angeborenem Larynxstridor zu konstruieren[1]. Aber dieser negativen Erkenntnis entspricht auf der anderen Seite noch kein sicherer Besitz an positivem Wissen. Wohl wird das vergrößerte Organ verdächtigt der Beziehungen zu Atmungsstörungen, zu Herzerkrankungen und vor allem zu plötzlichen Todesfällen; inwieweit das berechtigt ist, bleibt indessen noch eine offene Frage.

Thymushyperplasie und Atmungsstörungen[2]) (Asthma thymicum im heutigen Sinne). Es ist nicht wohl zu zweifeln, daß die vergrößerte Thymus gelegentlich die Ursache von Atemnot werden kann. Es sind Fälle beschrieben worden, in denen bald nach der Geburt oder erst nach Monaten, ja sogar erst im zweiten Lebensjahr allmählich ein Dauerzustand von Atemnot entstand, der sich zeitweise zu Erstickungsanfällen steigerte. Eine Thymusdämpfung war deutlich nachweisbar, mehrfach drängte sich ein Teil der Drüse als während der Exspiration fühlbare Geschwulst aus der oberen Thoraxöffnung heraus. Die Tracheotomie brachte keine Erleichterung; das gelang erst einem bis zur Bifurkation vorgeschobenem Rohr. Wohl aber schwanden die Beschwerden, wenn die Drüse von der Luftröhre abgezogen und durch Naht am Brustbein befestigt wurde, gegebenenfalls auch nach Abtragung des extrathorakalen Anteiles. Nach Variot[3]) soll die Atemnot auch durch Bauchlage gemildert werden.

Aller Wahrscheinlichkeit nach ist die Grundlage dieser mit einer gewissen Berechtigung als „Asthma thymicum" bezeichneten Zustände eine Kompressionsstenose der Luftröhre oder — wofür Hammar[4]) unter Hinweis auf die nach unten keilförmig verdickte Gestalt der Drüse eintritt — der Bifurkation. Vielleicht kann unter Umständen auch eine Einwirkung auf die Nerven angeschuldigt werden (König, W. Koch). Das würde der Erfahrung beim Kropfe entsprechen, bei dem gleichfalls Erstickungsanfälle ohne Tracheostenose bekannt

---

[1]) Vgl. S. 603.
[2]) Lit. vgl. oben S. 629, Anm. 6, ferner Szokolow, A. K. 57. Klose, Neue deutsche Chirurg. Bd. 3. 1912. Birk, M. K. Orig. 14. Nr. 7. 1918.
[3]) R. m. 1900. S. 563.
[4]) Z. K. 13. 1915.

sind. Jedenfalls handelt es sich hier um Ereignisse, die im Vergleich mit der Häufigkeit der Thymushyperplasie selten sind und besondere topographische Verhältnisse voraussetzen.

Ich selbst habe noch niemals einen hierhergehörigen Fall gesehen, und alles, was ich anfangs als Asthma thymicum zu diagnostizieren geneigt war, und was vom Röntgenologen mit Bestimmtheit als Thymushyperplasie gedeutet wurde, hat sich bei genauerem Zusehen als etwas anderes herausgestellt. Auch einige der beschäftigtsten Berliner Chirurgen haben die gleiche Erfahrung gemacht. Das ist um so befremdlicher, als andere Beobachter aus anderen Gegenden aus kurzen Zeiträumen ganze Serien mitgeteilt haben. Nach meiner Ansicht halten viele hierhergestellte Fälle der Literatur der Kritik nicht stand. Namentlich ist vielfach kurzweg von Atemnot die Rede, ohne daß man entnehmen kann, ob wirklich ein typisches Stenoseatmen vorhanden war; oder es ist die Kennzeichnung des Atmungstypus eine solche, daß sie direkt gegen Stenose spricht oder wenigstens andere Deutungen nicht ausschließt. Oft fehlen Perkussions- und Sektionsbefunde und selbst bei nachgewiesener Hyperplasie ist ein ätiologischer Zusammenhang häufig nichts weniger als zwingend. Gewiß hat oft eine ganz andere Ursache die Atemnot bedingt[1]); für manche Fälle ist eine Verwechslung mit kardialem Asthma infolge der gleich zu besprechenden Herzveränderungen durchaus wahrscheinlich. Also Vorsicht bei der Diagnose!

Von der blutigen Behandlung des Zustandes — der Teilresektion oder Vornähung — beginnen sich gegenwärtig auch Chirurgen (Veau) abzuwenden zugunsten der Verkleinerung der hyperplastischen Drüse durch Röntgenbestrahlung[2]). Die Erfolge sind gut, Todesfälle viel seltener, als bei Operation. Andererseits werden auch gegen die Radiotherapie Bedenken erhoben[3]); bei bedrohlicher Atemnot wirke sie zu langsam, bei erträglichen Beschwerden sei sie wegen der allmählichen Spontanheilung überflüssig und könne bei der Empfindlichkeit der Thymus gegen die Strahlen möglicherweise schaden.

Thymushyperplasie und Herzvergrößerung. Auffallend häufig wird eine Vereinigung von Thymushyperplasie mit Herzhypertrophie und Dilatation gefunden. Schon ältere Autoren hatten angenommen, daß hier ein ursächliches Verhältnis zum Ausdruck gelange, indem durch Druck des Drüsenkörpers auf die großen Gefäße ein Hindernis gesetzt werde, das kompensatorische Vorgänge am Herzen zur Folge habe. Auf Friedlebens ablehnende Haltung hin wurde diese Anschauung für lange Zeit entwertet. Neuerdings aber werden Beobachtungen mitgeteilt, die dazu angetan sind, sie wieder einigermaßen zu stützen.

In einem Falle von Lange[4]) war neben dem großen Herzen die Abflachung der Gefäße gut demonstrierbar. Der 8monatige Knabe war 8 Tage lang unruhig gewesen. Dann kam Atemnot, Zyanose und plötzlicher Tod. Die Kranke H. Kohns[5]) war seit 2 Tagen unruhig; hierauf wurde die Atmung fliegend, der Puls unfühlbar; nach 48 Stunden trat der Tod ein. Es fand sich neben einer ungewöhnlich großen Thymus und großem Herzen eine bis zur Auflagerungsstelle der Thymus aneurysmaartig erweiterte Aorta; die Herzerkrankung läßt sich als Folge des Stromhindernisses deuten, das durch die pelottenartig dem Arkus aufsitzende Drüse gegeben war[6]).

Lange[7]) hat sogar ein Krankheitsbild gezeichnet, das für die Kompression der großen Gefäße typisch sein soll. Es besteht deutliche Thymusdämpfung gleichzeitig Hypertrophie und später Dilatation des Herzens; dazu kommen Anfälle von Herzklopfen, Zyanose, Kurzatmigkeit, Herzangst, Unruhe, Schlaflosigkeit, Aufschreien. Heilung

---

[1]) Vgl. S. 602 ff.

[2]) Technik: Abdeckung mit Ausnahme des Dämpfungsbezirks, Fokushautentfernung 20 cm, Fokusdosimeterdistanz 10 cm, Dosimeterhautdistanz 20 cm. 3 mm dicker Aluminiumfilter. Bestrahlung 10 Min., Heinz Bauer 8—9. 1—2 MA. Die zweite Bestrahlung 3 bis 4 Wochen nach der ersten. (Birk, l. c., vgl. auch Dubois, D. m. W. 1913. S. 515).

[3]) Klose, l. c. Eggers, Z. f. Röntgenkunde 15. 1913. Kaupe, M. K. 13. Nr. 2. 1914.

[4]) V. G. K. Karlsbad 1902.

[5]) D. M. W. 1901. Nr. 2.

[6]) Ganghofner bzw. Richter (V. G. K. Karlsbad 1902) allerdings meinen, daß es sich in diesen Fällen um angeborene Enge des Isthmus aortae oder um idiopathische Herzhypertrophie gehandelt habe und daß die Thymusvergrößerung nur zufällig beigesellt gewesen sei.

[7]) l. c.

ist möglich, oft aber ist das Leiden tödlich. Narkotika, bei länger hingezogenem Verlaufe Brom sind angezeigt, Jodkali scheint zu nützen. Mit der Vergrößerung des Brustkorbes bessern sich die Verhältnisse.

Es wird die Aufgabe weiterer, mit verbesserter Methodik[1]) unternommener Leichenuntersuchungen sein, die Entscheidung zu geben, ob ein derartiger Zusammenhang zu Recht behauptet wird, oder ob nicht vielmehr andere Verhältnisse in Frage kommen. Insbesondere dürfte interessieren, ob nicht eine angeborene Enge des Gefäßsystemes den Ausgangspunkt der Herzhypertrophie bildet oder ob nicht besondere anatomische[2]), vasomotorische und Stoffwechselverhältnisse des „Status lymphaticus" weitab von jedem anatomisch definierten Widerstand die eigentliche Ursache einer erhöhten Herzarbeit abgeben können.

Thymushyperplasie und plötzlicher Tod. Einen breiten Raum namentlich in der forensischen Kasuistik nimmt der „Thymustod" ein.

Die ihm zugeteilten Vorkommnisse bilden einen erheblichen Bruchteil jener im ersten und zweiten Lebensjahr so häufigen plötzlichen Todesfälle, deren unvorbereitetes, oft geradezu blitzartiges Eintreten mit allen Schleiern des Rätselhaften umgeben ist. Scheinbar völlig gesunde, blühende Kinder oder aber auch chronisch Kranke, deren augenblicklicher Zustand keine ernsten Befürchtungen nahelegt, sinken auf einmal um und verscheiden innerhalb weniger Minuten; oder ein schweres, unerklärliches, urplötzlich hereinbrechendes Kranksein führt in wenigen Stunden zum Ende. Vielfach werden die Kleinen, eben noch in voller Lebenskraft auf einige Minuten allein gelassen, tot im Bettchen gefunden. In manchen Familien wiederholt sich dieses Schicksal bei mehreren Kindern[3]). Das Unbegreifliche des Geschehnisses legt oftmals den Gedanken an ein Verbrechen nahe, und die gerichtliche Leichenschau wird angerufen, den Tatbestand zu erheben.

Häufig gelingt es ihr, Veränderungen nachzuweisen, die den plötzlichen Tod zu einem erklärlichen machen. Wenn auch beim Kinde eine ganze Anzahl von Dingen ausfällt, die in der gleichen Lage beim Erwachsenen zu gewärtigen sind, bleibt immer noch eine genügende Mannigfaltigkeit der Befunde. Die Kennzeichen foudroyanter Infektionen werden festgestellt — insbesondere die hyperakuten Bronchial- und Lungenentzündungen spielen hier eine große Rolle — oder die Ursache wird gefunden in wohl charakterisierten Krankheiten, die zwar längere Zeit schon bestanden, aber entweder völlig symptomlos verliefen oder so geringfügige Erscheinungen bedingten, daß die Aufmerksamkeit der laienhaften und vielleicht zudem gleichgültigen Umgebung nicht geweckt wurde. Herzhypertrophie, Herzfehler[4]), Meningitis, Nephritis, Hirntumoren, Eiteraspiration aus retropharyngalen Abszessen und vielerlei anderes können da zum Vorschein kommen. Nur ganz ausnahmsweise darf Aspiration von Erbrochenem als genügende Erklärung eines plötzlichen Todesfalles anerkannt werden; für gewöhnlich besitzt sie nur die Bedeutung eines agonalen Ereignisses[5]).

Aber nach Ausscheidung dieser wenigstens epikritisch durchsichtigen Fälle bleibt noch eine erhebliche Zahl, wo auch angesichts der aufs peinlichste

---

[1]) Empfehlenswert scheint die von Tada l. c. angewendete Methode Gregors: Härtung derBrustorgane bei geschlossenem Thorax durch Injektion 10⁰/₀ Formalinlösung in die Vena cava inferior, danach Zerlegung in Serienschnitte.

[2]) Vgl. S. 643.

[3]) Hedinger, D. A. kl. M. 86.

[4]) Plötzlichen Tod bei syphilitischen Herzerkrankungen beschreiben Berghing, Fournier u. a. Vgl. Zappert, Hered, Syphilis in Finger-Jadassohn, Handb. d. Geschlechtskrank. S. 2125.

[5]) Usener, Z. K. 5, 1912, beobachtete Tod eines Säuglings mit Lippen-Gaumenspalte durch enorme Auftreibung des Magens, die durch Luftschlucken entstanden war. Der Magen hatte Herz und Lunge verlagert und komprimiert.

durchforschten Leiche die Ursache des plötzlichen Todes nicht genannt werden kann. Die Sektion ergibt nichts weiter, als ein schlaffes, nicht selten hypertrophisches Herz, Blutfülle in den inneren Organen und großen Venen, und Blutpunkte in den serösen Häuten. Auffallend ist in vielen Beobachtungen eine Hyperplasie des gesamten lymphatischen Apparates — der peripherischen und viszeralen Drüsen, der Milz, der Darmfollikel, des Schlundringes — und vielfach, aber keineswegs immer, eine große oder selbst hyperplastische Thymus.

Auf diesen letztgenannten Befund baut sich die **Lehre vom Thymustod** auf. Die in die Augen springende wirkliche oder scheinbare Vergrößerung der Thymus wurde die Veranlassung, in dem mechanischen Moment einer Druckwirkung des Drüsentumors auf die Nachbarorgane (Luftröhre, Gefäße, Nerven) die Ursache des Todes zu suchen[1]).

Bei einer Anzahl von Fällen glaubte man Anhaltspunkte für die Deutung des Ereignisses als eines Erstickungstodes durch Kompression der Luftröhre (Grawitz) gefunden zu haben, in Gestalt säbelscheidenartiger Verengerung oder einfacher Abplattung. Es bedarf zu deren Erkennung eigener Sektionstechnik — Herausnahme der Organe im Zusammenhang und Zerlegung in Serienquerschnitte (Weigert) oder Beleuchtung von der eröffneten Trachea aus (Paltauf)[2]). Die Steigerung der Stenose zum völligen Verschluß soll durch Rückbeugung des Kopfes begünstigt werden (Benecke), die namentlich dann wirksam sein wird, wenn die an und für sich mächtig entwickelte Drüse die Luftröhre zirkulär umgreift.

Namentlich im Hinblick auf die topographisch ähnlichen Verhältnisse retrosternaler Strumen, bei denen ebenfalls plötzliche Todesfälle vorkommen, ist nicht zu leugnen, daß diese Deutung von vornherein manches für sich hat. Eine schärfere Kritik aber führt zu ernsten Bedenken. Zunächst wird eine Kompression der Luftröhre häufig ganz vermißt. Damit die Atmung leide, bedarf es also selbst bei vorhandener Drüsengeschwulst noch besonderer Umstände (zirkuläre Geschwulst? Schwellung?) und schon das beschränkt den Gültigkeitsbereich des Erklärungsversuches und nimmt ihm die grundsätzliche Bedeutung für das Verständnis des Thymustodes. Sodann hat man sicherlich häufig eine Stenose da nachweisen zu können geglaubt, wo sie in Wahrheit nicht vorhanden war. Kann doch nach Richter eine Abplattung der Trachea in der Säuglingsleiche jederzeit durch geeignete Lage des Kopfes künstlich erzeugt werden. Schließlich ist die Schilderung der Erscheinungen, unter denen der Tod erfolgte, nichts weniger als beweisend für eine Erstickung. Über Atemnot wird nur ausnahmsweise berichtet, und auch da, wo dies geschieht (Avellis, Jessen, Marfan u. a.), gewinnt man weit eher den Eindruck, als ob eine andere Art von Dyspnoe (kardiale, toxische) vorhanden gewesen ist, als gerade das typische Stenoseatmen. Auch die Plötzlichkeit des Zusammenbruches ist schwer erklärlich. Wie geschieht es, daß eine monatelang beschwerdelos getragene Geschwulst auf einmal zu so verhängnisvoller Wirkung gelangt? Die Annahme einer akuten Schwellung ist nur eine Verlegenheitshypothese, denn in der Leiche findet sich für sie kein Beweis, wie überhaupt die Eignung der Thymus zu kongestiver Vergrößerung durchaus zweifelhaft ist. Hinsichtlich der Bedeutung einer Rückwärtsbeugung des Kopfes fragt Hoffmann mit Recht, warum die Kinder denn nicht im ersten Augenblick des jäh einsetzenden Luftmangels durch eine instinktive Bewegung den Durchgang wieder frei machen.

Die Erklärung des plötzlichen Todes durch Thymusdruck auf das Herz und die großen Gefäße ist in den früher berührten Fällen mit Herzhypertrophie zulässig, falls man die Abhängigkeit der Herzanomalie von der Drüse anerkennt. Allerdings wäre das nur eine mittelbare Wirkung. In den Fällen ohne Herzveränderung entbehrt die von manchen (Hasse, Flügge, Hoffmann) erörterte Bedeutung einer akuten Venenkompression noch jeder tatsächlichen Unterlage.

Thymusdruck auf die Nerven als Ursache plötzlichen Herzstillstandes (Seydel, Gluck u. a.) ist gleichfalls durch Sektionsbefunde nicht gestützt. Gelegentliche Verwachsungen (Proebsting) und kleine Drüsen am Vagus (Avellis) sind kaum in diesem Sinne wirksam gewesen.

So steht die Lehre von einer mechanischen Unterlage des Thymustodes auf recht schwachen Füßen. Sie wird noch weiter erschüttert durch die Tatsache, daß bei zahlreichen Kindern, die eines durchaus gleichen Todes versterben, eine

---

[1]) Vgl. Perez-Montaut, Frankfurt. Z. f. Path. 13. 1913.
[2]) Vgl. auch Tada, Anmerk. S. 77.

Thymushyperplasie überhaupt nicht vorhanden ist. Ein histologischer Unterschied der „Thymustodthymus" von dem gewöhnlichen Befunde besteht nicht[1]) und damit fällt auch von dieser Seite die Berechtigung, dieses Organ als die Quelle des Übels zu betrachten. So ist es begreiflich, daß eine andere Anschauung aufkam und Anklang fand, die Lehre vom

3. Status thymico-lymphaticus[2]).

Der Begriff des Status thymico-lymphaticus (Paltauf) umfaßt eine Diathese, deren bedeutsamstes Symptom eine krankhafte Disposition zum plötzlichen Ableben darstellt. Sie findet ihren anatomischen Ausdruck in der oben erwähnten allgemeinen Hyperplasie des Lymphsystems, innerhalb deren die Thymusvergrößerung nur den Wert einer häufigen, aber keineswegs unerläßlichen Teilerscheinung beansprucht. Das chromaffine System, insonderheit das Mark der Nebenniere ist hypoplastisch. Das Herz ist auffallend häufig dilatiert und hypertrophisch[3]). Im Leben bieten die Lymphatischen — wir sprechen hier nur vom jungen Kinde — meist ein gedunsenes, blasses Aussehen; sie sind oft fett und zeichnen sich aus durch Widerstandslosigkeit gegen Krankheiten, die bei ihnen einen schweren, oft überstürzten und durch Einsetzen hyperpyretischer Zustände überraschenden Verlauf nehmen (Escherich, Daut, Galatti). Dazu ist ihnen eine Labilität des Herzens und der Temperatur (Neigung zur Wärmestauung) eigen. Es besteht Neigung zu Stimmritzenkrampf bzw. zu der diesem zugrunde liegenden Neurose (Escherich).

Bartel und Stein[4]) haben diesem Zustand eine feinere anatomische Grundlage zu geben versucht. Sie sehen seine Erklärung in einer Entwicklungsstörung des Lymphsystems, insbesondere der Lymphbahnen, Markstränge und Lymphsinus in den Lymphdrüsen. Diese bedinge in der Jugend durch Lymphstauung eine Hyperplasie der Drüsen, der späterhin eine Druckatrophie folge. Die Hyperplasie der Thymus und des übrigen lymphatischen Gewebes ist dabei vielleicht als ein kompensatorischer Vorgang anzusehen.

Wer Gelegenheit hatte, einer Anzahl von plötzlichen Todesfällen beizuwohnen — und wenigstens dem Krankenhausarzt wird sie leider nicht allzu selten geboten — wird bestätigen, daß zwei Arten von Vorgängen unterschieden werden müssen.

Die eine entspricht in ihren Merkmalen dem plötzlichen **Herztod**. Mit lautloser, schnappender Inspiration sinken die Kinder zurück, verdrehen die Augen, krampfen die Hände. Die Atmung stockt, Zyanose, Schwellung der Venen, der Zunge tritt ein; es erfolgen einige Zuckungen, Urin und Kot gehen ab. Währenddessen schwindet der Puls — plötzlich löst sich die Starre, das Antlitz wird fahl, der Tod ist eingetreten und alle Versuche, durch künstliche Atmung oder Herzreize das Leben zurückzurufen, sind vergeblich.

Die zweite Art des plötzlichen Todes ist, wie mir scheint, in der Kasuistik noch nicht scharf genug von der ersten abgetrennt worden. Sie spielt sich unter Erscheinungen ab, die auf das lebhafteste auf die Vorstellung einer fieberhaften **hyperakuten Vergiftung** hindrängen. Scheinbar ganz unvermittelt tritt Unruhe und Angst ein; dann kommt es zu beschleunigter, vertiefter, jagender Atmung, zu Diarrhöen, zum Verfall und zur Bewußtlosigkeit. Krämpfe oder krampfartige Zuckungen werden oft notiert. Bezeichnend ist vor allem eine jäh ansteigende, prämortale Erhebung der Temperatur, die häufig hyperpyretische Werte erreicht. Das alles spielt sich bis zum Ende innerhalb weniger Stunden ab.

---

[1]) Hammar, Z. K. 13. 1916, ibid. 15. 1917.
[2]) Paltauf, W. kl. W. 1889. Nr. 46.
[3]) Schridde, M. m. W. 1912. Nr. 48.
[4]) Arch. f. Anat. u. Physiol. Anat. Abteil, 1906.

Ein 2jähriges, mäßig kräftiges, leicht rachitisches Mädchen befindet sich seit einigen Wochen im Waisenhaus, ohne daß irgendwelche Krankheitssymptome bemerkt wurden. Dem letzten Mittagessen hat sie, auf dem Stühlchen sitzend, mit gutem Appetit zugesprochen und dann mit der Puppe gespielt. Etwa eine Stunde später legt sie das Spielzeug beiseite und wird unruhig; innerhalb kürzester Frist kommt es zu Kollaps, Bewußtlosigkeit, unfreiwilligen diarrhoischen Abgängen, fliegender Atmung. Die Temperatur steigt auf 39,3³. Tod nach zweistündiger Krankheit. Die Sektion ergibt keinerlei Organerkrankung, dagegen alle Zeichen des Status lymphaticus; die Thymus eher klein wie groß. Eine 15 cm lange Invagination des Dünndarms, die neben mehreren anderen kürzeren Einschiebungen bestand, durfte angesichts der vollkommen normalen Beschaffenheit der Darmwand nur als agonal gedeutet werden.

In das Dunkel, das die Entstehung derartiger Katastrophen umhüllt, haben die neueren Forschungen über die verschiedenen Arten der Ernährungsstörungen und über die Bedeutung der endokrinen Drüsen einiges Licht gebracht. Und wenn auch die meisten Fragen noch der Antwort harren, so steht doch wohl sicher, daß für einen großen Teil der Fälle andere Erklärungen in Betracht kommen als der noch viel umstrittene Status lymphaticus.

Von denen, die des Herztodes sterben, litten viele schon seit längerem an Laryngospasmus auf spasmophiler Grundlage und es ist klar, daß für die plötzliche Synkope hier nicht die lymphatische, sondern die spasmophile Konstitutionsanomalie verantwortlich zu machen ist[1]). Ebendiese ist wahrscheinlich auch im Spiele bei noch anderen plötzlichen Todesfällen bei solchen Säuglingen, die niemals Stimmritzenkrampf gehabt haben. Gibt es doch auch Formen der Übererregbarkeitsneurose, die ohne konvulsivische Erscheinungen einhergehen. Man pflegt sich vorzustellen, daß diese Kinder „im ersten laryngospastischen Anfall" geblieben sind; auch die Herztetanie[2]) muß hier erörtert werden. Es verdient Beachtung, daß die in ihrer Bedeutung für die Spasmophilie viel besprochenen Blutungen in die Epithelkörperchen auch bei plötzlichem Tode gefunden wurden[3]).

Es ist versucht worden, das Ergebnis dieser Erfahrungen zu verallgemeinern. Thiemich[4]) hat die Vermutung geäußert, daß alle plötzlichen Todesfälle bei noch nicht zweijährigen Kindern auf Spasmophilie beruhen. Das ist aber nicht zulässig. Denn es gibt sicher Kinder, bei denen eine kurz vor dem Tode vorgenommene Untersuchung von den bezeichnenden Symptomen nicht das Geringste zu finden vermag, wo also die Zurechnung zur Spasmophilie etwas durchaus Willkürliches sein würde.

So beobachtete ich einen 3½monatigen Knaben, bei dem eine chronische Ernährungsstörung bestand, die sich im Untergewicht (3400 gegenüber 5000 g der Norm), leicht dyspeptischen Stühlen, Blässe, schlechtem Turgor und Gewichtsabnahme äußerte. Eine Woche vor dem Tode war ein Nervenstatus mit durchaus normalem Befund aufgenommen worden. Insbesondere fehlte die galvanische Übererregbarkeit (KSZ. 0,9, KOZ. > 5) und auch anamnestisch war von Krämpfen nichts zu ermitteln. Eines Tages wurde das Kind, das wenige Minuten vorher noch mit Appetit seine Flasche geleert hatte, tot im Bette gefunden. Die Autopsie ergab bei Fehlen anderer Veränderungen den typischen Status thymico-lymphaticus; die Thymus war im Verhältnis zu dem schlechten Ernährungszustand auffallend groß (20 g).

Auch zum Verständnis dieser Vorkommnisse bedarf es nicht immer unbedingt der Heranziehung einer besonderen Konstitutionsanomalie; die chronische Ernährungsstörung gibt dafür eine erheblich zuverlässigere Grundlage. Wir wissen, daß in deren Verlaufe ein Stadium der „Dekomposition" eintreten kann, in dem ein akuter Zusammenbruch mit tödlichem Ausgang auf Grund schwerer

---

[1]) Vgl. S. 523.
[2]) Vgl. S. 523.
[3]) Großer u. Bethke, M. m. W. 1910. Nr. 40.
[4]) V. G. K. München 1899.

stofflicher Veränderung des Organismus nichts Ungewöhnliches ist[1]). Bei einem lange und gut beobachteten Kinde hat dieses Ereignis für den Kenner nichts Überraschendes. Wohl aber ist das der Fall, wenn die trotz ihrer Bedeutung äußerlich unscheinbare Störung sich unter Laienaugen abwickelt; dann ist das scheinbare, auch durch die Sektion nicht aufgehellte Rätsel fertig. Nur der dürftige Ernährungszustand der Leiche weist vielleicht darauf hin, daß hier auch der plötzliche Abschluß einer langdauernden Ernährungsschädigung ursächlich zu erörtern ist.

Nach Ausschaltung all dieser Vorkommnisse bleibt nur eine kleine Zahl von Fällen, für die der Status lymphaticus die Ursache bilden könnte. Ihr klinisches Bild entspricht dem folgenden Beispiel.

Findling, etwa 10 Tage alt mit 2400 g aufgenommen, gedeiht bei der Flasche gut, wird aber allmählich blaß und pastös. Im 3. Monat Kraniotabes, geringer Milztumor, keine elektrische Übererregbarkeit, kein Facialisphänomen. Zu Beginn des 5. Monats 4600; bis dahin niemals krank, immer normale Temperaturen, guter Appetit und Wohlbefinden. Zufällig am Todestage elektrische Untersuchung mit normalem Ergebnis, keine sonstigen Symptome von Spasmophilie. Wegen der Kraniotabes soll das Kind zeitweise auf dem Bauch liegen. Beim ersten Versuche schreit es so heftig, daß es schnell wieder umgedreht wird. In diesem Augenblick wird es blau, ringt nach Luft und ist nach wenigen Sekunden tot. Die Sektion ergibt keine Ursache des Todes, insbesondere keine Aspiration von Mageninhalt. Thymus groß (24 g); Epithelkörperchen, Nebennieren makroskopisch ohne Besonderheiten. Mäßige Hyperplasie der Mesenterialdrüsen und des lymphatischen Gewebes im Darm. Herz etwas größer als die Faust, dilatiert, schlaff.

Auch für einen Teil der intoxikationsartigen Verläufe bildet zweifellos die Spasmophilie den Untergrund. Es ist bekannt, in wie schwerer Weise vielfach spasmophile Kinder auf Infektionen reagieren[2]). Man darf sich vorstellen, daß eine gewisse Zahl der innerhalb weniger Stunden im hochfebrilen Koma tödlich endenden Katastrophen auf nichts anderem beruhen, als auf banalen Infekten, die auf dem Boden der Spasmophilie einen foudroyanten Verlauf nehmen.

Die gleiche Bedeutung haben chronische Ernährungsstörungen und ebenso Ernährungsschwäche, wie sie bei debilen Kindern so häufig zu verzeichnen ist. Auch auf dieser Grundlage können unbedeutende Infekte, können besonders auch alimentäre Einflüsse nach kurzen, unscheinbaren und darum leicht übersehenen Prodromen zur plötzlich aufflammenden und ebenso plötzlich endenden Toxikose führen.

Bei einer anderen, kleinen Gruppe ist möglicherweise eine ebenfalls auf Infektion zurückzuführende Schädigung der Nebenniere im Spiele. Ich verweise auf das für die akute Apoplexie dieses Organs als bezeichnend beschriebene Bild[3]).

Nur da, wo diese Möglichkeiten ausgeschaltet sind, beginnt auch hier angesichts des anatomischen Befundes die Notwendigkeit, die Rolle des Status lymphaticus zu erörtern[4]). Daß mit ihr und zwar in bedeutsamem Umfange auch im frühen Kindesalter zu rechnen ist, erscheint mir unabweisbar.

Für die Neigung zum plötzlichen Tode sowohl der ersten, als auch der zweiten Art wird bekanntlich zurzeit in erster Linie der Ausfall des blutdrucksteigernden und den Gefäßtonus erhaltenden Sekretes des Adrenalsystems verantwortlich gemacht, mit dem vielleicht eine blutdruckerniedrigende und herzschädigende Dysthymisation Hand in Hand geht. Für eine Beteiligung des Herzens liegen

---

[1]) Vgl. S. 219.
[2]) Vgl. Kap. Spasmophilie S. 521., Meningitis S. 473, Grippe S. 568, Keuchhusten S. 592.
[3]) Siehe S. 771.
[4]) Über „Ekzemtod" vgl. S. 796.

auch anatomische Beweise vor[1]). Der Kinderarzt darf aber auf Grund seiner
klinischen Erfahrung dazu die Frage aufwerfen, ob nicht für die Entstehung der
Symptome ebenso wie für die anatomische Grundlage des Zustandes die Gegenwart abnormer Stoffe alimentärer Herkunft von Bedeutung ist, die die Funktion
ebenso schädigen und das Lymphsystem ebenso zur Wucherung anregen, wie es
zugegebenermaßen die Bakterientoxine tun. Der Zusammenhang der lymphatischen Hyperplasien, insbesondere auch des Milztumors und die Größe der
Thymus mit fortgesetzt reichlicher oder unzweckmäßiger Ernährung ist jedenfalls gesichert, und ebenso läßt sich oftmals beobachten, daß auch der plötzliche
endgültige Zusammenbruch in Anschluß an die Aufnahme einer reichlichen Mahlzeit erfolgt. Damit wird es verständlich, daß von manchen der Status lymphaticus nur als höchster Grad der „exsudativen Diathese" angesehen wird
(Ad. Czerny).

F. Die Erkrankungen des Herzens.

1. Akute Herzerkrankungen.

Endokarditis[2]). Auffälligerweise zeigt das Endokard, das doch im Fötalleben
in so mannigfaltiger Weise geschädigt werden kann, nach der Geburt bis ins
zweite Jahr hinein eine so geringe Neigung zur Entzündung, daß die Endokarditis
im Vergleich zum späteren Kindesalter in dieser frühen Zeit ein seltenes Vorkommnis darstellt.

Nicht zu verwechseln mit endokarditischen Wucherungen sind die sogenannten „Klap-
penhämatome" oder „Blutknötchen", mohnsamengroße, rote Knötchen, die sich bei
Neugeborenen und jungen Säuglingen auf den Atrioventrikularklappen, ganz ausnahmsweise auch auf den Semilunarklappen finden. Es handelt sich nach neueren Untersuchungen
nicht, wie man früher annahm, um Hämatome, sondern um endothelbekleidete Kapillar-
ektasien und Blutzysten[3]).

Von den verschiedenen Infektionen, in deren Verlauf eine Ansiedlung von
Mikroben auf den Klappen stattfinden kann, dürften beim Säugling nahezu ausschließlich zwei in Betracht kommen: die Sepsis[4]) und die Grippe[5]). Nach unseren
Beobachtungen überwiegt die grippale Endokarditis die septische an zahlen-
mäßiger Bedeutung: Von 19 Fällen waren ihr 13 zuzurechnen, deren Entstehung
von nichts anderem als einem akuten Nasen- und Rachenkatarrh hergeleitet
werden konnte. Aber auch in klinischer und diagnostischer Hinsicht beansprucht
sie das größere Interesse. Denn während die Merkmale der septischen Erkrankung
im Bilde des schweren Allgemeinzustandes unterzugehen pflegen, tritt die grippale
in wohlcharakterisierten Erscheinungen zutage.

Es sind in der Literatur eine Anzahl von Fällen verzeichnet, welche belehren,
daß die **Symptomatologie** gelegentlich in allen Stücken dem gewohnten Bilde
entsprechen kann. Es besteht ein Fieber mit dem unberechenbaren, springenden,
in dem einen Fall subfebrilen, im anderen hochfebrilen Verlauf der Kurve, wie er
gerade der Endokarditis eigen ist; es bestehen teils mit, teils ohne Gelenkschwellungen, manchmal von einem Purpuraexanthem begleitet, die Erscheinungen

---

[1]) Vgl. S. 643.
[2]) v. Dusch, G. Handb. 4, 1. Steffen, Klinik der Kinderkrankh. III. 1889. Hochsinger, Auskultat. d. kindl. Herzens. Wien 1890. A. Czerny, P. m. W. 1891. Nr. 39.
Schlossmann, M. K. I, 5 (Kasuistik). Lempp, M. K. VI, 1907 (Lit. u. Kasuistik). Huber
Am. J. ch. dis. Juli 1915.
[3]) Lit. Berti, A. K. 31. Fahr, V. A. 184.
[4]) Vgl. S. 372.
[5]) Fälle von tuberkulöser Endokarditis bei Säuglingen beschreiben Landouzy u.
Gongerot, Ref. J. K. 69. S. 619.

der Zirkulationsschwäche, deren Grundlage durch den Befund eines Herzgeräusches und einer Herzerweiterung sichergestellt wird. Aber wenigstens nach unseren Erfahrungen bilden diese typischen Formen die Ausnahme. Vor allem pflegen sich die örtlichen Merkmale zu verwischen. Ein Geräusch wird vielleicht während des ganzen Verlaufes vermißt und eine Vergrößerung der Herzdämpfung oft so spät erst nachweisbar, daß die Frühdiagnose nicht mit ihr rechnen kann. Es verbleiben nur die allgemeinen und die von der Zirkulationsschwäche abhängigen Funktionsstörungen. Dafür aber treten diese in so bezeichnender Art hervor, daß ein sehr eigenartiges klinisches Bild zustande kommt.

Man wird mit Wahrscheinlichkeit die **Diagnose** auf akute Endokarditis stellen dürfen, wenn bei einem längere Zeit hindurch ohne nachweisbaren Grund unregelmäßig fiebernden Kinde folgende Symptomentrias wahrnehmbar ist: Eine ungewöhnliche, zur Zyanose neigende Blässe, eine durch Lungenerkrankung nicht erklärbare, auffällige Beschleunigung und Vertiefung der Atmung, die subjektiv anscheinend nicht empfunden wird, schließlich wiederholte Anfälle von Zyanose, bei denen zum Unterschied von asphyktischen Zuständen die Atmung nicht in Stockung gerät.

Ich habe diese Trias in allen bisher gesehenen Fällen gefunden. Am auffallendsten ist die Kurzatmigkeit. Sie bewegt sich in unkomplizierten Fällen zwischen 50 und 90. Wenn gleichzeitig eine Erkrankung der Lunge vorhanden ist, die ihrerseits Dyspnoe bedingt (Pneumonie, Tuberkulose), kann sie bis auf 120 steigen. Der Anblick solcher Kranker mit ihrem aschfahlen Gesicht und der dem Hecheln eines Hundes vergleichbaren Atmung berührt höchst befremdlich. Ähnliches sah ich nur noch bei akut entstandenem Pyopneumothorax (8 monat. Knabe) und bei vereinzelten Fällen von Bronchopneumonie junger Säuglinge, hier aber nur anfallsweise, nicht dauernd wie bei Endokarditis, und laut Sphygmogramm von ganz anderem, oberflächlichem Typus.

Es versteht sich von selbst, daß die gleichen Erscheinungen auch der akuten Myokarditis zukommen, die auch beim Säugling im Verlaufe schwerer Allgemeininfekte nicht selten auftritt, und daß deswegen die **Differentialdiagnose** im Leben nicht immer möglich ist. Im übrigen bietet die Unterscheidung Schwierigkeiten besonders gegenüber der akuten Miliartuberkulose[1]). Sie können unüberwindlich werden, wenn eine Vereinigung dieser Krankheit mit tuberkulöser Endokarditis vorliegt, ein Ereignis, das ich bisher einmal beobachtete[2]). Das ganze Bild war hier durch die enorme Polypnoe beherrscht. Das Fehlen von Husten und sonstigen Anhaltspunkten für Tuberkulose, der schnellere Kräfteverfall, der Nachweis einer Leukozytose und das schon von Beginn an auffällige Hervortreten der Zirkulationsschwäche wird im Sinne der Herzerkrankung zu verwerten sein.

Der Verlauf der Säuglingsendokarditis erstreckt sich zumeist nur über kurze Frist; ich sah die meisten Fälle nach 1 bis 4 Wochen tödlich ausgehen. Indessen kommen doch auch Heilungen mit bleibendem Herzfehler vor. Ich verfüge auch über 2 Beobachtungen der chronisch-rezidivierenden Form: in der einen begann die Krankheit im 6. Monat, führte zu beträchtlicher Dilatation und zur Anaemia pseudoleucaemica und heilte unter Zurücklassen eines Mitralfehlers im Beginne des vierten Halbjahres; der andere Fall schloß sich an eine wahrscheinlich vom Nabel aus in der 3. Lebenswoche einsetzende eitrige Coxitis an und endete im 9. Monat tödlich.

Perikarditis tritt fast allein in eitriger Form als Teilerscheinung septischer und pneumonischer Erkrankungen auf. Ungemein selten ist die seröse und serofibrinöse Form, von der einige Fälle rheumatischer Grundlage mitgeteilt worden sind[3]). Eine selb-

---

[1]) Vgl. S. 447.
[2]) Lempp, l. c.
[3]) Lit. vgl. Rehn, G. Handb. III, 1. Basch, P. m. W. 1884, Nr. 46. Baginsky, B. kl. W. 1898. Nr. 49.

ständige tuberkulöse Herzbeutelerkrankung scheint im ersten Lebensjahr nicht vorzukommen; im zweiten habe ich sie einmal in ganz gewaltigem Umfang gefunden. Dagegen ist die Obliteration des Herzbeutels[1]) und die chronische Mediastinoperikarditis[2]) vereinzelt gesehen worden. Ein von mir beobachteter Fall von frischer Obliteration war in Anschluß an Pneumonie im 13. Monat entstanden, zeigte verbreiterte Herzdämpfung, pleuritisches Reiben in der Herzgegend, allgemeine Ödeme und Stauung im Abdomen; bei der Sektion fand sich in den dicken, das Herz umhüllenden Schwarten noch ein kleiner Eiterherd.

2. Chronische Herzkrankheiten.

Diagnostisches. Bis vor kurzem galt es als feststehend, daß andere als organische Geräusche beim Säugling nicht vorkommen, und daß der Befund eines Geräusches die Diagnose des Herzfehlers sichere[3]). Durch neuere Erfahrugenn ist dieser Satz umgestoßen worden. Es liegt eine ganze Reihe von Berichten über Kinder vor, bei denen systolische Herzgeräusche entweder durch den Sektionsbefund oder durch das endgültige Verschwinden bei fortgesetzter Beobachtung als akzidentell[4]) erkannt wurden. Nach einigen Untersuchern (Looft, Graanboom) sollen diese Vorkommnisse gar nicht so selten sein, eine Meinung, der ich selbst nicht beipflichten kann.

Die Eigenschaften der bei älteren Kindern so verbreiteten Herzlungengeräusche — d. h. ein Aussetzen in der Atempause und ein Beschränktbleiben auf die Herzgegend — bieten nur sehr wenige Fälle (Freund, Rheiner). Wie Soltmann[5]) ausführt, wird der Voraussetzung für das Entstehen des durch pulsatorische Erschütterung der Lunge bedingten, kardiopulmonalen Phänomens beim Säugling deswegen seltener genügt, weil bei ihm die Lunge dem Herzen weniger innig anlagert. wie in der Folgezeit.

Andere Male handelt es sich um Kompressionsgeräusche, die der Untersucher durch Druck mit dem Hörrohr auf den nachgiebigen Brustkorb erzeugt. Eine ähnliche Wirkung können die eingeknickten Rippen der Rachitiker bedingen (Hochsinger). Lautes, über die rechte Thoraxhälfte fortgepflanztes Blasen (Gregor[6], Marfan) ist möglicherweise als ein Venengeräusch zu deuten, das durch den Druck von Bronchialdrüsen auf die Anonyma entsteht (Hochsinger).

Eigentliche akzidentelle, im Herzen selbst entstehende Geräusche finden sich gelegentlich bei Anämie und anderen chronischen Allgemeinstörungen. Nach Kimla und Scheerer sollen sie häufig sein bei Neugeborenen, die starke Blutverluste erlitten haben. Endlich entstehen zuweilen im Endstadium schwerer akuter Erkrankungen Geräusche, die auf relative Klappeninsuffizienz zu beziehen sind.

Escherich[7]) berichtet über „Duktusgeräusche" beim Neugeborenen. Bei einer Frühgeburt wurde während der asphyktischen Anfälle jedesmal ein systolisches Blasen hörbar, das mit dem Einsetzen regelmäßiger Atmung wieder verschwand. Escherich ist geneigt, dieses auf eine erneute Entfaltung des Duktus Botalli zurückzuführen, der bei wachsendem Pulmonaldruck wieder als Nebenbahn durchströmt wird. Das Fehlen des gleichen Befundes bei anderen asphyktischen Frühgeburten läßt vermuten, daß noch andere begünstigende Einflüsse bei der Erzeugung des Geräusches mitwirken.

Über die Grenzen der **Herzdämpfung** werden von den Autoren[8]) abweichende Angaben gemacht. Meine eigenen Befunde decken sich etwa mit denen Freymanns: Höchster Punkt am Sternalende des oberen Randes der dritten linken Rippe oder im zweiten Interkostalraum; die dritte Rippe wird in der Mammillarlinie geschnitten, die fürfte bzw. der fürfte Interkostalraum ½ bis 1 cm davon. Die rechte Grenze liegt am linken Sternalrand. So bei mittelstarker Perkussion. Bei zartester Perkussion (Schwellenwertperkussion mit dem Goldscheiderschen Griffel), die ich besonders empfehle, erreicht die rechte Grenze den rechten Sternalrand im 2. Interkostalraum und geht im 4. bis 5. bis fast zur rechten Parasternallinie,

---

[1]) Baginsky, l. c. Emmet Holt, A. P. 1896.
[2]) Blumenfeld, L. 31. Dez. 1898.
[3]) Weil, Delabost, Soltmann, Henoch u. a. Vgl. Looft, R. m. Okt. 1900
[4]) Thiemich, J. K. 49. Abelmann, J. K. 50. Schwarsensky, J. K. 51. v. Stark, A. K. 28. Looft, l. c. Jakobi, N. Y. m. 12. Mai 1900. Graanboom, Ned. Tijdschr. v. Geneesk. 1899 I, 23. Methling, Z. Kenntn. d. Vorkom. akzident. Herzgeräusche usw. In.-Diss. Kiel 1901. Hochsinger, Herzkrankh. in Pfaundler-Schlossmanns Handb. Freund, J. K. 52. C. de Lange, Neederl. Tijdsch. v. Geneesk. 1907. Erste Hälfte. Nr. 24.
[5]) J. K. 48.
[6]) D. m. W. 1901. Nr. 10.
[7]) Festschrift für A. Jacobi.
[8]) v. Rauchfuss, l. c. v. Stark, A. K. 9. Freymann, J. K. 32. Figueira, R. m. Okt. 1900. Gundobin, Besonderheiten des Kindesalters. 1912.

nach links überschreitet sie die Mammillarlinie um 1 bis 2 cm. Nach den röntgenologischen Untersuchungen Bambergs und Putzigs[1]) verhält sich der rechte Medianabstand zum linken wie 2:3; die Herzmaße nehmen im Verlaufe der einzelnen Monate ziemlich gleichmäßig zu und sind im allgemeinen bei gleichem Alter von der Körperlänge und dem Verhältnis der Rumpflänge zum Brustdurchmesser abhängig, während sie vom Gewicht nur wenig beeinflußt werden. Der **Spitzenstoß** liegt im vierten, seltener im fünften Interkostalraum außerhalb der Mammilla; häufig ist er nicht fühlbar. Die höhere und mehr wagerechte Lage des Organs ist durch den Hochstand des Zwerchfells und die Kürze des Brustkorbes bedingt.

Angeborene Herzfehler. Es ist hier nicht der Ort, das große Gebiet der angeborenen Herzfehler, dem die überwiegende Mehrzahl der chronischen Störungen des Säuglingsalters zufällt, eingehender zu erörtern. Ein derartiger Versuch wäre schon deshalb hinfällig, weil das vollkommne Symptomenbild des Leidens oft erst im Laufe der Jahre zur Ausbildung gelangt und deshalb die nähere Bestimmung des Fehlers — mit Ausnahme etwa der unkomplizierten Transposition der großen Gefäße und der Pulmonalstenosen — unmöglich oder zum mindesten noch schwieriger ist, als im späteren Alter. Deswegen sollen nur einige allgemeine diagnostisch oder klinisch wichtige Gesichtspunkte berührt und im übrigen auf die Quellenwerke[2]) verwiesen werden.

Die Symptomatologie der meisten Fälle im Säuglingsalter entspricht dem **gewöhnlichen Bilde** mit seiner wechselnd stark hervortretenden Blausucht, den mancherlei Stauungserscheinungen, dem handgreiflichen Befund am Herzen und den sonstigen Störungen, unter denen oftmals die **Hypoplasie des ganzen Kindes** eine auffällige Rolle spielt. Aber es muß bedacht werden, daß es auch Herzfehler gibt, die nichts weiter als **Kurzatmigkeit** machen, vor allem aber auch solche, bei denen im Säuglingsalter zunächst noch **alle irgendwie auffälligeren Erscheinungen fehlen,** und wo nur die Beachtung sehr geringfügiger Abweichungen von dem eben geschilderten normalen physikalischen Befund die Gegenwart des schwerwiegenden Leidens zu erschließen gestattet[3]).

So bot z. B. ein Knabe, der im Alter von 1½ Monaten an Furunkulose verstarb, im Leben keinerlei Zeichen von Zirkulationsstörung; es war kein Herzgeräusch vorhanden und der Spitzenstoß war von normaler Beschaffenheit. Nur was es auffällig, daß die Herzdämpfung, nach links die Mammillarlinie um 1½ Querfinger überschritt und nach rechts auch bei mittelstarker Perkussion bis zum rechten Sternalrand zu verfolgen war. Die Sektion ergab Dilatation und Hypertrophie beider Ventrikel und eine Aortenstenose durch ringförmige Verwachsung aller drei Klappen.

Es gibt auch Fälle von leichter, bereits im ersten Vierteljahr nach der Geburt allmählich verringerter Zyanose, wo am Herzen auch röntgographisch nichts nachweisbar ist, während Zyanose und die für angeborene Herzfehler bezeichnende **Hyperglobulie** besteht. Hier handelt es sich zumeist wohl um eine Verbildung, die im übrigen symptomlos verläuft oder um ein noch offenes Foramen ovale oder kleine, bedeutungslose Lücken im Septum, durch die bei Drucksteigerung im rechten Ventrikel venöses Blut in den großen Kreislauf gepreßt wird[4]). Ob außerdem eine selbständige Form ohne Herzerkrankung vorkommt, die neben die Polyzythaemia rubra (Vaquez) der Erwachsenen zu stellen wäre, bleibt noch offen.

Kann dergestalt ein Herzfehler nahezu symptomlos bleiben, so finden sich als Gegenstücke Fälle, die mit ganz ungewöhnlich schweren und qual-

---

[1]) Z. K. 20. 1919.
[2]) v. Rauchfuss, G. Handb. O. Vierordt, N. Handb. Théremin, Étude sur les affect. congénit. du coeur. Paris, Asselin et Houzeau, 1895. Herxheimer in. Schwalbes Handb. d. Morphol. d. Mißbildungen. 3. Teil. 2. Abt. 1910. Abelmann, E. i. M. K. 12. 1913.
[3]) Erweiterung der rechten Kammer oft sicherer als durch die Perkussion an der Pulsation erkannt, die man fühlt, wenn man rechts neben dem Schwertfortsatz mit einer Fingerkuppe unter die Rippenknorpel einzudringen versucht.
[4]) Angenete, B. kl. W. 1918. S. 925.

vollen Erscheinungen einhergehen. Namentlich entsteht ein im Hinblick auf die Jugend des Kranken recht fremdartig anmutendes Bild, wenn ein typisches Asthma cardiale vereint mit allen Zeichen der schwersten Angina pectoris zur Entwicklung gelangt. Das scheint besonders bei Aortenfehlern vorzukommen.

Bei einem schwächlichen 5monatigen Knaben bestand Herzhypertrophie (Dämpfungsgrenze 1 cm rechts vom rechten Sternalrand, 3½ cm links von der Mammillarlinie, zweiter Interkostalraum; Voussure, diffuse pulsatorische Erschütterung); laute, reine Töne, die auf der Höhe der Einatmung auffallend leise werden. Starke Stauung in den Unterleibsorganen, Stauungsbronchitis, kardiales Asthma. Während der 4wöchigen Beobachtung kommen stunden- bis tagelange Anfälle von Angina pectoris: die Atemfrequenz steigt von 40 auf 72; es tritt schwere Zyanose ein, der Puls wird klein; dabei äußerste Unruhe, lautes Stöhnen, abwechselnd mit verzweifeltem schrillen Schreien. Das Gesicht trägt den Ausdruck höchster Angst und Qual. In einem dieser Anfälle erfolgt plötzlicher Tod. Die Sektion ergibt neben Stauungsorganen eine Hypertrophie des Herzens von mehr als doppelter Faustgröße, die allein auf Rechnung des rechten Ventrikels kommt. Dieser umschließt förmlich einen rudimentären, wenig über bohnengroßen linken Ventrikel, aus dem eine sehr enge Aorta entspringt. Der Umfang der Arter. pulmonalis beträgt das Dreifache der Aorta. Schrumpfung und Verdickung der Aortenklappen; Foramen ovale offen, Duktus geschlossen.

In zwei anderen gleichen Fällen (10- und 12monatige Kinder) wurden ebenfalls Fehler des linken Herzens gefunden.

Prognostisch gibt der Grad der Zyanose einen gewissen Anhalt. Schwere Blausucht zu Beginn pflegt nur mit einer nach Tagen und Wochen zu zählenden Lebensdauer vereinbar zu sein, mäßige oder allmählich verringerte erlaubt mit Monaten, gelegentlich mit Jahren zu rechnen, fehlende oder in den ersten Monaten gänzlich schwindende gestattet das Erreichen höheren Alters.

Angeborene Herzhypertrophie und Cor bovinum. Der Befund einer mäßigen idiopathischen Herzhypertrophie ist bei Sektionen von Säuglingsleichen nicht allzu selten. Ausnahmsweise begegnet man auch Fällen, in denen die Herzvergrößerung so erheblich ist, daß sie die Bezeichnung als Cor bovinum verdient.

Bei einem Teil von ihnen, nämlich bei dem, wo gleichzeitig angeborene Stenosen oder Atresien vorhanden sind[1]), ist die Veränderung als ein besonders hoher Grad der gewöhnlichen sekundären kompensatorischer Herzhypertrophie aufzufassen und nur im Umfange, nicht in der Entstehungsart liegt das Ungewöhnliche. Rätselhaft sind dagegen die Umstände, die das Zustandekommen der idiopathischen Hypertrophien und ihrer äußersten Form, des seltenen idiopathischen Cor bovinum[2]) ermöglichen. Die Massenzunahme des Organs kann bis 40 und 44 g (24) beim Neugeborenen, bis 62 (28) beim 6monatigen, bis 136 und 180 beim 1½jährigen Kind betragen[3]). Auch da liegt wohl meist ein angeborener Zustand vor und es ist wahrscheinlich, daß auch die spät entdeckten und deshalb als erworben bezeichneten Fälle in der Anlage oder in der Ursache auf angeborene Besonderheiten zurückgehen. Hier findet sich kein Hindernis für den Blutlauf und ebenso fehlen anderweitige Erkrankungen, die, wie die Nephritis, eine Vergrößerung des Herzens im Gefolge haben können. Die Rolle der gelegentlich beigesellten Thymushyperplasie ist mehr als unsicher[4]) und ebenso ist nicht leicht zu verstehen, wieso ein mehrmals notierter Keuchhusten[5]), obschon

---

[1]) Cassel, B. kl. W. 1900. S. 1190. Stiasny, C. Path. 1901. Nr. 10. Hauser, D. m. W. 1899. Nr. 28. Hochsinger, W. m. Pr. 1899. Nr. 33. Rheiner, V. A. 123.

[2]) Simmonds, M. m. W. 1899. Nr. 4. Hauser, D. m. W. 1896. Nr. 44. Hueter, M. m. W. 1900. Nr. 10. Hedinger, V. A. 178. Heubner, Lehrb. I. Oberndorfer, J. K. 64. 1906 u. M. K. 13.

[3]) Die eingeklammerten Zahlen entsprechen der Norm nach Vierordt. W. Müller (Massenverhältnisse des Herzens, 1883, L. Voß) nennt für Neugeborene 20,79, für 2- bis 6monatige 20,13, für 7- bis 12monatige 30,64, für das 2. bis 3. Jahr 52,7.

[4]) Vgl. S. 632.

[5]) Vgl. unten.

er das Herz gewiß schädigen kann, so ungewöhnlich schwere Folgen haben sollte. Die Anschauung Virchows, daß es sich um ein kongenitales Myom, und zwar, im Gegensatz zu der tumorartigen, umschriebenen Form[1]) um ein diffuses Myom handle, wird von anderen abgelehnt. Auch von einer gleichzeitigen Hypertrophie anderer quergestreifter Muskeln ist nichts bekannt geworden. Simmonds meint, daß die Ursache des krankhaften Wachstums vielleicht in frühembryonalen Zirkulationsstörungen liege, die sich später wieder ausgleichen. Bedeutsamer sind neuere Ansichten, die von der Zugehörigkeit der Hypertrophie zum Status lymphaticus ausgehen. Michaud nimmt an, daß die bei diesem herrschende Blutdrucksenkung zu Überfüllung und Erweiterung der Ventrikel führe, die durch vermehrte Arbeit ausgeglichen werden müsse, und neuerdings ist von Ceelen eine lymphozytäre Infiltration des Myokards nachgewiesen und als Ursache der Veränderung betrachtet worden[2]). Das Herz versagt oft ganz plötzlich, sei es unter der Wirkung von Infekten, sei es ohne solche, wenn größere Anforderungen gestellt werden, besonders gerne zur Zeit der ersten Gehversuche.

Die Aussichten für die Lebenserhaltung sind schlecht. Die bisher beobachteten Kinder sind alle spätestens im dritten Lebensjahr gestorben.

Erworbene chronische Herzkrankheiten. Auch **chronische Myokarditis** ist in bisher vereinzelten Fällen im Säuglingsalter beobachtet worden.[3]) Von allen Schädigungen, die zur Herzmuskelerkrankung führen können, ist hier besonders eine zu berücksichtigen, die **Syphilis**[4]). Vielleicht wird die weitere genauere Nachforschung ergeben, daß die Herzsyphilis, die in Form gummöser und sklerosierender Wucherungen beim Fötus nicht allzu ungewöhnlich ist[5]), auch beim Säugling eine größere Rolle spielt, als das jetzt bekannt ist. Auch bei **Tuberkulose** kann sich unter besonderen Umständen eine Hypertrophie entwickeln.[6]) Erhebliche Dilatationen mit abdominaler Stauung und Ödemen habe ich einige Male auch im Verlaufe eines schweren **Keuchhustens** entstehen sehen.

Über die **Erkrankung des Herzens bei Rachitis** ist meines Wissens in der Literatur nichts verzeichnet. Und doch sind bei schweren Formen dieses Leidens Herzhypertrophien mit besonderer Beteiligung des rechten Herzens nach meinen Erfahrungen ein recht häufiger Sektionsbefund. In allen meinen Fällen war schwere Thoraxrachitis und chronische indurierende Pneumonie vorhanden, und damit findet auch die Entstehung des Zustandes ihre Erklärung. Oft konnten wir ihn schon im Leben an der Vergrößerung der Dämpfung und dem verbreiterten, hebenden Spitzenstoß erkennen. Eine Anzahl der Kranken ist unter den typischen Erscheinungen des Asthma kardiale mit Zyanose, Ödemen Milz- und Leberschwellung zugrunde gegangen; andererseits habe ich bei einem $1\frac{1}{2}$ jährigen Knaben mit auch röntgographisch festgestellter Herzvergrößerung, sehr beschleunigtem Puls und ständig erhöhter Atemfrequenz im Laufe von zwei Jahren den Übergang in dauernd normale Verhältnisse beobachtet. Immerhin bedarf es noch ausgedehnter Erhebungen, bevor wir über die Herzstörungen bei englischer Krankheit, ihre Beteiligung am klinischen Bilde und ihre etwaigen Spätfolgen Sicheres werden aussagen können.

Die **Behandlung** hat sich den allgemein gültigen Regeln zu fügen. Von Herz-

---

[1]) Lit. bei Czapek, P. m. W. 1891. Nr. 39 u. 40.
[2]) Riesenfeld, J. K. 86. 1917. Ceelen, B. kl. W. 1920. Nr. 9.
[3]) Berghing, Ref. J. K. 53. S. 580. Buschke u. Fischer, D. m. W. 1896. Nr. 19. Stoeltzner, J. K. 64. Hecker, Zentralbl. f. Kinderheilk. 1909. H. 12.
[4]) Zappert, l. c. Warthin, Ref. z. K. 1. S. 205. 1911.
[5]) Mraçek, A. D. S. 1893.
[6]) Siehe S. 454.

mitteln[1]) kann man sich namentlich bei Kurzatmigkeit, Ödemen und Dilatation Einiges versprechen. Besteht Aufregung, so kommen **Beruhigungsmittel** (Bromural $3 \times \frac{1}{4}$—$\frac{1}{2}$ Tabl. zu 0,3, Urethan 1,0 als Klysma in Frage. Bei schweren dyspnoischen und stenokardischen Zuständen älterer Säuglinge scheue ich das **Morphium** ($\frac{1}{2}$—1 mg) nicht. Beim Asthma kardiale und bei der Stenokardie schien gelegentlich **Diuretin** einen gewissen Nutzen zu haben.

G. Die Krankheiten des Mundes.

Der Mund des gesunden Säuglings zeigt häufig einige Eigentümlichkeiten, derentwegen ängstliche Mütter zuweilen den Arzt befragen. Hierher gehört das „Saugödem", eine blasige, manchmal leicht blutende Abhebung der Lippenhaut, die durch kräftige Saugbewegungen zustande kommt und keine Beachtung verdient. Hierher gehören ferner die **Epithelperlen am harten Gaumen**, stecknadelkopfgroße, weißgelbliche Knötchen beiderseits neben der Raphe und wohl auch auf der Kaufläche des Alveolarfortsatzes, die man früher als Retentionszysten (Komedonen des harten Gaumens **Bohn**) deutete, bis **Epstein**[2]) sie als Epithelperlen und Epithelzapfen erkannte, die sich beim embryonalen Zusammenschluß zweier einander entgegenwachsender, epithelbedeckter Flächen bilden.

An dieser Stelle sei auch das **„zu kurze" Zungenbändchen** erwähnt, das bei weisen Frauen als Ursache erschwerten Saugens gilt, und dessen Durchschneidung früher so häufig war, daß die Sonde oder der Spatel mit **Petit**schem Einschnitt noch heute in keinem chirurgischen Taschenbesteck fehlt. Indessen wird ein vernünftiger Arzt den Grund ungenügender Nahrungszufuhr in ganz anderen Dingen suchen und das Frenulum unberührt lassen. Erst die sehr seltene angeborene **epitheliale Verklebung der Zungenspitze** mit dem Mundboden oder dem Gaumendach verlangt nach blutiger Lösung.

Oft sieht die Oberfläche der Zunge weiß oder grau aus, und die Mütter schließen daraus auf eine Magenstörung. Das ist nicht richtig. Denn es liegt nicht ein „Belag" vor, sondern eine von der Verdauung unabhängige **Wucherung des Zungenepithels**. Diese nimmt als **Landkartenzunge**[3]) sehr oft Kreis-, Ring- oder Girlandenform an, und die grauweißen Zeichnungen heben sich scharf gegen die normal roten Nachbarflächen ab. Bei Blutstauung durch angeborene Herzfehler sah ich förmlich wallartige Verdickungen auftreten. Mit Syphilis und „Skrofulose" hat der Befund nichts zu tun, dagegen wird er von vielen als zugehörig zur „exsudativen Diathese" angesehen.

1. Krankheiten der Zunge.

Als Seltenheiten kommen auch beim Säugling **Tuberkulose**, **Gummen** und **Tumoren** (Atherome, Angiome, Lipome, Zysten, Sarkome, Keloide) vor. Wesentlich häufiger und in mancherlei Hinsicht wichtig ist die **Makroglossie**[4]).

Es gibt eine auf Blut oder Lymphgefäßerweiterung beruhende Form mit starkem, zu sekundären Veränderungen an Unterkiefer und Zähnen führendem Wachstum, bei der in der Regel entzündliche und geschwürige Zustände der Oberfläche hinzutreten. Geringere Wachstumsneigung und Abwesen-

---

[1]) Inf. Digitalis 0,1/100 4—5 $\times$ 5 g, Tinctur. Strophanti dreimal $\frac{1}{2}$—1 Tropfen, von Purostrophan wird eine Tablette zu $\frac{1}{4}$ mg in 15 Wasser gelöst und auf 3 Gaben verteilt.
[2]) Z. H. 1.
[3]) Boehm, V. V. Neue Folge. Nr. 249. Caro, J. K. 52. Jellinek, Z. K. 8. 1913.
[4]) Lit. Helbing, J. K. 41.

heit von Folgeerscheinungen und Funktionsstörungen kennzeichnet die durch allgemeine oder allein muskuläre Hyperplasie bedingte **hypertrophische Form**. Sie vereinigt sich häufig mit anderweitiger Muskelhypertrophie und angeborenen Bildungsfehlern des Verdauungskanals. Insbesondere ist sie aber auch eine Teilerscheinung des Myxödems und der mongoloiden Idiotie und deshalb sollen Kinder mit auffallend großen Zungen sorgfältig auf die Gegenwart dieser Entwicklungsstörungen hin untersucht werden. Eine große Zunge findet sich auch bei dem pastösen Typus der Frühgeborenen[1]).

Als überaus seltene Grundlage der Makroglossie ist eine diffuse **Neurofibromatose** beobachtet worden[2]), wie sie über den ganzen Körper zerstreut als **Recklinghausensche Krankheit** bekannt ist.

Als **sublinguales Fibrom**[3]) (Rigasche Krankheit, Produzione sottolinguale) bezeichnet man ein eigentümliches, geschwulstartiges, an der Spitze zu Verschwärung neigendes Gebilde, das bei Säuglingen bis etwa zum 18. Monat am Frenulum auftritt und bis über Erbsengröße anwachsen kann. Dem Gewebsbau nach wird es bald als Fibrom, bald als Granulom oder Papillom angesprochen. Auffallenderweise kommt es allein in Süditalien häufig vor, während es anderwärts zu den Seltenheiten gehört.

Über diese Geschwülstchen ist eine ziemlich ausgedehnte Literatur vorhanden, aus der man den Eindruck gewinnt, als ob eine einfache Sache künstlich zu einer recht verwickelten aufgebauscht worden ist. Weil ein Teil der Fibromträger gleichzeitig Magendarmerscheinungen, zuweilen auch Kachexie und Blutungen aufweist, haben manche neben der rein örtlichen, benignen Form eine maligne angenommen, und geglaubt, daß es sich um eine Infektion unbekannter Natur handle, die für gewöhnlich zwar örtlich beschränkt bleibe, unter Umständen aber auch zur Allgemeinerkrankung führen könne. Auch die eigenartige geographische Verbreitung wurde als Stütze dieser Ansicht verwertet. In Wahrheit dürfte das Fibrom eine rein örtliche Erkrankung darstellen (Fede), deren Ursache in der ständigen Reibung des Zungenbändchens beim Saugen an den scharfen Schneidezähnen oder an einem besonders scharfen Alveolarrand liegt. Etwaige Begleitsymptome ernsterer Art stehen in keinem inneren Zusammenhang, sondern können nur auf ein zufälliges zeitliches Zusammentreffen bezogen werden, vielleicht, daß ein geschwächter Körper das Entstehen der Wucherung begünstigt. Schwierigkeiten für das Verständnis kann höchstens die Häufung der Fälle in Italien machen. Wahrscheinlich rührt diese daher, daß dort die Kinder weit über die Zeit der Zahnung hinaus gestillt werden, und somit dem ursächlichen Reize viel länger ausgesetzt sind, als anderwärts, wo schon früh zur Flaschenernährung übergegangen wird.

Ein dem Keuchhustengeschwür ähnliches **Geschwür am Zungenbändchen** kann bei frühzeitig durchbrechenden Zähnen entstehen; das Gleiche kann der zahnlose Alveolarrand bei Mikrognathie zu Folge haben.

2. Störungen der Zahnung.

a) Anomalien der Zahnbildung[4]).

Angeborene Zähne. Vorzeitiger Zahndurchbruch. Zuweilen werden Kinder schon mit Zähnen geboren. Diese sitzen viel öfter im Unterkiefer als im Oberkiefer, und zwar sind es gewöhnlich die mittleren Schneidezähne, seltener Backoder Eckzähne.

In den Fällen, wo die Zähne ganz locker am Alveolarrande haften, ist der Zustand als Folge einer in das Gebiet der Mißbildung gehörigen Verlagerung des Schmelzkeimes nach der Oberfläche anzusehen. Hier ist die Wurzel verkümmert;

---

[1]) Vgl. S. 152.
[2]) Delfino, zit. nach Z. Gr. 1906. S. 231.
[3]) Lit. Callari u. Philippson, J. K. 51. Audard, R. M. Févr. 1902. Deutsch, A. K. 40. Abetti, J. K. 69. 1909.
[4]) Lit. Fleischmann, Der erste Zahndurchbruch. Klinik der Pädiatrik. Wien 1877. Henoch, Lehrb. Gebert, A. K. 24. Joukowsky, R. m. Mars 1899.

die Krone fällt deshalb bald aus; am besten wird sie schleunigst künstlich entfernt.

Andere Male besitzen die angeborenen Zähne Wurzeln und sind der Alveole fest eingefügt. Diese das Säuglingsalter überdauernden Zähne können nur einer vorzeitigen Keimanlage oder einem beschleunigten Wachstum ihre Entstehung verdanken. Solange sie gesund bleiben und die Stillende nicht merklich belästigen, soll man sie am Ort belassen, da andernfalls die durch Ausziehen gesetzte Lücke erst bei der zweiten Zahnung wieder ausgefüllt wird. Es scheint indessen, als ob gerade diese angeborenen Zähne sehr zu Wurzelhautentzündung neigen. Bei den geringsten Zeichen von Entzündung müssen sie deshalb entfernt werden, weil sonst sehr erhebliche Knochenerkrankungen folgen können.

Ein Durchbruch der Zähne vor der normalen Zeit, also schon im ersten oder zweiten Vierteljahr ist recht selten. Der Vorgang bietet außer eben dem frühen Termine nichts Bemerkenswertes. Möglicherweise ist dabei eine ererbte Anlage zu beschleunigtem Wachstum des Keimes[1] im Spiele. Denn in manchen Familien wiederholt sich die Anomalie bei mehreren Kindern. Es sind auch Fälle bekannt, wo das gesamte Milchgebiß sich schon im Säuglingsalter entwickelte. Diese Kinder boten zumeist gleichzeitig die Symptome einer allgemeinen und geschlechtlichen Frühreife.

Sequestierende Zahnkeimentzündung[2]. Außer der ebenerwähnten Wurzelhautentzündung der angeborenen Zähne kennt man noch Fälle von Entzündung der noch in der Alveole eingeschlossenen Zahnkeime mit Ausgang in Vereiterung und Ausstoßung des sequestierten Zahnes. Bald sind mehrere Anlagen betroffen, bald nur eine, die oberen häufiger als die unteren; die Anlagen für die bleibenden Zähne werden verschont. Alle bisher beobachteten Vorkommnisse fielen in die ersten Tage und Wochen des Lebens, entsprechend der Häufung septischer Erkrankungen in diesem Alter überhaupt. Es gibt eine einfache phlegmonöse Form in Anschluß an Weichteilerkrankungen, namentlich Stomatitis und Erysipel, und eine osteomyelitische im Gefolge metastatischer Ostitis des Kiefers[3]. Während die erste örtlich im allgemeinen nur als Abszeß oder Phlegmone verläuft, kann die zweite zu schweren Zerstörungen auch am Knochen führen. Prognose und Ausgang sind abhängig von der Grundkrankheit; und da diese häufig ernster Art ist, geht die Mehrzahl der Kinder zugrunde[4]. Gutartig sind die an leichte Stomatitis gebundenen Abszesse.

Von den zwei Fällen dieser Art, die ich in den letzten Jahren sah, verlief der eine, in der ersten Lebenswoche einsetzende mit nur subfebrilen Temperaturen als umschriebene abszedierende Entzündung zweier linker oberer Papillen und kam innerhalb 14 Tagen zur glatten Heilung; der andere betraf den rechten oberen Eckzahn, begann in der dritten Woche mit höherem Fieber, zystöser Schwellung der entsprechenden Alveolargegend und äußerlich sichtbarer teigiger Infiltration der rechten Nasolabialgegend; er entfieberte nach Eröffnung der Alveole und Durchbruch von Eiter in die Nase am 10. Krankheitstage.

b) Dentitio difficilis[5].

Der Zahnungsvorgang vollzieht sich physiologischerweise ohne jede Störung. Nichtsdestoweniger hat seit alten Zeiten[6] die Lehre von der Dentitio difficilis eine große Rolle gespielt, und noch heutzutage herrscht sie als festes Dogma in

---

[1] Rosenhaupt, A. K. 55. 1911.
[2] Lit. Zarfl, Z. K. 25. 1920.
[3] Vgl. S. 837.
[4] Vgl. Krankengeschichte S. 374.
[5] Fleischmann, l. c. Kassowitz, Kinderkrankh. im Alter der Zahnung. 1892. Karnitzky, A. m. ch. inf. 1899. 1 Sept. ff.
[6] Historisches. Vgl. Troitzky, J. K. 50.

den Kinderstuben. Abgesehen von wirklich schweren Erkrankungen sollen Fieber, Krämpfe, „Hirnhyperämie", Verdauungsstörungen, Krampfhusten, Erbrechen, Ekzeme, Urtikaria und allerlei anderes als Folgen oder Begleiterscheinungen des Zahndurchbruches möglich sein.

Es kann zugegeben werden, daß insbesondere das Erscheinen der Backzähne zuweilen Verdrießlichkeit, gestörten Schlaf, Speichelfluß und einen leichten Reizzustand der Mundschleimhaut bedingt. Auch Fieberbewegungen bestehen häufig, wahrscheinlich allerdings nicht als Ausdruck eines Zahnfiebers, sondern als Symptom einer zufälligen Erkrankung, die ihrerseits den Zahndurchbruch beschleunigt[1]). Wir dürfen uns auch vorstellen, daß zur Zeit der Zahnbildung, die infolge erheblicher Wachstumsvorgänge an den Kiefern eine Zeit lebhaftester Inanspruchnahme der Gesamtenergie darstellt (Heubner), das Kind anfälliger ist, als sonst. Wenn aber darüber hinaus eine direkte Rolle der Zahnung noch aufrechterhalten werden soll, so muß das beweisende Material in unangreifbarer Form erst noch beschafft werden. Heute fehlt es noch ganz und gar. Ob man aber deshalb den schroff ablehnenden Standpunkt der heutigen Kinderärzte bis zum äußersten wird festhalten dürfen, ist vielleicht noch nicht endgültig entschieden. Daß die oben aufgezählten Zustände mit dem Zahnen ursächlich nichts zu schaffen haben, bedarf natürlich nicht der Erörterung. Aber daß beispielsweise auf Grund einer bestehenden Spasmophilie durch den vom Zahndurchbruch ausgehenden Reiz gelegentlich ein Krampfanfall ausgelöst werden könnte, ist nicht so ganz undenkbar. Auch beim Gesichtsekzem scheint mir die eine und andere Beobachtung eine gewisse zeitliche Beeinflussung nahezulegen[2]). Und die Behauptung achtsamer Mütter, daß mit jedem Zahn ein Ausbruch von Nesseln und Strophulus erfolgt, wird oft mit solcher Bestimmtheit ausgesprochen, daß eine unbedingte Skepsis kaum begründet ist. Auf alle Fälle ist irgendwelche Behandlung, namentlich auch die Skarifikation des Zahnfleisches, durchaus unangebracht.

3. Stomatitis.

So paradox es auch im Hinblick auf die große Häufigkeit von Mundkatarrhen im Säuglingsalter klingen mag, so trifft es dennoch zu, daß von Natur die Mundschleimhaut in den ersten Lebensquartalen einen außerordentlich hohen Grad von Widerstandskraft gegen Infektionen besitzt. So lange sie nicht künstlich durch eine gutgemeinte aber übel angebrachte „Mundpflege" unter pathologische Bedingungen gebracht wird, bleibt sie fast sicher verschont von primären Erkrankungen, und auch die sekundäre Stomatitis, der ältere Kranke bei jeder irgend erheblichen Allgemeinstörung ausgesetzt sind, stellt sich beim Säugling nur bei schwerstem Kräfteverfall, und auch da zumeist nur andeutungsweise ein. Die ausschließliche Zufuhr eines so zersetzungswidrigen Stoffes wie die Milch, die Abwesenheit von Schlupfwinkeln für laufende Nahrungsreste in dem zahnlosen Mund, die auch bei schwerem Darniederliegen zumeist noch ungeschwächt fortgesetzte Saugarbeit der Zunge lassen diese Eigenheit unschwer verstehen.

Erst mit der fortschreitenden Zahnung nähern sich die Verhältnisse denen des späteren Alters. Entstehungsgeschichte und Klinik der Stomatitis des jungen und des älteren Säuglings sind dementsprechend in wesentlichen Punkten verschieden und sollen deshalb gesondert betrachtet werden.

Die katarrhalische und septische Stomatitis der Neugeborenen und jungen Säuglinge[3]). Bei der **Stomatitis catarrhalis** überzieht eine allgemeine, dunkle Röte die geschwollene, leicht blutende Schleimhaut und greift über auf die Zunge

---

[1]) Langstein, D. m. W. 1919. Nr. 18. Abels, W. kl. W. 1920. Nr. 44.
[2]) Vgl. S. 795.
[3]) Lit. Epstein, A. K. 1 u. 5. Ders., J. K. 39. Fischl, P. m. W. 1886. Nr. 41. H. Neumann, B. kl. W. 1898. Nr. 1. Bohn, G. Handb. IV, 1. Runge, Krankh. der ersten Lebenstage.

und den borkig belegten Lippensaum. Nicht selten bedeckt ein weißlicher Belag den Zungenrücken und läßt erst gegen den Rand zu die geschwollenen Papillen als rote Erhabenheiten hervorragen.

Ein getreuer Begleiter des Mundkatarrhs ist der **Soor,** dessen weiße Rasen entweder inselartig der Unterlage anhaften, oder sie mit zusammenhängender, oft durch Blutungen gelblich oder bräunlich verfärbter Decke überziehen. Und weiterhin erscheinen mit einer gewissen Regelmäßigkeit die „**Gaumeneckengeschwüre**" (Ulcera decubitalia palati, Plaques pterygoidiennes, Bednarsche Aphthen). Es sind oberflächliche, meist linsengroße, von gerötetem Hofe umgebene, graue Infiltrate, die sich leicht in flache Geschwüre umwandeln. Sie nehmen einen typischen Ort ein, nämlich beiderseits am harten Gaumen die Stelle, die dem Hamulus pterygoideus entspricht; auch an der Raphe können gleichartige, jedoch meist langgestreckte Gebilde auftreten.

Ein solcher Mund mit seiner typischen Trias von Stomatitis, Soor und Geschwüren wird zum stummen und doch beredten Kläger gegen diejenigen, in deren Händen die Pflege des Kindes liegt. Denn die Erkrankung entsteht nicht durch Einflüsse, die abzuwehren unmöglich wäre; sie wird vielmehr künstlich erzeugt durch einen groben Verstoß gegen die Regeln einer vernünftigen Hygiene. Es gibt — vielleicht von ganz vereinzelten Ausnahmen abgesehen — nur eine **Ursache** der Stomatitis, das **Auswischen des Mundes,** das zu Reinigungszwecken wenigstens bis vor kurzem ganz allgemein zum eisernen Bestande der Säuglingspflege gehörte. Ähnlich traumatisch wirken die Maßnahmen, die gelegentlich der Wiederbelebungsversuche scheintoter Neugeborener notwendig werden.

Den Zusammenhang zwischen mechanischem Eingriff und Mundkatarrh hat zuerst mit allem Nachdruck Epstein hervorgehoben, indem er zeigte, daß im Verhältnis der Einschränkung der Mundwaschung die Zahl der Stomatitisfälle zurückgeht. Gleichzeitig gab er auch die zutreffende Erklärung für die Entstehung der Gaumengeschwüre, die bald durch Fischl Bestätigung fand. Verschiedene gelehrte Deutungen hatten diese bis dahin erfahren: Saugwirkung der Zunge an unverschieblich angewachsenen Gegenden der Schleimhautauskleidung, Zerrung durch das straff gespannte Ligamentum pterygomandibulare (Moldenhauer), Platzen und Entzündung miliumartiger Zysten (Bohn). In Wahrheit aber handelt es sich um nichts anderes als um traumatische Epithelschädigungen mit anschließender Entzündung und Verschwärung an denjenigen Stellen, die, wie man sich leicht überzeugt, der Berührung von Fingerkuppe und Fingerrücken beim Reinigungsversuch besonders ausgesetzt sind. In seltenen Fällen kann auch die Spitze des Saugers ähnliche Erosionen machen. Das ließ sich während des Krieges bei Gebrauch der Glas- und Knochenaufsätze öfters feststellen.

Wir haben uns vorzustellen, daß die Mißhandlung des zarten Epithelbelags eine Schwächung derjenigen Vorgänge zur Folge hat, vermittels deren der gesunde Mund sich vor Infektionen zu schützen weiß. Es kommt zur Ansiedelung der stets vorhandenen Entzündungserreger[1]) und zur Entzündung, die sich an den Stellen stärkster Schädigung bis zur Bildung des fibrinösen Exsudates und der anschließenden Epithelnekrose steigert, die die Grundlage der Gaumengeschwüre ausmachen[2]). Bei sehr brüskem Vorgehen werden so ausgedehnte Bezirke in dieser Weise betroffen, daß eine diphtherische Erkrankung des Mundes vorgetäuscht werden kann[3]).

Die Folge der mechanischen Schädigung der Mundhöhle ist im günstigsten

---

[1]) Jeannin, l'obstétrique IX. 1904. S. 322. Lewkowicz, Ref. A. K. 38. S. 118. Nobécourt et Vicariis, Arch. gén. d. med. 1905. Nr. 51. Kneise, B. G. G. IV, 1. Herzberg, D. m. W. 1903. Nr. 1.

[2]) E. Fränkel, D. m. W. 1892. Nr. 10. Der Versuch dieses Autors, die Geschwüre als eine primäre nekrotische Mykose anzusehen und die Bedeutung des Traumas zu leugnen, muß auf Grund der eindeutigen klinischen Erfahrungen als verfehlt betrachtet werden.

[3]) Brecelj, J. K. 59.

Falle der geschilderte einfache Katarrh. Wenn aber der zwecks Reinigung eingeführte Finger der Träger virulenter septischer Keime war, so entsteht eine weitaus ernstere Erkrankung, die **septische Stomatitis.** Die Entzündung wird stärker, oft eitrig; oft bilden sich umschriebene oder flächenhafte fibrinöse Einlagerungen; in schweren Fällen kommt es zu Nekrosen, die bis auf den Knochen greifen und sogar gangränartig werden können. Einen besonders furchtbaren Zustand bildet die Pseudodiphtherie des Rachens[1]. Dann und wann nimmt von der kranken Schleimhaut aus eine Phlegmone oder ein Erysipel der benachbarten Weichteile seinen Ausgang, oder es entsteht Entzündung und Vereiterung der Speicheldrüsen oder der regionären Lymphknoten.

Unter allen Umständen ist der Mundkatarrh von erheblicher **Bedeutung für den Allgemeinzustand.** Schon die leichtesten Formen verlangsamen das Gedeihen, weil sie infolge von Schmerzhaftigkeit das Saugen erschweren und zudem den Boden für dyspeptische Erkrankungen vorbereiten. Die schwereren — und zu diesen gehören nicht nur diejenigen, die tiefergreifende örtliche Veränderungen gesetzt haben, sondern auch zahlreiche andere, bei denen der Prozeß im Munde den Rahmen eines heftigen Katarrhs nicht überschreitet — führen zu weit ernsteren Folgen. Viele verlaufen unter wochenlangem hohen Fieber; nicht selten nimmt eine Allgemeininfektion von der Mundschleimhaut ihren Ausgang, als deren Teilerscheinung eine hämorrhagische Nephritis häufig ist. Aber auch ohne die Mitwirkung der Sepsis sind die Stomatitiskranken ganz auffallend gefährdet. Denn überraschend häufig schließt sich an den Katarrh eine schwere sekundäre Ernährungsstörung an, die bestenfalls erst nach Wochen abheilt, oft genug aber auch tödlich endet. Das kann auch dann geschehen, wenn das Neugeborene von Anfang an die Mutterbrust erhalten hat. Andererseits können auch schwere eitrige und geschwürige Formen mit den Zeichen ernster Allgemeinvergiftung nach 3- bis 4 wöchigem Fieber langsam abheilen.

So gewinnt der Mundkatarrh eine erhebliche **Bedeutung für die Sterblichkeit der ersten Säuglingszeit.** Nach einer kleinen Zusammenstellung sind in meiner Anstalt von 100 Kindern, die bei der Aufnahme starke Stomatitis zeigten, innerhalb des ersten Lebensquartales 24% an Todesursachen verstorben, die mit Sicherheit oder wenigstens mit größter Wahrscheinlichkeit mit der Munderkrankung in Verbindung gebracht werden konnten. Die Sterblichkeit der mit gesundem Munde Aufgenommenen in dem gleichen Zeitraume dagegen betrug nur 8,5%. Ich schätze diese Bedeutung heute höher ein als die der Nabelinfektionen. Denn diese hat man zu fürchten und zu vermeiden gelernt, während die Gefahren der Mundreinigung noch nicht überall voll gewürdigt werden. So kommt es, daß in denselben Entbindungsanstalten, wo septische Nabelinfektionen zu den Seltenheiten gehören, septische Stomatitiden geradezu epidemisch werden können, dank der Wärterin, die beim Mundwaschen den Infektionsstoff von Kind zu Kind überimpft. In den Entlassungsstatistiken der Gebärhäuser freilich können die traurigen Folgen dieses Tuns nicht zum Ausdruck kommen. Denn erst Wochen nach dem Austritt entscheidet sich der Ausgang des Leidens, dessen Keim in den ersten Tagen künstlich eingepflanzt wurde.

Vielleicht ist eben diese Unkenntnis der späteren Schicksale die Ursache, daß trotz zahlreicher Hinweise der Kinderärzte und besonders der Findelhausärzte, in deren Stationen das Nachspiel vor sich geht, die Mundwaschung unter den Geburtshelfern noch viele Anhänger findet. Die Kinderärzte dagegen ver

---

[1] Vgl. S. C54.

werfen sie auf das entschiedenste und kennen kein sichereres Mittel zur **Verhütung** der Stomatitis, als das strenge Verbot jedes Eingriffes in den Mund. Ich selbst kann durch meine ganze Erfahrung bestätigen, daß die Mundhöhle des Säuglings vor der Zahnung keinerlei Reinigung bedarf, und daß die Unterlassung jeder „Mundpflege" geradezu eine Bürgschaft für ihre dauernde Gesundheit in sich schließt[1]).

Die Unterlassung jeder Berührung ist auch die beste Methode der **Behandlung.** Alles Pinseln und Ätzen kann bestenfalls den Heilungsvorgang nur aufhalten und bietet dabei die Gefahr der Erzeugung neuer Schleimhautverletzungen. Ich lasse nur an mit Wasserstoffsuperoxydlösung getränkten Schnullern saugen und leicht erreichbare Geschwüre mit Xeroform, Noviform und dergl. sparsamst bestäuben. Um so nachdrücklicher soll dafür die Notwendigkeit der diätetischen Bekämpfung der begleitenden Allgemeinstörungen betont werden.

Die gonorrhoische Stomatitis der Neugeborenen[2]). Einige Beobachter sind dafür eingetreten, daß beim Neugeborenen auch eine durch den Gonokokkus bedingte Stomatitis vorkommen kann. Die Infektion soll während des Durchtrittes durch die kranken Geburtswege der Mutter oder später durch Berührung mit unreinen Fingern oder Geräten erfolgen, oder es kann auch eine Selbstinfektion von einer Augenblennorrhoe aus eintreten. Vorzugsweise an den Stellen, die der mechanischen Schädigung beim Auswischen besonders ausgesetzt sind — am harten Gaumen, am Ligamentum pterygomandibulare, am vorderen Teile des Zungenrückens und an den Alveolarrändern — trübt sich fleckenartig das Epithel; nach 1 bis 1½ Tagen beginnt es abzusterben, und die Herde wölben sich als gelbliche, mit pulpösem Brei bedeckte beetartige Erhabenheiten hervor. Niemals kommt es, wie bei der Gonorrhoe anderer Schleimhäute, zu diffusem Katarrh und zur eigentlichen Eiterung. Die Krankheit ist gutartig; auch ohne Behandlung beginnt nach kurzer Zeit eine Besserung, und nach zwei bis vier Wochen ist die Heilung vollendet.

Man erkennt, daß die Symptome dieses Leidens so wenig eigenartig sind, daß die Diagnose allein durch den Gonokokkenbefund gesichert werden kann. Wie unzulänglich hier wegen der möglichen Verwechslung mit anderen ähnlichen Kokkenformen die Betrachtung des Ausstrichpräparates ist, wurde bereits gelegentlich der Besprechung der gonorrhoischen Rhinitis erwähnt. Deswegen ist gegenwärtig die Deutung derjenigen Fälle der Literatur, die sich nur auf diese Untersuchungsmethode stützt, unsicher geworden, und es bleibt noch zu untersuchen, ob die Gonorrhöe des Mundes überhaupt eine beachtenswerte Erkrankung darstellt.

Die katarrhalische und septische Stomatitis der älteren Säuglinge. Jenseits der ersten Lebenswochen werden die Mundkatarrhe seltener, und erst mit der Zahnung nimmt ihre Zahl wieder zu. Mit Ausnahme vielleicht der Stomakake kommen alle Formen vor: die **katarrhalische,** die **aphthöse,** und auch die **epidemische Stomatitis** (Maul- und Klauenseuche?). Nicht unbekannt, aber wesentlich seltener als im ersten Vierteljahr, sind auch die verschiedenen Arten des **septischen Katarrhs** mit allen ihren Folgen. **Hämorrhagische Entzündungen** am Zahnfleisch sind fast stets nichts anderes als eine Teilerscheinung der **Barlowschen Krankheit.** Nur zweimal habe ich bisher primäre hämorrhagische Stomatitis unbekannter Ursache mit anschließender tödlicher hämorrhagischer Allgemeininfektion beobachtet.

d) Syphilis, Diptherie und Tuberkulose der Mundschleimhaut. Mit den aphthösen Infiltraten können bei oberflächlichem Zusehen leicht die Plaques der **Syphilis** verwechselt werden, die sich nicht gerade häufig namentlich bei Rezidiven finden. Auch die Diagnose der seltenen **tuberkulösen Infiltrate** und **Geschwüre,** die sowohl als Primäraffekte[3]) als auch bei primärer Lungenerkrankung vorkommen, verlangt Aufmerksamkeit. Mehrmals sah ich **primäre Munddiphtherie** ohne Beteiligung der Nase und

---

[1]) Vgl. auch unter Soor.
[2]) Lit. Kraus, N. Handb. XVI. I. M. Lange, Phys. u. Path. d. Neugeborenen. Rosinski, Z. G. G. 22. Jesionek, D. A. kl. M. 61.
[3]) Vgl. S. 436.

des Rachens, die multiplen, weißen Auflagerungen saßen an der Lippenschleimhaut, dem Gaumen, den Wangen und auf der Zunge. In diesen Fällen kam auffallend häufig und früh eine tödliche Herzschwäche zur Ausbildung. Eine ungewöhnliche Form ist die **Alveolardiphtherie**[1]), bei der die Auflagerung als stark erhabene, polsterartige, zu Beginn ödematöse, einer geschwollenen Nasenmuschel ähnliche Gebilde auf dem Alveolarrand sitzen.

4. Soor[2]).

Die große **Verbreitung** der Soorerkrankung ist eine allbekannte Eigentümlichkeit des Säuglingsalters. In allen Graden der Entwicklung — vom vereinzelten, eben sichtbaren Pünktchen bis zur umfangreichen, flächenhaften Auflagerung — treten die charakteristischen Rasen auf, die aus dem im Epithel verfilzten Myzelfäden und Sporen bestehen, zwischen denen dichte Kokkenmassen wuchern.

Diese Häufigkeit weist auf die **Allgegenwart des Erregers** hin. In der Tat verläuft die Nachforschung in der Umwelt des Kindes kaum jemals ergebnislos. Er bevölkert die Luft und das Wasser, das den Mund reinigt, und haftet an Gerätschaften, Saugpfropfen und an der Brustwarze. So ist die Gelegenheit zur Infektion jederzeit gegeben.

Wenn trotzdem die Soorkrankheit nicht noch häufiger auftritt, als es der Fall ist, so liegt das an dem **ausgesprochenen Nosoparasitismus** des Pilzes. Der Mund eines in jeder Hinsicht gesunden Kindes ist unempfänglich und bleibt es auch, selbst wenn er Soorelemente beherbergt (eigene Befunde) oder wenn ein absichtlicher Impfversuch unternommen wird. Sorglos darf man ein gesundes Kind an dieselbe Brust legen, an der soeben noch ein schwer mit Soor behaftetes saugte.

Als „Nosos", die dem Soor den Boden bereitet, wirkt vor anderem die **traumatische Stomatitis**. Es kann kaum einen sinnfälligeren Beweis geben dafür, wie unsinnig es ist, das feine Getriebe des Selbstschutzes und der Selbstreinigung der Mundhöhle durch den plumpen, mechanischen Eingriff ersetzen zu wollen, als die seit lange erwiesene, aber oft mißachtete Tatsache, daß die Zahl der Soorfälle um so größer ist, je energischer die Mundwaschung betrieben wird (Epstein[3]), Eröß[4]), v. Engel[5]). Wo man dagegen diesen Mißbrauch verbannt, da kommt auch der Soor in seinen schweren Formen gar nicht mehr und in den leichten nur selten zur Beobachtung. Es folgt daraus, daß andere als örtliche Störungen seine Ansiedlung kaum in höherem Maße begünstigen, als dies für den Erwachsenen gilt, und daß es ein Irrtum ist, wenn viele Ärzte eine erhöhte Empfänglichkeit des Säuglings annehmen und sie durch eigene Hypothesen zu erklären versuchen.

Man war früher der Ansicht, daß dem Soor eine erhebliche **Bedeutung als Krankheitserreger** zukomme, und daß er die Ursache der Durchfälle und der schweren, oft tödlichen Allgemeinerkrankung sei, die viele mit ihm behafteten Kinder darbieten. Diese Meinung, die sich noch in einige neuere Lehrbücher hinüber gefristet hat, halte ich für falsch. Denn niemals gelingt es, durch eine gegen den Pilz gerichtete Behandlung eine Heilung zu erzielen, während umgekehrt mit der erfolgreichen diätetischen Beeinflussung des Allgemeinzustandes auch die Soorrasen eiligst verschwinden. Die „mörderischen Soorepidemien", von

---

1) v. Bókay, Z. K. 11. 1914. Janßen, Z. K. 24. 1919.
2) Lit. R. Fischl, E. i. M. K. 16. 1919.
3) Med. Wandervorträge. 1888. H. 3.
4) A. G. 43.
5) W. m. Pr. 1888. Nr. 8.

denen so mancher ältere Anstaltsarzt berichtet hat, waren nichts anderes als Epidemien septischer und gastrointestinaler Infektionen, deren Ausbreitung auch der harmlose Nosoparasit getreulich folgte.

So ist die Bedeutung des Soors vor allem eine symptomatische. Nur in verhältnismäßig wenigen Fällen wird der Pilz an sich gefährlich durch **ungewöhnliche Verbreitung oder Verschleppung.** Die Wucherung kann in den Rachen, in die Speiseröhre, zu den Stimmbändern herabsteigen, hier zuweilen durch Heiserkeit und Stridor einen Krupp vortäuschend, dort eine Erschwerung des Schluckens bedingend. Entgegen der früheren Annahme einer Unempfänglichkeit des Zylinderepithels, erzeugt der Pilz gelegentlich auch im Magen und Darm kleine Rasen, die meist im Grunde von Geschwüren haften. Bei Kindern mit Gaumenspalte fand man solche in der Nase; auch in den Bronchien und der Lunge können sie angetroffen werden.

Es besteht noch eine andere Gefahr. Der Soorpilz besitzt die Fähigkeit, in Blutgefäße einzuwuchern, und sie erklärt die vereinzelten Beobachtungen, wo man seine Verschleppung in innere Organe und in metastatische Abszesse feststellte. Allerdings waren diese zumeist nicht sein Werk, sondern das von gleichzeitig eingedrungenen pyogenen Kokken. Dennoch scheint es, als ob zuweilen auch der Soor allein auch beim Menschen die gleiche Wirkung entfalten können, die in Gestalt von Eiterung und Allgemeinschädigung aus Tierversuchen bekannt ist.

Den ganzen Entstehungsbedingungen der Soorkrankheit nach gibt es nur einen Weg der **Verhütung** und der **Behandlung**: das Kind im ganzen und seinen Mund im besonderen gesund zu erhalten und beiden die Gesundheit wiederzugeben, wenn sie verloren ging.

Das geschieht durch angemessene Diätetik und vor allem durch das Verbot jedes Eingriffes in den Mund. Wer diesem Rate folgt, wird bei seinen Pfleglingen den Soor so gut wie niemals entstehen sehen, und wird immer aufs neue mit Befriedigung feststellen, wie schnell die Schleimhaut sich selbsttätig reinigt, wenn ein Kind schon krank in die Beobachtung tritt. Nicht nachdrücklich genug kann vor der gedankenlos immer wieder empfohlenen Behandlungsweise gewarnt werden, die eine mechanische Loslösung der Wucherungen mit watteumwickelten, in antiseptische Flüssigkeiten getauchten Instrumenten anstrebt. Je mehr da gerieben wird — selbst eine stündliche Wiederholung wird angeraten! — desto schneller erneuert sich der Pilzrasen, desto größer wird die Gefahr, durch Erzeugung von Abschürfungen Infektionspforten zu öffnen, die bösartigen Komplikationen den Weg frei machen. Ich halte nur eine Form der Unterstützung der Selbstheilung für erlaubt, nämlich das Saugen an schnullerförmigen, mit Gaze umhüllten Wattetampons[1]), die mit pilzwidrigen Mitteln[2]) durchtränkt sind. Namentlich 20 proz. Boraxglyzerin scheint die Loslösung der Beläge zu beschleunigen, vielleicht dadurch, daß es einen Diffusionsstrom von innen nach außen hervorruft, der die Abstoßung des Epithels und mit ihm der Pilzmassen befördert. Aber auch das ist nicht ganz gleichgültig. Ich glaube beobachtet zu haben, daß bei sehr schwachen Kindern auch die kleine Menge Glyzerin, die heruntergeschluckt wird, Durchfälle und Gewichtsverluste bewirken kann. Deshalb ist Vorsicht am Platze; auch bestenfalls darf der Schnuller nur wenige Male am Tage und immer nur sparsam befeuchtet dargereicht werden.

---

[1]) Escherich, Th. G. Juli 1899.
[2]) Kal. hypermanganie, 0,1:15,0, gepulverte Borsäure.

5. Erkrankungen der Speicheldrüsen.

Die **akute Entzündung**[1]) betrifft am häufigsten die Parotis, nächstdem die am Mundboden gelegenen Drüsen. Sie kann ein- und doppelseitig auftreten und sich zuweilen auf das ganze System erstrecken. Vorzugsweise beteiligt sind Säuglinge der ersten Lebenswochen und unter diesen wiederum in auffälliger Mehrheit die Frühgeborenen; vielleicht gibt dieser letzte Umstand einen Fingerzeig für die sonst schwer verständliche Tatsache, daß die Erkrankung im Verhältnis zu der Häufigkeit der entzündlichen Zustände der Mundschleimhaut als selten bezeichnet werden darf: möglicherweise begünstigt die schwache Speichelsekretion dieser schwachen Kinder das Aufsteigen der Entzündungserreger durch die Speichelgänge, wodurch zumeist die Erkrankung zustande kommt, während die hämatogene Entstehung eine große Ausnahme bilden dürfte.

Die Entzündung macht große Schwellungen an den befallenen Orten, die das Gesicht in auffälliger Weise verunstalten. Zuweilen erzeugt sie eine **Facialislähmung**. Sie geht zumeist in Eiterung über und bedarf dann des Einschnittes. Prognostisch ist sie nicht allzu ungünstig; indessen sterben viele Kinder an allgemeiner Sepsis oder hinzugesellten Ernährungsstörungen.

Andere Störungen[2]) sind große Seltenheiten. Zu erwähnen sind die durch Konkremente oder Atresie des Ausführungsganges hervorgerufenen **Speichelgangszysten**, die wahrscheinlich auf Kongestion beruhen und mit der Zeit allmählich zurückgehenden **angeborenen Vergrößerungen**, das umfangreiche **angeborene Lymphangiom aller Drüsen**[3]), die rasch wachsenden und deshalb frühzeitig zu entfernenden **Angiome**. Von anderen Geschwülsten ist neben den gutartigen **Lipomen** und **Adenomen** besonders der **Sarkome**[4]) zu gedenken, die überaus bösartig sein können. Bei einem 7monatigen Knaben meiner Beobachtung, bei dem seit etwa 14 Tagen eine bei der Aufnahme kleinapfelgroße Geschwulst der rechten Parotis bemerkt worden war, wuchs der Tumor — ein Angiosarkom — mit einer derartigen Geschwindigkeit, daß sich die Grenzen förmlich unter den Augen verschoben. Innerhalb weniger Tage stieg er nach oben zum Kopf, nach unten zum Schlüsselbein, umgriff den Hals von rechts her, und führte unter eigenartigen Erscheinungen — Biotschem Atmen, Pulsirregularität, Benommenheit noch vor Ablauf einer Woche zum Tode.

6. Noma.

Daß auch Noma bereits bei ganz jungen Säuglingen vorkommt, belegt ein Fall meiner Erfahrung, der ein 4wöchiges Kind betraf, das mit den Erscheinungen einer schweren Toxikose aufgenommen wurde. In deren Verlauf entstand unter unseren Augen die typische Veränderung auf der rechten Wange und erreichte bis zum 3 Tage später erfolgten Tod Apfelgröße. Die für bezeichnend geltenden Cladothrixmassen an der Grenze des Zerfalls wurden auch hier gefunden.

H. Erkrankungen des Pharynx.

Tonsillitis palatina. Diffuse Katarrhe des Pharynx, insbesondere katarrhalischer, gelegentlich aber auch eitriger oder phlegmonöser Art kommen bei Säuglingen jedes Alters vor. Um so seltener sind diejenigen Störungen, die durch hervorragende Beteiligung der Tonsillen dem Bilde der „Angina" des späteren Alters entsprechen, ja ich entsinne mich nicht, bei unterjährigen eine typische Angina lacunaris gesehen zu haben. Immer wieder kann man beobachten, daß im Verlaufe von Anstaltsepidemien die älteren Pfleglinge an „Angina", die

---

[1]) Lit. Bretschneider, A. K. 55. 1911. Auerbach, J. K. 72. 1910. J. Levin, A. K. 60/61. 1913.

[2]) Vgl. v. Reuß, Krankh. d. Neugebor. Berlin, Springer, 1914. Ders., J. K. 70. 1909.

[3]) Hagenbach, Indemans, Ref. M. K. 14. S. 309. 1915.

[4]) Kasuistik bei Kaufmann, A. kl. Ch. 26. 1881.

jüngeren dagegen an Schnupfen oder Rhinopharyngitis erkranken. Der naheliegende Gedanke, daß die Ursache dieser Immunität der Tonsillen durch eine
besondere Gewebsbeschaffenheit begründet sein könnte, wird durch die Befunde
der Histologen bestätigt[1]. Blutgefäße, Krypten und Follikel sind beim Neugeborenen vorerst noch in geringer Menge vorhanden; unter dem Epithel liegt
eine noch nicht lymphoid durchsetzte Bindegewebsschicht und trennt es von
dem unterlagernden adenoiden Gewebe. Das ergibt ungünstige Bedingungen
für die Ansiedlung von Krankheitserregern, und erst mit dem ausgehenden zweiten
oder dritten Lebenshalbjahr stellen sich allmählich die Verhältnisse anders.
Von einer Angina lacunaris, parenchymatosa und ähnlichem ist also im
Säuglingsalter nicht die Rede. Nur eine **Tonsillitis follicularis der Neugeborenen**
wird in der Literatur erwähnt[2]: Am ersten bis siebenten Lebenstage treten ohne
oder mit nur ephemerem Fieber und ohne Störung des Allgemeinbefindens weiße,
später gelblich verfärbte Punkte auf den Mandeln auf, die in Kürze wieder verschwinden.

    Rachendiphtherie. Aus eben diesem Grunde ist es verständlich, warum im
Gegensatz zur Nasendiphtherie die Rachendiphtherie bei Neugeborenen und
jungen Säuglingen nur ganz ausnahmsweise und auch noch bei älteren Säuglingen wesentlich seltener beobachtet wird, als im späteren Kindesalter, und
warum die von der Nase aus fortschreitende Krankheit in der Regel mit Überspringung des Rachens sofort den Kehlkopf ergreift. Im übrigen bieten sich
zwischen den Altersstufen keine durchgreifenden Verschiedenheiten, es sei
denn hinsichtlich der **Prognose.** Auch unter der Serumbehandlung erreicht die
Gesamtsterblichkeit immer noch 45 bis 50 Proz.[3], immerhin ein Fortschritt
gegenüber den 80 bis 90 Proz. der früheren Zeiten[4].

    Die Pseudodiphtherie der Neugeborenen[5] sucht als seltene Krankheit schwäch-
liche oder geschwächte Kinder der ersten Lebenswochen heim und ist eine furchtbare Komplikation der mit Soor und Gaumeneckengeschwüren vergesellschafteten
Stomatitis. Von irgendeinem Punkte des Gaumens her schieben sich auf einmal,
bedingt durch fibrinöse Ausschwitzungen zwischen das Epithel, Trübungen der
Schleimhaut hervor und gewinnen bald flächenhafte Verbreitung. Dann ver-
dichten sie sich, verwandeln sich in derbere Einlagerungen; das Epithel stirbt
ab, und schließlich sind weite Strecken überzogen von grauen, gelben oder durch
Blutungen verfärbten Belägen, nach deren Loslösung die oberflächlich erodierte
oder bis in die Tiefe geschwürig zerstörte Schleimhaut bloßliegt. Die Krankheit
kann zu Knochennekrosen und brandiger Weichteilzerstörung führen. Im
weiteren Verlaufe überschreitet sie die Mundhöhle, ergreift das Naseninnere, die
Epiglottis, den Kehlkopfeingang und kann durch die Speiseröhre in den Magen
gelangen. Kehlkopfinneres und Luftröhre werden verschont. Die Zerstörung
der oberen Nahrungswege erreichte in einigen meiner Fälle ein Aussehen und eine
Stärke, daß der Obduzent die Möglichkeit einer Laugenvergiftung in Betracht
zu ziehen geneigt war. Das Allgemeinbefinden der Kranken entspricht dem Zustande schwerster Intoxikation; Kollaps, Durchfälle oft blutiger Art und Sklerem
beherrschen das Bild.

    Die **Ursache** dieser immer tödlichen Erkrankung ist keine spezifische, sondern
es liegt nur eine ungewöhnlich bösartige Infektion mit den gewöhnlichen Eiter-

---

[1] Lit. bei Gundobin, Besonderheiten des Kindesalters. Berlin 1912.
[2] Eröß, Ung. med. Presse. 1898. Nr. 8. Moros Angina punctata ist wohl dasselbe.
[3] Statistische Angaben bei Buhtz, Beitr. z. Kenntn. d. Diphth. d. Säuglinge. In.-
Diss. Berlin 1898. Moltschanoff, J. K. 64.
[4] Behandlung vgl. S. 601.
[5] Epstein, J. K. 39. Brecelj, J. K. 59.

kokken vor. Epstein glaubt, daß eine primäre septische Allgemeininfektion
vorhanden ist, und daß die Rachenerkrankung sekundär durch eine hämatogene
Ansiedlung der Krankheitskeime an einem locus minoris resistentiae entstehe.
Näher liegend ist vielleicht die Annahme, daß eine direkte Einimpfung gelegentlich der besonders rücksichtslos geübten Mundwaschung erfolgt, die infolge hoher
Virulenz der Kokken oder ungewöhnlich geringer Widerstandskraft des an Ernährungsstörung leidenden Kindes phagedänischen Charakter annimmt

Eitrige und septische Pharyngitis. Rachenerysipel. Es gibt seltene Fälle von
eitriger Angina, wo die Rachengebilde so dick mit gelbem Eiter bedeckt sind, daß
man im ersten Augenblick an Diphtherie denken kann. Sie scheinen eine schlechte
Prognose zu haben; die zwei Kinder dieser Art, die mir untergekommen sind,
sind erlegen; bei einem davon, einem 14 monatigen Knaben, besserte sich der
Rachenbefund, dafür aber kam es zu Kehlkopfstenose und Tod trotz Tracheotomie,
und die Sektion ergab eine doppelseitige Kette vereiterter Drüsen entlang der
Trachea bis zur Höhe des 4. Halswirbels. Die Mehrzahl der spärlichen Fälle
von **septischer Angina,** die ich bei älteren Säuglingen sah und mit Wahrscheinlichkeit auf Streptokokkeninfektion zurückführen konnte, glich mit der starken
Schwellung der Rachenorgane, den speckigen Einlagerungen, dem hohen Fieber,
der starken Schwellung der regionären Drüsen dem Bilde des Scharlachs. Exantheme mannigfaltiger Art waren häufig vorhanden, mehrfach auch multiple
Gelenkschwellungen. Trotz schwerer Allgemeinerscheinungen habe ich bei dieser
Form mehr Heilungen als Todesfälle erlebt.

Ungünstiger sind die Aussichten beim **Erysipel** des Rachens und besonders
bei der schnell fortschreitenden **serösen Phlegmone.** Sie führt in akutester Weise
zu hoch fieberhafter Intoxikation mit Benommenheit, Durchfällen, Milzschwellung;
die Nase entleert mißfarbene Flüssigkeit; die mit massigem Schleim bedeckten
Rachengebilde sind derb ödematös geschwollen, ohne eigentliche Beläge, nur
hauchartig getrübt. Alle meine Fälle sind innerhalb 3 bis 5 Tagen gestorben.

Scharlach selbst soll bei Säuglingen jedes Alters bis herab zum Neugeborenen
vorkommen, doch gilt das als große Seltenheit. Die Erklärung hierfür mag zum
Teil in der geringen Exposition liegen; außerdem aber wird, ähnlich wie bei Masern,
eine gewisse Unempfänglichkeit angenommen werden können. Es gibt Erfahrungen, daß scharlachkranke Mütter ihr Kind weiterstillen, ohne die Krankheit zu übertragen[1]) und daß bei Hausepidemien die Säuglinge unter 6 Monaten
verschont blieben[2]). Die Empfänglichkeit der künstlich Genährten soll größer sein.
Andererseits wird behauptet, daß eine besondere Immunität zwar nicht bestehe,
wohl aber die Krankheit namentlich bei Brustkindern sehr leicht und abortiv
verlaufe[3]). Daß es aber auch anders sein kann, lehrt folgender Fall.

Eine Pflegerin des Hauses erkrankt an Scharlach. 4 Tage danach bricht unter hohem
Fieber bei einem 8 wöchigen, syphilitischen Mädchen, das sie allein versorgt hatte, und das
seit 14 Tagen als Diphtheriebazillenträger isoliert war, ein typisches Scharlachexanthem
aus, das bald hämorrhagisch wurde. Die Krankheit verlief unter schweren Allgemeinerscheinungen in 5 Tagen tödlich.

---

[1]) Salge, B. kl. W. 1905. Nr. 36. Buffet-Delmas, Ref. J. K. 73. S. 514.
[2]) Kerley, Ref. D. m. W. 1908. S. 2139. Rominger, M. m. W. 1919. Nr. 16.
[3]) Levi, Brauers Beitr. z. Klin. d. Infektionskrankh. usw. 2. 1914.

J. Die retropharyngeale Lymphadenitis und der Retropharyngealabszeß[1).

1. Akute Erkrankung.

Entstehung. Ein beträchtlicher Teil der Lymphbahnen, die den Nasen-rachen dränieren, begibt sich zu den Glandulae pharyngeales lateralis, die paarig in der Höhe des Atlas seitlich hinter den Gaumenmandeln in die Fascia buccopharyngea eingebettet sind und ihrerseits vermittelst zahlreicher Anastomosen mit den übrigen Halsdrüsen in Verbindung stehen. Eine gewisse Anzahl dieser Gefäße hat vorher die kleinen retropharyngealen Schalt-drüsen passiert, die als unbeständige, noch im Kindesalter schwindende Ge-bilde in der Mittellinie in der Höhe des Epistropheus hinter der Pharynx-wand liegen[2]). In Anschluß an Erkrankungen ihres Wurzelgebietes kann auch diese gewöhnlich zusammenfassend als „retropharyngeal" bezeichnete Drüsen-gruppe beteiligt werden; dies ereignet sich im Säuglingsalter weitaus häufiger als späterhin. Die peripherische Veränderung, die den **Ausgangspunkt der In-fektion** bildet, kann in einer Schrunde, einer oberflächlichen Abschürfung be-stehen; vielleicht ist sie schon verheilt, wenn die Drüsenschwellung die Auf-merksamkeit zu erregen beginnt. So erklärt sich, daß ältere Beobachter sie irrigerweise als „idiopathisch" anzusprechen geneigt waren. Zahlreicher jeden-falls als diese ihrer Entstehung nach einer Wundinfektion gleichzustellenden Fälle sind diejenigen, wo eine Rhinitis, eine Rhinopharyngitis, eine Angina retronasalis das Grundleiden darstellt. Masern und Scharlach spielen im ersten Lebensjahr eine geringere Rolle, als der syphilitische Schnupfen und vor allem der gewöhnliche infektiöse Katarrh. Ihm im wesentlichen ist es zuzuschreiben, daß die retropharyngealen Drüsenentzündungen zeitweise sich einer kleinen Epidemie ähnlich häufen können, ein Zusammenhang, der schon daraus erhellt, daß diese Häufungen fast immer in die rauhe Jahreszeit fallen. Nur ausnahmsweise ist ein Ohrenleiden ursächlich zu berücksichtigen.

Die **bakteriologische Untersuchung**[3]) ergibt fast immer Streptokokken; dreimal fand ich bisher Reinkulturen von Influenzabazillen.

· **Krankheitsformen.** Im Hinblick auf die große Verbreitung der ursächlichen Prozesse muß es befremden, daß alle Beobachter die Seltenheit der retropharyn-gealen Drüsenerkrankung betonen. Tatsächlich sind die mit markanten Symp-tomen einhergehenden Fälle nicht sehr häufig; ich selbst sah in 12 Jahren nur 32 von ihnen. Dies ändert sich aber, wenn man auch die **geringfügigen Drüsen-schwellungen** mit einbezieht, die keine Erscheinungen machen und nur bei eigens angestellter systematischer Rachenpalpation während einer Grippeepidemie ent-deckt werden können. So habe ich z. B. im Winter 1902 innerhalb zweier Monate, während deren acht retropharyngeale Abszesse in Behandlung traten, bei 30 von 50 schnupfenkranken Säuglingen kleinbohnengroße Drüsen nachweisen können; einen noch höheren Satz hat Kormann[4]) gefunden (193 positive Befunde unter 211 Untersuchten).

Nur ausnahmsweise kommt es demnach, anstatt zur Rückbildung, zur Steigerung der Lymphadenitis. Zunächst entsteht eine **größere Drüsen-**

---

[1]) Lit. v. Bókay, J. K. 33. und T. m. e. II. Strübing, Handb. d. Laryngol., herausg. v. Heymann II. Henoch, Lehrb. Kohts, G. Handb. IV. I. Oppenheimer, A. K. 22 und 23. Snow, A. P. Jan. 1901. Renault, A. g. m. 1903. Nr. 4.

[2]) Anatomie vgl. Most, A. kl. Ch. 61. Trautmann, J. K. 60.

[3]) Koplik, C. B. 16. Nr. 12 u. 13. H. Neumann, A. K. 15. Menschikoff, zit. nach M. m. W. 1905. Nr. 35. S. 1697.

[4]) Zit. nach Strübing, l. c.

geschwulst, weiterhin greift die Entzündung auf das periglanduläre Gewebe über und damit tritt an die Stelle des beweglichen, runden Tumors das derbe, unverschiebbare, unscharf begrenzte **Infiltrat,** aus dessen eitriger Einschmelzung endlich der **Retropharyngealabszeß** hervorgehen kann.

Symptome. Die verschiedenen **örtlichen Befunde,** die durch die Besichtigung des Rachens oder weitaus zuverlässiger und entscheidender durch den palpierenden Finger erhoben werden, sind ohne weiteres klar. Man fühlt die je nach dem Entwicklungsstadium verschieden geartete Geschwulst in der Mitte oder mehr seitlich hinter der Mandel und kann sie oft bis hinab zur Kehlkopfhöhe verfolgen. In Ausnahmefällen erweisen sich beide Seiten befallen oder es findet sich auf einer Seite ein Doppelabszeß. Die Untersuchung muß möglichst schnell geschehen, um die Gefahr der Asphyxie zu vermeiden; wenn die oberen Gegenden frei sind, dringe man bis in erreichbare Tiefen vor. Denn manchmal betrifft die Erkrankung eine tiefgelegene Halsdrüse, die, wie mich ein trauriges Erlebnis belehrt hat, leicht übersehen werden und, sich selbst überlassen, durch Durchbruch in den Kehlkopfeingang den Tod durch Eiteransaugung bewirken kann. Aber um überhaupt die Anzeige zur inneren Palpation zu finden, muß man die **übrigen Symptome** des Leidens wohl zu würdigen wissen. Im Vordergrunde steht die schmerzhafte Behinderung des Schluckens und die Erschwerung der Atmung. Der erste Verdacht wird geweckt, wenn das fiebernde Kind die mit Gier erfaßte Flasche sofort aufweinend wieder zurückstößt. Bald fällt dann ein Röcheln und Rasseln im Halse auf, das durch die Ansammlung von Schleim oberhalb des Schluckhindernisses entsteht. Es kann mit dem Schnarchen bei Rachenmandelvergrößerung verwechselt werden. Die Stimme wird gedeckt, kloßig, oft heiser. Zumeist kommt es zu einer eigenartigen Zwangshaltung des Kopfes: Um die schmerzhafte Geschwulst vor Druck zu bewahren, wird er fixiert, meist in seitlicher Neigung und oft bis zur Unbeweglichkeit. Nunmehr beginnen auch die Symptome der Verlegung des Luftweges. Die Atmung wird etwas angestrengt, erfolgt mit offenem Munde und erzeugt jenes bezeichnende, zwischen Schnarchen und Sägen stehende Geräusch, das dem pharyngealen Stridor eigentümlich ist. Bei wachsender Atemnot treten Angstzustände, Zyanose und Erstickungserscheinungen hervor.

Zu den ungewöhnlichen Symptomen gehören wiederholte, bedrohliche Anfälle von Asphyxie, die entweder durch plötzliche Verlegung und Verschwellung des Kehlkopfeinganges, oder durch reflektorischen Glottiskrampf begründet sein können. Bei Sitz in einer tiefen Zervikaldrüse kommt auch Verlagerung oder Kompression der Luftröhre in Frage. Bei solchen tiefen Abszessen hat man überhaupt eine ungewöhnliche Betonung der Symptome gestörter Atmung zu gewärtigen. So gibt es Fälle, die sich durch Heiserkeit, bellenden Husten und Einziehungen dem Kehlkopfkrup sehr nähern[1]), ein anderemal steht ein quälender Reizhusten im Vordergrund. Ich habe ein Kind gesehen, bei dem ein solcher Husten das einzige Zeichen eines tiefsitzenden Abszesses war.

Verlauf und Komplikationen. Nicht nur recht erhebliche Drüsenschwellungen, sondern auch ausgedehnte Infiltrate können wieder von selbst zurückgehen. Nur ein Teil der Fälle — nach meinem Material rund zwei Drittel — schreitet bis zur Eiterbildung vor. Aber mit den Vorgängen an den eigentlichen retropharyngealen Drüsen ist die Krankheit nicht immer erledigt. Sehr oft sind gleichzeitig mit ihnen noch andere Lymphdrüsen in den tieferen Lagen des Halses, am Unter-

---

[1]) **Ward Consius,** J. of Laryngol. 1892. Nr. 5. **Oppenheimer,** A. K. 23. Eigene Beob.

kiefer, Ohr oder Nacken beteiligt. Dann handelt es sich um jene schon an anderer Stelle berührte[1]) **multiple Lymphadenitis**[2]), innerhalb deren die retropharyngeale Erkrankung nur eine Teilerscheinung bildet. Es kann aber auch von einem primären Drüsenherd aus in allmählichem Fortschreiten eine benachbarte Drüse nach der andern infiziert werden, wobei der retropharyngeale Prozeß bald den Ausgangsort, bald eine Folge darstellt. In beiden Fällen können größere Drüsenpakete entstehen, deren Erweichung und Zusammenfließen umfangreiche, von außen bis hinter den Schlundkopf und bis in die Oberschlüsselbeingrube reichende **Abszesse** erzeugt.

Seltenere, aber ernstere Komplikationen wie die Abszesse sind die **Eitersenkungen** zwischen den Halsmuskeln, oder gelegentlich auch nach der Parotis und dem Gehörgang zu; diese letzten bedingen zuweilen eine **Facialislähmung**. Manchmal folgt eine **eitrige Mediastinitis**, die auf Brustfell, Perikard, ja entlang den Nervenscheiden auf das Rückenmark übergreifen kann; und schließlich wird der Eiterherd im Rachen dann und wann auch der Ausgangspunkt allgemeiner **Pyämie**.

Andere Folgen drohen, wenn der nicht behandelte Abszeß zum **Spontandurchbruch** kommt. Dieser erfolgt nur selten in der günstigen Richtung nach außen, viel häufiger nach innen. Im Schwall hervorbrechend, kann der Eiter **plötzlichen Erstickungstod** herbeiführen, langsam aus kleiner Öffnung quellend, die Ursache eitriger **lobulärer Aspirationspneumonien** werden.

Diagnose. Alle diese Gefahren können auf ein geringes Maß herabgedrückt werden, wenn die Diagnose früh gestellt und dadurch die erforderliche Behandlung rechtzeitig möglich wird. Die oben aufgezählten Merkmale klären dem Erfahrenen die Lage mit einem Blick; der eigenartige Klang der Stimme und des Stridors, das Röcheln und die starre Kopfhaltung wird insbesondere auch den Gedanken an einen Kehlkopfkrupp abweisen lassen und damit vor einem schweren therapeutischen Mißgriff schützen. Aber es ist eine alte Erfahrung, daß der Anfänger sich leicht täuschen läßt und die Diagnose seines ersten Retropharyngealabszesses verfehlt. So ist denn die frühe und bei aller Schnelligkeit gründliche Vornahme der Fingeruntersuchung schon bei den geringsten Verdachtsmomenten anzuraten, und dies um so mehr, als gelegentlich Fälle vorkommen, wo trotz recht ansehnlicher Rachengeschwulst nur auffallend geringfügige Beschwerden verursacht werden.

Täuschungen durch **Zysten** oder **Dermoide** des Rachen dürften um so eher möglich sein, als diese auch vereitern können[3]). Auch basale **Encephalozelen** kommen an dieser Stelle vor. In einem Falle St. Blakers[4]) bildete sich bei einem achtmonatigen, an hämorrhagischer Diathese erkrankten Kinde eine retropharyngeale **Blutzyste**. Fälschlich als Abszeß angesprochen, wurde sie eröffnet und es kam zum Verblutungstod. Das gleiche Mißgeschick kann sich bei dem sehr seltenen **Aneurysma** der Carotis[5]) ereignen. In zwei meiner Fälle war der Abszeß nicht aus einer Lymphadenitis hervorgegangen, sondern aus einer **Osteomyelitis der oberen Halswirbel**.

Behandlung. Die Behandlung der einfachen Drüsenschwellung und des Infiltrates ist die gewöhnliche der entzündlichen Rachenerkrankungen. Stenoseerscheinungen bei starren, nicht einschmelzenden Infiltraten werden manchmal durch Schwitzpackungen und äußere Blutentziehungen gebessert; Einschnitte in das harte Gewebe selbst nützen nichts. Bedrohliche Erstickungsgefahr kann zur Tracheotomie zwingen[6]). Durch tägliche Betastung

---

[1]) Vgl. S. 569.
[2]) Vgl. besonders H. Neumann, A. K. 15.
[3]) Kempf, A. kl. Ch. 83.
[4]) L. 1904. S. 244.
[5]) v. Koos, J. K. 83. 1915. Vás, ibid.
[6]) v. Bókay, Pest. med. chir. Presse. 1880. Nr. 43.

ist sorgfältig zu verfolgen, ob Rückbildung oder Erweichung erfolgt. Im zweiten Falle ist die schleunige **Eröffnung** angezeigt.

Sie geschieht in der Regel vom Munde aus unter Leitung des Zeigefingers mit Hilfe eines bis nahe zur Spitze mit Heftpflaster umwickelten Skalpells oder mit kaschiertem Messer (Carstens[1]). Sicherer zu handhaben ist eine feine, halbscharf gespitzte, in der Senkrechten sich öffnende, leicht gebogene Kornzange. Sie schließt nicht nur Nebenverletzungen des Kindes und des Operateurs vollkommen aus, sondern gestattet auch, die durch Sperren der Branchen erfolgende Erweiterung der Wunde mit beliebiger Schnelligkeit vorzunehmen. Baginsky[2]) empfiehlt eine Kniezange, deren oberes Blatt dreikantig zugeschärft ist.

Der Schnitt oder Stich wird bei leicht vorgebeugtem Kopf und Rumpf vorgenommen; sofort beim Beginn des Eiteraustrittes wird das Kind mit nach unten gekehrtem Gesicht in nahezu wagrechte Lage gebracht, um den Ausfluß zu erleichtern und Ansaugung in die Lunge zu vermeiden.

Die Operation am hängenden Kopfe ist bedenklich; es ist schon vorgekommen, daß im Augenblick der Rückwärtsbeugung der Abszeß platzte und eine Überflutung der Lunge mit Eiter das Leben beendigte. Auch bei aufrechter Haltung sind üble Zufälle nicht ausgeschlossen. Das Einführen des Fingers, das Niederdrücken der Zunge kann einen tonischen Glottiskrampf auslösen; im Augenblick des Schnittes droht die Gefahr der Ansaugung ebenso wie bei selbsttätigem Durchbruch. Man soll deshalb durch entsprechendes Vorgehen für langsamen Eiterabfluß sorgen. Manche empfehlen, vor dem Einschnitt den größten Teil des Inhaltes durch Punktion mit der Spritze zu entleeren.

In der Regel verschwinden mit der Entleerung des Abszesses sofort alle bedrohlichen Erscheinungen, und das Kind tritt in schnelle und glatte Rekonvaleszenz ein. Wenn die Erleichterung trotz Eiterabfluß nicht sofort eintritt, muß auf einen zweiten Herd gefahndet werden. Zuweilen macht eine Verklebung der Öffnung nach einigen Tagen einen erneuten Eingriff notwendig. Aber in gewissen Fällen ist es augenscheinlich, daß der innere Schnitt nicht die ideale Methode darstellt. Es sind das die großen, durch Zusammenfließen mehrerer Drüseneiterungen entstandenen, nach außen sich vorbuchtenden Abszesse. Die immer von neuem aus der Tiefe der umfangreichen Höhle hervorquellenden Eitermassen erfüllen tagelang den Schlund, und das unausgesetzte Röcheln, Gurgeln und Schlucken ist für den Kranken sehr qualvoll. Zudem liegt die Möglichkeit der Aspiration näher als sonst. Ebenso sind tiefgelegene Herde nur schwer und an dem Abfluß ungünstiger Stelle erreichbar. Bei ihnen ist auch die Gefahr der Aspiration so groß, daß der Abszeßeröffnung gelegentlich die Tracheotomie vorausgeschickt werden muß. Senkungen sind von innen überhaupt nicht zugängig. Für alle solche Fälle ist die **Eröffnung von außen**[3]) von einem hinter oder, wie es scheint, besser vor dem Kopfnicker angelegten Schnitte aus vorzuziehen. Sie grundsätzlich als Verfahren der Wahl anzuraten, ist im Hinblick auf den meist glatten, glücklichen und weitaus schnelleren Verlauf und die Einfachheit des inneren Einschnittes nicht berechtigt; ebensowenig aber sollte man sie ganz ablehnen, wie das z. B. v. Bókay[4]) tut.

2. Tuberkulöse Erkrankung.

Retropharyngeale Kongestionsabszesse spielen beim Säugling infolge der Seltenheit der ursächlichen Wirbelkaries keine Rolle. Häufiger schon ist die umfangreiche **tuberkulöse Lymphadenitis**, die sowohl als feste, **käsige Geschwulst** wie als fluktuierender **Abszeß** auftreten kann.

Ihre Erscheinungen sind selten so hochgradig, daß sie vor die Notwendigkeit

---

[1]) J. K. 37.
[2]) Säuglingskrankenpflege u. Säuglingskrankheiten. Stuttgart 1906. S. 143.
[3]) Burckhardt, C. Ch. 1888. Nr. 4. Schmidt, D. Z. Ch. 55. Oppenheimer, l. c. Friedjung, W. m. Pr. 1900. Nr. 34.
[4]) Festschrift f. Henoch. 1890.

eines Eingriffes stellen. Unter allen Umständen ist dieser solange wie möglich hinauszuschieben, da die Heilungsbedingungen durch ihn verschlechtert werden. Der Einschnitt soll möglichst klein ausfallen. An und für sich ist die tuberkulöse Lymphadenitis prognostisch nicht allzu ungünstig. Ich habe ihre Rückbildung bereits zweimal beobachten können.

K. Die örtlichen Krankheiten des Magendarmkanals.

Selbständige Magenleiden akuter Art sind beim Säugling kaum zu berücksichtigen. Denn wohl alle akuten Erkrankungen befallen das Verdauungsrohr in seiner ganzen Länge. Nur unter den chronischen Zuständen trifft man solche, wo der Magen entsprechend den Verhältnissen des späteren Alters den alleinigen oder vorwiegenden Sitz der Krankheit bildet, und wo demgemäß die örtliche Störung den Hauptgegenstand des Interesses darstellt.

1. Die chronische Gastritis und die Magenatonie.

a) Der einfache chronische Katarrh.

Wenn man eine Anzahl jener schlecht gedeihenden, blassen Säuglinge, die bei Neigung zu Verstopfung oder zu dyspeptischen Stühlen hauptsächlich durch ihre Appetitlosigkeit und durch gelegentliches Erbrechen auffallen, mit der Magensonde untersucht, so findet man neben den Zeichen herabgesetzter sekretorischer und motorischer Kraft ziemlich häufig einen mäßigen Gehalt an zähem, manchmal leicht eitrigem Schleim, aus dem das Bestehen eines **einfachen chronischen Katarrhes** erschlossen werden kann. Eine erhebliche praktische Wichtigkeit kommt diesem Zustande kaum zu; er heilt unter der angezeigten allgemein-diätetischen Behandlung allmählich ab.

b) Die chronische Magenatonie.

Bedeutsamere und in therapeutischer Hinsicht widerspenstigere Störungen liegen dagegen vor, wenn der Katarrh mit Atonie vereinigt ist.

Begriff der Atonie. Man unterscheidet nach Pfaundler[1]) einen leichteren Grad, die **Gastroparese** (= Myasthenie, Hypo- bzw. Atonie) und einen schweren, die Überdehnung oder **atonische Dilatation.** Das Zeichen der muskulären Schwäche, die motorische Insuffizienz ist beiden Graden eigen; aber bei der Gastroparese verbindet es sich nur mit Hypotonie, d. h. es fehlt die bleibende Erweiterung; das leere Organ besitzt noch die Kraft, zur normalen Größe zurückzukehren, bei der Füllung aber wird es durch gleichen Druck schneller ausgedehnt als das gesunde. In allmählichem Übergang schreitet die Störung zu schwereren Formen fort; zunächst kommt es zum Sinken des Muskeltonus, infolgedessen auch im nüchternen Zustand eine völlige Zusammenziehung nicht mehr möglich wird; weiterhin leiden auch die physikalischen Eigenschaften (Dehnbarkeit, Elastizität der Wand, bis schließlich die bleibende, schlaffe, atonische Dilatation geschaffen ist, die man wohl zu trennen hat von der beim Säugling nur ganz ausnahmsweise[2]) beobachteten, aus der kompensatorischen Hypertrophie bei Pylorusstenosen hervorgehenden echten zirrhotischen Ektasie.

Über die **Häufigkeit** der Atonie werden überaus widersprechende Anschauungen ausgesprochen. Manchen Ärzten ist die Magenerweiterung schon erwiesen, wenn neben Erbrechen und anderen dyspeptischen Erscheinungen eine Auftreibung des Epigastriums oder ein Plätschergeräusch wahrnehmbar wird, und viele können sich den Froschbauch des Rachitikers nicht vorstellen, ohne mit ihm die Idee der Magenatonie zu verbinden. So wird der Zustand von dem einen (v. Pfungen) für „alltäglich" erklärt, ein anderer (F.

---

[1]) Über Magenkapazität und Gastrektasie im Kindesalter. Bibliotheca medica. D, Heft 5. 1898.
[2]) Vgl. S. 694.

Epstein) sieht ihn bei 40 Proz. der Kinder, während Pfaundlers exakte Leichenuntersuchungen nur 14,8 Proz. im ersten, 15,4 im zweiten und 25 im dritten und vierten Lebenshalbjahr ergeben. Wahrscheinlich sind auch diese Zahlen zu hoch, da sie an Leichen, also an einem ausgesucht schweren Material gewonnen wurden. In Wirklichkeit liegen die Dinge wohl folgendermaßen: Geringe Grade von Hypotonie und motorischer Insuffizienz sind ungemein häufig; aber sie sind nichts weiter als eine Teilerscheinung aller chronischen Magendarmleiden und Ernährungsstörungen, die in gleichem Schritte mit dem Grundleiden sich bessern und verschlimmern. Sie besitzen somit keine eigene Bedeutung und bedürfen keiner besonderen Behandlung. Dagegen sind **diejenigen Fälle, wo die Atonie im Vordergrund steht und der Magen selbst besondere therapeutische Berücksichtigung verlangt, keineswegs häufig.** Nur sie allein sind für den Praktiker von Interesse und nur von ihnen ist die Rede, wenn im Nachstehenden die Bezeichnung der „Magenatonie" angewendet wird.

Eine derartige Atonie kommt ohne Katarrh meiner Erfahrung nach nicht vor. Die Symptomatologie und die Entstehungsweise beider sind miteinander so innig verquickt, daß es nicht möglich ist, sie in der Darstellung auseinanderzuhalten.

Symptome. Die Kranken sind dürftige, schlaffe, mürrische, launenhafte, rachitische Wesen, die zumeist am Ende des ersten oder im zweiten Lebensjahr stehen. Sie sind immer blaß, bei vielen ist eine eigenartige, gelblichfahle Hautfarbe vorhanden. Die Hauptklage der Eltern betrifft die **Appetitlosigkeit.** Fast niemals wird ein Bedürfnis nach Nahrung geäußert; selbst in besseren Zeiten wird die Nahrung nur eben angenommen, in schlechten besteht ein Widerwille gegen jede Speise, der sich manchmal zu wahrer Nahrungsverweigerung steigert. Gelegentlich kommt es zum **Aufstoßen** und **Erbrechen;** dieses Erbrechen wiederholt sich nur in größeren Zwischenräumen und besitzt keinen spastischen Charakter. Der Leib ist vornehmlich in der Magengegend aufgetrieben, der Stuhl meist träge; in anderen Fällen wiederum können dyspeptische Diarrhöen auftreten.

So deutlich die geschilderten Symptome auf den Magen hinzuweisen scheinen, so ist doch zu berücksichtigen, daß auch andere Ursachen wie der chronische Magenkatarrh sehr ähnliche Erscheinungen bedingen können. Namentlich die beginnende schleichende Meningealtuberkulose und die chronische Zystopyelonephritis[1]) verlaufen häufig lange Zeit unter dem Bilde der chronischen Dyspepsie, und auch die nervöse Appetitlosigkeit neuropathischer Kinder[2]) ist nicht immer leicht auszuschalten. Deswegen ist zur endgültigen Diagnose eine **Magenausheberung**[3]) nicht entbehrlich. Sie fördert 3 bis 4 Stunden nach einer dem Alter entsprechend bemessenen Mahlzeit, die unter normalen Verhältnissen um diese Zeit schon vollkommen erledigt sein würde, noch einen beträchtlichen **Rückstand** zutage. Seine reichliche Durchsetzung mit glasigem, zellreichem, dann und wann eitrigem **Schleim** beweist die Gegenwart des Katarrhs, der saure, stechende oder sonstwie veränderte Geruch deutet auf **abnorme Gärungen,** und die derbe, klumpige Beschaffenheit des Inhaltes läßt im Verein mit der verzögerten Entleerung die begleitende **motorische Insuffizienz** erschließen. In dieser letzten Erscheinung drückt sich auch die Atonie des Magens aus, die, wie erwähnt, jedweden chronischen Katarrh begleitet. Sie kann in geringerem oder höherem Grade ausgebildet sein und neben den häufigeren Fällen, wo das Organ nur mäßig geschädigt ist, trifft man solche, wo die Sondenuntersuchung über die nahezu völlige Einstellung der Bewegungsarbeit belehrt.

Die **exakte Feststellung der Volumenvergrößerung des Magens** unterliegt beim Säugling besonderen Schwierigkeiten. Wohl wird die Atonie wahrscheinlich, wenn bei einem

---

[1]) Vgl. S. 766.
[2]) Vgl. S. 696.
[3]) Das Kind sitzt oder es liegt in halber Bauchlage auf dem Schoß der Mutter, und zwar derart, daß das Gesäß auf dem linken, durch einen Schemel erhöhten Knie aufruht, so daß der Körper nach dem Kopf zu in leicht abhängige Lage kommt. Als Magenschlauch dient ein Nélatonkatheter Nr. 18—22.

nüchternen Kinde das Epigastrium vorgewölbt erscheint und sich die untere Grenze des wandständigen Anteiles als bogenförmige Linie unterhalb der Mitte zwischen Nabel und Schwertfortsatz abzeichnet, während bei mageren Bauchdecken gleichzeitig der Netzansatz an der großen Kurvatur als leistenförmige Erhabenheit sichtbar wird. Aber bewiesen ist sie damit noch nicht. Gesunde, ungewöhnlich große oder in größerem Umfang wandständige oder auch geblähte Mägen können dasselbe Bild geben, abgesehen von Täuschungen durch das Kolon. Perkussion, Palpation und Plätschergeräusch liefern keine eindeutigen Ergebnisse.

Die Diagnose wird durch das Röntgenbild bestätigt werden können. Eine annähernde Schätzung erlaubt nach Pfaundler auch die Durchleuchtung mit einem an der Sondenspitze befestigten Mignonlämpchen (Einhorn)[1]. Ein auffälliger Größenunterschied des beleuchteten Bezirkes in leerem und in mäßig gefülltem Zustand beweist die Hypotonie, ein Fehlen dieses Unterschiedes bei großem Volumen schon des leeren Organs beweist die atonische Dilatation.

Entstehung. Fast allgemein wird gelehrt, daß als Hauptursache der Atonie die Überlastung durch **zu große Nahrungsmengen** zu betrachten sei. Als Stütze hierfür wird auch angeführt, daß die vor Überfütterung besser geschützten Brustkinder verschont bleiben, und daß bei den Flaschenkindern die Störung sich vornehmlich in den Zeiten entwickelt, wo die Gelegenheit zur Überlastung besonders groß ist, nämlich in den ersten Lebenswochen, in der Zeit des Abstillens und beim Übergang zur gemischten Kost.

Man darf indessen bezweifeln, ob das mechanische Moment der Dehnung für sich allein zur Erklärung hinreicht. Wäre dem so, so müßte bei der weit verbreiteten Unsitte der Überfütterung die Atonie weitaus häufiger sein, als sie es tatsächlich ist. Wahrscheinlich bedarf es zur Entstehung wenigstens der klinisch zu berücksichtigenden Formen einer vorbestehenden Schwächung des Organs. Eine solche begünstigende Rolle spielt in zahlreichen Fällen ganz sicher die Herabsetzung des Tonus durch einen **primären infektiösen oder dyspeptischen Katarrh.** Die Vorgeschichte eines beträchtlichen Teiles der Kranken lehrt, daß das Leiden ganz akut mit einem solchen begann und erst infolge ungenügender Schonung während der Rekonvaleszenz in den jetzigen chronischen Zustand überging. Andere Male ist möglicherweise eine **angeborene örtliche Schwäche** (Zuccarelli, Strümpell, Machon) mit im Spiele. Dafür spricht, daß sich der „schwache Magen" in der Familie dieser Kinder häufig wiederfindet, dafür spricht auch die auffallend oft wiederkehrende Angabe, daß die Kranken vorzeitig geboren wurden. Auch in diesen Fällen dürfte der Katarrh insofern von Bedeutung sein, als er bei ihnen besonders leicht Fuß faßt und nun seinerseits durch Schädigung der an und für sich schon schwachen Wand der Ausbildung der Atonie Vorschub leistet. Ein Zusammenhang dürfte ferner bestehen mit dem hypotonischen Zustande der Muskulatur **bei Rachitis.** Von Bedeutung sind schließlich diejenigen Ernährungsfehler, die die Ausbildung eines **Milch-** **oder Mehlnährschadens** nach sich ziehen. In einigen meiner Fälle fiel ihnen zweifellos ein Gutteil des Schadens zur Last.

Verlauf und Prognose. Unbehandelt und der fortwährenden Einwirkung einer unregelmäßigen Diätetik überlassen, bietet der mit Atonie einhergehende Katarrh keine günstige Prognose. Zwar gefährden mäßige Grade das Leben nicht, aber sie halten die Entwicklung auf und bedingen jahrelange Störungen. Wahrscheinlich ist die Entstehung eines gewissen Teiles der im späten Kindesalter und auch beim Erwachsenen diagnostizierten Atonien auf das Säuglingsalter zurückzuführen (v. Widerhofer, Comby, v. Pfungen u. a.).

Der gewöhnliche Verlauf der Magenatonie erleidet eine wesentliche Veränderung, wenn die dyspeptischen Gärungen sich nicht auf den Magen beschränken, sondern auf den Darm übergreifen („gastrogene Dys-

---

[1] **Für** Säuglinge modifiziert von F. Epstein, J. K. 41.

pepsie"). Dann kommt es an Stelle der Verstopfung zu heftigen Durchfällen, die leicht als primär betrachtet werden können, während in Wirklichkeit der Magen den wesentlichen Sitz der Krankheit darstellt und nur von ihm aus dem Übel beizukommen ist. Solche Formen sind bei jüngeren Kindern ziemlich häufig; aber auch bei älteren kommen sie vor und können hier die Ursache eines schweren Zustandes werden.

Ein 12monatiges kräftiges Mädchen erkrankt an akutem, schwerem Brechdurchfall, und erholt sich nach einer Woche. Man kehrt zur früheren reichlichen Ernährung zurück, aber es entwickelt sich eine hartnäckige Darmstörung mit täglich 5 bis 8 schaumigen, schleimigen, stinkenden Stühlen, die nahezu zwei Monate lang allen diätetischen und medikamentösen Maßnahmen trotzen und das Gewicht von 11 auf 7 Kilo zurückbringen, so daß bereits an Darmtuberkulose gedacht worden war. Bei der ersten Untersuchung ist das Kind matt, mürrisch, von launenhaftem Appetit, von Kolik, Kollern, Aufstoßen, gelegentlichem Erbrechen und Schlaflosigkeit geplagt. Die Stühle enthalten reichlich Schleim; Magensondierung und Spülung entleert drei Stunden nach der letzten Mahlzeit noch ganz enorme, stechend riechende, mit Schleim durchsetzte Mengen, worunter auch Reste von Fleisch, Reis usw., die vor 24 Stunden und früher genossen waren. Die weitere Beobachtung ergibt 4 Stunden nach 120 ccm Milch und Milchzuckerwasser zu gleichen Teilen noch ca. 40 ccm Rückstand. Es wird unter Zuhilfenahme von stärkenden Mitteln (Wärme, einige Tropfen Wein usw.) wegen der großen Schwäche, und gelegentlicher Zugabe von Wismut und Tannigen die Ernährung (Milch, Sahne, Eigelb, Zwieback, Zucker) genau nach Maßgabe des Sondenergebnisses geregelt; etwaige Reste, auf deren Vorhandensein jedesmal ein Rückgang des Appetites hinweist, werden durch Spülung beseitigt. Der Appetit hebt sich sehr bald und wird so stark, daß die geringen Mengen nicht im entferntesten genügen. Durchfälle bereits eine Woche nach Beginn der Kur verschwunden; nach drei Wochen ist die Magenfunktion so weit gekräftigt, daß die vertragenen Mengen eine Zunahme des Gewichts erzielen. Bei sorgfältigstem Verhalten in der Folge vollkommene Heilung; das Kind ist mit zwei Jahren blühend, bekommt im fünften Jahre alles, ist aber noch etwas ,,empfindlich'' mit dem Magen.

Wenn da die Diagnose verfehlt wird und eine sachkundige Hilfe ausbleibt, so kann es zum tödlichen Ausgang kommen. Ich habe eine Anzahl solcher Kinder in den letzten Stadien in Behandlung bekommen und sterben sehen; es waren aufs äußerste abgemagerte, mit sekundärer Gastroenteritis und Bronchopneumonie behaftete, kümmerliche Wesen, deren geblähte und gelähmte Mägen selbst Mengen von nur 50 ccm verdünnter Milch erst nach 4 bis 5 Stunden in den Darm zu entleeren vermochten. Die Wiederherstellungsmöglichkeit findet hier ihre Grenze. Aber im übrigen sind die Heilungsaussichten leichter Grade gut, und auch mittelschweren Fällen kann durch sorgsame Behandlung die Gesundheit wiedergegeben werden. Ich verfüge auch über vollständige Heilungen scheinbar verlorener Kinder mit hochgradiger Funktionsstörung und weit fortgeschrittener Schädigung des allgemeinen Ernährungszustandes.

Verhütung und Behandlung. Der sichere Weg der Verhütung ist die vernunftgemäße Einrichtung der Ernährung; besondere Vorsicht ist geboten in den Zeiten, die die Entstehung der Atonie besonders begünstigen, vor allem auch bei Frühgeborenen und in der Genesung nach akuten Darmerkrankungen. Und um die ersten Anfänge des Leidens nicht zu übersehen, gewöhne man sich, bei Appetitstörungen nicht immer ohne weiteres eine rein ,,nervöse'' Grundlage[1] anzunehmen, sondern zu erwägen, ob nicht gewisse Anzeichen auf die Magenerkrankung hinweisen. Neben gelegentlichem Erbrechen ist hier die reizbare und mürrische Gemütsstimmung besonders verdächtig.

Bei der Behandlung[2] wird zunächst Abstellung allfällig anamnestisch feststellbarer Ernährungsfehler in Frage kommen.

Der unmittelbaren Beeinflussung des Magens dient weiterhin Anordnung

---

[1] Unterscheidung von nervöser Appetitlosigkeit vgl. S. 666.
[2] Vgl. auch Biedert, Th. G. Jan. 1901 und Behandl. d. Verdauungsstör des Kindes II. Aufl., Kap. 5.

einer **Ernährungsweise,** bei der keine Rückstände verbleiben können, die durch mechanische Belastung und Begünstigung von Gärungen die Wiedererstarkung der Magenwand verhindern. **Es darf nicht mehr eingeführt werden, als in der Zeit zwischen zwei Mahlzeiten bezwungen werden kann.**

Es empfiehlt sich, mit einer Magenspülung[1]) zu beginnen, der eine 12stündige Teeperiode folgt. Die gründliche Ruhe des Organs bedeutet einen wichtigen Schritt zur Besserung. Die Wiederaufnahme der Ernährung muß mit größter Vorsicht und unter ständiger Beaufsichtigung erfolgen, und auch weiterhin bedarf es der sorgsamsten Überwachung und ganz genauer Anordnungen. In schweren Fällen wird es sogar ratsam sein, für jeden Tag die Menge und Art der Nahrung auf das genaueste schriftlich zu bestimmen und Änderungen und Erweiterungen nur an der Hand wiederholter Untersuchungen des augenblicklichen Zustandes der Magenfunktionen vorzunehmen.

Die ersten Nahrungsmengen werden zweckmäßig zunächst auf etwa ein Drittel des Bedarfs (ca 30 Kal. pro Kilo) festgesetzt; danach entscheidet eine erneute Sondierung, ob auch jetzt noch nach drei Stunden Reste vorhanden sind oder nicht. Die Folge dieser Schonungszeit ist nicht nur das Wiedererwachen des Appetites, sondern vor allem auch eine Hebung der motorischen Kraft des Magens, die eine schnelle Vergrößerung der Nahrungsmengen zuläßt. Diese darf indessen in der ersten Zeit nur mit Vorsicht, darf niemals nach Maßgabe der wiederkehrenden Eßlust erfolgen. Ist doch der Appetit nur ein Zeichen, daß augenblicklich keine abnormen Gärungen vorhanden sind; aber diese, und mit ihnen die Appetitlosigkeit, können jeden Augenblick wiederkehren, wenn man zu reichlich füttert. Der Wechsel zwischen lebhaftem Nahrungsverlangen und plötzlichem Umschlag in Nahrungsverweigerung ist für den Zustand geradezu pathognomonisch. Es gibt wenigstens bei schweren Formen kein anderes Mittel, um ihn zu verhüten, als ohne Rücksicht auf etwaige Gewichtsverluste die täglichen Trinkmengen nach dem Aushebungsergebnis zu bestimmen. Im günstigen Falle wird nach 7 bis 10 Tagen der Erhaltungsbedarf überschritten und die Zunahme beginnt. Die Schnelligkeit der Erholung ist ein guter Maßstab für die Prognose.

Auch in der Folge hüte man sich, dem Appetite allzusehr nachzugeben; seine Abnahme allerdings ist ein sicheres Zeichen, daß man zu schnell vorwärts gegangen ist; sein Vorhandensein aber beweist keineswegs, daß der Magen größerer Leistungen wieder fähig wurde. Immerhin kann man jetzt der Sonde entraten; an ihre Stelle tritt die Kontrolle der Gewichtskurve; **die kleinsten Mengen, bei denen sie noch aufwärts geht, sind trotz starken Verlangens so lange beizubehalten, bis ein Stillstand ihre Unzulänglichkeit anzeigt.** Die jetzt erlaubte Zulage darf wiederum nur wenige Dekagramme betragen; denn es ist erstaunlich, eine wie geringe Überschreitung der bisher gut vertragenen Menge genügen kann, um nach wenigen Tagen eine schlimme Wendung zu verschulden.

Für die Zusammensetzung der Nahrung gelten dieselben Regeln wie beim Erwachsenen. Sie sei verhältnismäßig konzentriert, sowohl um die mechanische Belastung möglichst zu beschränken als auch deswegen, weil gleiche Kalorienmengen in kleinerem Volumen den Magen schneller verlassen als in größerem; sie enthalte nicht mehr als unbedingt nötig Eiweiß, denn die Aufenthaltsdauer verlängert sich im Verhältnis des N-Gehaltes[2]). Sie enthalte nicht mehr als 2 bis

---

[1]) In der oben beschriebenen Lage wird mit einfachem Heberapparat bei möglichst geringem Druck gespült.
[2]) Vgl. Ballin, Über Magentätigkeit bei dyspept. Säuglingen. Inaug.-Diss. Berlin 1899.

3 Proz. Fett, da fettreiche Mischungen lange verweilen[1]). Von Mehlen fand ich Kindermehle und fein zerriebenen Zwieback als Zusatz am geeignetsten. Grieß und besonders Reis wird noch nach langer Zeit wiedergefunden. Als zweckmäßigste Anfangskost erwies sich mir in der Mehrzahl der Fälle jenseits des 6. Monats mäßig verdünnte Milch mit Zusatz von Sahne oder Biedertschem Rahmgemenge nebst reichlichen Mengen von Zucker und fein verteilten Mehlsorten; bei älteren Kindern war zuweilen die Beifügung eines Eigelbes vorteilhaft. So früh wie irgend möglich ist weiterhin durch Übergang zu gemischter Kost den Anzeigen zu entsprechen, die durch gleichzeitig bestehende Nährschäden (Rachitis, alimentäre Anämie) begründet sind. Breiige Speisen sind aufs feinste zu purieren. Wenige (5) größere Mahlzeiten sind wohl empfehlenswerter als zahlreiche kleine, da jene im Verhältnis zum Nährwert schneller entleert werden als diese. Zu Beginn wird oft eine Ergänzung der Wasserzufuhr durch Verweilklystiere oder Infusionen wünschenswert sein.

Magenspülungen sind in leichteren Fällen entbehrlich. Pfaundler hält sie hier sogar für bedenklich, da schon der gesunde Magen bei einer 20 cm Wasser übersteigenden Druckhöhe einer vorübergehenden hypotonischen Erweiterung unterworfen sei. Bei höheren Graden der Atonie ist dagegen ihr Nutzen sicher, namentlich auch zur Bekämpfung des Katarrhs und zur Entfernung von Rückständen. Sie sollen dann entweder früh nüchtern oder besser noch abends vorgenommen werden; eine längere Ruhe des gründlich entleerten Organes kann unr vorteilhaft sein[2]).

Von **Medikamenten** schienen Tinctura strychni, Orexinum tannicum und Pepsinsalzsäure[3]) zuweilen nützlich. Faradisation regt die Kinder zu sehr auf.

Zur Erläuterung des Verlaufes und der Behandlung lasse ich hier die Krankengeschichte eines leichten und eines schweren Falles folgen.

9 monatiges Mädchen, Geburtsgewicht 2500 g. 5 Monate an der Brust gut gediehen, dann mit 1½ Liter Kuhmilch (2:1) und Zwiebackbrei genährt. Seit der Entwöhnung kein Fortschritt, sondern langsame Abmagerung; Aufstoßen, zuweilen Erbrechen, Appetitlosigkeit, Verstopfung. Bei der Aufnahme 4500 g Gewicht. Rachitis, Anämie, Verdrießlichkeit, Meteorismus, harter Fettseifenstuhl, Appetitlosigkeit. 3 Stunden nach 120 ccm ²/₃-Milch noch 60 ccm stechend riechende, schleimdurchsetzte Milchkoagula ausgehebert; der nüchterne Magen kissenartig gebläht, untere Grenze nüchtern 4 cm über Nabelhöhe. Weiterhin wird festgestellt, daß 70 ccm ¹/₃-Milch erst in 3 Stunden restlos den Magen verlassen. 24stündige Teediät, dann Ernährung mit Milch und Biederts Rahmgemenge, erst 50 Kal. pro Kilo; nach 5 Tagen werden laut Sondierung 60, nach weiteren 10 Tagen 70, nach wiederum 10 Tagen 90 Kal. (Milch, Rahmgemenge, Eigelb, Zwieback) bewältigt. Vorzügliche Umwandlung des Allgemeinbefindens. Das Gewicht nimmt noch bei 80 Kal. ab, bei 90 zunächst drei Wochen noch Stillstand, dann rasche und stete Zunahme (in 32 Tagen 1000 g).

9 monatiges Mädchen, mit 1675 g geboren, an der Brust bis zum siebenten Monat gut gediehen, erhält nach dem Abstillen täglich 1¹/₄ bis 1½ Liter Vollmilch mit Mehlzusatz. Schon 14 Tage nach dem Absetzen wird es appetitlos, mürrisch, matt und blaß. Es kommt zur Verstopfung und gelegentlichem Erbrechen. Die Zunahme hört auf.

Die Untersuchung des 7650 g schweren Kindes ergibt starke Rachitis und wachsartige Blässe. Kein Milztumor. Mürrisches Wesen, Nahrungsverweigerung. Magengegend vorgewölbt.

Bei der Sondierung drei Stunden nach 140 ccm Vollmilch entleeren sich nahezu 100 ccm schleimdurchsetzte, stechend riechende, klumpige Nahrungsreste; erst nach halbstündiger Spülung fließt die Waschflüssigkeit einigermaßen klar ab. 12stündige Teediät, hierauf 5 × 150 verdünnte Milch (1:2 gezuckerten Reisschleim). Erst vier Stunden nach

---

[1]) Vgl. Tobler, M. K. 7. Nr. 1.
[2]) Zur Spülung dient 0,8proz. Kochsalzlösung oder 0,6proz. Karlsbader Salzlösung. Als Stimulans kann ¹/₃ bis ½ Volumen kohlensaures Wasser zugesetzt werden. Höherer Druck ist sorgfältig zu vermeiden.
[3]) Vgl. S. 668.

einer solchen Mahlzeit ist der Magen leer. Nunmehr schnelles Erwachen der Eßlust. Unter Beibehaltung der Milchmenge wird durch Zufügung von 30, später 60 g Biedert- schen Rahmgemenges der Nährwert der Kost gesteigert. Bei 70 Kal. pro Kilo beginnt Körper- gewichtszunahme. Die schnelle Besserung verführt zu übereiltem Vorgehen; schon am 16. Tage wird ein Liter Milchmischung (2 : 1 Verdünnung), Zwieback und Gemüse verab- reicht. Wenige Tage darauf schwerer Rückfall. Wiederholung der geschilderten Kur mit gleichem Erfolg; erneuter Rückfall infolge Beigabe eines Reisbreies, dessen Reste noch nach 14 Stunden herausgespült werden. Erneute Nahrungsherabsetzung, dann vorsichtiges Steigen bis auf 200 Milch, 100 10 proz. Sahne, 20 g Zwieback, 40 g Zucker, ½ Eigelb in Bouillon (ca. 500 Kal.). Hierbei langsamer, aber andauernder Fortschritt; der Versuch, die Nahrung weiter zu steigern, bedingt indessen jedesmal wieder Rückgang von Appetit und Gewicht.

Nach dreimonatiger Pause tritt das nunmehr 15 Monat alte Kind wieder in Behand- lung. Der Zustand ist schlimmer denn je.

Es wiegt 9 Kilo, ist schwer rachitisch, appetitlos, geistig und körperlich weit zurück. Magenbefund wie früher. Es wird eine Milch, Fett-, Kindermehl-Gemüsepüree-Gelbeidiät eingeleitet, unter Beigabe von Pepsinsalzsäure und morgendlichen Magenspülungen, die oft noch Reste der Abendmahlzeit herausbefördern. Unter nunmehr gewissenhafter Beachtung aller Vorschriften kommt es allmählich zur Heilung. Mit 2½ Jahren 11½ Kilo; Magen noch sehr empfindlich, mit 3½ Jahren 14½ Kilo, ißt mit Ausnahme gröberer Vegetabilien alles, muß aber noch sehr knapp gehalten und alle zwei Monate wegen beginnender Appetit- losigkeit ausgespült werden. Vom 5. Jahre an ohne alle Beschwerden, kräftig und groß, jetzt 17 Jahre, robust mit völlig gesundem Magen.

2. Die nervöse Appetitlosigkeit
(und andere Ursachen ungenügender Nahrungsaufnahme).

Symptome. Es gibt eine nicht allzu kleine Zahl von Säuglingen, deren Ernährung Schwierigkeiten macht infolge einer chronischen Appetitlosigkeit. Diese Kinder stehen meist im zweiten oder dritten Lebenshalbjahre; nur aus- nahmsweise sind sie jünger. Sie zeigen niemals ein lebhaftes Nahrungsverlangen; bestenfalls trinken sie ohne Widerstand ihre Portion, dabei oft absetzend und für alles andere mehr interessiert, als für die Flasche; häufig nähren sie sich so ungenügend, daß der Gewichtsfortschritt leidet; manche überschlagen ganze Mahlzeiten. Es sind meist zarte, schmächtige, trotz ihrer Jugend schon un- zweifelhaft launische Wesen von großer Lebhaftigkeit; ein großer Teil von ihnen zeigt eine auffallende Blässe der Haut und der Schleimhäute, ohne daß der Hämo- globingehalt des Blutes eine entsprechend hochgradige Verminderung aufweist. Im Äußeren gleichen sie dadurch gelegentlich den Kranken mit chronischer Gastritis und Atonie, aber es besteht kein Erbrechen, keine Auftreibung des Epi- gastriums, und die Sondenuntersuchung ergibt normale Verhältnisse. Auch ohne sie würde die Munterkeit und die oft nur allzu rege Anteilnahme an der Um- gebung im Gegensatz zur Verstimmung des Atonikers ein Magenleiden aus- schließen. Und da auch sonst eine eigentliche Ernährungsstörung nicht besteht und auch in der Vorgeschichte ein Verstoß gegen eine vernünftige Diätetik nicht zu ermitteln ist, so bleibt kaum etwas anderes übrig, als eine **nervöse Appetitlosig- keit** anzunehmen. In der Tat zeigen nicht nur die Kinder selbst auch sonst manche Eigentümlichkeiten — wie etwa ungewöhnliche Regsamkeit, Launenhaftigkeit, Eigensinn, Wegbleiben beim Schreien — sondern es läßt sich aus der Familien- anamnese und der Beobachtung der Eltern und Geschwister die neuropathische Belastung ableiten. Wir haben demnach schon im frühen Kindesalter jenes eigenartige Fehlen des normalen Hungergefühles neuropathischer Kinder zu ver- zeichnen, dessen Bekämpfung auch in späteren Jahren eine so häufige und schwie- rige Aufgabe darstellt.

Behandlung. Durch den erziehlichen Einfluß einer ruhigen und vernünftigen Pflegerin, die sich in die Eigenheiten des Kindes einzufühlen versteht, kann oft- mals eine genügende Nahrungsaufnahme erzielt werden. Unter Umständen ist die Loslösung aus einer unverständigen Umgebung anzustreben. Nach Überführung in ein Säuglingsheim wurde schon mancher schwierige Fall geheilt, der sich zu Hause widerspenstig erwies. Daß aber nicht immer Erziehungsfehler schuld sind, erhellt aus der Erfahrung, daß die ungenügende Nahrungsaufnahme sich auch im Verlaufe der Anstaltspflege einstellen kann. Hier kann besondere Pflege des Kindes, Austragen ins Freie usw. wirksam sein. Sonst hat sich mir in leichten Fällen oft eine kleine **Hungerkur** bewährt, bestehend in 12stündiger Teedarreichung, an die sich eine unter der Ergänzung des Flüssigkeitsbedarfs durch Wasser innerhalb einer Woche langsam ansteigende Wiederaufnahme der Ernährung anschloß. Sehr oft habe ich mit Erfolg auch **konzentrierte Nahrung**[1]) verabfolgt, deren hoher Nährwert die Deckung des Bedarfs auch bei den freiwillig aufgenommenen kleinen Mahlzeiten gewährleistet. Zwecks Vermeidung von Dursterscheinungen ist hierbei etwas Tee oder Zuckerwasser nachzufüttern. In schwereren Fällen wird oftmals die freiwillige Zufuhr nach einigen **Sondenfütterungen** größer; doch kommt es auch vor, daß die Kinder sich dabei so stark aufregen und so viel erbrechen, daß der Versuch aufgegeben werden muß[2]). Man kann auch erleben, daß sich ein längere Zeit zwangsernährtes Kind vollkommen des Trinkens entwöhnt. Von **Appetitsmitteln**[3]) ist wenig zu hoffen; allenfalls ist Pepsinsalzsäure nützlich. In seltenen Fällen versagen alle Mühen und nur die Zeit kann helfen.

Ob es sich in allen Fällen wirklich um eine Anomalie des Hunger- und Appetitsgefühles handelt, oder ob andere Gründe, wie etwa eine vorzeitig eintretende Empfindung der Völle im Magen die Ernährungsschwierigkeit begründen, bleibe unentschieden. Jedenfalls gibt es noch **andere Ursachen ungenügender Nahrungsaufnahme,** die nichts mit Appetitlosigkeit zu tun haben, obschon sie in ihrer Wirkung auf dasselbe herauskommen. Vielfach erklärt sich der Widerstand aus einem krankhaften **Unlustgefühl gegenüber ungewohnten Geschmacks- und Berührungsempfindungen.** Manche Kinder trinken nur eine Nahrung von ganz besonderer Zusammensetzung und Geschmack und verweigern nicht nur jede andere, sondern auch die gewohnte, wenn sie ausnahmsweise einmal eine leichte Abweichung zeigt, andere weisen von einem gewissen Augenblick die Flasche ab und wollen mit dem Löffel gefüttert werden; wieder andere trinken nur, wenn sie von einer bestimmten Person gepflegt werden. Bekannt sind die Schwierigkeiten der Angewöhnung an Breie oder Gemüse[4]) und der zuweilen ungemein hartnäckige Widerstand bei dem Versuch der Entwöhnung[5]). Die Überwindung dieser und ähnlicher, zuweilen recht bizarrer Eigenheiten verlangt ein großes Maß von Geduld, Geschick und Überlegung; mit Zwang ist nur ausnahmsweise etwas zu machen.

Von den trinkfaulen, brustscheuen und nicht mit genügender Trinkfertigkeit begabten Brustkindern der ersten Lebenswochen sowie von allerhand anderen hier in Betracht kommenden Dingen wurde an früherer Stelle[4]) gesprochen. Schwierigkeiten der Ernährung infolge Appetitlosigkeit sind ferner zu verzeichnen bei **chronischen Ernährungsstörungen,** wo sie mit der Besserung des Grundleidens vergehen, bei chronisch verlaufenden **Tuberkulosefällen** und ebensolchen **Eiterungen** (Pyodermien, Pyelitis u. a.). **Fieberhafte Erkrankungen** aller Art erzeugen bei manchen Kindern eine hochgradige Beeinträchtigung des Verlangens nach Nahrung, die um so mehr auf eine besondere nervöse Grundlage bezogen werden muß, als sie bei anderen, gleich Erkrankten nicht eintritt. Bei **Keuchhusten, Retropharyngealabszeß, Ösophagusmißbildungen** führt die Angst vor Schmerzen oder Hustenreiz nicht selten zur Inanition. Von praktischer Wichtig-

---

[1]) Vgl. S. 299.
[2]) Über ähnliche Erscheinungen beim Ösophagismus vgl. S. 693.
[3]) Vgl. S. 668.
[4]) Vgl. S. 49.
[5]) Vgl. S. 52.

keit ist die Erfahrung, daß ein Widerwillen gegen gekochte Milch oft das erste Symptom eines **Morbus Barlow** ist. Bei vielen dieser Zustände kann die Ernährung mit konzentrierter Kost nützlich sein; auch die Sondenfütterung vermag, sofern sie vertragen wird, über kritische Tage hinwegzuhelfen. Appetitmittel[1]) helfen nicht; ihr Wirkungsgebiet beginnt erst, wenn die **Appetitlosigkeit in der Rekonvaleszenz** noch andauert.

3. Brechkrankheiten.

Stürmisches und tagelang anhaltendes **akutes Erbrechen** ist als Symptom verschiedenartiger Erkrankungen im Säuglingsalter häufig, am häufigsten bei akuten Störungen des Magendarmkanals alimentären und infektiösen Ursprungs. Aber gerade in Hinblick auf das Vorwiegen dieser Grundlage ist die Mahnung am Platze, die Diagnose nicht ohne die Berücksichtigung anderer Möglichkeiten zu stellen. Bei manchen Fällen von Meningitis, von Pyelonephritis steht das Brechen so im Vordergrund, daß die wahre Ursache leicht übersehen wird. Daß das gleiche bei Peritonitis, Intussuszeption und anderen Passagestörungen der Fall sein kann, ist mir aus wiederholten Erfahrungen der konsultativen Praxis bekannt. Besonders wichtig scheint mir ein Hinweis auf eine Form der Grippe zu sein, die als „Brechgrippe" mit so heftigem und immer wiederholtem Erbrechen verläuft, daß ein bedrohlicher Grad von Austrocknung und Kollaps entsteht.

Auch das **chronische Erbrechen** ist in manchen Fällen nur Symptom eines greifbaren Leidens; so gehen angeborene Stenosen, chronische Verstopfung[2]), Lageanomalien und Kompression des Dünn- und Dickdarms[3]), peritoneale Adhäsionen[4]) zuweilen mit so vorwiegenden Magenerscheinungen einher, daß ihre Erkennung erschwert wird. Alle diese Vorkommnisse sind indessen Seltenheiten gegenüber der Häufigkeit derjenigen Zustände, wo es sich um eine selbständige, rein funktionelle Magenanomalie handelt. In deren Gesamtheit wiederum lassen sich die folgenden Typen voneinander trennen[5]).

Das **habituelle Erbrechen** ohne sichtbare Magenperistaltik und ohne Ischochymie bei dem eine leichte und eine schwere Form beobachtet wird.

Die **Rumination** mit besonderer Art des Zurückgebens der Nahrung, die nicht eigentlich einem Brechen, sondern einer Regurgitation entspricht. Magenperistaltik und Ischochymie können vorkommen, sind aber nicht wesentlich.

Der **Pylorospasmus** mit Magenperistaltik und Ischochymie und zwar in der seltenen einfachen und in der häufigeren mit Muskelhypertrophie des Pförtners einhergehenden Form, die zweite auch als „hypertrophische Pylorusstenose" bezeichnet.

a) Habituelles Erbrechen.

Symptome. Gewohnheitsgemäßes Auswerfen von Mageninhalt, für das ein stichhaltiger Grund nicht ohne weiteres auffindbar ist, wird bei Brustkindern sowohl als auch bei Flaschenkindern recht häufig beobachtet. Bald handelt es sich um ein einfaches **Speien**, durch das der Magen sich eines Überschusses entledigt und das am stärksten kurz nach der Mahlzeit zu erfolgen pflegt, wo noch keine Gerinnung eingetreten ist, bald um ein **unter Aufstoßen erfolgendes Hervorbringen** ungeronnener und sauer riechender Massen, bald um ein reichlicheres, wirkliches **Erbrechen**. Der Zustand kann wochen- und monatelang anhalten. Er findet sich vorzugsweise bei jungen Säuglingen, ist aber auch späterhin nicht

---

[1]) Zu empfehlen ist namentlich Pepsin Grübler, zwei- bis dreimal täglich 5 bis 10 Tropfen 10 Minuten vor der Mahlzeit (L. F. Meyer, Th. G. Mai 1906) und Azidolpepsintabletten (schwach) in Zuckerwasser gelöst. Orexin. tannic. 0,25 zweimal täglich 1 Stunde vor der Mahlzeit, auch als Schokoladetabletten im Handel. Nach 5 bis 7 Tagen ist eine mehrtägige Pause einzuschalten. Von Phytinum liquidum (Donath, W. kl. W. 1911. Nr. 33; Stirnimann, K. Schw. 42. 1912) 5 bis 10 Tropfen habe ich weniger Erfolg gesehen.

[2]) Vgl. S. 704.

[3]) Vgl. S. 680 u. 700.

[4]) Peiser, B. kl. W. 1907. Nr. 29.

[5]) Ich sage mit Absicht „Typen". Denn bei der Mannigfaltigkeit und Wandelbarkeit funktioneller Störungen ist nicht entscheidbar, ob hier wirklich verschiedene Erkrankungen vorliegen, und nicht vielmehr nur einigermaßen fest umreißbare Glieder einer Kette, die unter sich in innerer Beziehung stehen und durch Übergänge miteinander verbunden sind.

ungewöhnlich. Das sonstige Befinden kann dabei gut und der Fortschritt ungehemmt sein; bei stärkeren Graden ist aber die nachteilige Rückwirkung auf Gewicht und allgemeine Körperbeschaffenheit unverkennbar.

Die **Mageninhaltsuntersuchung** ergibt nur geringe Ausbeute. Erhebliche Anzeichen von Katarrh oder motorischer Insuffizienz bestehen nach meinen Erfahrungen nicht. Magensteifung habe ich nie beobachtet. Der **Stuhl** ist bei Brustkindern in der Mehrzahl der Fälle häufiger und flüssig; bei Flaschenkindern pflegt er, solange nicht komplizierende Darmstörungen hinzutreten, normal zu sein. Verstopfung und graue Fettseifenstühle können vorkommen, gehören aber nicht zum typischen Bilde.

Formen und Ursachen. Läßt man sich die Mühe nicht verdrießen, diese Brechkinder eingehend in ihrem Tun und ihren Gewohnheiten zu studieren, so findet man doch bei einem Teil von ihnen Erscheinungen, die dieses Erbrechen erklären. Einige geben sich als **Luftschlucker**[1]) zu erkennen. Wie die starke Aufblähung und die große Magenblase im Röntgenbilde zeigen, bringen sie mit der Nahrung Luft in den Magen; und wenn ihnen nicht von einer aufmerksamen Pflegerin durch Aufsetzen Gelegenheit verschafft wird, sie während der Mahlzeit zu entleeren, entledigt sich der gespannte Magen ihrer später durch eine kleine Explosion, die regelmäßig auch einen Teil der genossenen Milch mit herausschleudert. Anders wieder erklärt sich das **Erbrechen der Atoniker**[2]), bei denen als Teilerscheinung der Atonie der gesamten Muskulatur auch eine Magenatonie besteht. Ein leichter Druck auf das gefüllte Organ, wie er unter anderem beim Aufsetzen und Heben ausgeübt wird, genügt, um den Kardiaverschluß zu sprengen und den Inhalt mundwärts zu treiben.

Bei der Mehrzahl der Brecher fehlen indessen solche Erklärungsgründe, und auch Ernährungsweise und Ernährungstechnik brauchen keine Handhabe zur Beanstandung zu geben, wie schon daraus erhellt, daß sich der Zustand gerne bei durchaus vernünftig gehaltenen Brustkindern einstellt. Unter diesen Umständen läßt sich die Annahme einer konstitutionellen Empfindlichkeit, einer Brechbereitschaft auf Grund einer konstitutionellen **Hyperreflexie des Magens** nicht abweisen. Daß diese Kinder wirklich etwas Besonderes in ihrer Körperlichkeit haben, dafür gibt die allgemeine Untersuchung in der Mehrzahl der Fälle einen Anhalt. So ist ein derart großer Prozentsatz von ihnen gleichzeitig mit Ekzem behaftet, daß ein tieferer Zusammenhang kaum abgelehnt werden kann. Mit und ohne Ekzem zeigen zum wenigsten die Brustkinder als Ausdruck einer kinetischen Übererregbarkeit des Magendarms eine Neigung zu häufigen und flüssigen Entleerungen; im Röntgenbilde läßt sich ungewöhnlich lebhafte Peristaltik des Magens wahrnehmen und schließlich weisen Allgemeinbefund und Familienanamnese mit größerer oder geringerer Eindeutigkeit auf die Zugehörigkeit zur Klasse der **Neuropathen.**

Die Bezugnahme auf die gleiche Veranlagung ist auch zur Erklärung derjenigen Fälle unentbehrlich, wo das Erbrechen in Anschluß an Ernährungsfehler entstand. Es gibt, wie ich in Bestätigung der Angaben französischer Ärzte[3]) betonen möchte, Beziehungen zwischen **Unterernährung und Erbrechen.** Bei unzulänglicher Zufuhr wird erbrochen, bei reichlicher hört das Erbrechen auf. Da bei normalen Säuglingen in gleicher Lage kein Erbrechen auftritt, müssen sonach auch hier besondere Verhältnisse mitspielen. Das Gleiche gilt für den Zusammenhang zwischen **Überernährung** und **Erbrechen,** der sich bei anderen Kindern fest-

---

[1]) Guinon, R m. Dez. 1904. Leven, 3. internat. Kongr. f. Säugl.-Schutz. Berlin 1911. Rosenstern, D. m. W. 1912. Nr. 39. Usener, Z. K. 5. 1912.

[2]) Peiser, B. Kl. W. 1907. Nr. 29.

[3]) Variot, La clinique infantile 1910. Nr. 22. 1911. Nr. 3.

stellen läßt. Überreichliche Mahlzeiten führen zwar auch bei gesunden Kindern zu Erbrechen oder Speien; aber die wochenlange Fortdauer des Symptomes auch nach Ausschaltung des Ernährungsfehlers ist bei ihnen unbekannt.

Unter Umständen kann das Erbrechen so stark werden, daß man es als **unstillbares Erbrechen** bezeichnen darf. Diese Wendung droht nach meinen Erfahrungen nur im ersten Lebensvierteljahr und bei Flaschenkindern und ist auch hier selten. Mit ihr setzt eine schnelle Gewichtsabnahme ein, an der mehr noch als der Hunger der Durst schuldig ist; und wenn nicht Hilfe gebracht wird, kann das Kind zugrunde gehen. Oft kommt es unmittelbar in Anschluß an die Mahlzeit zu Anfällen von Unruhe und schmerzlichem Geschrei, die erst nach reichlichem Aufstoßen und Erbrechen ihr

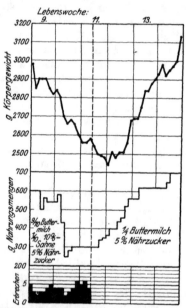

Fig. 150. Schweres Erbrechen bei einem 3 monatigen Säugling, durch Weglassen des Fettes sofort beseitigt.

Ende finden. Schluckkrämpfe und langandauernder Singultus können ebenso beobachtet werden, wie bei der hypertrophischen Pylorusstenose. Die Magengegend ist aufgetrieben, aber Peristaltik habe ich niemals sehen und ebensowenig einen verhärteten[1]) Pylorus fühlen können. Der Stuhlgang ist — auch das ist ein beachtenswerter Unterschied von der hypertrophischen Stenose — nicht angehalten, sondern erfolgt ein- bis mehrmal am Tage. In drei Fällen habe ich den anatomischen Befund erheben und dabei feststellen können, daß Veränderungen am Magen nicht vorhanden sind [2]). Das Organ wurde in systolischem oder halbsystolischem Zustand angetroffen; jede Erweiterung, jede Muskelhypertrophie fehlte; nur ein leichter Katarrh war zu verzeichnen.

Pathogenese. Über die Anlässe des einzelnen Brechaktes und ebenso über den Mechanismus, der der hartnäckigen Stabilisierung des Leidens zugrunde liegt, läßt sich zurzeit noch nichts Endgültiges sagen. Auf dem Boden der bestehenden Hyperreflexie werden offenbar auch Reize wirksam werden, die absolut gemessen durchaus nichts Pathologisches bedeuten. In dieser Hinsicht geben die therapeutischen Erfahrungen mancherlei zu denken; sie weisen auch darauf hin, daß verschiedene Möglichkeiten zu erwägen sind. Bei vielen Kindern besteht das Brechen vorwiegend bei fettreicher Kost (Frauenmilch, Backhausmilch) und wird durch fettarme Mischungen (Magermilch, Buttermilch) gemildert oder behoben (Fig. 150). Man könnte sonach meinen, daß der Anstoß von der Abspaltung niederer Fettsäuren gegeben wird, deren emetische Wirkung vom Tierversuch her bekannt ist. Daß nach meinen Erfahrungen die Gesamtazidität des Mageninhaltes keine abnorm hohe ist, würde bei der Möglichkeit eines konstitutionell niederen Schwellenwertes des Brechreflexes nicht gegen einen solchen

---

[1]) Auch der normale Pylorus ist gelegentlich bei günstigen Verhältnissen zu fühlen, so daß beim Forscher der Befund eines nicht verhärteten Pylorus keine diagnostische Bedeutung hat.

[2]) Die von Weill und Pehn (Lyon Medical. Bd. 95. S. 565) beschriebenen Fälle mit gleichem Befunde dürften ebenfalls hierher gehören.

Zusammenhang sprechen. Immerhin liegen auch in ganz eindeutig reagierenden Fällen die Dinge nicht so klar, wie in dem in Fig. 150 dargestellten Falle; denn einmal pflegt die Fettarmut der Heilnahrung keineswegs der einzige Unterschied zu sein, und weiterhin kann oftmals auch bei Beibehaltung der fettreichen Kost die bloße Änderung der Korrelation der Nahrungsbestandteile günstig wirken[1]). So sah ich zuweilen Brechen bei Frauenmilch einfach dadurch verschwinden, daß täglich einige Gramm Plasmon zugefüttert wurden. Andere Gedankengänge werden angeregt, wenn man beobachtet, daß auch bei Weiterverabreichung der bisherigen Nahrung, aber in konzentrierter Form — z. B. Vollmilch statt Halbmilch, Brei statt flüssiger Kost — das Erbrechen aufhört. Man könnte geneigt sein, hieraus auf eine Bedeutung des Füllungszustandes des Magens zuschließen; aber da durch bloße Beschränkung der früheren Kost nicht der gleiche Erfolg erzielt wird, dürften die Dinge verwickelter liegen. Möglicherweise spielen osmotische Einflüsse hinein; solche wenigstens zu erwägen, liegt nahe, wenn man sieht, daß manchmal auch durch Verdünnung mit Molke statt mit Wasser oder durch reichlichen Zuckerzusatz Besserung eintritt; es könnte allerdings sein, daß dieser Erfolg nicht direkt, sondern auf dem Umweg einer Hebung des Allgemeinzustandes durch reichlichere Kohlehydratzufuhr zustande kommt. Außerdem wird auch der Magen- und Dünndarmchemismus verändert, da die konzentrierten Lösungen wohl andere Gärungsbedingungen schaffen. Nicht gleichgültig sind schließlich vielleicht auch mechanische Reize; wenn manchmal die feine Auslabung des Kaseins durch Pegnin das Brechen beseitigt, so ist eine Bedeutung des gröberen Gerinnsels nicht leicht von der Hand zu weisen.

Ebensowenig, wie über die Art des auslösenden Reizes, wissen wir darüber, inwieweit auf seiten des Magens Hyperästhesie, Spasmus, pathologischer und Bedingungsreflex beteiligt sind. Jedenfalls ist der Fortschritt auf diesem zweifellos recht interessanten Gebiete an genauere Klarlegung der Verhältnisse jedes Einzelfalles gebunden, wobei auch die von Rott[2]) angeregte Differenzierung mit Hilfe pharmakologischer Prüfung nützliche Aufschlüsse bringen könnte.

Für die Entstehung der schweren Form des habituellen Erbrechens, des unstillbaren Erbrechens scheint über die berührten Einflüsse hinaus noch eine in einem besonderen Maße fehlerhafte künstliche Ernährung in Frage zu kommen. Soweit gegenwärtig zu übersehen ist, kommt dieser Zustand nur bei Flaschenkindern[3]) vor, und zwar, nach meinem Material zu schließen, bei solchen, in deren Vorgeschichte ein ungewöhnlich hoher Grad von Überfütterung feststellbar ist. Besonders lehrreich war mir die Erfahrung, daß einmal während des gleichen Vierteljahres schnell nacheinander 4 Kranke in Behandlung traten, die sämtlich infolge der gleichen, immer von derselben Seite ausgehenden Vorschriften bereits in der zweiten Lebenswoche 1 bis 1½ Liter Milchmischung erhalten hatten.

Verlauf. Einmal zum Ausbruch gelangt, hält sich das gewohnheitsmäßige Erbrechen in der Regel lange Zeit. Es pflegt die Abheilung der etwa begleitenden allgemeinen Ernährungsstörung zu überdauern und auch dann noch nicht zu weichen, wenn das Kind im übrigen schon Wochen und Monate hindurch normal weitergedeiht. Periodische Schwankungen in der Stärke sind möglich, ebenso ein

---

[1]) Vgl. die Ausführungen von E. Schloß, Üb. Säuglingsernährung. 1912. S. 109ff.
[2]) Th. M. 1911. Nr. 9.
[3]) Die Fälle unstillbaren Erbrechens bei Brustkindern, die vielleicht hier in Betracht zu ziehen sind (z. B. Fall von Variot, G. h. 1903, S. 697 und Fall von Dévé u. Podevin, A. m. ch. inf. 1904, S. 457), sind zu ungenügend beschrieben, um ihnen mit Sicherheit die gebührende Stelle anweisen zu können.

Übergang in das unstillbare Erbrechen. Erst ganz allmählich geht es zur Besserung. Es kommt auch vor, daß das Brechen unter besonderer Diät für längere Perioden verschwindet, so daß Genesung angenommen wird, bis die sofortige Wiederkehr beim Übergang zur früheren brechenerregenden Ernährungsweise belehrt, daß die Heilung nur eine Scheinheilung war.

So beobachtete ich z. B. vom 14. Lebenstag an einen Knaben, der infolge Überfütterung an der Flasche schon wenige Tage nach der Geburt häufig zu brechen angefangen hatte. Starke Nahrungsbeschränkung, Hungertage, Magenspülungen vermochten keine Besserung zu bringen; Darreichung von Frauenmilch bewirkte eine sinnfällige Verschlimmerung. Das Brechen ließ auch nicht nach, als das Kind nach Abheilung der beigesellten chronischen Ernährungsstörung an der Brust und später bei Zweimilchernährung schon lange vortreffliche Fortschritte machte. Dagegen verschwand es mit einem Schlag. als es im 7. Monat auf die fettfreie Buttermilch abgesetzt wurde. Drei Monate lang blieb alles ruhig; als aber dann die Rückkehr zu fetthaltigen Milchmischungen versucht wurde, kam es sofort zum Rückfall. Erst im 14. Monat wurde nicht entrahmte Milch vertragen.

Auch bei der Mehrzahl der Kinder mit unstillbarem Erbrechen nimmt das Leiden den Ausgang in Genesung, und das pflegt auch dann zu geschehen, wenn bereits hochgradige Abmagerung eingetreten ist. Ich habe unter 12 Kranken nur 3 Todesfälle und glaube, daß auch diese drei hätten vermieden werden können, wenn uns seinerzeit eine größere, therapeutische Erfahrung zur Seite gestanden hätte. Aber wenn es der Behandlung nicht gelingt, das Brechen förmlich abzuschneiden, so ist der Verlauf bestenfalls langwierig, und in den schweren Fällen läßt die große Erschöpfung der Kleinen lange Zeit die Lage sehr bedenklich erscheinen. Man darf annehmen, daß bis zur sichtlichen Besserung etwa 2 bis 3 Monate vergehen werden.

Behandlung. Die Behandlung des Erbrechens der Luftschlucker und Atoniker ergibt sich aus den früheren Andeutungen; diejenige des habituellen Erbrechens hat mit der allseitigen Regelung der **Diätetik** zu beginnen. In der Folge soll als Hauptaufgabe zunächst nicht die Beseitigung des Speiens, sondern die Behebung der allgemeinen Ernährungsstörung betrachtet werden. Denn wenn sich der Gesamtzustand bessert, pflegt langsam auch das Brechen zu schwinden, und deshalb hat man nicht nötig, es direkt zu beeinflussen, solange es sich in mäßigen Grenzen hält. Von diesem Gesichtspunkte aus wird es bei Flaschenkindern oftmals zweckmäßig sein, eine Nahrung zu wählen, die anfangs des öfteren (vielleicht wegen ihres hohen Fettgehaltes) das Brechen zu steigern pflegt, die **Frauenmilch.** Sie ist um so dringlicher angezeigt, je jünger die Kinder sind und je mehr die Allgemeinstörung vor dem örtlichen Reizzustand in den Vordergrund tritt. Brustkinder sollen möglichst nicht abgesetzt werden, sondern sind der diätetischen Behandlung zu unterwerfen, wie sie für die endogenen Ernährungsstörungen an der Brust an früherem Orte empfohlen wurde.

Wenn das Erbrechen selbst durch Häufigkeit und Reichlichkeit besondere Maßnahmen nötig werden läßt, so wird man, falls Frauenmilch nicht in Frage kommt, sich die folgenden Erfahrungen zunutze machen. Auf keinen Fall ist Hungerkur oder Unterernährung angezeigt; sie nützen nie und schaden immer. Allenfalls kann man — mit nicht allzu viel Aussicht auf Erfolg — versuchen, ob durch Verteilung des Tagesquantums auf zahlreiche kleine Mahlzeiten etwas zu erreichen ist.

Erbrechen, das bei fettreichen Gemischen, wie Gärtnersche Fettmilch, Backhausmilch u. dgl. eingesetzt hat, weicht meistens der Verabreichung fettarmer Nahrung, oft schon der verdünnten Milch mit Schleim und Zuckerzusatz, noch sicherer der gezuckerten Buttermilch. Fehlt eine solche Anamnese, so ist von dieser Verordnung kaum ein durchschlagender Erfolg zu erwarten. Am meisten Aussicht bietet dann die Verabfolgung konzentrierter Nahrung:

z. B. statt 100 Halbmilch mit 5 Proz. Kohlehydrat 50 Vollmilch mit 5 bis 10 Proz. oder Breie statt flüssiger Nahrung[1]); mit Vorteil habe ich auch „konzentrierte Eiweißmilch" (das käufliche Präparat oder eine selbst zubereitete ohne Wasserzusatz) mit 10 bis 20 Proz. Zucker in Mengen von 80 bis 100 g auf das Kilo Körpergewicht und Darreichung kleiner Mengen Tee zwischen den Mahlzeiten verwendet. Erfolg hat zuweilen schon eine stärkere Erhöhung des Zuckerzusatzes zur Nahrung[2]). In leichten Fällen hat es manchmal eine gute Wirkung, wenn zur Verdünnung Molke statt Wasser[3]) verwendet wird; das gleiche kann man zuweilen von Pegninmilch[4]) beobachten.

Von **Magenspülungen** ist nicht viel zu erwarten, ebensowenig von alkalischen Wässern. Von **Medikamenten** kann ich dem von Variot[5]) empfohlenen, eine feine Gerinnung begünstigenden Natrium citricum nichts Besonderes nachrühmen.

Etwas mehr scheinen die verschiedenen Anaesthetica[6]) zu leisten; manchmal wirken sie prompt, manchmal hingegen gar nicht. Ähnliches gilt von Atropin[7]) und Papaverin[8]). Vielleicht wird man in Zukunft die Anzeichen der verschiedenen Mittel näher bestimmen und daraus, wie erwähnt, Schlüsse auf Art und Ort der nervösen Störung ziehen können.

Bei dem unstillbaren Erbrechen künstlich genährter Säuglinge ist es ratsam, das Kind an die Brust zu legen und dabei so zu verfahren, wie es bei der hypertrophischen Pylorusstenose geschieht[9]). Zwar ist der Erfolg nur ein ganz allmählicher, aber anscheinend ein sicherer. Ich habe bisher alle Kinder genesen gesehen, denen Frauenmilch gegeben werden konnte. Muß man bei der Flasche verbleiben, so kommt die Verordnung von fettarmer Butter- oder Magermilch mit Kohlehydratzusatz in erster Linie in Frage. Gerade in dieser Lage habe ich als Regel sofortiges Aufhören des Erbrechens beobachtet (Fig. 150).

b) Rumination.[10])

Symptome. Bei der Rumination besteht kein eigentliches Erbrechen, sondern ein ständiges, müheloses, ja allem Anschein nach „lustbetontes" **Regurgitieren** des Mageninhaltes. Frühestens im zweiten Vierteljahr, oft erst im zweiten Halbjahr, manchmal nach einer Periode einfachen Gewohnheitserbrechens, manchmal ohne Vorläufer beginnt eines Tages die Nahrung emporzusteigen, um zum Teil wieder verschluckt zu werden, zum andern

---

[1]) Hahn, M. Kl. 1911. S. 1452.

[2]) Große Zuckergaben werden auch von Variot (Ref. Z. K. 6. S. 39. 1913) und Nobécourt (ibid. 8. S. 351. 1914) angeraten.

[3]) Vgl. auch Ashby, Ref. A. K. 31. S. 115.

[4]) Labpulver der Höchster Farbwerke nach v. Dungern, gibt Ausfällung in feinen Flocken.

[5]) A. m. ch. inf. 1907. Nr. 3. S. 106. Natr. citric. 5,0, Syrup. 50,0, Aqu. 250. 1 Eßlöffel vor jeder Mahlzeit.

[6]) Novocain, Alypin 1 bis 2 mg 20 Min. vor dem Trinken sind als weniger giftig dem von Rott (l. c.) erprobten Kokain vorzuziehen. Anästhesin, Propäsin 0,2 Sacch. lactis. 0,3.

[7]) Solut. Atropin. sulfur. 0,01/10,0 2 bis 3 Tropfen vor und während der Mahlzeit zu geben, drei- bis viermal täglich ($= 1/5$ mg) eventuell bis 1 mg pro die.

[8]) Solut. Papaverin. hydrochlor. 0,1/100, 1—2 Teelöffel vor der Mahlzeit. Popper, W. kl. W. 1914. S. 361. Deeprat, Ref. J. K. 82. 1915. S. 499. Knöpfelmacher, W. kl. W. 1914. S. 284.

[9]) Vgl. S. 684.

[10]) Lit. H. Maas, Med. Kl. 1907. Nr. 31. Freund, M. Gr. 11. Brüning, A. K. 60/61. 1913. Landé, M. K. Orig. 14. 1916. Ylppö, Z. K. 15. 1914. Somersalo, Arch. f. Verdauungskr. 26. 1920.

Teil aus dem Munde herauszulaufen. Dieses Spiel, auch im Schlafe nicht immer unterbrochen, dauert nach der Mahlzeit noch lange Zeit an, so daß nicht unerhebliche Verluste von Nahrung zustande kommen. Immerhin sind diese nur ausnahmsweise so groß, daß die Stuhlentleerung aussetzt. Auch das Gewicht nimmt nur langsam ab. Erbrechen, Speien, stärkeres Luftschlucken, leichte pylorospastische Zeichen können bemerkbar werden. Der Zustand kann monatelang dauern, zeitweilig gebessert erscheinen und dann wiederkehren. Es gibt leichte und schwere Fälle; bei den zweiten kann, wenn die Behandlung versagt, der Hungertod eintreten.

Das sonstige Verhalten der Kranken bietet, abgesehen von häufig beigesellten allgemeinen Ernährungsstörungen, nichts Auffälliges; vielleicht daß eine besonders große und bewegliche Zunge[1]) zum Bilde gehört. Es besteht eine Herabsetzung der Motilität des Magens; sie ist wenig erheblich und in der Stärke wechselnd, so daß beim gleichen Kinde das eine Mal größere, das andere Mal geringere oder gar keine Rückstände gefunden werden. Der Chemismus ist normal. Magenperistaltik ist gelegentlich beobachtet worden[2]), fehlt aber in den reinen Fällen.

Die Rumination hat eine gewisse Ähnlichkeit mit dem Kardiospasmus[3]); sie unterscheidet sich dadurch, daß das Zurückgeben nicht schon während des Trinkens beginnt, sondern erst einige Zeit später, nachdem ein Teil der Mahlzeit oder die ganze Menge ungestört aufgenommen ist.

Pathogenese. Eine anatomische Grundlage des Leidens ist nicht vorhanden[4]) und ein Zusammenhang mit irgendwelchen Verdauungsstörungen weder klinisch noch anamnestisch festzustellen. Das ganze Bild der Rumination weist vielmehr in andere Richtung. Bei einer ganzen Anzahl von Kindern — zu ihnen gehörten auch zwei von meinen drei Fällen — entwickelte sich die eigenartige Störung während eines langen, durch andere Gründe bedingten Anstaltsaufenthaltes. Schon das — zusammengehalten mit dem sichtlichen Wohlbehagen der Kleinen bei ihrem Tun — legt die Auffassung als psychogene, gewissermaßen zur Unterhaltung getriebene anomale Gewöhnung oder „eines zum Zwecke des Lustgewinnes fixierte pathologische Gewohnheitsreaktion" nahe, die ursächlich in Verwandtschaft steht mit der Onanie, dem Kopfwackeln und anderen Stereotypien. In bestem Einklang damit steht die Erfahrung, daß allerhand seelische und erzieherische Einflüsse — die Änderung der Umgebung, die Verbringung in Einzelpflege, die Ablenkung der Aufmerksamkeit durch Herumtragen, Spielzeug, Gehör- und Gesichtseindrücke, energisches Anschreien und ähnliches mehr — eine vorübergehende oder dauernde Besserung zu bewirken vermögen. Eine neuropathische, oder besser gesagt psychopathische Veranlagung dürfte dabei vorauszusetzen sein.

Ylppö ist geneigt, außer dieser Veranlagung noch das reichliche Luftschlucken beim Trinken mit der dadurch erzeugten Magendehnung als auslösenden Faktor der Rumination zu betrachten. Doch dürfte es sich wohl nur um ein Nebeneinander handeln, da nicht bei allen Kindern Luftschlucken nachweisbar ist.

Behandlung. Dieser Entstehungsweise entsprechend, muß die Behandlung im wesentlichen eine psychische sein, d. h. die Aufmerksamkeit des Kindes von seinen körperlichen Empfindungen in andere Richtung lenkten und gleichzeitig auf erziehlichem Wege die Hemmungen fördern. Wie das im Einzelfalle zu ge-

---

[1]) Gött, Z. K. 16. 1917.
[2]) Aschenheim, Z. K. 8. 1913.
[3]) Vgl. S. 693.
[4]) In den zwei von mir sezierten Fällen fand ich, ebenso wie Freund in den seinen, den Magen in fester Systole.

schehen hat, bleibt den jeweiligen äußeren Verhältnissen und der Findigkeit der Umgebung überlassen. Daß außerdem öfters statt der Darreichung flüssiger Nahrung aus der Flasche die Päppelung mit Brei nützlich ist, kann ich bestätigen. Vielleicht ist das weniger der dickeren Beschaffenheit des Mageninhaltes und dem Fortfall des Luftschluckens, als der Durchbrechung der eingewurzelten Gewohnheit zu verdanken.

Einen guten Erfolg hat nach Ylppö[1]) die dauernde Lagerung auf den Bauch; auch das Trinken erfolgt in dieser Lage. Durch Fesselung der Arme an die Bettseiten wird die Einführung der Finger in den Mund und das Zurückdrehen auf den Rücken verhindert. Kommt es nach Angewöhnung an die neuen Verhältnisse doch wieder zum Rückfall, so wird das Kind in der gleichen Lage auf eine Schwebe, d. h. auf ein straff gespanntes Tuch verbracht. Die schaukelnde Bewegung pflegt die Aufmerksamkeit von den Empfindungen am Magen abzulenken und dadurch hört das Ruminieren auf.

c) Pylorospasmus. [2])
(Einfacher Pylorospasmus und hypertrophische Pylorusstenose).

Symptomatologie. **Unstillbares Erbrechen** bildet auch das uaffälligste Symptom eines an das frühe Säuglingsalter gebundenen, höchst eigenartigen Leidens, dessen Erforschung seit der ersten ausführlichen Schilderung Hirschsprungs die Kinderärzte lebhaft beschäftigt hat, der „angeborenen Pylorusstenose" (Congenital pyloric spasm, congenital gastric spasm Thomson).

Zuweilen schon in den ersten Lebenstagen, am häufigsten in der zweiten bis dritten Woche, aber auch noch in späterer Zeit — bis in den dritten, ja den vierten Monat hinein[3]) — beginnt es zunächst gewöhnlich in unscheinbarer Form, um sich binnen kurzem derart zu steigern, daß es das ganze Bild beherrscht. In selteneren Fällen ist der Anfang plötzlich und stürmisch; manchmal bestanden vorher die für konstitutionell abnorme Brustkinder so bezeichnenden Durchfälle, und der schnelle Umschlag zur Verstopfung und zum Erbrechen war überraschend. Das Erbrechen erfolgt bald sofort nach und oft noch während des Trinkens, bald erst nach mehreren Stunden und dann gewöhnlich in großem Schwalle, der mit Gewalt hervorbricht. Bei einigen Kranken löst der Versuch, einige Tropfen Nahrung beizubringen, die heftigsten **Schluck-** und **Würgkrämpfe** aus, und manche stoßen die Brust oder Flasche nach den ersten Schlucken unter wildem Geschrei und allen Anzeichen heftigster **Schmerzen** wieder zurück.

Das **Erbrochene** ist frei von Galle. Nur ausnahmsweise und vorübergehend zeigt es sich etwas gelblich oder grünlich verfärbt. Es besteht in reinen Fällen aus unveränderter oder bereits geronnener Nahrung, der wechselnd Mengen von Schleim beigemischt sind; manchmal sieht man einige kleine Blutstreifchen, recht selten dagegen erheblichere Beimengungen frischen Blutes, die, wie ich einem Sektionsbefunde entnehme, flächenhaften submukösen Ergüssen von mäßigem Umfange, gelegentlich aber wohl auch kleinen Erosionen[4]) und

---

[1]) Th. M. 1920. Nr. 3.
[2]) Lit. vgl. besonders J. Ibrahim, D. angeborene Pylorusstenose im Säuglingsalter. Berlin, S. Karger, 1905. Ders., E. i. M. K. 1. 1908. W. Wernstedt, Stud. üb. d. Natur der sogenannten angeborenen Pylorusstenose. Sonderabdr. aus Nordiskt Medicinsk. Arkiv. 1906. Afd. II. Neurath, Sammelref. C. Gr. 2. Nr. 17—19. Langemaak, Sammelref. ibid. 5. Nr. 10ff. Kaupe, ibid. 12. 1909. Nr. 5ff. Hertz, J. K. 84. 1916. Französische Lit. bei Fredet u. Guillemot, Stenose du pylose par hypertr. muscul. Toulouse, Librairie de l'Université, 1910.
[3]) Üb. den Zeitpunkt des Beginnes vgl. Heubner, Th. G. Okt. 06. Ibrahim, Wernstedt, l. c. Bloch, J. K. 65. Mein spätester Fall setzte mit $3\frac{1}{2}$ Monaten ein.
[4]) Hertz, l. c.

größeren Geschwüren, entstammen. Ein bemerkenswerter Befund ist das Auftreten freier Salzsäure; er wird, wenn nicht schon bei der ersten, so doch bei wiederholten Untersuchungen regelmäßig erhoben (Hertz). Die Gesamtazidität ist hoch. Da, wo eine Komplikation mit Gastritis eingetreten ist, können neben der stärkeren Durchsetzung mit schleimig-eitrigem Sekret ungewöhnliche, zuweilen selbst faulige Gärungen wahrgenommen werden.

Der Beschaffenheit des Erbrochenen entspricht das Ergebnis der Sondenuntersuchung. Es belehrt vor allem auch darüber, daß selbst nach langen Nahrungspausen immer noch nennenswerte Rückstände vorhanden sind, es sei denn, daß durch stürmisches Erbrechen der Inhalt restlos wieder ausgeworfen wird.

Der Verlust an Nahrung durch das Brechen bewirkt in Bälde einen Stillstand des Körpergewichtes, der häufig in fortschreitende Abmagerung übergeht. Der ausgetrocknete Körper sondert nur spärlichen Urin ab. Es kommt zu hartnäckiger Verstopfung; erst in mehrtägigen Zwischenräumen werden dunkle, zähe Hungerstühle abgesetzt; nur wenn eine katarrhalische Reizung des Darmes besteht, zeigen sich zahlreichere, schleimige Entleerungen, die aber kaum Nahrungsreste enthalten.

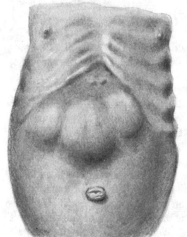

Bis hierher gleicht das Bild des Pylorospasmus der schweren Form des habituellen Erbrechens. Aber nunmehr läßt ein Blick auf den entblößten Körper eine weitere Erscheinung wahrnehmen, welche belehrt, daß eine andersartige Störung vorliegen muß. Der Leib ist eingesunken, nur die Magengegend wölbt sich vor, und in ihr sieht und fühlt man den Magen sich steifen und mächtige peristaltische Wellen über ihn von links nach rechts hinziehen (Fig. 151). Die Gegenwart dieses klassischen Stenosesymptomes, zusammengehalten mit dem regelmäßigen Befunde von Rückständen,

Fig. 151. Magenperistaltik bei hypertrophischer Pylorusstenose.

läßt mit Notwendigkeit auf ein Hindernis schließen, und die Gestalt des Bauches, sowie das Fehlen von Galle im Erbrochenen führt dazu, den Sitz dieses Hindernisses an hoher Stelle und insbesondere noch vor der Vaterschen Papille zu suchen.

Einer zarten und feinfühligen Hand gelingt es, in Bestätigung dieser Folgerung rechts neben der Mittellinie unter der Leber regelmäßig eine ungefähr haselnußgroße, walzige, ziemlich derbe, den Eindruck einer Intussuszeption erweckende Geschwulst zu tasten, die, wie die anatomischen Befunde bestätigen, dem verdickten Pylorus entspricht. Sie kann unter dem Finger ihre Gestalt und Härte ändern und damit zu erkennen geben, daß an ihrer Erzeugung auch Bewegungs- und Kontraktionsvorgänge beteiligt sind[1]).

Die Peristaltik ist im Beginne der Krankheit, solange noch die Nahrung sofort erbrochen wird, nicht immer sichtbar (Bloch). Später ist sie ständig in auffallender Stärke entwickelt. Beklopfen der Magengegend, Nahrungszufuhr, selbst Saugen am Schnuller ruft sie hervor, falls sie zufällig im Augenblicke der Untersuchung fehlen sollte. Im Stadium der Besserung wird sie seltener. Der Versuch, die mannigfaltigen Bewegungsvorgänge genau zu analysieren ist von Ibrahim und unter Heranziehung der Röntgenstrahlen von Wernstedt unternommen worden.

---

[1]) Über Tastbarkeit des unveränderten Pylorus vgl. Anm. 1, S. 670.

Anatomischer Befund. Als Grundlage der klinischen Erscheinungen deckt die Leichenöffnung einen **stenosierenden Kontraktionszustand des Pylorus** auf, der fast regelmäßig mit einer **Hypertrophie der Muskulatur** des Pförtners und des übrigen Magens verbunden ist (Fig. 152). An der Stelle des Pylorus sitzt ein knorpelhartes Gebilde von Gestalt eines 2 bis 3½ cm langen Zylinders, das zapfenartig — wie die Portio in die Vagina — in das Duodenum hineinragt. Es setzt sich entweder — äußerlich nur durch eine seichte Furche abgegrenzt — in die fest zusammengezogene Pars pylorica fort, so daß ein gegen den Mageneingang offenes Trichterstück entsteht, oder gleich vor dem Pförtner ist der Magen sackig erweitert, so daß eine scharfe Abgrenzung statt hat.

Die Pylorusgeschwulst besteht aus derben, hypertrophischen Muskelmassen, die eine enge, allenfalls für einen dünnen Bleistift durchgängige kanalförmige Lichtung umschließen (Canalis pylori). Vom Fundus her nähern sich ihr 3 bis 5 Längsfalten der Schleimhaut und durchziehen sie eng genähert der ganzen Länge nach, um jenseits wieder auseinanderzutreten. Sie bedingen im Querschnitt ein rosettenartiges Bild und tragen dazu bei, die Enge noch zu steigern. Unter Umständen kann dies so weit gehen, daß

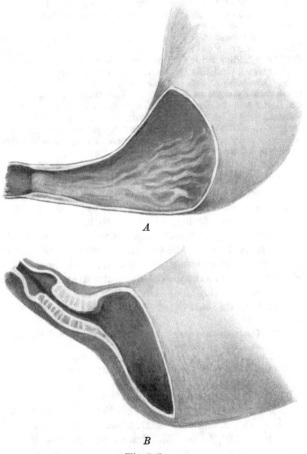

A

B

Fig. 152.
A. Normaler. *B*. Hypertrophischer Pylorus.

eine sichtbare Öffnung überhaupt nicht mehr vorhanden ist.

Die Magenschleimhaut verhält sich in vielen Fällen annähernd normal. In anderen wiederum ist sie im Zustande katarrhalischer Entzündung; selten erreicht diese einen so hohen Grad, daß förmliche polypöse Wucherungen entstehen.

Die Hypertrophie der Muskulatur setzt sich auf dem Magen fort und ist an der Pars pylorica am stärksten, um gegen den Fundus zu allmählich abzunehmen. Eine Erweiterung des Magens im Sinne einer Atonie oder Ektasie besteht nur ausnahmsweise[1]); sie fehlt auch da, wo das Organ durch Luftfüllung mächtig gebläht ist.

---

[1]) Angaben über Erweiterung bei Feer, V. G. K. Stuttgart 1906. Rohmer, V. G. K. Münster 1912 u. a. (vgl. Ibrahim), exakter Nachweis bei Pfaundler, J. K. 70. 1909.

Der Befund am Magen bei Pylorospasmus ähnelt wie namentlich Pfaundler betont hat, durchaus dem des normalen Organs im systolischen bezw. halbsystolischen („antrumkontrahierten" Wernstedt) Zustande. Auch hier eine Verdickung am Pylorus und im Pylorusteil, auch hier ein Canalis pylori, ein zapfenförmiges Hervorragen des Pförtners in das Duodenom und eine Verengung der Lichtung durch Schleimhautfalten. Nur die Gegenwart der Muskelhypertrophie bedingt den Unterschied. Die Ähnlichkeit geht so weit, daß Pfaundler früher anzunehmen geneigt war, es handle sich nur um die starke Systole eines nicht hypertrophischen Organs. Indessen steht jetzt fest, daß in der Tat eine Massenzunahme der Muskulatur besteht; während die Dicke der kontrahierten Schicht normaler Pylori höchstens 0,3 cm beträgt, werden hier Werte darüber bis 0,5 und 0,7 cm gemessen (Wernstedt, Hertz, Tanaka).

Nicht selten zeigt der Magen eine eigentümliche Darmschlingen- oder Wurst- oder Posthornform, die hauptsächlich auf eine ampullenartige Erweiterung der Pars pylorica zurückzuführen ist. Sie kann, was auch klinisch und diagnostisch wichtig ist, bewirken, daß das Organ auch ohne pathologische Verlagerung schräg nach rechts bis unter Nabelhöhe reicht, um sich von dort in scharfer Wendung wieder aufwärts und medianwärts zum Pylorus zu begeben, der fast immer nicht, wie sonst hinter, sondern unterhalb der Leber angetroffen wird. Einige Male habe ich auch als Teilerscheinung allgemeiner Viszeralptosis eine wirkliche Magensenkung beobachtet. Als Seltenheit wird auch Dilatation des unteren Teiles der Speiseröhre gemeldet, und gelegentlich sind Mißbildungen beigesellt, unter denen neben Klumpfuß solche des Darmes und des Urogenitalsystems an Zahl vorwiegen.

Der geschilderte Befund, der Veranlassung gegeben hat, den Zustand als „hypertrophische Pylorusstenose" zu bezeichnen, ist zwar der gewöhnliche, aber nicht durchaus obligat. Man kann nicht mehr daran zweifeln, daß alle klinischen Erscheinungen des Leidens einschließlich der Peristaltik und des Pylorustumors vorhanden sein können, und dennoch in der Leiche keine Hypertrophie, sondern ein normaler systolischer Magen angetroffen wird. Neben dem Pylorospasmus mit Hypertrophie gibt es sonach — wenn auch anscheinend ungemein selten — auch einen **einfachen Pylorospasmus.** Ich habe früher ebenso wie Ibrahim, Wernstedt, Hertz u. a. Bedenken getragen, das namentlich von Pfaundler[1] behauptete Vorkommen eines solchen anzuerkennen; gegenwärtig muß ich alle Vorbehalte zurückziehen, nachdem ich selbst einen sicheren Fall gesehen habe[2]).

Die Unterscheidung beider Formen im Leben ist unmöglich. In meinem Falle, der bei der Sektion keinerlei Abweichungen am Magen und eine Gesamtwandstärke des Pylorus von 3,7 mm (gegen 5 bis 7 mm bei Hypertrophie) aufwies, war sogar die Pylorusgeschwulst tastbar gewesen; allerdings erschien sie nicht so knorpelhart, wie gewöhnlich.

Wesen und Ursache. Die Frage nach dem Wesen der eigenartigen Krankheit hat die Forscher bis zum heutigen Tage lebhaft beschäftigt, ohne daß es jedoch gelungen wäre, eine abschließende Antwort zu finden.

Die **Erklärung des anatomischen Befundes** suchte man anfänglich mit Hirschsprung in der Annahme einer geschwulstartigen Bildung am Pförtner, die eine wahre Stenose bedinge. Eine myomatöse Neubildung allerdings, wie manche Chirurgen meinten, kann nicht in Frage kommen, weil der Gewebsbau damit nicht vereinbar ist. Mit mehr Berechtigung wurde die Möglichkeit einer entwicklungsgeschichtlichen Grundlage in Betracht gezogen.

So führt Ibrahim aus, daß es vielleicht eine fötale Phase gibt, in der der Pylorus im Vergleich zum übrigen Magen ungewöhnlich kräftig ausgebildet ist. Ein Verharren dieses freilich nicht von allen Anatomen anerkannten Verhältnisses würde die Erklärung des Gebildes geben. Ähnlich äußert sich Fröhlich. Flynn und Murray weisen auf den ungewöhnlich muskulösen Pylorusteil bei gewissen Edentaten hin und denken an eine atavistische Rückschlagsbildung. Torkel, der in einem Falle im Pylorus Brunnersche Drüsen eingesprengt fand, nimmt eine Entwicklungsstörung durch Keimversprengung an. Diese Anschauungen aber geben keine Antwort auf die Frage, wie es denn kommt, daß die angeborene

---

[1]) J. K. 70. 1909.
[2]) D. m. W. 1919. Nr. 32. Die von Pfaundler ebenfalls hierher gerechneten Vorkommnisse von schwerem Erbrechen ohne Peristaltik möchte ich getrennt halten.

Anomalie so lange latent bleibt; auch ist es auffällig, daß bisher noch niemals bei einem Neugeborenen, der einem anderen Leiden erlag, der typische Befund erhoben wurde[1]).

Eine zweite Theorie, die als erster Thomson[2]) ausgesprochen hat und der sich gegenwärtig wohl die Mehrzahl der Beobachter zuneigt, besagt, daß die primäre Störung gegeben ist nicht in einer anatomischen Anomalie, sondern in einem Pylorospasmus, der eine funktionelle Verengung des Lumens und zugleich auf dem Wege der Arbeitshypertrophie die Massenzunahme der Muskulatur erzeugt.

In besonders eingehender Weise hat neuerdings Wernstedt[3]) das Für und Wider beider Anschauungen erörtert. Er gelangt zur Ablehnung aller anatomischen Erklärungen und tritt nachdrücklich für die funktionelle Grundlage ein. Nach ihm gibt es allerdings eine echte angeborene Stenose — Typus Landerer-Mayer — bei der der Pförtner tatsächlich angeborenerweise verengt ist und als klappen- oder diaphragmaartige Bildung erscheint, deren Lichtung von einfacher, ungefalteter Schleimhaut umsäumt wird; aber von ihr ist aus dem Säuglingsalter nur ein Fall bekannt. Die eigentliche Krankheit der Säuglinge bildet vielmehr den Hirschsprungschen Typus, der sich auszeichnet durch die Hypertrophie der Pylorusmuskulatur und die oben beschriebene rosettenartige Faltung der Schleimhaut. Schon diese letzte Eigenschaft im Verein mit der sonstigen weitgehenden Formübereinstimmung des kranken mit dem gesunden Magen im Zustande der Systole mache es wahrscheinlich, daß nicht eine Mißbildung, sondern eine krampfige Zusammenziehung besteht, die mit der Zeit eine Hypertrophie erzeugt. Bei Dehnungsversuchen nach einer besonderen Methode (Wasserfüllung des abgebundenen Magens durch ein in den Ösophagus eingefügtes Steigrohr bis zur Erweiterung des Pförtners) gelang es Pfaundler[4]), wie schon vorher W. Freund, unter einem Drucke, der den bei normalen systolischen Mägen erforderlichen erheblich überhöht, eine allerdings unvollkommene Entfaltung des Pylorus zu erzwingen und damit der spastischen Ätiologie eine weitere Stütze zu geben.

Daß ein Spasmus besteht, unterliegt sonach keinem Zweifel; zur Erörterung stehen nur noch die Beziehungen zwischen ihm und der Hypertrophie. Schon die Erfahrung, daß der kennzeichnende Befund bereits nach 8 tägiger (Cheney), 9 tägiger (Hertz) und 14 tägiger (Scudder) Krankheit erhoben werden konnte, ist mit der Deutung als Arbeitshypertrophie schwer vereinbar; es ist kaum denkbar, daß eine derart erhebliche Massenzunahme der Muskulatur innerhalb so kurzer Frist zustande kommen kann. Eine endgültige Ablehnung der Annahme dürfte aus dem Vorkommen des einfachen Pylorospasmus folgern. Wenn lange Zeit hindurch ein Spasmus bestehen kann, ohne daß auch nur eine Andeutung von Muskelhypertrophie nachweisbar wird, so kann für den Gegenfall keine Abhängigkeit, sondern nur ein Nebeneinander erschlossen werden.

Das Wahrscheinlichste ist demnach Spasmus im primär und kongenital hypertrophischen Pylorus (Ibrahim, Feer, Monrad, Hertz). Aber auch damit bleibt noch genug des Rätselhaften. Wie die primäre Hypertrophie entsteht, wie der Spasmus, warum bei Hypertrophie regelmäßig, bei normalem Pylorus nur überaus selten gebrochen wird, darüber kann noch nichts ausgesagt werden.

Auf alle Fälle ist die **Erklärung der klinischen Symptome** ohne Bezugnahme auf spastische Vorgänge nicht zu geben; die Bedeutung der Stenosierung als solche ist dem gegenüber überaus unbedeutend. Denn zweifellos wird der Übertritt von Mageninhalt in den Darm weniger durch den Pförtnerverschluß verhindert, als durch die Entleerung des Magens oralwärts beim Erbrechen. Und dieses Erbrechen mit seiner Heftigkeit ist ebenfalls nicht Folge des Passagehindernisses, sondern spastischer Natur. Bei rein organischen Stenosen wird es niemals auch

---

[1]) Die bisher als angeborene Pylorushypertrophie veröffentlichten Fälle (Ashby, Simonsohn, Deut u. a.) werden nicht anerkannt. Neuerdings will Hertz (l. c.) bei einigen Neugeborenen eine Muskulatur gefunden haben, die dicker war, als normal.
[2]) Br. m. J. 1895. II S. 171. Scott. med. a. surg. journ. 1897. I Juni.
[3]) L. c. und M. K. 8. Nr. 9.
[4]) Üb. Magenkapazität usw. Bibl. medica D. Heft 5. 1898.

nur annähernd so stürmisch; auch die Lebhaftigkeit der Peristaltik reicht nicht an die ständige und mächtige Unruhe des Pylorospasmus, die so hervortritt, daß manche (Thomson, Heubner) von einem „Gastrospasmus" sprechen. Die starke Herausarbeitung dieser beiden Symptome, dazu die gelegentlich beigesellten Schluckkrämpfe, der Singultus, die Schmerzanfälle tragen so offenkundig den Stempel des Krampfigen, daß man vom klinischen Standpunkt aus den Zustand nur den Neurosen zurechnen kann.

Wie wenig bedeutsam die Stenose für das Brechen ist, lehrte ein Fall von infrapapillärer Duodenalstenose bei einem am 30. Lebenstage aufgenommenen Knaben. Hier war der mächtig gedehnte Magen als wasserkissenartiger, die Bauchdecken hervorwölbender Sack sichtbar, mit der unteren Grenze bis zur Mitte zwischen Nabel und Symphyse reichend, und ständig von trägen peristaltischen Wellen überzogen. Während der 2 Tage der Beobachtung erfolgte nur einige wenige Male Erbrechen, trotzdem das Organ große Mengen Inhaltes beherbergte.

Ob zur Erklärung stürmischen Erbrechens noch eine Hyperästhesie der Magenschleimhaut herangezogen werden muß, ob ferner die in einigen Fällen[1]) gefundene Hypersekretion eines stark sauren Magensaftes primär und für die Entstehung bedeutsam ist, oder nur eine sekundäre Stauungserscheinung darstellt, bleibe dahingestellt. Dagegen spricht jedenfalls das sofortige Schwinden aller Symptome nach operativer Spaltung der Pylorusmuskulatur. Daraus folgert zugleich, daß der peripherische Reiz vom Pylorusring ausgeht und daß dessen Tonus oder Kontraktionszustand eine große, zurzeit noch nicht gebührend gewürdigte Rolle in der Pathogenese des Krankheitsbildes spielt.

Ob die Neurose auf vererbter nervöser Veranlagung erwächst, kann zweifelhaft sein. Nach genaueren Erhebungen[2]) liegt Neuropathie der Eltern nicht auffallend häufig vor, und bei den Kindern selbst lassen sich im späteren Alter nervöse Stigmata nur in der Hälfte der Fälle nachweisen. Mir ist außer der Neigung zu Schlafstörungen namentlich die zu Anomalien der Harnentleerung (Pollakisurie, Enuresis) aufgefallen. Auf angeborene Veranlagung weist hauptsächlich die Erfahrung, daß gar nicht selten mehrere oder alle Kinder eines Elternpaares befallen werden, ich selbst kenne eine Familie mit 4 und zwei mit 3 solchen Kranken. Auffallend häufig fand ich auch die Zeichen der „asthenischen" oder „ptotischen" Konstitution: Muskelhypotonie, Rectusdiastase, Costa fluctuans, verschiebliche Leber und Nieren, Magensenkung und lange Mesenterien.

Diagnose. Wenn man vom einfachen, unstillbaren Erbrechen absieht, das der Peristaltik entbehrt, so ist es kaum möglich, den Pylorospasmus mit anderen Störungen zu verwechseln. Allenfalls könnten im Beginne Schwierigkeiten entstehen, wo die Bewegungserscheinungen im Epigastrium schwer wahrnehmbar sind und das Erbrechen noch nicht die volle Eigenart zeigt. Andererseits gibt es auch eine verstärkte Magenperistaltik ohne Stenose und Erbrechen[3]). Das Krampfhafte aller Symptome gibt dem Bilde eine Färbung, die nirgend anderswo wiederkehrt, vor allem auch nicht bei den organischen Stenosen am Magenausgang und im Duodenum[4]), von denen die unterhalb der Papille sitzenden ja schon durch das Fehlen von Galle im Erbrochenen ausgeschlossen sind. Ausschlaggebend ist das Fühlen des verdickten Pylorus.

Schwierigkeiten der Unterscheidung können gewisse Arten von Darmleiden machen. Bei schwerer chronischer Verstopfung habe ich mehrfach heftiges, andauerndes Brechen beobachtet, das in dem Augenblick schwand, als es gelang, den Stuhl zu regeln. Ähnlich verhalten sich besondere Formen des Megakolon, wo der Darm auf dem Duodenum ruht. In beiden Fällen und bei Dünndarmstenosen kann auch Peristaltik sichtbar sein. Man kann

---

[1]) Engel, D m. W. 1909. Nr. 29.
[2]) Liefmann, M. K. Orig. 12. Nr. 12. 1914. Reiche, Z. K. 22. 1919.
[3]) Hoffa, M. K. 10. Nr. 10. 1911. Eigene Beobacht.
[4]) Vgl. S. 694.

so irrtümlicherweise eine Pylorusstenose annehmen; umgekehrt kann die Magenperistaltik mit 3 bis 4 Erhebungen bei der wurstförmigen Form des Stenosemagens oder bei verlagertem Stenosemagen steil nach unten und tief unter den Nabel herab gehen, so daß sie auf Dünndarmschlingen oder auf die Flexur bezogen werden könnte. Unter Umständen wird erst die Aufblähung des Darmes durch Lufteinblasung oder das Röntgenbild die Zweifel beheben.

Verlauf und Ausgang. Wochenlang verharren die geschilderten Erscheinungen, entweder in unverminderter Schwere oder in einem Wechsel von besseren und schlimmeren Zeiten. Bei einer Anzahl von Kranken hält sich das Brechen in mäßigen Grenzen, so daß das Körpergewicht nur langsam sinkt und das Allgemeinbefinden nicht allzu schwer leidet. Das sind die **leichten Fälle,** die fast sicher Genesung erhoffen lassen. Unter ihnen gibt es auch ganz r u d i m e n t ä r e, wo die Symptome, so stürmisch sie auch einsetzen mögen, nach überraschend kurzer Zeit wieder verschwinden.

So begann ein bei Eiweißmilch in bestem Fortschritt befindlicher K n a b e am 40. Lebenstage zu b r e c h e n, erst selten, dann stürmisch, so daß in der nächsten Woche eine Ab-

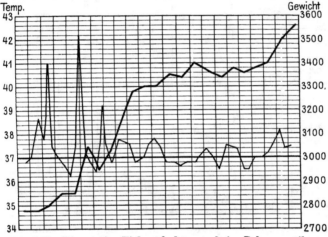

Fig. 153. Eigenartige Fiebererhebungen beim Pylorospastiker.

nahme um 200 g erfolgte. Typische M a g e n p e r i s t a l t i k, geringe Ischochymie, fühlbarer P y l o r u s t u m o r. Nach 10 tägigem Bestehen schwand das Brechen mit einem Schlage, die Gewichtszunahme begann von neuem. Die Magenperistaltik war noch etwa zwei Wochen sichtbar; der Pylorus wurde in der Folge nicht mehr gefühlt.

Bei den **schweren Fällen** dagegen wird eine hinreichende Ernährung zur Unmöglichkeit. Eine schnelle Abmagerung setzt ein und schreitet zu hohen und höchsten Graden der Abzehrung fort, mit äußerster Mattigkeit und Untertemperatur. Manchmal, und zwar nicht nur bei schwerer Erkrankung kommen plötzliche hohe Temperaturspitzen vor. Gewöhnlich bleiben sie vereinzelt; ausnahmsweise wiederholen sie sich und drängen sich zuweilen zu einer ungewöhnlichen Kurve zusammen (Fig. 153). Ihre Erklärung ist nicht sicher zu geben; keineswegs lassen sie sich ohne weiteres auf äußere Überwärmung oder Kochsalzinfusionen beziehen, da sie auch ohne solche auftreten. Ich halte für wahrscheinlich, daß sie auf Grundlage der durch die chronische Inanition gesetzten Stoffwechselinsuffizienz auf alimentärem Wege entstehen.[1]) Der Gewichtsverlust kann ein Drittel des ursprünglichen Bestandes erreichen. Oft scheint der Tod unabwendbar; aber auch in scheinbar verlorenen Fällen ist Rettung nicht nur möglich, sondern sogar wahrscheinlicher als ein unglücklicher Ausgang. Von einem gewissen Augenblick ab — manch-

---

1) Vgl. S. 755.

mal schon nach einigen Wochen, zumeist erst nach 2 bis 3, ja noch nach
4 Monaten der Sorge — wendet sich wider Erwarten das Bild, manchmal ganz
plötzlich, zumeist allmählich. Das Erbrechen wird geringer, das Kind ruhiger,
die Nahrungsmengen, die der Magen behält, steigen. Eines der frühesten Zeichen
der Besserung ist die wiederkehrende Wölbung des Leibes und der Eintritt regelmäßiger Stuhlentleerungen. Zögernd, oft von Rückfällen unterbrochen, schreitet
die Kräftigung weiter; sobald etwa 50 bis 60 Kalorien auf das Kilo vertragen
werden, beginnt ein geringfügiger Anstieg des Körpergewichtes, der bei wachsender
Toleranz sich immer steiler aufwärts wendet (Fig. 154). Lange noch aber,
wenn das Erbrechen schon gänzlich gewichen ist, verkündet das Weiterbestehen
der Bewegungserscheinungen im Epigastrium, daß der Spasmus noch anhält[1]).
Schließlich schwindet auch er und damit ist die Heilung vollendet. Sie ist eine

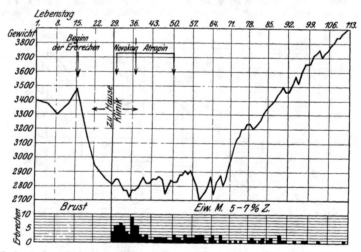

Fig. 154. Verlauf eines Falles von Pylorospasmus. Versagen von Novocain, Verringerung des
Brechens durch Atropin.

Dauerheilung: niemals zeigen sich in späteren Zeiten irgendwelche Überbleibsel oder Rückfälle des Leidens.

Merkwürdigerweise wird die Pylorushypertrophie bei gelegentlichen Operationen oder
Sektionen noch Monate nach vollendeter klinischer Heilung unverändert vorgefunden[2]).
Diejenigen, die eine anatomische Stenose annehmen, stellen sich vor, daß die Heilung durch
das Zustandekommen einer kompensatorischen Hypertrophie der Magenwand bewirkt
wird; mit fortschreitendem Wachstum gleiche sich die Stenose dann allmählich aus. Für
die Anhänger der neurotischen Grundlage handelt es sich einfach um ein Abklingen des
Krampfes.

Über die **Größe der Heilungsaussichten** herrscht unter den Beobachtern
merkwürdigerweise noch keine Übereinstimmung. Heubner beurteilt sie auf
Grund von nur 2 Todesfällen unter 21 Kranken auch in schweren Fällen überaus
günstig. Ibrahim berechnet eine Sterblichkeit von rund 22,0, Reiche und
Liefmann von 10,6 bzw. 10,9 Proz. Ich selbst kann nach meinen Erfahrungen
allzu optimistischen Voraussagen nicht das Wort reden, auch dann nicht, wenn
man in der Lage ist, dem Kinde Frauenmilch zu verschaffen. Es stirbt, unge-

---

[1]) In einem Falle war es noch 3 Monate nach Aufhören des Brechens zu sehen.
[2]) Lit. bei Simon, J. K. 73. 1911. Auch bei einem Knaben meiner Beobachtung
der 3 Monate nach Aufhören des Brechens an Pneumonie starb, wurde diese Tatsache bestätigt; der Magen war vollkommen systolisch, der Pylorus im Pfaundlerschen Versuch
erst bei einem Druck von 65 cm eben für Wasser durchgängig.

rechnet die von Komplikationen hingerafften, doch immerhin eine Anzahl von Kranken den Hungertod, noch bevor irgendwelche Besserung eingetreten ist. Für besonders gefährdet halte ich diejenigen, die wegen des Brechens längere Zeit mit Hungerkuren behandelt worden sind. Aber auch dann, wenn das Erbrechen sichtlich nachgelassen hat, ja sogar wenn es gänzlich aufhört, ist das Spiel noch nicht sicher gewonnen. Die Meinung, daß in diesem Augenblicke die Lebenserhaltung verbürgt sei, bedarf einer Einschränkung. Es kommt vor — und zwar, wie es scheint, nicht selten — daß wider Erwarten auch jetzt die Abmagerung weiterschreitet; anstatt zu erstarken, werden die Kranken matter, benommen; Fieberbewegungen stellen sich ein und im Urin wird Eiweiß und Zucker gefunden, kurz es entwickelt sich eine meist tödliche alimentäre Intoxikation[1]), deren Ausbildung im Verlaufe von schwerer Hungerschädigung nach früheren Ausführungen wohl verständlich ist (Fig. 155). Sie kann sich auch bei Frauenmilchernährung einstellen.

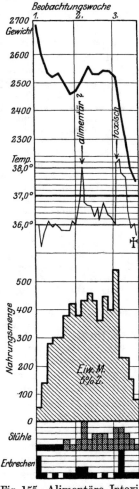

Fig. 155. Alimentäre Intoxikation durch zu schnelle Nahrungssteigerung bei schwerem Pylorospasmus.

Behandlung. So hängt denn das Leben des Kindes daran, ob es gelingt, frühzeitig das Erbrechen so weit zu mildern, daß ein gefahrdrohender Hungerzustand ferngehalten wird. Die mancherlei Maßnahmen, die für diesen Zweck und für die gesamte Versorgung der Kranken in Frage kommen, nicht zuletzt die Notwendigkeit sachverständigster Pflege und Beobachtung lassen es dringend ratsam erscheinen, zum mindesten die schweren Fälle in ein für alle Möglichkeiten gerüstetes Säuglingsheim zu verlegen.

Von größter Bedeutung ist zunächst die Art und Technik der **Ernährung.** Zu allem Anfang sei auf das dringendste die Warnung vor allen Entziehungskuren von irgend längerer Dauer ausgesprochen. Eine mehrtägige Tee- oder Haferschleimdiät, wie sie oft verordnet wird, nützt nicht das Geringste, kann aber den ganzen Verlauf verhängnisvoll beeinflussen. Ein großer Teil der Kinder, die ich trotz aller Mühen unaufhaltsam hinschwinden sah, war vor der Aufnahme in dieser Weise gehalten worden, und ich stehe nicht an, die Schuld an dem auffällig ungünstigen Hergang den Hungertagen beizumessen.

Aus der Erwägung heraus, daß die Frauenmilch am sichersten die Entstehung einer komplizierenden allgemeinen Ernährungsstörung, ebenso wie eines das Erbrechen steigernden Magenkatarrhs verhütet und daß sie beim unstillbaren Erbrechen sichere, wenn auch langsame Heilerfolge aufzuweisen hat, pflegt man zurzeit noch als Bestes anzuraten, dem Kinde die Brust zu belassen oder sie ihm zu verschaffen, falls es bislang künstlich ernährt wurde. Die **Methode der Verabreichung** wird von verschiedenen Ärzten verschieden gehandhabt.

---

[1]) L. F. Meyer, M. K. VI. Nr. 2. Hertz, l. c. Schäfer, J. K. 76. 1912.

Heubner empfiehlt große Mahlzeiten und große Pausen. Er läßt regelmäßig alle drei Stunden anlegen und ohne Rücksicht auf das Erbrechen nach Belieben trinken. Entgegengesetzt geht Ibrahim vor. Nach einem vorausgeschickten ganzen oder halben Hunger(Tee)tag gibt er die Milch abgezogen und eisgekühlt, und zwar in kleinsten Mengen, zunächst stündlich 10, dann in entsprechend verlängerten Zwischenräumen 15, 20, 25 g. Baldmöglichste Erreichung eines genügenden Kostmaßes ist vonnöten. Wenn das Erbrechen nachläßt, wird nach etwa einer Woche der Versuch gemacht, in dreistündigen Pausen anzulegen. Auch jetzt ist die Dosis aufs genaueste vorzuschreiben und einzuhalten, die Trinkzeit festzulegen. Erst wenn die Toleranz so weit gestiegen ist, daß erhebliche Mengen zurückgehalten werden, darf das Kind sein Maß selbst bestimmen.

Ich möchte nach persönlichen Erfahrungen glauben, daß die Ibrahimsche Vorschrift bei manchen Kranken schneller zur Besserung führt als die Heubnersche. In Fällen, wo schon die ersten Schlucke Schlundkrämpfe und heftige Schmerzanfälle auslösen, ist diese überhaupt nicht durchführbar. Man kommt mit den kleinen Gaben zumeist in 1 bis 1½ Wochen so weit, daß das Erbrechen den stürmischen Charakter verliert und nur noch einige Male am Tage längere Zeit nach der Mahlzeit erfolgt. Damit muß man fürs erste zufrieden sein. Ob das Kind an die Brust gelegt wird oder abgezogene Milch aus der Flasche trinkt, ist nicht immer gleich; manchmal wird im zweiten Falle weniger gebrochen. Auch sonst gewinnt man gelegentlich den Eindruck, daß die Art der Nahrungsaufnahme den Zustand beeinflußt. So trat einmal eine ganz auffällige Wendung zum Besseren ein, als statt der bisherigen milcharmen Amme, bei der das Kind mit sichtlichen Mühen durchschnittlich 400 g am Tage trank, eine milchreiche mit leichtgehender Brust angenommen wurde, bei der die Nahrungsmenge auf über 500 stieg. Ein anderes Mal kehrte das bereits nahezu völlig geschwundene Erbrechen wieder, als mit dem Eintritt der Menses die Nahrung bei der Mutter zurückging; nach Beifütterung von Ammenmilch aus der Flasche verschwand es wieder. Vielleicht sind das Hinweise auf die Rolle einer unzulänglichen Ernährung, vielleicht ist aber auch die größere oder geringere Arbeit beim Saugen für das Verhalten des Magens bedeutsam. In diesem Zusammenhang mag noch erwähnt werden, daß auch die Ausschaltung des Saug- und Schluckaktes durch Sondenfütterung manchmal von unverkennbar günstigem Einfluß auf das Brechen ist. Peiser[1]) erklärt das unter Hinweis auf Feststellungen Neißers und Bräunings über reflektorische Auslösung von Magenkontraktionen durch den Schluckakt mit der Annahme, daß bei Wegfall dieses Reizes der spastische Magen später in die zum Brechen führende Spannung gerät, als beim selbständigen Trinken.

Leider entfaltet die Frauenmilch bei der Pylorusstenose keineswegs die Eigenschaft eines wirklichen Heilmittels. Der langsame und lange Zeit zweifelhafte Verlauf der günstig endenden Fälle, die immerhin ansehnliche Zahl der Mißerfolge führen das nur zu klar vor Augen, und lebhaft regt sich der Wunsch nach schneller und sicherer wirksamen Methoden.

Es liegt nun eine gewisse Zahl von Beobachtungen vor, die dartun, daß ein auf Abstumpfung der Magensäuerung gerichtetes Vorgehen von geradezu spezifischem Nutzen sein kann. Bei Brustkindern mit Hyperchlorhydrie genügte wiederholt schon die Darreichung eines Eßlöffels Karlsbader Mühlbrunnen vor jeder Mahlzeit, um es zum Verschwinden zu bringen (Freund). In anderen, gleichgearteten Fällen, wo diese Vorschrift allein nicht fruchtete, kam man mehrmals dadurch zum Ziele, daß neben dem alkalischen Wasser an Stelle der Frauenmilch die stark säurebindende Vollmilch gegeben wurde.

Neben diesen nur bei Hyperchlorhydrie angezeigten und auch dann oft versagenden Maßnahmen sind Erfolge bei fettfreier Kost — Buttermilch, Magermilch — erreicht worden (Freund, Ibrahim, Bloch, Graanboom u. a., eigene Beob.). Von irgend einer Verläßlichkeit kann aber keine Rede sein. Es sind auch unter anderen Mischungen Kinder gesund geworden, ohne daß man berechtigt wäre, gerade diesen besondere Heilkraft zuzuschreiben[2]).

---

[1]) M. K. Orig. 13. Nr. 3. 1914.
[2]) So empfiehlt z. B. Schitomirsky (Beitr. z. Behandl. d. Pyl. sten., In.-Diss. Berlin 1906), anstatt der Brust Biedertsches Rahmgemenge zu geben.

Ich möchte nach meinen Erfahrungen glauben, daß praktisch bei der künstlichen Ernährung weniger die Zusammensetzung von Wichtigkeit ist, als daß das Kind genügend mit Nahrung versorgt wird und daß gleichzeitig diese Nahrung ein möglichst geringes Volumen hat. Seitdem ich mit kalorienreichen Gemischen ernähre, sehe ich viel Erfreulicheres, als früher bei stärkeren Verdünnungen, und seitdem ich Eiweißmilch mit 15 bis 20 Proz. Zucker ohne Wasserzusatz (100 ccm auf das Kilo)[1]) verwende, hat sich dieser Eindruck noch gefestigt. Auch Hahn[2]) und Birk[3]) empfehlen eine „möglichst konzentrierte" Nahrung in kleinen Mengen in Gestalt von Vollmilch, die mit Mondamin zu einem dicklichen Brei verkocht und gezuckert wird. Man kann auch Frauenmilchbrei anwenden. Anfänglich wird alle halbe Stunden teelöffelweise gefüttert, später werden größere Mengen in größeren Abständen gegeben. In der Tat erweist sich die Breimethode häufig allen anderen weit überlegen.

Moll[4]) äußert die Ansicht, daß milchfreie oder sehr milcharme Kost besonders günstig wirke und empfiehlt deshalb Ernährung mit „Keksbrei" oder Kekspudding. In einem sehr hartnäckigen Fall meiner Beobachtung war die Wirkung verblüffend. Doch dürfte weniger die Milcharmut als die Breiform das Entscheidende sein und statt Keksmehl auch ein anderes Mehl erlaubt sein.

In sehr erfolgreicher Weise können die Ernährungsschwierigkeiten zuweilen durch die **Duodenalsondierung** nach A. F. Heß[5]) überwunden werden. Die Beherrschung dieser Methode erfordert aber meiner Erfahrung nach doch eine ziemliche Übung, und auch mit ihr wird man bei einem beträchtlichen Teil der Kinder den Pylorusdurchgang nicht erzwingen. Im Gegenfalle kann eine schnelle Zunahme beginnen, ja es scheint sogar, als ob nach mehrmaliger Sondierung die spontane Durchgängigkeit sich wiederherstellt.

Solange viel erbrochen wird, ist **Flüssigkeitszufuhr** auf anderem Wege unbedingt erforderlich. Am zweckmäßigsten ist der **Tröpfcheneinlauf**[6]) mit 2 bis 3 mal 100 Ringerscher Lösung am Tage; nur wo dieses nicht gehalten wird

---

[1]) Vgl. S. 299. Die Bemerkung Forcarts (A. K. 64. 1915), daß Eiweißmilch bei Pylorusstenose geradezu schädlich sei, ist mir völlig unverständlich.
[2]) M. Kl. 1911. S. 1452.
[3]) Leitfaden der Säuglingskrankheiten. 1917.
[4]) Z. K. 22. 1919. 40 g Keksmehl werden 2 Stunden in 400 Wasser eingeweicht, sodann 10 Min. unter Quirlen aufgekocht und durch ein Sieb passiert. Dazu kommen 100 Milch und 24 Zucker, die mit dem Mehl unter Rühren zu einem Brei gekocht werden (100 g = 100 Kalor.). Das Keksmehl wird bereitet aus 1 kg Kochmehl, 2 Eßlöffel Zucker, 1 Löffel Speisesoda, 1 Löffel Salz und 400 Wasser. Die Masse wird zu Teig geknetet, messerrückendick ausgewalkt, in kleine Stücke geschnitten, auf Blech gebacken und schließlich zerstoßen. Kekspudding wird bereitet aus 40 g Keksmehl, das 2 Stunden in 100 g Wasser geweicht wird, dazu wird ein halbes Eigelb, 20 g Zucker und 50 Milch gerührt und Schnee aus einem halben Eiklar gegeben. Die Masse wird in einer Puddingform, die mit 4 g Fett eingeschmiert und mit etwas Keksmehl eingestäubt ist, im Wasserbade 12 Min. gekocht. Nährwert = dem des Keksbreies. Die Milchzusätze können variiert werden.
[5]) D. m. W. 1913. S. 412ff.; E. i. M. K .13. 1914. S. Wolff, Th. M. 1913. Nr. 12. Ein Nelatonkatheter Nr. 15, bei kleineren Säuglingen Nr. 14 mit Aspirator-Punktionsspritze oder Glasbirne und bei 20, 25 und 30 cm mit Markierung versehen, wird in der üblichen Weise eingeführt. 3 bis 4 cm vor der ersten Marke entleert sich der Mageninhalt; bei weiterem etwa 5 cm wird ein leichtes Hindernis fühlbar; der Katheter berührt den Pylorus. Für das weitere Vorschieben muß ein ruhiger Augenblick abgewartet werden, Durchrieselung des Rohres mit Wasser erleichtert den Eintritt in das Duodenum, der erfolgt ist, wenn 25 bis 30 cm eingeführt worden sind. Das Gefühl einer leichten Umklammerung, das Liegenbleiben des Instrumentes auch bei Würgbewegungen und die verschiedene Beschaffenheit und Menge des während des Vor- oder Zurückgehens probeweise aspirierten Darm- bzw. Mageninhaltes, gegebenenfalls die Röntgenkontrolle sichern die Lage im Duodenum. Bei der jeweiligen Fütterung soll die Nahrung ganz langsam innerhalb 10 bis 20 Min. einlaufen. Namentlich die erste Sondierung gelingt oft erst nach sehr langem Bemühen.
[6]) Vgl. S. 307. Rosenhaupt, D. m. W. 1909. Nr. 41. Rosenstern, ibid. 1910. Nr. 1.

oder äußere Umstände eine Anwendung verwehren, kommen subkutane Infusionen in Frage.

Ob man **Magenspülungen** machen soll oder nicht, darüber sind die Anschauungen geteilt. Heubner ist dagegen, da dem übererregbaren Magen die weitmöglichste Ruhe zu gönnen sei. Ibrahim andererseits rät zu täglichen Spülungen, die nur dann durch einfache Entleerung des Rückstandes durch die Sonde ersetzt oder gänzlich unterlassen werden sollen, wenn sie das Kind zu sehr angreifen oder aufregen. Er geht dabei von der Idee aus, daß eine Entlastung des Magens das Zustandekommen der kompensatorischen Hypertrophie erleichtere. Pfaundler erklärt systematische, mindestens zweimal täglich kurz vor der Mahlzeit stattfindende Spülungen für das wirksamste Heilverfahren. Ebenso günstig spricht sich Still aus. In den endgültigen Erfolgen scheint jedenfalls ein Unterschied nicht hervorzutreten. Ich selbst habe nicht den Eindruck eines besonderen Vorteiles gehabt und bin seit langem von der Spülung zurückgekommen.

Von beruhigenden **Medikamenten** sind die an früherer Stelle[1]) genannten zu versuchen. Rott[2]) sah an Kokain einige mal Gutes; ich kann dasselbe von Atropin (Fig. 154), weniger von Papaverin berichten Von einer Regelmäßigkeit und Verläßlichkeit der Wirkung kann aber keine Rede sein. Heiße **Breiumschläge** auf die Magengegend (dreimal täglich 2 Stunden) oder lang hingezogene laue Bäder tragen gleichfalls zur Beruhigung bei.

Der Erfolg einer Bekämpfung der Säuerung in den Fällen mit Hyperchlorhydrie könnte dazu anregen, die Leistungen einer Alkalitherapie in größerem Umfange zu erproben. Cowie[3]) gab 2,5 bis 10,0 Natr. bicarbonicum pro die und will davon einen sichtlichen Einfluß gesehen haben. Das bei so großen Gaben verständliche Auftreten von Fieber und Ödemen zwang zu wiederholter Unterbrechung der Medikation.

Unter diesen Maßnahmen steigt in günstigen Fällen früher oder später die Toleranz des Magens so weit, daß die dem Darm übergebenen Mengen zur Erhaltung des Gewichtes hinreichen. Dies pflegt bei 70 bis 90 g Frauenmilch (ca. 50 bis 60 Kalor.) auf das Kilo Körpergewicht der Fall zu sein. Mit Aufmerksamkeit ist nunmehr zu verfolgen, ob bei weiterer Erhöhung Zunahme eintritt; geschieht das, so ist eine schnelle Heilung sicher; bleibt das Gewicht gleich, so ist mit einer längeren Zeit zweifelhaften Verlaufes zu rechnen; nimmt es auch jetzt noch weiter ab, so ist die Lage zum wenigsten ernst.

Angesichts des langwierigen und trotz aller Erfolge doch unsicheren Ganges der inneren Behandlung mußte schon früh der Wunsch auftauchen, durch **chirurgische Eingriffe** schneller und sicherer zu helfen. Die Ergebnisse der Operationen (Pyloroplastik, Gastroenterostomie, Divulsion nach Loreta) waren indessen mit ihren 55,1 Proz. Letalität bei 136 Fällen (Ibrahim) nicht allzu ermutigend, und es fehlte jeder Anhalt für die Auswahl der geeigneten Fälle und für die Bestimmung des geeigneten Zeitpunktes. Sicherlich erscheint die Statistik zu ungünstig, weil viele Kinder zu spät operiert wurden, so daß ihr geschwächter Körper unterliegen mußte; sicherlich ist manches Kind operiert worden, das auch bei innerer Behandlung gesund geworden wäre. So begreift man die sehr verschiedenartige und unsichere Stellungnahme der einzelnen Ärzte zur Frage. Neuerdings ist durch Einführung der Myotomie des Pylorus (Weber-Rammstedtschen Operation[4])) — der einfachen Längsspaltung der hypertrophischen Pylorusmuskulatur — ein erheblicher Fortschritt erzielt worden. Sie ist so einfach, so schnell, auch in Lokalanästhesie durchführbar und in ihren Erfolgen so sicher, daß man sich in Zukunft wohl wesentlich leichter zum Eingreifen entschließen und die Aussichten nicht durch langes Zuwarten verschlechtern wird. Es ist in der Tat verblüffend zu sehen, wie schnell das Brechen nach der Operation verschwindet, und wie die noch eben schwer Kranken

---

[1]) Vgl. S. 673.
[2]) L. c.
[3]) A. J. ch. dis. 5. 1913. Ref. Z. K. 5. S. 213.
[4]) Rammstedt, Zbl. f. Chir. 1913. Nr. 1.

schon nach wenigen Tagen sich in voller Rekonvaleszenz befinden, hauptsächlich deswegen, weil bereits am Tage des Eingriffes mit der Ernährung wieder begonnen, und in der Folge raschestens zu größeren Mengen angestiegen werden kann. Ich lasse zur Zeit Flaschenkinder operieren, wenn trotz konzentrierter oder Beikost am Beginn der zweiten Woche des Brechens noch keine Besserung ersichtlich ist, wenn insbesondere das Gewicht noch weiter sinkt; bei Brustkindern mache ich vorher noch einen Versuch mit konzentrierter künstlicher Ernährung, der zuweilen umgehend Milderung erzielt. In den letzten 4 Jahren habe ich nach diesem Grundsatz von 20 Fällen 4 dem Chirurgen überwiesen, die alle den Eingriff gut überstanden: 3 genasen, einer starb, in voller Besserung begriffen, an Pneumonie. Einschließlich von 33 Fällen der Literatur[1]) ergeben sich 6 Todesfälle auf 40 Operationen (15 Proz.), gewiß eine Zahl, die im Zweifelsfalle für den Entschluß bedeutungsvoll sein wird[2]).

4. Geschwüre des Magens und Duodenums.[3]) Melaena.

Das primäre Ulcus rotundum chronicum des Magens oder Duodenums ist bisher vor dem fünften Lebensjahre überhaupt nicht und auch im späteren Kindesalter nur überaus selten beobachtet worden. Alle Geschwüre, die vorher vorkommen, also auch die beim Säuglinge sind sekundär entstanden, in Anschluß an akute oder chronische Infekte, an Stoffwechselstörungen (Urämie und Nephritis, Verbrennungen, kachektische Zustände) an Traumen und Zirkulationsstörungen). Vom 4. Lebensmonat ab treten auch diese sekundären Formen nur ganz vereinzelt auf; dagegen zeigen die ersten Monate eine relativ und absolut recht ansehnliche Häufung der Fälle, und innerhalb dieser Spanne wiederum fällt das Maximum in die ersten Lebenstage. Daß dem so ist, beruht auf dem Vorkommen von Geschwürsbildung bei einer nicht unerheblichen Zahl derjenigen Erkrankungen, die als Melaena neonatorum bezeichnet werden; und daß die Kurve trotz raschen Sinkens im ersten Vierteljahre immer noch eine gewisse Höhe beibehält, erklärt sich aus dem häufigen Vorkommen des marantischen Säuglingsulcus auf Grundlage eines schweren, chronischen Ernährungsschadens.

Melaena neonatorum[4]). Melaena ist ein Sammelname für verschiedene Zustände, die gemeinsam haben, daß größere Blutungen aus dem Magen oder Darm oder beiden erfolgen und nach außen entleert werden. Es gibt eine Melaena spuria durch verschlucktes Blut, zumeist in Anschluß an Nasenbluten; auch ein intrauterines Blutschlucken bei vorzeitiger Ablösung der tiefsitzenden Plazenta oder bei Zerreißung velamentös inserierter Gefäße wurde beobachtet. Zuweilen entstammt das Erbrochene der wunden Brust der Stillenden. Weiterhin kommt eine Melaena symptomatica vor als Teilerscheinung septischer und hämorrhagischer[5]) Allgemeinerkrankungen, Lebersyphilis u. dgl., deren Gegenwart durch sorgfältige anatomische und bakteriologische Untersuchung zu sichern ist. Irrtümlich als Melaena können bei fehlender Sektion auch seltene Vorkommnisse

---

[1]) R. Heß, Z. K. 9. 1913. v. Roßum, Ref. M. K. 15. S. 146. 1915. Rietschel, Med. Kl. 1918. Nr. 19. v. Bókay, J. K. 88. 1918. Hirschfeld, Ref. M. K. 15. S. 371. Drachter, M. m. W. 1919. Nr. 14.

[2]) Goldbloonn, Alton u. Spence finden bei einer Gesamtzahl von 136 Operationen 13,04 plt. Todesfälle bei weniger, 35,42 plt. bei mehr als 4 wöchiger Krankheitsdauer A. J. d. Ch. 19 Me. 4 1920, zit. nach Z. K. Ref. 9. S. 390.

[3]) Lit. bei Theile, E. i. M. K. 16. 1919. Bonnaire, Durante, Ecalle, Gynécologie 18. 1914.

[4]) Lit. bei v. Reuß, Krankh. d. Neugebor. 1914 u. E. i. M. K. 13. 1914.

[5]) Z. B. Gärtner (A. G. 45. 1894), Bakter. d. Koli-Typhusgruppe. Nauwerk u. Flinzer, M. m. W. 1908. Nr. 25. Paratyphus B. Vgl. auch unter hämorrhagischer Sepsis.

gedeutet werden, wo bei Neugeborenen Oesophagusgeschwüre (Henoch, Spiegelberg, Meier), Oesophagusvaricen (Vorpahl), Volvulus des Dünndarms[1]) vorliegen. Demgegenüber bildet bei der **Melaena vera** die intestinale Blutung die einzige krankhafte Erscheinung, und um sie allein handelt es sich auch, wenn das Problem der Melaena der Neugeborenen zu erörtern ist.

Blutbrechen und blutige oder schwarze Stühle pflegen meist am ersten oder zweiten Lebenstage einzusetzen; späterer Beginn ist wesentlich seltener, aber noch am achten Tag möglich. Was sich erst nach dieser Frist ereignet, gehört wohl ausnahmslos zur Melaena spuria oder symptomatica. Der Blutverlust kann geringfügig sein, er kann aber auch in Bälde die bedrohlichsten Grade erreichen. Im Verhältnis zu seinem Ausmaß stehen die Folgen. Schwere Fälle können sich in 12 bis 24 Stunden verbluten, mittlere ziehen sich länger hin, gelegentlich bis in die dritte Woche hinein. Nach v. Reuß sind zwei durch Übergänge verbundene Gruppen unterscheidbar. Die eine umfaßt die **gutartigen Formen** und ist besonders häufig bei Frühgeborenen. Die Zahl der bluthaltigen Stühle übersteigt meist nicht 3 bis 4 am Tag; Blutbrechen kommt nur ausnahmsweise vor, die Blutung dauert gewöhnlich nur 3 Tage und erreicht selten einen gefahrdrohenden Grad. Die Gerinnbarkeit ist nicht oder nur wenig beeinträchtigt. Die zweite, **hämophile Form** dagegen verläuft mit starken Blutungen nach oben und unten, stark verlängerter Gerinnungszeit[2]) und schwerer Störung des Allgemeinbefindens. Über das Verhalten der Blutplättchen finden sich keine Angaben. Die Dauer schwankt zwischen 1 und 5 Tagen, die Prognose ist sehr ernst, aber nicht unbedingt schlecht.

Die Gesamtsterblichkeit der Melaena beträgt etwa 50 Proz. Reines Blutbrechen gibt mit 83,3 Proz. die schlechtesten, Blutbrechen mit Blutstühlen mit 35,1 Proz. wesentlich bessere Aussichten. Bei Darmblutungen allein gehen nur 10 Proz. zugrunde.

Bei der Sektion finden sich neben dem Bluterguß, der die Eingeweide oft schwappend erfüllt, in vielen Fällen ein oder mehrere **Geschwüre** im Magen, im Darm und wohl auch in der Speiseröhre nahe der Kardia. Die übrigen Teile bleiben frei. Bald ist ein scharf geschnittenes Ulcus vorhanden, bald eine hämorrhagische Erosion, bald ein nur mikroskopisch erkennbarer Defekt inmitten eines Extravasates. Daneben sind mehr oder weniger zahl- und umfangreiche **Schleimhautblutungen** sichtbar. Andere Male sind diese allein vorhanden und es fehlt das Geschwür; ja es kann auch der gesamte Magendarmkanal frei von irgendwelchen Veränderungen sein.

Die **Erklärung** der Melaena neonatorum bietet außerordentliche Schwierigkeiten und ist bis jetzt in befriedigender Weise nicht gelungen.

Die Geschwüre sind auf retrograde Embolien von der thrombosierten Nabelvene (Landau), auf ischämische Nekrosen (Benecke), auf Andauung von Schleimhautblutungen zurückgeführt worden. Auch die neueren Ansichten über Entstehung des Ulcus pepticum infolge Gleichgewichtsstörung im Gebiete des Vagus und Sympathicus (v. Bergmann) können in Betracht gezogen werden. Nur wäre mit der Entstehungsweise des Ulcus im allgemeinen oder im einzelnen Falle noch keineswege auch die Melaena erklärt. Denn es

---

[1]) Nürnberger, V. V. 1913. Nr. 679.

[2]) Als normal kann eine Gerinnungszeit von 6 Minuten gelten, aber auch Werte von 6 bis 10 Minuten kommen bei Gesunden vor (Glanzmann). Bei Melaena wurden 9, 10 30, 45, 90 Minuten gefunden (Schloß u. Commiskey, A. J. d. ch. 1. 1911 u. 3. 1912). Als Methode dient die von Sahli-Fonio (M.-Gr. 28): Einige Tropfen Blut werden in einem stäubchenfreien Uhrglas in der feuchten Kammer beobachtet; Beginn der Gerinnung = Augenblick, in dem ein durchgeführter geknöpfter Glasfaden ein Fibrinfädchen nach sich zieht, Ende = Augenblick, wo das Schälchen um 90° gedreht werden kann, ohne daß der Inhalt herunterfließt. Nach Bürkner (Pfl. A. 102) wird ein Tropfen Blut mit einem Tropfen destillierten Wassers zusammen in einen geschliffenen Objektträger gebracht und unter einer Glasglocke im Wasserbade bei 25° C in derselben Weise geprüft.

finden sich beim Neugeborenen nicht selten Geschwüre ohne Blutung, und umgekehrt fehlt das Geschwür sehr häufig bei typischer Melaena. Der Schwerpunkt der Frage liegt sonach in der Entstehung der Blutung. Der Hinweis auf eine übermäßige Hyperämie der Magendarmschleimhaut im Gefolge des Geburtstraumas (Kundrat), die Bezugnahme auf Stauung in Anschluß an Asphyxie (Epstein) genügen nicht, wenn man erfährt, daß nur 16,6 Proz. (Silbermann), ja nur 6,6 Proz. (v. Preuschen) der Melaenakranken asphyktisch waren, und wenn man die Seltenheit des Leidens mit der Häufigkeit der Asphyxie in Vergleich setzt.

Es sind auch nervöse Ursachen angeschuldigt worden, hauptsächlich gestützt auf die Ergebnisse von Tierexperimenten, nach denen Reizungen oder Verletzungen gewisser Hirnteile (obere Vierhügel, Teile des Thalamus opticus, Corpus striatum, Linsenkern, Boden des 4. Ventrikels) Blutungen im Magen und Darm erzeugen können (v. Preuschen, Pomorski). Aber neben den positiven Befunden von Gehirnschädigungen, insbesondere von Meningealblutungen (Benecke, Langerhans) stehen reichlich negative, und dazu ist sicherlich die Zahl der Hirnblutungen ohne Melaena eine um so sehr viel größere, daß auch diese Deutung die Zweifel nicht behebt.

Wie groß auch immer der Anteil der angeführten Faktoren bei der Genese der Melaena sein möge, auf jeden Fall handelt es sich nur um auslösende Wirkungen, die zur Blutung nur dann führen können, wenn eine spezifische Bereitschaft, eine „Melaenadyskrasie" (Theile) vorhanden ist. Deren Wesen aber liegt noch völlig im Dunkeln. Man kann in Anbetracht der Seltenheit der Melaena und ihrer Bindung an die ersten Lebenstage nur sagen, daß sie mit Vorgängen in Zusammenhang stehen muß, die den Übertritt ins extrauterine Leben begleiten, und zwar mit solchen, die nur ausnahmsweise eintreten. Die häufige Beeinträchtigung der Gerinnungsfähigkeit des Blutes läßt an der Gegenwart eines entsprechend wirksamen Agens denken. Sollten nicht auch hier vielleicht ähnliche Fermentwirkungen zu berücksichtigen sein, wie bei den Schwangerschaftsreaktionen des gleichen Lebensabschnittes?

Die **Behandlung** der Melaena ist die der hämorrhagischen Zustände überhaupt. In Betracht kommen namentlich innerlich Chlorkalzium (6 bis 8 g am Tag) und Koagulen, subkutan Gelatine, Koagulen und tierisches oder wo möglich menschliches Serum (2 bis 3mal in 24 Stunden 3 ccm) oder auch Menschenblut, am besten von Vater oder Mutter. Das Urteil über die Erfolge lautet günstig. Bei der hämophilen Form allerdings muß man auf böse Enttäuschungen gefaßt sein. Hier wäre nur von der direkten Bluttransfusion Rettung zu hoffen.

Das marantische Säuglingsulcus. Daß Magen- und Darmgeschwüre bei atrophischen Zuständen der Säuglinge vorkommen, wußte schon Parrot. Lange Zeit galten sie als Seltenheiten; erst im letzten Jahrzehnt ist festgestellt worden, daß sie verhältnismäßig häufig gefunden werden, wenn man nur genügend eifrig nach ihnen sucht. Sie sitzen meist im Duodenum, nur ausnahmsweise im Magen, sind manchmal zu mehreren vorhanden, bald ganz klein, bald von der Größe einer Linse und darüber. Zuweilen brechen sie durch und führen zur adhäsiven, seltener zur allgemeinen Peritonitis. Klinisch macht sich nur der kleinere Teil bemerklich, wo es zu Blutungen kommt. Die Entstehung geht nach Helmholz auf Thrombose eines Schleimhautgefäßes zurück; vielleicht handelt es sich auch, abhängig von der Grundkrankheit um eine Schädigung der Vorgänge, die die gesunde Schleimhaut vor der Andauung durch den Magensaft schützen.

5. Passagestörungen.

a) Die Passagestörungen der Neugeborenen.

Es kann wohl der außergewöhnliche Fall eintreten, daß schon in den ersten Lebenstagen ein Ileus erworben wird. So sind Beobachtungen mitgeteilt worden über Volvulus, über Strangulation durch den persistierenden Ductus omphalomesentericus u. a. m. Aber nicht an diese überaus seltenen Dinge wird man in erster Linie denken müssen, wenn bei einem Neugeborenen wenige Stunden nach dem Eintritt ins Leben stürmische Erscheinungen von Undurch-

gängigkeit der Verdauungswege einsetzen, sondern an die viel häufigeren angeborenen Atresien oder die ihnen gleichwertigen hochgradigen Stenosen. Der
Schluß auf diese wird um so wahrscheinlicher werden, wenn an dem Kinde auch
sonst eine allgemeine Rückständigkeit in der Entwicklung oder gar eine äußere
Mißbildung wahrzunehmen ist; denn die Erfahrung lehrt, daß die angeborenen
Atresien überwiegend bei schwachen und frühgeborenen Früchten und häufig
in Begleitung anderer äußerer oder innerer Geburtsfehler vorkommen.

1. Oesophagusatresie.[1])

Der Verschluß kann bereits in der Speiseröhre sitzen. Dann würgt das
Neugeborene die kleinsten Mengen von Nahrung in unveränderter Beschaffenheit
wieder aus, meist unter eigenartigen Stickanfällen, die auf eine Verbindung
zwischen Speise- und Luftröhre schließen lassen. Der Leib des Kindes ist einge-
fallen, eine eingeführte Magensonde stößt nach kurzem Wege auf ein unpassier-
bares Hindernis. Die Lebensdauer erstreckt sich für gewöhnlich höchstens bis in
die zweite Woche hinein, nur ausnahmsweise darüber hinaus[2]). Eine Rettung wäre nur durch Gastrostomie und späterer Vereinigung des Magen- und
Speiseröhrenblindsackes denkbar. Bis jetzt allerdings sind alle derartigen Eingriffe ungünstig ausgegangen. Wie wenig aussichtsreich der Dauererfolg auch
bei glücklich überstandener Operation erscheint, ergibt sich aus der Übersicht
der Befunde:

Es kommen vor: Gänzliches Fehlen, blinde Endigung, ring- oder kanalförmige Atresie
oder der Atresie gleichwertige Verengung der Speiseröhre, Spaltung in zwei Röhren, Verbindung mit der Luftröhre bei sonst normalem Ösophagus, blinder oberer Ösophagussack
bei Verbindung des unteren Blindsackes mit der Luftröhre.

2. Darmverschluß.[3])

Etwas häufiger als in der Speiseröhre findet sich die Stelle des angeborenen
Verschlusses im Darm, und zwar sind hier ganz bestimmte Stellen bevorzugt.
Einmal das Duodenum, besonders gleich oberhalb und gleich unterhalb der
Papille oder beim Übergange ins Jejunum; weiter das Ileum entweder im Ileo-
zoekalabschnitt oder 3 bis 9 cm oberhalb, entsprechend der Abgangsstelle des
Ductus omphalomesentericus, während die mehr magenwärts gelegenen Schlingen und das Jejunum nur ausnahmsweise betroffen sind. Auch der Sitz im Kolon
ist selten. Das Hindernis selbst besteht entweder in einem quergestellten,
membranösen, den Bau der Darmwand aufweisenden Septum, das zuweilen eine
enge, blendenartige Öffnung besitzt, seltener entspricht es einer narbenartigen,
ringförmigen, zuweilen kallösen Verwachsung von rein bindegewebiger Beschaffenheit, oder es sind längere Strecken des Darmes in dünne, strangartige Gebilde verwandelt, die gelegentlich noch ein feines Lumen erkennen lassen. Es können sogar einzelne der blind endigenden Schlingen vollkommen voneinander abgetrennt
sein. Auch Verlegung durch Zysten der Darmschleimhaut wurde beobachtet[4]),
ferner angeborene Verdickung und Starre des Kolon, die vielleicht auf einen

---

[1]) Lit. Mackenzie, Krankheiten des Halses. Deutsch von Semon, Bd. II. Emming-
haus, G. H. B. IV. I. Kraus, N. Handb. Bd. 16. Wittenrood, Ein Fall von kongen.
Atresie des Oesoph. usw. In.-Diss. Freiburg i. Br. 1899. Wyler, Fall von kongen. Atresie
usw. In.-Diss. Zürich 1904. Dam, R. M. Okt. 1906. Forssner, Anat. Hefte 34. H. 1.
Lateiner, W. kl. W. 1907. Nr. 52. Giffhorn, V. A. 192. Schridde, V. A. 191.

[2]) Fall v. Schmidgall (A. K. 64), Gastrostomie am 20. Tag, Tod am 28.

[3]) Lit. Kuliga, ZB. 23. Kreuter, A. kl. Ch. 73 u. D. Z. Ch. 79. Clogg, L. 24. Dez.
1904. Sternberg in Schwalbe-Brüning, Hdb. d. Allg. Pathol. usw. d. Kinder. Bd. 2,
1. Abt. 1913. Forßner, Schridde, l. c. Ritter, J. K. 91. 1920. v. Koós, J. K. 93. 1920.

[4]) Auché u. Peyre, A. m. e. 11. 1908. C. Meyer, Z. K. 21. 1919.

Spasmus zurückgeht[1]). In seltenen Fällen trifft man nicht eine innere, sondern eine äußere Ursache des Darmverschlusses: Abschnürung durch Pseudoligamente, Meckelsche Divertikel und Reste des Dotterganges, oder Kompression durch angeborene Geschwülste. Nicht selten sind mehrere Hindernisse vorhanden und häufig vereinigt sich die Mißbildung des Darmes mit anderweitigen äußeren und inneren Geburtsfehlern.

Die **Entstehung** der im Darminneren gelegenen Verschlüsse hat man auf verschiedene Weise zu erklären versucht. Die Septen werden meist als ungewöhnlich ausgebildete Kerkringsche Falten gedeutet. Für die übrigen Zustände wurde an fötalen Volvulus, an fötale Peritonitis, an Kompression durch den vergrößerten Kopf des Pankreas, an Verwachsung der Lichtung im Gefolge intrauteriner Enteritis oder fötaler Intussuszeption, an mangelhafte Entwicklung einzelner Abschnitte infolge ungenügender Ernährung bei Gefäßanomalien gedacht. In einer kritischen Studie kommt Kuliga zu dem Schluß, daß die meisten dieser Annahmen nur wenig Wahrscheinlickkeit für sich haben und daß wohl in der Regel eine Entwicklungsanomalie zugrunde liegt. Einen wichtigen Beitrag zur Lösung der Frage hat Kreuter geliefert durch den Nachweis, daß normalerweise in der 5. bis 10. Fötalwoche zwischen Pharynx und Rektum vorübergehend wieder Verklebungen des bereits fertig gebildeten Darmrohres stattfinden, deren regelwidriges Fortbestehen das bleibende Hindernis liefern kann. Tillmanns[2]) beschuldigt Achsendrehung des Darmes infolge von Drehung der Nabelschnur in der Zeit, wo die Därme noch im Nabelstrang-Zölom liegen.

Die **Erkennung** eines angeborenen Darmverschlusses bietet wenig Schwierigkeiten. In vielen Fällen wird der erste Verdacht dadurch geweckt werden, daß kein Mekonium abgeht. Aber bei hochsitzendem Hindernis kann die Entleerung des fötalen Darminhaltes ungestört vonstatten gehen und erst das Ausbleiben fäkulenter Stühle wird den Ileus beweisen. Hier kann die mikroskopische Untersuchung des Kindspeches zur Entscheidung beitragen: weil vom verschluckten Fruchtwasser nichts weiterbefördert wird, finden sich im Darminhalt des mit Atresie behafteten Neugeborenen keine Lanugohärchen[3]). Jeden Zweifel wird schließlich das bald erscheinende heftige Erbrechen beheben; es fördert erst Nahrungsreste und Schleim zutage, später mißfarbige, gelegentlich blutige Massen; bei tiefem Hindernis wird es kotig. Die gesteigerte Peristaltik der Därme, der schnell eintretende Meteorismus und der allgemeine Verfall vollenden das Bild. Die annähernde **Diagnose des Ortes der Atresie**[4]) wird, ebenso wie bei anderen Arten des Ileus, zuweilen aus der Form der Bauchauftreibung und aus der Beschaffenheit des Erbrochenen möglich sein. Manchmal läßt sich vom Rectum aus ein prall gefüllter Blindsack fühlen.

Verlauf. Der Tod der kleinen Kranken ist nach kurzer Frist zu erwarten; Erschöpfung, Peritonitis, manchmal auch Darmruptur raffen sie bald dahin, meist noch vor Ende der ersten Woche, seltener erst in der zweiten. Ausnahmsweise glimmt bei tiefem Hindernis ein jammervolles Leben noch überraschend lange weiter: ein frühgeborenes Kind meiner Beobachtung mit Atresia ileocoecalis starb erst am 28. Tage; Baldwin sah ein anderes mit Rektalverschluß 56 Tage leben. In solchen Fällen wird der Überschuß an Darminhalt durch Erbrechen nach oben entleert.

Die **Behandlung** ist wenig aussichtsreich. Fast alle Kinder, an denen chirurgische Eingriffe vorgenommen worden sind, sind zugrunde gegangen. Das kann nicht Wunder nehmen, wenn man erwägt, daß nicht nur die Schwere der Operation, sondern auch das häufige Vorkommen multipler Hindernisse, das Fehlen ganzer Darmteile mit für den Ausgang maßgebend ist. Gerettet wurden, soweit ich die Literatur übersehe, nur ein Kind, bei dem ein glücklicher Zufall wollte,

---

[1]) Pfaundler, J. K. 77. 1913. S. 203. .
[2]) Vgl. Birnbaum, Klinik der Mißbild. usw. d. Fötus. Berlin, Springer, 1909.
[3]) Walz, M. m. W. 1906. Nr. 21.
[4]) Trumpp, J. K. 76, 1912.

daß ein leicht lösbarer Bauchfellstrang die Ursache des Ileus bildete [1]) und ferner zwei andere[2]) mit Duodenalatresie. Man wird in Hinblick auf solche Möglichkeiten die Operation nicht ablehnen dürfen; ist doch vielleicht auch ein Mißerfolg noch besser als die qualvollen Tage, die diesen Kindern beschieden sind. Als einfachste und schnellste Operationsmethode[3]) empfiehlt sich wenigstens bei hochgelegenen Stenosen die Anlegung einer Anastomose zwischen einer möglichst tiefgelegenen geblähten Schlinge und einem unterhalb des Hindernisses gelegenen Darmteil ohne vieles Suchen nach dem Sitze der Atresie.

3. Rektal- und Analverschluß.[4])

Am häufigsten kommt die Atresie des Rektum und des Anus vor. Sie betrifft als „äußere" Analatresie nur den After, oder stellt bei vorhandener Afteröffnung eine Atresia recti dar; andere Male fehlen Mastdarm und After ganz oder werden durch einen undurchgängigen Strang vertreten. Zuweilen findet sich ein äußerer Nebenafter am Darm, an der Urethra, am Skrotum, im Scheideneingang, oder es besteht eine innere Mündung in der Scheide, Blase oder Harnröhre.

Die **Symptome** des Leidens stimmen mit denen des tiefsitzenden Darmverschlusses überein, seine **Prognose** aber ist erheblich besser, da die Verhältnisse für die **Behandlung** weitaus günstiger liegen. Manchmal handelt es sich nur um einfache Epithelverklebungen, die stumpf gelöst werden können; andere Male muß zu plastischen Operationen geschritten werden, deren Aussichten natürlich verschieden sind, je nachdem eine Anal- oder eine hochsitzende Rektalstriktur vorliegt und je nachdem vom Darme oder vom Bauche aus eingegangen werden kann. Es muß auch mit der Möglichkeit gerechnet werden, daß der Erfolg einer gelungenen Plastik durch einen zweiten, höheren Verschluß vereitelt wird, der vorher nicht diagnostiziert werden konnte. Immerhin ergeben die neueren Statistiken im Durchschnitt bis 37 Proz. Heilungen. Die einfache Punktion mit dem Troikart soll auch dann nicht ausgeführt werden, wenn sich der Blindsack äußerlich hervorwölbt; sie bietet die Gefahr der Nebenverletzungen und der erzielte Abfluß ist ungenügend und wird durch Schrumpfung bald wieder gehemmt.

In seltenen Fällen werden Symptome des Mastdarmverschlusses nicht durch Verwachsung, sondern durch **ephiteliale Schleimpfröpfe** bedingt [5]), wurstförmigen, gallertigen oder derberen Gebilden, die aus Schleim, Epithelien, Kalkkonkrementen und zuweilen Fibrin bestehen. Sie stehen vielleicht mit dem „Mekoniumpfropf"[6]) in Beziehung, werden aber auch als Erzeugnis membranöser Enteritis aufgefaßt. Im Falle Soldins[7]) wurde erst am 5. Tage die Passage frei, nachdem Einläufe nutzlos gewesen waren. Vielleicht hat hier nicht der Pfropf, sondern ein Spasmus die Stenose erzeugt. Im Falle Trumpps war eine organische Stenose vorhanden.

b) Passagestörungen bei älteren Säuglingen.

Wenn während der Fötalzeit nicht ein vollkommener Verschluß, sondern nur eine Verengerung des Verdauungsrohres sich ausbildete, so ist ein längeres Leben

---

[1]) Zitiert bei Heymann, M. G. G. 10.
[2]) Fockens, Zbl. f. Chir. 1911. Nr. 15. Ernst, ibid. 1916. Nr. 28.
[3]) Kasuistik und Operationsplan bei Braun, l. c.
[4]) R. Franck, Der angeborene Verschluß des Mastdarms. Wien 1892. v. Esmarch, D. Ch., Lief. 48. Anders, A. kl. Ch. 145; Lehrbücher der Chirurgie. Hilgenreisser, J. K. 79. 1914.
[5]) Trumpp, J. K. 76. 1912. Lorenzini, Ref. Z. K. 8. S. 510.
[6]) Vgl. S. 2.
[7]) J. K. 77. 1913.

möglich, und nicht gleich nach der Geburt, sondern erst in der späteren Säuglingszeit führen die Erscheinungen des chronischen Ileus das Kind zum Arzte. Neben
diesen angeborenen Stenosen treten im ersten Jahre noch eine ganze Anzahl
von erworbenen Zuständen auf, die die Erscheinungen der Passagestörung
bedingen. Es befinden sich darunter solche, denen wir in späteren Lebensab-
schnitten häufiger begegnen und deren Vorkommen deshalb nur kurz erwähnt
zu werden braucht. Etwas eingehendere Berücksichtigung dagegen verlangen
diejenigen, die dem Säugling eigentümlich sind oder doch bei ihm besonders
häufig und mit besonderen Erscheinungen auftreten.

1. Oesophagusstenosen.

Die seltenen Fälle von **angeborener Oesophagusstenose**[1]) sind dadurch gekennzeichnet, daß von Geburt an, mehr noch nach der Entwöhnung Schluckbeschwerden, Regurgitation, gelegentlich auch Schleimwürgen, Wiederkäuen
und zeitweise vollkommene Undurchgängigkeit besteht, während die Sonde im
oberen Drittel oder nahe der Kardia auf ein Hemmnis stößt. Geringere Grade
des Zustandes können übrigens monate- und jahrelang, ja selbst bis ins hohe Alter
symptomlos ertragen, gegebenenfalls in späteren Jahren durch Sondierung oder
Operation gebessert werden. Die angeborene Grundlage des Leidens ergibt sich
in allen Fällen aus dem vollkommen normalen Bau der Wand an der verengten
Stelle.

Einen Fall von Stenose durch eine Zyste der Wand sah C. Meyer[2]).

Unter den **erworbenen Stenosen** spielt die Ätzstriktur schon in diesem Alter
die erste Rolle. Von v. Tordays[3]) Beobachtungen z. B. betrafen 9 Proz. Säuglinge. Salmon verzeichnet einen Fall, der durch Verätzung mit Karbolsäure
am 16. Lebenstage entstanden war. Stenose infolge syphilitischer Geschwüre ist von Fackeldey beschrieben worden[4]).

Bemerkenswert ist das Vorkommen eines nervösen **Kardiospasmus**[5]), dessen
Symptome denen der Rumination ähneln, aber darin abweichen, daß das Würgen
und Erbrechen schon während des Trinkens erfolgt, eine durch die Sonde ein-
gegossene Mahlzeit aber behalten wird. Ein unschwer zu überwindendes Hindernis ist in der Kardiagegend, zuweilen aber auch im oberen Drittel nachweisbar.
Die Behandlung besteht in systematischer Sondenfütterung oder in zeitweilig
alleiniger Ernährung vom Darm aus. Vielleicht ist auch hier Atropin nützlich.
Nach 1 bis 2wöchiger Ausschaltung aller Reize erlischt der Krampf. Die meisten
Fälle betreffen jüngere Säuglinge. Ein Vorkommen im 2. Jahre hat Freund[6])
gesehen und als hysterisch gedeutet.

Bei rachitischen und hydrocephalischen Säuglingen, namentlich Frühgeborenen sah ich bei Zugabe von Brei und Gemüsen zur bisherigen flüssigen Kost
häufig ein eigenartiges Bild. Jeder Versuch führte zu schwerer Erregung, Anfällen von Zyanose, Husten und Erbrechen. Durch Phosphorlebertran schwanden

---

[1]) Kasuistik bei Kraus, N. Handb. XVI. 2. Demme, Jahresbr. d. Jenner'schen
Kinderspitales. 1879. Whipham u. Fagge, L. 7. Mai 1905. Rogers, Brit. Journ. of childr.
dis. Sept. 1904. Schneider, Angebor. Speiseröhrenvereng., Inaug.-Diss. Königsberg
1900. Adams, Ref. A. K. 25. Mathis, Ref. Z. f. Laryngol. 1910. S. 147. Guisez, Presse
médicale 21. 1913.
[2]) Z. K. 21. 1919.
[3]) J. K. 53.
[4]) M. m. W. 1904. S. 1624.
[5]) Göppert, Th. M. 1908. Nr. 8. Beck, M. K. Orig. 9. Nr. 10. 1910. Morgan,
Ref. Z. K. 8. S. 346.
[6]) M. K. 2. Nr. 1.

die Erscheinungen. Hier liegt wohl ein Oesophagismus auf spasmophiler Grundlage vor.

Schweren Kardiospasmus zeigte auch ein Kind mit angeborener Oesophago-Trachealfistel. Wahrscheinlich war die Angst vor den durch die Nahrung ausgelösten Hustenanfällen seine Ursache.

2. Stenosen am Magenausgang und Duodenum.

Es scheint, daß die **angeborene Pylorusstenose des Typus Landerer-Meyer**[1]) zumeist nicht hochgradig genug ist, um beim Säugling, der nur mit Milch und Brei genährt wird, Erscheinungen zu machen. Die mit ihr behafteten Kranken[2]) waren im ersten Jahrzehnt beschwerdefrei. Aus dem Säuglingsalter ist mir nur ein Fall[3]) bekannt geworden.

Der Knabe, der ein Alter von 10 Monaten erreichte, hatte seit Geburt wiederholte Anfälle stürmischen Erbrechens gehabt, zeigte Peristaltik, Ischochymie und im Röntgenbild einen erweiterten, sanduhrähnlich in zwei Teile geschiedenen Magen. Die Sektion ergab Verschluß des Pylorus durch ein Diaphragma, das eine nur für eine Myrtenblattsonde durchgängige Öffnung aufwies, Erweiterung des mit hypertrophischer Muskulatur versehenen Magens, sanduhrartige Abschnürung[4]) des Fundus vom Pförtnerteil durch einen muskulären Sphinkter.

Auch alle anderen Formen dieser hoch gelegenen Stenosen sind Seltenheiten, dabei sind ihre Ursachen um so mannigfaltiger. Es liegen Beobachtungen vor über **angeborene Duodenalstenosen**[5]), **Pylorusgeschwülste**[6]) guter und böser Art. Das Auftreten von Magen- und Duodenalgeschwüren auch im Säuglingsalter[7]) läßt mit der Möglichkeit rechnen, daß gelegentlich einmal auch eine **Stenose durch eine Ulcusnarbe**[8]) vorkommen könnte. Bernheim-Karrer berichtet über ein 8monatiges Kind, dessen chronische, tödlich endenden Stenosebeschwerden dadurch entstanden waren, daß das Mesenterium des Dünndarms mit der Arteria mesenterica superior sich fest über den wagrechten Duodenalteil gelegt und dergestalt einen **arteriomesenterialen Darmverschluß**[9]) erzeugt hatte. Ein gleicher Fall Franks heilte nach Operation[10]). Ein Passagehindernis kann auch durch den **Druck abnorm gelagerter normaler**[11]) **oder kongenital vergrößerter Darmteile**[12]), wie auch infolge **Belastung durch eine Wanderleber** geschaffen werden.

Bei einem 6 Monate alten, hochgradig abgezehrten Knaben erschien durch die dünnen ungewöhnlich schlaffen Bauchdecken hindurch der Magen auch in leerem Zustand als schlaffer, geblähter, bis zum Nabel reichender Sack, über den zuweilen langsame peristaltische Wellen liefen. Die motorischen Funktionen waren aufs äußerste herabgesetzt, die Rück-

---

[1]) Vgl. S. 679.

[2]) Siehe Wernstedt, Stud. üb. d. Natur d. sog. angebor. Pylorusstenose. Nordiskt Medic. Ark. 1906. Afd. 2. Maylard, Br. m. J. Nr. 2480. Ref. M. K. 8. S. 28. 1910.

[3]) Schäfer, J. K. 76. 1912.

[4]) Lit. über angebor. Sanduhrmagen bei C. Sternberg in Brüning-Schwalbes Handb. d. allg. Pathol. usw. d. Kindes. Bd. 2. 1. S. 826.

[5]) Théremin, D. Z.-Ch. 8. 1877. Stolte, M. K. 12. Orig. 1913.

[6]) Lit. Stern, D. m. W. 1892. Nr. 22. Quensel, Nord. med. Ark. 1898. Nr. 6.

[7]) Bechthold, J. K. 60. Torday, J. K. 63. Cade, R. m. Febr. 1898. De Bruyn-Kops Ref. J. K. 49. S. 478. Vanderpool, A. P. April 1901. Hibbard Cleon, Bost. med. sup. J. 1898. Nr. 6. Knöpfelmacher, W. m. W. 1915. Nr. 5. Emmet Holt, A. G. ch. dis. 6. 1913.

[8]) Einen so gedeuteten Fall beschreibt Demme. Jahresber. d. Jennerschen Spitals 1881. 19. Bernheim-Karrer sah Stenose durch einen Strang zwischen Kolon und Pylorus nach Melaena (K. Schw. 1904).

[9]) K. Schw. 1904. Nr. 8.

[10]) Z. K. 9. 1913.

[11]) Gottinger, Ref. J. K. 75. S. 242. Melchior, B. kl. W. 1914. Nr. 25 bei Situs inversus.

[12]) Toporski, J. K. 72. 1909. Kleinschmidt, M. K. Orig. 9. Nr. 7. 1910. Bahrdt, J. K. 74. S. 459.

stände zäh schleimig, von stechendem Geruch. Ab und zu mäßiges Erbrechen. Die Leber war herabgesunken und bei Lagewechsel ausgiebig beweglich. Seinen schweren Diarrhöen erlag der Kranke wenige Tage nach der Aufnahme. Die Sektion ergab einen schlaffen, sackartig stark erweiterten, in seinen Wandungen deutlich hypertrophischen Magen; es bestand zweifellos eine Hypertrophie der Muskulatur. Die Pars pylorica, das Duodenum und einige Dünndarmschlingen waren ganz platt gedrückt, und zwar infolge einer hochgradigen Leberptosis; das locker pendelnde Organ, das auch das Pankreas nach sich gezogen hatte, ruhte mit dem Lobus quadratus schwer auf den genannten Darmteilen, ihre Unwegsamkeit bedingend.

Als weitere Ursache der erschwerten Magenentleerung ist die **Kompression durch den vergrößerten Pankreaskopf** zu verzeichnen. Einmal fand ich als deren Grundlage eine überaus umfangreiche leukämische Infiltration[1]), ein anderes Mal war der um das Vielfache vergrößerte Kopf in dicke Schwarten eingebettet und durch diese mit der Leberpforte verwachsen; die Eröffnung der Geschwulst zeigte eine sie erfüllende, von der sackig erweiterten Nabelvene ausgehende, buchtige, mit zähem Eiter erfüllte Abszeßhöhle.

Im Leben war bei dem 10wöchigen Kinde unter der Leber eine derbe, knotige Geschwulst fühlbar gewesen; dabei bestand Fieber, gelegentlich Erbrechen, Andeutung von Magensteifung und Ischochymie. Der Nabel war äußerlich unverdächtig. Trotzdem die Nabelvene im umbilikalen Teil gesund erschien, kann kein Zweifel sein, daß hier die späten und ungewöhnlichen Folgen einer Phlebitis umbilicalis vorlagen.

Stenose durch ein komprimierendes **Enterokystom** beschreibt C. Meyer[2]).

Die Symptome der Pylorus- und Duodenalstenose waren in meinen Fällen Auftreibung der Magengegend, galliges Erbrechen, erhebliche Rückstände, Gastritis und geringfügige, aber sichere Magenperistaltik. Namentlich das letztgenannte Zeichen wird ins Gewicht fallen, wenn die Unterscheidung von der sonst so ähnlichen Magenatonie[3]) getroffen werden soll.

3. Akuter Darmverschluß.

Invagination[4]). Wenn sich bei einem Säugling die Erscheinungen des akuten Darmverschlusses einstellen, ohne daß ein eingeklemmter Bruch in Frage kommt, so handelt es sich mit großer Wahrscheinlichkeit um eine Invagination; denn diese ist die weitaus häufigste Ursache des Ileus in diesem Alter. Besitzt doch das junge Kind eine so ausgesprochene Anlage für sie, daß etwa 55 Proz. aller Fälle auf das erste Jahr fallen (Matti). Das Maximum trifft auf das zweite Halbjahr; aber auch wenigwöchige Kinder und selbst Neugeborene können betroffen werden. Unter den Kranken finden sich viele bis dahin gesunde und kräftige Brustkinder. Auffallenderweise scheint das Leiden in verschiedenen Ländern sehr verschieden häufig vorzukommen. Während z. B. englische Chirurgen über große Serien berichten, ist in Deutschland selbst in großen Kliniken die Zahl der Fälle gering.

Es liegt nicht in der Absicht dieses kurzen Überblickes, die Verhältnisse der Krankheit ausführlich zu erörtern. Nur darauf möchte ich hinweisen, daß gerade beim Säugling die **Diagnose** manchmal zu spät gestellt wird, weil wegen der Häufigkeit anderer schwerer Magendarmerkrankungen an die Invagination nicht gedacht wird. Jedenfalls sollte man bedenken, daß heftige Kolikanfälle, insbesondere solche mit plötzlichem Beginn aus voller Gesundheit, mit Erbrechen und Verstopfung, bei kleinen Kindern im Verlaufe der gewöhn-

---

[1]) Zweimal habe ich bisher Magenperistaltik ohne sonstige Magensymptome auch bei pseudoleukämischer Anämie gesehen. Man könnte schließen, daß in solchen Fällen ebenso wie Leber und Milz auch das Pankreas geschwollen sei.

[2]) Z. K. 21. 1919. Vgl. auch Strathmann-Herweg, M. K. 18. Nr. 5. 1920.

[3]) Vgl. S. 661. Differentialdiagnose zum Pylorusspasmus vgl. S. 680.

[4]) Hirschsprung, J. K. 39 und M. Gr. 14. Hausen, ibid. 18. Kock u. Oerum, ibid. 25. Neuere Lit. bei Weiss, Sammelref. C. Gr. 2. Nr. 17ff. 1899. Alapy, A. kl. Ch. 91. Matti, D. Z. Ch. 110. 1911.

lichen Darmkatarrhe keineswegs in den Vordergrund treten und daß deshalb jeder derartige Fall ganz besonders sorgfältig betrachtet werden muß. Mir erschienen immer neben den Kolikanfällen, der sichtbaren Darmperistaltik, dem veränderten Gesichtsausdruck besonders die Schmerzhaftigkeit des Leibes und die Abwehrbestrebungen des Kranken bei der Betastung als Verdachtsmomente von Wert zu sein, die um so mehr für Intussuszeption sprechen, weil die gleiche Symptome bedingende Appendizitis im ersten Lebensjahre ungemein selten ist. Auch dadurch sind Fehldiagnosen vorgekommen, daß die pathognomonischen Blutentleerungen auf hämorrhagische Enteritis bezogen wurden. Es gibt übrigens auch Fälle, wo dieses Zeichen fehlt oder erst sehr spät hervortritt (Fischl, Vernon, Audeoud); andererseits kommen ähnliche Abgänge manchmal auch bei Volvulus [1]) zustande. Nicht überflüssig ist der Rat, sich durch das gute Allgemeinbefinden nicht täuschen zu lassen, das manche Kinder nach Abklingen des primären Invaginationsschmerzes zeigen. Da auch das Erbrechen und die Darmkrämpfe nachlassen können, würde man manchmal gar nicht mehr an ein anderes Leiden glauben, wenn nicht die Betastung des Leibes und das Erscheinen peristaltischer Wellen eines anderen belehrte. Sehr wichtig zur Diagnose ist die Inspektion des Bauches bei guter Beleuchtung. Man sieht den Invaginationstumor oft leichter, als man ihn fühlt.

Mir ist ein Fall von Morbus Barlow bekannt, der wegen blutiger Diarrhöen als Invagination angesprochen und mit tötlichem Ausgang laparotomiert wurde. Auch die durch Leibschmerzen und Blutabgänge gekennzeichnete Purpura abdominalis habe ich einmal schon im 9. Monat die ersten von Erbrechen begleiteten Krisen machen sehen. Die Diagnose wurde im 2. Jahre durch das Erscheinen von Hautpetechien und Gelenkschwellungen als Begleiter der Darmsymptome gesichert.

Der Verschiedenheit der Behandlung wegen wäre es zu wünschen, daß man die Invagination des Dünndarmes (J. iliaca und J. ileocolica) und die des Dickdarms (J. colica und ileocoecalis) schärfer voneinander unterscheiden könnte. Leider stößt das auf Schwierigkeiten. Immerhin hat man doch einige Anhaltspunkte. Wahrscheinlicher ist immer wegen der größeren Häufigkeit die Dickdarminvagination (24 Proz. J. colica, 42 Proz. J. ileocoecalis gegenüber 24 Proz. J. ilei und 10 Proz. J. ileocolica Weiß). Sie macht meist eine deutliche, oft bügelförmige Geschwulst in der linken Bauchseite; die Ileozoekalgegend ist meist leer (Dancesches Symptom). Blutigschleimige Entleerungen treten gehäuft auf; manchmal ist das Intussuszeptum vom Mastdarm aus fühlbar. Bei der Dünndarminvagination dagegen kann der Tumor rechts oder links liegen; gewöhnlich ist er nur schwer oder gar nicht zu tasten; wahrscheinlich wegen seiner Kleinheit. Blut- und Schleimabgänge sind gering (Hirschsprung).

Wenn die Lage sich nicht in kürzester Frist klären läßt, so halte man sich mit weiteren Untersuchungen nicht auf: was versäumt wurde, kann in der zur **Behandlung** unentbehrlichen Narkose nachgeholt werden. Denn es heißt schnell und energisch vorgehen. Jeder Aufschub ist verderblich. Mag allenfalls beim älteren Kind noch hier und da ein kurzes Zögern zu verantworten sein, beim Säugling hängt das Leben an Stunden. Denn schneller als jemals rückt bei ihm die Gefahr des tödlichen Shokes heran[2]). Und nicht einmal die schwache Hoffnung auf Selbstheilung durch Abstoßung des eingeschobenen Darmteiles bleibt. Denn dieses rettende Ereignis vollzieht sich im ersten Jahre nur in etwa 2 Proz., dreimal seltener wie schon im zweiten bis fünften Jahre und zwanzigmal seltener wie in der Folge.

Die Bedeutung des frühen Eingreifens erhält aus folgenden Zahlen. Von 84 Kranken Hirschsprungs aus verschiedenen Altersklassen kamen 13 in den ersten, 28 in den zweiten

---

[1]) Marshall, Br. m. J., 20. Mai 1899. Nürnberger, V. V. Nr. 679. 1913.
[2]) Vgl. besonders Kredel, M. Gr., 12. Heft 5.

12 Stunden, 41 später in Behandlung. Davon starben 1 (6,07 Proz.), 16 (35,7 Proz.), 22 (53,66 Proz.). Von 44 Säuglingen unter einem Jahre wurden 70 Proz. geheilt, wenn die Krankheit unter, 30 Proz. wenn sie über 24 Stunden gedauert hatte, Gibson berechnet die Sterblichkeit der Laparotomie für die zwei ersten, den dritten, den vierten und fünften Tag auf 41 Proz., 62 Proz., 72 Proz. Vom sechsten Tag an stirbt alles.

Nach den hervorragenden Heilergebnissen Hirschsprungs[1]), denen sich noch keine Operationsstatistik auch nur annähert, kann auf den Versuch der unblutigen Reposition kaum verzichtet werden. An erster Stelle steht die Desinvagination durch Massage — allein von außen oder bimanuell bei im Rektum liegenden Finger — dann folgt der Wassereinlauf, den Heubner lieber durch die Lufteinblasung mit T-Rohr ersetzt wissen will. Als leitende Grundsätze können etwa die folgenden gelten:

Die Massage empfiehlt sich in jedem Falle, wo in Narkose eine Geschwulst fühlbar und in der notwendigen Weise zugänglig wird. Bei der Dünndarminvagination ist sie das alleinige Verfahren. Bei der Dickdarminvagination hingegen soll, wenn sie versagt, die Wasser- oder Lufteinspritzung angeschlossen werden, nur einmal, wenn eine ileoezökale, wiederholt, wenn eine Invagination des Kolon vorliegt. Ob die Lösung gelungen ist oder nicht, ist nicht leicht zu beurteilen. Zuweilen allerdings hört und fühlt man, wie die Einstülpung unter Gurren gleich einem Bruche verschwindet. Aber auch da kann die Reposition eine unvollkommene sein. Auch das Verschwinden der Geschwulst besagt wenig; es kann eine bloße Verlagerung stattgefunden haben. Den sicheren Beweis des Erfolges gibt nur das Erscheinen fäkulenter Stühle und die endgültige Beseitigung des Tumors. Da muß man geduldig abwarten. Beim Mißlingen dagegen bleibt die Geschwulst bestehen, und die Entleerungen behalten die rein blutige Beschaffenheit.

Diese einige Stunden während Unsicherheit ist einer der Nachteile der inneren Methoden. Es droht zudem der Rückfall nach erfolgter Lösung, oder die unvollständige Reposition. Es droht bei morschem Darme die Ruptur unter der Behandlung, nicht so sehr allerdings bei ganz frischen Fällen und vorsichtigem Gebaren, als bei solchen, wo die Einschiebung den zweiten Tag überdauerte. Dazu kommt, daß im Falle des Mißerfolges durch den Aufschub kostbare Zeit verloren gegangen ist. Auch wird die Leistungsfähigkeit der konservativen Methoden von namhaften Chirurgen wesentlich ungünstiger beurteilt und nur von 33 Proz. Erfolgen gesprochen. So darf ihnen nur eine beschränkte Stundenzahl zugestanden werden, damit unter allen Umständen die Laparotomie noch innerhalb der ersten 24 Stunden ausgeführt werden könne. Von vornherein ist diese angezeigt, wenn kein Tumor tastbar ist und wenn es sich um eine Dünndarminvagination handelt, die der Massage nicht zugänglig war.

Auf eine größere Zahl von Fällen aus dem ersten und zweiten Jahr gründet Weiss die folgende Statistik, in der das Ergebnis der konservativen Methoden erheblich von den persönlichen Erfahrungen Hirschsprungs abweicht.
Spontanreduktion (erfolgreich konservativ behandelte Fälle)　　　　　16 Proz. Heilung
primäre Laparotomie (ohne vorausgehende konservative Behandlung　　61 ,, ,,
sekundäre Laparotomie (nach erfolgloser konservativer Behandlung)　　54 ,, ,,
Die operative Desinvagination ergibt 58 Proz. Heilungen gegenüber 42,5 Proz. der Resektion.

Ich selbst verfüge über folgende 8 Fälle, von denen 3 konservativ, 4 operativ behandelt wurden; von jeder Gruppe starb einer. 1. Invaginatio colica, 3. Tag, geheilt durch Massage. 2. I. colica, 3. Tag, geheilt durch Massage. 3. I. ileocoecalis, 6. Tag, gebessert durch Lufteinblasung (fäkulente Stühle) † an Sepsis von einem gangranösen Stück des unvollständig reponierten Darmes. 4. desgl. 3. Tag, Laparotomie †. 5., 6., 7. I. ileocoecalis 30, 36, 48 St. Laparotomie, geheilt. 8. I. ileocoecalis 60 Stunden, Laparotomie †.

Andere Formen. Neben der Intussuszeption sind alle anderen Formen des

---

[1]) M. Gr. 14. Von 31 Säuglingen mit höchstens 24 Stunden alter Invagination genasen 25, von 17 anderen mit länger bestehender Krankheit noch 10.

akuten Darmverschlusses überaus selten, ausgenommen die äußeren **Bruchein-klemmungen**, die schon in den ersten Wochen vorkommen können. Wenn aber einmal ein solcher Fall vorkommt, so sind differentialdiagnostisch sehr verschiedene Dinge zu bedenken. **Strangulationen** können durch den persistierenden **Ductus omphalomesentericus**[1]), durch **Meckelsche Divertikel**, und durch **peritonitische Stränge** bewirkt werden.

So sah ich einmal Ileus infolge chronischer syphilitischer Peritonitis, bei der eine Verwachsung zwischen einer Ileumschlinge und der Bauchwand die Abknickung bedingte; in zwei anderen Fällen trat das gleiche Ereignis ein im Laufe schwerer hämorrhagisch eitriger Enteritis, die zu fibrinösen Ausschwitzungen am Peritonealüberzuge an der Stelle eines tieferen Geschwüres geführt hatte.

Auch Fälle von **Volvulus** sind beobachtet worden[2]), darunter der sehr merkwürdige **Volvulus des gesamten Dünndarms**[3]) durch Drehung um die Radix mesenterii. Unter den inneren Einklemmungen wäre auch die einer **Zwerchfellhernie** zu berücksichtigen, da ja dieses Leiden im Säuglingsalter sein Maximum hat[4]). Gelegentlich kommt auch plötzliche **Kompression durch angeborene Geschwülste**, z. B. durch **Enterokystome** vor[5]).

Für die Hirschsprungsche Krankheit sind wiederholte **Ileusanfälle infolge Kotverlegung des Darmrohres** sehr bezeichnend.

4. Chronische Störungen der Darmpassage.

Dasjenige Symptom, das alle hierher gehörigen Fälle gemeinsam kennzeichnet, ist die chronische Behinderung des Kotlaufes, von der Stuhlträgheit an bis zur nahezu vollständigen Verhaltung. Es sind recht mannigfaltige Erkrankungen, die sich so bemerklich machen, und neben den häufigeren funktionellen Störungen erlangen auch wahre Stenosen eine erhebliche Bedeutung.

a) Stenosen.

Die Einführung des Fingers in den Mastdarm wird uns belehren, ob eine **angeborene Stenose des Afters oder des Rektums** vorhanden ist, oder ob eine **Geschwulst** den Weg verlegt.

In einem durch die Sektion des unter Verstopfung und chronischen Ileuserscheinungen verstorbenen Kindes klargelegten, im Leben infolge Unterlassung der Fingeruntersuchung vom behandelnden Arzt nicht richtig gedeuteten Fall (5 monat. Knabe) hatte eine mannsfaustgroße, mit fadenförmigem Stiel am Kreuzbein angeheftete **Dermoidzyste**, das S. romanum zusammengedrückt; in einem anderen (8 monatiges Mädchen) fand sich alsUrsache der vor einigen Wochen plötzlich aufgetretenen Verstopfung ein inoperables, vom Kreuzbein ausgegangenes **Melanosarkom**,

Man kennt auch einige Beispiele von **angeborener chronischer Dünndarmstenose**, wo die Verengung durch ähnliche Bildungen erzeugt wurde, wie sie bei der Atresie den vollkommenen Verschluß bewirken. Die Kranken haben sich unter den Erscheinungen des chronischen Ileus bis in den 4.[6]), 6.[7]) Monat, ja selbst bis in das zweite Jahr[8]) hingefristet, um schließlich doch an Schwäche oder in einem Anfall akuten Darmverschlusses zugrunde zu gehen. Einen Fall

---

[1]) Z. B. Fälle von Japha, D. m. W. 1901, Vereinsber., S. 81. Braquehay, R. M. 1895, Nov.

[2]) Z. B. Cavardine, Br. m. J., 4. Dez. 1897. Marshall, ibid. 7. Heubner, Lehrb.

[3]) Pescatore, D. Z. Ch. 68. Kredel, ibid. 69. Nürnberger, l. c. Gottschalk, In.-Diss. Berlin 1916. Beob. meiner Anstalt.

[4]) Lacher, D. A. kl. M. 1880. Bd. 27.

[5]) Krogius, Z. kl. M. 49. 1903. C. Meyer, Z. K. 21. 1919.

[6]) Demme, Jahresber. d. Jennerschen Kinderspitals. 1888.

[7]) Théremin, l. c.

[8]) Groves, Br.-m. J. 23. III, 1901.

von Dünndarmstenose wahrscheinlich syphilitischer Grundlage beschreibt van der Bogert[1]).

Ich selbst sezierte ein 4 monatiges Kind, das nach Angabe des behandelnden Arztes von Geburt an niemals spontan Stuhl entleert, stets einen hoch aufgetriebenen Leib und häufige Anfälle von Kolik und Erbrechen gehabt hatte, bis es in einem solchen starb. Der mächtig aufgetriebene und abgesehen vom Duodenum in seinen Wandungen hypertrophische Darm zeigte 48 cm oberhalb der Bauhinschen Klappe eine ringförmige, 2 mm lange Stenose (3,6 cm Umfang), in deren Bereich die normale Struktur der Wand durch einfaches Bindegewebe ersetzt war. Umfang gleich oberhalb 8,5 cm. Der Eingang vom Zökum in Kolon durch ein häutiges Diaphragma geschlossen, dessen Öffnung nur für einen dünnen Bleistift durchgängig. Eine dritte Stenose findet sich beim Übergang der Flexur in das Rektum. Das sackartige 9,5 cm umfassende Ende jener schneidet hier ebenfalls an einem diaphragmaartigen Ringe ab; das Rektum mißt im Umfange nur 3,5 cm und ist leer, während der ganze übrige Darm und auch der Magen mit zähem, schlammigem Kotbrei gefüllt ist.

b) Die lange Flexur. Die Dilatation des Kolon.

Schon physiologischerweise ist die Flexur beim Säugling verhältnismäßig länger, als beim Erwachsenen und ihre Windungen sind weitaus deutlicher ausgeprägt. Bei manchen Kindern erreicht diese ,,Makrokolie'' einen so hohen Grad, daß an Stelle der einfachen S-Form 2, 3, ja selbst 5 Schlingen erscheinen (Huguier, Jacobi, Bourcart, Marfan u. a.). Im Leben macht diese Bildung meistens keine Erscheinungen.

Nur einmal habe ich ein solches Kind gesehen, das erstmalig in der 7. Lebenswoche einen plötzlichen Anfall von Ileus mit Erbrechen, Meteorismus, Stuhl- und Windverhaltung, Unruhe und leichtem Kollaps bekam. Während des mehrwöchigen Krankenhausaufenthaltes wiederholte sich das noch dreimal. Der Anfall ließ sich jedesmal durch Einführen eines Darmrohres schnell beheben. Die Fingeruntersuchung ergab eine Abknickung am Übergang der Flexur in das Rektum, die in der freien Zwischenzeit verschwunden war. Entlassung in der 14. Woche. Etwa einen Monat später wurde das Kind angeblich ohne vorausgegangene Krankheitserscheinungen am Morgen tot im Bettchen gefunden.

Immerhin gibt es eine kleine Zahl von Kindern mit auffallender Auftreibung des Leibes, als deren Ursache durch Luftaufblasung oder Röntgenbild eine lange und stark geblähte Flexur nachgewiesen wird. Der Stuhl wird regelmäßig entleert, nur ab und zu macht sich Neigung zu Verstopfung geltend, die aber ohne Nachhilfe vorübergeht. Anzeichen von Hypertrophie fehlen, und auch von Peristaltik habe ich in meinen Fällen nichts gesehen. Allgemeinbefinden und Gedeihen sind nicht beeinträchtigt.

Was die Ursache dieses Zustandes ist, vermag ich mangels von Sektionsbefunden nicht zu sagen. Es ist wahrscheinlich, daß auch hier in rudimentärer Form jene Verhältnisse vorliegen, die bei voller Ausbildung zur Hirschsprungschen Krankheit führen. Möglich auch, daß sich später einmal stärkere Störungen einstellen; notwendig aber ist es nicht. Jedenfalls habe ich einige dieser Kinder bis zu 4 und 5 Jahren verfolgt, ohne daß sich stärkere Beschwerden eingestellt hätten.

Ob man diese gutartigen Zustände schon zur ,,Hirschsprungschen Krankheit'' rechnen darf, ist mir fraglich. Die typischen Vertreter dieser Krankheit sind jedenfalls nur diejenigen, bei denen die Dilatation mit Hypertrophie vergesellschaftet ist und eine dauernde Behinderung des Kotlaufes besteht.

c) Kolondilatation mit Hypertrophie (Hirschsprungsche Krankheit)[2]).

Symptome. Es handelt sich zumeist um Säuglinge, die entweder schon mit starkem Leib zur Welt kommen, oder in den allerersten

---

[1]) A. P. Aug. 1911.
[2]) Lit. Hirschsprung. J. K. 27. Concetti, A. K. 27. Goeppert, Arch. v. Verdauungskrankh. V. Neter, A. K. 32. Silberberg, Sammelref. Z. Gr. VI. 1903. Nr. 23.

Lebenstagen an ständig zunehmendem Meteorismus erkranken, während das Mekonium und später der Stuhl nur durch künstliche Nachhilfe entleert werden kann. Auch in der Folge hält die Auftreibung des Leibes und die Kotverhaltung an; auch Abgang von Winden fehlt; nur in langen, manchmal mehrwöchigen Zwischenräumen werden von selbst massige, harte, stinkende Kotmassen mit reichlichen Gasen ausgetrieben. Zumeist sind innerhalb der allgemeinen Blähung des Bauches die Umrisse einzelner mächtig gedehnter Darmschlingen abgrenzbar, deren Form und Lage auf die Zugehörigkeit zum Dickdarm und im besonderen zur Flexur hinweisen. Von Zeit zu Zeit wird an ihnen die Erscheinung der Steifung und der gesteigerten Peristaltik sichtbar. Klopfschall und Gefühl belehren, daß der Inhalt nur zum Teil aus Luft, zum anderen aus Kot gebildet wird, und manchmal läßt sich das der Kotgeschwulst eigentümliche „Klebephänomen" (Gersuny) nachweisen. Die endgültige Erkennung des Darmteiles als Kolon wird durch Lufteinblasung oder durch die Röntgenaufnahme gesichert[1]), welch letzte auch die Einzelheiten zu erkennen möglich macht.

In vereinzelten Fällen, wo der vergrößerte Darm in abnormem Situs dem Duodenum auflagert, verläuft das Leiden unter dem vorwiegenden Bilde einer Brechkrankheit [2]).

Neben diesen bereits von Geburt an deutlichen Fällen steht eine Gruppe anderer, die sich eine gewisse Zeit hindurch normal verhalten. Erst später setzen die gleichen Erscheinungen ein, wie bei jenen. Oft gab hierfür der Übergang von der Brust zur künstlichen Ernährung, andere Male erst die Beifügung gemischter Kost das Zeichen.

Anatomischer Befund. Als Grundlage aller Beschwerden ergibt die Sektion eine gewaltige, die normalen Maße um ein Mehrfaches überschreitende Erweiterung des Dickdarmes, die bald das gesamte, gleichzeitig verlängerte Organ, bald allein die Flexur oder gar nur Teile derselben betrifft. Daneben besteht eine Hypertrophie der Wände, sowohl des bindegewebigen, wie des muskulären Anteiles. Die Schleimhaut befindet sich gewöhnlich im Zustande katarrhalischer Entzündung, und ist in zahlreichen Fällen auf weite Strecken geschwürig zerstört. Eine Stenose oder ein sonstiges Hindernis läßt sich an dem aus der Leiche entfernten Darme nicht erkennen, ein Umstand, der ältere Beschreiber veranlaßte, zum Unterschied von der sekundären Erweiterung bei echten Dickdarmstenosen hier von „idiopathischen Dilatationen" zu sprechen.

Wesen. Aber diese Benennung ist nur für den weitaus kleineren Teil der Fälle berechtigt und wird auch hier besser durch diejenige als Megacolon congenitum (Mya, Hirschsprung) ersetzt. Es gibt in der Tat eine Anzahl von Vorkommnissen, wo die Abwesenheit jedes weiteren Befundes zu der Annahme einer primären, angeborenen Mißbildung zu zwingen scheint, die in Vergleich mit dem partiellen Riesenwuchs anderer Organe gesetzt werden kann (Kredel) und beispielsweise in der angeborenen Erweiterung der Speiseröhre eine Parallele findet. Man hat Derartiges schon beim Fötus gesehen (Ammon). Aber hierher könnten nur solche Fälle gezogen werden, die schon am ersten Lebenstag die Auftreibung des Leibes zeigten und bei denen auch unter Berück-

---

Zesas, ibid. 1909. 12. Nr. 4ff. Treves, Idiopath. dilatat. of the colon. L. 29. Jan. 1898. Pfisterer, J. K. 65. H. 2. Wilms, Deutsche Chirurgie. Lief. 46. Löwenstein, Z. f. allg. Path. usw. 1907. Nr. 23. Neugebaur, Erg. d. Chir. u. Orthopäd. 7. 1913. Kleinschmidt, E. i. M. K. 9. 1912.
[1]) Beobachtung des Durchganges einer mit Citobarium versetzten Breimahlzeit, Citobariumeinläufe in den Darm.
[2]) Siehe S. 668.

sichtigung der topographischen Verhältnisse kein irgendwie beschaffenes Hindernis nachzuweisen ist. Ob nicht allein die Erweiterung, sondern auch die Hypertrophie angeboren oder erst infolge der Verstopfung bald nach der Geburt erworben wäre, bliebe noch eine besondere Frage. Bisher aber ist nicht ausgeschlossen, daß auch bei den kongenitalen Formen die Verhältnisse mitsprechen, die für die später offenkundig werdenden ursächlich bedeutsam sind; und damit steht der endgültige Beweis für das Vorkommen eines idiopathischen Megacolon congenitum noch aus.

Den Nachweis eines durch den Darmsitus bedingten Hindernisses hat man jedenfalls in sehr vielen Fällen führen können, deren Verhältnisse anstatt am herausgeschnittenen Darm, in der unveränderten Lage an der Leiche studiert wurden[1]). Es findet sich da ein zuerst von Rose beschriebenes Hindernis des Kotlaufes in Gestalt einer Knickung, die nach der Art eines Ventil- oder Klappenmechanismus wirkt. Der gefüllte zuführende Schenkel einer Schlinge sinkt auf den abführenden herab, und teils durch den scharfen Winkel des Umbuges, teils durch die Gasauftreibung oder Belastung wird dieser verschlossen; im Anschluß daran kommt es zur sekundären Erweiterung und Hypertrophie. Die Vorzugsstellen der Knickung befinden sich am Übergang der Flexur in das Rektum, danach am Übergang des Colon descendens in die Flexur. Auch beim Lebenden ist es möglich, diesen Zustand zu diagnostizieren[2]). Wenn große Wassereinläufe ohne Wirkung bleiben und nicht zurückgegeben werden, wenn trotz der andauernden Verstopfung das Rektum immer leer gefunden wird, wenn bei Eingehen mit dem langsam sich vortastenden Finger oder mit gebogenem Darmrohre erst nach Überwindung einer scharfen Krümmung plötzlich Darmgase, Kot und Wasser entweichen, und der Leib zusammenfällt, so kann an der Gegenwart des Klappenhindernisses kein Zweifel möglich sein.

Wenn auch die Erweiterung und Hypertrophie des Kolon unter diesen Umständen sekundär erworben ist, so müssen doch für die Entstehung der Knickung selbst angeborene Verhältnisse berücksichtigt werden. Von Wichtigkeit scheint namentlich eine ungewöhnliche Länge des Dickdarmes zu sein (Marfan, Johannessen u. a.). Aber sie allein genügt nicht, wie oben bemerkt wurde, es bedarf zur Ausbildung des Klappenmechanismus vielmehr noch der Mitwirkung besonderer Umstände. Dazu gehört namentlich die abnorme Länge des Mesosigmoideum oder Mesokolon, die einem tiefen Herabsinken des Darmes, ja selbst der Einklemmung einer gefüllten Schlinge in die Beckenenge Vorschub leistet und durch Verharren der foetalen Mesenterialverhältnisse zustande kommt[3]); ebenso kann aber auch eine im Verhältnis zur übrigen Befestigung ungewöhnliche Kürze eines Aufhängebandes bedeutsam werden. Vielleicht spielt auch das geringe Ausmaß des kindlichen Beckens eine Rolle. So wird auch die vorwiegende Beteiligung der Knaben von Pfisterer auf die größere Raumbeschränkung zurückgeführt, vermöge deren sich eine einmal eingetretene Lageanomalie schwerer ausgleicht als bei Mädchen. Erworbene Anomalien im Mesosigmoideum (Schrumpfung durch chronische Entzündung) dürften beim Säugling kaum zu berücksichtigen sein.

An anderen Vorkommnissen ist ein chronischer Volvulus des S. Romanum schuldig, dessen Entstehung begünstigt ist, wenn die Fußpunkte einer infolge langen Mesenteriums leicht beweglichen Schlinge nahe aneinander gerückt sind, ferner ungewöhnlich starke Faltenbildung im Rektum. In Betracht kommt ferner auch eine angeborene, ganz leichte relative Verengung (Treves) oder ein Spasmus des Rektum oder der Flexur[4]). Es ist leicht zu verstehen, daß gerade hier selbst recht unerhebliche Abweichungen von großer Bedeutung sein können.

---

[1]) Hierbei bedient man sich zweckmäßig der Gefäßinjektion mit Formalin und Härtung der Leiche in der gleichen Flüssigkeit.
[2]) Vgl. besonders Göppert, l. c.
[3]) Vgl. besonders Goebel, A. K. 68, 1920.
[4]) Koeppe, M. K. VI, 10. Meyer, D. m. W. 1913. Nr. 9.

An letzter Stelle ist auch die Rolle **angeborener oder erworbener
Schwäche oder partieller Defekte der Muskulatur in den untersten
Darmabschnitten** ins Auge zu fassen (Nothnagel, Concetti). Hierfür gibt
der folgende Fall ein belehrendes Beispiel.

Bei jenem Mädchen, dessen schwere syphilitische Zerebrospinalerkrankung früher[1])
erwähnt worden ist, kam es im 6. Lebensmonat zur Blasenlähmung und zur Lähmung
des Beckenbodens mit Beteiligung des Anus. Die Harnverhaltung erforderte
täglich Expression oder Katheterismus. Der Kot blieb in der Ampulle liegen, so lange bis
er mit dem Finger aus der klaffenden Afteröffnung entfernt wurde; wenn dieses unterblieb,
so wölbte sich der gefüllte Sack zwischen After und Kreuzbein als kugelige Geschwulst
hervor, den Beckenboden vor sich hertreibend. Allmählich entwickelte sich eine **Auftreibung des vorher flachen Leibes**, die unzweifelhaft der Flexur und dem
Kolon entsprach und durch Ausräumung des Darmes und Druck auf den Bauch bei
eingelegtem Darmrohr vorübergehend beseitigt werden konnte. Bei der im 8. Monat erfolgten
Sektion wurde ein **mächtig erweiterter, in den Wänden hypertrophischer
Dickdarm** gefunden, der bei Eröffnung der Bauchhöhle die übrigen Därme nahezu gänzlich
bedeckte und dessen Flexur zwei große Schlingen beschrieb.

Verlauf. Die weiteren Schicksale der Kranken gestalten sich meist so, daß
die Beschwerden eine gewisse Zeit leidlich ertragen werden. Allmählich aber
beginnen die Kräfte zu leiden. Von Zeit zu Zeit kommen Anfälle von massigen
stinkenden Diarrhöen, deren Durchtränkung mit Blut, Schleim und Eiter eine kolitische Reizung anzeigt. Manche Kinder werden von Ileussymptomen — Kolik,
galligem oder kotigem Erbrechen, Kollaps — heimgesucht. Die Mehrzahl stirbt
noch im ersten Kindesalter. Aber es gibt auch gutartige Formen, die ein Dasein
selbst bis in reifere Jahre erlauben; ihnen gehören jene Menschen an, die von Geburt ab an hartnäckiger, kaum zu mildernder Verstopfung, an Meteorismus,
leichten Obstruktionsattacken und interkurrenten Durchfällen leiden und über
deren Leben jederzeit die Gefahr einer plötzlichen tödlichen Verschlimmerung
schwebt.

Behandlung. Die Verhütung dieser Folgezustände ist die erste Aufgabe
der Behandlung. Dazu genügt häufig das Rüstzeug der **inneren Medizin**,
wenn es nur früh genug — d. h. sofort nach dem ersten Erscheinen der bezeichnenden Symptome — und beharrlich genug angewendet wird. Es ist immerhin
schon ein Erfolg, wenn man die Kinder in leidlichem Wohlbefinden erhält und
die Aussichten eines allfälligen späteren chirurgischen Eingriffes nicht verschlechtert. In günstig liegenden Fällen kann man noch weit mehr erreichen: es
liegen bereits einige Berichte vor, die beweisen, daß man die Kranken so lange hin-
halten kann, bis das fortschreitende Wachstum für den Darm günstigere Maß-
und Lageverhältnisse schafft und schließlich eine normale Funktion ermöglicht.

Es darf keine Ansammlung von Kot geduldet werden. Deswegen sind tägliche Einläufe erforderlich; wenn diese von selbst nicht wieder entleert werden,
muß ein weites Darmrohr mit genügend widerstandsfähigen Wänden den Weg
offen halten. Die Gasansammlung ist durch Einlegen eines Drainrohres zu bekämpfen, das über den Knickungsort hinaufgeführt wird. Durch diätetische
Vorschriften und durch geeignete Medikamente (leichte Salina) ist für weichen
Stuhl zu sorgen; Drastika dagegen werden mehr schaden als nützen. In Hinblick
auf die Möglichkeit eines Spasmus kann Papaverin, Belladonna oder Opium
versucht werden; auch durch Dehnung wurde ein beginnender Fall geheilt[2]).

Dem **Chirurgen** gehören diejenigen Kranken, bei denen auf diese Weise
keine schnelle Besserung erreicht wird, dann solche, die erst sehr spät in die
Hände des Arztes gelangten oder bei denen die häufige Wiederkehr von Ileus-
anfällen nicht verhütet werden kann. Auch dann, wenn anhaltende kolitische

---

[1]) Vgl. S. 491.
[2]) Carstens, Ref. J. K. 90. S. 449.

Entleerungen die Gegenwart einer schweren geschwürigen Entzündung anzeigen, ist nur noch auf blutigem Wege Rettung möglich. In den letzten Jahren sind durch die Operation (Kolopexie, Anastomosenbildung, Resektion u. a.) bereits eine Anzahl guter Heilerfolge erzielt worden, allerdings zumeist bei Kindern jenseits des ersten Lebensjahres.

d) Habituelle Obstipation.

Die im Gegensatz zu den bisher geschilderten Formen rein funktionell bedingte Verstopfung ist bereits im Säuglingsalter ein sehr häufiges Leiden und den Müttern so geläufig, daß viele es nicht für nötig halten, deswegen den Arzt zu befragen, und lieber auf eigene Faust kurieren. Bietet doch die Medizin der Kinderstube eine reiche Auswahl von Mitteln, die vom Mund oder vom After aus der trägen Darmtätigkeit nachhelfen sollen. Vom ärztlichen Standpunkte aus aber hat dieses Verfahren seine großen Bedenken, nicht allein deshalb, weil eine vernünftige Behandlung beim Säugling ebenso wie beim Erwachsenen die diätetischen und physikalischen Methoden in den Vordergrund stellen muß, sondern vor allem auch aus dem Grunde, weil das Symptom der chronischen Verstopfung sehr verschiedenenartigen Zuständen eigen ist und somit nur zu leicht vom Laien als **Diagnose** einer verhältnismäßig harmlosen funktionellen Störung gestellt wird, wo in Wahrheit eine ganz andere und wesentlich ernstere Krankheit vorliegt.

Es bedarf darum ein Kind, das wegen Verstopfung gebracht wird, einer sorgsamen Untersuchung. Die genaue Betrachtung und Betastung des Leibes und der Aftergegend sowie die Fingeruntersuchung des Mastdarmes erscheint unerläßlich, um die Gegenwart von Stenosen oder von Zuständen aus der Gruppe der Hirschsprungschen Krankheit, von Bauch- und Beckengeschwülsten, von Fissuren u. a. auszuschließen. Besondere Aufmerksamkeit verlangen nach meinen Erfahrungen solche Kinder, bei denen das Rektum ständig leer gefunden wird. Mag das auch häufig belanglos sein, zuweilen erklärt es sich doch dadurch, daß ein oberhalb gelegenes Hindernis das Herabrücken des Kotes verzögert.

Neben der örtlichen Untersuchung darf diejenige der allgemeinen Körperbeschaffenheit nicht zu kurz kommen. Es ist bekannt, daß Myxödematöse und gelegentlich auch andere Idioten zu hartnäckiger Verstopfung neigen, die keiner anderen Maßnahme, wie der Schilddrüsenbehandlung weicht. Der Befund schwererer Rachitis mit ihrer, Darm und Bauchwand gleicherweise treffenden Muskelatonie wird ebenfalls den Heilplan in bestimmter Richtung beeinflussen. Vor allen Dingen aber ist die Aufmerksamkeit auf die Feststellung einer Ernährungsstörung im engeren Sinne zu lenken. Sehr viele von den Säuglingen, die lediglich der Hartleibigkeit wegen vorgezeigt werden, erweisen sich durch ihre Magerkeit, ihre Muskelschwäche und Schlaffheit, ihre Blässe, ihren aufgetriebenen Leib und durch die charakteristische graue Farbe und Trockenheit der Kotballen als typische Fälle von ,,Milchnährschaden''. Ähnlich können auch durch einseitige Mehlernährung geschädigte Kinder an hochgradiger Stuhlträgheit leiden. In beiden Fällen wird nach der gebotenen Änderung der Ernährungsweise früher oder später auch die Darmentleerung sich regeln.

Namentlich bei Säuglingen der ersten Lebenswochen ist die Verstopfung oft nur eine scheinbare. Die wahre Ursache des seltenen Erscheinens der in diesem Falle spärlichen, dunklen und zähen Abgänge ist eine an Hunger grenzende, erhebliche Unterernährung. Zu dieser kommt es am häufigsten an einer untauglichen Mutterbrust; bei der Flasche ist sie wegen des Hanges aller Mütter

zur Verabreichung übergroßer Mahlzeiten selten. Am ehesten kommt sie noch
bei Anwendung übertriebener Verdünnungen zustande.

Danach trifft die Diagnose der habituellen Obstipation im strengen Sinn
das Richtige nur bei Kindern, deren Körperbeschaffenheit im großen und ganzen
als normal angesprochen werden kann. Die **Symptome** bestehen dann gewöhnlich
nur in der Stuhlträgheit, der Neigung zur Auftreibung des Leibes und in der
derben trockenen Beschaffenheit des Stuhles. Die kugeligen oder wurstförmigen
Kotballen pflegen auch von außen als harte Geschwülste fühlbar zu sein, die in
vernachlässigten Fällen rosenkranzartig die ganze Flexur erfüllen. Die für den
Säugling bezeichnende und gerade in diesen Fällen besonders deutliche Länge
der Schlingen bewirkt, daß diese Geschwülste auch rechts vom Nabel bis in die
Ileozoekalgegend hinein angetroffen werden. Sie erfüllen auch das Rektum bis
dicht zum Schließmuskel, und ihre Ausstoßung vollzieht sich unter heftigem
Pressen, oft auch unter Schmerzen und kleinen Blutungen.

Die Ansammlung von Kot kann in seltenen Fällen so stark werden, daß Erscheinungen von chronischer Darmverlegung und sogar rudimentäre Ileusanfälle
ausgelöst werden; dann besteht stärkerer Meteorismus und deutlich sichtbare,
oft von Kolikschmerzen begleitete peristaltische Unruhe mit Brechneigung. Bei
einigen meiner Kranken zeigte sich wochenlang hartnäckiges und heftiges Erbrechen, das sofort mit der Behebung der Verstopfung für immer verschwand.
Solche Zustände nähern sich sehr dem Bilde der Hirschsprungschen Krankheit.

Sehr häufig findet sich eine leichte **Verstopfung bei Brustkindern,** die im
übrigen ganz normal erscheinen, befriedigend zunehmen und laut Wägungs-
ergebnis wenn auch nicht gerade reichliche, so doch hinreichende Milchmengen
verzehren. Hier handelt es sich, wenn schon keine Unterernährung statt hat,
ebenso um eine scheinbare Obstipation, wie bei den früher erwähnten hungernden Säuglingen milcharmer Frauen. Denn trotzdem die Zufuhr genügend groß
ist, um einen Anwuchs zu ermöglichen, so ist sie doch wiederum so knapp, daß
die spärlichen, an peristaltikbefördernden Säuren armen Schlacken den Darm
zu wenig anregen, namentlich wenn dieser eine lange Flexur besitzt. Deswegen
wird das Symptom beseitigt durch Beschaffung einer ergiebigeren Nahrungsquelle, oder wo dies nicht angemessen erscheint, durch geeignete Zufütterung.
Bei jüngeren Säuglingen empfehlen sich als solche wegen ihrer Gärfähigkeit
ziemlich dicke, reichlich gezuckerte Mehlabkochungen[1]); jenseits des 6. Monats
gibt die Verstopfung das Zeichen, mit pflanzlicher Beikost zu beginnen. Abführmittel und Klystiere sind zu verwerfen.

Die **Verstopfung der Flaschenkinder** hängt zumeist ebenfalls von der Ernährungsweise ab. Wohl die häufigste Ursache ist die zu lange fortgesetzte
und vor allem auch zu reichliche, alleinige oder vorwiegende Ernährung mit
Milch. Auch gewisse andere Nahrungsmittel und Zusätze wirken häufig stopfend,
so die Buttermilch, der Soxhlet'sche Nährzucker u. a. Im zweiten und dritten
Lebenshalbjahr ist vielfach auch die zu lange Vorenthaltung gröberer gemischter
Kost anzuschuldigen. Unzweifelhaft spielt bei diesem Einfluß der Kost bis zu
einem gewissen Grade auch die individuelle Eigenheit des Kindes eine Rolle,
dergestalt, daß dieselbe Ursache, die in einem Falle den Stuhlgang verzögert
im anderen die gehörige Darmtätigkeit nicht beeinflußt. Man muß hier sicherlich angeborene Verhältnisse berücksichtigen — vielleicht eine verschiedene
Erregbarkeit und Leistungsfähigkeit des Bewegungsmechanismus, vielleicht
auch die Verschiedenheiten im anatomischen Verhalten, insbesondere in der

---

[1]) Besonders prompt, zuweilen sogar mehr als gewünscht, wirkte das seiner gröberen
Bestandteile vermittels Durchsieben beraubte „Kriegsmehl".

Länge des Darmes, deren Beziehungen zur Verstopfung bereits mehrfach gedacht wurde. Noch wahrscheinlicher wird die Bedeutung derartiger angeborener
Darmanomalien bei einer Form der Verstopfung, die Marfan als „essentielle Obstipation" bezeichnet hat. Sie umfaßt diejenigen Kinder, bei denen
— oft schon von Geburt an — Stuhlträgheit besteht, trotzdem ihre Diät in keiner
Richtung Ausstellungen zuläßt. Aber ich möchte glauben, daß diese gewöhnlich
die Säuglingszeit überdauernde Form durchaus nicht häufig vorkommt. Bevor
man sich entschließt, einen gegebenen Fall ihr zuzuzählen, sollte man jedenfalls
immer untersuchen, ob nicht noch eine andere Deutung möglich ist. Oft liegt,
namentlich bei älteren Säuglingen, der Grund des Mißerfolges einer sachgemäßen diätetischen Behandlung auf einem ganz anderen Gebiete, nämlich dem
der Erziehung. Manche Kinder, die lange Zeit hindurch regelmäßig laxiert oder
klystiert worden sind, verstehen die Bauchpresse überhaupt nicht zu
gebrauchen. Und wenn sie in ungeschickten Händen sind, oder wenn die In-
konsequenz einer einsichtslosen oder neuropathischen Mutter die geduldige
Durchführung der Vorschriften durchkreuzt, so lernen sie es auch weiterhin nicht.
So wird man oftmals die einfache Erklärung des unerwarteten Scheiterns aller
Heilversuche erhalten, wenn man sich dazu bequemt, dem Entleerungsversuch
des Kleinen beizuwohnen. Auch die Gegenwart einer weiteren Ursache der Stuhlverhaltung, eines schmerzhaften Afterkrampfes, der erstmalig durch einen
Einriß bei dem Durchtritt derber Scybala entstanden, psychogen zur Gewohn-
heit wird, wird auf diese Weise am besten erkannt. An diese beiden Dinge darf
namentlich dann gedacht werden, wenn der Kot unmittelbar hinter dem äußeren
Schließmuskel gefühlt wird, wo er nur bei Versagen des letzten, willkürlichen
Aktes der Defäkation liegen bleiben kann.

Aus dem Gesagten geht zur Genüge hervor, daß die **Behandlung** der Verstopfung je nach der Lage des Falles sehr verschiedenartige Vorschriften erfordert. Es fand bereits kurze Erwähnung, welche Maßnahmen bei denjenigen
Zuständen Erfolg versprechen, die von der eigentlichen habituellen Störung abzutrennen sind. Aber auch bei dieser selbst sind, entsprechend den mannigfaltigen Ursachen, verschiedene Wege einzuschlagen, die um so sicherer zum
Ziele führen werden, je sorgfältiger die Untersuchung vorgenommen und je
genauer die gesamte Diätetik des Kindes auf etwaige Fehler hin mit der Mutter
durchgesprochen wird. Am dankbarsten sind die Fälle, in deren Vorgeschichte
die einseitige Milchernährung eine Rolle spielt, und diejenigen, wo älteren Säuglingen eine den Darm zu wenig beschäftigende Kost dargereicht wird. Hier wird
sehr oft schon die vernünftige Regelung des Verhältnisses von tierischen und pflanzlichen Nahrungsmitteln, die Beschränkung der Milch,
die Zufügung von Breien oder Mehlen, die Verordnung zellulosehaltiger Gemüse
zur Beseitigung des Übels genügen.

Hartnäckigere Formen erfordern noch weiteres Eingreifen. An erster Stelle
steht hier die Änderung der Milchmischungen. Wir dürfen vermuten, daß die
stopfende Wirkung der reinen Milch im wesentlichen auf der alkalischen Beschaffenheit des Kotes beruht, der die Fettsäuren, die unentbehrlichen Anreger
der Peristaltik, in unzureichender Menge enthält. Daher die gute Wirkung derjenigen Kostformen, in denen das Verhältnis der alkalisierenden Bestandteile
(Kalksalze, Eiweiß) und der Säurebildner (Fett, Kohlehydrate) zugunsten der
zweiten verschoben ist. So führt oft die Anreicherung des Fettes — Zusatz
von Sahne zu verdünnter Milch, Biedertsches Ramogen, Fettmilchen, bei
älteren Säuglingen auch löffelweise Butter[1]) — dazu, daß an Stelle der lehmigen,

---

[1]) 2mal täglich ½ bis 1 Teelöffel. Dörfler, M. m. W., 1900. Nr. 4.

knolligen Stühle weiche, goldgelbe, salbige erscheinen. Nur ist zu bedenken, daß manche Säuglinge, besonders solche in den ersten Monaten, sehr leicht durch einen höheren Fettgehalt eine Ernährungsstörung erwerben.

Sicherer wohl erzielt man den gewünschten Erfolg durch Kohlehydratzusatz mit gleichzeitiger Beschränkung der Milch. Schon einfache Mehle genügen häufig; von den Kindermehlen wird dem Theinhardtschen eine besondere Eignung nachgerühmt. Der beliebten Anwendung von Zucker (Milchoder Rübenzucker) kann ich das Wort nicht reden. Kleine Gaben pflegen wenig zu helfen und bei großen liegt die abführende Wirkung der krankmachenden so nahe, daß nur allzu leicht statt Nutzen Schaden gestiftet wird. Um so emppfehlenswerter ist der Malzextrakt. Während die trockenen Dextrin-Maltosepulver (z. B. Nährzucker, verbesserte Liebigsuppe nach Soxhlet) eher stopfen, ist der Malzextrakt beim Säugling ein diätetisches Abführmittel, das auch in hoch gegriffener Dosis nicht so leicht zu Durchfällen Veranlassung gibt[1]). Bei älteren Säuglingen können Fruchtsäfte und durchgerührte Kompots herangezogen werden. Ein unschädliches Getränk von leicht anregender Wirkung ist der Wormser Weinmost[2]) (tee- bis kinderlöffelweise).

Mit solchen diätetischen Vorschriften allein wird man die Mehrzahl der Kinder heilen können. Erst wenn sie trotz gesicherter Befolgung versagen, werden noch andere Hilfsmittel nötig.

Da, wo es sich nur um die oben erwähnte Schwierigkeit der Überwindung des Schließmuskels handelt, wird in der ersten Zeit bis zur gewünschten Gewöhnung neben geduldiger Erziehung die abendliche Einspritzung eines Eßlöffels warmen Öles oder die reinlichere Einlegung eines Kakaozäpfchens die Entleerung erleichtern, indem sie das Gleiten des Kotballens schon bei geringen Anstrengungen der Bauchpresse ermöglicht. Beim Afterkrampf werden Anästhesinzäpfchen (0,2), einige Tage angewendet, die Angst vor dem Entleerungsakt bald vergessen machen. Sind Schrunden da, so werden sie am besten mit Ichthyol behandelt[3]). Größere oder gar reizende Einläufe[4]) sind hier nicht am Platze. Sie sollten eigentlich nur auf die Fälle essentieller Verstopfung beschränkt werden, bei denen ein Verweilen des Kotes in der Flexur die Lage verschlimmern kann. Auch hier dürften Klysmen von physiologischerKochsalzlösung oder Kamillentee (50 g bei jungen, 100 bis 200 g bei älteren Säuglingen) zumeist genügen, während schärfere Zusätze oder Glyzerinspritzen auf die Dauer schädigen. Von der Massage erwarte ich nichts. Fortgesetzter Gebrauch von Abführmitteln[5]) ist verwerflich und immer entbehrlich; allenfalls empfiehlt sich das unschädliche Regulin, desen Nutzen ich erprobt habe.

L. Die entzündlichen Magendarmerkrankungen.

Wie in allen anderen Altersstufen kommen auch beim Säugling echte, auf der Wucherung spezifischer oder nicht spezifischer Entzündungserreger be

---

[1]) Man gibt je nach Bedarf 1 bis 3 Tee- und selbst Kinderlöffel in Mehlabkochung oder Mehlbrei. Als Zusatz zur Milch empfiehlt sich mehr der alkalisierte Malzsuppenextrakt von E. Löflund, da die einfachen Malzextrakte wegen ihrer sauren Reaktion beim Kochen die Milch leicht zur Gerinnung bringen.

[2]) Lampe & Co., Worms.

[3]) Eine gute Vorschrift ist: Ammon. sulfoichthyol. 5,0, β-Eukain 0,5, Extract. Bellad. 0,2; nach Erwärmen und Umschütteln auftragen.

[4]) Mit weichem Darmansatz in linker Seitenlage bei erhöhtem Becken.

[5]) Im Gebrauch sind: messerspitzenweise Magnesia usta in Wasser, 2- bis 3mal tägl. mit mehrtägigen Zwischenpausen; Pulv. Magnesia c. Rheo (Ribkes oder Hufelands

ruhende Gastroenteritiden vor. Verglichen mit der Häufigkeit der Durchfälle anderer Grundlage ist freilich die Zahl der hierher gehörigen Fälle nicht sehr groß, mag sie auch absolut genommen ansehnlich genug sein. Manches von dem, was früher als fieberhafte Gastroenteritis infektiösen Ursprungs gedeutet zu werden pflegte, muß nach dem heutigen Stande der Kenntnis jedenfalls den alimentären Fieber- und Intoxikationszuständen zugeteilt werden. Dazu kommt noch ein weiteres. Zahlreiche parenterale Infektionen gehen im Säuglingsalter und ganz besonders im frühen Säuglingsalter mit ausgesprochenen gastrointestinalen Symptomen einher; und wenn der Anfang der Krankheit und die zeitliche Folge der Symptome nicht beobachtet wurde, oder wenn die primäre parenterale Lokalisation ihrer Unscheinbarkeit wegen übersehen wird, so wird nur allzu leicht die primäre Gastroenteritis diagnostiziert, während die richtige Auffassung ganz anders lauten müßte. Ich glaube, daß solche **symptomatischen Durchfälle bei parenteralen Infektionen**[1]) im Säuglingsalter wesentlich mehr in Frage kommen als die eigentlichen Gastroenteritiden. Von diesen wiederum steht ein Teil seiner Natur nach auf derselben Stufe, wie irgendeine andere, bei bereits kranken Individuen neu hinzutretende, bakterielle Affektion, d. h. es handelt sich um nicht spezifische, komplizierende **sekundäre Gastroenteritiden,** die auf Grund der örtlichen und allgemeinen Verringerung der Immunität in einem schon vorher geschädigten Darme Fuß fassen. Ein anderer Teil umfaßt die **primären Darminfekte,** für die das bereits kranke Kind ebenfalls besonders disponiert ist, die aber auch bei Gesunden und namentlich auch bei gesunden Brustkindern vorkommen.

a) Aetiologie.

Die Lehre von den Gastroenteritiden des Säuglingsalters ist namentlich in bakteriologischer und epidemiologischer Hinsicht noch wenig ausgebaut und bedarf noch sehr der kritischen Durcharbeitung. Es ist leicht möglich, daß dabei manche der anschließend referierten Anschauungen eine erhebliche Korrektur erfahren werden.

Als Vermittler der Infektion dient wahrscheinlich häufig die **Nahrung,** hauptsächlich die Milch[2]), und auf diese Weise kommt es gelegentlich zu Massenerkrankungen (Alt, Mosler, Demme u. a.). Die pathogenen Keime entstammen entweder dem erkrankten Euter oder werden durch Verunreinigung mit dem Kot dem Nahrungsmittel beigemengt. Oder aber sie gelangen noch auf andere Art hinein, sei es, daß die Gefäße mit infiziertem Wasser gereinigt wurden, sei es, daß die Einsaat noch nachträglich während der mannigfaltigen Schicksale der Milch von der Kuh bis zum Säugling erfolgt.

Bedeutung dürfte den von mastitiskranken Kühen stammenden Streptokokken zukommen, deren häufiges Vorkommen namentlich von Petruschky und Kriebel[3]) gesichert ist. Mögen diese Milchstreptokokken auch für gewöhnlich nicht gefährlich sein[4]), für vereinzelte Fälle scheint ihre pathogene Wirkung nach den Selbstversuchen von Holst und Beobachtungen an Kindern (Eastley) doch sehr wohl in Frage zu kommen. Seltener sind Staphylokokkeneiterungen und Eutererkrankungen durch Bakterien der Koli-

---

Kinderpulver) wie Magnesia zu nehmen. Tinct. Rhei vinos. teelöffelweise, Baby Purgen (Phenolphthalein) ist mit Vorsicht zu verwenden, da hämorrhagische Nephritis und Anämie beobachtet wurde (Schliep, M. m. W. 1919. Nr. 45).

[1]) Vgl. S. 272.

[2]) Lit. b. Husemann in Peutzoldt-Stinzing, Handb. d. spez. Therap. II. Stühlen Tiermediz. Vorträge, herausgegeben v. Schneidemühl 1895. III. H. 7. Plaut in: Die Milch u. ihre Bedeutung usw. Hamburg, Boysen, 1903. A. Weber in Sommerfelds Handb. der Milchkunde. Wiesbaden, Bergmann, 1909. Schelble, J. K. 79. 1914.

[3]) Ursachen der Sommersterblichkeit d. Säugl. Leipzig, Leinweber, 1904. Petruschky, Weitere Stud. z. Frage d. Milchverderbnis. Sep.-Abdr. aus d. „Gesundheit". 1908.

[4]) Vgl. Diskusssion V. G. K. Königsberg 1911.

708   Die entzündlichen Magendarmerkrankungen.

gruppe. Häufiger werden wohl Koliinfektionen durch Verunreinigung der Milch mit dem Kote enteritiskranker Rinder verursacht. Möglicherweise können auch Kolibazillen von gesunden Tieren gefährlich werden. Hat doch jedes Kind seinen individuellen Kolibazillus, der zeitweise durch reichliche Einfuhr eines anderen Koli verdrängt werden kann, wobei dann andere Zersetzungen entstehen[1]). Bei jungen Kälbern kann man jedenfalls, wie mich eigene Versuche belehrten, durch einmalige Eingabe einer Kolikultur aus dem Darme eines gesunden Brustkindes hämorrhagisch-eitrige Enteritis erzeugen. Dasselbe berichtet Mertz[2]) von darmkranken Säuglingen bei Behandlung mit zu großen Gaben von „Mutaflor".

Noch andere Erreger von Tierkrankheiten, insbesondere diejenige der Kälberruhr, der Bac. enteritidis sporogenes Klein, der Bac. enteritidis Gärtner, verschiedene Parathyphusarten usw. sind in der Milch nachgewiesen und mit Gastroenteritiden Erwachsener sowohl wie Kinder in Zusammenhang gebracht worden. Pyozyaneus, Proteus, Typhus und Ruhrbazillen können durch Geräte, Wasserbeimengung und auf anderem Wege in sie hineingelangen. Von amerikanischen Ärzten wird der Milchinfektion durch den Gasbazillus Bedeutung zugeschrieben[3]).

Für die Rolle des **Wassers** bei der Infektion sprechen auch statistische Erfahrungen. So folgte in mehreren großen Städten einer Verbesserung der Wasserversorgung auch eine Verminderung der Säuglingssterblichkeit[4]). In Hamburg z. B. brachte die Sanierung nach der Choleraepidemie von 1892 einen erheblichen und dauernden Rückgang der Sterbeziffern. Anderwärts machte man die Erfahrung, daß Ereignisse, die eine vorübergehende Verunreinigung der Leitungen nach sich ziehen — Springfluten, Hochwässer, Versagen der Filter — jedesmal einen Anstieg der Mortalität an Brechdurchfällen bewirken[5]).

Außer durch die Nahrung können die Krankheitserreger auch durch **Kontakt** einverleibt werden, wenn das Virus an irgendeinem der zahlreichen Gegenstände haftet, die mittelbar oder unmittelbar mit Mund oder After in Berührung kommen. Eine besondere Gefahr droht durch die Mundauswaschung. Die eindringlichsten Beweise für diese Art der Krankheitsentstehung liefern die Anstaltsepidemien, wie sie aus früheren Jahren von Escherich, Rossi Doria, Heubner und anderen[6]) beschrieben wurden und in der neueren Ruhrliteratur vielfach berichtet sind. Ich selbst habe im Anfang meiner Spitalstätigkeit unter den sehr ungünstigen hygienischen Verhältnissen der alten Charité geradezu furchtbare Epidemien von septischen Diarrhöen und von ruhrähnlichen Kolitiden gesehen; während einer dieser Epidemien wurden außer den Säuglingen auch ältere Kinder und sogar mehrere Pflegeschwestern befallen. Schwer verständlich ist nach solchen Erfahrungen wie Czerny und Keller[7]) das Vorkommen übertragbarer enteraler Infektionen beim Säugling für unerwiesen halten können.

Diese skeptische Anschauung stützt sich namentlich darauf, daß in den Säuglingsstationen von modernem Typus keine epidemischen Diarrhöen vorkommen sollen. Soweit das die hier in Rede stehenden Gastroenteritiden anlangt, ist das im großen und ganzen richtig. Nur geht daraus nicht hervor, daß es überhaupt keine übertragbaren Magendarminfektionen beim Säugling gibt, sondern nur, daß diese Infektionen zu denen gehören, deren Verbreitung durch die moderne Spitalshygiene wirksam beschränkt wird. Daß dieser Schutz kein absoluter ist, beweisen die neueren Erfahrungen bei der Ruhr. Vermutlich bedarf es zur Übertragung dieser Krankheiten der Einbringung erheblicher Mengen des Infektionsgiftes etwa vermittels direkter Überimpfung durch beschmutzte Finger oder Windeln. Bei der heutzutage selbstverständlichen Reinlichkeit im Anstaltsbetrieb, insbesondere auch bei Unterlassung der Mundwaschung wird demnach die Verbreitung sehr erschwert. Ganz im Gegensatz dazu steht die gastrointestinale Form der Grippe, deren Infektiosität auch in den modernen Säuglingsstationen in mehr als wünschenswerter Eindeutigkeit zu beobachten ist.

---

[1]) Hecht, W. kl. W. 1909. Nr. 41. Jehle u. Pincherle, W. kl. W. 1910. Nr. 7.
[2]) M. K. 18 Nr. 5 1920.
[3]) Kendall, Boston. med. a surg. Journ. 10. Juni 1915.
[4]) Kruse, Z. allg. Ges.-Pflege. 19. 1900.
[5]) Gesundheitsverhältnisse Hamburgs. Festschr. z. 73. Naturf. Vers. 1901. S. 207ff.
[6]) Lit. b. Escherich, J. K. 52.
[7]) Handb. II, Kap. 10.

Sehr beachtlich ist schließlich die Möglichkeit der Übertragung durch **Fliegen,** die namentlich für die Ruhr ins Auge zu fassen ist. Sie gibt die einzige Erklärung für das durchaus nicht seltene Ereignis der unvermuteten Erkrankung einzeln in Isolierräumen ruhrfreier Pavillons untergebrachter, mit gekochter Nahrung versorgter und von gesundem Personal gepflegter Kinder.

Nach dem **bakteriologischen Verhalten**[1]) gehört ein erheblicher Teil der Fälle des Säuglingsalters zur echten (Shiga-Kruse) und zur Pseudo-(Flexner, Y.) Ruhr; von anderen spezifischen Darminfekten kommt neben dem Typhus anscheinend nicht sehr häufig der Paratyphus vor. Von nicht spezifischen Arten werden in ziemlicher Verbreitung Streptokokken[2]) gefunden, ferner Koliarten[3]), Proteus[4]), Pyocyaneus, Pneumokokken, Gasbazillen[5]); sie alle treten oftmals nicht nur im Stuhl, sondern im ganzen Darminhalt in Reinkultur oder nahezu in Reinkultur auf. Inwieweit sie ätiologische Bedeutung besitzen, ist noch nicht endgültig entschieden.[6]) Des öfteren dürfte die ungewöhnliche Darmflora und die von ihr abhängige Enteritis wahrscheinlich nur als sekundär anzusehen und der eigentliche Erreger ein anderer sein — man erinnere sich in diesem Zusammenhang an den so häufig negativen Kulturausfall bei sicherer Ruhr. Immerhin halte ich es für gegenwärtig noch nicht berechtigt, die „Streptokokkenenteritis" und „Colicolitis" gänzlich aus der Pathologie des Säuglings zu streichen, wie das von manchen angestrebt wird[7]).

b) Klinisches.

Unter diesen Umständen ist auch den Versuchen, eine Beziehung zwischen Ätiologie und Symptomenbild festzulegen, nicht viel Wert beizumessen. Die durch Streptokokkenbefunde ausgezeichneten Fälle sollen im allgemeinen als katarrhalisch-eitrige oder blutig-eitrige Follikulärenteritis verlaufen; bei den mit Überwuchern der Koliarten einhergehenden Formen sollen klinisch und anatomisch tiefergreifende, ruhrartige Erscheinungen vorherrschen, auch der Gasbazillus soll ruhrartige Diarrhöen machen, wobei das Allgemeinbefinden wenig leidet. Die Fälle mit Proteus zeigen leichtere anatomische Veränderungen, und ihre Symptome weisen mehr auf den Dünndarm, diejenigen mit Pyozyaneus wiederum verlaufen als hämorrhagische Kolitis und vergesellschaften sich gerne mit ekthymaartigen Blasen und Geschwüren auf der Haut[8]). Bei der großen Ähnlichkeit aller dieser Bilder, der Schwierigkeit der bakteriologischen Untersuchung und der Unsicherheit ihrer Ergebnisse wird die ätiologische Diagnose häufig nicht durchführbar sein, und man wird sich oftmals mit der einfachen

---

[1]) Lit. vgl. Leiner, W. kl. W. 1900. Nr. 5. Nobécourt, Inf. digest. d. nourr. Paris, Joanin, 1904. Booker, John Hopkins Hosp. Record 1896. Kendall, l. c. Bärthlein, D. m. W. 1916. Nr. 10. Ruhrlit. bei Göppert, E. i. M. K. 15. 1917.

[2]) Lit. bei Jehle, J. K. 65. Erg.-H.

[3]) Lit. bei Escherich u. Pfaundler in Handb. d. pathog. Mikroorgan. v. Kolle u. Wassermann.

[4]) Booker, l. c. Metschnikoff, Ann. de l'inst. Pasteur 28. 1914. Bertrand, ibid.

[5]) Kendall, l. c.

[6]) Die Verwertbarkeit der Agglutination für Koli leidet darunter, daß häufig schon das Serum gesunder und ernährungsgestörter Kinder verschiedene Kolistämme energisch agglutiniert (Schelble, Bakteriol. u. path. anat. Studien b. Ernährungsstör. d. Säugl. Leipzig 1910. Zeiß, Z. K. 8. 1913). Immerhin ist der Vidal zur Stützung der Diagnose Ruhr, Paratyphus und Typhus auch im Säuglingsalter sehr wertvoll (s. Slawik, J. K. 90. 1919. Hamburger, ibid.).

[7]) Vgl. z. B. Beßau u. Boßert, J. K. 89. 1919. S. 293.

[8]) Vgl. S. 828.

Feststellung einer „Gastroenteritis" oder „Kolitis" begnügen müssen, wobei der Eigenheit des jeweiligen Falles durch Beifügung einer näheren Bezeichnung (z. B. typhus- oder ruhrartig, hämorrhagisch, katarrhalisch usw.) noch weiter entsprochen werden kann.

Ruhr und ruhrartige Erkrankungen[1]). Von den spezifischen Infekten verdient in erster Linie die Ruhr Beachtung, deren Bedeutung und Verbreitung beim Säugling früher entschieden unterschätzt wurde. Sie hat namentlich in den letzten Jahren viel zu schaffen gemacht und allsommerlich zahlreiche Opfer gefordert; gehören ihr doch zu Zeiten die große Überzahl der akuten, darunter auch der toxischen Fälle an. Häufiger ist sie eine Pseudoruhr als eine echte und demgemäß im allgemeinen prognostisch nicht allzu schwer zu beurteilen; immerhin beträgt die Sterblichkeit des ersten Jahres, berechnet aus einer Anzahl in der Literatur beschriebenen Epidemien und eigenen Erfahrungen 20 bis 25 Proz., bei Einbeziehung der an Komplikationen Verstorbenen noch ein Gutteil mehr.

Das **klinische Bild** und der Verlauf mit ihren verschiedenen Typen entsprechen dem aus dem späteren Alter bekannten. Am häufigsten sind die **akut fieberhaft beginnenden Formen**, die sich nach kurzem, oft schon nach 1 bis 2 Tagen der Besserung zuwenden, auch dann, wenn die Erkrankung anfänglich einen recht bedrohlichen Eindruck machte. Wesentlich seltener begegnet man glücklicherweise den **toxischen**, bei denen vom ersten Augenblick an die Zeichen einer schweren Allgemeinvergiftung vorhanden sind und innerhalb weniger Tage unter Erbrechen, stürmischen Diarrhöen und anhaltendem Gewichtssturz der Tod eintritt (Fig. 156). Nicht ganz so verzweifelt, wenn auch ernst genug, sind andere Fälle, die sich bei schwerem Darniederliegen hochfieberhaft ohne Neigung zur Milderung der stark betonten Darmerscheinungen länger hinziehen; hier dürfte manchmal eine komplizierende eitrige Enteritis oder eine Sepsis mitspielen. Bei älteren

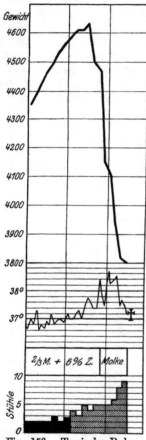

Fig. 156. Toxische Ruhr bei 2½monat. Säugling.

Säuglingen habe ich namentlich in früheren Jahren, wo die diätetische Behandlung noch wenig ausgebaut war, öfters auch die chronisch-rezidivierende oder intermittierende (Widerhofer) Ruhr beobachtet, die ich, eben ihres Verschwindens parallel mit den Fortschritten der Ernährungstherapie wegen, nicht als eine eigenartige Krankheitsform, sondern als das Erzeugnis einer falschen Ernährung, zumeist wohl einer vorwiegenden Mehlernährung anzusehen geneigt bin. Hier folgt der anfänglichen Besserung ein Rückfall, sei es leichter, sei es schwerer Natur, an den sich oft ein zweiter und dritter anschließt. So zieht sich die Krankheit mit Perioden der Besserung und der Verschlimmerung in die Länge, und während bald enteritische, stinkende, bald

---

[1]) Lit. bei Göppert, l. c. Koch, J. K. 88. 1918.

dyspeptische oder sogar geformte, bald blutige Stühle in nicht allzu großer Zahl entleert werden, beginnt das Kind abzumagern, der Bauch sinkt ein, und an verschiedenen Stellen, namentlich aber in den Leistengegenden treten Drüsenschwellungen auf. Ein Teil der Fälle geht schließlich doch noch in Genesung über, bei einem anderen entwickelt sich ein fortschreitender Marasmus, dem die Kranken schließlich erliegen; gegen das Ende des Lebens pflegt sich in typischer Gestalt das Bild des Hydrocephaloides[1]) zu entwickeln. Die Temperatur bewegt sich bei dieser Form im allgemeinen nahe der Norm und zeigt nur vorübergehend unregelmäßige Spitzen nach oben und unten.

Außer bei diesen symptomatisch ohne weiteres auf Ruhr verdächtigen Formen werden Ruhrbazillen oftmals auch bei uncharakteristischen Durchfällen gefunden, die man demgemäß wohl oder übel als Ruhrerkrankungen auffassen muß, um so mehr, als von ihnen auch Übertragung auf andere Kinder beobachtet wurde. Zur Ruhr gehören ferner laut Sektions- und Bazillenbefund eine sehr große Zahl der ganz akuten „Brechdurchfälle" der Frühjahrs- und Sommermonate. Auch Bazillenträger sind aus dem Säuglingsalter bekannt. Dieses, zusammen mit der bekannten Schwierigkeit des Bazillennachweises und dem oft verzögert oder gar nicht auftretenden[2]) spezifischen Agglutination, schafft eine Unsicherheit der Diagnose, die noch dadurch vergrößert wird, daß auch andere enterale und parenterale Infekte hämorrhagische Colitis hervorrufen können. Zu den oben bereits genannten gesellen sich noch Masern, Sepsis, gewisse Fälle von Paratyphus, Genickstarre und insbesondere auch die Grippe. Man muß auch daran denken, daß manche Kinder auf jede Art von Darmreiz mit kolitischen Stühlen reagieren, so namentlich manche Ekzematiker und Neuropathen; bei den letztgenannten gibt es schon im Säuglingsalter Zustände, die nicht wohl anders, wie als Colitis mucosa angesprochen werden können. Belehrende Beispiele für das Vorkommen solcher schleimig-eitrig-blutiger Diarrhöen liefern auch gewisse Kinder mit Kuhmilchidiosynkrasie[3]). Diese Art von Störungen ist ausgezeichnet durch den Reichtum an eosinophilen Zellen in den Schleimflocken und erinnern dadurch und durch die ganze Art ihres Auftretens an die aus dem Tierversuch bekannte Enteritis anaphylactica.

Da es sich in allen solchen Fällen — mit Ausnahme der letzten Gruppe — um ein Nebeneinander von Ruhr und anderer Infektion handeln kann[4]), wird in praxi bis zum Beweise des Gegenteiles immer die entsprechende Vorsicht walten müssen.

Die Unterscheidung von Ruhr und Invagination hat mir bisher noch keine Schwierigkeiten gemacht. Der ganz plötzliche Beginn der Invagination mit heftigen Schmerzen, die Fieberlosigkeit, die umschriebene Empfindlichkeit des Leibes bei Betastung haben bisher auch dann auf den richtigen Weg geleitet, wenn der Tumor nicht mit Sicherheit zu fühlen war.

Typhus abdominalis[5]). Den Typhus abdominalis erklären viele Autoren im Säuglingsalter für selten, und auch ich habe nur wenige ganz sichere Fälle gesehen; andere Beobachter indessen treten — und zwar wahrscheinlich mit Recht — für eine größere Häufigkeit ein. Neuerdings ist man darauf aufmerksam geworden, daß gerade der Säugling, dessen typhöse Erkrankung wegen der Geringfügigkeit der Symptome oder wegen der Ähnlichkeit mit einem gewöhnlichen Darmkatarrh leicht übersehen oder irrig gedeutet wird, die Quelle gehäufter Erkrankungen in der Umgebung werden kann.

---

[1]) Vgl. S. 225.
[2]) Vgl. z. B. Jacki, M. K. 20. Nr. 4. 1920. Eigene Beobachtungen.
[3]) Vgl. S. 338.
[4]) Vgl. S. 713 Anm. 2.
[5]) Lit. vgl. Römheld, J. K. 48. Griffith u. Ostheimer A. J. Nov. 102 Nobécourt, R. m. Jan. 1903.

Der Säuglingstyphus hat manche Besonderheiten. So findet sich z. B. in den tot- oder lebensunfähig geborenen Föten, die bei Aborten typhuskranker Schwangerer ausgestoßen werden, häufig eine typhöse Septikämie ohne eigentliche Darmerkrankung. Es kommt auch vor, daß Neugeborene typhuskrank zur Welt kommen, oder daß bei Kindern, deren Mütter während der Gravidität einen Typhus durchmachten, eine positive Vidalsche Reaktion besteht als Beweis, daß die Erkrankung der Mutter sie nicht unbeteiligt gelassen hat[1]).

Auch später äußert sich die Krankheit beim Säugling vielfach hauptsächlich nur durch Fieber, während neben den Symptomen der Allgemeininfektion die klinischen und selbst die anatomischen Kennzeichen der Darmerkrankung ganz oder fast ganz vermißt werden; ein solcher Zustand imponiert nicht als schwer und wird gewöhnlich als ,,gastrisches Fieber" oder ,,fieberhafte Dyspepsie" aufgefaßt. Indessen fehlt es auch nicht an Vertretern des gewöhnlichen Typus mit Diarrhöen, Milztumor und Roseolen; auch mancherlei Komplikationen und selbst die Perforationsperitonitis hat man beobachtet. Rezidive scheinen nicht selten zu sein. Über die Prognose lauten die Ansichten verschieden: Manche Ärzte sind geneigt, den Säuglingstyphus im allgemeinen für ebenso gutartig zu halten wie den Kindertyphus überhaupt, andere fürchten ihn mehr, und es werden Sterblichkeitsziffern bis zu 50 Proz. angegeben. Ich glaube, daß die erhöhte Gefährdung des Säuglings hauptsächlich auf die Häufigkeit schwerer sog. ,,enteritischer" Komplikationen[2]) zurückzuführen ist, und daß die Sterblichkeitsziffern erheblich sinken, wenn es gelingt, diese zu verhüten oder erfolgreich zu bekämpfen. Das zu erreichen, scheint möglich. Denn nach einigen Erfahrungen halte ich für sehr wahrscheinlich, daß manche dieser erschöpfenden Durchfälle nichts anderes sind, als der Ausdruck einer infolge fehlerhafter Ernährung aufgepfropften alimentären Störung, die durch eine angemessene diätetische Behandlung behoben werden kann.

Paratyphus. Paratyphuserkrankungen aus dem ersten Lebensjahr sind bisher nur in geringer Zahl beschrieben worden[3]); bei sorgfältiger Beobachtung dürfte sich die Krankheit als häufiger herausstellen, wenn sie auch immer hinter der Ruhr weit zurückstehen wird. Die Mehrzahl der Fälle, die ich sah, entsprach der akuten gastroenteritischen Form Schottmüllers[4]), und es fanden sich darunter auch solche mit blutig-eitrigen Entleerungen. Auch die choleraähnliche Form wird verhältnismäßig häufig angetroffen und liegt vermutlich ähnlich wie die Ruhr, einem Teil der akuten Brechdurchfälle zugrunde. Seltener ist der durch weniger starke Darmerscheinungen und längerdauerndes hohes Fieber ausgezeichnete Paratyphus abdominalis; im ersten Jahre habe ich von ihm nur Formen von 2- bis 3wöchiger Dauer gesehen; während die Fälle mit klassischer Typhuskurve mir bisher erst bei Kindern im zweiten Jahre untergekommen ist. Verhältnismäßig verbreitet sind septische Formen mit Lokalisation in den Hirnhäuten, den Nieren (Pyelitis), Gallenwegen (Icterus) oder im Knochensystem.

Grippe. Wohl die häufigste Ursache enteritischer Zustände ist die Grippe, deren gastrointestinale Form[5]) im Säuglingsalter weit verbreitet ist. Von besonderer Wichtigkeit namentlich auch wegen der differentialdiagnostischen Schwierigkeiten gegenüber den rein alimentären Dyspepsien[6]), sind die leichten

---

[1]) Lit. bei Gröer u. Kassowitz, E. i. M. K. 13. 1914.
[2]) Vgl. Nobécourt, l. c.
[3]) Lit. bei Cannata, Ann. d. Clin. med. 2. Palermo 1911. v. Holwede, J. K. 87. 1918. Blühdorn, M. m. W. 1914. Nr. 24. Marschhausen, M. K. Orig. 15. 1919.
[4]) Handb. d. inn. Med. von Mohr u. Stählin. Bd. 1.
[5]) Vgl. auch S. 568.   [6]) Vgl. S. 277.

Formen, bei denen sich die Temperatur nur wenig über die Norm erhebt und die Durchfälle mäßig sind; besondere Beachtung verdient, daß bei ihnen oft genug die Darmsymptome als Prodrome bereits einige Tage vor Einsetzen des Fiebers und der sonstigen Erscheinungen vorhanden sein können (Fig. 157). Die richtige Deutung dieser Fälle kann schon durch den epidemiologischen Zusammenhang angebahnt werden; Beachtung verdient die Vergesellschaftung mit geringfügigem Husten oder Schnupfen, der Nachweis einer Rachenrötung oder einer Drüsenschwellung am Hals und die Neigung zur Ausbildung von Respirationskatarrhen im weiteren Verlauf. Auch das Auftreten von Eiweiß und geformten Elementen im Urin spricht nach meinen Erfahrungen für Infekt und gegen Gärungsdurchfall. Im Zweifelsfalle entscheidet die Unbeeinflußbarkeit durch diätetische Maßnahmen[1]. Bei den schweren Formen ist das Fieber höher, der Durchfall heftiger, oft nicht nur wäßrig oder schleimig, sondern auch eitrig, gelegentlich auch blutig-eitrig. Neuere Erfahrungen mahnen, im letzten Falle zu prüfen, ob nicht die sehr merkwürdige Vereinigung von Grippe mit sekundärer Ruhr vorliegt[2]; im ersten Falle ist mit Sorgfalt echter und Paratyphus auszuschließen. Durch Vereinigung mit Bronchitis und Bronchopneumonie entsteht namentlich bei Rachitikern der gefürchtete „Bronchoentero-katarrh".

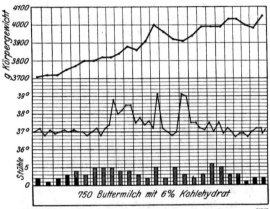

Fig. 157. Prodromale Diarrhöen bei Grippe.

Sepsis. Von der Sepsis wissen wir, daß sie sehr häufig auch bei parenteraler Eingangspforte mit vorwiegenden gastrointestinalen Symptomen einhergeht[3] Aber es gibt, obzwar erheblich seltener, auch primäre septische Gastroenteritiden, namentlich bei Kindern der ersten Lebenswochen, ausgezeichnet insbesondere durch einen sehr unregelmäßigen Verlauf der Temperatur, innerhalb dessen Fieberperioden von oft sehr kurzer Dauer und plötzliche steile Erhebungen mit Zeiten der Apyrexie und Untertemperaturen wechseln; dazu kommt die schwere Beeinträchtigung des Allgemeinbefindens, die Neigung zu Kollaps, das Auftreten von Petechien und die überaus ungünstige Prognose Die meist heftigen Diarrhöen lassen selbst bei mikroskopischer Prüfung zumeist nicht ahnen, in welch schwerer Weise die Darmschleimhaut erkrankt ist; erst bei der Sektion werden die tiefgreifenden Veränderungen kenntlich. Es findet sich häufig eine schwere, hämorrhagisch-eitrige Entzündung namentlich der oberen Darmschlingen, deren Schleimhaut sich zuweilen mit eitrigen, mit der Pinzette abziehbaren Pseudomembranen bedeckt. Solche teils durch Streptokokken und pneumokokkenartige Diplokokken, teils durch Stäbchen aus der Gruppe des Friedländerschen Pneumobazillus erzeugte Erkrankungen habe ich seinerzeit in der alten Charité mehrfach in kleinen Epidemien beobachtet; ältere Findelhausärzte wissen von noch schlimmeren Dingen zu berichten, z. B.

---

[1] Vgl. S. 278.
[2] Bernheim-Karrer, V. G. K. Wien 1913. Auf derselben Vereinigung beruht nach den Erfahrungen meiner Anstalt die zuweilen epidemisierende Kolitis bei Masern.
[3] Vgl. S. 375.

von einer Enteritis crupposa der Neugeborenen unbekannter Ätiologie[1]), die die ganze Darm- und Magenschleimhaut betrifft, zur Bildung röhrenförmiger Membranausgüsse führt und unter den Erscheinungen schwersten, infektiös-toxischen Kollapses in 1 bis 2 Tagen tödlich endet. Zweimal sah ich bisher auch bei älteren, chronisch ernährungsgestörten Säuglingen eine tödliche pseudo-membranöse Enterokolitis mit komplizierender, eitriger Peritonitis, wobei aus dem Darminhalt und dem Peritonealeiter ein Gemisch von Proteus, Pyo-zyaneus und Bact. coli gezüchtet wurde.

Komplikationen. Unter den Komplikationen, die bei den entzündlichen und namentlich bei den kolitischen Erkrankungen erheblich häufiger auf-treten, als bei den alimentären, finden sich alle jene Zustände wieder, die bei der Besprechung der Ernährungsstörungen erwähnt wurden[2]). Immerhin be-stehen in einigen Punkten Besonderheiten. Während bei den Ernährungs-störungen die Beteiligung der Niere über den Zustand der Nephrose nicht hinaus-zugehen pflegt, kommt es bei den entzündlichen Darmerkrankungen sehr oft zur wirklichen **Nephritis.** Am besten ist diese bei der Streptokokkenenteritis studiert[3]). Es scheint, daß bei dieser Erkrankung — und vielleicht bei jeder Kolitis — die Krankheitserreger sehr häufig in das Blut gelangen und durch die Nieren ausgeschieden werden. Jedenfalls findet man nahezu in allen Fällen auch bei sonst normalem Urinbefund Streptokokken im Harn, oft in überraschenden Mengen. Sehr oft kommt es zu einer wirklichen Nephritis. In leichteren Fällen bleibt sie im wesentlichen auf das Parenchym beschränkt und klingt mit der Heilung des Darmleidens ab; in schwereren aber verbindet sie sich mit interstitiellen Vorgängen und kann Vergrößerung der Niere bedingen. Der Urin enthält fast regelmäßig Eiweiß, Zylinder, Nierenepithelien und weiße und rote Blutkörperchen. In einzelnen Fällen kann der Eiweißgehalt ein ganz erheblicher werden und das Sediment unter Zurücktreten der anfänglich reichlichen Zylinder hauptsächlich aus weißen und roten Blutkörperchen und Nierenepithelien bestehen. Die Mehr-zahl dieser Entzündungen geht in Heilung über; ich kann aber die Erfahrung Jehles vollkommen bestätigen, daß sich die Krankheit zuweilen über Monate hinzieht, und es ist mir nach einigen Beobachtungen wahrscheinlich, daß sich aus ihr chronische Zustände entwickeln können[4]).

Im akuten Stadium ist das Einsetzen einer **Urämie** zwar selten, aber doch durch sichere Beobachtungen belegt.

Knabe A. wird 4 Monate alt wegen Erbrechen, Diarrhöe und Fieber eingeliefert. Die Krankheit soll erst seit 3 Tagen bestehen. Gewicht 3800 g. Unruhe, leichter Kollaps, ächzende, vertiefte und beschleunigte Atmung, Temperatur 37⁰. Leib stark aufgetrieben, Stuhl wässerig-schleimig mit Blut- und Eiterstreifen; mikroskopisch reichlich Leukozyten, rote Blutkörperchen und ziemlich viele kurze Streptokokkenketten. Im Urin mäßig Ei-weiß, spärliche hyaline Zylinder und rote Blutkörperchen; wenig Leukozyten; Menge ziemlich reichlich. In der Folge zunehmender Verfall, Unruhe, Tremor, roseolaartiges Ex-anthem. Der Eiweißgehalt des Urins steigt, es treten jetzt ungemein zahlreiche hyaline, gekörnte und Epithelzylinder auf, daneben massenhaft zum Teil zu-sammen gesinterte und verfettete Nierenepithelien. Durch Präparat und Kultur werden reichlich Streptokokken nachgewiesen. Am 7. Tage des Aufenthaltes innerhalb 24 Stunden nur 30 ccm Urin; Benommenheit, Tremor, leichte Zuckungen, jagende Atmung, leichtes allgemeines Ödem. Die Nieren deutlich zu fühlen, zweifellos vergrößert, vom Rippenbogen bis fast zur Crista reichend. Das Sediment des außerordentlich eiweißreichen Urins setzt sich im Reagenzglas als eine eiterähnliche Masse zu Boden, die aber nicht aus Leukozyten, sondern aus massenhaften Zylindern der ver-schiedensten Gattung und aus Nierenepithelien besteht, dazwischen viele Haufen und kurze

---

[1]) Widerhofer, G. Handb. 4. 2.
[2]) Vgl. S. 268.
[3]) Lit. vgl. Jehle, l. c.
[4]) Vgl. Kap. Nephritis.

Ketten von Streptokokken. Tod am 9. Tage des Aufenthaltes. Sektion: Enterocolitis follicularis im Abklingen, geringe doppelseitige Bronchopneumonie, leichte Fettleber; Nieren groß, derb mit verwischter Rindenzeichnung und flammig von den Papillenspitzen gegen die Rinde zu ausstrahlenden Markkegeln, deren Interstitien stark verbreitert sind; mikroskopisch diffuse Leukozyteninfiltration des ganzen Organs, so daß von der Organstruktur nichts mehr zu erkennen ist. Nierenbecken kaum verändert, Blase anscheinend normal.

Eine weitere Komplikation, die im Vergleich zu den rein alimentären Störungen Besonderheiten aufweist, ist die allgemeine **Sepsis.** Neben den verschiedenen Allgemeininfektionen parenteralen Ursprungs findet sich hier als häufiger, vielleicht — ähnlich wie es für den Typhus neuerdings als wahrscheinlich angesehen wird — regelmäßiger Vorgang die Bakteriämie vom Darme aus, deren Vorkommen und Bedeutung namentlich von Escherich und seinen Schülern erforscht wurde. Sie erzeugt häufig Petechien und hämatogene, meist hämorrhagische Pneumonien, und auch die anderen septischen Lokalisationen, wie die Thrombose der Nierenvenen, und der Hirnsinus, das Empyem, die Meningitis, die eitrige Peritonitis und Arthritis sind hier häufiger als bei den Ernährungsstörungen. Oftmals läßt schon der Befund von Arten der Koligruppe in den Eiterungen den enteralen Ursprung als wahrscheinlich annehmen.

Die eben besprochenen Komplikationen sind in gleicher Weise und wohl in gleicher Häufigkeit auch beim älteren Kinde zu gewärtigen; anders steht es mit dem Hinzutreten **sekundärer alimentärer Störungen,** das für das Säuglingsalter bezeichnend ist und damit dem Bilde der Darminfekte im ersten und zum Teil noch im zweiten Jahre eine eigene Note gibt. Unter Hinweis auf frühere Ausführungen[1]) mögen über diesen wichtigen Gegenstand hier nur einige ergänzende Bemerkungen Platz finden.

Daß man im entzündlich erkrankten Darm durch zu reichliche oder unzweckmäßige Kost besonders leicht abnorme Gärungen und damit eine Verschlimmerung der Durchfälle herbeiführen kann, und daß deshalb eine vorsichtige und eigens ausgewählte Kost angezeigt ist, davon sind alle Ärzte durchdrungen und richten ihre Vorschriften danach ein. Aber nicht ganz so wird berücksichtigt, daß eine zu weitgehende oder zu lange ausgedehnte Beschränkung die Gefahr der Inanition in sich schließt, die hier besonders bedrohlich ist, weil der Hunger die natürlichen Heilkräfte schwächt und so die Heilung der Darmläsion verhindert. Ich glaube sichere Anhaltspunkte dafür zu haben, daß z. B. am Zustandekommen der schweren Ulzerationen, die sich bei den chronischmarantischen Fällen finden, ebenso wie am Zustandekommen des Marasmus selbst, weit mehr die Hungerschädigung des Kindes, als die Schwere der Infektion Schuld trägt, und daß diese bösen Verläufe vermieden werden können, wenn man für hinlängliche Zufuhr geeigneter Nährmischungen Sorge trägt. Und ebenso wie hier, wo mit Unrecht der Krankheit an sich etwas zugeschrieben wird, was in letzter Linie auf fehlerhafter Diätetik beruht, geht es noch anderwärts. Manche Temperaturerhebung, die man geneigt ist auf die Infektion zu beziehen, erweist sich bei näherer Prüfung als alimentäres Fieber. Viele Gewichtsstürze sind durch geeignete Diät beeinflußbar, und vor allem steht auch ein Teil der choleriformen Verschlimmerungen, der sogenannten Übergänge der Enteritis in die „Cholera", in Beziehung zur Ernährung. Nur allzu oft ereignet es sich bei jungen sowohl wie bei älteren Säuglingen, daß sich unter Zunahme der Diarrhöen und des Verfalls eine Verschlimmerung des Allgemeinbefindens anbahnt, die bis zur typischen, choleriformen Intoxikation vorschreiten kann. Das geschieht bald subakut, bald ganz plötzlich in stürmischer Katastrophe. Oft genug handelt es sich dabei allein um die Wir-

---

[1]) Vgl. S. 272 ff.

kung der Infektion. Aber wenn man den Verlauf auf seine Beziehungen zur Ernährung hin analysiert, so zeigt sich doch nicht allzu selten, daß diese Ereignisse sich herausstellen als alimentäre Katastrophen, die auf die ursprüngliche
infektiöse Enteritis aufgepfropft wurden.

 Hierzu zwei Beispiele.

 Margarete S. 6 Monate (Fig. 158) wird wegen „Darmkatarrh" ohne sonstige Anamnese
abgegeben. Herabgekommenes Kind mit Fieber, dünnbreiigen Durchfällen, die dann und
wann eitrigschleimige Beimengungen enthalten, Bronchitis. Gewicht 4700 g. Bei Ernährung mit Halbmilch mit 5 Proz. Liebigzuckerzusatz Verschlimmerung der Durchfälle, verfallenes Aussehen, jäher Gewichtsverlust. Einleitung der für intoxikationsartige Zustände alimentärer Natur erforderlichen Therapie:
Teetag, kleinste Mengen zusatzfreier Buttermilch. Keine Beeinflussung des Fiebers,

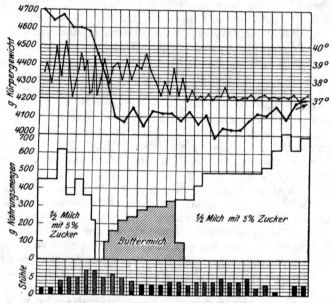

Fig. 158. Typhusartige Gastroenteritis mit akuter sekundärer alimentärer Störung.

das sich dadurch als infektiös erweist, dagegen schnelle Besserung der
Stühle, Gewichtsstillstand. Bei vorsichtiger Nahrungsbemessung allmähliche Heilung
ohne erneute Abnahme.

 Charlotte S. 7 Monate (Fig. 159), wegen Stimmritzenkrampf aufgenommen. Ziemlich kräftiges, leicht rachitisches Kind. Gewicht 6550 g. Leichter Laryngospasmus, Stühle
breiig. Mehlkost. Wenige Tage nach der Aufnahme erkrankt das Kind in typischer Weise
an der damals in der alten Charitéabteilung herrschenden, ruhrartigen Diarrhöe; es besteht
Fieber, Tenesmus, eitrig-schleimig-blutiger Stuhl. Bei fortgesetzter Mehlernährung leidliches
Befinden, langsame Abnahme. Am 17. Tag des Aufenthaltes abends und nachts etwas
Milch. Danach sofort heftiges Erbrechen, am nächsten Tage auffallend matt, Milch
trotzdem fortgesetzt. Nunmehr unter Andauer des Brechens heftige wässerige Diarrhöen,
Verfall, typische Intoxikation, schließlich hohes Fieber und Sklerem. Tod am Morgen
des 20. Beobachtungstages. Sektion: Colitis ulcerosa.

 Es ist außerordentlich wichtig, die sekundäre Stoffwechseltoxikose
von den der Ruhr selbst zukommenden Vergiftungserscheinungen
und von dem schweren Bilde, das bei stürmischem Erbrechen und
Diarrhöen durch Austrocknung zustande kommt, zu unterscheiden.
Erfordern sie doch ganz andere diätetische Maßnahmen als diese beiden. Die
Entscheidung ist nicht ganz leicht, da Kollaps, Bewußtseinstrübung und zerebrospinale Reizerscheinungen bei allen dreien vorhanden sein können. Ich rate,

der Atmung besondere Aufmerksamkeit zu schenken. Die große Atmung ist nur bei der Stoffwechseltoxikose vorhanden, und wird so zum leitenden Symptom; freilich muß man nicht ihre äußersten Grade zu finden erwarten, sondern auch auf Andeutungen Wert legen, deren Erkennung dem geschulten Blick keine Schwierigkeiten macht.

c) Behandlung.

Ernährung. Das Schicksal der von Gastroenteritis befallenen Säuglinge ist in noch weitaus mehr als das der älteren Kinder von der Ernährung abhängig, und damit wird die Behandlung im wesentlichen zu einer Diätfrage. Es gilt einmal, die Widerstandsfähigkeit zu erhalten und womöglich zu mehren, und deshalb muß der Kranke vor allen Dingen vor Unterernährung bewahrt werden. Bei der Bestimmung der zu diesem Behufe notwendigen Kost muß aber zweitens die Bereitschaft des Säuglings, zumal des Säuglings mit entzündlich geschädigtem Verdauungsorgan, zu sekundären alimentären Störungen berücksichtigt und demgemäß die Menge und Beschaffenheit der Nahrung so gewählt werden, daß Gärungszustände und deren Folgen ausbleiben. Die Lage und die Aufgaben sind dieselben, wie bei der Ernährungstherapie der Infektionen überhaupt[1]), aber sie sind deswegen schwieriger zu erfüllen, weil als Kriterium für die Wirkung der diätetischen Maßnahmen eigentlich nur der Gewichtsverlauf übrig bleibt, während Änderungen des Fiebers, des Allgemeinbefindens und der Durchfälle in erster Linie vom primären Infekte beherrscht werden. Deshalb und weil zurzeit noch vielfach Vorschriften beliebt sind, die unzweckmäßig, ja geradezu bedenklich sind, darf auf die Hauptpunkte noch einmal eingegangen werden und zwar unter Bezug-

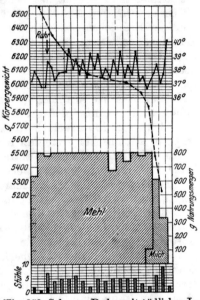

Fig. 159. Schwere Ruhr mit tödlicher Intoxikation im Anschluß an den Übergang von Mehl zu Milch.

nahme auf die Verhältnisse des wichtigsten Gliedes der Gruppe, der Ruhr.

Als die gegebene Nahrung bei Ruhr betrachten viele Praktiker die Schleim- oder Mehlabkochungen, neben denen bei älteren Säuglingen auch Eichelkakao und Leguminosemehle (Hartensteinsche Fabrikate) empfohlen werden. Erst wenn die Durchfälle in Rückgang sind, wird Milch zugelassen, wobei fettarme Mischungen bevorzugt werden. Widerhofer lobt besonders die nach alter Vorschrift hergestellte Liebigsuppe und auch Heubner redet ihr bzw. der Kellerschen Malzsuppe das Wort.

Es gelingt in der Tat, auf diese Weise eine Anzahl von Kindern der Heilung zuzuführen, aber es sind meist nur leichtere Fälle und auch bei ihnen erfolgt der Eintritt in die Besserung auffallend langsam. Häufig sind dazu die Fehlschläge. Das kann nicht verwundern. Denn das Verfahren entspricht in keiner Weise den oben aufgestellten zwei Grundforderungen. Namentlich die

---

[1]) Vgl. S. 308.

anfängliche Mehlperiode hat ihre Bedenken. Bei jüngeren Säuglingen mit geringer Amylumtoleranz ist sie kaum verwendbar, auch bei älteren entspricht der Verlauf sehr oft nicht den Erwartungen. Fieber und Reizerscheinungen zwar können verschwinden, aber die schleimigen Stühle wollen nicht weichen; oft kommen wieder blutige Beimengungen, so daß man zögert, zur Milch überzugehen. Oder aber der Versuch der Milchbeigabe macht eine akute Verschlimmerung. Es herrschen also dieselben Verhältnisse, wie bei manchen schweren Fällen von Mehlnährschaden[1]), und wenn nicht irgendwie Rat geschaffen wird, droht die chronische Enteritis und der fortschreitende Hungerverfall.

Daß eine so wenig befriedigende Methode sich so lange und so allgemein halten konnte, erklärt sich wohl aus der mißbräuchlichen Übertragung einer allgemeinen therapeutischen Regel auf den vorliegenden Sonderfall. Weil ein entzündetes Organ der Schonung bedarf, wird auch der Darm durch Vorenthaltung von Nahrung „geschont"; und weil man die Beschaffenheit und Zahl der Stühle als Maßstab für die Schonungsbedürftigkeit ansieht, wird die Schonung so lange fortgesetzt, wie der Reizzustand dauert. Beides ist irrig. Die Darmentzündung heilt um so schneller, je besser infolge hinlänglicher Ernährung der allgemeine Kräftezustand ist, und die Stühle sind, solange sekundäre Gärungen fernbleiben, von der Gegenwart reichlicher Nahrung im Darm in keiner Weise abhängig. Schwankungen in ihrer Art und Menge geben also keinerlei Anhaltspunkte für diätetische Verordnungen, es sei denn, daß in unzweifelhaftem Anschluß an eine eingreifende Nahrungsänderung ein stürmischer Durchfall einsetzt.

In Hinblick auf diese Tatsachen muß vor der Mehlbehandlung wie überhaupt vor jeder Ernährungsweise, die eine Unterernährung in sich schließt, dringlichst gewarnt werden. Man soll einfach den allgemeinen Grundsätzen folgen, die sich bei der Bekämpfung der „akuten Dyspepsie" bewährt haben[2]), d. h. nach Entleerung des Darmes, die auch der Herausbeförderung von Infektionsträgern dient, und wenigstündiger Pause in möglichster Schnelle zu einer Kost übergehen, die zugleich den Nahrungsbedarf voll deckt und kraft ihrer Zusammensetzung möglichste Sicherheit vor Darmgärungen bietet. Ohne andere Methoden abzulehnen, möchte ich sagen, daß sich mir die Eiweißmilch und die eiweißmilchähnlichen Zubereitungen besonders bewährt haben. Bei älteren Säuglingen kann man sich die gärungswidrige Kraft der eiweißreichen Kost noch in anderer Form nutzbar machen, indem man unter völliger Ausschaltung der Milch und Sorge für genügende Mengen Fett und leicht verdaulicher Mehle fein verteilten weißen Käse, Eiweißpulver und Ei verwendet[3]). Von den Zuckerarten werden die Dextrinmaltosen in reichlicher Dosis gewöhnlich ausgezeichnet vertragen; auch Kochzucker darf bei sorgsamer Beaufsichtigung ebenso reichlich verwendet werden, wie bei den Ernährungsstörungen überhaupt. Auch von Fleisch darf man in Anlehnung an eine Trousseausche Empfehlung[4]) Gebrauch machen. Für den Neuling ist es erstaunlich, was für „schwerverdauliche" Dinge diese Kinder vertragen und wie schnell sie aufblühen, nachdem sie vorher unter Mehl stark heruntergekommen und lange Zeit diarrhöisch waren. Sogar Obst und Gemüse sind nach dem akuten Stadium verwendbar, wenn sie nur genügend fein püriert sind.

Als Beispiel diene ein Speisezettel für ein 1¼ jähriges Kind, das unter Mehl seit 4 Wochen schleimige, häufig blutgestreifte Stühle entleert und stark abgenommen hat. Früh Tee mit einigen Löffeln Milch, oder Leguminosensuppe. Toast und Butter. Vormittag: 1 Eßlöffel

---

[1]) Vgl. S. 303.
[2]) Vgl. S. 308.
[3]) L. F. Meyer, Th. M. Mai 1911.
[4]) Clinique médicale de l'Hotel Dieu 3. p. 150.

weißer Käse oder ungesalzener Gervais. Toast. Mittag: Bouillon mit 1 Teelöffel Fleischpüree oder 2 bis 3 Teelöffel Fleischsaft oder mit ½ Eigelb, 1 Eßlöffel weißer Käse oder Fleischpüree, Toast, später 1 bis 2 Eßlöffel kohlenhydratarmes, fein püriertes Gemüse (keine Kartoffel), 1 Kinderlöffel geschabten Apfels. Nachmittag: Toast mit Käse oder Fleischpüree, Tee. Abend: Bouillon mit ½ Gelbei und sparsam feinstem Gries oder Leguminosensuppe. Toast mit Weiß- oder Gervaiskäse. Nach 2 Tagen entleert Pat. statt der bisherigen 5 Stühle nur 2 mit viel Schleim, und noch deutlicher Jodbläuung; nach weiteren 3 Tagen nur einige Schleimstreifen, keine Jodbläuung; am 7. Tag geformter Stuhl.

Bei den nicht toxischen Ruhrfällen wird mit der gewählten Kost, genau wie bei der akuten Dyspepsie sofort begonnen und ohne Rücksicht auf die Stühle so schnell gesteigert, daß spätestens am 3. oder 4. Tage voll ernährt wird. In der Folge soll, gleichgültig ob noch kolitische Symptome bestehen oder nicht, möglichst so ernährt werden, daß Zunahme erfolgt. Bei den toxischen Fällen dagegen besteht die erste Aufgabe darin, die Austrocknung zu beheben. Hier geht man ebenso wie bei der Behandlung der Intoxikation außer mit Infusionen am besten mit Mischungen vor, die infolge ihres größeren Salzgehaltes den Wasseransatz begünstigen. Ich bevorzuge Buttermilch, von anderen wird Molke[1]) empfohlen. Wichtig ist auch hier, in aller Schnelligkeit zur Vollernährung zu gelangen. Macht die Aufnahme genügender Nahrungsmengen Schwierigkeit, so sollte auf die konzentrierte Nahrung zurückgegriffen werden[2]). Brustkinder sind an der Brust zu belassen, junge ruhrkranke Säuglinge wenn irgend möglich mit Frauenmilch zu versorgen. Die Erfolge eines von der Sorge durch genügende Ernährung und baldige Zunahme beherrschten Vorgehens sind sehr befriedigend; man sieht an ihnen erst, wie irrig die früheren Methoden waren[3]).

Andere Maßnahmen. Von anderen Maßnahmen mache ich bei Behandlung der Ruhr kaum mehr Gebrauch, namentlich nicht von den beliebten großen **Darmspülungen** (2 bis 3 Liter dünnen Tees oder mit Agill. depurat. versetzten Wassers mit 1 Teelöffel Kochsalz auf 1000), die die Wasserauffüllung bei Austrocknung beschleunigen und auch entgiftend wirken können. Selbst das beliebteste unter den **Medikamenten**, das Rizinusöl (½ bis 1 Teelöffel 3stündig, 24 bis 36 Stunden lang oder 1 Eßlöffel einmal), das den Reiz mildern soll, halte ich beim Säugling für entbehrlich, das Kalomel sogar für nicht ganz unschädlich. In Betracht kommen eigentlich nur Beruhigungsmittel, bei Kolikschmerzen und Tenesmen Atropin (0,01/10,0 4 bis 5 mal in 24 Stunden 3 bis 4 Tropfen), Opium (Tinct. Op. gutt. 6 bis 10/100 teelöffelw.) oder Papaverin (0,02 bis 0,05/100 teelöffelweise), bei Unruhe und Schlaflosigkeit Packungen, die bei Fieber kühl, bei Kollaps heiß aufgelegt werden, gegebenenfalls Bromural (1 bis 2 Tabletten

---

[1]) Göppert, Koch, l. c. Frank, J. K. 77. 1913. Nach der Vorschrift soll mit 400 bis 500 g Molke-Schleim āā begonnen, auf 100 Molke auf das Kilo Körpergewicht gestiegen und dann stufenweise die Molkenmischung durch Heilnahrung ersetzt werden.

[2]) Vgl. S. 299.

[3]) Die Methode reichlicher Ernährung der Ruhrkranken mit dem Ziele, noch während der akuten Periode Gewichtszunahmen zu erzielen, findet neuerdings in v. Gröer einen energischen Vertreter (Z. K. 23. 1919). Soweit sich seine Ausführungen auf die Bekämpfung der unseligen Unterernährung und auf die Notwendigkeit und Möglichkeit einer hinlänglichen Versorgung beziehen, entsprechen sie dem Standpunkt, den ich bereits vor 10 Jahren in der ersten Auflage dieses Buches vertreten habe. Dagegen teile ich nicht die völlig ablehnende Haltung des Autors gegenüber der Gefahr alimentärer Komplikationen überhaupt und seine Ansicht von der völligen Unschädlichkeit 17proz. Zuckerlösungen. Ich weiß aus Erfahrungen sehr wohl, daß viele, auch viele ruhrkranke Säuglinge Rohrzucker in hohen Konzentrationen gut vertragen und dabei gut gedeihen; aber ebenso ist mir bekannt, daß bei diesen, ja auch bei nicht unerheblich geringerem Gehalt schwere Schäden vorkommen können. Vor allem ist übermäßig gezuckerte Buttermilch bedenklich. Auch die Gefährdung durch Milch schätze ich höher ein. Dem S. 716 angeführten Fall kann ich noch manchen ähnlichen anreihen. Es wäre doch sonderbar, wenn Nahrungsmischungen, die wir beim künstlich genährten Kinde überhaupt als Ursachen alimentärer Störungen anerkennen, dem ruhrkranken niemals nachteilig sein sollten.

zu 0,3) oder Veronalnatrium (0,2). Von Adstringentien schien mir Plumbum acetic. (0,002 bis 0,005 4 bis 5 mal täglich 3 bis 4 Tage lang) manchmal die Blutung zu beeinflussen. Beliebt ist Chinin. tannic. 0,2 bis 0,3 3mal täglich). Gegen das Erbrechen ist nach früher gegebenen Regeln[1]) zu verfahren. In besonders widerspenstigen Fällen wird zu Decoct. radic. Colombo oder lign. campechiani (3 bis 5:100, zweistündig 1 Tee-Kinderlöffel), bei schweren dysenterischen Formen zu Cortex Simaruba (Cort. rad. Granator, Cort. Simaruba aa 10,0, colatur c. vino albo et aqua aa 750 per hor. 24; 2stündig 1 Teelöffel) geraten. Der Nutzen dieser schlecht schmeckenden und für den Magen gewiß nicht nützlichen Verschreibungen ist mir in meinen Fällen zweifelhaft geblieben, und sicher werden sie um so entbehrlicher, je zweckentsprechender die Ernährungstherapie gehandhabt wird. Von Adsorbentien (Tierkohle, Bolus) habe ich keinen überzeugenden Nutzen gesehen; gegen Bolus spricht auch die Gefahr der Verhaltung größerer, verhärteter Massen.

Über das polyvalente **Ruhrserum** (Höchster Farbwerke, Ruete-Henoch) liegen in der Literatur bei Säuglingen noch keine Berichte vor[2]), ebenso wenig über die Vakzinetherapie mit Boehnkes Impfstoff[3]) oder die Vereinigung beider. Meine eigenen Erfahrungen gestatten mir noch kein Urteil.

Nicht genug kann schließlich darauf hingewiesen werden, daß bei allen infektiösen Darmerkrankungen, namentlich aber bei der Ruhr, der Säugling seine Umgebung gefährdet und daß zu deren Schutze ausreichende **prophylaktische Maßnahmen getroffen** werden müssen.

M. Erkrankungen des Peritoneum.

Von der Schwierigkeit der Diagnose der Peritonitis ist schon die Rede gewesen. Indessen scheint es, daß gerade die praktisch wichtigen Fälle, nämlich diejenigen, die nicht als Lokalisation einer allgemeinen septischen Erkrankung, sondern mehr selbständig auftreten und deswegen die Frage der Operation entstehen lassen, eindeutigere Symptome machen und hierdurch der Erkennung leichter zugängig sind; freilich muß man sich gewöhnt haben, mit der Möglichkeit einer solchen Peritonitis auch beim Säugling zu rechnen. Dieser Hinweis ist nicht überflüssig. Denn erfahrungsgemäß werden nirgends häufiger Peritonitiden übersehen, wie gerade bei kleinen Kindern, einmal, weil die Erscheinungen denen der viel häufigeren Brechdurchfälle und Stoffwechseltoxikosen ähnlich sind, und zweitens, weil die zur selbständigen Bedeutung anwachsenden Formen in diesem frühen Alter ziemlich selten vorkommen, so daß man nicht immer an die Möglichkeit ihres Bestehens denkt.

So gelangt insbesondere auch die von der **Appendicitis[4])** ausgehende Erkrankung nur ganz vereinzelt zur Beobachtung, trotz häufiger und starker Beteiligung des Wurmes an den verschiedenen Darmerkrankungen. Immerhin kommt sowohl die umschriebene als auch die allgemeine Peritonitis vor.

Ein Fall der **umschriebenen adhäsiven Form** kam im Kinderasyl zur Beobachtung. Knabe H., als Frühgeburt Jan. 06 mit 1800 g aufgenommen, gedeiht sehr langsam; mit 3½ Mon. 3 Kilo. Am 25. April geht die bisher normale Temperatur auf 37,6. Leichter Kollapszustand, etwas Meteorismus, beschleunigte, thorakale Atmung. Zwei Tage später Erbrechen. In der Folge Andauer des Erbrechens, starker Meteorismus, Verfall, zuweilen

---

[1]) Vgl. S. 307.
[2]) Bei Erwachsenen werden täglich 50 bis 80 g intramuskulär angeraten; für Säuglinge würden etwa 5 bis 10 g in Frage kommen.
[3]) Bei Erwachsenen 0,5, 0,75, 1,0 an drei aufeinanderfolgenden Tagen; hier vielleicht der 10. Teil.
[4]) Lit. Griffith, A. P. Okt. 1901. Bamberg, Üb. Append. b. Säugl. In.-Diss. Leipzig 1905. Stéphan, Contrib. à l'étude de l'append. chez le nourriss. Paris 1907.

Singultus, Fieber und öfters Darmsteifung. Mehrfach wässrige Stühle. Später Krämpfe. Urin ohne Eiweiß und Zucker. Tod am 5. Mai. Die Diagnose war auf Grund des Meteorismus, des Erbrechens, der Aufhebung der Bauchatmung und des Fehlens eines auf alimentäre Intoxikation hinweisenden Befundes auf Peritonitis gestellt worden, aber auch eine Verlegung der Darmpassage mußte wegen der beobachteten Darmsteifung erwogen werden. Von einem Eingriff wurde wegen der Schwäche des Kindes Abstand genommen. Sektion: Keine eitrige Peritonitis, nur etwas leicht getrübte, freie Flüssigkeit im Bauchraum. Appendix im ganzen gesund, nur an der Spitze aufgetrieben und hämorrhagisch infiltriert. Diese Spitze ist mit leicht löslichen, frischen Adhäsionen an der Vorderseite des Colon ascendens fixiert, die Anheftestelle in Markstückumfang hämorrhagisch infiltriert und fibrinös belegt. Es scheint, als ob der strangartig quer über das Kolon laufende Wurm dieses zum Teil abgeknickt und so die im Leben wahrgenommenen Ileussymptome erzeugt hat.

Die Zeichen einer abgeheilten Erkrankung fanden sich in einem zweiten Fall bei einem einjährigen Knaben, der an Bronchopneumonie verstorben war. Das Peritoneum parietale war überall trübe und vielenorts verdickt, besonders im Bereiche der Bauchmuskeln. Der ungewöhnlich lange Appendix war nach hinten um das Zökum geschlagen, mit diesem fest verwachsen und mit ihm in dünne Schwarten eingebettet. Von Wänden gingen außerdem derbe, fibröse Sränge nach der vorderen Bauchwand, der Nierengegend und der Faszie des Ileopsoas.

Bei der Seltenheit dieser in späterem Lebensalter so überwertigen Ätiologie sind angesichts peritonitischer Erscheinungen beim Säugling in jedem Falle auch noch andere Möglichkeiten zu erörtern, wie z. B. die in **Anschluß an Ulcera duodeni** oder **ventriculi**[1]) entstehende Form, die schon in den ersten Lebenstagen vorkommen und ebensowohl als umschriebene adhäsive, wie als allgemeine Erkrankung ausgebildet sein kann.

Ein sehr merkwürdiges, seinem Erstehungsmechanismus nach noch nicht geklärtes Vorkommnis ist die Bauchfellerkrankung **im Anschluß an Darmruptur bei Neugeborenen**[2]). Auch Fälle von idiopathischer **Pneumokokken-Peritonitis** werden beobachtet, und auch die **gonorrhoische Form** scheint auftreten zu können (Stoos). Manchmal entdeckt man bei der Sektion als Ausgang ein **perforiertes Darmdivertikel**[3]).

Das war z. B. der Fall bei einem kräftigen, siebenmonat. Brustkind, das ich erst in extremis mit allen Zeichen einer allgemeinen Peritonitis, Darmlähmung und schwarzem Erbrechen sah. Hier war der Appendix zwar an der Linea arcuata der Beckenschaufel angeheftet, aber gesund; gleich daneben ging, einem zweiten Appendix gleichend, ein strangförmiges, bleistiftdickes Divertikel nach der Gegend des 5. Lendenwirbels, wo es fest verwachsen war. Dieses war solide und demnach auch ohne Verbindung mit dem Darminnern; nur in der Mitte hatte es eine haselnußgroße Auftreibung, die sich bei der Eröffnung des sulzig infiltrierten Gewebes mit Eiter gefüllt zeigte. Auf dem Wege der Durchwanderung war es von hier aus zur allgemeinen eitrigen Peritonitis gekommen.

Am häufigsten noch scheinen außer der **Peritonitis im Verlaufe der Grippe**[4]) die Fälle zu sein, wo die **Bauchfellerkrankung infolge Durchwanderung der Entzündungserreger durch die Darmwand** im Verlauf einer Enteritis zustande kommt. Solche Fälle habe ich eine ganze Reihe gesehen, teils durch Streptokokken, teils durch Kolibazillen und Proteus hervorgerufen. Einmal hatte die Enteritis eine ausgedehnte septische Thrombose zahlreicher Wurzeläste der Vena mesenterica superior mit paralytischem Ileus und beginnender, fibrinös-eitriger Bauchfellerkrankung erzeugt, ein anderes Mal starb das Kind unter Ileuserscheinungen, als deren Ursache sich eine Abknickung des enteritischen Darmes infolge frischer, peritonitischer Verklebungen herausstellte.

Unter den gleichen Vorbedingungen kommt es zuweilen zu einer anderen, in ihren Symptomen der Peritonitis außerordentlich ähnlichen Erscheinung, zur **akuten Entero-**

---

[1]) Lit. vgl. S. 687 u. 694.
[2]) Lit. Zillner, V. A. 96. Genersich, V. A. 126. Falkenheim, J. K. 34.
[3]) Shukowsky, J. K. 57.
[4]) Siehe S. 571.

plegie. Während die vorher stürmischen Diarrhöen versiegen, schwillt der Leib hoch meteoristisch an; das Erbrechen kann zunächst noch weiterbestehen, dann aber hört es auf und macht einem einfachen Überfließen des sich immer wieder mit mißfarbener Flüssigkeit anfüllenden Magens Platz. In einigen Fällen konnte durch leichten Druck auf den Bauch der Inhalt der Därme durch den Mund und den After herausgepreßt werden. Infolge dessen können bei diesen Kindern auch gangränöse Aspiratonspneumonien gefunden werden. Bei der Sektion zeigt sich nur eine hochgradige Blähung der schwappend mit wässrigem Inhalt gefüllten Gedärme, keine Peritonitis. Der Zustand trotzt den gewöhnlichen Gegenmitteln und führt nach einer nur ausnahmsweise über 24 Stunden ausgedehnten Dauer — die längste Frist betrug 2 Tage — zum Tode.

Eine gewisse Bedeutung scheint auch der **syphilitischen Peritonitis** zuzukommen. Sie erscheint als serofibrinöse, wahrscheinlich auch als gummöse Form und ist durch die Neigung zur Bildung von Verklebungen ausgezeichnet. Die Beteiligung des Bauchfelles bei frischen Eruptionen der Syphilis ist keineswegs eine Seltenheit. Bei Sektionen von Kindern, die zu Beginn einer solchen Eruption sterben, findet man sie öfters, vornehmlich an der Leberpforte und der Milz[1]), und auch beim Lebenden verrät sie ihre Gegenwart zuweilen durch peritoneales Reiben und „Schneeballknirschen". Allerdings macht sie für gewöhnlich keine Symptome und heilt unter der Behandlung folgenlos ab; ausnahmsweise aber kann es auch anders kommen.

Findling, anscheinend neugeboren. Nabelschnur ganz frisch. Gew. 2060. Leidliches Gedeihen bei Buttermilch bis in die 9. Lebenswoche, Gew. 2750. Von da ab Gewichtsstillstand, langsame Entwicklung von Symptomen der Erblues: **Fahlgelblicher Teint, Schniefen, leichte diffuse Infiltration der Fußsohlen.** Leber und Milz nicht vergrößert. In der 11. Woche Fußsohlen typisch infiltriert, glänzend, am rechten Knie zwei sichere, linsengroße, schuppende Papeln. Gleichzeitig wird ein **langsam zunehmender Meteorismus** bemerklich, der die nunmehr leicht vergrößerte und etwas härtere Leber in Kantenstellung drängt. Beginn der Hg-Kur. Unter häufigem, oft galligem Brechen bildet sich allmählich eine **trommelförmige Auftreibung des unzweifelhaft bei Berührung schmerzhaften Leibes** aus. Darmkonturen sichtbar, aber keine Steifung. Kein Aszites; kein peritoneales Reiben. Befinden dabei verhältnismäßig wenig gestört, insbesondere kein Kollaps, keine Abnahme. Stühle stets zwei- bis fünfmal täglich. Magenspülungen, ein Teetag und anschließende knappe Ernährung bessern das Erbrechen etwas. und auch das Allgemeinbefinden erscheint günstiger. Nach erneuter Nahrungsvermehrung erfolgt jedoch Ende der 14. Lebenswoche plötzlich Kollaps und Tod. Die Temperaturen hatten dauernd zwischen 37⁰ und 38⁰ geschwankt, nur während der Unterernährung in den letzten Tagen waren sie normal.

Sektion: Leichte Osteochondritis luetica. Leber härter als normal, mikroskopisch mit geringer diffuser Infiltration. Das Netz an dem geblähten Kolon flächenhaft zart adhärent. Flächenhafte Trübung und Verdickung des Peritoneum parietale der Bauchwand, an der verschiedene Darmschlingen leicht, z. T. aber breit anhaften. Vielfache leichte Verklebungen der Därme untereinander. Nirgends Eiter, kein Aszites, Nabelgefäße von getrübtem Bindegewebe umgeben, sonst ohne Befund.

Aussaat aus dem Peritoneum steril. Die frischen Adhäsionen zeigen sich mikroskopisch hauptsächlich mit Lymphozyten infiltriert, hier und da Fettkörnchenzellen, sehr wenig Leukozyten.

Dieser Fall ist deshalb von besonderem Interesse, weil er ein Licht wirft auf die Entstehung mancher Fälle von **fötaler Peritonitis**[2]). Bei der Sektion einer Anzahl von totgeborenen oder bald nach der Geburt verstorbenen Kindern findet man mehr oder weniger ausgedehnte Verklebungen und Strangbildungen, die den Beweis liefern, daß sich eine intrauterine Bauchfellerkrankung abgespielt hat. Die eben wiedergegebene Beobachtung zeigt, daß es richtig ist, einen Teil dieser Vorkommnisse auf Syphilis zu beziehen. Von der früheren Verallgemeinerung dieser Ätiologie ist man indessen zurückgekommen. Auch andere fötale Infektionen, vielleicht auch die Gonorrhöe (Ballantyne) können

---

[1]) Vgl. S. 407.
[2]) Lit. Ballantyne, T. m. e. 5. Unger, M. G. G. 29. Peiser, Br. B. 1909. 60. Walz, Ref. Z. K. 8. S. 401.

im Spiele sein. Mya[1]) hält bei mütterlicher Tuberkulose den plazentaren Durchtritt von Stoffen für bedeutsam, die adhäsive Entzündung erregen. Es kann sich auch um die Folgen von Mißbildungen am Darm und Urogenitalapparat oder an anderen Bauchorganen handeln. Auch über Perforationen mit Durchtritt und Abkapselung fötalen Darminhaltes ist berichtet worden[2]).

Klinische Bedeutung gewinnen diese Erkrankungen wegen des frühen Todes der Kinder nur selten. Peiser[3]) hat die Krankengeschichte eines Säuglings mitgeteilt, der von Geburt an an hartnäckigem Erbrechen litt, als dessen Ursache sich bei der Laparotomie alte Verwachsungen und Stränge herausstellten, nach deren Lösung das Kind genas.

Als Begleit- und Folgeerscheinung der fötalen Peritonitis kann sich zuweilen ein **fötaler Aszites**[4]) ausbilden, der unter Umständen gewaltigen Umfang erreicht und zum Geburtshindernis wird. Fälle, in denen er stark hervortritt, beruhen meist auf Unwegsamkeit der Pfortader und ihrer Verzweigungen infolge gummöser Lebererkrankungen, oder auf Mißbildungen der Zirkulationswege. Auch diese Kinder kommen tot zur Welt oder sterben bald. Aszites bei länger am Leben Bleibenden oder sogar bei Überlebenden dürfte eine sehr große Seltenheit darstellen. Ein solches kurz nach der Geburt erkranktes und durch mehrfache Punktionen geheiltes Kind hat Sittler[5]) beobachtet. Die Ursache des Aszites war mit Sicherheit nicht festzustellen.

Auch das Vorkommen des **Aszites chylosus** ist aus dem Säuglingsalter bekannt geworden[6]).

N. Erkrankungen der Leber.

1. Ikterus.

Ikterus bei Neugeborenen[7]). In Gestalt des **Icterus neonatorum** wurde bereits die häufigste Form der Gelbsucht besprochen, der man im Säuglingsalter begegnet. Nicht jeder Icterus aber, der in den ersten Lebenstagen auftritt, ist ein Icterus neonatorum im spezifischen Sinne. Vielmehr sind gerade beim Neugeborenen noch verschiedene andere Formen differentialdiagnostisch zu berücksichtigen, die sich vom eigentlichen Icterus neonatorum dadurch unterscheiden, daß im Gegensatz zu diesem bei ihnen immer mit der Gmelinschen Reaktion gelöster Gallenfarbstoff im Urin nachweisbar ist[8]).

Man tut gut, jede derart gekennzeichnete Gelbsucht beim Neugeborenen bis zum Beweise des Gegenteiles mit Mißtrauen zu betrachten. Denn unter den mancherlei Möglichkeiten, die hier in Betracht kommen, sind nur wenige harmloser Natur. An einen **Icterus catarrhalis,** den derjenige vielleicht in erster Linie in Betracht ziehen wird, der in Säuglingskrankheiten wenig Erfahrung hat, darf man kaum denken; denn diese im Säuglingsalter überhaupt außerordentlich seltene Krankheit dürfte in den ersten Lebenstagen gar nicht vorkommen. Ich selbst habe sie in dieser Zeit nie gesehen und zweifle, ob die sehr vereinzelten, von anderen[9]) hierher gestellten Beobachtungen richtig gedeutet worden sind.

---

[1]) Ref. M. K. 5. S. 260.
[2]) Lit. vgl. oben unter Darmruptur.
[3]) B. kl. W. 1907. Nr. 29.
[4]) Lit. vgl. Birnbaum, Klin. der Mißbild. u. kong. Erkr. d. Fötus. Berlin, Springer, 1909.
[5]) M. m. W. 1910. Nr. 3.
[6]) Lit. Cowie, A. P. 28. S. 595. 1911.
[7]) Lit. Skormin, J. K. 56. Knöpfelmacher, Ergebn. d. inn. Med. u. Kinderheilk. V.
[8]) Vgl. S. 174.
[9]) z. B. Raudnitz, Zit. nach Skormin.

Diejenige Krankheit, die im Säuglingsalter am häufigsten zum Icterus führt, ist die Sepsis in ihrer mannigfaltigen Gestalt. Daher denn die zahlreichen Fälle von **septischem Icterus** auch bei Neugeborenen, die ja das Hauptkontingent zu dieser Art von Erkrankungen liefern. Hier findet auch die **Winckelsche und die Buhlsche Krankheit** ihren Platz[1]). Französische Autoren (Lesage, Demelin, Goislard u. a.) beschreiben noch eine andere, ihrer Genese nach noch ungeklärte Form, den angeblich **durch Infektion vom Magendarmkanal aus erzeugten Icterus.** Die Krankheit wird wohl auch als maladie broncée bezeichnet und hat mit der Winckelschen und Buhlschen Krankheit viel Ähnlichkeit. Es handelt sich um einen Icterus, der an demselben Tage gleichzeitig eine Mehrzahl von neugeborenen Kindern befällt, ganz akut mit Erbrechen und Diarrhöe beginnt und nach einer Dauer von 3 bis 12 Tagen mit Genesung oder — der häufigere Fall — mit dem Tode endet. Auffallend ist dabei die Neigung zu bald dauernder, bald in Anfällen auftretender Zyanose. Die Stühle sind gallig gefärbt. Es bestehen geringe Temperatursteigerungen, die sich nur ausnahmsweise auf 39° erheben. Bei der Sektion finden sich Injektion des Darmes und sonstige leichte enteritische Veränderungen; die Leber ist entweder nur wenig verändert, oder sie zeigt hämorrhagische Herde; manchmal ist sie rot und zerfließend wie bei der akuten Atrophie. Auch in den Nieren können sich Blutaustritte finden; ferner wird über pulpösen Milztumor, Zerfallserscheinungen an den roten Blutkörperchen und Leukozytose berichtet. Eingangspforten für eine septische Infektion lassen sich nicht nachweisen. In den Organen wurde bei einzelnen daraufhin untersuchten Fällen Bacterium coli gefunden, und demgemäß wird auch die Anschauung ausgesprochen, daß es sich um eine vom Darm ausgehende Kolisepsis handelt; sie bedarf indessen noch sehr der weiteren Begründung [2]).

In jüngster Zeit hat eine schon von älteren Autoren gelegentlich geäußerte Anschauung wieder Vertreter gefunden, die in allen diesen Ikterusformen und auch in dem im Verlaufe schwerer Leberlues zuweilen auftretenden Icterus syphiliticus nichts anderes anerkennen will, als einen gewöhnlichen, unter dem Einfluß der Sepsis, Syphilis oder einer ähnlichen Schädigung rückfälligen Icterus neonatorum[3]). Ich kann dem noch nicht zustimmen. Warum sollten Erkrankungen, die auch im späteren Alter Icterus machen, das gerade beim Neugeborenen nicht tun können? Warum kommt der Ikterus, wenn er nur ein rückfälliger wäre, nur bei verhältnismäßig wenigen Fällen der betreffenden Krankheit vor, die die Merkmale einer Hepatitis aufweisen, aber nicht bei allen? Warum wird in diesen Fällen die Gmelinsche Probe positiv, während sie sonst beim Icterus neonatorum negativ ist? Deshalb halte ich an dem Vorkommen anderer Ikterusformen auch beim Neugeborenen fest und stehe auf dem Standpunkt, daß es im Verlaufe der genannten Neuerkrankungen zwei Formen von Ikterus gibt: einmal einen infektiösen auf Grund von frischer Hepatitis und ferner einen als Icterus neonatorum recidivans aufzufassenden, dessen Erscheinen auf die mit der Neuerkrankung verbundenen Schwächung des Kindes zu beziehen ist. Ein enger Zusammenhang mit dem Icterus neonatorum dagegen dürfte bestehen bei dem habituellen Icterus gravis.

Der sogenannte **habituelle Icterus gravis** der Neugeborenen[4]), befällt sämtliche oder fast sämtliche Kinder eines Elternpaares, ohne daß in der Aszendenz oder Deszendenz etwas ähnliches zu verzeichnen ist. Er beginnt meist am ersten Tage und steigert sich in rascher Zunahme bis zu hohen Graden. Neigung zu Katarrhen der Schleimhäute und Blutungen ist vorhanden; es bestehen Durchfälle und der Urin ist stark gallenfarbstoffhaltig. Oftmals zeigen sich meningitische Reizerscheinungen mit Schmerzäußerungen; bei längerer Dauer der Krankheit kann es zu hämorrhagischer Diathese verbunden mit Nabelblutungen kommen. Es sind leichte Fälle beobachtet worden, die heilten, aber der Prozentsatz der

---

[1]) Vgl. S. 378 u. 380.
[2]) Möglicherweise handelte es sich um Vergiftungen (vgl. S. 381).
[3]) Vgl. Ylppö, Z. K. 9. 1913.
[4]) Lit. bei Knöpfelmacher l. c. Ylppö l. c.

Todesfälle ist groß. Bei der Sektion finden sich Milz- und Leberschwellung, Neigung zu serösen, zuweilen serofibrinösen Ergüssen in die Körperhöhlen und Hirnventrikel, Katarrhe der Schleimhäute und des Magendarmkanals und kleine Blutungen der serösen und der Schleimhäute. Besonders hervorzuheben ist der Befund eines Kernicterus (Schmorl)[1], d. h. einer besonders stark ikterische Verfärbung der großen Kerne im Gehirn und der Nervenkerne im verlängerten Mark, die im Gegensatz zu der diffusen Verfärbung beim gewöhnlichen Ikterus steht.

Die Ätiologie dieser Erkrankung ist vollkommen unklar. Mit Syphilis hat sie nichts zu tun. Die bakteriologischen Untersuchungen haben auch keinen Beweis für die septische Grundlage erbracht, die anzunehmen schon in Hinblick auf die „habituelle" Art des Zustandes schwer fällt. Vorläufig muß das Urteil jedenfalls noch vertagt und in Betracht gezogen werden, ob nicht irgendwelche konstitutionelle Eigenheiten der Mutter oder angeborene Stoffwechselanomalien[2]) vorliegen.

Sehr viel Wahrscheinlichkeit hat die von Ylppö u. a. geäußerte Auffassung, daß es sich nur um eine schwere Abart des Icterus neonatorum handelt, deren bösartiger Verlauf die Folge eines Verharrens der Leberfunktion auf der fötalen Stufe ist, bei der ständig große Mengen von Galle ins Blut gehen. Der Befund einer verringerten Fähigkeit der Leber zur Zurückhaltung von Gallenfarbstoff, ein auffälliger Reichtum an den fötalen Blutbildungsherden im Lebergewebe und von kernhaltigen roten Blutkörperchen im Blut geben als Hinweise auf eine Rückständigkeit der Entwicklung dieser Meinung weitere Stützen.

Den bisher aufgezählten Formen gegenüber, die auf erworbenen Ursachen beruhen, steht eine andere Gruppe, bei der die Gelbsucht gleichfalls sofort oder sehr kurze Zeit nach der Geburt, nur ausnahmsweise etwas später beginnt, und zwar als Symptom einer **kongenitalen Atresie der großen Gallengänge**[3]). Mehr und mehr zunehmend, erreicht dieser Ikterus die höchsten Grade und geht mit der für den Gallenabschluß bezeichnenden **acholischen Beschaffenheit der überaus fettreichen**[4]) **Stühle** einher. Die Leber wird größer und härter, dasselbe geschieht mit der Milz; bei längerer Dauer des Zustandes kann sich Aszites einstellen. Der Verlauf zieht sich über Monate hin, manche Kinder leben sogar bis gegen Ende des ersten Jahres. Der Tod erfolgt, falls nicht infektiöse Komplikationen dazwischentreten, unter Sopor, Krämpfen und hämorrhagischer Diathese, einem Symptomenkompelxe also, der jedenfalls als cholämisch aufgefaßt werden muß. Die Sektion der an dieser einigemal auch bei mehreren Kindern eines Elternpaares beobachteten Krankheit Verstorbenen ergibt folgenden Befund: Es besteht allgemeiner Ikterus, meist auch Aszites; die Milz ist stark geschwollen, die Leber groß, hart, braun oder braungrün bis schwarzgrün. Die wichtigsten Veränderungen finden sich an den Gallengängen. Gemeinsam ist allen Fällen das **Fehlen einer Verbindung des Gallengangsystems mit dem Duodenum**; im einzelnen wechseln die Verhältnisse sehr. So können die Gallengänge gänzlich vermißt werden oder als strangförmige, undurchgängige Gebilde nachweisbar sein; es kann die Anomalie sämtliche Duktus —die Hepatici,

---

[1]) Lit. bei Beneke, M. m. W. 1907. Nr. 41. Esch, C. G. G. 1908. 30. Hart, B. kl. W. 1917. Nr. 3.

[2]) Vgl. Parkes-Weber, Dublin J. of med. sc. Sept. 1903.

[3]) Lit. vgl. bei Giese, J. K. 42. Skormin, l. c. Thomson, Cong. oblit. of th. bileducts. Edinburgh 1892. R. Beneke, D. Entsteh. d. kong. Atresie d. groß. Gallengänge. Marburg, Elwert, 1907. Konjetzny, Lubarsch-Ostertag, Ergebnisse, 14. Jahrg. Abt. IV, 1911.

[4]) Niemann, Z. K. 9. 1913. Koplik u. Crohn, A. J. dis. childr. 1913. Ylppö, Z. K. 9. 1913.

den Zysticus und Choledochus sowie die Gallenblase — oder nur einen oder einige betreffen, während die übrigen erhalten, manchmal sogar erweitert sind. In der Regel scheint sich die Atrophie oder Hypoplasie der Gallenwege auf das ganze System bis in seine feinen Verzweigungen hinein zu erstrecken. Die Veränderungen in der Leber entsprechen denen einer biliären hypertrophischen Zirrhose. Der Ausführungsgang des Pankreas ist bei einem Teil der Fälle an der Obliteration beteiligt, in einem anderen besteht bei Verschluß des Duktus Wirsungianus ein offener Ausfluß aus dem akzessorischen Duktus Santorini[1]).

In einer meiner Beobachtungen[2]) war eine ungewöhnliche Anordnung der Leberzellen zu vermerken; sie waren nicht in Balken gruppiert, sondern umgaben die Gallengänge zirkulär, so daß das histologische Bild eines aus tubulären Drüsen zusammengesetzten Organes entstand. Die mir zugängigen Angaben in der Literatur lassen nicht ermitteln, ob ähnliches öfters vorkommt.

Praktisch von besonderer Wichtigkeit sind die Fälle, wo bei normalen Gallenwegen nur die Einmündungsstelle des vielleicht etwas engen Choledochus in den Darm verschlossen oder gar nur verengert ist.

Solcher Fälle sah ich bisher zwei. Das eine Kind wurde sehr bald nach der Geburt ikterisch, hatte weiße Stühle und ikterischen Urin und starb am 18. Lebenstage unter den Erscheinungen einer schweren Ernährungsstörung. Hier waren alle Gallenwege wohlgebildet, die Gallenblase prall gefüllt; aber nur bei einem Drucke, der sie zu sprengen drohte, konnte eine Spur Galle aus der Papille ausgepreßt werden. Das zweite Kind, ein Mädchen, wurde im Alter von 12 Tagen 1800 g schwer, mit Durchfall, mäßigem Ikterus, punktförmigen Hautblutungen, und großer Milz und Leber aufgenommen. Anamnestische Angaben fehlten. In den nächsten Tagen wurde der Ikterus immer stärker; vom 18. Lebenstag an Gewichtsabnahme, stärkerer Durchfall; Tod am 22. Lebenstage, nachdem vorher noch Fieber aufgetreten war. Bei der Sektion erschien die Leber groß, vielleicht etwas derb und olivengrün; Ductus cysticus und hepaticus normal, Ductus choledochus strangförmig, vom Darme gar nicht, von der Leber aus nur ein kurzes Stück für feinste Sonde passierbar. Die Stühle waren auffälligerweise nicht acholisch gewesen. Kein Zeichen für Syphilis.

Von einem Zusammenhang des Leidens mit Syphilis kann keine Rede sein, wenn auch kaum in Abrede gestellt werden kann, daß klinisch sehr ähnliche Bilder auf syphilitischer Grundlage entstehen können[3]). Es kann mit wenigen Ausnahmen, wo ein narbiger Verschluß gefunden wurde[4]), nur eine Mißbildung vorliegen, und zwar hat Beneke unter kritischer Zurückweisung der Erklärung durch Agenesie, Zerrung, Unwegsambleiben oder Verschluß infolge primärer fötaler Vorgänge und Cholangitis es sehr plausibel gemacht, daß ein Beispiel einer totalen Abschnürung vorliegt: ,,Die normale Anlage der Leber und des Gallenganges ist ein typischer Abschnürungsvorgang, der auf einem bestimmten Stadium stehen bleibt; das Darmrohr bildet eine Falte, die sich allmählich mehr und mehr als Sack erhebt, an der Kuppe des Sackes entwickeln sich die spezifischen Leberzellen (Hammer). Während die Leberanlage sich mehr und mehr als Massiv heraushebt, wird der Sackhals, der Choledochus, relativ verschmälert. Eine solche Verschmälerung bedeutet unverkennbar eine geringere Wachstumsneigung. Es besteht also normalerweise im Gebiete des Choledochus eine Wachstumsschwäche, und das vollkommene Stehenbleiben, die totale Abschnürung, kann als Effekt einer Steigerung dieses Zustandes in früher embryonaler Periode aufgefaßt werden. Das abgeschnürte Choledochusstück rückt, den Leberverschiebungen folgend, weiter vom Duodenum ab, so daß eine bald kleine, bald große Lücke zwischen den beiden blinden Enden zustande kommt; dieselbe muß um so unbedeutender ausfallen und Reste des bereits gestreckten Ganges müssen

---

[1]) A. Heß, Am. Arch. of intern. Med. July 1912.
[2]) Vgl. Mohr, Fall von cong. Ict. infolge von Fehlen der Duct. choled. usw. In.-Diss. Berlin 1898.
[3]) Vgl. S. 727.
[4]) Z. B. Fall von Kharina Marinucci, Ref. M. K. 15. S. 373.

um so eher erhalten bleiben, je später der ganze Vorgang im Laufe der embryonalen Entwicklung sich abspielt[1])."

Helfen könnte man diesen Kindern nur durch operative Schaffung einer Verbindung zwischen Gallengangsystem und Darm. Dreimal ist meines Wissens von anderen, zweimal von mir dieser Versuch gemacht worden, und jedesmal war er nutzlos und hat das tödliche Ende nur beschleunigt; kein Wunder, wenn man die anatomischen Verhältnisse berücksichtigt, die von vorn herein in den meisten Fällen die Möglichkeit eines Erfolges ausschließen. Immerhin wird man doch stets den Gedanken an einen chirurgischen Eingriff erwägen müssen in Hinblick auf Vorkommnisse, wie die oben mit zwei Beispielen belegten, wo die Verhältnisse doch günstiger liegen. Bedauerlicherweise scheinen allerdings gerade diese sehr selten zu sein.

Klinisch den eben beschriebenen sehr ähnlich und nur unterschieden durch den Mangel des Gallenabschlusses waren einige wenige als **kongenitale ikterische Leberzirrhosen** beschriebene Fälle der Literatur[2]), in denen sich eine ikterische hypertrophische Zirrhose vorfand, der die Kinder nach 3 bis 8 Wochen erlagen. Ihre Grundlage war dunkel, die Beziehung auf Syphilis nicht ohne weiteres zulässig.

Es gibt auch seltene Fälle mit von Geburt an bestehendem Ikterus, wo von Zeit zu Zeit Galle im Stuhl erscheint und nach einer Reihe von Monaten Heilung eintritt. Von der kongenitalen Atresie können sie unterschieden werden durch Fehlen des Milztumors, normale Leberkonsistenz und geringere Verfärbung. Ihre Ursache ist unbekannt[3]).

Ikterus bei älteren Säuglingen. Gewissermaßen zwischen den beim Neugeborenen und den beim älteren Säugling auftretenden Ikterusformen steht der auf angeborener Erkrankung beruhende, aber meistens erst einige Zeit nach der Geburt auftretende **Icterus syphiliticus.** Daß die erworbene Syphilis bei der ersten Eruption nicht ganz selten Gelbsucht hervorruft, wird oft erwähnt. Ein gleiches Vorkommen bei der gewöhnlichen Form der hereditären Krankheit ist mir nicht bekannt; wohl aber gibt es schwerere Formen hereditärer Lebersyphilis, die ganz akut auftreten und mit schwerem Ikterus einhergehen. Darüber ist bereits früher gesprochen worden; und ich möchte hier nochmals wiederholen, daß ich entgegen Hochsinger an dem Vorkommen einer ikterischen Form der Leberlues festhalte.

Wenn solche Fälle unbehandelt bleiben, dürfte der Ausgang in eine nicht mehr der Rückbildung fähige, biliäre Zirrhose möglich sein[4]). Ich halte es auch entgegen Beneke für durchaus denkbar, daß die gummöse Cholangitis zusammen mit der gummösen Infiltration an der Leberpforte schließlich zur Konstriktion und Obliteration der großen Gallenwege führen und damit einen Zustand erzeugen kann, der wegen des acholischen Stuhles der angeborenen Atresie sehr ähnlich, sich von ihr durch das späte Einsetzen der Symptome des Gallenabschlusses und durch den Befund ausgedehnter Schwielenbildung an der Leberpforte unterscheidet[5]).

Der **Icterus catarrhalis** ist diesseits des ersten Lebensjahres nur ganz ausnahmsweise beobachtet worden. Selbst zu Zeiten, wo dieses Leiden in der bekannten Häufung auftritt, bleiben die Säuglinge fast durchgängig verschont.

---

[1]) Über andere Möglichkeiten (mechanische Ursache = Druck auf die Leber- oder Gallenblasenanlage s. Elperin, Frankf. Zschr. f. Path. 12. 1913.
[2]) Vgl. S. 406.
[3]) Poynton, Br. J. ch. dis. 10. 1913.
[4]) Vgl. hierzu Frensdorf, Frankf. Ztschr. f. Path. 9. 1912.
[5]) Vgl. Fall Georg H. S. 405.

So fielen z. B. von 424 Fällen H. Neumanns[1]) nur 6 auf das erste Jahr, während das zweite und dritte zusammen bereits mit 70 beteiligt waren. Langer[2]) zählt unter 144 Fällen nur einen Säugling gegenüber 19 Zwei- und Dreijährigen. Ich glaube nicht, daß zur Erklärung dieser Eigenheit umständliche Hypothesen gemacht werden müssen, wie dies hier und da wohl geschehen ist. Man kommt mit der einfachen Annahme aus, daß entweder das noch unbekannte Virus an anderen Nahrungsmitteln haftet, wie gerade an der Milch, oder daß, falls die Krankheit aus toxischen Zersetzungen hervorgeht, der Säugling die Stoffe nicht genießt, die das Substrat des betreffenden Giftes bilden.

Bei einem 1jährigen Knaben, der 6 Wochen vor der Aufnahme an Gelbsucht erkrankt war und acholische Stühle hatte, ergab die Sektion nicht den erwarteten katarrhalischen Choledochusverschluß, sondern Kompression des Ganges durch ein kinderfaustgroßes retroperitoneales Lymphom.

Wohl am häufigsten ist auch bei älteren Säuglingen der Ikterus meist ein **septischer Ikterus**. Auch sieht man ihn bei **Grippe** und **Pyelitis**. Alle anderen Formen sind Seltenheiten. So sind einige wenige Fälle von **akuter Leberatrophie**[3]) auch aus diesem Alter beschrieben worden. Etwas häufiger scheinen Fälle von **akutem infektiösem Ikterus** zu sein, die wohl auch als **Weilsche Krankheit** angesprochen werden[4]). Ob jemals ein **Ikterus auf Gallensteine** zurückgeführt werden kann, die als Befund bei Sektionen gar nicht so selten vorzukommen scheinen[5]), bleibe dahin gestellt. Dagegen ist bekannt, daß der **familiäre, chronische acholurische Ikterus** mit Megalosplenie bereits in den ersten Wochen hervortreten kann. Schließlich muß auch daran gedacht werden, daß ein ohne rechte Veranlassung auftretender und durch seine Hartnäckigkeit oder durch die Schwere seines Verlaufes auffallender **Ikterus durch kongenitale Verbildungen** erzeugt sein kann, die sich von den oben geschilderten nur dadurch unterscheiden, daß infolge ihrer geringfügigeren Natur nicht nur ein längeres Leben, sondern auch ein längeres Freibleiben von Gelbsucht und anderen schweren Folgen möglich ist.

Ein solcher Fall betraf ein im Alter von 7 Monaten aufgenommenes, 6 Kilo schweres Mädchen, das während der ersten 5 Wochen des Anstaltsaufenthaltes leidlich gedieh, dann aber im Anschluß an eine leicht fieberhafte, mit gastrointestinalen Erscheinungen einhergehende Grippe stark ikterisch wurde, schmerzhafte Milz- und Lebervergrößerung sowie weiße Stühle bekam, und ganz unerwartet am 5. Tage des Ikterus verstarb. Hier fanden sich bei gut ausgebildeter und mit Galle prall gefüllter Gallenblase, normalem Ductus cysticus und für eine Borste leicht durchgängigem, vielleicht etwas stenosiertem Choledochus sehr feine, strangförmige Hepatici, die zu sondieren nicht gelang. Die Leber selbst war unverändert, abgesehen von der ikterischen Verfärbung und dem großen Volumen. Eine Erklärung dafür, wieso diese Veränderung 7 Monate lang symptomlos blieb und wie die Galle in die Gallenblase gelangte, konnte nicht gegeben werden.

Ähnliche angeborene Passagestörungen mögen den Fällen von schwerem rezidivierendem Ikterus und von Zystenbildungen am Gallengangsystem zugrunde liegen, die in der Literatur von Kindern im ersten Lebensjahrzehnt berichtet worden sind. Auffällig und schwer erklärlich ist dabei immer, wieso selbst erhebliche Hindernisse eine gewisse Zeit lang symptomlos ertragen werden können.

Eine Erwähnung verdient die im Volke wohlbekannte **gelbe Verfärbung der Haut nach reichlichem Genuß von Gemüse, insbesondere von Mohrrüben**[6]) hervorgerufen durch

[1]) D. m. W. 1899. S. 574.
[2]) P. m. W. 1905. Nr. 23 ff.
[3]) Lit. vgl. Skormin, l. c. Stoos in Schloßmann-Pfaundler, Handb. Bd. III.
[4]) Brüning, D. M. W. 1904. Nr. 34 u. 35. Heunschen u. Reenstierna, Z. K. 14. 1916.
[5]) Skormin, l. c. Lesage, Lehrb. d. Krankh. d. Säugl. übersetzt von Fischl. 1912. S. 280. Paulsen, Cholelith. b. Säugl. In.-Diss. Kiel 1912. Khautz, M. Gr. 16. 1913.
[6]) Kaupe, M. m. W. 1919. Nr. 12. Stoeltzner, Klose, ibid. Nr. 15. Salomon, ibid. Nr. 21.

einen in diesen enthaltenen Farbstoff. Die Skleren bleiben dabei weiß. Merkwürdigerweise werden bei gleicher Ernährung nur einzelne Kinder betroffen, was ich an meinen Pfleglingen bestätigen konnte.

2. Sonstige Lebererkrankungen.

Von den ohne oder nur mit unbedeutenden Graden von Ikterus einhergehenden Lebererkrankungen, die alle miteinander ziemliche Seltenheiten bilden, sind zunächst die portalen Zirrhosen zu nennen. Die meisten von ihnen entstehen auf syphilitischer Basis[1]). Nur sehr wenige sind als alkoholische Zirrhose aufzufassen. Die Fälle alkoholischer Grundlage betrafen sämtlich Kinder im Alter von einem Jahr und darüber[2]). Auch einige wenige Zirrhosen unbekannter Ursache, bei denen jedenfalls Syphilis und Tuberkulose nicht vorlagen, sind beschrieben worden[3]), ferner hypertrophische Zirrhosen im Rahmen von Erkrankungen vom Typus der Gaucherchen Splenomegalie[4]). Eine Zirrhose im Anschluß an Darmkrankheiten —eine von vielen Autoren zugelassene Ätiologie — habe ich weder selbst beobachten, noch in der Literatur finden können. Fraglich ist auch das Vorkommen von Zirrhose bei Tuberkulose[5]).

Eine für das Alter von 6 bis 24 Monaten spezifische, mit Ikterus einhergehende biliäre Zirrhose, die sogenannte „infantile liver" scheint recht häufig in Indien vorzukommen, wahrscheinlich auf parasitärer Grundlage. Sie dauert 1 Monat bis zwei Jahre, ihre Prognose ist äußerst ungünstig. Mit Malaria hat sie nichts zu tun.

Von bösartigen Lebergeschwülsten sind sowohl Sarkome, wie Karzinome[6]) in einer immerhin beachtenswerten Anzahl beobachtet worden. Es handelt sich bei beiden um entweder diffus infiltrierende oder knotenförmige, durch ungewöhnlich rasches Wachstum ausgezeichnete Geschwülste, die zu ganz gewaltiger Größe anwachsen können. Viele waren bereits angeboren und zum Teil von so großem Umfange, daß sie Geburtshindernisse bildeten. Metastasen sind nur in der Minderheit der Fälle vorhanden. Die Sarkome werden teils als Lymphosarkome, teils als Angiosarkome bezeichnet. Nur ein Teil von ihnen sind primäre Lebergeschwülste; meist finden sich gleichzeitig Sarkome der Nebennieren, so daß es sich wohl zumeist um den für die Geschwulstlehre so bedeutsamen Fall der Wucherung versprengter Keime handelt. Die Karzinome stellen histologisch meist maligne Adenome dar, doch werden auch eigentümliche Mischgeschwülste beschrieben. Auch sie sind nur in einem Teil der Fälle primäre Lebergeschwülste, in einem anderen stehen sie zu Geschwülsten der Niere oder Nebenniere in Beziehung.

Einer Operation sind diese Zustände nicht zugänglich. Die ungemeine Bösartigkeit läßt befürchten, daß nicht einmal die Wunde zur Heilung kommt, sondern selbst karzinomatös entartet. Vielleicht dürfte gelegentlich durch Röntgenbestrahlung ein palliativer Nutzen zu erzielen sein.

Kleine Angiome finden sich gelegentlich als Nebenbefund bei Sektionen. Sie erzeugen keine Symptome, sind aber schon durch Platzen die Ursache des

---

[1]) Vgl. S. 404.

[2]) Fälle von Töten, Zur Leberzirrhose im Kindesalter. In.-Diss. München 1892 und Abrahams Ref. J. K. 52. 406.

[3]) Bossert, M. K. Orig. 14. Nr. 3. 1916. Corn. de Lange, ibid. Nr. 6. 1918. Lipnik, Hypertroph. Leberzirrhose. In.-Diss. Zürich 1917.

[4]) Niemann, J. K. 79. 1914. C. de Lange, ref. M. K. 15. Nr. 5. S. 371.

[5]) Huguinin, Ref. Z. K. 7. S. 231.

[6]) Lit. Steffen, Maligne Geschwülste, Enke, 1905. Schlesinger, J. K. 55. Bruck, J. K. 62. Plaut, A. K. 43. Wilke, J. K. 70. Philipp, J. K. 69. Mieremet, Zeitschr. f. Krebsforsch. 17. 1920.

Todes an innerer Verblutung geworden[1]). Nur manchmal machen sie fühlbare, bis apfelgroße Geschwülste[2]) oder bewirken, multipel auftretend, eine höckerige Form der Leber[3]).

Endlich kommen auch Leberzysten[4]) vor, die jedenfalls durch Entwicklungsstörung der Gallengänge entstehen. Es gibt **solitäre Zysten**, die für den Kinderarzt wenig Bedeutung haben, weil sie entweder so groß sind, daß die mit ihnen behafteten Kinder während der Geburt sterben, oder so klein, daß sie jahrelang latent bleiben und erst im reiferen Alter offenbar werden. Wichtiger ist die **angeborene Zystenleber**, die von zahlreichen Blasen durchsetzt, bereits im Mutterleib so enormen Umfang erreichen kann, daß die Entbindung erschwert ist, oder bald nach der Geburt so schnell wächst, daß ein schwerer Krankheitszustand erzeugt wird.

O. Erkrankungen der Milz und des Blutes.

1. Milztumoren.

Palpable Milzen sind bei Säuglingen außerordentlich häufig. Aber nicht immer handelt es sich bei diesem Befund um eine krankhafte Vergrößerung. Oft ist das Organ von normaler Größe und nur verlagert, sei es infolge allgemeiner Schlaffheit der Gewebe oder Schlaffheit der Aufhängebänder, sei es, daß bei schwer rachitischem Brustkorb die gesamten Bauchorgane nach abwärts verdrängt sind. Auch eine sichere Vergrößerung hat nicht immer eine ernstere Bedeutung; denn ihrer Natur nach muß sich die Milz an den **Schwellungszuständen des Lymphapparates** beteiligen, die bei Säuglingen, insbesondere bei pastösen Säuglingen, so häufig zur Ausbildung kommen (Status lymphaticus!). Nur eine ungewöhnliche Größe oder eine Verhärtung oder die Gegenwart anderer Symptome gestatten darum, die Milzschwellung als Zeichen einer bedeutsameren Erkrankung anzusehen.

Eine der häufigsten Ursachen der Milzschwellung ist die **angeborene Syphilis**[5]), und deren Eigenart entsprechend ist der syphilitische Milztumor durch sein Auftreten in den ersten Lebenswochen und -monaten gekennzeichnet, zu einer Zeit also, wo mit Ausnahme der bei uns kaum zu berücksichtigenden **angeborenen Malaria**[6]) andere in Betracht kommende Ursachen nicht oder nur ausnahmsweise wirken. Bezeichnend ist auch seine Härte und die häufige Vergesellschaftung mit Vergrößerung und Verhärtung der Leber. Auch in späteren Monaten kann eine Milzschwellung syphilitischer Natur sein, denn auch die erworbene **Syphilis** macht zuweilen große Tumoren. Zur Zeit, wo der erste Ausbruch der Syphilis zu erfolgen pflegt, ist die **Tuberkulose** selten und deshalb kommt differentialdiagnostisch der tuberkulöse Milztumor hauptsächlich erst vom zweiten Halbjahr an in Frage. Eine tuberkulöse Erkrankung, die zur Milzschwellung führt, wird kaum jemals andere zum mindesten verdächtige Symptome vermissen lassen. Auch erreicht der Tumor hier keinen sehr erheblichen Umfang. Über das Verhalten des Milztumors bei **Rachitis** sind die Ansichten noch nicht endgültig geklärt. Seine Häufigkeit bei diesem Leiden wird von den

---

[1]) Hammer, Z. G. G. 50.
[2]) Steffen, J. K. 19.
[3]) Chervinsky, zit. nach Hoppe-Seyler in Notn. Handb.
[4]) Lit. Birnbaum, Klinik d. Mißbild. u. kongen. Erkrankungen des Fötus. Berlin, Springer, 1909. Schukowsky, A. K. 50. Hoppe-Seyler, l. c.
[5]) Lit. vgl. Teil I. 2. Syphilis. Marfan, R. m. Mai 1903. L. Kuttner, B. Kl. W. 1892. Nr. 44.
[6]) Lit. bei Pies, M. K. IX. Nr. 1.

verschiedenen Beobachtern sehr verschieden angegeben[1]). Die einen finden ihn bei nicht viel mehr als bei einem Zehntel, die anderen bei viel mehr als der Hälfte ihrer Kinder. Sicher ist, daß er bei Rachitikern sehr häufig vorkommt, sicher aber ist auch, daß viele und auch sehr ausgesprochene Fälle ihn vermissen lassen und daß seine Größe keineswegs im Verhältnis zur Schwere der Knochenaffektion steht — ein ähnlicher Zusammenhang also, wie er zwischen Rachitis und Spasmophilie festzustellen ist. Die Beziehungen zwischen Rachitis und Milztumor sind sonach sehr unbeständige und ätiologisch noch undurchsichtige[2]). Mäßige Schwellungen bei dicken Kindern haben wohl häufig weniger mit der Rachitis, als mit dem pastösen Zustande zu tun; irgend ansehnlichere, namentlich bei Mageren sollen immer den Verdacht erwecken, daß eine Komplikation mit einem anderen Leiden, insbesondere mit einer **Bluterkrankung** vorliegt.

Von anderen Milztumoren seien noch die seltenen familiären Formen[3]) — die durch das Auftreten großer, endothelartiger Zellen in Milz, Leber und Drüsen ausgezeichnete **Splenomegalie Gauchers**[4]) und die **Splenomegalie beim familiären acholurischen Ikterus** (= hämolytische Anämie Kleinschmidt[5])) — genannt, von denen wenigstens die zweite sicher schon beim Säugling beobachtet wurde (Benjamin u. Sluka). Ein großes **Sarkom** hat Clark[6]) beschrieben. Die **Bantische Krankheit** ist meines Wissens im frühesten Kindesalter noch nicht gefunden worden. In süd- und südosteuropäischen Gegenden wären noch die Milzschwellungen infolge Protozooenerkrankungen, neben **Malaria** vor allem auch die durch den Nachweis der Leishmanschen Körperchen im punktierten Milzsaft erkennbare **Kala-Azar**[7]) zu berücksichtigen.

2. Erkrankungen des Blutes.[8])

Nur bei einem Teile der Säuglinge, die durch ihr blasses Aussehen die Sorge der Eltern erregen, bestätigt der Blutbefund die Diagnose der „Blutarmut". Sehr häufig dagegen ergeben sich wider Erwarten normale Werte für Zellzahl und Farbstoffgehalt, so daß man nur von einer „Scheinanämie" sprechen kann, jenem so verbreiteten Zustand, dessen eigentliche Erklärung gegenwärtig noch nicht zu geben ist. Sichergestellt als Ursachen gewisser Scheinanämien beim Säugling sind allgemeine Ernährungsstörungen; namentlich bei einseitiger Milchernährung bildet sich allmählich eine manchmal hochgradige Blässe aus, die nach Einführung einer geeigneten gemischten Kost in Kürze dem normalen Aussehen weicht. Ausgesprochene, manchmal geradezu erschreckende Blässe ohne erklärenden Blutbefund findet sich ferner bei neuropathischen Kindern. Es versteht sich von selbst, daß diese Zustände, soweit sie überhaupt beeinflußbar sind, weit eher durch allgemein-hygienische und diätetische Maßnahmen, als durch „blutbildende" Präparate gebessert werden. Wer also therapeutische Irrtümer möglichst vermeiden will, wird auch im Säuglingsalter sein Urteil nur auf Grund der Blutuntersuchung abgeben.

Das **Blut** des jungen Kindes[9]) zeigt gewisse Abweichungen von den Verhältnissen des Erwachsenen. Beim Neugeborenen findet sich bis etwa zum vierten Tage eine erhöhte Zahl von Erythrozyten ($6\frac{1}{2}$ bis $7\frac{1}{2}$ Millionen), ein entsprechend gesteigerter Hämoglobingehalt (100 bis 140) die eine neutrophile, polynukleäre Leukozytose bis etwa 36 000, alles zusammen wahrscheinlich als Ausdruck einer Eindickung des Plasma, die das spezifische Gewicht auf 1060 bis 1080 herauftreibt. Etwa bis zum Ende der zweiten Woche stellen sich für die Leukozyten diejenigen Verhältnisse her, die für das weitere Säuglingsalter Geltung haben, und bis zum Ende des ersten Monats hat sich auch die übrige Beschaffenheit dem angepaßt. Der Hämoglobingehalt beträgt jetzt nach Angabe der Lehrbücher 70

---

[1]) Lit. L. Kuttner, l. c. v. Starck, D. A. Kl. M. 57. Sasuchin, J. K. 51.
[2]) Vgl. auch S. 742.
[3]) Lit. bei Benjamin, Ergebn. d. inneren Med. u. Kinderheilk. VI.
[4]) Lit. bei Niemann, J. K. 79. 1914.
[5]) J. K. 84. 1916.
[6]) Zit. nach Steffen, Maligne Geschwülste.
[7]) Lit. b. Jemma, D. A. kl. M. 100.
[8]) Lit. in den Lehrbüchern von Grawitz, Nägeli, Ehrlich-Lazarus, ferner Flesch, Ergebn. d. inn. Med. u. Kinderheilk. III. Japha, Pfaundler-Schloßmann, Handb. Bd. II. Hutchinson, L. 1904. I. 7. Mai ff. Simon, R. m. 1907. Avril. Verh. d. internat. Kongr. f. Pädiatrie, Paris. 1912. M. K. 11 S. 676ff.
[9]) Carstanjen, J. K. 52. Karnitzki, A. K. 52. Schiff, J. K. 54 u. 67. König, Fol. hämatol. IX. April 1910. Gundobin, Besonderheiten des Kindesalters. 1912.

bis 80 Proz., nach einigen Autoren sogar nur 60 Proz.[1]), das spezifische Gewicht 1050, die **Zahl der roten Blutkörperchen** 5 Millionen oder etwas darunter, die der weißen 11 000 bis 13 000. Charakteristisch für das junge Kind ist neben dieser mäßigen Leukozytose die **besondere Art der Beteiligung der verschiedenen Leukozytenformen an der Zusammensetzung des Blutbildes: die Lymphozyten überwiegen die Polynukleären,** die anstatt 60 bis 70 Proz., wie beim Erwachsenen, nur 30 bis 40 Proz. ausmachen. Im einzelnen gelten folgende Zahlen[2]): Polynukleäre Neutrophile 25 bis 36 Proz. (60 bis 70 Proz.), kleine Lymphozyten 50 Proz. (22 bis 25 Proz.), große Mononukleäre 8 bis 10, nach Benjamin[3]) sogar 15 Proz. (4 Proz.), Eosinophile 2 bis 4 Proz. (2 bis 4 Proz.)[4]). Myelozyten kommen beim Säugling auch normalerweise in geringer Zahl vor.

a) Konstitutionelle Säuglingsanämien.

Weitaus die Mehrzahl der anämischen Zustände der Säuglingszeit gehört einem Formenkreis an, der durch mancherlei Besonderheiten von den Erkrankungen des Blutes im späteren Kindesalter unterschieden ist, und dessen ganze Art nur unter Bezugnahme auf die Mitwirkung konstitutioneller Verhältnisse verständlich wird. Der nahezu gleichzeitige Beginn vieler Fälle in frühen Monaten, die Neigung zu spontaner Heilung noch im Laufe des ersten, zum wenigsten des zweiten Lebensjahres, die spezifische Beteiligung gewisser Gruppen von Kindern, die Entstehung ohne greifbaren Anlaß oder in Anschluß an äußere Einflüsse, die für gewöhnlich das Blut nicht schädigen, weisen das pathogenetische Denken durchaus in der Richtung einer besonderen Bereitschaft.

Vorwiegend sind die Störungen, bei denen das Blutbild und die übrigen Symptome einer **einfachen Anämie** entsprechen; eine kleinere Anzahl mit stärkeren Veränderungen im Blute und an den blutbereitenden Organen wird zumeist noch als **Anaemia pseudoleucaemica infantum** (v. Jaksch-Hayem) geführt. Trotz gegenteiliger Anregungen ist es vorläufig wohl noch zweckmäßig, beide so lange gesondert zu besprechen, bis erwiesen ist, daß der bisher unbekannte Grund für die Verschiedenheiten beider kein durchgreifender ist.

1. Einfache Anämie.[5])

Klinisches. Die Kinder mit einfacher Anämie sind gewöhnlich in gutem oder mittlerem **Allgemein- und Ernährungszustand;** wo Magerkeit besteht, ist sie zumeist durch aufgepflanzte Infekte oder Ernährungsstörungen herbeigeführt; nur bei einer Minderzahl darf sie als konstitutionell begründet angesprochen

---

[1]) Verwendung verschiedener Untersuchungsmethoden bzw. Unterlassung der Angabe, mit welchem Apparat gearbeitet wurde, erschwert die Aufstellung von Normalwerten. Nach zahlreichen, in meiner Anstalt von J. Levy (Detroit) mit dem neuen Sahlischen Hämometer angestellten Bestimmungen liegt der Hb-Wert bei Neugeborenen zwischen 120 und 160, für die folgenden Zeiten ergab sich als Durchschnitt in der 4. Woche ca. 85 Proz., im 2. Monat 70 Proz., im dritten 65, später zwischen 55 und 60 Proz. Vielleicht sind diese Zahlen, weil an Kindern der ärmsten Volksschichten gewonnen, etwas zu niedrig. Wahrscheinlich darf die Grenze der Norm nach unten bei dieser Methode nicht tiefer als etwa 65 angesetzt werden.

[2]) Die eingeklammerten Zahlen gelten für den Erwachsenen.

[3]) Fol. hämatolog. VII. 4.

[4]) Benjamin (V. G. K. Salzburg 1910) will für diese auch von Rosenstern (J. K. 69) in meiner Anstalt bestätigte Zahl Carstanjens, Gundobins, Rabinowitsch (A. K. 59), Putzigs, (Z. K. 9. 1913), u. a. höhere Werte eingesetzt wissen. Die verschiedenen Befunde dürften sich vielleicht aus Verschiedenheiten des Materials erklären. Rosenstern untersuchte in der Anstalt gesunde, aber knapp ernährte und verhältnismäßig fettarme. Benjamin in der Poliklinik, also vermutlich sehr reichlich genährte und dicke Kinder.

[5]) Lit. bei Schwencke, J. K. 88. 1918.

werden. Die Farbe der Schleimhäute ist blaß, ebenso die der Haut, bei starken Graden gelblich, das Fettpolster schlaff, die Muskulatur wenig entwickelt und dementsprechend die Leistungsfähigkeit verringert. Stimmung, Regsamkeit und Appetit können befriedigend sein; namentlich unter den älteren finden sich aber auch nicht wenige mürrische, müde mit herabgesetztem Nahrungsverlangen. Viele bleiben in der Gesamtentwicklung und im Fortschritt der körperlichen und geistigen Funktionen zurück. Am Herzen ist bei älteren zuweilen ein systolisches Geräusch hörbar.

Das Blut ist in deutlich ausgebildeten Fällen dünn und hell, der Hämoglobingehalt schwankt zwischen 15 und 55 bis 60 (Sahli), mäßige Verminderung ist häufiger als starke. Die Zahl der roten Blutkörperchen ist bei der Mehrzahl der Kranken nicht entsprechend gesunken, sie bewegt sich zwischen 5 und 4 Millionen, so daß der Befund an den der Chlorose erinnert; daher auch die gelegentliche Bezeichnung als „Säuglingschlorose", „Anémie à type chlorotique", „Oligosiderémie". Auch bei schweren Formen werden nur ausnahmsweise weniger als 3 Millionen gefunden. Die Leukozyten sind in normaler, häufig auch in verringerter Anzahl vorhanden; Leukozytose deutet auf Komplikationen oder Übergang zur pseudoleukämischen Form. Die histologischen Abweichungen vom Bilde des Gesunden sind sehr geringfügig. Drüsenschwellungen fehlen, vorhandene sind zufälligen Ursprungs. Milzschwellung ist häufig, aber keineswegs regelmäßig nachweisbar.

Soweit die wegen der Gutartigkeit des Leidens seltenen Sektionen eine Aussage über die histologischen Verhältnisse erlauben, handelt es sich um so geringfügige Veränderungen, daß der Befund als normal bezeichnet werden kann (Benjamin). Manchmal ist das Knochenmark zellärmer als gewöhnlich und enthält nur spärlich Myelozyten, Myeloblasten und Erythroblasten. Auch die Milz kann auffallend zellarm sein. Extramedulläre Blutbildungsherde werden, wenn überhaupt, nur in der Leber in geringfügigem Umfange angetroffen (Schwencke).

Befallen sind, wie noch näher auszuführen sein wird, infolge vorzeitiger Geburt oder besonderer Verhältnisse der Abstammung minderwertige Kinder. Ihre Gesamtheit gliedert sich in zwei Gruppen; bei der einen beginnen die Erscheinungen gleich nach dem Eintritt ins Leben, von äußeren Einwirkungen anscheinend unabhängig, allenfalls durch sie verschlimmert; bei der anderen werden sie erst jenseits des ersten Halbjahres deutlich und stehen in unverkennbaren Beziehungen zu Ernährungsfehlern oder Infekten.

Zu der ersten Gruppe gehören zunächst die verhältnismäßig geringfügigen Anomalien der Blutbeschaffenheit, die als „physiologische Anämie" der Frühgeburten[1]) bezeichnet werden. Frühgeburten bringen ein Blut mit auf die Welt, das abgesehen von einem größeren Reichtum an Erythroblasten, Myeloblasten und Myelozyten dem des ausgetragenen Neugeborenen durchaus gleicht; insbesondere zeigen Erythrozytenzahl und Hämoglobingehalt die üblichen hohen Werte. Aber während die Ausgetragenen sich in der Folge auf 4½ bis 5 Millionen rote Blutkörperchen und 65 bis 75 Proz. Hämoglobin einstellen, geht hier die Senkung weiter und erreicht am Ende des dritten Monats ihren tiefsten Punkt mit 3 bis 4 Millionen Zellen und 65 bis 50 Proz. Farbstoff. Später beginnt dann eine gegenläufige Bewegung, die ganz allmählich bis zum Beginne des dritten Vierteljahres wieder normale Verhältnisse herstellt.

Es gibt auch eine pathologische Anämie der Frühgeburten, bei der die Blutveränderung einen höheren Grad erreicht und sehr viel längere Zeit zum Ausgleich erfordert; sie kann sich sogar bis ins zweite und dritte Jahr hinziehen. Ganz gleiche Verhältnisse werden schließlich auch bei einer gewissen Zahl

---

[1]) Lit. Kunkel, Z. K. 13. 1916. Lichtenstein, Svenska läkaresällkapets Handlinger 42. 2. 1917. Ref. J. K. 88. S. 387. Landé, Z. K. 22. 1919.

von Ausgetragenen gefunden, die aber insgesamt auf Grund näherer Er-
mittelungen nicht als vollwertig angesehen werden können, sondern zur Klasse
der **Debilen** gerechnet werden müssen. Häufig handelt es sich um Zwillinge,
und die Anämie betrifft hier bald beide, bald nur einen. Bei ihnen liegen überhaupt die Hämoglobinzahlen oftmals recht niedrig. So fand sich z. B. bei 6
Pärchen im Alter von 4 bis 16 Wochen nur einmal ein Wert von 70 (Sahli), alle
anderen Zahlen lagen zwischen 65 und 50. Zweimal war der Befund bei beiden
Kindern gleich, viermal bestanden Unterschiede von 10 bis 12 Proz. Diese
können schon in den ersten Tagen nachweisbar sein. So ergab sich bei zwei
Pärchen von 6 und 8 Tagen 110 und 92 und 106 und 92. Da, wo die Anämie ein
einzelnes Kind betrifft, ist der Verdacht auf eine **Belastung durch Krankheits-
oder Schwächezustände der Erzeuger** gerechtfertigt. Eine wichtige Rolle spielt
in dieser Hinsicht unter anderem die Chlorose[1]) und Erschöpfung der Mutter
durch schnell einander folgende Schwangerschaften. Auch **familiäre Veranlagung**
kann in Betracht kommen: so kenne ich drei Familien, wo nacheinander 3 von 3,
3 von 5 und 3 von 4 sonst kräftig geborenen Kindern in typischer Weise erkrankten.

Die Vertreter der zweiten Gruppe, der **Spätanämie,** unterscheiden sich von
den eben besprochenen kaum durch etwas anderes als eben durch den Zeitpunkt
des Einsetzens der Blutveränderung, vielleicht daß die Zahl der Appetitlosen,
Mürrischen unter ihnen größer, die Hautfarbe der der Chlorose des Entwicklungs-
alters ähnlicher und eine Neigung zu leichten Temperaturerhebungen häufiger ist.
Bemerkenswerterweise gelangen die Symptome oftmals ganz akut innerhalb
weniger Tage zur Ausbildung, ähnlich wie das bei gewissen Fällen von infantilem
Skorbut beobachtet wird.

Entstehung. Bekanntlich hat **Bunge**[2]) gezeigt, daß bei den Jungen längere
Zeit säugender Tiere der Eisengehalt des Körpers bei der Geburt am höchsten ist
und dann deutlich abfällt, um am Ende der Laktationsperiode ein Minimum zu
erreichen. Zugabe von Eisenpräparaten oder eisenreichem Futter bewirkt sofort
eine Zunahme des Eisengehaltes[3]). Nach Bunges Auffassung erhält sonach das
Neugeborene einen Eisenvorrat mit, der verhüten soll, daß der Säugling während
der Ernährung mit der eisenarmen Milch unter Eisenmangel leide; wird indessen
die eisenarme Nahrung allzu lange fortgesetzt, so muß schließlich ein Zustand
von Eisen- bzw. Blutarmut eintreten.

Es war verlockend, diese „**Eisendepothypothese**" auch auf den menschlichen
Säugling zu übertragen. Auch bei ihm ist die Säugungszeit lang, auch er bringt
voraussetzungsgemäß einen Eisenvorrat mit auf die Welt, dessen Aufstapelung
in der Hauptsache in den letzten drei Fötalmonaten erfolgt[4]), und so lag es nahe,
zu erwarten, daß bei Ernährung allein mit Milch anämische Zustände infolge des
Eisenmangels der Nahrung entstehen müßten, und zwar um so häufiger und früher,
je unreifer die Kinder zur Welt kämen. Enthält doch die Frauenmilch nur etwa 1,7
bis 2,0 mg Fe_2O_3 im Liter[5]), die Kuhmilch nur ein Fünftel bis ein Drittel davon,
höchstenfalls die Hälfte[6]), wobei noch zu berücksichtigen ist, daß ein erheblicher

---

[1]) Armand-Delille, Ref. Z. K. 6. S. 181.

[2]) Z. phys. Chem. 16 u. 17.

[3]) Bunge, l. c. Kunkel, Arch. f. d. ges. Physiol. 61. 1895. Cloetta, A. e. Pharm.
38. 1897. Abderhalden, Z. phys. Chem. 34.

[4]) Hugounenq, Compt. rend. d. l. soc. d. biol. 1899. Journ. d. phys. et path. géner.
1899. Nr. 4.

[5]) Lit. bei Bahrdt u. Edelstein, Z. K. 1. 1911. Czerny-Keller, Handb. 2. S. 699
Soxhlet, M. m. W. 1912. S. 1529ff. Langstein u. Edelstein, ibid. 1912. S. 1717ff.

[6]) Soxhlet, l. c. Nottbohm u. Dörr, Z. f. Unters. d. Nahrungsmittel. 1914. 28.
Ein höherer Gehalt kann von Verunreinigungen aus den Gefäßen herrühren.

Teil nicht retiniert wird[1]). Die spät erscheinende Anämie der monatelang allein mit Milch ernährten ausgetragenen Kinder, die frühe und regelmäßige der vorzeitig, also mit verringerter Mitgift Geborenen schien sich auf diese Weise zwanglos zu erklären.

Bei näherer Betrachtung aber ergeben sich Bedenken. Die „physiologische Anämie" der Frühgeburten kann nach fremden und eigenen Erfahrungen durch frühe Eisendarreichung nicht verhütet werden, dagegen verschwindet sie trotz Beibehaltung der eisenarmen Milchkost zumeist nach einigen Monaten von selbst. Ein solches Verhalten ist mit dem Gedanken an unzulänglichen Eisenvorrat und unzulängliche Eisenzufuhr nicht verträglich; es drängt vielmehr zu der Annahme einer anfänglichen Schwäche der blutbildenden Funktionen, die an die Seite der verschiedenen anderen Unfertigkeiten des ersten Trimenon tritt und mit der physiologischen Erstarkung des Gesamtorganismus im Laufe der Zeit von innen heraus überwunden wird.

Weniger durchsichtig liegen die Verhältnisse bei den übrigen Formen. Eisenpräparate können ihre Entstehung nicht verhüten und sind auch therapeutisch ohne oder von unsicherem Nutzen. Das steht im Widerspruch mit dem Verhalten eisenarm ernährter Tiere und gleichzeitig auch mit der Eisendepothypothese. Man müßte geradezu annehmen, daß der menschliche Säugling solche Präparate nicht verwerten kann, sondern auf die Zufuhr komplizierter organischer Verbindungen angewiesen ist; und man könnte das durch den Hinweis darauf stützen, daß diese Anämien bei einer gemischten Kost, in der die eisenhaltigen Gemüse stark vertreten sind, zur Heilung zu gelangen pflegen[2]). Aber durch die neue Ernährungsweise werden so vielerlei Bedingungen eingreifend verändert, daß man keineswegs berechtigt ist, den Umschwung im Befinden der Kinder allein der vermehrten Eisenzufuhr zuzuschreiben.

Darf sonach auch für diese Anämien die Gültigkeit der Eisendepothypothese bestritten werden, so fragt es sich, welche anderen Gründe ihre Ausbildung verschulden und ihren spontanen Rückgang verhindern. Man könnte da an einen Grad der konstitutionellen Schwäche der Blutbildung denken, der höher ist als der, der bei der physiologischen Anämie der Frühgeborenen besteht, und es werden in der Folge einige Erfahrungen angeführt werden, die für die Notwendigkeit sprechen, derartiges nicht ganz zu vernachlässigen. Aber soweit es überhaupt mitspielt, kann es nur von geringer Bedeutung sein im Vergleich mit den zwei Faktoren, die die klinische Beobachtung als die hauptsächlich auslösenden der konstitutionellen Säuglingsanämie kennen lehrt, die ungeeignete Ernährung und die Infektion.

Die Lehre von der **alimentären Anämie**[3]) (Czerny) geht von der Tatsache aus, daß — wohlgemerkt auch bei Ausschluß von Infektionen — vornehmlich solche Kinder erkranken, die allein mit Milch ernährt worden sind oder deren Kost neben etwas pflanzlicher Nahrung sehr reichlich Milch enthält. Verringert man den Milchanteil erheblich oder schaltet man ihn ganz aus und ersetzt unter Fürsorge für die Gegenwart genügender Eiweiß- und Fettmengen das Entzogene durch Kohlehydrate, Gemüse und Früchte, so kommt es zur Heilung, die oft mit solcher Schnelligkeit einsetzt, daß sie einer „vraie resurrection" gleicht.

---

[1]) Nach Krasnogorski (J. K. 64) werden vom Eisen der Frauenmilch etwa 75 Proz., von dem gekochter Kuhmilch nur 30 Proz., aus roher sogar nur 10 Proz. zurückgehalten.

[2]) Zuerst von französischen Autoren angegeben: Hallé et Jolly, R. m. Nov. 1903. Rist et Guillemot, A. m. chir. inf. 1906. Nr. 24. Leenhardt, L'anémie a type chlorotique d. l. première enfance. Th. d. Paris 1906 (Steinheil).

[3]) Lit. Kleinschmidt, J. K. 83. 1916. Blühdorn, B. kl. W. 1919. Nr. 8. Clodius, M. K. Orig. 15. 1919. L. F. Meyer u. Japha, D. m. W. 1919. Nr. 49.

Wie sind diese Vorgänge zu deuten? Nach Lage der Dinge lenkt sich die Aufmerksamkeit in erster Linie auf die **Rolle der Milch.** Es könnten die Folgen eines qualitativen Mangels vorliegen in dem Sinne, daß die Milch von gewissen biologisch hochwertigen „Ergänzungsnährstoffen" zu wenig enthält. Der Mangel könnte Substanzen betreffen, die unmittelbar der Blut- und Hämoglobinbereitung dienen, oder auch andere, die für die gehörige Funktion der blutbildenden Organe nötig sind und mit dem Blute selbst sonach nur mittelbar in Beziehung stehen. Da vollwertige Säuglinge dieser äußeren Hilfe nicht bedürfen, würde es sich nach der Namengebung Hofmeisters[1]) nicht um „streng exogene", sondern um „fakultativ endogene" Stoffe handeln.

Eine andere Möglichkeit wäre das Bestehen einer gegen die Norm erhöhten Blutzerstörung (Kleinschmidt). Für sie sprechen die in Milz und Leber nachweisbare Hämosiderosis und die stark vermehrte Urobilinogenausscheidung in den Stühlen[2]), während Mikro- und Poikilozytose, Blutkörperchenschatten und hämoglobinämische Innenkörper (Heinz-Ehrlichsche Körperchen) auch mit der Annahme einer gestörten Blutbildung vereinbar sind. Die Vertreter dieser zweiten Anschauung sehen das schädliche Agens im Nahrungsfett und stützen sich dabei auf die bekannte hämolytische Wirkung der Ölsäure (Faust, Talquist). Hiergegen spricht jedoch das Vorkommen der alimentären Anämie auch bei fettarmer Kost, wie Buttermilch und einseitiger Mehldarreichung. Nach allem dürfte die Vorstellung manches für sich haben, daß kein einzelner Nährstoff, sondern jede Art fehlerhafter Ernährung bei den Kindern mit minderwertigem Blutbildungssystem die Anämie auslöst; ob infolge qualitativ unvollständiger Nahrung oder aktiver Nahrungsschädigung bliebe noch zu entscheiden. In Hinblick auf manche Analogien der Störung und ihre diätetische Beeinflußbakreit mit den „Avitaminosen" hat das erste wohl mehr Wahrscheinlichkeit.

Noch höher als die der Ernährung ist, so scheint mir, die Bedeutung der **Infektion** einzuschätzen. Sie ist es in vielen Fällen, die durch ihr Eingreifen eine leichte alimentäre Anämie zu einer schweren macht, sie ist es auch, wie ich aus mehreren Beobachtungen schließe, die des öfteren die Spätanämie zum akuten Ausbruch bringt. Und zwar bedarf es hierzu nicht etwa einer ernsteren Erkrankung, sondern schon ein unbedeutender Schnupfen, die Impfung oder ähnliches sah ich in dieser Weise wirksam werden. Vor allem aber ist hervorzuheben, daß die Anämie ex infectione auch bei Kindern zum Vorschein kommt, deren Ernährung keinerlei Anlaß zu Ausstellungen gibt. Alle Fälle, die ich in der Anstalt entstehen sah und viele in der Familie, hatten knappe Milchmengen und reichlich Kohlehydrate und Vegetabilien erhalten. Der ursächliche Zusammenhang wird dadurch bewiesen, daß einige Wochen nach endgültiger Überwindung des Infektes auch die Blutbeschaffenheit wieder zur Norm zurückkehrt.

Wennschon es genügend Fälle gibt, in denen allein die Ernährung oder allein die Infektion ursächlich in Frage kommt, so ist doch eine Vergesellschaftung beider recht häufig. Dazu kommt als drittes und wichtigstes die Gegenwart der **konstitutionellen Schwäche.** Ohne sie kommt es auch bei fehlerhafter Ernährung nicht zur wirklichen Anämie; die blassen schlaffen Kinder, bei denen die Anamnese eine einseitige Milchernährung ermittelt, erweisen sich bei der Blutuntersuchung zumeist als Scheinanämiker, deren Blutbefund annähernd der Norm entspricht. Ohne sie gibt es nicht einmal bei den schweren, geschweige denn bei den leichten Infektionen eine so schnelle und schwere Schädigung des Blutgefüges. Für die entscheidende Rolle der krankhaften Veranlagung spricht besonders sinnfällig auch die Erfahrung, daß manche Fälle auch unter der sonst so wirksamen Heilnahrung unverändert fortbestehen und sich erst nach vielen Monaten gleichzeitig mit einer spontanen Erstarkung des gesamten Körpers allmählich bessern. Es gibt auch Kinder, deren Anämie ohne nachweisbaren äußeren Anlaß entsteht und sich aller Behandlung zum Trotz jahrelang auf demselben Stand hält. Hier kann allein eine konstitutionelle „primäre Behinderung der Erythropoese" (v. Pfaundler) in Frage kommen, und dem entspricht es, daß die Anamnese häufig eine ererbte und familiäre Anlage festzustellen gestattet.

---

[1]) Ergeb. d. Physiol. 16. 1918.
[2]) Glanzmann, J. K. 84. 1916.

Ein Fall dieser Art war der folgende: Der gutgenährte, rechtzeitig geborene 17 Monate alte Knabe war 5 Monate an der Brust, dann mit 1 Liter Milch, Beikost und reichlich Obst und Gemüse genährt worden. Er ist von Geburt an blaß gewesen und zeigt auch jetzt ein fahles Kolorit der Haut und Schleimhäute, wird sehr leicht müde und braucht sehr viel Schlaf. Kein Milztumor. Blutuntersuchung: Hb. 50 bis 55 Proz. (Sahli) 5 Millionen rote Blutkörperchen; histologisch normaler Befund. Die Mutter hat von Kind auf viel an Bleichsucht gelitten, viele Eisenkuren mit geringem Erfolg durchgemacht und ist erst mit 20 Jahren durch längeren Seeaufenthalt gebessert worden. Ihr Hämoglobingehalt beträgt nur 65 Proz. Auch der Vater soll bis zum 15. Jahre „blutarm" gewesen sein, und ebenso soll die Großmutter mütterlicherseits Jahrzehnte lang an Bleichsucht gelitten haben. Einschränkung der Milch auf 300 g, reichliche Beikost und eine 3monatige Eisenkur besserten trotz ausgezeichneter hygienischer Verhältnisse den Befund bei dem Kinde nur bis 65 Proz. und behoben die Müdigkeit um ein geringes; durch Arsenik keine weitere Besserung. Im 7. Jahre immer noch blaß, Hb 75 Proz. Ein gleichzeitig vorgestellter 2¼jähriger Bruder ist ebenfalls sehr blaß und hat 45 Proz. Hb., das 10monatige Schwesterchen 50 Proz.

Allgemeine Wachstumsstörungen sind bei derartigen Vorkommnissen nicht vorhanden, wenn auch der Körperbau wohl immer zierlich und selbst schwächlich sein düfte. Dadurch wird der Unterschied begründet zu den ebenfalls **konstitutionellen Anämien als Teilerscheinungen der Athyreose und Hypothyreose** sowie des **Infantilismus,** die sich schon im Säuglingsalter geltend machen können. Ihnen scheint eine von Benjamin[1]) beschriebene Form verwandt, die ausgezeichnet ist durch eben fühlbaren Milztumor, starke Verminderung der roten Blutkörperchen, noch stärkere des Hämoglobins, normale Zahl und prozentuale Verteilung der Leukozyten und Mangel jeglicher Regenerationsbestrebungen an den Erythrozyten. Dabei besteht allgemeine Hypoplasie des Körpers, Hydrocephalus und Schwachsinn. Das Knochenmark ist normal. Daß Beziehungen zwischen Hirnerkrankungen und einer solchen aregeneratorischen Form der Anämie bestehen könnten, folgert Langer[2]) aus einem Fall schnell fortschreitender Zellverarmung des Blutes bei einem jungen Säugling mit ausgedehnter Zerstörung des Großhirns in Anschluß an eine Blutung.

2. Anaemia pseudoleucaemica infantum [3])
(v. Jaksch-Hayem).

Mit diesem Namen hat man einen dem Säuglingsalter eigentümlichen Symptomenkomplex belegt, dessen Anfänge gewöhnlich erst jenseits des ersten Halbjahres deutlich werden, um sich bald schneller, bald langsamer weiter zu entwickeln und bald mäßige, bald höhere Grade zu erreichen. Die bestimmenden Züge sind klinisch eine Anämie, die durch eine Erythropoese von embryonalem Typus, eine leichte Myelozytose und eine Lymphozytose ausgezeichnet ist, ein erheblicher, oft ganz enormen Umfang erreichender Milztumor und eine bald nur geringfügige, bald stärkere Kachexie. Anatomisch kennzeichnend ist die Neubildung myeloiden Gewebes in Leber, Milz, Niere und Lymphdrüsen.

Ein typischer Fall dieser Krankheit (Fig. 160) fällt bereits beim ersten Blick auf durch das **Symptom** der wachsartigen gelben Blässe der Haut und die bläulichweißen Schleimhäute. Der Leib erscheint stark aufgetrieben, namentlich auf seiner linken Seite, und oft schon bei der Inspektion wird als Ursache der Auftreibung eine Geschwulst erkannt, die sich bei der Palpation durch ihre Form und durch die charakteristischen Einkerbungen als die vergrößerte Milz erweist. Der Ernährungszustand ist gewöhnlich schlecht; ein 7-, ein 9-, ein 12-, ein 15-monatiges Kind meiner Beobachtung z. B. zeigten Gewichte von 4000, 4490, 5870, 7200 g. Entsprechend groß ist die Schwäche und die allge-

---

[1]) V. G. K. Karlsruhe 1911.
[2]) Z. K. 22. 1919.
[3]) Lit. Flesch, l. c. Aschenheim u. Benjamin, D. A. kl. M. 97. 1909. Benjamin, Ergebn. d. inn. Med. u. Kinderheilk. VI. 1910. Kleinschmidt, J. K. 83. 1916. Schwencke, J. K. 88. 1918.

meine Hinfälligkeit der Kranken; es bestehen rachitische Veränderungen,
die aber keineswegs immer hochgradig sind. Die peripherischen Lymphdrüsen
sind bis bohnengroß geschwollen, die Atmung etwas beschleunigt. Puls, Herz-
stoß und -dämpfung bieten nichts Abnormes; dagegen werden über dem Herzen
und an den Gefäßen ziemlich häufig laute akzidentelle Geräusche gehört.
Die Leber ist unbedeutend vergrößert, aber in ihrer Härte nicht verändert.

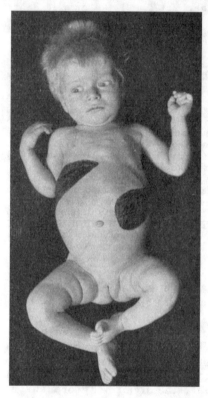

Fig. 160. 14 monat. Mädchen mit Anaemia
pseudoleucaemica.

Andere Befunde sind bei reinen Fällen
nicht zu erheben, insbesondere bietet
auch der Urin in der Regel nichts Auffälliges. Fieber fehlt, solange Komplikationen ausbleiben. Der Hämoglobingehalt beträgt meist 35 bis 40 Proz., die
Zahl der roten Blutkörperchen in der
Regel 2 bis $3\frac{1}{2}$ Millionen; sie kann aber
auch bis auf 1 Million und noch darunter
sinken. Der Färbeindex bewegt sich meist
annähernd um 1 herum, andere Male liegt
er darunter; die einzelnen Blutkörperchen
haben einen sehr verschiedenen Farbstoffgehalt. Es besteht Anisozytose, Poikilozytose, Polychromatophilie und basophile
Körnung. Auffällig ist die Gegenwart
zahlreicher Normoblasten und — als
besonders bezeichnend — verhältnismäßig
vieler Megaloblasten und Mikro-
blasten, deren Zahl ein bis zwei Tausend,
ja selbst 20000 (Lehndorff) im cbmm
betragen kann und in denen sich häufig
Teilungsfiguren finden. Die Zahl der Blutplättchen ist vermindert, besonders stark
bei den mit Blutungen einhergehenden
Formen. Daneben ist mit wenigen Ausnahmen eine Leukozytose mäßigen
Grades vorhanden (15- bis 20- bis 50000).
Wenn gelegentlich 100000 und mehr Leukozyten gezählt wurden, so handelte es
sich wohl immer um eine vorüber-

gehende Erscheinung, die auf Komplikationen zurückzuführen war. Bezeichnend
für die Erkrankung ist das Prozentverhältnis der Leukozytenformen. Die
Lymphozyten sind gegen die Norm um etwa 20 Proz. vermehrt, die Poly-
nukleären meist entsprechend verringert, daneben finden sich ziemlich reichlich
neutrophile und eosinophile Myelozyten. Auch eine Vermehrung der großen
Mononukleären wird als regelmäßig bezeichnet. Bemerkenswert erscheint, daß die
Größe des Milztumors keineswegs im Verhältnis zur Schwere der
Blutveränderung steht.

Nicht ganz selten treten in den schweren Fällen Haut- und Schleimhautblutungen auf, meist von petechialem Charakter, nur selten in etwas umfangreicherer Form. In meinen Fällen fiel ihr Erscheinen zumeist mit dem von komplizierenden Lungenerkrankungen zusammen. Retinalblutungen sind bisher
noch nicht beschrieben. Stärkere Blutungen nach außen, mit Ausnahme von
Nasenbluten, scheinen sehr selten zu sein, doch hat Flesch eine tödliche Darm-
blutung beobachtet. Auch bei chirurgischen Eingriffen hat die Blutstillung bis-

her keine Schwierigkeiten geboten. Daß im Verlaufe der Krankheit auch Hämaturie vorkommen kann, macht der folgende Fall wahrscheinlich.

Alice B., Zwillingskind, hat bereits als frühgeborenes Kind (Aufnahmegewicht 1700) die 4. bis 22. Lebenswoche im Hause verlebt, war damals schon etwas blaß (Hb. 60 Proz. Sahli), bot aber sonst keine auffälligen Symptome. 5 Monat alt mit 3400 entlassen. In der Außenpflege schlecht gediehen, öfters Bronchitis. Wiederaufnahme im Alter von 11 Monaten. Elender Zustand (Gewicht 3700), diffuse Bronchitis, schwere Rachitis, erbsengroße Schwellung aller Drüsengruppen, Milz- und Leberschwellung, auffallende Blässe; Hb.-Gehalt 30 Proz. (Sahli), 1750000 rote, 9200 weiße Blutkörperchen, histologisch typisches Blutbild. Urin trübe, himbeerrötlich gefärbt, mikroskopisch mit massenhaft roten und mäßig reichlich weißen Blutkörperchen und verschwindend wenigen hyalinen, z. T. mit Blutkörperchen besetzten Zylindern. Albumen der Blutmenge entsprechend. Nieren gut fühlbar, anscheinend vergrößert.

Für Morbus Barlow war kein Anhaltspunkt, auch verharrte die Hämaturie während einer 3 wöchigen Rohmilchperiode unverändert, dagegen verschwand das Blut nach einer subkutanen Gelatineinjektion, und der Urin blieb dauernd klar. Das Kind erlag im 16. Monat seiner chronisch-rezidivierenden Lungenerkrankung. Bei der Sektion fanden sich neben bronchopneumonischen Prozessen und einer im Leben durch Spinaldämpfung und pfeifenden, spastischen Husten diagnostizierbaren Bronchialdrüsentuberkulose sowie der typischen Leber- und Milzschwellung mikroskopische hämatoblastisch myeloide Zellanhäufungen in der Leber. Ebensolche herdförmige Metaplasien zeigten sich in den auffallend großen Nieren, und zwar fielen sie hier schon makroskopisch als stecknadelkopfgroße, infarktähnliche Bildungen in der Rinde auf.

Neben diesen typischen schweren gibt es natürlich eine große Anzahl leichterer Fälle mit geringfügigeren Veränderungen des Blutes. Es gibt auch eine **pseudoleukämische Anämie ohne Anämie**, d. h. eine mit Megalosplenie einhergehende Form, bei der normaler Hämoglobingehalt und normale Erythrozytenzahl bestehen und nur der Befund von Erythroblasten, Myelozyten und relativer Lymphozytose die Angliederung ermöglicht[1]).

Der **Verlauf** zieht sich über Monate und Jahre hin. Von Bedeutung für ihn ist neben der Gestaltung der hygienischen Verhältnisse vor allen Dingen der Umstand, ob die Kranken frei von infektiösen Komplikationen oder schweren Ernährungsstörungen bleiben oder nicht, und ob im zweiten Falle die Dauer, Schwere und Häufigkeit der interkurrenten Störungen eine geringere oder größere ist. Solche Komplikationen sind nahezu die Regel und sie haben auf den Zustand einen deutlich verschlimmernden Einfluß. Am häufigsten sind die Katarrhe und Entzündungen der Bronchien und der Lunge. Die meisten Todesfälle erfolgen durch Pneumonien. So sind es in der Hauptsache hinzutretende Erkrankungen, die die **Prognose** trüben, die an und für sich günstig ist. Ein Übergang in lymphatische Leukämie kommt nicht vor. Die so gedeuteten Fälle waren entweder pseudoleukämische Anämien mit polynukleärer, durch hinzutretende Infektion erzeugter Leukozytose, oder es handelte sich von Anfang an um eine echte Leukämie. Bis gegen Ende des dritten Jahres dürfte die überwiegende Mehrzahl der Fälle durch Tod oder Heilung erledigt sein.

Daß eine **vollkommene Genesung** mit Verschwinden der Milzschwellung und Eintritt normaler Blutverhältnisse möglich ist, kann ich aus mehrfacher eigener Erfahrung bestätigen. Aber ebenso glaube ich annehmen zu dürfen, daß wohl nicht allzu selten nur eine **teilweise Wiederherstellung** erfolgt. Bei einem Knaben z. B., der in seinem 2. Jahre an einer mittelschweren Form behandelt wurde, bestand noch im neunten Jahre eine eben fühlbare Milzvergrößerung, blasses Aussehen und eine geringfügige Anämie (70 Proz. HB. Tallquist). Genauere Berichte über spätere Schicksale der in der Jugend an pseudoleukämischer Anämie erkrankten Kinder stehen in der Literatur bedauerlicherweise noch nicht zur Verfügung. Von Interesse wäre namentlich ein Einblick

---

[1]) Geißler-Japha, J. K. 53. Moore, Bost. med. J. 1903. 28. Mai. Aschenheim u. Benjamin, l. c. Mennacher, V. G. K. Salzburg 1909.

in das Verhalten bei interkurrenten Erkrankungen und in einen allfälligen Zusammenhang mit den mit Milzschwellungen einhergehenden leichten oder schweren Blutkrankheiten des späteren Alters. Aus Eigenem kann ich sagen, daß bei sonstigem Wohlbefinden noch bis weit ins zweite Jahrzehnt hinein eine palpable Milz gefunden werden kann.

Bei der **Sektion** unglücklich ausgegangener Fälle finden sich, von komplizierenden Veränderungen abgesehen, neben der allgemeinen Blutarmut und geringfügigen Blutungen in den inneren Organen die vergrößerte Milz, deren Härte durch eine Vermehrung des Stützgewebes bedingt ist, und die oft perisplenitische Verdickungen aufweist. In der gleichfalls vergrößerten Leber besteht hochgradige Hämosiderosis, die Lymphdrüsen sind mäßig geschwollen, das Knochenmark ist dunkelrot, in der Milz, der Leber und der Niere sind wenig umfangreiche, meist nur mikroskopisch erkennbare, erythropoetisch-myeloide Herde mit reichlichen Myelozyten und kernhaltigen Erythrozyten nachweisbar als Ausdruck des Bestrebens im Organismus, die gestörte Blutbildung im Knochenmark auszugleichen. Ausstrichpräparate aus dem Knochenmark, der Milz und den Lymphdrüsen zeigen viele Normo- und Megaloblasten neben neutrophilen und eosinophilen Myelozyten[1]).

Über das **Wesen** des Leidens ist sehr viel diskutiert worden, ohne daß es bis jetzt gelungen wäre, eine endgültig befriedigende Aufklärung zu finden. Eines allerdings ist wohl sicher, nämlich, daß es sich nicht um eine besondere und eigenartige, etwa der Leukämie gleich zu stellende (Luzet, Lehndorff) Krankheit handelt. Dagegen sprechen schon die vielerlei Übergangsformen und Verbindungsglieder der pseudoleukämischen Säuglingsanämie mit der Norm oder der einfachen Anämie: Man kann bei reichem Material da ganze Reihen zusammenstellen, einmal solche, die bei normaler oder mäßig verminderter Erythrozytenzahl ohne Veränderung des histologischen Bildes einen immer größeren Milztumor aufweisen, und auf der anderen Seite solche, wo bei wechselnd umfangreicher Milzschwellung durch immer größere Anteilnahme der Erythroblasten und immer deutlichere Verschiebung des Verhältnisses der Leukozyten eine allmähliche Annäherung an den typischen Befund stattfindet. Dagegen spricht ferner in nachdrücklicher Weise auch die Erfahrung, daß im Verlaufe wohlgekennzeichneter Infektionen, die im späteren Alter einfache Anämie erzeugen, beim Säugling bald ebenfalls eine gewöhnliche Anämie, bald eine Anämie mit Milztumor und embryonaler Erythropoese auftritt. Das überzeugendste Beispiel hierfür geben die Verhältnisse der Syphilis[2]). Aber auch bei nicht syphilitischen Kindern ist ein **Zusammenhang mit Infektionen** ungemein häufig, und zahlreich sind in der Literatur die Belege dafür, daß Milztumor und Anämie mit der Abheilung einer septischen Erkrankung, einer Pyelitis oder einer anderen gleichwertigen Störung verschwinden. Aus eigenen Erfahrungen kann ich das sowohl für die genannten Zustände, als namentlich auch für die ständig rückfälligen Bronchitiden und Pneumonien bestätigen. Auch bei einem mit chronisch-rekurrierender Endokarditis und Herzhypertrophie behafteten Kinde heilte die über ein Jahr lang bestehende Blutkrankheit unter Rückgang des Milztumors ziemlich schnell ab, als mit Beginn des dritten Lebensjahres das bisher floride Herzleiden in ein fieberloses Stadium eintrat. Die Bedeutung der Infektion erhellt auch aus Beobachtungen von der Art der folgenden:

Zwei dreiwöchige, weibliche frühgeborene (7 Mon.) Zwillinge von 1700 (Alice) und

---

[1]) Betreffs Histologie des Knochenmarkes beim normalen, anämischen und pseudoleukämischen Säugling s. Lateiner-Mayerhofer, Z. K. 10. 1914. Heubner, Fol. haematolog. 19. 1915. Schwencke, l. c.

[2]) Vgl. S. 744.

1500 g (Else) Gewicht (Geburtsgewicht 1560 bzw. 1300) – der kräftigere war die bereits oben[1]) erwähnte Alice B. – hatten beide kurz nach der Aufnahme einen Hb.-Gehalt von 60 Proz. ohne sonstige Zeichen von Krankheit. Beide gediehen ohne bemerkenswerte Zwischenfälle etwa gleich gut und wurden in der 22. Lebenswoche mit unvermindertem Hb.-Gehalt entlassen, Alice mit 1700, Else mit 1460 g Zunahme. Alice begann in der Außenpflege bald an schwerer Rachitis und chronisch-rezidivierenden Katarrhen der Atmungswege zu leiden und kehrte bereits im 11. Monat mit 3700 g und der oben geschilderten schweren pseudoleukämischen Anämie zurück. Else dagegen, die draußen außer einem Abszeß am Hals und einer verhältnismäßig kurz dauernden Grippe gesund geblieben war, kam erst mit 13 Monaten wieder ins Haus, war eben so rachitisch wie die Schwester, wog aber 4100 g und hatte eine einfache Anämie (40 Proz. Hb. nach Sahli, 4690000 rote, 12900 weiße, keine Erythroblasten, keine Abnormität in den Verhältniszahlen der weißen keine Milzschwellung). Sie starb 18 Monate alt nach infektionsfreiem Anstaltsaufenthalt an ganz akuter Pneumonie, ohne daß sich ein pseudoleukämischer Zustand entwickelt hätte Die Sektion bestätigte die schwere Rachitis, die normale Größe der Milz und das Fehlen von myeloiden Metaplasien.

Neben der Infektion spielen jedenfalls auch **alimentäre Schädigungen** von der Art, die auch bei der einfachen Anämie in Betracht kommen, eine Rolle, wie schon daraus hervorgeht, daß die Krankheit bei Brustkindern so gut wie unbekannt ist[2]); doch läßt sich ihr Anteil schwer abgrenzen, weil wohl kaum jemals ein Kind von Infektionen gänzlich verschont bleibt. Bedeutsam ist auch die Gesamtheit dessen, was sich unter dem Schlagwort der ungünstigen hygienischen Verhältnisse zusammenfassen läßt. Wirklich schwere Fälle wenigstens habe ich bisher in besser gestellten Kreisen nicht gesehen.

Alle diese Tatsachen scheinen darauf hinzuweisen, daß dieselben toxischen und infektiösen Schädlichkeiten, die späterhin eine einfache Anämie erzeugen, beim Säugling unter Umständen statt dieser eine ungewöhnliche Reaktion in Gestalt eben der pseudoleukämischen Anämie auslösen können; und somit scheint die Klinik denjenigen recht zu geben, die in der Krankheit nur eine durch gewisse Eigentümlichkeiten des ersten Kindesalters bedingte Abart der sekundären, toxisch-infektiösen Anämie erblicken. Viel zitiert sind in diesem Zusammenhang die Untersuchungen von Reckzeh[3]) die ergaben, daß Blutgifte, die bei erwachsenen Tieren das Bild der perniziösen Anämie hervorrufen, bei jungen Tieren ein durch das Auftreten von Erythroblasten und vermehrten Leukozyten der pseudoleukämischen Anämie angenäherte Veränderung bedingen.

Freilich entsteht hier sogleich eine neue Frage. Unter den zahllosen, von schweren oder chronischen Infektionen und Ernährungsstörungen befallenen und in ungünstigen Verhältnissen lebenden Säuglingen sind es doch immer nur verhältnismäßig wenige, die an pseudoleukämischer Anämie und namentlich an ausgesprochenen Graden von pseudoleukämischer Anämie erkranken. Was ist der Grund für diese Verschiedenheit der Reaktion auf gleiche Reize? Wiederum, wie so vielfach in der Pathologie des Säuglingsalters, wird man hier auf die Mitwirkung **individueller und konstitutioneller Verhältnisse** hingewiesen, und zwar in diesem Falle auf solche, die mit der Tätigkeit des Knochenmarkes und mit der Reaktionsart des lymphatischen Systems in Beziehung stehen.

Angesichts der fließenden Übergänge zwischen einfacher und pseudoleukämischer Säuglingsanämie könnte man meinen, daß beide nur dem Grad nach verschieden seien und daß die zweite nur als schwerste Form der mit an-

---

[1]) S. 739.
[2]) Ich habe in der Lit. nur die Fälle von Jessup (A. P. 1900. S. 838) und Richon (ref. A. K. 39. S. 189) gefunden. Beides waren von Geburt an ungemein elende und an Ernährungsstörungen leidende Kinder, an deren Kachexie doch wohl auch infektiöse Komplikationen beteiligt waren.
[3]) Z. kl. M. 1904. 54.

geborener Schwäche der blutbereitenden Organe behafteten Kinder aufzufassen sei, an deren Hervorbringung vornehmlich die in der Vorgeschichte sehr viel mehr hervortretenden Infekte beteiligt sein könnten. Dafür ließe sich auch anführen, daß auch unter den Pseudoleukämikern sich viele Frühgeborene, Debile, Zwillinge und familiär Belastete finden. Indessen ist hier die Anamnese wesentlich häufiger negativ als bei der einfachen Form, und die Blutschädigung ist bei der einfachen Anämie von einer Art, daß als äußerster Fall eigentlich eher ein aplastischer Typus als ein pseudoleukämischer zu erwarten wäre. So wird es wahrscheinlicher, daß mit einem neuen konstitutionellen Faktor zu rechnen ist, der sich häufig mit dem der einfachen Anämie zugrunde liegenden vergesellschaftet: Pseudoleukämie mit Anämie und Oligochromämie, aber auch für sich allein bestehen kann: Pseudoleukämie ohne Anämie. Die einen suchen ihn in der Rachitis, die anderen in der exsudativen Diathese.

Nachdem der **Zusammenhang mit Rachitis** schon von früheren Autoren (Baginsky, Geisler, Japha u. a.) ins Auge gefaßt war, ohne daß seine Art näher gekennzeichnet werden konnte, sind Aschenheim und Benjamin[1]) dafür eingetreten, daß der rachitische Knochenprozeß in vorgeschrittenen Stadien zu einer lymphoiden Umwandlung des Markes mit Markerythroblastose führt. Auf dieser Grundlage soll von einem gewissen Zeitpunkte an im Blute eine Abnahme der polynukleären Elemente und ein reichliches Auftreten von Erythroblasten stattfinden, mithin das Blutbild entsprechend der Anaemia pseudoleucaemica umgestaltet werden. Da nun, wie oben erwähnt, die Oligozythämie und die Oligochromämie nicht ein obligates, sondern ein wahrscheinlich erst durch komplizierende Schädigung (Infektion) bedingtes Symptom ist, so sei die Erkrankung nicht als Anämie, sondern als Myelopathie aufzufassen, und es empfehle sich, die ihr zugehörigen Fälle einheitlich als rachitische Splenomegalien zu bezeichnen.

Diese Auffassung ist indessen nicht frei von Einwänden. Vom klinischen Standpunkte aus ist hervorzuheben, daß vereinzelte Erkrankungen ohne Rachitis, zum mindesten ohne klinisch erkennbare Rachitis, vorkommen, und daß umgekehrt zahlreiche schwere Rachitiker weder Milztumor, noch Blutveränderungen haben[2]). Auch im Gefolge von Infekten findet sich wohl häufiger eine einfache als eine pseudoleukämische Anämie. Dazu kommt, daß bei den eingangs erwähnten unbeständigen und dunklen Beziehungen zwischen Rachitis und Milztumor von einer „rachitischen Megalosplenie" als einem sicheren Begriff noch nicht gesprochen werden kann. Vom Standpunkte des pathologischen Anatomen aus erscheint ferner vorläufig eine lymphoide Umwandlung des Knochenmarks als obligate und ständige Folge schwerer Rachitis noch keineswegs erwiesen (Marfan, Hutinel, Tixier, Ziegler, Lossen[3])). Bei dieser Sachlage ist die Frage gegenwärtig wohl noch nicht spruchreif. Zukünftige Untersucher werden jedenfalls gut tun, ihr anatomisches Material nur anamnestisch gesicherten und klinisch genau beobachteten Fällen zu entnehmen, um die sicherlich weitgehende Rolle komplizierender Faktoren abtrennen zu können. Erfahrungen, wie die an dem oben angeführten Zwillingspaar, mahnen jedenfalls, die Infektion gebührend zu berücksichtigen, und die ebenfalls schon erwähnte Tatsache darf nicht vernachlässigt werden, daß bei den Kranken mit pseudoleukämischer Anämie häufig Hinweise auf das Bestehen einer kongenitalen Hypofunktion der Blutbildung vorhanden sind.

---

[1]) D. A. kl. M. 97. 1909. Aschenheim, ibid. 105. 1912.
[2]) Findlay, L. 1909. I. S. 1164. Ostrowski, Fol. hämatolog. 13. 1912. Eigene Befunde. Über Blut bei Rachitis s. auch Menacher, V. G. K. Salzburg 1909. Perls, In.-Diss. Berlin 1913.
[3]) Lit. bei Benjamin, E. i. M. K. 6. 1910.

Die Mitwirkung eines weiteren, noch unbekannten Faktors, der den Ausschlag gibt, daß im gegebenen Fall nicht eine einfache Anämie, sondern eine rachitische Megalosplenie entsteht, wird neuerdings auch von Aschenheim[1]) selbst betont. Dafür, daß die Krankheit und im besonderen der für sie so bezeichnende Milztumor auf dem Boden der **exsudativen Diathese,** genauer wohl auf dem der mit ihr oft vereinten Neigung zu lymphatischen Hyperplasien erwächst (Czerny), läßt sich schwer etwas Überzeugendes anführen. Die gleichartigen Beziehungen beider Komplexe zur Überernährung mit Milch und die gleichartige Beeinflußbarkeit mancher Fälle durch dieselbe Heilkost besagen nichts, da sie in demselben Umfange ja auch für die Rachitis und Spasmophilie gelten. Bemerkenswerterweise fehlen nach allen Erfahrungen gerade bei den Pseudoleukämikern die für den Säugling bezeichnendsten Erscheinungen der Diathese, die Ekzeme, gänzlich, gewiß ein schwer zu widerlegender Grund gegen die Zulässigkeit einer Vereinigung.

Erwähnt sei an dieser Stelle das seltsame Vorkommen einer **angeborenen pseudoleukämischen Anämie.** Ecklin[2]) beobachtete ein Neugeborenes mit allen kennzeichnenden Symptomen. An der Brust der Mutter erfolgte innerhalb einiger Wochen Heilung, und die spätere Entwicklung blieb ungestört. Eine Erklärung konnte nicht gefunden werden, die Mutter war bis auf eine, zwei Monate vor der Entbindung überstandene Grippe mit zurückbleibendem Schwächegefühl gesund. Die Annahme eines intrauterin übergegangenen „Virus" konnte sich demnach nur auf Analogien stützen. Der Fall erinnert an die Befunde pseudoleukämischer Gewebs- und Blutveränderungen beim Oedema congenitum.

Die **Unterscheidung** der pseudoleukämischen Anämie von anderen Blutkrankheiten macht zuweilen Schwierigkeiten. Vollkommen gleiche Bilder können auf **Syphilis** beruhen, und nur die Feststellung anderer Symptome dieser Krankheit ermöglicht die richtige Auffassung. In Fällen, wo keine Leukozytose besteht, der Milztumor geringfügig ist und infolge komplizierender Einflüsse die Anämie einen hohen Grad erreicht hat, ähnelt der Befund sehr dem der **perniziösen Anämie,** und vielleicht wird manchmal nur der Umstand, daß eine immerhin noch normale Zahl von Leukozyten, keine Leukopenie, vorhanden ist, entscheiden können. Dazu kommt der in dieser Lage wohl stets schlechte Ernährungszustand, während die echte, von den gewöhnlichen Ernährungsstörungen und Infektionen unabhängig entstehende Perniciosa ohne Körperschwund einhergehen soll. Zu bedenken wäre auch die Seltenheit dieser Krankheit im ersten Kindesalter[3]). Die **myeloide Leukämie** ist bisher ebenfalls aus so früher Zeit unbekannt; die ihr zugesprochenen Fälle aus dem ersten und zweiten Lebensjahre erklärten sich, wie erwähnt, als pseudoleukämische Anämien mit Leukozytose auf infektiöser Grundlage. Das Vorkommen und die Vermehrung der Myelozyten ist beim jungen Kinde nicht von der gleichen diagnostischen Bedeutung, wie späterhin, da es unter den mannigfaltigsten Bedingungen festgestellt wird[4]). Bei der **lymphatischen Leukämie** steigt unter Absinken der Zahl der Polynukleären und Verschwinden der Myelozyten der Prozentsatz der vielfach atypisch ausgebildeten Lymphozyten bis auf 90 Proz. Die Neubildung myeloider und lymphatischer Natur ist bei der pseudoleukämischen Anämie meist nur geringen Grades, oft nur mikroskopisch feststellbar, im Gegensatz zu den deutlichen, oft tumorartigen Metaplasien der Leukämie. Diese verläuft zudem von Anfang an akut unter Fieber und endet auch bei Ausbleiben von Infektionen immer tödlich, im Gegensatz zu dem chronischen Gang, der in komplikationsfreien Zeiten bestehenden Fieberlosigkeit und der Heilbarkeit der

---

1) D. m. W. 1920. Nr. 12.
2) M. K. Orig. 15. 1919.
3) Lit. bei Flesch, Hutchinson, l. c. Koch, J. K. 71. 1910.
4) Vgl. besonders Zelenski u. Cybulski, J. K. 60.

pseudoleukämischen Anämie. Freilich ist die Unterscheidung oft recht schwer und manchmal nicht einmal bei der Sektion mit Sicherheit zu treffen.

b) Exogene Anämien.

Anämische Zustände bei Infekten und Intoxikationen. Eine scharfe Trennung der exogenen Anämien von den konstitutionellen ist für das frühe Kindesalter schwerer durchführbar, als für die Folgezeit. Wie für das Offenkundigwerden der konstitutionellen Form Ernährung und Infektion bedeutsam sind, so ist es umgekehrt bis zu einem sehr erheblichen Grade Sache der Veranlagung, ob eine äußere Schädlichkeit das Blut in Mitleidenschaft zieht oder nicht. Ganz besonders gilt das für die Infektionen und Intoxikationen. Oft genug bietet sich Gelegenheit zu der Beobachtung, daß Erkrankungen von gleicher Art und gleicher Schwere in einem Falle binnen kurzem eine erhebliche Anämie erzeugen, im anderen das Blut kaum berühren. Schwere Anämien sieht man namentlich im Verlaufe von phlegmonösen und furunkulösen **Eiterungen,** nicht selten auch bei **Pneumonien.** Auch ausgedehnte chronische **infizierte Ekzeme** beeinflussen zu einem Teile den Blutbestand. Dagegen ist der **Tuberkulose** keine nennenswerte Bedeutung zuzuerkennen, mit Ausnahme allenfalls der letzten Stadien. Sehr viele Säuglinge mit Tuberkulose haben jedenfalls normales Aussehen und normales Blut. Ebenso verhalten sich die Ernährungsstörungen mit Ausnahme des **Morbus Barlow**[1]). Bei ihren akuten Formen kommt ein beachtenswerter Grad von Anämie nicht zustande und auch bei den chronischen tritt die Beteiligung des Blutes aus dem Rahmen der allgemeinen Schädigung der Gewebe nicht heraus[2]). Der Aufstellung einer besonderen „dyspeptischen Anämie"[3]) stehe ich daher zurückhaltend gegenüber. Eine Sonderstellung nimmt die **kongenitale Syphilis** ein. Sie führt in etwa $1/5$ der Fälle[4]) zu stärkerer Anämie, während leichtere Blutveränderungen viel häufiger sind, ja vielleicht nur ausnahmsweise fehlen. Das Blutbild entspricht nur bei ganz leichten Graden einer einfachen Anämie; in der Regel wird durch die Gegenwart kernhaltiger roter Zellen und das Verhalten der Leukozyten eine Annäherung an die Befunde bei der pseudoleukämischen Form bewirkt. Der harte Milztumor vergrößert die Ähnlichkeit Im Gegensatz zu dieser bevorzugt die syphilitische Blutschädigung die ersten Lebenswochen. Nahezu beständig ist bei ihr eine Leukozytose. Gewöhnlich nur mäßig, kann sie zuweilen sehr hohe Grade erreichen, so daß ein leukämieartiges Bild entsteht. Wahrscheinlich ist in diesen Fällen mit stärkerer Vermehrung der weißen Zellen eine bakterielle Mischinfektion im Spiele. Die Leukozytose ist eine polynukleäre, und dadurch schon, abgesehen von den übrigen Zeichen der komplizierenden Infektion und dem Fehlen oder der sehr geringfügigen Entwicklung lymphatischer oder myeloider Metaplasien, unterscheiden sich diese Vorkommnisse von der echten Leukämie, von der bisher beim Säugling nur die lymphatische Form beobachtet wurde.

Arthur P., im Alter von 2 Wochen mit 3200 g aufgenommen, zeigt bei der Einlieferung außer Fieber, Pharyngitis und Schnupfen sowie mäßig vergrößerter Milz und Leber nichts Erwähnenswertes. In den nächsten Wochen bei der Flasche langsamer Fortschritt; etwa von der 9. Lebenswoche an fahleres Aussehen, aufgetriebener Leib. In der 11. Woche ganz spärliche, linsengroße, kupferbraune Flecken am Rumpf und an der linken Fußsohle, derbe, große Leber, harter Milztumor; im Urin Gallenfarbstoff eben nachweisbar. Wassermannsche Reaktion +. Kurz darauf Verschlimmerung der katarrha-

---

[1]) Vgl. S. 352.
[2]) Vgl. S. 214.
[3]) Comby, A. m. e. Juni 1900. Rougier, l'anémie d. nourriss. dyspept. Thèse d. Paris 1901.
[4]) S. Lange, J. K. 90. 1919.

lischen Erscheinungen, tagelange Krämpfe, Bronchitis, Pneumonie. Blutbefund: 2 900 000 Erythrozyten, viele Megaloblasten, Normoblasten und Megalozyten, Kernteilungsfiguren und Polychromatophilie. 139 000 Leukozyten (Verhältnis also 1:20), und zwar 29,2 Proz. Polynukleäre, 47,6 Proz. kleine, 14 Proz. große Lymphozyten, 8 Proz. große mononukleäre und Übergangsformen, 1,2 Proz. Eosinophile, wenig Myelozyten. Tod am Anfang der 13. Lebenswoche. Sektion: Leberzirrhose mäßigen Grades, an der Leberpforte fibrinöse Peritonitis. Doppelseitige Bronchopneumonie, fibrinös eitrige Pleuritis. Keine Osteochondritis, Knochenmark heller rot als normal. Mikroskopisch in der Leber zahlreiche persistierende Herde embryonaler Zellanhäufungen, aber keine Metaplasien[1]).

Eine ebenso schwere Anämie wie durch die kongenitale kann durch die **erworbene Syphilis** hervorgerufen werden. Auch diese Form vergesellschaftet sich wohl regelmäßig mit einem erheblichen Milztumor und kann einen so hohen Grad erreichen, daß sie das ganze Krankheitsbild beherrscht.

Mädchen E. B., im Alter von 14 Monaten in elendem Zustand (Gew. 3900) aufgenommen. Starke Rachitis; leichter Keuchhusten. Geringe Schwellung aller Drüsen, auch der Thorakaldrüsen. Harter, den Rippenrand 2 Querfinger überragender Milztumor. Ungewöhnliche Blässe. Hb. 30 Proz., weiße 10 000, rote 2 200 200, auffallende Anisozytose, leichte Poikilozytose, einige Normoblasten. Stuhl fest, neigt zur Verstopfung. In der Folge trotz Eisen und Arsen und verschiedener Ernährungsarten kein Fortschritt. Appetit schlecht. Blutbefund im 16. Monat derselbe wie früher. Zu dieser Zeit erscheint ein typisches Kondylom am rechten Mundwinkel. Wassermann +. Erst jetzt läßt sich ermitteln, daß im 2. Halbjahre eine syphilitische Infektion stattgefunden hat. Während 8 wöchiger Hg-Kur sichtliche Erholung, Erythrozyten steigen auf 3 400 000, Hb. auf 45 Proz., Gedeihen durch Keuchhusten und Lungenkatarrhe verzögert. Im 20. Monat Gew. 4000, rote Blutkörperchen 3 900 000. Hb. 45 Proz. Zu dieser Zeit wieder Kondylome am After. Erneute Hg-Kur. Während dieser verschwindet der vorher schon zurückgegangene Milztumor bis auf einen geringen Rest. Vom 21. Monat ab nach Abheilen des Keuchhustens, bei gemischter Kost, Eisen und noch zwei weiteren, durch erneute Kondylome erforderten Kuren gutes Gedeihen. 2 Jahre 8 Monate alt mit 8400 g entlassen. 60 Proz. Hb. 4 200 000 rote Blutkörperchen.

Aplastische Anämie und perniziöse Anämie. Als schwerste Form der infektiösen Anämie glaube ich einige wenige tödlich ausgegangene Fälle meiner Beobachtung deuten zu dürfen, bei denen neben hochgradigster Blässe und Kachexie ein Blut mit 15 bis 25 Proz. Hb. und ½ bis 1 Million Erythrozyten bei geringfügiger Leukozytose mit prozentualer Vermehrung der Lymphozyten gefunden wurde. Ein Grund für den schweren Verlauf konnte nicht festgestellt werden, so daß auch hier wiederum der Gedanke an konstitutionelle Dinge auftauchen darf. Von der echten **Perniziosa**, deren Vorkommen auch im ersten Jahr als Seltenheit verzeichnet wird[2]) unterscheiden sich diese Formen eigentlich nur dadurch, daß eine Ursache angegeben werden kann. Bei meinen Kranken handelte es sich einmal um schwere Furunkulose und Phlegmonen, einmal um eine langdauernde, hochfieberhafte Gastroenteritis; zweimal lag alte Syphilis[3]) vor, aber die Anämie selbst war nicht syphilitisch, da sie sich während der Behandlung entwickelte und unaufhaltsam weiterschritt. Auch Leukämie und Leukanämie lag nicht vor, denn in den nicht syphilitischen Fällen fehlte die Milzvergrößerung; die Drüsenschwellungen überschritten nicht den üblichen Grad und die inneren Organe enthielten keine myeloischen Metaplasien.

Gänzlich unbekannt ist schließlich auch die Ursache der seltenen Fälle von **aplastischer Anämie,** bei der das Blut im Gegensatz zur Perniziosa keinen er-

---

[1]) Eine ähnliche Beobachtung beschreiben Flesch u. Schloßberger (D. m. W. 1907. Nr. 27). Wahrscheinlich gehört hierher auch ein Fall von Zuccola (ref. A. K. 41 S. 152) bei einem Neugeborenen, und einer von Goodall (Ref. Zentralbl. f. d. gesamte inn. Med. 2. S. 369), die beide als myeloische Leukämie aufgefaßt wurden. In einem Falle von Stuhl (D. m. W. 1906. Nr. 16), der mit Lymphozytose verlief, konnte eine Zählung nicht vorgenommen werden, so daß es fraglich erscheint, ob überhaupt eine der Leukämie entsprechende Vermehrung der weißen Zellen statt hatte.

[2]) Koch, J. K. 71. 1910.

[3]) Ebenso in 2 Fällen von Kharina-Marinucci, Ref. J. K. 81. S. 338.

höhten Färbeindex und keinerlei kernhaltige Erythrozyten aufweist, die Gewebe frei von extramedullären Blutbildungsherden bleiben und im Knochen als Zeichen der Erschöpfung kein myeloisches, sondern ein mit verhältnismäßig spärlichen kleinen Lymphozyten durchsetztes Gerüstmark angetroffen wird[1]).

Anämische Zustände posthämorrhagischer Grundlage sieht man am häufigsten in den ersten Lebenswochen nach Melaena und nach Blutungen im Anschluß an die Beschneidung; besonders schwere Formen sind auch bei angeborener Hämophilie gefunden worden. Ist man in Unkenntnis darüber, ob das Kind vorher gesund war, oder nicht, so kann die Deutung Schwierigkeiten machen, da ja umfangreiche Hämorrhagien auch als Komplikation septischer und vorbestehender anämischer Zustände vorkommen. Im letzten Falle wird eine genaue Blutuntersuchung den Zweifel lösen, wenn sie den Befund einer einfachen Anämie ergibt, da die zur hämorrhagischen Diathese disponierenden Erkrankungen (pseudoleukämische Anämie, Leukämie, syphilitische Anämie mit Blutungen auf septischer Grundlage) sehr erhebliche Abweichungen von dem Bilde einer solchen darbieten[2]).

c) Verhütung und Behandlung.

Eine **Verhütung** der Anämien, namentlich der konstitutionellen, dürfte in ziemlichem Umfang möglich sein. Es bedarf dazu vor allem einer vernünftigen Ernährung, die bei knapper Milch- und genügender Kohlehydratzufuhr schon verhältnismäßig frühzeitig frische Vegetabilien enthält, ferner des reichlichen Genusses von Luft und Licht und der möglichsten Fernhaltung von Infektionsgelegenheiten. Der Versuch, die den Frühgeborenen und Debilen drohende Blutverschlechterung durch Medikamente abzuwenden, ist aussichtslos. Dagegen scheint es möglich, auf dem Umwege geeigneter Behandlung der „Chloro-anämie" der Mütter einen Einfluß auf die Frucht zu gewinnen[3]).

Die gleichen allgemeinen hygienischen Maßnahmen bilden auch das Wesentliche der **Behandlung**, zunächst **der einfachen konstitutionellen Anämie**. Die **Ernährung** wird geändert werden müssen, wenn sie bisher fehlerhaft war. Bestehen Ernährungsschäden, so sind diese zunächst zu beseitigen, ist Einseitigkeit der Kost nach der einen oder anderen Seite zu ermitteln, so ist sie zu beheben, in gleicher Weise, wie das bei der Diätetik der Spasmophilie geschildert wurde.

Einige Bemerkungen erfordert wegen ihrer Beziehungen zur alimentären Anämie die Frage der **Milchmengen**. In keinem Falle sind mehr als die normalen 100 g auf das Kilo Körpergewicht zuzulassen, schon damit die unbedingt erforderliche reichliche Zufuhr von pflanzlicher Beikost nicht erschwert wird; ja man kann sie noch etwas unterschreiten. Unter 300 bis 400 g zu gehen oder ganz milchfrei zu ernähren scheint mir nur angezeigt, wenn bei Abwesenheit jeder infektiösen Komplikation die Besserung auf sich warten läßt. Es gibt einzelne Fälle, die sich erst auf diese Weise beeinflussen lassen.

Schwierigkeiten macht zuweilen die Beibringung der neuen Kost, namentlich bei Neuropathen, die allem Ungewohnten ablehnend gegenüberstehen. Sie müssen durch ruhige Beharrlichkeit überwunden werden. Vortrefflich wirkt oft ein halber Hungertag und Wiederaufnahme der Ernährung mit ganz kleinen, allmählich steigenden Mengen. In hochgradigen Fällen besteht zuweilen eine hartnäckige und schwere Anorexie, die zur Sonderernährung zwingen kann.

---

[1]) Lit. Kleinschmidt, J. K. 81. 1915. Heubner, Fol. haemtalol. 19. 1915
[2]) Vgl. Schelble, J. K. 68.
[3]) Armand Delisle, Ref. Z. K. 6. S. 181.

Die Erfolge der veränderten Ernährungsweise sind besonders sinnfällig bei den Spätanämikern mit bislang fehlerhafter Kost. Hier kommt die Besserung nicht selten so schnell und durchgreifend, daß das Wort französischer Ärzte von einer „vraie resurrection" verständlich wird. Langsamer geht es gewöhnlich bei den Frühformen. Auch in den Fällen, die allein durch Diät zu heilen sind, kann zwar schon nach 1 bis 2 Wochen das Aussehen ein rosiges und das Wesen lebhafter werden, die Besserung des Blutbefundes läßt aber sehr viel länger auf sich warten. Daneben gibt es Kinder, wo der anfängliche Fortschritt nach kurzer Zeit aufhört und einem unbefriedigenden Beharrungszustand Platz macht, und schließlich eine dritte Gruppe, wo jede sichtliche Beeinflussung fehlt.

Als Grund solcher Fehlschläge ergibt sich zuweilen eine komplizierende infektiöse Erkrankung. Ist das nicht der Fall, so darf die Erklärung wohl in der besonderen Schwere und Hartnäckigkeit der konstitutionellen Blutbildungsschwäche gesucht werden. Erst wenn diese mit der Zeit eine spontane Kräftigung erfährt, vermögen die vordem unwirksamen Maßnahmen diätetischer und medikamentöser Art Nutzen zu stiften.

So deute ich z. B. den Verlauf bei dem Knaben T., der 16 Tage alt ohne Anamnese mit 1950 g Gewicht aufgenommen wurde. Von Anfang an fiel bei sonst normalem Befunde und leidlichem Gedeihen die starke Blässe auf; die Blutuntersuchung im ersten Halbjahr ergab ständig Werte von ca. 50 Hb. (Tallquist), 3½ bis 4 Millionen rote, ca. 4000 weiße. Keine Anomalien im Zellbild, kein Milz- und Lebertumor. Gewicht nach 6 Monaten 4300 g bei ständiger Flaschenernährung. Im 2. Halbjahre mehrfach Eisenkuren und subkutane Behandlung mit 0,005 Natr. cacodyl.; Erfolg trotz Freiluftgenusses, knapper Milchmengen und reichlich frischer, pflanzlicher Beikost unbefriedigend. Im Alter von 12 Monaten Hb. 47 Proz. Sahli bzw. 60 bis 70 Proz. Tallquist. Erythrozyten 3 900 000. Gewicht 6500. Im 15. Monat Gewicht 7500. Blutbefund wie früher, mäßige Rachitis, Kind ziemlich matt und schlaff. Unter erneuter Eisenkur (Ferr. carbon. sacch.) jetzt entschiedene Besserung, frischeres Aussehen, munteres Wesen. Im 18. Monat Gewicht 8500. Hb. 68 (Sahli), Erythrozyten 4200000. Pirquet und Wassermann wiederholt negativ.

Bei diesen widerspenstigen Formen wird man noch mehr wie sonst das Heil in besonders guter Gestaltung der Lebensbedingungen suchen und namentlich eine **Freiluftkur** empfehlen müssen. Wenn es nicht anders geht, muß der Garten oder der Balkon in der Großstadt genügen; besser ist natürlich Landluft, am besten wohl das Gebirge. Dabei ist aber eine Warnung vor brüsker Versetzung in größere Höhenlagen oder gar in Hochgebirgsstationen am Platze. Zu Anfang sind nur mäßige Höhen und auch diese nur etappenweise in vorsichtiger Steigerung zulässig, bis die fortschreitende Besserung eine stärkere Dosierung der klimatischen Einwirkung gestattet.

Das Hochgebirge ist gut für einigermaßen kräftige, aber nicht anämische Rachitiker[1]), für schwächliche und besonders anämische aber hat es seine Bedenken. Nach den Erfahrungen Hürlimanns, des Leiters der Züricherischen Kinderheilstätte in Aegeri[2]), die er mir selbst noch aufs nachdrücklichste bekräftigte, machen schwächere Kinder schon bei dem geringen Höhenunterschied von 400 Meter in Form einer Art akuter Anämie einen mehr oder weniger schweren Akklimatisationsprozeß durch, der unter Umständen sehr gefährliche Form annehmen und sogar tödlich ausgehen kann. Es war deshalb nötig, 200 Meter tiefer eine Zwischenstation zu gründen, in der die Anämischen vorerst 2 bis 3 Wochen bleiben. Nur mindestens 1- bis 1½jährige, nicht oder nur leicht anämische Kinder werden sofort in die Hauptanstalt gebracht.

Eine weitere Hilfe ist die **Eisentherapie.** Merkwürdigerweise wird sie ganz verschiedenartig beurteilt. Einige sprechen ihr jede Wirksamkeit ab, andere schätzen sie hoch. Den letzten schließe auch ich mich an. Nach meinen nicht geringen Erfahrungen ist das Eisen ein ausgezeichnetes Mittel, wenn es unter richtigen Voraussetzungen angewendet wird. Das Kind muß frei sein von In-

---

[1]) Feer, Verbreit. u. Ätiol. der Rachitis. Festschrift f. Hagenbach-Burckhardt. Basel, Sallmann, 1897. H. Neumann, D. m. W. 1909. Nr. 49.
[2]) Feer, l. c. S. 86.

fekten, es muß die vorschriftsmäßige gemischte Kost erhalten, und seine Blutbildung muß sich in der Periode spontaner Erstarkung befinden. Ist eine dieser
Bedingungen nicht erfüllt, so bleibt die Darreichung nutzlos, im Gegenfalle sind
die Erfolge vortrefflich. Es gibt Fälle, wo unter Diät allein sich zwar Aussehen
und Allgemeinbefinden heben, der Blutbefund aber zunächst kaum gebessert
wird. Hier kann Eisen eine sichtliche Beschleunigung zur Folge haben. Bei
einer zweiten Reihe ist die Diät allein anscheinend ganz wirkungslos, erst mit
der Zugabe von Eisen heben sich gleichzeitig mit dem Blutbefunde auch Gewicht und Gesamtzustand. Bei einer dritten Reihe hilft zunächst auch das Eisen
nicht, dagegen erweist sich ein zweiter oder dritter Versuch in späterer Zeit erfolgreich. Hier handelt es sich um verspäteten Eintritt des spontanen Funktions-
aufschwunges[1]. Völliges Versagen der Eisenbehandlung ist bei den Fällen
schwerer erblicher Veranlagung zu erwarten[2].

Von vielen Belegen für die Wirkung des Eisens seien nur die zwei folgenden angeführt.

6 monat., leidlich kräftiges Mädchen, rechtzeitig und normal geboren, mit Milch-
verdünnung genährt, von Anfang an blaß. Fünftes Kind in 6 jähriger Ehe, dazu
zwei Aborte. Gewicht 6000. Auffallend graublasse Farbe, sehr blasse Schleimhäute.
Leber normal, Milz nicht palpabel. Hb. 50 Proz. (Tallquist), rote Blutkörperchen 4 700 000.
Bei Ernährung mit 500 Milch und Kohlenhydraten nach drei Wochen der gleiche Befund.
Gewicht 6170. Nunmehr Gemüsebeikost. Nach weiteren vier Wochen frischeres Aussehen.
Hb. 65 Proz., rote Blutkörperchen wie früher. Gewicht 6400. Eine sichtlichere Besserung
des Blutbefundes zugleich mit schneller Hebung des Allgemeinzustandes aber findet erst
bei medikamentöser Eisenzufuhr (Ferr. carbon. saccharat.) statt. Nach weiteren 8 Wochen
Hb. 80 Proz., rote Blutkörperchen 5 400 000. Gewicht 7100. Gutes Allgemeinbefinden.

Kind B., Frühgeburt, jetzt 1 Jahr alt, Gewicht 7500, ist trotz rechtzeitiger Ernährung
mit gemischter Kost von jeher auffallend blaß gewesen. Auch jetzt besteht hochgradige Blässe der Haut und Schleimhäute, dazu leichte Rachitis und eben fühlbare Milz.
Hb-Gehalt 35 Proz. (Sahli), 4 500 000 Erythrozyten, 12 000 Leukozyten, deutliche Anisozytose, leichte Poikilozytose, viele Schattenformen, ganz vereinzelte Normoblasten; unter
den Weißen 65 Proz. Lymphozyten, keine pathologischen Formen. Während einer
6 wöchigen Vorperiode — Freiluftkur, 400 Milch und gemischte Kost — Gewichtsstillstand, Aussehen und Blutbefund unverändert; das Kind ist schlaff und
mißlaunig. Von nun ab zweimal täglich eine kleine Messerspitze Ferr. carbon. saccharat.
Schon nach zwei Wochen Gewichtszunahme, bessere Stimmung, rosiges
Aussehen bei immer noch gleichem Blutbefund. Nach 9 wöchiger Behandlung gesundes, rosiges Aussehen, Gewicht 8700, Hb-Gehalt 55 (Sahli) (Fig. 161).

Danach darf die Dauer der Eisenbehandlung nicht unter einem Vierteljahr
betragen; für die Beantwortung der Frage, ob später eine Wiederholung nötig ist,
reicht mein Material gegenwärtig noch nicht aus. Die mit dem einfachen Ferrum
carbonicum saccharatum und Ferrum oxydatum saccharatum so-
lub. erzielten Ergebnisse sind so günstig, daß anderes kaum nötig ist; allenfalls
könnte noch zu Eisenalbuminatverbindungen, wie Ferratin, Carniferrin und
Triferrin gegriffen werden. Die Dosis beträgt zweimal täglich eine kleine
Messerspitze.

Nach Lage der Dinge wirkt das Eisen hier ebenso wie bei der echten Chlorose
nicht als Ersatz eines Eisenmangels, sondern als Stoffwechseltonikum.

Nicht allzuviel darf man von der Diät allein bei der **Behandlung der
Anaemia pseudoleucaemica** erwarten. Insbesondere unter den vollausgebildeten
schweren Fällen ist mir kein überzeugender Erfolg erinnerlich, ein Hinweis mehr,
daß diese Form nicht ohne weiteres zur alimentären Anämie gestellt werden darf.
Natürlich wird auch bei ihr eine unzweckmäßige Kost nicht gleichgültig sein und
dementsprechend die angemessene **Ernährungsweise** eine wichtige Rolle bei der
Heilung spielen. Die Hauptsache aber bildet die **Bekämpfung der Infektionen**.
Wegen der im Spital drohenden Gefahr der wiederholten Erkrankung an Ka-

---

[1] Siehe Krankengeschichte S. 747.
[2] Siehe Krankengeschichte S. 737.

tarrhen der Luftwege, den schlimmsten Feinden dieser Kinder, ist längere Anstaltspflege im allgemeinen nicht zu empfehlen. Gelingt es, den Kranken kom-
plikationsfrei zu machen und zu halten, so darf man selbst in scheinbar verzweifelten Fällen das Beste hoffen. Für die wesentlichste Hilfe halte ich die
Freiluftkur. Auch im Krankenhaus sehe ich immer wieder bei der Mehrzahl
der Kranken, die den ganzen Winter hindurch sich nicht rührten, eine erfreuliche
Wendung, sobald mit dem Frühjahr der dauernde Aufenthalt im Garten möglich
wird: Die Milz verkleinert sich, Aussehen und Blutbefund werden besser, das Gewicht beginnt zu steigen und im Hochsommer ist aus dem elenden Schwächling ein
blühendes Kind geworden.

Das geschieht oftmals so schnell, daß der Wunsch nach einem **Medikament**
gar nicht rege wird. Anders liegt es bei den nicht sichtlich Gebesserten. Hier ist
an **Arsen** zu denken. Über
seine Brauchbarkeit be-
gegnet man denselben
entgegengesetzten An-
sichten, wie über die des
Eisens. Ich habe die Er-
fahrungen, daß zwar ge-
wöhnlich kein Nutzen
ersichtlich ist, daß es
aber eine kleine Zahl von
Fällen gibt, wo das Mittel
bei vorher erfolglos mit
Diät, Eisen und Freiluft-
kur behandelten Kran-
ken einen überzeugenden
Erfolg hat. Über die
Ursachen dieses unter-
schiedlichen Verhaltens
läßt sich zurzeit nichts
sagen. Ein Teil der Fehl-

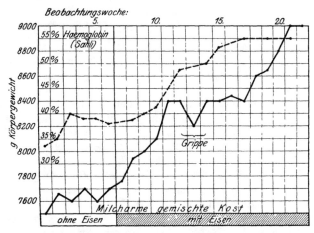

Fig. 161. Wirkung des Eisens bei konstitutioneller Anämie.
Hämoglobin, — Gewicht.

schläge erklärt sich wohl daraus, daß die Kur während des Bestehens von
Infektionen oder schweren Ernährungsstörungen vorgenommen wurde; aber
auch ohne Derartiges kann die Reaktion verschieden sein. Auch in jeder anderen
Hinsicht ist die Arsentherapie wenig durchgearbeitet; ob orale oder subkutane
Beibringung vorzuziehen ist, welche Präparate sich empfehlen, ob, was sehr
wohl denkbar ist, Arsen und Eisen mehr leisten, als Arsen allein, ist noch
unbekannt und bedarf der Klarlegung.

Von **Präparaten** können verwendet werden: Solut. Fowleri 5, 0, Aqu. Menth. piperit.
10,0 3mal täglich 1 Tropfen, steigen bis 3mal 3 Tropfen (= 1½ mg), Roncegnowasser
10,0, Aqu. a 100 3mal täglich 1 Teelöffel bis 3mal 3 Teelöffel, Dürckheimer Maxquelle
3mal täglich 1 Teelöffel bis 3mal täglich 2 Teelöffel. Zur subkutanen Injektion werden
empfohlen Natr. cacodyl. oder Arrhenal (methylarsensaures Natron) 0,03—0,05:10,0
täglich ½ bis 1 Spitze. Solarson (Ampullen mit 3 mg, davon 1 bis 3 Teilstriche); nach
einwöchiger Anwendung dieser Präparate wird eine gleichlange Pause eingeschaltet. Gelobt
wird auch Arsazetin 2mal täglich 0,01 per os (Aschenheim).

Von der Darreichung frischen (roten!) Knochenmarks oder Milzsaftes
wollen manche Gutes gesehen haben; ich konnte es nicht bestätigen. Für alle
Anämien, also auch für die pseudoleukämische möchte Schelble[1]) auf Grund
einer günstigen Erfahrung bei posthämorrhagischer Anämie eines Hämophilen
die wiederholte Injektion von Menschenblut versucht wissen; wieweit das

---

[1]) J. K. 68.

sich belohnt, bedarf noch der Feststellung[1]). Wünschenswert sind weitere Erfahrungen über **Röntgenbestrahlung der Milz**[2]). Nach den Beobachtungen an einem schweren Falle, der leider einige Wochen nach Beginn der Kur an zugetretener Pneumonie starb, nachdem bereits innerhalb drei Wochen die Milz erheblich zurückgegangen, der Allgemeinzustand und Hämoglobingehalt bzw. Erythrozytenzahl von 25 Proz. und 2 Millionen auf 33 Proz. und 3 Millionen gestiegen waren, möchte ich von ihr doch allerlei erhoffen. Auch die Milzexstirpation wurde einmal mit fraglichem Nutzen ausgeführt[3]).

Die **Behandlung der exogenen Anämien** stimmt mit der vorbeschriebenen überein. Besonderheiten können durch die besondere Ursache erfordert werden. Namentlich ist hier der ausgezeichneten Wirkung von **Quecksilber** und **Salvarsan bei Syphilis** zu gedenken.

d) Leukämie[4]).

Die **Leukämie** ist im ersten Jahre überaus selten. Von den in der Literatur enthaltenen Fällen scheidet sogar noch eine Anzahl aus, die die strenge Kritik als pseudoleukämische Anämien mit polynukleärer Leukozytose aufzufassen zwingt. Die Säuglingsleukämie ist, wie erwähnt, immer eine **lymphatische**, und zwar eine akute, die in wenigen Wochen, allenfalls, wenn man die Vorstadien mit unbestimmten Allgemeinsymptomen zurechnet, in wenigen Monaten unter Fieber und den Erscheinungen der hämorrhagischen Diathese zum Tode führt. Andere Symptome außer Blutungen, Milzschwellung und mäßiger Vergrößerung der Drüsen können fehlen, so daß äußerlich eine große Ähnlichkeit mit der pseudoleukämischen Anämie besteht; einigemal sind jedoch auch größere Drüsentumoren, leukämische Infiltrate der Haut und der Parotis beobachtet worden, einmal auch multiple periostale Schädeltumoren[5]), die an die Bildungen des Chloroms erinnerten. Um so größer können die leukämischen Infiltrationen der inneren Organe sein. In einem von mir sezierten Falle eines 1 jährigen Knaben waren Niere, Leber und Darm diffus aufs schwerste befallen, der Wurmfortsatz hatte den Umfang des Zeigefingers eines Erwachsenen; geradezu tumorartig angeschwollen waren Pankreas und Thymus. Die häufige Vergrößerung der Thymus wird auch in Beziehung gesetzt zu Stridor und Stenoseerscheinungen, unter denen einige der Kinder zugrunde gingen.

Die ersten Zeichen der Erkrankung machten sich meist im zweiten Lebenshalbjahr geltend. Aber es gibt auch einige wenige Fälle (Lommel, Pollmann, Larrabee), wo sie schon seit Geburt bestanden und der Tod bereits in den ersten Lebenswochen erfolgte. Im Falle Pollmanns fand sich bei der Sektion neben den leukämischen Veränderungen eine Endokarditis. Ob man deswegen diese angeborenen Leukämien als Folgen einer frühembryonalen Schädigung durch Infektion ansehen darf, oder eine Keimschädigung anderer Art ins Auge fassen muß, steht dahin. Soweit darüber Angaben vorliegen, waren die Eltern und vorher oder später geborene Geschwister dieser Kinder gesund. Für die später entstehenden Fälle mag vielleicht öfter, als man meint, eine Beziehung zur kongenitalen Lues bestehen, nicht etwa in der oben bereits berührten Weise,

---

[1]) v. Pfaundler (Lehrb. d. Kinderheilk. v. Feer) spricht sich zurückhaltend, Nothmann, Z. K. Ref. 3. S. 323 empfehlend aus.
[2]) Zamboni, Ref. J. K. 68. S. 502. Cozzolino, Ref. Fol. haematol. 1908. S. 324. Clopatt, Ref. J. K. 70. S. 663.
[3]) Wolff, B. kl. W. 1906. Nr. 49.
[4]) Kasuistik bei Benjamin u. Sluka, J. K. 65. Babonneix et Tixier, A. m. e. XII. 1909. Larrabee, Bost. m. J. 1905. Nr. 2. Adler, J. K. 80. 1914. Tancré, A. K. 67. 1918.
[5]) Herbst, M. K. IX. 8. Orig.

daß sich floride syphilitische Veränderungen mit Milz- und Lebertumor und gleichzeitig mit leukämieähnlichen Blutbefunden herausbilden, was auch bei älteren Säuglingen vorkommt[1]), sondern so, daß sich echte Leukämie bei Kindern syphilitischer Eltern einstellt, ohne daß die Kinder selbst jemals syphilitische Symptome darboten. Bei einem von Hochsinger[2]) kurz erwähnten Säugling traf das zu, und auch in einem meiner Fälle bestand alte Syphilis des Vaters, während die Mutter einige Monate nach der Geburt an einer langwierigen, fieberhaften, nicht diagnostizierten Erkrankung (Sepsis?) verstorben war.

Die Kinder leukämischer Mütter kommen ohne Leukämie zur Welt. Dagegen hat man einigemal Totgeburten bei nephritischen Frauen beobachtet, die neben Ödem der Plazenta und allgemeinem Hydrops leukämische Blut- und Gewebsveränderungen zeigten[3]).

Auch die **aleukämische Form der Leukämie** kommt beim Säugling vor[4]); ihre Diagnose dürfte zumeist nur auf dem Leichentisch mit Sicherheit möglich sein.

Das **Chlorom** ist bisher im ersten Lebensjahre fünfmal beobachtet worden[5]).

P. Erkrankungen der Harnorgane.

In früheren Zeiten ist wohl öfters der Meinung Ausdruck verliehen worden, daß Krankheiten der Nieren und der Harnwege, insbesondere solche entzündlichen Ursprungs, im Säuglingsalter keine beachtenswerte Rolle spielen. Das war ein Irrtum, der sich dadurch erklärt, daß man infolge äußerer Schwierigkeiten nur ausnahmsweise den Urin zur Untersuchung erhielt. In Wahrheit ist die Bedeutung der hierhergehörigen Störungen so groß, daß beim Säugling genau so wie beim Erwachsenen ein verläßliches Urteil über einen krankhaften Zustand ohne Berücksichtigung des Urinbefundes nicht mehr denkbar erscheint.

Zum **Auffangen des Urins** sind verschiedene Harnfänger[6]) angegeben worden, die zum Teil nur für Knaben brauchbar und fast sämtlich etwas umständlich in der Befestigung sind. Oft wird man damit auskommen, daß man ein entsprechend weithalsiges Glas gegen die Harnröhrenöffnung legt und mit Leukoplast befestigt. In meiner Anstalt hat sich folgendes Verfahren eingebürgert, das bei Knaben sowohl wie bei Mädchen seinen Zweck sehr gut erfüllt. Das Kind wird auf eine dreieckig zusammengelegte, nicht zu kleine Windel gelegt, die seitlichen Zipfel werden von vorn innen nach hinten außen um die Oberschenkel herumgeschlagen, dann wieder nach vorn geführt und in der Mitte verknüpft. Zwischen die auf diese Weise einander genäherten Schenkel klemmt man ein nicht zu enghalsiges und nicht zu hohes Gefäß — Erlenmeyersches Kölbchen, Pulverflasche oder ähnliches — dessen Öffnung den Penis aufnimmt bzw. der Vulva anliegt, und dessen unteres Ende etwas gesenkt wird. Nunmehr werden die beiden unteren Zipfel der Windel nach oben umgeschlagen und derart über dem bereits vorhandenen Knoten zusammengebunden, daß sie das Gefäß leicht an die Geschlechtsteile andrücken. Bei unruhigen Kindern wird es zuweilen nötig, bis zur Harnentleerung den Unterkörper durch festes Einbündeln und Niederdrücken mit einer Binde noch etwas ruhiger zu stellen.

Bei Mädchen ist auch das von Lawrence[7]) empfohlene Verfahren recht praktisch. Aus einem 4 bis 5 cm breiten Heftpflasterstreifen, dessen eines Ende längs gespalten wird, wird ein etwa der Vulva entsprechendes Oval ausgeschnitten. Durch dieses zieht man mit der Kuppe voran einen schräg abgeschnittenen Handschuhdaumen, wobei die längere Seite

[1]) Z. B. im Fall von Smith, Br. m. J. 19. I. 1907.
[2]) Untersuch. über hered. Syphilis. I. S. 332.
[3]) Vgl. S. 780.
[4]) Vgl. Czerny, M. K. 15. 1918.
[5]) Lehndorff, E. i. M. K. 6. 1910. Rabinowitsch, Zwei Fälle von Chl. im ersten Kindesalter. In.-Diss. Zürich 1915.
[6]) Hecker, M. m. W. 1898. Nr. 3. Ventilharnfänger. Fabrik. Metzeler & Co. München, Kaufstraße. Grossmann, M. m. W. 1905. Nr. 50. Fabrik. Steiner, Frankfurt a. M., Allerheiligenstraße.
[7]) Bost. m. J. 2 March. 1911.

dem ungeteilten Pflasterstück zugekehrt sein muß. Der Schnittrand des Fingers wird dann umgebogen und auf das Pflaster geklebt, doch so, daß noch ein genügend breiter Rand unbedeckt bleibt. Die Kuppe wird abgeschnitten, in das Loch ein Reagenzrohr geführt und mit Pflaster befestigt. Das Ganze wird dann, die geteilten Enden nach hinten, mit Freilassen des Afters am Unterleib und Gesäß des Kindes befestigt.

Der Katheterismus bleibt auf Ausnahmefälle beschränkt. Schwierigkeiten bietet er nicht. Wer mit Metallkathetern arbeitet, gibt deren Schnabel bei Knaben eine geringere Krümmung als die übliche.

Von anderen Untersuchungsmethoden steht bei Säuglingen, da die **Zystoskopie** nur ausnahmsweise bei Mädchen etwa vom 6. Monat ab anwendbar erscheint, nur die **Palpation** zur Verfügung, die man nie versäumen sollte, da sie in vielen Fällen sehr wertvolle Aufschlüsse liefert. Infolge ihrer besonderen Lage[1]) ist die Niere des Säuglings in viel größerem Umfange abzutasten, als im späteren Alter. Ihr oberer Pol liegt, tief eingebettet in der verhältnismäßig großen Nebenniere, ebenso wie beim Erwachsenen in der Höhe der oberen Grenze des 12. oder noch etwas höher im Bereich des 11. Brustwirbels. Der untere Pol überragt infolge der relativen Größe des Organs (1:82 — 100 des Körpergewichtes gegenüber 1:225 beim Erwachsenen) und wegen der mehr horizontalen Stellung der Rippen den Rippenrand ganz erheblich und erreicht nahezu den Darmbeinkamm. Dazu besteht eine leichte Verschieblichkeit. Erst in späteren Monaten macht sich eine geringe Annäherung an die bleibenden Verhältnisse geltend, was aber nicht verhindert, daß noch bis zum Beginn des zweiten Jahres die Nieren gut abzutasten sind.

Als Palpationsmethode wird von Knöpfelmacher[2]) die Untersuchung per rectum angeraten. Empfehlenswerter als dieses Verfahren, dem nur der untere Pol zugänglich ist und das bei der Enge des Analringes oft zu Einrissen führen dürfte, ist die übliche bimanuelle Untersuchung, noch besser die alte Glénardsche Methode[3]). Indem man mit der anderen Hand das mit dem Gesäß aufruhende Kind am Nacken leicht anhebt, legt man Zeige- und Mittelfinger der ungleichnamigen Seite in den Winkel zwischen 12. Rippe und Wirbelsäule, der Daumen wird etwa in der vorderen Axillarlinie von vorn auf die Bauchwand, gesetzt und drängt zunächst durch horizontale Verschiebung nach innen die Darmschlingen und den Rektus zur Seite, um dann tiefer zu gehen, bis schließlich die Niere zwischen den 3 Fingern gefaßt ist. Auf diese Art gelingt es auch bei schreienden Kindern — allenfalls mit Aufwendung einer gewissen Kraft — fast stets, eine sichere Vorstellung von der Beschaffenheit des Organs zu gewinnen.

Die Palpation gibt Auskunft zunächst über die verschiedenen Arten der **Dystopien**[4]), die sowohl einseitig sein können und dann meist die linke Niere betreffen, als auch doppelseitig, und bei denen das Organ entweder dem untersten Lendenwirbel anliegt oder tief im Becken (Beckenniere) zu finden ist. Es können auch beide Nieren auf derselben Seite liegen. Es kann ferner gelingen, die aus der Verwachsung beider Nieren hervorgegangene **Kuchen-** oder **Hufeisenniere** und den **einseitigen Nierenmangel**[5]) mit kompensatorischer **Hypertrophie der anderen Niere** festzustellen, der ebenfalls meist linksseitig und öfters mit Fehlen des gleichseitigen Hodens oder anderen Mißbildungen der Genitalien vergesellschaftet ist. Auch die seltenen Fälle von sogenannter **angeborener Wanderniere**[6]) werden auf diese Weise der Diagnose zugängig. Häufiger als diese Zustände ist der Befund einer Vergrößerung durch entzündliche Schwellung, durch Stauung, durch Nephrose oder Tumorbildung.

---

[1]) Büdingen, M. Gr. IV.
[2]) J. K. 53.
[3]) Vgl. auch Leiner, Z. kl. M. 62.
[4]) Lit. Graser, D. A. K. M. 55. Strube, V. A. 137.
[5]) Lit. vgl. Ballowitz, V. A. 141. Alsberg, A. K. 30. Birnbaum, Klin. d. Mißbild. und kongen. Erkr. d. Fötus. Berlin, Springer, 1909. Scheuer, Z. H. 28.
[6]) Lit. Knöpfelmacher, l. c. Albu (B. kl. W. 1909. Nr. 7) bezeichnet beim Neugeborenen jede Niere als „ptotisch", die „respiratorisch verschieblich, d. h. bei tiefer Atmung in ihrer unteren Zirkumferenz umgreifbar ist". Das dürfte kaum gerechtfertigt sein. Es gelingt bei einiger Übung nahezu bei jedem Kinde, zum mindesten die ganze untere Hälfte abzutasten!

1. Nephritis und Nephrose.

Die degenerative parenchymatöse Nierenschädigung. Unter den Erkrankungen, deren früher ungeahnte Häufigkeit durch die systematische Urinuntersuchung aufgedeckt wird, befindet sich neben der eigentlichen Nephritis vor allem diejenige Form der Nierenschädigung, die sekundär im Verlaufe der mannigfaltigsten fieberhaften Erkrankungen, der Ernährungsstörungen und ähnlicher Zustände zur Ausbildung gelangt, und als toxisch-funktionelle Störung ohne oder mit sehr unbedeutenden entzündlichen Gewebsveränderungen den Nephrosen zuzuteilen ist. Daß es sich nur um Veränderungen dieser Art handeln kann, folgert aus dem raschen Verschwinden der Symptome in gleichem Schritte mit der auslösenden Ursache und wird bewiesen durch den **anatomischen Befund,** den zu erheben die gelegentlich durch die Grundkrankheit verschuldeten Todesfälle erlauben. Entweder findet man ein ganz normales Organ, oder es zeigen sich nur unbedeutende, rein parenchymatöse, hauptsächlich in den Tubulis contortis befindliche Degenerationen, während interstitielle Zellanhäufungen und Exsudation in irgend nennenswertem Umfange nicht nachweisbar sind. Im Leben entspricht dem ein nur sehr geringer **Eiweißgehalt** und ein **Sediment,** das vorwiegend aus hyalinen oder gekörnten, manchmal spärlichen, manchmal überaus reichlichen Zylindern besteht, während Epithelien, Leukozyten und namentlich rote Blutkörperchen nur ziemlich spärlich in ihm enthalten sind. Häufig ist auch Zylindrurie ohne Albuminurie.

Die Fragen, die sich an diese Form der Nierenreizung knüpfen, sind beim Säugling dieselben, wie im späteren Alter, und sie sollen deshalb hier nicht weiter erörtert werden. Erwähnenswert ist allenfalls nur die, wie mir scheint, kaum anzweifelbare **größere Empfindlichkeit der Säuglingsniere,** namentlich der Niere des jungen Säuglings. Die Schwelle, bei der das ausscheidende Organ die Zeichen einer Reizung darzubieten beginnt, liegt ungewöhnlich tief, und so kommt es, daß ungemein häufig auch bei sehr leichten Erkrankungen, bei denen unter anderen Verhältnissen Albuminurie und Zylindrurie kaum zu erwarten sind, in diesem Alter ein positiver Urinbefund erhoben wird. Eine ganz unbedeutende Grippe, ein Schnupfen, eine harmlose Pyodermie, eine Varizellenerkrankung genügen, um das zu bewirken. Gar nicht selten ist die auslösende Ursache so geringfügig, daß eben nur die fortlaufende Kontrolle, wie sie bei Krankenhausinsassen geübt wird, die Feststellung ermöglicht, daß der Nierenreizung eine anderweitige Störung vorausgegangen ist, die sich in vorübergehenden leichten Temperaturerhebungen, in ungünstiger Beeinflussung des Gewichtes und vielleicht in wenig ausgesprochenen Veränderungen der Stühle äußerte. Ja in einer Anzahl von Fällen unserer Beobachtung war aus der Kurve und aus dem sonstigen Verhalten des Kindes überhaupt kein Anzeichen für eine Gesundheitsstörung zu entnehmen, so daß das Erscheinen von Eiweiß und Zylindern in dem vorher normalen Urin sehr wohl den Eindruck einer primären Nierenläsion erwecken konnte.

Bei diesen ätiologisch nicht recht faßbaren Fällen drängt sich natürlich die Frage nach dem **Zusammenhang mit rein alimentären Störungen** auf, und zwar um so mehr, als gerade sie nach unseren Erfahrungen oft Wochen und selbst Monate anhalten und durch diese Hartnäckigkeit eine Beziehung zu einer chronisch wirkenden Schädigung argwöhnen lassen. Auffallenderweise ist nun die Wirkung der alimentären Störungen mit Ausnahme der mit akuten Wasserverlusten verbundenen auf die Niere eine wesentlich geringere, als die der Infektion, und es fand bereits Erwähnung, daß dieser Umstand diagnostisch gut verwertbar ist. Wir haben ferner bei sorgfältigen Erhebungen keinen Parallelismus zwischen dem Zustand der Ernährungsfunktionen und den Nierensymptomen feststellen können. Kinder gleicher Verfassung blieben gleichgültig ob chronisch dyspeptische Erscheinungen

bestanden oder normales Gedeihen und gute Stühle vorhanden waren, boten zu einem Teil
einen positiven, zum anderen einen negativen Urinbefund dar. Der einmal gelegentlich
einer Störung festgestellte Befund hielt sich häufig auch dann, wenn diese Störung überwunden und das Kind seit Wochen wieder im besten Fortschritt war. Die Art der Ernährung — ob natürlich oder künstlich — schien ebenfalls bedeutungslos. So sprechen die
Tatsachen eher gegen, als für einen Zusammenhang mit den Ernährungsvorgängen[1]).
Aber wie dem auch sein möge, auf alle Fälle ist in Anbetracht des verschiedenen Verhaltens der Individuen bei völlig gleichen Bedingungen anzunehmen, daß es sich nicht um
obligatorisch nierenreizende Vorgänge handeln kann; vielmehr besitzen die Kinder mit positivem Befunde Nieren, die durch eine über die der Altersstufe normalerweise eigene noch
hinausgehende Reizbarkeit ausgezeichnet sind. Zu der gleichen Folgerung führt das Verhalten bei Infekten: auch hier gibt es Kinder, die auf jede leichte Störung mit Nierenerscheinungen reagieren und andere, wo das Gegenteil der Fall ist. Dasselbe gilt für eine
andere Form leichter Nierenschädigung, die Erythrozyturia minima.[2])

Das Vorkommen einer solchen **konstitutionellen Nierenschwäche**[3]), einer „débilité
rénale" haben namentlich französische Autoren schon lange vertreten, so Perret[4]), der
einer verringerten, hereditären Resistenz der Niere das Wort redet, die z. B. auch für das
Auftreten der Albuminurie der Neugeborenen von Bedeutung sein soll, so Marre[5]) und
Teissier[6]). Auf welcher Basis diese Schwäche beruht, ist zurzeit nicht zu sagen. Beziehungen
zu den bekannten Diathesen des Säuglingsalters — so namentlich auch zur exsudativen
Diathese — habe ich bis jetzt mit Sicherheit nicht feststellen können. Nach einigen Beobachtungen möchte ich vorläufig für wahrscheinlich halten, daß bei den betreffenden
Kranken eine ungewöhnlich starke, allgemeine vasomotorische Erregbarkeit besteht. Mya,
Perret, Teißier, Grulee[7]) nehmen für die Albuminurie der Neugeborenen eine Beziehung zur Schwangerschaftsnephritis der Mutter an, und danach würde man möglicherweise
mit einer vererbten Schwäche rechnen können, eine Vermutung, deren Berechtigung
zu erhärten die mangelhaften Anamnesen meiner Waisensäuglinge leider nicht ausreichen.
Abschließendes über den weiteren Verlauf der Anomalie anzugeben, bin ich ebensowenig
in der Lage. Das aber ist nach einigen unserer Erfahrungen sicher, daß sich die Symptome
in intermittierender Form — d. h. bei jeder leichten Störung wiederkehrend — bis über das
Säuglingsalter hinaus immer wieder geltend machen können, und weiterhin, daß es auch nicht
intermittierende, chronische Formen gibt, die in den ersten Lebenswochen beginnen und
noch bestehen, wenn die Kleinen aus der Beobachtung ausscheiden. Spätere Nachforschungen
über die Schicksale solcher Kranken dürften von erheblichem Interesse sein; sie würden
möglicherweise auch **Beziehungen zu der Pädonephritis** Heubners klarlegen.

Daß die geschilderte Nierenschwäche etwa gleichzeitig eine Disposition zur Entstehung
von eigentlichen Nierenentzündugen begründe, dafür liegt vorläufig keinerlei Anhalt vor.
Ebenso ist es nach allem mehr als unwahrscheinlich, daß eine auf dieser Basis entstandene,
chronische Albuminurie und Zylindrurie jemals in eine chronische Nephritis mit ihrer ernsten
Prognose übergehen könne. Und deshalb bestehen auch keine Beziehungen zu einer anderen
Art der **hereditären Disposition zu Nierenkrankheiten**, von der erfahrene
Ärzte[8]) zu berichten wissen, die sich darin äußert, daß in der gleichen Familie im reiferen
Alter, gelegentlich aber auch schon in der Kindheit gehäufte Fälle schwerer Nephritis vor-
kommen.

Die eigentlichen Nierenentzündungen[9]). Weit seltener als die eben erwähnte
Form, wenn auch absolut ziemlich häufig sind bei Säuglingen die eigentlichen
akuten Nephritiden, die — mögen sie nun im Laufe einer anderen Erkrankung
entstehen, oder auch scheinbar primär auftreten — selbständige Bedeutung gewinnen und das Krankheitsbild mehr oder weniger beherrschen. Die Nephritis im
Verlaufe der **infektionsartigen Magendarmerkrankungen**, der Syphilis

---

[1]) Vgl. auch Frank, A. K. 64.
[2]) Vgl. S. 757.
[3]) Vgl. auch Martius, Pathogenese inner. Krankh. 1900. Heft 2.
[4]) de l'albuminurie des nouv. nés. Th. d. P. 1897. og
[5]) Rev. d'hyg. et d. méd. inf. IX. 117.
[6]) S. m. 1899. Nr. 36.
[7]) A. P. July 1907.
[8]) Heubner, Üb.chron. Nephritis usw. im Kindesalter. Hirschwald 1897. Dickinson,
zit. nach Heubner. Pel, Z. kl. M. 38. Samuelsohn, V. A. 59. Höhn, W. m. W. 1913.
Nr. 31.
[9]) Lit. Heubner, l. c. Goulkewitsch, R. M. 1900. S. 308. Emmet Holt, A. P.
Jan. 1897.

und der Sepsis wurde schon besprochen. Von anderen Erkrankungen, die zur Nierenentzündung führen können, sind in erster Linie die infektiösen Katarrhe der Luftwege zu nennen. Das Vorkommen von Nephritis nach Varizellen, nach Lungenentzündungen, nach Keuchhusten, nach impetiginösen und ekzematösen Hautentzündungen[1]), bei Furunkulose und Osteomyelitis, kann ich aus eigener Erfahrung bestätigen. Auch bei Barlowscher Krankheit, Parotitis und Erysipel kommen solche Erkrankungen zur Beobachtung. In ihrem klinischen Verhalten zeigen sie nichts Besonderes gegenüber den entsprechenden Zuständen des späteren Alters. Meist handelt es sich um hämorrhagische Formen, die oft mit allgemeinen Ödemen einhergehen. Die Mehrzahl der von mir beobachteten Fälle verlief günstig, insoweit nicht das Grundleiden oder irgendwelche zufällige Komplikationen den Verlauf beeinflußten. Namentlich die im Verlauf der infektiösen Katarrhe der Luftwege entstandenen Fälle sind zumeist in sehr kurzer Zeit vollkommen abgeheilt. Immerhin verfüge ich über mehrere Beobachtungen, die beweisen, daß es auch beim Säugling zu schwerer Urämie kommen kann. In drei Fällen dieser Art habe ich durch Blutentziehung (Aderlaß bzw. Blutegel) Besserung und Heilung gesehen.

Aber so günstig auch die Mehrzahl der akuten Nephritiden im Säuglingsalter verlaufen möge, so droht auch hier der **Übergang in die chronische Form der Erkrankung.** Oft schon ist die Frage aufgeworfen worden, ob nicht zufällig entdeckte, chronische Nierenentzündungen älterer Kinder ihren Anfang im Säuglingsalter nahmen, und es finden sich auch einige Beobachtungen, die dieser Vermutung eine tatsächliche Unterlage verleihen.

Am häufigsten hat man in Anschluß an eine akute Entzündung die **chronisch hämorrhagische Nephritis** E. Wagners[2]) entstehen sehen, und zwar die **gutartige** Form, die der Heilung zugängig ist. Ich verfüge über drei hierhergehörige Fälle, die dem ödemfreien Typus mit intermittierender Hämaturie angehörten, während ich von der chronisch-hämaturischen Art mit Ödemneigung[3]) in so frühem Alter keinen gesehen habe.

Mädchen F., erkrankte mit 2 Monaten an Darmkatarrh, der etwa einen Monat dauerte, und während dessen Verlauf bemerkt wurde, daß der Urin in den Windeln rötliche Flecke hinterließ. Im 6. Monat erst wurde durch genauere Untersuchung eine sichere hämorrhagische Nephritis konstatiert, die mit Bädern und Schwitzen behandelt wurde. Der Befund eines medizinischen Untersuchungsinstitutes ergab reichlich Blutzylinder und Leukozyten. Eiweiß 10 pro Mille. Bei der Untersuchung im Beginn des 3. Jahres: Blasses gutgenährtes Kind ohne Ödeme und ohne bemerkenswerten Organbefund, keine Herzhypertrophie; im Urin 1%₀ Eiweiß; das Sediment enthält mäßig reichlich rote Blutkörperchen, hyaline und Blutkörperchenzylinder, Nierenepithelien und Leukozyten. Weitere Schicksale unbekannt.

Auch bei den 2 weiteren Fällen, die vorläufig bis ins dritte bzw. vierte Jahr verfolgt wurden, datierte der Beginn sicher ins Säuglingsalter zurück, ohne daß jedoch von den Angehörigen über die Art der primären Erkrankung genauere Angaben gemacht werden konnten. Der Urin ist für gewöhnlich sehr arm an Eiweiß und Sediment. Gelegentlich interkurrenter, akuter Erkrankungen jedoch pflegt es zu einem Aufflammen des Prozesses zu kommen, der sich namentlich in makroskopisch sichtbarem Blutgehalt äußert. Das Allgemeinbefinden ist dauernd gut, Herzhypertrophie nicht vorhanden.

Die zweite Form der chronischen Nierenerkrankung, deren Entwicklung aus einer Säuglingsnephritis möglich ist, ist die **sekundäre Schrumpfniere.** Heubner hat einen solchen Fall beobachtet. Ob das Ereignis häufiger ist, entzieht sich vorläufig noch der Kenntnis.

Über die **chronische Nephritis als Folgezustand der Pyelitis** wird an anderer Stelle noch berichtet werden. Hier möchte ich nur noch erwähnen, daß in glücklicherweise seltenen Fällen sehr schwere, klinisch eigenartig verlaufende Formen

[1]) Lit. Kaumheimer, M. K. 10. Orig. Nr. 3. Guinon u. Peter, R. m. Nov. 1906.
[2]) Vgl. Heubner, l. c.
[3]) Heubner, J. K 77. 1913.

48*

der primären chronischen Nephritis im Säuglingsalter beginnen können, die sich in das gebräuchliche Schema nicht einreihen lassen und bei denen auch eine familiäre Disposition eine Rolle spielt. Es ist nicht unwahrscheinlich, daß es sich hierbei zuweilen um eine aus einem unerkannten Morbus Barlow herausentwickelte Erkrankung handelt.

Von 2 Brüdern, deren Eltern und Schwester gesund waren, erkrankte jeder ohne nachweisbare Ursache am Ende des ersten Lebensjahres an hämorrhagischer Nephritis, die, soweit die Anamnese zu ermitteln gestattete, ohne Fieber auftrat. Sie heilte nicht ab, sondern es entwickelte sich ein chronisches Nierenleiden, das dadurch ausgezeichnet war, daß der reichlich entleerte, auffallend helle Urin neben sehr starkem Eiweißgehalt verhältnismäßig spärlich hyaline, epitheliale und Blutkörperchenzylinder, sowie spärliche rote Blutkörperchen und Nierenepithelien enthielt. Interkurrente fieberhafte Erkrankungen pflegten akute Verschlimmerungen zu erzeugen, während deren der Harn schon makroskopisch blutig erschien und einen vermehrten Sedimentgehalt aufwies. Beide Knaben verfielen allmählich der chronischen Urämie, die sich durch Schwerhörigkeit, Appetitsverlust und urämisches Asthma äußerte, und gingen im Abstand eines Jahres jeweils im Alter von 7 Jahren unter urämischen Krämpfen zugrunde. Die Sektion des einen konnte gemacht werden und ergab eine sekundäre Schrumpfniere mit schweren parenchymatösen Veränderungen, hochgradigen interstitiellen Wucherungen und Verödung der Glomeruli. Die Ursache dieser eigenartigen Fälle blieb dunkel. Abhängigkeit von einem Infekt wurde auf das entschiedenste in Abrede gestellt. Die Eltern selbst führten das Leiden auf einen Ernährungsfehler zurück: die Pflegerin solle beiden Knaben unsinnige Mengen lange sterilisierter Milch „eingetrichtert" haben. Der Gedanke an eine verschleppte Nephritis haemorrhagica e morbo Barlowii ist gewiß diskutabel.

Einige Beobachtungen lehren, daß auch das Vorkommen der primären Schrumpfniere[1]) im Säuglingsalter zu berücksichtigen ist. Zunächst sind einige Fälle beschrieben worden[2]), die zum Teil mit Sicherheit, zum Teil mit Wahrscheinlichkeit als angeboren bezeichnet werden mußten, ohne daß dabei Syphilis eine Rolle spielte. Es handelte sich dabei um sehr hochgradige Schrumpfungszustände, die z. B. bei einem der Hellendalschen Kranken das Gewicht der Niere auf 4 bzw. 6 g reduziert hatten, und die im Leben durch Hydrops, Eiweißgehalt des Urins und Auftreten hyaliner und Fettkörnchenzylinder ausgezeichnet waren. In den Hellendalschen Fällen, die 2 Geschwister betrafen, war eine ausgesprochene familiäre Belastung vorhanden. Die Kinder hatten ein Alter von 3 Monaten bzw. 2 Jahren erreicht. Eine ähnliche Erkrankung bei 2 Geschwistern, die im 11. bzw. 15. Monat starben, und bei deren einem die Diagnose schon im ersten Monat gestellt wurde, ist von Fröhlich[3]) beschrieben worden. Hier reiht sich wohl auch ein Fall Heubners bei dem Kinde eines Bleiarbeiters an, der vielleicht als Bleiniere aufzufassen war[4]). Bei dem nur kurze Zeit wegen einer Lungenentzündung beobachteten, dreijährigen Kinde fand sich eine ausgedehnte hochgradige Verödung des Organs mit Verkalkungen innerhalb der Nierenkanäle. Eine Herzhypertrophie fehlte. Einen ähnlichen Befund erhob ich selbst bei einem im 20. Monat verstorbenen Mädchen.

Marie G., wird im 18. Monat — wie meistens leider ohne Anamnese — mit starker Rachitis, auffallender Blässe (40 Proz. Hb. nach Tallquist) und elendem Ernährungszustand (Gewicht 6500) aufgenommen. Bei der weiteren Beobachtung fällt bei sonst nicht bemerkenswertem Befund große Unruhe und häufiges Erbrechen auf. Urin anscheinend reichlich, hell, auffallend eiweißreich. Eßbach schwankt zwischen 2—4°/₀₀. Im Widerspruch damit steht das Sediment, das nur reichlich Leukozyten und Kolibakterien enthält, die wohl eine komplizierende Pyelitis andeuten, den hohen Eiweißgehalt aber nicht erklären. Zylinder wurden während des ganzen Aufenthaltes nur zweimal gefunden, und zwar nur hyaline und granulierte Formen; bei den übrigen zahlreichen Untersuchungen wurden sie, ebenso wie andere Nierenelemente, trotz eifrigen Suchens vermißt. Nieren palpabel, wahrscheinlich kleiner als normal. Im Verlauf meist normale Temperaturen; Unruhe

[1]) Kasuistik im Kindesalter bei Glaser, J. K. 87. 1918.
[2]) Hellendal, A. K. 22. Democh, A. K. 33. Reinach, Z. K. 10. 1914.
[3]) Ref. M. K. 4, 12, 681.
[4]) S. A. aus d. Festschrift f. Leuthold.

und Erbrechen halten an, Stuhlgang träge. Vom Ende der sechsten Woche des Anstaltsaufenthaltes an zunehmende Anorexie, Verschlimmerung des Allgemeinbefindens, später
Durchfälle, Meteorismus. 2 Wochen später setzen Koma und Krämpfe verbunden mit
großer Atmung ein, die mit mehrstündigen Pausen 60 Stunden dauern und schließlich
in Kollaps und Tod übergehen.

Sektionsbefund. Keine Herzhypertrophie, kein bemerkenswerter Befund an den
Organen außer an den Nieren. Diese sind kleiner als normal ($4^1/_2 : 2 : 1^1/_2$), Kapsel leicht
abziehbar, Oberfläche fein granuliert, läßt zahlreiche, bis hirsekorngroße
Zysten durchschimmern. Konsistenz des Organs ziemlich weich, Zeichnung auf dem Durchschnitt verwischt. Farbe graugelb. Nierenbecken beiderseits mäßig erweitert, Nierenbecken
und Blasenschleimhaut gerötet, etwas gewulstet mit zahlreichen Pigmentierungen. Mikroskopische Präparate der Niere zeigen ausgedehnte, interstitielle, teils noch zellreiche,
teils zellarme Bindegewebswucherung, die das Parenchym zum großen Teil ersetzt. In der
Rinde zahlreiche kleine Zysten; Glomeruli klein, zellreich, die erweiterten Kapseln nur zum
kleinen Teil erfüllend. Harnkanälchen vielfach erweitert, vielfach verödet, so daß nur zystische Reste im neugebildeten Bindegewebe nachweisbar sind.

Daß die **Syphilis** mit der Entstehung chronischer Nephritiden des Säuglingsalters in Beziehung steht, ist schon in Hinblick auf die Häufigkeit der Nierenerkrankung im Rahmen dieser Infektion wahrscheinlich. Bisher sind indessen nur
wenige, zum Teil nicht durchaus sichere Vorkommnisse mitgeteilt worden[1]) und
es bedarf noch weiterhin der Beibringung unzweideutiger Belege.

2. Nierenblutungen.

Eine Hämaturie stammt beim Säugling fast immer aus der Niere. Blasenblutungen und Urethralblutungen[2]) sind so selten, daß sie diagnostisch nur wenig
in Frage kommen. Eine der häufigsten Ursachen des blutigen Urins ist die
hämorrhagische Nephritis. Von den verschiedenen anderen nicht nephritischen
Blutungen ist vor allem derer bei Störungen vom Typus der **Pyelitis** zu gedenken[3]).
Sehr oft — nach den Erhebungen in meiner Anstalt in 10 Proz. aller Fälle —
findet sich auch bei sorgfältigem Zentrifugieren eine **Erythrozyturia minima**[4]),
die aus histologisch normalen Nieren stammt, eine der Zylindrurie gleichgeordnete
Nierenempfindlichkeit gegen Infekte enthüllt und in Beziehung stehen dürfte
zu ähnlichen Befunden bei älteren Kindern[5]) und Erwachsenen[6]). An sich ist sie
bedeutungslos, aber die Kenntnis ihres Vorkommens schützt vor der diagnostischen Überschätzung geringer Blutbeimengungen zum Harn im Sinne des Bestehens einer ernsteren Erkrankung, in erster Linie des infantilen Skorbutes.

Im übrigen braucht man beim Säugling an diejenigen Leiden, die bei den Hämaturien der Erwachsenen in erster Linie in Frage stehen, erst zuletzt zu denken. Die
primäre **Tuberkulose** der Harnwege ist bei ihm, zum Unterschiede von der nicht
ganz seltenen sekundären, noch nicht beobachtet worden. Auch die **Lithiasis**
der Niere[7]) wird, wenigstens in deutschen Landen, nur in Ausnahmefällen die Erklärung bilden[8]), denn die kleinen Konkremente, deren Bildung vielfach im Anschluß an stärkere Diarrhöen stattfindet, dürften in der Regel zu deutlichen
Symptomen keine Veranlassung geben. Immerhin habe ich mehrfach beobachtet,
daß ihre Entleerung mit leichter Hämaturie und unzweifelhaften Schmerzanfällen
einherging. Die hauptsächlichsten Ursachen des blutigen Urins sind die **Sepsis**

---

[1]) Kasuistik bei R. Hahn, Z. K. Ref. 2. Nr. 3. 1912. Fall von Heubner, J. K.
77. 1913.
[2]) Vgl. S. 771.
[3]) Vgl. S. 763.
[4]) Castro, Z. K. 11. 1914.
[5]) O. Herbst, J. K. 67. 1908.
[6]) Strauß, Z. kl. M. 87. 1919.
[7]) Comby, A. m. e. Oct. 1899. Ders., V. G. K. München 1899. Joseph, V. A. 205.
[8]) Im Gegensatz hierzu findet Collins (A. J. dis. ch. 1913 Nr. 4) an 107 Nierenstein-
fällen bei Kindern 98 unter 2 Jahre alt (Lit.).

und die **hämorrhagischen Infektionen.** Vor allen Dingen muß auch an die **Barlowsche Krankheit** gedacht werden. In seltenen Fällen scheinen auch Blutkrankheiten, darunter auch die **Anaemia pseudoleucaemica infantum** ursächlich in Frage zu kommen[1]). Sehr selten ist die gleichfalls zu Blutungen disponierende **Zystenniere.**

Es ist auch eine sogenannte **angeborene, erbliche und familiäre Hämaturie** beschrieben worden[2]) bei der von Zeit zu Zeit unter Temperaturerhebungen, aber ohne sonstige Symptome, blutiger Urin entleert wird. Die Anfälle dauern 1 bis 2 Tage und sind schmerzlos; der Urin gewinnt jedoch erst am Ende der 2. bis 3. Woche seine normale Beschaffenheit wieder. Die geringste Störung des Allgemeinbefindens verlängert und verstärkt den Anfall. In einigen der beschriebenen Fälle wurde der blutige Urin bereits in der ersten Lebenswoche beobachtet, in andern fiel der Beginn der Anfälle in den 4., 12. und 18. Monat. Leben und Gesundheit wird im übrigen durch die Erkrankung nicht bedroht. Offenbar bestehen hier große Ähnlichkeiten mit der paroxysmalen Hämoglobinurie. Ob diese im Säuglingsalter beobachtet wurde, ist mir nicht bekannt.

Blutiger Urin ist auch eines der wichtigsten Symptome der **Thrombose der Nierenvene**[3]), die sich meist links, seltener rechts, zuweilen auch doppelseitig ausbildet und gewöhnlich größere Äste der Vene, nur seltener ihre feineren Verzweigungen betrifft. Diese Thrombose soll sich zumeist an schwere Magendarmerkrankungen anschließen. Meine Fälle entwickelten sich als Komplikationen von sicheren, infektiösen Gastroenteritiden und septischen mit heftigen gastrointestinalen Erscheinungen einhergehenden Erkrankungen, deren Quelle zumeist der Nabel war. Bei den eigentlichen Ernährungsstörungen habe ich sie noch nicht gesehen.

Mädchen S. wird 7 Tage alt mit einem Gewicht von 2300 g aufgenommen. Gut entwickeltes, munteres Kind mit leicht dyspeptischem Stuhl und normalem Organbefund; Urin ohne Eiweiß, klar, am Nabel ein erbsengroßes Granulom, unter dem die Nabelwunde in der Tiefe eitrig belegt ist. Temperatur 37,8°. In den nächsten Tagen leicht erhöhte Temperaturen, zunehmende Durchfälle, rapider Gewichtsverlust, allmähliche Ausbildung eines schwer toxischen Zustandes, der trotz Nahrungsentziehung bestehen bleibt. Am 7. Tage der Beobachtung wird eine erhebliche Vergrößerung der linken Niere festgestellt; bei der Betastung des Organs gibt das Kind trotz seiner Benommenheit deutliche Schmerzäußerungen von sich. Urin sehr spärlich, muß durch Katheder gewonnen werden, leicht getrübt, von bräunlicher Farbe, enthält mäßig reichlich rote und weiße Blutkörperchen, in einem etwa der Blutzusammensetzung entsprechenden Verhältnis, sehr spärliche Zylinder. Beim Kochen erstarrt die gesamte Flüssigkeitssäule, Tod unter zunehmender Benommenheit und Ausbildung von Sklerem. Bei der Sektion erweist sich die linke Niere stark vergrößert und vollkommen hämorrhagisch infarziert. In den Venen frische, lockere Thromben, aus denen Streptokokken gezüchtet werden.

Der Fall zeigt deutlich die Symptome des Leidens: Benommenheit, Fieber, allmählich sich herausbildende Intoxikation, Nierengeschwulst, hämorrhagischen sehr eiweißreichen Urin. Gelegentlich tritt leichter Icterus auf. Die Allgemeinsymptome sind zweifellos nicht allein dem Nierenleiden, sondern der allgemeinen Intoxikation zuzuschreiben. Auch hier zeigt sich, ebenso wie bei der Thrombose der Hirnsinus, daß die Auffassung der Gefäßerkrankung als marantische zum mindesten nicht allgemein zutrifft. Meine Fälle wenigstens mußten alle als infektiöse bezeichnet werden. Das Vorkommen einer marantischen Thrombose bedarf jedenfalls durchaus noch der Bestätigung. Die Prognose des Zustandes ist begreiflicherweise überaus schlecht, doch sind ganz vereinzelte Heilungen berichtet worden (Pollak). Die Behandlung ist die der Intoxikation überhaupt.

---

[1]) Vgl. S. 739.
[2]) Aitken, L. 14. Aug. 1909.
[3]) Lit. Senator, Nierenkrankh. in Nothnagels Hb. Hutinel, Rev. mens. des méd. et chirurg. 1877 p. 196. Oppenheimer, Z. K. 26. 1920.

3. Nieren-Tumoren.

Die Tumoren der Niere, die beim Säugling auftreten, sind ihres großen allgemeinen Interesses wegen vielfach Gegenstand eingehender anatomischer und klinischer Darstellungen gewesen, und ich darf mich deshalb unter Hinweis auf die entsprechenden Kapitel der Pathologie und pathologischen Anatomie hier kurz fassen. Zum ansehnlichen Tumor führt gelegentlich die einseitige **kompensatorische Nierenhypertrophie** bei Verkümmerung der anderen Niere. **Kongenitale Erweiterungen des Nierenbeckens**[1]), bedingt durch Abflußhindernisse, die entweder durch Mißbildungen — Fehlen, Enge, falsche Insertion, Abknickung, Klappenbildung des Ureters und Hindernisse in der Urethra — oder intrauterine strikturierende Entzündungen geschaffen werden, sind ein nicht allzu seltener Befund bei der Leichenöffnung. Im Leben bleiben sie oft symptomlos und sind hauptsächlich nur deshalb wichtig, weil sie häufig infiziert werden und sich dann zu **Pyonephrosen**[2]) entwickeln. Diagnostizierbar sind nur die eigentlichen **Hydronephrosen,** die schon bei der Geburt als so große Tumoren vorhanden sein können, daß sie ein Geburtshindernis abgeben, oder bei nicht vollkommenem Ureterenverschluß erst später allmählich zu meist sehr erheblichen Geschwülsten anwachsen. Ähnliche große, fast immer wohl schon bei der Geburt vorhandene, meist doppelseitige Geschwülste macht die eigentliche **Zystenniere**[3]), die sich häufig mit Zysten des Ureters, der Leber und anderen Mißbildungen vergesellschaftet, und deren Trägern, wenn sie nicht unter der Geburt zugrunde gehen, doch nur ein sehr kurzes Leben beschieden ist. Praktisch von größerer Wichtigkeit sind die malignen Geschwülste, das **Nierenkarzinom** und das **Nierensarkom**[4]), deren Vorkommen bekanntlich gerade in den ersten 2 Lebensjahren ein Maximum aufweist. Sie können schon beim Neugeborenen vorhanden sein. Der eigentümliche Bau dieser Geschwülste, die häufig einen Mischtypus darstellen und Knorpel und Knochenelemente, sowie Muskelfasern enthalten können, aber auch als Angiosarkome, Lymphosarkome oder Hypernephrome aufzufassen sind, hat ihr Studium von jeher zu einer Lieblingsbeschäftigung der Pathologen gemacht. Klinisch sind sie ausgezeichnet durch schnelles Wachstum bei nur wenig ausgesprochener Neigung zu Metastasenbildung. Die Dauer der Erkrankung schwankt zwischen 10 Wochen und 3 Jahren und beträgt im Mittel 7 bis 8 Monate. Bei frühzeitiger Exstirpation scheint die Prognose nicht unbedingt ungünstig zu sein. Von 88 Operierten, über die Steffen berichtet, sollen 18 — darunter 8 aus dem 1. Lebensjahr — dauernd geheilt sein.

Differentialdiagnostisch kommt außer den anderen Nierentumoren noch das Sarkom der Nebenniere in Betracht[5]).

4. Die Pyelitis und Pyelonephritis[6]).

Auch die Entzündungen des Nierenbeckens und der ableitenden Harnwege gehören zu den Erkrankungen des ersten Lebensjahres, deren Häufigkeit und

---

[1]) Lit. Senator, l.c. Birnbaum, l.c. Ponfick, Z.B. 50. Dieser Autor erklärt viele Nierenbeckenerweiterungen bei Säuglingen für erworben infolge Abflußbehinderung durch Konkremente. Könnte nicht auch der Zusammenhang der sein, daß sich in kongenital erweiterten Nierenbecken leichter Konkremente bilden?

[2]) Lit. Senator, l.c. Reinach, J.K. 58.

[3]) Lit. Senator, l.c. Birnbaum, l.c. Heimann, J.K. 30. Glaser, J.K. 88. 1918.

[4]) Lit. Senator, Birnbaum, l.c. Baginsky, A.K. 22. Monti, Gerhardts Hb. IV. Rachmaminow, A.K. 44. Steffen, Maligne Geschwülste.

[5]) Vgl. S. 772.

[6]) Lit. bei Göppert, Ergebn. d. inn. M. u. Kinderheilk. II. Thiemich, J.K. 72. Stuart McDonald, Quarterly, Journ. of Med. April 1910 (amerikan. engl. Lit.). Franke,

Wichtigkeit man erst in verhältnismäßig neuer Zeit hat erkennen und würdigen lernen. Escherich, der als erster eine kleine Anzahl von Fällen beschrieb, bezeichnete sie noch als ungewöhnliche Vorkommnisse, und auch andere Autoren verfügten nur über einzelne Fälle. Heute ist es einem beschäftigten Kinderarzt ein Leichtes, jährlich Dutzende von Kranken dieser Art zu beobachten, wenn er sich nur regelmäßig die Untersuchung des Urins angelegen sein läßt; ja das Leiden ist so häufig, daß man es sich eigentlich zur Gewohnheit machen sollte, bei jedem fieberhaften Zustande, dessen Ursache durch die gewöhnliche Krankenuntersuchung nicht sicher geklärt werden kann, mit der Möglichkeit eines Katarrhes der Harnwege zu rechnen.

Die große Menge der Fälle wird von Kindern des zweiten bis vierten Halbjahres geliefert. Aber auch vorher kommen solche Erkrankungen vor; ich selbst habe sie mehrfach schon in den ersten 14 Lebenstagen beobachtet. Man war früher der Meinung, daß im wesentlichen Mädchen befallen werden, während die Knaben zwar nicht immun seien, aber doch überaus selten erkranken. Nach neuen Erfahrungen kann das nicht in vollem Umfange aufrechterhalten werden. Schon Göppert berechnet aus seinem Material für das männliche Geschlecht eine Beteiligung von 11 Proz., und bei uns fanden sich unter 80 Kranken 22, d. i. 27½ Proz. Knaben. Etwa ebensoviel fand Mettenheim[1]) unter 100, Ad. Meyer[2]) unter 68 Fällen, während Kowitz unter 40 Fällen 42,5 Proz. männliche verzeichnet.

Ort und Entstehung der Krankheit. Es ist gegenwärtig noch nicht endgültig festgestellt, wo der primäre Sitz der Krankheit ist und auf welchem Wege sie entsteht. Mit Ausnahme vereinzelter Beobachter, die zu mindesten einen Teil der Fälle als Nephritiden besonderer Art ansehen wollen, ist man der Meinung, daß ein Katarrh oder eine Eiterung der ableitenden Harnwege vorliegt; aber ob die Blase oder das Nierenbecken die Quelle der krankhaften Beimengungen bildet, ist nicht ohne weiteres zu bestimmen; das Sediment gibt keine Möglichkeit der Unterscheidung und die übrigen Symptome — Tenesmus, Pollakisurie, subjektive Beschwerden — sind beim Säugling schwer festzustellen, abgesehen davon, daß sie innerhalb ziemlich weiter Grenzen beiden Lokalisationen eigen sind. Bei meinen Sektionen zeigten sich häufig sowohl Blase wie auch Nierenbecken betroffen; gelegentlich aber war nur eines von beiden Organen befallen. Im ganzen ergab sich ein starkes Überwiegen der Nierenbeckenerkrankung. Die Auffassung, daß eine Pyelitis vorliegt, oder daß wenigstens die Erkrankung des Nierenbeckens die Hauptrolle spielt, scheint demnach im allgemeinen zu Rechte zu bestehen. Sie erhält eine weitere Stütze noch durch die Erfahrung, daß die örtliche Behandlung der Blase nur sehr selten den gewünschten Erfolg hat.

Strittiger als früher scheint zurzeit die Frage zu sein, welches der **Weg der Infektion** zum Nierenbecken ist. Solange man die Erkrankung für eine Besonderheit der Mädchen hielt, lag es nahe, die **aufsteigende Infektion** durch die Urethra für erwiesen zu erachten, da die unterschiedliche Beteiligung der beiden Geschlechter in den Verschiedenheiten des anatomischen Baues, namentlich in der das Eindringen der Bakterien begünstigenden Kürze und Weite der weiblichen Urethra eine ungezwungene Erklärung zu finden schien. Der Sitz im Nierenbecken bei gesunder Blase sprach nicht dagegen, da aus der Urologie zu Genüge bekannt ist, daß eine aufsteigende Infektion die erheblich widerstandsfähigere Blasenschleimhaut verschonen und erst oberhalb Fuß fassen kann. Die durch die

---

Erg. d. Chir. u. Orthop. 7. Kowitz, J. K. 82. 1915. Rhonheimer, Z. K. 21. 1919. Ein Teil der von mir beobachteten Fälle ist bearbeitet von Friedenwald, A. P. Nov. 1910.
[1]) Würzburger Abh. a. d. Gebiet d. gesamt. Med. Nr. 16.
[2]) Zitat nach Kowitz.

angeführten Zahlen begründete Verschiebung in der Statistik der Anteilnahme der Geschlechter ist zwar nicht unbedingt geeignet, diese Anschauung zu erschüttern, da eine aufsteigende Infektion auch bei Knaben möglich ist; wohl aber erscheint die Beweisführung nicht mehr so zwingend, wie früher, und es bedarf die Bedeutung anderer Wege und Möglichkeiten, nämlich der neuerdings von Thiemich, Mirabeau[1]), Huet[2]) u. a. wieder mehr betonten **hämatogenen Infektion** und der **Einwanderung der Bazillen vom Darme aus**, erneuter Diskussion. Nach Wreden würde es sich um eine Durchwanderung der Bazillen vom Rektum aus durch die Mastdarmblasenscheidewand handeln. Berücksichtigung verdienen auch die neueren Angaben Frankes[3]), nach denen rechts sicher, links wahrscheinlich Lymphgefäßverbindungen zwischen Dickdarm und Niere bestehen. Wahrscheinlich werden alle Möglichkeiten eine Rolle spielen, ohne daß es im einzelnen Falle immer möglich sein wird, die Zugehörigkeit zu der einen oder anderen Ursache mit Sicherheit zu ermitteln.

Die Möglichkeit hämatogener Erkrankung wird einwandfrei bewiesen durch das Vorkommen der Pyelitis bei angeborenem Verschluß eines Ureters, wobei der Weg von unten versperrt ist; im gleichen Sinne sprechen die Beobachtungen, wo in der Leiche eine eitrige Nephritis bei gesunder Nierenbecken- und Blasenschleimhaut gefunden wird. Zumeist aber sind die Sektionsergebnisse nicht so eindeutig, wie ja überhaupt zwischen den durch aufsteigende und den durch absteigende Infektion gesetzten Veränderungen ein entscheidender Unterschied kaum anzugeben sein dürfte. Ebenso unzuverläßlich sind die klinischen Merkmale. Wenn von manchen auf hämatogene Entstehung dann geschlossen wird, wenn vor der Pyurie Albumen und Erythrozyten im Harne auftreten, so kann dem entgegengehalten werden, daß derselbe Befund auch bei Pyelitis erhoben werden muß, wenn sie als seröse Form beginnt. Selbst die Gegenwart von Zylindern besagt nichts; kann doch, wie jedes Fieber, auch das pyelitische Fieber eine Nierenreizung machen; oder die Nierenreizung hängt von einer jener Erkrankungen ab, die, wie gleich zu zeigen sein wird, der Pyelitis häufig vorausgehen und zu ihr keine andere Beziehung haben, als daß sie in irgendeiner Weise die Harnwege für die sekundäre Komplikation vorbereiten. Schwer verständlich ist auch, warum bei hämatogener Entstehung so gut wie immer nur die Nieren betroffen werden sollen, während andere Organe von Metastasen verschont bleiben.

Als **disponierende Momente** für die Entstehung bakterieller Erkrankungen der Harnwege lehrt die Urologie die Kongestion, das Trauma und die Retention kennen. Beim Säugling ist, von Ausnahmen abgesehen, ein Hineinspielen dieser Dinge nicht nachweisbar. Nicht einmal die Beteiligung der Abkühlung des Unterleibes ist wahrscheinlich, da das Leiden auch bei solchen Kindern auftritt, die ängstlich vor einer derartigen Schädigung behütet werden. Die Ernährungsart ist bedeutungslos, denn Brust- und Flaschenkinder sind in annähernd gleicher Zahl beteiligt. Auch die Güte der Pflege möchte ich nicht einmal in dem geringen Umfange zulassen, wie das Göppert tut, da ich zahlreiche Fälle auch in den vermögendsten Kreisen bei peinlichster Wartung gesehen habe. Vielfach wird die Phimose in ursächliche Beziehung zum Katarrh der Harnwege gebracht, wozu nur dann eine Berechtigung vorliegen würde, wenn sie eine erschwerte Harnentleerung bedingt. Das ist aber ganz sicher bei diesem physiologischen Zustand nur überaus selten der Fall, und gerade bei einem pyelitischen Knaben habe ich es bisher nie gesehen. Gleich Göppert habe ich den Katarrh mehrfach auch bei Zirkumzidierten gefunden.

Interessant ist die verschiedene Stellungnahme der Autoren zur Operation der Phimose bei pyelitischen Säuglingen. Während einige[4]) den Eingriff für unerläßlich erklären, warnen andere vor ihm als gerade hier unnütz und wegen der gesteigerten Infektionsgefahr sogar nachteilig.[5])

---

[1]) Ref. J. K. 72. S. 343.
[2]) J. K. 82. 1915.
[3]) M. Gr. 22.
[4]) Vgl. z. B. Caccia, Ref. M. K. VI. S. 199. Maggiora, Ref. J. K. 88. S. 463.
[5]) Rey, J. K. 53.

Ob die **Jahreszeit** die Frequenz beeinflußt, scheint mir noch nicht festzustehen. Während **Göppert** und **Kowitz** ein Maximum im Sommer finden, ergibt die Zusammenstellung eines Teiles meiner Fälle durch **Friedenthal** gerade das Gegenteil. Mir scheint, daß sich die einzelnen Jahre ganz verschieden verhalten, so daß unter Einflüssen, die mit der Witterung nichts zu tun haben, die Fälle bald in dem einen, bald in dem anderen Quartale sich häufen.

Als ein solcher Einfluß, und zwar, wie es scheint einer von recht erheblicher Bedeutung, dürfte eine Schwächung des Gesamtorganismus durch eine **andersartige Erkrankung** zu bezeichnen sein. Ich spreche hier weniger von chronischen Kachexien und langdauernden Infektionen, wie beispielsweise Typhus, bei denen ja auch beim Erwachsenen häufig komplizierende Zystitis vorkommt, sondern von den häufigen Ernährungsstörungen, infektiösen Katarrhen der Luftwege, Stomatitis catarrhalis, und ähnlichen, zuweilen in recht unscheinbarer Gestalt auftretenden, schnell vorübergehenden und daher leicht zu übersehenden Störungen (Fig. 162). Von 59 in meiner Anstalt entstandenen Katarrhen der Harnwege schlossen sich nicht weniger als 52 an solche an, und auch bei einer Anzahl von Anfang an gut beobachteter Fälle aus der Privatpraxis ließ sich ein gleiches feststellen. Jedenfalls werden durch diese Erkrankungen die Vorgänge, auf denen der Selbstschutz der Harnwege beruht, beeinträchtigt[1]) und so die Selbstinfektion begünstigt; und durch diese Verbindung mit Infektionen, namentlich mit Grippeepidemien, erklärt sich auch die auffällige, in unseren Anstalten wiederholt gemachte Erfahrung, daß die Pyelozystitis **zeitweise in epidemischer Häufung** auftreten und sogar von Bett zu Bett wandern kann[2]), während zu anderen Zeiten Monate vergehen, ohne daß ein Fall zur Beobachtung gelangt.

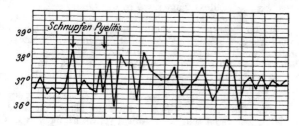

Fig. 162. Leichte Pyelitis in Anschluß an Schnupfen.

Einige solcher kleiner Epidemien seien hier kurz mitgeteilt: **Lucie B.** aufgen., 1. II. 1910, erkrankt an Pyelozystitis, 4 Monate alt am 5. V. 1910; **Herta D.** aufgen. 12. I. 1910, erkrankt 4½ Mon. alt am 10. V. 1910; **Wolfgang D.** aufgen. 12. IV. 1910, erkrankt 3½ Mon. alt am 1. VI. 1910; **Heinr. L.** aufgen. am 7. IV. 1910, erkrankte 2½ Mon. alt am 6. VI. 1910. Die Kinder lagen in einem Saale in nebeneinanderstehenden Betten, zeitweise auch zusammen auf der Veranda in einer mehrteiligen Hängematte. Bei allen waren unbedeutende katarrhalische Erscheinungen an den oberen Luftwegen vorausgegangen.

Während der gleichen Grippeepidemie erkrankten mit Fieber und katarrhalisch-eitrigem Urin auf einer anderen Station: **Hans P.** aufgen. 16. III. 1910, und zwar 9 Mon. alt am 16. IV. 1910; **Marie S.** aufgen. 15. II. 1910, am 19. IV. 3 Mon. alt; **Helene K.** aufgen. 4. V. 1910, am 27. V. 7 Mon. alt; **Margarete P.** aufgen. 3. V. 1910, am 6. VI. 10 Mon. alt.

Weitaus den häufigsten **bakteriologischen Befund** bilden die verschiedenen Glieder der **Koligruppe** und ihre Verwandten. Daher auch die ihrer Zeit von **Escherich** geprägte und vielgebräuchliche Bezeichnung als **Colicystitis**. Man findet zahlreiche verschiedenartige Kolistämme, bei manchen schweren Erkrankungen auch **Paratyphusbazillen**. Es ist auch nicht ausgeschlossen, daß sich viele Fälle bei verfeinerter Methodik als **Mischinfektionen** herausstellen werden[3]). Bei einer meiner Kranken, z. B., der in der Kultur nur Koli

---

[1]) Vgl. auch Langer u. Soldin, Z. K. 19. 1919.
[2]) Übertragung durch die Pflegerin vermutet Huet, l. c.
[3]) Vgl. auch Mirabeau, l. c.

ergab, zeigte das gefärbte Sediment neben zahlreichen Stäbchen auch viele grampositive Doppelkokken. In einer kleinen Zahl von Fällen wird über Kokkenbefunde berichtet; in anderen, seltenen endlich finden sich gelatineverflüssigende Proteusarten. Daß die genannten Bakterien mit der Entzündung und Eiterung zu tun haben, steht außer Zweifel; immerhin aber lassen die oben berichteten Erfahrungen über gehäuftes Auftreten des Leidens die Möglichkeit offen, daß ihre Ansiedelung erst durch andere Einwirkungen vorbereitet werden muß.

Symptomatologie. Die Krankheit beginnt akut mit **Fieber.** In leichten Fällen fehlen daneben andere, besonders auffällige Symptome; schwerere dagegen weisen in wechselnd hohem Grade alle jene **Allgemeinerscheinungen** auf, die den Ausbruch einer akuten, ernsten Infektionskrankheit begleiten. Häufig kommt es zu Erbrechen; es können Durchfälle, gelegentlich auch Krämpfe vorhanden sein, und gewöhnlich besteht starke Unruhe. Oft ist zu Anfang eine Beschleunigung der Atmung bemerkbar, und unter diesen Umständen ist es begreiflich, daß die diagnostischen Erwägungen leicht nach der Richtung einer Lungenerkrankung gelenkt werden. Aber dem erfahrenen Physiognomiker wird sehr häufig schon ein **eigenartiges Aussehen** der Erkrankten zum dringendsten Verdachtsmoment. Die Kinder zeigen eine eigentümliche, fahle Blässe und einen gespannten, ängstlichen Gesichtsausdruck, zwei Symptome, die sich mit der Unruhe, den Schmerzäußerungen und dem allgemeinen Unbehagen zu einem charakteristischen Bilde zusammenfügen. Die Beachtung dieses Verhaltens ist um so wichtiger, als beim Säugling die **Merkmale, die auf eine Erkrankung der Harnwege hinweisen** — z. B. die Häufigkeit der Harnentleerung, die Geringfügigkeit der entleerten Einzelportion, der Tenesmus und die Schmerzen — nicht so leicht zu erkennen, oder nicht so leicht ihrer Natur nach zu beurteilen sind. Erfahrungsgemäß werden die Kolikanfälle weit eher auf ein Darmleiden, als auf die Harnwege bezogen. Entscheidend ist schließlich der **Harnbefund.** Der meist saure Urin zeigt eine Trübung, die sich beim Absetzen als grauer oder gelber Bodensatz zusammenballt und sich bei mikroskopischer Untersuchung als Eiter erweist. In manchen Fällen ist das Sediment mehr schleimigeitrig oder katarrhalisch, in anderen ist eine wahre Pyurie vorhanden. Die mikroskopische Untersuchung ergibt ein sehr bezeichnendes Bild. Es finden sich reichlich Leukozyten, zum Teil zu großen Haufen zusammengesintert, und in und zwischen diesen liegen gewöhnlich massenhaft zoogläaartig zusammengeballte Bakterien. Andere Elemente — rote Blutkörperchen, Plattenepithelien, Zylindroide — sind daneben in verhältnismäßig großer Zahl vorhanden, Zylinder selbst fehlen zunächst noch. Der Eiweißgehalt ist gewöhnlich gering und entspricht der Eitermenge. In einer Minderzahl der Fälle beginnt die Krankheit mit Hämaturie, der sich erst nach einigen Tagen die Pyelitis beigesellt; auch im weiteren Verlauf können dauernd oder zeitweilig Blutbeimengungen vorhanden sein. Nach Abklingen der akuten Erscheinungen kann sich noch wochenlang eine Erythrozyturia minima erhalten[1].

Ich habe in der Anstalt eine ganze Anzahl von Fällen gesehen, die mit so geringfügigen Symptomen, insbesondere auch mit so unbedeutenden Temperaturerhebungen einhergingen, daß sie eigentlich nur durch die regelmäßige Messung und Urinuntersuchung erkannt wurden; im Privathaus wären sie vielleicht übersehen oder als Dyspepsien gedeutet worden, weil auch diese leichten Formen oder die ihr Entstehen begünstigenden primären Infektionen (gastrointestinale Form der Grippe!) meistens nicht ohne Rückwirkung auf die Darmfunktionen bleiben.

---

[1] Castro, Z. K. 11. 1919.

Im Gegensatz hierzu stehen die häufigen Abweichungen nach der schweren Seite.
Die Schwere der Erkrankung kann bedingt sein allein durch die stärkere Betonung der Symptome der Allgemeininfektion. Aber abgesehen hiervon kommt
es in vielen Fällen zu bedrohlichen Syndromen, die sich auf andere Art erklären.
Zunächst führt die Krankheit häufig zur vollen Ausbildung eines toxischen Zustandes mit Durchfällen, großer Atmung, Kollaps, Melliturie, der in allen Stücken
der **allgemeinen Intoxikation** entspricht, wie sie auch bei jeder anderen, mit stürmischen Wasserverlusten einhergehenden Infektion auftreten kann[1]). Ein zweiter
dem Leiden eigentümlicher Zustand, der meines Erachtens als Zeichen des
Übergreifens der Entzündung auf das Nierenparenchym betrachtet werden muß,
ist die **Harndyspepsie** oder **Harnintoxikation.**

Den Urologen ist es bekannt, daß beim Erwachsenen die bakteriellen Erkrankungen der Niere in ganz ausgesprochener Weise mit Verdauungsstörungen
einhergehen, so auffallend, daß von berufener Seite der Rat gegeben wird, bei

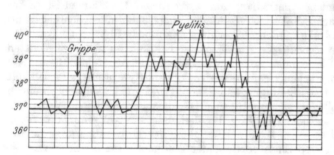

Harnleidenden, die
über Verdauungsstörungen klagen, zunächst nicht den Magen oder den Darm,
sondern die Niere als
Ursache anzuschuldigen. Diese Harndyspepsie und Harnintoxikation, von der
z. B. Guyon eine klassische Schilderung gegeben hat, findet sich
nun auch beim Säugling in typischster

Fig. 163. Mittelschwere Pyelitis in Anschluß an Grippe
(einjähriges Mädchen).

Form wieder. Während bisher die Ernährung meist keine besonderen Schwierigkeiten machte, beginnt nunmehr eine ganz auffallende Appetitlosigkeit, die die Beibringung nicht nur von Nahrung, sondern auch von Getränken sehr erschwert und
so zu einem bedrohlichen Zustand Veranlassung gibt, an dessen Erzeugung Hunger
und Durst in gleicher Weise beteiligt sind. Es findet sich auch in deutlichster
Form die „Dyspepsia buccalis" der Harnkranken wieder, d. h. die Austrocknung,
die Hyperämie, der Zungenbelag, die Soorbildung, die Neigung zu katarrhalischer
Entzündung der Mundschleimhaut. Sehr häufig ist oft das gleichzeitige Umschlagen der früheren Unruhe in Teilnahmslosigkeit und selbst ausgesprochene
Somnolenz, wie es gleichfalls den erwachsenen Harnkranken eigen ist. Die Erscheinung beruht jedenfalls auf urämischer Basis, ebenso wie ein weiteres, häufiges
Symptom, eine Vertiefung und Beschleunigung der Atmung, die sehr an die
toxische Atmung der alimentären Intoxikation erinnert und allenfalls als Asthma
urämicum angesprochen werden könnte. Zum voll entwickelten urämischen
Koma allerdings kommt es selten.

Daß die genannten Symptome mit der Erkrankung der Niere zusammenfallen, dafür gibt auch die Nierenpalpation den Beweis. Zwar nicht bei allen, aber
doch immerhin bei einer nennenswerten Anzahl der Schwerkranken gelang es mir,
eine fast stets doppelseitige **Vergrößerung der Nieren** nachzuweisen; manchmal erfüllten die Organe die ganze Lendengegend und reichten bis nahe zum Darmbeinkamm herunter. Weniger eindeutig ist der Harnbefund. Zylinder können

---

[1]) Vgl. S. 272.

fehlen; sind sie vorhanden, so ist nicht leicht mit Sicherheit zu sagen, ob ihre Bildung einer aufsteigenden Nephritis zuzuschreiben ist oder der gewöhnlichen, toxischen Nierenreizung, die alle schwereren Allgemeininfektionen und akuten Ernährungsstörungen begleitet. Diagnostisch verwertbar sind vielleicht zylinderförmig aneinander gereihte Eiterzellen und leukozytenbesetzte Zylindroide. Ein weiteres Verdachtsmoment ist neben **größerem Eiweißgehalt** ein sehr stark eitriger Urin, da erfahrungsgemäß eine erhebliche Pyurie fast immer mit Nierenerkrankung einhergeht; indessen kommt es auch vor, daß trotz Beteiligung der Niere nur ein katarrhalisches eitriges Sekret entleert wird.

Ungemein mannigfaltig kann der **Typus des Fiebers** sein. Außer dem bereits erwähnten subfebrilen Temperaturverlauf ist das gewöhnliche eine Continua remittens (Fig. 163). Aber daneben gibt es auch Fälle, die zeitweise oder dauernd mit den typischen Remissionen verlaufen, die man bei den eitrigen Pyelitiden der Erwachsenen sieht; in einer ganzen Anzahl von Fällen zeigt die Kurve während 24 Stunden ganz erhebliche akute Remissionen und Intermissionen, die von ähnlichen Erscheinungen begleitet sind, wie die Schüttelfroste des späteren Alters (Fig. 164). Zuweilen gibt es auch einen malariaähnlichen Verlauf, indem die einzelnen, hohen, aber flüchtigen Temperatursteigerungen durch ein- bis mehrtägige, allerdings verschieden lange fieberfreie Pausen getrennt sind. Typus und Höhe des Fiebers sind nicht von dem entzündlichen Prozeß allein abhängig; sie stehen bis zu einem gewissen Grade noch in Beziehung zur Durchspülung der Niere. Man wird oftmals beobachten können, daß gleichzeitig mit einer unverkennbaren Besserung aller übrigen Allgemeinerscheinungen auch das Fieber sinkt, wenn die bisherige ungenügende Flüssigkeitszufuhr zwangsweise beträchtlich gesteigert

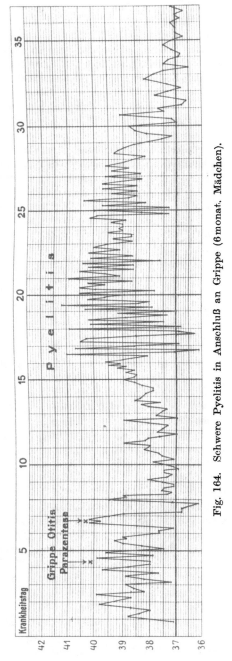

Fig. 164. Schwere Pyelitis in Anschluß an Grippe (6 monat. Mädchen).

wird (Fig. 165). Es handelt sich da nicht um ein reines „Durstfieber"; denn bei anderen hochfieberhaften Erkrankungen ist ein gleicher Einfluß der Wasseraufnahme nicht bemerkbar; man muß sich vielmehr vorstellen, daß Eiter und Bakterientoxine, die bei stockender Harnabsonderung ein Resorptionsfieber hervorriefen, durch den stärkeren Harnstrom herausgespült werden.

Bei vielen Kindern werden **nervöse Erscheinungen** konstatiert in Gestalt von Erregung und Überempfindlichkeit. Oft findet man eine Starre der Wirbelsäule, wahrscheinlich reflektorischer Natur zur Schonung der schmerzhaften Nieren. Wenn sich zu ihr, wie so manchmal, noch Spasmen und Steifigkeit der Glieder gesellen, so kann das Krankheitsbild an eine Meningitis erinnern. Manchmal ist aber auch eine wirkliche Meningitis serosa die Ursache der zerebralen und spinalen Symptome[1]). Beachtung verlangt auch die Vergesellschaftung mit **Durchfällen**, die bald als Teilerscheinung der Harnintoxikation, bald als sekundäre, durch die Allgemeininfektion ausgelöste Darmerkrankung aufgefaßt werden müssen.

Eine ziemlich seltene, aber um so auffälligere Komplikation bildet die Vereinigung der Pyelitis mit **Ikterus**[2]). Ich habe sie 10 mal beobachtet. Die Vermutung, daß es sich dabei um eine allgemeine septische Infektion handle, traf nur in einem Teil der Fälle zu. In den übrigen erfolgte trotz bedrohlicher Symptome Heilung, einigemal sogar in überraschend kurzer Zeit.

Leider bin ich nicht in der Lage, Auskunft darüber zu geben, ob diese Fälle nicht vielleicht ähnlich wie in der Beobcahtung Brünings[3]) und Henschen-Reenstiernas[4]) als solche von Weilscher Krankheit zu deuten waren. Bei 3 meiner Kranken, die starben, haben sich nicht der vor der Entdeckung der Uhlenhuthschen Spirochäte als Erreger angesprochene Proteus, sondern koli- und paratyphusähnliche Stäbchen gefunden.

Verlauf und Ausgang. Über den **Verlauf** der Erkrankung läßt sich zu Beginn nichts Sicheres sagen. Vor allen Dingen ist ein bindender Zusammenhang zwischen dem Ablauf der Allgemeinerscheinungen und dem des lokalen Prozesses nicht festzustellen. Es gibt Fälle, bei denen die infektiösen Symptome in einer Woche erledigt sind; meistens aber muß man mit einem längeren Verlauf rechnen, mit 2, mit 3 Wochen und darüber. Zuweilen erstreckt sich das Fieber über einen, ja über 2 Monate; ich habe aber auch ein Kind behandelt, das vom 4. bis 18. Monat mit nur kurzen Unterbrechungen fieberte, bis zum 24. Monat noch gelegentliche Erhebungen zeigte und erst im dritten Jahre bis auf mäßige Pyurie geheilt war. Manchmal erfolgt die Entfieberung kritisch, in der Regel allmählich. In den geheilten Fällen macht sich vielfach eine Neigung zu Rückfällen geltend. Die langhingezogenen Erkrankungen können einen leichten Eindruck machen; sie können aber ebensowohl als schwere und schwerste erscheinen, das Kind außerordentlich herunterbringen und durch das Zusammenwirken der Infektion und der ungenügenden Ernährung zu bedrohlichen Schwächezuständen führen.

Bei einem Teil der Kranken wird mit dem Abklingen des Fiebers auch der Urin normal und bleibt es auch weiterhin, so daß von **Ausgang in Heilung** gesprochen werden kann. Aber die Zahl derjenigen, bei denen auch jetzt noch die Zeichen der örtlichen Entzündung weiter verharren, ist immerhin eine nicht geringe. Schließlich verschwindet die Pyurie auch noch bei diesen Kranken, vielleicht nach Wochen, vielleicht nach Monaten. Aber man ist nicht sicher, daß sie nicht bei irgendeiner Gelegenheit — im Anschluß an eine anderweitige Erkrankung, eine Erkältung oder auch ohne greifbare Ursache — wieder auftritt, so daß eine **chronisch-rezidivierende Form** entsteht. In wieder anderen Fällen kommt es ohne Fieber und bei gutem Allgemeinbefinden zu einem **chronischen Katarrh**; auch dieser pflegt spätestens nach 1 oder 2 Jahren zu verschwinden.

---

[1]) v. Bokay, J. K. 87. 19.
[2]) Siehe auch Rach und v. Reuß, J. K. 74. 1911.
[3]) D. m. W. 1904. Nr. 34. 35.
[4]) Z. K. 14. 1916.

Es ist vermutet worden, daß die im Säuglingsalter erworbene Pyelitis namentlich beim weiblichen Geschlecht in späteren Jahren rückfällig werden könne und daß manche Menstruations-, Schwangerschafts- oder Wochenbettpyelitis als Wiederaufflammen der im ersten Lebensjahr erworbenen Infektion aufzufassen sei. Hiergegen macht Rhonheimer[1]) geltend, daß bei 57 seiner Nachuntersuchten im Alter bis zu 8 Jahren niemals ein Rückfall vorgekommen ist. Allfällige Spätrezidive führt er nicht auf Säuglingspyelitis, sondern auf eine in späterer Kindheit einsetzende Infektion zurück. Die Säuglingspyelitis heile für die Dauer aus, weil die für sie vorwiegend bedeutsame Bakteriendurchlässigkeit des Darmes nach dem ersten Jahre aufhöre; die Spätpyelitis dagegen sei zumeist eine aufsteigende und neige deshalb zu Rückfällen, weil die hier wirkende Schädlichkeit sich wiederhole. Die Frage bedarf noch eingehender Erforschung. Ich habe jedenfalls bisher die im zweiten Halbjahr beginnende Pyurie einmal vorläufig bis ins vierte, ein anderes Mal — bei einem Knaben — bis ins achte Lebensjahr verfolgen können.

Wenn auch, namentlich bei sachgemäßer Behandlung, die Zahl der vollkommenen Heilungen die der Todesfälle weit überwiegt, und wenn auch selbst die allerschwersten Formen noch keine unbedingt schlechte Prognose geben, so ist doch die Zahl der **ungünstigen Ausgänge** immerhin keine ganz geringe. Die Kinder sterben entweder an der **Harnintoxikation** und an der eitrigen Nephritis oder an irgend welchen **Komplikationen.** Ein Teil erliegt einer von den Harnwegen ausgehenden **Urosepsis,** die klinisch oft durch Hautblutungen kenntlich wird, und bei der gewöhnlich in den zuweilen massenhaften Abszessen der inneren Organe Kolibazillen nachweisbar sind.

Zuweilen kommt es zu Nachkrankheiten, die Leben und Gesundheit dauernd gefährden. Sehr selten, weil beim Säugling gewöhnlich beide Nieren erkranken und deswegen der Tod die Ausbildung ausgedehnterer Eiterungen verhindert, entsteht durch Zusammenfließen der Nierenabszesse eine **Vereiterung der ganzen Niere,** die, wenn sie doch einmal einseitig auftritt, durch Nephrektomie geheilt werden kann[2]). Etwas häufiger sind **Pyonephrosen,** die ebenfalls wohl öfter doppelseitig als einseitig vorkommen dürften. Wahrscheinlich beruhen sie immer nur auf Infektion angeborener Hydronephrosen. So lag es z. B. in dem Falle von Sheild und Michôd[3]), der auch deswegen interessant ist, weil angesichts des Befundes eines undurchgängigen Ureters die Infektion nur hämatogen entstanden sein konnte; so lag es auch im folgenden Falle, wo sich die Eiterung in den angeborenerweise hochgradig erweiterten Ureteren festsetzte).

Knabe N., 6 Mon., ist bis vor 2 Monaten gesund gewesen; dann akuter Beginn der Krankheit mit Fieber, Kolikschmerzen, Auftreibung des Bauches und Verstopfung, später Diarrhöen. Seitdem wechselndes, allmählich verschlechtertes Befinden, häufig hohes Fieber. In der letzten Zeit schnellerer Verfall, Abnahme, Appetitlosigkeit. Vor 8 Tagen wurde von einem Arzte Eiter im Urin festgestellt. Bei der Aufnahme mäßiges Fieber, Abmagerung, Exsikkation, Sopor, schwere Anorexie. Leib stark aufgetrieben, links mehr als rechts. Linke Niere sehr vergrößert, erfüllt die ganze Lendengegend bis zur Crista, rechte etwas kleiner, aber ebenfalls größer als normal. Bei der Palpation Schmerzäußerungen. Urin dick eitrig, nach der Filtration ziemlich starker Eiweißgehalt. Keine Zylinder. Tod 2 Tage nach der Aufnahme. Sektion: Links große Pyonephrose mit eitrig-hämorrhagischer Infiltration des stark reduzierten Parenchyms. Ureter auf ein Mehrfaches der Norm verlängert (19 cm), liegt in mehrfachen, bis zur Dicke des Daumens eines Erwachsenen erweiterten, eitergefüllten, zum Teil sackartige Vorstülpungen zeigenden Schlingen, eingebettet in eine bis zur Symphyse ziehende, retroperitoneale und pararenale Phlegmone. Keine Stenose. Blasenmündung erweitert. Rechts dieselben Verhältnisse, nur ist die Nierenbeckenerweite-

[1]) Z. K. 21. 1919.
[2]) Fall von Holländer (8mon. Mädchen). D. m. W. 1903. Vereinsbeil. S. 266.
[3]) Ref. J. K. 54. S. 99.

rung eben angedeutet, der Ureter nur 10 cm lang und etwas weniger weit; keine retroperitoneale Eiterung. Blasenschleimhaut geschwollen, injiziert.

Wahrscheinlicherweise kann die primäre Pyelitis auch eine **chronische Nephritis** hervorrufen, die die Säuglingszeit überdauert und schließlich als selbständiges, vielleicht nach Jahren erst in die Erscheinung tretendes Leiden verharrt[1]). Ich selbst habe bisher 2 Fälle beobachtet, wo nach Ablauf des Katarrhs dauernd Zylinder und rote und weiße Blutkörperchen im Urin bei sehr geringen Eiweißmengen gefunden wurden; die Kranken wurden der Beobachtung entzogen, so daß ihre weiteren Schicksale unbekannt sind. Die Frage des Zusammenhanges zwischen Säuglingspyelitis und chronischer Kindernephritis verdient jedenfalls alle Berücksichtigung.

Knabe K., 5 Mon. alt, 4800 g Gewicht, erkrankt in der 6. Woche des Anstaltsaufenthaltes an Schnupfen und grober Bronchitis. 3 Wochen später tritt an Stelle der bereits wieder subfebrilen Temperaturen erneutes Fieber auf. Der Urin, der sich bisher immer frei erwies, zeigt jetzt zahlreiche Leukozyten und Bakterienhaufen bei sehr geringem Eiweißgehalt. Nach einigen Tagen Rückgang der Leukozyten, dafür reichlich rote Blutkörperchen, die ihrer veränderten Form und ihrem verringerten Farbstoffgehalt nach nur aus der Niere stammen können; dazu spärliche hyaline und Körnchenzylinder. In der Folge gute Erholung, nur der Urinbefund bleibt — durch Rohmilchernährung und Gelatineinjektion unbeeinflußt — derselbe bis zu der im Alter von 12 Monaten bei 7500 g Gewicht erfolgten Entlassung. Ein Zusammenhang der Nierenschädigung mit dem in der ersten Woche dargereichten Salol (3 × 0,2) ist wohl kaum anzunehmen.

Pathologische Anatomie. Bei der Sektion der der Krankheit erlegenen Kinder findet sich in den leichteren Fällen nur ein Katarrh des Nierenbeckens oder der Blase oder beider, der entweder schleimig eitrig oder rein eitrig ist. Die Nieren sind bei einer Reihe von Fällen wenig verändert, häufig aber sind sie vergrößert, geschwollen und entzündlich durchtränkt, auf dem Durchschnitt ist die Zeichnung des Parenchyms verwaschen und die Markkegel strahlen mit verbreiterten Interstitien flammenförmig nach der Rinde zu aus. Sehr häufig finden sich miliare und submiliare Abszesse, bald an Zahl gering, bald so massenhaft, daß das Organ vollkommen durchsetzt erscheint. Ihr Hauptsitz ist die Rinde. Das Nierenbecken ist bald von normaler Größe, bald etwas erweitert und öfters liegen in ihm Konkremente von Harnsäure oder Phosphaten, deren Umfang bis zu dem einer Erbse gehen kann. Mikroskopisch zeigt sich das Bild der diffusen, von den Interstitien ausgehenden Rundzelleninfiltration mit Neigung zum Zusammenfließen und zur Gewebserweichung. Die Erkrankung betrifft stets beide Nieren, wenn auch häufig die eine mehr als die andere verändert ist.

Diagnose. Die Diagnose ist für den, der den Urin untersucht, natürlich ohne weiteres zu stellen. Aber ohne diesen Behelf kann sie, wie bereits angedeutet, zu Irrtümern führen, die infolge der verschiedenartigen Symptomatologie der Allgemeinerscheinungen sehr mannigfaltig sein können. Die große Unruhe, die Schmerzäußerung kann an eine Otitis denken lassen, und in diesem Irrtum kann man beim Ohrenspiegeln bestärkt werden, weil ja bei Säuglingen das Mittelohr so überaus häufig bei den verschiedensten fieberhaften Zuständen leichte Entzündungserscheinungen aufweist. In einer ganzen Anzahl meiner Fälle war bereits die Parazentese vorgenommen worden. Wenn zur Unruhe und den Schmerzen noch die Steifigkeit des Körpers hinzutritt, und Erbrechen vorhanden ist, so kann man an Poliomyelitis oder auch, wie Göppert bemerkt, an Zerebrospinalmeningitis denken. Der häufig vorhandene, vielleicht durch Trockenheit des Pharynx bewirkte Husten und die Dyspnoe wiederum können den Gedanken an eine Pneumonie erwecken. Ganz besonders wichtig ist die Unterscheidung von infektionsartigen Magendarmerkrankungen. Es gibt, wie bereits kurz berührt, nicht wenige sicher primär pyelitische Erkrankungen, bei

---

[1]) Vgl. Heubner, J. K. 77. 1911.

denen die gastrointestinalen Symptome derartig in den Vordergrund treten, daß bei Unkenntnis des Harnleidens unbedingt ein typhusähnlicher Darmkatarrh diagnostiziert werden wird. Andererseits kommt es vor, daß sich die Pyelitis komplizierend zu einer primären Darmstörung alimentärer oder infektiöser Natur hinzugesellt und unter Umständen einen Rückfall vortäuscht. Die richtige Beurteilung ist da nur bei Kenntnis des ganzen Verlaufs möglich — übrigens kein Gegenstand von großer Wichtigkeit, weil in therapeutischer Beziehung beide Zustände das Gleiche erfordern. Langhingezogene Fälle mit remittierendem Fieber und chronischem Marasmus können schließlich zur irrigen Annahme einer **Tuberkulose** führen.

Behandlung. Durch sachgemäße Behandlung kann unbedingt nicht nur die Zahl der Todesfälle verringert, sondern auch der Verlauf abgekürzt und in manchen Fällen eine Verschlimmerung hintangehalten werden. Neben den unmittelbar auf die Beeinflussung der Harnorgane hinzielenden Maßnahmen spielt vor allem die Ernährung eine wichtige Rolle. Mit Recht hat Göppert darauf hingewiesen, daß die schwere Anorexie und die durch sie bewirkte ungenügende Flüssigkeitsaufnahme einen verhängnisvollen Einfluß auf den Kräftezustand und auf den Verlauf der Krankheit ausübt, und daß infolgedessen energisch dahin gestrebt werden muß, dem Kinde **vor allen Dingen Flüssigkeit** beizubringen. Man wird sich in der Tat leicht davon überzeugen, welch sinnfällig günstige Wirkung die Aufnahme größerer Flüssigkeitsmengen auf das gesamte Befinden, besonders auch auf das Fieber hat (Fig. 165), ja es gibt zuweilen Fälle, die nach Erzwingung der Flüssigkeitsaufnahme geradezu kritisch heilen. Man gibt Tee oder leichte alkalische Wässer (Vichy, Fachinger). Stößt die Zufuhr per os auf Schwierigkeiten, so wird sondiert oder der rektale Weg benutzt, vermittels wiederholter Verweilklystiere oder besser der früher beschriebenen Instillationen[1]). Die zweite wichtige Indikation ist die Sorge für eine quantitativ und qualitativ geeignete **Ernährung**. Bei komplizierender sekundärer Ernährungsstörung sind hinsichtlich der Nahrungswahl und des sonstigen Vorgehens die Regeln zu befolgen, die oben allgemein für die Ernährung von Kindern mit parenteralen Infektionen begründet wurden[2]). Von harndesinfizierenden **Medikamenten** selbst ist nach meinen mit denen Göpperts übereinstimmenden Erfahrungen das Salol (0,05 bis 0,2, 5- bis 8mal tägl.) das beste Mittel. Bei einem recht erheblichen Bruchteil der Fälle zeigt sich schon nach 2 bis

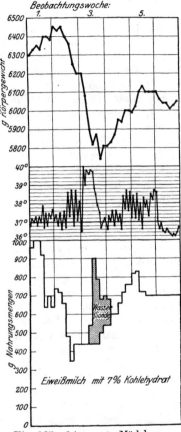

Fig. 165. 14monat. Mädchen. Gewichtssturz und Fieberanstieg bei mangelhafter Flüssigkeitszufuhr, Besserung durch Wassereinführung mit der Sonde.

---

1) Vgl. S. 307.
2) Vgl. S. 308.

3 Tagen dieser Medikation eine entschiedene Besserung des örtlichen und allgemeinen Befundes, deren Eintritt allerdings, ebenso wie die Vermeidung von Rückfällen, die dauernde Beibringung genügender Flüssigkeitsmengen zur Voraussetzung hat. Das Mittel macht manchmal appetitlos, aber es ist mir nicht erinnerlich, daß es jemals Nierenreizung oder Blutungen erzeugt hätte; und mehrere Male habe ich mit Sicherheit festgestellt, daß die vorhandene Hämaturie nichts mit ihm zu tun hatte. Immerhin verdient dieser Punkt Beachtung, und es ist vielleicht zweckmäßig, bei bereits vorhandener Beteiligung der Niere dem alten Rate gemäß von ihm als einer Salizylverbindung Abstand zu nehmen. Urotropin (4 mal 0,25) hat uns häufig im Stiche gelassen; auch da, wo der Urin die geforderte saure Reaktion hatte. Die Dauer der Darreichung richtet sich nach dem Erfolge und dem Befinden des Kindes. Im allgemeinen soll erst ausgesetzt werden, wenn eine Woche lang kein Fieber mehr da war und das Allgemeinbefinden befriedigt. Ein Wechsel der Medikamente scheint angezeigt, wenn das zuerst verordnete nach etwa einer Woche keinen Nutzen gebracht hat. Ich habe oftmals gesehen, daß Salol noch nützte, wo Urotropin im Stiche ließ, das Umgekehrte ist selten eingetroffen. Nach Göppert soll sich das Urotropin besonders in den Fällen von chronisch toxischem Marasmus bewähren.

Andere Harndesinfizientien (Helmitol, Zystopurin usw.) haben sich, soweit meine Erfahrungen reichen, ähnlich verhalten, wie Urotropin; Amphotropin erschien ihm des öfteren überlegen. Dem Salol gleich dürfte Saliformin wirken. Über das gleichfalls von Göppert empfohlene Hippol[1]) (1,0—1,5 g täglich), das manchmal nützen soll, wenn die anderen Mittel versagen, besitze ich keine Erfahrung.

Namentlich von englischen und amerikanischen Ärzten, neuerdings auch von Klotz[2]) wird der Alkalibehandlung, speziell der Behandlung mit Kalium citricum das Wort geredet, und man kann in der Tat mit ihr schöne Erfolge erzielen, wobei indessen noch nicht sicher steht, ob das Alkali spezifisch wirkt, wie Klotz anzunehmen scheint, und nicht vielmehr die durch das Salz und die vermehrte Flüssigkeitsaufnahme bewirkte stärkere Durchspülung der Harnwege. Man soll so große Dosen geben, daß der Harn alkalisch wird, und die alkalische Reaktion sorgfältig kontrollieren. Stuart Mc Donald z. B. empfiehlt zu Beginn 48 bis 60 grains, also ungefähr 3 bis 4 g innerhalb 24 Stunden, und Vermehrung dieser Dosis, falls der Urin noch sauer bleibt, bis zu 120, 150 und sogar 180 grains, also 8 bis 9 und 12 g. Klotz beginnt mit 2 bis 3 mal 0,5 bis 1,0 und steigt ebenfalls nach Bedarf. Am besten wird wohl die ganze Menge, in reichlich Flüssigkeit gelöst und leicht gesüßt, während 24 Stunden als Getränk gegeben. Bei Verwendung der großen Gaben muß man übrigens mit der Möglichkeit einer durch dünne Stühle, starke Gewichtsabnahme, Unruhe und Mattigkeit gekennzeichneten Kaliwirkung[3]) rechnen; wir wenigstens wurden einigemal genötigt, aus diesem Grunde die Behandlung zu ändern. Auch das Kali gibt man noch einige Zeit über die Entfieberung hinaus, im ganzen etwa 3 bis 4 Wochen. Zur Bekämpfung des Fiebers, der Unruhe und der Schmerzen sind laue Bäder und Dauerpackungen zweckmäßig. Bei Hirnsymptomen wird die Frage der Lumbalpunktion zu erwägen sein.

Manche hartnäckige Formen gelangen erst dann zur Heilung, wenn es gelingt, durch geeignete Diät den Allgemeinzustand zu heben. Vielleicht wird hier wie überhaupt in ernsteren Fällen die **Autovaccinbehandlung** versucht

---

[1]) Methylenhippursäure. Schachtel von 20 Pastillen.
[2]) B. kl. W. 1911. Nr. 18. Thomson, M. K. 13. 1913.
[3]) Siehe Meyer u. Cohn, Z. K. 2. 1911.

werden, über die Gutes berichtet wurde[1]). Ich sah auch mit Heterovaccine manche Erfolge. Beeinflußt werden allerdings nur die Allgemeinsymptome, nicht die Pyurie.

Besserung des Allgemeinbefindens scheint auch das einzige zu sein, was nützen kann, wenn die Krankheit in das chronische Stadium übergeht. Alles andere ist von unsicherer Wirkung. Auch Blasenspülungen, die beim Säugling mit entsprechend feinen Kathedern unschwierig ausführbar sind, haben sich mir immer [2]) wieder so nutzlos erwiesen, daß ich kaum zu erneuten Versuchen raten kann. In diesen Fällen hat mich auch die Vaccinbehandlung im Stich gelassen[3]). Im wesentlichen wird geduldig auf spontane Besserung gehofft werden müssen, deren Eintritt durch Bade- und Trinkkuren zu fördern wäre. Ich habe verschiedene Male nach Jahren schließlich doch noch den Urin sich klären sehen.

5. Blasenkrankheiten.

Abgesehen von der im vorstehenden geschilderten katarrhalischen Entzündung sind Erkrankungen der Blase bei Säuglingen von sehr geringer Bedeutung. **Blasensteine** werden in den Gegenden, wo das Steinleiden häufiger ist, gelegentlich auch bei kleinen Kindern beobachtet. So verzeichnet·v. Bókay[4]) unter 1621 Fällen 43 aus dem ersten und 120 aus dem zweiten Jahr; das jüngste Kind stand im Alter von $2^1/_2$ Monaten. Noch seltener sind **Blasentumoren**, die vornehmlich durch den Harndrang die Aufmerksamkeit auf sich lenken, während Blutungen nur ausnahmsweise auftreten. Die beschriebenen Fälle[5]) waren meist Sarkome; auch ein Fall von angeborener Dermoidzyste ist bekannt. Anschließend ist auch auf das Vorkommen von **Prostatasarkomen**[6]) aufmerksam zu machen. Einmal habe ich bei einem jungen Säugling starke Blasenblutungen beobachtet, als deren Ursache bei der Sektion eine **variköse Venenerweiterung** gefunden wurde.

Urinretention mit manchmal enormer Ausdehnung der Blase kann vorübergehend schon beim Neugeborenen vorkommen, vielleicht infolge des Reizes der abgehenden Konkremente des Harnsäureinfarktes oder des konzentrierten Urins überhaupt[7]). Andere Ursachen schwerer Harnverhaltung sind angeborene Atresien, Divertikel und Klappen der Harnröhre[8]), Steine und Tumoren; auch extravesikale Geschwülste[9]), Entzündungen in der Gegend des Blasenhalses[10]) sowie des peritonealen Überzuges des Fundus[11]) können die Entleerung des Inhaltes verhindern. Die seltenen Vorkommnisse von Retention bei Tetanie[12]) dürften auf Muskelspasmen zurückzuführen sein. Auch ein Fall von Blasenlähmung bei Myelitis ist mir untergekommen.

Q. Erkrankungen der Nebennieren.

Das große Interesse, das man neuerdings der Bedeutung der Nebennierenfunktion und deren Störungen für den gesamten Organismus entgegenbringt, hat Veranlassung gegeben, auch beim Kinde und namentlich auch beim Neugeborenen und Säugling den Erkrankungen dieses Organs mehr Aufmerksamkeit zu widmen. Ich verzichte hier auf die

---

[1]) Hengeveld, Vaccinotherapie by Coli-Pyelocystitis van Kindern. In.-Diss. Leyden 1913. Thomson, l. c.

[2]) Entgegen Fischl, Üb. d. Wes. u. d. Behandl. d. Zystitis usw. Mitt. a. d. Gebiet der Kinderheilk. Leipzig, Repertorienverlag, 1916.

[3]) Auch Hengeveld sah in chronischen Fällen keinen Erfolg.

[4]) J. K. 40, ähnlich Z. K. 4. 1912.

[5]) Lit. bei Steinmetz, D. Z. Ch. 39, 3 u. 4. Schürenberg, J. K. 48. Concetti, A. m. e. III. Nr 3. 1900. Hilsmann, Über Harnblasengeschwülste. In.-Diss. Berlin 1913.

[6]) Fränkel, Ref. A. K. 46, 141. Fullerton, Br. m. J. 18. 9. 1909. Levy, M. m. W. 1903. Nr. 10 (Lit.).

[7]) Englisch, A. K. 2. v. Bókay, Gerhardts Hb. IV, 3.

[8]) v. Bókay, J. K. 52. Carpenter, Brit. Journ. of childr. dis. I. Aug. 1906. Morton, ibid. I. Nov. Lit. bei Schultze in Brüning-Schwalbe, Handb. d. allg. Path. usw. des Kindes. Bd. 2.

[9]) Johannesen, J. K. 44.

[10]) Bartenstein, M. K. 1, 2.

[11]) Eigene Beobachtung.

[12]) Hagenbach-Burkhardt, J. K. 49. Ibrahim, D. Z. N. 41.

Darstellung feinerer Veränderungen[1]) und erwähne nur die Störungen mit handgreiflichem anatomischen Befund.

Hierher gehören die **Nebennierenblutungen**[2]), die sich bei tot zur Welt gekommenen oder in den ersten Tagen meist ohne sichtlichen Grund verstorbenen Neugeborenen nicht allzu selten finden. Sie können mäßig sein, erreichen aber auch erheblichen Umfang, so daß die Nebennieren in Blutzysten verwandelt erscheinen; mikroskopische Blutungen sind sogar in den Leichen der Mehrzahl, ja vielleicht aller Neugeborener nachweisbar. Entstehungsweise und klinische Bedeutung sind noch unklar. Im allgemeinen wird angenommen, daß es sich um das Erzeugnis einer während der Geburt entstandenen, schweren Zirkulationsstörung handelt, wobei durch Zusammenpressen des weichen Bauches die Leber gegen die Vena cava gedrängt und damit eine Stauung in deren Quellgebiet bewirkt wird. Es ist nun kaum anders möglich, als daß zum mindesten schwere Blutungen in dieses so wichtige Organ erhebliche Folgen nach sich ziehen müssen. Tatsächlich sind viele der in Frage stehenden Kinder plötzlich unter Krämpfen und Asphyxie zugrunde gegangen, und es liegt nahe, den Tod durch akuten Ausfall der Nebennierenfunktion zu erklären. Auch darauf wird hingewiesen, daß die Kinder mit Nebennierenblutungen auffallend häufig ikterisch sind, und manche Beobachter sind geneigt, auch einen Zusammenhang zwischen der Blutung und dem Icterus neonatorum zuzulassen. Über Pigmentablagerung in den Schleimhäuten ist nichts Sicheres bekannt.

Auch bei älteren, an Infektionen verstorbenen Säuglingen findet man die Nebennieren manchmal blutig infarziert; über den Zusammenhang dieser Veränderung mit der Grundkrankheit und ihre Bedeutung, für deren Symptomatologie und Verlauf läßt sich hier noch weniger sagen als beim Neugeborenen. Waterhouse[3]) und Friedrichsen[4]) haben Fälle zusammengestellt und durch eigene vermehrt, in denen Kinder zwischen 2 und 15 Monaten akut fieberhaft erkrankten, bald kollabierten, Hämorrhagien am ganzen Körper zeigten und nach 24 bis 48 Stunden starben; bei der Sektion wurden ausgedehnte Nebennierenblutungen gefunden. In einigen Fällen fanden sich septische Kokken im Blut, in anderen nicht.

Als große Seltenheit ist auch die **Addisonsche Krankheit** schon im ersten Lebensjahre beobachtet worden[5]). Häufiger, wenn auch absolut ebenfalls selten, sind die **Karzinome** und vor allem die **Sarkome** des Organs[6]), die, ähnlich wie die Nierentumoren, bereits angeboren sein können. Sie können mit Nierengeschwülsten verwechselt werden, und zwar um so eher, als sie häufig auf die Niere übergreifen; bei linksseitigem Sitz kommt auch die Verwechslung mit einer Milzvergrößerung in Frage. Am häufigsten und für Säuglinge wohl charakteristisch ist der „Hutchinsonsche Typus", der ausgezeichnet ist durch Exophthalmus und Schädelmetastasen, die gewöhnlich auftreten, bevor noch der primäre, aus Rundzellen bestehende Tumor nachweisbar ist. Andere Metastasen als solche im Knochensystem und in den Nackendrüsen scheinen nicht vorzukommen. Die Krankheit verläuft unter Anämie und Kachexie, aber ohne Fieber und ohne Aszites schnell tödlich. Diagnostische Irrtümer — Barlow, Chlorom, Leukämie — sind denkbar. Daneben kommen auch kombinierte Leber-Nebennierengeschwülste vom Typus des Neuroblastoma sympathicum vor, die im Leben leicht als Anaemia pseudoleucaemica, Leberzirrhose mit Milztumor usw. aufgefaßt werden[7]), ferner Nebennierengeschwülste mit Hautmetastasen zum Teil melanotischer Art[8]).

R. Ödematöse Zustände nicht nephritischer Grundlage und Sklerödem.

Häufiger wohl, als dem nephritischen Hydrops, begegnet man im Säuglingsalter ödematösen oder hydropischen Zuständen teils allgemeiner, teils umschriebener Art, die auf sehr verschiedenen Ursachen beruhen, aber das gemein-

---

[1]) Lit. bei Thomas, Z. B. 1911. Bd. 50.
[2]) Lit. bei Magnus, B. kl. W. 1911. Nr. 25. Thomas in Schwalbe-Brüning, Handb. d. allg. Path. usw. des Kindesalters. Bd. 2. 1913.
[3]) L. 1911. I. S. 577.
[4]) J. K. 87. 1918.
[5]) Falberbaum und Fruchthandler zit. nach Magnus, l. c.
[6]) Lit. Steffen, Maligne Geschwülste im Kindesalter. Schukowski, J. K. 69, Tileston u. Wolbach, A. J. Juni 1908. Thomas, l. c.
[7]) Lit. bei Herxheimer, Z. B. 57. 1913. Hertz u. Secher, J. K. 87. 1918. Pick. B. kl. W 1912. Nr. 1 u. 2. Vgl. auch unter Lebererkrankungen.
[8]) z. B. Fall von Reimann, P. m. W. 1902. Nr. 25.

sam haben, daß ein Zusammenhang mit einer nephritischen Erkrankung nicht besteht. Man hat dabei sowohl erworbene, als auch angeborene Störungen zu berücksichtigen[1]).

1. Erworbene Zustände.

Das allgemeine idiopathische Ödem[2]). Die wichtigste der hierhergehörigen Erkrankungen ist das sogenannte allgemeine idiopathische Ödem, wohl auch als essentieller Hydrops[2]) bezeichnet, ein Zustand, der zwar auch im reiferen Alter beobachtet wird, aber nicht im entferntesten in derjenigen Häufigkeit, wie im ersten und zweiten Lebensjahre. Es handelt sich um Ansammlung von Flüssigkeit im Unterhautzellgewebe, in schweren Fällen auch in den großen Körperhöhlen; auch ein Larynxödem mit Stenoseerscheinungen kann ausnahmsweise hinzutreten. Die Ansammlung kann von leichter Gedunsenheit bis zum hochgradigen Hydrops alle Stufen erreichen, und gleicht also vollkommen dem nephritischen Hydrops, bloß daß eben eine Nephritis nicht vorhanden ist.

Man kann in der Tat bei vielen solchen Kranken den Urin andauernd sorgfältig kontrollieren, ohne die geringsten Zeichen gestörter Nierenfunktion zu finden. Wenn sich in wieder anderen Fällen doch hier und da etwas Eiweiß oder morphotische Elemente zeigen, so sind das Zufälligkeiten, die mit dem Wesen des Leidens nichts zu tun haben und davon herrühren, daß bei dem hydropischen Kranken zufälligerweise gerade eine jener vielen Ursachen wirksam ist, die eine Nierenreizung hervorrufen. Auf diese Weise erklärt es sich, daß bei Sektionen auch des öfteren geringfügige parenchymatöse und wohl auch interstitielle Veränderungen der Niere angetroffen werden können. Niemals aber ergibt sich der gerade beim nephritischen Hydrops zu erwartende Befund, und in reinen Fällen, die doch als die ausschlaggebenden zugrunde gelegt werden müssen, erscheint das Organ vollkommen normal[3]).

Die gelegentlich ausgesprochene Vermutung, daß der essentielle Hydrops doch auf Nephritis beruhen könne, weil auch bei kranken Nieren manchmal ein positiver Urinbefund fehle (Senator), muß demnach fallen gelassen werden. Daß solche Nephritiden ohne Eiweiß und Sediment auch beim jungen Kinde vorkommen, soll damit natürlich nicht geleugnet werden. So sah ich selbst dreimonatige Zwillinge mit ausgedehntem Hydrops und schwerer Intertrigo, bei deren einem im Urin das für eine hämorrhagische Nephritis charakteristische Sediment und bei der Sektion eine typische Glomerulonephritis gefunden wurde. Bei dem anderen, der genas, hatte bei allerdings nur einmaliger Untersuchung der Urin keinerlei abnormen Befund ergeben, trotzdem als sicher gelten konnte, daß dieselbe Krankheit vorlag, wie bei dem Bruder.

Es liegt sonach eine selbständige Schädigung des osmoregulierenden Mechanismus vor, deren Verwandtschaft mit der beim nephritischen Hydrops vorhandenen sich darin ausspricht, daß die Flüssigkeitsansammlung in einem Teil der Fälle die gleiche Abhängigkeit von der Kochsalzzufuhr zeigt. Die **Ursache** dieser Schädigung kann verschieden sein. In einer verhältnismäßig kleinen Zahl von Vorkommnissen steht sie in Beziehung zu Infektionen. Hauptsächlich kommen hier in Betracht die Ruhr und die kongenitale Syphilis. Wesentlich häufiger besteht die Grundlage in einer schweren allgemeinen Ernährungsstörung und damit tritt sie in Beziehung mit dem neuerdings viel erörterten Kriegsödem der blockierten Völker Mitteleuropas.

---

[1]) Über Ödemformen beim Kinde mit Kasuistik vgl. auch Griffith u. Newcomb, Medic. News. 1897. II. S. 418.
[2]) Cassel, B. kl. W. 1900. S. 240. Stöltzner, Med. Klin. 1905. Nr. 19. Astros, R. m. 1907. S. 388. Fairbanks, A. J. Sept. 1903. Lit. über Säuglingsödem L. F. Meyer, E. i. M. K. 17. 1919.
[3]) L. F. Meyer, D. m. W. 1905. Nr. 37. Cassel, l. c. Peyser, M. K. 5. Nr. 6.

Es besteht beim Säugling schon in gesunden Tagen eine gewisse Schwäche der Osmoregulation dergestalt, daß Beigaben geringer Mengen von Kochsalz ein durch Wasserretention verursachtes Aufschnellen des Gewichtes bedingen. Erst nach einigen Tagen paßt sich der Organismus durch Steigerung der Diurese der erhöhten Anforderung an, so daß trotz Weitergabe von NaCl nicht nur eine weitere Gewichtsvermehrung ausbleibt, sondern auch die vordem zurückgehaltene Wassermenge wieder ausgeschieden wird. Je jünger das Kind, desto später scheint diese Anpassung zu erfolgen; bei Neugeborenen und namentlich bei Frühgeborenen[1]) sind demnach das Maß und die Dauer der Wässerung besonders groß. Übereinstimmend enthüllt der „Wasserversuch" eine im Vergleich zum Verhalten in späteren Monaten deutlich verlangsamte und verringerte Wasserausscheidung im ersten und bis zu einem gewissen Grade auch noch im zweiten Lebensvierteljahr[2]).

Erinnert man sich, daß die Beeinträchtigung der Osmoregulation eine der wichtigsten Folgen der Ernährungsstörungen ist[3]), so wird es verständlich, daß bei dem schon normalerweise mühsamer regulierenden Säugling Ödeme besonders leicht auftreten, beim jüngeren schon auf recht geringfügige, beim älteren erst auf eingreifendere Schädigungen hin. Unterstützend wirkt in jedem Alter die Gegenwart einer konstitutionellen Hydrolabilität[4]). Schwere Ernährungsstörungen führen zu Ödem, auch ohne daß der Salzgehalt der Nahrung besonders groß ist. Hierher gehören z. B. die Hungerödeme bei fortgesetzter Darreichung allein von Schleim- und Mehlsuppen[5]) und die Ödeme schwacher Frühgeborener und dekomponierter Kinder, die sich bei stark verdünnter Milch, ja sogar bei Frauenmilch einstellen. Leichter Erkrankte können bei salzarmer Kost ödemfrei bleiben, bei salzreicherer unter jähem Gewichtsanstieg hydropisch anschwellen. Ob eine alimentäre Ursache, ob eine infektiöse im Spiele ist, bleibt für das Endergebnis gleich. So sieht man den Hydrops ebensowohl als Teilerscheinung des Barlow, der Spasmophilie, der schweren Anämien und jeder Form von Dekomposition, wie im Marasmus der chronischen Tuberkulose und der lang hingezogenen Pyodermien.

Die feineren Vorgänge bei der Entstehung des idiopathischen Ödems bilden ein fesselndes, der endgültigen Lösung noch harrendes Problem der pathologischen Physiologie. Die frühere Anschauung, daß es sich allein um die Folgen einer rein funktionellen Nierenläsion handelt, darf wohl ebenso als überwunden betrachtet werden, wie eine andere, die die vermehrte Ansammlung der Gewebsflüssigkeit allein auf eine Endothelerkrankung des gesamten Kapillarsystems zurückführt. Neben diesen Möglichkeiten und vielfach vor ihnen ist vielmehr auch ein veränderter Zustand der Gewebskolloide selbst daran beteiligt, daß in wachsendem Umfange der normale Ablauf der Retention und Assimilation des Wassers erschwert und letzten Endes eine zunächst nur wägbare (Präödem), später sichtbare Ansammlung interzellulärer Flüssigkeitsmengen hervorgerufen wird.

Für die **Behandlung** des essentiellen Hydrops sind einfache Salzentziehungskuren, wie sie bei renalem Hydrops gebräuchlich sind, nach Lage der Sache nicht am Platz. Auch direkt gegen die Wassersucht gerichtete Maßnahmen, z. B. Schwitzen, Diuretika und Herztonika sind zwecklos, wahrscheinlich sogar schädlich. Der einzig richtige Weg ist vielmehr die Behandlung der zugrunde liegenden Ernährungsstörung nach den früher entwickelten Grundsätzen.

---

[1]) Nobécourt u. Vitry, R. m. März 1904.
[2]) Else Aschenheim, Z. K. 24. 1920.
[3]) Vgl. S. 234.
[4]) Vgl. S. 232.
[5]) Vgl. Aron, J. K. 86. 1917.

Gelingt diese, dann schwinden auch die Schwellungen. Selbstverständlich kommt es dabei auch zu beträchtlichen, zuweilen außerordentlich großen Gewichtsverlusten, auf die man zweckmäßigerweise die Angehörigen vorher aufmerksam machen wird.

Ödem und Sklerödem der Neugeborenen[1]). Häufiger wohl, als in anderen Perioden des Säuglingslebens finden sich ödematöse Zustände in den ersten Lebenstagen, und so hat man sich gewöhnt, von einem „Ödema neonatorum" zu sprechen, mit dem Nebengedanken, daß es sich hier sehr wohl um besondere Verhältnisse handeln könne[2]).

Das trifft indessen nur in bedingtem Maße zu. Eine große Zahl der Schwellungen bei Neugeborenen sind sicherlich nichts anderes als früh auftretende idiopathische Ödeme der eben besprochenen Art; ebenso wie diese können sie durch Herabsetzung der Salzzufuhr oder Beschränkung der Nahrung beseitigt und durch gegenteilige Maßnahmen wieder erzeugt werden. Nur darin besteht ein Unterschied, daß die Störung im Wasserwechsel nicht auf Grund einer erworbenen, sondern einer angeborenen Schwäche zustande kommt, denn man findet diese Zustände hauptsächlich bei schwachen Frühgeburten, bei denen ja alle Qualitäten des Stoffwechsels noch ungenügend entwickelt sind, und man sieht sie nach einiger Zeit schwinden, wenn diese Kinder allmählich erstarken.

Eigenartige Umstände sind nur zu berücksichtigen, wenn es sich um das **Sklerödem** handelt. Ist das der Fall, so zeigt sich anstatt der weichen Schwellung des gewöhnlichen Hydrops eine anfänglich zäh-teigige, später harte und starre Beschaffenheit der Haut und Unterhaut, die dem Fingerdruck einen stärkeren Widerstand entgegensetzt. Dabei wird die Haut zähe und derb und läßt sich nicht mehr in Falten aufheben; ihre Farbe ist totenbleich oder marmoriert, und öfter finden sich kleine Blutaustritte. Die Veränderung beginnt gewöhnlich am Unterschenkel und ergreift, allmählich aufsteigend, weitere Bezirke; in vollentwickelten Fällen wird der ganze Körper mit Einschluß des Kopfes befallen, manchmal so stark, daß die Bewegungen und das Saugen stark behindert erscheinen. Skrotum, Knöchel und Lider indessen sieht man im Gegensatz zum Stauungsödem häufig freibleiben.

Das **Hauptmerkmal** des Zustandes neben dem Sklerödem selbst ist die Herabsetzung der Körper- und namentlich der Hauttemperatur. Man glaubt eine Leiche zu berühren, und bei der Analmessung ergeben sich Werte von höchstens 34^0; ja solche unter 30^0 und selbst 25^0 sind verzeichnet worden. Dem entsprechen die übrigen Lebensäußerungen, die ungenügende Nahrungsaufnahme, die oberflächliche Atmung, der kleine Puls, die Unbeweglichkeit, die Tonlosigkeit der Stimme, wenn diese überhaupt gebraucht wird und nicht das ganze Kind stundenlang fast wie tot verharrt.

Diese Symptome der „Lebensschwäche" bilden auch ein Kennzeichen des Sklerödems bei der Unterscheidung vom Fettsklerem[3]), bei dem die Temperatur fieberhaft zu sein pflegt und eher ein erregter Zustand, als eine Depression besteht. Die sklerödematöse Hautverhärtung kann wegmassiert werden, während die sklerematöse unveränderlich ist. An der Leiche fehlt die Trockenheit der Haut und die Volumenzunahme des Fettgewebes, die dem Sklerem eigen ist; vielmehr ist das Unterhautzellgewebe von einer gelblichen Flüssigkeit durchtränkt, nach deren Auspressung die gewöhnliche Beschaffenheit der Haut wiederhergestellt ist.

---

[1]) Lit. Runge, Krankh. d. ersten Lebenstage. Comby, T. m. e. V. Lange, Phys., Path. u. Pflege d. Neugebor. Leipzig (C. G. Naumann). Luithlen, Zellgewebsverhärt. d. Säugl. Wien 1902. v. Reuß, Erkr. d. Neugebor., I. Springer. 1913.
[2]) Betr. des angeborenen Ödems vgl. S. 780.   [3]) Vgl. S. 225.

Oftmals findet sich ein **umschriebenes Ödem der Vulva bzw. des Penis und Skrotums bei Neugeborenen,** das nicht allzulang nach der Geburt wieder schwindet. Er wird auf Stauung während der Geburt oder Druck der Schenkel in der fötalen Lage bezogen. Halban und Zappert dagegen vermuten, ähnlich wie für die Brustdrüsenschwellung eine Wirkung von Schwangerschaftssubstanzen. Etwas anderes ist das **chronische idiopathische Genitalödem** (Friedjung), das ohne jede Beeinträchtigung des Allgemeinbefindens in der ersten bis dritten Lebenswoche auftritt und sich erst nach monatelangem Bestehen langsam wieder verliert. Es betrifft fast nur Knaben und äußert sich in einer Schwellung des Mons Veneris, der Geschlechtsteile, gelegentlich auch der benachbarten Bezirke der Oberschenkel; nach oben reicht es bis zur Mitte zwischen Nabel und Symphyse und ist dort horizontal scharf abgegrenzt. Friedjung[1]) ist geneigt, die Ursache in einer leichten, vom Nabel ausgehenden Infektion zu sehen, die, ähnlich wie etwa das Erysipel, eine Lymphstauung bewirkt; nach Neurath könnten leichte entzündliche Reizungen an den äußeren Genitalien in Betracht kommen. Ylppö[2]), der Genitalödeme durch Druck bei der Lagerung auf der Stoffwechselschwebe und durch einen eine Hydrozele entstehen sah, faßt Stauung durch mechanisch bedingte Hemmungen der Lymphzirkulation ins Auge.

Über das **Wesen** des Sklerödems sind die mannigfaltigsten Vorstellungen geäußert worden. Die Auffassung als Stauungserscheinung oder nephrogener Hydrops hat ebenso ihre Vertreter gefunden, wie die als trophische Störung oder als Gefäßerkrankung infolge septischer Infektion. Alle diese Dinge halten indessen der Kritik nicht stand; allein schon die Erfahrung, daß die schwersten Erkrankungen der erwähnten Art ohne Sklerödem zu verlaufen pflegen und umgekehrt keine einzige bei vorhandenem Sklerödem regelmäßig vorkommt, läßt das Fehlen eines bindenden Zusammenhanges erschließen. Die meisten . neueren Autoren sind geneigt, den Zustand als ein idiopathisches Ödem anzusprechen, bei dem infolge hochgradiger angeborener oder durch Krankheit erworbener „Lebensschwäche" eine derartige Abkühlung des Körpers zustande gekommen ist, daß bereits im Leben neben dem Ödem die sonst nur der Leiche zukommende Starre des Unterhautfettes und vielleicht auch die entsprechenden Veränderungen in der Muskulatur zur Ausbildung gelangen. Nach dem Befund an drei in meiner Anstalt beobachteten Fällen — der eine der Buhlschen Krankheit ähnlich, mit Blutungen in der Haut, den inneren Organen, Darm- und Nierenblutungen bei sterilem Blut und sterilen Organen, der zweite ein schwerer, angeborener Herzfehler, der dritte ohne besonderen Befund — scheint mir auch diese Deutung zweifelhaft. Bei allen fand sich keine helle, eiweißarme Ödemflüssigkeit, sondern bernsteingelbes bei der Erwärmung gelatinierendes Serum in den Geweben und ein Erguß derselben Flüssigkeit im Bauchfellraum; bei der mikroskopischen Untersuchung der Muskulatur ließ sich die Querstreifung nicht mehr erkennen und um die Kapillaren war eine leichte zellige Infiltration zu sehen. Vielleicht darf man sich vorstellen, daß durch die lange Unterkühlung eine Schädigung der Gefäßendothelien und schließlich eine Art **kongelatives Ödem** hervorgerufen wird.

Die erwähnte Gegensätzlichkeit zwischen Sklerem und Sklerödem soll nach einigen Beobachtern[3]) nicht ausschließen, daß in allerdings seltenen Fällen beide nebeneinander bei demselben Kinde gefunden werden. Vielleicht liegt dabei doch ein Irrtum in der Deutung vor; sklerödematöse Stellen mit sehr derber Beschaffenheit sind von Sklerem oft kaum zu unterscheiden.

Gelingt es, die Lebensschwäche oder die etwa sonst vorhandene Erkrankung zu beheben, so schwindet auch das Ödem. Angesichts der Vorbedingungen für die Entstehung des Sklerödems haben begreiflicherweise die ärztlichen Bemühungen nur selten Erfolg, und damit wird die sehr hohe Sterblichkeit der befallenen Kinder verständlich. Immerhin werden Heilungen berichtet, und auch ich habe einige Kinder trotz allgemeiner Ausdehnung der Verhärtung genesen

---

[1]) W. kl. W. 1906. Nr. 24.
[2]) Z. K. 14. 1916.
[3]) Lange, l. c. Esch, C. G. 1908 Nr. 31.

sehen. Die **Behandlung** besteht vor allem in energischer Wärmezufuhr in der Art, wie es gelegentlich der Besprechung der Pflege von Frühgeburten geschildert wurde[1]). Zur Beschleunigung der Erwärmung ist zu Beginn ein heißes Bad besonders zu empfehlen. Dufour[2]) schlägt vor, wenn eine Kuvöse nicht verfügbar ist, das angekleidete Kind ganz in Gummipapier einzupacken, ein Verfahren dessen Ungefährlichkeit mir nicht genügend gesichert erscheint. Tibonis[3]) läßt nur die watteumwickelten Beine mit Guttaperchastoff umhüllen, und diesen durch eine Binde mäßig fest andrücken. Außerdem wird meist Massage der Glieder angeraten. Alles andere ist Ernährungsfrage, und nach Lage der Dinge wird hier keine andere Nahrung etwas versprechen, wie die Frauenmilch.

Wenn soeben für das eigentliche Sklerödem die ursächliche Beteiligung infektiöser Faktoren abgelehnt oder wenigstens nur insofern zugelassen wurde, als sie indirekt zu einer schweren Ernährungsstörung der Gewebe führt, muß das dahin ergänzt werden, daß es sowohl partielle als auch universelle **sklerödemartige Zustände infolge unmittelbarer Einwirkung von Entzündungserregern** gibt, deren Ähnlichkeit natürlich nur eine äußere ist, während sie klinisch durch das Fehlen der Temperaturerniedrigung und pathogenetisch durch die Abhängigkeit von einer bakteriellen Schädigung der Lymphgefäße ausgezeichnet sind. Hierher gehören die oft ungemein ausgedehnten, harten Lymphstauungen im Anschluß an Erysipele. Aber neben diesen verhältnismäßig bekannten Objekten der differentiellen Diagnostik gibt es noch eine andere, ebenfalls als Streptokokkenerkrankung zu deutende, aber aus multiplen, hämatogenen Herden zusammenfließende, diffuse, sklerödemartige Veränderung der Haut, die meines Wissens in der Literatur nicht beschrieben ist und deshalb durch folgendes Beispiel belegt werden möge.

Knabe W. 3 Wochen, hat in der ersten Lebenswoche infolge Mundauswischens Bednarsche Aphthen bekommen, ist immer schwächer geworden, und hat zuletzt Schwellungen an den Beinen und am Munde gezeigt. Bei der Aufnahme elend, Gewicht 2400, Temperatur 38,5. Umfangreiche, nekrotisierende und auf den Knochen übergreifende Entzündung der Lippen- und Mundschleimhaut, insbesondere auch des Überzuges der Alveolarfortsätze, erysipelatöse Schwellung und Rötung der Nase und der Umgebung des Mundes. Andeutung von Ödem an den Beinen. In den nächsten Tagen erscheinen, während das Erysipel des Gesichtes sich langsam weiter ausdehnt, an etwa 20 Stellen des Rumpfes und der Extremitäten zehnpfennigstückgroße, rote, zackig umrandete Flecken, die bei Palpation sich als leicht infiltriert erweisen. Diese Flecken nehmen unter stärkerer Schwellung schnell an Umfang zu, und nähern sich so einander, während die Röte abblaßt und einer Marmorierung Platz macht. Nach 2½ Tagen ist der ganze Körper durch Zusammenfließen der einzelnen Stellen von fahler, hier und da fleckig geröteter, sklerödematöser Haut überzogen, die sich aber nicht kalt anfühlt. Temperatur dauernd zwischen 37,8 und 38,7. Tod am 4. Beobachtungstage. Sektion zeigt mit Ausnahme der nekrotisierenden Entzündung der oberen Speise- und Luftwege und parenchymatösen Organdegenerationen nichts Bemerkenswertes. Aus der Haut entleert sich reichlich gelbe, seröse Flüssigkeit. In ihr werden ebenso wie im gleich nach dem Tode aspirierten Herzblut mäßig reichlich Streptokokken nachgewiesen. In mikroskopischen Hautschnitten sieht man Verbreiterung der Lymphspalten des Koriums und hier und da kleine Infiltrationsherde; in den Lymphräumen sind vereinzelte Streptokokken aufzufinden.

Bei Erwachsenen sind vereinzelte Fälle eines „Sklerödems" beobachtet worden, das sich akut im **Anschluß an Infektionen** (Influenza, Scharlach)[4]) entwickelt, große Bezirke der Körperhaut befällt und im Laufe von Monaten einer langsamen Besserung und auch Heilung zugängig ist. Das pralle, die Starrheit bedingende Infiltrat sitzt dabei nicht in den oberen, sondern in den unteren

---

[1]) Vgl. S. 141.
[2]) Soc. d. péd. d. Paris 20. 10. 1908.
[3]) Ref. A. m. ch. inf. 15. Nov. 1910.
[4]) Vgl. Buschke, B. kl. W. 1902. Nr. 41. F. Pinkus, D. Z. XIV. H. 7.

Schichten der Haut und im Unterhautzellgewebe; woraus es besteht und wie es entsteht, ist noch unbekannt, indessen ist ein anderer als ein „trophischer" Ursprung kaum wahrscheinlich. Daß dieses vom gewöhnlichen Sklerödem und Sklerem schon durch das Fehlen jedweder Allgemeinerscheinungen unterschiedene Leiden als große Seltenheit auch beim Säugling vorkommt, zeigt die folgende Erfahrung.

Mädchen N., 14 Tage alt mit 2700 Gewicht aufgen., gedeiht bei Eiweißmilch gut, so daß es nach zweimonatigem Anstaltsaufenthalt bei bestem Wohlbefinden 4100 g wiegt. Jetzt leichte Grippeinfektion: Schnupfen, Husten, eine Woche hindurch Fieber bis 38,2. Am siebenten Krankheitstag wird eine Steifheit der Beine bemerkt, und in etwa 10 Tagen entwickelt sich der folgende Zustand: Bei völlig ungestörtem Befinden und bester Laune zeigt sich eine pralle, teigige, kaum eindrückbare, von spiegelnd gespannter Haut umgebene Schwellung der Füße namentlich an den Fußrücken, der Unter- und Oberschenkel, des Gesäßes und der Genitalien; am Kreuze und an den Leisten schneidet diese Schwellung mit ziemlich deutlicher Grenze ab, der übrige Körper ist frei. Bewegungen der Beine sind schmerzlos, aber durch die Schwellung etwas behindert. Das Infiltrat scheint, da die Kutis etwas faltbar ist, den tieferen Schichten anzugehören. Bei der 3 Wochen nach Beginn der Veränderung auf Wunsch der Mutter erfolgten Entlassung noch derselbe Befund. Weiterer Verlauf unbekannt.

Die Sklerodermie der Säuglinge[1]). Sehr selten finden sich beim Säugling Verhärtungen in der Haut, die der echten Sklerodermie zugerechnet werden dürfen. In den ersten Lebenswochen entstehen kleine, derbe Infiltrate, die sich langsam zu größeren, buchtig umrandeten, durch das Gefühl leicht abgrenzbaren Platten ausdehnen und über denen die Haut leicht rötlich oder blaurötlich verfärbt ist. Sie sitzen zu vielen an den verschiedensten Stellen, besonders gerne, an den Wangen, den Nates, den Oberarmen und Oberschenkeln, während die bei der Sklerodermie des Erwachsenen meistbefallenen peripherischen Teile frei bleiben und von einer diffusen Infiltration nicht die Rede ist. Es besteht eine gewisse Ähnlichkeit mit multiplen Lipomen, nur ist die Härte größer und die Zugehörigkeit zur Haut selbst, nicht zum Unterhautzellgewebe, leicht festzustellen. Nach einigen Wochen oder Monaten beginnt die Rückbildung und wird nach einiger Zeit restlos vollendet; Ausgang in Atrophie kommt nur ganz ausnahmsweise vor.

Die angioneurotischen Ödeme. Verhältnismäßig häufig sind im Säuglingsalter auch jene durch Flüchtigkeit und schnellen Wechsel des Sitzes, der Ausdehnung und der Erscheinungsform ausgezeichneten Ödeme, die eben der genannten Eigenschaften wegen als urtikarielle, vasomotorische oder angioneurotische angesprochen zu werden pflegen.

Am verbreitetsten sind die **serös-erythematösen Formen.** Sie gleichen in vielen Stücken den Hauterscheinungen bei der Serumkrankheit, in deren Symptomenbild ja urtikarielle Exantheme und Ödeme eine hervorragende Rolle spielen. Charakteristisch für sie ist das plötzliche Erscheinen von umfangreichen, zuweilen blassen, meist aber erythematösen, manchmal auch zyanotischen[2]) Schwellungen, das gewöhnlich in Begleitung von urtikariellen Exanthemen der verschiedensten Art erfolgt. Die Schwellungen können an den verschiedensten Stellen des Körpers sichtbar werden, bald nur an einem Orte, bald an mehreren; es können ganze Glieder in hochgradiger Weise auflaufen; auch die Kopfschwarte und das Gesicht kann betroffen sein. Besonders häufig sieht man Andeutungen des Zustandes um den Mund und an der Nase, von ihr aus schmetterlingsförmig auf die Wangen übergreifend. Schmerz scheint nicht, Jucken nur manchmal und nur in geringem Maße vorhanden zu sein. Meist bestehen Fieberbewegungen, von denen jedoch schwer zu sagen ist, ob sie durch die Grundkrankheit, oder

---

[1]) Lit. Mayerhofer, J. K. 81. 1915. L. F. Meyer, D. m. W. 1919. Nr. 31.
[2]) Fall von Tordens, Ref. J. K. 32. S. 217.

durch das Ödem hervorgerufen sind. Eine Verwechslung mit Erysipel kann zu Beginn leicht vorkommen, im weiteren Verlauf aber zeigt die Wandelbarkeit des Bildes, worum es sich handelt. Stehen doch manche Schwellungen nur wenige Stunden, wenige länger als 1 bis 2 Tage. Schmerzen erheblicher Art sind nicht vorhanden. Eine Beteiligung innerer Schleimhäute, wie sie bei Erwachsenen vorkommt und zuweilen bedrohliche Erscheinungen bewirkt (Glottisödem) ist bei Säuglingen nur ausnahmsweise zu erwarten, dagegen scheinen öfters Hirnerscheinungen vorzukommen, die möglicherweise auf Hirnödem zu beziehen sind. Ich selbst habe mehrmals eine Benommenheit feststellen können, von anderen wird über vorübergehende Lähmungen[1]) und Krämpfe[2]) berichtet. Ob die begleitenden Magendarmsymptome gelegentlich als Erzeugnis einer Urticaria interna zu deuten sind, ist gerade beim Säugling schwer zu sagen.

Ursächlich stehen diese Zustände zum Teil mit Infektionen und Intoxikationen in Beziehung. Ich sah sie in besonders typischer Ausbildung öfters als Begleiter örtlicher Eiterungen, wohlgemerkt nicht etwa nur in deren Nachbarschaft, sondern auch an entfernten Gegenden. Das läßt sich durch toxische Kapillarschädigung erklären, aber auf Grund einiger Fälle, bei denen sich später an dieser und jener Stelle tiefgelegene kleine Abszesse entwickelten, möchte ich erwägen, ob nicht zuweilen auch kleinste infektiöse Thrombosen bei der Entstehung eine Rolle spielen. Eine Verschlechterung der Prognose begründet die Komplikation nicht; auch Fälle ausgedehnter Art sah ich genesen, wenn der primäre Herd zur Heilung kam.

Andere Male ist ein Zusammenhang mit grippalen, ruhrartigen oder sonstigen Magendarmerkrankungen nachzuweisen. Seltener sind andere Anlässe. So beschreibt Morse[3]) einige Fälle aus dem ersten und zweiten Jahre, wo schon durch mäßige Kälteeinwirkung regelmäßig ausgedehntes Ödem und Erythem der Hände und Arme erzeugt wurde. Weiterhin sind jedenfalls noch andere äußere Einflüsse (Insektenstiche, Hautreize) imstande, bei disponierten Kindern eine gleiche Reaktion zu erzielen[4]).

Möglicherweise haben manche dieser Zustände Beziehungen zur Raynaudschen Gangrän, deren Vorkommen bereits im Säuglingsalter gesichert ist[5]).

Nichts anderes als eine Abart des gewöhnlichen, angioneurotischen Ödems sind die Vorkommnisse, wo gleichzeitig mit der Ansammlung von Flüssigkeit auch Blutaustritte stattfinden, durch die der Zustand zu einem **akuten hämorrhagischen Ödem** gestempelt wird, das man vielleicht der „Purpura urticans" anreihen darf. Sie sind nicht gerade häufig; am ehesten noch begegnet man den Fällen mit zahlreichen kleinen, petechialen Blutungen im Bereich des Ödems, namentlich bei Sitz der Anomalie an der Nase und den Wangen. Fälle mit etwas größeren, durch Konfluenz entstandenen, hämorrhagischen Flecken scheinen gerade beim Säugling Seltenheiten zu sein; ganz ausnahmsweise dürften schließlich Zustände zur Beobachtung gelangen, wo sich auf der Basis des akuten Ödems neben der makulösen Purpura große Hämatome entwickeln.

Kurt B., Ammenkind ist von der 4. Lebenswoche an in der Anstalt erst an der Brust allein, dann bei Zweimilchernährung leidlich gediehen. Im 9. Monat (Gew. 7400) erkrankt

---

[1]) Galatti, W. m. W. 1896. Nr. 15.
[2]) Smith u. Meara, A. P. 1906. Mai (Lit.).
[3]) Bost. m. J. 142. Nr. 1. 4. Jan. 1900.
[4]) Man muß wohl alle diese Fälle getrennt halten von dem eigentlichen Oedema cutis circumscriptum Quinckes, das eine chronisch-rezidivierende zuweilen familiäre Angioneurose darstellt, die bereits im Säuglingsalter beginnen kann. (Sutherland, Ref. J. K. 68. 734. Cassierer, Vasomotor. u. troph. Neurosen. Berlin 1912.)
[5]) Lit. b. Beck, J. K. 72.

er an Schnupfen und rechtsseitiger eitriger Mittelohrentzündung, und nimmt bis auf 7000 g ab. 8 Tage später erhebt sich abends die bereits zur Norm zurückgekehrte Temperatur wieder auf 38⁰, und es entwickelt sich in wenigen Stunden unter jähem Anstieg des Gewichtes auf 7350 das folgende, ungewöhnliche Krankheitsbild: Das Gesicht erscheint gedunsen, die Lider geschwollen, auch die Ohren sind geschwollen und leicht bläulich verfärbt. Auf beiden Wangen finden sich zahlreiche stecknadelkopf- bis linsengroße, runde Hauthämorrhagien. An beiden Ellenbogen, Unterarmen und Händen ebenfalls ziemlich starke, ödematöse Schwellungen, desgleichen an den Beinen bis hinauf zum Knie. Die Haut über den Gelenken ist prall gespannt und glänzend, auf Druck anscheinend schmerzhaft. An der Rückseite der Ellbogen finden sich symmetrisch auf beiden Seiten je zwei etwa zweimarkstückgroße Hämatome, die sich in die Umgebung verlieren, so daß diese auf eine Strecke hin bläulich verfärbt ist. In der Umgebung der größeren Blutungen mehrere linsengroße, flache runde Hämorrhagien. Ebensolche Hämorrhagien stehen in großer Zahl an den Unterschenkeln, einige wenige an den Händen. Am harten Gaumen einige Petechien. Im Urin sind mikroskopisch ziemlich zahlreiche rote Blutkörperchen nachweisbar Das Kind ist etwas matt und schläfrig. Bereits nach 2 mal 24 Stunden ist das Fieber wieder gesunken, die Blutungen beginnen abzublassen, der Urin wird blutfrei, und unter schnellem Schwinden der Ödeme kehrt das Gewicht auf den früheren Stand zurück. Weiterhin ungestörtes Befinden.

Ganz ähnlich waren Symptome und Verlauf bei einem 15 monatigen Mädchen, wo die hämorrhagischen Schwellungen ebenfalls im Anschluß an einen Schnupfen, aber bereits 2 mal 24 Stunden nach dessen Beginne einsetzten. Hier war besonders stark das Orbitalgewebe befallen, und es kam zu Protrusio bulborum und bläulicher Verfärbung der geschwollenen Lider; dazu zeigten sich seröse Durchfälle mit deutlicher, wenn auch geringfügiger Blutbeimengung. Die Eruptionen erstreckten sich über 7 Tage, dann kam es zu schneller Heilung.

Bei der Behandlung dieser Zustände ist vielleicht neben der Behebung der Ursache von der Darreichung von Atropin (0,01 : 15,0 4 stündig 2 bis 3 Tropfen) oder Kalksalzen (Calc. lactic. oder Calc. chlorat. [cave Calcar. chlorat.!] 0,5 bis 1,5 pro die, dosi refracta, 3 bis 4 Tage lang) ebenso etwas zu erwarten, wie beim Serumexanthem und der Urticaria.

2. Angeborene Zustände.

Im Vergleich mit den erworbenen sind angeborene Ödeme oder ödemähnliche Zustände kasuistische Seltenheiten, deren genauere Charakterisierung und Rubrizierung gegenwärtig um so schwieriger ist, als die Kenntnisse der Ätiologie, Pathogenese und sogar der pathologisch-anatomischen Verhältnisse empfindliche Lücken aufweisen. Es kann sich demnach hier nur darum handeln, einen Hinweis auf die wichtigsten Typen zu geben und darauf aufmerksam zu machen, daß jeder gut studierte Einzelfall eine wertvolle Bereicherung unseres Wissens bildet.

Das universelle kongenitale Ödem[1]). Praktisch kaum von Belang ist das universelle kongenitale Ödem, da die von ihm betroffenen Früchte meistens tot geboren werden oder nur einige Tage leben. Es erscheint als wäßrige, gelegentlich auch gelatinös-wäßrige Infiltration der Haut und Unterhaut, manchmal in Begleitung hyperplastischer Zustände der Bedeckungen und oft vergesellschaftet mit Hydrops der Körperhöhlen. Zuweilen ist es so stark, daß die Entbindung erschwert wird. **Ursache** und **Wesen** sind noch recht dunkel. Bei einem Teil der Fälle allerdings finden sich Bildungsfehler, die ein Zirkulationshindernis abgeben, z. B. Herzfehler, Obliteration des Ductus thoracicus u. a.; aber auch da ist die Entstehung des Ödems nicht immer recht verständlich, weil bei anderen Kindern die gleiche Anomalie ohne Stauungserscheinungen gefunden werden

---

[1]) Lit. Ballantyne, Diseases of the foetus. Ders., T. m. e. V. Birnbaum, Klinik der Mißbild. usw. des Fötus. Berlin 1909. King, L. 1908. II. S. 532. Wienokowitz, B. kl. W. 1914. Nr. 42 ff. Schmidt u. Mönch, M. G. G. 47. 1918.

kann. Bei einer zweiten Gruppe fehlen solche anatomischen Veränderungen; oft liegt dann eine Krankheit der Mutter vor, die zu der des Fötus Beziehungen zu haben scheint, so namentlich Hydrämie, Anämie, Leukämie, Nephritis, Schwangerschaftsalbuminurie; aber auch ganz gesunde Mütter gebaren schon hydropische Früchte. Eine Bedeutung der Syphilis dürfte abzulehnen sein. Die **pathologisch-anatomische Untersuchung** hat oft Veränderungen ergeben, die an diejenigen der Leukämie und Pseudoleukämie erinnerten, also Milz- und Leberschwellung, extramedulläre Blutbildungsherde und entsprechenden histologischen Befund im Blute, so daß man neuerdings den Zustand als eine besondere, der Anaemia pseudoleucaemica infantum verwandte Erkrankung der blutbereitenden Organe aufzufassen geneigt ist[1]), die vielleicht durch toxische Stoffe aus dem Blute der kranken Mutter bedingt wird. King dagegen, der Kapillarerweiterung und Rundzelleninfiltration der Nebennieren notierte, vermutet als Grundlage eine Endothelschädigung durch nicht entgiftete Stoffwechselprodukte. Bab[2]) denkt namentlich auch wegen des gleichzeitigen Vorkommens von Hydramnion- und Hydrocephalus an eine innersekretorische Störung von der Hypophysis aus.

Eine Verwechslung des Ödema congenitum mit dem angeborenen Myxödem dürfte bei einiger Sorgfalt nicht unterlaufen.

Die Gesamtheit der bei überlebenden Säuglingen vorkommenden, angeborenen Zustände setzt sich aus außerordentlich verschiedenen Dingen zusammen, deren Auseinanderhaltung schon klinisch gewisse Schwierigkeiten bietet. Immerhin erscheint es möglich, wenigstens einige Gruppen aufzustellen, die in sich Fälle mit so einheitlichen Symptomen enthalten, daß in Wirklichkeit wohl natürlich Zusammengehöriges vereinigt ist.

Das angeborene lymphangiektatische Ödem ist gekennzeichnet durch die Gegenwart einer den Fingereindruck bewahrenden Schwellung, die in ihrer Stärke wechselt, in ziemlich deutlicher Weise durch die Lage beeinflußbar ist und nach dem Wegmassieren eine lockere, für den betreffenden Körperteil zu weite Haut hinterläßt. Sie kann große Partien des Körpers einnehmen oder auch auf die Extremitäten, namentlich die Beine beschränkt sein. Das Allgemeinbefinden und Gedeihen der Kinder erscheint nicht beeinträchtigt. Es handelt sich jedenfalls um angeborene Erweiterungen der Lymphspalten, und zwar aus Gründen, die einer Behebung zugänglich sind. Denn soweit die spärlichen Beobachtungen ein Urteil erlauben, tritt mit der Zeit eine Heilung, zum mindesten eine erhebliche Besserung des Zustandes ein. Vielleicht kommt ursächlich einfach eine ungewöhnlich große Weichheit und Lockerheit der Haut und des Unterhautzellgewebes in Betracht.

Hierher gehören die von Fromme[3]) und Erlanger[4]) berichteten Fälle mit ausgedehnten Schwellungen, vielleicht auch eine Beobachtung von Petrone[5]). Ich selbst habe zwei einschlägige, allerdings nur partielle Fälle gesehen. In dem einen bestand ein angeborenes, in abhängiger Lage besonders starkes Ödem des linken Armes von der Schulter bis zu den Fingerspitzen, das allmählich geringer wurde und im Laufe des zweiten Jahres völlig verschwand; im anderen waren geringe Ödeme beider Oberarme bei ausgesprochener Schlaffheit der Haut vorhanden, die ebenfalls gegen Ende des zweiten Jahres fortblieben.

---

1) Vgl. auch unter angeborener Leukämie S. 750.
2) M. m. W. 1916. Nr. 50.
3) A. K. 41.
4) Z. K. 11. 1914.
5) Ref. A. K. 48. S. 153.

Die angeborene Elefantiasis[1]) betrifft eine oder mehrere Extremitäten, besonders häufig die Beine, nur ausnahmsweise sitzt sie am Rumpfe oder im Gesicht. Sie erscheint als pralle, nicht wegzumassierende, den Fingerdruck nicht annehmende Schwellung, die meist ansehnlichen, oft gewaltigen Umfang erreicht und eine schwere Verunstaltung der befallenen Teile bedingt. Die Haut ist verdickt, glänzend, kaum abhebbar und nicht faltbar. Die anatomische Grundlage der typischen Fälle ist eine der „elefantiastischen" angenäherte Hyperplasie des Haut- und Unterhautbindegewebes mit Erweiterung der Blut- und Lymphkapillaren.

Die Fälle gehören klinisch und ätiologisch zweifellos in verschiedene Untergruppen. Einige sind **reine idiopathische Hyperplasien**, die ihrem Bau entsprechend, eine ziemlich weiche Beschaffenheit haben (Elefantiasis mollis), sich unscharf gegen die gesunden Teile abgrenzen und außer eben der Hyperplasie nichts Erwähnenswertes aufweisen. Gewisse hierhergehörige Fälle sind von einigen Beobachtern als **angeborenes, hereditäres oder familiäres, trophisches Ödem** abgesondert worden, weil in der Aszendenz oder bei Geschwistern die gleiche Erkrankung mehrfach festzustellen war[2]). Diese Ödeme — die Bezeichnung „Elefantiasis" ist in Hinblick auf die Beschaffenheit der Schwellung keine besonders glückliche — treten meist doppelseitig, selten einseitig, und, wie es scheint, immer an den Beinen und Füßen auf.

Neben diesen Formen einfacheren Baues stehen die Fälle von **angeborener Elefantiasis mit verwickeltem anatomischen Befund**, bei denen sich diffuse oder knotige Bindegewebsveränderungen, Teleangiektasien, Naevi, Lymphangiektasien und Lymphzysten vorfinden. Erwähnenswert ist auch die Stauungselefantiasis infolge intrauteriner Abschnürung der Glieder durch amniotische Bänder.

Keine dieser Formen ist therapeutisch beeinflußbar[3]). Bei der Diagnose ist hauptsächlich die Unterscheidung von der kongenitalen Hypertrophie, an der sich alle Gewebe, nicht bloß die Haut, beteiligen, und von der diffusen Lipomatose und Teleangiektasie zu berücksichtigen.

Eine eigenartige Affektion stellt schließlich das **angeborene, hereditäre, zyanotische Ödem der Hände und Füße** dar, das durch Schwellung, bläuliche Farbe und Kälte einer Erfrierung ähnlich, zuweilen bei Säuglingen gefunden wird, deren Mütter oder Großmütter an demselben Zustand leiden.

S. Die Erkrankungen der Haut.

1. Seborrhöe und Asteatosis cutis.

An das physiologische Erythem der Neugeborenen in Anschluß an die Geburt schließt sich eine feine, kleienförmige Abschuppung an, die verschieden lange anhält, aber doch im Laufe des ersten Monats verschwindet und eine normale Oberfläche hinterläßt. Oftmals aber ist der Hergang ein anderer. Die Schuppung hört nicht auf, sondern zieht sich in die späteren Monate hinein, wird gröber, gegebenenfalls bis zur Großblättrigkeit, und die Hautoberfläche zeigt in weiter Ausdehnung gewisse Eigenheiten, von denen gleich zu sprechen sein wird.

[1]) Lit. Esmarch u. Kuhlenkampf. M. Mainzer, D. m. W. 1899. S. 437. Noeggerath, B. kl. W. 1908. Nr. 27. Spietschka, A. D. S. 1891. Bd. 23. Comby, T. m. c. V.
[2]) Hierher gehören wohl die Fälle von Nonne, V. A. 1891. 125. Jopson, A. P. März 1898. Milroy, N. Y. med. J. 1892. Grünbaum, Br. J. of childr. dis. I. 1904. Nr. 12.
[3]) Über den Versuch der Ableitung der gestauten Lymphe in die Muskulatur durch Faszienspaltung siehe Kondoléon, M. m. W. 1912. Nr. 10.

Das Bild, daß sich im Laufe der Zeit herausbildet, kann verschieden sein. Bei einem Teil der Kinder entspricht es dem, was man unter dem Begriff der **Seborrhoea sicca** zu verstehen pflegt. Bald flächenhaft, bald herdförmig ausgebreitet, sitzen dicke, ziemlich große, undurchsichtige, weißliche oder gelbliche, bald mehr, bald weniger durchfettete S c h u p p e n der Haut auf und häufen sich an den Vorzugsorten zu mehrschichtigen, fettigen, gelben K r u s t e n von manchmal dumpfigem oder stechendem Geruch. Dieser „G n e i s“ oder „M i l c h - s c h o r f“ findet sich namentlich auf dem behaarten Kopf, insonderheit in der Gegend der großen Fontanelle; bei stärkster Ausbildung greift er von dort auf Stirn, Wangen und Schläfen über, wobei die Brauen im erhöhtem Maße beteiligt sind. Schon mit den leichten Gra-

den des Gneises geht ein H a a r - a u s f a l l am Kopfe, den Augenbrauen und den Lidern einher, am stärksten an den der Stirn oder der Stirn und den Schläfen benachbarten Bezirken, wodurch eigenartige Begrenzungen entstehen (Fig. 166), deren eine als „kammartiger Haarschopf“ bekannt ist[1]) (Fig. 38).

R u d i m e n t ä r e F o r m e n der Seborrhöe erscheinen als schuppende Vergilbungen bis zu Talergröße, die manchmal vereinzelt, manchmal zu mehreren vorhanden sind, gerne auf der Stirn und im Gesicht sitzen, aber auch an anderen Stellen vorkommen.

Etwas seltener wohl als die Seborrhoea sicca findet sich eine zweite Art von Veränderung, bei der die Beschaffenheit der Haut nicht einen Überfluß, sondern im Gegenteil einen Mangel an Hauttalg erschließen läßt. Hier fehlt der Gneis, allenfalls findet sich eine

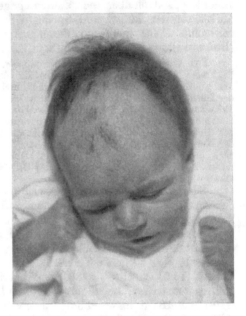

Fig. 166. Kahler Vorderschädel bei Seborrhoea capitis.

etwas stärkere Schuppung an den Stellen, die er sonst bevorzugt. Die Schuppen sind dünner, durchsichtiger, gewöhnlich auch kleiner als bei der Seborrhöe, oftmals so fein, daß nur mit der Lupe eine zarte Aufblätterung wahrnehmbar ist. Die Hautoberfläche erscheint dabei trocken, etwas glänzend, spröde und von feinsten Rissen durchsetzt. Es scheint zweckmäßig, diesen Zustand als **Asteatosis cutis** der Seborrhöe gegenüberzustellen[2]).

Seborrhoea sicca und Asteatosis können jede in reiner Form auftreten, sie können sich auch vereinigen in der Weise, daß ein seborrhöischer Zustand des Kopfes mit einem asteatotischen des Rumpfes verbunden ist oder auf einer asteatotischen Haut seborrhoische Herde aufsitzen. Es handelt sich also offenbar nicht um verschiedene Störungen, sondern um solche nahe verwandten Ursprunges, wobei die Gründe, die einmal zu dieser, ein anders

---

[1]) W. Freund, M. K. 9. 1910.
[2]) Török nennt ihn Desquamaito lamellosa neonatorum. Damit werden wohl die Fälle mit größeren Schuppen gedeckt, nicht aber ohne weiteres diejenigen, bei denen die Schuppen zwar bei genügender Aufmerksamkeit sichtbar, aber nicht „lamellenartig“ sind.

Mal zu jener führen, ebenso dunkel sind, wie diejenigen der Hautfettanomalie überhaupt.

Ein Zustand besonderer Art, der mit der Asteatosis wohl einige Verwandtschaft hat, aber doch durch erhebliche Eigenheiten unterschieden ist, ist die ziemlich seltene **Ichthyosis sebacea** (= Seborrhoea squamosa neonatorum, Török). Hier zeigt die Haut dieselben feinsten Fältelungen, Risse und Schuppen, wie bei der Asteatosis, aber sie erscheint gelblicher, glänzender, straffer, an manchen Stellen geradezu gespannt und etwas infiltriert, so daß sie sich nur zu gröberen Falten zusammenschieben läßt und die Bewegungen der Weichteile, namentlich auch das Saugen, erschwert. Vor allem aber ist sie vornehmlich an den Gelenken, sodann aber auch an den übrigen Flächen von tiefen, an den Rändern aufblätternden Rissen und Sprüngen durchzogen, die sie in größere Schollen zerlegen. Daher auch die Bezeichnung als Scherbenhaut, Cutis testacea (Behrend).

Das Wesen aller dieser Zustände mit den zugehörigen Funktionsstörungen der Haut liegt noch sehr im Dunkeln und selbst die histologischen Verhältnisse harren noch einer abschließenden Bearbeitung. Noch nicht durchaus geklärt scheinen auch die Beziehungen der Ichthyosis sebacea zu der sehr seltenen **Ichthyosis congenita**[1]). In ihrer schwersten, die Erhaltung des Lebens ausschließenden Form ist diese freilich genügend gekennzeichnet durch die Entwicklung im Fötalleben, durch die tiefen Hautrisse und die Unnachgiebigkeit der dicken, hochgradig hyperkeratotischen Haut, deren Spannung Entwicklungsstörungen der Nase, Lippen und Lider bedingt. Aber es werden auch mildere und vor allem auch erst nach der Geburt auftretende Formen beschrieben, deren Schilderugen ganz gut auf den Zustand derjenigen meiner Patienten paßt, deren Leiden ich als hochgradige Ichthyosis sebacea ansprechen zu dürfen glaubte.

Bei der **Behandlung** der Seborrhöe bedarf es vor allem der Entfernung der Schuppen. Am Körper genügen dazu häufige Bäder mit Abseifung, auch gelegentliche Schwefelbäder können nützlich sein; am Kopf müssen die Auflagerungen gewöhnlich erst durch niederdrückende 2- bis 3proz. Salizylvaselineverbände erweicht und der mechanischen Abhebung zugängig gemacht werden. In der Folge empfiehlt sich täglicher Gebrauch einer Schwefelpomade (Sulf. praecip. 1,5, Vaselin 10,0, Ol. oliv. ad 30,0) und häufiges Kopfwaschen mit Schwefelseifen oder Seifenspiritus. Bei der Asteatosis kommen nur überfettete Seifen (Niveaseife) in Betracht, deren Schaum man von der Haut nicht abspült, sonden stehen läßt und abtrocknet; ferner leichtes Einmassieren eines Hautcremes (z. B. Lanolin, Eucerin Glyzerin āā 10 Aq. ad 60,0). Wichtiger als die äußere Beeinflussung ist die diätetische, die mit der zusammenfällt, die für das Ekzem in Frage kommt.

Die besprochenen Zustände sind an sich nicht allzu bedeutsam. Aber sie verlangen theoretisch und praktisch deswegen volle Beachtung, weil sich auf ihrer Grundlage häufig eine der häufigsten und wichtigsten Störungen des Säuglingsalters entwickelt, das konstitutionelle Ekzem.

2. Das konstitutionelle Ekzem[2]).

Ekzematöse Zustände sind in hohem Maße ein Vorrecht des frühen Kindesalters. Etwa $^3/_5$ aller Fälle des ersten Dezenniums treffen auf die ersten zwei bis drei Lebensjahre; würde man auch die leichteren Erkrankungen zählen, so würde sich das Verhältnis noch wesentlich erhöhen. Der Gipfel der Ekzembereitschaft fällt in das Säuglingsalter, und in diesem wiederum zeigen sich die ersten Wochen und Monate besonders bevorzugt; hier ist nicht nur die Zahl der Befallenen sichtlich höher, als im zweiten Halbjahr, sondern es tritt deutlich eine

---

[1]) Lit. Riecke, A. D. S. 54. 1900. Boßert, J. K. 82, 1915.
[2]) Lit. Feer, E. i. M. K. 12. 1908.

Neigung zu universeller Ausbreitung der Hautveränderungen hervor, die später-hin, wenn überhaupt, nur noch in Andeutungen bemerklich wird. Auf Grund dieser Eigenheit und der durch sie bedingten Verschiedenheit in der Krank-heitsphysiognomie des jüngeren und des älteren Säuglings erscheint eine ge-sonderte Betrachtung der zwei Gruppen empfehlenswert.

a) Klinisches.

1. Der universelle Typus (vorwiegender Typus beim jungen Säugling).

Symptomatologie. Das einfache Ekzem — **Ekzema simplex et intertrigino sum** — beginnt mit dem Aufschießen kleinster roter Papelchen, das diejenigen Bezirke bevorzugt, die, wie die Rückseite des Körpers, die Gegenden der Hautfalten und Gelenkbeugen, der Unterbauch, in er-höhtem Grade äußeren Einwirkungen aus-gesetzt sind. In geringerem Grade können auch die übrigen Flächen beteiligt sein, darunter auch das Gesicht. Nur in dem kleineren Teil der Fälle kommt es zur Bil-dung von deutlichen Bläschen. An den aus-gesetzten Stellen werden Papeln und Bläs-chen bald ihrer zarten Decke beraubt und ihr geröteter, leicht nässender Grund bloß-gelegt.

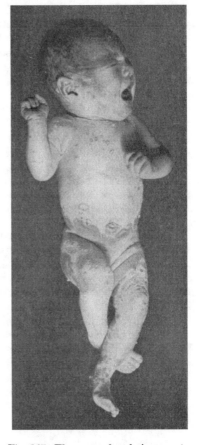

Fig. 167. Ekzema seborrhoicum uni-versale bei jungem Säugling.

Am häufigsten findet sich das Ekzem da, wo sich zwei Hautflächen berühren: **Ekzema intertrigo** — und auch bei den Formen stär-kerer Ausbreitung sitzen hier die ersten und stärksten Veränderungen. Infolge Mazeration und Reibung wird die mit Papelbildung be-ginnende Erkrankung hier in der Regel zur hochroten, nässenden und diffus infiltrieren-den **Dermatitis intertriginosa**, die an den Grenzen noch den Ursprung aus Einzelefflo-reszenzen erkennen läßt. In leichteren Fällen bleibt diese Dermatitis auf ihre Vorzugsorte beschränkt; oft aber greift sie auf die Nach-barschaft über, befällt weite Bezirke, so na-mentlich den Unterkörper vom Kreuz bis zu den Fersen, und kann im äußersten Grade sich zu solcher Ausdehnung steigern, daß nur noch im Gesicht und an der Vorderseite des Rump-fes Inseln normaler Haut erhalten bleiben.

Dem vorstehenden sehr ähnlich ist das **Ekzema seborrhoicum**[1]); es unterscheidet sich durch seine Vergesellschaftung mit Se-borrhöe, durch die Schuppung der primären Herde und durch das Fehlen oder die Geringfügigkeit des Nässens an den sekundär mazerierten Stellen.

---

[1]) Von Leiner (Über eigenartige Erythemtypen und Dermatitiden des frühen Säug-lingsalters, Deuticke 1912) werden die hier in Frage kommenden Dermatosen der ersten Lebenswochen als „Erytheme" bezeichnet. Ich möchte die Einreihung unter das Ekzem vorziehen, weil zu Beginn des Leidens Einzeleffloreszenzen von papulöser bzw. scheiben-

Hervorgehend aus der geschilderten Seborrhöe, beginnt das Ekzema seborrhoicum mit entzündlicher Rötung, die unter der Schuppendecke des Kopfes hervorkriecht. Dazu gesellen sich im Gesicht und am übrigen Körper kleine und kleinste Papeln, linsen- bis fünfpfenniggroße schuppende Flecken und umfangreichere, mit stärkeren Schuppenlagen bedeckte Infiltrate. Gleichzeitig verbreiten sich vom Gesäß und den Leisten aus dieselben Gebilde über den Unterleib und die Beine, werden durch Reibung und Mazeration bald ihres Schuppenbelages beraubt und zu erythematösen Flächen vereinigt, an deren Grenzen nicht die einfachen Papeln und Erosionen des Ekzema simplex, sondern runde, vielfach girlandenförmig zusammenfließende, schuppende Scheiben stehen (Fig. 167). Zuweilen wird auch bei dieser Form, ebenso wie beim einfachen Ekzem, nahezu die gesamte Oberfläche befallen, und auf dem hochroten, seidig oder fettig glänzenden, gewöhnlich nur in den Beugen etwas nässenden Grunde erhalten sich nur an geschützten Stellen, gegebenenfalls nur am Kopf und an den Augenbrauen, die diagnostisch wichtigen Schuppenmassen.

Neben der so gekennzeichneten **diffusen Form** gibt es auch eine **plaqueförmige**, bei der eine wechselnd große Zahl von verschieden großen, infiltrierten und stark schuppenden Scheiben vorhanden ist, die durch Zusammenfließen größere Herde bilden können.

Der schwersten Form des universellen seborrhöischen Ekzems sehr ähnlich, wahrscheinlich sogar ihr zugehörig, ist die **Erythrodermia desquamativa** (Leiners[1]). Bei ihr zeigt die gerötete, seidigfettig glänzende, leicht infiltrierte Haut eine mächtige Exfoliation großer, entweder dicker und gelblicher, oder dünner und weißlicher Schuppen, die sich an den Rändern leicht aufrollen und sich nach der Abstoßung immer wieder erneuern. Der ganze Körper einschließlich des Gesichtes ist befallen. Die seborrhoische Kruste des Kopfes und der Augenbrauen pflegt besonders stark zu sein.

Mit der Unterscheidung und Benennung dieser verschiedenen **Typen** des Ekzems der ersten Säuglingszeit ist keineswegs gesagt, daß es sich dabei auch wirklich um verschiedene Krankheiten handelt. Es spricht im Gegenteil alles dafür, daß nur eine verschiedenartige Reaktion der Haut, die wiederum in einer verschiedenartigen Hautbeschaffenheit wurzelt, die Abweichungen bedingt. Der Säugling mit Seborrhöe bekommt ein seborrhoisches Ekzem auf dieselben Einwirkungen hin, auf die bei seinem nicht seborrhoischen Altersgenossen ein einfaches Ekzem entsteht. Für die unitarische Auffassung spricht schon das Vorkommen zahlreicher Übergänge. Es gibt Fälle, wo die Seborrhöe eben nur angedeutet ist, andere, wo sie nur am Kopfe besteht, während am Körper nur papulöse Veränderungen sichtbar sind, und schließlich auch solche, wo auf der gleichen Fläche seborrhoische und papulöse Stellen nebeneinander gefunden werden. Dazu kommt, daß zwischen den Typen keinerlei durchgreifender Unterschied in Verlauf, Dauer, Prognose und diätetischer Beeinflußbarkeit erkennbar ist.

Der Erythrodermia desquamativa will Leiner auf Grund gewisser Eigentümlichkeiten der Hautstruktur, der Häufigkeit schlimmer, auf toxische Stoffwechselvorgänge deutender Wendungen und einiger feiner klinischer Sondermerkmale eine selbständige Stellung wahren. Man kann hierzu noch das gelegentliche Auftreten eines **allgemeinen Hydrops**[2]) fügen, das mir bei den zwei anderen Formen nicht in Erinnerung ist. Ich glaube indessen so fließende Übergänge zum Ekzema seborrhoicum gesehen zu haben, daß ich mit Moro, Brandweiner u. a. die Trennung nicht für gerechtfertigt halten möchte. Moro[3]) deutet den Zustand als

---

förmig-schuppender Beschaffenheit vorhanden sind, und das diffuse Erythem erst in der Folge durch stärkere äußere Reizung hinzutritt.

[1]) l. c. u. A. D. S. 89. 1908.
[2]) Eliasberg, M. K. 15. 1919.
[3]) M. m. W. 1911. Nr. 10.

universelle Dermatitis ex intertrigine bei jungen Säuglingen mit ausgesprochenem Status seborrhoicus, und Stolte[1]) erwägt, ob die an der hochgradigen Abschuppung kenntliche

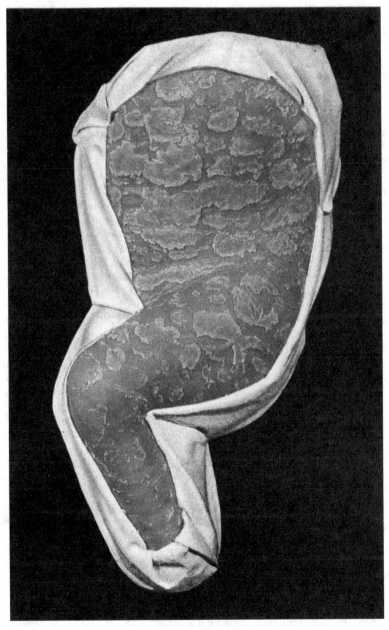

Fig. 168. Erythrodermia desquamativa Leiner

(aus Finkelstein, Galewsky, Halberstädter, Atlas der Hautkrankheiten im Kindesalter).

Eigenart der Haut sich nicht schon bei der Geburt durch den Befund einer ungewöhnlich reichlichen Vernix caseosa kundtue, ein Punkt, auf den in Zukunft zu achten wünschenswert ist.

---

[1]) M. K. 14. 1916.

Alle drei Dermatosen betreffen Brustkinder ebenso wie Flaschenkinder; bei den ersten sieht man sogar die schwersten Fälle. Alle drei finden sich bei Dystrophischen, mit Diarrhöe Behafteten ebenso wie bei leidlich Genährten mit festen Stühlen. Dabei besteht eine ziemlich enge **Beziehung zwischen Körperbeschaffenheit und Stärke des Hautleidens**. Je magerer das Kind, desto ausgebreiteter ist im allgemeinen das Ekzem; am schlimmsten pflegt es bei Vereinigung von Magerkeit und Diarrhöen zu sein. Die Durchfälle erweisen sich häufig als Fettdiarrhöen [1]). Bei Höhergewichtigen mit festen Stühlen tritt das Ekzem gewöhnlich milder auf, ist häufiger disseminiert oder auf einzelne Plaques beschränkt, als diffus und die Intertrigo beschränkt sich auf die Hautfalten und deren Umgebung. Kinder, deren Entwicklungszustand bei kritischem Urteil als einigermaßen normal bezeichnet werden darf, werden nur ausnahmsweise betroffen; die wenigen, die in Frage kommen, zeigen nur ganz geringfügige Erscheinungen.

Verlauf. Gleichwie die Ausbreitung, so steht auch der Verlauf des Ekzems und seine therapeutische Beeinflußbarkeit in Abhängigkeit von der allgemeinen Körperbeschaffenheit. Bei den **Mageren** kann die bestehende Ernährungsstörung sich verschlimmern und sogar zum Tode führen; davor schützt auch die natürliche Ernährung nicht mit Sicherheit, wie das Schicksal manches Dystrophikers mit Fettdiarrhöe an der Brust belehrt. Viele diese Kinder bleiben monatelang, manche durch das ganze Säuglingsalter hindurch dürftige, welke und schlaffe Wesen, mit Neigung zu Darmstörungen; bei anderen kommt allmählich, aber wohl nie vor Ablauf des ersten Vierteljahres von innen heraus eine Besserung des Ernährungszustandes, und gleichzeitig bessert sich auch die Haut, zumeist so weit, daß im zweiten Halbjahr von der früheren Krankheit nichts mehr übrig ist. Durch eine Ernährungstherapie, die den Eintritt guter Gewichtszunahmen zur Folge hat, kann der Eintritt der günstigen Wendung beschleunigt und die Dauer der Krankheit auf wenige Wochen beschränkt werden. Es darf geradezu als Gesetz bezeichnet werden, daß das Ekzem der Mageren schwindet, wenn sich Gewicht und Allgemeinbefinden heben. Dasselbe gilt von den weniger umfangreichen Hautveränderungen der Dystrophiker geringeren Grades mit festen Stühlen, nur daß gute Zunahmen hier oftmals erheblich schwieriger zu erzwingen sind, als bei der ersten Gruppe.

Anders steht es mit den **Bessergenährten,** wo geringfügige ekzematöse Erscheinungen von früh an bestehen, trotzdem das Gewicht gut vorwärtsschreitet. Auch bei ihnen ist zwar mit der Möglichkeit einer spontanen Heilung im zweiten Vierteljahr zu rechnen, aber ebensogroß ist die Aussicht auf längere Dauer, vielleicht sogar auf Verschlimmerung und Entwicklung eines stärkeren Gesichtsekzems. Steile Zunahmen sind hier immer ohne · bessernden, häufig von verschlechterndem Einfluß; wieweit ihre Hintanhaltung nützen kann, wird später zu besprechen sein.

Komplikationen. Örtliche und allgemeine Sekundärinfektionen sind trotz der manchmal so ausgedehnten Hautveränderungen nicht allzu häufig. Dazu gehören das **Erysipel** und die allgemeine **Sepsis,** die namentlich bei universellem seborrhoischem Ekzem und bei der Erythrodermie zu fürchten sind. Die örtlichen Infekte nehmen entsprechend der diffusen Art der primären Läsion öfters eine ungewöhnliche Gestalt an. So kommt es manchmal zu förmlichen hochfieberhaften **Katarrhen,** bei denen die flächenhaft entzündete, stark infiltrierte Haut eine reichliche rahmig eitrige Absonderung zeigt. Starkes Nässen, schmierige Ein- und Auflagerungen und übler Geruch kennzeichnen die **Pyozyaneusinfektion.**

---

[1]) Vgl. S. 366.

Gelegentlich sieht man auch feine, graue, durchsichtige, leicht abziehbare Belege, die zum Teil durch Kokkenansiedlung, zum Teil aber auch durch **Diphtherie**
erzeugt werden; eine andere Form der sekundären Hautdiphtherie ist das speckig
belegte, am Grund und an den Rändern infiltrierte Ulkus.

Merkwürdigerweise scheint **Nephritis** nur ganz ausnahmsweise vorzukommen; ich wenigstens habe sie bei diesen jungen Säuglingen erst einmal
gesehen. Die Ödeme der Erythrodermie stehen außer Zusammenhang mit
Nierenschädigungen.

Diagnose. Namentlich bei dem scheibenförmigen Typus des seborrhöischen
Ekzems und bei der Erythrodermie wird nicht selten irrtümlicherweise an **Syphilis**
gedacht, und man muß zugeben, daß manchmal wirklich eine Ähnlichkeit mit
einem großpapulosquamösen Syphilid vorhanden ist. Auch das Aussehen der
Fußsohlen gleicht dem bei geringgradiger diffuser syphilitischer Infiltration.
Dazu kommt, daß sich auf dem Boden syphilitischer Exantheme und Infiltrationen an Unterleib und Beinen auch eine starke Intertrigo einzustellen pflegt.
Andererseits können Syphilis und Ekzem auch einmal gleichzeitig nebeneinander
vorhanden sein. Im allgemeinen dürfte aber bei einiger Bekanntschaft mit den
Ekzemtypen die Unterscheidung nicht zu schwer fallen. Unter Umständen
wird die Wassermannsche Reaktion entscheiden müssen.

2. Das Kopf- und Gesichtsekzem
(vorwiegender Typus beim älteren Säugling).

Symptomatologie. Von dem geschilderten Bilde des Ekzems der ersten Säuglingszeit ist das der späteren Monate in mancher Hinsicht unterschieden. Obschon seine ersten Anfänge gewöhnlich ebenfalls vor das erste Vierteljahr zurückgehen, kommt es nur ausnahmsweise zu den schweren, diffusen Erkrankungen,
und selbst im äußersten Falle bleiben ansehnliche Flächen verschont. Gewöhnlich sind die Veränderungen auf die Unterbauch- und Gesäßgegend sowie auf
die Gelenkbeugen und Hautfalten beschränkt; oft sind sie nur geringfügig und
nicht selten werden sie ganz vermißt und es besteht nur eine stärkere ,,Empfind-
keit'' der Haut in Gestalt einer Neigung zum Rot- und Wundwerden an den
gefährdeten Stellen. Dafür tritt mehr und mehr eine andere Lokalisation hervor
und gibt dem Leiden die Prägung: das Ekzem des Gesichts mit Bevorzugung
der Wangen. Es spricht sich in dieser äußerlichen Änderung offenbar eine
innere Änderung der Körperdisposition aus, derzufolge unter Abnahme der
Krankheitsbereitschaft von Stamm und Gliedern eine erhöhte Empfänglichkeit
gerade desjenigen Bezirkes zur Ausbildung gelangt, der vordem entweder
ganz verschont oder nicht irgendwie bevorzugt erscheint. Der Gegensatz
zwischen der Schwere und Hartnäckigkeit der Gesichtserkrankung und der geringen Beteiligung des Rumpfes und der Glieder ist häufig sehr eindrucksvoll.

Auch beim älteren Säugling läßt sich ein einfaches und ein seborrhoisches
Ekzem unterscheiden. Das **einfache Ekzem** findet sich allein oder vorwiegend
im Gesicht (Fig. 169), allenfalls stehen noch einige Plaques am behaarten Kopf; der
übrige Körper ist in wesentlich geringerem Maße, oft überhaupt nicht einbezogen;
manchmal fehlt sogar eine verstärkte Neigung zum Wundwerden. Gewöhnlich
im 3. bis 5. Monat, seltener früher erscheinen auf den Wangen kleinste Knötchen,
ausnahmsweise auch Bläschen, die im leichtesten Falle getrennt bleiben, andere Male
durch ein Erythem verbunden werden, über dem die Haut trocken, glänzend und etwas rissig erscheint. Jucken kann völlig fehlen oder in mäßigem Grade vorhanden
sein. Weiterhin kann sich, teils durch selbständige Wandlung, teils infolge

Kratzens ein Ekzema squamosum, madidans oder crustosum herausbilden. Bei den leichteren Graden wird häufig ein schneller Wechsel im Zustand der befallenen Stellen bemerklich: zuweilen scheinen sie abgeblaßt und nahezu verheilt, um am nächsten Tage wieder starke Rötung und neue Knötchen aufzuweisen.

Der Sitz der Veränderungen sind zumeist die beiden Wangen allein oder er erstreckt sich, von den Wangen ausgehend, aufwärts zur Schläfe und um die Augen herum zur Nasenwurzel, abwärts zum Unterkinn mit einer Verbindungsbrücke über die Oberlippe zur anderen Seite; die Nase bis zur Nasenlippenfurche, das Kinn bis zur Kinnmundwinkelfurche, die obere Stirn, ein schmaler Streifen zwischen Haargrenze und Schläfen, die Ohren und der Hals bleiben frei. Etwas seltener als dieser „mittlere Typus" ist der „obere", bei dem bei ebenfalls reinem oder nahezu reinem Kopf hauptsächlich die Stirn bis an die Augenbrauen, die Schläfen und die Gegend der aufsteigenden Unterkieferäste befallen sind, während Ohren, Kinn und Mittelgesicht verschont bleiben. Ein „unterer Typus", der bei freier Stirn das ganze Gesicht von unten bis an die Augen einnimmt, scheint beim Säugling nur ausnahmsweise vorzukommen.

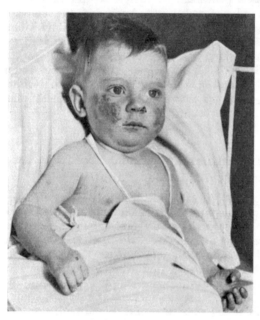

Fig. 169. Einfaches Gesichtsekzem bei älterem Säugling.

Anders verhält sich die **seborrhoische Form des Gesichtsekzems.** Bei ihr erscheint der behaarte Kopf in besonderer Weise beteiligt; ausgedehnte, gelbe, fettige Krusten bedecken in dicken Schichten namentlich seinen vorderen Teil, und greifen, oft in zusammenhängender Fläche, auf die Stirn über. Von ihnen aus geht das oft nässende, krustöse und seborrhoische Ekzem, dessen Lokalisation diesem Ursprung gemäß dem oberen Typus entspricht ohne doch dessen Grenzen in gleich scharfer Weise zu wahren, wie es das einfache Gesichtsekzem zu tun pflegt; vielmehr ist die Ausdehnung auch auf Wangen und Untergesicht die Regel. Von der seborrhoischen Grundlage zeugt ferner der Umstand, daß auch an anderen Stellen des Körpers sichere, wenn auch manchmal nur unbedeutende, seborrhoisch-ekzematöse Veränderungen vorhanden sind. Das Jucken hält sich oft in mäßigen Grenzen, kann aber gelegentlich auch sehr ausgesprochen sein.

Auch das seborrhoische Kopf- und Gesichtsekzem beginnt bei vielen Kindern erst nach Ablauf des ersten Lebensquartales, nachdem in den ersten Lebensmonaten die Haut rein war. Eine andere Gruppe von Kindern hat von Geburt an allgemeine seborrhoisch-ekzematöse Veränderungen dargeboten, die sich so lange in mäßigen Grenzen hielten, bis mit dem Eintritt größerer Zunahmen das Gesichtsekzem stärker hervortrat.

Daß diese Form des Gesichtsekzems im **Zusammenhang mit dem universellen se-borrhoischen Ekzem des frühesten Säuglingsalters** stehen kann bzw. zu diesem hinzutritt oder sich aus ihm entwickelt, ist hiernach sicher und läßt sich häufig direkt beobachten. Ich glaube aber hinzufügen zu können, daß dieser Zusammenhang nur das seborrhoische Ekzem der Dicken betrifft, während die Wahrscheinlichkeit dafür, daß auch das seborrhoische Ekzem der Mageren bei Besserung des Ernährungszustandes durch geeignete Diät sich allmählich in der beregten Weise umwandelt, nicht sehr groß ist. Wenigstens habe ich schon so viele Fälle der zweiten Art in gleichem Schritte mit der Gewichtszunahme für alle Zeiten verschwinden sehen, daß ich das Auftauchen eines späten Gesichtsekzems bei einem in den ersten Lebenswochen gleichzeitig seborrhoisch-ekzematösen und konstitutionell mageren Säugling für selten halten möchte. Daß es aber vorkommt, zeigen Fälle, wie der folgende:

Mädchen K., 5 Monate alt, Gewicht 5 kg. Kleines, schlaffes, pastöses Kind mit herdförmigem, trockenem, seborrhoischem Ekzem an Kopf, Stirn und Wange. Ekzem des Naseneingangs, Rhagaden am Ohransatz, Intertrigo der Hautfalten am Hals, der Nates und der Oberschenkel, verschiedene kleine Plaques am Rumpf und den Extremitäten. Unter Ernährung mit 500 bis 550 Milch, 400 Wasser, 40 g Nährzucker in 5 Wochen Zunahme bis 5700, also 140 g pro Woche. Ekzem unverändert. Jetzt Verringerung der Nahrung auf 350 Milch, 30 Zucker, 350 Wasser, 300 dünne Haferschleimsuppe, ebenfalls 5 Wochen hindurch. Dabei Gewichtsstillstand. Ekzem vollkommen unbeeinflußt. Jetzt wird das Kind auf 1 l Buttermilch mit 4 Prozent Kohlenhydrat, Gemüse und Kompott gesetzt. In den nächsten 7 Wochen 900 g Zunahme, sichtliche Erholung, dabei Verschwinden des Ekzems bis auf geringe Reste. Im Alter von 8 Monaten mit 7200 nahezu rein entlassen. In der Pflege mit Vollmilch und Beikost überfüttert; rapide Zunahme und Rezidiv.

Die Mannigfaltigkeit der Erscheinungsformen des Gesichtsekzems, die noch durch die Folgen des Kratzens vergrößert wird, erfährt eine weitere Steigerung durch das häufige Hinzutreten **sekundärer Infektionen.** In jedem Falle schmarotzen auf den nässenden Flächen und in den Borken und Krusten massenhaft Bakterien, auf deren Anwesenheit, wenn nicht des Ekzems überhaupt, so doch alle irgend stärkeren Reizerscheinungen zurückzuführen sind[1]). Unter Umständen nun ist die stets vorhandene Infektion von einer Art und einer Wirkung, daß sie Reaktionen hervorruft, die eine neue Wandlung im klinischen Bild der Hauterkrankung bedingen. Das Ereignis einer solchen schwereren Infektion verändert aber nicht nur das Symptomenbild in auffälliger Weise, sondern es bedeutet auch in den meisten Fällen eine für Dauer, Verlauf und Prognose des Leidens ungünstige Wendung.

Die Einimpfung der pathogenen Keime kann durch Kratzen und Reiben geschehen, sie kann aber auch erfolgen von Eiterungen aus dem Ohr, der Nase oder Drüsen her, und wegen der ständigen Erneuerung dieser Quelle und der Schwierigkeit, sie zu verstopfen, ist dieser zweite Modus wohl als der gefährlichere zu bezeichnen.

Verhältnismäßig am gutartigsten ist diejenige Form der Infektion, die durch Vermehrung und Begünstigung eines rein eitrigen Charakters der Sekretion die Bildung dicker, gelber oder durch Blutbeimischung dunkel gefärbter Borken anregt. Das derart entstandene **impetiginöse Ekzem** unterscheidet sich in seinem sonstigen Verhalten und insbesondere auch in seiner therapeutischen Zugängigkeit nicht erheblich von den gewöhnlichen Formen, nur daß es leichter zu Fieberbewegungen Veranlassung gibt als diese. Anders steht es mit einer zweiten Art, nämlich mit derjenigen, wo sich auf dem Ekzem eine durch Bildung größerer oder kleinerer eitriger Blasen gekennzeichnete Pyodermie ansiedelt. Ich will sie zum Unterschiede von der später zu erwähnenden Pustulosis als **Vesiculosis** bezeichnen. Bei ihr verbreitet sich eine Aussaat oberflächlicher, leicht platzender, eitergefüllter Bläschen und Blasen schubweise und unter Fieber nicht nur über das Ekzem, sondern auch über dessen Umgebung, regt hier in weitem Umfang neue ekzematöse Prozesse an, kann auf weit entfernte Teile des Körpers übertragen werden und so die ursprünglich mehr oder

---

[1]) Lit. vgl. Cole, A. D. S. 116. 1913. Loebenstein, Z. K. 26. 1920.

weniger umschriebene Krankheit zu einer weit ausgedehnten machen. Kaum
jemals bleibt es bei einer einzigen solchen Aussaat; in der Regel folgt der ersten
kaum abgeheilten eine zweite, an die sich immer wieder noch weitere anreihen,
oft geradezu rashartig weite Strecken befallend. Die Folgen solcher wiederholter Ereignisse für die ekzematöse Haut sind sehr tiefgreifende. Die Entzündung, das Nässen und die Infiltration werden hochgradig gesteigert. Die
Lymphdrüsen schwellen an und vereitern, der Juckreiz wächst, und das dadurch bedingte ständige Scheuern wirkt wiederum verschlimmernd auf den
Zustand der Haut. Auf der Höhe der Entwicklung zeigt ein solches Ekzem
keine Spuren der früher geschilderten Lokalisation mehr; die Haut des ganzen
Gesichtes ist zu einer derben elefantiastisch verdickten Decke geworden, aus
der nur hier und da eine etwas normalere Partie heraussieht; die behaarte Kopfhaut ist mit dicken, teils seborrhöischen, teils aus eingetrocknetem Serum bestehenden Borken bedeckt, die Ohren sind derb infiltriert, von krustösen Massen
besetzt und erst am Hals und Unterkinn grenzt sich die hochrote, infiltrierte
Fläche scharf gegen die gesunde Haut ab, während auch am Körper noch insel-

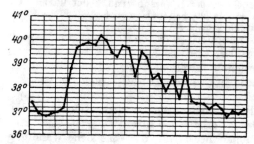

und flächenartige, ebenfalls schwer
veränderte ekzematöse Bezirke bestehen und insbesondere die Haut
der Hände und Handgelenke verdickt, rissig, schuppend und zuweilen nässend erscheint. Hier
ebenso wie an manchen Stellen des
Gesichtes können unter Umständen
die entzündeten Partien geradezu
eine kallöse Beschaffenheit annehm-
men.

Fig. 170. Fieberkurve bei Pustulosis vacciniformis acuta.

Neben dieser mehr chronisch
rezidivierenden, zu den schwersten
Veränderungen führenden, bläschenförmigen Infektion des Ekzems gibt es noch
einige seltenere Formen, die mit sehr stürmischen Symptomen und hohem Fieber
akut auftreten, den Eindruck von selbständigen Komplikationen machen und
dementsprechend auch nach verhältnismäßig kurzer Zeit ohne Rückfall wieder
verschwinden. Dahin gehört erstens eine akute **diffuse Dermatitis,** die erysipel-
oder phlegmoneähnlich sich flächenförmig über größere Bezirke ausdehnend,
nur durch Rötung und hochgradige Schwellung, nicht aber durch Bildung von
Einzeleffloreszenzen gekennzeichnet ist. Dagegen ist das Auftreten von solchen
kennzeichnend für die **Pustulosis acuta** des Ekzems. Bei dieser schießen unter
hohem Fieber ganz akut zahllose, knötchenartige, stecknadelkopf- bis erbsengroße Pusteln mit infiltriertem Grund sowohl auf der ekzematösen als auch der
nicht ekzematösen Haut auf, während gleichzeitig das ganze Gesicht stark entzündlich geschwollen ist. Bei günstigem Verlauf trocknen diese Pusteln wieder
ab, und der Zwischenfall geht unter Hinterlassung feinster Narben in etwa
10 Tagen vorüber.

Eine ähnliche, aber wesentlich seltenere Komplikation, die mir nur einmal
untergekommen ist und auch in der Literatur nur wenig erwähnt wird[1]), ist die
Pustulosis vacciniformis acuta. Fieberkurve (Fig. 170), Beginn und Verlauf stimmen
bei ihr mit denen der einfachen Pustulosis überein, aber die Pusteln zeigen ein
abweichendes und merkwürdiges Aussehen. Sie unterscheiden sich von der vorher
geschilderten Form etwa wie die gewöhnliche Folliculitis von der Impetigo

---

[1]) Juliusberg, A. D. S. 46. Kaposhi, Lehrbuch.

contagiosa, d. h. sie gleichen durch weniger eitrige als graugelbe Färbung, größere Flächenausdehnung, flachere Wölbung, Neigung zu Dellenbildung und zentraler Verschorfung mehr Vaccine-Pusteln, wie es der Name treffend ausdrückt. Die Ursache ist noch unbekannt, eine Beziehung zu Varizellen und Vaccine besteht jedenfalls nicht.

In dem von mir beobachteten Falle trat diese Komplikation bei einem seit seiner dritten Lebenswoche in der Anstalt befindlichen Ammenkinde im 8. Lebensmonat und in der 12. Woche des Ekzems auf und verlief trotz anfänglich bedrohlicher Erscheinungen günstig.

Die Prognose dieser akuten Zwischenfälle ist, wenn auch eine Anzahl von Kindern septisch zugrunde geht, immerhin nicht ungünstig. Anders steht es mit dem **Ekzema vaccinatum**[1]), der Infektion des Ekzems durch die Einimpfung der Vaccine, wie sie vorkommen kann, wenn entweder unbedachterweise ein ekzematöses Kind der Impfung unterzogen oder ein nicht geimpftes Ekzemkind mittelbar oder unmittelbar von einem Impfling in der Umgebung aus infiziert wird. Es gibt recht harmlose Erkrankungen dieser Art, wo nur einige wenige Vaccinepusteln an irgendeiner ungewöhnlichen Stelle des Körpers sitzen, etwa an der Kopfhaut, an den Genitalien oder als kondylomartige Gebilde um den leicht intertriginösen After. Voraussetzung hierfür ist natürlich eine unbedeutende örtlich umschriebene Ausbildung des Ekzems. Wenn aber der Impfstoff auf ein Kind mit ausgedehntem Ekzem übertragen wird, so entsteht ein überaus schweres Krankheitsbild, das dem der echten Pocken nichts nachgibt. Unter hohem Fieber schießen dann Hunderte von Pusteln auf, fließen zusammen, bedecken mit dicken Krusten den unförmig geschwollenen Kopf und das Gesicht und werden von da aus teils in mehr verstreuter, teils ebenfalls in flächenhafter Form auf alle Teile des Körpers übertragen, wo die Oberhaut durch ekzematöse Veränderungen oder Kratzeffekte geschädigt ist. Eine besonders gefährliche Komplikation stellt die Beteiligung der Bindehaut und der Kornea dar. Auffällig, aber im Lichte der bekannten Ausführungen v. Pirquets über beschleunigte und sofortige Reaktion wohlverständlich, ist die Erscheinung, daß die später aufschießenden Pusteln ihre gesamte Entwicklung in immer kürzerer Zeit durchmachen, bis schließlich zwischen erster Rötung und Eiterbildung nur wenige Stunden liegen. Von den Kindern, bei denen der Prozeß sich weit ausgedehnt hat, gehen viele unter hohem Fieber, Diarrhöen und anderen Zeichen der septischen Intoxikation zugrunde; von den Genesenden tragen manche, außer der Entstellung durch die Narben, Blindheit auf einem oder beiden Augen davon. Mit Recht macht Blochmann darauf aufmerksam, daß diese Gefahr der Impfung und insbesondere die Gefährdung der Ekzemkinder durch Impflinge in ihrer Umgebung nicht genügend betont und Ärzten und Publikum eingeschärft wird. Zum mindesten sollte, falls die Impfung bei einem Hausgenossen nicht zu umgehen wäre, bei diesem ein zuverlässiger Verband angelegt und das ekzematöse Kind streng isoliert werden. Es selbst zu impfen, sei es auch unter Anlegung eines gutsitzenden Impfschutzes, bleibt immer gefährlich, da wie es scheint, die Infektion des Ekzems auch auf dem Blutweg erfolgen kann[2]).

Auffällig ist im Gegensatz zu diesen traurigen Vorkommnissen die Gutartigkeit der **Varizellen** bei ekzematösen Säuglingen. In keinem der bisher von mir beobachteten Fälle dieser Art unterschied sich der Verlauf der auf ekzematösem Grund aufschießenden Blasen von dem gewöhnlichen, vielleicht, daß sich gelegentlich einmal eine etwas stärkere Schorfbildung beim Eintrocknen zeigte.

Die **Beziehungen zwischen Ekzem und Körperbeschaffenheit** bestehen beim

---

[1]) Lit. Blochmann, Ist die Schutzpockenimpfung mit allen notwendigen Kautelen umgeben? Tübingen. Pietzker 1904. Géronne, B. kl. W. 1910. 4.

[2]) Klotz, B. kl. W. 1910. Nr. 16.

älteren Säugling ebenso wie beim jüngeren; ein gewisser Unterschied ist darin gegeben, daß die hochgradigen Dystrophiker und die mit Durchfällen Behafteten eine geringere Rolle spielen, während dafür mehr übernormal schwere und fettreiche Kinder vorkommen, als in den ersten Monaten. Indessen steht dieser Typus, der in den Lehrbüchern als besonders bezeichnend hervorgehoben wird, zahlenmäßig gar nicht so sehr im Vordergrund. Auch die Normalgewichtigen nehmen keinen sehr großen Anteil, und beide zusammen stellen etwa nur halb soviel Vertreter, wie die Untergewichtigen. Unter diesen letzten trifft man ebensowohl Magere mit geringem Fettpolster, als solche mit gutem oder leidlichem Fettansatz; aber dieses Fett ist weich, schlaff und leicht abhebbar von der Muskulatur, deren Dürftigkeit im Gegensatz zu der äußeren Fülle steht. Viele dieser Kinder mit stärkerem Fettpolster sind schon durch ihr gedunsenes, pastöses Aussehen verdächtig auf krankhaften Wassergehalt der Gewebe, und dementsprechend erweisen sich bei näherer Beobachtung zahlreiche Ekzemkranke als ausgesprochen hydrolabil[1]). Es darf daran erinnert werden, daß alle diese Spielarten der Körperbeschaffenheit sich in ganz gleicher Weise auch bei den Spasmophilen[2]) finden.

Verlauf. Im allgemeinen gilt das Kopf- und Gesichtsekzem der älteren Säuglinge als ein recht langwieriges Leiden. Das trifft für viele Fälle auch zu. Aber schon der Volksmund spricht von einer sehr verschiedenartigen **Dauer**, wenn es heißt, daß der ,,Grind" 40 Tage, 40 Wochen oder 40 Monate besteht. Den Aufzeichnungen über die Kinder meiner Anstalt entnehme ich, daß ein ziemlich hoher Prozentsatz von Ekzemen von selbst ohne irgendwelche diätetische oder äußere Beeinflussung in 4, 6, 8 oder 11 Wochen für alle Zeit verschwindet. Andere Fälle zeigen **spontane Remissionen und Intermissionen** von verschieden langer, bald nach Wochen, bald nach Monaten rechnender Dauer, und nur der freilich ansehnliche Rest verharrt mit der gefürchteten Hartnäckigkeit. Auch nach Abheilung der wesentlichen Veränderungen können noch Monate und Jahre hindurch immer wieder kleine Herde auftreten, und manches Kind nimmt sein Ekzem in das zweite Jahrzehnt mit. Am widerspenstigsten, wenigstens in Ansehen der Säuglingszeit, dürften die infizierten Ekzeme sein.

Neben den spontanen Schwankungen sind auch **Schwankungen unter dem Einfluß der Ernährungsweise und komplizierender Erkrankungen** bedeutsam. Diätetische Maßnahmen können das Ekzem bessern oder verschlechtern, je nachdem sie günstig oder ungünstig auf den Gesamtzustand des Kindes einwirken. In gleicher Weise erklären sich auch die Veränderungen, die das Ekzem bei Gelegenheit von alimentären und infektiösen Ernährungsstörungen erleidet. Im Verlaufe akuter Gewichtsstürze blaßt der Ausschlag ab, um mit der Wiederherstellung der früheren Verhältnisse aufs neue aufzublühen. Andererseits kann jeder Infekt dadurch, daß er den Stoffwechsel des Kranken schädigt, das Ekzem verschlimmern oder bei bisher reiner Haut seinen Ausbruch erst befördern. Bekannt und von den Impfgegnern weidlich ausgenutzt ist ein solcher Zusammenhang von der Impfung.

Dieser durchaus unspezifischen Beeinflussung steht die eigenartige **spezifische Heilwirkung der Masern** auf das Ekzem gegenüber. Ich habe bisher noch jedes Ekzem verschwinden sehen, dessen Träger von ihnen befallen wurde; auch die Neurodermitiden verhielten sich ebenso. Leider ist die Heilung nur vorübergehend; nach 4 bis 6 Wochen bahnt sich der Rückfall an, und bald ist der frühere Zustand wieder da. Von keiner anderen Krankheit habe ich eine

---

[1]) Vgl. S. 233.
[2]) Vgl. S. 525.

gleiche Wirkung gesehen, auch nicht von andern akuten Exanthemen, wie Scharlach und Varizellen. Nur bei einem einzigen Fall von Ruhr zeigte sich etwas ähnliches.

Ein **Zusammenhang der Zahnung mit dem Ekzem,** und zwar mit der reinen Form des Gesichtsekzems, wurde von den alten Ärzten für sicher gehalten, bis die Reaktion gegen die Dentitio difficilis mit vielen anderen Dingen auch diesen Glauben zum Aberglauben stempelte. Aber nicht alle haben diese Wandlung mitgemacht; ein Mann wie Henoch z. B. setzt sich an verschiedenen Stellen nachdrücklich dafür ein, daß ein allen Behandlungsversuchen trotzender Gesichtsausschlag mit einem Male verschwinden könne, sobald ein Zahn oder ein paar Zähne aus der Alveole hervorgetreten sind, und daß gelegentlich jeder Durchbruch einer Zahngruppe mit einem Wiederausbruch des schon geheilten Wangenekzems zusammenfällt. Die Richtigkeit solcher Beobachtungen läßt sich bei einiger Aufmerksamkeit durchaus bestätigen.

Als Beispiel diene der folgende Fall:
Knabe K., im Alter von 3 Monaten aufgenommen, dürftig, Gewicht 3400. Auf dem Kopf geringe Seborrhoe. Bei Zweimilchernährung leidlicher Fortschritt. Mitte des 4. Lebensmonats (Gewicht 4400) erscheint auf beiden Wangen ein glänzendes, schuppendes, zuweilen leicht borkig belegtes, mäßig juckendes Ekzem; übriger Körper rein. Diätetische Behandlungsversuche und verschiedene Salben einflußlos; das Ekzem bietet mit Schwankungen stets den gleichen Befund. Im 8. Monat brechen im Zwischenraum von 12 Tagen die zwei unteren Schneidezähne durch. 10 Tage danach ist die Haut mit Ausnahme einer leichten kleienförmigen Schuppung und ganz unbedeutender Rötung abgeheilt. In den folgenden 4 Wochen, während deren die zwei oberen Schneidezähne durchbrechen, zuweilen noch etwas stärkere Rötung, dann endgültiges Abblassen. Kein Rückfall.

Es gilt heutzutage für ketzerisch, wenn man irgendeine Bedeutung der Zahnung auch nur für diskutabel hält. Aber man muß doch zugeben, daß solche Beobachtungen, die z. B. Unna veranlaßten, kurzweg von einem „Dentitionsekzem" zu sprechen, zusammengehalten mit der Lokalisation des Ekzems an denselben Stellen, wie die Hyperämie bei der Zahnung (feu de dents der französischen Mütter), zu denken geben.

Die Bedeutung komplizierender Ernährungsstörungen und Infekte beschränkt sich nicht auf den Verlauf des Ekzems als solches, sondern gilt auch für das gesamte Schicksal der Ekzemkranken. Sie ist um so höher anzuschlagen, als viele Ekzematiker eine erhöhte Anfälligkeit zeigen. Namentlich die Neigung zu Respirationskatarrhen und Lungenentzündungen, vom Volke als Folgen eines „Zurückschlagens des Ekzems", von den alten Ärzten als „innere Metastasen" aufgefaßt, gehört fast unzertrennlich zum Bilde des Ekzemkranken. Solche Ereignisse setzen nicht selten dem Leben ein frühes Ziel; im weniger ungünstigen Falle vereinigen sie sich mit der Wirkung der Unruhe und Schlaflosigkeit infolge des Juckens, der verschiedenen Infekte der wunden Haut, oft auch mit der von unangebrachten Ernährungsvorschriften, um manchen anfänglich wohlgenährten Säugling allmählich in einen dystrophischen Zustand überzuführen.

Zu den selteneren Komplikationen des Ekzems gehören die **Septikämie** und die **Pyämie. Hämorrhagische Nephritis**[1] scheint seltener zu sein als bei älteren Kindern. Ich sah sie bisher fünfmal.

Auch abgesehen von ihrer Bereitschaft zu Sekundärinfektionen sind die Ekzematiker Individuen, bei denen man auf Überraschungen gefaßt sein muß. So erlebt man zuweilen **plötzliche schwere Fieberanfälle,** häufig mit den Zeichen der Stoffwechseltoxikose, die sich sowohl ohne ersichtlichen Anlaß, als auch im Anschluß an Verbände einstellen und wohl ungezwungen als Folgen der Resorption toxischer Substanzen von der infizierten Haut aus gedeutet werden können. Während dieser Anfälle und gelegentlich jeder schwereren komplizierenden Störung überhaupt kann das Ekzem ganz erheblich abblassen, ja sogar scheinbar verschwinden, um nach glücklich überstandenem Zwischenfall sofort, oder nach kurzer Zeit, in unverminderter Stärke wieder aufzublühen. Da die Remis-

---

[1] Lit. Kaumheimer, M. K. 9. 1911.

sionen gewöhnlich mit starken Gewichtsverlusten und Austrocknungserscheinungen einhergehen so ist es wahrscheinlich daß es sich hierbei nicht um eine eigentliche Besserung oder gar vorübergehende Heilung handelt, sondern lediglich um eine zeitweilige Abschwächung der entzündlichen Gewebsreaktionen infolge mangelhafter Durchblutung und Durchfeuchtung der Haut.

Nichts ganz Ungewöhnliches sind fernerhin plötzliche **Kollapszustände, Krämpfe, Hyperthermien.** Das muß berücksichtigt werden, namentlich bei eingreifenden therapeutischen Maßnahmen, die in der Kinderpraxis üblich sind, so z. B. bei schweißtreibenden Einwicklungen, heißen Bädern und selbst bei einfachen nassen Wickeln[1]. Ich selbst habe in dieser Beziehung so mancherlei gesehen, daß ich rate, von allen diesen Dingen bei Ekzemkindern grundsätzlich ebenso Abstand zu nehmen wie bei Spasmophilen; wie denn das Ekzem ungemein häufig mit Spasmophilie vergesellschaftet ist[2]. Es gibt auch einen „Ekzemtod"[3]. Daß ekzematöse Kinder, namentlich wohlbeleibte, ein auffallend großes Kontingent zu der Zahl der plötzlichen Todesfälle stellen, kann nicht geleugnet werden, und zwar kommen alle jene verschiedenen Formen vor, die an früherer Stelle geschildert wurden, sowohl die plötzliche Herzsynkope, als auch die mit hyperpyretischen Temperaturen einhergehende Form[4]. Vielleicht ist für manche Fälle dieser letzten Art die Erklärung berechtigt, daß sie durch eine hyperakute Toxinresorption oder septische Infektion von der Haut aus entstehen (Baginsky, Fischl, Bloch). Für die übrigen Fälle aber eine besondere Rolle des Ekzems anzunehmen und den Ekzemtod als etwas Eigenartiges neben den plötzlichen Tod bei Spasmophilie oder Status lymphaticus zu stellen, dafür liegt zurzeit noch keine zwingende Veranlassung vor. Ebensowenig ist es bei der Häufigkeit leichter Nierensymptome bei allen Arten infektiöser Störungen angängig, einen Zusammenhang mit der bei Ekzemkindern gelegentlich auftretenden Albuminurie und Zylindrurie zu suchen, und den Tod als Folge von Nephritis aufzufassen, wie das verschiedentlich geschehen ist[5].

b) Aetiologie.

1. Äußere Ursachen.

Die Beteiligung äußerer, **chemischer und traumatischer Einflüsse** (Kratzen, Reibung, Mazeration durch Körperausscheidungen, Reizung durch Zersetzungsprodukte der Hautsekrete oder scharfe Stoffe in der Wäsche) an der Entstehung des Säuglingsekzems folgert ohne weiteres schon aus dem Sitz der Veränderungen. Bei genauerem Zusehen werden auch gewisse immer wiederkehrende Lokalisationen verständlich, deren Erklärung im ersten Augenblick schwierig scheint — z. B. Herde an der Radialseite des Unterarms durch Auflegen des Jäckchenärmels, am Handgelenk durch Reiben des Ärmelendes, an der Außenseite der Wade durch Auflegen auf der Unterlage, auf der Brust infolge Benetzung bei habituellem Speien.

Es gibt Reize von einer Stärke, daß sie unter allen Umständen die Haut anrgeifen. So beobachtete ich während der Kriegsjahre einmal ausgedehnte Intertrigo, z. T. sogar Dermatitis intertriginosa bei sämtlichen 20 Säuglingen eines Heimes, die genau zu dem Zeitpunkt einsetzte, von dem ab die Wäsche

---

[1]) Vgl. S. 584.
[2]) Vgl. S. 526.
[3]) Lit. vgl. Feer, K. Schw. 1904. Nr. 1. Bernheim-Karrer, J. K. 62.
[4]) Vgl. S. 637.
[5]) M. Cohn, Th. G. Juni 1913.

nicht mehr im Hause, sondern außerhalb mit einem der minderwertigen Seifenersatzpulver gereinigt worden war. Aber unter gewöhnlichen Verhältnissen ist mit Derartigem nicht zu rechnen. Hier sieht man bei einem Teil der Pfleglinge Intertrigo und Ekzeme jeder Art unter denselben äußeren Bedingungen auftreten, unter denen die völlig gleich versorgten Genossen verschont bleiben. Immer bleibt es verwunderlich, daß dieselben Kleinigkeiten, die im allgemeinen auch bei geringer Sorgfalt keine oder nur ganz unbedeutende Hautschädigungen machen, im besonderen Falle so starke Folgen haben, Folgen, die unter Umständen auch bei peinlichster und sachverständigster Haltung nicht vermeidbar sind. Der Schluß auf eine besondere Ekzembereitschaft wird angesichts dessen unabweislich. Er drängt sich besonders auch auf bei derjenigen Form des Ekzems, für die ein greifbarer äußerer Reiz nicht auffindbar ist, für die reine Form des Gesichtsekzems.

Der Gedanke, daß hier eine Überempfindlichkeit gegen das gewöhnliche diffuse Tageslicht ursächlich im Spiele sein könne[1]), findet in der neueren Ekzemliteratur entschiedene Vertreter[2]). Er findet auch in folgenden eigenen Versuchen eine Stütze. Ich habe eine ziemlich große Zahl von Ekzemsäuglingen jeweils mehrere Wochen lang in einem Zimmer belassen, dessen Fenster mit so dichten Lagen roten Gelatinepapiers belegt waren, daß das Spektrum vom Grün ab ausgelöscht war. Fast alle leichten Ekzeme mit Papeln oder Bläschen auf blassem oder hyperämischem Grunde verschwanden innerhalb weniger Tage; ganz kurze Zeit nach Rückverlegung in die frühere Station erschienen sie aufs neue. Fälle mit weitergehenden Veränderungen blieben dagegen völlig unbeeinflußt.

2. Innere Ursachen.

Bedeutung der Hautbeschaffenheit. Die entscheidende Mitwirkung einer solchen erhöhten Bereitschaft bei der Ekzementstehung gilt allgemein als selbstverständlich; fraglich ist nur, welche Vorstellungen man sich über ihre Art zu machen hat. Die Kinderärzte fassen zurzeit wohl zumeist das Ekzem einfach als eindruckvollstes Symptom einer allgemeinen Konstitutionsanomalie, der „exsudation diathese" auf, die ihrem Namen gemäß anzusprechen wäre als abnorm gesteigerte Bereitschaft zur Exsudation auf entzündliche Reize hin. Damit ist aber zunächst nicht viel gewonnen. Denn solange über das Wesen dieser Diathese nichts Sicheres bekannt ist, bedeutet die Einbeziehung des Ekzems in ihren Bereich nicht mehr als einen andersartigen Ausdruck für die Tatsache, daß die Haut mancher Individuen sich leichter entzündet, als die der normalen. Unter diesen Umständen liegt es nahe, zunächst einmal mit den Dermatologen nicht die Gesamtkonstitution, sondern die Konstitution der kranken Organe ins Auge zu fassen, und zu prüfen, ob nicht eine **primär veränderte Beschaffenheit der Haut** es ist, die dem Aufkommen entzündlicher Vorgänge Vorschub leistet. Das ist nun allem Anschein nach wirklich der Fall. Bei allen Ekzematikern erweisen sich weite Bezirke der Haut auch an den ekzemfreien Stellen als abnorm. Am deutlichsten ist das bei den seborrhöischen Formen, wo an den physiologischen Vorzugsorten der Hauttalgbildung fettige Krusten sitzen können, während am übrigen Körper die Seborrhöe gegenüber einer deutlichen Abschuppung zurücktritt. Aber auch bei den Kindern mit einfachem Ekzem bieten sich, wenn nicht schon dem bloßen Auge, so doch bei Lupenbetrachtung, Abweichungen vornehmlich an jenen Stellen, wo sich das Ekzem mit Vorliebe ansiedelt. Die Haut ist trocken, von feinsten Fältelungen und Rissen durchzogen, wie es dem Zustand der Asteatosis entspricht und eine eben sichtbare Aufblätterung der Rißränder belehrt, daß hier an Stelle der „Desquamatio insensibilis" der Norm eine krankhaft gesteigerte Abstoßung von Hornzellen in größeren Verbänden statt-

---

[1]) Vgl. z. B. Hall, zit. nach Bloch, E. i. M. K. 2. 1908.
[2]) Vgl. Jesionek, E. i. M. K. 11. 1913.

findet. Alles das weist auf Zustände, die der Ekzementstehung die Wege eröffnen: die Abschuppung ist der Ausdruck der Parakeratose, des parenchymatösen Ödems der Oberhautzellen, vornehmlich der Körnerschicht, dessen Gegenwart den normalen Verhornungsvorgang und damit die Bildung einer derben, widerstandsfähigen Decke behindert. Begreiflicherweise wird ein derart unfertiges Epithel viel leichter abgerieben und mazeriert, als ein regelrecht verhorntes, und so das Tieferdringen reizender Stoffe von außen erleichtert. Durch die Bloßlegung der tieferen und daher feuchteren Schichten des Stratum corneum wird auch die Wucherung entzündungserregender Bakterien begünstigt, die auf der trockenen, normal verhornten Epidermis nicht möglich war. In gleichem Sinne wirken auch die Anomalien der Hauteinfettung: die Asteatosis, indem sie durch Wegfall des schützenden Überzuges gleichzeitig die Austrocknung und Abschuppung sowie die Imbibition der Oberhaut mit wasserlöslichen Reizstoffen fördert, die Seborrhöe, indem sie das Material zur Bildung solcher Reizstoffe vermehrt. Auf diesem Boden erst erwächst dann das Ekzem. Nicht das, was man Ekzem nennt, ist sonach die eigentliche Krankheit, sondern diese besteht in der abnormen Beschaffenheit der äußersten Epidermisschichten, und das Ekzem ist nichts weiter als ein erst durch die Veränderung des Bodens ermöglichter Folgezustand. In den ersten Monaten ist die Anomalie der Oberhaut und demzufolge auch das sekundäre Ekzem häufig allgemein, später beschränkt sie sich mehr und mehr und haftet schließlich nur an bestimmten Vorzugsorten. Auf diese Weise erklärt sich das abweichende Verhalten junger und älterer Säuglinge. Daß bei den zweiten die Erkrankung des Gesichtes und namentlich der Wangen so auffällig im Vordergrund steht, läßt vermuten, daß hier besondere Vorgänge (Zahnbildung?) einen vermehrten Afflux und in dessen Gefolge eine erhöhte Verletzlichkeit bedingen.

Ist somit die andere Beschaffenheit der Deckschicht Voraussetzung für die Ekzementstehung überhaupt, so sind weiterhin gewisse individuelle und konstitutionelle Unterschiede im Bau und Verhalten der Cutis die Ursache für die Herausbildung der verschiedenen Typen des Ekzems. Unna unterscheidet treffend eine ,,lymphophile", anämische, mit leicht verletzlicher Oberhaut bedeckte, vasomotorisch übererregbare Haut, auf der das nässende Ekzem entsteht, eine ,,akantophile", gut durchblutete, mit dicker, widerstandsfähiger Epidermis versehene, fettreiche und vasomotorisch normale, die den Boden für psoriatische und seborrhöische Effloreszenzen abgibt, und schließlich eine ,,keratophile", blut- und fettarme, fest epidermisierte, auf Reize mit spastischem Ödem und Jucken reagierende, auf der hyperkeratotische, pruriginöse Ausschläge zu entstehen pflegen.

Stoffwechselstörungen. Eine abnorme Beschaffenheit der Haut kann nicht wohl bestehen, ohne die Gegenwart übergeordneter innerer Störungen, die ihrerseits erst die regelwidrige Struktur und Funktion des Deckorganes bedingen. Gerade beim Säugling läßt sich häufig der Beweis führen, daß durch Änderungen der allgemeinen Stoffwechselverhältnisse zum mindesten die Beschaffenheit und Reaktion der Cutis und damit auch die Erscheinungsform des Ekzems beeinflußt werden kann; und auch für die Deckschicht ist nach mancherlei Beobachtungen wahrscheinlich, daß der Zustand, der ihre Ekzembereitschaft verschuldet, nicht primär örtlich begründet ist, sondern ebenfalls von allgemeinen Störungen beherrscht wird. Der oft geäußerte Gedanke an die Wirkung von Darm- oder Stoffwechselgiften[1]) findet dabei keinerlei verläßliche Stützen. Viel einleuchtender

---

[1]) Lit. bei Bloch, E. i. M. K. 2. 1908.

ist die Vorstellung, daß durch den krankhaften Ablauf des Stoffwechsels irgendwo und irgendwie auch die Schicksale jener Stoffe berührt werden, die mit der Verhornung und Fettung der Deckschicht zu tun haben, in ähnlicher Weise etwa, wie bei der Rachitis der Aufbau eines normalen Knochengewebes behindert wird.

Da die Verhornung eine Funktion des Stoffwechsels der Aminosäuren[1]), die Hauttalgbildung[2]) eine Funktion des Fettstoffwechsels ist, interessieren beim **Stoffwechsel der Ekzematösen** in erster Linie diese Vorgänge. Indessen ist ihre Erforschung noch kaum in Angriff genommen, und die spärliche Literatur über die Verhältnisse des Säuglings enthält nur Negatives. Der N-Stoffwechsel[3]) im ganzen entspricht der Norm, auch beim Purinstoffwechsel[4]) findet sich nichts Eigenartiges. Für eine spezifische Störung im Fettumsatz[5]) sind bisher keine Belege gefunden worden; für den ehedem als Lehrsatz geltenden direkten Zusammenhang zwischen Ekzem und reichlichem Fettgenuß konnte nicht einmal die klinische Beobachtung einwandfreie Stützen beibringen[6]). Die gelegentlich festgestellten Störungen in der Ausnutzung des Fettes (vermehrte Ausscheidung von Neutralfett im Stuhl, Fettdiarrhöen, vermehrte Bildung von Fettseifen) sind nicht für das Ekzem bezeichnend, sondern gehören Störungen konstitutioneller Art an, die auch für sich allein auftreten, und ihr Befund beim Ekzematösen besagt nicht mehr, als daß mit dem konstitutionellen Ekzem sich häufig andere konstitutionelle Anomalien verbinden.

Auf ebensolcher Verbindung beruhen auch die wenigen positiven Befunde anderer Art. Bei Gelegenheit des Zusammentreffens von Ekzem mit hydrolabiler Konstitution oder mit Ernährungsstörungen, die zu pathologisch gesteigertem Wassergehalt des Körpers führen, kommt es zu vermehrter Retention und leichterer Wiederabgabe von Salzen[7]), insbesondere von NaCl[8]), zu Hydrämie[9]), im Gegenfalle ist der Salzstoffwechsel normal[10]). Ob die Assimilationsgrenze für Kohlenhydrate niedriger ist und deshalb alimentäre Glykosurie leichter auftritt[11]), bedarf noch der Bestätigung, ebenso die Regelmäßigkeit eines hohen Blutzuckerspiegels[12]). Bei der Prüfung der Azetonausscheidung unter Kohlenhydratmangel fand Hüssy[13]) keine Besonderheiten. Die geringfügigen Störungen im Magendarmchemismus — Hyper- und Subazidität, vermehrte Darmfäulnis[14]) — können keine entscheidende Bedeutung beanspruchen.

Unter diesen Umständen ist die Abhängigkeit der Säuglingsdermatose vom Gesamtstoffwechsel vorläufig im wesentlichen nur aus der klinischen Beobachtung zu folgern, in erster Linie aus den engen Beziehungen zu Darm- und allgemeinen Ernährungsstörungen, in zweiter aus dem häufigen Auftreten von Erscheinungen beim ekzematösen Kinde, die eindeutig auf das Vorhandensein einer allgemeinen konstitutionellen Anomalie hinweisen.

Es handelt sich um die Gesamtheit der Erscheinungen, die zumal von den Kinderärzten gegenwärtig im Anschluß an A. Czerny als **exsudative Diathese** zusammengefaßt werden. Unter dieser Bezeichnung hat der genannte Forscher[15])

---

[1]) Vgl. Unna in Oppenheimers Hdb. d. Biochemie. Erg.-Bd. 1913.
[2]) Lit. bei N. Schulz, Oppenheimers Hdb. d. Biochemie 3. 1. 1910. Birk, M. K. 8. 1910. Kutznitzky, A. D. S. 114. 1913.
[3]) L. F. Meyer, B. Z. 12. 1908. Klotz, J. K. 70. 1909. Steinitz u. Weigert, M. K. 9. 1910. Freund, V. G. K. Königsberg 1910. Niemann, Stoffwechsel b. exsudativer Diathese. Bonn 1914.
[4]) Kern, J. K. 78. 1913. Liefmann, Z. K. 12. 1915.
[5]) Steinitz u. Weigert, l. c. W. Freund, E. i. M. K. 3. 1909.
[6]) Vgl. neuerdings Niemann, Stoffwechsel bei exsudativer Diathese. Bonn 1914. Marcus & Weber. Kleinschmidt, D. m. W. 1920. Nr. 11.
[7]) L. F. Meyer l. c.
[8]) Freund, V. G. K. Königsberg. Menschikoff, M. K. 10. 1911.
[9]) Lust, J. K. 73. 1911. Lederer, Z. K. 10. 1914.
[10]) Bruck, M. K. 8. 1909.
[11]) Aschenheim, V. G. K. Salzburg 1909. Nothmann, Z. K. 2. 1911. Schirokauer, J. K. 79. 1914.
[12]) Cobliner, Z. K. 1. 1911. Nach Lindberg (Z. K. 15) ist sie wahrscheinlich rein alimentär.
[13]) Zentralblatt f. d. ges. Phys. u. Path. d. Stoffwechsels. N. F. 1906. Nr. 1.
[14]) Spiethoff, A. D. S. 90.
[15]) J. K. 61 u. 70. M. K. 2. 4. 6. 7.

den für das Kindesalter in Betracht kommenden Symptomenkomplex aus dem fast unbegrenzten Begriff des „Neuroarthritismus" der Franzosen[1]) herausgehoben und die Zusammengehörigkeit der mannigfaltigen Erscheinungen und ihre gemeinsame konstitutionelle Grundlage den deutschen Ärzten eindringlich zum Bewußtsein gebracht.

Am bekanntesten ist der **Zusammenhang des Ekzems mit den Störungen der Körperbeschaffenheit und den Störungen der Ernährung,** von dessen vielfacher Form — Vergesellschaftung mit Durchfällen, mit unternormalem und mit übernormalem Gewichtswachstum und mit labilen Wassereinlagerungen — bereits die Rede war[2]). In Beziehung hierzu steht die **Beeinflußbarkeit durch Veränderungen der Ernährungsweise.** Das Ekzem kann hervorgerufen werden durch eine Kost, die infolge unzulänglicher Bemessung oder Erzeugung von Diarrhöen zur Dystrophie führt, und es schwindet, wenn bei einer anderen Kost die Diarrhöen stehen und gute Zunahmen einsetzen. Es wird bei anderen Kindern umgekehrt dadurch unterhalten und unter Umständen verschlimmert, daß eine allzu reichliche oder eine einseitig zusammengesetzte Nahrung gegeben oder eine Mischung dargereicht wird, bei der unter starkem Gewichtsanstiege eine krankhafte Wasserstapelung stattfindet; und es wird rückgängig bei einer anderen Kostordnung, die diese Fehler vermeidet und den Körper entwässert. Es erweist sich alimentären Einflüssen um so weniger zugängig, je fehlerfreier die bisherige Ernährungsweise und die Körperbeschaffenheit war.

Die diätetischen Mittel, mit denen man das Ekzem zu beeinflussen imstande ist, sind, wie man sieht, dieselben, mit denen Ernährungsschäden überhaupt angegangen werden; keineswegs handelt es sich um spezifische Methoden. Deswegen kann auch weder die Verschlimmerung noch die Besserung des Ekzems auf eine besondere Nahrung oder einen besonderen Nahrungsbestandteil bezogen werden, sondern sie ist nur mittelbar zu erklären als Teilerscheinung der günstigen oder ungünstigen Beeinflussung des Gesamtstoffwechsels. Eine unmittelbar das Ekzem treffende Heilkost oder ein unmittelbar mit dem Ekzem in Beziehung stehender Nährstoff ist bisher nicht bekannt. Das in dieser Hinsicht viel verdächtigte Fett ist heute als schuldlos erklärt; ob der Versuch, nunmehr das Eiweiß in Anklagezustand zu versetzen[3]), begründet ist, wird die Zukunft ergeben.

Ein Wort über die **Bedeutung der „Mästung",** die seit alters ursächlich so hoch eingeschätzt zu werden pflegt. Daran kann kein Zweifel sein, daß das Ekzem bei manchen Kindern sich verschlimmert oder überhaupt erst zum Ausbruch kommt, sobald sie infolge überreichlicher Ernährung steil zunehmen. Man darf es vielleicht auch als eine der wenigen guten Folgen der Nahrungsmittelknappheit deuten, daß während der Kriegsjahre trotz stärkerer Verschmutzung das Ekzem der älteren Säuglinge erheblich seltener geworden ist. Aber ich möchte aus meinen Erfahrungen schließen, daß vornehmlich hydrolabile Kinder derart auf die Mästung reagieren. Bei Nichthydrolabilen sah ich in eigens angestellten Untersuchungen weder von überreicher Zufuhr — auch nicht von beträchtlichen Fettzulagen — einen nachteiligen, noch von starker Beschränkung einen günstigen Einfluß. Allerdings erstreckten sich die Versuchsperioden zumeist nur über 4 bis 6 Wochen, und es wäre immerhin möglich, daß eine über Monate fortgesetzte Mast, wie sie in praxi statthat, doch noch böse Folgen gehabt hätte.

Auf dem Umweg über die Ernährungsstörungen kommen auch die meisten **Schwankungen** zustande, die sich **unter dem Einfluß von Allgemeininfektionen** entwickeln. Die steilen Gewichtsverluste, die durch solche oft ausgelöst werden, beruhen auf Entwässerung und bedingen deswegen gewöhnlich vorübergehende Austrocknung und Abblassen der entzündeten Haut; auf der anderen Seite wirkt die infektiöse Dystrophie gleich der alimentären im Sinne einer Steigerung

---

[1]) Über diesen s. v. Pfaundler, Verh. 28. Kongr. f. inn. Med. 1911 und Pfaundler-Schloßmann, Hdb. d. Kinderheilk. Bd. 2. Besnier, Artikel „Ekzem" in Pratique dermatol. von Besnier, Brocq, Jaquet. Tome 2. Paris 1907. Mery u. Terrien, E. i. M. K. 2. 1908.

[2]) Vgl. S. 793/94.

[3]) Niemann, Stoffwechsel bei der exsudativen Diathese. Bonn. Marcus & Weber. 1914.

der Hautbereitschaft zum Ekzem, deshalb sieht man während des Bestehens des Infektes oftmals auch das Hautleiden unbeeinflußbar verharren und sich sogar verschlimmern, während es nach seiner Abheilung ohne irgendwelche Änderung der Behandlung in Besserung übergehen kann [1]).

Anders zu deuten ist der Heilungsvorgang bei den Masern. Hier dürfte es sich vermutlich um die Erzeugung einer vorübergehenden Hautanergie handeln, die der bekannten Wirkung dieser Krankheit auf die Tuberkulinempfindlichkeit der Haut entsprechen würde.

Bei Beurteilung der **Wirkungsart diätetischer Maßnahmen** ist verschiedenes zu berücksichtigen. Die räumliche Ausdehnung des Ekzems wird, wie erwähnt, im wesentlichen bestimmt durch die Ausdehnung der primären Anomalie der Deckschicht, der Typus des Ekzems im wesentlichen durch die Eigenart der Cutis [2]). Eine Beeinflussung kann erfolgen einmal dadurch, daß die Änderung der Ernährungsweise eine Änderung in den Strukturverhältnissen der Deckschicht hervorruft, weiterhin dadurch, daß die Struktur und im Anschluß daran die Reaktionsart der Cutis einen Wandel erfahren. Nach meinen Beobachtungen möchte ich annehmen, daß das Verschwinden des Ekzems der schweren Dystrophiker im Anschluß an die Besserung des allgemeinen Ernährungszustandes der Rückkehr einer normalen Beschaffenheit der Deckschicht zu verdanken ist, daß also in diesem Falle gleichzeitig mit der gewöhnlichen dystrophischen Störung auch die spezifisch ekzematöse Stoffwechselanomalie günstig beeinflußt wird. Jedenfalls sind die kennzeichnenden Veränderungen an der Oberhaut nicht mehr zu sehen, wenn die Kinder einige Wochen hindurch gut zugenommen haben. Bei den Kindern hingegen, die konstitutionell hydrolabil sind, wird ernährungstherapeutisch in der Hauptsache die Cutis getroffen. Sie wird, wie schon die anfängliche Gewichtsabnahme des Gesamtkörpers zeigt, wasserärmer, gleichzeitig auch, laut Ergebnis der Stoffwechseluntersuchung salzärmer. Infolgedessen verschwindet das Nässen, die Bakterien finden auf dem eintrocknenden Nährboden nicht mehr die früheren Wachstumsbedingungen, und nunmehr geht, wie übereinstimmend das Aussehen des Ekzems und der Rückgang der Fieberbewegungen (Fig. 171) lehren, die Entzündung zurück. Nach den Mitteilungen von Luithlen [3]) ist anzunehmen, daß auch die Verschiebung im Salzgehalt die Reaktionsart der Hautgefäße in willkommener Weise umstimmt. Weniger beeinflußt wird dagegen die primäre Deckschichtanomalie; in der Regel ist wenigstens an den Vorzugsorten (Wangen usw.) eine leichte Schuppung noch lange Zeit bemerkbar und die Rückfallbereitschaft ist unzweifelhaft größer als beim Ekzem der Mageren. Daraus scheint hervorzugehen, daß die Schwere und die Hauptsymptome des Ekzems bei dieser Art von Fällen hauptsächlich auf der Beschaffenheit der Cutis bezw. der diese bestimmenden, komplizierenden Stoffwechselstörung beruhen, während die Epidermisanomalie weniger beteiligt ist. Dafür erweist sie sich als um so hartnäckiger und in ihrer Wurzel im Gegensatz zu den Verhältnissen bei den mageren Dystrophikern ernährungstherapeutisch weniger angreifbar. Fehlt eine alimentär beeinflußbare Anomalie der Cutis, wie es bei vielen Ekzematikern zutrifft, so ist auch das Ekzem keiner Änderung zugängig.

Vergesellschaftung mit anderen Zeichen konstitutioneller Anomalien. Es ergeben sich sonach beim Ekzem und bei der Ekzembereitschaft dieselben Verhältnisse, wie bei der Spasmophilie, und ebenso wie diese läßt sich auch das Hautleiden nicht einfach als alimentäre Stoffwechselanomalie auffassen, sondern es bedarf zur befriedigenden Erklärung noch der Bezugnahme auf eine gelegentlich zwar alimentär beeinflußbare, ihrem Wesen nach aber selbständige endogene Störung. Der Gedanke an einen Zusammenhang mit dem endokrinen System [4]) liegt auch hier nahe; er wird nicht hinfällig dadurch, daß sich beim Ekzem noch keine experimentellen Stützen fanden, die denen entsprechen würden, die für die Lehre von der Spasmophilie so bedeutsam geworden sind. Denn die genauere klinische Beobachtung des Ekzemkranken zeigt so viele in diesem Sinne deutbare Symptome, daß auch für das Ekzem selbst und für die präekzematöse Dermatose eine gleiche Grundlage angenommen werden darf.

Bemerkenswert ist schon die allgemeine Körperbeschaffenheit — die häufige

---

[1]) Vgl. Krankengeschichte S. 809.
[2]) Vgl. S. 798.
[3]) W. kl. W. 1913. Nr. 44.
[4]) Vgl. besonders die Betrachtungen von N. Berend, M. K. 14. Or. 1918 (Lit.).

Vereinigung mit **konstitutioneller Magerkeit** ebenso wie mit **konstitutioneller Fettsucht,** die im Laufe der Zeit beim gleichen Individuum einander ablösen können[1]). Die schon besprochene Neigung vieler Ekzematiker zur krankhaften Wasserspeicherung in den Geweben bringt die neueren Erfahrungen über die Beziehungen der Drüsen mit innerer Sekretion zum Wasserwechsel (Eppinger) in Erinnerung.

Auch die **Pigmentarmut** gewinnt in diesem Zusammenhang größere Bedeutung. Die Zahl der Blauäugigen, Hellblonden, Weißhäutigen überwiegen entschieden. In Beziehung hierzu steht vielleicht auch die bereits erwähnte **Überempfindlichkeit gegen Belichtung.**

Eine auffällig hohe Zahl der Ekzemkranken leidet gleichzeitig an **Spasmophilie**[2]); das gleiche gilt für das Verhältnis zum **Status lymphaticus.** Besonders zu beachten sind ferner die Beziehungen zwischen Ekzem und **Eosinophilie des Blutes**[3]). Der Prozentsatz der eosinophilen Zellen wächst über die normale Höhe von 2 bis 4 hinaus auf 10, 20 und noch mehr. Zu alledem gesellt sich schließlich ein nervöser Einschlag, in erster Linie in Gestalt von **angioneurotischen Erscheinungen.** Die Mehrzahl der Ekzematiker sind Angiospastiker, was sich namentlich nach Abheilung der Haut an der auffälligen Blässe zeigt, der keinerlei entsprechend hochgradiger anämischer Befund im Blute gegenübersteht. Daneben findet sich eine ausgesprochene Vasolabilität, kenntlich an der zyanotischen Verfärbung der Glieder schon bei geringfügigen Schwankungen der Umgebungstemperatur, an Farbenwechsel, Dermographismus und flüchtigen Erythemen. Hierher gehören auch die Juckausschläge (Urtikaria, Strofulus, pruriginöse Knötchen) des zweiten Halbjahres und noch mehr des zweiten und der foglenden Lebensjahre. Diese Art von Hautsymptomen findet ihre inneren Analoga in **nervösen Reaktionen der Schleimhäute.** Seit alters bekannt und ungemein eng sind die Beziehungen zwischen Ekzem und späterem Asthma. Mancher hartnäckige Reizhusten ohne Befund darf vielleicht auf eine dem Hautjucken entsprechende Empfindung zurückgehen, und auch der Pseudokrupp ist ein Zustand, dem angioneurotische Schwellungszustände zugrunde liegen. Auch in der Darmschleimhaut kommt es manchmal zu einer Hypersekretion von Schleim, der mit eosinophilen Leukozyten durchsetzt ist und schmerz- und beschwerdelos in Form von Fetzen und Häuten teils mit den Stühlen, teils allein entleert wird: eosinophile Darmkrisen[4]). Als nervöse Erscheinung möchte ich auch die Neigung vieler ekzemkranker Säuglinge zum habituellen Speien und Brechen ansehen.

Will man sich über die **Art der Beziehungen der äußeren Erkrankung zu den inneren Vorgängen und Zuständen** Rechenschaft geben, so ist vor allem dieses ins Auge zu fassen: sie alle finden sich beim Ekzemkind zwar so ungemein häufig, daß ein tieferer Zusammenhang vorhanden sein muß, sie fehlen andererseits teils insgesamt, teils zu einem Teile doch bei einer immerhin so ansehnlichen Zahl, daß dieser Zusammenhang kein unbedingter sein kann. Zu demselben Schlusse führt die Erkenntnis, daß die aufgezählten konstitutionellen Anomalien sich auch bei zahlreichen Kindern finden, deren Haut dauernd gesund bleibt. Das gilt vom Ernährungszustand, von der Pigmentierung, vom Lymphatismus. Bei der Eosinophilie scheint mir die Streitfrage, ob sie als Folge der Dermatose aufzufassen ist oder ob es sich um eine Vergesellschaftung zweier selbständiger,

---

[1]) Vgl. Risel, Z. K. 2. 1911.
[2]) Vgl. Moro u. Kolb, M. K. 9. 1911.
[3]) Lit. über Eosinophilie bei Säuglingen bei Putzig, Z. K. 9. 1913. Kroll-Lifschütz, M. K. 12. 1914. Lauener, J. K. 83. 1916.
[4]) Langstein, M. m. W. 1911. Nr. 12.

allerdings ursächlich nahe verwandter Zustände handelt, mehr und mehr der Entscheidung im zweiten Sinne zuzuneigen [1]).

Die gleiche Stellung dürfte gegenüber der angioneurotischen Übererregbarkeit einzunehmen sein, entgegen einer Auffassung, die das Ekzem geradezu als eine Reflexneurose auf angioneurotischer Grundlage hinstellt (Kreibich). Aus der Literatur [2]) und aus eigenen Untersuchungsreihen [3]) folgere ich, daß diese Eigenart zwar beim ekzematösen Kinde ein Gutteil häufiger ist als beim hautgesunden, oft genug aber auch vermißt wird. Selbst eine **Teilbereitschaft im Sinne v. Pfaundlers** [4]) **im großen Rahmen des „Neuroarthritismus"** [5]), **vereint sich sonach das Ekzem mit einer je nach der Schwere der gesamten konstitutionellen Belastung größeren oder kleineren Zahl anderer Teilbereitschaften; und je nachdem diese ihrerseits die Struktur der Haut und die Reaktionsart des Gefäßsystems beeinflussen, beeinflussen sie auch die Erscheinungsform der ihnen gleich-, nicht aber unter- oder übergeordneten Dermatose.**

Ein zweiter Gesichtspunkt ergibt sich aus der Erfahrung, daß **der Zustand der mit ekzematöser Veranlagung ins Leben tretenden Kinder in vielen Fällen mit der Zeit einer Umwandlung unterliegt.** In den ersten Tagen und Wochen zeigen sich vorwiegend nur die Symptome der Hautentzündung und der Ernährungsstörung; die übrigen, der Pruritus und seine Folgen, der Strofulus, wie überhaupt das meiste, was eine nervöse Färbung trägt, und alles, was an Überempfindlichkeit anklingt, — so insbesondere auch das Asthma — erscheinen, wenn überhaupt, erst nach mehrmonatiger Frist. Das sieht so aus, als ob für diese Gruppe von Vorgängen die Voraussetzungen erst allmählich entwickelt werden, indem der Organismus durch gewisse Einflüsse im Sinne einer „Hyperergie" umgestimmt wird. Hier könnten sowohl die gehäuften Infekte, als auch alimentäre Faktoren auf Grund einer angeborenen Funktionsanomalie „sensibilisierend" wirken. Auf Grund solcher Erwägungen und in Hinblick auf manche Analogien (Vermehrung der Lymphmenge, Eosinophilie, Lungenblähung, nervöse Reizerscheinungen, Herzstillstand beim Ekzemtod) ist denn auch dieser besondere Symptomenkomplex im Gesamtbilde des Ekzems mit der **Anaphylaxie** und folgerichtig mit Störungen des parenteralen Eiweißabbaues in Verbindung gebracht worden [6]), eine Auffassung, die gewiß viel Bestechendes hat und namentlich auch heuristisch wertvoll scheint.

Das **Verhältnis des Ekzems zur exsudativen Diathese** wird von den Kinderärzten im Anschluß an Czerny gemeinhin im Sinne einer Abhängigkeit aufgefaßt: die Hautveränderungen sollen keine eigene Krankheit darstellen, sondern nur ein Symptom der exsudativen Allgemeinstörung. Unter Hinweis auf die vorstehenden Ausführungen möchte ich der Ekzembereitschaft statt dieser untergeordneten Stellung einen gleichwertigen Rang einräumen. Sie betrifft das vom äußeren Keimblatt stammende Epithel, die exsudative Diathese im strengen Sinne des Wortes, d. h. die Bereitschaft zu überstarker Ausschwitzung auf äußere und innere Reize, haftet an den Gefäßen, also an Gebilden des mittleren Keimblattes; soweit die Haut in Frage kommt, beherrscht sie damit nur die Vorgänge in der Cutis. Die Ekzembereitschaft beruht nach der hier entwickelten Ansicht auf einer stofflichen Beschaffenheitsänderung der Deckschicht selbst, die exsudative Diathese auf einer erhöhten Reizbarkeit des nervösen Vasomotorenapparates bei unveränderter Konstitution der Gefäßwand selbst. Beide Teilbereitschaften können gesondert auftreten oder sich verbinden; das letzte

---

[1]) Vgl. Putzig l. c.
[2]) Vgl. Berend l. c.
[3]) Mauthner, Z. K. 8. 1913.
[4]) Verh. d. 28. Kongr. f. inn. Med. 1911.
[5]) Über diesen s. Besnier, Artikel „Ekzem" in Pratique dermatol. von Besnier, Brocq, Jaquet. Tome 2. Paris 1907, sowie Méry u. Terrien, E. i. M. K. 2. 1908.
[6]) Paeßler, M. m. W. 1913. Nr. 47. Galup, Presse médic. 21. 1913. Putzig l. c.

ist bei der beiden gemeinschaftlichen Wurzel einer allgemeinen konstitutionellen Minderwertigkeit das häufigere. Aus demselben Grund sind ja auch Ekzem oder exsudative Diathese häufig mit Spasmophilie und Rachitis vergesellschaftet, deren Selbständigkeit nicht bestritten wird. Die exsudative Diathese ist sonach nicht Voraussetzung für das Entstehen eines Ekzems und das Ekzem nicht eines ihrer Symptome; wohl aber ist sie bedeutsam für das Zustandekommen eines besonderen Ekzemtypus: sie verleiht der Haut den Charakter der lymphophilen Haut Unnas. Befällt das Ekzem ein exsudatives Kind, so ist es infolgedessen bläschenbildend, nässend, zu Sekundärinfekten neigend; befällt es ein nicht exsudatives, so ist es papulös oder schuppend, auf jeden Fall trocken[1]). Derselbe Unterschied zeigt sich bei jeder beliebigen anderen äußeren Hauterkrankung. Syphilide werden bei Exsudativen urticariaähnlich erhaben, oft leicht blasig, manchmal impetiginös (Rhypia), im Gegenfalle sind sie maculös, maculosquamös, allenfalls ganz leicht papulös. Varizellen verborken bei jenen zu dicken, umfangreichen Krusten, bei diesen zu kleinen, dünnen Schorfen. Ähnliches gilt für die Größe und Höhe der Area und der Pusteln bei Vaccine. Diese auf sorgfältige klinische Beobachtung gestützte Darstellung des Verhältnisses zwischen Ekzem und exsudativer Diathese beseitigt viele sonst nicht lösbare Widersprüche in der Symptomatologie und dem Verlauf des Hautleidens.

c) Behandlung.

Ein Ekzem zu heilen, muß man auf doppelte Weise anstreben. Durch hygienisch-diätetische Maßnahmen muß man die allgemeine Veranlagung, durch äußere die örtlichen Veränderungen günstig zu beeinflussen suchen. Welcher Teil der Aufgabe der wichtigere und aussichtsreichere ist, darüber hört man verschiedene Äußerungen. Die Kinderärzte pflegen die Allgemeinbehandlung in die erste Reihe zu stellen, die Dermatologen die örtliche. Manches Urteil fällt darum so einseitig aus, weil der Befragte die Methoden der Gegenpartei nur unvollkommen kennt und beherrscht. Gar zu stolz sollte keiner sein, weil jeder auf Fälle stößt, wo seine Kunst versagt. Sicherlich macht die Allgemeintherapie viele Fälle der äußeren Behandlung erst zugängig; sicherlich behebt die äußere Behandlung schnell und sicher viele Veränderungen, die bei innerer allein nur langsam schwinden würden. Die besten Erfolge wird der haben, der das Gute nimmt, wo er es findet, und innere und äußere Methoden gleich gut beherrscht.

Meiner Meinung nach wird von Ärzten, die Ekzemkinder in ihre Klinik aufnehmen, vieles zu Unrecht als Erfolg der äußeren Therapie angesehen, was in Wahrheit nur den veränderten und verbesserten Lebensverhältnissen zugeschrieben werden darf. Ich habe seit langem die Gewohnheit, jedes Ekzem erst einmal zwei Wochen bei der allgemeinen Anstaltskost zu beobachten, ehe die eigentliche Behandlung einsetzt, und sehe während dieser Zeit bei vielleicht einem Drittel eine weitgehende Besserung eintreten, die ich dem Wegfall früherer Ernährungsfehler im Verein mit der sorgfältigeren Hautpflege zuschreibe. Wer gleich vom ersten Tage an mit Salben vorgeht, wird leicht des irrigen Glaubens werden, daß das gute Ergebnis seinem therapeutischen Eifer zu verdanken sei. Aber auch der Diätetiker sollte nicht vergessen, daß ohne jede Änderung der Lebens- und Pflegebedingungen manches Ekzem nach verhältnismäßig kurzer Dauer ganz von selbst zur Heilung kommt und manches andere mit weitgehenden spontanen Remissionen oder Intermissionen verläuft.

Ernährungstherapie[2]). Auf Grund unstatthafter Verallgemeinerung richtiger Beobachtungen und unterstützt durch manche einseitige Darstellung in der kinderärztlichen Fachliteratur neigen viele Praktiker zu der Ansicht, daß zur Verhütung oder Heilung des Ekzems schematisch eine möglichst knappe Kost zu verordnen sei. Das ist ein bedauerliches Mißverständnis, dessen Folgen mancher Säugling unliebsam zu tragen hat. Der Ernährungszustand und die Körperkonstitution der Ekzemkranken sind, wie gezeigt, recht verschiedenartig, und deswegen kann es auch keine einheitliche, für alle Fälle passende Kostordnung geben. Das Problem besteht vielmehr darin, die krankhafte Körperbeschaffenheit mit Hilfe der Ernährung in eine normale umzuwandeln. Das wird je nach der Lage bald so, bald anders angestrebt werden müssen; dieselbe Vorschrift

---

[1]) Vgl. hierzu auch S. 798.
[2]) Lit. bei Feer, E. i. M. K. 12. 1908. Czerny-Keller, Hb. 2. Klotz, Bedeut. d. Konstitution f. d. Säugl.-Ernähr. Würzburger Abhandl. Bd. 11. Heft 9. 1911. Moro, M. K. 11. 1912. Finkelstein, Z. K. 8, 1913. Lederer, Z. K. 10. 1914. Langstein, Th. M. Sept. 1918.

die dem einen Kinde von bestem Nutzen ist, kann sich bei einem anderen als schädlich erweisen.

Die **allgemeinen Richtlinien,** denen zu folgen ist, ergeben sich aus Anamnese, Körperbeschaffenheit und Gang der Gewichtskurve ohne Schwierigkeiten. Bisherige Ernährungsfehler — Unter-, Über- oder einseitige Ernährung sind abzustellen. Durchfälle oder Verstopfung sind auf diätetischem Wege zu beheben. Dystrophiker — und zu ihnen gehören nicht nur die auffällig Mageren oder abgemagerten, sondern auch die, die trotz leidlichem Fettpolster längere Zeit nicht im Gewicht vorwärtskommen — müssen zur Zunahme gebracht werden. Hydrolabile sind zu entwässern und danach in ihrem Weiterwachstum so zu führen, daß die abnorme Quellung nicht wiederkehrt. Bei denjenigen, bei denen die genannten Anomalien nicht bestehen, und die deshalb der Ernährungstherapie nur eine geringe Angriffsfläche bieten, heißt es sich bescheiden und nur zu sorgen, daß durch eine vernünftige Kostordnung sowohl Verschlimmerungen des Ekzems als auch Schädigungen des gesamten Körperzustandes vermieden werden.

Für die **Durchführung der diätetischen Behandlung im Einzelfall** möchte ich die Befolgung einiger aus ausgedehnter Erfahrung abgeleiteter Regeln empfehlen. Die **Behebung der dystrophischen Zustände** und damit des Ekzems erreicht man beim Brustkinde nach früheren Ausführungen [1]) am schnellsten durch Beigabe von Ernährungspräparaten oder Zufütterung aus der Flasche. Bei Flaschenkindern ist diejenige Methode die richtige, die allfällig vorhandene Durchfälle beseitigt und eine gute Zunahme gewährleistet. Von den gewöhnlichen Milchmischungen wird man zumeist abgehen müssen, namentlich dann, wenn sich in den Entleerungen viel Neutralfett zeigt. Die besten Dienste haben mir Buttermilch und Eiweißmilch geleistet. Die mehrfach in der Literatur enthaltene Behauptung, daß das Ekzem eine Gegenanzeige für den Gebrauch der zweiten bilde, besteht sonach nicht zu Recht. Die Lösung des Widerspruches sowie das Geheimnis des Erfolges bei der Bezwingung widerspenstiger Fälle überhaupt scheint mir in der Mengenbemessung namentlich der Kohlenhydratzusätze zu liegen. Diese dystrophischen Ekzemkinder haben in der großen Mehrzahl einen auffällig hohen Kohlenhydratbedarf, und nicht wenige brauchen zur Zunahme 10 Proz. und noch erheblich darüber; bei älteren muß oft reichlich Brei zugefüttert werden.

Schwierigkeiten machen zuweilen außer den noch zu besprechenden infektiösen Komplikationen das habituelle Erbrechen und die Appetitlosigkeit. Sie behindern die Zufuhr der erforderlichen Nahrungsmengen und damit die Bekämpfung der dystrophischen Störung. Ihre Bekämpfung muß in der gewohnten Weise versucht werden [2]).

Wie lange das Ekzem der Magern dauert und wie schnell die Heilung sich abwickelt, hängt ganz davon ab, wie bald und wie ausgiebig die Zunahmen einsetzen. Selbst bei derjenigen Kost, unter der später die Haut gesundet, bleibt eine durchgreifende Besserung aus, solange die Zunahme auf sich warten läßt; beginnt sie in entschiedener Weise, so schwinden die ausgedehntesten Ausschläge — einschließlich der Erythrodermie —in 3 bis 6 Wochen. Man darf in diesem Verhalten den Beweis sehen, daß die Nahrung nicht unmittelbar etwa durch die Gegenwart oder das Fehlen eines spezifischen Bestandteiles heilend wirkt, sondern nur mittelbar auf dem Umweg der Hebung des gesamten Ernährungszustandes.

Als Beispiel diene der folgende Fall:

Knabe Sz., 7 Wochen, 4400 g, trocknes, seborrhoisches Ekzem auf beiden Wangen, ebenso an einigen wenigen Stellen des Rumpfes und Kopfes, Reithosenintertrigo, rhagadiformes Ekzem der Knie- und Ellenbeugen sowie der Handgelenke. Das Kind wird mit knappen Mengen Buttermilch mit geringem Kohlen-

---

[1]) Vgl. S. 342.
[2]) Vgl. S. 666 u. 672.

hydratzusatz, später dazu Suppe und Gemüse ernährt, und zwar derart, daß es im Alter von
8 Monaten nur 5600 g wiegt (+ 1200 in einem halben Jahr). Das Ekzem hält sich dabei unverändert, der Turgor ist schlecht, mit 8 Monaten noch kein Sitzen. Das Kind hat während
dieser Zeit verschiedene leichte Katarrhe durchgemacht, einmal im 7. Monat einen Asthma-
anfall. Versuche mit Beigabe von fetthaltiger Milch bewirkten jedesmal binnen kurzem
eine entschiedene Verschlechterung des Ekzems, während unter einer 9 wöchigen Lebertran-
kur im 9. und 10. Monat eine leichte Besserung zu notieren war. Das Gewicht stieg während
dieser von 5600 auf 6800. Mit Beginn des 13. Monats wird dem Knaben die doppelte Portion Gemüse und ein großer Brei zugegeben. Sein Gewicht schreitet zunächst wegen einer
noch vorhandenen Grippe mit Lymphadenitis nur wenig fort (in 10 Wochen 800 g), nachdem diese im 15. Monat aber geheilt ist, beginnt ein stärkerer Anstieg (in 9 Wochen 1300 g).
Während der Periode der stärkeren Zunahme schwindet das Ekzem voll-
kommen, der Turgor bessert sich, das Kind lernt sitzen und macht bei der Entlassung im
16. Monat die ersten Stehversuche. Mit 18 Monaten 11800 g, steht allein, mit 22 Monaten
13 kg, läuft. Exsudative Erscheinungen treten niemals wieder hervor, auch Infektionen
wurden während der Beobachtungszeit nicht mehr festgestellt.

Es kommt vor, daß mit dem Beginne der stärkeren Zunahme der Ausschlag
sich verschlimmert; unbedeutende Ekzeme können sich ausdehnen, vorher
trockene Flächen in einen Reizzustand geraten und schließlich nässen. Das
kann eine Anfangserscheinung sein, die in Bälde vorübergeht und von fortschreitender Besserung abgelöst wird. Man darf sich wohl vorstellen, daß sich der Stoffwechsel mit den neuen Ernährungsverhältnissen und der durch sie plötzlich
vermittelten mächtigen Quellung im ersten Augenblicke nicht vollkommen ab-
finden kann; einige Zeit später aber ist die Anpassung erfolgt, die Reizung geht
zurück und in gleichem Schritte mit der Hebung des Gesamtzustandes geht auch
die Heilung des Ekzems vorwärts. Immerhin ergibt sich aus einem solchen
Verhalten, daß der Kranke zur Hydrolabilität neigt, und daß die Bemessung und
Beschaffenheit der Kost in der Folge diesem Umstand in der gleichen Weise
Rechnung zu tragen hat, wie es bei der nunmehr zu besprechenden Gruppe von
Ekzematikern geboten erscheint.

Bei ihr, die die **Kinder im besseren Ernährungszustand** umfaßt, ist die diätetische Aufgabe je nach Lage der Dinge verschieden. Bei geringfügigen Hautveränderungen wird sie im wesentlichen in der Verhütung von Verschlimmerungen
bestehen; bei hochgradigen in der Zurückführung auf das erreichbare Mindestmaß. — Im allgemeinen handelt es sich um die Vermeidung überreichlicher Ernährung und überhaupt in der Vermeidung jeder Ernährungsweise, die steilere
Gewichtsanstiege und mit ihnen einen abnorm hohen Wassergehalt des Körpers
herbeiführen könnte; im einzelnen dürften die folgenden Regeln zu befolgen sein.

Bei leichten, umschriebenen, trockenen Ekzemen wird man das
Schwergewicht auf die äußere Behandlung legen und die Kost nur insoweit
regeln, daß die Zunahmen sich in mittleren Grenzen halten. Bei Flaschenkindern
bedarf es dazu gewöhnlich nur der Einhaltung der für eine vernünftige Ernäh-
rnng ohnedies geltenden Vorschriften. Bei Stillkindern mit mäßigem Gewichtsanstieg ist ebenfalls keine Veranlassung zum Eingreifen; steigt die Kurve allzu-
steil an, so wird man in den ersten Monaten die eine oder die andere Mahlzeit
durch ungesalzene, mäßig gezuckerte Schleimabkochungen mit Plasmonzusatz
ersetzen, in späteren früher als sonst zum Ersatz eines Teiles der Brustmilch
durch salzarme Gemüse und mit Wasser bereitete Breie schreiten. Auch hier
kann der Ausfall von Eiweiß durch etwas Plasmon ausgeglichen werden. Gegen
die Beigabe von mäßigen Mengen Butter ist nichts einzuwenden.

Die gleichen Maßnahmen, vielleicht in noch energischerer Form sind beim
Brustkind am Platze, wenn ein Ekzem schwererer Art, insbesondere wenn
ein nässendes Ekzem besteht. Das Vorgehen bei Flaschenkindern wird in erheblichem Maße von der Art der bisherigen Ernährungsweise abhängig sein. Bei
ernsthafteren Verfehlungen wird oft schon der Übergang zur gewöhnlichen

Normalkost die Heilung anbahnen. Welch glänzende Erfolge in diesem Falle erreichbar sind, sei durch ein Beispiel belegt (Fig. 76).

Knabe K., 1 Jahr 7 Monate, leidet seit dem 4. Lebensmonat an Ekzem, das angeblich als juckender Ausschlag auf den Backen begann. Seit über 1 Jahr in wechselnder ärztlicher Behandlung, verschiedene Salben und auch Diätkuren (z. B. einige Zeit lang mit Odda, Semmel, Gemüse) ohne Erfolg. Im letzten halben Jahr bestand die tägliche Nahrung aus 1 l Magermilch, einem großen Teller Gemüse mit einer großen Messerspitze Salz, Suppe, viel Brot mit Butter, Mehlbrei, Kompott. Seit dem 7. Monat auch Stimmritzenkrampf, gegen den erfolglos längere Zeit Phosphorlebertran genommen wurde. Bei der Aufnahme: Gewicht 9500, pastöser Habitus, schweres krustöses und nässendes Ekzem des Kopfes und Gesichtes, das auf Hals, Schultern, Arme, Gesäß und Beine übergegriffen hat, so daß nur der Bauch und ein Teil des Rückens frei sind. Starker Juckreiz. 11 Prozent eosinophile Leukozythen. 6 Schneidezähne, 4 obere Prämolaren, Laryngospasmus, KÖZ 2.5. Bei Ernährung mit 1 l Vollmilch, 100 g Gemüsesuppe, 3 Eßlöffel Gemüse, 2 Eßlöffel Kompott rapide Gewichtsabnahme bis 8600, die durch Zulage von 2 Eßlöffel Griesbrei gehemmt wird. Währenddessen und in der Folge rapider Rückgang des Ekzems ohne jede örtliche Behandlung bei sichtlich zunehmender Munterkeit. Laryngospasmus nach 8 Tagen verschwunden, KÖZ. > 10. Nach 3½ Wochen Haut völlig normal. Die jetzt zutage tretende starke Anämie (50 Proz. HB., 1956000 Erythrozyten) wird unter Eisen schnell gebessert, so daß nach weiteren 4 Wochen bei der Entlassung bereits 75 Proz. HB. und 3250000 Erythrozythen festgestellt werden. Draußen nach 6 Monaten bei knapper Kost noch rückfallfrei.

Freilich darf man auch bei sicherer Überfütterung nicht unbedingt siegesgewiß sein, denn nicht jedes Ekzem, das diese Vorgeschichte hat, geht unter so milden Vorschriften zurück. Der Ausschlag bleibt vielmehr unter ihnen zuweilen ebenso unbeeinflußt, wie bei den zahlreichen Säuglingen, bei denen ein Ernährungsfehler gar nicht vorausgegangen ist. In diesen hartnäckigen Fällen ist — immer unter Vermeidung von Unterernährung — ein Versuch mit derselben milcharmen oder milchlosen Kost angezeigt[1]) die sich unter gleichen Voraussetzungen auch bei der Spasmophilie bewährt[2]). Die Besserung unter ihr ist oft sehr sinnfällig und bleibt meist auch bestehen, wenn der Milchanteil nach einigen Wochen vorsichtig wieder um ein Geringes gesteigert wird.

Beeinflußbar sind auf diese Weise nach meinen Erfahrungen wohl nur die nässenden und impetiginösen Formen des Ekzems, und diese Form wiederum ist der Typus des Ekzems beim mit Wasser aufgeschwemmten, hydrolabilen Kinde. Trockene Ekzeme werden kaum jemals durchgreifend gebessert. Die Milchentziehung wirkt somit nicht etwa durch den Wegfall irgendeines spezifisch ekzematogenen Nahrungsbestandteiles, sondern ihr Nutzen beruht auf der Entwässerung und Entsalzung, die durch die Verringerung der Zufuhr von Molkensalzen ausgelöst wird. Das Wirksame an der milcharmen Kost ist für mich nicht die Milcharmut, sondern die Salzarmut. Auf diesem Grundsatz beruht auch die von mir angegebene Ekzemsuppe[3]). In ihr soll bei geringem Molken- bzw. Salzgehalt ein reichliches Angebot von Eiweiß, Fett und Kohlenhydraten stattfinden. Zu diesem Zwecke wird die Milch in der Hauptsache nach der für die Herstellung der Eiweißmilch angegebenen Vorschrift behandelt. Eine dem Alter der Kinder entsprechende, aber besonders reichlich zu bemessende Menge Rohmilch wird mit Labessenz ausgelabt, und der Käse nach mehrstündigem Aufhängen in einem Säckchen aus Seihtuch, währenddessen die Molke abtropft, 3 bis 5mal mit etwas Wasser bis zur feinsten Verteilung durch ein Haarsieb gestrichen. Die so entstandene Suspension wird schließlich mit 1/10 bis 1/5 der ursprünglichen Molkenmenge und 9/10 bis 4/5 Wasser oder Schleimabkochung, noch besser vielleicht mit 1/10 bis 1/5 Buttermilch und 9/10 bis 4/5 Wasser oder Schleim, auf das Ausgangsvolumen aufgefüllt und 40 bis 50 g oder nach Bedarf auch mehr Kohlenhydrat in Form von salzfreiem Zucker und Mehl zugesetzt. Will man sterilisieren, so muß das unter ständigem energischem Schlagen der Suppe geschehen, da sonst der Käse klumpig wird. Die Suppe ist etwa 2 bis 4 Wochen lang bis zur erfolgten Eintrocknung des Ekzems zu verabreichen; dann wird zur milcharmen Kost übergegangen. Beigabe von Gemüse, Brei und Obst erfolgt von Anfang an wie bei dieser.

---

[1]) Vgl. Feer, M. m. W. 1909. Nr. 3. Czerny u. Keller, Hb. Bd. 2.
[2]) Vgl. S. 543.
[3]) Finkelstein, Med. Kl. 1907. Nr. 37. Th. M. Jan. 1912. Feer, M. m. W. 1909, Nr. 3. Mendelssohn, D. m. W. 1908. Nr. 42. Spiethoff, ibid. Nr. 27. Langstein, ibid. Nr. 24. Witzinger, M. m. W. 1908. S. 2467.

Sie ist am Platze allein bei nässenden und infizierten Ekzemen, wenn bei anderweitiger Regelung der Ernährung kein befriedigendes Ergebnis erzielt wurde, und hat mir da manchen Erfolg gebracht[1]). Gleiche Wirkungen dürfte eine leichter herstellbare Mischung von Milch, Sahne, Plasmon und Kohlenhydrat haben, wie sie bei der Behandlung der Spasmophilie erwähnt wurde[2]).

Entsprechend der durch die neue Kost herbeigeführten Entleerung der krankhaften Wasserablagerungen, zeigt sich im **Verlauf des Heilungsvorganges** anfänglich eine steile Gewichtsabnahme, die gewöhnlich nur mehrere hundert Gramm beträgt und am Ende der ersten oder im Beginn der zweiten Woche von selbst ihr Ende erreicht, bei stark aufgeschwemmten Kindern aber wesentlich größer sein und sich unaufhaltsam fortsetzen kann (Fig. 141). Eine so stürmische Entquellung ist nicht erwünscht, sie ist sogar, wie aus den Anzeichen von Mattigkeit, aus dem gelegentlichen Verlust des Appetites und anderen Erscheinungen hervorgeht, bedenklich. Der ,,Umbau" der Gewebe soll vielmehr allmählich vor sichgehen[3]). Wenn die Abnahme nicht bald zum Stillstand kommt, allerspätestens dann, wenn sich Andeutungen der erwähnten Folgen bemerklich machen, muß durch mäßige Erhöhungen der Milch- oder Molkenmenge oder durch etwas stärkere Salzgaben zum Gemüse gebremst werden; bei Kohlenhydratknappheit der Kost wird statt dessen die Zufügung einer kleinen Breimahlzeit angezeigt sein.

Die Wirkung auf das Ekzem, das, wie schon gesagt, in diesen Fällen gewöhnlich nässend und impetiginös ist, zeigt sich in Gestalt schneller Eintrocknung; die Entzündung geht zurück, das durch sekundäre Infektion unterhaltene Fieber verschwindet (Fig. 171) und nach 2 bis 3 Wochen ist die Erkrankung bis auf unbedeutende, der äußeren Behandlung zugängige Rötung und Schuppung an den Vorzugsorten abgeklungen. Das willkommene Ergebnis sichert man durch dauernde Fortführung einer Kost, bei der die Wiederkehr der übermäßigen Wasserablagerungen ausgeschlossen ist.

In Fig. 171 ist der Verlauf der Behandlung bei einem 2jährigen Mädchen mit impetiginösem Ekzem des Kopfes, Gesichtes und Halses dargestellt. Bisherige Ernährung: Reichlich 1 Liter Milch, Milchreis, Semmel, Gemüse, Suppen. Unter der Feerschen Diät (vgl. unten) war in 14 Tagen keine Veränderung wahrzunehmen. Nach Einführung der Ekzemsuppe dagegen ist bereits nach 4 Tagen eine Besserung zu sehen, nach 9 Tagen sind die Borken ohne äußere Behandlung abgefallen, die früher übernormale Temperatur bewegt sich jetzt unter 37°. Nach 3 Wochen, zuletzt unter Beihilfe von Naphthalanzinkpaste, völlig glatte Haut, die nur noch leicht gerötet ist. Allgemeinbefinden immer gut, in den letzten Wochen beginnt das Kind zu laufen. In der Pflege draußen bei nur $1/_5$ Liter Milch, etwas Fleisch und Gemüse, Obst, Brei, Suppe kein Rückfall.

Nicht immer ist der Erfolg so durchschlagend; trotz aller Bemühungen tritt oftmals zwar eine gewisse Besserung des Ekzems im Sinne eines Rückganges der Entzündung und Exsudation ein, aber eine wirkliche Heilung bleibt aus, damit nähern sich diese Fälle der oben gekennzeichneten **Mittelgruppe** mit ihrer Unzugängigkeit gegen jede Ernährungstherapie. Hier bleibt kaum etwas anderes übrig, als unter einer an Milch knappen, vernünftig gemischten Kost, deren Menge sich vom Mangel ebenso fern hält wie vom Überfluß, die spontane Besserung abzuwarten. Ob es irgendeine besondere Methode gibt, die beschleunigend ein-

---

[1]) Dementgegen betonen Czerny u. Keller die Nutzlosigkeit des Verfahrens und schreiben ihm eine besondere Gefährlichkeit für den gesamten Ernährungszustand zu. Dafür empfehlen sie für schwere Fälle Herabsetzung der Milch auf $1/_5$ l und dazu außer Vegetabilien 1 bis 2mal täglich Fleisch. Der Unterschied von der Ekzemsuppenkost besteht also nur darin, daß statt Käse Fleisch beigegeben wird. Man muß sonach entweder den Käse als gefährlich für den Säugling erklären, was wohl niemand wollen wird, oder man muß beide Kostformen als gleichwertig entweder verwerfen oder empfehlen.

[2]) Vgl. S. 544.

[3]) Vgl. die Ausführungen von Lederer, Z. K. 10. 1914.

greifen kann, ist fraglich. Feer spricht eine solche Fähigkeit der Ernährung mit gemischter, fettarmer Kost und Buttermilch zu, und auch mir schien es dabei zuweilen besser zu gehen, als bei gewöhnlicher Milch. Zumeist aber hatte ich nicht den Eindruck, als ob an dem Gange der Dinge damit wesentlich geändert würde.

Eine besonders schwierige Frage ist schließlich die nach der diätetischen Behandlung der **Kinder, deren Magerkeit oder mangelhafter Fortschritt** erst erworben ist als Folge komplizierender Erkrankungen. Hier ist eine ganze Reihe von Gesichtspunkten zu beachten, an deren richtige gegenseitige Abwägung das Heilresultat gebunden sein wird. So ist zu bedenken, daß die Ekzeme pastöser Kinder im Verlaufe konsumierender Erkrankungen zurücktreten können, um

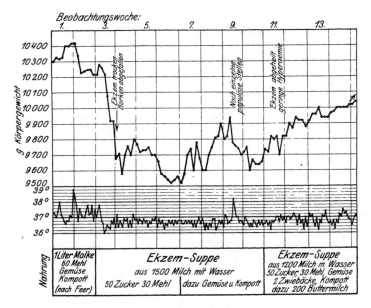

Fig. 171. Temperatur- und Gewichtsverlauf bei Behandlung eines impetiginösen Ekzems mit salzarmer Kost (Ekzemsuppe).

in früherer Stärke wieder hervorzukommen, sobald wieder Erholung eintritt. Reichliche Ernährung eröffnet also die Möglichkeit einer Verschlimmerung. Auf der anderen Seite haben wir auch die Inanition als ekzembegünstigenden Faktor kennen gelernt. Endlich kann ja die Infektion durch Erzeugung einer schwereren Ernährungsstörung bei vorhandener Bereitschaft die Entstehung eines Ekzems auslösen oder ein bestehendes verschlimmern, und so unter Umständen bei demselben Individuum eine für unkomplizierte Zeiten zweckmäßige Ernährung zu einer während und nach der komplizierenden Erkrankung ungeeigneten stempeln. In dieser verwickelten Lage wird die therapeutische Aufgabe außer in Bekämpfung des Infektes darin bestehen, diejenige Nahrung ausfindig zu machen, die der durch den Infekt gesetzten Ernährungsstörung am wirksamsten entgegenarbeitet.

Der Hergang in solchen Fällen sei durch folgenden Fall erläutert:

Mädchen N., 6 Monate alt, 6600 g, mit seit dem 3. Monat bestehendem Ekzem, das außerhalb schon mannigfaltig, auch mit Milchentziehung, sowie Magermilch und Mehl behandelt wurde. Bei der Aufnahme schweres, teils krustöses, teils nässendes, mit eitrigen Vesikeln übersätes, universelles Ekzem, starke Drüsenschwellungen,Pyelitis Durchfall, Ohrenlaufen. Allgemeinbefinden schlecht. Versuch der Behandlung mit Ekzemsuppe bald unterbrochen wegen starker Abnahme des Kindes. Danach Ernährung mit 300 Milch und milchfreier Zukost, später Buttermilch und Zukost; auch das führt zu keinem befriedigenden Ergebnis. Dank sorgfältiger, äußerer Behandlung wird zwar aus dem schwer infizierten Ekzem ein nicht infiziertes, aber dieses verharrt mit Schwankungen im ganzen unverändert, während der Stuhl immer leicht dyspeptisch bleibt, dauernd Fieber besteht und das Gewicht auf gleicher Linie verharrt. Nach 15wöchigen Bemühungen Übergang zu Eiweißmilch, zunächst mit wenig Kohlenhydraten. Unter dieser bessern sich bald die Stühle, die katarrhalischen Attacken werden seltener, der eitrige Urin klarer. Nach 5 Wochen entfiebert das Kind, während schon vorher eine sichtliche Besserung des Ekzems eingetreten ist. Zunahme pro Woche 100 g. Jetzt reichliche Beikost; darunter bessere Zunahme (1 kg in 7 Wochen) und Verschwinden des Ekzems bis auf geringe Reste. Außerhalb ein kleines Rezidiv, das in 14 Tagen wieder schwindet. Leichte Ekzemspuren noch bis Ende des zweiten Jahres, dann vollkommene Heilung.

Äußere Behandlung. Eine zweckmäßige äußere Behandlung ist zum mindesten als Unterstützung der diätetischen ungemein wertvoll, in vielen Fällen ist ohne sie die Heilung unmöglich. Von großer Wichtigkeit sind Maßnahmen, die auf die **Ausschaltung äußerer Reize** hinarbeiten. Dazu gehört vor allen Dingen die allgemeine Reinlichkeit, speziell der Hautfalten, das sorgsamste Trockenlegen zur Einschränkung der mazerierenden Wirkung von Urin und Kot, die Vermeidung zu warmer Bedeckungen und Einhüllungen, durch die leicht schädliche Schweiße hervorgerufen werden können. Seborrhöische Auflagerungen sind sorgfältig zu entfernen. Bei Speikindern muß durch geeigneten Schutz der Brust und Lagerung des Kopfes die Haut vor ständiger Benetzung mit Mageninhalt geschützt werden. Manches hartnäckige Ekzem auf der Brust heilt erst dann, wenn man dem Kind ein wasserdichtes Lätzchen umbindet, manches einseitige Ekzem des Ohres und der angrenzenden Gegenden verschwindet erst dann, wenn man durch geeignete Polsterung verhindert, daß der Kopf der ständig durch Speien benetzten Unterlage aufruht. Von äußerster Wichtigkeit bei vorhandenem Ekzem ist die Beherrschung von Eiterflüssen aus der Nase, den Ohren oder aus erweichten Drüsen usw. Kann doch jederzeit von ihnen eine Vesiculosis oder Pustulosis ausgehen, deren unheilvolle Wirkung auf das Ekzem und auf seine Prognose zur Genüge gekennzeichnet wurde.

Die Furcht vor dem Baden ist vielleicht übertrieben. Wenn sorgsam getrocknet und reizende Seife vermieden wird, so ist ein zweimal wöchentlich erfolgendes Bad wohl kaum als bedenklich anzusehen. Es wird zweckmäßig mit Eichenrinde, übermangansaurem Kali oder Boluszusatz versetzt. Unbedingt zu verhindern, so grausam es auch manchmal erscheinen mag, ist das Kratzen. Die gegen den Juckreiz empfohlenen Mittel pflegen einen durchgreifenden Erfolg kaum jemals zu haben, so daß nichts weiter übrig bleibt als mechanische Verhinderung. Man legt am besten die Arme in manschettenartige Hüllen, die von der Achsel bis über die Finger reichen und im Nacken mit einem Bändchen befestigt sind. Die Hände selbst werden an den Seitenenden des Bettes angebunden. Scheuern die Kinder mit dem Kopf, so ist das durch einen turbanartigen Verband, der die Berührung mit der Unterlage verhindert, zu verhüten.

Betreffs der eigentlichen **dermatologischen Behandlung** verweise ich auf die Fachdarstellungen, denen ich nichts Wesentliches zufügen kann. In meiner Anstalt sind nur wenige Präparate im Gebrauch. Gereizte, nässende, entzündete Flächen werden zunächst durch feuchte Umschläge unter Maskenverband ausgetrocknet (Essigsauere Tonerde, $^1/_4$ Proz. Resorzinwasser, 1 bis 3 Proz. Borsäure), wobei zu beachten ist, daß während des Wechsels oder beim Übergang zur Salbenbehandlung keine Austrocknung stattfinden darf. Auch Kühlsalben (Lanolin, Eucerin aa 15,0, Liquor alum. acet. 5,0, aqu. ad 60,0) sind zweckmäßig. Später schätze ich ganz besonders die Naphthalanzinkpaste in steigender Konzentration und die 5 Proz. Tumenolzinkpaste. Verzögert sich die Überhäutung, so sind Pinselungen mit 3 proz. Argent. nitric.-Lösung, gelegentlich auch 1 proz. Pellidolzinkpaste[1]) recht dienlich.

Im mäßig infiltrierten, trocknen, leicht schuppenden Stadium, wie sie auch das Gesichtsekzem von Anfang an oder nach Abheilung des Reizzustandes häufig darbietet, verdient namentlich der Teer in Form von Unguent. Casein. c. Lianthral (5 bis 10 Proz.) Vertrauen. Pflanzenteere werden wegen der häufigeren Reizungen nicht mehr benutzt. Bei den seborrhöischen Ekzemen sind Schwefelbäder (Solut. Vlemingkx, Thiopinol 30,0 auf ein Bad) und Schwefelpasten mit meist gutem Erfolge im Gebrauch; sie bewähren sich häufig auch überraschend bei Komplikation durch Eiterpusteln.

Verbände pflegen wir gewöhnlich nur am Kopfe anzulegen; am übrigen Körper nur dann, wenn derbere, chronische Infiltrate eine besonders energische Einwirkung der Medikamente erforderlich machen. Im übrigen versuchen wir mit Trockenpinselungen auszukommen. Auf jeden Fall sei der Verband möglichst dünn, um nicht zu hitzen; auch am Kopf wird er oft durch ein Häubchen ersetzt werden können. Irgend größere Flächen dürfen gerade beim Ekzemkind wegen der Gefahr der oben erwähnten bedenklichen Katastrophen nicht gleichzeitig eingebunden werden; kann man doch schon bei Okklusivverband nässender Kopfekzeme plötzliche Hyperpyrexien und Kollapse erleben.

Ekzemformen und Ekzemreste jeder Art, die sich bei den bisher besprochenen Maßnahmen nicht bald deutlich bessern, überweise ich ohne Zeitverlust zur **Röntgenbehandlung**. Meine mehr als 10jährigen Erfahrungen erlauben mir, mich nachdrücklich der warmen Empfehlung Jadassohns[2]) anzuschließen. Auch seine Ansicht über die Gefahrlosigkeit der hier genügenden Dosis, natürlich nur bei sachverständiger Handhabung, und über die Grundlosigkeit der Furcht vor Wachstumsstörungen, wie sie nach verhältnismäßig viel stärkerer Einwirkung im Tierexperiment und an den kleinen Knochen von jungen Kindern beobachtet werden[3]), teile ich; in keinem meiner Fälle habe ich davon etwas gesehen. Die oftmals ganz vorzüglichen Erfolge werden also ohne irgend erheblichen Einsatz erreicht[4]).

Von **anderen Methoden** ist wenig zu erwarten. Arsen verspricht nur bei den der Neurodermitis angenäherten Fällen mit starkem Jucken[5]) etwas; dasselbe gilt für die Seruminjektion, die schüchternen Versuche mit der Opotherapie in Gestalt von Schilddrüsenverabreichung[6]) sind vorläufig in den Anfängen stecken geblieben, was nicht gerade für ihren Erfolg spricht. Rotlichtbehandlung[7]) ist nach meinen oben angeführten Erfahrungen nur für bestimmte, leichte Formen brauchbar, die einer Berücksichtigung eigentlich kaum bedürfen. Zur Austrocknung und Desinfektion kann Heißluftanwendung[8]), bei manchen nässenden Formen vorsichtige Höhensonnenbestrah-

---

[1]) Bendix, Th. M. Mai 1913.
[2]) Th. M. April 1918.
[3]) Lit. bei Iselin, Fortschr. a. d. Geb. d. Röntgenstrahl. 19. 1913.
[4]) Jadassohn gibt in Totalbestrahlung ohne Abdeckung auf jede Stelle ein Zehntel der S.N.-Erythemdosis, das Gesicht wird vierstellig bestrahlt (rechte und linke Wange, Stirn, Kinn). Zunächst 2 bis 4 Sitzungen in Abständen von 10 und mehr Tagen, dann mindestens vierwöchige Pause, später nach Bedarf noch weitere 1 bis 2 Sitzungen. Schmidt-Heßmann (Roentgentherapie, 5. Aufl. 1920) geben $1/3$ bis $1/2$ S.N bei 5 bis 7 We, noch besser 10 bis 12 We unter 3 mm Filter in 26 cm Abstand pro Sitzung.
[5]) Vgl. S. 000.
[6]) Moussous, A. m. c. 11. 1908. Rocaz, Valmorin, Ref. Z. K. 3. 351.
[7]) Winternitz, Ref. A. K. 36. S. 462. Jesionek l. c.
[8]) Perlmann, M. m. W. 1912. Nr. 59.

lung nützlich sein. Überraschend gute Erfolge berichtet neuerdings Berend[1]) von Amylnitriteinatmungen, die er auf Grund von Erwägungen über den Anteil eines übererregbaren Vasomotorensystems am Ekzem vornahm; über die Leistungen des Verfahrens in anderer Hand ist noch nichts mitgeteilt worden.

Längerer Aufenthalt im Hochgebirge kann das Säuglingsekzem und seine konstitutionelle Grundlage günstig beeinflussen[2]).

3. Neurodermitis[3])..

Unter den Merkmalen des Ekzems nimmt das Jucken eine besondere Stellung ein, nicht nur in praktischer Hinsicht wegen der Qual, die es bereitet und der Schwierigkeit seiner Bekämpfung, sondern auch wegen der Eigenart seiner Beziehungen zu dem Hautleiden. Hier herrscht eine auffällige Regellosigkeit. In zahlreichen Fällen ist von einer lästigen Juckempfindung nichts oder nicht mehr viel zu merken, als auch unter normalen Verhältnissen an wunden Körperstellen verspürt wird; in anderen ist es vorhanden, aber in erträglichem Grade. Im Gegensatz hierzu wird es bei einer letzten Gruppe von Kindern zum hervorstechendsten Symptom, mit dem verglichen alles andere nur als Beiwerk erscheint. Aus dieser Unstimmigkeit folgert, daß Ekzem und Pruritus nicht unbedingt zueinander gehören; vielmehr ist das gegenseitige Verhältnis beider von derselben Art, wie das zwischen Ekzem und exsudativer Diathese[4]), nämlich das zweier zwar häufig vergesellschafteter, letzten Endes aber selbständiger Teilbereitschaften. Die Kinderärzte tragen dem Rechnung, indem sie mit Czerny bei stärkerem Juckreiz von einer Vereinigung von Neuropathie und Ekzem sprechen; die Dermatologen dagegen unterscheiden vom Ekzem eine eigene Erkrankung, die Neurodermitis (Vidal), die sowohl für sich allein, als auch in Vereinigung mit ekzematösen Erscheinungen vorkommen kann.

Die Berechtigung dieser Trennung auch im Säuglingsalter muß schon deshalb anerkannt werden, weil sich das **Bild der reinen Neurodermitis** von dem des reinen Ekzems durch sehr wesentliche Züge abhebt. Ich möchte nach einigen Beobachtungen mit Brocq glauben, daß bei ihr das Jucken als erstes Symptom erscheint, das gelegentlich kurze Zeit ohne sichtbare Gewebeveränderungen bestehen kann. Erst etwas später bilden sich kleine, derbe, graurote Papeln, die zu größeren Gruppen und schließlich zu infiltrierten, leicht schuppenden Plaques zusammenfließen. An der flächenhaften Ausbreitung und Infiltration ist sicherlich weitaus mehr als die Krankheit selbst das ständige Kratzen schuldig, das durch den offenbar unerträglichen Juckreiz begründet wird. Auf diese Art kommt es sehr bald auch zur Lichenifikation in Form umfangreicherer Hautverdickungen, deren Oberfläche chagrinartig gekörnt ist und an deren Grenzen gehäufte, lichenähnliche Gebilde stehen. Entzündliche Vorgänge fehlen bei unkompliziertem Verlauf; nässende Stellen rühren immer vom Kratzen her.

---

[1]) M. K. 14. Or. 1918. 5 Tropfen Amylnitrit auf Watte oder Narkosemaske durch 15 bis 20 Sekunden eingeatmet. Das Kind errötet, danach wird es blaß, manchmal bis zu einem erschreckenden Grade. Auch Andeutung von Bewußtseinsverlust kann auftreten. Bleibt die Dosis ohne Wirkung auf das Aussehen, so wird nach $1/4$ Stunde die doppelte genommen. Am nächsten Tage fängt man mit der als wirksam ermittelten Menge an; kommt es dabei in 15 bis 20 Sekunden nicht neuerdings zur Gefäßreaktion, so verlängert man die Einatmungsdauer um weitere 10 Sekunden oder fügt nochmals 5 bis 10 Tropfen zu. Gewöhnlich bedarf es nur 4 bis 5 Sitzungen. Bei Erkrankungen der Atmungsorgane ist das Verfahren nicht angezeigt.

[2]) Marfan, A. m. ch. inf. 1911. M. 18.

[3]) Vgl. Jadassohn, Deutsche Praxis 1902. Seitz & Schauer. Lehnerdt, B. kl. W. 1914. Nr. 44.

[4]) Vgl. S. 803.

Die Haut der nicht befallenen Flächen ist zwar trocken und spröde, sonst aber normal.

Der Lieblingssitz sind Präaurikulargegend, Hals, Nacken, Schultern Geschlechtsteile, Gelenkbeugen. Zumeist ist das Leiden auf wenig, nicht allzu umfangreiche Stellen beschränkt; es kann sich aber auch weiter ausbreiten und im äußersten Falle die gesamte Körperoberfläche betreffen (Fig. 172). Der überaus schwere Zustand dieser durch den ständigen Juckreiz schlaflosen Kinder wird noch durch komplizierende Pyodermien verschlimmert, die durch das Kratzen erzeugt und immer wieder neu verimpft werden.

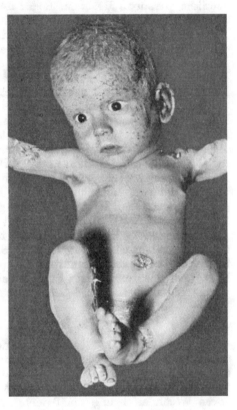

Fig. 172. Schwere universelle Neurodermitis bei einjährigem Säugling.

Nur einzelne der Kinder mit Neurodermitis, die ich gesehen habe, auch unter den leicht erkrankten, hatten ein normales Gewicht. Die meisten waren mager, zum Teil schon durch Veranlagung, zum anderen gewiß dazu noch wegen ihrer Schlaflosigkeit und ihrer sonstigen Beschwerden. Die freien Hautstellen waren immer von hochgradiger Blässe, auch wenn das Blut keinen anämischen Befund aufwies. In allen Fällen bestand Eosinophilie.

In seinem Verlauf ist das Leiden von verzweifelter Hartnäckigkeit. Es beginnt niemals, wie das Ekzem, in den ersten Wochen, sondern spätestens im zweiten Vierteljahr; gleich spät erfolgt auch die Umfärbung des Krankheitsbildes, wenn es nicht bei einem bislang hautgesunden, sondern bei einem ekzemkranken Säugling einsetzt. Nun aber dauert es mit Schwankungen gewöhnlich jahrelang; selbst wenn es schon monatelang geschwunden war, kann jederzeit ein neuer Schub kommen. Viele Kinder haben bis zur Schulzeit immer wieder leichte Rückfälle; einige noch viel länger; gelegentlich ist selbst im Pubertätsalter noch keine völlige Heilung eingetreten.

Nach all dem besteht das Wesen der Neurodermitis offenbar in einer tiefeingesessenen Gefäßneurose, die durch manche Züge den Gedanken an einen Überempfindlichkeitszustand gegen im Blute kreisende Stoffe unbekannter Art erweckt. Damit wird auch verständlich, daß die vom Ekzem her bekannten unberechenbaren Ereignisse und Reaktionen, die Hyperpyrexien, die Kollapse und alles dem Gleichwertige[1]) sich mehr als um das Ekzem, um die Neurodermitis gruppieren. Besonders bezeichnend ist das ganz plötzliche Wiederaufflammen der Hautsymptome, die rasharting über weite Strecken greifende Aus-

---

[1]) Vgl. S. 803.

saat neuer Knötchen nach mühsam erzielter Besserung, wie es sich wenigstens
bei universeller Erkrankung häufig ereignet.

Begreiflich, daß bei solcher Grundlage die **Behandlung** wenig dankbar ist.
Ernährungstherapeutische Beeinflußbarkeit fehlt vollkommen. Die dermatologischen Maßnahmen sind dieselben wie beim trocknen Ekzem. Namentlich
Steinkohlenteerpräparate scheinen angezeigt, doch ist ein durchgreifender Nutzen
kaum zu erwarten. Dazu kommt die auch den Medikamenten gegenüber immer
mögliche paradoxe Reaktion. Sogar durch ein Kleienbad sah ich einmal einen
schweren Rückfall! Auch von juckstillenden Mitteln äußerer oder innerer Art
hatten meine Schwerkranken wenig Erleichterung; allenfalls war von Zeit zu
Zeit durch ein Schlafmittel[1]) eine ruhigere Nacht zu erzwingen. Ich habe nur zur
Röntgentherapie[2]) Vertrauen. Bei umschriebenen, ganz besonders auch bei
beginnenden Fällen habe ich von ihr Heilungen oder wenigstens Intermissionen
gesehen, die manchmal zwar nur wochenlang, andere Male aber monatelang
dauerten. Bei langem Bestand und großer Ausdehnung des Leidens vermochte freilich auch sie nur eine mäßige und noch dazu vorübergehende Linderung zu bringen.
Das zweite, was etwas hoffen läßt, ist eine **Arsenkur**[3]). Quarzlampe und
Höhensonne haben mir versagt. In verzweifelten Fällen könnte man vielleicht
in Anlehnung an die **Brucksche Urtikariabehandlung**[4]), an Aderlaß und
Kochsalzinfusion denken, oder an die intravenöse oder intramuskuläre Injektion
von defibriniertem menschlichem Blute oder frischem Serum, von der beim pruri-
ginösen Ekzem des späteren Alters gute Wirkungen beobachtet wurden[5]).
Freilich mahnt die Überempfindlichkeit dieser Kinder zur Vorsicht. In diesem
Zusammenhang sei erwähnt, daß in einem Falle von mit Vesiculosis
infizierter universeller Neurodermitis die bloße Hautimpfung eines Tropfens
Staphylokokkenvaccine vermittels **Pirquet**schen Bohrers jedesmal von hohem
Fieber und leichtem Kollaps gefolgt war, so daß nach dem zweiten Male von
weiteren Versuchen Abstand genommen werden mußte.

4. Erythema glutaeale[6]).

In der Gesäßgegend, von da nach der einen Seite bis zum Kreuz, nach der
anderen auf die Vulva oder das Skrotum und die angrenzenden Teile des Oberschenkels übergreifend, nicht aber über die so umgrenzten Bezirke hinausgehend,
findet sich bei vielen Säuglingen ein eigenartiger, recht polymorpher Ausschlag,
dessen Wesen erfahrungsgemäß vielen Ärzten nicht klar ist, und der deshalb
mancherlei diagnostisches Unheil anstiftet. Sein **Aussehen** ist das folgende:
Am häufigsten stellt er sich dar in Form rundlicher, oder ovaler, stecknadelkopf-
bis linsengroßer, manchmal noch etwas umfangreicherer, roter oder blauroter,
ziemlich derber **Papeln**, deren Oberfläche entweder unversehrt und dann glatt
und etwas glänzend ist, oder eine flache, hochrote Erosion aufweist. (Erythème
papuleux **Parrot**, Erythème lenticulaire **Sevestre**). Die Gebilde fließen nicht
zusammen, können sich aber gruppieren und zuweilen in bogenförmigen Figuren
anordnen. Nach kürzerem oder längerem Bestehen bilden sie sich zurück, und
es verbleiben noch einige Zeit bräunlich pigmentierte Fleckchen; ist die Erosion
der Oberfläche etwas tiefer gegangen, so können auch feinste Narben verbleiben.

---

[1]) Vgl. S. 479.
[2]) Vgl. S. 811.
[3]) Solut. arsenicalis Fowleri 5.$_0$, Aqu. Menth. 10$_0$. 3mal tägl. 1—3 Tropfen.
[4]) **Bruck**, D. m. W. 1911, Nr. 3.
[5]) **Linser**, Kongr. inn. Med. Wiesbaden 1911. **Stümpke**, D. m. W. 1913, Nr. 30.
[6]) Lit. **Leiner**, Üb. eigenart. Erythemtypen u. Dermatitiden des frühen Kindesalters.
Deuticke. 1912.

Nach den histologischen Untersuchungen liegt den Knötchen ein umschriebenes, vorwiegend intrazelluläres Ödem der Epidermis ohne Wucherungen der Retezellen sowie Erweiterung und entzündliche Veränderungen an den Gefäßen zugrunde (Menahem Hodara).

An Stelle oder zwischen den Papeln finden sich oft auch Bläschen, ebenfalls von Stecknadelkopf- und Linsengröße, die mit trüb-serösem, später eitrigem Inhalt gefüllt, in der Mitte zumeist eine Delle zeigen, so daß eine gewisse Ähnlichkeit mit Vaccinepusteln entsteht. (Erythème vacciniforme). Nach den zutreffenden Beobachtungen Jaquets handelt es sich dabei nicht um eine eigenartige Eruption, sondern Blasen und Papeln sind nur verschiedene Entwicklungsstufen einer Dermatitis, die mit Blasenbildung beginnend, durch Platzen der Blasen zur Erosion wird, und diese Erosion gibt den Reiz zur Papelbildung (Erythème post-erosive Jaquet).

Eine gewisse Ähnlichkeit dieses Ausschlages mit syphilitischen Erscheinungen ist nicht zu leugnen. Die kleineren Papeln erinnern an manche kleinpapulöse Syphilide, die größeren zuweilen an breite Kondylome — daher auch die Bezeichnung als Erythème syphiloide post-érosive (Jaquet). Parrot, einer der ersten Beschreiber des Zustandes, hat ihn sogar wirklich als Syphilis angesprochen (Syphilide lenticulaire) und E. Fournier[1]) bildet sogar einen typischen Fall als Beispiel eines ulzerösen Syphilides ab. Auch aus eigener Erfahrung weiß ich, wie oft die **Diagnose** Syphilis gestellt wird. Aber schon die bezeichnende räumliche Begrenzung des Ausschlages und das Fehlen aller entsprechenden Gebilde am übrigen Körper sollten stutzig machen. Kondylome sitzen übrigens mit Vorliebe an der Grenze von Haut und Schleimhaut, während die Papeln des Erythems streng auf die Außenhaut beschränkt bleiben. Natürlich kommt gar nicht so selten eine Vergesellschaftung von Syphilis und Erythem vor, bei der das Syphilid und die Kondylome neben und zwischen den Papeln der nicht spezifischen Hautentzündung stehen, ein in differentialdiagnostischer Hinsicht sehr belehrendes Bild.

Die **Entstehung** des Erythems wird höchstwahrscheinlich durch ähnliche äußere Reize herbeigeführt, wie die der Intertrigo. Das geht schon daraus hervor, daß gesteigerte Reinlichkeit und Pflege eine schnelle Abheilung bewirken. Die ausgedehnten Ausschläge, mit denen viele Kinder unserer Anstalt zugehen, verschwinden meist ohne besonderes Zutun innerhalb weniger Tage. Aber es ist nicht klar, welche besonderen Ursachen gerade diese besondere Form der Reizung bedingen. Dabei möchte ich der Erfahrung gedenken, daß ich das Erythem auf der Abteilung nur sehr vereinzelt habe entstehen sehen, während es bei den eingelieferten Kindern keine Seltenheit ist. Es liegt nahe, an besondere Manipulationen mit der Wäsche zu denken; einige Fälle ganz ungewöhnlicher Schwere mit so ausgedehnter Blasenbildung und sogar Verschorfung, daß eine Verätzung vorzuliegen schien, erweckten die Vermutung, daß es sich vielleicht um besonders scharfe Seifen, um Folgen der Chlorung der Wäsche oder ähnliches handeln könne. Alle Versuche in dieser Richtung sind jedoch fehlgeschlagen[2]). Ob besondere Bakterien im Spiele sind, steht dahin[3]). Vielleicht ist gar keine besondere äußere Ursache im Spiele, sondern es handelt sich möglicherweise um Kinder mit sehr widerstandsfähiger Epidermis, bei denen dieselben Reize, die sonst eine Intertrigo machen, diese Form der Reaktion auslöst.

---

[1]) Beitr. z. Diagnostik der Syph. hered. tarda. Übersetzt von Ries. Leipzig. Barth. 1908. S. 131.

[2]) Ebenso Leiner.

[3]) Juliusberg, (A. D. S. 98) fand in den oberen Gewebeschichten die gewöhnlichen Kokken, in den tieferen gramnegative, z. T. das Gewebe in Ketten durchsetzende, lange Stäbchen.

Vom glutaealen Erythem zu trennen ist eine anscheinend nicht häufige Dermatose, die auf einer Ansiedlung von Hautpilzen beruht und deshalb von Beck[1]) **Erythema mycoticum infantile**[2]) genannt wurde. Sie hat denselben Sitz wie das Erythem, pflegt aber an den Beinen weiter abwärts zu gehen. Zu Beginn zeigen sich stecknadelkopfgroße rote Flecken, die in Bälde in der Mitte eine kleine Schuppe erkennen lassen. Die Flecken vereinigen sich zu hochroten, schuppenden Plaques, die ihrerseits zusammenfließen und zuletzt polyzyklisch oder girlandenähnlich umrandete Flächen bilden, die an der Peripherie „halskrausenartig" schuppen, während das Innere glatt ist. Ödem und Infiltration fehlen; erst nach längerem Bestand werden sie am gewöhnlichen Sitze der Intertrigo in geringem Grade bemerklich. In den Schuppen werden Pilzfäden und Sporen gefunden, die nach Beck wahrscheinlich dem Soorpilz zugehören.

5. Pemphigus neonatorum[3]).

Symptomatologie. Als Pemphigus neonatorum bezeichnet man eine bullöse Erkrankung der Haut von außerordentlicher Infektiosität. Die Blasen entwickeln sich aus stecknadelkopf- bis linsengroßen und wohl auch größeren roten Flecken durch Austritt einer erst klaren, später zellig getrübten Flüssigkeit, die die Epidermis emporwölbt; die zarte Haut reißt bald ein, und nach ihrem Platzen liegt der Papillarkörper bloß als rote, nässende Fläche, die an den Rändern von abgehobener, wohl auch zusammengeschobener oder -gerollter Epidermis, dem Reste der Decke, umsäumt ist. Der gewöhnliche Umfang der Blase schwankt von der Größe eines Stecknadelkopfes bis zu der einer Erbse und eines Zehnpfennigstückes; es kommen aber auch größere Blasen bis zu Taler- und Fünfmarkstückgröße vor, und durch das Aufschießen dicht stehender und einander berührender Effloreszenzen kann eine flächenhafte Ausdehnung erfolgen. Über den kleineren Blasen kann die Decke prall gewölbt oder auch schlaff sein, über den größeren ist das zweite die Regel und deshalb der Inhalt beweglich und an den abhängigen Stellen angesammelt. Die Form ist teils rund, teils oval, teils ganz unregelmäßig.

Blasen von der geschilderten Beschaffenheit können sich an allen Stellen des Körpers finden und jeweilig in sehr verschiedener Zahl auftreten. Es gibt Fälle mit sehr zahlreichen Blasen und wieder andere, wo nur wenige gefunden werden. Der Lieblingssitz ist wohl in der Unterbauch- und Leistengegend, nächstdem auf dem Rücken; aber auch das Gesicht, die Brust, die Arme und Beine, sowie die Finger und Zähne können beteiligt sein, während die Handflächen und Fußsohlen nur ganz ausnahmsweise betroffen sind. Auch auf der Mundschleimhaut kommen zuweilen Pemphigusblasen vor. In der Regel tritt die Krankheit schubweise auf, entweder so, daß im Verlaufe einiger Tage teils an neuen Stellen, teils auf den erstbefallenen zwischen den alten Blasen zahlreiche frische auftreten, oder so, daß sich nach dem ersten größeren Schub nur ganz vereinzelt in längeren Zwischenräumen neue Blasen entwickeln. Beide Arten können miteinander abwechseln. Solange Komplikationen ausbleiben, wird das Allgemeinbefinden und das Gedeihen der Kinder nicht nennenswert geschädigt, und nur bei starker Aussaat finden sich vorübergehende, leichte Temperaturerhebungen.

Weitaus die meisten Fälle betreffen die ersten Lebenstage und Lebenswochen; man kennt auch Fälle von angeborenen Pemphigusblasen[4]), deren Entstehungsart, wenn man nicht intrauterine Infektion annehmen will,

---

[1]) Lit. Leiner, Üb. eigenartige Erythemtypen und Dermatitiden des frühen Säuglingsalters. Deuticke 1912.
[2]) Jn der Literatur auch als Beck-Ibrahimsche Hautmykose bezeichnet.
[3]) Lit. Runge, Krankh. d. ersten Lebenstage. Richter, Üb. Pemph. neonat. D. Z. 1901. v. Reuß, Krankh. d. Neugebor. J. Springer 1914.
[4]) Labhardt u. Wallart, Z. G. G. 61. (Lit.) Verwechslung mit Epidermolysis bullosa hereditaria ist auszuschließen.

schwer zu verstehen und deren Zugehörigkeit zum gewöhnlichen Pemphigus neonatorum noch nicht ganz sicher ist. Aber wenn auch der Pemphigus somit im wesentlichen ein Pemphigus neonatorum ist, so kommt er in durchaus typischer Form auch noch bei älteren Säuglingen vor[1]). Es scheint allerdings, daß das Haften der Krankheit in späteren Monaten eine gewisse Disposition zur Voraussetzung hat; denn entgegen der allgemeinen Gefährdung der ersten Lebenswochen finden sich unter den älteren nur verhältnismäßig selten gesunde Kinder; fast immer sind die befallenen durch anderweitige Erkrankung — darunter namentlich auch chronische Ernährungsstörungen und Tuberkulose — geschwächt, und im besonderen befindet sich auch ihre Haut in einem krankhaften Zustand. Am häufigsten sieht man deswegen die Pemphigusblasen auf dem Boden einer Miliaria, einer Mazeration der Epidermis durch Umschläge und Ähnliches aufschießen, und bezeichnenderweise beschränken sich die Blasen öfters auf diejenigen Bezirke, die dem mazerierenden Einfluß unterworfen waren. Man darf somit wohl annehmen, daß die Häufigkeit des Pemphigus beim Neugeborenen durch die besondere zarte Beschaffenheit und leichte Verletzlichkeit seiner Haut begründet ist; späterhin gewährt die größere Derbheit der Epidermis einen Schutz, der erst wieder verloren gehen muß, damit die Krankheit Fuß fassen kann.

Ätiologie. Von älteren Ärzten ist wohl gelegentlich die Anschauung vertreten worden, daß der Pemphigus „von innen heraus" durch ein im Blut kreisendes Gift erzeugt werde. Es gibt akute Blasenausschläge beim Säugling, die nur diese Auffassung zulassen[2]), mit dem eigentlichen, so häufigen Pemphigus neonatorum haben sie aber nichts zu tun. Dieser entsteht ganz zweifellos primär auf der Haut durch Infektion von außen und ist wiederum durch Kontakt auf andere übertragbar. Dafür sprechen schon die zahlreichen Berichte über Anstaltsepidemien und epidemische Erkrankungen in der Praxis einzelner Hebammen und Ärzte sowie die zeitweilige Häufung der Fälle, wie sie wohl jeder Arzt mehrfach erlebt hat. Beobachtungen von Übertragungen lassen sich auch in Säuglingsheimen machen. Gerade die Anstaltsverhältnisse geben Gelegenheit zu der Beobachtung, um wieviel seltener ältere Säuglinge im gleichen Zimmer erkranken, wie solche der ersten Lebenswochen. Das Kontagium muß sehr widerstandsfähig sein, denn es kann die Ansteckung auch durch Mittelspersonen auf weite Entfernung hin übertragen werden, und zwar ist dies noch möglich, wenn seit der letzten Berührung eines Pemphiguskranken bereits Wochen vergangen sind. Zahlreich sind die Berichte darüber, daß Hebammen, die sich längere Zeit des Pemphigus wegen ihrer Tätigkeit enthielten, nach Wiederaufnahme ihrer Praxis den ersten neuen Fall infizierten; auch die gründlichste Desinfektion einschließlich des Körpers und der Haare genügte nicht immer, um den Ansteckungsstoff zu vernichten. Auch eine Übertragung vom Kinde auf Erwachsene ist möglich und durch kasuistische Mitteilungen vielfach belegt. Ich selbst habe sie gar nicht so selten beobachtet, mehrmals z. B. bei Ammen an der Brust, bei Ziehfrauen und deren größeren Kindern an den Händen, Armen und im Gesicht, einmal auch an der Backe eines Arztes, der die Gewohnheit hatte, die Kinder mit direkt aufgelegtem Ohr zu auskultieren. Er war es auch, der die Infektion wiederum auf den Rücken neuer Kinder übertrug.

Einen weiteren Beweis für die infektiöse Ätiologie der Krankheit liefert die Feststellung, daß die Weiterverbreitung am gleichen Kinde durch Übertragung und Verschmierung des Blaseninhaltes, also durch Selbstinfektion erfolgt. Das ergibt sich am klarsten aus dem ziemlich häufigen Befund entsprechender

---

[1]) Vgl. Hagenbach Burckhardt, J. K. 57. (Lit.)
[2]) Vgl. S. 819.

Effloreszenzen an zwei sich berührenden Hautstellen, folgert aus der Vorliebe der Blasen für die der Reibung am meisten ausgesetzten Stellen, Leisten, Umgebung der Geschlechtsteile, Gesäß, Rücken und von den Oberarmen bestrichenen Seiten des Brustkorbes. Zum Überfluß belehrt über die Verhältnisse ein einfacher Versuch: Verreiben von Sekret an einer gesunden Stelle bewirkt dort oft das Erscheinen einer neuen Blase, und umgekehrt kann die Weiterverbreitung des Ausschlages durch sorgfältigen Abschluß der nässenden Flächen abgeschnitten werden. Die Schübe sind also nichts weiter als das Ergebnis ausgedehnter Verschmierung der infektiösen Absonderung, die einzeln auftretende Blase die Reaktion auf örtlich beschränkte Verimpfung — genau so, wie es von der Furunkulose allgemein bekannt ist.

Diese praktischen Erfahrungen über Infektion und Autoinokulation nehmen Ergebnisse der Impf- und Übertragungsversuche vorweg, die Ärzte — zum Teile an sich selbst — mit dem Blaseninhalt angestellt haben. Die weitere Forschung nach der **Natur des Kontagiums**[1]) führte die Mehrzahl der Untersucher dazu, die im Blaseninhalt vorkommenden weißen und gelben **Staphylokokken** als die Erreger anzusehen, um so mehr, als es gelang, durch Verreibung oder Impfung von Reinkulturen pemphigusartige Blasen auf der Haut zu erzeugen. Daß es dabei nicht zur allgemeinen Aussaat kommt, wie beim Säugling, ist selbstverständlich, da ja das Moment der Verschmierung des Impfstoffes wegfällt. Bedenken gegen die ätiologische Rolle der Kokken können aus diesem Punkte nicht hergeleitet werden. Dagegen hat es gewisse Schwierigkeiten, sich vorzustellen, daß die gewöhnlichen Staphylokokken imstande sein sollten, eine Erkrankung von so außerordentlicher Infektiosität und so spezifischer Lokalisation in der Oberhaut ohne jede Neigung zur Verbreitung in die Tiefe zu erzeugen. Gewiß kommen auch im Rahmen der Pyodermien neben den pustulösen Effloreszenzen pemphigusähnliche Blasen vor, niemals aber allein, sondern immer nur in Gesellschaft von Pusteln, niemals werden sie so groß, wie es bei Pemphigus häufig der Fall ist, und niemals bietet ein solches Kind für seine Umgebung eine annähernd gleiche Infektionsgefahr wie eines mit Pemphigus. Es ist mir auch vorgekommen, daß ein Kind mit zum Teil bullöser Pyodermie mit Pemphigus infiziert wurde, wobei es sinnfällig war, wie sich die Pemphigusblasen durch ihre Größe, ihre zarte, schlaffe Haut und ihren graugelben Jnhalt von den Eiterblasen der Pyodermie unterschieden. Nach Nakao[2]) sollen nun die aus der mit Pemphigus identischen Impetigo contagiosa gezüchteten gelben und weißen Staphylokokken von den gewöhnlichen Eiterkokken verschieden sein und im Versuche nicht wie diese Furunkel, sondern Blasen erzeugen. Möglich wäre indessen, daß mit dem Befund der Kokken in der Frage der Pemphigusätiologie noch nicht das letzte Wort gesprochen wäre. Tatsächlich werden neuerdings Zweifel geäußert und die Aufmerksamkeit auf **Streptokokken** befunde gelenkt[3]).

Viel erörtert sind die **Beziehungen des Pemphigus zur Impetigo contagiosa**[4]). Wohl von den meisten Forschern wird die Zusammengehörigkeit beider Leiden angenommen. Nur die Verschiedenheit der Haut und ihrer Reaktionsform beim jungen und älteren Kinde bewirke, daß das eine Mal die oberflächliche Blase, das andere Mal die borken- und krustenbildende Form zur Ausbildung gelange. Auch die Mehrzahl der Fälle von Übertragung auf Erwachsene, die mir untergekommen sind, führten immer zu impetigoartigen Erkrankungen, während die durch den impetigoartigen Ausschlag auf der Wange des obenerwähnten Arztes bei jungen Säuglingen hervorgerufenen Erkrankungen immer nur Blasen ergaben. In diesem Zusammenhang gewinnen auch gewisse Fälle bei kräftigen Säuglingen in späteren Monaten an Interesse, weil sie **Übergangsformen zwischen Pemphigus und Impetigo contagiosa** darstellen, die sowohl die großen Blasen des einen als auch, und zwar in rudimentärer Form, die Borkenbildung und Verschorfung der anderen erkennen lassen.

Bei einem 3½monatigen Mädchen z. B., dessen Ausschlag laut Bericht der Mutter

---

[1]) Lit. vgl. Bergholm, A. G. 63. Richter, l. c.
[2]) A. H. 67.
[3]) Bender, A. D. S. 84.
[4]) Lit. Matzenauer, Impetigo contagiosa. Festschr. f. Neumann. Wien. 1900 u. W. kl. W. 1900. Nr. 47. Richter, l. c. Leiner, J. K. 55.

seit 8 Tagen bestand, saßen im Gesicht zahlreiche linsen- bis pfenniggroße, z. T. zu kleinen Flächen konfluierende typisch impetiginöse Effloreszenzen, ebenso auf der Kopfhaut; am Rumpf und an den Gliedern fanden sich reichlich schlaffe, z. T. geplatzte Pemphigusblasen ohne jede Spur von Borkenbildung. An den Handgelenken wiederum zeigten die Effloreszenzen Neigung zu borkiger Verschorfung.

Im Hinblick auf diese Tatsachen schlägt Leiner[1]) vor, den wenig besagenden Ausdruck Pemphigus neonatorum durch die Bezeichnung Impetigo contagiosa bullosa zu ersetzen. Es soll indessen nicht verschwiegen werden, daß manche erfahrene Beobachter, wie z. B. Hochsinger[2]), wegen des Fehlens der Krustenbildung und weil auch bei durch Pemphiguskinder angesteckten Erwachsenen zuweilen nur reine Blasen entstehen, die Verschiedenheit von Pemphigus und Impetigo aufrechterhalten wissen wollten.

Diagnose. Die richtige Diagnose des Pemphigus dürfte gerade in den ersten Lebenswochen keine Schwierigkeiten machen, da zu dieser Zeit die Mehrzahl der ähnlichen Leiden kaum zu berücksichtigen ist. In Betracht kommt hauptsächlich der Pemphigus lueticus und die gewöhnliche Pyodermie. Beim syphilitischen Blasenausschlag sind Fußsohlen und Handteller am meisten befallen, Orte, wo beim Pemphigus nur ausnahmsweise Blasen sitzen; dabei sind die Blasen viel kleiner, und es fehlen gerade bei dieser Form niemals andere Symptome einer schweren Syphilis. Bei Pyodermie sind außer den kleineren und mit reineitrigem Inhalt gefüllten Blasen Pusteln und Furunkel vorhanden. Die Vielgestaltigkeit der Effloreszenzen sichert auch in späteren Monaten die Abtrennung anderer Zustände vom Pemphigus, der eben eine rein blasenbildende Störung darstellt. Auf diese Weise und durch die spätere Schorfbildung unterscheiden sich z. B. die Varizellen, die zuweilen ebenfalls ungewöhnlich große Blasen setzen, der bullöse Strofulus und die Urticaria bullosa, die Skabies, die beim Säugling mit Vorliebe zu Blasen führt und mancherlei andere, septische und toxische Exantheme[3]). Von der Unterscheidung der Dermatitis exfoliativa und der Ekthyma wird später die Rede sein. Von den reinen Blasenausschlägen kommen viele im Säuglingsalter nicht vor, und das macht die sonst bekanntlich so schwierige Diagnose des „Pemphigus" leichter. Einige der unter besonderen Verhältnissen auftretenden Blaseneruptionen, z. B. der Pemphigus bei Masern und anderen Infektionskrankheiten sind wohl nichts anderes, als zufällige Komplikationen der primären Störung mit unserer Krankheit, bei einem anderen Teil handelt es sich um bullöse Ausschläge toxischer Natur, oder um bakteriell erzeugte Impfblasen, deren Ätiologie (Streptokokken, Gonokokken) durch die bakteriologische Untersuchung jedesmal festzustellen wäre. Auch der Soorpilz[4]) kann kleine Blasen in der Umgebung der Geschlechtsteile erzeugen.

Ich erwähne hier noch einige merkwürdige Fälle, deren Diagnose und deren Verhältnis zum Pemphigus neonatorum dunkel geblieben ist.

Margarete B., $4^{1}/_{2}$ Mon., ist vor 8 Tagen ganz akut mit Fieber und einem den ganzen Körper überziehenden Blasenausschlag erkrankt. Bei der Aufnahme besteht eine Temperatur von 38.8. Fast der ganze Körper bedeckt mit linsen-, pfennig-, mark- und sogar talergroßen flachen Blasen, die z. T. geplatzt sind, so daß der nässende Papillarkörper bloß liegt. An einigen Stellen des Rückens, am Unterbauch, Kinn

---

[1]) Brit. journ. of childr. diseases. Sept. 1908.
[2]) Zentralbl. f. Kinderheilk. 1901. H. 6.
[3]) In Anschluß an Salvarsaninjektion habe ich zweimal einen Ausbruch zahlreicher, perlmutterglänzender, von einem Erythemring umgebener Blasen beobachtet, der bei dem einen Kinde nach etwa 12 Tagen wieder abgeheilt war; das andere Kind starb bald nach dem Erscheinen des Exanthems. Einen ähnlichen Fall bei einem Neugeborenen beschreibt Blumenthal, A. D. 93. Die Mutter dieses Kindes hatte in den letzten Tagen der Schwangerschaft große Atoxylinjektionen erhalten.
[4]) Ibrahim, A. K. 55.

und der rechten Wange sind die Blasen zusammengeflossen und bilden größere, teils braun-
rote, teils noch mit den Resten der grauen, zusammengesinterten Epidermis bedeckte, wunde
Flächen, ohne Borkenbildung. Fast frei sind die Arme, ganz verschont die Unterschenkel
und Fußsohlen. Schleimhäute unbeteiligt. Innere Organe und Urin o. B., Milz nicht fühlbar. Das Kind ist unruhig; es besteht leichte Hypertonie der Extremitäten und zeitweise
Tremor.

Die ausgedehnten und schweren Veränderungen heilten überraschend schnell. 24 Stunden nach der Aufnahme fiel das Fieber kritisch ab, und bis auf eine unbedeutende Nachschwan-
kung am nächsten Abend blieb die Temperatur normal. Nach weiteren 48 Stunden waren
alle Stellen überhäutet. Nur in den ersten 2 Tagen waren noch einige hanfkorngroße Bläschen erschienen. Entlassung am 10. Tage der Behandlung. Kein Rückfall.

Frieda J., 6 Mon., soll seit 2 Tagen mit Fieber und Ausschlag erkrankt sein. Bei der
Aufnahme derselbe Befund wie oben, nur ist der ganze Körper einschließlich des Gesichtes
befallen. Die Größe der Blasen schwankt zwischen der einer Erbse und der eines Groschens.
Temperatur 40⁰. Kein innerer Befund, kein Milztumor. Urin frei. Allgemeinbefinden der
Temperatur entsprechend. Während der nächsten Tage Kontinua zwischen 38.7 und 39.4;
neue Blaseneruptionen. Am 6. Tage des Aufenthaltes, am 8. der Krankheit kritische Entfieberung. Im Anschluß daran schnellste Heilung der Hautaffektion. Keine Nachschübe.

Die Besonderheit der Fälle — ich habe noch einen dritten gesehen — liegt in dem
akuten Beginn, dem hohen Fieber, dem anscheinend zyklischen Verlauf, der zugleich mit der
kritischen Entfieberung erfolgenden Heilung der Hauteruption und dem Ausbleiben von
Nachschüben. Übertragungen haben nicht stattgefunden, zwischen den beiden Beobachtungen lagen mehrere Jahre. Die bakteriologische Untersuchung des Blaseninhaltes ergab
Kokken und Stäbchen, die als Verunreinigung angesprochen wurden.

Man könnte versucht sein, Erkrankungen dieser Art als **Pemphigus acutus febrilis**
oder als **Febris bullosa**[1]) zu bezeichnen, ein Name, unter dem eine nach Art der akuten
Exantheme verlaufende, fieberhafte, mit einem Blasenausschlag einhergehende Erkrankung
beschrieben worden ist. Leider ist die Kenntnis dieses „Blasenfiebers" noch so ungenügend
und zweifellos so viel Verschiedenartiges ihm zugerechnet worden, daß mit der Namensgebung nichts gewonnen ist. Hier wird noch sorgsam zu beobachten und zu ordnen sein.
Im Gegensatz zu Leiner[2]) kann ich mich im Hinblick auf die Eigenart der geschilderten
Fälle vorläufig nicht dazu entschließen, die Existenz eines besonderen „Pemphigus acutus" abzulehnen. Vielleicht gehören diese Fälle zum Erythema exsudativum.

Verlauf. Der Verlauf des Pemphigus kann sehr verschieden sein. Am
häufigsten finden während der ersten Zeit einige reichlichere Schübe statt, dann
treten nur noch vereinzelte Blasen auf, und schließlich erlischt die Krankheit.
Aber die Angabe der Lehrbücher, daß sie nur 2 bis 3 Wochen dauere, scheint
mir zu optimistisch und gilt jedenfalls nicht für alle Fälle. Es kann vielmehr die
Bildung einzelner neuer Blasen sich über viele Wochen hinziehen, es kann auch
2 bis 4 Wochen nach zunächst völliger Abheilung des Ausschlages wiederum ein
neuer Schub auftreten und dieses Ereignis kann sich ausnahmsweise noch ein
drittes und viertes Mal wiederholen. Alle diese Unterschiede erklären sich durch
die Art und den Umfang der Verschmierung des infektiösen Sekretes und sind
durch geeignetes Verhalten beeinflußbar. Aber man sieht, daß ein vernach-
lässigter Pemphigus zum mindesten ein recht langwieriges und lästiges Leiden
darstellen kann. Und weiter wird die Prognose noch dadurch getrübt, daß begreiflicherweise die von der Oberhaut entblößten Stellen Eingangspforten für örtliche und allgemeine **sekundäre Infektionen** mancherlei Art schaffen; daher die
zahlreichen Abszesse und Phlegmonen und gelegentlichen allgemeinen,
septischen Erkrankungen, die Umwandlung des Blasengrundes in diphtherische Geschwüre[3]). Auch Osteomyelitis und hämorrhagische Nephritis
habe ich gesehen. Glücklicherweise sind alle diese Ereignisse bei einigermaßen
sauberer Versorgung so selten, daß die **Prognose** im großen und ganzen als
recht günstig hingestellt werden darf.

---

[1]) Lit. bei Köhler, D. A. kl. M. 62.
[2]) l. c. Brit. Journ.
[3]) Tièche, K. S. 1908. Nr. 15.

Verhütung. Die Verhütung der Übertragung des Pemphigus auf andere Kinder ist keine leichte Aufgabe. Verhältnismäßig einfach ist sie noch in Kinderkrankenhäusern oder Säuglingsheimen, wenn die Möglichkeit besteht, den Kranken zwischen ältere Säuglinge oder zu den größeren Kindern zu legen; die der Infektion nur ausnahmsweise zugängig sind. Viel schwieriger haben es die geburtshilflichen Stationen. Strengste Isolierung des Kranken und seiner Gebrauchsgegenstände, womöglich eigenes Wartepersonal ist nötig. Der Infektionsstoff überträgt sich zwar sicher nicht durch die Luft, aber trotzdem erfolgt seine Weiterverbreitung so leicht, daß sie nur bei ganz besonderer Vorsicht vermeidbar ist. Die Verschleppung durch Mittelspersonen, namentlich Hebammen und Wochenpflegerinnen, von Haus zu Haus dürfte schon deswegen kaum zu beherrschen sein, weil in großer Zahl sehr unscheinbare Fälle vorkommen, die von einer einfachen Pyodermie nur schwer zu unterscheiden sind und deshalb ihrer Natur nach nicht richtig erkannt werden. Aber selbst wenn dem anders wäre und wenn die manchen Orts bestehende Anzeigepflicht immer berücksichtigt werden würde, so wäre nicht viel gewonnen; ist es doch kaum angängig, die beteiligten Frauen eines für gewöhnlich harmlos verlaufenden Leidens wegen längere Zeit von der Berufsausübung fernzuhalten. Jedenfalls habe ich die Erfahrung, daß in Berlin, wo die „Schälblasen" ebenfalls anzeigepflichtig sind, zu manchen Zeiten ein nicht pemphiguskrankes Neugeborenes auch in der Privatpraxis eine Ausnahme bildet.

Behandlung. Bei der Behandlung macht die einzelne Blase kaum zu schaffen. Sie platzt, der Blasengrund vertrocknet, und die Überhäutung findet in ganz kurzer Frist statt. Nicht so leicht zu bewerkstelligen ist dagegen die Verhütung der Autoinokulation. Eben diese ist die Hauptaufgabe des Arztes. Man wird sie lösen, wenn man die Blasen nicht spontan platzen läßt, wobei sich der Inhalt über weite Bezirke verbreiten würde, sondern sie unter Schutz der Umgebung öffnet und den nässenden Untergrund desinfiziert oder austrocknet. Das gelingt natürlich am leichtesten, wenn es sich um wenig ausgedehnte und nur „sukzessiv komplettierte" Aussaaten handelt. Nach mancherlei Versuchen scheint mir die Bepinselung des Papillarkörpers mit 3 bis 5proz. Arg. nitric.-Lösung und anschließende reichliche Aufstreuung austrocknender Puder (Bolus alba sterilis., Lenicet, Zinkperhydrol usw.) am empfehlenswertesten. Die gesunde Haut wird durch Einfetten mit Vaseline geschützt. Alle anderen Methoden, auch die früher in meiner Anstalt übliche Ichtharganbehandlung[1]) habe ich als zu umständlich verlassen. Aber auch die Argentum-Pulverbehandlung erfordert eine mindestens täglich einmalige, noch besser zweimalige Nachschau des Körpers durch den Arzt und ist deshalb außerhalb der Klinik nur ausnahmsweise durchführbar. Für die Privatpraxis eignet sich sicherlich einfaches reichliches Bestreuen mit austrocknenden Pulvern besser als die vielfach empfohlenen feuchten Verbände mit essigsaurer Tonerde, die durch Mazeration sogar schaden können. Salben (weißes Präzipitat, Unguent. hydrarg. sulfarat. rubr. Lassar) passen mehr für die borkigen, impetigoartigen Fälle. Bei allen Manipulationen ist unnötiges Reiben zu vermeiden, beim Abtrocken nach dem Bad und beim Trockenlegen soll getupft, nicht gerieben werden. Bäder sollen täglich erfolgen, am besten mit übermangansaurem Kali oder Eichenrinde. Auch bei ausgedehnten und sich immer wiederholenden Schüben ziehe ich die Trockenbehandlung allem anderen vor. Gute Erfolge, namentlich dann, wenn der Verband in geeigneter Weise durch Aufstecken wasserdichter Stoffe oder durch Lagerung in einem hängematteähnlichen Apparat vor Durch-

---

[1]) **Ballin**, Th. G. Juli 1904.

nässung geschützt wird, sieht man auch mit der Bardelebenschen **Wismut-Brandbinde** (Bardella), die 3 bis 5 Tage liegen bleibt, aber, wie alle Verbände, bei größerer Ausdehnung des Hautleidens die Gefahr einer Wärmestauung bedingt. Ob außerdem dabei eine Wismutvergiftung möglich ist, steht dahin, bekannt geworden ist mir darüber nichts.

6. Dermatitis exfoliativa neonatorum [1]).

Mit Recht ist man gewöhnt, den Pemphigus neonatorum auch bei reichlicher Blasenbildung als eine gutartige Krankheit anzusehen, deren Heilung — das Ausbleiben ernster Komplikationen vorausgesetzt — mit Sicherheit zu erwarten ist. Aber es gibt doch Fälle, die ganz nach Art des Pemphigus beginnen, wo diese Zuversicht enttäuscht wird, Fälle die binnen kurzem einen sehr bösartigen Verlauf nehmen und die auch in mancher anderen Hinsicht solche Eigenheiten zeigen, daß man zweifelt, ob hier wirklich dieselbe Erkrankung vorliegt. Für diese Zustände hat sich im Anschluß an die erste Mitteilung v. Ritters [2]) aus der Prager Findelanstalt der Name Dermatitis exfoliativa eingebürgert [3]).

Symptome. Zuerst gewöhnlich in der Umgebung des Mundes, selten an anderen Stellen des Gesichts, noch seltener an der Brust oder irgendwo sonst am Körper, dann in gewöhnlich rascher Folge sich über die gesamte Oberfläche verbreitend, beginnen in der zweiten bis fünften Lebenswoche, nur selten ein weniges später, erst vereinzelte, dann immer zahlreichere **Blasen** auf unveränderter Haut aufzuschießen. Sie gleichen den Pemphigusblasen, aber, was an ihnen auffällt, ist die Neigung zur Vergrößerung und zum Zusammenfließen, derzufolge Ausmaße erreicht werden, die beim gewöhnlichen Pemphigus nicht vorkommen. Dazu tritt etwas weiteres: Übt man in der Umgebung der Blase an scheinbar gesunder Stelle einen leichten Fingerdruck aus, so löst sich sogleich die Oberhaut von der Unterlage, schiebt und runzelt sich zusammen, und innerhalb weniger Sekunden rötet sich der freigelegte Papillarkörper und beginnt leicht zu nässen [4]). Es besteht also eine Lockerung des Zusammenhanges zwischen der Deckschicht und den tieferen Schichten der Epidermis, eine **Epidermolysis,** (Nikolskysches Symptom), die in leichten und beginnenden Fällen sich hauptsächlich in der Nähe der Blaseneruptionen nachweisen läßt, in ausgebildeten die gesamte Decke betrifft, verursacht wahrscheinlich durch Zwischenlagerung einer entzündlichen Flüssigkeit. Da, wo dieses Exsudat stärker abgesondert wird, hebt sich die Epidermis, solange sie nicht reißt, in den erwähnten Blasen ab, deren Ausdehnung keine andere Grenze gesetzt ist, als eben der Zusammenhalt der Decke. Hände und Füße können auf diese Weise von der abgehobenen, mit trübem Sekret gefüllten, durchscheinenden Haut umhüllt werden wie von flüssigkeitgefüllten Gummihandschuhen. Gewöhnlich aber platzt die Blase, die Reibung der Unterlage und der Körperteile aneinander vergrößert die Ab-

---

[1]) Lit. Luithlen, W. D. 47. Knöpfelmacher u. Leiner, J. K. 60. Richter, Bloch, A. K. 28. Della Favera, A. D. S. 98. Leiner, Üb. eigenartige Exanthemtypen u. Dermatitiden des frühen Säuglingsalters. Deuticke 1912. Sperk, Z. K. 11. 1920.

[2]) A. K. 1. v. Ritter beschreibt außer der blasenbildenden noch eine andere Form, bei der ein Stadium der kleienförmigen Abschuppung, dann ein Erythem und hierauf ein Stadium der Exfoliation auftritt. Die Stellung der so umschriebenen Fälle scheint mir noch der Klärung bedürftig.

[3]) Der Name ist nicht sehr glücklich gewählt; treffender würde das Leiden als Epidermolysis acuta neonatrum bezeichnet.

[4]) In einigen Schilderungen wird gesagt, daß die Krankheit mit Hautrötung beginne und dann erst die Exsudation sich zeige. Das ist nach meinen Beobachtungen irrig. Im Gegenteil ist die Haut an den Stellen, wo sie noch von der Deckschicht bedeckt ist, blaß; erst wenn der Papillarkörper bloßgelegt ist, setzt umgehend die Hyperämie ein.

lösung, während die in großen, zusammenhängenden Lamellen abgehobene und abgeschobene Oberhaut den Rändern als fetzige, zusammengerollte Masse noch

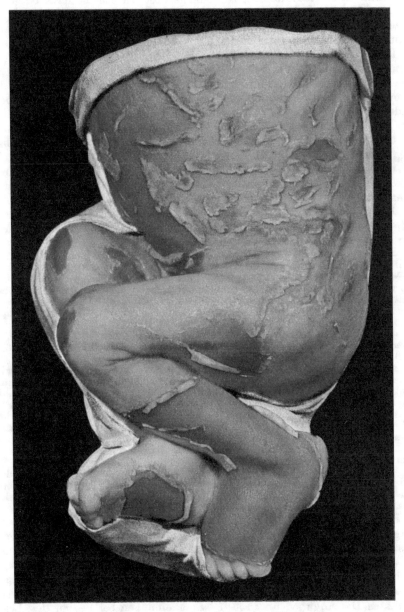

Fig. 173. Dermatitis exfoliativa v. Ritter.
(Aus Finkelstein, Galewsky, Halberstädter, Atlas der Hautkrankheiten im Kindesalter.)

anhaftet (Fig. 173). Schließlich erscheint das ganze Kind hochrot, wie geschunden, und am ganzen Körper finden sich nur noch kleine Inseln normaler Haut. In den Gelenken zeigen sich Rhagaden, ebenso an den Körperöffnungen, besonders am

Munde, wo sie für besonders charakteristisch erklärt werden; eingetrocknetes Sekret und abgestoßene Hautreste verstopfen die Nase und erzeugen schniefende Atmung. Konjunktiven und Mundschleimhaut sind gerötet, die Stimme heiser oder tonlos.

Den Beginn mit Blasenbildung konnte ich bei 31 von meinen 33 Kranken verzeichnen, doch war die Erscheinung in sehr verschiedenartiger Stärke wahrnehmbar. In der Minderzahl waren nur vereinzelte Blasen aufgetreten, und die Epidermolysis beherrschte das Bild. Es gibt aber auch **Fälle ganz ohne Blasen.** Ich habe davon erst zwei gesehen, aber vielleicht sind sie doch nicht so selten, als es bisher scheint. Denn das Bild ist so unscheinbar und so leicht zu mißdeuten, daß es nur bei guter Sachkenntnis und auch dann nur bei besonderer Aufmerksamkeit richtig gedeutet wird. Man findet nämlich nur kleinere oder größere Epidermisdefekte mit randständiger Einrollung, die nicht einmal besonders stark gerötet zu sein brauchen. In meinen Fällen waren nur 2 bzw. 3 talergroße Stellen entblößt, die übrige Haut war auffällig blaß, im übrigen scheinbar normal und das Allgemeinbefinden nicht gestört. Um so überraschender wirkte der Befund der universellen Epidermolysis. Dieser Typus scheint sehr gutartig zu sein und in wenigen Tagen in Heilung überzugehen.

Ein anderer, gutartiger Typus ist örtlich begrenzt und darf wohl als **zirkumskripte Dermatitis exfoliativa** bezeichnet werden. Seine Eigenart ist vielleicht in dem besonders späten Beginn der Krankheit begründet.

Knabe K., 6 Wochen, soll seit 6 Tagen mit Erbrechen und Durchfall erkrankt sein; der Beginn des Hautleidens wird nicht angegeben. Elendes Kind (2500 g) mit Durchfällen. Im Gesicht, an den Ohrmuscheln, den Wangen und dem Kinne runde, dünn borkig belegte, z. T. konfluierende Epidermisdefekte von braunroter Farbe; ähnliche Veränderungen an der rechten Hand. Nur eine eitergefüllte Blase im Gesicht. Lippen mit Rhagaden, Stomatitis erythematosa. Haut erscheint sonst bis auf Andeutung kleienförmiger Schuppung normal. Das Symptom der Epidermolysis ist überall zu produzieren, aber nur bei ziemlich starkem Druck, spontan keine Ablösung. Später entsteht noch am rechten Knie allmählich eine große, mit sanguinolentem Inhalt gefüllte Blase. Am 6. Tage der Beobachtung erliegt das Kind seiner schweren Ernährungsstörung.

Mädchen R., vom 3. Lebenstag an in Beobachtung, immer dyspeptisch, schlecht gediehen. In der 6. Lebenswoche entwickelt sich ein leicht geröteter und schuppender Fleck auf der Brust, der sich langsam peripherisch vergrößert und schließlich den Umfang einer Kinderhand erreicht. Die Oberhaut über dem Flecke ist an vielen Stellen durch eine sehr geringe Exsudation leicht abgehoben und gefältelt, ohne daß es jedoch zur Zusammenhangstrennung kommt. Die an den Fleck angrenzende, dem Ansehen nach gesunde Haut zeigt bis etwa zur Entfernung von 5 cm vom Rande der Rötung bei stärkerem Druck die Erscheinung der Epidermolysis. Heilung nach 14 Tagen.

Knabe S. zeigt in der 7. Woche dieselben Erscheinungen, ausgehend vom linken Knie. Rötung und leichte Abhebung reichen von der Tuberositas tibiae bis zur Mitte des Oberschenkels, die ebenfalls nur durch stärkeren Druck erzeugbare Epidermolyse bis nahe zum Fußgelenk und andererseits zur Leistengegend.

Die in so schwerer Art erkrankten Kinder sind mit wenigen Ausnahmen Neugeborene. Von v. Ritters 297 Fällen stand die Mehrzahl im Alter von 2 bis 4 Wochen. Bei meinen Patienten zeigten sich die ersten Erscheinungen 15 mal am 4. oder 5., 9 mal am 6. bis 8., nur je einmal am 12. oder 15. Lebenstage, und in der 3., 4., 5., 6. und 7. Woche. Die meisten Kinder waren kräftig, die Hälfte Brustkinder [1]), am wenigsten zu rühmen waren die in der zweiten Woche erkrankten. Die Angaben über sonstige Erscheinungen bei Beginn des Leidens lauteten verschieden; oft war außer dem Hautausschlag nichts aufgefallen, andere Male sollte gleichzeitig Erbrechen und Durchfall eingetreten sein. Bei zwei in der Klinik beginnenden Fällen fehlten Symptome am Magendarmkanal gänzlich. Die Temperaturverhältnisse wechseln gleichfalls; neben fieberfreien oder nur durch geringfügige und flüchtige Erhebungen ausgezeichneten Fällen stehen

---

[1]) Ähnliche Zahlen bei Sperk l. c.

solche mit fieberhaftem und hochfieberhaftem Verlaufe, wo jederzeit ein Umschlag zum Kollaps erfolgen kann. Diese Unterschiede sind zum Teil bedingt durch Komplikationen, zum Teil durch die Verschiedenheiten des Verlaufes selbst. **Verlauf und Ausgang.** Bei einem Teil der Kinder nimmt das Leiden einen ungemein schweren und **akuten Verlauf.** Soweit die Anamnese zu urteilen gestattet, entwickelt sich die Hautveränderung mit großer Schnelligkeit, so daß schon nach 1 bis 3 Tagen der ganze Körper befallen ist. Es sind das offenbar die Fälle mit starker Exsudation, die die Exfoliation der Oberhaut besonders begünstigt. Hier finden sich auch regelmäßig die erwähnten schweren Temperaturanomalien, hier verfallen die Kranken bald in einen komatösen Zustand mit mühsamer, bald beschleunigter, bald unregelmäßiger und verlangsamter Atmung und Muskelhypertonien, unter denen mir mehrmals starke Masseterenspasmen auffielen. Es liegt nahe, Fieber und nervöse Symptome als autotoxische Erscheinungen aufzufassen, entsprechend denen, die bei ausgedehnten Verbrennungen vorkommen. Die Prognose dieser akuten Form scheint überaus ungünstig zu sein; von den Fällen, die ich sah, sind alle zwischen dem 7. und 20. Tage der Krankheit gestorben; in der Literatur finden sich Mitteilungen über noch kürzere Dauer.

Gutartiger dagegen sind die Krankheitsformen mit **subakutem Verlauf,** bei denen die entzündliche Absonderung schwächer ist, die Blasen deshalb nur in geringer Zahl oder in langsamer Folge aufschießen und die Epidermolysis durch Druck und Reibung weniger leicht vonstatten geht. Hier ist einmal Zeit zu reparatorischen Vorgängen gegeben, und dazu ist gleichzeitig nur ein beschränkter Teil der Haut außer Funktion gesetzt. Infolge davon fehlen die schweren Allgemeinerscheinungen oder sie sind nur angedeutet und die Aussichten auf Heilung sind nicht ungünstig. Bahnt sich die Besserung an, was zumeist nach 4 bis 5 Tagen deutlich wird, so blassen die bisher hochroten Stellen ab, werden trocken, die Reste der abgestorbenen Epidermis stoßen sich los und es beginnt die frische Überhäutung, die mit großer Schnelligkeit vor sich geht. Erst gegen die Mitte oder das Ende der dritten Krankheitswoche hin ist die endgültige Wiederherstellung zu erwarten. Solche günstigen Fälle sind um so häufiger, je später die Krankheit beginnt.

Besonders zu fürchten sind **septische Komplikationen,** für die bei den umfangreichen Epidermisablösungen die allerbeste Gelegenheit ist. In der Tat kommen solche in großer Anzahl vor, besonders bei der ersten Gruppe von Kranken, weniger häufig, aber doch häufig genug bei der prognostisch günstigeren zweiten. Vornehmlich hat man Streptokokken[1]) im Blute nachweisen können, demnächst Staphylokokken; in einem meiner Fälle, in dem sich auch eine Gangrän mehrerer Fingerkuppen an beiden Händen einstellte, kam es zu einer Pyämie mit zahlreichen Abszessen in den inneren Organen, deren Ausgangspunkt aber nicht die Haut, sondern eine eitrige Periarteriitis umbilicalis war; im Eiter und Blut fand sich der Bacillus pyocyaneus in Reinkultur. Ein Kind verlor ich noch in der Rekonvaleszenz an **hämorrhagischer Nephritis,** die mit starken Ödemen einherging.

Die **Gesamtsterblichkeit** war bei dem großen, zumeist aus Brustkindern bestehenden Material v. Ritters 48,8 Proz.[2]). Wieviel dabei der Krankheit selbst, wieviel den Komplikationen zufällt, ist schwer zu sagen. Flaschenkinder erliegen einer begleitenden Ernährungsstörung oft noch zu einer Zeit, wo die Dermatitis selbst nahezu geheilt ist. Von meinen Kindern sind 15 (ca. 65 Proz.)

---

[1]) Bloch, A. K. 28.
[2]) Vielleicht erklärt sich dieser verhältnismäßig günstige Prozentsatz durch die Zurechnung von Fällen der Erythrodermia desquamativa.

gestorben, wobei zu berücksichtigen ist, daß die Mehrzahl der Kranken der Gruppe mit akuter Ausbreitung der Hautaffektion zugehörte.

Wesen. Daß in der Dermatitis exfoliativa eine **parasitäre Erkrankung** zu erblicken ist, geht schon aus der Art ihres Auftretens hervor. Die für die jetzigen Verhältnisse erstaunlich großen Zahlen v. Ritters aus der alten Zeit und der Rückgang der Frequenz mit der Verbesserung der hygienischen Spitaleinrichtungen erinnern an dieselben Erscheinungen bei den septischen Infektionen und lassen eine Wesensverwandtschaft der Ursachen erschließen. Über gehäuftes Auftreten in einer Entbindungsanstalt bei Kindern, die in derselben Badewanne gebadet wurden, das aufhörte, als die Wanne nach jedem Bade sorgfältig gereinigt wurde, berichtet auch R. Fischl[1]). Auch außerhalb der Spitäler tritt das sonst seltene Leiden zeitweise in epidemieartiger Häufung auf. So war es z. B. in Berlin im Sommer 1896 und 1899, wo nicht nur in der Säuglingsabteilung der Charité, sondern auch in anderen Kinderstationen der Stadt auffallend zahlreiche Fälle eingeliefert wurden. Um so merkwürdiger ist es, daß noch niemals auf einer Säuglingsstation die Ansteckung eines zweiten Kindes durch einen neu aufgenommenen Dermatitiskranken gesehen wurde. v. Ritter mit seinem großen Material leugnet ausdrücklich jede Infektiosität, und alle späteren Autoren, die über Übertragungen berichten[2]), haben dabei niemals eine Krankheit mit den Eigenschaften der Dermatitis exfoliativa, sondern immer nur vereinzelte, als ,,Pemphigus" angesprochene Blasen entstehen sehen. Irgend welche besonderen bakteriologischen Befunde sind nicht zu erheben. So ist das Wesen des eigenartigen Leidens noch ein Rätsel, zu dessen Lösung auch der Hinweis auf gewisse Beziehungen zum Pemphigus neonatorum nicht allzuviel beiträgt.

In der Frage: **besondere Krankheit oder maligne Form des Pemphigus neonatorum** neigen die meisten Beobachter der zweiten Auffassung zu. Als Stütze hierfür wird außer den erwähnten Ansteckungen angeführt, daß die Epidermolysis auch bei Pemphigus vorkommen könne, daß Beobachtungen vorliegen, in denen ein Pemphigus in Dermatitis überging, daß zu Zeiten von Dermatitisepidemien auch der Pemphigus epidemisiere und daß eine von Litten beobachtete Dermatitisepidemie mit dem Auftreten von Pemphigusfällen endete. Dazu kommt, daß in den Dermatitisblasen dieselben Kokken gefunden werden. wie beim Pemphigus (Bloch, Winternitz, Hanfsteen, Hedinger, Knöpfelmacher und Leiner) und daß die histologischen Veränderungen bei beiden Zuständen zwar graduell verschieden, dem Wesen nach aber die gleichen sind. Beidemale findet sich ein entzündliches Ödem des Koriums und vermehrte Proliferation, mangelnde Verhornung und Lockerung des Gefüges in den tieferen Schichten des Rete Malpighi (Winternitz, Luithlen, Bender, Knöpfelmacher und Leiner).

Diese Beweisführung ist indessen keineswegs zwingend. Die Entstehung von Pemphigusblasen und von impetiginösen Ausschlägen, nicht nur bei anderen Säuglingen, sondern auch bei den Müttern kann auch auf Krankheitserreger zurückgeführt werden, die nichts mit der Dermatitis zu tun haben, sondern in den absterbenden Epidermisfetzen und dem eintrocknenden Exsudat als Schmarotzer wuchern. Der Nachweis der ubiquitären Strepto- und Staphylokokken im Blaseninhalt besagt nicht viel, und auch die Übereinstimmung des histologischen

---

[1]) T. m. e. I. 2. Aufl. Art. Infect. septiques.
[2]) Vgl. Knöpfelmacher u. Leiner, l. c. Ostermeyer, A. D. S. 67. Reinhard, Z. G. G. 76. Hedinger, A. D. S. 80. Tamm, D. Z. 1914. In einem meiner Fälle in der Privatpraxis hatte dei Hebamme gleichzeitig noch zwei andere Kinder mit geringfügigem Blasenausschlag zu besuchen. Die Mutter eines meiner anderen Patienten zeigte am Kinn und an einer Mamma einen impetiginösen Ausschlag.

Bildes sichert nicht zugleich die Übereinstimmung der Ursache. Um so schwerer wiegen die Gegengründe. Beim Pemphigus ist die umschriebene Blase das Primäre, bei der Dermatitis die universelle oder wenigstens weit ausgedehnte Epidermolysis. Diese wiederum habe ich an den freien Hautstellen selbst bei den ausgedehntesten Pemphigusaussaaten bisher immer vergeblich gesucht, und wenn sie sich wirklich einmal finden sollte, könnte man immer sagen, daß nicht ein Pemphigus mit Epidermolysis, sondern eine Dermatitis mit Blasenbildung vorliegt. Die Dermatitis beginnt mit Vorliebe im Gesicht, der Pemphigus gewöhnlich am Rumpfe; der Pemphigus macht wiederholte Nachschübe, die Dermatitis ist mit einer großen Attacke beendet. Schwer verständlich bleibt zudem in Hinblick auf die Häufigkeit des Pemphigus die Seltenheit der Dermatitis. Sehr bemerkenswert ist schließlich ein von Kaufmann-Wolf[1]) beschriebener Fall von Übertragung auf die Mamma der stillenden Mutter, bisher im Gegensatz zu den häufigeren Pemphigus- und Impetigoausschlägen der einzige Fall, in dem die Veränderungen alle Symptome der umschriebenen Form der Dermatitis darboten. Alles das mahnt gewiß, vorläufig mit dem Urteil noch vorsichtig zu sein. Eine Meinung allerdings darf schon jetzt als irrig bezeichnet werden, nämlich die, daß es sich um eine Hauterkrankung infolge septischer Allgemeininfektion handelt, eine Auffassung, zu der Bloch zu neigen scheint. Dagegen spricht einmal, daß man bei sicher vorhandener Sepsis jeweilig verschiedene Mikroorganismen gefunden hat, und ferner, daß auch bei den schwersten, tödlichen Formen Blut und Organe vollkommen steril sein können. Über zwei Fälle dieser letzten Art verfüge ich selbst. Wenn ein mit Pemphigus behaftetes Kind eine septische Allgemeininfektion erwirbt — was zu beobachten sich leider öfter Gelegenheit bietet — so bleibt der Pemphigus, was er war; von einer Umwandlung in Dermatitis war wenigstens in meinen Fällen nicht die Rede.

Die **Diagnose** des Zustandes ergibt sich für den, der ihn einmal gesehen hat, auf den ersten Blick[2]). Und doch kommen immer wieder Verwechslungen vor, die auch in der Literatur eine große Verwirrung angerichtet haben und sich noch in einigen der allerneuesten dermatologischen Publikationen wiederfinden. Und zwar ist es immer die Erythrodermia desquamativa Leiners, die trotz weitestgehender Verschiedenheit als Dermatitis angesprochen wird. Bei der Dermatitis Beginn in den ersten zwei Wochen, die Haut entweder in Blasen abgehoben oder unbedecktes, nässendes Korium, an den Rändern der Entblößung die zusammengerollten Reste der abgeschobenen obersten Schicht, die übrige Haut anscheinend ganz normal, erst bei Traumen sich im Zusammenhang ablösend, also keine und besonders auch keine erneute Schuppung, sondern entweder Tod noch vor Überhäutung, oder Überhäutung und damit Ende der Krankheit — bei der Erythrodermie niemals Blasen, keine Epidermolysis, sondern großlamellige, sich am gleichen Orte wiederholende Schuppung, Freiliegen des Koriums nur an Stellen, die der Mazeration ausgesetzt sind, und auch hier immer reichliche Reste fettiger Schuppenmassen, chronischer oder subakuter Verlauf, völliger Mangel der Infektiosität.

Behandlung. Als beste Behandlungsmethode des Leidens wird übereinstimmend diejenige mit eintrocknenden Pudern — Zinkoxyd, Bolus alba (sterilisata!), Talkum, Lenizet — empfohlen. Verbände vermeidet man am besten, auch Einpackungen in Watte, da diese am Körper anklebt und die Erneuerung der Puderschicht verhindert. Die Berührung des Kindes ist auf das allernötigste

---

1) J. K. 82. 1915.
2) Schwierigkeiten boten zwei Fälle von ungewöhnlich ausgebreitetem und konfluierendem bullösen Syphilid. Die sonstigen Zeichen der Syphilis sowie der überraschend schnelle Rückgang nach der ersten Neosalvarsaninjektion ermöglichen die Unterscheidung.

Maß zu beschränken, da bei jeder Hantierung die Gefahr besteht, die lockere Oberhaut noch weiter abzustreifen. Am besten verzichtet man auch auf Bekleidung und hüllt den dick bepuderten Körper einfach in einige Lagen weitmaschigen sterilen Mulls. Das hat den Vorteil, daß durch Erheben der Unterlage an den Seiten dem Kinde jede gewünschte Lage gegeben werden kann, ohne daß eine direkte Berührung stattfindet. Erst über dem Mull liegt dann die übrige Bedeckung. Bei drohendem Kollaps ist für genügende Wärmezufuhr zu sorgen. Nach einigen Tagen schon beginnt die Haut zu trocknen und sich neu zu epidermisieren, und nun ist die Versorgung des Kranken viel leichter. Jetzt sind auch Bäder — am besten mit Eichenrinde oder übermangansaurem Kali — am Platze, die vorher wegen der erforderlichen Berührungen möglichst beschränkt und wenn sie doch zur Reinigung geboten scheinen, zweckmäßig durch Eintauchen des in seinen Mulllagen wie in einem Netze aufgehobenen Körpers bewerkstelligt werden sollten. Freilich ist mit der Besserung der Hautbeschaffenheit noch nicht alles gewonnen. Bei schwerem Verlaufe kann das Kind der Stoffwechselstörung oder der Sepsis auch dann noch erliegen, wenn die Dermatitis bereits so gut wie abgeheilt ist. Zur Vermeidung oder Beseitigung von alimentären Störungen ist die geeignete Diätetik vorzuschreiben, zum Ersatz der durch die Exsudation bedingten starken Flüssigkeitsverluste reichlich Tee oder Wasser zuzuführen.

7. Ekthyma.

Ekthyma. Unter dieser Bezeichnung gehen Eruptionen von linsen- bis markstückgroßen Eiterblasen, die sich vom Pemphigus und der Impetigo contagiosa dadurch unterscheiden, daß sie auf derb infiltrierter Basis stehen und nach vorheriger Verkrustung mit oberflächlicher, leicht pigmentierter Narbe abheilen. Sie sitzen meist an den unteren Extremitäten, an den Nates und am Rücken und stellen wohl nur eine aus noch unbekannten Gründen mit ungewöhnlich umfangreicher Blasenbildung und Neigung zur Verborkung einhergehende Pyodermie dar. Jhre Behandlung ist die der Impetigo contagiosa. Im Gegensatz zum älteren Kinde, wo sie — namentlich seit den Kriegsjahren — sehr verbreitet ist, ist das Leiden beim Säugling selten.

Ekthyma cachecticorum. Bei schwachen, chronisch ernährungsgestörten und namentlich bei tuberkulösen Säuglingen kann dieses Hautleiden die Form des Ekthyma cachekticorum annehmen. Hier erscheinen nach dem Zerreißen der Blasendecke der Blasengröße entsprechende, tiefergehende, steil und scharf begrenzte, wie ausgestanzte Verschwärungen, die mit der Besserung des Allgemeinbefindens unter Zurücklassen einer scharf umschriebenen, eingesunkenen weißen Narbe heilen können.

Ekthyma gangraenosum s. terebrans[1]) (= Pemphigus gangraenosus, multiple disseminierte Hautgangrän der Kinder). Einen wesentlich schwereren Zustand stellt das Ekthyma gangraenosum s. terebrans dar. Man unterscheidet von ihm eine primäre und eine sekundäre Form. Die **sekundäre Form** hat dem Aussehen und der Entstehungsweise nach vieles mit dem Ekthyma cachecticorum gemein. Sie befällt gleich diesem vorwiegend heruntergekommene oder an Tuberkulose, Masern und anderen ernsten Krankheiten leidende Kinder, und die Zerstörung entwickelt sich auch hier auf dem Boden vorbestehender Hautausschläge. Aber der Vorgang ist viel bösartiger. Die Verschwärung greift über den Bereich der primären Veränderung hinaus, und in kürzester Frist ent-

---

[1]) Lit. bei Jarisch, Hautkrankh. Déhu, Artikel: Gangrène cutané in: La pratique dermatol. von Besnier, Brocq, Jaquet 1907. Bd. 2. Takahashi, A. D. S. 1914.

entwickeln sich schließlich fünfpfennig- bis markstückgroße, scharf ausgeschlagene, im Grunde speckig belegte und oft hämorrhagisch verfärbte, von einer schmalen entzündlichen Zone umrandete Geschwüre. Durch Zusammenfließen können auch größere, unregelmäßig gestaltete Hautdefekte entstehen. Die bevorzugten Örtlichkeiten sind die Rück- und Innenseite der Oberschenkel, das Gesäß, die tiefen Falten an der Vulva, wohl auch das Gesicht, doch können auch alle anderen Körpergegenden und im besonderen auch der behaarte Kopf befallen werden. Hier kann die Nekrose bis auf den Schädelknochen gehen. Im Gegensatz zur primären Form ist bei der sekundären die Zahl der Herde gewöhnlich gering. Am häufigsten beobachtet man eine derartige schwere Veränderung bei der gewöhnlichen Pyodermie und bei Varizellen, seltener bei Vaccine und Pemphigus. Die Ursache der Umwandlung ist zumeist wohl eine Sekundärinfektion des ersten Ausschlages mit denjenigen Krankheitserregern, die auch für die primäre Form in Frage kommen; ein wahrscheinlich recht beträchtlicher Teil ist indessen diphtherischer Natur[1]).

Die Prognose dieser sekundären Form ist nicht durchaus schlecht. Sie ist abhängig vom Allgemeinzustand, und wenn es gelingt, diesen zu heben, können auch die Geschwüre heilen.

Anders die **primäre Form**. Sie ist in den typischen Fällen ausgezeichnet durch das nahezu gleichzeitige Aufschießen zahlreicher Blasen an vorher gesunden Hautstellen, die nach kurzem Bestand platzen und sich in Geschwüre umwandeln. Zuweilen geht die Geschwürsbildung so schnell vor sich, daß es gar nicht zum Blasenstadium kommt. Der Ausschlag ist regellos über den Körper verteilt, bald spärlicher, bald reichlicher, im äußersten Falle steht er so dicht, daß die brandigen Stellen ineinander übergehen und große Geschwürflächen entstehen können. Eine oft hochgradige Verschlimmerung des Allgemeinbefindens und Fieber bezeichnen den Augenblick des Krankheitsbeginns und halten bis zum wohl immer tödlichen Ausgang an.

Knabe D., wird 5¹/₂ Mon. alt, in schlechtem Ernährungszustand (3300 g) und mit Fieber (38⁰), aber ohne Durchfälle wegen einer mäßigen Folliculitis und Furunkulose eingeliefert. Auf der rechten Seite des Hinterkopfes auf bläulichem Grunde eine fünfpfennigstückgroße, mit hämorrhagischem Inhalt gefüllte Blase, die seit gestern bestehen soll. In den nächsten Tagen verwandelt sich diese Blase in ein zehnpfennigstückgroßes, scharf ausgeschnittenes, hämorrhagisch-nekrotisch belegtes Geschwür, das sich in die Tiefe ausdehnt, das Periost zerstört und den Knochen annagt. Gleichzeitig bilden sich unter andauerndem, meist zwischen 38⁰ und 39⁰ schwankendem, gelegentlich auf 40⁰ steigendem Fieber 5 weitere derartige, mit hämorrhagischen Blasen beginnende Ulzera am Hinterhaupt. Am 11. Tage der Beobachtung erscheinen unter weiterer Verschlechterung des Allgemeinbefindens am Bauch, rechter Schulter und rechter Hüfte zusammen 6 livide Flecken, die sich, ohne daß eine Blasenbildung beobachtet wird, in Geschwüre umwandeln und bis zum Todestage — dem 17. des Anstaltsaufenthaltes — auf Markstückumfang angewachsen sind. Im Blaseninhalt grampositive Diplokokken, kein Pyozyaneus; im sofort nach dem Tod entnommenen Herzblut Streptokokken durch Kultur nachgewiesen. Sektion ergibt trübe Schwellung in Niere, Herz, Leber, geringen pulpösen Milztumor, Petechien in der Darmschleimhaut und den serösen Häuten.

Die ganze Art des Auftretens macht es wahrscheinlich, daß die Blasen und die aus ihnen hervorgehende Gangrän durch örtliche Zirkulationsstörungen im Verlaufe einer allgemeinen Blutinfektion entstehen. Wirklich läßt sich in den meisten Fällen das Bestehen einer Septikämie nachweisen. Der Streptokokkenbefund, den ich in Bestätigung der Erfahrungen anderer (Beaudouin und Wickham) im ganzen bisher viermal erhob, spricht dafür, daß ein Teil der Fälle der gangränösen Streptokokkensepsis zuzuweisen ist.

---

[1]) Landé, E. i. M. K. 15. 1917.

In einem anderen spielt der Bacillus pyocyaneus[1]) eine Rolle, den auch ich einmal für sich allein im Blute und ein anderes Mal neben Streptokokken im Blaseninhalt fand. Die Gangrän dürfte unter diesen Umständen durch septische Hautinfarkte hervorgerufen werden. Andererseits liegen Beobachtungen darüber vor, daß im Verlaufe erschöpfender Krankheiten auch multiple Thrombosen zur Hautgangrän führen können[2]). Namentlich die Masern neigen zu Hautkomplikationen brandiger Art[3]); allerdings ist wohl nur ein Bruchteil davon als Ekthyma anzusprechen.

Die Eingangspforte des septischen Giftes kann begreiflicherweise gelegentlich auch eine Pyodermie oder eine blasenbildende Dermatose — Pemphigus, Varizellen, Vaccine — sein. Dann kommt es zum Auftreten von Ekthymablasen und -geschwüren neben und zwischen den Herden der primären Krankheit. Die Fälle dieser Art werden — wohl nicht mit Recht — zur sekundären Form gerechnet.

Daß beim Ekthyma gangraenosum die Gefahr einer Übertragung auf andere Säuglinge besteht, schließe ich aus folgender Erfahrung.

Ein dreiwöchiger Knabe in leidlichem Ernährungszustand ist wegen eines ziemlich ausgebreiteten, typischen Pemphigus neonatorum aufgenommen worden. Die Blasen und ihre Nachschübe heilen unter Puderbehandlung ab, am 18. Tage des Aufenthaltes sind nur noch zwei Stellen am Kopf vorhanden. An diesem Tage sieht das Kind auffallend schlecht aus; am nächsten Tage sind aus den Blasen Geschwüre geworden. Bald kommen neue Nachschübe, die von jetzt ab wenige Stunden nach ihrem Erscheinen die Eigenschaften des Ekthyma gangraenosum annehmen. Während der 10 anschließenden Tage, an deren letztem der Tod erfolgt, zunehmender Verfall, leichtes Fieber; am Tage vor dem Tode starkes Nasenbluten, hämorrhagische Flecken am ganzen Körper, beginnende Gangrän am Ansatz beider Ohrmuscheln. Es bestehen jetzt sieben zehnpfennigstück- bis talergroße Geschwüre. Sektion wie im vorhergehenden Falle. Im Blut der Ellbogenvene am Tage vor dem Tode reichlich Streptokokken, aus dem Blaseninhalt wachsen verschiedene Kokken (Verunreinigung?), kein Pyozyaneus.

Zwei Tage vor Beginn der unerwarteten Änderung des Verlaufs war in den Isolierraum, in dem sich der Kranke befand, das Kind verlegt worden, dessen Krankengeschichte vorher mitgeteilt wurde. Man hatte sein Leiden irrtümlicherweise zuerst ebenfalls als Pemphigus angesehen.

Bei der Art seines Ursprungs versteht sich die traurige Prognose der primären Ekthyma von selbst. Der Ausgang dürfte wohl immer unglücklich sein.

Die äußere **Behandlung** beider Formen ist die gleiche. Sie wird sich auf die Anwendung von Wundpulvern oder Salben (Airol, Noviform, Xeroform) und auf die Verabreichung desinfizierender Bäder beschränken. Im übrigen wird man den Allgemeinzustand zu beeinflussen suchen, was bei der sekundären Form zuweilen gelingen wird. Die Fälle diphtherischer Grundlage bedürfen der Seruminjektion.

8. Die Pyodermien[4]).

Klinik. Als „Pyodermien" ist im nachstehenden die Gesamtheit der eitrigen Infektionen der Haut zusammengefaßt, insofern sie nicht, wie die vorbeschriebenen, gewisse spezifische Charaktere tragen, oder, wie beispielsweise die Phlegmonen, als Erkrankungen zu gelten haben, die außer der Haut noch tiefere Gewebsschichten beteiligen. Entstanden durch Eindringen der Entzündungserreger — meist Staphylokokken, seltener Streptokokken und andere Mikroben — von außen am Orte der krankhaften Veränderung, bilden sie den Gegensatz zu den Hautentzündungen metastatischen Ursprungs, den „Pyämiden" Merks.

---

[1]) Baginsky, A. K. 28. Hitschmann u. Kreibich, W. kl. W. 1897. Nr. 50 u. A. D. S. 50.

[2]) Morgenstern, Z. K. 12. 1915.

[3]) Takahashi, l. c. E. Fränkel, Z. H. J. 84. 1917.

[4]) Lit. vgl. Friedjung, A. K. 24. Renault, A. m. e. I. Lewandowsky, A. D. S. 80 u. D. m. W. 1907. Nr. 47.

Bläschen und Pusteln können auch diphtherischer Grundlage[1]) sein und zeigen dann einen zarten Belag der Wundfläche. Auch Kokzidien[2]) können verwandte Erscheinungen machen. Am Unterleib und Gesäß kommt auch die vesikulöse Soormykose vor[3]).

Der bekannteste Vertreter dieser Gruppe, der tief ins Korium gebettete, durch zentrale Nekrose gekennzeichnete **Furunkel,** und zwar weniger dessen aus einer Pustel hervorgehende, sondern die in der Tiefe scheinbar ohne äußere Öffnung entstehende Form, ist auch dem Säuglingsalter nicht fremd. Viel häufiger indessen und für das junge Kind bis zu einem gewissen Grad charakteristisch sind andere, durch oberflächlichen Sitz, große Verbreitung und Multiplizität ausgezeichnete Typen, die Pustulosis und die multiplen Hautabszesse. Daß gerade diese das Säuglingsalter mit so besonderer Vorliebe bevorzugen, dürfte in der Hautbeschaffenheit seine Ursache haben. Der typische Furunkel ist an eine derbe fettreiche Haut gebunden, die oberflächliche Pyodermie an eine schlaffe, fettarme, der Unterlage nur locker aufsitzende, wie sie den verschiedenartigsten, kachektischen Zuständen eigen ist; und weil solche kachektischen Zustände beim Säugling etwas Alltägliches sind, so sieht man hier die oberflächliche Form weit häufiger als die andere.

Voraussetzung für die Entstehung der **Pustulosis** (Impetigo simplex Bockhart) ist ein durch Miliaria, Mazeration oder irgendeine andere Schädigung hervorgerufener Verlust der obersten Epidermisschichten, der die tiefer liegenden, feuchten Straten der Infektion zugängig macht. Auf diesem Boden schießen nun eine große Zahl oberflächlicher, durch intraepitheliale Eiterung (Lewandowsky) entstandener Bläschen auf, gemischt mit Knötchen, die auf ihren Spitzen einen kleinen Abszeß tragen. Das Bläschen kann sich zur linsen- bis fünfpfennigstückgroßen, pemphigusähnlichen Eiterblase, das Knötchen zum furunkulösen Infiltrat vergrößern, das nach der Abheilung eine Narbe zurückläßt, während die Pusteln und Blasen nur oberflächliche Erosionen setzen, die spurlos wieder verschwinden, es sei denn, daß bei besonders widerstandslosen Kindern ein Ekthyma cachecticorum aus ihnen wird. Der Lieblingssitz dieser Eruptionen ist aus leicht ersichtlichen Gründen der Hinterkopf, der Rücken und das Gesäß; von da aus können sie sich auf andere Bezirke und schließlich auf den ganzen Körper verbreiten. Den Ausgangspunkt der Infektion bilden die Schweißdrüsen, so daß es sich also um eine Periporitis handelt, während die Folliculitis und Perifolliculitis beim Säugling seltener ist.

Die zweite Form umfaßt die **multiplen Hautabszesse.** Sie stellen hellrote, erbsengroße Knoten dar, die sich in Kürze zu kugeligen oder eiförmigen, bläulichroten oder bläulichen, bis zu Haselnußgröße und darüber anwachsenden, zuweilen zusammenfließenden, weichen, fluktuierenden Hauttumoren vergrößern. Beim Aufbrechen oder bei der chirurgischen Eröffnung entleert sich bräunlicher oder blutiger Eiter. Die Reaktion der Umgegend ist so gering und der ganze Prozeß machte einen so torpiden Eindruck, daß diese Eiterungen wohl auch als „kalte Abszesse" bezeichnet werden. Eine gewisse Ähnlichkeit mit dem Skrofuloderma ist in der Tat vorhanden; aber, wie schon die schnelle Heilung nach der Entleerung des Eiters beweist, besteht kein Zusammenhang mit Tuberkulose, sondern es handelt sich um einfache Staphylokokkeninfektionen, die gleich der Pustulosis nicht von den Talg-, sondern von den Schweißdrüsen ausgehen (Escherich, Longard, Lewandowsky), und zwar im Gegensatz zum oberflächlichen Sitz der Pustulosis von deren tieferen, bis ins Unterhaut-

---

1) Vgl. Landé, E. i. M. K. 1917.
2) Pick, M. m. W. 1912. Nr. 4.
3) Vgl. S. 819.

zellgewebe reichenden Abschnitten. Die eigentümliche Erscheinungsform der
Abszesse kommt wohl dadurch zustande, daß das durch Fettschwund erschlaffte
und lockermaschige Unterhautzellgewebe dem Weiterschreiten der Entzündung
nach innen zu weniger Widerstand entgegensetzt, als die feste Kutis, so daß
kein kutanes, sondern ein zum großen Teile im subkutanen Gewebe gelegenes
Infiltrat entsteht. Der geringe Druck, unter dem der Eiter steht, im Verein mit
dem Marasmus der Kranken erklärt auch, warum der Zustand oftmals fieberlos
verläuft. Die Zahl der Hautabszesse kann eine ungemein große sein, und ebenso
wie bei der Pustulosis kann schließlich der ganze Körper befallen werden.

Eine Vereinigung beider Formen der Staphylokokkeninfektion
findet zwar in der Regel statt, doch pflegt im gegebenen Fall immer eine von
beiden entschieden vorzuwalten. Begreiflicherweise ist auch eine Vergesellschaftung mit **phlegmonösen Prozessen** häufig, besonders am Rücken, Gesäß
und namentlich am Hinterhaupt, und gerade an diesem kann man beobachten,
daß es drei Formen diffuser Beteiligung der Haut gibt. Erstens
die typische, mit heißer Schwellung und Rötung einhergehende und zu Bildung
guten Eiters neigende Phlegmone, zweitens die torpide durch leichte, nicht
oder nur in sehr geringem Maße von Schwellung begleitete, mit größter Schnelligkeit um sich greifende Rötung der Haut ausgezeichnete Unterhautzellge-
webs- und Fasziennekrose, und drittens das entzündliche Ödem
der Kopfschwarte, dessen Sitz je nach Lage des Kopfes zu wechseln pflegt
und bei dem man beim Einschneiden keine Eiterung findet.

Ich vermute, daß dieses Ödem durch Thrombose kleiner Venen erzeugt wird. Bei
zwei solcher Fälle nämlich bildeten sich nach einigen Wochen, nachdem die Schwellung längst
verschwunden war, kleine multiple Abszeßchen im Unterhautzellgewebe, die kaum von etwas anderem als von stark vereiterten Thromben abgeleitet werden konnten.

Prognose. Die Prognose beider Zustände ist die gleiche und zwar immer
eine zweifelhafte. Selbst abgesehen davon, daß die allgemeine Störung, die das
Aufschießen der Pyodermie erst möglich macht, das Leben des Kranken gefährden kann, droht von der Hauterkrankung selbst eine ernste Gefahr wegen
der jederzeit möglichen Entstehung ausgedehnter Phlegmonen und allgemeiner
Pyämie. In der Tat sind metastatische Erkrankungen — Endokarditis, Gelenkentzündung, Nephritis, Osteomyelitis sowie Allgemeininfektion mit zahlreichen
Metastasen — keine seltenen Ausgänge.

Die Vervielfältigung der Pyodermien auf der Haut geschieht immer durch lokale Verimpfung des Eiters und nicht, wie früher wohl gelegentlich vertreten wurde[1]), durch Verschleppung vom Blute aus. Das schließt natürlich nicht aus, daß gelegentlich einmal von
einem primären Eiterherd aus massenhaft Metastasen in der Haut und im Unterhautzellgewebe entstehen können. Solche Fälle haben natürlich mit der typischen Pyodermie nichts
zu tun; sie unterscheiden sich von ihr häufig schon dadurch, daß die Abszesse nicht allein
in der Haut, sondern auch im Unterhautzellgewebe und in den Faszien liegen und anfänglich die für den Furunkel charakteristische Hautrötung über der Geschwulst vermissen
lassen. In den Fällen, wo die Pyämie bei einem vorher an multiplen Hautabszessen leidenden
Kinde entstand, finden sich durch örtliche Infektionen entstandene und metastatische Herde
nebeneinander.

Behandlung. Bei der Behandlung der **Pustulosis und der Hautabszesse** steht
die Hebung des allgemeinen Ernährungszustandes im weitaus erster
Linie, und wenn, wie beispielsweise beim Vorliegen einer rein alimentären Störung, dieses Ziel durch geeignete Diätetik in Bälde zu erreichen ist, so staunt
man, wie schnell die anscheinend so hartnäckige Hautaffektion sich der Besserung zuneigt. Pyodermien dagegen, die auf der Grundlage therapeutisch
unbeeinflußbarer Schwächezustände, wie z. B. Tuberkulose, entstehen, sind
auch für den sorgsamsten Arzt ein sehr wenig dankbares Behandlungsobjekt.

---

[1]) Finger, W. kl. W. 1896. Nr. 25.

Peinliche Hautpflege und Hintanhaltung von Schweißen durch entsprechende Kleidung sind nötig. Freiluftbehandlung, kurze Sonnenbäder und Höhensonnenbestrahlungen können die Heilung fördern, Schwefelbäder sich nützlich erweisen. Von örtlichen Maßnahmen kommt zunächst die Sorge für die Verhütung neuer Herde in Betracht, also Verschluß von Eiterquellen (Ohrenflüsse, Fisteln usw.) durch geeignete Verbände und möglichste Trockenhaltung vermittelst Puder. Für die spezielle Behandlung sind sehr verschiedene Methoden empfohlen worden.

Gregor[1]) eröffnet behufs Vermeidung von Weiterimpfung des herausquellenden Eiters die Furunkel unter einer dicken Salbenschicht, verbindet dann, entfernt am nächsten Tage zur Nachschau die Salbe, um, wenn nötig, das Verfahren zu wiederholen. Lewandowski[2]) sucht die Kokken durch Erzeugung künstlichen Schweißes aus den Schweißdrüsen zu entfernen. Nach dem Schwitzen werden im Sublimatbad (1:10000) die oberflächlichen Pusteln durch leises Reiben eröffnet; größere Abszesse werden vorher inzidiert, auf dem Kopfe werden Sublimatverbände (1:5000) angewendet. Die Nachprüfung dieses Verfahrens hat auch Reiche[3]) befriedigende Erfolge ergeben. Man darf indessen nicht vergessen, daß Schwitzpackungen bei so schwachen Kindern unter Umständen recht üble Folgen (Kollapse, Krämpfe) haben können. Vogt[4]) empfiehlt die Eröffnung aller Abszesse und verzichtet danach auf jeden Verband, um nicht durch die Vereinigung von Wärme und Feuchtigkeit die Mazeration der Haut zu begünstigen. Die Haut wird nur gut gepudert, das Kind sorgfältig trocken gelegt, zweckmäßig sogar auf Kleie gelagert. Bäder, auch solche mit antiseptischem Zusatz, werden vermieden, zwecks Einschränkung der Schweißabsonderung die Trinkmenge sorgfältig geregelt und für kühle Bedeckung gesorgt. Die Haut am Hinterkopf kann mit 1proz. Formalinlösung gepinselt werden.

Die bei mir übliche Methode ist die folgende: ohne Desinfektion, um alles Reiben zu vermeiden, wird mit einem feinen, scharfen, zweischneidigen Messer vermittels Stich — nicht Schnitt — jedes ein größeres Eiterköpfchen tragende Knötchen und jeder irgend größere Hautabszeß eröffnet und durch leichten Druck vermittels zweier Wattebäuschchen entleert, wobei durch Aufnahme des Eiters in die Watte die Infektion der Umgebung verhindert wird. Das nachquellende Blut wird vermittels Auflegens mehrerer Lagen feingezupfter Watte und leichte Kompression durch einen Gehilfen während des Weiterarbeitens gestillt. Während einer Sitzung werden etwa 20 bis 40 Einstiche gemacht. Sind mehr Furunkel vorhanden, so muß die Prozedur nach Bedarf wiederholt werden. Nach jedesmaliger Beendigung und Stillung der Blutung wird das Operationsfeld mit 1proz. Formalin- oder 3proz. Arg. nitr.-Lösung zart gepinselt, sehr dick Bolus alb. sterilis. oder Gipspulver aufgestreut, mehrere Lagen gleichfalls mit Bolus oder Gips bestreuter Gaze aufgelegt, und das Ganze mit einem möglichst leichten Verband fixiert. Am nächsten Tage nach vorangeschicktem Eichenrindenbad Nachschau und wenn nötig Wiederholung des Verfahrens. Selbst die größeren Hautabszesse pflegen sich, wenn der Eiter nur gründlich entfernt wurde, nicht wieder anzufüllen. Sind nur mehr oberflächliche Pusteln vorhanden, so werden Verbände mit zehnprozentiger Schwefelzinkpaste appliziert oder auch ein Anstrich mit einer Schwefelschüttelmixtur vorgenommen. Vorherige Höllensteinanwendung ist natürlich der Schwarzfärbung halber bei Gebrauch von Schwefel zu vermeiden.

Die Erfolge dieser Methode sind in weitem Maße von der sorgfältigen Ausführung abhängig. Wer die erforderliche Geduld und Sorgfalt besitzt, wird mit ihr und bei gleichzeitiger Hebung der Immunität durch sachgemäße Ernährung in wenigen Sitzungen selbst sehr ausgedehnter Fälle Herr werden. Da, wo nicht in Kürze Befriedigendes erreicht wird, kann die von Wechselmann und G.

---

[1]) Zeitschr. f. prakt. Ärzte 7. 1900.
[2]) D. m. W. l. c.
[3]) Th. M. 1909. Nr. 5.
[4]) M. K. 9. Nr. 3. Orig.

Michaelis[1]) auch beim Säugling inaugurierte Vaccintherapie[2]) Erfolge erzielen. Nach den Feststellungen Frankensteins kann man beim Säugling
ohne Bedenken täglich große Dosen (100 bis 500 Millionen) einspritzen. Die
Vaccine muß frisch bereitet sein und braucht nicht vom Eigenstamm herzurühren[3]).
Hochfieberhafte Reaktionen, wie beim Erwachsenen, werden nicht beobachtet.

Eine große Erschwerung der Behandlung der Pyodermien bietet die Beseitigung der phlegmonösen Infiltrate[4]). Sie müssen so weit eröffnet
werden, daß überall eine schnelle Entleerung des Eiters verbürgt und Verhaltung
ausgeschlossen ist. Am Rumpf und an den Extremitäten pflegen zahlreiche,
kleine Inzisionen besser zu sein als wenige große. Am Kopf dagegen scheinen
sie nur ausnahmsweise genügend. Namentlich in der Behandlung der lymph-
angitischen Eiterungen, wo keine größeren Einschmelzungen zustande kommen,
sondern das Gewebe auf weite Strecken mit kleinsten Abszessen durchsetzt ist,
glaube ich bessere Erfolge erst erzielt zu haben, seitdem ich mit einem langen,
bis ins Gesunde reichenden Schnitt das ganze Gebiet eröffne, durch Unter-
minierung der Galea, wenn nötig unter Zuhilfenahme mehrerer Parallelschnitte,
die befallenen Partien bis in die feinsten Ausläufer bloßlege und durch Schürzen-
drainage sowie Bolusverband eine schnelle Entfernung der Wundsekrete anstrebe.
Die entstellenden Narben freilich müssen mit in Kauf genommen werden. Ebenso
ist bei den Fasziennekrosen vorzugehen, und auch von ihnen habe ich manchen
Fall geheilt, wenn der Kranke sich noch in einigermaßen gutem Ernährungszustand befand. Bei schwer Ernährungsgestörten freilich ist kaum etwas zu
erhoffen, und ich muß mit Schloß sagen, daß hier kaum ein Unterschied sein
dürfte, ob man sie angeht, oder nicht.

Bei der ödematösen Form ist wohl das Abwarten das Beste. Viele dieser
Fälle heilen von selbst, und bei vielen, die gestorben sind, findet man auch an
der Leiche keinen Eiter. Von den Inzisionen, die ich in früherer Zeit in der Annahme einer tiefer sitzenden Eiterung gemacht habe, habe ich einen günstigen
Einfluß auf den Verlauf nicht sehen können. Glaubt man doch Grund zur Annahme eines tiefliegenden Herdes zu haben, so vermeide man wenigstens vorerst
breite Bloßlegungen und suche zunächst durch kleine an verschiedenen Stellen
vorgenommene Probeschnitte festzustellen, ob der vermutete Eiter wirklich
vorhanden ist. Auf diese Weise werden unnötige große Operationen vermieden
werden können.

T. Die Erkrankungen der Knochen und Gelenke.

Unter den noch immer zahlreichen Neugeborenen und Säuglingen der ersten
Lebenswochen, die an „puerperaler" Sepsis zugrunde gehen, finden sich nicht
wenige, bei denen neben anderen Lokalisationen der eitrigen Infektion auch
die Beteiligung eines oder mehrerer Gelenke festzustellen ist. Von diesen pyämischen Metastasen soll im folgenden abgesehen werden; es soll vielmehr nur von
denjenigen arthritischen und ostitischen Zuständen die Rede sein, die sich
wenigstens scheinbar als primäre und selbständige Erkrankungen entwickeln.

In einer fast vergessenen, inhaltsreichen Abhandlung[5]) spricht v. Rauchfuß, wohl der erste Pädiater, der sich mit den Gelenkentzündungen im Säuglingsalter befaßte, von der Seltenheit dieser Vorkommnisse, von denen er nur

---

[1]) D. m. W. 1909. Nr. 30.
[2]) Lit. Frankenstein, Z. K. 25. 1920.
[3]) Verwendbar ist auch das käufliche Opsonogen.
[4]) Vgl. Schloß, M. K. 9. Nr. 7. Orig.
[5]) Pet. m. W. 1862.

10 unter etwa 15000 aufgenommenen Findelkindern verzeichnete. Ich selbst beobachtete unter annähernd der gleichen Zahl Berliner Waisensäuglinge das Doppelte; auch Kinderkrankenhäuser und chirurgische Kliniken, wo sich natürlich die Fälle konzentrieren, verfügen nur über verhältnismäßig kleine Zahlen.

1. Seröse Gelenkentzündungen.

Wie an der Pleura und am Perikard, so ist auch an der Gelenksynovia die seröse Entzündung gegenüber der eitrigen beim Säugling eine große Seltenheit. Die Literatur liefert für ihr Vorkommen eine überaus spärliche Ausbeute, die ich aus eigener Erfahrung nur um drei weitere Fälle bereichern kann.

Der erste mit doppelseitiger seröser Kniegelenkentzündung betraf einen im Alter von 9 Tagen mit 3250 g aufgenommenen Knaben, an dem außer einer leichten Rachenrötung mit 38⁰ Fieber nichts Auffälliges festzustellen war. Auch der Nabel war in Ordnung. Keine Gonorrhöe. Nach 3 Tagen sind die Temperaturen normal und das Kind gedeiht an der Amme gut. Am 26. Lebenstage wieder Fieber bis 38⁰, das in den nächsten 3 Tagen lytisch wieder abfällt, gleichzeitig mäßige Schwellung der Kniegelenke, ohne wahrnehmbare Beteiligung der Knochen. Die Beine werden im Knie- und Hüftgelenk gebeugt gehalten, Versuch der passiven Bewegung ruft energische Schmerzäußerungen hervor. Probepunktion ergibt eine serös-hämorrhagische Flüssigkeit, in der mikroskopisch spärlich polynukleäre Leukozyten sichtbar sind; durch Ausstrichpräparat und Kultur keine Mikroorganismen nachweisbar. Zwei Tage später ist auch die linke Fußgelenkgegend geschwollen. Innerhalb der nächsten 14 Tage Rückbildung aller Erscheinungen; in der 10. Lebenswoche geheilt entlassen.

Auch der zweite Fall bei einem 4½ monatigen Knaben schloß sich an eine Pharyngitis an. Etwa 1 Woche nach deren Beginn kam es zu seröser, bakterienfreier, rechtsseitiger Schultergelenkentzündung, wenige Tage später zu linksseitiger Gonitis. Verlauf ziemlich schleppend unter subfebrilen Temperaturen, Heilung nach 7 Wochen.

Der dritte Fall war auf das linke Knie beschränkt, bot ebenfalls ein steriles Punktat und heilte nach 4 Wochen. Das Kind, wiederum ein Knabe, stand im 7. Lebensmonat.

Inwieweit solche und ähnliche Beobachtungen als Gelenkrheumatismus[1]) gedeutet werden dürfen, steht dahin. Liegt doch wohl immer die Möglichkeit vor, daß es sich um Fernwirkung eines benachbarten, dem Nachweis entzogenen, nicht eitrigen Knochenherdes handelt[2]). Fast scheint es überhaupt, als ob die Gelenke im ersten Jahre der „rheumatischen" Entzündung unzugängig seien; weit eher lokalisiert sie sich noch an den Herzklappen und führt zur Endokarditis, ohne daß an den Gliedern Erscheinungen auftreten. Auch Schloßmanns, wie mir scheint, einwandfreier Fall mit Knie- und Fußgelenkerguß, Peliosis und Endokarditis betraf ein bereits 1½ jähriges Kind, und unter den wenigen Mitteilungen über Rheumatismus aus dem ersten Lebensjahre sind eine ganze Anzahl, wo die Diagnose zweifelhaft erscheint, namentlich unter den Beobachtungen aus den ersten Lebenswochen, wo neben Syphilis und Sepsis noch die Gonorrhöe in Frage kommt. Auch die einigermaßen sicheren Fälle waren alle leicht und gingen schnell vorüber; eine schwere, von Gelenk zu Gelenk springende und länger dauernde Polyarthritis ist jedenfalls bisher noch nicht gesehen worden.

2. Eitrige Gelenkentzündungen und Osteomyelitis[3]).

Man muß um so mehr Bedenken tragen, die Existenz primärer seröser Arthritiden beim Säugling zuzulassen, als auch das Vorkommen primärer eitriger

---

[1]) Lit. bei Schloßmann, M. K. 1. Nr. 5.
[2]) Doelemann, Ref. J. K. 83. S. 267, beobachtete einen Fall von Hydrops genu mit Paratyphusbazillen.
[3]) Kasuistik betr. Säugl. Adibert, R. m. 1894. d'Astros, R. m. 1901. Nov. Broca, R. m. 1905. Nr. 1. Neumark, A. K. 22. Blumenfeld, A. K. 30. Swoboda, W. kl. W. 1907. Nr. 4. Mohr, B. kl. W. 1905. Nr. 1. Lexer, A. kl. Ch. 57. Trumpp, A. K. 51 usw., Lit. üb. Osteomyelitis junger Kinder, Lexer, Lehrb. d. Chirurgie. Rosenberg, Sammelref. Zeitschr. f. Kinderheilk. Referatenteil. Bd. I.

Entzündungen der Gelenke im frühen Kindesalter nicht unbestritten, zum mindesten keineswegs häufig ist. Wenn vielleicht auch nicht alle, so doch die weitaus meisten dieser Erkrankungen sind sekundär im Anschluß an periostale oder ostale Primärherde entstanden, und so ist auch die Trennung der eitrigen Gelenkentzündungen und der akuten Ostitis oder Osteomyelitis, wie sie beim Erwachsenen statthaft ist, hier nur in sehr bedingtem Umfange durchführbar. Speziell bei der eigentlichen Osteomyelitis werden die benachbarten Gelenke nahezu gesetzmäßigerweise beteiligt, bald von Anfang an, bald zu irgendeiner Zeit im Anschluß an den Knochenprozeß, so daß die Bezeichnung der Säuglingsosteomyelitis als „Osteomyelitic arthritis" (Th. Smith) nicht unberechtigt erscheint. In 60 Fällen eigener und fremder Beobachtung aus den ersten 15 Monaten beispielsweise fehlte die begleitende eitrige Synovitis nur 15 mal.

Diese Eigentümlichkeit der Osteomyelitis des ersten Lebensabschnittes beruht zunächst darauf, daß die Krankheit beim jungen Kinde im Gegensatz zum älteren, wo mit dem häufigen Vorkommen primärer Infektion des Diaphysenmarkes zu rechnen ist, als Epiphysitis in der Epiphyse beginnt. Aber während in der zweiten Kindheit die Ausbreitung nach der Meta- und Diaphyse mit Markphlegmone und Sequesterbildung die Regel ist, bricht beim Säugling die Eiterung entlang der Knorpelknochengrenze oder durch oft feinste Fistelgänge in das Gelenk ein oder breitet sich in dessen nächster Umgebung aus, um dann noch sekundär die Kapsel zu eröffnen.

Die spezielle Grundlage dieser auch sonst so vielfach in die Erscheinung tretenden Krankheitsdisposition des Ortes lebhafter physiologischer Proliferation im Knochen soll hier nicht erörtert werden. Ich verweise auf die klinischen und experimentellen Studien namentlich von Lexer[1]) und Müller[2]).' Herzog[3]) hat sogar die Anschauung vertreten, daß es primär zu einer Infektion des Knochenkerns komme; der bündige Beweis hierfür, nämlich die Vorführung eines Falles mit einer isolierten eitrigen Erkrankung des Knochenkernes, steht aber noch aus.

Osteomyelitis. Nicht die häufigste, wohl aber die ernsteste Form der Knochenerkrankung ist beim Säugling die typische eitrige Osteomyelitis, gekennzeichnet durch schwere Epiphysenzerstörung mit anschließender Knochenschwellung und Arthritis.

Bei der Mehrzahl der Kinder beginnt die Krankheit akut mit hohem Fieber, bei einigen wenigen steigt die Temperatur staffelförmig an, so daß erst am 3. oder 4. Tage der höchste Stand erreicht ist. Es gibt manchmal Fälle von so stürmischer Entwicklung, daß zur Zeit, wo offenbar wird, worum es sich handelt, der Kranke bereits im Todeskampfe liegt.

Gerda F., 10 Monate, seit dem 3. Lebensmonat in der Anstalt, hat in den letzten Wochen an einer Kopffurunkulose gelitten. Am Abend des 3. Dezember steigt die Temperatur plötzlich auf 38.8°, das Kind verfällt, atmet stöhnend. Am nächsten Tage 300 g Abnahme ohne Diarrhöen, Temperatur 40°, Verfall, toxische Atmung, Benommenheit. Der Urin blutig, mikroskopischer Befund der hämorrhagischen Nephritis, Trommersche Probe stark positiv. Am Abend des 2. Krankheitstages wird eine Schwellung am unteren Ende des rechten Oberschenkels bemerkt, bei dem agonalen Zustand aber von einem Eingriff Abstand genommen. Tod wenige Stunden später. Bei der Autopsie zeigt sich außer einem schlaffen, dilatierten Herz und starker hämorrhagischer Nephritis eine subperiostale Eiterung am unteren Femurschaft, die von einer eitrigen Epiphysitis ausgeht. Im Knocheneiter, Blut und Urin Staphylokokken.

Ein so akuter Hergang bildet glücklicherweise die Ausnahme. Die Regel ist ein längeres, fieberhaftes oder hochfieberhaftes Kranksein von mittlerer Schwere, dessen ostitische Grundlage oft schon sehr früh erkennbar ist. Indessen vergeht zuweilen doch auch etwas längere Zeit, bis sich die Ursache der Allgemeinsymptome nennen läßt. Die in dieser Hinsicht auffälligste Erkrankung betraf einen kräftigen, 11 monatigen Knaben in der Privatpraxis, bei dem 5 Tage lang eine Kontinua um 40° herum bestand, die bei ver-

1) A. kl. Ch. 48. 53. 71. 73.
2) Br. B. 41.
3) J. K. 63.

schiedenen Ärzten zu den verschiedensten Diagnosen Veranlassung gab, bis schließlich am 6. Tage eine entzündliche Schwellung am linken Unterarm die Abhängigkeit von einer Osteomyelitis radii sicherte.

Der Sitz der Osteomyelitis ist hauptsächlich in den langen Röhrenknochen. Mit Vorliebe wird der Femur befallen und hier wiederum besonders das untere Ende mit Beteiligung des Kniegelenkes, weniger oft das obere mit komplizierender eitriger Koxitis. Etwa ebenso häufig ist die Tibia ergriffen, und zwar umgekehrt wie beim Oberschenkel vornehmlich die obere Epiphyse. Es folgen in ziemlichem Abstand Humerus, Radius, Ulna, Fibula mit Bevorzugung des unteren Endes. Weit seltener sitzt die Eiterung in den kurzen und den platten Knochen. Am häufigsten noch finde ich in meinem Material Osteomyelitis der Fingerphalangen (4mal) und des Os ilei, mehrfach mit Einbruch in das Hüftgelenk, dann Herde im Schlüsselbein und in den Rippen (3 mal), Skapula, Halswirbel und Lendenwirbel je 1 mal. Nicht allzu selten scheint auch der Unterkiefer betroffen zu werden, seltener mit als ohne Beteiligung des Kiefergelenkes. Auch Eiterungen im Alveolarfortsatz des Oberkiefers sind im An-

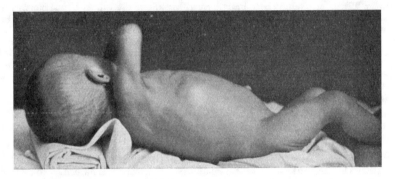

Fig. 174. Epiphysitis acuta purulenta in der 7. Rippe rechts.

schluß an Munderkrankungen nicht so ganz selten, während der Körper dieses Knochens selbst nur ausnahmsweise befallen wird[1]). An den Schädelknochen gelangen zuweilen subperiostale Abszesse zur Ausbildung; von einer Lokalisation in der Diploe ist mir beim Säugling nichts bekannt geworden. In der Literatur finden sich weiter Angaben über Erkrankung der Hand- und Fußwurzelknochen, des Brustbeines, der Kniescheibe, des Jochbogens und der Brustwirbel.

In Fig. 174 ist das eigenartige Aussehen eines Falles von Epiphysitis der Rippen vorgeführt. Bei dem 5monatigen Kinde bestand zunächst ein Herd in der vorderen Epiphyse der 7. rechten, einige Zeit später ein zweiter in der vorderen Epiphyse der 6. linken Rippe, später trat noch eine Osteomyelitis des unteren Femurendes hinzu.

Die Veränderungen am Knochen betreffen entsprechend den einleitenden Bemerkungen im wesentlichen die Epiphysengegenden in Gestalt von Auftreibungen und periostalen Verdickungen an den Knochenenden, und artikulären und periartikulären Eiterungen. Epiphysenlösungen sind recht häufig. Die epiphysäre Natur der Erkrankung schließt im übrigen nicht aus, daß zuweilen auch eine schwere Diaphysenerkrankung mit ausgedehnter Sequestrierung zustande kommt. Das geschieht allerdings zum Unterschied von dem Vorgange in späterer Zeit nicht infolge primärer Erkrankung im Diaphysenmark, sondern veranlaßt durch umfangreiche, subperiostale Eiterungen, die vom primären

---

[1]) Vgl. S. 598 u. 646, ferner Fälle von Landwehrmanns, Z. f. Ohrenheilk. 1909 (Neugeb.) und Kocher u. Tavel, Staphylomykosis S. 137 (3 Mon.).

Epiphysenherd entlang der Knorpelknochengrenze nach außen treten und sich dann entlang des Schaftes zwischen Knochen und Knochenhaut ausdehnen. Die Sammlung meiner Anstalt verfügt über drei solcher großer Sequester, die auffälligerweise alle drei von der Ulna stammen.

Auch das gehört zu den Eigenheiten der Osteomyelitis des jungen Kindes, daß sie nur bei einer Minderzahl der Kranken einen Knochen befällt, für gewöhnlich dagegen einen zweiten und dritten Herd erzeugt und mehr als irgend jemals später dazu neigt, in schwere Pyämie überzugehen.

Einer der schwersten Fälle dieser Art, der auch durch mehrere seltene Lokalisationen ausgezeichnet war betraf den Findling B., der mit noch haftender Nabelschnur eingeliefert, bis zum 5. Monat in der Anstalt gut vorwärtskam. Im Beginne des 6. Monats wahrscheinlich im Anschluß an eine 4 Wochen vorher inzidierte, zurzeit bereits verheilte Hinterkopfphlegmone akute Erkrankung mit hoher, zuerst zwischen 40 und 41°, später zwischen 39 und 40° sich bewegender Kontinua. Währenddessen entwickelten sich nacheinander und gleichzeitig mit entzündlichen Erscheinungen auf der Lunge Sehnenscheidenphlegmonen am Mittelfinger der rechten und am vierten Finger der linken Hand, ein subperiostaler Abszeß an der Stirn, ausgedehnte subperiostale Eiterung am unteren Ende der rechten Tibia mit Gelenkbeteiligung, eine ebensolche der linken Ulna, ein wahrscheinlich vom Metacarpus ausgehender Abszeß am linken Handrücken, eine subfasziale Eiterung an der Planta pedis rechts, und eine ins Unterhautzellgewebe und in den Pleuraraum durchbrechende Epiphyseneiterung der 5. linken Rippe. Das Kind starb nach 25 tägiger Krankheitsdauer. Bei der Sektion zeigten sich noch multiple, embolische Lungenabszesse und ein von der Rippenerkrankung herrührendes Empyem. Im Eiter und im Blute der Kubitalvene, das einige Tage vor dem Tode entnommen war, wurden Staphylo- und Streptokokken gefunden.

Neben den Eiterungen an den Knochen sind in solchen Fällen **Metastasen in der Haut und der Muskulatur** sehr häufig. Seltener, aber um so verhängnisvoller sind die metastatischen Eiterungen der serösen Häute, also Meningitis, Pleuritis, vor allem auch Peritonitis; namentlich an der letztgenannten habe ich mehrere bereits in Heilung begriffene Kranke verloren. Endokarditis ist entschieden seltener als bei älteren Kindern, wird aber doch gelegentlich verhängnisvoll. Einer meiner Patienten erlag ihr unter den Erscheinungen chronischer Zirkulationsschwäche im 7. Lebensmonat, gerade als die wenige Tage nach der Geburt erworbene Oberschenkeleiterung nach mehrfacher Inzision und Ausstoßung einiger kleiner Sequester endgültig zur Heilung gekommen war. Ein recht ungewöhnliches, bisher zweimal in der Anstalt beobachtetes Ereignis ist eine metastatische Erkrankung der Augen.

Die **Aussichten auf Erhaltung des Lebens** sind bei typischer eitriger Osteomyelitis nach alldem nicht sehr groß, weitaus geringer jedenfalls, als in der zweiten Kindheit. Ein Überblick über eine Reihe von Fällen aus den ersten drei Lebenshalbjahren ergibt eine Sterblichkeit von rund zwei Drittel. Nimmt man dazu die später zu besprechenden Folgezustände an den Knochen, die Möglichkeit seltener Komplikationen — wir haben einmal Gangrän mehrerer Finger und der halben Hand infolge postosteomyelitischer Arterienthrombose erlebt —, die Gefahr der Erblindung infolge metastatischer Iridozyklitis[1]), so erhellt, wie schwer die Krankheit von vornherein eingeschätzt werden muß.

Von meinen eigenen Fällen sind alle gestorben, bei denen mehr als zwei Knochen beteiligt waren. Singuläre Knochenerkrankung gab trotz Haut- und Muskelmetastasen eine etwas bessere Prognose. Von den Kranken mit zwei Lokalisationen ist nur einer durchgekommen (Tibia- und Radiuserkrankung), von denen mit einer einzigen Eiterung genas ein Drittel.

Ostitis und Periostitis. Als Erzeuger der bisher ins Auge gefaßten typischen Osteomyelitis kommen vor allem die verschiedenen Staphylokokken in Be-

---

1) Vgl. Fall S. 840.

tracht. An primären Herden, in denen diese wuchern, ist ja beim jungen Kinde kein Mangel. Die verschiedenen Pyodermien, Ekzeme, Vakzinepusteln, Pemphigus spielen als Eingangspforten eine Rolle. Aber man kennt auch beim Säugling noch eine Reihe anderer Eitererreger als Erzeuger von Knochenentzündungen, vor allem den Streptokokkus, den Pneumokokkus, den Influenza bazillus, in seltenen Fällen auch den Bazillus PneumoniaeFriedländer, Koliarten[1]) Typhus, Paratyphus und andere. Die Zahl der von diesen, namentlich von den Streptokokken und Pneumokokken, hervorgerufenen Erkrankungen ist beim Säugling weitaus größer, als die der durch Staphylokokken erzeugten. Knochen- und Gelenkeiterungen durch Kettenkokken sind namentlich in den ersten Lebenswochen im Rahmen der „puerperalen" Sepsis der Neugeborenen etwas keineswegs Ungewöhnliches, während das Maximum der übrigen Formen auf spätere Monate fällt. Die Art des Erregers weist darauf hin, daß die Pneumokokken- und Influenzabazilleneiterungen hauptsächlich im Anschluß an Katarrhe der Atmungswege und Otitis entstehen. Auch diese abseits von der Staphylomykosis stehenden Erkrankungen können zu Knochenerkrankungen führen, die denen der typischen eitrigen Osteomyelitis durchaus entsprechen, aber unbedingt häufiger weisen die durch sie gesetzten Schäden ein anderes Gepräge auf. So ist schon die Epiphysitis und infolgedessen auch der Zerfall in der Epiphyse weniger umfangreich, oft ganz unbedeutend, Epiphysenlösung und Markeiterung fehlen, die Infektion führt nur zu umschriebenem Zerfall an der benachbarten Kortikalis und verbreitet sich von diesem aus subperiostal oder para- und periostal. Oft bleibt die Epiphyse überhaupt verschont, und schon die primären Herde sitzen kortikal oder periostal. Es handelt sich also nicht um eigentliche Osteomyelitis, sondern um Ostitiden und Periostitiden mit Sitz in der Nähe der Gelenke.

Wenn diese Entzündungen eitrig sind und mit oder ohne Arthritis den Knochen stark beteiligen, so sind sie klinisch von der typischen Osteomyelitis nicht zu unterscheiden, und auch ihr Verlauf und ihre Bösartigkeit können die gleiche sein. Das gilt vor allem für die Streptokokkeninfektionen, während die übrigen Formen, besonders auch die Pneumomykosen auch bei schwereren Veränderungen mehr erhoffen lassen. Davon noch weiter unten. In Anschluß hieran ist aber hervorzuheben, daß vielleicht häufiger, als bisher angenommen wird, gutartige, nicht eitrige Ostitiden und Periostitiden vorkommen, die sich wieder vollkommen zurückbilden. Die Kenntnis dieser Formen ist nicht nur um ihrer selbst willen, sondern auch ihrer differentialdiagnostischen Beziehungen zur Syphilis und zum Morbus Barlow wegen von Wichtigkeit. Die Unterscheidung von der zweiten kann besonders dann Schwierigkeiten machen, wenn die Ostitis mit Hautpetechien und Hämaturie einhergeht. Der Nachweis einer Leukozytose und das Röntgenbild werden entscheiden.

Unter diesen Fällen gibt es solche, die nur verhältnismäßig kurze Zeit dauern. Knabe G., 6 Wochen, wegen Pemphigus eingeliefert. Bei der Aufnahme 38.5⁰, Schwellung am linken Kn.egelenk, hauptsächlich dem Femurende angehörig, vielleicht auch am Tibiaende, Knie bei Bewegung schmerzhaft, wird in 120⁰ gebeugt gehalten. Kein Erguß. Röntgenbild ergibt zwei stecknadelkopfgroße, hellere Flecke an der Knorpelknochengrenze nahe der Innenseite des Knochens, nach 3 Tagen entfiebert, nach 6 Wochen Schwellung verschwunden. Bis zum 10. Monat keinerlei neue Symptome.

Hertha S., 5½ Monate. In der Pflege mit Knieschwellung erkrankt: Spindelförmige schmerzhafte Schwellung des linken Oberschenkels, von der Gelenkgegend über das untere Drittel reichend, Haut darüber gespannt, glänzend. Bein wird geschont, unregelmäßiges Fieber. Probestichinzision ergibt keinen Eiter; Röntgenbild zeigt zwei linsengroße Aufhellungen nahe der Epiphyse. Nichts für Barlow, keine Gonorrhöe, Entfieberung nach 10 Tagen. Innerhalb 6 Wochen langsame Rückbildung, nach weiteren 14 Tagen entlassen.

---

[1]) Meyer, J. K. 49.

Klara B., 8 Monate, Rekonvaleszent von schwerer, langdauernder Pneumokokken-grippe mit Abszessen am Zungengrund und eitriger Thyreoiditis. 14 Tage nach endgültiger Entfieberung erneute, dreitägige Temperaturerhebung auf 38⁰, in Anschluß daran schmerz-hafte Schwellung der unteren Epiphysengegend des Femur. Röntgenbild zeigt innen und außen ganz nahe an der Epiphysengrenze je eine linsengroße verwaschene Aufhellung und deutliche periostale Verdickungen. Nichts für Barlow. Unter Beibehaltung der bis-herigen Kost Rückgang der Symptome innerhalb 14 Tagen.

Dieser günstige Verlauf ist nicht nur möglich bei isolierten Herden, sondern auch bei multiplen, anfänglich als schwer erscheinenden Erkrankungen. Natürlich nehmen diese zur Rückbildung einen längeren Zeitraum in Anspruch [1]). Es kann wohl auch vorkommen, daß schließlich doch noch ein Abszeß entsteht, es können auch Folgezustände zurückbleiben. Aber die Möglichkeit einer vollkommenen Heilung ohne Eingriff ist doch gegeben, wie die Geschichte eines Knaben belegt, der leider infolge einer seltenen, besonders unglücklichen Komplikation als Blinder aus dem wochenlangen Leiden hervorging.

Das kräftige, 10monatige Kind wird am 7. Januar eingebracht mit der Angabe, daß es vor 7 Tagen mit Varizellen erkrankt sei. Eine Varizellenblase über dem linken Trochanter verwandelte sich, während die anderen abheilten, in ein Geschwür. Seitdem will das Kind nicht mehr stehen und hat beim Anfassen Schmerzen.

Bei der Aufnahme ist das erwähnte Geschwür als eine markstückgroße, wie ausge-stanzte, mit lederartigem, schwarzrotem Schorf bedeckte Hautgangrän noch vorhanden Sobald Pat. berührt wird, wimmert er laut. Hauptsächlich schmerzhaft ist die Gegend der linken, distalen Oberarmepiphyse, an der auch eine sichere Auftreibung fühlbar ist; ebenso ist die rechte Tibia am unteren Ende verdickt, und es besteht leichtes Knöchelödem. Schwere Iritis plastica an beiden Augen. Temperatur 39,8⁰. In der anschließenden ersten Woche des Anstaltsaufenthaltes bewegen sich die Temperaturen zwischen 39 und 40⁰, um dann lytisch auf subfebrile Werte (37.2⁰ bis 38.6⁰) herabzugehen, die sich weitere 4 Wochen halten. Währenddessen erscheinen nach und nach leichte, schmerzhafte Auf-treibungen auch noch am distalen Ende des rechten Radius, des linken Femur und der linken Tibia. In den angrenzenden Gelenken, namentlich im linken Radiokarpalgelenk, bei den Knien und Fußgelenken deutliche Er-güsse; die Gelenkgegenden sehr schmerzhaft. Punktion des rechten Fuß- und Kniegelenks ergibt serös-eitrige Flüssigkeit. Ausstrich und Kultur steril. Die iritischen Verwachsungen, die namentlich links bereits zu Druckerhöhungen geführt hatten, lösen sich bis auf geringe Reste unter energischer Atropinisierung; jetzt aber erscheint in der Pupille ein grünlicher Schimmer und es ergibt sich, daß der Glaskörper durch eine leichte Eiterung ge-trübt ist. Im Blute der Kubitalvene, sowie im Lumbalpunktat hatten sich bei viermaliger Untersuchung immer dieselben zwei Mikroben, nämlich der Staphylococcus albus und ein nicht verflüssigender, zitronenfarbiger Kokkus gefunden. Fünf Wochen nach Aufnahme ist Pat. fieberfrei, weitere 16 Tage nachher wird er mit gesunden Gelenken und Knochen entlassen. An den Augen hat sich auch später nichts geändert. Das Kind ist im zweiten Jahre kräftig und wohl gewesen, aber blind geblieben.

Arthritis. Eine letzte Kategorie hierhergehöriger Erkrankungen umfaßt diejenigen Fälle, wo die meist eitrige, seltener seröse oder seropurulente Ar-thritis das Bild beherrscht, während wenigstens klinisch am Knochen keine oder verhältnismäßig geringfügige Veränderungen feststellbar sind. Trotzdem steht auch bei diesen Formen die Gelenkeiterung wohl immer in Abhängigkeit von einer primären Knochenläsion. Denn bei der Autopsie finden sich häufig primäre Epiphysenherde, und da, wo sie fehlen, lassen sich Veränderungen an der Kortikalis erkennen. Oder es erweist sich der Knorpel entzündlich infiltriert, und zwar, wie manche meinen, im Anschluß an eine Epiphysitis so geringfügiger Art, daß sie zur Zeit der Untersuchung bereits abgeheilt ist. Auch der gelegent-lich zu erhebende Befund eines mikroskopisch und kulturell sterilen Eiters findet allein durch Fernwirkung eines Knochenherdes seine Erklärung.

Die Untersuchung des Gelenkexsudates ergibt in diesen Fällen nur selten einen anderen Befund als den des Fraenkelschen Pneumokokkus. Diese

---

[1]) Vgl. z. B. Fälle von Broca und d'Astros, l. c.

Pneumokokkenarthritis[1]) ist eine Krankheit, die bei jungen Kindern und namentlich bei Säuglingen entschieden viel häufiger vorkommt, als späterhin; daß sie
aber in den ersten Jahren im Vergleich zu den Knochen- und Gelenkentzündungen
anderer Ätiologie so überwiegt, daß von einem „Monopol" gesprochen werden
kann, möchte ich nach meinem Material bestreiten. Die Zugehörigkeit zu den
Katarrhen der Luftwege, zur „Pneumokokkengrippe" ist durch den bakteriologischen Befund gegeben, und wird durch die klinische Erfahrung bestätigt.
Man findet die Pneumokokkenarthritis einmal als Teilerscheinung der für das
Säuglingsalter so charakteristischen multiplen, eitrigen Entzündung der serösen
Häute[2]), ferner im Verlaufe bronchitischer und pneumonischer Prozesse[3]),
und schließlich besonders bemerkenswerter Weise bei Erkrankungen, die sich
auf die Nase und den Nasenrachenraum beschränken. Auch Otitis media purulenta und Gelenkeiterung ist eine in der Literatur vielfach hervorgehobene
Verbindung.

Vorzugsweise erkranken Knie und Schulter, seltener die anderen Gelenke,
aber verschont bleibt wohl keines. Kiefer- und Wirbelgelenkerkrankungen habe
ich allerdings in den durchgesehenen Berichten nicht erwähnt gefunden. Monarti-
kuläre Entzündung ist häufiger als polyartikuläre; daß mehr als zwei Gelenke
befallen werden, scheint nicht beobachtet zu sein.

Die Symptome allgemeiner Art sind die üblichen der eitrigen Knochenentzündungen; oft wird nicht zu unterscheiden sein, was der Gelenkerkrankung,
was den sonstigen Krankheitsherden zuzuschreiben ist. Bei Pneumokokkenarthritis im Anschluß an leichte Primärerkrankung kann das klinische Bild
ein verhältnismäßig mildes sein. Auch die örtlichen Entzündungserscheinungen
und die Schmerzen sind bei dieser Form geringer als bei allen anderen, manchmal
sogar derart mäßig, daß man eher an einen Gelenkhydrops, als an eine Eiterung
denken möchte; andererseits können natürlich auch stärkere ostale Schwellungen
und periartikuläre Phlegmonen entwickelt sein.

Es gibt auch **paraartikuläre eitrige Schleimbeutel- und Sehnenscheiden-
entzündungen** mit Pneumokokkenbefund und recht guter Prognose in Hinsicht
auf Heilung und Funktion[4]).

Prognostisch ist, soweit allein die Lebenserhaltung in Frage kommt,
die Pneumokokkenarthritis und auch die mit stärkerer Ostitis einhergehende
Form vor anderen durch ihre Gutartigkeit ausgezeichnet, die gonorrhöische
Entzündung ausgenommen. Es kommen sogar Spontanheilungen vor. Die im
Vergleich zur Staphylokokkenerkrankung geringere Beteiligung der Epiphyse
läßt auch die Gefahr zurückbleibender Wachstums- und Funktionsstörungen
erheblich kleiner erscheinen. Unglückliche Ausgänge kommen meist auf Rechnung der primären Lungenprozesse und der sonstigen Lokalisationen der Pneumokokken; nur ausnahmsweise wird der Gelenkprozeß zum Ausgangspunkt einer
eitrigen Meningitis oder einer anderen verhängnisvollen Metastase.

Nach Krause[5]) soll es bei kleinen Kindern auch **Streptokokken-Gelenkentzündungen**
desselben Verlaufes und derselben Gutartigkeit geben, wie sie der Pneumokokkenarthritis
zukommen. Eine Bestätigung von anderer Seite haben seine Mitteilungen seither noch nicht
erhalten. Dagegen ist durch bereits ziemlich zahlreiche Fälle belegt, daß völlig gleiche
Knochen- und Gelenkerkrankungen, wie durch den Pneumokokkus, auch durch den In-

---

[1]) Kasuistik und Lit. über Pneumokokkenerkrank. d. Knochen und Gelenke bei
Pfisterer, J. K. 55. Herzog, G. K. 63. Meyer, M. Gr. 11. Zesas, Z. f. orthop. Chir.
1909.
[2]) Vgl. S. 620.
[3]) Vgl. S. 580.
[4]) Kaumheimer, M. Gr. 21.
[5]) A. kl. Ch. 39.

fluenzabazillus und influenzaähnliche Stäbchen hervorgebracht werden können[1]. **Typhöse Arthritis** beschreiben Pfisterer[2] und Kaspar[3]).

Als einer wichtigen Erkrankung ist schließlich noch der **gonorrhöischen Arthritis**[4]) zu gedenken.

Die Häufigkeit der primären gonorrhöischen Eiterung an der Konjunktiva und Vagina ist allgemein bekannt; weniger dagegen, daß auch bei männlichen Säuglingen zuweilen eine Urethritis[5]) vorkommt, und daß von dem äußeren Herd aus sich ernstere Komplikationen entwickeln können. Unter diesen kommen entgegen den für das spätere Alter gültigen Erfahrungen die örtlichen kaum in Betracht; nur gelegentlich sind Epididymitis[6]) Endometritis[7]) und als große Seltenheit Pyosalpinx[8]) beobachtet worden. Sehr viel wichtiger ist die Allgemeininfektion mit Gonokokken, die „Gonokokkenpyämie", die sich hauptsächlich in metastatischen Abszessen in den Weichteilen, namentlich im Unterhautzellgewebe, gelegentlich in papulovesikulösen Exanthemen[9]) und besonders in Sehnenscheiden- und Gelenkentzündungen äußert, während die beim Erwachsenen häufigen Herzaffektionen beim Säugling bisher nicht gesehen wurden.

Gonokokkensepsis und Gonokokkenarthritis sind unter Umständen gar nicht so selten. Emmet Holt[10]) beispielsweise beobachtete während einer Spitalepidemie unter 172 tripperkranken Säuglingen 24, davon 17 bei Knaben, Kimbal[11]) unter 70 Kindern 10. Aber es scheinen eben besondere Umstände notwendig zu sein, um eine solche Häufung von im allgemeinen entschieden seltenen Komplikationen zu erzeugen. Mir sind nur ganz vereinzelte Fälle zu Gesicht gekommen. Wohl möglich, daß die Gonorrhöe gleich vielen anderen Infektionskrankheiten ihren Charakter wechseln kann, und daß die Komplikationen sich dann zu häufen beginnen, wenn die gewöhnlich mäßige Infektiosität des Leidens aus unbekannten Gründen sich derart steigert, daß Haus- und Stadtepidemien entstehen, die trotz aller Mühen kaum einzudämmen sind.

Anders als die gewöhnlichen Eiterkokken soll der Gonokokkus die kurzen Knochen, in erster Reihe Finger und Metakarpus, Fußgelenk, danach Knie, Handgelenk und Zehen bevorzugen, während Ellbogen und Hüfte verhältnismäßig selten befallen werden sollen. Auch das Kiefergelenk kann beteiligt sein. Auch soll die Gonokokkenarthritis häufiger polyartikulär als monartikulär sein. Ich selbst habe besonders ein- und doppelseitige Ellbogengelenkentzündung, Omarthritis und Entzündung des Fuß- und Sternoklavikulargelenks gesehen. Die örtlichen Symptome sind die einer heftigen, schmerzhaften Entzündung; der Gelenkinhalt ist serös-eitrig oder rein eitrig, in den Leukozyten finden sich die charakteristischen Doppelkokken. Zerstörung am Knorpel oder Knochen wird nicht beobachtet. Das begleitende Fieber kann sich über eine Reihe von Wochen hinziehen. Die Prognose quoad vitam ist bei Vermeidung von Ernährungs-

---

[1]) Franke, A. kl. Ch. 49. Perutz, M. m. W. 1898. Nr. 3. Dudgeon u. Adams, L. 07. II. 686. Weil, W. kl. W. 1909. Nr. 48. Fraser, L. 1911. 10. Juni.

[2]) l. c.

[3]) M. K. IX. Orig. Nr. 12.

[4]) L t. Groenouw in Gräfe-Sämisch Handb. der Augenheilk. Bd. I. S. 287. Sämisch, ibid. Bd. II. S. 290.

[5]) Fälle von Róna, A. D. S. 1893. Emmet Holt, l. c., eigene Beobachtung (8 wöchiger Knabe).

[6]) Róna, l. c.

[7]) Aichel, B. G. G. 2.

[8]) s. Winckel in Pentzoldt-Stintzings Hb. der spez. Ther. Suppl.-Bd. S. 109.

[9]) Paulsen, M. m. W. 1900. Nr. 35.

[10]) J. K. 64.

[11]) New York med. Record 14. Nov. 1903.

störungen ziemlich günstig, für die Aussichten auf Wiederherstellung der Funktion gilt das gleiche; die einigemal beobachteten Gelenkversteifungen dürften zumeist bei frühzeitig beginnender und zweckentsprechender Behandlung vermieden werden können.

Ausnahmsweise kann die gonorrhöische Arthritis sehr langwierig verlaufen und eigenartige Symptome und differentialdiagnostische Schwierigkeiten machen, wie die folgenden Fälle belegen.

Knabe G., 7 Tage, Gewicht 2550 g, wird mit folgendem Befunde aufgenommen: Schlaffe, der Parrotschen Pseudoparalyse entsprechende Lähmung beider Arme, nur in den Fingern werden leichte Bewegungen ausgeführt. Bei Berührung Schmerzen, passive Beugung im Ellbogengelenk nur bis 90° möglich. Ursache hiervon ist eine entzündliche, spindelförmige Auftreibung der Ellbogengelenkgegenden, die rechts viel deutlicher ist als links und bedingt ist durch eine Infiltration der Gelenkkapsel und angrenzenden Muskulatur bei anscheinend normalem Oberarmknochen. Die Haut erscheint normal. Im Gelenk Fluktuation. Die Infiltration ist besonders deutlich auch in der Gegend des Radiusköpfchens. Auch die linke Schulter ist deutlich umfangreicher als rechts, der Oberarm am proximalen Ende verdickt, im Gelenk ebenfalls Fluktuation. Es besteht geringe Bindehauteiterung, in der bei mikroskopischer Untersuchung intrazelluläre Doppelkokken mit allen Eigenschaften des Gonokokkus aufgefunden werden. Punktion der Gelenke ergibt serös-eitrige Flüssigkeit, in der ebenfalls intrazellulär dieselben Mikroorganismen vorhanden sind. Aussaat auf die gewöhnlichen Nährböden bleibt steril.

Die Möglichkeit einer Vereinigung von Lues und Gonorrhöe war diesen Erscheinungen gegenüber um so mehr zu erwägen, als die Mutter luesverdächtig war. Eine energische innere und äußere Hg-Kur blieb indessen ohne jeden Erfolg. Auch später hat das Kind niemals die geringsten syphilisverdächtigen Erscheinungen gezeigt, so daß Lues wohl auszuschließen und vielmehr eine gonorrhöische Arthritis mit starker periartikulärer Infiltration zu diagnostizieren war. Der Fall fiel vor die Zeit der Wassermannschen Reaktion.

Der weitere Verlauf war ein überaus schleppender. Die anfänglich subfebrilen Temperaturen wurden zwar nach 18 Tagen normal und das Kind gedieh leidlich befriedigend, aber die Gelenkerscheinungen bildeten sich sehr langsam zurück. Noch im vierten Lebensmonat war deutliche Auftreibung und sehr beschränkte Beweglichkeit zu notieren, im fünften bestand noch eine Andeutung von Knochenverdickung und eine leichte Parese des linken Armes, und erst im sechsten war die Heilung vollkommen.

Ein zweiter, nahezu gleicher Fall gestattete, die Diagnose durch die Autopsie zu bestätigen. Bei der Aufnahme des 18 tägigen Knaben, dessen Mutter seit einigen Wochen an „Gelenkrheumatismus" mit Beteiligung mehrerer Gelenke litt, wurde ein dem eben geschilderten völlig gleicher Befund erhoben; sogar die stärkere Beteiligung der Gegend des Radiusköpfchens fand sich wieder. Die Lähmung glich mehr einer Radialislähmung, das Schultergelenk war frei, dagegen fand sich eine Schwellung am rechten Handgelenk, eine ebensolche entsprechend dem distalen Ende des Metakarpus III rechts und dazu noch eine Beteiligung des linken Fußgelenkes. Punktion der Gelenke ergibt seropurulente Flüssigkeit mit intrazellulären Gonokokken. An den Augen nur leicht schleimig-eitrige Absonderung, in der ebenfalls einige mit verdächtigen Kokken gefüllte Leukozyten gefunden werden. Dieses Kind starb, nur wenig gebessert, im Alter von $3^{1}/_{2}$ Monaten an Pneumonie. Die Sektion ergab keinen Anhalt für Lues, auch am Knochen keine Osteochondritis. Die Beugegelenke der Arme zeigen eine sulzige Infiltration der umgebenden Muskulatur und des verdickten Periostes. Die Gelenkkapsel ebenfalls stark verdickt und geschwollen, innen rot und zottig, an den Ansatzstellen an den Knochen wulstig infiltriert. Knorpel nicht arrodiert. An der Knorpelknochengrenze des Humerus beiderseits eine erbsengroße, vom Markraum durch eine 1 mm dicke, gewucherte Zone neugebildeten Knochens abgeschlossene, dem Knochenkern entsprechende Höhle, die mit sulzig flüssigem Inhalt erfüllt ist und durch eine feine Fistel mit dem Gelenkinnern kommuniziert. (Primäre Infektion des Knochenkerns.)

Wenn schon bei älteren Kindern die früher einmal befürwortete frühzeitige radikale **Behandlung** der Osteomyelitis mit breiter Freilegung des Krankheitsherdes und Eröffnung des Knochens gegenwärtig nur noch wenige Fürsprecher findet, so ist sie im ersten Lebensabschnitt überhaupt nicht zu diskutieren im Hinblick auf das Fehlen von Markeiterung und die geringe Ausdehnung der von selbst früh nach außen durchbrechenden Epiphysenherde. Man soll die Abszesse und Eiterungen inzidieren, sobald sie sicher nachgewiesen sind, so ausgiebig wie nötig, um guten Abfluß zu haben, den Knochen aber nicht berühren. Schonendster Behandlung bedürfen vor allem die Gelenke. Keine breiten Eröffnungen, keine Tamponade, Drainage, wenn sie nicht überhaupt vermieden werden kann, durch zarte Röhren, die nach kürzester Zeit zu entfernen sind. Denn die Gelenkeiterungen der Kinder, vor allem die mit Pneumo- und Streptokokken haben eine große Neigung zur Heilung und zwar zur vollkommenen Heilung ohne Versteifung, so lange nicht durch Mißhandlung der Synovia die Entstehung von Nekrosen und Knochenusuren befördert wird. Manchmal genügen wiederholte Punktionen, die bei den gonorrhoischen Formen überhaupt allein in Betracht kommen[1]) bei den anderen ist indessen ihr Erfolg nicht sicher, und es erscheinen kleine Inzisionen erforderlich.

Bei milden Symptomen ist zunächst ein ruhiges Abwarten geboten. Oftmals wird sich in der Folge, wie aus den oben mitgeteilten Fällen hervorgeht, der ins Auge gefaßte Eingriff als unnötig erweisen.

Ruhigstellung und geeignete Lagerung, bei Hüftgelenkserkrankungen wohl auch Extensionsverband werden die Besserung unterstützen. Wichtig ist die Verhütung einer komplizierenden alimentären Störung durch geeignete Diät.

In vielen Fällen namentlich bei Pneumokokken- und Gonokokkeneiterung ist die Heilung eine vollkommene. Bei ausgedehnten Erkrankungen, Epiphysenlösungen und Nekrosen hat man jedoch mit allerhand oft sehr störenden Folgezuständen[2]) zu rechnen: Versteifungen, Ankylosen oder auch Schlottergelenke, Hemmung des Längenwachstums und Luxationen oder Subluxationen. Neuerdings wird von den Orthopäden hervorgehoben, daß viele als „angeboren" betrachtete Hüftgelenkluxationen in Wahrheit durch eine in frühester Säuglingszeit überstandene Osteomyelitis oder Arthritis entstanden sind. Die Behandlung dieser zum Teil erst nach der Säuglingszeit zu versorgenden Störungen ist aus der orthopädischen Literatur zu ersehen[3]).

U. Die Otitis media[4]).

1. Akute Entzündungen.

Im Jahre 1862 hat Tröltsch zuerst die Aufmerksamkeit auf die Häufigkeit entzündlicher Mittelohrprozesse in Säuglingsleichen gelenkt, und alle Forscher, die sich nach ihm mit diesen Erkrankungen beschäftigten, haben seine Angaben bestätigt. Man kann jetzt sagen, daß rund drei Viertel aller im ersten Lebensjahr verstorbenen Kinder ohrenkrank befunden werden. Aus dieser Zahl erhellt ohne weiteres, daß der Arzt alle Veranlassung hat, sich mit der Bedeutung der Otitis für das lebende Kind zu befassen.

Wer sich die Mühe nimmt, die Literatur über den Gegenstand durchzusehen, wird finden, daß bei den Otiatern und pathologischen Anatomen die Neigung

---

[1]) Von Arthigon brauchte ich bisher keinen Gebrauch zu machen, da der Verlauf unter Punktionen ein sehr günstiger war.
[2]) Vgl. Lexer, Lehrb. d. Chirurg.
[3]) Drehmann, Z. orth. Chir. Bd. 13. Wette, ibid. Bd. XV.
[4]) Größere Abhandlungen: Weiß, Z. B. 27. Ponfick, B. kl. W. 1897. Nr. 38. 39. Schengelidze, A. K. 31. Preysing, D. Ot. med. d. Säugl. Atlas. Wiesbaden 1904. Rietschel, Th. M. 1909. Mai-Juni. Heermann, Samml. zwangl. Abh. aus d. Geb. d. Nasen- etc. Krankh. Halle. Marhold. Bd. III. Nr. 4. 1898. Gomperz, Path. u. Ther. d. Mittelohrentzünd. i. Säuglingsalt. Wien 1906 (erschöpf. Literat.). G. Alexander in Pfaundler-Schloßmann, Hb. Bd. 6. 1912. Göppert, D. Nasen-, Rachen- u. Ohrerkr. d. Kindes. Berlin. J. Springer. 1914. Scherer u. Kutvirt, J. K. 82. 1915.

besteht, die Bedeutung der Otitis für örtliche und vor allem auch für allgemeine Störungen sehr hoch einzuschätzen, während sich die Kinderärzte zurückhaltender ausdrücken. Es scheint in der Tat, daß der Standpunkt der letzten den tatsächlichen Verhältnissen mehr entspricht, und daß die Dinge etwa folgendermaßen liegen.

Es gibt zahlreiche Mittelohrerkrankungen, die mit deutlichen, oft genug schweren Symptomen einhergehen und damit den auch späterhin geltenden Verhältnissen entsprechen. Entsprechend diesen ist auch ihre Ätiologie. Weitaus die Mehrzahl der Fälle entsteht im Rahmen einer Grippe oder einer andersartigen infektiösen Erkrankung der oberen Luft- und Speisewege; andere schließen sich an Verdauungsstörungen alimentärer oder infektiöser Natur an, wobei mindestens ebenso wahrscheinlich, wie der vielfach herangezogene Vorgang der Infektion des Mittelohrs beim Erbrechen, die Entstehung durch Fortpflanzung einer sekundären, katarrhalischen Rachenreizung ist. Diesen Zusammenhängen gemäß ist auch der bakteriologische Befund. Vorwiegend finden sich Pneumokokken, seltener Streptokokken, Influenza bazillen und Staphylokokken, vereinzelt ist auch Pyozyaneus nachgewiesen. Ich möchte annehmen, daß manche als Staphylokokkeneiterung aufgefaßte Fälle in der Tat dem Pfeifferschen Micrococcus catarrhalis, manche sogenannte Pneumokokkenfälle den kurzen Grippestreptokokken zugerechnet werden müssen. Auch Fälle von Gonokokkenotitis werden berichtet[1]). Eine wichtige Ursache der Otitis ist die diphtherische Infektion.

Aber nicht auf der Häufung dieser Fälle beruhen die großen Zahlen der Anatomen, sondern auf denjenigen Katarrhen und Eiterungen, die sich bei Kindern finden, die durch anderweitige, schwere Erkrankungen, in erster Reihe durch Ernährungsstörungen, in akuten oder chronischen Marasmus verfielen. Diese aber stellen, wie ich mit Göppert, Heermann, Weiß u. a. aufrechterhalten möchte, schleichende, „inoffensive und stabile" Störungen dar, von denen weder charakteristische Symptome ausgelöst werden, noch in der Regel üble Folgen zu befürchten sind. Sie stehen als sozusagen „nosoparasitäre" Komplikationen auf demselben Grunde, wie viele leichte Hautreizungen und Ekzeme, wie die Stomatitis und der Soor und manche katarrhalische oder katarrhalisch-eitrige Bindehautentzündungen der Atrophiker, und so wie diese schwinden sie, wenn sich unter zweckentsprechender diätetischer Fürsorge der Allgemeinzustand hebt. Es soll nicht behauptet werden, daß diese „Otitis concomitans" (Heermann) gar keine Symptome macht. Manch eine von den leichten Temperaturerhebungen, die sich bei kachektischen Kindern so häufig finden, vielleicht auch einmal etwas Unruhe und Geschrei mag durch sie bedingt sein — feststellen aber läßt sich das bei den vielen zu berücksichtigenden Einflüssen nicht. Natürlich ist die Grenze gegen die ersterwähnten Formen keine scharfe. Auch die Otitis concomitans der kachektischen Kinder ist ein infektiöser Herd im Körper, der den Regeln unterliegt, die für solche Herde gelten. Sobald Momente eintreten, die den Eiter unter Druck setzen, wird der Übergang in einen akuteren Zustand eingeleitet. Allerdings scheint das nicht häufig vorzukommen; wenn bei solchen elenden Kranken schwere Symptome einsetzen, so trägt vielmehr gewöhnlich daran eine virulente Neuinfektion die Schuld.

Die Frage, wie die Otitis concomitans entsteht, inwieweit allein der mit marantischen Zuständen verbundene Immunitätsverlust, inwieweit der die fötale Periode noch einige Monate überdauernde embryonale Charakter der Mittel-

---

[1]) Flesch, B. kl. W. 1892. Nr. 48. Reinhard, Mon. f. Ohrenheilk. 61. 8. Haßlauer, Z. Bakt. 37. Ref. 1. 1906. Putzig, D. m. W. 1919. Nr. 42.

ohrschleimhaut und schließlich Hyperämien, Blutungen und Zirkulationsstörungen in Anschluß an die Geburt zu berücksichtigen sind, hat bei der Bedeutungslosigkeit dieser Formen kein sonderliches Interesse für den Praktiker.
Er wird diese — vom objektiven Ohrbefund abgesehen — symptomlosen Fälle
vernachlässigen und sich nur dann mit dem Säuglingsohr beschäftigen, wenn
einigermaßen greifbare Erscheinungen dazu auffordern.

Symptomatologie. Die Symptome der Otitis media der Säuglinge unterscheiden sich meines Erachtens nicht wesentlich von denen des Leidens bei älteren
Kindern. Nur einiges wenige braucht deshalb hervorgehoben zu werden.

Es gibt alle möglichen Formen des **Fiebers,** je nach der Art und Virulenz
der Infektion oder besonderer Momente. Unbedeutende Erhebungen und unregelmäßige, tagelang subfebrile Verläufe kommen ebenso vor, wie akute Anstiege
mit anschließender typisch remittierender Kurve oder hoher, 3 bis 5 und selbst
7 Tage dauernder Kontinua. Der Verdacht, daß dieses Fieber vom Ohr abhängt,
wird erweckt durch eine auffallende **Unruhe** der Kinder. In typischen Fällen
hört man von den Eltern, daß die Kleinen tagsüber ungebärdig sind, nachts
nicht schlafen, oder aus kurzem Schlummer immer wieder auffahren, andauernd
weinen und stöhnen, auch durch Aufnehmen sich nicht beruhigen lassen. Das
jüngste Kind meiner Beobachtung, dessen eitrige Otitis sich so anzeigte, war erst
16 Tage alt. Dieses Verhalten kann sich steigern, indem sich anfallsweise Exazer-
bationen einstellen, gekennzeichnet durch schrilles, von Umherschlagen mit
Armen und Beinen begleitetes Aufschreien. Manchmal findet ein blitzschnelles
Auf- und Rückwärtsbäumen statt, das in besonders ausgebildeten Fällen zu
einem förmlichen Indieluftschnellen des ganzen Körpers führt. Man hüte sich,
solche Zustände für einfache Kolik zu halten, die in allerdings nicht häufigen
Fällen ähnliche Bilder erzeugen kann. Ich habe auch gesehen, daß ältere Säuglinge
mit qualvoll verzerrtem Gesicht verzweifelt im Bette aufsprangen und mit den
Fäusten gegen die Wand schlugen. Alle diese Erscheinungen können namentlich
am Tage stundenlang aussetzen, um dann mit der alten Heftigkeit wieder-
zukehren.

Es ist ersichtlich, daß das geschilderte Verhalten der Ausdruck starker
Schmerzen ist. Direkte Hinweise auf deren Sitz sieht man nicht gerade regelmäßig. Greifen nach dem Ohr, Wischen mit der Hand über die Stirne und besonders mit dem Unterarm übers Ohr hinweg von hinten nach vorn sind in dieser
Hinsicht leitend. **Empfindlichkeit bei Berührung** der Ohrgegend, insbesondere
des Tragus, läßt sich oft feststellen, aber einerseits läßt dieses Symptom, besonders
bei Kindern der ersten drei Monate zuweilen im Stich, andererseits ist bei Unleid-
lichkeit der Kleinen nicht immer sicher zu sagen, ob gerade die Ohrgegend stärker
reagiert, als Kopf und Gesicht überhaupt.

Stürmische Schmerzäußerungen verbinden sich gewöhnlich mit hohem
Fieber, aber dieser Parallelismus ist keineswegs obligater Natur. Man sieht
auch starke Unruhe bei geringem Fieber und hohes Fieber, bei dem nur das
Zusammenzucken bei Druck auf den Tragus ein Ohrenleiden vermuten läßt und
zur Vornahme der **Otoskopie** veranlaßt.

Nachdem frühere Autoren die Möglichkeit der erfolgreichen Otoskopie beim jungen
Säugling bezweifelt hatten, ist die **Untersuchungstechnik** zuerst von Gomperz, A.
Hartmann und Göppert ausgebildet worden. Man gewinnt bei einiger Übung wohl ausnahmslos den gewünschten Überblick; am ehesten scheitert man noch bei Neu- und Frühgeborenen.

Namentlich jüngere Kinder werden am besten im Liegen untersucht, während eine
Hilfsperson die Hände und, wenn nötig, auch den Kopf hält oder der Körper mit den Armen
fest eingewickelt ist. Auch während des Trinkens sind viele Kinder am ruhigsten. Die Lichtquelle muß stark sein; verwendet man Sonnenlicht, so vermeide man konkave Reflektoren.
Die Ohrtrichter nimmt man zweckmäßig rund und zylindrisch (Hartmannsches Modell),

damit sie tiefer vorgeschoben werden können; ihr Lumen muß je nach dem Alter des Kindes 2 bis 4 mm betragen.

Das größte Hindernis für die Otoskopie beim Säugling ist außer der Enge des äußeren Gehörganges seine Erfüllung mit Cerumen und mehr noch mit zusammengesinterten Epidermisschuppen, deren Entfernung schwierig, zeitraubend und wegen der Möglichkeit von kleinen Verletzungen auch nicht gleichgültig ist. Oft sitzt noch zuguterletzt eine dicke Epidermisschicht auf dem Trommelfell, die zu Täuschungen Veranlassung geben kann. Zur Entfernung dieser Massen empfiehlt Hartmann den Gebrauch feinster, geknöpfter Kniesonden aus Kupfer, die aber eine sehr zarte Hand erfordern. Einfacher ist Austupfen mit feinen, vaselinedurchtränkten Wattetampons oder Ausspritzen, wenn nötig nach vorheriger Erweichung mit Sodaglyzerinlösung (Natr. carbon.0.5, Glyzerin, Aqu. aa 10.0). Die Spritze muß mit einem zylindrisch zugehenden Ende versehen sein, auf das ein 2 bis 3 mm weites Drainrohr aufgesetzt wird; auch die bekannten Weichgummibälle sind anwendbar.

Wird endlich das Trommelfell dem Auge sichtbar, so ist die Beurteilung noch durch Folgendes erschwert: Zunächst nähert sich die Ebene der Membran wenigstens in den ersten Lebenswochen weit mehr der Horizontalen als im späteren Alter, so daß alle Teile stark verkürzt erscheinen; ferner genügt schon die Einführung des Trichters und das Schreien des Kindes, um eine Injektion zu erzeugen, die fälschlicherweise als beginnende Entzündung gedeutet werden kann. Die Enge der Trichteröffnung erlaubt nur Segmente der Membran auf einmal zu betrachten, und deshalb muß bei der Untersuchung eine bestimmte Reihenfolge eingehalten werden. Zunächst bietet sich der hintere obere Quadrant dar, von dem ausgehend unter weiterem Vorschieben des Trichters und Vergrößerung des Sehwinkels durch geeigneten Zug am Ohr kurzer Fortsatz und Griff des Hammers einzustellen sind, die die weitere Orientierung ermöglichen. Das Trommelfell gewinnt in der Regel erst im zweiten Vierteljahr die bekannte Transparenz, und auch der Lichtreflex fehlt vorher vielfach. Die Befunde bei vorhandener Entzündung entsprechen den bekannten Bildern. Erwähnenswert erscheint die ungewöhnliche Häufigkeit von Vorwölbungen und Durchbrüchen der Membrana flaccida Shrapnelli.

Inwieweit andere Erscheinungen, wie z. B. Erbrechen und Appetitlosigkeit vom Ohre oder, was mir wahrscheinlicher ist, von der primären Infektion abhängen, sei hier als nebensächlich nicht erörtert. Auch die fast regelmäßig auftretenden **Drüsenschwellungen** mit Ausnahme der vor und hinter der Ohrmuschel gelegenen dürfen wohl eher als Hinweis auf den Nasen- und Rachenprozeß im ganzen, als als Symptom der Otitis gedeutet werden; treten sie doch oft genug auch ohne Otitis auf (Drüsenfieber!).

Vielbesprochen und praktisch außerordentlich wichtig ist die Bedeutung der Otitis als Ursache von **Krämpfen** und anderen **meningealen Reizerscheinungen.** Fälle mit Krämpfen, die nach der Parazentese zugleich mit dem Fieber bald verschwanden, kommen auch nach meiner Erfahrung zuweilen vor; aber sie beschränken sich vorzugsweise auf konstitutionell spasmophile Kinder, und da bei solchen jeder auch noch so weit vom Gehirn entfernte, infektiöse Herd und jeder akute Temperaturanstieg Krämpfe machen kann, bleibt die Frage nach einem intimeren Zusammenhang zwischen Otitis und Eklampsie meistens offen. Immerhin gibt es Beobachtungen, die eindeutig in dem Sinne sprechen, daß ein Reiz am Ohre sehr wohl imstande ist, bei vorhandener Disposition krampfauslösend zu wirken.

Bei einem später an Miliartuberkulose und tuberkulöser Meningitis verstorbenen, rachitischen, 15 monat. Kinde mit Fazialisphänomen machte zur Zeit, als die Diagnose noch zweifelhaft war, der behandelnde Arzt eine Parazentese des rechten Trommelfelles in der Meinung, daß das Fieber mit der dort vorhandenen, leichten katarrhalischen Otitis media in Zusammenhang stehe. Wenige Minuten darauf begannen schwere, gekreuzte, halbseitige Gesichts- und Extremitätenkrämpfe, die auch ich noch beobachten konnte, und die erst nach zwei Stunden aufhörten. Es sei erwähnt, daß das Schläfenbein bei der späteren Autopsie ganz gesund befunden wurde.

Auch die **Nackensteifigkeit** muß als Symptom schwerer Otitis zugelassen werden, wobei allerdings fraglich erscheint, wie weit reflektorische Fixation zwecks Abhaltung schmerzvermehrender Bewegungen, wieweit spinale Reizung im Spiele ist. Alle weiteren zentralen Erscheinungen aber muß ich nach meinen Erfahrungen und dem Fehlen von einwandfreien Berichten in der Literatur

gerade beim Säugling für ungemein selten erklären, und auch ihnen gegenüber
wird gegebenenfalls immer die gleiche Frage entstehen wie bei den Krämpfen:
Symptom des lokalen Entzündungsherdes oder Erzeugnis toxischer Allgemein-
wirkung des Infektes? Jedenfalls ist die Frage nach den Hirnerscheinungen
bei der Säuglingsotitis und nach der Art ihres Zusammenhanges mit dem Ohrenleiden noch keineswegs so geklärt, wie es nach manchen Darstellungen scheinen
möchte, und sie bedarf noch dringend der kritischen klinisch-anatomischen Bearbeitung.

Das Symptom der Nackenstarre bei Säuglingen ist, wie gesagt, vieldeutig und zur
Diagnose einer meningitischen Reizung nicht ohne weiteres genügend. Starken Opisthotonus sieht man auch bei behinderter Nasenatmung, recht häufig z. B. bei kleinen Kindern
mit erheblicher luetischer Koryza. Auch andere mit Dyspnoe einhergehende Erkrankungen
können zu derselben Haltung führen, ebenso Furunkel im Rücken und Nacken, jedenfalls
behufs Druckentlastung der schmerzenden Stelle. Schließlich beobachtete ich in mehreren
Fällen von chronischer Otorrhoe einen wochenlang anhaltenden Opisthotonus, derartig
ausgesprochen, daß die Kinder bei der Prüfung halbe Minuten lang bogenartig nur mit
Hacken und Scheitel die Unterlage berührten, bis die Beine schließlich zusammenknickten.
Mit Hebung des Allgemeinbefindens und gleichzeitiger Heilung der Otitis klangen diese
Zustände ab; ob sie durch das Ohrleiden hervorgerufen oder als Hypertonien auf Grundlage
schwerer Ernährungsstörung[1] aufzufassen waren, ließ sich nicht entscheiden.

Komplikationen. Weitaus die Überzahl der akuten Mittelohrentzündungen
kommt in kurzer Zeit wieder zur Heilung, sehr viele ohne, die übrigen nach spontaner oder ärztlicher Trommelfellperforation. Die Zahl der Komplikationen ist
bei sachgemäßer Behandlung — eine Einschränkung, die zu machen gerade beim
Säugling sehr nötig ist — recht gering. Aber sie kommen doch vor und bieten ihre
Eigenheiten.

Schon bei der Otitis concomitans, geschweige denn bei den eitrigen Mittelohrentzündungen, findet sich das breit kommunizierende Antrum mastoideum
regelmäßig beteiligt; trotzdem sind Warzenfortsatzerkrankungen selten, vermutlich wegen der für den Abfluß günstigen anatomischen Verhältnisse (Gomperz), und ihre Entstehung ist an besondere, noch zu besprechende Voraussetzungen geknüpft.

Vielleicht die häufigste dieser Komplikationen, zugleich diejenige, die im
Gegensatz zur eigentlichen Mastoiditis schon in den ersten Lebenswochen vorkommen kann, ist der hinter dem Ohr im oberen Teile der Fossa mastoidea gelegene **periostale Abszeß** entstanden durch Fortleitung der Eiterung vom Antrum
durch die nahe gelegene, beim jungen Kinde noch offene Fissura mastoideo-
squamosa. Der Abszeß kommt zuweilen schon sehr früh zur Ausbildung und
kann mit und ohne Karies im Warzenfortsatz bestehen.

Von den gelegentlich an gleicher Stelle vorkommenden Abszessen infolge Vereiterung einer über dem Prozessus gelegenen Drüse unterscheidet er sich dadurch,
daß der Eiter mit dem Ohrinnern und durch dieses mit dem Gehörgang kommuniziert. Differentialdiagnostisch wichtig sind auch typische Infiltrate und Abszesse vor dem Tragus,
die durch Infektion von wunden Stellen des äußeren Gehörganges entstehen, ebenfalls in
diesen durchbrechen und bei größerer Ausdehnung auch hinter dem Ohr noch Schwellung
mit Abdrängung der Ohrmuschel machen können.

Auch die **akute Mastoiditis** kommt in nicht wenigen Fällen schon wenige
Tage nach dem Beginne der Otitis zur Ausbildung. Es ist zweifellos, daß für
ihr Zustandekommen die Art und Virulenz der Infektion eine Rolle spielt, so
daß beispielsweise in manchen Grippeepidemien der Warzenfortsatz oft, in
anderen nur verhältnismäßig selten ergriffen wird. Die Knochenerkrankung
macht recht oft ansehnliche Schwellungen hinter dem Ohre. Solange diese
fehlen, wird die Reichlichkeit der Eiterung, das Hineinhängen der hinteren

---

[1]) Vgl. S. 552.

oberen Gehörgangswand, die Fortdauer des Fiebers, die Druckempfindlichkeit und, worauf besonderes Gewicht zu legen ist, das Verharren von Verstimmung und krankem Aussehen trotz reichlichen Eiterabflusses die Diagnose sichern. Der Fiebertypus ist wegen gleichzeitiger Gegenwart anderer temperatursteigender Prozesse oft nicht zu bestimmen. Reine Fälle können sowohl unter mäßigem, als auch unter hohem Fieber verlaufen, das nicht notwendigerweise den remittierenden Charakter des „Eiterfiebers" zu besitzen braucht.

Die verhältnismäßige Seltenheit der Mastoiditis im ersten Jahre und besonders im ersten Lebenshalbjahr mag darauf beruhen, daß die pneumatischen Zellen sich erst nach der Geburt entwickeln, so daß das System der Hohlräume anfänglich noch nicht kompliziert genug ist, um Verhaltungen mit ihren Folgen zu begünstigen. Gleichfalls anatomische Gründe müssen es bedingen, daß die **otogene Meningitis bei akuter Otitis** in den ersten 15 Monaten nur sehr selten vorkommt, viel seltener jedenfalls, als bei der chronischen Form. Ich habe trotz doch recht reichlichen Materials nur wenige sicher otogene seröse Mengitiden, erst einmal eine beginnende Entzündung der Dura gesehen, und in der Literatur wird zwar viel von Meningitis gesprochen, aber kasuistische Belege findet man so gut wie nicht[1]). Auch der **extradurale Abszeß** und die **Sinusthrombose** scheinen ungewöhnliche Seltenheiten zu sein. Ebenso ist die peripherische **Fazialislähmung** bei akuter Entzündung als ein ungewöhnliches Ereignis zu bezeichnen. Ich habe sie erst viermal beobachtet. **Schüttelbewegungen des Kopfes** ähnlich wie sie bei Kleinhirnerkrankungen vorkommen, beschreibt Swoboda[2]); einer meiner Patienten zeigte einseitige, tonische **Kontraktur der Nackenmuskeln**, so daß das Kinn um 90° gedreht auf der linken Schulter lag.

Von nichtpädiatrischer Seite (Kossel, Hartmann, Ponfick, Simmonds, Gomperz) ist die Meinung vertreten worden, daß die Otitis media acuta **Durchfälle und Gewichtsabnahme** machen könne, was ja selbstverständlich ist, wenn man sich der gesetzmäßigen Beziehungen zwischen Infektion und Ernährung erinnert[3]) und außerdem noch Unruhe, Schlaflosigkeit und Appetitverlust in Rechnung zieht. Schwer zu trennen wird dabei sein, wieviel von der Diarrhoe und der Abnahme der Otitis, wieviel der Grippe als solcher zukommt. Eine Sonderstellung der Ohrenerkrankung ist nach allem nicht vorhanden. Ganz undiskutabel ist aber der Versuch, die **chronischen Ohreiterungen als Ursache atrophischer Zustände** hinzustellen. Wenn man ein Kind nur einfach an die Brust zu legen oder ihm eine besondere künstliche Ernährung vorzuschreiben braucht, um trotz fortdauernder Ohreiterung die Atrophie zu beseitigen, so ist dieser Theorie wohl aller Boden entzogen.[4])

Behandlung. Als oberster Grundsatz in der Behandlung der Säuglingsotitis sollte die **Vermeidung jeder Polypragmasie** gelten[5]). Ich halte es sogar für erlaubt, die Otoskopie nur auf die Fälle zu beschränken, wo das Bestehen einer Ohrenentzündung schon aus äußeren Anzeichen wahrscheinlich ist, und ähnlich stellt man die **Indikation zur Parazentese** im wesentlichen nicht aus dem Spiegelbefund, sondern aus anderweitigen Symptomen. Seit langem ist es in meiner Anstalt üblich, nur einzugreifen, wenn Unruhe und objektive Schmerzsymptome anzeigen, daß das entzündliche Sekret unter stärkerem Drucke steht; bei Fieber und Schmerz bei Druck auf den Tragus allein wird abgewartet und von der sichtlich günstigen Wirkung des Aspirins, von Prießnitzschen Umschlägen mit essigsaurer Tonerde Gebrauch gemacht, die stundenlang liegen

---

[1]) Baginsky, A. K. 28 (Otogene Meningitis und Pyämie). Schilling, Arch. f. Ohrenheilk. 67 (Pachymeningitis und Sinusthrombose).
[2]) Zit. nach Gomperz.
[3]) Vgl. S. 270ff.
[4]) Vgl. auch Rietschel, l. c.
[5]) Vgl. auch Rietschel, l. c. und Wanner. Münch. Ges. f. Kinderheilk. 23. 4. 1910 nebst Diskussion. J. K. 72. 340.

bleiben. Auch die Einträuflung einiger Tropfen angewärmten 5proz. Karbolglyzerins habe ich trotz der hier und da gegen dieses Mittel geübten Kritik nicht aufgegeben, da es mir eines der besten Schmerzstillungsmittel zu sein scheint. Bei kräftigen, nicht pastösen oder spasmophilen Kindern kann auch eine Schwitzpackung nützlich sein.

Vermeidung jeder Polypragmasie ist auch zu empfehlen bei der weiteren **Versorgung des eiternden Ohres.** Auch darin bin ich immer zurückhaltender geworden. Bei den Kindern unserer Anstalten wird nicht mehr getupft oder mit Gazestreifen drainiert, auch die Spülung ist kaum im Gebrauch; wir beschränken uns auf 1—3×tägige **Einträufelung von Wasserstoffsuperoxyd** (Perhydrol. Merck 2—4,0 Aqu. ad 100,0) und Vorlage von nach Bedarf zu erneuernden Wattebäuschen; bei profuser Eiterung wird wohl auch ein aufsaugender Verband angelegt. Bei Gonorrhöe ist 1proz. Protargol zu verwenden.

Mag eine derartige Zurückhaltung namentlich bezüglich der Parazentese manchem auch unangemessen erscheinen, so spricht doch das Ergebnis dafür, daß zunächst nichts versäumt wurde. In den letzten 4 Jahren sind in meiner Anstalt bei einer Belegzahl von 200 bis 250 Säuglingen trotz vieler ausgedehnter Grippeepidemien nur zwei der Operation bedürftige Warzenfortsatzerkrankungen vorgekommen, beide bei Kindern, die wegen stürmischer Erscheinungen am ersten Tage parazentesiert waren, beide wenige Tage nach dem Einsetzen der Otitis. Ein gleiches war der Fall bei einem 13monatigen Knaben in der Privatpraxis, der um 4 Uhr früh ganz akut mit hohem Fieber und heftigsten Schmerzen erkrankte, um 9 Uhr von einem als Operateur hervorragenden Otiater beiderseits parazentesiert wurde und trotzdem nach einigen Tagen der doppelseitigen Aufmeißelung unterzogen werden mußte. Das heißt also, daß bei virulenter Infektion der Knochen zuweilen schon so früh erkrankt, daß auch die sofortige Parazentese ihn nicht immer retten kann, und daß andrerseits bei milden klinischen Erscheinungen ein abwartendes Verhalten keine Vermehrung der Gefahr bringt. Um so mehr fällt dagegen ins Gewicht, daß durch Vielgeschäftigkeit geschadet werden kann. Nicht zwar vom geübten Otiater, der jede Manipulation selbst vornimmt; aber sowohl der überbürdete Anstaltsarzt, als auch der Praktiker müssen manches Händen überlassen, deren Zartheit und Sachverständigkeit nicht allzu groß sind. Da kann manches Unheil geschehen, gerade bei dem schwierig zu versorgenden Säugling: Verletzungen im äußeren Gehörgang, Tamponade anstatt Drainage und ähnliches. Ich könnte durch manche Erfahrung belegen, daß beispielsweise eine schlechte Durchführung der Gazedrainagebehandlung die Komplikationen infolge Erschwerung des Abflusses geradezu züchtet. So haben auch wir in den 4 Jahren vor Einführung des geschilderten, zurückhaltenden Verfahrens den Operateur nicht weniger als 9mal in Anspruch nehmen müssen, und zwar bemerkenswerterweise zumeist wegen Spätkomplikationen, gewiß ein Unterschied, der den Schluß nahe legt, daß diejenigen, die die Mastoiditis beim Säugling häufig entstehen sehen, an dieser Häufigkeit vielleicht nicht ganz schuldlos sind.

Trotz günstigen Einflusses auf Unruhe und Schmerzen lassen Parazentese oder Spontandurchbruch das Fieber häufig unbeeinflußt; es gibt sogar Fälle, wo die Kurve noch 3, 5, ja auch 7 Tage und noch darüber hohe, ausgesprochen remittierende Temperaturen zeigt, so daß der **Verdacht einer komplizierenden Knocheneiterung** auftauchen muß. Wie selten sich dieser bestätigt, ist bereits gesagt. Ursache des Fiebers ist meistens eine außerhalb des Ohres gelegene entzündliche Affektion; ist eine solche nicht auffindbar, so erinnere man sich der früher berührten Erfahrung, daß die Säuglingsgrippe auch ohne nachweisbare Komplikation, und, was besonders in Frage kommt, auch ohne Otitis solche steile Kurven machen kann[1]). Kommt aber das Fieber vom Ohre, so ist trotzdem ein Rückgang ohne Eingriff nicht ausgeschlossen. Deswegen sollte man, falls nicht die örtlichen Erscheinungen dringliche Gegenanzeichen liefern, anfänglich noch etwas abwarten.

Als Indikation zur Knochenoperation ist, wie bereits erwähnt, neben dem Befund am Ohre vor allem auch das schlechte Allgemeinbefinden zu betrachten. Täuschung durch komplizierende Zustände wie namentlich Pyelitis und alimentäre Störungen, muß natürlich ausgeschlossen sein. Beim subperiostalen Abszeß bedarf es nicht immer der Aufmeißelung; die Mehrzahl der Fälle ist durch einfache Auskratzung der kariösen Stelle mit dem scharfen Löffel heilbar.

2. Chronische Entzündungen.

Chronische Eiterungen der Ohren — d. h. solche, die länger als zwei Monate bestehen (Gomperz) — sind in der Säuglingszeit selten, jedenfalls weil die Hauptursachen dafür — Scharlach, Masern, Diphtherie — hier keine so große Rolle spielen. Sie werden in einem Teile der Fälle unterhalten durch chronische oder immer wieder rückfällige Katarrhe der oberen Luftwege, und deshalb findet man diese Formen vorzugsweise bei exsudativen und bei chronisch ernährungsgestörten Säuglingen mit ihrer verringerten Immunität. Bei manchen Kindern sind sicherlich erst durch fehlerhafte Behandlung Verhältnisse geschaffen worden, die die Heilung verzögern. Schließlich kommen chronische Eiterungen noch bei kachektischen Kranken vor. Auch die Syphilis[2]) soll chronische Katarrhe machen, die jeder otiatrischen Behandlung widerstehen und erst der spezifischen weichen. Eine der Hauptursachen chronischer, kariöser Ohrenerkrankung ist die Tuberkulose.

Tuberkulöse Ohrenerkrankungen[3]). Der Weg der tuberkulösen Infektion des Ohres ist verschieden, und in den fortgeschrittenen Stadien, in denen die Erkrankung zur anatomischen Untersuchung kommt, bleibt über ihn oft Unklarheit. Man nimmt an, daß ein von den verschiedenen Beobachtern verschieden eingeschätzter, aber jedenfalls hoher Prozentsatz primär ostaler, hämatogener Herkunft ist, entsprechend der Tuberkulose anderer Schädelknochen. Für einen anderen Teil der Fälle ist die Infektion vom Nasenrachenraum aus durch die Tube wahrscheinlich, für einige Fälle dürfte sie als sicher erwiesen gelten. Von dieser letzten Art wiederum ist eine gewisse Zahl als Erzeugnis einer sekundären Autoinfektion durch Bazillen, die aus älteren Lungenherden stammen, anzusprechen; bei einigen Kindern aber entsteht die Ohrtuberkulose so früh, und es finden sich bei der Sektion so unbedeutende Veränderungen in den Bronchialdrüsen und der Lunge, daß die Annahme einer primären oder wenigstens gleichzeitigen Erkrankung des Ohres nicht von der Hand zu weisen ist[4]).

---

[1]) Vgl. S. 570. Wenn Gomperz (l. c. S. 111) rät, an Phlebitis und intrakranielle Komplikationen zu denken, wenn trotz genügender Eiterentleerung noch anhaltend hohe Temperaturen vorhanden sind, so ist dem von pädiatrisch-interner Seite entgegenzuhalten, daß hohes, oft auch remittierendes, über längere Zeit sich hnziehendes Fieber bei der Grippe, der häufigsten Unterlage der Otitis, etwas so gewöhnliches ist, daß trotz der gerade vorhandenen Otitis meist kein Grund zu besonderer Beunruhigung besteht.

[2]) Vgl. z. B. Lüders, D. m. W. 1913. S. 255 ff.

[3]) Lit. Preysing, l. c. Haike, D. m. W. 1905. Nr. 24 (mit Fällen des Kinderasyls). Henrici, Zeitschr. f. Ohrenheilk. 48. Erg.-H. u. 51. Konietzky, ibid. 59. Isemer, Arch. f. Ohrenheilk. 67. Crokett, Journ. of Americ. Med. Assoc. 47. Nr. 16. Guthrie, Ref. Z. K. 9. S. 121.

[4]) Vgl. Haike, l. c.

Mädchen P., dessen Mutter an unbekannter Krankheit gestorben ist, wird im Alter von 2½ Wochen scheinbar gesund aufgenommen. Sehr bald beginnen die Drüsen am rechten Warzenfortsatz und entlang dem rechten Kopfnicker zu schwellen und erreichen z. T. Walnußgröße. In der fünften Woche Ohreiterung rechts, am nächsten Tag Fazialisparese. Tod in der 8. Woche an Pneumonie. Bei der Sektion zeigt sich eine ausgedehnte, verkäsende Tuberkulose des Felsenbeines, Tuberkulose der Paukenhöhlenschleimhaut, käsige, z. T. vereiterte Mastoid- und Halsdrüsen, während die Bronchialdrüsen nur erbsengroß sind und eben beginnende Verkäsung zeigen. Außer ganz frischer Miliartuberkulose der linken Lunge keine sonstige Tuberkulose.

Mädchen N., Kind einer an Phthise verstorbenen Mutter, wird 4 Wochen alt aufgenommen. In der 7. Woche Ohreiterung, in der 9. Fazialisparese. Tod mit 13 Wochen unter pneumonischen Erscheinungen. Sektion ergibt keine Tuberkulose der Brust- und Bauchhöhle, dagegen eine kleinknotige, verkäsende tuberkulöse Lymphangitis am weichen Gaumen und Zungenwurzel, käsige Tuberkulose der Mastoid- und Submaxillardrüsen und tuberkulöse Erkrankung der Paukenhöhlenschleimhaut, des Vestibulum und des Ductus cochlearis.

Abgesehen von ihrer Entstehungsweise belegen diese Fälle, daß die Ohrtuberkulose sehr früh auftreten kann. Das geschieht allerdings nicht gerade oft; erst jenseits des zweiten Lebensquartals wird das Leiden häufiger, ja so häufig, daß die Zahl der tuberkulösen Ohrenerkrankungen im frühen Kindesalter auf 10 bis 13 Proz. aller mit Karies einhergehenden Fälle geschätzt wird. Auffällig im Vergleich mit dem Hergang bei älteren Menschen ist die Schnelligkeit, mit der der Zerstörungsprozeß um sich greift; freilich ist diese bei älteren Säuglingen doch etwas geringer, als in den mitgeteilten Beobachtungen, immerhin aber erschreckend genug.

Schleichende, schmerzlose Entwicklung, frühe Schwellung der über dem Warzenfortsatz und vor dem Ohre gelegenen und daran anschließend der gleichseitigen Halsdrüsen ohne oder mit geringem Fieber bilden die frühesten Symptome der Felsenbeintuberkulose, die noch ohne Trommelfellperforation und Eiterung nach außen bestehen können. Bei laufendem Ohr tritt dazu der reichliche, sehr oft fötide Ausfluß, die Karies, später manchmal auch die Fistelbildung. Sehr häufig und in diesem Alter diagnostisch viel eindeutiger, als sonst auf Tuberkulose hinweisend, ist die Fazialisparese. Bei reiner Ausbildung ist das Gesamtbild sehr charakteristisch, und namentlich die frühen regionären Drüsenschwellungen sind für die Diagnose sehr wohl brauchbar. Allerdings wird es durch komplizierende heiße Eiterungen oft verwischt. Es kommt auch vor, daß die Leidensgeschichte durch eine akute Otitis eröffnet wird, die allmählich, statt zu heilen, in die chronisch zerstörende Form übergeht. Die endgültige Entscheidung, ob eine gewöhnliche chronische Eiterung mit Karies oder ob Tuberkulose vorliegt, ist häufig nicht leicht, da beide makroskopisch kaum zu unterscheidende Veränderungen setzen können. Sie wird durch die histologische Untersuchung der bei der Operation gewonnenen Massen oder einer exstirpierten Drüse und durch den Nachweis des Tuberkelbazillus ermöglicht. Zeigen sich säurebeständige Bazillen, so bedenke man, daß bei der Diagnose der Ohrtuberkulose ebenso wie bei der der Tuberkulose der Harnorgane eine Täuschung durch Smegmabazillen möglich ist. Namentlich wenn das Präparat nicht ausschließlich Eiterzellen, sondern viel Epidermiszellen enthält, urteilt man vorsichtig. Im Säuglingsalter ist übrigens tuberkulöse Karies weitaus wahrscheinlicher, als einfache.

Zentrale Komplikationen sind bei dem ausgedehnten Zerfall des Knochens häufig. Die anschließende Meningitis ist nicht immer eine tuberkulöse, sondern sehr oft auch eine eitrige. Durch sie und durch die stets drohende Gefahr der Weiterentwicklung anderer tuberkulöser Herde und der Miliartuberkulose wird die Prognose zweifelhaft, und um so schlechter, je jünger die Kinder sind. Aber glücklicherweise bleiben diese Verwicklungen doch häufig aus, und so bietet die Tuberkulose des Felsenbeines bei älteren Säuglingen unter sachgemäßer Behandlung im großen und ganzen **Heilungsaussichten,** die nicht allzuweit hinter denen der Knochentuberkulose überhaupt zurückstehen. Wenn also nicht eine floride Lungentuberkulose vorhanden ist, sollen die Kinder der **Operation** unterzogen werden, die vereint mit einer entsprechenden Allgemeinbehandlung auch in diesem frühen Alter einen immerhin befriedigenden Prozentsatz von Dauerheilungen erzielt.

    Einfache chronische Ohrenerkrankungen. Chronischen Eiterungen nicht tuberkulöser Natur begegnet man im ersten Lebensjahre selten; erst später werden sie häufiger. Ihre **Symptome** ähneln in vielen Beziehungen denen der Tuberkulose, so daß, wie bereits erwähnt, die Unterscheidung auf Schwierigkeiten stoßen kann. Jedenfalls kommt Knochenkaries auch bei ihr vor und erreicht manchmal beträchtliche Ausdehnung. Diese chronische Form ist es auch, bei der man im Gegensatz zur akuten Otitis auf die Komplikation mit Meningitis gefaßt sein muß. Die **Behandlung** muß durch Spülungen, Ätzungen sowie desinfizierende und adstringierende Einblasungen die Freilegung der Abflußwege anstreben. Gelingt dies auch nach einer Reihe von Wochen nicht so ist wohl Radikaloperation der einzige Weg zur Heilung.

Sachregister.

Druck von Oscar Brandstetter in Leipzig.

Die innere Sekretion. Eine Einführung für Studierende und Ärzte. Von Privatdozent Dr. **Arthur Weil.** Mit 35 Textfiguren. 1921. Preis M. 28,—; gebunden M. 36,—.

Handbuch der Ernährungslehre. In drei Bänden. (Bearbeitet von C. von Noorden, H. Salomon, L. Langstein.) **Erster Band: Allgemeine Diätetik.** (Nährstoffe und Nahrungsmittel, allgemeine Ernährungskuren.) Von Dr. **Carl von Noorden,** Geheimer Medizinalrat und Professor in Frankfurt a. M., und Dr. **Hugo Salomon,** Professor in Wien. (Aus „Enzyklopädie der klinischen Medizin". Allgemeiner Teil. 1920.   Preis M. 68,—.

Lehrbuch der Diätetik des Gesunden und Kranken. Für Ärzte, Medizinalpraktikanten und Studierende.   Von Professor Dr. **Theodor Brugsch.** Zweite, vermehrte und verbesserte Auflage. 1920.   Gebunden Preis M. 20,—.

Hermann Lenhartz, Mikroskopie und Chemie am Krankenbett. Neunte, umgearbeitete und vermehrte Auflage von Professor Dr. **Erich Meyer,** Direktor der Medizinischen Universitätsklinik in Göttingen. Mit 168 Abbildungen im Text und einer Tafel. 1919.   Gebunden Preis M. 25,—.

Winke für die Entnahme und Einsendung von Material zur bakteriologischen, serologischen und histologischen Untersuchung. Ein Hilfsbuch für die Praxis. Von Prosektor Dr. med. **E. Emmerich,** Kiel, und Marine-Oberstabsarzt Dr. **Hage,** Cuxhaven.   Mit 2 Textabbildungen. 1921.
Preis M. 9,—.

Leitfaden der Mikroparasitologie und Serologie. Mit besonderer Berücksichtigung der in den bakteriologischen Kursen gelehrten Untersuchungsmethoden. Ein Hilfsbuch für Studierende, praktische und beamtete Ärzte. Von Professor Dr. **E. Gotschlich,** Direktor des Hygienischen Instituts der Universität Gießen, und Professor Dr. **W. Schürmann,** Privatdozent der Hygiene und Abteilungsvorstand am Hygienischen Institut der Universität Halle a. S. Mit 213 meist farbigen Abbildungen. 1920.   Preis M. 25,—; gebunden M. 28,60.

Grundriß der Hygiene. Für Studierende, Ärzte, Medizinal- und Verwaltungsbeamte und in der sozialen Fürsorge Tätige. Von Professor Dr. med. **Oscar Spitta,** Geh. Reg.-Rat, Privatdozent der Hygiene an der Universität Berlin. Mit 197 zum Teil mehrfarbigen Textabbildungen. 1920.   Preis M. 36,—; gebunden M. 42,80.

Tuberkulose, ihre verschiedenen Erscheinungsformen und Stadien sowie ihre Bekämpfung. Von Dr. **G. Liebermeister,** leitender Arzt der Inneren Abteilung des städtischen Krankenhauses Düren. Mit 16 zum Teil farbigen Textabbildungen. 1921.   Preis M. 96,—.

Lehrbuch der Psychiatrie. Von Dr. **E. Bleuler,** o. Professor der Psychiatrie an der Universität Zürich. Mit 51 Textabbildungen. Dritte Auflage. 1920.
Preis M. 36,—; gebunden M. 44,—.

Grundriß der gesamten Chirurgie. Ein Taschenbuch für Studierende und Ärzte. Allgemeine Chirurgie. Spezielle Chirurgie. Frakturen und Luxationen. Operationskurs. Verbandlehre. Von Professor Dr. **Erich Sonntag** in Leipzig. 1920.
Gebunden Preis M. 38,—.

Verlag von Julius Springer in Berlin W 9

Lehrbuch der Physiologie des Menschen. Von Dr. med. Rudolf Höber,
o. ö. Professor der Physiologie und Direktor des Physiologischen Instituts der Universität Kiel. Zweite, durchgesehene Auflage. Mit 243 Textabbildungen. 1920.
Gebunden Preis M. 38,—.

Vorlesungen über Physiologie. Von Professor Dr. M. von Frey, Vorstand
des Physiologischen Instituts der Universität Würzburg. Mit 142 Textabbildungen. Dritte, neubearbeitete Auflage. 1920. Preis M. 28,—; gebunden M. 35,—.

Röntgentherapeutisches Hilfsbuch für die Spezialisten der übrigen Fächer
und die praktischen Ärzte. Von Dr. Robert Lenk, Assistent am Zentralröntgenlaboratorium des allgemeinen Krankenhauses in Wien. Mit einem Vorwort von Professor Dr. G. Holzknecht. 1921. Preis M. 8,—.

Die Therapie des praktischen Arztes. Von Professor Dr. Eduard Müller,
Direktor der Medizinischen Universitäts-Poliklinik zu Marburg. Unter Mitwirkung von hervorragenden Fachgelehrten. In drei Bänden. — Jeder Band ist auch einzeln käuflich.

I. Band: **Therapeutische Fortbildung.** 1914. 1056 Seiten mit 180 zum Teil farbigen Abbildungen und 4 Tafeln. 1914. Gebunden Preis M. 10,50.

II. Band: **Rezepttaschenbuch** (nebst Anhang). 664 Seiten. 1914.
Gebunden Preis M. 6,40.

III. Band: **Grundriß der gesamten praktischen Medizin.** Zwei Teile.
Erster Teil: Mit 6 Textabbildungen. Zweiter Teil: Mit 48 Textabbildungen. 1861 Seiten. 1920. Gebunden Preis M. 60.—.

Fachbücher für Ärzte.

I. Band: **Praktische Neurologie für Ärzte.** Von Professor Dr. M. Lewandowsky in Berlin. Dritte Auflage. Herausgegeben von Dr. R. Hirschfeld, Charlottenburg. Mit 21 Textabbildungen. 1920. Gebunden Preis M. 22,—.

II. Band: **Praktische Unfall- und Invalidenbegutachtung** bei sozialer und privater Versicherung sowie in Haftpflichtfällen. Von Dr. med. Paul Horn, Privatdozent für Versicherungsmedizin an der Universität Bonn, Oberarzt am Krankenhause der Barmherzigen Brüder. 1918. Gebunden Preis M. 9,—.

III. Band: **Psychiatrie für Ärzte.** Von Dr. Hans W. Gruhle, Privatdozent an der Universität Heidelberg. Mit 23 Textabbildungen. 1918. Gebunden Preis M. 12,—.

IV. Band: **Praktische Ohrenheilkunde für Ärzte.** Von A. Jansen und F. Kobrak, Berlin. Mit 104 Textabbildungen. 1918. Gebunden Preis M. 16,—.

V. Band: **Praktisches Lehrbuch der Tuberkulose.** Von Professor Dr. G. Deycke, Hauptarzt der inneren Abteilung und Direktor des Allgemeinen Krankenhauses in Lübeck. Mit 2 Textabbildungen. 1920. Gebunden Preis M. 22,—.

VI. Band: **Infektionskrankheiten.** Von Professor Georg Jürgens, Berlin. Mit 112 Kurven. 1920. Gebunden Preis M. 26,—.

VII. Band: **Orthopädie des praktischen Arztes.** Von Professor Dr. August Blencke, Facharzt für orthopädische Chirurgie in Magdeburg. Mit 101 Textabbildungen. 1921. Gebunden Preis M. 36,—.

VIII. Band: **Die Praxis der Nierenkrankheiten.** Von Professor Dr. L. Lichtwitz, Altona. Mit 33 Abbildungen. Erscheint im Frühjahr 1921.

Hierzu Teuerungszuschläge

Diagnostik der Kinderkrankheiten mit besonderer Berücksichtigung des Säuglings. Eine Wegleitung für praktische Ärzte und Studierende. Von Professor Dr. **E. Feer,** Direktor der Universitäts-Kinderklinik in Zürich. (Aus: Enzyklopädie der klinischen Medizin. Allgemeiner Teil.) Mit 225 Textabbildungen. 1921.
Preis M. 40,—.

Einführung in die Kinderheilkunde. Ein Lehrbuch für Studierende und Ärzte. Von Dr. **B. Salge,** o. ö. Professor der Kinderheilkunde, zur Zeit in Marburg an der Lahn. Vierte, erweiterte Auflage. Mit 15 Textabbildungen. 1920.
Gebunden Preis M. 22,—.

Prophylaxe und Therapie der Kinderkrankheiten mit besonderer Berücksichtigung der Ernährung, Pflege und Erziehung des gesunden und kranken Kindes nebst therapeutischer Technik, Arzneimittellehre und Heilstättenverzeichnis. Von Prof. Dr. **F. Göppert,** Direktor der Universitätskinderklinik in Göttingen und Prof. Dr. **L. Langstein,** Direktor des Kaiserin Auguste Viktoria-Hauses zur Bekämpfung der Säuglingssterblichkeit im Deutschen Reiche in Berlin-Charlottenburg. Mit 37 Textabbildungen. 1920.
Preis M. 36,—; gebunden M. 42,—.

Praktische Kinderheilkunde in 36 Vorlesungen für Studierende und Ärzte. Von Prof. Dr. **Max Kassowitz,** Wien. Mit 44 Abbildungen im Text und auf einer Tafel. 1910.
Preis M. 18,—.

Die Krankheiten des Neugeborenen. Von Dr. **August Ritter von Reuß,** Assistent an der Universitäts-Kinderklinik, Leiter der Neugeborenenstation an der I. Universitäts-Frauenklinik zu Wien. Mit 90 Textabbildungen. (Aus „Enzyklopädie der klinischen Medizin". Spezieller Teil.) 1914.
Preis M. 22,—.

Die Nasen-, Rachen- und Ohr-Erkrankungen des Kindes in der täglichen Praxis. Von Prof. Dr. **F. Göppert,** Direktor der Universitäts-Kinderklinik zu Göttingen. Mit 21 Textabbildungen. (Aus „Enzyklopädie der klinischen Medizin". Spezieller Teil.) 1914.
Preis M. 9,—.

Beiträge zur Physiologie, Pathologie und sozialen Hygiene des Kindesalters. Aus dem Kaiserin Auguste Viktoria-Haus zur Bekämpfung der Säuglingssterblichkeit im Deutschen Reiche, Charlottenburg, von DDr. Bahrdt, Bamberg, Bergmann, Dollinger, Edelstein, Eitel, Landé, Langer, Langstein, Pototzky, Putzig, Reiche, Rhonheimer, Rott, Theile, Thomas, Usener, Ylppö. Zur Feier des zehnjährigen Bestehens des Hauses im Juni 1919. Herausgegeben von Professor Dr. **L. Langstein,** Direktor. Mit 63 Textabbildungen. 1919.
Preis M. 56,—.

Zeitschrift für Kinderheilkunde, herausgegeben von **H. Finkelstein**-Berlin, **L. Langstein**-Berlin, **M. v. Pfaundler**-München, **C. Pirquet**-Wien, **B. Salge**-Bonn. Erscheint in zwanglosen, einzeln berechneten Heften, die zu Bänden von etwa 25 Bogen vereinigt werden.

Zentralblatt für die gesamte Kinderheilkunde. Zugleich Referatenteil der Zeitschrift für Kinderheilkunde. Herausgegeben von **H. Finkelstein**-Berlin, **L. Langstein**-Berlin, **M. von Pfaundler**-München, **C. Pirquet**-Wien, **B. Salge**-Bonn. Schriftleitung: **H. Putzig**-Berlin. Erscheint in zwanglosen einzeln berechneten Heften.

Hierzu Teuerungszuschläge

Printed in the United States
By Bookmasters